Louis Lewin

Die Nebenwirkungen der Arzneimittel

Pharmakologisch-klinisches Handbuch

Verlag
der
Wissenschaften

Louis Lewin

Die Nebenwirkungen der Arzneimittel

Pharmakologisch-klinisches Handbuch

ISBN/EAN: 9783957003997

Auflage: 1

Erscheinungsjahr: 2015

Erscheinungsort: Norderstedt, Deutschland

Hergestellt in Europa, USA, Kanada, Australien, Japan
Verlag der Wissenschaften in Hansebooks GmbH, Norderstedt

Verlag
der
Wissenschaften

Die

Nebenwirkungen der Arzneimittel.

Pharmakologisch-klinisches Handbuch

von

Dr. L. Lewin.

Zweite,
vollständig neu bearbeitete Auflage.

Berlin 1893.
Verlag von August Hirschwald.
NW. Unter den Linden 68.

Vorwort zur ersten Auflage.

Als wesentliches Bindeglied zwischen der reinen experimentellen Forschung und der Empirie empfängt die Arzneimittellehre ihre Schätze sowohl aus dem Laboratorium als auch durch die Beobachtung am Krankenbette. Die auf diesen Wegen erhaltenen Ergebnisse liefern in ihrer Gesammtheit das Bild der typischen Wirkungsweise der einzelnen Arzneimittel. Von diesem typischen, gewissermaassen normalen Verhalten kommen jedoch hin und wieder bei der therapeutischen Verwendung bestimmter Heilmittel Abweichungen vor, deren richtige Erkennung und Deutung nicht immer gelingt. Die Kenntniss derselben ist aber für den Arzt von ausserordentlicher Wichtigkeit, da sie ihm im concreten Falle Aufklärung über die Ursache der vorliegenden Erscheinungen sowie Fingerzeige für sein practisches Eingreifen zu liefern im Stande sind.

Die hierhergehörigen einzelnen Thatsachen — die Erscheinungen abnormer Arzneiwirkungen — sind ganz zerstreut an den verschiedensten Orten der medicinischen Literatur niedergelegt und in den Hand- oder Lehrbüchern der Arzneikunde entweder gar nicht oder nur oberflächlich berücksichtigt worden. Ich habe dieselben deswegen in langer Zeit gesammelt, kritisch beleuchtet und durch eigene Erfahrung vermehrt. Sie sind in diesem Werke niedergelegt, das, wie ich hoffe, sowohl den practischen Erfordernissen genügen, als auch dazu beitragen wird, zu weiteren Beobachtungen in der genannten Richtung Veranlassung zu geben.

Berlin im Januar 1881.

Vorwort zur zweiten Auflage.

Der Plan, der in der ersten Bearbeitung dieses Werkes zum Ausdruck kam, die niemals in ihrer Gesammtheit zum Gegenstand zusammenhängender Betrachtung gemachten Angaben über arzneiliche Nebenwirkungen zu vereinigen und kritisch zu bearbeiten, hat Anerkennung gefunden. Sie war vernehmlich durch die Beurtheilung Berufener, durch Benutzung für gerichtliche Zwecke, wo es sich um bestimmte Anklagen gegen Aerzte handelte, die durch Hinweisung auf meine Auseinandersetzungen frei gesprochen wurden, und vor Allem durch Gebrauch für wissenschaftliche Zwecke.

Trotz der Anerkennung, auch in fremden Ländern, die sich ebenfalls durch Uebersetzungen kund gab, habe ich die Mängel, welche der ersten Ausgabe anhafteten, wohl am besten eingesehen. Sie waren wesentlich dadurch begründet, dass ich, in Ermangelung eines Vorbildes in der medicinischen Weltliteratur absolut selbstständig arbeiten musste. Ich konnte aber damals nicht alle Quellen kennen und auch nicht dasjenige Maass kritischer Beurtheilung anwenden, das erforderlich war.

Seit jener Zeit habe ich, in dem beglückenden Bewusstsein, eigene Geistesarbeit meinen Schülern überantworten zu können, zunächst für diese, den Gegenstand weiter bis zu den Grenzen verfolgt, die eine einzelne Kraft sich stecken kann. Das vorhandene Material über Neben- und Nachwirkungen von Medicamenten, sowie deren Vermeidung oder Beseitigung, habe ich versucht vollständig sowie kritisch wiederzugeben, und überall in den nothwendigen lebendigen Zusammenhang mit chemischen, pharmakognostischen und biologischen Thatsachen zu bringen. Es verhält sich deswegen die vorliegende Bearbeitung zu der ersten fast wie ein geschriebenes zu einem ungeschriebenen Werke.

Da Aehnliches bisher nicht veröffentlicht wurde, so ist dieses Buch keines anderen Nebenbuhler, sondern bildet für alle Pharmakologieen und Handbücher der Therapie die unumgängliche Ergänzung.

Immer mehr ist gerade diese, so überaus wichtige Seite arzneilicher Beeinflussung in den letzten 10 Jahren gewürdigt und da, wo man sie beherrschte, in richtiger Erkenntniss auch als Lehrgegenstand behandelt worden. Dies fand ich z. B. zu meiner Freude sogar im fernen Britisch-Amerika! Sache des Pharmakologen ist es, diese Materie zu lehren — die Klinik hat andere Aufgaben.

Die Anordnung des Stoffes in diesem Werke habe ich nach den mir geläufigen praktischen Gesichtspunkten vorgenommen. Quellen, aus denen ich schöpfte, sind angegeben. Leider habe ich mit Rücksicht auf den Umfang des Buches nicht alle drucken heissen können. Besondere Kapitel sind der Besprechung des Missbrauches narkotischer Genussmittel gewidmet worden, weil ich dies gerade in Zusammenhang mit den Nebenwirkungen der Medicamente resp. deren Gewöhnung für wichtig hielt. Sowohl solche Geheimmittel und „Specialitäten", die trotz Verfolgung im Verborgenen gedeihen, als auch diejenigen, die von industriellen Laien mit ärztlichen Begleitscheinen oder ohne solche, mit einer bisher in der Medicin unerhörten Reclame zum Schaden des ärztlichen Standes auf den grossen Markt der Oeffentlichkeit geworfen werden, sind von der Besprechung ausgeschlossen oder nur ganz vereinzelt berührt worden, um darzuthun, dass die darüber veröffentlichten Angaben des Freiseins von Nebenwirkungen unwahr sind.

Die Kritik, die ich an vielen, wie manche glauben könnten, schon beantworteten Fragen geübt habe, fordert wiederum die Kritik heraus. Ich werde mich freuen, wenn Berufene, d. h.

Wissende im Stande sein werden, durch zutreffende Beweisführung meine Anschauungen zu ändern.

So mag denn dieses Werk, das längst hätte erscheinen sollen, seinem weiteren Geschicke entgegen gehen. Sat cito, si sat bene! Dem Forscher legt es manche, hier zuerst formulirte Probleme vor, dem Lehrer soll es Stoff zum Lehren, dem Praktiker Richtwege für arzneiliche Eingriffe zeigen. Erfüllt es dies, dann hat es seinen Zweck erreicht.

Berlin im August 1892.

L. Lewin.

Inhalt.

	Seite
Vorwort	III
Einleitung	1
1. Nervina narcotica	39
2. Nervina excitantia	274
3. Alterantia	308
4. Antifebrilia. — Antiseptica	451
5. Diuretica. — Cardiaca	622
6. Diaphoretica	657
7. Expectorantia	663
8. Emetica	675
9. Abortiva. — Emmenagoga	687
10. Anthelmintica	698
11. Cathartica	714
12. Stomachica. — Alcalina	727
13. Adstringentia	732
14. Dermatica	751
16. Epispastica. — Caustica	762
Register	777
Berichtigungen und Zusätze	784

Einleitung.

Nil prodest quod non laedere possit idem.
Ovidius, Tristium Lib. II. 266.

§ 1.

Die Angriffspunkte für die Arzneiwirkung.

Die Arzneimittel beeinflussen je nach ihrer chemischen oder physikalischen Eigenart gewisse Klassen von Zellen oder zellenartigen Gebilden besonders oder ausschliesslich, können aber auch nur auf Blutserum, zellenlose Körpersäfte oder Krankheitsproducte wirken. So behindern z. B. Galle oder ein Aufguss von Radix Sarsaparillae energisch die Pepsinwirkung, während sie die Wirkung der meisten übrigen Fermente sich ungehindert abspielen lassen. Manche Farbstoffe suchen sich nur bestimmte Zellen zur Ablagerung auf. Dagegen entziehen Säuren allen alkalischen Körpersäften das Alkali. Die Beziehungen von Stoffen zu bestimmten Körpertheilen ist eine bereits von alten Aerzten[1]) ausgesprochene, scharf formulirte Fundamentalanschauung. Aus ihr ergiebt sich als Folgerung, dass gewisse Mittel ausser dem eigentlichen Heileffect noch Symptome veranlassen können, die von einer Einwirkung auf gleichartige und ungleichartige Zellgruppen oder sonstige Körperbestandtheile, welche eigentlich therapeutisch nicht getroffen werden sollten, herrühren. So werden nach dem Darreichen von Opium gewisse, nicht nur centrale, sondern auch peripherische Nervencentren oder Nerven beeinflusst, und es kommt demgemäss neben einer mehr oder minder ausgeprägten hypnotischen Wirkung eine transitorische Lähmung der Darmbewegung und dadurch eine Stagnation des Darminhaltes zu Stande. Giebt man innerlich Brechweinstein, so entsteht in Folge der Reizung der Magenschleimhaut Erbrechen. Ausserdem wird aber durch eine directe Einwirkung des Mittels auf die Herzsubstanz die Thätigkeit dieses Organes herabgesetzt. Während also beim Opium gleichartige Elemente nervöser Natur in verschiedenen Körperregionen Veränderungen erleiden, werden durch das Antimon im Brechweinstein verschiedenartige Elemente, nämlich Schleimhäute und Muskeln, beeinflusst. In analoger Weise können Substanzen, denen die Eigenschaft innewohnt, noch mehr Zellformen oder Gewebssäfte in das Bereich ihrer Einwirkung zu ziehen,

[1]) Levinus Lemnius, De occultis naturae miraculis, 1564, Lib. IV., Cap. IX pag. 389.

einen ganzen, pathologischen Symptomencomplex zu Wege bringen. Trotzdem bezeichnet man diese Wirkungen als physiologische, da sie, von einander untrennbar, in ihrer Gesammtheit dem Arzneimittel zukommen. Die einzelnen Symptome werden nur insofern von einander unterschieden, als je nach der therapeutischen Anforderung, die an das Mittel gestellt wird, eine Trennung zwischen typischer Wirkung und Nebenwirkung erfolgt.

§. 2.

Ausbleiben typischer Arzneiwirkungen.

Während in der angedeuteten Weise fast alle differenten Mittel typisch die ihnen innewohnenden Eigenschaften an bestimmten Zellgruppen, resp. an Krankheitsheerden zur Aeusserung kommen lassen und so Wirkungen oder Heilwirkungen veranlassen, tritt bisweilen die Erscheinung ein, dass bei gewissen Personen die gewünschte Einwirkung ausbleibt, dass sich das Mittel als unwirksam erweist. So kann die hypnotische Eigenschaft des Chloroforms selbst nach Zuführung von 200 g versagen, der Brechweinstein selbst in einer Menge von 1 g nicht Erbrechen erzeugen [1]), das Chinin nicht die geschwollene Milz verkleinern, und können selbst drastische Abführmittel ohne jeglichen Einfluss genommen werden.

Wenn die Mittel von guter Beschaffenheit und zweckmässig verabfolgt sind — und dies setze ich hierbei voraus — so kann der Grund dieser, für die Therapie so wichtigen Abnormität, nur in der betreffenden Person liegen. Die Organisation derselben, die Beschaffenheit der erkrankten oder gesunden Theile, auf die man einwirken will, müssen nur zeitliche oder dauernde Verschiedenheiten von den entsprechenden Theilen anderer Menschen zeigen. Das Gleiche wird man auch hinsichtlich solcher Menschen annehmen müssen, die eine ganz besondere Krankheitsanlage besitzen, und in Folge derselben z. B. nie von contagiösen Krankheiten, wie dem exanthematischen Typhus u. a. m. befallen werden. Hier wie dort braucht die Immunität nicht auf groben Bildungsanomalien zu beruhen, sondern kann — wie dies noch ausführlicher behandelt werden soll — ihren Grund in Gewebs- oder Organverschiedenheiten haben, die noch in das Bereich des Physiologischen fallen.

Es leuchtet ein, dass, wenn bestimmte Organe einzelner kranker Individuen gegen gewisse Arzneimittel, welche in der Regel genau gekannte, functionelle Aeusserungen veranlassen, sich indifferent verhalten, das therapeutische Experiment mit diesen Substanzen zu falschen Resultaten führen kann, sobald es bei den genannten Personen angestellt wird. Ich fasse Krankheit als Störung des normalen, chemischen Gleichgewichts in den verschiedenen, zelligen und zellenlosen Bestandtheilen des Körpers auf. Statt normaler Stoffwechselprodukte werden schädliche geliefert, die krankmachend wirken.

Arzneimittel können ausgleichend, nur entweder chemisch auf diese schädlichen Producte wirken, sie durch Bindung, Umsetzung u. s. w.

[1]) Henning, Ideen über Idiosynkrasie, Antipathie und kränkliche Reizbarkeit. Stendal 1812, pag. 36.

unschädlich machen oder die Zelle selbst, chemisch also auch „dynamisch“, d. h. erregend oder lähmend beeinflussen, oder das Ernährungsmaterial der Zelle verändern und so Normalwerden der Zellthätigkeit und Ausstossen des Giftes veranlassen.

Soweit die Beeinflussung der schädlichen Producte am Krankheitsheerd oder in den Blut- oder Lymphbahnen in Frage kommt, ist das Gelingen unzuverlässig, da die Zahl der von Krankheitsheerden gelieferten Stoffe nicht nur gross ist, sondern diese selbst wahrscheinlich täglich oder stündlich, je nach der Stärke und der Richtung mit und nach welcher die zerlegbaren Körperstoffe zerfallen, verschieden sind. Das Heilmittel kann aber nicht zu allen solchen Krankheitserscheinungen Wahlverwandschaft haben und mit ihnen in Wechselwirkung treten.

Es kommt noch hinzu, dass das, was wir z. B. als Typhus bezeichnen, ja nur eine Namensverleihung für gewisse Symptome und Befunde darstellt, die nach Stärke, Stadium und Dauer dieser Krankheit verschieden sind, also auch dementsprechend verschieden, von sehr stark bis zu gar nicht, von chemischen Stoffen beeinflusst werden können.

Auf diese Weise erklären sich vielleicht, häufig diametral entgegengesetzte Resultate, die durch Anwendung ein und desselben Mittels bei verschiedenen Individuen beobachtet werden.

§. 3.

Nebenwirkungen der Arzneimittel.

Ungleich wichtiger als das Ausbleiben einer normalen Arzneiwirkung sind für den Arzt jene nicht selten zu beobachtenden Nebenwirkungen der Heilmittel, die entweder substituirend in die Stelle der normalen Wirkung eintreten oder gleichzeitig mit dieser sich bemerkbar machen. Viele von ihnen lassen sich als Analoga der in Krankheiten auftretenden Complicationen auffassen. So sieht man z. B. nach dem Gebrauche des Chinins ab und an ein polymorphes Exanthem entstehen, in sehr seltenen Fällen sogar schwere Einwirkungen auf das Sehorgan, die sich als langdauernde Amaurose darstellen. Der sonst ziemlich indifferente Leberthran kann vesiculäre Hautausschläge, das Jodkalium Hypersecretion der Augen- und Nasenschleimhaut hervorrufen, und die Salicylsäure u. a. Schweisse und nervöse Excitationserscheinungen bedingen.

Hoffentlich wird dieses Werk etwas dazu beitragen, gerade diese Seite des Arzneieinflusses mehr zum Allgemeingut der Aerzte werden zu lassen. Wie wenig dies bis jetzt der Fall war, mag daraus ersehen werden, dass z. B. die Mittheilung, dass $^1/_4$—$^1/_2$ mill. Homatropin in den Bindehautsack gebracht, Pulsveränderung hervorgerufen habe, einen Specialisten, der diese Mittheilung referirte, dieselbe „nicht für ernst nehmen“ liess.

In der Literatur finden sich für abnorme Symptome nach Arzneigebrauch die verschiedenartigsten Bezeichnungen. Ich gebe in Folgendem ein Verzeichniss derselben, soweit sie mir in wissenschaftlichen Mittheilungen vorkamen. In Deutschland nannte und nennt man sie „Effectus inexspectatus“, „Nebenwirkungen“, „paradoxe oder conträre Arzneiwirkungen“,

„physiologischeNebenwirkungen", auch „Arzneisymptome", „Arzneikrankheit", ferner „besondere oder zufällige oder auch merkwürdige Wirkungen". Französische und belgische Autoren bezeichnen sie als „Inconvénients" oder „Inconvénients thérapeutiques", auch als „Accidents", „Incidents", „Manifestations rares" oder auch „Ataxie thérapeutique", „Phénomènes accessoires", „Action secondaire", „Phénomènes secondaires", „Effets secondaires", „Actions latérales", „Effets latéraux, fâcheux ou désagréables", „Effets imprévus" In England und Amerika sind vor und nach dem Erscheinen meines Werkes mehrere Namen für „Nebenwirkungen" ersonnen worden, wie „Untowards effects", „Anomalous effects", oder „Incidental effects", „By-effects", „Accompanying effects", „Unpleasant symptoms", „Evil effects", „Inusual effects" oder „Rarer accidental effects" oder „Occasional action", „Ill effects", „Inconveniences", „Strange effects", „Concomitant effect"

Ich handle hier nur die Symptome ab, die sich bei Kranken einstellen. Ausgeschlossen sind die bei sogenanten „Arzneiprüfungen" an Gesunden beobachteten. Diese seit mehr als hundert Jahren angestellten Prüfungen sind in der Neuzeit wieder aufgenommen worden. Die Kenntniss des Vergangenen in der Medicin ist aber so leider gering, dass in letzter Zeit behauptet wurde, die Einführung derartiger Versuche sei das Verdienst eines jetzt Lebenden! Auch wenn diesen ein Werth zukommt, so lässt er sich nicht mit demjenigen vergleichen, der sich durch Beobachtung jener tausendfältigen Reactionsformen kranker Menschen auf gewisse Arzneimittel ergiebt. Ein krankes Organ muss aus den erörterten Gründen anders auf einen chemischen, ihm zugeführten Stoff reagiren als ein gesundes. Beispiele von Unterschieden in der Wirkung von Medicamenten bei Gesunden und Kranken lassen sich zahlreich anführen. Psychische Einflüsse können sehr wohl einen Menschen veranlassen, gewisse Arzneisymptome zu empfinden, die in Wirklichkeit nicht erzeugt werden. Auch der gesundeste Mensch, der eine Arznei in der Absicht genommen hat, um Alles, was er danach in seinem Körper verändert fühlt, genau zu betrachten und niederzuschreiben, wird allerlei auf Rechnung der Arznei zu schreiben geneigt, was gar nicht davon abhängt. Richtet Jemand seine Aufmerksamkeit allein auf dasjenige, was in seinem Körper vorgeht — irgendwo wird er bald z. B ein unangenehmes Gefühl wahrnehmen.[1]) Ausserdem ist wohl zu bedenken, dass den „Prüfern" nicht selten darum zu thun sein mag, ihren Auftraggebern möglichst viel „Symptome" einzuliefern.[2])

Die Nebenwirkungen erscheinen nicht mit der typischen Gleichmässigkeit wie die Symptome von Giften im engsten Sinne. Viele von ihnen fallen sogar nicht mit denen zusammen, die durch eine giftige Dosis desselben Mittels hervorgerufen werden und können nicht nach Belieben jederzeit und an jedem Individuum hervorgerufen werden. Es gilt dies unter Anderen von denjenigen, die sich durch Veränderungen der Haut kundgeben Dieselben treten meistens nur unter ganz bestimmten individuellen Verhältnissen ein und sind deswegen für ein experimentelles Hervorrufen bei nicht dazu disponirten Individuen fast immer unzugänglich.

[1]) v. Wedekind, Beiträge zur Erforschung der Arzneimittel, 1830, pag. 20.
[2]) Widnmann. Journ. f. pr. Heilkunde, 1823, Bd. 57, pag. 20.

Seit eine Therapie vorhanden ist, kennt man dieselbe und suchte sie zu vermeiden: „Quam maxime optandum est, ut omnes, quibus medicamina facere et dispensare licitum est, eo omnes intendere nervos, ne improvida tam heroicorum quam illorum remediorum a quibus ex Idiosyncrasia quadam individua abhorrent applicatione miseris aegris morborum symptomata augeant, suaeque conscientiae praebeant offendiculum, modo illud probe considerantes, quod de humano ludatur corio!“

Der Versuch, das Nichtauftreten gewisser Nebenwirkungen, z. B. des Jods bei Syphilitischen oder des Tuberculins bei Tuberkulösen als diagnostisches Merkmal zu benutzen, ist fehlgeschlagen.

Es hat bis in unsere Zeit hinein nicht an Aerzten gefehlt, die dem Auftreten von manchen arzneilichen Nebenwirkungen im concreten Falle eine gewisse teleologische Bedeutung vindicirten, in ähnlicher Weise wie sie früher z. B. den Hämorrhoidalblutungen zugesprochen wurde. So wie es hier gewissermassen als ein Glück angesehen wurde, dass die gefässbeherrschende „Anima“ gerade die Hämorrhoidalgefässe zum Ausscheidungsorte der „Impuritäten“ gewählt habe, so galten die „Arzneisymptome“, zumal die auf der Haut sich äussernden, als Ausdruck des Kampfes des betreffenden Arzneimittels mit den „Krankheitsstoffen“ des Körpers, speciell des Blutes, in welchem diese als letzte Aeusserung ihres Schädigungsvermögens, functionelle oder anatomische Veränderungen des Körpers veranlassten und dadurch ihr Unterliegen oder ihre Auswanderung aus dem Körper anzeigten. Besonders die Arzneiexantheme, wie sie nach Kräuter- und anderen Curen auftreten, wurden so gedeutet. Einige Beobachtungen z. B. beim Brom, Bromkalium, Arsenik sprechen dafür, dass nicht selten eine Art von substitutiver Wirkung zu Stande kommt. Wie sich diese bildet, lässt sich generell nicht entscheiden. Immer aber ist die Ursache solcher Nebenwirkungen entweder eine individuelle oder von zeitlichen und örtlichen Einflüssen abhängige oder in der Beschaffenheit des Arzneimittels liegende. Ich betrachte zuförderst die erstgenannte.

§. 4.

Allgemeine Ursachen der Nebenwirkungen. — Anthropometrische Untersuchungen. — Einfluss des Alters auf die Wirkung von Giften. — Grenzen der Erkenntniss individueller Verschiedenheiten. — Temperamente. — Isomerie als Analogie der Verschiedenheiten scheinbar gleichartig gebauter und zusammengesetzter, aber doch verschiedenartig auf äussere Einflüsse reagirender Gewebe.

Die Eigenart eines jeden Individuums in Rücksicht auf alle Anderen kann eine dauernde oder zeitlich begrenzte sein. Sie macht sich wohl am bemerklichsten gegenüber den mannigfaltigen Gelegenheits-Ursachen, die im Allgemeinen zu Erkrankungen Veranlassung geben. Die gleiche äussere, den Körper treffende Schädlichkeit kann bei einer Reihe von Personen in so verschiedener Weise einwirken, dass während die Einen in kaum merklicher Weise afficirt werden, Andere nur vorübergehende Nachtheile, noch Andere endlich dauernde functionelle Störungen davontragen. Es ist also hier die individuelle Empfänglichkeit für äussere Einflüsse eine in weiten Grenzen schwankende. Ja, dieselbe kann so bedeutend werden, dass Einflüsse, welche dem grössten Theil der Menschen gleichgültig oder angenehm sind, krankhafte Symptome zur Folge haben können. Der Duft der Rose[1]), des Veilchens, der Lilie, der Aurikel, der Zwiebel haben bei manchen Menschen betäubende, narcotische oder örtlich reizende Wirkungen und wenn man alten Berichten in dieser Beziehung glauben darf, sogar vereinzelt den Tod veranlasst. Schon Hippocrates gab von den Gerüchen an: ὀδμαὶ τέρπουσαι, λυποῦσαι, πιμπλῶσαι, πειθόμεναι. Der Genuss von Erdbeeren, Krebsen, von Zimmt, Pommeranzenschaalen, von Anis rufen bei gewissen Menschen nervöse Symptome, Ohnmachten, Illusionen oder auch Uebelkeit, Erbrechen, Koliken, Durchfälle, Augenentzündungen, Niesen[2]) oder schliesslich mit oder ohne Fieber entstehende Hautausschläge hervor, ein Verhalten, das als gesteigerte individuelle Reizbarkeit oder **Idiosynkrasie** bezeichnet wird.

Analoge Erscheinungen spielen sich nach der äusseren oder inneren Anwendung von Arzneimitteln ab. Das Extract der Calabarbohne, in das Auge geträufelt, ruft nur bei gewissen Personen Brennen im Conjunctivalsacke und vermehrte Thränensecretion hervor. Der peruvianische Balsam versetzt nur sehr selten nach seiner Einreibung die Haut in Entzündung, das Morphium, innerlich genommen, erzeugt nur bei leicht erregbaren Individuen einen Accomodationskrampt am Auge, und das Pilocarpin ruft bei einigen Personen in gewissen Dosen profuse Schweisse hervor, so dass sie wie in Schweiss gebadet erscheinen, während Andere nach derselben Dosis kaum in leichte Transpiration gerathen. Wir sehen also hier, unter sonst für unser Erkenntnissvermögen gleichen Verhältnissen, Schwankungen in der Einwirkung äusserer Einflüsse entstehen, die sich nur durch besondere individuelle, vom Normalzustande abweichende Verhältnisse erklären lassen.

Welcher Art aber sind diese? Eine vollkommen befriedigende Antwort hierauf zu geben, sind wir nicht im Stande. Erst in neuerer Zeit hat man damit begonnen[4]) vergleichend anatomische, „anthropometrische“ Untersuchungen über das physikalische Verhalten gewisser Organe, wie des Herzens, der Gefässe, des Darmes, u. s. w. bei Individuen verschiedenen Alters und Geschlechts vorzunehmen, um auf diesem Wege zur Erklärung der sogenannten constitutionellen Verschiedenheiten zu gelangen.

So ist durch eine grosse Zahl von Messungen dargethan worden[5]), dass das männliche Gehirn das weibliche ziemlich bedeutend an Länge, Breite und Höhe übertrifft. Die Messung der Gehirnperipherie in der Medianebene ergab, dass das männliche Gehirn in angegebener Ebene einen durchschnittlich um 2 cm grösseren Umfang hat als das weibliche.

---

[1]) Amatus Lusitanus, Centur. II., Cur. 36. — Ephemerid. Nat. curios. Dec. II., Obs. 22.

[2]) Rommel, de Antipathia cum gammaris, Ephemerid. med. physic. German. Academ. Decur. II., Ann. IV, Observ. XXV., pag. 61.

[3]) Plenck, Toxicologia seu doctrina de venenis et antidotis, 1785, pag 327.

[4]) Beneke, Die anatomischen Grundlagen der Constitutionsanomalien, Marburg 1878, und Beneke, Die Altersdisposition, Marburg 1879.

[5]) Passet, Ueber einige Unterschiede des Grosshirns nach dem Geschlecht, Archiv f. Anthropologie, Bd. XIV., Heft 1, pag. 98.

Eine eigenthümliche Erscheinung beobachtete man[1]) bei electrischen Vagusreizungen. Die Wirkungen derselben erwiesen sich als sehr mannigfaltig: von extrem inspiratorischem Tetanus bis zu exquisit exspiratorischer Wirkung. Bei einer Zusammenstellung der Thierindividuen nach ihrem respiratorischen Character ergab sich als klares Unterscheidungsmerkmal beider Gruppen die Verschiedenheit ihres Geschlechts; bei den weiblichen überwog in unzweideutiger Weise die exspiratorische Wirkung, bei den männlichen war die Wirkung eine exquisit inspiratorische.

Auch auf anderem experimentellem Wege suchte man Licht in dieses dunkle Gebiet zu bringen. Für die Beobachtung, dass Kinder von 15 Monaten bis 5 Jahren Belladonnatinctur ohne Schaden in Dosen vertragen, die bei Erwachsenen schon manche Störungen hervorrufen, fand man eine Analogie in der Einwirkung von Atropin auf junge Hunde[2]). Bei diesen bewirken 0,01—0,02 g Atropin keine Alteration der Intelligenz, sondern nur ein leichtes Unwohlsein und etwas Aufregung, während bei älteren Thieren die Intelligenz gestört ist. Der Grund dieser Verschiedenheiten kann mit Recht in dem verschiedenen Erregbarkeits- und Entwicklungsgrade des Nervensystems bei jungen und erwachsenen Individuen gesucht werden. Als Beleg für diese Anschauung lassen sich noch andere Versuche[3]) anführen. Man fand, dass bei Hunden vor dem 10. Lebenstage die electrische Reizung der Hirnrinde keine Wirkung hervorbringt, und dass der nervöse Hemmungsapparat des Herzens bei neugeborenen Hunden gar nicht oder nur unvollkommen entwickelt ist, indem die electrische Reizung des Vagus keinen Stillstand des Herzens, sondern höchstens eine Frequenzabnahme der Herzcontractionen veranlasst.

Neugeborene Thiere sind gegen Strychnin sehr unempfindlich.[4]) Die auf das Kilogramm bezogene krampferzeugende Dosis beträgt für das

neugeborene Thier	0,419 mill. Strychninnitrat	
1 tägiges	0,415	
2½	0,347	
5	0,25	"
7½ " "	0,218	"
10 " "	0,210 "	

Später nimmt die Empfindlichkeit wieder ab.

Es giebt ferner, wie ich später zeigen werde, eine Reihe physiologischer Vorgänge im Körper, welche diesem unter Umständen den Character eines specifisch disponirten geben können, und wir kennen pathologische Zustände so geringfügiger Natur, dass sie während des Lebens kaum zur Kenntniss gelangen, die aber das Individuum zu einem in erhöhtem Masse reizempfänglichen machen können. Aber reichen alle diese Momente aus, um das Geheimniss der Individualität zu erklären? Gewiss nicht! Stehen wir doch trotz der grössten Anstrengungen, trotz der Verwendung der besten naturwissenschaftlichen Methoden noch nicht einmal vor der Schwelle der Erkenntniss, soweit

[1]) Meltzer, Centralbl. f. medic. Wissenschaften, 15 Juli 1882, pag. 497.
[2]) Albertoni, Archiv f. exper. Pathol. u. Pharmak., Bd. XV., pag. 264.
[3]) Soltmann, Jahrb. f. Kinderheilkunde, Bd. IX., 1875 u. XI., 1877.
[4]) F. A. Falck, Archiv f. d. ges. Physiol., 1884, Bd. 34., pag. 525.

es das Wesen der Functionen des gesunden und kranken Körpers, Krankheitsheilung u. a. m. anlangt! Wenn wir nur einige der Einzelheiten, die hier in Betracht kommen können, erwägen, wenn wir z. B. an die gewiss vorhandene unendlich grosse Verschiedenheit der Gefässvertheilung in den Organismen, an die Mannigfaltigkeit in der Anordnungsweise der Drüsentheile zu einer Drüse, an die Abweichungen, die in der Innervation einzelner Organe, an die Differenzen, die sich in der Masse einzelner Nerven, in der Ausbreitung von Nervengeflechten zeigen, an die Verschiedenheiten der gröberen und feineren Zusammensetzung der gleichen Muskeln bei verschiedenen Individuen und an die unendliche Zahl von kaum geahnten chemischen Producten des Zellstoffwechsels, die individuell und zeitlich wahrscheinlich sehr verschieden sind, erinnern, dann müssen wir eingestehen, dass hier nicht nur ein „Ignoramus", sondern auch ein „Ignorabimus" am Platze ist. In dieses „Innere der Natur" werden wir sicherlich nie dringen. Aber nichtsdestoweniger wäre es ganz ungerechtfertigt, den Individualismus überhaupt zu leugnen oder ihm die Bedeutung abzusprechen.

Keine exacte Forschung, sei sie anatomisch oder physiologisch, pathologisch oder therapeutisch unternommen, hat jemals den Schleier lüften können, der über die Bedingungen der individuellen Eigenthümlichkeiten ausgebreitet ist. Zu allen Zeiten ist es als das Vorrecht begünstigter Geister oder langer Erfahrung betrachtet worden, in den Besitz der feinen Combination zu kommen, welche es gestattet, den specifischen Character des Individuums annähernd zu erkennen. [1])

Dass seit dem Entstehen einer ausübenden und beschreibenden Medicin Unterschiede in der Constitution wahrgenommen und berücksichtigt wurden, ist zu bekannt, um der Erwähnung zu bedürfen. Die Lehre von den Temperamenten, die Aufstellung einer sanguinischen, cholerischen, phlegmatischen und melancholischen Constitution unter der Annahme, dass entsprechend das Vorherrschen des Blutes, der Galle, des Schleims und der schwarzen Galle diese individuellen Verhältnisse bedinge, blieb Jahrhunderte hindurch das feste Gerüst in der Flucht aller sonstigen medicinischen Anschauungen, und deckt sich, wenngleich sie als die Quintessenz der Humoralpathologie höchst einseitig ist, doch vollkommen mit dem in der neueren Medicin leider vernachlässigten, wohl auch thörichter Weise verlachten, aber nichtsdestoweniger sehr zu empfehlenden Streben die feineren individuellen Eigenthümlichkeiten zu berücksichtigen. Schon ehe die Solidarpathologie die moderne Form angenommen und sich zur absoluten Alleinherrschaft aufgeschwungen hat, haben aber nachdenkende Aerzte die Idiosynkrasie für Arzneistoffe nicht allein in einer besonderen Beschaffenheit der Säfte, sondern auch in dem Zustande der Organe bedingt gefunden, die dann eine individuelle Eigenthümlichkeit darstelle. [2])

Die Factoren, die hinsichtlich der letzteren in Frage kommen, können nicht grober Natur sein. Es gilt dies besonders von den specifischen Eigenthümlichkeiten einzelner Organe. Die äussere Appli-

[1]) Virchow, Arch. f. path. Anat., Bd. LXXIX, Heft 1, pag. 10.
[2]) Ettmülleri Opera, Tom. II., P. II., pag. 117, 118, Edit. Francof. ad Moen.

cation der Jodtinctur auf die Haut ruft für gewöhnlich nur ein Erythem hervor, — und doch giebt es Personen, bei denen dasselbe Präparat Blasenbildung und weitgehendes Oedem erzeugt. Ja, eine ganz indifferente Salbe, aus irgend einem beliebigen frischen Fette bestehend, wirkt bei ihrer Einreibung auf die Haut mancher Personen entzündungserregend. Hier können nur chemisch und physikalisch unnachweisbare, geringfügige Abweichungen der Haut oder einzelner ihrer Theile im Spiele sein, die eine so besondere Receptivität für eine äussere Einwirkung erklärlich machen. Man überwindet leicht die Schwierigkeit, sich so grosse functionelle Differenzen als Folge kleiner Unterschiede in der Anordnung und Zusammensetzung des betreffenden Organes vorzustellen, wenn man an die Verschiedenheit des chemischen und physikalischen Verhaltens von isomeren, d. h. procentisch gleich zusamengesetzten, Körpern denkt. Hier wird nur durch die veränderte Lagerung gewisser Moleküle eine so bedeutende Differenzirung in den Eigenschaften der Körper erzeugt, dass sie als elementar verschieden erscheinen. Trotzdem ist in diesem Falle immer die Anzahl der Kohlenstoff-, Wasserstoff- und Sauerstoffatome, wie z. B. in der Pyrogallussäure und dem Phloroglucin, dem Hydrochinon, Resorcin und Brenzcatechin gleich. Vielleicht ist es auch hierbei angezeigt, an das Verhalten allotroper Körper zu erinnern, die wahrscheinlich auf Grund molekularer Lagerungsdifferenzen bei vollkommen gleicher chemischer Zusammensetzung ganz weit auseinandergehende physikalische Eigenschaften zeigen, wie dies von dem Kohlenstoff in der Form des Diamants, des Graphits und der Kohle bekannt ist.

Man kann sich vorstellen, dass gewisse Körperorgane gewisser Personen so von Natur veranlagt sind, dass sie bei gleicher chemischer Zusammensetzung, ja sogar bei gleicher microscopischer Structur doch so different sind, dass sie bei Einwirkung minimaler Reize durch eine Thätigkeit reagiren, oder beim Vorhandensein gewöhnlicher Reize eine abnorm intensive Reaction aufweisen.

Der phlegmatische Körper, der zu jeder Lebensäusserung stärkerer Reize bedarf als der sanguinische oder cholerische, bedarf deshalb auch stärkere und grössere Gaben von Arzneimitteln in Krankheiten.

§. 5.

Individuelle, dauernde, in der Constitution belegene, Ursachen der arzneilichen Nebenwirkungen. — Einfluss der Blutmenge und Blutvertheilung. — Vererbung der Disposition zu Nebenwirkungen.

Wir haben bisher nur die Personen, resp. deren Organe in ihrem variablen Verhältnisse zu allen anderen gleicher Art in Betracht gezogen. Sind hier schon die sich ergebenden Differenzen ausserordentlich gross, so werden sie doch noch übertroffen durch die Unterschiede, welche die gleichartigen und ungleichartigen Organe desselben Individuums hinsichtlich äusserer, speciell medicamentöser Einwirkungen aufweisen, unabhängig davon, ob sie direct durch diesen Einfluss getroffen werden, oder ob eine secundäre Einwirkung, z. B. durch Reflex, erfolgt.

Schon die physiologische Leistungsfähigkeit einzelner gleichartiger Körperorgane ist eine verschiedene. Die Hubhöhe eines Gastrocnemius der einen Seite wird selten unter gleichen äusseren Bedingungen derjenigen der anderen Seite gleichkommen, und die Erregbarkeit eines Nerven mit der des correspondirenden identisch sein. Die Ursache kann in einer von der Veranlagung herrührenden, variablen Grösse der functionellen Elemente dieser Theile liegen, so dass also der eine Muskel mehr Muskelprimitivfasern wie der andere und der eine Nerv mehr Nervenfasern als sein gleichnamiger der anderen Seite enthält — kann aber auch von einer grösseren oder geringeren Ausbildung dieser Theile herrühren. Die letztere Eigenthümlichkeit sind wir an den Extremitätenmuskeln der geübteren rechten Seite im Vergleiche zu denen der linken zu verfolgen im Stande.

Es ist ferner als Thatsache zu betrachten, dass gleichartige, aber nicht correspondirende Körpertheile, wie z. B. verschiedene Muskelgruppen, aus den gleichen Gründen, ohne erkrankt zu sein, sich functionell verschieden verhalten. Es wird hiernach ein bestimmtes Volumen eines M. deltoideus hinsichtlich der mechanischen Leistungsfähigkeit ein gleiches Volumen der Mm. intercostales übertreffen.

Wir wissen, dass während die Rami cardiaci des N. vagus nur durch sehr starke Ströme zu erregen sind, die Rami pulmonales desselben Nerven mit einer ungewöhnlich leichten Erregbarkeit ausgestattet sind. Noch deutlicher giebt sich die Differenzirung bei Gebilden kund, zu deren Bau verschiedenartige Gewebe verwandt sind, wie z. B. bei den Gelenken. Man ist von vornherein geneigt anzunehmen, dass hier eine vollkommene Uebereinstimmung hinsichtlich der Anordnung der einzelnen Theile, und eine Gleichheit in Bezug auf die Reaction gegen äussere Einflüsse besteht. Dies ist jedoch nicht der Fall. Gerade derartige, complicirt zusammengesetzte Vorrichtungen, zu denen also, wie in dem angeführten Falle, Muskeln, Bindegewebe, Knorpel, Knochen in den verschiedensten Massenverhältnissen gehören, die auch hinsichtlich der Grösse der Gefässvertheilung und der Innervation die weitgehendsten Verschiedenheiten zeigen, sind kaum in Parallele zu setzen und gewiss nicht als gleichwerthig zu betrachten.

Am klarsten tritt dies dann zu Tage, wenn bei Erkrankungen solcher Theile mit dem gleichen Arzneimittel eine therapeutische Einwirkung auf dieselben zu erzielen versucht wird.

Selbst bei der directesten Application zeigen sich hier meist ungeahnte Unterschiede. Sehr belehrend ist in dieser Beziehung die Beobachtung[1]), dass bei der Anwendung der Carbolsäure zu directen Injectionen in die Gelenke bei acutem Gelenkrheumatismus die günstigste Wirkung an den Schultergelenken auftrat, alsdann die Knie-, Hand-, Ellenbogen- und schiesslich erst die Hüftgelenke folgten. Bei der Besprechung dieser Thatsache werden als Momente, die vielleicht diese eigenthümlichen Verhältnisse bedingen könnten, angeführt: anatomische Verschiedenheiten, Zahl und Anordnung der Gefässe oder nur unbekannte Besonderheiten im Bau der Gelenke; ohne dass jedoch das Eine oder das Andere als besonders bestimmend angesehen werden kann. Es sind in der That die hier in Betracht kommenden Möglich-

[1]) Senator, Berl. klin. Wochenschrift, 1876, pag. 70.

keiten so mannigfaltig, und wir sind soweit davon entfernt, den kleinsten Theil derselben zu erkennen, dass wir uns damit begnügen müssen, dieselben in möglichster Vollkommenheit in den Kreis der Betrachtung zu ziehen.

Aber selbst, wenn wir auch in einem concreten Falle, z. B. eine abnorme Gefässanordnung des rechten Schultergelenks im Vergleich zum linken, oder eine vollkommenere Innervation des Kniegelenks als des Ellenbogengelenks nachgewiesen hätten, so würden uns immer nur Vermuthungen dafür zu Gebote stehen, warum dann das gleiche Medicament, auf diese Theile einwirkend, an der einen Seite Heilkräfte äussert, an der anderen dagegen unerwünschte Wirkungen hervorruft.

Arterien, Capillaren und Venen haben verschiedene Structur, Function und auch ihr Inhalt ist nicht gleichmässig zusammengesetzt. Enthält doch sogar das Blut der Vena mesenterica major weniger Blutfarbstoff und Trockenrückstand als das der Vena portae und Vena lienalis.[1]) Deswegen reagiren sie auf die gleichen Einflüsse, z. B. athmosphärischer Natur, verschieden. Es ist sicher, dass medicamentöse Reize ebenfalls verschiedene Folgen an diesen Gebilden zeitigen.

Es ist verschiedentlich versucht worden, die Blutmenge eines Individuums zur Erklärung einer grösseren oder geringeren Wirkungsenergie von Arzneistoffen heranzuziehen. So erfreuen sich z. B. die Fische im Gegensatz zu allen anderen Wirbelthieren eine ausserordentlich hohen Resistenz gegen Curare. Moni erklärt dieselbe[2]) aus der geringen Blutmenge, da vom Hund bis zum Triton die Blutmenge von ca. 1 : 12—1 : 18, bei den Fischen von 1 : 53—1 : 93 schwankt. Es wird also bei gleicher Dosis der an Blut 1—5 Mal ärmere Fisch viel langsamer das Gift zu den Nervenenden schaffen als eines der Individuen der oberen Wirbelthierklassen. Der Erwähnung werth erscheint mir auch die Beobachtung,[3]) dass bei einem durch einen Aderlass geschwächten Frosche, die Vergiftungserscheinungen nach Einführung von Strychnin langsamer und weniger heftig auftraten als bei gesunden Controlthieren, dass dagegen nach Anätzung einer Extremität des Frosches mit Salpetersäure oder nach Hervorrufen einer Congestion durch Einstechen von Nadeln in ein Bein, dieses früher und stärker von Strychninkrämpfen ergriffen wird als das gesunde.

Die differente Wirkung des Curare auf die functionell verschiedenen Nervenfasern eines Individuums lässt man abhängig sein:[4])

1. Von der Blutmenge, welche seinem Ausbreitungsgebiet zugeführt wird;
2. von der Grösse der Oberfläche, in welcher der Nerv frei von Neurilemm, Mark oder beiden ist;
3. von der Geschwindigkeit des Blutstromes in dem Ausbreitungsbezirk eines Nerven.

Ein Begriff, der diese Factoren zusammenfasst, ist die Diffusionsgrösse, und man kann den Satz, dass die Vergiftung an irgend einem

---

[1]) Krüger, Zeitschr. f. Biologie, 1889, pag. 452.
[2]) Steiner, Das amerikanische Pfeilgift Curare, Leipzig 1877, pag. 48.
[3]) Delaunay, Compt. rend. de l'Académie des Sciences, 1881, II., Tome XCIII., pag. 452.
[4]) Steiner, l. c.

Punkte eines Nerven direct proportional der Diffusionsgrösse des Curare an dieser Stelle ist,[1]) auf viele andere Stoffe anwenden. Auch für das Auftreten mancher arzneilichen Nebenwirkung können diese Momente in Frage kommen, die nicht nur zeitlich und zufällig, sondern angeboren und dauernd vorhanden sein, und das Individuum für solche Einflüsse zu einem eigenartigen stempeln können. Aber ich betone es noch einmal, man wird sich vergeblich bemühen, den wahren Grund eines solchen individuellen Verhaltens in einem bestimmten Falle festzustellen.

Dehnt man diese Betrachtung weiter aus, so zeigt sich, dass bei besonders prädisponirten, glücklicherweise nur selten vorkommenden Individuen, die gleichzeitig auftretenden, **günstigen und ungünstigen Einwirkungen eines Arneimittels auf verschiedene Körperorgane** so dicht neben einander liegen, dass die bessere ohne die schlechtere nicht erzielt werden kann. Wir kennen Fälle, in denen die Anwendung des Jodkaliums zur Verkleinerung hyperplastischer Drüsen, wie des Kropfes oder Cervicaldrüsen u. s. w. ein Schwinden desselben, gleichzeitig damit aber auch eine bedenkliche Atrophirung von bis dahin ganz gesunden Drüsen, wie der Brustdrüsen und des Hodens verursachte. Eine derartige Veränderung kann aber nur dadurch zu Stande kommen, dass diese Organe, die für unser Erkenntnissvermögen normal erscheinen, trotzdem bereits wesentlich von normalen verschieden sind. Nur eine Abweichung der inneren Einrichtung kann dieselben einem Einflusse unterliegen lassen, der für gewöhnlich derartige Veränderungen nicht hervorruft.

Bei vielen Personen ist ein solches abnormes Verhalten gegen ein oder mehrere Arzneimittel angeboren und unüberwindlich. Jedesmal und immer, wenn der Arzneistoff eingeführt wird, treten die unerwünschten Wirkungen auf. Analoges sah man an Menschen, die eine ererbte Neigung zur Blasenbildung haben.[2]) Bei einem solchen wurde an der Haut durch Jodtinctur keine Blase, wohl aber durch Reiben hervorgerufen. Das Umgekehrte kommt auch vor. Es giebt jedoch auch Menschen, die ein solches Verhalten in Bezug auf gewisse Nahrungs-[3]) und Arzneimittel erst erwerben. Man beobachtete, dass Jodverbindungen fünf Jahre hindurch ohne jede Nebenwirkung genommen wurden und dass erst nach dieser Zeit in Folge eines solchen Gebrauches plötzlich schwere Hautveränderungen auftraten.[4]) Für die Annahme, dass eine solche eigenartige Disposition im Laufe der Zeit verloren gehen kann, liegen einzelne bestätigende Beobachtungen vor; im Ganzen sind solche Fälle jedoch ausserordentlich selten. Dagegen ist vereinzelt die Erblichkeit derselben z. B. für Chininausschläge nachgewiesen worden. So wird aus alter Zeit von einer kinderreichen Familie berichtet, in der ein Theil der Kinder, wie der Vater, auf die

---

[1]) Steiner, l. c.

[2]) Goldscheider, Monatshefte f. pr. Dermatologie, 1882, Bd. 1, pag. 163.

[3]) Hagedorn, De esu cancrorum noxio, Ephemerid. medic. physic. German. Academ. Decur. II., Ann. III., pag. 98

[4]) Hallopeau, Sur deux manifestations rares de l'jodisme Bullet. et Mém. de la Société de Thérap., 1885, pag. 88.

geringsten Mengen eines Abführmittels, ein anderer, wie die Mutter, erst nach Gebrauch von Drasticis abführte.

§. 6.

Die zeitlich begrenzte Disposition — Zusammensetzung der Körpersäfte, Organerkrankungen, Ernährungszustand, Ruhe und Bewegung und Ausscheidungsverhältnisse in ihrer Einwirkung auf Arzneimittelwirkung.

Die Differenzen in der Reaction bestimmter Individuen oder einzelner Gewebe desselben Organismus gegen gewisse arzneiliche Einflüsse, die wir in dem Vorangegangenen berücksichtigt haben, beruhten auf einer in der Organisation liegenden constitutionellen und entweder angeborenen oder erworbenen und unveränderlich gewordenen Disposition.

Es giebt jedoch eine Disposition, die zeitlich begrenzt ist. Dieselbe kann entweder in dem reicheren Vorhandensein von chemischen Substanzen im Körper ihren Grund haben, welche die eingeführten Arzneimitteln in höherem Maasse wie gewöhnlich lösen, oder mit ihnen Umsetzungen zu neuen direct schädlichen Verbindungen eingehen, oder kann durch Erkrankungen regulatorischer Apparate des Organismus bedingt sein.

In ersterer Beziehung sind die Beobachtungen von Mialhe zu berücksichtigen. Er bezeichnet die aus „Mischungsverschiedenheit thierischer Säfte" hervorgehende abnorme Reaction auf Arzneimittel als „chemische Idiosynkrasie", gegenüber der „idiopathischen Idiosynkrasie", die als Ausdruck von Verschiedenheiten im Gewebsbau aufzufassen ist. Es ist z. B. bekannt, dass unter gewissen Umständen unlösliche Medicamente, wie die Oxyde von Eisen, Zink, des Kermes mineralis u. s. w. Wirkungen im Körper hervorrufen, die ganz verschieden von denen sind, die man gewöhnlich als Folge der Einverleibung dieser Substanzen sieht. Die Ursache kann in einem übermässig starken Säuregehalt des Magens liegen, wodurch grössere Mengen der genannten Metalle zur Lösung kommen. Es unterscheidet sich also diese Säfteverschiedenheit, die als Ausdruck von örtlichen Störungen angesehen werden kann, sehr wesentlich von der eigentlichen humoralpathologischen Dyskrasie, insofern sie ganz temporär ist, und es oft in unserer Hand liegt durch chemische oder diätetische Mittel dieselbe zu beseitigen.

Die Beachtung solcher Verhältnisse im Magen macht es in einem bestimmten Falle leicht, gewisse Arzneiwirkungen zu verstehen. Bis heute sind z. B. die Ansichten darüber getheilt, weshalb das viel gebrauchte basisch salpetersaure Wismuthoxyd mitunter schon in kleinen Dosen heftige locale Reizerscheinungen seitens des Magens und Darms, wie Erbrechen, Diarrhoeen etc., und als Folgesymptome auch entferntere hervorruft, während in anderen Fällen grosse Dosen, 4—6 g, keinerlei abnorme Wirkungen äussern. Es ist dargethan worden, dass der vielfach angeschuldigte Blei-, resp. Arsengehalt des Wismuths, weil in zu minimalen Mengen vorhanden, nicht Ursache dieser abnormen Erscheinungen sein kann. Vielmehr hängen dieselben zu einem nicht geringen Theil von der im Magen befindlichen Säuremenge ab. Uebersteigt dieselbe die Norm, so kann das an und für sich unschädliche basische Salz in das corrodirend wirkende neutrale, resp. durch Umsetzung des letzteren mit Wasser in das giftige, saure Salz übergehen, und hierdurch die Resorption des Metalles und dessen unangenehme locale, sowie allgemeine Wirkung ermöglicht werden. Dass der Magen zu verschiedenen Zeiten, abhängig von der Individualität der einzelnen Personen, der eingeführten Nahrung, dem Zustande der Verdauung u. s. w. verschieden grosse Mengen von Säuren enthalten kann, ist eine Thatsache, die genügend klinisch und experimentell festgestellt worden ist.

Die Rücksichtnahme auf solche Thatsachen wird oft das Auftreten von Nebenwirkungen verhindern können. Führt man stark fiebernden Menschen, bei denen der Salzsäuregehalt des Magens sehr vermindert ist, das in Wasser erst im Verhältnisse von 1 : 800 lösliche Chininum sulfuricum in Pulverform ein, wie dies leider noch recht oft geschieht, so wird in Folge des Fehlens, der die Löslichkeit dieses Salzes ausserordentlich erhöhenden, Magensäure eine Resorption nur sehr langsam stattfinden können und es werden in Folge des langen Verharrens dieses, für die Magenschleimhaut nicht indifferenten Mittels, allerlei Magenbeschwerden auftreten.

Aehnliche Verhältnisse finden sich bei den Darmsäften. Die grössere oder geringere Alkalescenz derselben kommt für die Lösung einer grossen Reihe von mineralischen und pflanzlichen Substanzen in Frage, und es kann bei sehr geringer alkalischer Reaction eine Arzneimittelwirkung ganz ausbleiben, resp. nur fragmentarisch eintreten, oder durch eine übermässige Alkalescenz der Darmsäfte eine so grosse Menge des betreffenden Mittels gelöst werden, dass dadurch eine Modificirung der gewöhnlich zu beobachtenden Heilwirkungen veranlasst wird. Das letztere wird z. B. ab und zu bei der Einführung des Stibium sulfuratum auranticum beobachtet. Während man meist danach nur eine leicht expectorirende Wirkung beobachtet, zeigt sich in einigen Fällen der reine und volle Antimoneinfluss durch Erbrechen, Durchfall und Schwäche der Herzaction. Derselbe kommt dadurch zu Stande, dass im Darm eine grössere Menge von Alkali zur Lösung des Goldschwefels verfügbar ist.

Einen ebenso grossen Einfluss wie Magensäure und Darmalkali äussert das im Körper vorhandene Chlornatrium, das in seinen Mengenverhältnissen noch wechselnder sein kann wie die vorgenannten Stoffe. Giebt man z. B. Calomel ein, so beobachtet man darauf eine sehr verschiedene Reaction der einzelnen Organfunctionen, je nach der im Körper vorhandenen Kochsalzmenge. Bei Kranken, die lange auf sparsame, möglichst kochsalzfreie Diät gesetzt sind, wirkt Calomel sehr wenig ein, da durch Einführung von überwiegend flüssiger Nahrung und vielen Getränken ein grosser Theil des Chlornatriums gleichsam aus dem Körper ausgewaschen ist. Dagegen reagiren Menschen, welche lange gesalzene Kost geniessen, wie z. B. Seeleute, auf Calomel sehr stark und können dadurch heftige locale Reizerscheinungen im Darme, sowie eine Reihe anderweitiger unangenehmer Quecksilberwirkungen davontragen. Bei ihnen ist eben die Möglichkeit der Bildung von Sublimat aus Calomel in erhöhtem Maasse vorhanden.

Dieser Uebergang des unlöslichen Calomel in eine lösliche Quecksilberverbindung führt noch in anderer Weise, selbst bei örtlicher Anwendung dieses Mittels am Auge, zu unliebsamen Einwirkungen, wenn nämlich gleichzeitig dem Organismus Jodkalium einverleibt wird. Es kann dann wahrscheinlich durch Bildung von Jodquecksilber zu heftigen Entzündungen und selbst gangränösen Veränderungen am Auge kommen.

Aus diesen wenigen, kurz angeführten, Momenten ergeben sich zahlreiche Möglichkeiten für unerwünschte Arzneiwirkungen. Bei den meisten derselben bedarf es keiner besonderen constitutionellen Anlage. Pathologische Veränderungen im Magen und Darm, sowie fieberhafte Zustände, die einen Einfluss auf die Zusammensetzung der Secrete dieser Organe haben, ja schon die ungeeignete Einführung einer Nahrung, die mit bestimmten Arzneimitteln schädliche Verbindungen liefern, können eine Disposition für unbeabsichtigte Nebenwirkungen abgeben.

Während so überall da, wo sich die Bedingungen zur Bildung von Umsetzungsproducten finden, Veränderungen in den verschiedensten Körpertheilen erfolgen können, geben bestimmte Organe, die sich zur Zeit der Einführung gewisser Arzneimittel in einem, wenn auch noch so leichten, kranken Zustande befinden, durch ihr Erkranktsein eine zeitliche Disposition dafür ab, entweder dass sich die bestehenden Veränderungen durch das Arzneimittel verschlimmern, oder an demselben Organ neue sich entwickeln, die, wie anzunehmen ist, sonst nicht eingetreten wären. Einige Beispiele werden dies erläutern. Es ist vom Jodkalium bekannt, dass es zum Theil auch durch die Schleimhaut der Luftwege ausgeschieden wird, und an diesen ab und zu leichtere catarrhalische Zustände erzeugt, die, als ganz unbedeutend, nach dem Aussetzen des Mittels wieder verschwinden. Sind jedoch solche oder andere Läsionen schon vor der Jodkaliumanwendung vorhanden, so kann es, wie dies verschiedentlich, besonders an Syphilitischen mit Kehlkopfgeschwüren beobachtet wurde, zu ausgebildetem Glottisödem kommen, das selbst ein tödtliches Ende herbeizuführen vermag. In analoger Weise können schon ganz kleine Mengen scharfstoffiger Abführmittel, wie Elaterium, Gummigutti etc., die in medicinalen Dosen selten und dann nur leicht vorübergehende, gewissermaassen physiologische Reizerscheinungen im Darme verursachen, bei nicht normaler Darmschleimhaut intensiv entzündliche Zustände und deren Folgen, wie Tenesmus, blutige Stühle etc., hervorrufen. Ist der ursächliche Zusammenhang zwischen derartiger Arzneiwirkung und den bestehenden, leichten Organveränderungen nicht bekannt, so kann die erstere leicht irrthümlich als eine spontane Erkrankung des betreffenden Körpertheiles aufgefasst werden.

Es bedarf nicht der besonderen Erwähnung, dass Zustände, wie Menstruation, Schwangerschaft, geistige Aufregung und geistige Anstrengung, Schlaflosigkeit, ja selbst schon der physiologische Zustand der Nüchternheit oder der Verdauung gleichfalls eine Arzneimittelwirkung in verschiedenem Sinne zu modificiren im Stande sind. Gerade so wie vereinzelt bei besonders hierzu veranlagten Individuen in Folge von heftiger Gemüthsbewegung eine von scorbutischen Zufällen des Zahnfleisches, Oedem an den Genitalien, Schmerzen im Epigastrium begleitete Purpura auftreten kann, vermag auch bei einer besonderen

Individualität ein oder das andere, auf das Gehirn einwirkende Medicament ähnliche Symptome hervorzurufen.[1])

Sehr interessante Versuche über den Einfluss des zeitweiligen Ernährungszustandes auf die Giftwirkung des Strychnins liegen vor. Man fand,[2]) dass von zwei Fröschen der besser genährte gegen das Gift empfindlicher war als derjenige, der mehrere Wochen gefastet hatte. Alkaloide, wie Chinin, Atropin, Nikotin verlieren an Wirksamkeit, wenn man sie in eine peripherische Vene eines fastenden Thieres einspritzt. So steigt die toxische Dosis des Atropinsulfats von 0,041 auf 0,052 g.[3]) Wurde dieselbe Strychnindosis zwei Fröschen, von denen der eine dick und kräftig, der andere klein und schwach war, eingespritzt, so traten die Vergiftungserscheinungen viel schneller und viel heftiger bei dem ersteren als bei dem letzteren ein. Wenn die Vergiftung überstanden wurde, so erholte sich der kräftigere früher als der schwächliche. Die rechte Körperhälfte, welche auch bei den Fröschen stärker entwickelt ist als die linke, erschien stets intensiver und früher vergiftet, aber die an ihr auftretenden Convulsionen nahmen auch früher ein Ende als die linksseitigen.

Hinsichtlich des Einflusses von Ruhe und Bewegung constatirte man, dass wenn zwei gleichdicken Fröschen, von denen der eine eine halbe Stunde umhergehüpft war, der andere nicht, die gleiche Strychninmenge eingespritzt wurde, der erstere die Vergiftungserscheinungen früher und stärker zeigte als der letztere. Aehnliches ist schon im vorigen Jahrhundert für das Ticunagift angegeben worden, welches lebhafte Thiere schneller als träge, fette später als magere tödtet. Unsere Zeit kennt ja leider so wenig alte medicinische Forschungen! Der Einfluss der Ermüdung auf die Einwirkung gewisser Mikroorganismen ist jetzt auch erwiesen. Nach forcirten Bewegungen stellte sich bei den Versuchsthieren eine 7 8mal grössere Vulnerabilität und Empfänglichkeit für die Aufnahme von Bacterien ein als im normalen Zustande.

Die dritte Ursache einer vorübergehenden Disposition für das Auftreten abnormer Arzneiwirkungen besteht in einer gestörten Regulation. Trifft irgend eine Krankheitsursache einen Körpertheil, so entsteht eine Störung. Dieselbe wirkt nicht dauernd und hat keine nachtheilige Folgen, wenn die Regulation auch in Bezug auf die Individualität des Kranken leicht ist. Schon alte Schriftsteller, wie Basilius Valentinus,[4] heben diesen, neuerdings so sehr betonten Punkt hervor. Wodurch ein solcher Ausgleich stattfindet, ist nicht erkennbar. Vielleicht trifft die Anschauung zu, dass gewisse arbeitende Zellen oder Gewebe nicht mit ihrer ganzen Kraft thätig sind, vielmehr die Reservekraft heranziehen, um durch erhöhte Leistung einen Schaden, der sie in Gestalt eines Reizes getroffen, auszugleichen.[5]) Erst dann, wenn die Regulation erschwert oder gar nicht möglich ist, tritt Gefahr ein Die günstige oder schädliche Einwirkung von Arzneisubstanzen kann gleichfalls von einer gut oder schlecht von

---

[1]) Landowski, Gazette des hôpitaux. 11. Sept. 1880.
[2]) Delaunay, Compt. rend. Tome, XCIII., 1881, II., pag 432.
[3]) Roger, Comptes rendus de la société de Biologie, 1887, pag. 160.
[4]) Basilii Valentini Chymische Schriften, Hamburg 1677, pag. 446.
[5]) Nothnagel, Zeitschr. f. klin. Medicin, 1890, Bd. 17, Supplementh. pag. 1.

Statten gehenden Regulation abhängen. Die letztere soll hier als identisch mit Elimination aufgefasst werden. Für gewöhnlich bringt z. B. das Calomel in geeigneter Dosis durch irgend eine Einwirkung auf den Darm Abführwirkung hervor. Sobald die letztere eintritt, verlässt der grössere Theil des Mittels als Schwefelquecksilber mit dem Koth den Körper. Bleibt jedoch aus irgend welchen Gründen die abführende Wirkung aus, so kann das Calomel im Darm, meist im Coecum, liegen bleiben, hier durch längere Berührung mit vorhandenen Chlorverbindungen in Sublimat verwandelt werden und auf diese Weise unangenehme Corrosionen und Geschwürsbildungen an umschriebenen Stellen der Schleimhaut veranlassen.

Wenn die gewöhnlichen Ausscheidungswege richtig arbeiten, können sogar giftige Substanzen sehr lange Zeit ohne jegliche Belästigung in den Körper aufgenommen werden, — während es zu Vergiftungserscheinungen kommt, sobald die eine oder die andere Ausgangspforte für solche Stoffe nicht geöffnet ist. Es wurde diese Thatsache zur Erklärung der intermittirend auftretenden Bleisymptome verwerthet.[1]) Man sprach die Vermuthung aus, „dass, während die Bleicachexie als die Wirkung der Verbreitung gewisser Bleimengen im Körper anzusehen ist, die übrigen Affectionen eine besondere Ursache haben müssen, welche trotz weiter bestehender Bleivergiftung wieder verschwinden kann. Die Ursache kann man in einer vorübergehenden Steigerung der Bleimengen im Körper, sei es durch Vermehrung der Zufuhr, sei es durch Verminderung der Ausfuhr erblicken. So erklärt es sich auch, weswegen manche Personen für lange Zeit eine scheinbare Immunität für die schädlichen Wirkungen des Bleies zeigen, während Andere bei eintretender Störung des Compensationszustandes zwischen Einnahme und Ausgabe schon nach Aufnahme geringer Mengen in den Körper schwer erkranken.

Für einige Arzneimittel ist bestimmt dargethan worden, dass sie zu unerwünschten Nebenwirkungen Veranlassung geben, wenn die Ausscheidungswege, vorzüglich die Nieren erkrankt sind und deswegen nur unvollkommen functioniren. Chauvet[2]) räth daher mit Recht, sich bei der Verordnung stark wirkender Substanzen zu überzeugen, ob die Nieren intact sind. Für das schwefelsaure Chinin stellte er quantitativ fest, dass, während in der Norm ca. $^1/_3$—$^3/_4$ der eingeführten Menge zur Ausscheidung kommen und die Elimination 3—4 Tage dauert, bei Nierenkranken die Ausscheidung 4—5 Tage anhält und die ausgeschiedene Menge nur $^1/_{10}$—$^1/_{30}$ der eingeführten beträgt. Bei solchen Zuständen kann die Darreichung von Opiaten, Atropin und anderen ähnlich stark wirkenden Medicamenten sehr unangenehme Wirkungen haben.

Einen schlagenden Beweis für die hohe Bedeutung der Integrität der Harnwege in Bezug auf Arzneimittelwirkung liefert der entsprechende Versuch[3]) mit Curare. Kleine Mengen von Curare sind vom Magen aus unwirksam. Der Grund dieser Erscheinung liegt nur in der

---

[1]) Hermann, Archiv f. Anat. u Physiol., 1867, pag. 64 und Lehrbuch der Toxikologie, 1874, pag. 205.

[2]) Chauvet, Du danger des médicaments actifs dans les cas de lésions rénales Thèse, Paris, 1877.

[3]) Hermann, l. c.

schnellen Ausscheidung der leicht diffundirenden Substanz durch die Nieren. Werden einem Thiere aber vor der Injection des Curare die Nierengefässe unterbunden, so tritt die volle Curarewirkung auf, weil der Giftgehalt des Blutes durch die gehinderte Elimination so ansteigt, dass die auf einmal im Körper vorhandene Curaremenge giftig wirken kann.

Es ist nicht einmal nöthig, dass die Ausführungswege geradezu pathologisch verändert sind; denn es giebt schon in der physiologischen Breite Zustände, welche Functionsbehinderungen, z. B. der Nieren, veranlassen. Abhängig von der Aussentemperatur kommen hier Veränderungen in der Grösse der Harnsecretion mit vicariirender Vermehrung oder Verminderung der Hauttranspiration zu Stande. So erklärt sich vielleicht die Thatsache, dass der grössere Theil aller Bleikoliken erfahrungsgemäss in den heissen Sommermonaten auftritt, wo die Harnausscheidung auf Kosten der Hauttranspiration so bedeutend herabgesetzt ist und demgemäss eine Ausscheidung von Blei durch den Harn nicht oder nicht genügend stattfinden kann.

§. 7.

Die Abhängigkeit der Arzneiwirkung von der Resorption sowie von bestehenden Krankheiten. — Nachwirkungen.

Wie die Ausscheidung, so kann auch der Resorptionsort für Wirkung, abnorme Wirkung oder Nachwirkung bedeutungsvoll werden. So ist es bekannt, dass z. B. Opium- und Carbolsäureklystiere ganz besonders heftig einwirken und sehr oft zu unerwünschten Symptomen Anlass gegeben haben. Manche Stoffe wirken vom Darm aus gar nicht. Quillajasäure und Sapotoxin sind z. B. in 500facher Menge der tödtlichen Dosis vom Magen und Darm aus fast unwirksam. Der üblichen Annahme nach resorbirt jede Flächeneinheit der Schleimhaut im Grossen und Ganzen gleich gut. Dies ist nicht ganz zutreffend. So wissen wir z. B., dass auch für die gleiche Flüssigkeit an verschiedenen Stellen des Darmrohres die Resorption eine verschieden starke ist, selbst wenn die sonstigen hierbei in Frage kommenden Factoren gleich gross sind. Es handelt sich hier eben nicht nur um eine einfache physikalische Membrandiffusion, sondern wie dies aus Versuchen hervorgeht,[1] wahrscheinlich um eine active Mitwirkung der Epithelzellen bei der Flüssigkeitsaufnahme. Denn wenn man Hunden, bei denen eine Darmschlinge nach Thiry-Vella'scher Methode isolirt ist, in dieselbe bis zu 0,25 pCt. Kochsalz haltende Flüssigkeit bringt, so wird die Flüssigkeitsresorption gegenüber einer kochsalzfreien Flüssigkeit gesteigert. Reines Wasser würde aber schneller resorbirt werden als eine Kochsalzlösung, wenn nur das physikalische Moment der Diffusion in Frage käme. Viele andere Einflüsse können die Resorption von Stoffen von Schleimhäuten aus modificiren, nicht nur der Druck, dem die letzteren ausgesetzt sind, und die Concentration der eingeführten Lösung, sondern auch die chemische Zusammensetzung des Salzes sind als solche anzusehen. Es kommen ferner Er-

---

[1] Gumilewski, Archiv f. d. ges. Physiol., Bd. 39, p. 556.

krankungen der betreffenden Schleimhäute hierbei in Frage. So fand man durch Jodeinführung, dass bei allen Magenkrankheiten eine Neigung zur Verzögerung der Resorption besteht (am stärksten bei Magendilatation und Magenkrebs, am geringsten bei chronischem Magenkatarrh, nur wenig bei Magengeschwür). Dagegen scheint die Resorptionszeit bei Magengeschwür mit sehr ausgedehnter frischer Zerstörung der Magenschleimhaut bedeutend verlangsamt werden zu können. Im Fieber ist die Resorptionszeit gegenüber gesunden, fieberfreien Personen verlängert, während die Höhe des Fiebers keinen Einfluss auf die Resorptionsschnelligkeit hat.[1]) Es wäre wünschenswerth, wenn auch andere Schleimhäute im normalen und kranken Zustande auf ihre Resorptionsfähigkeit und Resorptionsschnelligkeit klinisch geprüft würden.

Es ist ferner hervorzuheben, dass die Schnelligkeit der Resorption auch von dem Alter des Individuums abhängt. Sie geht um so schneller vor sich, je jünger das Individuum ist. Kennt man auch nur annähernd die Schnelligkeit der Resorption und der Ausscheidung, dann kann man auch die Wirkungsdauer schätzen. Ist diese gross, dann wird man mit der Häufigkeit der Dosen vorsichtig sein, um keine cumulative Wirkungen hervorzurufen.

Eine ganz wesentliche Aenderung einer typischen Arzneimittelwirkung wird, wie ich schon theilweise ausführte, durch manche krankhafte Zustände herbeigeführt. In zwiefacher Weise kann sich dieselbe hierbei bemerkbar machen: Stark einwirkende Substanzen können in Dosen vertragen werden, die bei anderen Individuen Vergiftungsgefahr nahelegen würde, und andererseits erzeugen bisweilen, z. B. bei gewissen „neuropathischen“ Individuen, schon kleine Mengen von Arzneimitteln, ja selbst Genussmitteln, schwere Nebenwirkungen, während die normale Arzneiwirkung vermisst wird. In beiden Fällen können die Resorptions- und Ausscheidungsverhältnisse geordnet vor sich gehen.

Als Belag für eine sehr weitgehende Toleranz von Medicamenten führe ich an, dass während 0,05—0,1 g Brechweinstein gewöhnlich Erbrechen und bisweilen auch Durchfall zu Stande bringen, von manchen Kranken, besonders Pneumonikern, 0,6 g, ja selbst noch mehr genommen werden können, ohne den Intestinaltractus, die Empfindung und Bewegung zu behelligen. Ja, man giebt sogar an,[2]) dass, je schwerer die Pneumonie sei, um so grössere Dosen erforderlich und vertragen werden. Ebenso ruft der Alkohol bei Pneumonikern nicht so leicht Trunkenheit wie wohl sonst hervor, und Opiate können im Delirium tremens in sehr grossen Dosen ohne nachtheilige Wirkung gegeben werden.

Für die zweite der angeführten Gruppen führe ich als Beispiel u. A. eine vom Physostigmin experimentell gefundene Thatsache an.

Wenn man Thieren, die durch einen der bekannten, Brown-Séquard-schen oder Westphal'schen, Versuche zu epileptischen Krampfanfällen disponirt gemacht sind, das Physostigmin verabfolgt, so sieht man ausnahmslos

---

[1]) Zweifel, Deutsches Archiv f. klin. Medic., Bd. 39.
[2]) Sée, Bullet. génér. de Thérap. T. CVII., 30 Nov. 1884, pag. 433.

in den nächsten Stunden und Tagen nach der Verabfolgung eine oft enorme Anzahl dieser Anfälle auftreten. Während man sonst nach dem Westphal'schen Klopfversuch spontane Anfälle nur recht selten, im besten Falle wenige Male am Tage beobachtet, zeigten sich hier ausser einer ganz unzählbaren Reihe abortiver, in einem Tage bis über 40 vollständige epileptische Anfälle. Auch bei einem epileptischen Menschen wurde nach Physostigminbeibringung eine plötzliche Steigerung der Zahl der Anfälle, Prostration und eine acute Geistesstörung beobachtet.[1]) Ich kann ferner die allgemein bekannte Erfahrung hier heranziehen, dass Trinker auf Chloroform unangenehmer wie andere Menschen reagiren, weil ihr Gehirn sich in einem abnormen Zustande befindet, und dass die eigenthümliche Erkrankung, die wir mit dem Namen Hysterie bezeichnen, ebenfalls eine Disposition für abnorme Arzneiwirkungen liefert.

Eine besondere Erwähnung verdient hier jene, manchen Arzneistoffen innewohnende Eigenschaft, die als cumulative Wirkung bezeichnet wird. Durch dieselbe können paradoxe Arzneiwirkungen in weitestem Umfange entstehen. Man reicht einem Kranken mehrere kleine Dosen eines Medicamentes, z. B. von Digitalispräparaten und beobachtet nach einiger Zeit Symptome, die den Eindruck machen, als seien sie das Resultat einer einzigen toxischen Dosis. Ja, es ist möglich, dass auf diese Weise der Tod eines Menschen herbeigeführt werden kann. Die Ursache einer solchen cumulativen Wirkung kann u. A. in einer sehr langsamen Resorption oder in einer sehr langsamen Ausscheidung des betreffenden Mittels liegen. Beide Umstände können veranlassen, dass jedes neu hinzukommende Quantum sich mit den bereits und noch im Körper befindlichen Mengen des Medicaments zur Entfaltung einer Wirkung verbindet, die von der erwarteten qualitativ und quantitativ verschieden ist.

Dass Nebenwirkungen auch zu unangenehmen Nachwirkungen werden können, ist leider bisher nur wenig berücksichtigt worden. Wenn aus irgend welchen Gründen die Regulation der einmal eingeleiteten Störung ausbleibt, so kann diese chronisch werden oder sich verschlimmern und selbst zu einem tödtlichen Ausgange führen. Auf diese Weise rufen bisweilen das Chloroform, das Jodoform, das Atropin und viele andere Medicamente Nachwirkungen hervor.

§. 8.

Gewöhnung an Arzneistoffe durch langen Gebrauch. — Folgen eines solchen Zustandes.

Für das Verständniss gewisser abnormer Arzneiwirkungen ist ausser den genannten Umständen noch jener eigenthümliche Zustand in Betracht zu ziehen, der unter dem Namen der Gewöhnung bekannt ist. Wir wissen, dass psychische Eindrücke in ihrer weitesten Ausdehnung von grösster Lust bis zur stärksten Unlust, von höchster Freude bis zum tiefsten Schmerze, wenn sie andauernd auf den Menschen einwirken, immer mehr und mehr an Einfluss verlieren. Es

[1]) Harnack u. Witkowski, Archiv f. exper. Path. u. Pharmak., Bd. V., pag. 414.

tritt Gewöhnung an sie ein, und der Maassstab ihrer Einwirkung, die subjectiven Aeusserungen, mit denen jene Affecte gewöhnlich beantwortet werden, bleiben allmählich ganz aus. Wir können annehmen, dass hierbei die Centren der Empfindung durch den in häufiger Aufeinanderfolge auf sie ausgeübten Reiz allmählich energielos werden und nicht mehr die gewöhnlichen Reactionsäusserungen von sich geben. Eine fassbare Analogie hierzu liefert das Verhalten von Geweben, z. B. Muskeln, gegen den auf sie einwirkenden electrischen Strom. Lässt man den Muskel Arbeit leisten, dadurch dass man den Nerven oft reizt, so nimmt die Arbeit anfänglich bis zur maximalen Grenze zu, um dann in ein Stadium der Ermüdung überzugehen. Dieses hält so lange an, als dem Muskel nicht Ruhe und Zeit gegeben wird, um die während der Arbeit erzeugten Zersetzungsproducte an das Blut abführen zu können.

Ganz ähnliche Verhältnisse haben bei der Gewöhnung an eine Reihe von Arzneimitteln statt. Schon aus dem Alterthume sind uns Beispiele von Gewöhnung an solche überliefert. So sollte, was am bekanntesten ist, Mithridates zuletzt kein Gift mehr haben finden können, um sich zu tödten, da er sich aus Furcht vor Vergiftung nach und nach an die damals bekannten so gewöhnt hatte, dass er zuletzt auch grosse Dosen derselben ohne Schaden ertragen konnte. So schrieb Martial:[1])

„Profecit poto Mithridates saepe veneno
Toxica ne possent saeva nocere sibi.“

Dieser etwas hyperbolischen Ueberlieferung gegenüber ist auf den mehr specialisirten Gebrauch von scharf wirkenden Substanzen, wie des Alkohols, des Arsens, des Opiums, des Morphiums, des Aethers, Chloralhydrats, Chloroforms und anderer Stoffe hinzuweisen, wie er heutzutage von einzelnen Individuen geübt wird.

Dass sich auch andere Lebewesen als der Mensch an Gifte gewöhnen können, beweisen die hierüber vorliegenden Versuche. Die Süsswasser-Amoebe stirbt, wenn man dem Wasser, in dem sie lebt, plötzlich so viel Kochsalz hinzufügt, dass es 2 pCt. enthält. Setzt man dagegen dem Süsswasser allmählich von Tag zu Tag $^1/_{10}$ pCt. Chlornatrium hinzu, so gelingt es die Amoebe auf einer immer stärkeren Lösung zu züchten, so dass sie endlich auch in 2proc. Lösung bestehen kann. Bringt man sie nun in Süsswasser zurück, so stirbt sie. Um sie wieder in Süsswasser einleben zu lassen, ist es nothwendig, sie allmählich auf diese Flüssigkeit umzuzüchten.

Kaninchen können sich an Jequirity so gewöhnen, dass selbst das Vierfache der Menge eines Infuses, welche sonst unfehlbar den Tod herbeiführt, ohne Störungen des Allgemeinbefindens vertragen werden.[2]) Hunde und Kaninchen, denen öfter aufeinanderfolgende Dosen von Curare beigebracht werden, zeigen diese Anpassung an das Gift ziemlich schnell. Man muss die Dosen sehr bald erhöhen, um die nach den ersten Gaben beobachteten Vergiftungserscheinungen hervorzurufen.[3])

---

[1]) Martial, ed Schneidewin, Leipzig 1853, Epigramma LXXVI., pag. 125.
[2]) Cornil et Berlioz, Revue scientifique, 1883, No. 15.
[3]) Steiner, l. c., pag. 48.

Analoges ist bei Thieren nach Darreichung von Atropin gesehen worden. Nach mehrmaliger Wiederholung dieses Mittels verschwinden nicht nur die leichteren Atropinsymptome, sondern auch die schwereren nehmen an Intensität bedeutend ab.[1] Ja, bei amerikanischen Pferden wurde beobachtet, dass wenn sie sich an den Genuss gewisser Astragalusarten gewöhnt haben, sie fortwährend von diesen Kräutern fressen und so Rausch auf Rausch bekommen, bis schliesslich schwerere Störungen im Nerven- und Muskelsystem auftreten und die von dieser „Locokrankheit" befallenen Thiere marastisch zu Grunde gehen.[2])

Die Mengen der genannten Substanzen, welche durch allmähliches Steigern scheinbar ohne Nachtheil genommen werden, stellen mitunter das Zehnfache einer für einen normalen Menschen tödtlichen Dosis dar. Andererseits zeigen auch weniger differente Mittel, wie viele aus der Gruppe der Laxantien und der Diuretica, die Eigenschaft, dass sich durch ihren häufigen Gebrauch ihre specielle arzneiliche Wirksamkeit ganz verliert. Anfangs erreicht man noch durch Steigerung der Dosen einen Effect, aber schliesslich bleibt dieser auch bei gradueller Vermehrung der Arzneimittelmengen aus. Wir kennen ein solches Verhalten u. A. vom Rhabarber, dem Ol. Ricini, den Mittelsalzen, ferner vom Kali aceticum, der Scilla u. s. w.

Wie sind diese eigenthümlichen Verhältnisse zu erklären? Denkt man sich, es wirke irgend eine der genannten Substanzen auf gewisse Zellcomplexe im Körper ein, so wird meist eine normale Wirkung zu Stande kommen, es wird nach Morphium Schlaf und nach Rheum Abführwirkung erfolgen. Sowie aber der Nerv oder der Muskel unter dem dauernden Einflusse des electrischen Stromes dadurch, dass in ihnen materielle Veränderungen vorsichgehen, leistungsunfähig werden, so findet eine solche auch bei der Einwirkung der genannten Arzneimittel auf die Gewebe statt. Der Unterschied zwischen beiden Einflüssen ist nur der, dass, während mit dem Aufhören des electrischen Stromes sehr bald eine Restitution erfolgt, sei es durch Fortschaffung von Zerfallproducten oder durch ergiebige Zufuhr von frischem Ernährungsmaterial, bei der Einwirkung von Arzneistoffen auf Organe nur dann ein Normalwerden eintritt, wenn ausser der Erholung der angegriffenen Gewebe die einwirkende Substanz von dem betreffenden Orte auf irgend eine Weise entfernt wird. Da nun die vollständige Ausscheidung des grössten Theiles solcher Mittel aus dem Körper meist längere Zeit in Anspruch nimmt, so findet jede neu eingeführte Dosis derselben noch Reste der alten vor, d. h. die betreffenden Zellcomplexe stehen unter einem dauernd erregenden oder lähmenden Einflusse. Auf diese Weise wird ein Normalwerden derselben gehindert, ihre Leistungsfähigkeit nimmt ab, oder mit anderen Worten, ein physiologischer oder künstlicher Reiz wird nicht mehr eine adäquate Reactionsäusserung zu Wege bringen. Bei jeder weiteren Steigerung der Arzneimittelmenge tritt zwar wieder eine Reaction auf, die aber immer nur so lange anhält, als bis auch hier eine Abstumpfung der Gewebe eintritt. Hervorzuheben ist, dass eine solche Gewöhnung auch

[1]) v. Anrep, Archiv f. d. ges. Physiol., Bd. XXI., 1880, pag. 185.
[2]) Rothrock, Pharmaceut. Journ. and Transact., III. Ser., 1880, pag. 664.
[3]) Rossbach, Archiv f. d. ges. Physiol., Bd. XXI., 1880, pag. 213.

seitens der Haut stattfinden kann. Manche Individuen, die z. B. nach Petroleumeinreibung einen blasigen Hautausschlag bekommen, lassen bei erneuter Anwendung dieses Mittels die erwartete Entzündung vermissen. Diese Gewöhnung der Hautgewebe an den Reiz kann sich schon nach einem einmaligen oder erst nach vielfältigem Gebrauch des Mittels herausbilden.[1])

Die geschilderten Vorgänge geben auch eine Anschauung über die Möglichkeit der Toleranz für bestimmte giftige Stoffe. Durch die allmählich erhöhte Zufuhr der letzteren werden Zellgruppen unthätig. Sie sind noch für die passiven, vegetativen Vorgänge, aber nicht mehr für bestimmte selbständige functionelle Aeusserungen geeignet. Das Gift trifft auf inerte Gewebe, die sich erst zu einer gesteigerten Dosis etwa so verhalten, wie normales Gewebe zu einmaligen kleinen Giftmengen.

Eine Giftwirkung kann aber auch selbst noch bei Gewöhnung eintreten und zwar dann, wenn plötzlich mit den Dosen so hoch gegangen wird, dass die vegetative Sphäre der Gewebe ergriffen und diese in ihrer Existenz bedroht werden. Dies kann bei Menschen, aber auch bei Thieren beobachtet werden, denen z. B. Atropin bis zur Gewöhnung, d. h. bis zum Ausfall leichterer oder Abschwächung schwererer Symptome gereicht worden ist. Hier erzeugt eine viel höhere Dosis, wie die zuletzt gereichte, alle Vergiftungssymptome, auch diejenigen, die bei kleineren nicht mehr zur Beobachtung kamen.

Diese plötzliche Steigerung der Menge ist jedoch nicht die einzige Möglichkeit, wie abnorme Wirkungen im Verlaufe des chronischen, gewohnheitsmässigen Gebrauches von Arzneimitteln zu Stande kommen können. Es ist begreiflich, dass bei dem innigen Zusammenhange der einzelnen Gewebe resp. Organe sowie der Säfte hinsichtlich der Functionsäusserungen des Körpers die Ausschaltung oder Thätigkeitsbehinderung gewisser Theile sich auch durch Störungen in der Thätigkeit von solchen bemerkbar machen wird, die mit den eigentlich betroffenen in functionellem Zusammenhange stehen. Es kann also auf diese Weise z. B. ein dauerndes Ergriffensein von Gehirn und Rückenmark auch Alterationen in den peripherischen Nerven, der Herzfunction u. s. w. im Gefolge haben. Deswegen beobachtet man bei Morphinisten, Arsenessern, Chloroformriechern, nicht nur mehr oder minder heftige cerebrale Symptome, wie moralische Verschlechterung, Abstumpfung oder Verlust geistiger Fähigkeiten, sondern auch Störungen in dem Bereiche der Verdauung, der Respiration u. s. w. Wird dem Körper die betreffende Arzneisubstanz entzogen, so treten die Abstinenzsymptome auf, die sich als Störung des bisher vorhandenen, künstlich hergestellten, Gleichgewichtszustandes in den Functionen der einzelnen Organe darstellen. Am characteristischsten ist das unausgesetzte Verlangen nach dem entzogenen Mittel. Dasselbe erinnert an den Hunger, den man bei längerer Kochsalzenthaltung nach dieser Substanz hat. So wie diese als nothwendiger Bestandtheil des Körpers eingeführt werden muss, so ist auch das entzogene Arzneimittel durch den langen, gewohnheits-

---

[1]) Crucis, Action physiologique et morbide de la Térébinthine, Thèse, Paris 1874, pag. 29.

mässigen Gebrauch für gewisse Organe ein integrirender Bestandtheil geworden, und sein Fehlen wird so wie der eines elementaren Körperbestandtheiles empfunden.

Aus den hinsichtlich der Gewöhnung angeführten Momenten ergeben sich viele für die Kenntnis abnormer Arzneiwirkungen nothwendige Thatsachen. Es leuchtet ein, dass, wenn z. B. das Centralnervensystem in Folge des chronischen Genusses eines auf dasselbe einwirkenden Mittels von dem normalen functionellen Verhalten abweicht, die Wirksamkeit einer anderen, jenes Gebiet gleichfalls speciell beeinflussenden, Substanz eine abnorme sein wird. Entweder wird, wie ich dies im vorigen Kapitel auseinandersetzte, eine Einwirkung überhaupt ausbleiben oder eine solche sich in perverser Richtung kund geben. Bestätigungen hierfür liefern die angeführten Beispiele.

§. 9.

Einfluss von Jahres- und Tageszeit, Race, Klima, Luftwärme, sowie Wärme des gebrauchten Arzneimittels auf dessen Wirkung.

Als ein weiterer, für die Beobachtung vieler abnormer Arzneiwirkungen gewiss nicht unwichtiger Factor ist der Umstand zu betrachten, zu welchen Jahres- resp. Tageszeiten und an welchen Orten der Erde resp. bei welcher Race dieselben verabfolgt werden. Zeitliche und örtliche Einflüsse vermögen unzweifelhaft, so wenig auch jetzt im Allgemeinen darauf Rücksicht genommen wird, zu einer specifischen Eigenthümlichkeit des Menschen beizutragen, wenn nicht gar dieselbe allein auszumachen. Sehen wir doch, dass gewisse Krankheitsursachen nur an bestimmten Gegenden der Erde ihre Wirkung entfalten, ja dass zu gewissen Zeiten dieselbe Schädlichkeit in verschieden starker Weise (genius epidemicus) auf den Körper einzuwirken vermag. Man hat sogar auf Grund von Versuchen abgeleitet — ob mit Recht, vermag ich nicht zu entscheiden — dass die negative Spannung der Luft Ursache des Unbehagens nervöser Personen bei Sturm und Hagel sei. Wenn nun bestimmte Individuen durch derartige äussere Einflüsse Veränderungen erleiden, dann können begreiflicherweise auch gewisse Arzneimittel auf solchem abnormen Boden abnorme Wirkungen hervorrufen. Sang doch schon Ovid:[1])

„Temporis ars medicina fere est. Data tempore prosunt
Et data non apto tempore vina nocent."

Von einigen Substanzen hat eine sorgfältige, practische Beobachtung Wirkungsunterschiede, die auf den genannten Momenten beruhen, herausgefunden. Neuerdings wird angegeben, dass das Benzanilid die grösste Wirksamkeit in den frühen Morgenstunden besitze, und dass man am Nachmittage grösserer Dosen bedürfe, um das Gleiche damit zu erzeugen. So fand ferner Charvet[2]) die Wirkungen des Opiums verschieden, je nach der Menschenrace, der Tageszeit und dem Klima. In ersterer Beziehung ist zu erwähnen, dass z. B. Neger in Peru schwer, Indier leicht mercurialisirt werden. Durch Opium betäubte

---

[1]) Ovid, Remedia amoris, Edit. Merkel Lipsiae, 1862, 131, pag. 233.

[2]) Charvet, Die Wirkungen des Opiums auf die thierische Oeconomie, Leipzig, 1827.

Neger und Malayen zeigen nicht selten Convulsionen und Delirien, während bei Kaukasiern, trotzdem auch bei ihnen von ihrer geistigen Entwickelung abhängige Verschiedenheiten in der Opiumwirkung zu constatiren sind, solche Zustände nur ganz ausnahmsweise vorkommen. Diese Beobachtungen sind vielfach von Aerzten in englischen Colonien bestätigt worden.

Dass das Racenmoment auch bei Thieren bezüglich der Wirkung von chemischen Substanzen in Frage kommen kann, beweist die Angabe,[1]) dass Hunde verschiedener Race sich in Bezug auf die Giftwirkung von Harn verschieden widerstandsfähig erweisen.

Ein Einfluss des Klimas und der speciellen Oertlichkeit auf die Wirkung mancher Arzneimittel ist ebenfalls mit Recht behauptet und erwiesen worden. So soll nach den Erfahrungen von Lisfranc die arzneiliche Wirkung des Chlorbariums eine sehr ungleiche sein, und zwar sollen in den südlichen Klimaten bedeutend grössere Gaben auch besser als in nördlichen vertragen werden. Vom Alkohol ist es vielfältig beobachtet worden, dass er in bedeutenden Höhen, z. B. den Cordilleren von Peru selbst im concentrirtesten Zustande an Kraft verliert und dass der Ungewohnte ohne erhebliche Wirkung grosse Mengen zu sich nehmen kann.[2]) Vom Wein gilt dasselbe; denn alter Madeira äussert im Cerro de Pasco von Peru selbst auf diejenigen keine besondere Wirkung, die vermöge ihrer Constitution sonst schon durch mässiges Trinken von Wein aufgeregt werden. Ulloa[3]) beobachtete ähnliches auch auf den Paramos von Quito. Soll eine Wirkung dennoch häufiger erzwungen werden, so müssten so ausserordentliche Mengen genommen werden, dass, wie man dies in der Region der Puna constatirte, der Tod durch Alkoholismus bald eintritt. Ferner wurde in überzeugender Weise nachgewiesen,[4]) dass die Empfindlichkeit gegen Quecksilber nicht nur individuell, sondern auch örtlich verschieden ist. Die örtlich verschiedene Empfindlichkeit steigt und fällt mit dem Chlorgehalt der Luft, d. i. einer grösseren oder geringeren Beimengung von Chlornatrium und verwandten Salzen. Diese Beimengungen dürften am beträchtlichsten auf der See, auf Jnseln und an der Meeresküste sein, um proportional dem Quadrat der Entfernung von der Küste abzunehmen und zu schwinden.

Man behauptete ferner, dass man zur Heilung der Syphilis mit Chlorgoldnatrium in kalten Ländern, z. B. in Polen und warmen, wie auf Bourbon, mehr von dem Mittel anwenden müsse, wie z. B. im südlichen Frankreich. Ja, es wurde sogar angegeben, dass die Jodmittel zu gewissen Zeiten sehr, zu anderen weniger oder gar nicht wirken, und dass Kranke dieselben bei schönem, heiterem, beständigem Wetter besser vertragen als im entgegengesetzten Falle.[5])

Interessante experimentelle Thatsachen über den Einfluss der äusseren Temperatur auf die Wirkung mancher Gifte liegen aus der

---

[1]) Lépine et Aubert, Sur la toxicité respective des matières organiques et salines de l'urine Comptes rend.. 6. Juillet 1885.

[2]) Poeppig, Reise in Chile, Peru etc., Leipzig 1836. Bd. II., pag. 87.

[3]) Ulloa, Viage L. V., C. 2, §. 548.

[4]) J. Dose, Zur Kenntniss der Gesundheitsverhältnisse des Marschlandes, Leipzig 1887 pag. 9.

[5]) Moisisovitz, Oesterreichische medic. Jahrbücher, N. F., Bd. 122, pag. 51.

Neuzeit vor. So zeigte sich, dass bei Fröschen nach Beibringung von Curare die Giftwirkung, z. B. der Herzstillstand, um so früher eintritt, je höher die Temperatur der Umgebung ist.[1]) Man fand,[2]) dass Thiere, die Alkohol oder Coniin oder Chloralhydrat u. A. m. erhalten hatten und stark gewärmt wurden, immer früher als die entsprechenden kalt gehaltenen starben, während eine mässige Erwärmung die längste Lebensdauer gestattete. Dieser Temperatureinfluss auf den Verlauf der Vergiftung ist als ein indirecter anzusehen. Die gewärmten Gewebe sind nicht empfindlicher gegen die Giftwirkung, sondern das Gift wird schneller resorbirt und im Körper verbreitet, da Folgen der Erwärmung verstärkte Herzthätigkeit und Beschleunigung des Blutkreislaufes sind.

Eine Uebereinstimmung besteht zwischen diesen Thatsachen und der alten Angabe scharf beobachtender Reisender, dass in den Tropen die Resorption von Medicamenten sehr viel schneller vor sich geht. Es ist dies aber noch directer erwiesen worden. Man fand nicht nur eine schnellere Wirkung, sondern auch ein schnelleres Erscheinen der an einer erwärmten Hautstelle injicirten Arzneimittel im Harn als bei der Einspritzung an abgekühlter Hautstelle.[3]) Auch nach Anwendung per os oder per rectum wurden warme Arzneilösungen besser wie kalte aufgenommen.

Mehreres folgt daraus für die praktische Arzneianwendung:

In allen Fällen, in denen mit Medicamenten entferntere Wirkungen möglichst schnell erzielt werden sollen, wird man sich erwärmter Lösungen bedienen müssen. Es würde hierfür eine Temperatur von etwa 40° C. schon ausserordentlich fördernd wirken. Daraus geht auch die Unzweckmässigkeit der jetzigen Methode hervor, die Medicamente kühl einzuführen. Dies hat nur da Berechtigung, wo man locale Wirkungen möglichst lange erzielen oder überhaupt eine Arzneiwirkung so langsam wie möglich eintreten lassen will. Man bedenke aber auch, dass je schneller die Resorption stattfindet, um so mehr auch an Medicamentmasse in den kürzesten Zeiträumen an ein entfernteres Organ hingelangt und dadurch die Wirkung sich auch zu einer volleren, energischeren zu gestalten vermag, während bei ganz allmählicher Aufnahme wohl auch die Verbreitung im Körper stattfindet, aber die Wirkung eines Medicamentantheils an einem Organ bereits abgelaufen sein kann, ehe ein zweiter herangelangt. So wird, vorausgesetzt, dass es sich nicht um Stoffe mit sogenannter cumulativer Wirkung handelt, die Arzneiwirkung gar nicht oder nur fragmentär sichtbar werden, weil die Resorption zu langsam vor sich geht. Die stärkere und schnellere Ausscheidung erwärmt eingeführter Stoffe kann durch häufigere Dosirung leicht compensirt werden. Ich weise ferner darauf hin, dass dieses Moment der Erwärmung auch da berücksichtigt werden sollte,

---

[1]) v Bezold, Archiv f. Anat. u. Physiologie, 1860, pag. 168 u. 387.

[2]) Hess u. Luchsinger. Archiv f. die ges. Physiol., Bd. XXXV., pag. 174.

[3]) Sassetzky, Petersburg. med. Wochenschr., 1880, No. 15 u. 19.

wo nach Einspritzung von Flüssigkeiten in das Unterhautzellgewebe Knotenbildung eintritt. Substanzen, wie das Extractum Secalis cornuti, sollten nur höher temperirt eingeführt und die Injectionsstelle alsbald durch einen warmen Umschlag erwärmt werden, dann würden jene lästigen Folgen solcher Injectionen meist wohl ausbleiben und andererseits würde man durch die gleiche Maassregel bei jedem Collaps die injicirte Flüssigkeit schneller eine Wirkung ausüben sehen, als dies gewöhnlich geschieht.[1])

Die Therapie muss sich derartige Winke, welche die experimentelle Forschung giebt, nutzbar machen, um von den so zahlreichen Factoren, die eine Arzneimittelwirkung modificiren können, die angreifbaren auszuscheiden. Es bleiben immerhin noch genug übrig, die zu beseitigen leider oft aus äusseren oder inneren Gründen unmöglich ist.

§. 10.

Einfluss der Beschaffenheit des Arzneimittels auf dessen Wirkung. — Verfälschung von Drogen. — Antisepsis der Medicamente. — Schlechte Anwendung derselben.

Bei der Bedeutung, die unter Umständen die abweichenden oder schädlichen Arzneiwirkungen haben können, ist noch der Umstand in Betracht zu ziehen, dass die Beschaffenheit der Arzneimittel selbst Veranlassung zu jenen geben kann. Es ereignet sich sicherlich weit häufiger, als es im Allgemeinen zur Kenntniss kommt oder auch nur angenommen wird, dass ein nicht normaler Zustand der in Gebrauch gezogenen Drogen oder pharmaceutischen Präparate Ursache des Ausbleibens einer gewünschten Heilwirkung, resp. einer perversen Wirkung bildet. Die Ursache kann eine mehrfache sein. Entweder sind die Mittel — und dies gilt besonders von den pflanzlichen — bereits als Rohproducte zwar rein, aber nicht gut, und werden so in schlechter Qualität in den Handel gebracht, oder sie waren von guter Beschaffenheit und haben durch lange Aufbewahrung die letztere verloren, oder es werden die Arzneistoffe mit fremden, zufälligen oder absichtlichen, Beimengungen verkauft, oder endlich die Präparate erlangen durch verschiedene Methoden ihrer Darstellung von einander abweichende Wirkungsfähigkeiten.

Es ist hervorzuheben, dass in speciellen Fällen die physikalische oder chemische Unterscheidung zwischen gut und schlecht äusserst schwierig, manchmal sogar unmöglich ist, und dass es besonders für pflanzliche und thierische Heilmittel eines ganz eingehenden Studiums bedarf, um hier ein Urtheil abzugeben.

Die variable Beschaffenheit von Drogen kann durch den Ort ihres Wachsthumes zu Stande kommen. Die verschiedenen Arten von Opium, Aloë, Coloquinthen etc. erhalten je nach ihrer Abstammung ihren Handelswerth. Dieser ist gewöhnlich das beste Kriterium der

[1]) L. Lewin, Berlin. klin. Wochenschr., 1887, No. 30.

Güte oder Ungüte des Präparates. Die Differenzen in der Wirkungsweise sind hier ausserordentlich grosse. Während z. B. durch 0,06 bis 0,12 g der Aloë von Socotra reichliche Darmentleerungen hervorgerufen werden, erreicht man den gleichen Zweck kaum durch die fünffache Dosis der Aloë aus Arabien oder von Mascate. Aehnliche Verhältnisse zeigen sich bei vielen unserer einheimischen, officinellen Pflanzen. So übertrifft die in Gebirgsgegenden wachsende Digitalis die in Ebenen wachsende und die cultivirte bedeutend an Wirksamkeit. Aus dem bei uns sich findenden Hanf lässt sich kein Haschisch wie aus dem in heissen Ländern wachsenden bereiten, und der Schierling, der bei uns Coniin enthält, soll in Schottland dieses Alkaloides entbehren. Bereits in früher Zeit wurde, wie aus Plinius und Dioscorides ersichtlich ist, auf derartige Differenzen aufmerksam gemacht. Später nahm z. B. Matthiolus,[1]) um gewisse Wirkungsdifferenzen zu erklären, an, — mit welchem Recht mag dahingestellt bleiben — dass die in Italien wachsende Cicuta weniger giftig sei als die anderwärts wachsende. In neuester Zeit ist jedoch der schlagendste Nachweis einer solchen Verschiedenheit dargethan worden. Antiaris toxicaria auf dem malayischen Archipel liefert ein furchtbares Pfeilgift, während die gleiche Pflanze auf der Halbinsel Malakka ungiftig ist. Die verschiedensten Factoren, Beschaffenheit des Bodens, Lufttemperatur, Zeit der Einsammlung etc. tragen zum Zustandekommen derartiger Verschiedenheiten bei. Besonders der Werth des letzteren Momentes zeigt sich an vielen unserer scharf wirkenden Substanzen, und ist hier durch genaue Beobachtungen festgestellt. Wir wissen, dass die selbst aus Gebirgsgegenden, dem Harze und dem Schwarzwalde bezogene Digitalis Abweichungen in ihrem pharmakologischen Verhalten zeigt je nach der Jahreszeit, in der die Blätter gepflückt werden. Sie ist am wirksamsten, wenn sie voll blüht, also in höchster Lebenskraft steht. Dasselbe gilt von dem Colchicum. Auch hier wurde dargethan,[2]) dass die in der Blüthezeit der Pflanze gesammelte Wurzel oder die Samen am wirksamsten sind, resp. am meisten Colchicin enthalten.

Der Gehalt des Elateriums am wirksamen Elaterin schwankt ausserordentlich. Der im Juli gesammelte Saft enthält 4—5 pCt., der im August eingebrachte nur 0,69 pCt., und im September ergab die Untersuchung keine Spur von Elaterin. Es erklärt dieses Verhalten die sich anscheinend widersprechenden Angaben der alten Autoren über die Höhe der wirksamen Elateriumdosen. Denn es werden unter diesen Umständen 0,24 g Elaterium aus dem Julisafte bereitet, ebenso stark wirken, wie ca. 1,5 g aus im August gesammelten Früchten und Dosen von 4 g und noch mehr des im September bereiteten Elateriums werden kaum eine Wirkung zu äussern im Stande sein.[3])

Aehnliche, wenn auch nicht so weitgehende Verschiedenheiten zeigt die Belladonna hinsichtlich ihres Atropingehaltes. Dieser erreicht während der Blüthe im Juni sein Maximum und hält sich auch während der Reife auf annähernd derselben Höhe. Eine Untersuchung

---

[1]) P. A. Matthiolus, Commentar. in VI. Libros Dioscoridis, Venet. 1583, Lib. IV., Cap. 74.

[2]) Schroff, Zeitschr. d. Wien. Aerzte, Jahrg. 7, Bd. I., 1851.

[3]) Köhler, Archiv f. path. Anatom, Bd. XLIX 3 und Bd. L., 2

stellte solche Unterschiede auch bei dem Santoningehalt der Wurmsamenpflanze fest.[1])

Es enthielten Proben, die geerntet waren

im Mai	0,151	pCt. Santonin
„ Juni (beschädigt) . .	0,396	„ „
„ „ (gute Sorte) . .	0,470	„ „
„ Anfang Juli . . .	1,006	„ „
„ Ende „ . . .	1,315	„ „
„ August	1,141	„ „
„ September . . .	kein	„

Der Einfluss der Bodenart, auf der die Pflanzen wachsen, ist für den Gehalt an wirksamer Substanz oft von Bedeutung In der wildwachsenden Belladonna überwiegt der Atropingehalt gegenüber der cultivirten, und der Kalkboden begünstigt die Entwicklung des Atropins mehr als der Waldboden. So enthalten 100 Theile Wurzel der einjährigen auf Kalkboden wildwachsenden Pflanze 0,21 g, dagegen von der auf Waldboden gefundenen nur 0,09 g an wirksamem Alkaloid.[2])

Von dem Extractum Taraxaci wird angegeben, dass sein Geschmack bald süss, bald salzig, bald bitter sei, obgleich das Präparat, wie es die Pharmakopöe verlangt, aus der im Frühling bereiteten ganzen Pflanze dargestellt wird. Diese Verschiedenheit ist darauf zurückzuführen, dass die Pflanze auf den verschiedensten Bodenarten unter den mannigfaltigsten Verhältnissen lebt.[3])

. Sogar die Belichtung, die eine Pflanze erfahren hat, kann für die Menge des in ihr enthaltenen activen Prinzipes maassgebend sein. So wird vom Sparteïn, dem Träger der toxischen Wirkung des Besenginsters, angegeben, dass es sich besonders in den im Schatten gewachsenen Exemplaren zu entwickeln scheine,[4]) und von Chelidonium majus ist nachgewiesen,[5]) dass sein Gehalt an Chelidonin und Chelerythrin bei heissem und trocknem Wetter zunimmt und bei regnerischem abnimmt.

Die lange Aufbewahrung führt gleichfalls bei vielen Arzneistoffen, selbst wenn sie ursprünglich brauchbar waren, zu Gehaltsveränderungen, resp zur Bildung neuer, nicht selten schädlicher Producte. Es kommen hierbei in Betracht die Austrocknung und der oxydirende Einfluss der Luft. Werden z. B. zur Bereitung des Extr. Hyoscyami nicht die frischen Blätter, sondern die trocknen genommen, so enthält dasselbe fast gar kein Hyoscyamin mehr, während die gleiche Blättermenge der frischen Pflanze hiervon einen nachweisbaren procentischen Theil liefert. Das Secale cornutum verliert seine Wirkung, wenn es nicht gehörig getrocknet und fest verschlossen aufbewahrt wird. Am deutlichsten tritt eine derartige Veränderung in der Wirksamkeit der Granatrinde zu Tage. Während die frische Rinde in zuverlässigster Weise wurmtreibend ist, zeigt die alte diese Eigenschaft nicht mehr, sondern wirkt meist nur brechenerregend resp. verdauungsstörend. Aehnliches lässt sich von fast allen sonstigen Bandwurmmitteln sagen.

---

[1]) Flückiger. Archiv d. Pharmacie, 1886, pag 1.

[2]) Gerrard, Pharmac. Journ. and Transact., 3. Ser., No. 636, pag. 190.

[3]) Pharmaceutische Zeitung, 1885, No. 37.

[4]) Husemann u. Hilger, Pflanzenstoffe, 1882, pag. 1025.

[5]) Masing, Archiv d. Pharmacie, 3. Reihe, Bd. VIII.

Es ist unzweifelhaft, dass gerade eine bessere und sorgfältigere Behandlung und Aufbewahrung der Drogen, wie sie selbst nach dem Urtheile von Fachmännern nicht immer geübt wird, eine Anzahl von vegetabilischen Arzneimitteln vor dem Schicksale, ärztlicherseits als obsolet verworfen zu werden, bewahrt hätte.

Dem verändernden Einflusse der Luft unterliegen sehr viele rein pflanzliche sowie anderweitige organische und unorganische Verbindungen. Es ist bekannt, dass unter diesen Umständen sich im Chloroform eine Reihe gechlorter schädlicher Producte bilden können. Das Morphium soll nach Ansicht französischer und deutscher Untersucher seine brechenerregende Wirkung durch partiellen Uebergang in Apomorphin erlangen, und von der Fowler'schen Lösung ist es nachgewiesen,[1]) dass sie im Laufe der Zeit wahrscheinlich unter dem Einflusse hineingelangender organischer Substanzen resp. pilzlicher Organismen an arseniger Säure verliert. Dieselbe wird reducirt und das beim Vorhandensein von Wasserstoff sich bildende Arsenwasserstoffgas entweicht. Der Verlust kann hierbei ein sehr grosser sein.

Eine fernere Möglichkeit für das Zustandekommen einer veränderten Arzneiwirkung ist dadurch gegeben, dass die Drogen, mit fremden Bestandtheilen gemischt, verkauft werden, und letztere dadurch bei Dispensirung in die Arzneimischung hineingerathen können. Es ist von fachmännischer Seite[2]) auf derartige gemischte Drogen hingewiesen und gezeigt worden, dass sich mitunter in indifferenten Kräutern differente Substanzen, wie Radix Belladonnae, Radix Hellebori u. s. w., wenn auch in geringfügiger Menge finden, und eben nur bei darauf gerichteter Aufmerksamkeit und genauer Sachkenntniss diese Schädlichkeit abgewandt werden kann.

Leider ist es aber nicht immer nur Zufall, sondern recht häufig auch Absicht, mit der nicht nur gute Waare mit schlechter gemischt, sondern auch nur schlechte verkauft wird. In weitem Umfange wird hierdurch Schaden gestiftet. Erwartete Arzneiwirkungen bleiben aus oder unerwartete treten ein. Der früher oft den Verkäufern von Arzneistoffen gemachte Vorwurf: sie verkauften „Quid pro quo", er kann auch heute noch mehr als einmal erhoben werden. Minderwerthige oder werthlose Drogen finden sich in Fülle auf dem Markte. Wo bleiben sie? Sie gehen in die Leiber der Menschen, nicht nur zum Nachtheil des Kranken, sondern auch des Arztes, der dadurch in seinen Voraussetzungen getäuscht und in seinem Urtheil schwankend gemacht wird. Die folgenden Blätter enthalten Beläge hierfür. Eine Besserung dieser Zustände ist — wie ich dies schon vor einigen Jahren an maassgebender Stelle auseinandersetzte — nur durch Verstaatlichung der gesammten Drogen, soweit sie für Apotheken erforderlich sind, zu erzielen. Aus Staatslägern sollten die Apotheker ihre Waaren entnehmen, die vorher von Pharmakognosten, Drogisten und Chemikern geprüft wurden. Dann könnten die Revisionen in ihrer jetzigen Form fortbestehen. Für sich allein bringen sie aber mehr Schaden, als Nutzen, wie eine einfache Ueberlegung lehrt.

[1]) Bretet Journal de Pharm. et Chimie, Octobre 1879, pag. 355.
[2]) Mayer, Pharmaceutische Centralhalle, 29. Juli 1880.

Was schliesslich die Güte der Arzneimittel, insofern diese von der Methode der Darstellung abhängig ist, anlangt, so wissen wir, dass eine Reihe von Pflanzenalkaloiden, Aconitin, Digitalin u. s. w., sowie andere chemische Verbindungen je nach ihrer Darstellungsweise verschiedene therapeutische Wirkungen event. auch unbeabsichtigte zeigen. So wies man nach, dass z. B. die Wirksamkeit eines alkoholischen Extractes von Nux vomica nicht allein von der Güte der angewandten Samen abhängt, sondern besonders von der Stärke des Alkohols, insofern man durch Extrahiren mit Alkohol von 65^0 das beste Präparat erhalten wird.

Nicht unerwähnt darf hier bleiben, dass über die Technik der Darstellung einzelner Arzneiformen keine gesetzlichen Vorschriften bestehen. Die von manchen Apothekern hierfür angewandten Methoden fallen nicht immer mit den Wünschen zusammen, die der Arzt in Bezug auf die überhaupt erreichbare Genauigkeit in der Dosirung hegt. Die Thatsache, dass verschriebene Pulver sehr oft nicht einzeln ausgewogen, die Bestandtheile von Suppositorien nicht für jedes Stück zugewogen und verarbeitet werden, giebt, wie manche andere ähnliche, begründeten Anlass, dass diesen Fragen näher getreten wird.

Eine bemerkenswerthe Bedeutung in Bezug auf unangenehme Arzneiwirkung haben verdorbene Arzneimischungen in Folge Hineingerathens niederer pflanzlicher Organismen, Schimmelpilze (Mucor mucedo, Aspergillus glaucus, Penicillium glaucum), Algen, Bacillen, Bacterien. Fast ausschliesslich kommen in dieser Beziehung Lösungen für die subcutane Injection und solche für die äusserliche Anwendung auf Schleimhäuten, wie Pinselwässer, Verbandwässer, Augentropfen, in Betracht. Die hervorgerufenen Nebenwirkungen bestehen meist in örtlichen, mehr oder weniger umschriebenen Entzündungen. Dieselben können sich zu ausserordentlicher Höhe steigern, und zu umfangreichen Gewebsstörungen führen. Viele pflanzliche und mineralische Stoffe geben zur Entwicklung solcher Organismen Anlass z. B. die Solutio Fowleri, Lösungen von Chininum sulfuricum, Atropinum sulfuricum, Pilocarpinum muriaticum, Morphinsalzen, Tinct. Opii crocata,[1]) Strychninum nitricum, Extr. Secalis cornuti aquosum, Curare, Colchicin, schlecht verschlossene Carbolsäure (1—$2\frac{1}{2}$ pCt.), Zincum sulfocarbolicum, Bromkalium, Kalium aceticum und vieler andere Stoffe. Als Ursache, die ein Gedeihen von Algen in solchen Lösungen ermöglichen, sind der Nitrit- und Amoniakgehalt des zur Lösung verwendeten Wassers,[2]) die freie Schwefelsäure,[3]) der organische, in der Luft befindliche, Staub, der Pilz- und Algenkeime enthält,[4]) angesprochen worden. Die Beseitigung solcher kryptogamischen Gebilde aus Arzneilösungen, die äusserlich angewandt werden sollen, ist wünschenswerth. Vereinzelt tritt in der Neuzeit die Forderung seitens mancher Aerzte auf, dass medicamentöse Substanzen, welche Verwendung am Auge finden, im sterilisirten Zustande vom Apotheker geliefert werden sollten. Ja, es wurden sogar Vorschläge gemacht, um eine wirksame Antiseptik bei

[1]) Puerta, El siglo medico, 1885. pag 578.
[2]) Hager, Pharmaceutische Zeitung, 1879, No. 86
[3]) Binz, Wiener medicinische Presse, 1880, No. 27 u. 18.
[4]) Hiller, Zeitschr. f. klin Medicin, Bd. III., Heft 1, pag. 221.

der Herstellung von Medicamenten im Allgemeinen zu ermöglichen. Man sollte für diesen Zweck die Arbeitsräume der Apotheken mit Sublimat desinficiren, die Arbeitstiegel ausglühen und aus den Medicamenten nach Hinzubringen von antiseptischen Stoffen, wie Benzaldehyd, Styrol, Thymol, Granula formiren, die kurz vor dem Gebrauch gelöst werden müssten.

Ich halte solche Forderungen sowohl für nicht durchführbar, als auch nicht zur Competenz des Apothekers gehörig. Abgesehen von der Vertheuerung, welche die Medicamente hierdurch erfahren würden, wird der dadurch erreichte Zweck beim Gebrauche solcher, längere Zeit hindurch stehender, Lösungen schnell illusorisch. Der grössere Theil der Alkaloide und viele andere anorganische und organische Stoffe liefern für Schimmelpilze, Schleimalgen und ähnliche Organismen einen sehr guten Ernährungsboden, und in den Händen des Arztes und des Laien wird in Anbetracht der Ubiquität solcher Keime in der Luft ein Hineingerathen derselben in die Lösungen nicht zu vermeiden sein. Will der Arzt für die Anwendung gewisser Stoffe auf Schleimhäute, sterilisirte Lösungen, so ist es zweckmässiger, dass er die Manipulation selbst vornimmt. Wo es zur Entwicklung solcher pilzlicher Lebewesen gekommen ist, wird man dieselben durch Erhitzen und Filtriren der Lösung schnell entfernen können. Der geringe Wirkungsverlust, der dadurch an Morphin und Atropin entsteht, ist zu ertragen. Physostigminum sulfuricum soll dadurch wirkungslos werden. Ich halte diese Angabe für noch nicht ganz sicher. Ich meine, dass man an den Apotheker ebensowenig die Forderung, sterilisirte Lösungen zu liefern, stellen kann, wie an den Instrumentenmacher, nur keimfreie Scheeren, Messer, Katheter etc. zu verkaufen. Am allerwenigsten könnte aber an ein Antiseptischmachen innerlich zu verabfolgender Medicamente oder an eine regelmässige Desinfection der Räume, in denen sie zur Darstellung kommen, als auch der Menschen, die z. B. Pillen machen, gedacht werden, da alles dieses nicht nur überflüssig ist, sondern auch die nothwendigen Consequenzen, die aus einem solchen Vorgehen in Bezug auf andere Verhältnisse, z. B. auf die Darstellung unserer Nahrungsmittel gezogen werden könnten, doch zu sehr an das Gebiet des Komischen streifen. Zusatz von Glycerin, Aqua Laurocerasi etc. verhindern das Gedeihen dieser niederen Organismen nicht. Hinzufügen von Amylnitrit[1]) halte ich nicht für unbedenklich, das von Campher[2]) oder Campherwasser für unzweckmässig.

Eine Filtration von schimmligen, für den innerlichen Gebrauch bestimmten Arzneilösungen, ist ebenfalls aus ästhetischen Gründen und behufs Vermeidung von Mycosen wünschenswerth.

Den angeführten, in der Beschaffenheit der Arzneistoffe und Arzneimischungen gelegenen Wirkungsdifferenzen stehen diejenigen Erscheinungen gegenüber, die durch eine unzweckmässige Anwendungsform der Mittel entstehen können. So zeigen sich mitunter nach Verabfolgung von pulverförmigen Substanzen, die reizend auf die Schleimhäute einwirken, in Folge Adhäsion kleiner Partikel an die

---

[1]) Rosenthal, Anzeigen d. Gesellsch. Wien. Aerzte, No. 12, 1883/84.

[2]) Abbott, Lancet, 1885, I., 14. Februar, pag. 315.

Schleimhaut, z. B. des Magens und Darms, Appetitverlust, Magendrücken, Durchfälle etc. So treten derartige Erscheinungen nicht selten nach dem Gebrauche von pulverförmigem Tannin auf. In ähnlicher Weise kann die Verordnung von reizenden Medicamenten in Kapseln zu functionellen Störungen in Magen und Darm führen. An vielen Stellen dieses Werkes sind Unzuträglichkeiten erwähnt, die durch Mischen sich gegenseitig zersetzender, bindender, oder gar explosible Producte liefernder Stoffe, entstehen. Wirkungsverlust, leichtere Nebenwirkungen oder schwere Körperbeschädigung können dadurch entstehen. So wäre es ein Kunstfehler, Zahnpulver aus chlorsaurem Kali und Cachou zu verordnen, oder Glycerin mit Chromsäure, oder Pillen aus Silberoxyd wegen der Entzündungsgefahr, oder Sulfur auratum mit Natrium chloricum u. A. m.

§. 11.

Forensische Bedeutung der Nebenwirkungen. — Verantwortlichkeit des Arztes für Nachtheile, die durch Medicamente dem Kranken nachweisbar zugefügt werden.

Ueberblickt man alle angegebenen Momente, welche Veranlassung zu schädlichen Nebenwirkungen von Arzneimitteln geben können, so geht aus der Mannigfaltigkeit derselben hervor, wie häufig sie in Wirksamkeit treten können, und wie wichtig deshalb die Kenntnis derselben ist. Meistens erscheinen auf diese Weise keine bleibenden Functionsbenachtheiligungen. Es giebt jedoch solche Verhältnisse, in denen bleibende Störungen, ja selbst der Tod eintreten kann. Man erkennt, dass auf diese Weise den Nebenwirkungen auch nach der forensischen Seite hin keine geringe Bedeutung beizumessen ist. Und in der That giebt die betreffende Literatur des In- und Auslandes genügend Veranlassung diese Ansicht als wichtig anzuerkennen. Es sind Fälle bekannt geworden, in denen der schlechte Ausgang eines lege artis vorgenommenen pharmakotherapeutischen Eingriffes den betreffenden Arzt vor die Richter brachte, obschon der gleiche Eingriff sehr oft schon von Anderen früher ohne unangenehme Folgen vorgenommen wurde. Wenn z. B. nach der Injection einer Carbolsäurelösung in den Mastdarm bei Innehaltung der üblichen Grenzdosen aus irgend welchen individuellen Verhältnissen des Kranken ein tödtlicher Ausgang erfolgt, oder im Beginne der durch einen Erfahrenen geleiteten Chloroformirung trotz reinen Chloroforms und aufmerksamer Zufuhr des Narcoticums in gehöriger Mischung mit Luftder Tod eintritt, so sind dies Zufälle, für die Niemand verantwortlich gemacht werden kann. Das gleiche gilt für viele andere Medicamente, die unter bestimmten Umständen schädliche Wirkungen äussern. So sind gut verbürgte Berichte über Todesfälle vorhanden, die bei Kindern selbst nach 0,0007 g Opium erfolgten. Wollte man hier dem Arzte eine Schuld beimessen, so würde eine Verordnung mancher Substanzen mit persönlichen Gefahren verknüpft sein. Der ausreichendste Schutz gegen die Möglichkeit von solchen, scheint mir die vollkommenste und weiteste Veröffentlichung derartiger Unfälle zu sein, damit ein grösseres Material, als dies bis jetzt der Fall ist, vorliegt.

Aber ich muss es auch andererseits aussprechen, dass in den Fällen, in denen durch nachweisbare Unkenntniss oder Leichtfertigkeit des Arztes dauernde Benachtheiligungen eines Kranken nach Anwendung von Medicamenten herbeigeführt werden, eine gewisse Haftbarkeit des ersteren am Platze ist. Wenn z. B. soviel Argentum nitricum verabfolgt wurde, dass eine rauchgraue oder violette Färbung der Haut auftritt, so fällt dies dem Arzte und nicht dem Medicamente zur Last, da es bekannt ist, dass diese Gefahr beim Ueberschreiten einer gewissen Gesammtmenge von Höllenstein eintreten kann. Diese, wie manche andere analoge, Nebenwirkung lässt sich vermeiden.

§. 12.

Die Art des Zustandekommens der Nebenwirkungen. — Formen derselben. — Arzneiausschläge.

Es erübrigt nunmehr noch eine Uebersicht über die Art des Zustandekommens der hauptsächlichsten von den einzelnen Arzneimitteln mitgetheilten Nebenwirkungen zu geben. Die letzteren selbst können ausserordentlich zahlreich auch einem einzelnen Mittel zukommen. Wollte man hier, wie es in manchen specialistischen Disciplinen z. B. der Neurologie geschieht, „Symptomencomplexe" aufstellen, dann könnte man viele Blätter mit solchen füllen, die nur Variationen auf Grund individueller Verschiedenheiten darstellen. Dieselbe können durch eine direkte oder reflectorische Einwirkung entstehen. Es ist in den wenigsten Fällen möglich, eine ganz sichere Entscheidung darüber zu treffen, welches von den beiden Momenten in Wirksamkeit getreten ist. Es hängt dies zum Theil ab von den Methoden der Anwendung des betreffenden Heilmittels und von der Art der Ausscheidung desselben aus dem Körper. So ist es möglich, dass reizende Substanzen, die in den Magen eingeführt werden, in diesem resp. im Darme einen abnormen Einfluss geltend machen und Magendarmcatarrh und dessen Folgen erzeugen. Es kann aber auch, wie dies z. B. bei den Antimonverbindungen der Fall ist, durch die localen Magenveränderungen reflectorisch ein Einfluss auf die Herzaction zu Stande kommen. Dies schliesst nicht aus, dass die Herzthätigkeit nach der Resorption des Antimons ausserdem noch durch eine directe Einwirkung des Mittels — was ja in der That geschieht — Veränderungen erleidet.

Ebenso ist es denkbar, dass in Folge eines durch ein Medicament im Darme oder in den grösseren Gallengängen oder dem Uterus (Menstrualexantheme, Urticaria nach Blutegelanwendung am Muttermund[1]) gesetzten Reizes reflectorisch pathologische Zustände an der äusseren Haut entstehen können. Denn es ist bekannt,[2]) dass auch andere fremde, reizende Substanzen, wie Tänia-Proglottiden oder Gallensteine, auf dem Wege des Reflexes urticariaähnliche Veränderungen hervorrufen. In analoger Weise können an anderen Applicationsstellen, wie dem Unterhautzellgewebe, den Schleimhäuten des Auges, der Blase, dem Mastdarm, materielle Veränderungen, von diesen

[1]) Schramm, Berlin. klin. Wochenschr., 1878, pag. 626.
[2]) Litten, Charité-Annalen, Bd. IV., 1878, pag. 194.

aus reflectorisch functionelle Störungen in anderen Organen, und schliesslich während der Circulation im Blute Erscheinungen veranlasst werden, die von den primären örtlichen und reflectorischen verschieden sind. So vermag z. B. die Einträufelung von Atropin Conjunctivitis zu erzeugen, welche reflectorisch Lichtscheu verursacht. Wird das Mittel jedoch durch die Thränengänge resorbirt, so können schwerere Allgemeinstörungen hinzutreten. Manche Stoffe erzeugen Amblyopie und Amaurose, durch Einwirkung auf die brechenden Medien des Auges oder die Retina, andere dadurch, dass sie das Gehirn treffen.

Der Ausscheidungsort der Heilmittel kann in verschiedenem, von der individuellen Empfindlichkeit abhängigem, Maasse, für das Entstehen von Nebenwirkungen bedeutungsvoll werden. Wir kennen eine Reihe von Arzneimitteln, die niemals andere Ausscheidungswege aufsuchen als Darm und Nieren, wenn sie innerlich, und die letzteren, wenn sie äusserlich, resp. subcutan verabfolgt werden. Es giebt jedoch auch solche, wie z. B. das Antimon, das Quecksilber und viele andere, die bei äusserer Anwendung zuerst in den Magen, resp. den Darm ausgeschieden werden und hier Veränderungen setzen. Schliesslich sind jene Mittel zu erwähnen, die für gewöhnlich mit dem Harne den Körper verlassen, aber unter irgend einem der in den vorangegangenen Paragraphen angeführten, abnormen, individuellen Verhältnisse nach ihrer innerlichen Anwendung die Haut als Ausscheidungsort wählen und hier auf chemischem Wege nachzuweisen sind. Hierher sind u. A. zu rechnen das Jodkalium, Bromkalium und das Arsen. Andere, wie das Jod, können nach ihrer Injection in seröse Höhlen und von hier in den Magen ausgeschieden werden.

Sind die betreffenden Mittel differente — was ja meist der Fall ist — so vermögen sie an den Ausscheidungsorten reizende oder lähmende Wirkungen zu entfalten.

Am häufigsten haben die nach interner oder subcutaner Verabfolgung gewisser Mittel hervorgerufenen krankhaften Zustände der Haut, die Arzneiexantheme (Éruptions médicamenteuses pathogénétiques),[1]) die am besten von französischen Autoren, neuerdings auch in Amerika unter reichlicher Benutzung meines Werkes monographisch beschrieben wurden, zu Erklärungsversuchen über die Art ihres Zustandekommens Veranlassung gegeben. Die generelle Zurückführung auf einen einzigen Modus, wie dies ab und zu geschehen ist, führt zu Irrthümern. Es ist sicher, dass dieselben auf verschiedene Weise zu Stande kommen können, und weder ausschliesslich durch eine directe Reizung der drüsigen Hautorgane oder deren bindegewebiger Theile, noch allein reflectorisch durch Gefässveränderung oder einen Einfluss auf Hautnerven entstehen.

Durchaus verfehlt und ohne jede thatsächliche Basis ist der Versuch[2]) schematisch und dogmatisch die durch Arzneimittel hervorgerufenen Hautausschläge in Kategorien zu bringen, da grundlegende Untersuchungen, die ein derartiges Unternehmen gestatteten, nicht angestellt sind. Es würde sich bei einer weiteren chemischen Unter-

---

[1]) Guérard, Des Éruptions médicamenteuses pathogénétiques, Thèse, Paris 1862.

[2]) G. Behrend, Real-Encyclopaedie der ges. Heilkunde, II. Auflage, 1885, Bd. II., pag. 33

suchung der so afficirten Haut zeigen, dass z. B. ausser Jod, Brom und Arsen noch manche andere anorganische und wahrscheinlich auch organische Substanzen durch die Haut zur Ausscheidung kommen, und dass besonders reizempfängliche Menschen auf diese Weise Hautveränderungen erzeugen.

In allen Fällen ist es aber, wie ich besonders betonen will, stets das Mittel als solches resp. dessen Umwandlungsproducte, das die Causa efficiens für die betreffenden Veränderungen an der Haut darstellt, gleichgültig ob es in maximalen oder minimalen Dosen zur Anwendung kam. Denn das ist eben das Characteristische der Individualität und der dadurch bedingten specifischen Disposition, dass Einflüsse irgend welcher Art, die sonst keinerlei Wirkung zu Wege bringen, sich unter diesen Umständen durch Veränderungen verschiedener Intensität an einzelnen Organen bemerkbar machen können. Deswegen ist auch die ganz willkürliche, durch nichts gestützte, bereits von Piorry ausgesprochene und sogar noch weiter ausgedehute, Annahme,[1]) wonach in einigen Fällen — nämlich bei den Eruptionen, die durch „dynamische Wirkung der Arzneistoffe“ bedingt sind — nicht das eingeführte Mittel selbst, sondern neue, durch dasselbe in und aus dem Blute gebildete, ganz hypothetische Substanzen die pathologischen Hauterscheinungen hervorrufen, von der Hand zu weisen.

Denn ich wüsste z. B. nicht, welche Stoffe das Quecksilber oder die Salicylsäure im Blute zu bilden helfen sollten, die mit activeren Eigenschaften wie sie selbst begabt sind. Welche Vorstellung, dass Arnica und Kalkwasser, Leberthran und Sarsaparille sämmtlich den gleichen Stoff im Blute erzeugten! Denkt man aber nun gar weiter und fragt, weshalb dieser mystische Stoff nicht immer Hautausschläge erzeugt, so lautet die Antwort: weil dazu eine besondere individuelle Reizempfänglichkeit nothwendig ist. Mit dieser Annahme bedarf ich aber nicht mehr jenes Wunderstoffes; denn auf Grundlage einer absonderlichen Individualität sind die verschiedenartigsten Symptome möglich. Und was ist zudem eine „dynamische Wirkung“? Das Mystische, was in dieser Tautologie liegt, sollte doch aus der neueren Medicin längst verbannt sein! Selbst bei Reflexwirkungen kann es sich immer nur um chemische Vorgänge handeln. Ich bin der Ansicht, dass der nächstliegende und natürlichste Erklärungsversuch für das Zustandekommen solcher Erscheinungen der beste ist, und dass das Herbeiziehen von Hypothesen, die unseren heutigen Anschauungen nach unverständlich sind, die Erkenntniss nicht fördert, sondern hemmt. Die natürlichste Erklärung ist aber die, dass die eingeführten Stoffe resp. deren Additions- oder Zersetzungsproducte entweder direct oder — was seltener ist — auf reflectorischem Wege, durch Beeinflussung vasomotorischer oder trophischer Nerven Exantheme, veranlassen. Eine gute Bestätigung bieten nicht nur die Fälle, in denen das schuldige Medicament in den Hauteruptionen gefunden wurde, sondern auch jene, in denen ein Medicament wie z. B. die Salicylsäure bei äusserer Application auf die Haut, in Salbenform die gleichen Veränderungen hervorrief wie nach der Einverleibung durch den Mund. Bedingung ist unter allen Umständen eine individuelle Disposition, die man als besondere vasomotorische, neuropathische oder cutane Reiz-

[1]) Behrend, l. c. u. Berl. klin. Wochenschr., 1879, No. 43.

barkeit bezeichnen kann. In manchen solcher Fälle giebt sich dies durch ein ganz eigenthümliches Verhalten der Haut auf reflectorische oder directe Beeinflussung kund.[1]) Beim Anreden und Ausfragen überziehen sich ganze Körpertheile des Kranken mit einer intensiven, zum Theil fleckigen Röthe. Streicht man mit dem Finger über die Haut, so tritt in kürzester Zeit eine intensive Röthe hervor, so dass man Figuren und Zahlen, die man mit dem Finger auf die Haut schreibt, sehr rasch roth hervortreten sieht. Diese Röthe nach mechanischer Reizung erfolgt ohne auffallendes vorhergehendes Erblassen der Haut sofort im Laufe von 5—10 Sekunden. Die vasomotorische Reizbarkeit erstreckt sich oft über den ganzen Körper. Die Röthe verschwindet meist nach ca. 10 Minuten wieder. An Stellen, wo die Haut etwas stärker gekniffen wird, kann auch nach kurzer Zeit Quaddelbildung auftreten.

Die Arzneiausschläge kommen nach innerlichem und äusserlichem, kurzem oder langem Gebrauche, nach kleinen und grossen Dosen gewisser löslicher und unlöslicher Stoffe vor. Fieber kann sie einleiten oder begleiten. Viele Substanzen, welche bei kürzerer oder längerer Berührung mit der Haut Entzündungen hervorrufen, können auch nach innerlicher Anwendung die Haut verändern. Ja, auf Grundlage einer besonderen Disposition können auch solche Stoffe, die nicht zur Gruppe der Epispastica zählen, mit der äusseren Haut in directe Berührung gebracht, Entzündung und verschiedenartige Ausschläge erzeugen. Es giebt Menschen, die auf mehrere Mittel, aber auch solche, die nur auf eines immer mit Hautausschlägen reagiren. Wenn Jemand auf Benzoësäuregebrauch Hautausschläge bekommt, so erscheinen diese meistens auch nach Einnahme von Tinctura Benzoës oder Natrium benzoicum. Aenderungen in diesem Verhalten können in weiteren Lebensjahren vorkommen. Die Empfindlichkeit kann sich abstumpfen, ganz verschwinden, aber auch wachsen.

Die Formen der Arzneiausschläge fallen mit denen der Hautkrankheiten zusammen, welche aus innerlichen Ursachen entstehen. Das Aussehen derselben wechselt auch nach Einnahme des gleichen Stoffes bei mehreren dafür disponirten Menschen. Häufig sind sie polymorph. Man hat es als „absolut constant“ bezeichnet, dass sie sich bei dem wiederholten Gebrauch des gleichen Mittels bei einem und demselben Individuum stets in der gleichen Form wiederholen. Dies ist „absolut“ unrichtig. Dieses Werk lehrt Vorkommnisse gegentheiliger Natur kennen.

Manche dieser, durch örtliche Anwendung von Medicamenten entstandenen Hautausschläge zeigen die Neigung von dem ursprünglichen Orte ihres Entstehens, selbst wenn das Mittel entfernt wurde, sich regellos, symmetrisch oder unsymmetrisch, über den ganzen Körper oder einzelne Theile zu verbreiten. Es ist bisher nicht möglich gewesen, die Art des Zustandekommens genauer zu erkennen. Bisweilen mag eine Uebertragung des Arzneimittels von dem Anwendungsorte durch die Finger auf andere Körpergebiete zu Stande kommen. Für sehr viele andere Fälle lässt sich dies sicher ausschliessen. Die

---

[1]) Erb, Berl. klinische Wochenschr., No. 29, 1884.

Möglichkeit des Transportes durch die oberflächlichen Lymphgefässe der Haut ist vorhanden und wird wahrscheinlich sehr häufig thatsächlich. Es können aber auch nervöse Einflüsse eine Rolle spielen.

Wenn man einen, meist zutreffenden Unterschied zwischen Hautkrankheiten aus inneren Ursachen und Arzneiexanthemen aufstellen will, so ist es der, dass die letzteren nach Fortlassen der Schädlichkeit schwinden, die ersteren aber die durch die Erfahrung kennen gelernte Bestehungsdauer haben. Wird ein Mittel, trotzdem es einen Arzneiausschlag hervorgerufen hat, weiter gebraucht, so kann dennoch durch Gewöhnung Wiederherstellung erfolgen. Diese Fälle sind aber selten. Gewöhnlich tritt hierbei Verschlimmerung ein.

I. Nervina narcotica.

Die Inhalations-Anästhetica.

Der Traum früherer Menschen, den Messerschnitt und jeden anderen künstlich zu setzenden schmerzhaften Eingriff schmerzlos vornehmen zu können, das Bewusstsein aufzuheben und nur den empfindungslosen Leib zur Behandlung zu haben, ist in unserem Jahrhundert in Erfüllung gegangen. Viel Gutes ist von dem Augenblick an, wo der Aether als Schmerzstiller und Schmerzverhüter in die Hände der Aerzte gelangte, der Menschheit dadurch zu Theil geworden, nicht nur in der eben angegebenen Beziehung, sondern auch insoweit dadurch die Ausbildung der Chirurgie wesentlich gefördert wurde. Aber nicht lange erfreute sich der Aether des allgemeinen Beifalls. Noch waren die Jubelhymnen über die Auffindung eines solchen Stoffes nicht verklungen, als schon das Genügen daran bei Weiterstrebenden aufhörte. Das Chloroform erschien und manche andere Stoffe haben bei dem Unbefriedigtsein auch mit ihm, versucht, ihm seinen jetzt festgefügten Platz zu nehmen. Unzufriedenheit vor 50 Jahren und Unzufriedenheit heute! Damals, jetzt und in aller Zukunft werden die Ursachen für dieselbe die gleichen sein: sie sind entweder eine zu geringe oder eine zu heftige Einwirkung — es fallen diesen Mitteln Menschen zum Opfer. Kann dies vermieden werden?

Alle derartige Stoffe wirken direct auf Nervengebilde ein, zu denen sie wenige Secunden nach ihrer Anwendung hingelangen, und sie sind so geartet, dass sie hier bei genügender Dauer der Einwirkung schwere Veränderungen, und selbst solche, die den Tod von Menschen in kürzester Zeit zu Wege bringen, hervorrufen können. Die breiteste Grundlage für die Beurtheilung der nützlichen wie schädlichen Wirkungen ist die chemische Affinität zu den vorgenannten Körperbestandtheilen. Solche Beziehungen äussern fast alle Inhalations-Anästhetica, manche in erkennbarer, manche in nur zu erschliessender Weise. Unterschiede, welche zwischen den einzelnen von ihnen in der Wirkung bestehen, sowie die unerwünschten Nebenwirkungen, welche alle hervorrufen können, lassen folgende Umstände als Erklärung zu:

1. Die Verschiedenartigkeit des Siedepunktes. Dadurch werden Unterschiede im Hingelangen und Durchdringen der Organe, deren Function herabgesetzt werden soll, bedingt Je niedriger der Siedepunkt liegt, um so schneller und reichlicher wird das Mittel aufgenommen und fortgeführt. Die Löslichkeit in Wasser resp. im Blutserum ist hierbei von untergeordneter Bedeutung. Die Verbreitung innerhalb des Körpers steigt selbstverständlich mit der Höhe der Blutwärme.

2. Aus diesem physikalischen Verhalten lassen sich nicht alle Verschiedenheiten im Bereiche der Wirkungsart der narkotischen Stoffe erklären. Vielmehr muss eine grössere oder geringere chemische Wahlverwandschaft derselben zu einzelnen Gewebs-, vorzugsweise Gehirnbestandtheilen, den Mark- oder Myelinstoffen, Cholesterin u. s. w. bestehen und als erklärender Factor herangezogen werden. So würde sich z. B. die grössere Excitation der einen, die Geringfügigkeit oder das Fehlen des Erregungsstadiums einer anderen Substanz erklären.

3. Der Uebergang der erwünschten zur unerwünschten Wirkung liesse sich nach dieser Auffassung in Vergleich bringen mit dem Ablaufe mancher chemischer Reactionen. Wie sich hier bisweilen Zwischenproducte bilden, ehe das Endglied entsteht, so erzeugen manche dieser Anästhetica anfangs Functionsstörungen, die wir benutzen wollen, z. B. zeitweilige Lähmung der Gehirncentren für die Bewegung der Glieder, der bewussten Empfindung u. s. w., nach weiterer chemischer Einwirkung auf das gleiche Substrat aber solche, die schwere Neben- und Nachwirkungen darstellen. Bei dem innigen functionellen Zusammenhang centraler Nervengebilde ist es hierbei wohl möglich, dass secundäre, d. h. Abhängigkeitsleiden an Theilen auftreten, die nicht direct durch das Mittel in krankmachende Mitleidenschaft gezogen worden sind.

Diese Ausdehnung der Wirkung erheischt die grösste Vorsicht bei dem Gebrauche der Anästhetica, weil ihre Folgen, wahrscheinlich durch weitergehende chemische Umsetzung, schwerer zu beseitigen sind als die einfache Narkose, und meist lebenswichtige Organe betreffen. Nicht immer wird bei solchen Narkosen mit der Aufmerksamkeit verfahren, welche die Umstände erheischen. Dies weiss jeder, der viel und an vielen Orten hat narkotisiren gesehen. Ein wichtiger Apparat bei diesem Vorgang wäre — darin stimme ich mit Tillaux überein — ein Schirm, der zwischen dem Operationsfeld und dem Narcotisirenden aufgestellt würde, damit der letztere seine Aufmerksamkeit ausschliesslich seiner Aufgabe widmete. Andererseits ist es eine wichtige Forderung, dass die Lernenden Narkosen entstehen sehen und dadurch, oder auch selbstthätig im Gebrauche der Anästhetica unterrichtet werden. Es ist Unrecht, die Kranken narkotisirt in die Operationssäle zu bringen. Es bedürfte hierfür keiner Begründung Die beste ist diejenige, die Billroth gegeben hat. Die Narkose ist ein so wichtiges Moment bei jeder Operation, dass es inhuman gegen alle zukünftigen Kranken der Studirenden wäre, wollte man den letzteren die Beobachtung aller der tausend Zufälligkeiten und Gefahren entziehen, welche mit der Narkose verbunden sind.

4. Bedeutungsvoll sind bei der Narkose die angewandten Mengen. Die Functionsstörung am Gehirn lässt sich, soweit sie arzneilich gebraucht werden soll, bei dem grössten Theile der Menschen

durch gewisse mittlere Mengen erzielen. Steigen dieselben, so ist damit auch die Möglichkeit einer stärkeren chemischen und auch einer heftigeren Abhängigkeitswirkung gegeben.

Die Dosen, die von den einzelnen Stoffen Schlaf oder Tod erzeugen, sind sehr verschieden. Es scheint hierbei, wie Paul Bert fand, eine Gesetzmässigkeit zu walten. Die tödtliche Menge ist die zweifache der narkotischen. Ich bin überzeugt, dass bei einer viel weiteren Entwicklung unserer und der chemischen Wissenschaften diese Gesetzmässigkeit sich stöchiometrisch wird begründen lassen. Die „Zone maniable", d. h. die Grenzschwelle zwischen Schlaf und Tod ist bei einigen Anästheticis, wie z. B. dem Chloroform, schmal, und dadurch werden sie besonders gefährlich, bei anderen, wie dem Aether, ist sie breit und gestattet ein minder sorgfältiges Abwägen eines jeden Grammes der verwandten Substanz.

5. Wie bei anderen chemischen Wechselwirkungen kommt auch für die Einwirkung von Inhalations-Anästheticis auf das Gehirn nicht nur ihre absolute Menge, sondern in vielleicht noch höherem Grade ihre Concentration in Frage. Mit der Steigerung der letzteren wächst unter allen Umständen die Gefahr des Entstehens unerwünschter Zufälle, d. h. schnellerer und umfangreicherer chemischer Veränderung der Organe, zu denen das angewandte Mittel Affinität besitzt. Dies lässt sich nicht nur a priori erschliessen, sondern ist, soweit es sich um die Symptomatologie handelt, experimentell genügend erwiesen. Daher ist die jetzt übliche Methode, Narcotica zu reichen, unvollkommener als sie sein könnte, und zu verwerfen, da eine bessere vorhanden ist. Bei dem Gebrauche eines Tuches oder Korbes ist die Concentration des eingeathmeten Dampfes bald nach dem Aufgiessen des Anästheticums eine sehr viel grössere als zulässig ist und nimmt mit jeder weiteren Secunde ab, dann aber oft zu spät, um die sofort entstandene Functionsbehinderung oder Lähmung lebenswichtiger Organe noch aufhalten zu können. Es sollten daher nur fertige Gemische von Luft mit dem Anästheticum, deren Verhälltnisse experimentell festzustellen sind, eingeathmet werden. Die Erfüllung dieser Forderung kann nur eine Frage der Zeit sein Fast keiner der Einathmungsapparate, die für diese Zwecke erfunden sind und gebraucht werden, entspricht den Anforderungen und deshalb sind trotz ihres Gebrauches Unglücksfälle vorgekommen.

Aus diesem Grunde muss die Methode, die neuerdings besonders bei dem Gebrauche des Aethers befolgt wird, die „Erstickungsmethode", als besonders gefährlich angesehen werden. Die sich hier aufdrängende Frage, warum nicht häufiger, als es geschieht, unangenehme Folgen zu Stande kommen, ist dahin zu beantworten, dass selbst ein schlechtes Verfahren bei exacter Aufmerksamkeit Erfolge liefern kann, ganz ebenso wie ein dünnwandiger oder gar defecter Dampfkessel, wenn man ihn sorgfältig überwacht, noch Dienste leistet. Als guter Behelf ist die tropfen- oder grammweise Zufuhr des Anästheticums anzusehen.

Die Möglichkeit einer tödtlichen Reflexwirkung durch zu concentrirten Chloroformdampf ist experimentell erwiesen. Ich lege einer solchen bei Menschen nur wenig Bedeutung bei, denn sie müsste sonst wohl häufiger, z. B. nach Einathmung von Chlor und anderen irrespirablen Gasen erscheinen.

6. Eine weitere Berücksichtigung verdient ein Umstand, den ich für bedeutungsvoll halte, nämlich die Condensation des Dampfes des angewandten Anästheticums in den Lungen. An den feuchten Flächen der Athmungswege findet eine Rückwandlung des eingeathmeten Anästheticums in seinen alten Aggregatzustand statt. Ein Theil desselben wird gewiss gelöst und in diesem Zustande resorbirt, ein anderer muss sich aber in unveränderter, d. h. flüssiger Form in tiefen Lungenabschnitten ansammeln, und kann hier örtlich reizen oder, was ich auch für möglich halte, Erstickungssymptome durch erneutes, massiges Uebergehen in Dampfform hervorrufen. Die Möglichkeit für solche wird um so grösser sein, je niedriger der Verdampfungspunkt des Anästheticums liegt und je concentrirter dasselbe eingeathmet wird.

7 Manche der Inhalations-Anästhetica besitzen auch eine chemische Beziehung zu Eiweiss, die sich im Reagensglase kaum nachweisen lässt, aber biologisch durch Gewebsveränderung bei Berührung erkannt wird. Die Einwirkung auf die rothen Blutkörperchen scheint nur die Stoffe zu treffen, die in dem betreffenden Anästheticum löslich sind, z. B. Cholesterin und Lecithin. Lungenembolieen als Folge solcher chemischer Beziehungen halte ich für ausgeschlossen.

8. Aus den Vordersätzen lassen sich Schlussfolgerungen ableiten, die auch für das abweichende individuelle Verhalten mancher Narkotisirenden verwerthbar sind. So stellen z. B. Affecte jeder Art abnorme Zustände dar, die sich wahrscheinlich in letzter Instanz auf chemische Veränderungen des Gehirns zurückführen lassen. Auf so veränderter chemischer Grundlage muss aber die Wechselwirkung des eingeführten Anästheticums eine andere als bei normalem Gehirn sein. Aehnlich, nur greifbarer, liegen die Verhältnisse bei Trinkern, bei denen die verschiedensten Stadien chemischer Veränderung gefunden werden, und bei denen auch dementsprechend abnorme Narkosen gewöhnlich sind. Mit Recht hat man auf die Gefahr hingewiesen, die Morphiumsüchtige bei der Chloroformirung laufen. Aber auch alle Lungenkrankheiten, die abnorme Uebergangsverhältnisse des Anästheticums in das Blut veranlassen, eventuell das Durchdringungsvermögen derselben durch das Lungengewebe oder die Gefässwände abändern, müssen in verschiedener Breite Abänderungen einer normalen Narkose schaffen. Erst in zweiter Reihe stehen Erkrankungen des Herzens soweit sie eine Ursache abnorm geringer oder übermässiger Thätigkeit dieses Organs unter dem Einflusse vieler Inhalations-Anästhetica abgeben.

9. Aus denselben Gründen wie bei Affecten oder dem Alkoholismus des Gehirns lässt sich auch eine Narkose als gefährlich ableiten, die an einem, kurz zuvor mit einem anderen Mittel betäubten Gehirn von Neuem vorgenommen oder fortgesetzt wird. Ja, selbst das gleichzeitige Einwirkenlassen des Dampfes zweier gemischter Anästhetica halte ich für unzulässig und überflüssig, das erstere, weil eine gefährliche Addition von Wirkungen eintreten kann, das letztere, weil es ungereimt ist, prophylactisch eine Correction mit Stoffen vorzunehmen, die im Wesentlichen die gleiche Bedingungen für ihre Wirkung wie die zu corrigirenden haben. Die herzbeschleunigende Einwirkung des Aethers z. B. ist bei gleichzeitigem Gebrauche des Chloroforms nur selten ausgeprägt. Es sollten solche

Mischungen ebenso gemieden werden, wie unreine Anästhetica, wie z. B. Chloroform, das andere, höher oder niedriger gechlorte, Producte der Methan- oder Aethanreihe enthält. Ich lege, da ich die Arzneiwirkungen zu übersehen glaube, auf diesen Punkt trotz seines Bestreitens von mancher Seite ganz besonderen Werth, weil ich dafür manche Analoga aus anderen narkotischen Gruppen anführen kann. So ist es zweifellos, dass Morphinisten durchschnittlich schlechter auf Sulfonal reagiren als andere Menschen und dass Opium und Sulfonal gleichzeitig gereicht, wahrscheinlich wegen verschieden schneller Resorption, schwere motorische Störungen häufiger als sonst hervorrufen.

10. Nicht immer erklären diejenigen, denen das Unglück zustösst, einen Kranken durch ein Anästheticum zu verlieren, diesen Zufall aus einem der bisher angeführten Umstände. Man verweist solche Fälle in das grosse mysteriöse Gebiet der Idiosynkrasieen. Ich habe die Ueberzeugung, dass ganz viele so erklärte Unglücksfälle auf eine greifbare Ursache zurückgeführt werden können. Trotzdem ist an dem Bestehen einer individuellen, vielleicht angeborenen, besonderen Empfänglichkeit für die abnorme Wirkung einzelner hierher gehöriger Stoffe nicht zu zweifeln. Ebenso betrachte ich es als sicher, dass es Menschen giebt, die auf einen oder den anderen der hierher gehörigen Stoffe nicht durch die Narkose reagiren. Versucht man bei solchem refractären Verhalten, d. h. bei der Unmöglichkeit in der gewöhnlichen Zeit und durch die gebräuchlichen Dosen Narkose zu erzwingen, so kommen leicht unangenehme Folgen dadurch zu Stande.

11. Die Nebenwirkungen der verschiedenen hierher gehörigen Stoffe unterscheiden sich wesentlich von einander. Beeinflussung der Herz- und Athemthätigkeit, sowie der Centren für die Bewegung der Glieder stehen im Vordergrunde. Meistens folgen die beiden ersten Störungen unmittelbar auf einander oder die eine von ihnen — gewöhnlich die der Athmung — herrscht vor. Ich sehe keinen sonderlichen Unterschied bezüglich der Werthigkeit derselben. Beide sind gefahrdrohend, und beide können, selbst bei hochgradiger Ausbildung durch Kunsthülfe beseitigt werden oder jeder Behandlung Trotz bieten. Das Erbrechen ist meistens, aber nicht immer auf Magenreizung durch das verschluckte Anästheticum allein zurückzuführen, da auch gasförmige, von örtlichen Reizwirkungen freie Anästhetica, wie das Stickoxydulgas und selbst Mischungen von Stickoxydul mit Sauerstoff, derartiges gelegentlich veranlassen. Die Ursache ist Reizung des Centrums, von dem die Coordination der beim Brechacte betheiligten Muskeln ausgeht.

12. Die obigen Auseinandersetzungen über das Entstehen von Wirkungen und Nebenwirkungen lassen auch die Möglichkeit von Nachwirkungen verstehen. Solche kommen in weitem Umfange vor. Die Dauer der Narkose, d. h. die absolute Menge des aufgenommenen Mittels, hat eine Beziehung zu ihrer Schwere. Sie ist aber nicht allein massgebend, da auch die specifische chemische Beziehung des angewandten Stoffes zu den beeinflussten Geweben in Frage kommt. Dass eine solche besteht, beweisen aber auch gerade diese Nachwirkungen. Denn manche Inhalations-Anästhetica, zumal einige brom- und jodhaltige Producte der Methan- und Aethanreihe, die selbst einen, der Körperwärme naheliegenden, Siedepunkt haben, werden noch einen bis drei Tage lang nach der Einathmung meist

unverändert ausgeschieden. Dies kann nur durch eine vorhergegangene Bindung möglich werden. Die Zellenenergie ist aber bei den verschiedenen Menschen ungleich stark, und deswegen verläuft bei dem Einen die Regulation der durch das Verweilen solcher Stoffe gesetzten Störungen in kurzer Zeit und wenig auffällig, bei dem Anderen bleibt sie aus und es folgen schwerere selbst tödtliche Nachwirkungen. Solche leugnen wollen, heisst, Arzneiwirkungen nicht verstehen.

Wenig Sicheres liegt über die Annahme vor, dass als Nachwirkung solcher Narkosen eine zeitweilige geistige Störung auftreten kann. Statistische Erhebungen über solche Fälle wären sehr erwünscht.

Der auch experimentell zu erzeugende Befund der Verfettung von Organen ist wesentlich als Fettinfiltration zu deuten. Er muss nach Gebrauch eines jeden Inhalations-Anästheticums, wie ich glaube, nach Maassgabe der fettlösenden Fähigkeit desselben auftreten. Dieses gelöste Fett, Mark- und Myelinstoffe, werden durch den Blutstrom schnell fortgeführt und in Organen abgelagert. Vergleichende Untersuchungen über den Fettgehalt des Blutes und der Lymphe vor und nach protahirten Narkosen werden über die Richtigkeit dieser Meinung Aufschluss geben. Eine Fettdegeneration der Gewebe durch Stoffwechselstörung kann meiner Ansicht nach in dem Umfange, wie sie bei der Narkose des Menschen möglich ist, nur sehr geringfügig und symptomatologisch ohne Bedeutung sein.

13. Vorbeugende oder heilende Maassregeln gegen die Nebenwirkungen durch Inhalations-Anästhetica sind in reicher Fülle empfohlen worden und sollen später noch eingehendere Erwähnung finden. Ich habe schon in einem der vorgegangenen Abschnitte auf den, in dieser Beziehung maassgebendsten Punkt, die Wichtigkeit der Verabfolgungsart, hingewiesen. Bedeutungsvoll ist ferner die Wahl des Mittels, die den jetzigen Verhältnissen entsprechend, sich auf Chloroform, Aether oder Bromäthyl beschränken kann, und die auf sorgfältiger Untersuchung sich gründende Auswahl der Kranken. Insoweit Athmungs- und Herzstörungen bekämpft werden sollen, kommen die Hülfsmitel der künstlichen Athmung und der Herzreizung in Verwendung Auch hierbei wird der rasche Entschluss für die ergiebigsten Maassnahmen sich am heilsamsten erweisen. Die Einblasung von Luft nach künstlicher Eröffnung der Luftwege ist ein solcher Eingriff. Dagegen halte ich die Acupunctur oder Electropunctur nicht nur für einen vollkommen überflüssigen, sondern direct so gefährlichen Eingriff, dass derselbe ganz und gar proscribirt werden sollte. Was hierdurch im günstigsten Falle erreicht werden könnte, besteht in einigen Herzschlägen, die aber kein Blut fortbewegen. Ein solches Leergehen des Herzens findet sich aber sicherlich noch in aller Fälle von Syncope durch Inhalations-Anästhetica. Wenn hier und da nach der Punctur des Herzens Wiederherstellung beobachtet wurde, so kam sie nicht durch, sondern trotz dieses Eingriffs zu Stande, der leicht den letzten Rest von Herzerregbarkeit beseitigen kann, wenn die Nadel jene Stelle trifft, deren Verletzung augenblicklichen Herzstillstand veranlasst.

14. Weitere Aufklärungen über die Art des Zustandekommens der Nebenwirkungen in dieser Gruppe von Heilmitteln sind am ehesten noch zu erwarten, wenn die rücksichtsloseste und wahrheitsvolle Veröffentlichung eines jeden derartigen Falles statt-

fände. Daraus würde das Experiment viele Stützpunkte gewinnen. Leider geschieht dies nicht in wünschenswerthem Maasse. Sämmtliche vorhandenen statistischen Erhebungen lassen nicht einmal eine Vorstellung von dem Umfange solcher Unfälle aufkommen. Bei dem Studium derartiger Aufstellungen ist mir z. B. aufgefallen, dass Deutschland etwa nur den fünfundzwanzigsten Theil der aus England berichteten Fälle mittheilt. Ereignen sich in Deutschland wirklich nur so wenige Unglücksfälle? Dies ist wohl zu verneinen. Manche der in Kliniken vorkommenden werden aber nicht mitgetheilt, vielleicht weil man es für unfruchtbar hält. Den privatim narkotisirenden Arzt könnte eine gewisse Scheu seiner Klientel gegenüber davon zurückhalten — diese Rücksicht fällt aber in einer öffentlichen Anstalt fort.

Eine Verantwortlichkeit des Arztes für einen solchen Todesfall ist selbstverständlich nur bei Ausserachtlassung der gewöhnlichsten und gröbsten Maassregeln vorhanden. „Vom Standpunkte der Wissenschaft aus" wird sonst niemals die Schuld eines Narkotisirenden beispielsweise vor Gericht construirt werden können, weil die entgegengesetztesten Gebrauchsmethoden der Inhalations-Anästhetica verwandt werden, und es auch eine Idiosynkrasie giebt. Weder auf bestimmte Dosen, noch auf bestimmte Apparate kann ein Arzt hierbei festgenagelt werden. Wer zu einer Narkose schreitet, soll die gute Kenntniss einer solchen besitzen und sie nach irgend einer, ihm geläufigen Methode unter genauer Berücksichtigung der äusseren und individuellen Verhältnisse vornehmen. Ereignet sich trotzdem ein Unglück, so wird das Bewusstsein, richtig gehandelt zu haben, den vielleicht bald wegen fahrlässiger Tödtung Angeklagten leicht auch die geeignete Rechtfertigung finden lassen. Wenn es irgendwie angängig ist, so soll die Narkose in Gegenwart von zwei Aerzten vorgenommen werden. Dadurch wird einer Anklage von vornherein die Basis entzogen. Selbst bei der Schwierigkeit, mit welcher Landärzte in dieser Beziehung zu kämpfen haben, sollte der Versuch, einen benachbarten Arzt holen zu lassen, stets unternommen werden.

Chloroform.

Sehr bald nach der Einführung des, experimentell schon 1842 untersuchten,[1]) Chloroforms in die ärztliche Praxis[2]) und mitten in seinem Zuge durch die civilisirte Welt wurden Fälle bekannt, in denen chloroformirte Menschen nicht mehr aus ihrer Narkose erwachten oder der Tod vor vollendeter Narkose erfolgte.[3]) War im Beginne der Anwendung dieses Mittels die Zurückhaltung, tödtlich verlaufende Fälle der Oeffentlichkeit zu übergeben, in soweit erklärlich, als der beobachtende Arzt dieses Missgeschick vielleicht als sein persönliches Verschulden ansah, so legte doch bald die ansteigende Zahl solcher Zufälle die Wahrscheinlichkeit nahe, dass es bestimmte Umstände geben müsse, die

[1]) Glover, Edinburgh medic. and surgic. Journ. 1842, Oct

[2]) Bell, Pharmaceutical Journ. 1847 February. pag. 357. — Simpson, London medical Gazette 1847, New Ser. T. V., Decemb. 1847, pag. 934.

[3]) Schon in den Bänden des London medic. Gazette aus den Jahren 1847—49 finden sich zahlreiche solcher Unglücksfälle berichtet.

als Ursache des Chloroformtodes anzusehen seien. Dieselben sind jedenfalls vielfältig, wechseln von Fall zu Fall und sind bis heute trotz einer sehr grossen Zahl der sorgfältigsten klinischen und experimentellen Beobachtungen nur erst oberflächlich gekannt. Dagegen sind die symptomatischen Erscheinungen, unter denen der Chloroformtod und weniger schwere Nebenwirkungen erfolgen, genau beobachtet und beschrieben worden.

Ich habe bereits in der allgemeinen Einleitung zu diesem Kapitel auf die Unzuverlässigkeit der vorhandenen statistischen Zahlen, soweit sie den Chloroformtod betreffen, hingewiesen. Aus diesem Grunde sind auch die daraus gezogenen Schlussfolgerungen irrig. Die gesammelten Fälle belaufen sich bei dem einen Berichterstatter[1]) auf 101, bei dem anderen[2]) auf 241, bei dem dritten[3]) auf 232. In einem einzigen Jahre 1866 sollen aber in England allein 52 und nach einer anderen Angabe[4]) von 1870—1880 120 Todesfälle vorgekommen sein. Ob deswegen das Verhältniss der Todesfälle zu den vorgenommenen Narkosen 1:3000, oder 1:2000, oder 1:1250 beträgt, ist nicht festzustellen, zumal die meisten dieser Unglücksfälle nicht mitgetheilt werden und tödtliche Nachwirkungen bisher nicht gebührend beachtet wurden. Die Zahl auch schwererer Nebenwirkungen nach Chloroform ist bedeutend grösser aber noch viel weniger zu schätzen. In einer Aufstellung über 3224 Chloroformirungen finden sich 45, in denen die Kranken cyanotisch wurden, unregelmässig und stertorös athmeten und Störungen in der Herzthätigkeit aufwiesen.

Die Forschung nach den Ursachen der Nebenwirkungen.

Dieselbe hat sich naturgemäss zu erstrecken auf: 1. das mit dem Mittel behandelte Individuum; 2. die Beschaffenheit des Chloroforms; 3. die Art der Anwendung.

1. Die Individualität der Kranken kommt wahrscheinlich wesentlich, aber in bisher nicht genügend in jedem einzelnen Falle erkennbarer Weise in Frage.

a) Kein Alter ist von den Nebenwirkungen ausgenommen. Bisweilen sprach man dem Kindesalter im Vergleiche zu Erwachsenen eine relative Immunität zu.[5]) Besonders die Altersstufen bis zur zweiten Zahnung sollten Chloroform besser als Erwachsene vertragen.[6]) Dies muss aber leider viel Einschränkungen erfahren, da man unter 232 Todesfällen 5 von Kindern von 1—6 Jahren und 16 bei solchen von 6—12 Jahren zählte. Das Erregungsstadium ist bei Kindern viel kürzer als bei Erwachsenen. Bei älteren, reizbaren, nervös aufgeregten Kindern kann dasselbe jedoch ausnahmsweise selbst 5—10 Minuten überdauern. Säuglinge, sowie der ersten Kindheit angehörende, mehr apathische, phlegmatische Individuen werden nicht selten durch wenige Chloroformeinathmungen nach einer kaum merkbaren, nur einige Se-

[1]) Kappeler, Anästhetica, 1880, pag. 101.
[2]) Duret, Indications et contre-indications de l'anesthésie, Paris 1880.
[3]) Comte, De l'emploi de l'Éther sulfurique Genève, 1882, pag. 131.
[4]) British medic. Journal, 1880, Vol. II., pag. 998.
[5]) Nagel, Wiener Medic. Wochenschr. 1868, pag. 1287.
[6]) Demme, Jahrb. f. Kinderheilk., 1871, Bd. 4, pag. 153 u. 1872, Bd. 5, pag. 72.

cunden, durch leichtes Erzittern des Körpers oder eine etwas stärkere Spannung der Extremitätenmuskeln gekennzeichneten Periode der Aufregung oder auch ohne jedes derartiges Zeichen sofort in das zweite Stadium der Chloroformnarkose übergeführt.[1]) Fette, wohlgenährte Kinder neigen leichter zur Syncope als andere. Die Alterstufen zwischen 24 und 36 Jahren scheinen die grösste Disposition für solche Todesfälle abgeben. Hieraus ergiebt sich auch die Erfahrung, dass alte Leute sehr selten von dem Choroform schwer getroffen werden.

b) Das Geschlecht scheint keinen Einfluss auf das Entstehen der Chloroformtodesfälle zu haben. Dagegen kommt Erbrechen bei Frauen häufiger als bei Männern vor.

c) Einige wenige Menschen besitzen eine Idiosynkrasie gegen Chloroform. Man kann nicht behaupten, dass alle jene, welche blitzschnell nach einigen Inhalationen des Chloroforms sterben, hierherzurechnen sind, da auch eine schlechte Anwendung einen solchen Ablauf hervorrufen kann. Zutreffender ist die Charakteristik solcher Menschen durch das Verhalten bald nach der Einathmung. Trotz des sehnlichsten Wunsches, eine Operation schmerzlos zu überstehen, springen sie noch, bald nachdem die ersten Chloroformmengen in ihre Lungen gekommen sind, auf, weigern sich weiter einzuathmen und überstehen die Operation lieber ohne Narkose. In einigen anderen Fällen erfolgt der Tod lange bevor volle Narkose eingetreten ist, nach 2--3 Athemzügen.[2]) Dies sind solche, von denen Velpeau sagen konnte: „Avec le chloroforme il y a des cas ou la mort peut arriver même quand on agit avec la plus grande prudence et d'après toutes les règles de l'art.“

Dass es eine besondere Empfindlichkeit mancher Menschen für Chloroform giebt, geht auch daraus hervor, dass vereinzelt tiefe Narkose nach Einathmung des Dampfes von einigen Tropfen Chloroform hervorgerufen wurde. In diese Gruppe gehören nicht jene Menschen, die schon eine oder mehrere Chloroformnarkosen überstanden, ohne Nachtheile dadurch gehabt zu haben und bei einer erneuten Anwendung des Mittels plötzlich sterben. Hier werden die Gründe anderwärts zu suchen sein.

d) Es ist bis jetzt noch nicht ermittelt worden, weshalb Trinker in so abnormer Weise auf Chloroforminhalationen reagiren, wie dies in den Operationssälen so häufig zu beobachten ist. Solche Individuen bedürfen nicht nur viel grösserer Chloroformmengen, um vollständig narkotisirt zu werden, als andere Menschen, sondern es tritt bei ihnen auch eine äusserst intensive Excitation auf, die sich in übermässiger Muskelthätigkeit, im Lärmen und Toben und in dem unbewussten Streben kund giebt, den Operationstisch zu verlassen. In dem auf dieses Aufredungsstadium folgenden Zustande der Erschlaffung kommt es nicht selten zu einem mit stertorösem Athmen einhergehenden Collaps, der leicht zum Tode führen kann. Es liegt nahe, eine combinirte Wirkung des Alkohols und des Chloroforms zur Erklärung dieser Erscheinungen heranzuziehen. Dies wurde von verschiedenen Gesichtspunkten aus versucht. So war man der Ansicht, dass der durch den

---

[1]) Demme, Die Anästhetica im Handb. der Kinderkrankheiten, Separatabdruck, pag. 23.

[2]) British medical Journal, 1889, II., 778.

Alkohol geschwächte Organismus die Wirkung des Chloroforms nicht ertragen könne — eine Erklärung, die kaum mehr als eine Umschreibung der Thatsache selbst ist. Nach einer anderen Anschauung bewirkt das Chloroform an und für sich sowohl Herabsetzung der Wärmeproduction als auch Verlangsamung der biochemischen Vorgänge im Körper. Den gleichen Effect übt auch der Alkohol aus, und so könnten bei Potatoren durch eine Addition dieser beiden Wirkungen unangenehme Nebenerscheinungen und selbst deletäre Ausgänge zu Stande kommen.[1]) Die Vorstellung ist schwierig, dass derartige Vorgänge — Abkühlung und Herabsetzung der allgemeinen chemischen Processe im Organismus — in einem so kurzen Zeitraume von Beginn der Narkose bis zum Eintreten des Schlafes zu Stande kommen und so eine heftige Wirkung entfalten.

Es scheint näher liegend, anzunehmen, dass die durch den chronischen Alkoholismus im Centralnervensystem gesetzten materiellen, d. h. chemischen Veränderungen, die Gehirncentren in einen von dem physiologischen so abweichenden Zustand gebracht haben, dass jeder neu hinzukommende chemische, reizende oder lähmende Einfluss durch Addition entweder übermässige Excitation oder bald darauf folgend Lähmung lebenswichtiger Organe bedingen kann. Die Gehirnfunctionen befinden sich bei Trinkern in einem labilen Gleichgewicht. Schon Aenderungen in der Grösse des gewohnten Reizes rufen bisweilen jene schweren Erregungs- oder Lähmungszustände hervor, die Gegenstand der Behandlung werden müssen. Auch selbst eine methodische Vorbereitung von Trinkern kann unter Umständen einen schlechten Ausgang einer Chloroformnarkose bei ihnen nicht verhindern. In einem solchen Falle dauerte die Vorbereitung bei einem Gewohnheitstrinker mit gesundem Herzen 14 Tage lang. Die Narkose ging anfangs gut von Statten. Man setzte das Chloroform für einige Augenblicke aus und als es wieder gebraucht wurde, erschien das Gesicht cyanotisch, es folgte eine tiefe Inspiration, die, trotz der sofort vorgenommenen Laryngotomie, von keiner anderen mehr gefolgt war.[2]) Grössere statistische Zusammenstellungen auch aus der neueren Zeit ergaben, dass die Zahl der Chloroformtodesfälle bei Trinkern etwa 10—13 pCt. beträgt.

e) Eine zeitliche allgemeine Körperschwäche der zu Chloroformirenden ist häufig zur Erklärung von Unglücksfällen nach Chloroform herangezogen worden. Langwierige Leiden, bedeutende Blutverluste und selbst Excesse in venere sollen eine solche hervorrufen. Experimentell ist dies auch darzuthun versucht worden. So erwiesen sich durch künstliche Blutverluste geschwächte Thiere empfindlicher gegen Chloroform und starben leichter durch dasselbe als andere.[3]) Ja, Hunde, Kaninchen, Meerschweinchen, sowie grössere Insecten sollen nach vorangegangener, unmässiger Geschlechtsbefriedigung dem Chloroformtod angeblich schneller und nach kleineren Dosen unterliegen als normale Thiere.[4]) Als absolut zuverlässige These ist für Menschen die

---

[1]) Scheinesson, Untersuchungen über den Einfluss des Chloroforms auf die Wärmeverhältnisse der Organe und den Blutkreislauf, Dorpat, 1868 und Archiv der Heilkunde, Bd. X., 1869.

[2]) British medical Journal, 1889, II., pag. 88.

[3]) Bert, Gazette des hôpitaux, 1883, No. 42

[4]) Clemens, Archiv f. Heilkunde, 1854, pag. 54.

grössere Gefahr, die in Körperschwäche oder hochgradiger Anämie, wie sie im Verein mit amyloider Entartung innerer Organe bei scrophulösen Knochen- oder Gelenkleiden vorkommt, liegt, nicht aufrecht zu erhalten, obschon Fälle vorkommen, in denen dieser Umstand besonders hervorstach. So wurde der Tod eines sehr unordentlich lebenden Mädchens, die wegen Krebs der Vagina chloroformirt werden sollte und den ersten Inhalationen unterlag, auf deren, durch das lottrige Leben zerrütteten Körperzustand zurückgeführt.[1]) Ein Knabe, der ein krankes Kniegelenk hatte, wurde ohne Nachtheil chloroformirt. Nachdem aber langwierige Eiterung an dem Knie bestanden hatte, erlag er einer erneuten Chloroformirung. Solchen Fällen sind jene Erhebungen entgegenzuhalten, nach welchen die grösste Zahl der durch Chloroform umgekommenen Menschen ausdrücklich als kräftig und allgemein gesund bezeichnet werden. Sie machten 23,3 pCt. aus, während die schwachen und allgemein Kranken nur ca. 9 pCt. der Gesammtzahl betrugen.

f) Gewisse Erkrankungen des Herzens, der Luftwege und des Centralnervensystems stehen ebenfalls in dem Rufe schlechte Chloroformwirkungen zu bedingen. Besonders die fettige Entartung des Herzmuskels galt früher in dieser Beziehung für etwas Wesentliches, trotz der mannigfaltigen negativen Befunde, die man an den Herzen von solchen, die durch Chloroform getödtet waren, machte. Die statistischen Aufstellungen ergaben immerhin relativ nicht selten das Vorkommen einer solchen Veränderung. Die Angaben schwanken zwischen 11 pCt., 26 pCt. und 36 pCt. Trotzdem wird dieser Erkrankung nur eine relative, keine absolute Gefährlichkeit beigemessen, da einerseits von den mit ihr behafteten Individuen einige schon früher nachweislich ohne Nachtheil chloroformirt wurden, und weil man andererseits wegen Gangraena senilis, bei der ja Atrophie und fettige Degeneration des Herzens häufig sind, niemals beunruhigende Erscheinungen in Folge der Chloroformirung wahrnahm.[2]) Es ist dieser Umgrenzung der Fettdegeneration des Herzens als einer nur relativ gefährlichen Complication vollkommen zuzustimmen, da bei der überaus häufigen Verbreitung derselben in geringeren Graden die Untersuchung über die Ursachen des Chloroformtodes im concreten Falle leicht auf falsche Wege und zu irrthümlichen Schlüssen führen kann.

Ich habe bereits in der Einleitung zu dieser Gruppe von Stoffen genauer begründet, dass eine länger dauernde Narkose Fett oder fettartige Stoffe in den Herzmuskel hineinschaffen, und dass in sehr geringem Umfange auch wohl eine wirkliche Fettdegeneration zu Stande kommen kann. Bei nicht wenigen Chloroformtodten fand man auch eine besonders auffällige Umlagerung des Herzens mit Fett.

Bei Individuen mit Herzfehlern, rigiden Arterien, Emphysem droht die Gefahr der Apoplexie im Stadium der Erregung, d. h. der gewaltsamen Muskelanstrengung. Im Säuglingsalter sollen atelectatische Zustände der Lunge, sowie alle tieferen Erkrankungen der Respirationsorgane, welche mit hochgradiger Hyperämie der Schleimhäute der Athmungswege einhergehen und mit bedeutenderer Beschränkung des Respirationsfeldes verbunden sind,[3]) die Möglichkeit unglücklicher Nar-

---

[1]) Paget, The Lancet, 1853, Vol. II., Oct.

[2]) Kappeler, l. c.

[3]) Demme, l. c., pag. 42.

kosen nahelegen. Auch bei Erwachsenen mit pleuropulmonalen Erkrankungen sowie bei Schwächung der respiratorischen Functionen soll dies der Fall sein. Nicht unerwähnt sei jedoch, dass früher mehrfach die Chloroformirung bei Herzkranken als nicht sonderlich gefährlich angesehen wurde,[1]) und dass man es sogar für unnöthig erklärte, den Puls zu überwachen.

g) Nach der wohlbegründeten allgemeinen Anschauung besitzen Personen, die unter dem Einflusse irgend eines Affectes, sei es Furcht, Schreckens, Sorge, Angst vor der Operation etc. stehen, eine besondere Disposition, dem Chloroformeinflusse zu unterliegen. Das Gleiche gelte von den Individuen, die durch irgend eine äussere plötzlich einwirkende Gewalt Verletzungen erlitten und den mit dem Namen „Shock“ belegten Symptomencomplex, bestehend in geistiger Apathie oder Bewusstlosigkeit, Kleinheit des Pulses, Blässe des Gesichts etc. zeigen. Ich glaube ferner, dass jeder zu Nervenkrankheiten disponirte Mensch, Kinder, die zu eklamptischen Anfällen neigen, ebenfalls in diese Gruppe einzureihen sind. Mit der allergrössten Vorsicht sind jene Kranke zu überwachen, bei denen durch Chloroform erst spät das obere Augenlid ohne Muskelspannung sich heben lässt oder wo diese Entspannung gar nicht eintritt.

2. Die Beschaffenheit des Chloroforms soll eine tadellose sein. Eine Zeit hindurch sah man in der Erfüllung dieser Forderung den besten Schutz gegen Chloroformunfälle und neuerdings versucht man, wie sich voraussagen lässt ohne Erfolg,[2]) diese Anschauung durch Einführung des „kristallisirten Chloroforms“ wieder aufleben zu lassen. Mit gutem Rechte haben alle Pharmakopöen in dieser Beziehung feste Normen aufgestellt, da es eine natürliche Forderung ist, reine Präparate in Anwendung zu ziehen, obschon die allermeisten Unglücksfälle eine andere Entstehungsursache haben. Selbstverständlich ist aut den Gehalt an Chlor oder Salzsäure an sich nur sehr geringes Gewicht zu legen. Dieses Vorkommen zeigt uns aber an, dass Zersetzung in dem Chloroform vor sich gegangen ist und dass damit auch wahrscheinlich bedeutungsvollere Producte der Zersetzung entstanden sein werden. Man hat mehrfach bis in die Neuzeit hinein bezweifelt, dass ein mit gewissen organischen Stoffen verunreinigtes Chloroform dem Leben Gefahr bringe, während andererseits auch auf Grund von Versuchen behauptet wurde,[3]) dass ein kurz vor dem Gebrauche rectificirtes Präparat weder bei Menschen noch bei Thieren irgend welche leichtere oder gar gefahrdrohende Nebenwirkung mit Ausnahme des Erbrechens nach der Narkose veranlasse. Man erhielte aber nur ganz ausnahmsweise in den Apotheken wirklich reines Chloroform und wenn man es unzersetzt bekäme, dann ginge es Veränderungen bei der Aufbewahrung ein. Ich habe die Ueberzeugung, dass manche der im Chloroform als Verunreinigung vorkommenden Stoffe noch energischer wirken als dieses, dass sie aber an sich in den Mengen, in denen sie vorhanden sind, keinen sonderlichen Schaden stiften können. Ich schliesse hierin auch sogar

[1]) Brit. med Journ., 1869, II., pag. 590.

[2]) Nachdem dies gedruckt war, ist bereits der erste Todesfall durch das „Chloroform Pictet“ vorgekommen. Er wird nicht der einzige bleiben! Ausserdem ist dieses Chloroform direct als unrein bezeichnet worden.

[3]) Reynier, La semaine médicale, 1889, pag 256.

das Phosgengas ein, das nach meinen Versuchen erst in übermässigen Dosen bei Thieren lebensgefährlich wird. Nur in der gleichzeitigen Einwirkung mit Chloroform sehe ich einen Nachtheil auf Grund der Auffassung, die ich in den allgemeinen Bemerkungen über Inhalations-Anästhetica (unter No. 9) begründet habe. Eine viel kleinere Unvorsichtigkeit in dem Gebrauche eines solchen als eines reinen Chloroforms kann die Grenzschwelle zwischen Narkose und Tod verschmälern und zu schweren Symptomen event. dem Tode Anlass geben. Und selbst wenn auch dieses Alles fehlt, so ist die Narkose mit einem verunreinigten Chloroform bei gleicher Anwendungsart unregelmässiger und unzuverlässiger als mit einem reinen. Es schliesst dies selbstverständlich nicht aus, dass aus anderen Gründen auch ein ganz reines Chloroform schädlich wirken kann; aber es wäre fast leichtfertig, wenn man die Bedeutung von Verunreinigungen, wie dies in der Neuzeit geschah,[1]) als nebensächlich beurtheilen wollte.

Sieht man von der absichtlichen Zumischung von Alkohol zum Chloroform behufs besserer Haltbarkeit des letzteren ab, so rührt die schlechte Beschaffenheit des Chloroforms entweder von einer unvollkommenen Darstellung einschliesslich der Benutzung eines schlechten Alkohols oder von der freiwilligen Zersetzung des Präparates unter dem Einflusse des Sonnenlichtes im Verein mit dem Sauerstoff der Luft her. Demnach findet man in einem schlechten Chloroform: Amylalkohol beziehungsweise gechlorte Verbindungen desselben, auch Acetal, oder Aethylenchlorid, Methylenchlorid, Aethylchlorid, Tetrachloräthylen, Aethylidenchlorid, Trichloräthylchlorid, Aldehyd, Chlorverbindungen des Propyl- und Butylalkohols, Chlorallyl u. A. m. Solche Beimengungen verändern das specifische Gewicht (1,485—1,489) und den Siedepunkt (60—62° C.) des Chloroforms. Die Bestimmung des Siedepunktes sollte jeder Arzt vornehmen können, zumal ihm diese Manipulation gleichzeitig gestattet, sich ein reines Chloroform im Bedarfsfalle aus unreinem zu beschaffen. Was aus einem einfachen Destillirkölbchen vor 60° überdestillirt, wird in einer Medicinflasche aufgefangen, dann der zwischen 60 und 62° C. übergehende Antheil als rein abgesondert, und was über 62° destillirt, ebenfalls gesammelt. Die erste und dritte Portion können wieder zusammengegossen und nochmals in derselben Weise destillirt werden. Abweichungen von dem normalen Siedepunkte sind bisher nur in relativ wenigen schlecht verlaufenden Fällen constatirt worden. Ich habe jedoch den Eindruck erhalten, dass bei dem grössten Theile derselben eine Untersuchung überhaupt unterlassen wurde. Man begnügte sich mit der Bemerkung, dass das Chloroform zuverlässig gewesen sei. Als Stütze wird auch wohl angegeben, dass es sich um englisches, d. h. Chloralchloroform gehandelt habe. In dieser Beziehung ist hervorzuheben, dass manches Chloralchloroform des Handels, wie selbst Pharmaceuten angeben, nicht dem Chloral entstammt und man dieses Präparat deshalb stets aus sicherer Hand entnehmen muss, dass aber andererseits dieses Chloralchloroform sich in keiner Weise von anderem guten Chloroform unterscheidet. Es zersetzt sich, wenn ihm nicht 0,5—1 pCt. Alkohol zugesetzt wird — wodurch jedes Chloroform mehrere Monate vor der

---

[1]) Dastre, La semaine médicale, 1889, pag. 317.

Selbstentmischung bewahrt wird — unter dem Einflusse des Lichtes und des athmosphärischen Sauerstoffs ebenso wie anderes Chloroform. Schon nach wenigen Stunden entsteht Chlor, Phosgengas ($COCl_2$), später Salzsäure.

Der erstickende Phosgengeruch soll dem Chloroform fehlen. Bestes Filtrirpapier, mit Chloroform getränkt, darf deshalb nach dem Verdunsten des letzteren keinen Geruch mehr abgeben. Wird Chloroform mit Jodzinkstärkelösung geschüttelt, so darf weder eine Bläuung derselben noch eine Färbung des Chloroforms eintreten, widrigenfalls Chlor zugegen ist. Mit zwei Raumtheilen Chloroform geschütteltes Wasser darf blaues Lackmuspapier nicht röthen, auch eine Trübung nicht hervorrufen, wenn es vorsichtig über eine verdünnte Silbernitratlösung geschichtet wird. Ein Eintreten solcher Reactionen deütet auf Salzsäure. Schliesslich soll Chloroform bei häufigem Schütteln mit Schwefelsäure in einem Glase mit Glasstöpsel innerhalb einer Stunde die Schwefelsäure nicht färben, sonst sind in dem Chloroform Aethylidenchlorid, andere gechlorte Aethane oder gechlorte Amylverbindungen. Mehrfach fand man auch Arsen im Chloroform.[1])

Bezüglich des Unterschiedes von reinem und mit anderweitigen gechlorten Produkten versehenem Chloroform in der Wirkung auf den Menschen wurden Versuche angestellt. Ganz frisches Chloroform erzielte leichte Narkosen, ein solches, das mehrere Wochen gestanden hatte, verursachte eine Reihe übler Zufälle sowohl während der Narkose als auch im Laufe der nächsten 24 Stunden.[2]) In einem Chloroform, nach dessen Anwendung der Tod bei unvollkommener Narkose erfolgt war, fanden sich geringe Mengen Chlorallyl. Ein anderes, das einen Menschen in voller Narkose tödtete, siedete nur zu einem Drittheile bei der richtigen Temperatur, der Rest erst bei 70 und 75° und sogar noch bei 80° C. blieb ein nicht unbedeutender Rückstand im Siedekolben. Weder Salzsäure noch freies Chlor war in demselben enthalten. Es schien aus schlechtem Alkohol bereitet zu sein und barg anderweitige gechlorte Producte in sich.[3]) Für das Kindesalter scheint die Gegenwart von Methylverbindungen im Chloroform besonderer Beachtung zu bedürfen. Uebelsein, hartnäckiges Erbrechen, Kopfschmerz, starke Benommenheit des Sensoriums und tiefe Prostration bei dem Erwachen aus der Narkose wurden in einem Falle nach Gebrauch eines so verunreinigten Chloroforms beobachtet.[4])

3. Die Anwendungsart des Chloroforms ist der bedeutungsvollste der Umstände, der beim Gebrauche dieses Stoffes in Frage kommt. Für den grösseren Theil aller zu chloroformirender Menschen gilt noch der Satz von Sédillot: „Le chloroforme pur et bien employé ne tue jamais." In seiner absoluten Fassung ist er nicht zulässig. Er sollte aber als erster Grundsatz in der ganzen Chloroformfrage anerkannt werden. Die Begründung ist zum grössten Theil bereits in den vorgängigen Auseinandersetzungen gegeben. Die vielen Einwendungen, die gegen diesen Ausspruch erhoben wurden, kämpfen im

---

[1]) Scholvien, Archiv der Pharmacie, 1887, pag 130.
[2]) Bartscher, Berlin. klin. Wochenschr., 1866, pag. 325.
[3]) Hüter, Berlin. klin. Wochenschr., 1866, No. 30, pag. 303.
[4]) Demme, Die Anästhetica, 1887, pag. 39.

Wesentlichen gegen die Folgen, welche durch seine Anerkennung in strafrechtlicher Beziehung heraufbeschworen werden könnten, und heben die Individualität des zu Chloroformirenden als das bedeutendste Moment hervor. Dies ist keinenfalls richtig, und geeignet, einen unpassenden Fatalismus da einzuführen, wo sorgfältigstes Abwägen am Platze ist. „Chloroformiser est un art, qui exige une attention de tous les instants et beaucoup d'habilité et d'expérience." Nicht immer findet man, dass derjenige, der chloroformirt, den Stoff in erforderlicher Weise kennt. Ich selbst habe manchmal so chloroformiren gesehen, dass ich die menschliche Constitution bewunderte, die Derartiges ertragen konnte. Für die Chloroformanwendung kommen in Frage:

a) Die Tension der Dämpfe des Narcoticums. In meinen allgemeinen Bemerkungen über Inhalations-Anästhetica (No. 5 u. 6) habe ich diesen Umstand bereits genügend gewürdigt. Normale Wirkung und Nebenwirkung des Chloroforms hängen von ihm wesentlich ab. Schon das „englische Chloroform-Comité" sprach die Ansicht aus, dass diejenigen Todesfälle, die vor Eintritt der Anästhesie erfolgen, sowie diejenigen, in welchen vor dem Beginne des Excitationsstadiums der Tod durch Syncope eintritt, durch die Inhalation zu concentrirter Chloroformdämpfe veranlasst werden. Spätere Untersuchungen haben die Nothwendigkeit, auch einwandsfrei, experimentell erwiesen, Narkosen nur mit verdünnten Chloroformdämpfen vorzunehmen, und dargethan, dass die jetzt üblichen Methoden entweder eine ungleichmässige oder eine von vornherein gefährliche Narkose hervorrufen. Dies geht vor sich, gleichgültig ob die Chloroformirung mit Maske oder mit Apparaten vorgenommen wird, die eine Verdünnung des Chloroformdampfes durch athmosphärische Luft gestatten. Bis auf eine Ausnahme kann auch bei diesen keine zuverlässige Regulirung der Chloroformmengen erzielt werden, die als Mindestmaass für die Narkose erforderlich sind. Berücksichtigung verdient in dieser Beziehung nur der Vorschlag von Paul Bert, das nothwendige Chloroform in einem 200 bis 300 Liter haltenden Zinkkasten zur Verdampfung kommen und diesen verdünnten Dampf in geeigneter Weise einathmen zu lassen. Versuche ergaben, dass 8 g Chloroform auf 100 Liter Luft die geeignete Verdünnung darstelle. Da eine solche kaum transportable Einrichtung für die ärztliche Praxis nicht angängig ist, so soll bei dem freien Chloroformiren der Gesichtspunkt, dass das Hinzulassen von möglichst viel atmosphärischer Luft zu dem, in immer nur kleinen Mengen angewandten, Chloroform zwar die Narkose sehr verlangsamt, sich dafür aber die Gefahren verringern, nicht ausser Acht gelassen werden. Ob die neuerdings empfohlene Modification des Junker'schen Apparates das Gleiche leistet, kann hier nicht entschieden werden. Man sollte damit anfangs ein 12proc. Gemisch, später ein 8proc. von Chloroformdampf und athmosphärischer Luft einathmen lassen.[1])

b) Die Höhe der absolut und in der Zeiteinheit aufgenommenen Dosen des Chloroforms kommt naturgemäss für das Auftreten unerwünschter Wirkungen sehr in Frage. Indessen ist die Concentration, mit welcher sich der Eintritt in den Organismus vollzieht, der wesent-

---

[1]) Kappeler, Correspondenzbl. f. Schweiz. Aerzte, 1889, No. 2.

lichste Factor. So war es möglich, dass unter 232 Todesfällen 3 nach Verbrauch von weniger als 1 g, 37 nach Verbrauch von 1—4 g und 44 nach 5—10 g zu Stande kamen, während 200 g in einem Falle noch vertragen wurden.[1]) Eine feste Grenzzahl lässt sich vom Chloroform nicht angeben. Die zur Narkose nothwendige Menge wird auf durchschnittlich 1 g : 2 Liter Blut geschätzt. Sie beträgt aber wahrscheinlich weniger. Von Wichtigkeit ist der Nachweis, dass das Blut narkotisirter Thiere weit weniger Chloroform enthält, als seinem Lösungsvermögen sowie jenem des Blutwassers entspricht, und daher leicht soviel noch aufnehmen kann, um Gefahren dadurch heraufzubeschwören.[2]) Träufelt man allmählich das Chloroform auf den Korb, so wird die Narkose langsamer eintreten, aber die Gefahr auch geringer sein. Die maximale Begrenzung, welche das deutsche Arzneibuch dem Chloroform zu Theil werden lässt — 0,5 g pro dosi und 1,0 g pro die — kann selbstverständlich nur für den innerlichen Gebrauch Geltung haben, hätte aber besser fortbleiben sollen mit Rücksicht auf die verhältnissmässig sehr grossen Dosen, die für Narkosen verwandt werden und nicht feststellbar sind. Oder glaubt man, dass Resorption nur vom Magen aus zu Stande kommt? Im Allgemeinen lässt sich annehmen, dass die Zufuhr des Mittels unterbrochen oder wesentlich vermindert werden soll, wenn das obere Augenlid sich ohne Muskelspannung heben lässt.

c) Der Haltung des Kranken bei der Narkose ist schon früher Aufmerksamkeit geschenkt worden. Neuerdings ist die horizontale Rückenlage wieder als ein wesentliches Erforderniss einer guten Narkose angesprochen worden. Wird während der Operation die Rückenlage nicht beibehalten, so muss die Dosirung des Mittels und die Beschaffenheit der Athmung ganz besonders überwacht werden, und bei noch so leichter Störung der letzteren alsbald die Rückenlage wieder hergestellt werden.

d) Die Temperatur und die Beleuchtung des Operationsraumes können ebenfalls Bedeutung in Bezug auf Nebenwirkungen gewinnen. In kalten Räumen erwachen narkotisirte Kinder langsamer und schwieriger aus der Narkose als andere.[3]) Sehr heisse Witterung soll Kranke empfindlicher für Chloroform machen. Streicht Chloroformdampf durch Gaslicht, so entsteht das irrespirable Chlorkohlenoxyd, Salzsäuregas und freies Chlor. Bei Kranken, deren Wundzustand durch Husten verschlechtert wird, kann der letztere durch Einathmen jener Gase hervorgerufen werden. Dies stellt z. B. für Laparotomirte eine gewisse Gefahr dar. Ausserdem ist die Möglichkeit des Entstehens von Bronchitis und catarrhalischer Pneumonie dadurch gegeben, und auch nicht ausgeschlossen, dass durch letztere der Tod erfolgen kann. Durch Entwickeln von Wasserdämpfen im Operationszimmer[4]) oder

[1]) Comte, l. c. — Luther Sexton, New Orleans medic. and surg. Journ. 1884, T. XI., May, pag 850.

[2]) Pohl, Archiv f. experim. Path. u. Pharmak., Bd. 28, 1891, pag. 246.

[3]) Demme, Jahrb. f. Kinderheilk., 1871, No. F., Bd. 4, pag. 153

[4]) Langenbeck, Akiurgie. — Zweifel, Berl. klin. Wochenschr., 1889, pag. 317. Hartmann, Berl. klin. Wochenschr., 1889, No. 13. — Stobwasser, Berl. klin. Wochenschr.. 1889, pag. 760. — Eversbusch, München. medic. Wochenschr., 1889, No. 13. — Iterson, The Lancet, 1889, II., pag. 184.

durch Aufhängen von Tüchern, die mit Sodalösung oder Kalkmilch getränkt sind und die Salzsäure absorbiren können,[1]) soll sich dieser Uebelstand beseitigen lassen.

An Stelle einer normalen Chloroformwirkung beobachtet man bisweilen ein theilweises oder volles Versagen des Narcoticums. So giebt es Individuen, bei denen man auf diesem Wege nie eine dauernde Muskelruhe erreicht. Andere sind nicht zum Schlafe zu bringen, selbst wenn, wie dies in einem Falle bei einem schwächlichen, dem Alkohol nicht ergebenen Manne der Fall war, ausser subcutanen Morphiuminjectionen noch reines Chloroform bis zu 200 g verwandt werden.[2])

Eine grosse Toleranz gegen Chloroform zeigen Kinder.

Ueber die Zeit, wann nach der Chloroformanwendung der Tod eintritt, sind statistische Angaben gemacht worden. Unter 224 Fällen erfolgte er:

1. Vor dem Eintritt der Anästhesie:

Nach einigen Inhalationen	11	Mal
„ Verlauf von 1—2 Minuten . .	12	„
„ „ „ 2—5 „ . .	17	„
„ „ „ 5—10 „ . .	9	„
Im Excitationsstadium	22	„
Unbestimmbar	41	„

2. Während der Narkose:

Vor der Operation	6	Mal
Nach Beginn der Operation	21	„
Im Verlaufe der Operation	55	„
Am Ende der Operation	29	„

Nebenwirkungen seitens des Herzens, der Athmung und des Centralnervensystems.

Unglückliche Nebenwirkungen des Chloroforms seitens der genannten Functionen können in jedem Zeitpunkte der Narkose: vor, während und nach der Operation entstehen. Ueber die Art, wie sie zu Stande kommen, ist sehr viel experimentirt worden, ohne dass hierin Einigkeit zu erzielen gewesen wäre. Die Meinungen haben sich zu zwei Schlagworten zugespitzt. Die eine betont, dass der Chloroformtod durch primären Herzstillstand, die andere, dass er durch Athemlähmung zu Stande kommt. Beide, besonders aber die letztere, sind durch einen ungewöhnlich grossen experimentellen Aufwand zu begründen versucht worden. Es ist zweifellos, dass bei Thieren in dem grösseren Theile der Fälle die Athmung vor dem Herzen stillsteht. Das Herz pulsirt typisch, meist aber irregulär. So sah ich einmal in einem Vorlesungsversuche nach der Eröffnung des Brustraums das Herz noch 1¾ Stunden in diesem Bewegungen ausführen, ohne dass irgend welcher Schutz, auch nicht vor Eintrocknung, angebracht wurde. Es kommt aber auch das Gegentheil vor, wie ich es auf Grund von vielen Beobachtungen zu Tode chloroformirter Thiere an-

---

[1]) Kunkel, Münchener medic. Wochenschrift, 1890, pag. 175.

[2]) Link, Wiener medic. Wochenschrift, 1888, pag. 1701.

geben kann. Diese Verschiedenheit erscheint aber bei Menschen in viel erhöhtem, aber nicht durch Zahlen zu belegendem Maasse, so dass hier vor einer Festlegung der directen Todesursache und vor Schlussfolgerungen aus einer solchen gewarnt werden muss. Besonders ist die Gruppirung, wie sie neuerdings versucht wurde,[1]) dass nämlich die Zufälle bestehen könnten in primärer respiratorischer Syncope, in respiratorischer bulbärer Syncope, in zwei Formen von Herzsyncope oder einer toxischen Apnoë so gekünstelt, dass von ihrer Annahme abgesehen werden kann. Damit ist nicht ausgeschlossen, dass solche Zustände eintreten können, wie die folgende Auseinandersetzung lehrt. Sie entstehen nur nicht so schematisch. Die toxische Apnoë z. B. ist meist nicht anders als ein, nicht sonderlich gefährlicher, im Beginn der Chloroformnarkose durch Reflex von den Trigeminusästen der Nase bedingter Respirationsstillstand in Exspirationsstellung des Zwerchfelles. Thiere zeigen gerade dieses Phänomen häufig recht deutlich.

Bei dem kleineren Theile der tödtlich verlaufenden Chloroformnarkosen geben dem Eintritte des Todes keine warnenden Prodromalsymptome voran. Der Puls verschwindet hier plötzlich, entweder in voller oder unvollkommener Narkose, und 1—2 Minuten später hört die Respiration auf. Das Gesicht wird bleich, das Auge glanzlos, gebrochen, die Cornea trübe, die Pupillen erweitern sich und es erfolgt der Tod. Meistens kündigt sich jedoch der schlechte Ausgang einer Narkose durch einzelne oder eine Reihe prämonitorischer Erscheinungen an. Es tritt hartnäckiges Erbrechen ein, auffallende Gesichtsblässe oder Cyanose, mühsame, mitunter stertorös klingende, auch aussetzende Athmung, maximale Pupillenerweiterung, Fehlen der Reflexbewegung bei Berührung der Conjunctiva bulbi, krampfartige Muskelbewegungen, kalte, klebrige Schweisse auf Stirn und Extremitäten und Lähmung der Gesichtsmuskeln. Der Unterkiefer sinkt herab, die Züge verfallen und werden leichenhaft; es erscheint ferner eine gewisse Muskelrigidität oder auch plötzliche Erschlaffung in einem sehr frühen Stadium der Chloroformwirkung, sowie Aufhören von Blutung aus Gefässen, die eben noch bluteten. Ein kleiner, schwer fühlbarer oder unregelmässiger Puls, der in manchen Fällen trotz Fortbestehens der Herzaction ganz aufhört, leitet direct die Gefahr ein. Das Herz arbeitet dann eben leer. Der Kranke seufzt ein- oder mehrmals tief auf, oder athmet schnarchend. Die Respiration endet vor dem Aussetzen des Pulses oder überdauert den letzteren. Man muss hiernach im ersteren Falle einen Chloroformtod durch Asphyxie, in dem letzteren einen solchen durch Syncope annehmen. In manchen Fällen erfolgt Wiederaufleben beider Functionen und, wenn dann von Neuem Chloroform angewandt wird, Stillstand für immer.

Es kommt auch vor, dass bis zum Ende der Operation das Mittel gut vertragen wird, und wenn man dann in dem Augenblicke, wo die Empfindung wiederzukehren beginnt, vielleicht um noch einige Nähte zu machen, dasselbe wieder einathmen lässt, alsbald ein oder einige tiefe Athemzüge gemacht werden und dann der Tod eintritt.[2]) Manchesmal war es nicht zu entscheiden, ob der Puls oder die

---

[1]) Dastre, Le Semaine médicale, 1889, pag. 317.
[2]) British medic. Journ., 1889, 21. Dec., pag. 1408.

Athmung früher aussetzten. Wie mit einem Schlage standen beide still und nur ein convulsivisches Zittern gab vom vorhandenen Leben Kunde. Diese blitzähnliche Syncope erscheint meistens im Excitationsstadium, bisweilen schon nach wenigen Einathmungen.[1] Bei Kindern trifft sie eher die fetten und wohlgenährten, und wird dadurch eingeleitet, dass das Gesicht plötzlich hochroth oder bläulich congestionirt wird und die Augen starr erscheinen und einen ängstlichen Ausdruck zeigen. Auch bei Erwachsenen leitet sich der Tod bisweilen mit plötzlicher tiefer Congestionirung des Gesichts ein.[2]) Unregelmässigkeit der Herzthätigkeit kommt auch zuweilen ohne weitere Folgesymptome vor. Bei Kindern sieht man z. B. meistens Pulsbeschleunigung in dem Aufregungs-, Pulsabnahme im Depressionsstadium; doch findet sich auch eine anhaltende Pulsvermehrung in dem letzteren Stadium. Ebenso kann der Puls eine Zeit lang unregelmässig sein.

Eine weitere, recht häufige, vielleicht sogar fast ständige, vom Alter und Geschlecht des Kranken unabhängige, Nebenwirkung stellt der Venenpuls dar, den man an der Vena jugularis interna, auch an der Vena jugularis externa,[3]) seltener und schwieriger an anderen Venenstämmen des Gesichtes und Halses sieht. In einigen Fällen beginnt er mit den ersten Inhalationen und wird im weiteren Verlaufe der Narkose ausgesprochener. Den Höhepunkt seiner Stärke erlangt er, wenn der Kranke aus dem Schlafe erwacht. Bei Manchen erscheint er erst um diese Zeit. Dann kann der Puls bis in die Subclavia und Facialvenen verfolgt werden. Es sind doppelte Vibrationen. Die Acme der Woge geht dem Radialpulse unmittelbar voran. Centrale Compression der Venen verhindert die Pulsation, während distale ohne Wirkung ist. Das ganze Phänomen hält auf seiner Höhe 10—15 Minuten an und verläuft allmählich abnehmend. Nach ^{1} Stunde ist nichts mehr wahrnehmbar.

Ein die Chloroformirung erschwerender und manchmal nicht ganz unbedenklicher Zufall ist die während des Excitationsstadiums auftretende Contraction der Kaumuskeln sowie der hinteren Zungenmuskeln. Die Zunge wird durch die Mm. stylo-glossi und glossopharyngei krampfhaft nach hinten gezogen und drückt die Epiglottis nieder. Auf diese Weise kommt es zu einem mechanischen Verschlusse des Kehlkopfeinganges, und wenn nicht sofort Abhülfe eintritt, zu einer spastischen Asphyxie, zur Erstickung unter Blaufärbung der Lippen, Exophthalmus, bretthårte Spannung des Abdomen u. s w. Auch durch Zungenlähmung kann ein Zurücksinken der Zunge und Erstickungsgefahr durch paralytische Asphyxie erzeugt werden. Manche Chirurgen sehen mit Unrecht in einem solchen mechanischen Athmungshinderniss die wesentliche, wenn nicht einzige Gefahr der Chloroformnarkose. Vereinzelt wurde von einem, durch individuell zu concentrirten Chloroformdampf reflectorisch herbeigeführten Kehlkopfverschluss berichtet, welcher Asphyxie veranlasste.[4])

[1]) British medic. Journal, 1889, 5. Octob., pag. 778.
[2]) British medic. Journal, 1889, 19. Octob., pag. 891.
[3]) Noël, Bulletin de l'Académ. Royal de Médicine de Belgique, Tom. X., No. 8.
[4]) v. Hochstetter, Wiener klin. Wochenschr., 1891, No. 9, pag. 169.

Ein eigenthümliches Zustandekommen von Asphyxie kann dadurch bedingt werden, dass bei Kranken mit spitzer Nase, dünnen Nasenflügelknorpeln und einer breiten, dünnen Ausfüllungsmembran zwischen dem Nasenflügel und dem dreieckigen Nasenknorpel, sobald Trismus eintritt, die Seitenwand der Nase durch den äusseren Luftdruck beiderseits fest an das Septum gedrückt und so die Nasenhöhlen verschlossen werden. Lüften der Nasenflügel beseitigt alsbald die Asphyxie.[1]) Auf die leichteren Unregelmässigkeiten der Athmung während der Excitation ist im Ganzen weniger Rücksicht zu nehmen, da sie sich meist bei zweckmässiger Anwendung des Mittels und dem Fehlen abnormer individueller Veranlagung im Stadium der Depression wieder ausgleichen. Bei Säuglingen findet sich zuweilen im Erregungsstadium Singultus.[2]) Auch feucht rasselnde Trachea- und Athmungsgeräusche erscheinen bei Kindern, wenn Speichel in Folge von Salivation rückwärts fliesst.[3]) Catarrhalische Entzündung der Schleimhäute der Luftwege kann zu Stande kommen. Bei einem Menschen, der sich vielleicht durch Chloroformeinathmungen zu tödten beabsichtigte, fand sich Laryngitis, Tracheitis, Bronchitis mit einer eigenthümlichen Pneumonie. Hier scheint Chloroform direct aspirirt worden zu sein.[4])

Störungen im Centralnervensystem, den Sinnesorganen und den Stoffwechselvorgängen.

Die Veränderungen an den Augen sind an sich bedeutungslos und bisher nicht einheitlich zu ordnen gewesen. Während der Excitation verengern sich die Pupillen, in der Depression erweitern sie sich. Aus der Verengerung kann durch jede Art von Hautreiz vorübergehend Erweiterung entstehen. Es ist dies eine Reflexwirkung des die sensiblen Nerven der Haut treffenden Reizes auf die sympathischen Irisfasern, resp. die aus den beiden Brustnervenpaaren entspringenden Oculopupillarnerven.[5]) Bei Kindern und Frauen fand man im Verlaufe kurzer Narkosen die Pupillen anfangs erweitert, während des Toleranzstadiums bis auf 2 mm contrahirt und vor dem Erwachen erweitert. Bei einer anderen Gruppe von Menschen, meist kräftigen Männern, sollen die Pupillen von Anfang an erweitert und erst bei Nachlass der Narkose verengt sein. Der drohenden Asphyxie geht in tiefster Narkose stets Erweiterung voran. Bei länger dauernden Narkosen verfolgt das Verhalten der Pupillen keinen bestimmten Typus, und in einigen Fällen, besonders bei decrepiden Personen ist gar kein Schluss aus dem Verhalten der Pupille zu ziehen.[6])

Bei Säuglingen und Kindern bis zum 4. Lebensjahre entsteht während der Narkose leichte Verengerung und beim Eintritt drohender Zufälle schneller Uebergang von Myosis zu Mydriasis. Bei Kindern

---

[1]) Linhart, Compendium der Operationslehre, 1862, pag. 14.
[2]) Demme, Die Anästhetica, l. c., pag. 22, 26, 28, 30.
[3]) Demme, Jahrbuch f. Kinderheilk., 1871, Bd. 4, pag. 154.
[4]) Bahrdt u. Wohlfahrt, Archiv f. Heilkunde, 1874, Bd. 15, p. 430.
[5]) Westphal, Archiv f. pathol. Anatomie, 1864, Bd. 27.
[6]) Vogel, Centralblatt f. Chirurgie, 1879, No. 31, pag. 505.

zwischen dem 5. und 10. Lebensjahre kommt anfangs Mydriasis, im Beginn der Narkose hochgradigste Myosis, im weiteren Verlaufe jedoch normale Pupillenweite mit absoluter Unbeweglichkeit der Pupille zu Stande.[1]) Bei längerer Dauer der Narkose entsteht unregelmässiger Astigmatismus, der mit dem Erwachen verschwindet.[2])

Störungen im Gehör sollen bisweilen nach Chloroformeinathmungen in Gestalt dauernder Herabsetzung oder Schwinden des Hörvermögens eintreten. Da objectiv nachweisbare Veränderungen des Gehörorgans bisher dabei nicht auffindbar gewesen sind, so wird die Functionsstörung als nervöse Erkrankung durch Circulationsanomalie bezeichnet. In den mitgetheilten Fällen[3]) beobachteten die Kranken die Veränderung sogleich nach dem Erwachen aus der Narkose. Auch Doppelthören entstand bei einem Kranken nach der Chloroformnarkose und allmählicher Uebergang in dauernde vollständige Verstimmung des Corti'schen Organs.[4])

Die Körperwärme erfährt bei Kindern und Erwachsenen nur in einem Theile der Fälle im Excitationsstadium eine Steigerung, aber regelmässig ein Sinken im weiteren Verlaufe der Narkose — bei Kindern bis zu 36,3, bei Säuglingen auch bis zu 36,0° C. Ein tiefes Abfallen der Eigenwärme und langsameres Erwachen solcher Kinder aus der Narkose kommen häufig mit einander vereint vor.[1]) Zu beachten ist, dass der niedrigste Temperaturstand nicht dem Culminationspunkte der Chloroformnarkose entspricht, sondern sich am häufigsten erst nach dem Aufhören der Chloroformdarreichung einstellt. Mit einer solchen Störung in der Körperwärme steht vielleicht jenes Symptom in Beziehung, das schon vor langer Zeit angegeben, aber nur wenig weiter berücksichtigt wurde, nämlich der Frost, der bei gewissen Menschen nach Chloroformaufnahme entsteht. Bei Einigen ist es nur ein Frösteln von kurzer Dauer, bei Anderen steigert sich der Zustand selbst bis zu tödtlicher Abkühlung.

Dass erhebliche Stoffwechselstörungen nach länger dauernder Narkose erscheinen, ist durch Experimente und Harnuntersuchungen zur Genüge festgestellt worden.

Die Abweichungen von den gewöhnlichen Functionsstörungen im Centralnervensystem, wie sie Chloroform bei der Narkose schafft, beziehen sich hauptsächlich auf die Motilität. So zeigen sich vereinzelt furibunde Delirien neben incoordinirten Muskelbewegungen. Krampfartige Bewegungen deuten jedesmal an, dass die Narkose eine bedrohliche Tiefe erreicht hat. Bei Säuglingen kommt mehrere Secunden lang anhaltender Trismus und selbst ausgesprochener Opisthotonus vor.[1]) Letzterer findet sich auch vereinzelt bei Erwachsenen.[5]) Hysterische Weiber sollen die höchsten Grade von Muskelkrämpfen tonischer und klonischer Natur aufweisen. Zuckungen der Gesichts- und Gliedermuskulatur sind bei Kindern in jedem Stadium der Chloroformwirkung häufig: Bei einem achtjährigen Mädchen contrahirte sich in tiefster Narkose plötzlich die Gesichtsmuskulatur der rechten

[1]) Demme, Die Anästhetica, l. c., pag. 22, 26, 28, 30.
[2]) Dubois, Le Progrès médical, 1884, pag. 70.
[3]) Hackley, Zeitschrift für Ohrenheilkunde, 1882, Bd. XI., p. 3.
[4]) Moos, Klinik der Ohrenkrankheiten, 1866, pag. 321.
[5]) v. Jaksch, Wiener medic. Wochenschr., 1889, No. 10 u. 11, pag. 359 u. 391.

Seite entsprechend dem unteren Aste des Nervus facialis, um nach einigen Secunden langsam wieder nachzulassen. Drei- bis viermal wiederholte sich der gleiche Vorgang bis schliesslich eine tonische Contraction eintrat, die 1/2 Stunde anhielt.[1]) Die gleichen Erscheinungen wurden mehrfach beobachtet. Kurz vor dem Chloroformtode zeigen sich in einzelnen Fällen krampfhafte Drehungen des Kopfes und Oberkörpers nach einer Seite. Ueber die nach dem Erwachen aus der Narkose erscheinenden Aufregungszustände werde ich später bei der Besprechung der Nachwirkungen das Nöthige mittheilen.

Seltener sind lethargische resp. kataleptische Zustände. Bei einem Mädchen fand sich bei dem Chloroformirtwerden keine Excitation, aber dafür reichliches Erbrechen. Es bestand bei langsamem Pulse und schwacher und unregelmässiger Athmung volle Bewusstlosigkeit. Endlich öffnete sie die Augen weit, stierte auf einen Punkt, während ihr Körper rigid war und ihre Arme wie bei einer Cataleptischen in bestimmten Stellungen verharrten. Bewusstsein war vorhanden. Sie schloss und öffnete, wenn man es wünschte, die Augen. Dieser Zustand hielt 1/4 Stunde an.

Nebenwirkungen in den ersten Wegen und im Urogenitalapparat.

Zuweilen findet sich bei Kindern und Erwachsenen reichlicher Speichelfluss. Die Zunge und die um ihre Wurzel liegenden Theile können anschwellen. Uebelkeit beobachtete man neben leichten Kopfschmerzen und Somnolenz bei Menschen, die Chloroform innerlich (ca. 4 g) gegen Bandwurm nahmen. Brechbewegungen und Erbrechen ist während aller Stadien, besonders aber im Beginne der Chloroformnarkose und bei allen Altersstufen häufig. Die statistischen Angaben über die Häufigkeit schwanken beträchtlich. Durchschnittlich werden wohl zwischen 30 und 40 pCt. aller Chloroformirten davon betroffen, keinenfalls weniger. Säuglinge sollen seltener als ältere Kinder erbrechen. Unter 33 chloroformirten Säuglingen sah man nur einmal Erbrechen auftreten, während drei nur Brechbewegungen bekamen.[2]) Auch nach der Einathmung von sehr verdünntem Chloroformdampf kommt diese Nebenwirkung vor. Der häufigste Antheil an ihrem Entstehen ist der örtlichen Reizung des im Beginn der Chloroformanwendung verschluckten Dampfes zuzuschreiben. Schon die geringen Mengen, die sich im Mundsecret lösen, würden genügen, um einen zur Brechenerregung ausreichenden Reiz zu veranlassen, wenn sie verschluckt würden. Das Erbrechen kann so stark sein, dass subconjunctivale und palpebrale Blutaustritte dadurch entstehen. Uebelkeit und Erbrechen, Aufstossen und Blähungen sah man auch nach Einspritzung von Chloroform in die Höhle der Scheidenhaut behufs Operation der Hydrocele auftreten.[3]) Wahrscheinlich gelangen auch hierbei kleine Chloroformmengen secundär in den Magen.

---

[1]) v. Jaksch, Wiener medic. Wochenschr., 1889, No. 10 u. 11, pag 359 u. 391.
[2]) Demme, Die Anästhetica, l. c., pag. 22, 26, 28, 30.
[3]) Langenbeck, Deutsche Klinik, 1854. Separatabdr pag. 5.

Selten dringt Mageninhalt in die Luftwege, da die Kranken bei Beginn des Erbrechens meist aufwachen. Unter 101 Todesfällen nach Chloroform wurde nur zweimal auf diese Weise der Erstickungstod herbeigeführt. Unwillkürlicher Abgang von Koth kommt bei Kindern und Erwachsenen, am häufigsten bei Säuglingen im Excitationsstadium oder in dem Augenblicke, wo die Empfindung erlischt, vor. Ganz vereinzelt wird auch eine bedeutende Auftreibung des Leibes berichtet.

Ebenso selten ist das Vorkommen von Icterus. Er erschien bei einem Kranken nach zweistündiger Chloroformnarkose und hielt acht Tage lang an. Im Harn fand sich Gallenfarbstoff. Ich meine, dass dieser Icterus einer Stauung durch Duodenalreizung seinen Ursprung verdankt. Wäre er, wie man gemeint hat,[1]) hämatogen, so würden sich noch andere gewichtige Symptome der Blutdissolution zeigen. Gerade sein seltenes Vorkommen spricht für die erstere Auffassung. Es handelt sich eben nur um ein ausnahmsweises Hineingelangen von viel Chloroform aus dem Magen in den Darm.

Unwillkürlicher Harnabgang vergesellschaftet sich nicht selten mit der entsprechenden Wirkung am Schliessmuskel des Darms. Ein besonderes Interesse erregt die unter dem Chloroformeinflusse bisweilen zu Stande kommende Aenderung in der Zusammensetzung des Harnes, soweit es sich um das Vorkommen von Eiweiss resp. von Zucker oder anderweitigen reducirenden Substanzen handelt. Wenn die hierhergehörigen klinischen Thatsachen erst besser festgestellt sein werden, wird es möglich sein, auch die Ursache derselben auf dem Wege des Experimentes genauer zu erkennen. Es scheint sich hierbei wesentlich um Einwirkungen auf das Gehirn zu handeln. Analoge Verhältnisse finden sich, wie ich schon vor vielen Jahren angab, nach Gebrauch von Morphium, Chloralhydrat, Kohlenoxyd und anderen Stoffen mit den gleichen Angriffspunkten. Nach subcutaner Beibringung von Chloroform findet man bei Thieren Albuminurie. Die Nieren sind hyperämisch und Blutextravasate lassen sich in den Harnkanälchen nachweisen, deren Epithelien sonst intact erscheinen. Ich glaube, dass bei dieser Versuchsanordnung hauptsächlich örtliche Reizwirkungen in der Niere mit deren Folgen für diese Veränderungen anzuschuldigen sind. Bei Menschen ist sowohl nach der vollkommenen Narkose vor der Operation, als nach dieser Eiweiss im Harn und zwar in $^2/_3$ aller Fälle beobachtet worden. Die Dauer der Narkose scheint für dieses Vorkommniss belanglos zu sein.[2]) Auch bei Säuglingen und Individuen des ersten Kindesalters, fand sich in vereinzelten Fällen Eiweiss.[3])

Mehrfach enthielt der Harn bei Menschen[4]) und ebenso inconstant auch im Experiment an Thieren[5]) eine linksdrehende, mit Eiweiss nicht identische, Substanz, selbst wenn die ersteren mit anderem Verbandmaterial als Carbolsäure verbunden waren. Die Natur dieses Stoffes ist unbekannt. Manche solcher Harne besitzen auch reducirende Eigenschaften. Die Forschungen nach der reducirenden Substanz ergaben,

---

[1]) Nothnagel, Berl. klin. Wochenschr., 1866, pag. 31.
[2]) Terrier, L'Union médicale. 1884, T. XXXVIII., pag. 1055.
[3]) Demme, l. c., pag. 30.
[4]) v. Mering, bei Zweifel, l. c.
[5]) Zeller, Zeitschr. f. physiol. Chemie, Bd. VIII., pag. 70.

dass es sich hierbei nicht um Zucker handle. Einige Untersucher haben das zu einem kleinen Antheile unverändert in den Harn übergehende[1]) Chloroform dafür verantwortlich machen wollen, während Andere[2]) eine, nach länger dauernder Chloroformnarkose im Harn erscheinende, chlorhaltige, organische, aber nicht gekannte Substanz als Ursache ansehen. Möglicherweise stellt dieselbe einen Paarling des Trichlormethylalkohols mit Glycuronsäure dar[3])

Ist auch in allen diesen Versuchen Zucker im Harn mit Sicherheit ausgeschlossen worden, so kommt aber dennoch als Nebenwirkung, wenngleich selten, ein wirklicher Chloroformdiabetes vor. So erschien bei einem 20jährigen Manne an demselben Tage, an welchem eine Harnröhrenverengerung mittelst Galvanocaustik operirt worden war, Polyurie. Einige Tage später betrug die Harnmenge in 24 Stunden 8 Liter. Der Harn war dabei besonders reich an Zucker. Es gesellten sich im weiteren Verlaufe der Zeit Abmagerung, Amblyopie und anderweitige Störungen hinzu bis nach 6 Monaten der Tod denselben ein Ende machte.[4]) Wenn nach mehreren tausend Narkosen die entsprechende Untersuchung vorgenommen würde, so liesse sich diese Nebenwirkung sicherer und häufiger nachweisen und besser im Einzelnen als bisher erforschen.

Ueber den Einfluss des Chloroforms auf die Schwangerschaft und den Fötus stimmen die Angaben nicht ganz überein. Dass ein solcher niemals fehlt, scheint mir von vornherein sicher, zumal der Uebergang von Chloroform aus der Mutter auf den Fötus sicher erwiesen ist.[5]) In den allermeisten Fällen findet aber der Ausgleich so schnell statt, dass eine Schädigung von Mutter und Kind nicht in die Erscheinung tritt. Dies gilt besonders von der beträchtlichen Herabsetzung des Blutdrucks im mütterlichen Gefässsystem, die nach langdauernder Chloroformirung eintritt.[6]) Der Fötus wird anfangs erregt, dann betäubt.[7]) Wird während der Geburt eine längere und tiefere Narkose eingeleitet, so wird das Kind somnolent geboren. Solche tiefen Narkosen verunregelmässigen, verlangsamen oder sistiren auch nicht selten den Geburtsact.[8]) Der Uebergang von Chloroform in das fötale Blut während der Geburt kann, wie Stoffwechseluntersuchungen erwiesen, dem Neugeborenen Schaden bringen. Harnsäure und Harnstoff werden reichlicher ausgeschieden Parallel damit ging eine unbedeutende Erhöhung der Gewichtszunahme wie bei normalen Kindern.[9]) Die fernere Angabe, dass die Narkose der Mutter das Auftreten von Icterus bei dem Neugeborenen begünstigt, ist noch nicht sicher

---

[1]) Journal de Pharmacie d'Anvers, 1868, No. 24. — Hegar u. Kaltenbach, Archiv f. patholog. Anatomie, 1869, Bd. 49. pag. 437 — Zweifel, Berl klin. Woch. 1874, pag. 245. — Fubini, Moleschott's Untersuchungen zur Naturlehre, 1882, Bd. 13, pag. 5.

[2]) Kast, Berlin. klin. Wochenschr., 1888, pag 377

[3]) Zeller, Zeitschr. f. physiol. Chemie, Bd. VIII, pag. 70.

[4]) Fort, Gazette des hôpitaux, 1883. No. 148, pag. 1178.

[5]) Zweifel l. c., und Archiv f. Gynäkologie, Bd. XII, pag. 235. — Fehling, Archiv f. Gynäkologie, Bd XI, pag. 554.

[6]) Runge, Archiv f. exper. Pathol., Bd. X, pag. 324.

[7]) Kubassow, Centralbl. f. Gynäkologie, 1879, pag. 591 und 1880, pag. 545.

[8]) Lee, The Lancet, 1853, II., pag. 609.

[9]) Hofmeier, Zeitschr. f. Geburtshülfe u Gynäkologie, Bd. VIII., pag. 287.

genug gestützt. Es wäre sehr wünschenswerth in umfangreichen objectiven Erhebungen festzustellen, inwieweit in acutem Ansturm oder als Nachwirkung Chloroform als Schädiger von Mutter und Kind auftritt.

Abgang von Samen kommt vereinzelt bei der Chloroformasphyxie kurz vor dem Tode vor.

Nebenwirkungen des Chloroforms an der Haut und den Schleimhäuten.

Bringt man Chloroform an die äussere Haut, so entsteht alsbald lebhaftes Prickeln, Brennen, auch leichte Schmerzen und Röthung. Diese subjectiven und objectiven Symptome sind um so stärker, je mehr die Verdunstung des Chloroforms gehindert ist. Bei Anwendung des Mittels an gewissen empfindlicheren Hauttheilen, z. B. der Haut des Hodensackes, ist der dadurch verursachte Schmerz meistens so überwältigend und anhaltend, dass die Kranken eine weitere Anwendung gewöhnlich verweigern. Hauptsächlich deswegen hat die Methode, Orchitis durch Umlegen von mit Chloroform getränkten Compressen zu behandeln, geringen Anklang gefunden. Hat das Chloroform länger an einer Stelle eingewirkt, dann schwindet die Röthe nicht schnell. So sieht man nicht selten nach Chloroformirungen am Naseneingang, den Lippen, Mundwinkeln, auch wohl an den Lidrändern noch mehrere Tage lang ein Erythem und auf dieser Basis können sich eczematöse Veränderungen herausbilden. Sodann entsteht ein dünner, brauner Schorf, welcher erst mit der eingetretenen Abblätterung der Epidermis abgestossen wird. In noch höherem Grade der Einwirkung entstehen an den von Chloroform berührten Hautstellen dickere, trockne Schorfe, die nach 6—8 Tagen abfallen und keine Narben zurücklassen. Manche Menschen bekommen nach Chloroformanwendung eine Urticaria. Blasen, Eiterung und Narbenbildung entstehen, wenn Chloroform bei Abschluss der athmosphärischen Luft mit der Haut längere Zeit in Berührung gebracht wird. Dieses Vorkommniss ist bei der Chloroformirung sehr selten. Eine Dame wurde in $^3/_4$ stündiger Chloroformnarkose entbunden und wies noch nach $^3/_4$ Jahren im Gesicht ganz oberflächliche weisse Narben auf, die in Folge der Anätzung durch Chloroform und nach Eiterung dieser Hautstellen entstanden sein sollten. Nachlässiges und ungeschicktes Umgehen mit Chloroform kann auf sehr empfindlicher Haut wohl Exsudation und Eiterung hervorrufen.

Auf Wunden und Schleimhäuten sind besonders die subjectiven Empfindungen des Schmerzes viel bedeutender. Nach der Injection von 4—6 g Chloroform in die Höhle der Scheidenhaut zur Bekämpfung der Hydrocele und Ablaufenlassen der Flüssigkeit treten schnell lebhaft brennende Schmerzen im Scrotum und besonders im Samenstrang ein, die bis in die Kreuzgegend ausstrahlen. Noch $^1/_4$ Stunde nach der Entleerung des Chloroforms halten sie an, verchwinden dann aber, während nur eine Empfindlichkeit des Scrotums noch 2—3 Tage lang zurückbleibt. Die Scheidenhaut und die Tunica albuginea schwellen in den ersten 24 Stunden ziemlich beträchtlich an.

Viel unangenehmer kann sich die subcutane Einspritzung von Chloroform, die als Ersatz für Morphium empfohlen wurde, gestalten. Dieselbe wurde schon vor langer Zeit gebraucht, aber wegen der bedeutenden Schmerzhaftigkeit, die sie hervorruft, wieder verlassen. Später hat man hervorgehoben, dass sie schmerzlos sei, sobald erst die Nadel in das Gewebe eingestochen und dann die Injection gemacht würde.[1] In einigen Versuchen an Kranken sah man in der That Freibleiben von Schmerz. Dies sind jedoch Ausnahmen. Meistens entsteht heftiger Schmerz und örtliche Gewebsveränderung. Dieselbe besteht entweder in oberflächlichem Hautbrand oder starker, schwer schwindender Induration.[2] In der Umgebung der Einstichstelle wurde mehrfach ein an sich bedeutungsloses crepitirendes Gefühl wahrgenommen, das wahrscheinlich dem Chloroformdampf sein Entstehen verdankt.[3] In manchen Fällen steht der Brandschorf mehr als 6 Wochen.[4] Auch nach subgingivaler Einspritzung treten nicht selten weitgehende Entzündungssymptome auf. In einem Falle waren wegen Zahnschmerzen 5—6 Tropfen Chloroform eingespritzt worden. Schon während der Injection war der Schmerz so stark, dass der Kranke laut aufschrie. Alsbald schwollen die linke Oberlippe und andere Theile der linken Gesichtshälfte an. Auf der Stirn, der Wange, am unteren Augenlid u. s. w. erhoben sich lebhaft rothe Plaques. Unter Zunahme der halbseitigen Gesichtsschwellung entstanden Phlyctänen mehr auf den Lippen als den Wangen. Schmerz fehlte jetzt. Am nächsten Tage konnte das Auge in Folge der harten Schwellung nicht geöffnet werden. Die Phlyctänen ergossen einen gelblichen Inhalt. Schlucken und Sprechen waren behindert. Das Zahnfleisch wies an der Einstichstelle einen etwa 2 ccm grossen, grauen Aetzschorf auf, während die Lippenschleimhaut eine breite Phlyctäne darstellte. Es grenzte sich in der nächsten Zeit das Nekrotische vom Gesunden ab. Uebelriechender Eiter wurde dabei abgesondert. Gesichtsschwellung und Schorfe schwanden. An der Einstichstelle war die Alveolarwand entblösst. Noch nach 3½ Monaten fand sich dort ein Sequester vor. Es ist schwer den wahren Grund so eigenthümlicher Störungen anzugeben. Wahrscheinlich handelte es sich um Verletzungen trophischer Nerven.

Auch ein Arzneiexanthem entsteht bisweilen bei einer besonderen Disposition nach Chloroformeinathmung. Man sah in einem Falle über den ganzen Körper verbreitet dunkelrothe Flecke, die den Character einer Purpura haemorrhagica darboten, jedoch unter dem Fingerdruck verschwanden. In einem anderen entstanden gleich nach dem Beginn der Chloroforminhalationen bei einem Manne an der Vorderfläche des Thorax, unter der Inguinalbeuge und am Rücken eine Anzahl hämorrhagischer 3—4 cm im Durchmesser haltender Flecke. Es zeigte sich zunächst ein lebhaft rother Punkt, der sich im Laufe einiger Secunden vergrösserte und einen Blutaustritt unter der Haut erkennen liess. Bei einigen dieser Flecke hob sich die Epidermis ab, und es

[1] Besnier, Journal de Thérap., 1877, pag 949. — Féréol, ibid., 1878, pag. 112. — Beaun, ibid, pag 113.

[2] Dujardin-Beaumetz, Journ. de Thérap., 1878, pag. 75. — Moutard-Martin, ibid.

[3] Paul, Journ. de Thérap., 1878, pag. 194.

[4] Jochheim, Allgem. medic. Centralzeitung, 1878, 12 Stück.

entstand eine vollständige Blutblase. Nach 1—2 Minuten bildeten sich keine neue Flecken mehr, und die bereits vorhandenen vergrösserten sich nicht.[1])

Ich zweifle nicht daran, dass bei genauerer Nachforschung nach solchen Nebenwirkungen an der Haut auch andere Formen derselben sich werden auffinden lassen.

Nachwirkungen des Chloroform.

Die Wichtigkeit der Frage, ob nach überstandener Chloroformirung nicht nur leichtere sondern auch lebensgefährliche Nachwirkungen erscheinen, braucht nicht erst betont zu werden. Schon bald nach der Einführung des Chloroforms wurden in Deutschland Stimmen laut, die ein solches Ereigniss auf Grund von bestimmten einzelnen Vorkommnissen behaupteten, und in Frankreich beobachtete man später viele solcher Fälle, die in Nebeneinanderstellung, die schon von vornherein wahrscheinliche Thatsache des Vorkommens von Nachwirkungen unwiderleglich erwiesen. Wir wissen jetzt, dass dieselben bisweilen auch tödtlich endigen und nicht nur in directer Fortsetzung des allgemeinen Uebelbefindens nach der Narkose, sondern auch nach einem, viele Stunden, selbst Tage lang anhaltenden Intervall subjectiven Wohlseins entstehen können. Die wahre Ursache eines solchen Zufalles ist unbekannt. Im Wesentlichen kann es sich hier nur um eine, in Folge individueller Verhältnisse besonders langsam verlaufende chemische Wechselwirkung zwischen Chloroform und den chemischen Bestandtheilen der hierbei in Frage kommenden Gewebe handeln, wie sie, nachdem der gleiche Vorgang beim Aether experimentell chemisch erwiesen war,[2]) auch vom Chloroform seit lange vermuthet wird.[3]) Neuerdings kam diese Beziehung in einem Versuche dadurch zu einem experimentellen Ausdruck, dass man ein ganz besonders langes und ergiebiges Festhaften des Chloroforms seitens des Gehirns darthun konnte.[4]) Seit Jahren kenne ich aus meinen eigenen Versuchen dieses Verhalten. Meist findet kurze Zeit nach der Narkose eine Beendigung dieses chemischen Processes und eine Regulation der dadurch gesetzten functionellen Störungen statt. Liegen jedoch Bedingungen für ein Fortgehen des ersteren vor, so können dadurch lebenswichtige Organe leistungsunfähig gemacht werden. Welcher Art auch immer die sich hier abspielenden chemischen Vorgänge sein mögen — nie kann es sich hierbei, wie eine Hypothese es wollte, um eine Einwirkung frei werdenden Chlors handeln, weil dieses keines der Symptome der Chloroformwirkung oder -Nachwirkung hervorrufen kann.

Man beobachtete als Nachwirkung bisweilen einen eigenthümlichen Chloroformgeschmack. Uebelkeit und Erbrechen sind häufig. Die Art der Chloroformanwendung scheint kaum einen Einfluss hierauf zu haben. Dagegen haben die Individualität des Kranken und besonders die

---

[1]) Morel-Lavallée, L'Union médicale, 1884, T. XXXVIII., pag. 161.

[2]) v. Bibra u. Harless, Die Wirkung des Schwefeläthers, Erlangen 1847, pag. 148 ff.

[3]) Hermann, Archiv f. Anat. u. Physiol., 1866, pag. 27. — Lacassagne, Mém. de l'Académie de Médecine, 1869/1870, T. XXIX., pag. 68.

[4]) Pohl, Archiv f. exp. Pathol. u. Pharmakol., 1891, Bd. 28, pag. 253.

Schwere und Länge der Operation, d. h. die verbrauchte Chloroformmenge Bedeutung. Im Allgemeinen ist das Erbrechen um so hartnäckiger, je mehr Chloroform aufgenommen ist. Diejenigen, die schon einmal chloroformirt worden sind, leiden gewöhnlich weniger als Neulinge. Appetitverlust für einige Stunden folgt dem Erbrechen oder kommt auch ohne dieses vor. Auch von tage-, ja selbst wochenlangem Appetitverlust und Ekel vor Speise wird Mittheilung gemacht.[1]) Aphonie und Aphasie von 5 Wochen Dauer stellten sich bei einer Frau nach einer leichten Narkose ein.[2]) Nach der Chloroformirung im Geburtsacte sah man mehrfach Störungen der Athmung auftreten. In einem Falle erschien 1' Stunde später, nachdem in der Zwischenzeit Wohlbefinden bestanden hatte, heftige Dyspnoe, gefolgt von Convulsionen und Tod.[3]) Auch eine Verschlimmerung bestehender Brustbeschwerden durch die Chloroformirung von Gebärenden wird behauptet. Kopfschmerzen, Mattigkeit und allgemeines Angegriffensein und bei Kindern ein unzufriedenes, weinerliches Wesen sind gewöhnliche Vorkommnisse. Wichtig ist der eigenthümliche „anästhetische Stupor", der bei manchen Erwachsenen und auch bei Kindern beobachtet wird. Es findet keine vollkommene Erholung aus dem Chloroformschlafe statt. Der Kranke liegt mit theilweisem Bewusstsein da und kann noch nach vielen Stunden in den Tod hinüberschlummern.[4]) Meist endet dieser Schlafzustand, in welchem der Kranke auf Fragen noch Antwort giebt, in 5—36 Stunden nach der Narkose. Der somnolente Zustand kann auch weniger ausgeprägt sein, das Individuum aber nach 24—36 Stunden einen schlechten Puls, Blässe des Gesichts und andere Symptome schweren Collapses bekommen und darin sterben.[5]) In einer Reihe von anderen Fällen entstehen Aufregungszustände: wahre Tobsuchtsanfälle, mit Schreien, Heulen, Schimpfen, Umsichschlagen, Lachen, Weinen, Verzerrtsein des Gesichtes, sowie auch hysterische Anfälle mit tetanischer Streckung des Körpers, mit Verdrehung der Glieder, lautem Schreien und heftigen Weinkrämpfen nach dem Erwachen.[6]) Noch mehrere Tage nach der Narkose sah man die Delirien bestehen.

In einem solchen Falle verbrauchte man zur Narkose in 70 Minuten 150 g Chloroform!! Der Kranke starb, nachdem ihm wegen Pulslosigkeit eine Infusion von 1 Liter physiologischer Kochsalzlösung mit Zuckerzusatz gemacht worden war! Sofort nach der Infusion waren Störungen der Athmung aufgetreten, die nach einer Stunde stertorös wurde.[7]) Auch progressive geistige Schwäche in Verbindung mit Abnahme der körperlichen Kräfte soll nach einer Beobachtung besonders bei Frauen, die während der Entbindung lange Chloroform erhalten haben, vorkommen, ja selbst hierdurch ein Leiden entstehen, das in seinem Verlaufe und Ende sich von der allgemeinen Paralyse der Irren nicht unterscheidet. Schon früher ist ein solches Entstehen von Geistes-

---

[1]) Dumont, Correspondenzblatt f. schweiz. Aerzte, 1888, pag. 715

[2]) Dumreicher, Allgem. Medicinische Centralzeitung, 1869, No. 23.

[3]) Ramsbotham, Obstetric med. and surgery, pag. 169.

[4]) Chassaignac, Recherches cliniques sur le Chloroforme, Paris 1853. — Demme, l. c., pag. 24.

[5]) Nagel, Wien. medicin. Wochenschr., 1868, pag. 1303.

[6]) Kappeler, l. c., pag. 62.

[7]) Thiem und Fischer, Deutsche Medicinal-Zeitung, 1889, pag. 1113.

störung bei mehreren Frauen beobachtet[1]) und auch Anderes dafür angeführt worden, dass durch die Chloroformirung während der Geburt der Grund für Störungen in späterer Zeit bei manchen Frauen gelegt wird.[2]) Es ist ein dringendes Erforderniss, mit Bezug auf solche Angaben statistische Erhebungen in Irrenanstalten vorzunehmen. Die Möglichkeit des Vorkommens solcher Zustände ist von vornherein, wenn man nur die Qualität der Substanz berücksichtigt, zuzugeben. Der Zweifel hätte hierbei nur insoweit Berechtigung, als die Zeit der Einwirkung des Chloroforms im Vergleiche zu ähnlichen Einwirkungen anderer Stoffe, z. B. des Schwefelkohlenstoffs, im Gewerbebetriebe sehr kurz ist.

Die Chloroformsucht.

Kaum ein Jahr war das Chloroform als Inhalations-Anästheticum im Gebrauch, als es auch schon Menschen gab, die dasselbe als Genussmittel gewohnheitsmässig einathmeten. Schon damals wurden Warnungen laut, die darauf hinwiesen, dass acute und chronische Geistesstörung durch einen solchen Missbrauch entstehen können.[3]) Die Zahl dieser Chloroformriecher hat im Laufe der Zeit zugenommen. Aerzte, Apotheker, Heilgehülfen, Drogisten fröhnen am häufigsten dieser Leidenschaft. Manche nehmen die Einathmungen vielmals täglich, Andere seltener, an einem Tage oder auch nur in Intervallen von 1—3 Tagen vor. Hier und da wird auch Chloroform wie Aether innerlich genommen. Durch die Gewöhnung wird eine Toleranz geschaffen, die jedoch nicht weite Grenzen hat. Der grösste Theil der Chloroformsüchtigen wird nach längerer oder kürzerer Dauer ihrer Leidenschaft krank. Das freie Intervall ist jedoch fast immer kürzer als bei Morphiumsüchtigen. In einem Falle war Chloroform gegen eclamptische Anfälle, später gegen Kopf- und Kreuzschmerzen öfter zu Inhalationen verwandt worden. Die Kranke wurde reizbar und begann bald so dringend weiter nach Chloroform zu verlangen, als wenn sie es schon Jahre lang gebraucht hätte. Sie erhielt nichts und nun entstand eine typische Psychose mit Hallucinationen, Verfolgungsideen etc. Acute Excesse in demselben Genussmittel schaffen so schwere Folgen, als wenn ein Nichtgewöhnter die gleiche Menge aufgenommen hätte, ja, lassen solche Individuen vielleicht noch leichter wie andere unterliegen. So hatte sich z. B. der Lehrling eines Drogisten wegen der Aufregung und der angenehmen Gefühle, die ihm die Chloroformeinathmung verursachte, gewöhnt, täglich eine solche vorzunehmen. Als er aber an einem Tage, wahrscheinlich noch unter dem Einflusse einer Berauschung, eine erneute Einathmung mit etwa 12—15 g Chloroform, die er auf ein Handtuch goss, vornahm fiel er, auf den Ladentisch gelehnt, mit dem Gesicht auf das Handtuch und verharrte etwa 10 Minuten in dieser Situation. Man fand ihn pulslos und konnte ihn trotz aller erdenklichen Hülfsmittel nicht zum Leben zurückrufen. Die Beweggründe für den Chloroformgebrauch sind die gleichen wie beim Morphium. Manche Morphiophagen fröhnen

[1]) Lee, l. c.
[2]) Robert Johns, Dublin quarterly Journ., 1863. May, pag. 353.
[3]) Pleischl, Wien. medic. Jahrbücher, 1847.

auch noch dem Chloroform. Die Mengen, die in 24 Stunden gebraucht werden, schwanken je nach der Dauer der Gewöhnung und der Leidenschaftlichkeit des Genusses. Tagesmengen von 40—360 g[1]) und wahrscheinlich vereinzelt noch mehr werden aufgenommen. In relativ kurzer Zeit verbrauchte ein Apotheker in dieser Weise ca. 8000 g Chloroform. In einem Falle konnte sich ein Morphinist durch Morphium keinen Schlaf mehr verschaffen. Er brachte den grösseren Theil des Tages im Bette zu und chloroformirte sich, so oft er erwachte. Ein Anderer goss sich anfangs tagsüber einige Tropfen auf ein vor die Nase gehaltenes Tuch so lange, bis ein Verblassen der Sinneseindrücke eingetreten war. Des Nachts versorgte er sich reichlicher. Später war das Verlangen nach dem Narcoticum so ungestüm, dass er fast den ganzen Tag das Läppchen mit Chloroform auflegte, jede Rücksicht auf Beruf, Stellung, Flehen der Angehörigen wich, und die verbrauchte Menge zu wiederholten Malen dem Volumen nach eine gewöhnliche Weinflasche voll in 24 Stunden, in der Nacht allein 500 g betrug.[2])

Als Folgen der Chloroformsucht erscheinen körperliche und geistige Störungen. Die Verdauung leidet.[3]) Epigastrische Schmerzen und Erbrechen kommen zuweilen nach innerem Gebrauch, aber auch nach Einathmungen vor. Das Erbrochene kann Blut enthalten. Körperliche Schwäche und Abmagerung treten bei einigen Kranken besonders sichtbar in den Vordergrund. In manchen Fällen entsteht Icterus. Man sah dies z. B. bei einem Arzte, der nur alle 2—3 Tage Chloroform einathmete.[4]) Mit Leberschwellung ging diese, an den Conjunctiven und an der Stirn am meisten erkennbare, Gelbfärbung in dem erwähnten Falle einher.[2]) Die Lebergegend war auf Druck schmerzhaft. An den Füssen bestanden Oedeme. Herz und Niere schienen gesund zu sein. Doch kann auch das erstere Leistungsstörungen aufweisen. In einem Falle klagte der Kranke über häufiges Frostgefühl und Neigung zu kalten Händen und Füssen. Der Geschlechtstrieb fehlt meist. Bisweilen zeigt sich Kurzathmigkeit und auch accomodative Asthenopie. Als ein für die Diagnose dieser Leidenschaft verwerthbares Symptom halte ich die örtlichen Reizerscheinungen an der Nase, die den Kranken zu fortwährendem Schnüffeln veranlasst. Mehrfach wurde Zittern der Glieder beobachtet. Allgemeiner Marasmus kann das Schlussphänomen dieses Zustandes darstellen.

Meistens überwiegen jedoch die Störungen des Centralnervensystems, besonders des geistigen Zustandes während des ganzen Leidens. Sie sind entweder periodisch oder dauernd. Die Individuen zeigen gewöhnlich eine Verschlechterung des allgemein sittlichen Verhaltens. Sie sind meistens verlogen. Ihr Gedächtniss leidet. Alle geistigen Functionen sind verlangsamt. Ihr Wesen wird misstrauisch, unselbstständig, launisch, in Extremen sich bewegend. Sie sind reizbar und besonders empfindlich. Der Schlaf ist schlecht oder fehlt. Bei Einigen erscheinen neuralgische Beschwerden, Ziehen in den Gliedern, auch Gürtelschmerzen. In vorgeschrittenen Stadien des Leidens sollen auch

---

[1]) Barnes, British medic. Journal, 1883, pag. 1143.
[2]) Rehm, Berl. klin. Wochenschr., 1885, pag. 319.
[3]) L. Lewin, Lehrbuch der Toxikologie, 1885, pag. 167.
[4]) Leudet, Le Progrès médical, 1874, pag. 516.

trophische Störungen entstehen können.[1]) Zeitweilig werden manche dieser Kranken von Hallucinationen heimgesucht, an die sich ein dem Delirium tremens alcoholicum ähnlicher Zustand anschliessen kann.[2]) Andere bekommen plötzlich, nachdem der Missbrauch ein oder zwei Jahre angehalten hat, heftige Manie mit Verfolgungswahn.[3]) Vereinzelt macht ein solcher Mensch den Eindruck eines Quartalsäufers. Er erscheint gewöhnlich normal; mit dem periodischen Eintritt einer gewissen Erregung wird er ein anderer. Leidenschaftlich und rücksichtslos verlangt er nach Chloroform und verfällt geistig und körperlich. Hat der Excess eine Zeit lang gedauert, dann wird eine verhältnissmässig leichte Entwöhnung durchgemacht. Einige dieser Chloroformsüchtigen müssen nach relativ kurzem Gebrauch des Mittels ihren dauernden Aufenthalt im Irrenhause nehmen, einzelne, wie jene Frau, die 40 Jahre lang dem Chloroform, Aether und Alkohol fröhnte, halten, wenngleich ihre Wesensänderung die oben geschilderte ist, und auch Delirien zeitweilig auftreten, doch bis zu 70 Jahren in der Freiheit aus und behalten Verstand und Gedächtniss. Diese weiten Schwankungen in den Symptomen werden nur durch die Individualität bedingt. Eine chloroformsüchtige Arztfrau, die behufs Operation eines kleinen Abscesses in Gegenwart ihres Mannes Chloroform bis zum Benommensein athmete, und in der halben Narkose Rigor mortis bekam, wurde von dem Tage dieses Vorfalles an geistig nicht wieder normal, bekam eine schmutzige Hautfarbe, magerte ab und starb 2 Jahre später. Wahrscheinlich ist hier der Missbrauch des Mittels heimlich weiter getrieben worden.

Nach der Entziehung des Chloroforms zeigen sich ähnliche Symptome wie nach der Morphiumenthaltung. Die Erregung nimmt einen ungewöhnlichen Umfang an. Unter dem Einflusse von hochgradigen Angstvorstellungen, Gefühls-, Gehörs- und Gesichtshallucinationen toben die Kranken, zerstören Alles, dessen sie habhaft werden können, werfen sich ruhelos umher, und schreien solange, bis die Erschöpfung ihnen das Rasen nicht mehr gestattet. Erbrechen, Durchfall und Herzschwäche können neben den psychischen Symptomen auftreten. Nur wenn der Gebrauch des Narcoticums sehr kurze Zeit angehalten hat, ist die Möglichkeit der Wiederherstellung gegeben, aber ebenfalls nicht gross. Alte Chloroformriecher sind unheilbar.

Pathologisch-Anatomisches der Chloroformnebenwirkungen.

Schon die bisherigen Auseinandersetzungen lassen erkennen, dass über die Ursachen der abnormen Chloroformwirkungen auch durch die objectiven Körperbefunde wenig Licht verbreitet werden kann. Dieselben haben sich bisher als so unbeständig erwiesen, dass daraus Schlüsse nicht gezogen werden können. Sieht man von, nichts erklärenden, stärkeren Blutfüllungen des Herzens ab, so bleiben nur zwei Befunde übrig, die als bedeutungsvoll angesprochen werden könnten. Schon im Jahre 1848 fand Langenbeck in den Venen von Menschen,

---

[1]) Regnauld, Dubois, British medical Journ., 1885, II., 10. Oct., pag. 719.

[2]) Watkins, The Therapeutic Gazette, 1884, pag 263. — Svetlin, Wien med. Presse, 1882, XXIII., pag. 1481, 1517.

[3]) Schüle, Handbuch der Geisteskrankheiten, pag. 350.

die dem Chloroform zum Opfer gefallen waren, Gasblasen. Diese Thatsache veranlasste einige französiche Forscher den Chloroformtod als Folge einer in den Venen vor sich gehenden Entwicklung von Chloroformdämpfen resp. einer durch diese herbeigeführten Embolie der Lungencapillaren anzusehen. In neuerer Zeit ist ebenfalls mehrfach nach Chloroformtodesfällen in den grösseren Venenstämmen und im Herzen Gas gefunden worden, obschon keine Fäulniss an den Leichen wahrnehmbar war. Thierversuche lieferten den gleichen Befund. Das hierbei gefundene Gas erwies sich angeblich als Stickstoff. Ueber die Art des Entstehens desselben liess sich ebensowenig etwas Bestimmtes feststellen als über die Frage, ob dieser Gasbefund in irgend welchem Zusammenhange zum Chloroformtod steht. Das Letztere ist mehr als unwahrscheinlich.

Eine zweite Veränderung besteht in dem Auftreten von pathologischem Fett in Organen. Ich habe mich in der allgemeinen Besprechung über Inhalations-Anästhetica bereits darüber ausgelassen. Ich glaube, dass es sich hierbei zum geringsten Theile um eine fettige Entartung von Organen, oder um eine primäre Verfettung von Epithelien und Hereingeschwemmtwerden des Fettes in parenchymatöse Organe handelt, sondern dass eine Fettinfiltration durch extrahirtes Fett, Mark- und Myelinstoffe vorliegt. Vorzugsweise sollten die Muskelfasern des Herzens fettig entarten und dadurch Schaden gestiftet werden. Dies ist in der Neuzeit mehrfach widerlegt worden. Man fand bei durch Chloroform zu Grunde gegangenen Menschen und im Experiment nur die Herzganglien, also die motorischen Centren des Herzens verändert.[1]) Die Ganglien erwiesen sich an den Rändern vielfach eingebuchtet und mit einer feinkörnigen Masse umgeben. Das Protoplasma zeigte sich stark gekörnt, mit schwarzen, als Fettkörnchen gedeuteten Punkten untermischt. Die Kerne waren auffallend gross, gebläht. Die Muskulatur war normal.[2]) Mit Recht hatte der betreffende Beobachter darüber Zweifel, ob in der kurzen Zeit zwischen Chloroformaufnahme und Tod so wesentliche cellulare Veränderungen entstehen können und nimmt an, dass die Degeneration schon vor der Narkose bestanden habe. Lässt man meine Erklärung gelten, so wird der Befund leichter verständlich. Dahingestellt muss es freilich bleiben, ob diese Veränderungen an manchen Chloroformtodesfällen direct schuldig sind.

Therapie der Chloroformnebenwirkungen.

Recht zahlreich sind die Vorschläge um prophylactisch oder curativ Chloroformwirkungen in günstigen Bahnen zu erhalten oder in solche zu leiten. Kein einziger dieser kann sich rühmen, Wesentliches zu leisten. Manche sind an vielen Tausenden von Kranken versucht worden und haben dabei ihre Unzulänglichkeit erkennen lassen, andere haben nur vereinzelt Verwendung gefunden und gestatten deshalb keine allgemeinere und sichere Beurtheilung.

---

[1]) Winogradow, Wratsch, 1884, pag. 669 ff.
[2]) Otto, Prager medic. Wochenschr., 1890, No. 19.

1. Prophylaktische Maassnahmen:

a) Chemischer Natur. Dieselben zielen darauf hin, gewisse Organe so zu beeinflussen, dass sie für eine spätere Einwirkung des Chloroforms unzugänglich sind. Bei vorhandener Herzschwäche, bei Individuen die von Affecten beherrscht werden, auch schon bei solchen, die Angst vor der Chloroformirung haben, soll vorher Alkohol gereicht werden.[1]) Sehr geschwächte anämische Kinder erhalten 10 bis 15 Minuten vor Beginn der Anästhesirung je nach der Altersstufe 15—60 Tropfen oder bei bestehender Schwäche des Herzmuskels noch grössere Mengen von Cognak in Wasser.[2])

Das Pikrotoxin stellt keinenfalls ein Mittel dar, das in der gewünschten Richtung Nutzen leisten kann, ebensowenig das Strychnin. Man hat auch vereinzelt zum Chloralhydrat in Verbindung mit dem Chloroform gegriffen, um eine sichere Narkose zu erzielen. Noch neuerdings ist dieser Combination sehr das Wort gesprochen worden.[3]) Man sollte Erwachsenen 3—4 g eine Stunde vor der Einleitung der Narkose reichen, bei Kindern entsprechend der Altersstufe mit 0,15 g beginnen. Ich halte diese Methode aus bereits in der einleitenden Besprechung erörterten Gründen für eine ganz besonders gefährliche. Sollte man schon Chloralhydrat selbst nicht gebrauchen, weil dieses Mittel mannigfaches Unheil stiften kann, so ist eine Addition seiner, im Einzelnen ja genügend bekannten Wirkungen auf die Medulla oblongata zu der des Chloroforms in jedem Augenblicke drohend. Bald erkannte mancher der Beobachter, die diese Mittel vereint gebrauchen liessen, die Gefahr und vermied sie in der Folge. Die Kranken bleiben nach der Narkose in einer beträchtlichen Prostration.[4]) Im Stadium der Narkose sah man bei Kindern und zwar, was besonders hervorgehoben werden muss, bei der Hälfte aller so Behandelten heftiges wiederholtes Erbrechen, sehr beängstigendes stertoröses Athmen, livide Färbung der Schleimhäute und der Wangen, und unregelmässige, namentlich durch die Schwäche und Unvollständigkeit der Contractionen beunruhigende Herzthätigkeit.[2])

Häufiger benutzt man das Verfahren, der Chloroformeinathmung eine Morphiuminjection vorangehen zu lassen. Für das Kindesalter sollte dasselbe von vornherein proscribirt werden, da die eigenthümliche Empfindlichkeit desselben gerade für Opium und Opiumbestandtheile bekannt genug ist, um die Gefahr der Anwendung erkennen zu lassen. Ausserdem sprechen die vorhandenen, wirklich sachverständigen Versuche,[2]) in denen bedenkliche Collapserscheinungen, Herabsetzung der Herzthätigkeit und Sinken der Körperwärme bis auf 36,0° C. zu Stande kamen, gegen die Anwendung. Aber auch bei Erwachsenen ist die Möglichkeit von Additionswirkung des Morphins und des Chloroforms vorhanden. Die Herzsyncope wird hierbei drohender, verwundete, in Stupor befindliche Menschen können in ihm durch Morphin länger, bis zum Tode festgehalten werden[5]) und das Erbrechen wird durch Morphin gesteigert. Man kennt auch Todesfälle, die nach dem Er-

---

[1]) Richardson, Asclepiad., 1884, I., pag. 159.
[2]) Demme, l. c., pag. 43, 54.
[3]) Perrin, Bulletin de l'Académie de Médecine, 1889, 16. Juillet.
[4]) Trélat, Bulletin de l'Académie de Médecine, 1889, 16. Juillet.
[5]) Poncet, Compt. rend. de la Société de Biologie, 1883, pag. 287.

wachen aus einer solchen Narkose durch Herz- und Athmungsstörungen zu Stande kamen.[1]) Neuerdings wird die vorgängige Einspritzung von Morphin bei Säufern sehr empfohlen.

Man glaubte sodann im Atropin ein Mittel zu besitzen, den Gefahren des Chloroforms zu begegnen. Der Chloroformirung schickte man subcutane Atropininjectionen voran, um die durch Chloroform bedingte hohe Erregbarkeit der herzhemmenden Vagusfasern herabzusetzen. Ist diese Methode, theoretisch betrachtet, auch gerechtfertigt, so stellen sich ihr in der Praxis gewisse bedenkliche Schwierigkeiten entgegen, die in den Nebenwirkungen des Atropins selbst liegen.

Dies führte schliesslich dazu, 20—30 Minuten vor der Chloroformnarkose Morphin und Atropin zusammen zu injiciren. Man gebraucht vielfach eine Spritze voll einer Lösung von 0,005 g Atropin. sulfur., 0,1 Morphin. hydrochl. und 10 g Wasser. Verminderung der Gefahr des Chloroforms, Verringerung der sonst nothwendigen Chloroformmenge neben einer besonders ruhigen Narkose sollen die Vortheile dieser Methode sein.[2]) Ich glaube nicht, selbst für den Fall, dass die angegebenen Vortheile sich wirklich allgemein als vorhanden herausstellen sollten, dass das Atropin sich in dieser Verbindung als so harmlos, wie man es anzunehmen scheint, ergeben wird. Hinzukommt, dass das Chloroform ausser dem Vagus noch andere Angriffspunkte für eine abnorme Wirkung besitzt, und gegen diese Atropin machtlos ist.

Auch in den „gemischten Narkosen“, der Verbindung von Chloroform mit anderen Inhalations-Anästheticis, die sehr häufig benutzt werden, kann ich keine Vortheile erblicken. Die combinirte Chloroform-Aethernarkose kann die gleichen Gefahren, wie jede einzelne derselben, vielleicht sogar grössere, aus den früher erörterten Gründen darbieten. Da der Aether wegen seines niedrigen Siedepunktes schneller in das Gehirn eintritt, so trifft das Chloroform dort mit seiner ganzen potentiellen Energie auf eine bereits abnorme Basis und schafft gemeinsam mit dem Aether eine Summe lebendiger Kraft in Gestalt chemischer Wechselwirkung, welcher das Gehirn unterliegen kann. Auch Apparate lassen dies nicht ganz vermeiden. Todesfälle gerade nach Gebrauch dieser Mischung sind vorgekommen, z. B. nach Verbrauch von nur 4 g (4 Th. Aether, 1 Chloroform),[3]) oder einer Mischung von 60 Th. Aether, 40 Chloroform in unvollständiger Narkose nach einer Zahnextraction während eines Anfalles von tonischen und klonischen Krämpfen.[4]) In der Neuzeit wurde vorgeschlagen, bei länger dauernden Narkosen bis zur Erzielung vollkommener Anästhesie Chloroform und dann zur Erhaltung der Narkose kleine Aethermengen zu reichen. Ueber die Combination von Chloroform mit Methylalkohol findet man das Nöthige unter Methylchloroform mitgetheilt. Wenig Verbreitung hat das sogenannte „Chloramyl“, d. h. eine Mischung von Chloroform mit Amylnitrit (500 : 7,5) gefunden. Das Gleiche gilt von

---

[1]) Bartscher, bei Eulenburg, Die hypodermatische Injection der Arzneimittel, Berlin 1875, pag. 163.

[2]) Aubert, Compt. rend. de la Société de Biologie, 1883, 21. Avril. — Gayet, et Tripier, ibid., pag. 628. — Dastre, La Semaine médical, 1889, pag. 318. — Jennings, Centralbl. f. Chirurgie, 1884, pag. 709 u. A.

[3]) Crockett, Americ. Journ. of medic. scienc., 1857, II., Vol. 34, pag 284.

[4]) Bigelow, Brit. med. Journ., 1873, II., 13. Dec., pag. 692.

der Mischung Chloroform-Terpentinöl (5 : 1).[1]) Ob das Verbinden von Sauerstoff mit Chloroform Vorzüge vor dem reinen Chloroform bietet, hat sich bisher nicht entscheiden lassen.

b) Allgemeine Vorsichtsmaassregeln. Um die Unannehmlichkeiten des Erbrechens möglichst zu verringern, ist es erforderlich, dass der zu Chloroformirende wenigstens 2 Stunden vor der Narkose keine feste Nahrung zu sich nimmt. Während der Narkotisirung soll die Rückenlage mit gering erhöhtem Kopfe eingenommen werden. In sitzender Stellung soll nur ausnahmsweise ein Kranker chloroformirt, und beim ersten Erscheinen von unangenehmen Symptomen alsbald in die Rückenlage gebracht werden. Hals, Brust und Leib sollen an keiner Stelle einem beengenden Druck durch Gewandung oder Hände von Narkotisirenden oder dabei Assistirenden ausgesetzt sein. Um das Zurücksinken der Zunge zu verhindern, kann man den Unterkiefer leicht gegen den Oberkiefer andrücken. Der wichtigste Umstand bei der Chloroformirung ist die Art zu chloroformiren. Da wo die vorgängige Mischung von Chloroform mit Luft nicht ermöglicht werden kann, da ist vor Allem für einen reichlichen Zutritt von Luft neben dem Chloroformdampf zu sorgen, eventuell die Chloroformquelle zeitweilig vom Gesicht fernzuhalten.[2]) Besondere Inhalatorien sind überflüssig, aber jedenfalls besser als eine ungeschickte Verwendung des Chloroforms seitens Unerfahrener, die, wie man es so häufig sehen kann, den mit Chloroform versehenen Drahtkorb oder das Tuch wie eine undurchgängige Maske über Nase und Mund des Kranken bis zur Asphyxie gestülpt halten. Auch Narkosen mit Apparaten können gefährlich werden, sobald nicht genügend Luft durch sie zu den Athmungsorganen gelangen kann. Die Operirenden werden sich aber bemühen müssen, die Narkose, die bei Zufuhr von genügenden Luftmengen sehr langsam eintritt, ohne Ungeduld abzuwarten. Man muss in Kliniken hierzu Zeit haben! Wie oft mag schon ein vorwurfsvoller Blick des Operateurs, der den langsam Chloroformirenden traf, Ursache von Unglücksfällen gewesen sein? Ein reichliches erneutes Aufgiessen von Chloroform auf den Korb, um den Schlaf schneller herbeizuführen, und — der Chloroformtod tritt in seiner bedrohlichsten Form auf! Die Haut des Gesichtes und die Augen müssen vor der Reizwirkung des Chloroforms geschützt werden. Einschmieren mit Fett allein hilft nicht viel. Vorsicht beim Aufgiessen ist viel vortheilhafter in dieser Beziehung. Wichtig ist es, nicht mehrmals in aufeinanderfolgenden Tagen zu chloroformiren, sondern lieber grössere Intervalle zu lassen.

2. Curative Maassnahmen.

a) Chemischer Natur. Gegen das bereits vorhandene Erbrechen soll Trinken von möglichst heissem Wasser, Darreichen von Eisstückchen, kohlensäurehaltigen Getränken, Champagner, kleinen Mengen von Opium, Auflegen von kalten Compressen auf die Magengegend und Anderes mehr wirksam sein. Zweckmässig wäre es,

---

[1]) Frank, Wiener medic. Presse, 1879, No. 1. — Wachsmuth, Vierteljahrschrift f. ger. Medicin, 1878, N. F., Vol. 28, pag. 398.

[2]) Gosselin, Bulletin de l'Académie de Médecine, 2. Série, T. X., No. 9, pag. 175.

kleine Mengen der Radix Colombo in Pulverform mit viel Wasser zu verabfolgen.

Zur Bekämfpung des Chloroformscheintodes wurde die Inhalation von Amylnitrit empfohlen. Die Reflexerregbarkeit der Centren soll sich schnell wieder dadurch herstellen.

Auch subcutane Strychnininjectionen wurden zur Erregung vasomotorischer Centren als dienlich angepriesen. Ich glaube, dass man in solchen Zuständen, in denen jede Secunde über Leben oder Tod entscheiden kann, nicht mit unsicheren Versuchen vorgehen darf, sondern zu versprechenderen und energischeren Hülfsmitteln greifen muss. Dies schliesst nicht aus, dass man, wie empfohlen wurde, Aether auf den Leib des Kranken giesst, um dadurch eine Inspiration auszulösen, oder für den gleichen Zweck kaltes Wasser in die Nackengegend aus grösserer Höhe herabströmen lässt.[1]) Für wenig versprechend halte ich die ebenfalls vorgeschlagene venöse Salzinfusion (6 Kochsalz, 1000 Wasser, 0,05 g Natr. causticum).

b) Mechanische Hülfsmittel. Den mechanischen Verschluss des Kehlkopfeinganges durch spontanes Zurücksinken der Zunge oder durch den krampfhaften Zug, den die hinteren Zungenmuskeln ausüben, beseitigt man durch Aufsperren des Mundes, wenn nöthig mittelst Heister'schen Speculums und durch kräftiges Hervorziehen der Zunge mittelst Zungenzange oder Fadenschlinge, sowie Reinigung des Mundes von Schleim. In vielen Fällen kommt man mit der einfacheren Manipulation des Lüftens des Unterkiefers[2]) aus.

Kann die Luft ungehindert in die Lunge eintreten, und entstehen trotzdem Respirations- und Circulationsstörungen mit gleichzeitiger Veränderung der Gesichtsfarbe des Patienten, so ist das Chloroform sofort zu entfernen, für frische Luft zu sorgen und gleichgültig, ob die Narkose schon vollkommen oder noch unvollkommen ist, d. h. der Organismus auf äussere Reize noch durch Reflexbewegungen antwortet, sofort die Wiederbelebung in Angriff zu nehmen Ganz mit Recht wird darauf aufmerksam gemacht,[3]) dass man in solchen Zuständen, besonders wenn die Narkose schon vorhanden ist, mit leichten Eingriffen, wie Riechenlassen am Ammoniak etc., nicht unnütz die Zeit verlieren soll, da dieselben hier nichts mehr nützen. Vielmehr muss sofort zur künstlichen Respiration gegriffen werden.

1. Das Einblasen von Luft von Mund zu Mund, wobei die Exspiration durch Compression des unteren Theiles des Thorax unterstützt und für Verschluss der Nasenlöcher gesorgt werden muss. Bei dieser, schon von Ricord gerühmten, und unter Umständen wirksamen Methode geht ein Theil der eingeblasenen Luft in den Magen.

2. Lufteinblasen mittelst Blasebalg. Hierzu führt man das Rohr eines Blasebalgs in ein Nasenloch oder in den Hals ein und lässt plötzlich einen Luftstrom in die Lungen eindringen. Gleichzeitig hiermit wurde die Brust und der Unterleib des Patienten abwechselnd gedrückt.

---

[1]) Michon, Bulletin de l'Académie de Médecine. 1889, Séance du 30. Juillet.
[2]) Heiberg, Berlin. klin. Wochenschr., 1874, pag. 449.
[3]) Billroth, Wien. medicinische Wochenschr., 1868, p. 795.

3. Lufteinblasung mittelst Larynxkatheter. Lässt sich der Larynxkatheter wegen Krampf der hinteren Zungen- und oberen Rachenmuskeln nicht einführen, so muss schleunigst — was überhaupt den zweckmässigsten Eingriff darstellt — zur Tracheotomie geschritten und durch die möglichst weite Trachealkanüle mit dem Munde oder einem Blasebalge Luft eingeführt werden.

4 die Methode von Marshall-Hall, bei welcher der Kranke in rhythmischer Bewegung mehrmals in der Minute bald auf die Seite zur Compression, bald auf den Rücken zur Ausdehnung gelegt wird, indem man bei der jedesmaligen Wendung auf den erstgenannten Theil einen Druck ausübt, oder eine andere auf ähnlicher Basis beruhende.

5 Galvanisirung des Phrenicus. Die positive, feuchte Elektrode einer constanten Batterie oder eines Schlitteninductoriums wird auf den N. phrenicus am Halse, entsprechend dem M. scalenus, die negative auf das Präcordium unter den Rippenrand gesetzt oder auch beide Pole zu beiden Seiten des Halses am äusseren Rande der Mm. sternocleido-mastoidei.

6. Das Herabhängenlassen des Kopfes durch Lagerung nach Nélaton oder die Inversion durch Aufhängen an den Füssen, wie dies mehrfach mit Erfolg vorgenommen wurde.[1])

7. Die Acupunctur resp. Elektropunctur des Herzens Dieselbe wurde bei einem eingetretenen Herzstillstande als letztes Zufluchtsmittel versucht. Man stiess eine 2″ lange Nadel am linken Rande des Sternums im 4. Intercostalraume $^3/_4$—1″ tief ein und eine zweite weiter gegen die Brustwarzen hin und etwas weiter nach unten. Wie manches andere Gebräuchliche bei der Chloroformirung, sollte dieser Wiederbelebungsversuch verpönt sein. Denn nur selten steht das Herz absolut still. Es bewegt sich meist, ohne dass Fortbewegung von Blut mit dieser Schlagthätigkeit verbunden wäre. Mehr würde im günstigsten Falle eine mechanische oder elektrische Reizung unter den obwaltenden Umständen auch nicht zu Wege bringen. Es kommen aber mehrere gefährliche Umstände hinzu, welche direct Schaden stiften können. Es ist bekannt, dass im Septum ventriculorum sich eine Stelle befindet, deren einmalige Verletzung durch einen Nadelstich denselben Herzstillstand mit ganz ähnlichen Erscheinungen zur Folge hat, wie sie nach Unterbindung von Coronararterien beobachtet wurden. Auch bei geschickter Hand ist eine solche Verletzung aber möglich. Es kommt ferner bezüglich der Elektropunctur hinzu, dass starke Ströme dem Herzen den vielleicht noch vorhandenen letzten Rest von Erregbarkeit rauben können,[2]) während schwache den Herzmuskel nicht oder ungenügend erregen. Am allerwenigsten aber sollte man sich veranlasst sehen, einen so gefährlichen Eingriff vorzunehmen, „in allen Fällen von tiefer Ohnmacht mit rasch zunehmendem Collaps, in denen der Puls alsbald unfühlbar wird, und die Gesichtszüge verfallen“.[3])

---

[1]) Spörer, Petersburger medic. Wochenschr., 1879, pag. 280. — Schuppert, Zeitschr. f. Chirurgie. 1873, Bd. III., pag. 569.

[2]) Lesser Die chirurg. Hülfeleistungen bei drohender Lebensgefahr, Leipzig 1880, pag. 137.

[3]) Steiner, Archiv f. Chirurgie, 1870, Bd. XII, pag. 788.

Aether.

Für die praktische Medicin war es ein Ereigniss von grosser Tragweite, als zuerst in Amerika im Jahre 1846 der Aether als Inhalations-Anästheticum gebraucht wurde. Derjenige, der zuerst mit vollem Bewusstsein der Gefahr, die er dadurch heraufbeschwöre, einen Kranken in einen solchen künstlichen Schlaf versetzte, hatte wahrhaft „robur et aes triplex circa pectus“. Das Bewusstsein einer solchen Gefahr musste aber vorhanden sein, da ja, was wenig genug gekannt ist, schon seit Beginn dieses Jahrhunderts die Wirkungen des Aethereinathmens bekannt waren. Schon im Jahre 1818 wird von einem Menschen berichtet, der in Folge von Aethereinathmungen sich mehr als 30 Stunden in Lethargie und Todesgefahr befunden habe. Allgemeine Begeisterung durchhallte die alte und neue Welt, als dieser Schmerzstiller in die Wirklichkeit trat. Der Schmerz, so sagte man emphatisch, beugte sich vor der Macht des Aethers! Trotz des sehr bald auftretenden und siegreichen Nebenbuhlers, des Chloroforms, gebrauchte man in Neu-England, Südfrankreich und anderen Ländern den Aether weiter fort. Die Gründe, die für ein solches Beharren angegeben wurden, sind im Wesentlichen dieselben geblieben, die man auch heute noch, wo der Aether ernstlich und mit Erfolg das Chloroform zu verdrängen versucht hat, angiebt. Dieselben decken sich mit den Auseinandersetzungen, die ich in der allgemeinen Besprechung über Inhalations-Anästhetica machte und den Ergebnissen der Abhandlung über Chloroform. Obschon auch Todesfälle durch Aether bald nach seiner Einführung[1]) und noch später, manchmal an einem Orte in eigenthümlicher Häufung,[2]) vorkamen, so ist es doch zweifellos, dass er weniger gefährlich als Chloroform ist. Ja man hält das Mittel an sich für so gut zu handhaben, dass ein Arzt, dem damit ein Todesfall zustiesse, für denselben verantwortlich gemacht werden könnte, während beim Chloroform etwas Derartiges unzulässig sei, weil die Gefahr, die seitens der Athmung drohe, sich auch bei aufmerksamem Vorgehen nicht verrathe.[3]) Diese grössere Sicherheit in der Anwendung des Aethers tritt auch in neuester Zeit klar zu Tage, wo mancher bisher eifrige Chloroformvertheidiger dem Aether das Lob singt. Schon aus diesem Grunde ist die Meinung, dass die allgemeine Einführung des Aethers zum Zwecke der Inhalations-Anästhesie einen Rückschritt der Chirurgie bedeute, als eine gewiss irrthümliche auszusprechen.

Die geringere Gefahr, die der Aethergebrauch in sich schliesst, — erst auf ca. 24 000 Aetherisirungen soll ein Todesfall kommen — beruht wesentlich auf dem Umstande, dass die Grenzschwelle zwischen Schlaf und Tod beim Aether relativ gross ist. Vom Chloroform genügen beim Thier 12 g mehr als die Schlafdosis beträgt, um zu tödten, beim Aether gehören dazu ca. 40 g. Neuerdings hat man gerade für den

---

[1]) Robs, London medic. Gazette, Vol. IV., 1847, pag. 585. — Willot Eastment, ibid, pag. 631 u. A.

[2]) Gazette hebdomadaire de Médecine. 1867, pag. 753.

[3]) Schiff, cit. bei Conte, De l'emploi de l'Éther sulfurique, Genève 1882, pag. 93.

Aether die sogenannte Erstickungsmethode verwandt, die eine schnelle Zufuhr von grösseren Mengen des Narcoticums bei Abschluss von Luft gestattet. Die Maske besteht aus zwei Drahtkörben, zwischen denen sich ein $_2$ cm dicke, von Flanell umgebene, Watteschicht findet, auf die der Aether gegossen wird. Auch eine mit Watte ausgefüllte Wachsleinwandmaske wird gebraucht. Luftdicht schliesst dann die Klappe auf Mund und Nase. Die Narkose tritt ausserordentlich schnell, in ca. 2 Minuten ein. Trotz dieses Vortheiles halte ich diese Methode für so besonders gefährlich, dass durch deren Gebrauch reichlich die geringere, dem Aether innewohnende, Gefahrlosigkeit aufgewogen wird. Hierbei berücksichtige ich noch nicht die Möglichkeit der Kohlensäurevergiftung. Die Excitation ist bei Erwachsenen meist gering. Bei Kindern dauert dieses Stadium länger an als bei Erwachsenen. Die starke Erregung der Alkoholiker, die oft mit Zittern beginnt und dann in eine eigenthümliche Starre übergeht, soll durch vorgängige Zufuhr von Alkohol verhütet werden.

Die Aethermengen, welche für die Narkose gebraucht werden, schwanken nach dem Alter, in diesem aber auch nach der Individualität und nach der Anwendungsmethode. Bei Kindern brauchte man 15—75 g, aber mit dem Clover'schen Apparate auch nur 5 g. Mit der Erstickungsmethode sollen Kinder nach neueren Angaben ca. 25 g, Erwachsene 50 g bedürfen.[1]) Für eine Operation von 21 Minuten Dauer benöthigte man in einem Falle 68,9 g.[2]) Dies würde ungefähr mit den Mengen übereinstimmen, die man in England als nothwendig für Erwachsene erachtete, nämlich 15 g für Herbeiführung der Anästhesie und 28 g für jede 15 Minuten um dieselbe zu erhalten.[3])

Ueber die Ausscheidung des Aethers soll das Nähere bei der Besprechung der Nachwirkungen angegeben werden. Hier genüge der Hinweis, dass, entsprechend seinem niedrigen Siedepunkt, die Ausscheidung durch die Lungen, vielleicht auch durch den Harn und die Haut, bald nach seiner Aufnahme beginnt, aber eigenthümlicherweise meist erst geraume Zeit nach beendeter Narkose aufhört. Danach können auch die Nebenwirkungen länger als die letztere bis zu 60 und noch mehr Stunden anhalten.

Die Ursache der Nebenwirkungen sind wie bei dem Chloroform sehr verschiedenartig. Meistens führt die chemische Beschaffenheit des Aethers nicht zu solchen. Er soll klar, farblos sein, bei 34 bis 36° C. sieden, ein specifisches Gewicht von 0,72—0,84 haben, Lackmuspapier nicht röthen und keinen Amyläther enthalten. Die leichte Entzündlichkeit desselben erheischt, zumal seine Dämpfe sich auch an ziemlich weitentfernten Flammen entzünden, die allergrösste Vorsicht beim Operiren in künstlich erleuchteten Räumen. In dieser Beziehung besitzt Chloroform den Vorzug. Man hat auch geglaubt die Aethernarkose vermeiden zu müssen, wenn man mit dem Thermocauter oder galvanokaustischen Apparaten, besonders am Gesichte zu operiren hat. Angeblich sollen durch Nichtbeachtung dieses Umstandes un-

---

[1]) Silex, Berl. klin. Wochenschr., 1890, No. 8, pag. 169.

[2]) Butter, Archiv f. klin. Chirurgie, 1890, Bd. 40, pag. 66.

[3]) Robson, Brit. medic. Assoc. Leeds, 1889, 13.—16. Aug. — La Semaine médic., 1889, pag. 307.

angenehme Verbrennungen vorgekommen sein. Neuerdings wird diese Gefahr auf Grund von Versuchen geleugnet,[1]) Auch bei Halsoperationen soll die Anwendung des Aethers angängig sein.[2])

Manche bestehende Krankheiten scheinen einen unangenehmen Einfluss auf den Verlauf der Aethernarkose auszuüben. So können acute oder chronische Erkrankungen der Luftwege wegen der Reizung, die der Aether in den Bronchien erzeugt, sehr durch seinen Gebrauch verschlimmert werden, ja vielleicht auch dadurch acute Schleimhautschwellung und Athmungsstörungen hervorgerufen werden. Bei Kröpfen soll nicht Aether gebraucht werden. Bei einem kropfkranken Mädchen entstand schon nach den ersten Inhalationen neben heftiger Salivation unausgesetztes Räuspern, Hustenanfälle mit starker Cyanose und Erbrechen, so dass man den Aether fortlassen musste.[3]) In England und Amerika hält man vielfach Nierenkrankheiten als eine Contraindication für die Aethernarkose. Neuere Versuche thaten dem gegenüber dar, dass Thiere trotz wochenlang fortgesetzter Narkose gesunde Nieren behalten, und dass auch bei Menschen nicht Verschlimmerung bestehender Nierenerkrankungen eintritt.[4]) Nichtsdestoweniger ist bei den letzteren Vorsicht am Platze, da der Thierversuch für diesen Fall wenig beweist und bei Menschen nur selten bald eine eingetretene Verschlimmerung nachweisbar ist. Herzklappenfehler werden jetzt nicht als Contraindication angesehen,[5]) und man controlirt auch bei der sogenannten Erstickungsmethode nicht einmal den Puls des Kranken.

Ich erwähnte bereits, dass auch die Aethernarkose ihre Opfer gefordert hat. Die Statistiken hierüber sind vielleicht noch unzuverlässiger als die vom Chloroform mitgetheilten, weil gerade bei den Vorkämpfern für die Aethernarkose die Neigung vorherrscht, möglichst andere Erklärungen für diese vorgekommenen Unfälle zu geben. Es ist dies ganz überflüssig, da die Thatsache der geringeren Gefährlichkeit des Aethers zweifellos ist. Das Verhältniss der Aethertodesfälle zu den Aetherisirungen wird auf 1 : 23204 bestimmt. Wie bei Chloroformnarkosen, so kommt es auch hier vor, dass manche Chirurgen 20000 Mal das Anästheticum gebrauchten, ohne davon Nachtheil zu sehen, während andere mehrere Todesfälle bei viel weniger Operationen erlebten. Auch das Eintreten von Scheintod oder gefährlicher Respirationsstockung ist sehr viel seltener als bei der Chloroformanwendung. Die directe Todesursache scheint in den meisten Fällen Athemlähmung zu sein.[6]) Doch kommt es auch vor, dass das Herz gleichzeitig seine Thätigkeit mit der Athmung einstellt. Eine besondere individuelle Empfindlichkeit scheint auch hier auf einen solchen Ausgang Einfluss zu haben. So erfolgte z. B. in einem Falle der Tod, nachdem etwas über 30 g Aether verbraucht waren, trotz häufigen Fortnehmens des Inhalationsapparates vom Gesicht und bei nicht tiefer Narkose. Brechbewegungen und Erbrechen leiteten das Ergebniss ein, einige tiefe

---

[1]) Fueter, Deutsche Zeitschr. f. Chirurgie, 1889, Bd. XXIX, pag. 1.
[2]) Ormsby, Brit. medic. Journ., 1889, 26. Oct., pag. 951.
[3]) Kappeler, Anästhetica, 1880, pag. 171.
[4]) Dumont, Correspondenzbl. f. schweiz. Aerzte, 1888, pag. 713.
[5]) Fueter, l. c. — Silex, l. c.
[6]) Flourens, Compt. rend. de l'Académ., Vol. XXIV, 1847.

Inspirationen beendeten es.[1]) In anderen Fällen stand das Herz still, wurde aber wieder in Gang gebracht und einige Zeit später erfolgte ein Rückfall durch Herz- und Athemstillstand. Solche Rückfälle von Scheintod in Scheintod oder Tod wurden mehrfach beobachtet. Ein nicht seltenes Vorkommniss stellt auch der Erstickungstod durch Hineingelangen von Blut oder Mageninhalt in die Lungen dar. Der Aethertod erfolgt während der Narkose oder einige Zeit darauf. Als Nachwirkung können sich schwere, auch zum Tode führende Lungenerkrankungen einstellen.[2])

Wie beim Chloroform kommt auch beim Aether ein Versagen vor. Sehr nervöse, reizbare, am Ende der ersten Kindheit oder im Beginne des Knabenalters stehende Kinder sind zuweilen selbst durch ungewöhnlich reichliche und während längerer Zeit fortgesetzte Zuleitung von Aetherdämpfen nicht über die Periode der Aufregung hinaus in den Zustand vollkommener Anästhesie und Muskelerschlaffung überzuführen.[2]) Auch nach Anwendung der später genauer zu besprechenden rectalen Anästhesirung sind eigenthümlicher Weise Fehlerfolge beobachtet worden, z. B. von einem Beobachter 7 Mal unter 22 Fällen.[3])

Oertliche Nebenwirkungen des Aethers.

Fliesst der Aether auf das Gesicht oder den Hals, oder gelangt sein Dampf dorthin, dann entsteht — besonders kommt dies bei der „Erstickungsmethode“ vor — ein brennendes Erythem. Meist erscheint es bei jugendlichen Individuen mit zarter Haut bald nach dem Auflegen der Maske. Es kann sich über Hals, Brust, Schulter und den Bezirk, dem die Maske aufliegt erstrecken. In den beobachteten Fällen[4]) war es intensiv roth in grösseren oder kleineren Flecken zerstreut. Einmal hatte es die grösste Aehnlichkeit mit einem Masernausschlag. Während es an den von der Maske unbedeckten Theilen in 2—3 Minuten ganz verblasst, hält es, namentlich am ganzen Unterkieferrand in grösseren, hochrothen, unregelmässig contourirten Flecken oft bis zum Entfernen der Maske an. Dieses, im Ganzen also flüchtige Erythem verdankt sein Entstehen der localen Reizwirkung der Aetherdämpfe an besonders empfindlicher Haut. Es stellt einen medicamentösen Ausschlag dar, welcher zu jener Gruppe zu rechnen ist, die sich, gleichgültig ob das Arzneimittel innerlich oder äusserlich angewandt wird, nur durch örtliche Einwirkung auf die Haut bildet. Den gleichen Ursprung hat wohl auch die cyanotische Röthung des Gesichtes. Der örtliche starke Hautreiz ruft eine Lähmung der Vasomotoren und daher Blutstase in den Capillaren hervor.[4])

Ein practisch grösseres Interesse besitzen die nach subcutaner Beibringung entstehenden Aetherlähmungen, die sich am häufigsten an dem Vorderarm, also dem Körpertheil finden, der leider, trotz vielen Ermahnens, immer noch mit Aether- und anderen medicamentösen

---

[1]) Hartley, The Lancet, 1880, II., 4. Sept, pag. 376.

[2]) Demme, Die Anästhetica im Handb. der Kinderkrankheiten, Separatabdr. pag. 61, 56.

[3]) Wanscher, Hospitalstidende, 1884, Bd. II, pag. 555.

[4]) Fueter, l. c. — Silex, l. c.

Injectionen be- und misshandelt wird. Gerade das Entstehen dieser Lähmung illustrirt wohl am besten die Erklärung, die ich von der Wirkung und Nebenwirkung der Inhalations-Anästhetica gegeben habe. Es handelt sich um eine chemische Einwirkung auf die Nervenfasern, die mit dem Mittel oder dessen Dampf in Berührung kommen. Es entsteht eine degenerative Neuritis, die als Functionsstörung bald früher bald später, nach wenigen Minuten,[1]) nach 24 Stunden[2]) und selbst erst nach 19 Tagen[1]) in die Erscheinung tritt. Die Schnelligkeit des Eintritts hängt wesentlich von der Menge des Aethers ab, die mit dem leitenden Theil des Nerven in Berührung gekommen ist. Je schwerer dieser erste Angriff ist, um so leichter und schneller setzt sich die anfangs örtliche Erkrankung des Nerven auf weitere Gegenden fort. Die einmal aufgeworfene Frage, warum Morphin derartiges nicht hervorrufe, ist sofort beantwortet, wenn man an die chemische Beziehung des Aethers zu den Nerven und an dessen Durchdringungsvermögen erinnert. Das letztere bedingt, dass auch bei oberflächlicher Einspritzung eine Beeinflussung von Nerven zu Stande kommen muss, macht aber ebenfalls erklärlich, dass die Einspritzung von Aether in die unmittelbare Nähe grosser Nerven, oder in die Tiefe der Muskulatur erheblichere Lähmungen zur Folge haben muss. Die Nadel braucht den Nerven hierfür nicht zu treffen, wie man geglaubt hat.[3])

Der Thierversuch unterstützt hier die klinische Erfahrung. Legt man 1—$^1/_2$ cm eines N. ischiadicus frei und beträufelt ihn längere Zeit mit Aether, so werden sowohl die sensiblen wie motorischen Fasern gelähmt. Es ist eine parenchymatöse Entzündung nachweisbar. Tiefe parenchymatöse Injectionen in der Nähe grösserer Nerven veranlassen gleichfalls peripherische Lähmung.[4]) Sehr häufig entsteht bald nach der Einspritzung Brennen bis zu einer Stunde und noch mehr Dauer, auch Schmerzen, die mehrere Tage anhalten können. Daran schliesst sich die Entwickelung der Lähmung. Trifft dieselbe den Vorderarm, so ist ihr Bild bis auf geringe Abweichungen immer das gleiche. Es handelt sich um eine Lähmung des Nerv. radialis resp. seines Ramus profundus. Gelähmt sind die Mm. extensores digit. communes, Extensor indicis und digiti quinti propr., auch der Abductor pollicis longus und Extensor pollicis longus und brevis. Einmal beobachtete man das Ausgefallensein aller vom Ramus profundus versorgten Muskeln mit Ausnahme des Extens. digiti minimi propr.[5]) Die faradische Erregbarkeit fehlt ganz oder ist auf ein bei sehr starken Strömen gerade erkennbares Minimum gesunken. In einem Falle reagirten die Muskeln auch bei Reizung des Radialisstammes nicht. Für die directe galvanische Reizung erwies sich manchmal die Zuckung träge und im Vergleiche zur anderen Seite gesteigert. Es bestand schwere Entartungsreaction.[6]) Bei anderen Kranken fehlte die letztere. Atrophie kommt im Verlaufe der

---

[1]) Arnozan, Archives de Médecine, 1882, pag. 617. — Gazette hebdom. de Médec., 1885, pag. 22, 38, 150.

[2]) Wallace, Edinburgh med. Journ., 1890, Vol. 36, pag. 244.

[3]) Barth, Gazette hebdom. de Médec., 1881, pag. 846.

[4]) Arnozan et Salvat, Gazette hebdom. de Médic., 1885, pag. 38.

[5]) Kron, Verhandl. der Berl. med. Gesellsch., 1885, pag. 150.

[6]) Remak, Verhandl. der Berlin. medic. Gesellsch., 1885, pag. 46.

Lähmung ebenfalls vor. Eine ausgedehnte Lähmung ad sensum wesentlich im Bereiche des Ramus cutaneus poster. inferior N. radialis wurde auch beobachtet.[1])

Am Oberschenkel verläuft die letztere in ähnlicher Weise wie am Arm. In einem Falle war 5 Monate nach der Injection das Bein violett verfärbt, die Muskeln gelähmt und atrophisch, die Haut kalt und fast überall anästhetisch, der Sehnenreflex erloschen, die faradocutane Sensibilität erhalten, die Erregbarkeit des Ischiadicus für beide Stromarten aber aufgehoben.[2]) An einem solchen durch eine interstitielle Aethereinspritzung atrophisch gewordenen Bein beobachtete man die Entwickelung eines Mal perforant.[3])

Die Wiederherstellung von der Lähmung kann viele Wochen auf sich warten lassen. Bei einem Kranken zeigte sich nach 13 Wochen Besserung und nach 4 Monaten Heilung. Ein anderer, ein Soldat, war nach 6 Monaten noch nicht gebessert und musste als Invalide aus dem Dienst entlassen werden.[4])

Wir besitzen auch den mikroskopischen Befund, der sich in einem Falle von unvollkommener, aber bedeutender Lähmung im Bereiche des Ramus profundus, N. radialis sinistr. ergab.[1]) Die Frau war an einem Herzfehler gestorben. Der Nervenstamm und der oberflächliche Ast war normal, der tiefe dagegen war in seinem unteren Verlaufe ebenso wie seine Aeste grau verfärbt. Die centralen Fasern des dickeren, noch nicht aufgelösten Nerven waren intact, degenerirt nur die in den äusseren Schichten gelegenen; die Zweige aber waren ganz atrophirt.

Die Aethereinspritzung kann auch noch andere Folgen haben. Die Injectionsstelle und die weite Umgebung derselben, z. B. ein ganzer Vorderarm wird schmerzhaft und schwillt an.[5]) Da, wo die Nadel eingedrungen ist, nimmt die Haut eine dunkelblaurothe Färbung an und nach Tagen entsteht hier Eiterung.[6]) Statt dieser kann auch noch Knotenbildung erfolgen. Bisweilen entsteht bald nach der Anschwellung eine Contractur. So sah man eine Beugecontractur des Mittelfingers, dessen Sehne in der Hohlhand stark hervorsprang, nach Aethereinspritzung in die Beugeseite des Vorderarmes auftreten. Durch Massage und Faradisation der Antagonisten besserte sich der Zustand.[7])

Nicht unerwähnt darf bleiben, dass die epidermale Anwendung des Aethers mit dem Richardson'schen Zerstäuber örtliche unangenehme Wirkungen haben kann. So entstand z. B., als man einen Abscess des Pectoralis major unter Aetherwirkung eröffnen wollte, eine so starke Erfrierung, dass als Folge die Mortification eines im Quadrat zollgrossen Stückes auf dem Busen sich herausbildete, die eine unschöne Narbe hinterliess.

---

[1]) Falkenheim, Mittheilungen aus der medicin. Klinik zu Königsberg. 1888. pag. 114. — Centralbl. f. medic. Wissenschaften, 1888, pag. 975.

[2]) Charpentier, L'Union médicale, 1884, T. XXXVII, pag. 381.

[3]) Barbier, L'Union médicale, 1884, T. XXXVII., pag. 791.

[4]) Poelchen, Deutsche medic. Wochenschrift, 1886, pag. 570.

[5]) Neumann, Neurologisches Centralblatt, 1885, No. 4.

[6]) Krimke, Deutsche Medicinalzeitung, 1886, pag. 712.

[7]) Seeligmüller, Münchener medic. Wochenschr., 1891, No. 44.

Durch die Aethernarkose soll an Wunden die Neigung zu Nachblutungen bedingt werden.[1]) Als Ursache wurde eine grössere Verflüssigung des Blutes durch den in ihm enthaltenen Aether bezeichnet.

Nebenwirkungen seitens des Herzens und der Athmung.

Vereinzelt kommt bei der Aethereinathmung Venenpuls am Halse vor.[2]) Die Gefässe erweitern sich. Besonders im Anfang der Narkose fällt sehr eine Röthe oder auch Cyanose des Gesichtes auf. Eine Vermehrung der Pulsschläge auf 140 ja selbst bis zu 180 in der Minute wurde bald nach der ersten Anwendung bei Menschen wahrgenommen. Dieselbe zeigt sich auch bei Kindern und geht gewöhnlich mit einer Erhöhung der Pulsstärke einher. Gegen Ende der Narkose erfolgt meistens Pulsverlangsamung. Ganz vereinzelt erscheint Schwäche des Pulses bei erhöhter Frequenz, und in manchen Fällen auch Unregelmässigkeit,[2]) sowie Sinken des Blutdrucks. Dadurch ist die Möglichkeit eines Collapses gegeben. Dieser ist selten, kommt aber bei Kindern und auch bei Erwachsenen etwa in $^1/_2$ pCt. der Fälle vor. Die Athmung ist dabei mitbetheiligt. Sie sistirt; der Puls wird sehr klein, die Schleimhäute leichenblass, die Kiefer hängen schlaff herunter. Auch plötzliches vollständiges Schwinden der Herzaction, sowie allmähliche Abnahme kommen vor. Wenn Wiederherstellung erzielt ist, so kann trotzdem noch durch Nachwirkung in einigen Tagen der Tod erfolgen. Es kommt auch vor, dass während bedeutender Muskelcontractionen die Herzthätigkeit, bevor noch zu operiren angefangen wird, aussetzt, dann Restitution erfolgt, aber im weiteren Verlaufe der Operation plötzlich Puls und Athmung aussetzen und den Tod dadurch bedingen.[3]) Man beobachtete ferner, dass die Athmung aussetzte, und nach Beseitigung dieser Störung plötzlich tödtlicher Herzstillstand eintrat.[4])

Häufiger sind die Nebenwirkungen seitens der Athmung. Anfallsweises oder nur vereinzeltes Husten erscheint in 15—20 pCt. aller Fälle, besonders im Beginne der Aethereinathmung und zumeist bei Kropfkranken oder mit Catarrh der Luftwege behafteten Kranken. Wenn dasselbe mässig ist, so braucht die Einathmung nicht unterbrochen zu werden. Ist es heftig und tritt Cyanose des Gesichtes dabei auf, so ist reichliche Luftzufuhr erforderlich. Meistens schwindet es bald, zumal wenn volle Anästhesie eingetreten ist.[5]) Im Säuglingsalter und der ersten Kindheit bewirkt selbst eine vorsichtige und allmähliche Zufuhr von Aetherdämpfen zu den Athmungswegen nicht selten eine heftige catarrhalische Reizung der Respirationsschleimhaut und kann hierdurch das Entstehen von Bronchitiden und selbst von Bronchopneumonieen, lobulär pneumonischen Herden in beiden Lungenlappen, begünstigt oder unmittelbar veranlasst werden.[6]) Schon einer der ersten Anwender des Aethers, Morton, beobachtete bei dazu disponirten Individuen mehrmaliges Blutspeien.

---

[1]) Dieffenbach, Der Aether gegen den Schmerz, Berlin 1847, pag. 66.
[2]) Fueter, l. c., pag. 58.
[3]) Bigelow, Boston medical and surgic. Journ., 1873, Vol. XXI., pag. 497.
[4]) Duncan, New York medic. Journ., 1889, No. 22.
[5]) Comte, De l'emploi de l'Éther sulfurique, Genève 1882, pag. 23.
[6]) Demme, l. c., pag 58

Unregelmässigkeit in der Athmung kommt in jedem Stadium der Aethernarkose vor. Im Beginn derselben schliesst sich die Glottis, um dem Aether zu entgehen, öffnet sich aber sehr bald wieder. Während der Excitation stockt die Athmung auch in Folge von tetanischer Contraction der Schlingmuskeln. Durch Andrücken der Nasenflügel an das Septum entsteht sehr vereinzelt Dyspnoe. Häufiger bilden sich Athmungsstörungen durch Zurückfallen der Zunge in Folge von Lähmung der Zungenmuskeln. Auch Kehlkopfmuskellähmung soll entstehen können und dadurch die Athmung leiden.[1]) Die Athmung wird, sobald die Störung allmählich eintritt, verlangsamt, oberflächlich, auch wohl ganz laryngeal, kann aber schnell wieder zur Norm zurückkehren.[2]) Das subjective Erstickungsgefühl begleitet solche Zustände oder ist auch für sich allein vorhanden. Bei Anderen wird die Athmung auch wohl stertorös, die Augen röthen sich und Schaum steht vor dem Munde. Wie bereits erwähnt, kommt, nachdem die Athmung bereits wieder in Gang gesetzt ist, doch Tod durch Herzlähmung vor. In schweren Fällen hört plötzlich die Athmung auf, die Pupillen erweitern sich maximal, das Gesicht wird bleich und der Kranke stirbt trotz künstlicher Athmung.

Die Körperwärme sinkt fast immer bei Kindern und Erwachsenen einige Minuten nach Beginn der Einathmung um durchschnittlich 0,5—0,7° C. Bei einem Kinde von 3 Monaten sah man sie ausnahmsweise 2 Stunden nach der durch immer wiederkehrendes Erbrechen gestörten Narkose von 37,80° auf 35,60° C. sinken.[3]) Ganz vereinzelt steigt sie im Beginn der Aetherisirung.

Störungen im Centralnervensystem und den Sinnesorganen.

Ausnahmsweise nimmt die Erregung während der Aetherwirkung eigenartige Formen an. So beobachtete man eigenthümliches hysterisches Lachen und Weinen von einigen Minuten Dauer.[4]) Bei anderen Kranken stellen sich ganz besonders heftige tobsüchtige Zufälle ein. In einem solchen Delirium reissen sie sich wohl auch Verbände auf. Zwei Mal ereignete es sich, dass nach Bruchoperationen Darmschlingen herausgerissen wurden resp. herausfielen.[5]) An Stelle der psychischen Erregung, oder auch mit dieser verbunden, zeigte sich gar nicht selten eine nicht minder unangenehme motorische. Zittern des ganzen Körpers neben Kopfschmerz und Schwindel nach dem Erwachen, enorm gesteigerte Sehnenreflexe oder klonische Muskelzuckungen, besonders an den unteren Extremitäten,[6]) die so stark werden können, dass man zum Chloroform griff,[7]) oder auch allgemeine Schüttelkrämpfe, wurden bei Erwachsenen und Kindern beobachtet. Trismus entstand

[1]) Shreve, The Practitioner, 1877, Aug. 2, pag. 81.
[2]) Jefferson, The Lancet, 1884, II., pag. 492.
[3]) Demme, l. c., pag. 58.
[4]) Spencer Wells, London medical Gazette, 1847, New Ser. T. V., pag. 547.
[5]) Mc. Hill, Brit. med. Journ., 1873, II., 5. July, pag. 11. — Jessop, The Lancet, II., 1875.
[6]) Fueter, l. c., pag. 12.
[7]) Gerster, New York medical Record. 1887, 23. April.

in einem Falle von Cyanose und Fortbleiben des Pulses. Bei einem Knaben stellten sich nach der Operation Schwindel und allgemeine Krämpfe ein; die Hals- und Nackenmuskeln wurden so hart wie Holz und der Kopf wurde auf die linke Seite gezogen. Diese tetanischen Zufälle hielten noch einige Zeit an und erst vier Tage später erfolgte volle Wiederherstellung. Opisthotonus wurde mehrfach beschrieben. Bei einem hysterischen Mädchen entstand derselbe nach Verbrauch von ca. 20 g Aether, obschon eine frühere Narkose ohne solchen Zufall verlaufen war. In einem anderen Falle wechselten allgemein convulsivische, klonische Bewegungen der Muskeln mit spastischen Zuständen der Gesichtsmuskeln und Opisthotonus ab.[1])

Vermehrte Thränenabsonderung bewirkt der Aetherdampf häufig. Bei Thieren entwickelt sich zu Anfang der Narkose mit oder ohne Nystagmus verticalis eine Deviatio inferior lateralis cum rotatione laterali. Während der Narkose oder mit Beginn des Erwachens kommen die Augäpfel zu ihrer normalen Stellung.[2])

Das Verhalten der Pupillen ist noch weniger constant als bei der Chloroformirung und deswegen auch weniger für die Diagnose des Eintritts lebensdrohender Zufälle zu verwerthen.[3]) Bei jüngeren Kindern erscheint zu Beginn der Aetherisation eine leichte Myosis, mit dem Erscheinen der vollständigen Narkose Mydriasis und im weiteren Verlaufe der Narkose wieder leichte Myosis mit meist vollkommener Unbeweglichkeit der Pupille.[3]) Nur bei einer sehr beschränkten Zahl von Fällen beobachtete man sowohl während der Excitation als der Narkose eine leichte Mydriasis. In einer anderen Versuchsreihe bei Erwachsenen fand sich dagegen unter 150 Narkosen fast ausnahmslos Erweiterung, die sich schon nach den ersten Athemzügen einstellte. Bei 37 Kranken zeigte sich die Pupille verengt, und einige Male beharrte dieser Zustand auch noch einige Zeit nach dem Erwachen.[4]) Entsteht Asphyxie, so erweitern sich immer die Pupillen.

Das Gehör soll durch die Aethernarkose bisweilen leiden. Die Hörschärfe nimmt dann ab. Mehrfach wurde das Trommelfell während der Aethereinathmung hyperämisch gesehen.[5]) Auch Ohrensausen kommt vor.

Nebenwirkungen seitens des Magens, Darms und der Nieren.

Eine der auffälligsten Nebenwirkungen bei der Aethernarkose ist der starke, besonders am Anfang, aber auch während derselben erscheinende Speichelfluss, der als Ursache wie beim Chloroform[6]) vielleicht directe Reizung der Endäste des N. lingualis hat. Mitunter erreicht derselbe eine übermässige Höhe. Während der angegebenen Perioden tritt dann aus Mund und Nase ein dicker, durch die Exspirationsluft fein aufgeblasener, blendend weisser Schaum in reichlicher Menge aus,

---

[1]) Richardson, London medic. Gazette, 1847, New Ser., Vol. IV., pag. 613.
[2]) Kovács u. Kertesz, Archiv f. exper. Pathol. u. Pharmak., 1881, Bd. 16.
[3]) Demme, l. c., pag. 58, 59, 57.
[4]) Kappeler, Die Anästhetica, pag. 170.
[5]) Roosa, Zeitschrift für Ohrenheilkunde. 1882, pag. 4.
[6]) Claude Bernard, Leçons sur les Anésthésiques, pag. 158.

der wie geschlagenes Eiweiss aussieht. Dadurch kann die Athmung einen stertorösen Charakter annehmen. Später erscheint meistens eine auffallende Trockenheit im Munde. Das Zurückfliessen des Speichels nach der Trachea bedingt zuweilen vollständige Unterbrechung der Aetherisation.[1]) Hustenstösse werden dadurch reichlich reflectorisch ausgelöst.

Die Häufigkeit des Erbrechens wird verschiedenfach beziffert. Man giebt 6,6 pCt.,[2]) 17,3 pCt.,[3]) 25 pCt.,[4]) 26,8 pCt.,[5]) 50,65 pCt.,[6]) 75 pCt.[7]) an. Die letztere Zahl bezieht sich auf Individuen der ersten Kindheit. Das Erbrechen erscheint hier ziemlich constant zu Beginn der Aethereinathmung, seltener im weiteren Verlaufe, häufiger wieder am Schlusse der Narkose und kann lange anhalten. Auch nach Einbringen von Aetherdampf in das Rectum kommt es vor. Wahrscheinlich überschreitet der Aetherdampf den Pylorus und reizt den Magen. Abgesehen von der Störung der Narkose liegt eine Gefahr in der Möglichkeit des Hineingelangens von Mageninhalt in die Luftwege.

Bei jüngeren Kindern entsteht, vielleicht durch Hineingelangen von verschlucktem Aetherdampf aus dem Magen in den Darm, heftige Diarrhoe. Dass es wirklich die örtliche Reizwirkung des Aethers ist, die dies erzeugt, geht aus der gleichen Wirkung des direct in den Mastdarm eingeführten Aetherdampfes hervor. Diese schon 1847 von Pirogoff und auch von Roux empfohlene und in neuerer Zeit vorübergehend wieder angewandte Methode ruft gerade die Darmsymptome häufig hervor. In den vorher gereinigten Mastdarm wird ein Kautschukrohr eingeführt, das mit einer in Wasser von 50° stehenden und mit Aether gefüllten Flasche verbunden wird. In 3 bis 32, durchnittlich 13 Minuten[8]) tritt Bewusstlosigkeit ein. Nicht nur ist die Dosirung des Aethers hierbei schwierig, sondern auch die Beseitigung überschüssigen Aethers aus dem Darm bei Eintritt von Gefahr fast unmöglich. Man hat in das Ende des zuführenden Schlauches einen Rückflusskatheter eingesetzt, dessen äussere, frei bleibende Oeffnung während der Auftreibung der Eingeweide mit dem Daumen verschlossen gehalten werden soll. Fortnehmen des Daumens und des Wasserbades soll dem Aether das Entweichen gestatten. Eine Hülfe ist hiervon nicht zu erwarten. Auch die Compression des Thorax behufs etwaiger künstlicher Athmung ist durch die Auftreibung des Leibes unmöglich. In dem dritten Theil bis zur Hälfte der so behandelten Fälle entsteht Durchfall, der nicht selten blutig ist.[9]) Auch Meteorismus kommt vor. Der bei Thieren erhaltene Befund von Darmentzündung erklärt die örtlichen Wirkungen bei Menschen zur Genüge. Wahrscheinlich tritt Blutung dann ein, wenn kleine Gefässe durch die übermässige Auftreibung des Leibes reissen. Dass auch gelegentlich stertoröse Ath-

---

[1]) Demme, l. c.
[2]) Fueter, l. c., pag. 14.
[3]) Beaumont, The Lancet, 1888, 28. July.
[4]) Kappeler, l. c., pag. 172.
[5]) Comte, l. c., pag. 76, 77.
[6]) Ridgen, The Lancet, 1874, II., pag 620.
[7]) Demme, l. c., pag. 58.
[8]) Persh, The Philadelphia medical News, 1884, II., pag. 35.
[9]) Bull, New York medical Record, 1884, pag. 508. — Persh, l. c. u. A.

mung, Cyanose[1]) und auch der Tod[2]) eintreten kann, ist begreiflich.

Eigenthümlicher Weise beobachtet man nach der üblichen Aetherisirung bei Erwachsenen Stuhlverstopfung, die erst 2—3 Tage nach der Aetherisirung weicht.[3])

Die stündliche Harnmenge verringert sich nach der Aethernarkose ganz bedeutend, doch nicht in gleichem Verhältniss zur Dauer der Narkose und der verbrauchten Aethermenge.[3]) Nur ganz vereinzelt erscheint sie vermehrt. Möglicherweise arbeiten die Nieren selbst unter diesem Einflusse weniger. Vielleicht ist es aber nur der Verlust an Körperflüssigkeit durch das Erbrechen und die geringe Zufuhr von Wasser, welche die Verringerung bedingen. Käme eine Aenderung der Nierenfunction in Frage, so müsste eine Verringerung der Harnmenge vorangehen. Ausnahmsweise sah man bei Kindern und Erwachsenen Eiweiss und Gallenfarbstoff im Harn erscheinen.[4]) Der letztere rührte von einem catarrhalischen Icterus her, das erstere kann einer Nierenreizung entstammen.

Die Nachwirkungen des Aethers.

Die Nebenwirkungen setzen sich entweder, nachdem sie während der Narkose entstanden sind, noch über diese hinaus für Stunden und Tage lang fort, oder sie entstehen erst nach der Narkose und halten längere Zeit an. Manche derselben sind hartnäckiger und quälender als die entsprechenden, durch Chloroform entstehenden. Wir haben nur einen Anhalt für die Erklärung dieses Verhaltens, nämlich die grössere chemische Affinität des Aethers zu bestimmten Geweben. Sie kann es veranlassen, dass er, der eigentlich auf Grund seines niedrigen Siedepunktes sehr schnell den Körper verlassen sollte, noch nach Tagen in der Exspirationsluft wahrnehmbar ist. Nur durch eine chemische Bindung kann das lange Verweilen erklärt werden.

Kopfweh erscheint häufiger als nach Chloroform und kann ziemlich lange anhalten. Ebenso kommt eine übermässig lang dauernde Betäubung, sowie das Gefühl grosser Mattigkeit und Erschöpfung vor. Eigenthümlich sind die abnormen Stimmungen, die viele solcher Kranken, Erwachsene und Kinder aufweisen. Schon bald nach der Einführung des Aethers in die Medicin machte man die Wahrnehmung, dass manche Kranke nach der Narkose von Schwermuth und Niedergeschlagensein befallen wurden, die aber meist nach einem guten Schlaf schwanden. Bei Kindern dauert häufig eine verdriessliche, gereizte Stimmung 36—48 Stunden an. Erwachsene sind ebenfalls schwer besinnlich, in gerührt weinerlicher oder auch aufgeregt heiterer Stimmung. Lach- und Weinkrämpfe, selbst förmliche hysterische Paroxysmen sieht man bei Frauen häufig.[5]) Delirien hielten in einigen Fällen bis zu 3 Tagen nach der Aetheranwendung an. Trinker und Hysterische scheinen am häufigsten von

---

[1]) Wanscher, l. c.
[2]) Persh, l. c.
[3]) Comte, l. c., pag. 76, 77.
[4]) Demme, l. c., pag. 58. — Butter, l. c.
[5]) Kappeler, l. c., pag. 170.

solchen Erregungen betroffen zu werden. Bei disponirten Individuen soll sich, was glaublich erscheint, wie nach Chloroform eine Psychose herausbilden können, die in eine Reihe mit anderen Heilmittel-Psychosen zu stellen wäre.

Gehörsstörungen, Schwindel und Zittern, sowie tonische und klonische Zuckungen, kommen ebenfalls nach Rückkehr des Bewusstseins vor. In einem sehr bemerkenswerthen Falle sprach der Kranke nach dem Erwachen mehrere Stunden nicht, schien benommen zu sein und wurde dann bewusstlos. Die Backen blähten sich beim Athmen auf. Gelegentlich bewegte er den linken Arm; der rechte hing kraftlos herab. Am nächsten Morgen war der Zustand der gleiche. Die Muskeln der rechten Gesichtshälfte contrahirten sich krampfhaft. Die Augäpfel wichen stets nach links ab. Der Harn floss unwillkührlich ab. Von Zeit zu Zeit erfolgten Zuckungen der rechten Körperhälfte. Der Tod trat 40 Stunden nach der Operation ein.[1]) Wahrscheinlich war hier auf Grund einer besonderen Disposition durch eine dem Aethereinflusse zuzuschreibende Gehirncongestion eine Apoplexie erfolgt. Vereinzelt wurde auch von tetanischen Zuckungen berichtet, die z. B. nach einer Klumpfussoperation bei einem 15jährigen Knaben eintraten und in einem bewusstlosen Zustande vor sich gingen.

Speichelfluss, Appetitverlust, Störungen der Verdauung, Uebelkeit und Erbrechen sind sehr häufige Nachwirkungen. Die Bedeutung des letzteren ist nicht zu unterschätzen, zumal es sehr lange anhalten und besonders bei schwächlichen Individuen zum Kräfteverfall führen kann. Es scheint bei kleineren Operationen leichter, bei grossen schwerer aufzutreten, ist schwer zu bekämpfen und geht meistens mit sehr heftigen Hirncongestionen einher. Ein Drittel, die Hälfte, ja ein noch grösserer Theil aller mit Aether Betäubten hat an diesem Uebel zu leiden. Die Häufigkeit übertrifft sicherlich die der gleichen Störung nach Chloroform. Noch länger als 60 Stunden kann sie anhalten. Meistens erreicht sie nach 24 Stunden ihr Ende.

Diarrhöische Stuhlgänge, die stark nach Aether rochen, wurden vereinzelt beobachtet. Gewöhnlich soll, wie bereits angegeben wurde, Stuhlverstopfung bestehen. Einzelne Menschen leiden noch kurze Zeit nachher an Dysurie.

Starke Schweisse treten manchmal nach der Narkose auf. Man bezeichnete dieselben als erschöpfend — Dieffenbach schienen sie einen wohlthuenden Einfluss auszuüben. Bemerkenswerth ist die Angabe, dass der Schweiss und die Oberfläche des Körpers mehrere Stunden, ja selbst noch mehrere Tage lang nach Aether riechen.

Niesen, das sich neben anderen, bis in die feinsten Verzweigungen der Luftwege vorrückenden Reizerscheinungen einstellt, schwindet bald. Dagegen kann die nicht ungewöhnliche Bronchialreizung einen sehr bedenklichen Umfang annehmen. Bei einem 3jährigen Kinde stellte sich z. B. am Abend des Operationstages nach Exstirpation eines Angioms, nachdem wiederholt quälender Reizhusten aufgetreten war, eine acute Bronchitis mit Ansteigen der Eigenwärme bis 39,5° C. ein. Am folgenden Tag bestand deutliche Bronchopneumonie beider Lungen.

---

[1]) Hutchinson, Brit. medic. Journ., 1873, I., pag. 247.

Der Tod erfolgte 52 Stunden nach der Vornahme der Aetherisation. Bei der Section fand sich die Schleimhautauskleidung des Kehlkopfes, der Trachea und des gesammten Bronchialbaumes hochgeröthet mit blutig gefärbtem Schaum bedeckt und lobulärpneumonische Herde in beiden Lungen.[1]) Auch bei einer Erwachsenen ist eine tödtlich endende Pneumonie nach Aethernarkose gesehen, aber mit Unrecht mit diesem Eingriff nicht in einen ursächlichen Zusammenhang gebracht worden. Blutspeien wurde als Folge der Aethereinathmung schon im Jahre 1847 bezeichnet. Die Reizung der Schleimhautbekleidung des Athmungsrohres hält besonders deswegen, wenn auch nicht immer in gleicher Höhe, so besonders lange an, weil die Ausscheidung des Aethers 1—4 Tage lang in der Exspirationsluft wahrgenommen wird.

Die Aethersucht.

Was ich über den gewohnheitsmässigen Gebrauch von narkotischen Stoffen in der Einleitung zu diesem Werke und bei der Besprechung des Chloroforms angegeben habe, trifft auch für die Aetheromanie zu. Dieselbe ist lange bekannt. Bereits 45 bis 50 Jahre bevor der Aether zu arzneilichen Zwecken empfohlen wurde, hatte er zu berauschenden Verwendung gefunden. Von England wanderte dieses Laster nach Frankreich, Deutschland u. s. w., ohne dass in den letztgenannten Ländern die Zahl der Opfer sehr gross wurde und besonders weil der Morphinismus bald auf der Bildfläche erschien, der mancherlei Vortheile, besonders die bessere Möglichkeit des Verheimlichens besitzt. Es giebt aber leider noch Menschen, die den Aether in Gestalt der Einathmungen aber auch innerlich als Genussmittel in immer steigenden Quantitäten zu sich nehmen. Sehr verschiedenartig sind die Gründe für den Gebrauch. Nachahmung, Verleitung durch Schilderung besonders angenehmer Wirkungen, Stillung körperlicher und psychischer Schmerzen stellen einige davon dar. Die Individualität schafft Verschiedenheiten in der Wirkung. Illusionen des Gesichts und Gehörs, das Träumen eines glücklichen, paradiesischen Zustandes, der sich nach den Wünschen des Betreffenden gestaltet, das Hören schöner Musik, das Sehen schöner Frauen, lasciver Situationen und Anderes mehr können sich einstellen, eine Zeit lang bestehen und die Erinnerung an einen köstlichen Traum hinterlassen. Die Gewöhnung bedingt eine Toleranz für schliesslich auch sehr grosse Dosen, schützt aber nicht vor dem Tode, falls die Einathmung zu lange fortgesetzt wird. Auch Aethertrinker können acut durch zu starke Berauschung zu Grunde gehen, besonders wenn nicht regelmässig Nahrung aufgenommen wird. Die körperlichen und geistigen Störungen stellen sich bald früher, bald später ein. Besonders der moralische Defect lässt nicht lange auf sich warten. Schon hat sich diese Leidenschaft, wenngleich nur vereinzelt, auch auf die Jugend verbreitet.

Ein 10jähriger Knabe, der sich, abgesehen von einem leichten Geräusch am ersten Herzton und etwas bleichsüchtiger Gesichtsfarbe,

[1]) Demme, l. c., pag. 63.

[2]) Beluze, Annales d'hygiène publique, 1887, 3. Sér. T. XVI, pag. 551.

vollkommen wohl befand, war ungewöhnlich intelligent, frühreif und schrieb selbst seine ausserordentlichen Erfolge in der Schule dem Genusse von Aether zu. Er nahm Anfangs Tags über 20—50, ja 100 g innerlich und ebensoviel Nachts in Dampfform durch Riechen zu sich. Wenn er vom Aetherrausch erwachte, konnte er die schwierigsten mathematischen Probleme lösen.

Vergebens waren alle Versuche, ihn von dieser Leidenschaft zurückzuhalten. Er stahl seinen Eltern Geld und schlich sich Nachts in die Apotheken, um sich das Mittel zu verschaffen. Im Laufe von 9 Jahren stieg der tägliche Verbrauch desselben zu einem Liter, dem er im letzten Jahre auch noch subcutane Morphiuminjectionen hinzufügte. Der Patient starb nach Ablauf dieser Zeit nicht plötzlich in directer Folge seines Leidens, sondern an einer, wahrscheinlich von demselben unabhängigen Insufficienz der Mitralklappe.[1])

Es giebt auch Menschen, die den Aether nie innerlich nehmen, sondern ihn, wie die Chloroformriecher, nur als Dampf einathmen. In einem solchen, einen gebildeten Menschen betreffenden Falle, zeigte sich nach einiger Zeit körperlicher Verfall, der Kranke kam in seiner sozialen Stellung herunter, war matt und schwach, hatte Appetitmangel und Muskelzittern und verbreitete einen unangenehmen Geruch.[2]) Ueber einen Aetherriecher wird berichtet, der dieser Leidenschaft, um sie zu verheimlichen, während des Spazierenfahrens im Wagen fröhnte. Er athmete das Mittel allmählich ein, die Excitation wurde dadurch länger und während derselben stritt und schlug er sich mit seinem Kutscher und machte das Dazwischentreten der Polizei erforderlich.[3]) Eine Frau, deren Vater Trinker und deren Mutter ein „nervöses Original" gewesen war, die Aether zu arzneilichen Zwecken im Alter von 22 Jahren 4 Monaten in steigenden Mengen genommen, aber dann aussetzte, fing im 42. Jahre aus den gleichen Gründen wieder damit an. Das Verlangen nach dem Mittel nahm derart zu, dass sie im Laufe einer Nacht 2,5 g davon verbrauchte. Ihr Körper litt, sie wurde mager, bleich, anämisch, klagte über Magenschmerzen, war reizbar, misstrauisch, hatte Selbstmordideen, irrte allein auch Nachts auf den Strassen umher, schlief im Aetherrausche Nachts auf einer öffentlichen Ruhebank ein und bettelte schliesslich, während sie früher eine Dame der feinen Welt war, auf den Strassen, um ihre Sucht befriedigen zu können. Angeblich soll sie nach einer Erziehungskur wiederhergestellt worden sein.[4])

Verhältnissmässig ausgedehnt scheint das Aethertrinken zu sein. Es ist begreiflich, dass da, wo starre Temperenzbestrebungen einen gewissen äusseren Erfolg erzielen, das Gelüste Vieler nach Narcoticis auf Aushülfsmittel führt. Der Aether wird als ein solches angesehen. Alkohol wird nicht berührt, aber Aether oder Hoffmannstropfen in immer steigenden Mengen gebraucht. Das weibliche Geschlecht, bei dem ja auch sonst die gewohnheitsmässige Aufnahme concentrirten Alkohols als nicht schicklich angesehen wird, stellt ein reichliches Contingent zu

---

[1]) Sédan, Gazette des hôpitaux, 1883, pag. 844.
[2]) Ewald, Berl. klin. Wochenschr., 1875, pag. 133.
[3]) Legrand du Saulle, Annales d'hygiène publ., 1882, 3. Sér., T. VII., p. 416.
[4]) Ritti, Annales médico-psychologiques, 1888, T. VII., No. 1, pag. 55.

diesen Aetheromanen. Ein Aetherfläschchen als Vademecum ist bei solchen Frauen eine Nothwendigkeit. Manche Aethertrinker treiben es mit den täglichen Dosen arg. Der Chemiker Bucquet trank täglich über $^1/_2$ Liter, Rouelle verbrauchte täglich 1 Liter.

Die körperlichen Beschwerden beginnen gewöhnlich mit Störungen der Magenfunctionen. Dyspepsie, Magenschmerzen, Erbrechen stellen sich ein. Seltener ist Zittern und Muskelschwäche, sowie Glycosurie. Bei einer Frau, die täglich Aether, auf Zucker gegossen, vor dem Essen nahm und so im Ganzen 180 g verbraucht hatte, zeigten sich nach $2^1/_2$ Monaten Schwäche und Zittern der Hände, später auch der Beine, krampfhafte Contraction einzelner Beinmuskeln beim Gehen, Brustschmerzen, Schmerzen zwischen den Schulterblättern, Erbrechen, Ohrensausen, Kopfweh, Herzklopfen und Wadenkrämpfe. Der Appetit war geschwunden. Am Morgen trat, wie bei Trinkern, Erbrechen auf. An der Haut bestand eine geringe Hyperämie.[1]) Der Character ändert sich ebenfalls bald. Reizbarkeit, Stimmungswechsel, Launenhaftigkeit neben Verlust der Willenskraft lassen sich meist erkennen. Die Individuen werden nachlässig und faul. Dagegen wird hervorgehoben, dass ein Delirium wie bei Alkoholikern nicht vorkomme und eine Cachexie fehle, wie sie bei Morphinisten beobachtet wird. Unter den gleich zu erwähnenden irländischen Aethertrinkern soll es aber auch solche geben, deren Körper gesund bleibt und bei denen nur psychische Veränderungen auftreten. Man bezeichnet es sogar als eine Wohlthat, die den Irländern durch den katholischen Clerus erwiesen sei, dass sie dem Alkohol abwendig gemacht und dem harmloseren Aether zugeführt seien.

Seit längerer Zeit ist die Aufmerksamkeit auf Irland gelenkt worden, wo das Aethertrinken allgemein zu werden scheint. Der Ursprung dieses Missbrauches ist nicht festzustellen. Die Einen behaupten, die irländischen Bauern hätten das Aethertrinken im Jahre 1840, zur Zeit der Predigten des Pater Mattheu gegen den Alkohol, begonnen; die Anderen beschuldigen die Aerzte, den Aether zu freigebig verordnet zu haben, noch Andere führen diesen Unfug auf die Einschränkung der Branntweinbrennereien zurück. Die Bevölkerung des nördlichen Theils von Irland trinkt den in England fabricirten billigen Aether mit Alkohol gemischt. Im Norden Irlands wird mehr Aether gebraucht als im ganzen übrigen England. In Draperstown und Cookstown ist an Marktagen die Luft mit Aetherdämpfen geschwängert und derselbe Geruch herrscht auch in den Waggons der dortigen Eisenbahnen. In dieser Gegend trinken Männer, Weiber und Kinder Aether, die ersteren meist in Dosen von 8—15 g mehrmals nach einander. Um das brennende Gefühl, das der Aether erzeugt, abzuschwächen, aber auch um den Verlust an Aether durch Aufstossen möglichst zu verringern, trinken die Anfänger Wasser nach. Manche dieser Menschen können 150—500 g Aether in mehreren Portionen vertragen. Die Trunkenheit tritt rasch auf und schwindet ebenso rasch. Die ersten Symptome bestehen in heftiger Aufregung, profuser Salivation und Aufstossen. Zuweilen treten auch epileptiforme Krämpfe auf. Nach grossen Dosen

---

[1]) Rouelle, Annales médico-psychologiques, 1872, T. VII., pag. 318.
[2]) Martin, Gazette des hôpitaux, 1870, No. 54.

zeigt sich ein Stadium von Stupor. Solche Aethertrinker sind zänkisch, lügnerisch, leiden an Magenstörungen und nervöser Prostration.[1])

Der Kleinverkauf des Aethers ist in Folge dessen jetzt eingeschränkt. Das Mittel ist in die Reihe der Gifte aufgenommen, so dass es nur in Apotheken auf einen Giftschein verkauft werden darf. Ich zweifle nicht daran, dass bei genauerer Untersuchung solcher Aethertrinker sich anatomische Veränderungen werden finden lassen, die denen des Alkoholismus ähnlich sind.

Eine Heilung von dieser Leidenschaft ist fast ausgeschlossen. Die Entziehung kann zwar mit Erfolg bewerkstelligt werden, indessen bleibt nur selten der Rückfall aus. Während der Cur treten Abstinenzsymptome wie bei der Morphiumentziehung auf. Besonders hervorzuheben ist von Symptomen die Schlaflosigkeit. Auch Delirien kommen vor, an die sich Krämpfe anschliessen können. Man sah einen Kranken in solchen zu Grunde gehen.

Die Therapie der Aether-Nebenwirkungen.

Im Wesentlichen gelten die therapeutischen Maassnahmen, die beim Chloroform gegen den Scheintod angegeben wurden, auch für den Aether. Gegen ungewöhnlich lange Betäubung sind frische Luft, sowie kalte Umschläge auf den Kopf zu verwenden. Treten heftige Congestionen nach dem Kopfe auf, die auch nach Fortlassen des Aethers nicht bald weichen und die einen bedrohlichen Character annehmen, so kann man das hierfür früher gebrauchte Mittel, den Aderlass, anwenden. Er leistet sichere Hülfe. Schon im Jahre 1846 wurde von Jackson empfohlen, bei bedrohlichen Zuständen nach der Narkose, besonders bei zu tiefer Betäubung Sauerstoff einathmen lassen. Man sollte deswegen eine Flasche mit Sauerstoff in Bereitschaft halten. Ich glaube nicht, dass dieses auch in neuerer Zeit empfohlene Hülfsmittel einen Nutzen leisten kann. Nur der Eigenthümlichkeit wegen sei noch der Vorschlag erwähnt, da wo Puls und Athmung durch den Aether gelitten hat, subcutane Aethereinspritzungen vorzunehmen!

Gegen die als Nachwirkung auftretende Nausea ist Bromkalium zu ca. 1—2 g alle ½—1 Stunde sehr gerühmt worden. Das beim Chloroform Angeführte würde sich vielleicht besser hierbei eignen. Ueber die Verbindung von Chloroform mit Aether oder von Chloroform-Alkohol-Aether habe ich bereits beim Chloroform und in der allgemeinen Besprechung der Inhalations-Anästhetica abgehandelt. Ich sehe keinerlei Nutzen in solchen Mischungen, halte vielmehr dafür, dass die Gefahren dadurch vergrössert werden. Von der Morphium-Aethernarkose gilt dies in noch erhöhtem Maasse. Neben- und Nachwirkungen gestalten sich ungleich schlimmer als nach Anwendung reinen Aethers.[2]) Geradezu thöricht ist es, eine Chloralhydrat-Aethernarkose einzuleiten, da die

[1]) Richardson, The Lancet, 1878, T. I, pag. 660. — Montalte, Journ. des connaissances méd. prat., 1879, 3. Sér., pag. 92. — The Lancet, 1879. T. I., pag. 870. — Medical Times, 1871, T. I., pag. 301. — E. Hart, Wien. medic. Presse, 1890, pag. 1838

[2]) Kappeler, l. c, pag. 210.

gute Wirkung des Aethers auf das Herz durch das Chloralhydrat, das vorzügliche Herzgift, alsbald aufgehoben wird.

Bromäthyl.

Das farblose, bei 38,5° siedende Aethylbromid (Aether bromatus, C_2H_5Br), ist eine Flüssigkeit von aromatischem Geruche. Durch Luft und Licht wird dasselbe zersetzt. Es färbt sich gelb durch freiwerdendes Brom. Schütteln mit Blattsilber kann letzteres entfernen. Die Aufbewahrung muss in luftdicht schliessenden Gläsern im Kühlen und Dunklen geschehen. Ein geringer Zusatz von Alkohol soll das Präparat haltbarer machen.

Arzneilich, zur Herbeiführung einer Inhalations-Anästhesie, ist diese Substanz schon 1849 gebraucht worden und fand dann in Amerika und später in Frankreich nicht geringe Verwendung. Auch in Deutschland hat in dem letzten Jahrzehnt der Gebrauch so erheblich zugenommen, dass die Aufnahme in das Arzneibuch nothwendig wurde. Seit langer Zeit habe ich mich mit Erfolg bemüht, dasselbe besonders für zahnärztliche Zwecke an Stelle des Stickoxydulgases setzen zu lassen und habe in Berlin zuerst solche Narkosen demonstrirt. Auch in der Geburtshülfe hat das Mittel Verwendung gefunden. Der Geburtsschmerz wird dadurch aufgehoben, Mutter und Kind nicht gefährdet, der Geburtsverlauf nicht beeinflusst und der Wehenschmerz ohne Verlust des Bewusstseins verhütet.[1]) Ein Widerstreben wie bei Chloroform kommt selten vor. Manche Kreissende verlangen es sogar, wenn sie einmal die Wirkung kennen gelernt haben.[2]) Dagegen hat die Behandlung der Epilepsie damit keine Erfolge geliefert.[3])

Die Aufnahme des Bromäthyls in den Kreislauf geschieht, entsprechend seinem niedrigen Siedepunkt, sehr schnell. Die Ausscheidung erfolgt fast vollständig durch die Lunge.[4]) Eine Zersetzung im Menschen, besonders die behauptete Bildung von Aethylsulfid, ist bisher nicht sicher genug nachgewiesen worden. Bei länger dauernder Einathmung wäre wohl die Bildung und der Uebergang von Bromkalium in den Harn möglich. Auf den Fötus scheint Bromäthyl überzugehen, da die Exhalationsluft des Neugeborenen danach riechend gefunden wurde.[2]) Soweit die Darstellung der Wirkungsart dieser Substanz in Frage kommt, spricht sicherlich neben vielen anderen Umständen auch die individuelle Auffassung des Beobachters eine Rolle. So erklären sich die verschiedenartigen Berichte über die Bromäthylnarkose, der man sogar den Charakter als Narkose abgesprochen und unpassend als Hypnose bezeichnet hat, weil Reflexerregbarkeit und Muskelspannung nicht aufgehoben, das Sensorium nicht gestört ist und es angeblich erst bei consequenter Anwendung und nach Verbrauch von 80—100 g

---

[1]) Haeckermann, Centralbl. f. Gynäkologie, 1883, No. 34. — Wiedemann, Prager medic. Wochenschrift, 1883, No. 11.

[2]) Müller, Berlin. klin. Wochenschr., 1883, pag. 673. — Cohn, Centralblatt für Gynäkologie, 1886, pag. 175.

[3]) Bourneville et d'Ollier, Gazette des hôpit., 1880, pag. 974. — Berger, Breslauer ärztl. Zeitschr., 1883, No. 8.

[4]) Rabuteau, Compt. rendus de l'Académie, T. LXXXII., 1876, pag. 1294.

gelingt im Verlaufe von 10 Minuten bis $_{4}$ Stunden Narkose zu erzielen.[1]) Dieser Schilderung wird wohl Niemand beipflichten, der mit Bromäthyl experimentirt hat. Entweder hat der betreffende Beobachter nur absonderliche Menschen oder ein absonderliches Bromäthyl unter Händen gehabt oder letzteres unzweckmässig angewandt. Die Gefühllosigkeit tritt in der Mehrzahl der Fälle sehr bald nach der Einathmung und meistens ohne Excitation ein. Der Cornealreflex bleibt relativ lange erhalten, und der Muskeltonus erlischt nicht vollkommen. Die Kranken antworten anfangs, selbst wenn schon Gefühllosigkeit eingetreten ist, noch auf alle Fragen, reagiren aber bald nicht mehr darauf und gelangen in einen, wenn auch nicht mit der Chloroformnarkose an Tiefe vergleichbaren, so doch immer zur Vornahme von Operationen vollkommen geeigneten, mit Verlust der Reflexerregbarkeit verbundenen Zustand, der bis 10 Minuten anhalten kann. Die Wirkung ist bei der jetzt empfohlenen Methode, die ganze zu verwendende Menge des Bromäthyls auf die mit undurchdringlichem Stoffe bezogene Maske zu giessen und nicht zu lüften, eine unverhältnissmässig viel stärkere aber auch gefährlichere. Man kann auf diese Weise eine tiefe Narkose erzielen, während bei langsamem Auftropfen des Mittels so viel in die Luft verdampft, dass an eine Bestimmung der wirklich resorbirten Menge nicht zu denken ist. Die kleinste Menge nach der ein operationsgeeigneter Zustand hervorgerufen wurde, betrug 3,75 g,[2]) die Durchschnittsmenge 10—15 g. Dosen von 80—100 oder gar 200 g würden, wenn während oder nach der Narkose ein tödtlicher Ausgang einträte, mit Recht die Grundlage für ein strafrechtliches Einschreiten bilden. Die bisher in Folge von Bromäthylgebrauch entstandenen Todesfälle lassen bis auf einen, nicht ganz einwandlosen[3]) entweder eine zu hohe Dosis[4]) oder eine Verwechselung mit Bromäthylen als Ursache erkennen. In einem von mir begutachteten, von schlecht unterrichteten Scribenten oft falsch dargestellten Falle war nach ca. 22 g Bromäthyl noch Chloroform verabfolgt worden, so dass es zweifelhaft erscheint, welchem von beiden Mitteln die Schuld zuzuertheilen ist. Wahrscheinlich fand hier eine Addition von Wirkungen statt, die nach 30 Stunden zum Tode führten.

Es giebt sicherlich Menschen, die sich dem Bromäthyl gegenüber refractär verhalten. Die Zahl derselben ist sogar relativ gross. So erschien die gewünschte Wirkung z. B. in einer Beobachtungsreihe nur bei der Hälfte aller Kreissenden.[5]) Das Erzwingenwollen einer Narkose bei solchen Menschen hat oft schwere Nebenwirkungen oder den Tod im Gefolge.

Als vorübergehende Nebenwirkungen beobachtete man leichte Röthung des Gesichtes, welche sich hier und da zu mässiger Cyanose steigert,[6]) aber auch starke Congestionen mit bläulicher Verfärbung des Gesichtes.[7]) Die Bindehaut des Auges kann injicirt sein, leichter

[1]) Thiem, Congress der Deutsch. Gesellsch. f. Chirurgie, 1890.
[2]) Levis, New York medic. Record, 1880, 27. March.
[3]) Roberts, Philadelphia medical Times, 1880, 17. July.
[4]) Sims, New York medic. Record, 1880, pag. 176.
[5]) Müller, l. c.
[6]) Sternfeld, Münchener med. Wochenschr., 1890, pag. 251 u. 267.
[7]) Térillon, L'Union médicale, 1880, No. 92.

Thränenfluss bestehen und die Pupille erweitert sein. Unter 22 Fällen trat das letztere z. B. 8 Mal ein. Bisweilen zeigen sich auf Gesicht, Hals und Rumpf Schweisse. Erregung vor der Narkose ist selten.

Bei Epileptikern, die längeren täglichen Narkotisirungen von 10—20 Minuten Dauer unterworfen wurden, trat Dyspepsie neben Unfähigkeit zu geistiger Thätigkeit ein.[1]) Uebelkeit und Erbrechen sind sehr viel seltener als nach Chloroform. Bei einem Kinde entstand letzteres schon nach Verbrauch von 2,5 g und wiederholte sich in heftiger Weise mehrfach, obschon das Kind drei Stunden vorher nichts gegessen hatte.[2]) Harndrang sowie unwillkürlicher Harnabgang sind vereinzelt berichtet worden. Frauen bekommen bisweilen starke sexuelle Erregungen.[3]) Bei Gebärenden zeigte sich einige Male Wehenschwäche, die aber in diesen Fällen nicht nothwendig auf Bromäthyl zurückgeführt zu werden braucht.[4])

Besonderes Interesse beansprucht das Verhalten von Puls und Athmung unter der Einwirkung dieses Mittels. Thierversuche sind für die Beurtheilung dieser Eingriffe nur mit allergrösster Vorsicht zu verwerthen, da sie meist unter Verhältnissen angestellt sind, die weit ab von den bei zu narkotisirenden Menschen vorkommenden liegen. Die vorhandenen Berichte lassen auch eine Uebereinstimmung in den Resultaten vermissen. Es handelt sich im Wesentlichen um eine primäre Beschleunigung und Abflachung der Athmung und darauf folgender Verlangsamung und Vertiefung.[5]) Mit der ersten Athmungsveränderung wächst die Pulszahl, später wird die Herzthätigkeit nach grossen Dosen arhythmisch.[6]) Die Propulsivkraft des Herzens wird schwächer, der Blutdruck sinkt[7]) stetig und aussergewöhnlich schnell. Bei Menschen sind die Veränderungen seitens des Herzens und der Athmung meist sehr wenig auffällig. Die Pulsschläge nehmen in engen Grenzen an Zahl zu, um sich später wieder zu vermindern und eine ähnliche Curve durchläuft die Athmung. von dieser Regel kommen Ausnahmen vor. So beobachtete man in einem Falle anfangs eine grössere Beschleunigung von Puls und Athmung neben Unregelmässigkeit derselben. Sobald die Pupillen sich aber erweitert hatten, wurden beide Functionen ruhiger und regelmässiger und auf der Höhe der Narkose verlangsamt.[2]) Bei einem anderen Kranken erschienen, als er kaum eingeschlafen war, beunruhigende asphyktische Erscheinungen, bläulich cyanotisches Aussehen, Erweiterung der Pupillen und eine Schwarzfärbung des aus der Wunde fliessenden Blutes.[8]) Apnoe ist selten. Gelegentlich erscheint cyanotische Färbung ohne Asphyxie.[9]) Eine Zurückfallen der Zunge ist vereinzelt mitgetheilt worden. Steifigkeit

---

[1]) Berger, Breslauer ärztl. Zeitschrift. 1883, No 8.

[2]) Demme, Die Anästhetica, im Handb. der Kinderkrankheit, Seperatabdruck, pag. 84

[3]) Witzel, Deutsche Monatsschr. f. Zahnheilkunde, Heft X., 1891.

[4]) Müller, l. c

[5]) Rabuteau, l. c.

[6]) Löhers, Ueber den Einfluss des Bromäthyls auf Athmung und Kreislauf, Berlin 1890.

[7]) Wood, Philadelphia medic. Times, 1880. pag. 370. — Bonome e Mazza, Rivista di chim. medic. e farm., 1884, II., pag. 329.

[8]) Berger, Gazette des hôpitaux, 1880, pag. 332.

[9]) Meyer, The Therapeut. Gazette, 1891, pag 123.

der Muskulatur allein oder begleitet von Zittern besonders der oberen Extremitäten wurde mehrfach constatirt. Ebenso beobachtete man Zuckungen der Lider. Nur übermässige Dosen veranlassen Stupor.

Als unangenehme Nachwirkung ist der einen oder mehrere Tage anhaltende, knoblauchartige Geruch der Ausathmungsluft zu bezeichnen, der aber eigenthümlicher Weise bei manchen Kranken vollkommen fehlt. Erbrechen nach dem Erwachen aus der Narkose ist bei einigen Individuen gesehen worden, seltener Durchfall oder gar mehrtägige blutige Stuhlgänge.[1]) Um letztere, sowie blutigen Auswurf aus den Luftwegen zu erzeugen, muss man schon Dosen von 80—100 g geben! Nach solchen Gaben entstanden bei einer Wöchnerin, der das Mittel während des Gebärens gegeben worden war, trockener Husten ohne Auswurf, Athemnoth und Kopfschmerzen. Bei normaler Temperatur und Puls und bei ganz regelmässigem Verhalten der Bauchorgane zeigten sich auf beiden Lungen grossblasige Rasselgeräusche. Die Expectoration war leicht. Nach 10 Tagen waren die Lungenerscheinungen geschwunden. In einem zweiten Falle, bei dem 100 g mit ganz negativem Erfolge gereicht worden waren, ging der Puls am dritten und vierten Tage des Wochenbettes auf 100, die Eigenwärme auf 39° C. in die Höhe, während sich auf beiden Lungen gross- und kleinblasiges Rasseln ohne Consonanzerscheinung und ohne Dämpfung nachweisen liess. Nach 14 Tagen waren diese Symptome verschwunden.[2]) Ich glaube, dass es sich hierbei um örtliche Wirkungen des Bromäthyls in den Lungen durch die übermässig grosse Dosen gehandelt hat, wobei vielleicht eine individuelle grössere Reizempfindlichkeit begünstigend wirkte.

Mattigkeit und Erschöpfung, Schwindel, Nausea,[3]) sowie Schläfrigkeit kommen in einzelnen Fällen als Nachwirkung vor und gehen meist schnell über; doch können auch Kopfschmerzen ein bis zwei Tage anhalten. Kinder werden seltener davon befallen. Bei einem solchen beobachtete man eine Nasenblutung, die schnell wieder schwand,[3]) deren Zusammenhang mit der Narkose mir aber nicht sicher erwiesen zu sein scheint. Mehrere Tage lang anhaltende lethargische Zustände entstehen, wenn man 80—100 g Bromäthyl giebt. Nach Verabfolgung von 100 g erfolgte der Tod nach 21 Stunden.

Dass eine solche Dosirung unter allen Umständen zu vermeiden ist, bedarf keiner weiteren Erörterung. Was man von diesem Stoff an Wirkung verlangt, leistet er in sehr viel geringerer Menge. Glaubt man ein Mehr von Leistung durch Steigerung der Mengen erzwingen zu müssen, so fallen die Folgen auf den zurück, der eine schlechte kritische Beurtheilung der Wirkungsbreite eines solchen Stoffes vorgenommen hat.

Bromäthylen.

Dieser Stoff, ($C_2H_4Br_2$), stellt eine farblose, bei 131,6° C. siedende Flüssigkeit dar. Die Verwechselung mit Aethylbromid gab zu seiner Verwendung als Inhalations-Anästheticum Anlass. Neuerdings empfahl man ihn überflüssigerweise gegen Epilepsie.

---

[1]) Thiem l. c.
[2]) Müller, l. c., pag. 674.
[3]) Meyer, l. c.

Die Luftwege werden durch Bromäthylen viel heftiger als durch Bromäthyl gereizt. Die Conjunctivae röthen sich. Erbrechen, allgemeine Mattigkeit, Kopfschmerzen machen sich als Nachwirkung besonders bemerkbar.

In einem Fälle [1]) war nach 40 g Bromäthylen, das keine Narkose erzeugt hatte, die Chloroformnarkose eingeleitet und beendet werden. Nach 2 Tagen erfolgte der Tod. Es unterliegt für mich keinem Zweifel, dass auch hier ein Zusammenwirken von Chloroform und Bromäthylen Schuld an dem Ausgange war.

Methylenbichlorid.

Das seit 1876 als Anästheticum angewandte Methylenchlorid, (CH_2Cl_2), wird durch Einwirkung von nascirendem Wasserstoff auf Chloroform gewonnen und stellt eine bei 41,5° C. siedende Flüssigkeit dar.

Mannigfache Vortheile sollte Methylenbichlorid als Anästheticum vor dem Chloroform, abgesehen von seiner Sicherheit und Zuverlässigkeit, welche relativ die höchsten von allen Inhalations-Anästheticis seien,[2]) voraus haben. Die Nebenwirkungen sollten ihm fehlen[3]) und die Excitation weniger lebhaft sein oder in manchen Fällen auch ganz fortbleiben, und die Verwendung auch bei Herzkranken gestattet sein. Nun haben mehrfach Untersuchungen seit dem Jahre 1882 dargethan, dass fast alle Präparate, die früher und theilweise auch noch jetzt gebraucht werden, nicht das sind, was sie sein sollten, d. h. mit dem Methylenbichlorid nichts als den Namen gemeinsam haben. Die Untersuchung von einem englischen „Bichloride of Methylene" in Originalpackung lehrte, dass man es mit Chloroform zu thun habe, welches durch Zusatz von Alkohol auf ein dem Methylenchlorid nahekommendes, specifisches Gewicht gebracht wurde.[4]) Spätere, wahrscheinlich von diesen Untersuchungen beeinflusste, Präparate derselben Herkunft,[5]) die nur die Bezeichnung „Methylen" trugen, erwiesen sich als ein Gemenge von 1 Theil Methylalkohol und 3,5 Theilen Chloroform. Sie destillirten zwischen 57,5° und 62° C. Einige deutsche Präparate, die als Methylenbichlorid verkauft wurden, bestanden aus einem alkoholhaltigen Gemisch von 1 Theil Methylenchlorid und 4 Theilen Chloroform.[6]) Erst in der neuesten Zeit ist sowohl zu Versuchen an Thieren als Menschen reines Methylenchlorid verwandt worden. Demnach sind auch die früheren klinischen Narkosen mit diesem Stoffe vom Standpunkte der mitgetheilten Thatsachen aus kritisch zu beurtheilen.

Reines Methylenchlorid ist entgegen der vielfach ausgesprochenen Meinung durch Luft und Licht unveränderlich.[7]) Thierversuche, die mit demselben angestellt wurden, ergaben, dass dadurch neben all-

---

[1]) Aerztliche Mittheilungen aus und für Baden. 1889. pag. 92.

[2]) Day, Brit. med. Journ., 1888. 14. July, pag. 72.

[3]) Spencer Wells. Brit. med. Journ., 1888, I., 9. June.

[4]) Traub. Pharmaceutische Centralhalle, 1882. No. 35, pag. 401. — Breisky, Prager medicin. Wochenschr. 1883, pag. 209.

[5]) Von Robins & Co., London. Oxford Street.

[6]) Eichholz u. Geuther, Deutsche Medicinalzeitung. 1887, pag. 749

[7]) Regnauld et Villejean La Semaine médicale, 1889, pag. 132.

gemeiner, wenn auch nicht sehr nachhaltiger Anästhesie, besonders krampfartige Bewegungen in Gestalt von Nystagmus, Kiefercontractur, Schwimmbewegungen hervorgerufen werden,[1] dass aber nach den Einen Circulation und Respiration nicht in demselben Maasse wie durch Chloroform Gefährdung erleiden,[2] nach Anderen, auch meinen Vorlesungsversuchen, in ähnlicher Weise wie durch Chloroform gestört werden können.

Ich sah recht häufig nach Anwendung des Riedel'schen Präparates die bekannte Athmungscurve, die auch bei länger dauernder Zufuhr von Chloroform entsteht, ebenso Aufhören der Athmung unter plötzlicher starrer Streckung oder ganz flachen Zuckungen des Thieres. Die Blutcirculation hört fast ebenso schnell auf. Das Herz bewegt sich noch lange. Es ist dies aber ein Leergehen. Bei Tauben lassen sich die Krampfsymptome am Kopfe besonders gut verfolgen.

Die in dem Folgenden mitgetheilten Nebenwirkungen sind bis auf wenige Ausnahmen nicht dem reinen Methylenbichlorid, sondern den oben erwähnten Mischungen zur Last zu legen. Ich reihe sie trotzdem hier ein, weil sie in der Literatur unter dieser Bezeichnung geführt werden, und weil sie gleichzeitig als Belag für die abnormen Wirkungen der neuerdings gerühmten Chloroform-Methylalkohol-Narkose gelten können.

Die Narkose tritt nach Einathmung des Gemisches ebenso schnell wie nach reinem Chloroform oder reinem Methylenbichlorid ein. Bei Kindern beobachtete man eine langsamere Wirkung als durch Chloroform, eine schnellere als nach Aether.[3] Von reinem Methylenbichlorid genügen bei Frauen meist 10 ccm, bei Männern 15 ccm. Die Mengen, die von dem früheren englischen Präparate zur Erzielung der Narkose gebraucht wurden, schwankten zwischen 3 und 30 g. Hier spielte die Individualität, wie es scheint, die gleiche Rolle wie bei dem reinen Chloroform. Schlecht genährte, anämische Kranke wurden mit viel geringeren Mengen und mit vollerem Erfolge narkotisirt wie starke, rüstig gebaute. Aeltere Individuen wurden relativ leicht narkotisirt, dagegen benöthigten solche mit ausgesprochener Endarteriitis chronica und Trinker immer viel grösserer Dosen zur Herbeiführung der Narkose.[4] Kinder sollen dies Präparat angeblich mit weniger Widerwillen als reines Chloroform nehmen. Nach Einathmung von chemisch reinem Methylenbichlorid fehlt in einigen Fällen die Excitation ganz, nach Einathmung des Gemisches fand man sie, entsprechend dem Ueberwiegen des Chloroforms, oft recht heftig. Wie das Chloroform, ruft Methylenchlorid bei örtlicher Berührung Excoriationen auf Lippen und Wangen hervor.[5] Auf Schleimhäuten entsteht unerträgliches Brennen, das sich bis zu heftigem Schmerz steigert. Als bei einem Kranken etwas von dem Stoffe die Analfalte herunterfliessend in den Anus kam, entstand intensiver Schmerz und ein Eczem in dessen Umgebung.[6]

---

[1] Regnauld et Villejean, Journ. de Pharmacie et de Chimie, T. IX., Sér. V., pag. 384.
[2] Eichholz u. Genther. Deutsche Medizinalzeitung. 1887. pag. 749.
[3] Demme, Die Anästhetica im Handb. der Kinderkrankh., Separatabdr., pag. 67.
[4] Drozda, Deutsches Archiv f. klin. Medicin, Bd. 27, pag. 339.
[5] Hegar u. Kaltenbach, Operative Gynäkologie, 1874, pag. 25.
[6] Windscheid, Deutsch. Archiv f. klin. Medic., 1889, Bd. 44, pag. 342.

Sowohl nach dem Gebrauche dieses Präparates als nach reinem Methylenbichlorid entsteht Uebelkeit oder Erbrechen. Die Häufigkeit scheint selbst bei Gebrauch des gleichen Präparates sehr zu schwanken. Constant scheinen diese Nebenwirkungen weniger in als nach der Narkose vorzukommen. In der Narkose wurde in einer Beobachtungsreihe Uebelkeit 6 Mal unter 100 Fällen, Erbrechen 42 Mal beobachtet.[1]) Andere Untersucher fanden das letztere in 44 pCt.,[2]) oder auch nur in 6 pCt. der Fälle.[3])

Einige Male zeigte sich auf Stirn und Händen klebriger Schweiss.[4]) Seltener kommt ein Turgor des Gesichtes,[5]) diffuse oder fleckenförmige Röthung desselben und des Halses,[2]) sowie das Gegentheil, auffällige Blässe vor. Die letztere ruft auch bisweilen reines Methylenbichlorid hervor.

Im Beginn der Athmung entsteht nicht selten Husten. Die Pupillen erweitern sich mit wenigen Ausnahmen, in denen Verengerung eintritt, während der Narkose — in einzelnen Fällen plötzlich. Vereinzelt zeigt sich doppelseitiger Strabismus.[5]) Die Pulszahl steigt oft nach dem Gebrauche jenes Gemisches. Die Angaben hierüber sind aber wenig einheitlich. Unter 100 Kranken kam z. B. 9 Mal Vermehrung, 23 Mal Verminderung der Pulszahl vor.[1]) Vereinzelt wurde der Puls sehr schwach, undulirend und kaum fühlbar. Die Respiration geben dieselben Beobachter als immer vermehrt an. Asphyxie und Syncope erschienen mehrfach. Unter 28 Fällen erfolgten sie z. B. 3 Mal nach der Einathmung. Auch nach Beendigung der Operation sah man plötzlich Puls und Athmung unter Seufzen schwinden und das Gesicht blass werden.[6]) Eine bemerkenswerthe Ursache hatte die mit Bewusstseinsverlust einhergehende Asphyxie in einem Falle. Als die Kranke aus ihrer Bewusstlosigkeit erwacht war und sprechen wollte, fand sie sich stimmlos und blieb 14 Tage in diesem Zustande. Es ergab sich, dass der durch den Junker'schen Apparat streichende Luftstrom etwas von dem flüssigen Anästheticum mitgerissen und auf die Stimmritze gebracht hatte.

Die schwereren Nebenwirkungen endeten jedoch nicht immer mit Wiederherstellung. Es ist auch der Uebergang in den Tod beobachtet worden, neuerdings z. B. nach Verbrauch von insgesammt 12 g des Mittels.[7]) Derselbe erfolgte entweder plötzlich ohne merkliche Athmungsstörungen und ohne oder mit geringen Veränderungen der Gesichtsfarbe durch plötzliches Aufhören von Puls und Athmung,[8]) oder die Athmung wurde, auch nach Beendigung der Operation und Entfernen des Anästheticums laut, stertorös oder unregelmässig, schnappend oder schnell, convulsivisch, der Radialpuls flattrig, klein und kaum fühlbar, die Gesichtsfarbe bleich oder livid, selten Wangen und Lippen roth,

[1]) Miall, Brit. medic. Journ., 1870, I., pag. 6.
[2]) Drozda, Deutsches Archiv f. klin Medicin, Bd. 27, pag. 339.
[3]) Le Fort, Bulletin de l'Académie de Médecine, Séance du 16. Juill. 1889.
[4]) Hollaender, Berlin. klin. Wochenschr., 1867, pag. 520 u. 1868, pag. 124.
[5]) Marshall, Medical Times and Gazette, 1868, 25. July, pag. 109.
[6]) Taylor, The Lancet, 1876, 30. Sept.
[7]) Chamberlayne, The Lancet, 1891, 29. Aug.
[8]) Marshall, Brit. med. Journ., 1869, II., pag. 436. — The Lancet, 1869, II., 23. Oct. — Brit. medic. Journ., 1871, 29. April. — Brit. medic. Journ., 1869, 4. Sept., pag. 272.

die Mundwinkel oder die Nasenflügel sehr blass, bläulich. Der Tod stellte sich dann mit dem gänzlichen Verschwinden des Pulses unter einigen schnappenden Inspirationen meist ohne jeglichen Krampf ein.[1]) Die Athmung kann die Herzthätigkeit noch um ein Kurzes überdauern. In 11 Jahren kamen in England allein 10 Todesfälle zu Stande. Die Frequenz soll 2 : 10 000 Narkotisirungen betragen, ist aber jedenfalls höher. Die Ursache der Nebenwirkungen oder des Todes ist bei Menschen nicht in einer Bildung von Methämoglobin zu suchen, wie sie bei Thieren vorkommt.[2]) Bei der Section eines durch Methylenchlorid gestorbenen Menschen fand man einen Congestionszustand des Gehirns und der Lungen, Ecchymosen der Schleimhaut der Trachea und der Bronchien, in einem anderen Falle ein auffallend weites und brüchiges Herz.

Unangenehm, wenn auch nicht direct gefahrdrohend, sind die Krampfsymptome, die nach dem Gebrauche des englischen aber auch des chemisch reinen Präparates beobachtet wurden. Dieselben können als fibrilläre Zuckungen nur in einzelnen Muskeln, wie z. B. im Platysma myoides, oder mehr oder minder allgemein auftreten. Klonische Zuckungen oder Trismus mit Schaum vor dem Munde erschienen mehrfach im Excitationsstadium neben sehr starker Unruhe und Blässe des Gesichtes. Auch Starre des ganzen Körpers mit Opisthotonus wurde mehrmals an Kranken gesehen.

Gleich anderen, zu dieser Gruppe gehörenden Stoffen, ruft auch das reine Methylenchlorid Nachwirkungen hervor. Fast alle damit Narkotisirten haben Brechreiz oder Erbrechen nach der Narkose. Das englische Präparat rief Erbrechen in einer Beobachtungsreihe in 18 pCt. der Fälle hervor.[3]) Kopfweh und Eingenommensein des Kopfes[4]) kommen häufig vor und das Bewusstsein kehrt später als nach Gebrauch von Chloroform zurück.

Um die unangenehmen Nebenwirkungen und Gefahren seitens der Athmung und des Herzens zu vermeiden, wurde empfohlen, die Inhalationen, sobald einmal Narkose erzeugt ist, öfter zu unterbrechen.

Methylchloroform.

Eine Mischung von 1 Vol. Methylalkohol und 4 Vol. Chloroform wurde als besonders günstig für die Hervorrufung einer Narkose bezeichnet. Die Flüssigkeit ist also den Bestandtheilen nach identisch mit dem englischen Präparat, das als „Methylen“ oder „Methylenbichlorid“ verkauft wird.

Es ist demnach von ihr auch kaum etwas Anderes an Wirkung zu erwarten als von dem letzteren Präparat. Man beobachtete in manchen Fällen ein volles Versagen, obschon die Narkotisirungsversuche bis zu einer halben Stunde fortgesetzt wurden. Auch Erbrechen zeigte sich und bewirkte in einem Falle während der Narkose Prolaps der Eingeweide nach der Laparotomie. Ferner sah man so schwere Asphyxie, dass die Tracheotomie nothwendig wurde.[5])

---

[1]) Burroughs, Brit. medic. Journ., 1870, I., pag. 460. — Brit. med. Journ., 1871, 16. Sept., pag. 332. — Brit med. Journ., 1872, 31. Aug. — Brit. med. Journ., 1872, 12. Oct. — The Lancet, 1874, II., Dec. — Brit. med. Journ., 1875, 24. July. — Breisky, Prag. med. Wochenschr., 1883, pag. 209. — Hughes, The Lancet, 1890, 11. Oct., pag. 768.

[2]) Panhoff, Archiv f. Anat. u. Physiologie, 1881, pag. 419.

[3]) Le Fort, l. c.

[4]) Nussbaum, Bayer. ärztliches Intelligenzbl., 1867, pag. 690.

[5]) Polaillon, La Pratique médicale, 1889, 2. Juli

Stickstoffoxydul.

Das 1776 entdeckte Lustgas, Lachgas, wird arzneilich als betäubendes Mittel rein oder mit Sauerstoff gemischt, eingeathmet. Die Anästhesie dauert wenige Minuten. Im Blute von Thieren erzeugt es keine chemischen oder morphologischen Veränderungen, sondern wird in demselben auf Grund physikalischer Gesetze gelöst und wieder ausgeschieden. Zersetzung findet hierbei, wenn überhaupt, nur in minimalster Menge statt. Die vollständige Anästhesie beruht auf einer Combination der lähmenden Einwirkung des Gases auf das Gehirn und der Erstickung. Die Narkose wird für gewöhnlich nur einige Minuten unterhalten.

Bald nach dem Beginne der Einathmung entsteht Sausen, Schnurren in den Ohren, manchmal auch Funkensehen, die Lider fallen zu, die Muskeln werden schlaff, gewollte Bewegungen können nicht mehr ausgeführt werden und die Phantasie ist in übermässiger Weise thätig. Die dann folgende Anästhesie ist vielfach nicht so vollständig, dass z. B. das Entfernen des Zahnes aus der Alveole nicht als mehr oder minder schmerzhafter Ruck oder Druck empfunden wird.

Es giebt Menschen, die nicht durch Lachgas in Narkose versetzt werden können. Es sind Fälle berichtet, in denen selbst 18 Liter Gas bei gut schliessendem Mundstück und ruhigen tiefen Athemzügen nach 5 Minuten noch keine Spur von Narkose erzeugten.[1])

Nebenwirkungen kommen während solcher Einathmungen in verschiedenem Umfange vor. Den wesentlichsten Antheil an dem Zustandekommen derselben liefert eine besondere individuelle Disposition. Hereditär geistig belastete Menschen oder solche, die früher schon einmal geisteskrank gewesen sind, nervöse Erwachsene wie Kinder und Trinker, weisen besonders leicht Störungen seitens des Gehirns auf und sollten ebenso wie zu Hirncongestionen disponirte, und an den Kreislaufs- und Athmungsorganen Leidende von dieser Narkose ausgeschlossen werden. Häufiger als die Neben- sind wahrscheinlich die bisher nicht genügend gewürdigten Nachwirkungen, die nicht nur unmittelbar nach der Narkose oder nach 1—2 Stunden, sondern in nicht wenigen Fällen selbst noch bis zu 2 Tagen später sich einstellen und vorzugsweise das Allgemeinbefinden einschliesslich der Gehirnthätigkeit stören können.

Eine unzweckmässige Vornahme der Narkose kann selbstverständlich ebenfalls Nebenwirkungen oder Unglücksfälle herbeiführen. Lange Uebung vermag jedoch diese Möglichkeit zu vermeiden und den Zeitpunkt genau zu bestimmen, wann die Zuführung des Gases oder Gasgemisches unterbrochen werden muss. Es scheint, als wenn auch bei gleichzeitiger reichlicher Zufuhr sowie bei völligem Abschluss von atmosphärischer Luft Nebenwirkungen auftreten können. Die wirkliche Gefahr ist jedoch im letzteren Falle sehr viel grösser.

Anfängliche leichtere Nebenwirkungen z. B. seitens der Athmung können schnell in den Tod überführen. In einem neueren derartigen

[1]) Blumm, Aerztliches Intelligenzbl., 1878, No. 31 u. 32, pag. 324.

Falle sollten bei einer alten Dame zwei Zähne behufs Eröffnung des Antrum Highmori wegen Empyem ausgezogen werden. Während des Einathmenlassens bemerkte der Zahnarzt oberflächliche Athmung, narkotisirte aber doch weiter, zog die Zähne und eröffnete das Antrum. Die Kranke wurde livid, die Athmung hörte sofort auf, das Herz stand still und künstliche Athmung konnte an diesem Ausgange nichts ändern.[1]) Es giebt mehrere solcher Todesfälle auch aus letzter Zeit.[2])

Die Athmung leidet bei Vielen im Anfange der Gasaufnahme. Ein Gefühl von Ersticken müssen und Beengung der Brust macht sich bemerkbar. Dazu kommt jenes Symptom, das dem Zuschauer als besonders beängstigend und gefahrdrohend auffällt, die Cyanose. Das Gesicht erscheint bei manchem Kranken tiefblau, die Venen füllen sich strotzend. Unter 112 Kranken sah man 27 Mal eine leichte, 16 Mal eine starke Cyanose. Kurz nach dem Beginn der Lividität kann der Tod erfolgen.[3]) Bei einem Kranken wurden Gesicht und Hals livid, die Augen starr, gross, die Pupillen maximal erweitert und in diesem Zustande starb er.[4]) Neben den geschilderten Symptomen sah man die Athmung beschwerlich und auch stertorös sein und dann plötzlich für immer aussetzen.[5]) Mehrstündiges Coma kommt ebenfalls vor.[6])

Die Pupillen bleiben bei einem Theile der Narkotisirten normal. In einer Beobachtungsreihe wurde eine Erweiterung derselben in 64 Fällen um ca. 1,8 mm beobachtet. Vor Eintritt der Narkose erfolgt bei Einigen ein krampfhaftes Strecken und Dehnen des Körpers, an das sich Cyanose anschliessen kann. Eine allgemeine Starre oder rhythmische Bewegung der Glieder, convulsivische Zuckungen einzelner Glieder wurden ebenso wie epileptische Anfälle bei Epileptikern mehrfach beschrieben.[7]) Hauptsächlich scheint es sich für die ersteren Nebenwirkungen um solche Individuen zu handeln, deren Centralnervensystem früher einmal krank war.

Während der Narkose beobachtet man bisweilen heftiges Weinen oder Schreien, heitere Delirien, aber auch Hallucinationen, Wuth und bei einer hysterischen Alkoholistin erschien eine noch lange nachher anhaltende Tobsucht.[8]) Als Nachwirkung erscheint in vielen Fällen (15 pCt.) Kopfweh, ferner Weinen, oder Sopor und Röthung des Gesichts.[8])

Würgen fand man bei mehrmaliger Narkose häufig, seltener Erbrechen. Unwillkürliche Entleerung der Blase kommt ebenfalls nicht selten vor.[7]) Zucker wies man im Harn nach und zwar nach 2 Stunden 1,65, nach 6 Stunden 18,4 und am 3. Tage 3,95 g in 1 Liter Harn. Am 4. Tage war jede Spur geschwunden.[9])

In 6 pCt. von vielen Kranken zeigte sich erotische Erregung, die vielleicht als Erstickungssymptom aufzufassen ist. Das Leben des

---

[1]) Watson, Brit. med. Journ., 1889, 19. Oct., pag. 888.
[2]) Brit. med. Journ., 1890, 23 Aug., pag. 487.
[3]) Nussbaum, Sitzungsber. der Gesellschaft der Chirurgie, Bd. II., pag. 92.
[4]) Johnson, Brit. med. Journ., 1877, I., April.
[5]) Woodhouse Braine, Brit. medic. Journ., 1873, I., pag. 153.
[6]) Bordier, Journal de Thérap., 1876, pag. 855.
[7]) Silk, Correspondenzbl. f. Zahnärzte, 1890, Oct., pag. 352.
[8]) Savage, Brit. med. Journ, 1887, II., 3. Dec.
[9]) Laffont, Compt. rend. de l'Académie des Scienc., T. CII., pag. 176.

Fötus soll durch die Stickoxydulnarkose der Mutter nicht gefährdet werden. Ich glaube, dass man auf den einen Fall, der dies beweist, nicht zu fest bauen darf. —

In neuerer Zeit nimmt man auch eine Narkose mit einem Gemisch von ca. 88 pCt. Stickoxydul und ca. 12 pCt. Sauerstoff, dem sogenannten Schlafgas, vor. Dieselbe ist keineswegs frei von unangenehmen Nebenwirkungen. Während ein Beobachter keine solche bis auf einen leichten Brechreiz wahrnahm,[1]) kamen in anderen Beobachtungsreihen bedrohliche Symptome vor. Abgesehen von seltnerem Erbrechen erwies sich die Pulsfrequenz sehr vermehrt bis auf 120 bis 140 Schläge in der Minute. Aehnlich verhielt sich die Athmung, während der Blutdruck sank. Cyanose der ganzen Körperoberfläche, besonders des Gesichts, wurde von einem Beobachter immer,[2]) von einem anderen[3]) nie gesehen. Nach jedem Schnitt blutete es in dieser Narkose stärker als sonst. Das Blut sieht braunroth aus. Die oberflächlichen Gefässe sind erweitert.

In 2 von 8 Fällen kam es zu einer beängstigenden Asphyxie. Die Kranken athmeten keuchend mit Schaum vor dem Munde, bekamen ganz weite Pupillen und hörten endlich auf zu athmen. Die Pulszahl war hoch. Nach Zufuhr von frischer Luft gingen diese Zufälle vorüber.

Im Anfange der Narkose entsteht auch meist etwas Rigidität der Muskeln.

In 3 von 20 Fällen, die Frauen betrafen, zeigte sich bald nach der Einathmung ein sehr unangenehmer Zustand von Exaltation, der völlig einem Tobsuchtsanfalle glich.[4])

Bromoform.

Das Bromoform, ($CHBr_3$), ist eine in Wasser und Alkohol schwer, in Aether leicht lösliche Flüssigkeit von nicht angenehmem Geruch und brennendem Geschmack. Dasselbe ist experimentell bereits im Jahre 1842 bearbeitet worden. Als Inhalations-Anästheticum sowie gegen Keuchhusten ist das Mittel neuerdings mehrfach verwandt worden. Für die letztere Indication wurden 3—4 Mal täglich 1—7 Tropfen[5]) und im Ganzen 10—15 g innerlich gereicht.[6]) Es kommen auch bei dieser Behandlung Rückfälle vor. Ebenso giebt es nicht wenige Fälle, in denen die Einathmung des Bromoforms keine allgemeine Anästhesie hervorruft.[7])

Die zugänglichen Schleimhäute werden durch dasselbe intensiv gereizt. Die Augenbindehaut röthet sich, die Thränen fliessen, Speichelfluss und Kratzen und Brennen im Rachen und Kehlkopf machen sich bemerklich. Nach dem Einathmen entstehen anfangs einzelne Husten-

---

[1]) Hillischer, Wien. medic. Wochenschr., 1887, p. 765.
[2]) Gersuny, Wien. klin. Wochenschr., 1889, No. 32, pag. 633.
[3]) Hewitt, The Lancet, 1889, 17. April, pag. 832.
[4]) Cohn, Centralbl. f. Gynäkologie 1886, No. 11, pag. 175.
[5]) Stepp, München. medic. Wochenschr., 1889, pag. 787.
[6]) Loewenthal, Berl. klin. Wochenschrift, 1890, pag. 508.
[7]) Bonome u. Mazza, Centralbl. f. Chirurgie, 1884, pag. 593.

stösse, dann auch wohl anhaltender Husten.[1]) Dazu gesellt sich Röthung des Gesichts, bisweilen auch Cyanose, Kopfschmerzen, Streckbewegungen und Zittern.[1])

Bei Kindern, die das Mittel einnahmen, entstand in einigen Fällen jedesmal Müdigkeit und Schläfrigkeit.[2]) In einem Falle — ähnliche giebt es mehreren — zeigte sich, als in 3 Tagen aus Unvorsichtigkeit 5 g davon verbraucht waren, stockende Athmung, kaum fühlbarer Puls, verengte, starre Pupillen, Reactionslosigkeit der Cornea und Lähmung der Glieder. Die Herztöne waren fast unhörbar. Bei genauerer Untersuchung fand man eine beginnende Pneumonie im rechten Unterlappen. Dieselbe schwand nach 5 Tagen.[2]) Derartige Veränderungen in der Lunge sind auf Grund der Reizwirkung des Bromoforms gerade bei Kindern drohend und deswegen ist das Mittel als ein gefährliches anzusehen. Auch nach Verbrauch von weniger Bromoform, in Alkohol gelöst, entstehen in einzelnen Fällen unangenehme Nebenwirkungen. Bei einem Kinde zeigten sich tiefer Stupor, Blässe des Gesichtes, Kälte, vollständige Muskelerschlaffung, tracheales Rasseln, Schwäche der Athmung und der Circulation, Contraction und Unbeweglichkeit der Pupille und Insensibilität der Cornea. Es trat darauf der Tod ein.[3])

Aethylidenchlorid.

Aethylidenchlorid, ($C_2H_4Cl_2$), ist eine farblose, bei 58—59° C. siedende Flüssigkeit. Dasselbe wurde 1852 als Inhalations-Anästheticum empfohlen. In neuerer Zeit hat man den Versuch gemacht, dieses, als sonst werthloses Nebenproduct, in grösseren Mengen auch bei der Fabrikation von Chloral gewonnene Product wieder einzuführen.

Zwei Todesfälle kamen dadurch zu Stande.[4]) Dies stellt mit Rücksicht auf die geringe Zahl der überhaupt damit ausgeführten Narkosen einen so hohen Procentsatz dar, dass das vollkommene Verlassen dieses Stoffes aus diesem Grunde nicht nur gerechtfertigt, sondern sogar nothwendig erschien.

Man beobachtete ferner ein Mal, dass trotz der anhaltenden Einathmung während 12 Minuten keine Unempfindlichkeit bei einem Kinde eintrat. Dasselbe erwachte sofort als die Narkose unterbrochen wurde.[5]) Ausserdem entstand lästiger Stirnkopfschmerz, der länger als 3 Stunden anhielt. Nach dem Erwachen zeigte sich Erbrechen mit Eingenommenheit des Kopfes.[5])

Bei zwei Kindern bewirkte die Einathmung von 0,5 resp. 1 g Aethylidenchlorid beängstigende Asphyxie. Noch rascher und stürmischer erschien die Asphyxie in einem dritten Falle.[6])

Die Wirkung dieses Stoffes ist, wo sie ohne Nebenwirkungen eintritt, von geringerer Dauer als die des Chloroforms.

Aethylenchlorid.

Der Liquor Hollandicus, ($C_2H_4Cl_2$), siedet bei 85—86° C. und ist eine brennend schmeckende Flüssigkeit, die frei von Salzsäure, Aethylidenchlorid und Chloroform sein soll.

[1]) Horoch, Jahrbüch. der Gesellsch. Wiener Aerzte, 1888, pag. 497.

[2]) Loewenthal, Berl. klin. Wochenschr., 1890, pag. 508.

[3]) Nauwelaers, Revue mens. des maladies de l'enfance, 1891, Février.

[4]) Clover, Brit. medic. Journal, 1880, Vol. II., pag. 797. — Steiner, Archiv f. Chirurgie, 1870, Bd. XII., pag. 789 — Ein Todesfall ereignete sich in der v. Langenbeck'schen Klinik.

[5]) Demme, Jahrbuch f. Kinderheilk., 1872, N. F., Bd. 5, pag. 95.

[6]) Demme, Die Anästhetica im Handb. d. Kinderkrankh., Separatabdr. pag. 69.

Schon im Jahre 1848 experimentell als Anästheticum verwandt, hat dieser Stoff sich dennoch keinen Eingang verschaffen können. Bei Thieren bewirkt er wie das Chloroform drei Stadien. Die Pulszahl ist meist erhöht. Grosse Dosen veranlassen einen jähen, kleine, nur einen mässigen Abfall des Blutdrucks. Amylnitrit soll diese Störungen günstig beeinflussen.[1])

Bei Menschen zeigen sich während der Einathmung Brennen in den Luftwegen, Hustenreiz und später häufig Erbrechen.

Bei Thieren entsteht mehrere Stunden nach dem Erwachen aus der Narkose eine Gewebsveränderung in beiden Hornhäuten. Sie werden bläulich, porcellanartig opalescent. Diese Opalescenz ist aber nicht von Cornea-Nekrose gefolgt. Nach mehreren Monaten klärt sie sich von der Umrandung nach dem Mittelpunkt zu auf. Es handelt sich hierbei nicht um einen entzündlichen Vorgang, sondern um eine Verdickung der Hornhautlamellen in Folge eines Oedems.[2]) Dieses Oedem hängt von der Zerstörung des Endothels der Cornea durch den angewandten Stoff ab, da das Endothel allein die Hornhaut vor der Durchfeuchtung mit Kammerwasser schützt.[3])

Chlorkohlenstoff.

Durch Einwirkung von Chlor auf Chloroform gewinnt man Vierfach-Chlorkohlenstoff, (CCl_4), als farblose bei 36,5—38,5° C. siedende Flüssigkeit. Dasselbe eignet sich nicht für längere Narkosen, dagegen ist es mehrfach bei Neuralgien, Kopfweh, Chorea, Geburten u. s. w. gebraucht worden. Man liess meist 20 bis 30 Tropfen davon einathmen. Die Grenzdosis, um Gefühllosigkeit oder Tod hervorzurufen, ist sehr klein.

Bei Thieren treten nach Einathmung von Chlorkohlenstoff wesentlich klonische und tonische Krämpfe in den Vordergrund; die Athmung leidet, überdauert jedoch meist etwas die schwache und unregelmässige Herzthätigkeit.[4]) Der Blutdruck sinkt schon vor, besonders aber in der vollständigen Narkose.[5])

Bei Menschen entstanden manchmal Nausea und Erbrechen.[6]) Auch Hustenreiz verursacht die erste Einathmung. Eine eigenthümliche Empfindung von Hitze durchströmt den ganzen Körper. Der Puls kann klein und unregelmässig werden, Cyanose und Erweiterung der Pupillen eintreten, so dass dadurch ein Aussetzen der Narkose erforderlich wird.

Nach dem Erwachen halten unangenehme Empfindungen, wie Hitze, noch an; dazu gesellt sich eine besondere Müdigkeit, die jede geistige oder körperliche Beschäftigung verhindert. Störungen in der Herzthätigkeit und Schlaflosigkeit[5]) sowie Kopfschmerzen. Das Erwachen aus der Narkose kann lange auf sich warten lassen. Bei einem Kinde dauerte es über $1\frac{1}{2}$ Stunden.[7])

Dimethylacetal kann Kaninchen und Katzen auf dem Wege der Inhalation betäuben. Eine Mischung von 2 Vol. desselben und 1 Vol. Chloroform gebrauchte man bei Menschen. In 4 Fällen entstand Erbrechen.[8])

Methylenäther.

Dieses Präparat ist bisher nicht sicher als chemische Verbindung nachgewiesen worden, obschon man eine solche annahm. Es stellt vielmehr eine

---

[1]) Reichert, Philadelphia medic. Times, 1881, Vol. XI., No. 351.

[2]) Dubois, Bullet. de l'Académie des Sciences, Séance du 3. Sept. 1888, et du 26. Janv. 1889.

[3]) Panas, Bullet. de l'Académie des Sciences, Séance du 3. Dec. 1888.

[4]) Sanson, British med. Journ., 1867, 7. Sept., pag. 207.

[5]) Nunnely, British medic. Journ., 1867, I., pag. 685.

[6]) Protheroe Smith, The Lancet, 1867, I., pag. 658 ff.

[7]) Simpson, Medical Times and Gaz., 16. Dec. 1865.

[8]) Fischer, Deutsche Zeitschrift f. Chirurgie, 1885, Bd. 21, H. 5.

Mischung von Aethyläther und Methylenchlorid dar, und ist mehrfach sehr als Inhalations-Anästheticum gerühmt worden.[1])

Dasselbe ruft in ca. 2—4 Minuten Bewusstlosigkeit hervor, wenn 8—16 g auf die Maske gegossen sind. Unter 10 Narkosen beobachtete man 5 Mal Erbrechen. Nur einmal war dasselbe leicht.[2]) Auch Uebelkeit allein kommt vor.[3]) Unangenehmer sind die Veränderungen des Pulses. Die Abnahme seiner Zahl kann ganz beträchtlich sein. In einem Falle sank sie von 120 auf 16, in einem anderen von 84 auf 64 in der Minute.[3]) Dabei besteht nicht selten Unregelmässigkeit. Meistens ist das Gesicht dabei geröthet, selten bleich. Als Nachwirkung zeigt sich fast immer starke Uebelkeit.

Das **Methyljodid** siedet bei 43° und stellt eine am Lichte sich gelb bis roth färbende Flüssigkeit dar. Auf die Haut gebracht, verdampft sie ziemlich schnell, ohne hautröthend zu wirken. Presst man dagegen die Oeffnung eines damit gefüllten Fläschchens z. B. gegen die Hand, so entsteht nach 2 Minuten lebhaftes Jucken und Brennen. Nach Entfernung des Fläschchens zeigt sich die Haut nur wenig geröthet. Einige Stunden später wird die Röthung stärker, und nach Verlauf von 12 Stunden entsteht Blasenbildung. Die Blase trocknet nach einigen Tagen unter Jucken ein. Durch Zusatz einiger Tropfen Sodalösung zu der Flüssigkeit kann der Schmerz vermindert werden.[4])

Aehnliche Wirkungen neben einer allgemein anästhesirenden besitzt das Methylenjodid.

Aldehyd.

Der Aldehyd, (C_2H_4O), ist eine bei 20,8° C. siedende, mit Wasser mischbare Flüssigkeit. Die Inhalation seines Dampfes wirkt nach Versuchen an Menschen unangenehm auf die Athmungswege. Constrictionsgefühl auf der Brust und in Begleitung davon Husten, Dyspnoe, sowie Erstickungszufälle wurden beobachtet.[5]) Ausserdem ist der Geruch desselben für die meisten Kranken so unangenehm, dass sie die Einathmung kaum 3—4 Minuten lang ertragen. Bald nach der Entdeckung der Aether- und Chloroformwirkung rühmte man vom Aldehyd, dass er rascher und energischer als die beiden genannten Stoffe Betäubung eintreten liesse,[6]) und dass nach der Aufnahme der Dämpfe ein eigenthümliches Wohlbehagen in den Körper einziehe.[7]) Beides hat sich nicht bewahrheitet.

Die subcutane Anwendung hinterlässt an der Stelle der Einspritzung eine Verhärtung.

Aethylnitrit.

Der Dampf dieser sehr flüchtigen, bei 16° siedenden Flüssigkeit, ($C_2H_5O.NO$), wurde vereinzelt experimentell zur Erzeugung von Anästhesie verwandt. Es ist interessant, dass schon Flourens und Chambert wahrnahmen, dass das Blut bei solcher Einathmung eine um so dunklere Farbe annahm, je länger sie dauerte. Es bildet sich in der That hierbei Methämoglobin.

Statt des sich leicht und fortdauernd zersetzenden Spirit. aetheris nitrosi empfahl man in neuerer Zeit reines Aethylnitrit, gelöst in Alkohol und Glycerin.

---

[1]) Richardson, Medical Times and Gazette, 1872, 23. Nov., 1873, 15. Febr. und 5. Juni. — Lawson Tait, British med. Journ., 1873, I., pag. 255.

[2]) Eastes, Brit. medic. Journ., 1873, I., pag. 321.

[3]) Brookhouse, Brit. med. Journ., 1873, I., pag. 343.

[4]) Kirk, Lancet, 1885, II., pag 753.

[5]) Simpson, Monthly. Journ. of medic. Sciences, 1848, April. — Nunnely Edinburgh medic. Journ., 1847, Oct.

[6]) Poggiale, Comptes rendus de l'Académie des Sciences, 1848, T. XXVI., pag. 387.

[7]) Boutigny, Comptes rendus de l'Académie, 1847, T. XXV., pag. 904.

Das **Aethylnitrat**, ($C_2H_5O.NO_2$), der bei 86° siedende Salpetersäure-Aethyläther, eine farblose Flüssigkeit, soll nach Einathmung des Dampfes von 50 bis 60 Tropfen allgemeine Anästhesie hervorrufen, welcher heftige Kopfschmerzen und Benommensein vorangehen. Mit der Unempfindlichkeit entsteht auch meistens Muskelspannung oder Muskelstarre. Erschlaffung der Muskeln tritt nicht ein. Erbrechen ist eine häufige Folge der Einathmung.

Aceton, ($CH_3.CO.CH_3$), ist eine farblose, bei 55,6—58° C. siedende, in Wasser lösliche Flüssigkeit. Der Geschmack ist beissend und campherartig brennend. Ein Mensch kann 10—20 g täglich davon vertragen. Die Einathmung verursacht Dyspnoe und Bronchialreizung.

Amylen.

Diese, bei 35° C. siedende Flüssigkeit, (C_5H_{10}), ist als Ersatz des Chloroforms angewandt worden, bis 2 Todesfälle dadurch erfolgten.[1]) Die gebräuchlichen Dosen für eine Narkose betragen 20—30 g, in einzelnen Fällen wurden aber davon bis zu 100 g verabfolgt. Doch ist auch mitgetheilt worden, dass bei zwei Kindern trotz Verabfolgung von 20 resp. 28 g des Mittels kein vollständiger Schlaf erzielt werden konnte.[2]) Häufig tritt Schmerzlosigkeit ein, während das Bewusstsein nicht vollständig aufgehoben und die Muskelerschlaffung unvollständig ist. Excitation kann fehlen.

Uebelkeit trat in 110 Fällen 7 Mal ein.[1]) Sehr häufig sind aber Amylennarkosen bei unveränderter Respirations- und Pulsfrequenz vorgenommen worden.[3]) Aufregung und Unruhe, Röthung des Gesichtes,[4]) sehr beschleunigter, aussetzender Puls, sowie unregelmässige Athmung wurden bei Kindern beobachtet. Der schwere Angriff, der in einzelnen Fällen auf Puls und Athmung geschieht, wird noch deutlicher durch den Bericht über die tödtlichen Ausgänge dieser Narkose. So verschwand, als die letztere eben nach 20 g vollkommen geworden war, bei einem Kranken plötzlich der Puls, während die Athmung noch normal blieb und das Gesicht livid geworden war. Nach 2—3 Minuten sank auch diese, es traten Dyspnoe, Cyanose und nach weiteren wenigen Minuten der Tod ein. In einem anderen Falle, der einen muskulösen Mann betraf, trat nach 2 Minuten Bewusstlosigkeit, dann vorübergehende, mit lautem Lachen verbundene Excitation ein. Plötzlich wurden die Glieder schlaff, die Athmung stertorös, japsend, und der Puls schwand. Trotzdem hier die Athmung nach Anwendung künstlicher Maassnahmen (Einblasung von Mund zu Mund) vorübergehend wiederkehrte, erfolgte der Tod. Vielleicht ist die zur Beschleunigung der Rettung zuletzt vorgenommene Galvanopunctur des Herzens die directe Todesursache gewesen.

Bei einer unter Amylen vorgenommenen Operation entstand Trismus und Opisthotonus sowie leichte Delirien, in zwei anderen Fällen wenige Minuten dauernde Lach- und Schreiparoxysmen mit Convulsionen. Als leichtere Nebenwirkungen fand man vereinzelt Brennen im Pharynx, Trockenheit im Munde, sowie Erbrechen.

Als Nachwirkung kommt noch eine Stunde nach dem Aufhören der Narkose Uebelkeit und Erbrechen vor.

Das **Pental**, Trimethyläthylen, β-Isoamylen, (C_5H_{10}), wurde als Inhalations-Anästheticum für die kleinere, chirurgische Praxis (5—20 ccm) empfohlen. Es soll ganz frei von Nebenwirkungen sein und wurde geradezu als ungefährlich

---

[1]) Snow, Medical Times and Gazette, 1857, Vol. XIV., 17. Jan., pag. 60, 4. Apr., pag. 333, 18. Apr., pag. 381 und Vol. XV., 8. Aug., pag. 133.

[2]) Demme, Jahrb. f. Kinderheilkunde N. F., Bd. 4, 1871, pag. 145.

[3]) Billroth, Deutsche Klinik, 1857, No. 16.

[4]) Skey, Medical Tim. and Gaz., 1857, Vol. XIV., pag. 124.

bezeichnet. Es ist dies mehr als unwahrscheinlich. Der Cornealreflex bleibt sehr lange erhalten.

Das **Isobutylchlorid** siedet bei etwa 70° C. Diese Flüssigkeit erwies sich in drei, an Menschen angestellten Versuchen wegen seiner unbedeutenden anästhesirenden und beträchtliche Erregung verursachenden Eigenschaft als nicht geeignet, um, inhalirt, Narkose zu erzeugen.

Kerosolen siedet bei 50—60° C. und stellt ein nicht genau gekanntes Gemisch von Kohlenwasserstoffen (Amyl-Capryl-Oenanthylwasserstoff) dar, das aus amerikanischem Petroleum gewonnen wird. Die Einathmung rief bei Kranken Husten, Pulsunterbrechung, Lividität des Gesichtes und Muskelstarre hervor.

Benzol.

Dieses Präparat, (C_6H_6), Steinkohlenbenzin, siedet bei 80,5° C. Es ist nicht zu verwechseln mit dem wesentlich aus den Kohlenwasserstoffen, Hexan und Heptan bestehenden Petroleumbenzin. Das Benzol verbleibt nach seiner Einführung lange Zeit im Thierkörper und wird nur langsam oxydirt.[1]) Bei einem Menschen, der grössere Mengen davon eingenommen hatte, roch der Athem noch mehrere Tage nach Benzol.[2]) Im Harn findet sich danach eine Vermehrung der Phenolschwefelsäure. Auch Hydrochinon und Brenzcatechin werden aus solchem Harn gewonnen. Ein anderer, grosser Theil des eingeführten Benzols wird wahrscheinlich durch die Lungen unverändert ausgeschieden und ein dritter endlich entgeht der Resorption dadurch, dass er gasförmig vom Magen aus entweicht. Vom Beginn der Benzolaufnahme bis acht Stunden später entstehen Ructus, welche Geruch und Geschmack von Steinkohlentheer haben.

Arzneilich ist hauptsächlich die vernichtende Einwirkung dieses Stoffes für Epi- und Entozoën, sowie die anästhesirende verwandt worden. Neuerdings empfahl man dasselbe auch gegen Keuchhusten. Vom Magen aus werden angeblich 2—3 g pro dosi und selbst 8 g pro die vertragen. Doch rufen kleine Mengen gewöhnlich einen brennenden Geschmack im Munde und Uebelkeit hervor — Unannehmlichkeiten, die vermieden werden sollen, wenn man das Mittel in einem zähen Vehikel reicht, z. B. mit Glycerin und Syrup. Wird mehr eingenommen, so entstehen Benommensein, Schwere im Kopf und schwankender Gang und auch Delirien bei beschleunigter Herzthätigkeit.

Bei der äusseren Anwendung dieses Mittels zur Vertreibung von Ungeziefer an den Geschlechtstheilen ist darauf zu achten, dass dasselbe nicht zwischen Oberschenkel und Hodensack gelangt. Es bewirkt an diesen und ähnlichen empfindlichen Stellen einen mehrere Minuten anhaltenden, äusserst heftigen Schmerz, der von einem mehr oder minder ausgedehnten Erythem gefolgt ist.

Die Einathmung des Benzols behufs Herbeiführung allgemeiner Narkose verursachte unerträgliches Brausen im Kopfe und Convulsionen.[3])

Opium.

Seitdem es eine medicinische Literatur giebt, kennt man auch die Klagen über Nebenwirkungen des Opiums. In jeder Form, in der es verwandt wurde, rief es solche hervor. Freilich sind dieselben, soweit

[1]) Nencki u. Giacosa, Zeitschr. f. phys. Chemie, Bd. IV., pag. 335.
[2]) Perrin, Bulletin génér. de Thérap., 1861, 30. Janv.
[3]) Simpson, Monthly Journ. of Med. Science, 1848, Apr.

sie acut erscheinen, im Vergleiche zu denen, welche manche moderneren Mittel erzeugen, fast bedeutungslos, vorausgesetzt, dass die grosse Summe von Erfahrungen, welche Jahrhunderte gerade über dieses Mittel geschaffen haben, nicht aus Unwissenheit, oder die Unwissenheit verdeckendem Dünkel vernachlässigt werden. Das Alterthum wusste, dass Opium unter Umständen ein gefährliches Mittel sei. Es war z. B. bekannt, dass der Vater des Consulars Licinius Caecina sich damit in Spanien aus Lebensüberdruss getödtet hatte. Solche Vorkommnisse sowie unangenehme Erfahrungen bei der therapeutischen Anwendung veranlassten damals manche hervorragenden Aerzte, wie Diagoras und Erisistratus, Opium ganz zu meiden. Aber der Nutzen, der durch das Mittel geschaffen wurde, war doch so gross, dass es weiter verwandt, und, wie es scheint, besonders in Aegypten hochgeschätzt wurde. Je länger, und auch räumlich ausgedehnter, dasselbe im Gebrauch war, um so besser lernte man es kennen, schätzen und unentbehrlich finden. Aber auch heute nach so viel hundertjährigem Gebrauche erkennen wir noch den alten Ausspruch als richtig an, dass die Opiate „Mittel seien, die vorn leckten, hinten kratzten". Die folgenden Zeilen werden die thatsächlichen Ergebnisse zur Beurtheilung dieser Ansicht liefern.

Die Resorption des Opiums geht von allen, auch sonst solche Stoffe aufnehmenden Flächen aus vor sich. Das Verhalten des Opiums im Körper und seine Ausscheidung decken sich wesentlich mit denen seiner zahlreichen Bestandtheile, von denen qualitativ und quantitativ das Morphium das hervorragendste ist. Dennoch gestattet das Verhalten dieses Alkaloids keinen Schluss auf das der übrigen basischen und nichtbasischen Producte, also auch nicht auf das des Opiums.

Das Bild der in ziemlich weiten Grenzen schwankenden Gesammtwirkung des Opiums stellt sich folgendermassen dar: Während gewöhnlich Dosen bis zu 0,015 g bei Erwachsenen nur leichte Obstipation oder schnell vorübergehende Schläfrigkeit mit geringfügiger Pulsänderung zu Wege bringen, treten nach 0,03—0,1 g und mehr Einwirkungen auf das centrale Nervensystem in voller Intensität auf, sobald keine besondere individuelle Disposition Aenderungen in dem Verhalten hervorruft. Es durchströmt den Körper eine angenehme Wärmeempfindung, die bald einem wohligen Gefühle von Schwere in den Extremitäten Platz macht. Die Augen werden glänzend, die Perceptionsfähigkeit der Sinnesorgane für äussere Eindrücke ist vorübergehend gesteigert; alsbald aber vermindert sie sich. Es tritt ein Druckgefühl in der Schläfen- und Stirngegend ein und hierzu können sich Farben- und Ringesehen gesellen. Die Lider schliessen sich unwillkürlich und das Ohr, das anfangs eine gesteigerte Empfänglichkeit für die zu ihm gelangenden Schallwellen erkennen liess, vernimmt diese in späteren Stadien nur schwach. Die Bewegungen werden schon kurze Zeit — 15—20 Minuten — nach dem Einnehmen träge, es tritt Verlangen nach Ruhe, sowie Neigung zum Schlafe ein. Die Personen verfallen anfangs in einen soporösen Zustand, in dem das Bewusstsein noch in gewissen Grenzen thätig ist und Reflexbewegungen noch auf leichte äussere Reize antworten. Erst wenn die Opiumwirkung weiter fortgeschritten ist, tritt fester Schlaf ein, meist durchwoben von lebhaften, die extremsten Empfindungen der Lust oder Unlust umschliessenden

Träumen. Die Dauer dieses Zustandes wechselt je nach der Individualität der Person. Gewöhnlich hält er nach Einführung der oben genannten Dosen 1 3 Stunden an.

Es kommt vor, dass diese typische Wirkung bei einigen Menschen Abweichungen erfährt, oder überhaupt trotz grosser Dosen vermisst wird. Jedes Opiumpräparat und jede pharmaceutische Form kann derartiges veranlassen. Man sah es nach Opiumpflaster, wie nach Syrupus diacodii, nach Opiumtincturen, wie nach Mohnköpfen. Statt Schlaf erscheint z. B. nur ein rauschähnlicher Zustand. Je erregter das Nervensystem, je grösser der Schmerz, je ausgesprochener der Krampf, um so grössere Schwierigkeit hat man, Beruhigung und Schlaf herbeizuführen. Nach 0,25 g und noch mehr Opium wird nicht selten ein alkoholisches Delirium noch stärker, und bei Tetanus gab man in einem Falle 30 g Laudanum, ohne Beruhigung zu erzeugen. Die Menschenrace soll ebenso wie Krankheiten Verschiedenheiten in der Opiumwirkung schaffen können. In Bezug darauf ist zu erwähnen, dass durch Opium betäubte Neger und Malayen häufig Convulsionen, Delirien etc. zeigen. Analoge Unterschiede in der Opiumwirkung beobachtete Charvet bei Thieren. Die niederen Thiere reagiren in ausgesprochener Weise auf Opium durch Convulsionen und dieses Symptom nimmt an Intensität ab, je höher man in der Entwicklungsreihe der Thiere hinaufsteigt. Dagegen nimmt die hypnotisirende Wirkung ab, je weiter man vom Menschen abwärts in der Thierreihe an einzelnen Individuen das Mittel versucht, so dass man bisweilen bei Hunden nach 0,3, ja selbst 0,5 g und noch mehr keine Narkose erzeugen kann.

Für die Entstehung von Nebenwirkungen kommen die meisten der Umstände in Frage, welche die Heilwirkung auch anderer Arzneistoffe leider so oft begleiten. Nur zum kleinsten Theile kann, soweit ein Urtheil his jetzt gestattet ist, die chemische Beschaffenheit der genommenen Präparate angeschuldigt werden. Freilich setzt sich die Wirkung des Opiums aus den Einzelwirkungen seiner Bestandtheile zusammen und es müssen daher je nach der Beschaffenheit des Präparates, d. h. je nach den wechselnden Mengenverhältnissen des einen oder anderen Alkaloids Abweichungen von der im Allgemeinen als typisch anerkannten Form vorkommen. Aber obschon es im Handel sehr minderwerthige, d. h. wenig Morphin und dafür andere Stoffe in um so reichlicherem Maasse enthaltende Opiumsorten giebt, so steht dieses Verhalten als Ursache von Nebenwirkungen weit zurück gegen den Einfluss der Individualität. Erwähnenswerth ist jedoch, dass beim Stehen von Tinctura Opii crocata ein Niederschlag entsteht, der nicht wenig Morphin enthält. Dadurch wird die überstehende Flüssigkeit wirkungsärmer und wenn durch Umschütteln der Niederschlag beim Abgiessen aufgerührt wird, kann leicht die beabsichtigte Wirkung unangenehm gesteigert werden.

Eine besondere Disposition für unangenehme Opiumwirkungen kann vererbt sein. Dies trat z. B. in einem Falle bei einer Frau hervor, deren Vater ebensowenig wie sie selbst Opium vertragen konnte.[1]) Auch das Alter hat auf das Entstehen von Nebenwirkungen Einfluss.

---

[1]) Polisius, Ephemerides nat. cur. Dec., II., Ann. 4, Observ. XLVI, pag. 108.

Bei Kindern entstehen sehr leicht schädliche, mitunter zum Tode führende Nebenwirkungen. Es galt deswegen von jeher gewissermaassen als Axiom mit Opiaten in diesem Falle zurückhaltend zu sein. In neuerer Zeit ist man vielfach von diesem Erfahrungssatze abgewichen, indem man die hieraus sich ergebenden Gefahren für übertrieben, wenn nicht gar als überhaupt grundlos betrachtete. Nichtsdestoweniger beweist die grosse Zahl der allein in der Literatur bekannt gegebenen, hierher gehörigen Unglücksfälle, die trotz kleiner und kleinster Opiumdosen zu Stande kamen, dass diese Warnung gut begründet und eine vorsichtige Handhabung des Mittels angezeigt ist. So trat in einem Falle der Tod ein nach Verabreichung einiger Esslöffel einer Mixtur von 3 Tropfen Opiumtinctur, 15 g Mohnsyrup und 180 g Wasser. Nach noch geringeren Dosen, 0,0006 resp. 0,0003 g erfolgte die gleiche Wirkung.[1]) Nach einem Tropfen Laudanum sah man ein Kind 20 Stunden lang in soporösem Zustande liegen. Convulsionen, die in den Tod überführen können,[2]) sowie Cyanose, mangelhafte Herzthätigkeit und damit zusammenhängende Symptome,[3]) die auch in neuerer Zeit vielfach gesehen wurden, lassen die Zurückhaltung, die früher traditionell gegenüber der Opiummedication bei Kindern herrschte, als begründet und berechtigt erscheinen. Die Zeit der Dentition ist besonders zu fürchten. Wiederholte Dosen schaffen auf Grund von Gewöhnung Zustände, wie sie später noch genauer bei Besprechung der Opiophagie geschildert werden sollen. Abmagerung und cachectisches Aussehen auf Grund von chronischen Verdauungsstörungen, und comatöse Zustände sind einige der hierbei beobachteten Symptome. Wo von Toleranz berichtet wird, da handelt es sich auch immer um Angewöhnung, die ihre besonderen Nachtheile im Gefolge hat.

Bei Greisen begünstigen auch sehr kleine Dosen cerebrale Congestionen. So sah man bei einem 79 Jahre alten Manne nach Verbrauch von 30 g Syrupus Diacodii sehr bald Narkose und daran anschliessend den Tod eintreten. Daher soll es als Regel gelten bei solchen Individuen Opium, wenn überhaupt in sehr kleinen Mengen zu verabfolgen. Auch bei Frauen kommt es wegen deren grösserer Reizempfänglichkeit ceteris paribus leichter zu abnormen Opiumwirkungen als bei Männern. Nach Einführung einer mit Laudanum getränkten Wattekugel in einen hohlen Zahn erschien z. B. bei einer Frau eine Somnolenz, die 24 Stunden anhielt.

Begünstigend für das Erscheinen von Nebenwirkungen wirken gewisse Krankheiten, wie gastrische Zustände, Hyperämie des Gehirns, Scorbut, Purpura haemorrhagica, und Nierenkrankheiten — letztere wegen der dadurch bedingten mangelhaften Ausscheidung und etwaiger Anhäufung von Opiumbestandtheilen im Körper. Hysterische vertragen sehr häufig Opium schlecht. Störungen im Magen und Centralnervensystem treten bei ihnen mit Vorliebe ein.

Ein ganz besonderes Interesse besitzt die Frage, wie sich Schwangere resp. der Foetus auf Opium verhalten. Ist man im Allgemeinen

---

[1]) Smith, Medic. Tim. and Gaz., 1854, 15. April, pag. 386 u. Edwards bei Taylor, Die Gifte, Bd. III., 1863, pag. 31.
[2]) Roth, Deutsche medic. Wochenschrift. 1888, pag. 648
[3]) Rautenfeld, Petersburger medic. Wochenschr., 1888, No. 14, pag. 122.

in der Verabfolgung von Opium bei Krankheiten der Kinder ängstlich, so scheint man bei seiner Anwendung an Schwangeren in Bezug auf eine Beeinflussung des Foetus weniger besorgt zu sein. Ja es hat sich sogar eine Erklärung für die geringe Zahl von Todesfällen der letzteren trotz Abgabe von viel Opium an die Mutter, gefunden. Da Opium durch Athemlähmung, selten durch Herzlähmung tödtet, und der Foetus nicht respirirt, so läge in diesem Verhältniss sein Schutz gegen Opiumwirkung. Weder Voraussetzung noch Schlussfolgerung treffen zu, weil die Opiumwirkung auf das Herz resp. andere Gehirncentren stark genug ist, um schwere Erkrankung resp. den Tod herbeizuführen. Thierversuche sind an und für sich, besonders aber, wenn sie negativ ausfallen, in dieser Frage ohne Bedeutung. Arhythmie des Foetalpulses liess sich nach Opiumeinnahme darthun.[1]) Am häufigsten beobachtete man jedoch krampfhafte Bewegungen des Foetus.[2]) Eine Schwangere, die grössere Opiummengen eingenommen hatte, bemerkte einige Zeit nachher fast unerträgliche Kindsbewegungen.[3]) In einem anderen Falle wurde das Kind wie betäubt zur Welt gebracht und verfiel in Krämpfe.[4]) Auch Todtgeburt wurde beobachtet und ebenso ein eigenthümlicher schwächlicher Zustand der Kinder.[5]) Dies schliesst selbstverständlich nicht aus, dass auch ein gesundes Kind geboren wird, wenn die Mutter längere Zeit hindurch Opium genommen hat.[6])

Von Bedeutung ist es auch, dass Opium resp. seine Bestandtheile in die Milch von nährenden Frauen übergeht. Ich lege besonderes Gewicht darauf, ob die Brustdrüse normal oder entzündet ist. Im letzteren Falle wird sich der Uebergang schneller und reichlicher vollziehen. Dass auch eine Cumulation sehr kleiner, aus der Muttermilch aufgenommener Dosen von Opiumbestandtheilen im Kinde stattfinden, und zumal bei verlangsamter Defäcation zu Stande kommen kann, halte ich für sehr möglich. Eine Mehrgebärende nahm wegen schmerzhafter Nachwehen 3 Tage lang Opiumtinctur. Nach Aussetzen des Mittels wurde das Kind Morgens 4 Uhr angelegt, zum zweiten Male 3 Stunden später und starb um Mitternacht unter schweren Opiumsymptomen.[7]) Es kann also das Kind in Narkose verfallen und die Mutter nichts derartiges aufweisen. Dies weiss man schon seit ca. 50 Jahren!

Dass äussere Einflüsse die Opiumwirkung abändern können, wurde früher mehrfach behauptet. Die Tageszeit und das Klima sollten in dieser Beziehung in Frage kommen. Experimentell wurde erwiesen, dass bei Thieren der Abfall der Körperwärme bedeutender ist, wenn sie in einen kalten Raum gebracht, als wenn sie bei Zimmertemperatur gehalten werden.[8])

Jede Form der Opiumanwendung kann von Nebenwirkungen gefolgt sein. Nach Aufnahme des Mittels vom Mastdarm aus scheint

---

[1]) Kubassow, Centralbl. f. Gynäkologie, 1879, pag. 591 u. 1880, pag 545.
[2]) Ruth, Brit. medic. Journ., 1888, 5. Mai, pag. 972.
[3]) Roth, l. c.
[4]) Mende, Handbuch der gerichtlichen Medicin, Bd. III.
[5]) Bartholow bei Ruth, l. c.
[6]) Benicke, Centralbl f. Gynäkologie, 1879, pag. 179.
[7]) Evans, British medic. Journ., 1885, II., 19. Dec., pag. 1159.
[8]) Brunton u. Cash, Beitr. zur Physiologie, C. Ludwig gewidm., 1887, p. 149.

dies besonders leicht zu Stande zu kommen. Zahlreiche Beobachtungen liegen vor, in denen nach, sehr geringe Mengen von Opium enthaltenden, Klystieren bedrohliche Erscheinungen und selbst der Tod erfolgte. Ob vielleicht die Resorption vom Darm aus schneller und vollständiger als von anderen Anwendungsstellen aus vor sich geht, ist vermuthet[1]) aber nicht experimentell erwiesen worden. Eine entzündete Haut und Wundflächen lassen auch genügend Opium in das Blut eintreten, um Nebenwirkungen hervorrufen zu können. So sah man z. B. bei einem 18 Monate alten Kinde, nachdem eine mit heissem Wasser und 15 Tropfen Laudanum getränkte Compresse auf den Leib gelegt war, Betäubung eintreten. Noch schwerere Symptome entstanden bei einem Kinde, das eine Wachs-Opiumsalbe auf die Haut gestrichen erhalten hatte.

Nebenwirkungen seitens der Haut.

Mit der Röthung und Turgescenz des Gesichtes sowie der erhöhten Temperatur der übrigen Körperdecke entstehen nach Opium zugleich sehr oft profuse Schweisse, wenngleich nicht so constant, dass der Ausspruch von Tralles[2]) gerechtfertigt wäre: „Si vero ullus effectus est quem Opium agens in corpore certo praestat quique in omnium oculos incurrit, sane is est haec excretio, quam quoties Opium exhibuerunt, toties animadvertere debuerunt medici omnium temporum omnium regionum omnes.“ Diese diaphoretische Wirkung zeigt sich bei manchen Personen besonders am Kopfe und tritt auch schon nach ganz kleinen Dosen ein. Sie kann von einem Ausbruche von Sudamina begleitet sein. Ueber die Art des Zustandekommens dieser Opiumwirkung ist nichts Sicheres bekannt. Vielleicht ist sie ein Product der erregenden Einwirkung des Opiums auf die spinalen Schweisscentren oder einer peripherischen Reizung der Schweissfasern. Zu diesem Schweisse gesellt sich relativ häufig quälendes Hautjucken, Pruritus Opii, das bereits von alten Aerzten[3]) erwähnt wird.

In seltenen Fällen wird nach Einnehmen von Opium das Auftreten eines Ausschlages beobachtet, der mit oder ohne Pruritus einhergehen kann. Man nahm früher an, dass er in einem Zusammenhange mit dem meist gleichzeitig erscheinenden Schweisse stünde. Das Vorhandensein des letzteren ist jedoch keine Bedingung für das Zustandekommen des Exanthems. Dieses kann ohne jegliche Steigerung der Hautsecretion entstehen.[4]) Wie es sich bildet, ist selbstverständlich unbekannt. Man kann als Ursache eine directe Einwirkung des Mittels auf die ergriffenen Hautstellen resp. deren trophische Nerven annehmen. Der Grund, weshalb nur gewisse Personen und bei diesen gewisse Körperstellen ergriffen wurden, bleibt unerklärt. Die einmal ausge-

---

[1]) Dupuytren, Leçons de clin. chirurg., Paris 1832, T. I., pag. 187.

[2]) Tralles, Usus Opii salubris et noxius Vratislav., 1774, I., pag. 132 Besonders abgehandelt ist dieses Symptom auch in Ettmülleri Opera, Genevae, 1736, IV., pag. 611 ff.

[3]) Dioscorides, De noxiis venenis, Cap. XXIII, Venetiis, 1516, pag. 124. — Paulus Aegineta, Opera, Lugduni, 1551, Lib. V., Cap XLIII., pag. 355.

[4]) Duclos, Journ. de Médecine, 1846. — Schmidt's Jahrb., 1849, Bd. 64, p. 74.

sprochene Meinung,[1]) dass die Entstehung des Opiumexanthems in Folge einer Ausscheidung des Mittels durch die Haut oder selbst durch Anwesenheit in den Hautgefässen „mit absoluter Sicherheit“ auszuschliessen ist, ist eine absolut unbewiesene Behauptung, deren Werth nur in der beneidenswerthen Sicherheit ihres Ausspruches beruht. Die dafür gesetzte Annahme, dass Opiumexantheme durch eine seitens der eingeführten Arzneimittel verursachte, mysteriöse „dyskrasische“ Blutveränderung zu Stande kommen, führt, wie ich bereits in der Einleitung auseinandersetzte, an sich zu ganz unhaltbaren Vorstellungen.

Der Opium-Ausschlag kann sich diffus über den ganzen Körper verbreiten oder auch localisirt z. B. am Halse, den Armen und der Brust, oder dem Stamm und den Beugeseiten[2]) entstehen, oder sich, wie in einem Falle, an der Brust von der Clavicula bis zum unteren Ende des Sternum, an der Innenseite beider Oberarme, den Beugeflächen der Vorderarme, an den Handgelenken, am Oberschenkel von der Gegend der Adductoren auf die Kniekehlen und die Hinterfläche und Innenseite der Unterschenkel ausdehnen und am Fussgelenk mit einem etwa drei Finger breiten Streifen von livider Färbung enden.[1]) Er stellt bei genauerer Prüfung hell oder dunkelrothe, kleine, isolirte Flecken dar, welche in ihrer Gesammtheit als pseudomorbillärer oder scharlachartiger,[3]) auch frieselähnlicher[4]) Ausschlag bezeichnet wurden. Sogar die Mund- und Rachenschleimhaut soll von dieser „erythematösen Entzündung“ ergriffen werden können. Unter lebhaftem Brennen und Jucken, auch wohl mit Fieber entsteht und verläuft das Exanthem. Man sah es sehr bald nach dem Einnehmen von Opium, ja selbst nach Anwendung opiumhaltiger Salben und Augenwässer entstehen und mehrere Stunden[5]) oder länger anhalten. Es trat in mehreren Fällen, einige Tage nachdem der Ausschlag geschwunden war, eine bis zu 10 Tagen anhaltende feinkleiige oder in grösseren Fetzen vor sich gehende Abschuppung ein. Aus älterer Zeit wird berichtet, dass eine Frau, auch wenn sie nur 0,06 g Opium nahm, am ganzen Körper häutete. Vereinzelt kommt auch eine stark juckende Urticaria vor, die 14 Tage bestehen und trotz Aussetzen des Opiums noch Nachschübe erfahren kann.[6])

Erwähnt sei, dass hin und wieder auch Schwellung des Gesichtes neben Röthung desselben beobachtet wurde. Eigenthümlich ist es, dass in einem Falle ein scharlachartiger Ausschlag nach Verabfolgung von Belladonnaextract mit Opium in Pillen zu Stande kam. Es liess sich erweisen, dass es das Opium in diesen Pillen war, wogegen der Kranke eine Idiosynkrasie hatte. Die Belladonna wirkte also hier nicht antagonistisch.

---

[1]) Behrend, Berl. klin. Wochenschr., 1879, pag. 626.
[2]) Brand, Berl. klin. Wochenschr., 1879, pag. 718.
[3]) Rieken, Schmidt's Jahrb., Bd. CVII., pag. 22.
[4]) Weyand, Archiv für experim. Pathologie u. Pharmakologie, Bd. VI., p. 391.
[5]) Berenguier, Des éruptions provoquées par l'ingestion des médicaments, Paris 1874, pag. 59.
[6]) Möbius, Berl. klin. Wochenschr., 1882, pag. 707.

Störungen seitens des Nahrungsschlauches, der Nieren und des Geschlechtsapparates.

Einzelne ältere Beobachter glaubten, Opium könne, wenn man es ein Weilchen im Munde halte, Zunge und Gaumen geschwürig verändern. Es sind später ähnliche Angaben nur sehr selten noch gemacht worden. Eine solche immer auftretende, örtliche Wirkung ist selbstverständlich ausgeschlossen, wenngleich ich sie auf Grund einer Idiosynkrasie für möglich halte. In einem Falle waren schwere Opiumsymptome in Folge eines Klystiers aus einer Mohnkopfabkochung bei einem Kinde entstanden. Nach der Wiederherstellung zeigten sich Aphten an der Wangenschleimhaut, dem Zahnfleische und der Zungenspitze. Die Möglichkeit liegt vor, dass es sich hier nicht nur um eine indirecte Folge der durch Opium veranlassten Ernährungsstörung, sondern um eine directe, auf einer Idiosynkrasie sich aufbauende Schleimhautulceration als Nebenwirkung handelt. Dafür spricht auch ein beim Morphin zu erwähnender Fall.

Häufig stellen sich in Folge des Opiumgebrauches Störungen im Verdauungsapparate ein. Der Mund und Schlund werden trocken, es treten Magendrücken, Uebelkeit und Erbrechen auf und der Appetit verliert sich. Das letztere ist jedoch gewöhnlich erst nach mehrmaliger Anwendung des Mittels der Fall. An diesem Zustande soll eine Verringerung der Salzsäure des Magens Schuld sein. Zu Beginn des 18. Jahrhunderts drückte ein Forscher das Gleiche bereits durch die Worte aus: „Opiata stomachi aciem retundunt.“ Deswegen wären die Opiate bei Individuen mit schwacher Verdauung und spärlicher Absonderung von Salzsäure nicht eher als 2—3 Stunden nach der Mahlzeit, bei Hyperacidität des Magens während der Mahlzeit zu verordnen. Uebelkeit und Erbrechen können auch zu Stande kommen, wenn Opiumklystiere [1]) oder Abkochungen von Mohnköpfen [2]) von dem Rectum aus gebraucht werden. Die übliche Hemmung der Darmperistaltik erfährt insofern Abweichungen, als z. B. im Delirium tremens häufig selbst durch sehr grosse Dosen nicht Verstopfung entsteht. Auch die entgegensetzte Wirkung, von Tenesmus begleitete Diarrhoe, kommt vor.[3])

Die Harnmenge ist häufiger vermindert als vermehrt. Durch einmalige oder nur kurze Zeit lang gereichte mittlere Opiummengen soll die Geschlechtslust oder die Geschlechtsthätigkeit erhöht werden. Aeltere Aerzte ertheilten dem Mittel nicht nur die Fähigkeit Erectionen hervorzurufen, sondern auch die Samenmenge zu vermehren, Samenergiessungen zu veranlassen u. A. m. Eine Fülle von praktischen Beobachtungen wird zum Belegen dieser Angaben mitgetheilt, neuere gute fehlen bezüglich dieser Nebenwirkung. Vereinzelt wird über Pollutionen aber auch von einer Abstumpfung der Geschlechtserregbarkeit berichtet. Dagegen ist es aus alter und neuer Zeit bekannt, dass Opiophagen eine erhebliche Steigerung der geschlechtlichen Functionen in der ersten Zeit des Opiumgebrauches erfahren. „Non mirum ad Hungariae oppidum Lewentz trucidatos olim Turcas viriles

---

[1]) Cavalier, Revue médicale, 1830, pag. 42.

[2]) Mélier, Archives génér. de Médecine, 1827, T. XIV., pag. 407.

[3]) Neumann, Medic. Zeitung d. Vereins f. Heilk., 1834, No 27, pag. 128.

scaphas erectas rigidasque habuisse ex Opii usu, quod in proelium ituri ad animositatem et audaciam acquirendam largiter deglutiunt." Es wird von Opiumessern und Opiumrauchern auch angegeben, dass während des Opiumrausches eine Reihe von wollüstigen Bildern in der abnorm erregten, ungeordneten und wirren Sinnesthätigkeit auftauchen und damit Erectionen verbunden sind. Dieselben gehen aber schnell vorüber. Sicherer ist, dass längerer Gebrauch von Opiaten ein Schwinden der geschlechtlichen Potenz veranlasst.

Die menstruelle Thätigkeit scheint bei nicht gewohnheitsmässigem Gebrauche von Opium nicht selten vermehrt zu sein, häufig auch früher einzutreten als sie sollte oder wiederzukehren, da wo sie bereits ihr natürliches Ende gefunden hat. Doch kommt auch das Gegentheil bisweilen nach einmaligem, sehr häufig nach chronischem Gebrauch vor.

Nebenwirkungen seitens des Centralnervensystems, der Sinnesorgane, des Herzens und der Athmung.

Nicht selten treten bei Kranken schon nach Gaben von 0,015 bis 0,05 g intensives Eingenommensein des Kopfes, mehrere Stunden, ja selbst einige Tage anhaltende Kopfschmerzen, die bald in der Stirn, bald im Hinterhaupte ihren Sitz haben, sowie Schwindel auf. Diese Symptome waren bereits den alten Aerzten, wie Scribonius Largus und Anderen, bekannt. Tralles, der eine solche Beobachtung mittheilt, sagt hierüber: „Per multos dies ponderosissimum caput circumgestasse." Auch Angstzustände können sich schnell herausbilden, und mit entsprechenden Symptomen der Erregung einhergehen. Sehr selten erscheinen tiefere Störungen der geistigen Thätigkeit und nach Opiummengen, die nicht dafür berechnet sind, Lähmung der Centren für die bewusste Empfindung. Die motorische Sphäre kann ebenfalls gestört werden. In einigen Fällen beobachtete man Sehnenhüpfen besonders in der Gruppe der Muskelstrecker, Zittern der Hände, sowie Zuckungen der Gliedmaassen.[1]) Auch Convulsionen sollen vereinzelt nach medicinalen Opiumdosen besonders bei Kindern vorkommen. Mehrfach wurde von einer lähmungsartigen Schwäche der unteren Gliedmaassen und von deren Lähmung berichtet.

Nach grossen Mengen des Mittels wird Pupillenverengerung beobachtet. Dieses Symptom ist jedoch nicht constant. Eigenthümlicherweise klagte man in ältester medicinischer Zeit hauptsächlich über die Störung des Sehvermögens durch Opium. Diese Nebenwirkung ist aber ausserordentlich selten. Nur wenige Fälle sind bisher mitgetheilt worden, in denen Trübung oder fast vollständiger Verlust des Sehvermögens eintrat. Ein neuer Bericht[2]) über einen an Bleikolik erkrankten Mann, der nach Einnehmen von 1,5 g Opium in 12 Stunden Benommensein, ein blaurothes Gesicht, Erbrechen und stecknadelkopfgrosse, fast reactionslose Pupillen, sowie allmählich zunehmende Verdunkelung des Gesichtes bekommen hatte, scheint mir nicht hierherzugehören. Ich halte diese Amaurose für eine Folge der Bleiwirkung.

---

[1]) Albers, Archiv f. pathol. Anatomie, Bd. 26, pag. 225

[2]) Hammerle, Deutsche medic. Wochenschr., 1888, pag. 838.

Ohrensausen sowie leichtere Gehörsstörungen kommen auch vereinzelt vor.

Die Herzpulsationen erleiden einige Zeit nach der Einführung des Mittels, durchnittlich nach 20 Minuten, eine von der individuellen Empfänglichkeit der betreffenden Person und der Menge des Mittels abhängige Vermehrung, die nach kurzem Bestehen einer Verminderung Platz macht. Bei Kindern sah man den Puls klein und unzählbar und im Collaps, der bisweilen nach Opium erfolgt, unfühlbar werden. Die Körperoberfläche ist dann kühl, mit kaltem Schweisse bedeckt, und auch wohl cyanotisch, wenn die Athmung sehr in Mitleidenschaft gezogen wird.[1]) Aussetzen derselben sah man im Collaps eintreten. Sehr bemerkenswerth ist die Angabe,[2]) dass Puls und Athmung, besonders dann, wenn dem durch Opium bedingten Hange nach Ruhe nicht Folge gegeben wird, abnorm thätig sind. Die erhöhte Herzthätigkeit macht dann nicht einer verminderten in der üblichen Zeit Platz.

Als Nachwirkung kommen bisweilen nach Rückkehr des Bewusstseins Kopfschmerzen und Eingenommensein des Kopfes, Appetitlosigkeit, länger dauernde Verstopfung, sowie Schmerzen oder Mattigkeit in den Gliedern und auffällige Schwäche der Bewegungsorgane vor, die in einem Falle nach Art einer Hemiplegie nur die rechte Seite ergriffen hatte.

Die Heilung der Nebenwirkungen vollzieht sich gewöhnlich spontan nach dem Aussetzen des Mittels. Sind sehr bedrohliche Symptome, wie Sopor etc., entstanden, so sind diese durch äussere oder innere Reizmittel zu bekämpfen. Bei Collaps mit Athmungsstörungen sah man durch Einleiten der künstlichen Athmung und Einführen einer ätherischen Campherlösung Besserung eintreten. Prophylactisch sollte man Bromkalium zu 2—3 g einige Stunden vor dem Opium eingeben, um die Nebenwirkungen desselben, besonders Ohnmachten, Kopfweh, Schwindel und den Juckreiz zu vermeiden. Es ist hiervon kein Nutzen zu erwarten.

Morphin.

Seit seiner Entdeckung im Jahre 1804 hat sich das Morphin, obschon es für viele Zwecke das Opium nicht zu ersetzen vermag und vielleicht reicher an unangenehmen Nebenwirkungen ist, ein ausgedehntes Anwendungsgebiet erobert. Die Vortheile, die in der Möglichkeit liegen, dasselbe bequemer anzuwenden und schneller und stärker als Opium wirken zu lassen, werden leider oft durch die Leichtfertigkeit aufgewogen, mit der das Mittel arzneilich gehandhabt wird. Es gehört für das Verschreiben desselben mehr als die Kenntniss seiner schmerzstillenden und schlafmachenden Wirkung und es wäre gut, wenn sich jeder, der dasselbe verordnen will, klar macht, ob der erwartete Erfolg nicht in minder eingreifender Art erzielt werden kann.

---

[1]) Hammerle, Deutsche medic Wochenschr,, 1888, pag. 838.

[2]) Schroff, Lehrbuch der Pharmakologie, 4. Aufl.

Manche Nebenwirkungen von Morphinsalzen sind auf eine spontan unter der Einwirkung von Licht und Luft oder durch pilzliche Wesen vor sich gehende Umwandlung des Morphins zurückgeführt worden. Die Bildung von Apomorphin wurde mehrfach unter solchen Umständen angenommen. Hauptsächlich ist es die nicht seltene, brechenerregende Wirkung der Morphinsalze, die man damit in Verbindung brachte. Die hierüber bestehenden Ansichten lassen keine Vermittelung zu. Sie sind entgegengesetzt. Die Einen[1]) fanden in wässerigen Morphiumsalzlösungen, die über 2 Monate alt waren, selbst wenn durch antiseptische Zusätze Pilzbildung verhindert wurde, Apomorphin. Durch Kochen einer solchen Lösung mit Kalilauge tritt schnell Bräunung auf. Ein Untersucher[2]) fand in einer 5 Jahre alten Lösung keine Spur von Apomorphin, obschon die charakteristische Grünfärbung desselben durch Kaliumbicarbonat noch in einer Verdünnung von 1 : 100 000 zu Stande kommt. Das Pilze Veränderungen in pulverförmigen und gelösten Morphinsalzen hervorrufen, ist aber zweifellos. Angeblich sollen sich Lösungen von schwefelsaurem Morphin viel länger gut halten und weniger zur Zersetzung oder Bildung von Mycelien disponiren als salzsaure Morphinlösungen. Leider wird hier und da einmal ein Posten schimmligen Morphins verkauft und verarbeitet.

Mit Jodkalium und Bromkalium zersetzt sich Morphin unter Bildung von Morphinhydrojodat resp. -hydrobromat. Die Verbindung mit den beiden ersteren Stoffen sollte deshalb vermieden oder die Fällung durch Alkoholzusatz verhindert werden. Geschieht beides nicht, so sollte man solche Mixturen wenigstens als Schüttelmixturen auf der Signatur charakterisiren.[3]) Concentrirtere Morphinlösungen sollen auch nicht mit Aqua amygdalarum amararum wegen der Bildung von Morphiumcyanid verordnet werden, da besonders beim Concentrirtwerden der Lösung durch Eintrocknen Giftwirkungen entstehen können. Ich glaube nicht, dass diese Gefahr besonders zu fürchten ist. Dagegen soll die Verordnung von Morphin mit nicht ganz reiner, käuflicher, magnesiahaltiger Aqua Laurocerasi vermieden werden, da sich hierbei sehr leicht unlösliches und daher kaum in der Flüssigkeit noch richtig zu dosirendes Morphinhydrat bildet.[4]) Lösungen von Morphin in Bittermandelwasser halten sich im Dunkeln, trüben sich aber bei Lichteinfluss.

Die Resorption wässeriger Morphinlösungen unterliegt den gleichen Gesetzen wie die anderer löslicher Stoffe. Ueber die Ausscheidung sind seit dem Kennen dieses Alkaloids die verschiedensten Angaben gemacht worden. Es steht jetzt fest, dass die überwiegende Menge desselben auf die Magenschleimhaut ausgeschieden wird, von hier in den Darm gelangt und mit dem Kothe den Körper verlässt.[5]) Es ist aber ebenso sicher, dass auch durch die Nieren ein Theil von Morphin

---

[1]) Jennings and Bedson, The Lancet, 1884, I., pag. 562.
[2]) Dott, Pharmaceut. Zeitung, 1885, 10. Oct.
[3]) Kunz, Archiv der Pharmacie, 1888, pag. 307.
[4]) Kottmayer, Pharmaceutische Post, 1888, pag. 597.
[5]) Leineweber, Ueber Elimination subcutan applicirter Arzneimittel auf die Magenschleimhaut, Göttingen 1883. pag. 7.

den Körper verlässt. Ich habe es darin bei eifrigen Morphinisten häufig nachgewiesen. Eine nennenswerthe Zersetzung scheint im Körper nicht zu Stande zu kommen. Durchleitungsversuche von morphinhaltigem Blute durch die Schweinsleber und Niere lieferten wiederum 91 resp. 89 pCt. Morphin.[1]) Ist auch der beweisende Werth solcher Versuche für die vorzugsweise auf das Gehirn wirkenden Narcotica gering, so sind sie wenigstens für die benutzten Organe brauchbar. Ich halte auf Grund dieser Versuche die von einem Untersucher behauptete Aufspeicherung von Morphin in der Leber für irrthümlich. Bedeutungsvoll kann die Ausscheidung von Morphin durch die Milch werden. Sie kommt um so schneller und reichlicher zu Stande, je weniger normal die Brustdrüse, besonders je entzündeter sie ist. Mehrfach ist hierdurch Schädigung von Säuglingen erzeugt worden. Mehr als zweifelhaft ist es jedoch, trotz entsprechender Versuche,[2]) ob als Umwandlungsproduct des Morphins Apomorphin in der Milch erscheinen kann.

Von der als normal erkannten Wirkung des Morphins kommen Abweichungen vor Gewöhnlich beobachtet man, dass ohne deutliche, aber doch vorhandene, primäre Erregung allmählich eine Lähmung der einzelnen Gehirncentren, vom Grosshirn beginnend und mit der Medulla oblongata abschliessend, oder auch bisweilen in anderer Reihenfolge entsteht. Am meisten tritt die Lähmung der Gehirncentren für die bewusste Empfindung und willkürliche Bewegung in den Vordergrund. Mengen von 0,01—0,03 g erzeugen Schlaf, der je nach der Individualität des Kranken leichter oder tiefer ist und kürzere oder längere Zeit bis zu 10 Stunden andauert. Die Abnahme der Pulsschläge und Athemzüge ist meist nicht bedeutend. Die Ursachen der Abweichungen von diesem Wirkungsbild liegen wiederum wesentlich in angeborenen oder erworbenen Eigenthümlichkeiten des Menschen, der das Mittel nimmt. Meist erscheinen bei einem solchen die Nebenwirkungen, die er einmal aufwies, z. B. Hautausschläge, auch nach Jahren wiederum, wenn das Mittel in den Magen, das Unterhautzellgewebe, das Rectum u. s. w. gebracht wird. Kinder reagiren leichter auf Morphin mit Nebenwirkungen als Erwachsene, in ähnlicher Weise wie ich dies zuvor vom Opium auseinandersetzte. Bei Männern sieht man verhältnissmässig sehr viel häufiger Ischurie auftreten als bei Frauen. Bei phlegmatischen Personen soll sich nach schlafmachenden Dosen der Verlust der Perceptionsfähigkeit für äussere Eindrücke allmählich und ruhig einleiten, während derselbe bei anderen, gewöhnlich sanguinischen oder cholerischen Individuen, unter mehr oder minder starker Erregung abläuft.

Aber selbst bei solcher Anlage und auch mancherlei Krankheitszuständen, die in dem Rufe stehen, Morphinwirkungen abzuändern, kommen noch Schwankungen von ganz normalem Ertragen bis zu tödtlicher Wirkung vor. Herzschwäche setzt die allergrösste Vorsicht bezüglich der Morphiumanwendung voraus. Plötzlichen Tod sah man bei einem Gichtkranken eintreten, der an Aorteninsufficienz und Arteriosclerose litt und dem wegen Dyspnoë 0,005 g

---

[1]) Tauber, Archiv f. exper. Pathol. u. Pharmakol., Bd. 27, Heft 4 u. 5.

[2]) Pinzanni, Journ. de Médecine de Paris, 1890, 9. Mars.

Morphium eingespritzt wurden. Bei bestehender Myocarditis kann leicht dadurch Herzlähmung entstehen. Im stenocardischen Anfall wirkten Morphininjectionen gut, während sie bei fadenförmigem Puls contraindicirt sind.[1]) Im Allgemeinen ist es besser, bei diesen Zuständen eine ausgiebige Morphintherapie zu unterlassen. Bei alten Emphysematikern, die sich vor ihrem Ende befinden, wird Morphin sehr leicht gefährlich. Auch bei Hysterischen soll häufig dadurch Schaden gestiftet werden. Bei spastischer Spinalparalyse kann das Mittel die Spasmen noch steigern.[2]) Bei Lungenschwindsüchtigen im letzten Stadium wurde mehrfach im unmittelbaren Anschluss an diese Medication der Tod beobachtet. Die Kranken erhielten das Mittel gegen ihre Dyspnoë und schliefen ein, um nicht wieder zu erwachen.[3])

Der Einfluss von Morphin auf den Fötus deckt sich im Wesentlichen mit dem des Opiums. Man hat die Gefahr, die sich in vielen Fällen bei einer solchen Therapie als wirklich vorhanden erwies, und die sich z. B. als Arhythmie des Fötalpulses darstellte, sehr verkleinern oder bezweifeln[4]) wollen, weil es Frauen giebt, die sogar eine mehrfache Schwangerschaft trotz Morphingebrauches während derselben gut überstanden und gesunde Kinder gebaren. Negative Beobachtungen beweisen aber in solchen Fragen unendlich viel weniger als positive. Letztere liegen vor. Dass grosse Dosen Schädigung hervorrufen können, wird wohl allgemein zugegeben. Die Erniedrigung des Blutdruckes, die dadurch erzeugt wird, spielt hierfür eine wesentliche Rolle. Unter bestimmten individuellen Verhältnissen schädigen aber auch mittlere Morphinmengen den Fötus. Während der Geburt sind solche gefährlicher als zu einer früheren Zeit der Schwangerschaft und zwar insbesondere bei einer verzögerten Geburt, bei welcher die Frucht noch geraume Zeit nach der Anwendung des Mittels den durch die Wehenthätigkeit gesetzten Kreislaufsstörungen ausgesetzt bleibt. Aus diesem Grunde ist Morphin vorzugsweise bei solchen Geburten zu meiden, deren baldige Vollendung nicht in Aussicht steht.[4])

Inwieweit die Gewöhnung die Morphinwirkung abzuändern im Stande ist, wird in dem Kapitel über Morphinismus auseinandergesetzt werden. Die Höhe der Dosen spielt für das Zustandekommen von Nebenwirkungen nur eine bedingte Rolle. Man sah nach Beibringung von $^1/_2$ mg Erregtsein, Störungen des Allgemeinbefindens, Krämpfe u. s. w., nach $2^1/_2$ mg Athmungsstörungen, nach 15 mg den Tod[5]) auftreten; gewöhnliche therapeutische Dosen rufen bisweilen störende Veränderungen an der Haut hervor, während manche Menschen, auch ohne dass sie an das Mittel gewöhnt sind, grobe Dosen ohne Nachtheil vertragen.

Der Anwendungsort und die Anwendungsform besitzen ebenfalls nur geringere Bedeutung. Sobald nur Resorption eintreten kann, ist die Möglichkeit von Nebenwirkungen bei besonderer Disposition gegeben.

---

[1]) Leyden, Zeitschr. f. klin. Medicin, 1884, Bd. VII, pag. 459 u. 539.

[2]) v. d. Velden, Berlin. klin. Wochenschr.. 1878, pag. 565.

[3]) Chaber, Revue génér. de Clinique et de Thérap., 1889, No. 25. — Balland ibid., No. 27.

[4]) Fürst, Wiener klin. Wochenschr., 1889, No. 10.

[5]) The Lancet, 1884, II., pag. 1071. — Reamy, Philadelphia med. Tim., 1884, pag. 259.

Hervorzuheben ist das mehrfach beobachtete Vorkommniss, dass die Canüle in eine Vene geräth und dadurch eine intravenöse Injection gemacht wird.[1]) Die dadurch hervorgerufenen Symptome sind drohend, ohne dass man jedoch bisher einen schlechten Ausgang dadurch hat zu Stande kommen sehen. Das Gesicht wird todtenblass und kann so noch eine Stunde lang nach der Einspritzung bleiben. Der Kranke bekommt Ohnmachtsanwandlungen oder wird ohnmächtig und zeigt dann Blässe und Kälte der Haut; der Puls und der Herzschlag sind anfangs kaum fühlbar, erhöhen aber bald ihre Thätigkeit, so dass sie kaum zählbar sind. In einem Falle schätzte man sie auf 160—180 Schläge in der Minute. Die Kraft des Herz- und Pulsschlages ist so heftig, dass der Kranke das Gefühl hat, als ob das Herz zerspringt, die Brustkorbwand durchrannt, das Trommelfell durchstossen, der Augapfel aus seiner Höhle bei jedem Pulsschlage herausgeschleudert wird. Das Bewusstsein kann ganz ungetrübt oder erloschen sein. Das Gesicht röthet sich, starkes Brennen und Jucken macht sich am ganzen Körper bemerkbar, im Munde wird ein saurer Geschmack wahrgenommen, Kopfschmerzen und Angstgefühl quälen, und ein leichtes convulsivisches Zittern der Hände, wie man dies bei einer Schwangeren sah, gesellt sich zu diesem unangenehmen Symptomencomplex. Derselbe schwindet jedoch bald. Man kann das Ereigniss vermeiden, wenn man nach dem Einstechen der Canüle dieselbe wieder ein wenig zurückzieht, oder die Canüle zuerst einsticht, und erst, wenn kein Blut aus ihrer Oeffnung fliesst, die Injection macht. Das Vorkommen dieses Zufalles ist sehr selten — nichtsdestoweniger so sicher gestellt, dass die früheren Einwände, die gegen die Möglichkeit desselben erhoben wurden, vollkommen überflüssig waren. Ich selbst beobachtete ein solches Hineingerathen der Canüle in eine Vene, als ich in einer Vorlesung an einem Zuhörer die Technik der Injection zeigen wollte. Die leere Spritze füllte sich alsbald mit Blut.

Dass auch ein Versagen der hypnotischen Morphinwirkung vorkommt, kann nach dem Bisherigen nicht Wunder nehmen. Unter 367 Kranken sah man dies z. B. in 12,9 pCt., während eine theilweise Wirkung in 34,3 pCt. eintrat.[2]) Vereinzelt zeigt sich auch ein Uebermaass von Wirkung. Nach einer Injection dauerte z. B. bei einem Kranken der Schlaf 54 Stunden.

Nebenwirkungen an der Haut.

In Verbindung mit Hautausschlägen — manche derselben sind seit ca. 60 Jahren bekannt — kommen bisweilen eigenthümliche Schwellungen am Gesicht nach Einspritzung oder innerer Einführung von Morphin vor.[3]) Die Augenlider schwellen an, und das ganze Gesicht kann ödematös werden. Seltener nehmen an der Schwellung auch die Gliedmaassen Theil.[4]) Nach Einbringung eines Morphin-

---

[1]) Nussbaum, Aerztl. Intelligenzblatt, 1865, No. 36. — Feith, Berlin. klin. Wochenschr., 1867, pag. 194 u. A.

[2]) Fronmüller, Klinische Studien über die schlafmachende Wirkung der narkotischen Arzneimittel, Erlangen 1869, pag. 23.

[3]) Apolant, Berlin. klin. Wochenschr., 1877, pag. 361.

[4]) Möbius, Berlin. klin. Wochenschr., 1882, pag. 708.

suppositorium entstand in einem Falle neben anderen Symptomen Oedem der Geschlechtstheile mit Röthe und Hitze derselben. Bei einer vorhandenen Idiosynkrasie erschienen nach jedesmaliger Morphinanwendung Hautausschläge. Als man das Mittel in Salbenform auf ein wegen Ischias schmerzendes Bein brachte, entstanden zuerst örtlich Bläschen und Pusteln, dann mehrere Furunkel an der entsprechenden Hinterbacke, Röthung des ganzen Rückens und schliesslich ein grosser Carbunkel.[1])

Nach der subcutanen Einspritzung von Morphin beobachtet man nicht selten örtliche Entzündung, Indurationen, Abscesse, die in langdauernde Eiterungen übergehen können und erst in Monaten heilen.[2]) Besonders bei Morphinisten, die mit wenig Sorgfalt und Sauberkeit die Injectionen auch wohl in die Cutis hinein ausführen, sie auch an Stellen, wie an der vorderen Fläche der Oberschenkel, vornehmen, die zur Entstehung von abnormen örtlichen Veränderungen ganz besonders disponiren, beobachtet man zahlreiche frische und alte Knoten, eiternde Stellen, Narben und anderweitige, aus fortwährenden Insulten der Haut sich ergebende Erkrankungen. Antheil an solchen hat auch die Unreinheit der Injectionsspritze und der verwandten Lösung. Sind in letzterer Pilze, so entstehen leicht unangenehme Folgen. In einem Falle entwickelte sich nach Einspritzung des trüben Bodensatzes einer Morphinlösung ein phlegmonöses Erysipel der Bauchdecken. An der Einstichstelle bildete sich ein harter Knoten, der sich bald zu einer lebhaft gerötheten, fast den vierten Theil der Bauchwand einnehmenden Geschwulst entwickelte. Durch Einschnitt wurde eine jauchige Flüssigkeit entleert. Sodann stellte sich Brand des Unterhautzellgewebes und lappenweise Abstossung desselben unter heftigen Allgemeinerscheinungen ein. Allmählich erst erfolgte die Wiederherstellung.[3])

Angeblich soll das Tastvermögen der Haut an der Injectionsstelle herabgesetzt werden und zwar zu einer Zeit, wo die entsprechende symmetrische Hautstelle der anderen Körperhälfte gar keine oder nur eine relativ geringe Veränderung des Tastsinnes erlitten hat. Erfolgt die Einspritzung an einer Stelle, wo ein sensibler Nervenstamm oberflächlich unter der Haut verläuft, so wird die Tastempfindung im ganzen Hautbezirk des betreffenden Nerven gleichzeitig herabgesetzt, in höherem Grade jedoch an der Injectionsstelle. Diese Angaben werden indess auch für unrichtig gehalten. Die Schweissabsonderung ist sehr häufig vermehrt. In einer Beobachtungsreihe von 367 Kranken war dies bei $^2/_3$ der letzteren der Fall. Kleine Dosen rufen bisweilen das Gegentheil hervor. Ohne oder mit Schweiss entsteht bei manchen Menschen unerträgliches Jucken. Dasselbe kann sich über den ganzen Körper erstrecken oder auch localisirt im Gesicht, am Hals oder am Stamm, den Lenden, Genitalien, seltener an den zugänglichen Schleimhäuten erscheinen. Ein Kranker rieb verzweifelnd die Hohlhände gegen einander und die Fusssohlen gegen den Boden. Auch der Introitus vaginae war von solcher Juckempfindung heimgesucht.[4])

---

1) Comanos, Berl. klin. Wochenschr., 1882, No. 42, pag. 631.
2) Morrow, Drug eruptions, 1887, pag. 158.
3) Dumas, Bulletin génér. de Thérap., 1881, 30. Juin.
4) Hermann, Wiener medic. Wochenschr., 1884, pag. 342.

Dieses Jucken findet sich in einzelnen Fällen bei Schwellungen[1]) der Haut und Hautausschlägen. Letztere erscheinen mit oder ohne Fieber. Ein Kranker bekam z. B. nach Einbringung eines Morphiumsuppositoriums Schüttelfrost nebst allgemeiner Erregung, Unbehagen und Völle des Unterleibs und wies eine Körperwärme von 38° C. auf.[2]) Die Veränderung an der Haut kann sehr verschieden sein und bei entsprechender Disposition nach jeder Anwendungsweise sich über einzelne Theile derselben oder die ganze Körperoberfläche erstrecken. Man beobachtete bisher:

1. Erythem. Nach Einbringung eines Suppositoriums, nach subcutaner Einspritzung oder innerlicher Verabfolgung von Morphin sah man ein solches unter Jucken und Fieber fast über den ganzen Körper sich verbreiten. In einem Falle blieben nur die unteren Drittheile der Oberschenkel und die Unterschenkel vom Erythem frei. Dasselbe kann den Eindruck eines Scharlachausschlages machen. Es bleibt einige Tage bestehen und schwindet unter Abschilferung. War auch Schwellung eingetreten, so beginnt die Häutung an den geschwollenen Theilen, z. B. am Gesäss und Scrotum und endigt, aufwärts schreitend, an den Fingern und den Nasenflügeln.

2. Urticaria. Diese Form kommt am häufigsten vor. Sie kann auch mit einem Erythem vergesellschaftet sein, und Schwellung, sowie Brennen, Uebelsein, Kopfschmerzen und belegte Zunge[3]) sie begleiten. So bekam ein Mann nach mehrmaligem Einnehmen von 12—15 Tropfen einer Lösung von Morphin. hydrochloricum einen solchen Ausschlag, den er selbst, ohne das Recept zu kennen, sofort auf Morphin bezog, da er seine Empfänglichkeit für diese Nebenwirkung schon früher an sich beobachtet hatte. Die Augenlider waren geschwollen, das ganze Gesicht ödematös, und rothe quaddelähnliche Erhebungen fanden sich an den Händen und anderen Körpertheilen. Vorzugsweise scheinen Gesicht und Arme davon befallen zu werden, doch sah man solche auch am Rumpfe, besonders der Brust entstehen. In dem bereits berichteten Falle, in welchem Opium eine stark juckende Urticaria hervorrief, machte auch Morphin das Gleiche. Entweder schwinden die Quaddeln schnell schon nach einigen Stunden, oder es stellt sich nach ca. 5 Tagen Abschuppung der Haut in grossen zusammenhängenden Stücken ein, oder die Affection hält unter Auftreten von Nachschüben noch länger an.

3. Eczem. Ich fasse unter dieser Rubrik die Ausschläge zusammen, die von den Beobachtern als Eczem,[4]) vesiculärer, und pustulöser[5]) Ausschlag bezeichnet wurden. Das Eczem fand man z B. bei einem für Eczem disponirten Menschen, bei dem dasselbe auch durch andere Mittel hervorgerufen werden konnte. Bläschen bildeten sich neben Schwellung und Erythem, nach Einbringung von Morphin in das Rectum, und Pusteln beobachtete man neben Hautjucken. Auch eine Acne soll besonders bei Epileptikern nach Morphineinspritzung vor-

---

[1]) Hermann, Wiener medicin. Wochenschr., 1884, pag. 342.
[2]) Kern, Wiener medic. Presse, 1883, pag. 568.
[3]) Scheby-Buch, Berlin. klin. Wochenschr., 1877, pag. 547.
[4]) Kussmaul, Der constitutionelle Mercurialismus, Bd. II., pag. 312.
[5]) Bally, Mémoires de l'Academie royale de Médecine, 1824, pag. 356.

kommen. Vielleicht ist sie mit einer der vorgenannten Formen identisch. Von einer Acne rosacea wird ebenfalls berichtet.

4. Petechien. In einem Falle kam es nach ganz kleinen Dosen von Morphin. hydrochl. zu einem fleckigen Ausschlag mit Blutaustritt.

Sehr eigenthümlich ist der Befund multipler Schleimhautulcerationen, den man an einer Frau machte, nachdem sie 5—25 cg Morphin eingenommen hatte. Es erschienen Durst, Trockenheit des Schlundes, Schwierigkeit zu schlucken, Appetitverlust, Ekel vor Speisen, Verstopfung und alsdann oberflächliche und tiefe, mit scharfen Rändern versehene Ulcerationen an der Buccalschleimhaut und dem Schlunde. Wahrscheinlich setzten sich dieselben auch tiefer in den Nahrungsschlauch hinein fort. Sie heilten schnell nach dem Aussetzen und kamen bei erneuter Verabfolgung um so stärker wieder. Es ist dieses mit der entsprechenden, beim Opium gemachten Angabe, in Verbindung zu bringen, wonach ältere Aerzte ulceröse Veränderungen nach Opiumgebrauch entstehen sahen.

Unter den Nachwirkungen führe ich auch einen Fall von Decubitus auf.

Nebenwirkungen am Intestinal- und Urogenitalapparat.

Mehrfach ist nach Morphingebrauch auf eine Parästhesie des Geschmacks aufmerksam gemacht worden, die bei jeder Art von Kranken auftreten kann. Die Betreffenden klagen kurz nach der subcutanen Injection über einen intensiv bitteren oder auch sauren Geschmack auf der Zunge, der meist gleichzeitig mit dem Aufhören der Morphinwirkung endet.[1]) Ich glaube nicht, dass diese Nebenwirkung ihre Ursache in einer centralen Erregung hat, sondern sehe vielmehr darin eine, auf besonderer zeitlicher Disposition beruhende Ausscheidungswirkung des Morphins. Bei manchen anderen schmeckenden Stoffen beobachtete man Aehnliches. Metalle, wie Quecksilber, lassen, subcutan angewandt, nach ihrer Ausscheidung in den Mund das gleiche Symptom auftreten. Vereinzelt erscheint vermehrte Speichelsecretion. Die Magen- und Darmdrüsen sollen unter dem Morphineinflusse weniger als unter normalen Verhältnissen secerniren.[2]) Die Menge der abgesonderten Salzsäure ist vermindert. Eine recht häufige Nebenwirkung sind Uebelkeit und Erbrechen, die auch bei noch erhaltenem Appetit und nach jeder Anwendungsform des Morphins auftreten können. Schon nach 0,005 bis 0,007 Morphin, die im Suppositorium gegeben waren, stellte sich Würgen und Uebelkeit ein.[3]) Frauen scheinen besonders zu solchen Störungen zu neigen. Bis jetzt ist die Ursache derselben noch nicht sicher gestellt. Wäre es eine Apomorphinwirkung, so wäre der Mechanismus des Erbrechens klar. Aber die Umwandlung des Morphins in Apomorphin im menschlichen Körper unter gewöhnlichen Verhältnissen oder ausserhalb desselben, ist zweifelhaft, keinenfalls sicher erwiesen. Somit erübrigte nur, das auf die Magenschleimhaut aus-

---

[1]) Wernich, Archiv f. Psychiatrie, Bd. II., pag. 174.

[2]) Claude Bernard, Leçons sur les Anésthésiques, Paris 1875, pag. 217 u. 281.

[3]) British medic. Journal, 1888, I., pag. 569.

geschiedene Morphin dafür verantwortlich zu machen, das auf reflectorischem Wege das Erbrechen veranlasste. Für eine solche Wirkung wäre aber noch eine individuelle Veranlagung nothwendig, da wir örtliche Morphinwirkung unter normalen Verhältnissen nicht annehmen. Das Gleiche gilt für den meiner Ansicht nach unwahrscheinlicheren centralen Angriffspunkt des Alkaloids auf das Brech- resp. das damit identische Athmungscentrun. Die Magensymptome sind am Morgen nach dem Einnehmen stärker als in der Nacht. Neben ihnen können, zumal bei Frauen, noch länger anhaltende Magenschmerzen erscheinen.

Seitens des Darms bemerkt man häufig Verstopfung, auf die Durchfall folgt. Seltener sind kolikartige Schmerzen, die gewöhnlich ihren Sitz in der Nabelgegend haben.

Auch die Harnabsonderung kann leiden. Aeltere Beobachter lassen Dysurie oder selbst Harnverhaltung nur, oder am häufigsten bei Männern auftreten. Die Ischurie kann auch Schmerzen verursachen. Der Blasentenesmus kann sich oft Tage lang fortsetzen. Dysurie vereint sich meistens mit Harnverminderung. Doch kommt auch in seltenen Fällen Harnvermehrung vor. Harndrang sah man bei einem Kinde nach einem Morphinsalzklystier neben Delirien sich einstellen.[1]) Albuminurie soll vorkommen. Glycosurie schaffen absolut giftige Dosen oder langer Morphingebrauch.

Nach mehrwöchentlichem Gebrauch mittelstarker Dosen (0,03 bis 0,06 g pro die) beobachtete man eine erhöhte geschlechtliche Erregbarkeit. Störungen in der Menstruation können auftreten, wenn Morphin während derselben genommen wird. Aber auch bei der Behandlung geisteskranker Frauen gereicht, erzeugt es nicht selten Aufhören der Menstruation.[2])

Störungen seitens des Herzens, der Athmung und im Centralnervensystem.

Die Veränderungen, welche die Herzthätigkeit nach Beibringung von Morphin aufweist, sind je nach der angewandten Dosis verschieden. Kleine Mengen beschleunigen Anfangs den Puls, um ihn bald darauf zu verlangsamen. Grössere Dosen rufen die Verlangsamung schneller und in beträchtlicherem Grade hervor. Die Verminderung der Pulsschläge kann auch bei mässigen Dosen bis zur Hälfte der ursprünglichen Zahl betragen. Mit derselben kann gleichzeitig Schwäche und Unregelmässigkeit in der Herzthätigkeit einhergehen. Auch der Blutdruck ändert sich unter dem Einflusse des Morphins. Schon nach mittelgrossen Dosen nimmt er ab. Die bisherigen Forschungsergebnisse über die Ursachen solcher Wirkungen sind unbefriedigend. Sie umfassen eben alle Möglichkeiten. Nach der einen Ansicht ist der in Folge der Gehirnlähmung zu Stande kommende Fortfall der gewöhnlichen reflectorischen Impulse für die regulatorischen Organe der Gefässweite resp. Herzthätigkeit dafür anzuschuldigen, andere Ansichten

---

[1]) Woltering, Allgemeine medicin. Centralzeitung, 1884, pag. 973.
[2]) Roller, Berlin. klin. Wochenschr., 1888, No. 48, pag 966.

nehmen Störungen des vasomotorischen Apparates, Einwirkungen auf den Vagus im centralen und peripherischen Theil und auf die intracardialen Centren als Ursache an. Bei besonderer Disposition, hauptsächlich aber bei Erkrankungen des Herzens, Angina pectoris, Myocarditis etc., überschreiten die erwähnten Veränderungen leicht die gewöhnlichen Grenzen. Es kommt zu vorübergehendem[1]) oder andauerndem Herzstillstand. So verfiel z. B. eine Dame nach Einspritzung von 0,005 g Morphinsalz in Schlaf und schwere Narkose, war nach 4 Stunden blass, athmete mühsam und hatte einen kleinen aussetzenden Puls, der erst nach 24 Stunden unter Atropinanwendung besser wurde.[2]) Ein Mann, der über Schmerzen in der Herzgegend klagte, erhielt eine Morphineinspritzung von 0,015 g. Nach 3—4 Minuten erschien Uebelkeit, dann zuckte der Kranke zusammen, die Pupillen erweiterten sich und der Tod trat durch Herzlähmung ein. Die Section ergab in diesem Falle so ausgebreitete Sclerose der Coronararterien des Herzens, dass ein Theil derselben undurchgängig war; die Muskulatur war an einer Stelle ganz geschwunden und durch schwielige Bindemassen ersetzt. Auch die übrige Herzmuskulatur war pathologisch verändert, mit Bindegewebsschwielen durchsetzt.[3]) Herzklopfen erscheint ziemlich häufig nach Morphingebrauch.

Bezüglich der Körperwärme ist mehrfach nach kleinen Dosen eine Steigerung, nach grossen entweder eine primäre Steigerung und dann Sinken oder alsbald Sinken wahrgenommen worden. Dass Morphium Erhöhung, Opium Erniedrigung der Körperwärme erzeuge ist behauptet, aber nicht sicher genug erwiesen. Nach Morphiumeinspritzung kommt sehr selten ein Niesekrampf vor.[4]) Ziemlich constant ist eine mässige Herabsetzung in der Grösse der Schleimausscheidung aus der Trachea. Störungen in der Athmung können unter Anderem durch eine eigenthümliche Idiosynkrasie bedingt werden. Es beweist dies jener Fall, in dem eine Frau nach Einspritzung von 0,0025 g eine irreguläre Athmung neben augenblicklichem Herzstillstand bekam. Auch mühsame, stertoröse und unterbrochene Athmung sah man bisweilen nach Eintritt einer ungewöhnlich schnellen, tiefen, der angewandten Dosis nicht entsprechenden Narkose.

Mannigfache Aenderungen erleiden die Functionen des Centralnervensystems über die normalen Morphinwirkungen hinaus. Zarte, Nervöse oder für Narcotica besonders Empfindliche weisen derartiges auf. Als Störung des Allgemeingefühls ist jene Empfindlichkeit des Geschwollenseins oder des in die Länge Wachsens anzusehen, welche Morphiumnehmende nicht selten haben. Die primäre Erregung gewinnt oft eigenthümliche Formen. Hierher gehören auffällige Heiterkeit oder Gesprächigkeit, allgemeine Unruhe, Kopfschmerzen, Schwindelgefühl, Angstzustände,[5]) Gesichtshallucinationen, Flimmern vor den Augen und Delirien, Ziehen in der Nackengegend, auffälliger Bewegungstrieb, Er-

---

[1]) Brochin, Gazette des hôpitaux, 1877, pag. 226.
[2]) Burr, Medic. and surgic. Reporter, 1887, Vol. 57, 13. Aug., pag. 206.
[3]) Runeberg, Centralblatt für Nervenheilkunde, 1883, No. 13. — Klamann, Deutsche Medizinalzeitung, 1884, I., pag. 482.
[4]) Hermann, Wien. medicin. Wochenschr., 1868, pag. 383.
[5]) Billroth, Wien. medicin. Wochenschr., 1868, pag. 763.

höhung des Patellarreflexes[1]) und Zittern der Glieder. Vereinzelt beobachtete man auch Paramyoclonus,[2]) oder wie bei einem an Neuralgie des linken ersten Trigeminusastes erkrankten Arbeiter nach 0,01 g Morphin ruckweise Contractionen der rechtsseitigen Halsmuskeln, dann beider Sternocleidomastoidei und dann Trismus. Der Kranke sank mit entstelltem Angesicht um, erholte sich jedoch wieder. Nach grösserer Dosis kommt es auch wohl zu allgemeinen Convulsionen, Opisthotonus und cataleptischer Flexibilitas cerea.[3]) Mehr oder minder lange hält diese Erregung an. Manchmal folgt ihr keine oder eine nur wenig ausgesprochene Betäubung. Indessen kann auch tiefer Stupor oder Ohnmacht eintreten, das Gesicht bleich werden und der Kranke ausser Stande sein, sich aufrecht zu erhalten. Andere der bereits erwähnten Nebenwirkungen schliessen sich bisweilen hier an.

Relativ selten leiden Gesicht und Gehör. Die Pupillenverengerung ist nach kleinen Mengen von Morphin sehr inconstant und schnell vorübergehend. Wo sie erscheint, hält sie von 15 Minuten bis zu mehreren Stunden an. Bei besonders reizbaren Menschen und relativ hoher Dosis erscheint bisweilen unmittelbar nach der Injection[4]) oder erst nach ca. $^3/_4$ Stunden, also später wie die Myosis, ein Accomodationskrampf, der durch eine erregende Wirkung des Morphins auf den Tensor chorioideae zu Stande kommt. Der Fernpunkt rückt so weit heran, dass der Accomodationsspielraum äusserst gering wird. Dementsprechend treten die Beschwerden der Myopie ein. In der Entfernung wird alles verschwommen, mit Hülfe von Convexgläsern aber klar gesehen.[5]) Diese Nebenwirkung hält immer nur kurze Zeit an. In einem Falle dauerte sie nur $^1/_2$ Minute. Das Vorkommen von amblyopischen oder amaurotischen Zuständen ist nicht ausgeschlossen. Selten erscheint auch Ohrensausen.

Nachwirkungen des Morphins.

Nachwirkungen können nach Morphingebrauch in mannigfacher Gestalt auftreten. Leider ist die Aufmerksamkeit hierauf bisher nicht so gerichtet gewesen, um den ganzen Umfang davon zu erkennen. In einzelnen Fällen findet sich noch am Tage nach dem Einnehmen Benommenheit oder auch allgemeine Müdigkeit. Die Möglichkeit des Andauerns von einmal eingeleiteten Störungen in der Herzthätigkeit bei Herzkranken ist ebenfalls vorhanden. Bei einer Kranken, die wegen einer Cruralneuralgie 0,05 g Morphin im Laufe einer Viertelstunde bekommen hatte, trat 48 Stunden lang Bewusstlosigkeit ein. Als sie am 3. Tage zu sich kam, konnte sie nicht sprechen. Hierzu trat Alexie und Agraphie. Am 6. Tage entstand am Steissbein Decubitus. Vier Monate bedurfte dieser zur Heilung. Ausserdem stellte sich eine Psychose ein, welche dem Bilde der Paranoia hallucinatoria entsprach.[6])

---

1) Averbeck, Deutsche Medicinalzeitung, 1878, pag. 422.
2) Spitzka, Journ. of nerv. and Ment. dis., 1887. No 9 u. 10.
3) Eulenburg, Die hypoderm. Injection der Arzneimittel, 1875, pag. 101.
4) Sommerbrodt, Wien. medicin. Presse, 1865, No. 46—49.
5) v. Graefe, Archiv f. Ophthalmologie, Bd. IX. 2, pag. 62
6) Scheiber, Pest. medic. chirurg. Presse, 1888, No. 6.

Opiophagie und Morphinismus.

Sehr viele Jahrhunderte zurück liegt der Beginn der Leidenschaft der Menschen für Opium, einige Jahrzehnte zurück die Sucht, das bequemere und voller wirkende Morphin zu nehmen. Wesentlich Neues haben die zahlreichen, neueren Schilderungen des Morphiummissbrauches nicht ergeben. Es sind für den Kenner des älteren Zustandes der Opiumleidenschaft nur Transscriptionen. Selbst der jetzt gebrauchte Name „Morphiumsucht“ hat seinen Vorgänger in der „Opiumsucht“ der älteren Autoren. Die Gründe, welche Millionen von Bewohnern Afrikas und Asiens zu Opiumgeniessenden gemacht haben, schufen in anderen Welttheilen die gleiche Leidenschaft oder die modificirte des Morphingebrauchs. Schon die Grossmoguls von Hindostan aus der Familie der Baburiden fröhnten, wie Ferishta,[1]) mittheilt, dem Opiumgenusse, den sie wahrscheinlich von Persien her kennen lernten. Etwa 900 Jahre später, um die Mitte des 16. Jahrhunderts konnte ein so guter Kenner Indiens wie Garcia ab Horto[2]) sagen: „Plurimus hujus usus est per universam Mauritaniam et Asiam“. Und aus Aegypten berichtete nicht viel später Prospero Alpini[3]): „Opii, quod ii Affion nuncupant, utuntur hi frequentissime“. Wie viel Zeit war nun wohl erforderlich, um in Persien den Genuss in alle Schichten der Bevölkerung dringen zu lassen, wie gewöhnlish bei den „Besten der Nation“ beginnend und dann bis zu den Tagelöhnern fortschreitend? Der gewohnheitsmässige Opiumgebrauch hat wahrscheinlich eine mehr als sechszehnhundertjährige Geschichte. Die Billigkeit und das leichte Erlangen eines solchen Genussmittels sind Hauptbedingungen für die Verbreitung und das Einwurzeln desselben. Eine Zeit lang ist der Preis solcher narkotischer Genussmittel immer hoch, so dass ihn sich die Vermögenden leicht, die Unvermögenden nur unter Opfern verschaffen können. „Magno veneditur multis locis quoniam hujus esui assuescunt“ sagt Garcias ab Horto — heute kauft sich auch der ärmste Chinese Opium. Wenn es einmal gelingen sollte, das Morphin zu synthetisiren und zwei Jahrtausende über die Bekanntschaft mit diesem Alkaloide hingegangen sein werden, dann werden leider viele Millionen Menschen mehr Sclaven desselben sein, als jetzt dem Opium huldigen![4]) In den letzten zwei Jahrhunderten wurden auch aus Europa Berichte über Opiumgeniessende gemacht, besonders viel aus unserem Jahrhunderte. Gelehrte und Ungelehrte, Hoch- und Niedergestellte nahmen Opium und Opiumpräparate. Mancher berühmte Name ist mit dieser Leidenschaft verknüpft. In der ersten Hälfte dieses Jahrhunderts gab es in Paris Opiumraucher, die sogar eine Zeit lang eine Gesellschaft unter dem Namen „Société des Opiophiles“ bildeten. Sehr viele einzelne Berichte über solche europäischen Opium-

---

[1]) Tarik, J., Ferishta or History of the Rise of the Mahomedan power in India, ed. by J. Briggs, London 1831, Tom II., pag 83, 252.

[2]) Garcia ab Horto, Aromatum et simplicium aliquot medicam. apud Indos nascentium historia. Antverp 1574, pag. 23.

[3]) Prosperi Alpini Medicina Aegyptorum etc., Lugduni, Batav., 1745, pag. 255.

[4]) L. Lewin, Ueber Areca Catechu, Chavica Betle und das Betelkauen, Stuttg. 1889, pag. 12.

raucher und Opiumesser sind später bis in die neueste Zeit hinein gegeben worden.

Nicht lange Zeit besteht der gewohnheitsmässige Morphiumgebrauch. Einzelne Fälle wurden schon vor ca. 50 Jahren mitgetheilt.[1]) Doch betrafen dieselben Kranke, die wegen Schmerzen das Mittel nahmen. Mit der Entdeckung und weiten Verbreitung der subcutanen Injectionsmethode und Ueberlassung der Injectionsspritze an die Willkür des Kranken, seiner Angehörigen oder des Wartepersonals nahm der Missbrauch des Mittels in schnellem Anwachsen so schreckliche Dimensionen an, wie sie heute bestehen. Seitdem in Amerika und Deutschland die ersten Fälle dieses Leidens mitgetheilt wurden,[2]) haben sich die Zahl solcher Kranken und die Berichte darüber kaum übersehbar vermehrt. Man hat zwischen den hierhergehörigen Individuen Unterschiede herstellen wollen. Charcot[3]) trennt Morphinismus von Morphiomanie. Das erstere sei der Zustand einer Person, welche vor nicht langer Zeit aus irgend einem Grunde am Morphin Geschmack gefunden habe, die letztere stelle einen Zustand geistiger Entartung solcher Menschen dar, die ein absolutes Bedürfniss nach Morphin, einen sogenannten Morphiumhunger haben. Diese würden in die Hölle steigen, um sich Morphin zu verschaffen. Bei ihnen werde Körper und Seele zerstört. Sie beklagen, wenn sie mit Morphin geladen sind, ihren Zustand, haben aber nie den wirklichen Wunsch geheilt zu werden. Sie werden immer rückfällig und müssen wie Geisteskranke behandelt werden. Der Morphinist dagegen wünsche geheilt zu werden und betreibe den Plan seiner Heilung selbst mit. Solche Trennungen entsprechen meinen Beobachtungen nach nicht den reellen Verhältnissen, und stellen gewiss nicht eine Verschiedenheit in der Aussicht auf Heilung dar. Die Begierde und die Unerlässlichkeit des Gebrauches dieser Substanz wachsen bei Jedem, der sie einige Zeit benutzt. Bis zu einer gewissen Grenze ist die Möglichkeit des freiwilligen Entsagens vorhanden. Darüber hinaus entsteht der Morphinismus resp. die Morphiomanie, d. h. die Sucht und die Leidenschaft des Geniessens dieses Narcoticums. Die vorhandenen Unterschiede sind nicht essentiell sondern nur leichte graduelle, die sich auf der Höhe der gebrauchten Dosis, der Lebensführung und der körperlichen resp. geistigen Widerstandsfähigkeit aufbauen. Jeder Morphinist ist ein Morphiomane.

Wer ist Opiophag und Morphinist? In jedem Alter kann ein Mensch eines von beiden werden. Ein dreijähriger Knabe bekam wegen Koliken und Unruhe seit seinem ersten Lebensmonate täglich einen Aufguss von Mohnköpfen, anfangs $^1/_2$ Theelöffel, später in Folge der Gewöhnung bis 4 Tassen voll aufsteigend und wies die körperlichen und geistigen Mängel auf, die bei entsprechendem Opiumgenusse auch Erwachsene zeigen.[4]) Ein anderes Kind hatte wegen anhaltenden

---

[1]) Neumann, Bemerkungen über die gebräuchlichsten Arzneimittel, Berlin 1840, pag. 122.

[2]) Mattison, Jahrbüch. f. d. gesammte Medicin, 1875, No. 1, pag 21. — Lähr, Zeitschr. f. Psychiatrie, 1872, Heft 3. — Fiedler, Deutsche Zeitschr. f. pract. Medicin, 1874, No. 27. — L. Lewin, eod. loco, No. 28.

[3]) Charcot, Brit. medic. Journal, 1889, 30. Nov., pag. 1221.

[4]) Semtschenko, Medic. Obosrenije, 1881, Juli, pag. 117.

Schreiens und Anziehens der Beine an den Bauch bald nach der Geburt Opium bekommen. Es war wohl genährt und gesund. Als es 4 Monate alt war, erhielt es täglich 22,5—30 g Tinctura Opii crocata theelöffelweise, weil es zu schreien und die Oberschenkel an den Leib zu ziehen begann, wenn die Wirkung des Narcoticums aufhörte. Ernährungsstörungen machten sich hier besonders als Folgen bemerkbar.[1]) Nicht unerwähnt darf hier bleiben, dass in vielen Ländern, hauptsächlich aber in England bei der arbeitenden Bevölkerung die gefährliche Unsitte vorkommt, Kinder durch Opiate in den Schlaf zu bringen und darin so lange zu erhalten, bis die Mutter ihre Arbeit verrichtet hat. In einem District von Manchester verkauften drei Apotheker wöchentlich ca. 41 Liter Tinct. Opii crocata. Es liess sich officiell feststellen, dass fast alle ärmeren Familien an diesem Verbrauche Theil hatten, indem sie ihren Kindern das Mittel verabreichten.[2]) Als Beispiel, dass der gleiche Vorgang sich auch mit reinem Morphin abspielen könne, sei der Fall jenes Kindes erwähnt, das im Alter von 7 Monaten wegen Reizbarkeit in Folge von Hydrocephalus Morphinsalz zu ca. 2 mg täglich erhielt. Bald mussten die Dosen immer höher gegriffen werden, so dass schliesslich täglich 0,6 g verabfolgt wurden. Zu 8½ Monaten erfolgte der Tod.[3]) Ist glücklicherweise die Zahl der jugendlichen Opfer gering, so erhebt sie sich bei Individuen höheren Alters, Jünglingen, besonders aber Männern in den besten Jahren zu betrübender Höhe. Selbst familienweis findet man diese Leidenschaft. Bei Wilton lebt eine Familie, Vater, Mutter und 16 Kinder, von denen einige schon verheirathet sind, und von denen jedes mit einer Ausnahme geistig nicht ganz normal. Bisweilen ersetzt ihnen Opium das tägliche Brod.[4]) Morphiumsüchtige Ehepaare finden sich häufiger. Das Laster kommt vereinzelt auch schon unter Studenten vor. Die angesehensten Stände bergen die grösste Zahl von solchen Opfern. Staatsmänner und Officiere, Ländererforscher und Richter, Beamte, Aerzte, Universitätslehrer u. A. m. gehen in diesem Siegeszuge des Morphins als Sclaven. Wie viele Universitätslehrer sind an diesem Leiden zu Grunde gegangen, von wie vielen, die auch im öffentlichen Leben eine Rolle spielen, kennt man ihre Knechtschaft und wie viele tragen ihre Fessel heimlich, tief verborgen vor jedem forschenden, indiscreten Blick! Die Aerzte stellen zu der Klasse der Morphinisten einen Procentsatz von 30—46 pCt. Am häufigsten werden bei ihnen Rückfälle beobachtet. Ihnen nahe kommt an Häufigkeit der Militärstand. Ganz vereinzelt finden sich in dieser Schaar Handwerker, oft aber Barbiere, Krankenwärter u. A. m., denen die Gelegenheit geboten ist, Morphin in seinen Wirkungen zu beobachten und es sich zu verschaffen. Männer überwiegen an Zahl. Doch giebt es auch schon Morphinistinnen, und das Vorkommniss, dass Mann und Frau demselben Schicksal verfallen, sah ein Beobachter unter 144 Kranken 8 Mal.[5])

[1]) Mackenzie Booth, Brit. medic. Journal, 1880, pag. 1011.

[2]) British and For. Review, 1844, April. — cit. bei Stillé, Therap. and Materia medica, Vol. I., 1874, pag. 838.

[3]) Laurey, New York medic. Journ., 1888, 21. July.

[4]) Quarterly Journ. of Inebrity, 1888, X., pag 398.

[5]) Burkart, Deutsche medicin. Wochenschr., 1883, No. 3, pag. 35 u. Sammlung klin. Vorträge von Volkmann, No. 237.

Unheilbare, schmerzhafte Krankheiten geben selbstverständlich häufig zum Morphinismus Anlass. Ist dieser auch ein Plage, so haben solche Kranken doch so lange vom Morphin Wohlthaten, dass man ihnen dasselbe nicht zu entziehen, sondern vielmehr maassvoll zu geben versuchen soll. Es ist dies die einzige Gruppe von Morphinisten, denen dieser Zustand nicht einen Makel anheftet. Alle übrigen sind von einem solchen nicht zu befreien, selbst wenn, was häufig vorkommt, eine neuropathische Anlage die Disposition zu einer solchen Leidenschaft abgegeben hat. Mehrfach habe ich auf den von mir als „gepaarte Leidenschaft“ bezeichneten Zustand hingewiesen, in dem das Individuum sich nicht mit einem Narcoticum genügen lässt, sondern neben Morphin noch Chloroform oder Chloralhydrat[1]) oder auch Alkohol, auch Cocaïn oder selbst Bromkalium und Chloralhydrat gebraucht — meist moralische Schwächlinge, denen jede Widerstandsfähigkeit fehlt.

Was von jeher ein Räthsel war, nämlich wie es möglich ist, dass der Körper sich an eine solche, in grossen Mengen zugeführte Substanz so gewöhnen könne, dass sie schliesslich zu seinem Fortleben unentbehrlich erscheint, das ist auch heute von ihr wie von anderen ähnlichen Stoffen dunkel. Die Grundbedingung ist Gewöhnung durch langsames Ansteigen mit den Dosen. Auf dieser Basis ist Toleranz für die schlimmsten Gifte und für die infectiösesten Stoffe zu erlangen.

Immer beruht die Begierde des Erreichens dieses Betäubungsmittels auf dem eigenthümlichen Zustande, der dadurch hervorgerufen wird. Selbst Thiere scheinen denselben zu empfinden. In Ländern, in denen Opium geraucht wird, athmen Katzen, Hunde, Affen, sobald ihr Herr die Opiumpfeife anzündet, eifrig die Dämpfe mit ein, die jener ausstösst, ja die letzteren sollen selbst das nicht verbrauchte, in das Bambusrohr durchsickernde Opium begierig verzehren. Das leidenschaftliche Verlangen nach dem Genusse, sowie die Aenderung in dem Benehmen ist meist erkennbar und auffällig.

So wie bei diesen Thieren spielt auch bei Menschen die Nachahmung eine Rolle für den ersten Gebrauch, aus dem sich der weitere meist als Nothwendigkeit ergiebt. Als weitere Ursache sind anzuführen: Neugierde, Verleitung durch Schilderung der angenehmen Wirkung und Gebrauch zur Schmerzstillung. Arbeitsunfähigkeit ist die sichere Folge einer jeden Unterbrechung des Genusses und so behaupten Manche dieser Unglücklichen nicht mit Unrecht, dass sie Morphium nehmen müssten, um arbeiten zu können. Für jene vielen Millionen Opiumgeniessender in den verschiedenen Welttheilen ist die treibende Kraft für den Gebrauch: der bei öfterer Wiederholung auftretende rauschartige Zustand, in welchem die psychischen Functionen ausserordentlich gesteigert sind und keinerlei Beschwerden zum Bewusstsein kommen. Bei einem grossen Theil chinesischer Opiumraucher soll auch der Wunsch, eine Steigerung der geschlechtlichen Functionen herbeizuführen, eine Triebfeder dieser Leidenschaft sein. Schon Garcias ab Horto erklärte dies für eine Fabel. Spätere

---

[1]) Burkart, Deutsche medicin. Wochenschr., 1883, No. 3, pag. 35 u. Sammlung klin. Vorträge von Volkmann, No. 237.

haben die Wirkung des Opiums als Aphrodisiacum aufrecht erhalten. Vielleicht ist es der anfängliche Gebrauch, der Derartiges schafft. Sicher ist nur, dass unter den glühenden, glänzenden Bildern der excessiv im Opiumrausche gesteigerten Phantasie auch wollüstige vorkommen, dass die Folgen langen Gebrauches aber in einer vollen Vernichtung der Geschlechtsthätigkeit bestehen. Wesentlich ist es der angenehm berauschende Zustand, der erstrebt wird. Der Kranke, der die schmerzstillende und jene eigenthümliche, eine Nirwana erzeugende Wirkung des Morphins kennen gelernt hat, greift, wenn sich ihm hierzu Gelegenheit bietet, auch bei leichterem körperlichem Unwohlsein zu diesem Mittel, um sich über Zustände hinwegzuhelfen, für die ein Anderer kaum ärztliche Hülfe in Anspruch nehmen würde. Fehlen unangenehme körperliche Zustände, die zum Gebrauche Anlass geben könnten, dann treten Anfangs Affecte, wie Kummer, Sorgen, später auch leichtere, gemüthliche Erregungen, Verdruss, Aerger u. s. w. substituirend an deren Stelle; denn die Opiate und Morphin rufen ja in geeigneter Dosis stundenlanges, seeliges Vergessen und eine angenehme Alienation des Bewusstseins hervor. Losgelöst von allem, was den Menschen an die Erde fesselt, selbst frei von dem Gefühl, einen Körper zu besitzen, zufrieden, ohne Wunsch, lebt das Individuum eine oder mehrere Stunden in einer Traumwelt, ohne dass doch sein Bewusstsein zu fehlen braucht. Ja, ein nicht zu alter Morphinist kann nach Zuführung der für sein zeitliches Bedürfniss ausreichenden Menge des Alkaloids für ganz kurze Zeit arbeitsfähiger wie ehedem werden. Ist er Chirurg, so festigt sich zusehends die zuvor zittrige, durch Morphin geschwächte, Hand, der trübe Blick schwindet und mit Eleganz wird in höchster Eile, ehe das aufflackernde Feuer des Könnens erlischt, die Operation beendet. Und ebenso mag manchen waghalsigen, Unglück verachtenden, aber siegreichen Ritt in der Rennbahn das Morphin gewonnen haben!

Aber immer kürzer wird die Sklavenkette, immer häufiger und höher müssen die Dosen genommen werden, um das alte Vergnügen am Genusse hervorzurufen. Auf das Stadium des beginnenden Vergnügens folgte das des höchsten Genusses, und nun erscheint ein Zustand, in welchem der sich nach dem Mittel sehnende Körper wohl noch darauf die alte Reaction aufweist, in der Zwischenzeit zwischen zwei Dosen aber allerlei unangenehme Beschwerden empfinden lässt. Immer mehr von dem Alkaloid wird gebraucht, um die Störungen im Gefühlsleben sowie der Körperfunctionen und den Verlust der Schaffenskraft zu paralysiren. Der Erfolg besteht im Eintritt von Siechthum und Tod. Viele Umstände beschleunigen oder verzögern das Erscheinen dieses letzten Stadiums. Das Maass der Widerstandsfähigkeit des Körpers und die Höhe der Dosis sind hauptsächlich entscheidend. Man hat Menschen in 3 Monaten bis zu einem täglichen Verbrauche von 1 g und mehr Morphin aufsteigen sehen, während sich andere viele Jahre auf einer niedrigen Dosis halten. Die höchste Menge, die nach gedruckten Mittheilungen bisher in 24 Stunden genommen wurde, betrug 5,5 g Morphinsalz. Eine Frau brachte es zu dieser Leistung. Mehrfach wurde von 3 und 3,5 g berichtet. Opiumesser in Afrika, Persien, Europa u. s. w. und Opiumraucher in China und anderen Gebieten Ostasiens können bis zu ungeheuren Mengen täglich gelangen. Schon aus alter Zeit wird mitgetheilt, dass Jemand täglich 40 g verzehrte. Eine junge Dame nahm jahrelang täglich zwischen 30 und 36 g Opium und dann 1 g Morphinsulfat[1]) und eine Frau wöchentlich ca. 2 Liter Opiumtinctur. Im Laufe mehrerer Jahre soll ein Mann 100 kg Opium verzehrt haben. Die täglichen Dosen betrugen zuletzt 250 g. Aussereuropäische Opiumesser beginnen gewöhnlich mit 0,03—0,12 g und bringen es im Laufe der Jahre auf eine Tagesdosis von 8—10 g und darüber. Ein mässiger Opiumraucher in China verbraucht täglich ca. 6 g Opium. Sehr eigenthümlich ist die mehrfach von Reisenden gemachte Angabe, dass wenn sich bei Opiumessern die Empfänglichkeit für diesen Stoff erschöpft, und das gewünschte Behagen nicht mehr erzielt wird, sie zum Sublimat greifen, welcher Anfangs zu 0,06 g, dann steigend bis angeblich zu ca. 2 g, ja selbst 4 g, täglich mit Opium vermischt, gebraucht wird. Sie behaupten, dass Sublimat allein schon ein Gefühl von Wohlbehagen errege, besonders aber die narkotische Wirkung des Opiums festhalte. Es lässt sich auch nicht einmal annähernd bestimmen, wie lange ein Mensch arbeits-, denk- und lebensfähig unter solchen Einflüssen bleibt. Die Fristung des trostlosen Lebens kann lange währen, und auch manches Jahr lang der Verlust an Arbeitsfähigkeit verdeckt werden. Nach 3—6 Jahren schon ist bei Vielen die Kluft zwischen Arbeitspflicht und Können schwer zu überbrücken. Viele halten sich länger aufrecht. Ihre unverkennbare Wesensänderung wird meist dann auf irgend eine andere Ursache zurückgeführt.

Die Symptomatologie der Opiophagie und des Morphinismus.

Unter den Störungen des Allgemeinbefindens, die nach dem ersten Stadium eintreten, sind in erster Reihe die Ernährungsstörungen zu erwähnen, von denen viele betroffen werden. Nicht nur ist der Geschmack verdorben, die Zunge belegt, der Appetit vermindert oder geschwunden, nnd Widerwillen gegen manche Nahrung, besonders Fleisch vorhanden, sondern es zeigt sich auch — freilich nicht immer — Abmagerung. Einzelne bekommen chronischen Speichelfluss oder haben bald nach der Injection ausgesprochenes Durstgefühl. Selten kommt Heisshunger vor. Ziemlich constant ist die Veränderung der Hautfärbung, vorwiegend im Gesicht. Das letztere ist strohgelb oder grünlichgelb, fahl. Bei einzelnen fallen die Haare aus. Auch Hautausschläge, wie Urticaria, kommen vor. Die Augen liegen tief in den Höhlen, sind matt und ausdruckslos, die Haltung wird nachlässig. Allgemeine Atrophie, sehr späte Zahnung, Geh- und Sprechunvermögen sah man bei opiumnehmenden Kindern. In einigen Fällen erscheinen Fieberanfälle, die Aehnlichkeit mit Malaria haben. Es ist meist ein tertianer Typus. Frost, Kopfweh, Beklemmung, Hitze und Schweiss bei einer Körperwärme von 38,5—40° C. dauern einige Stunden an. Die Milz kann vergrössert sein. In dem erwähnten Falle, in welchem

[1]) Whalley, The Lancet, 1866, II. July, pag. 35.

täglich 5,5 g Morphinsalz verbraucht wurden, bestand auffällige Erniedrigung der Körperwärme.

Ausser der eigenthümlichen Hautfärbung beobachtet man bei Morphinisten nicht selten eine reichliche Absonderung von klebrigem Schweisse besonders Nachts, zuweilen auch am Tage, am ganzen Körper oder nur am Kopf, ohne jede äussere Veranlassung oder nach psychischer Erregung. Die eigentlichen Veränderungen an der Haut zerfallen in zwei Gruppen, nämlich solche, die als Folgen der Einspritzung anzusehen sind, oder solche, die auch entfernt vom Orte der Injection nach der Resorption des Mittels erscheinen.

Die überall am Körper zu findenden Stichwunden heben sich vielfach als stark geröthete, oft von Blutergüssen durchsetzte, mehr oder minder derbe und ausgedehnte Verdickungen hervor. Dieselben sind in manchen Fällen knollig oder breit und bretthart. Auch Abscesse mit Verbindungswegen unter einander und grössere schwere, auch tödtliche[1]) phlegmonöse Zerstörungen[2]) kommen vor. Man nimmt an, ohne dafür andere Anhaltspunkte als einige Beobachtungen zu haben, dass bei Morphinisten eine besondere Tendenz zur Eiterung vorherrsche. Heilen diese Hautleiden, so bleiben Narben zurück. Daraus ergiebt sich, dass solche Individuen meist an ihrer Haut eine Musterkarte solcher entstehender, blühender, sich zurückbildender und abgelaufener Processe aufweisen. Die Einspritzungen in die narbig oder entzündlich veränderten Hautstellen sind schmerzhaft. Ein Arzt und seine Frau wurden dadurch zu Morphio-Cocaïnisten, dass sie dem Morphin noch Cocaïn behufs Schmerzstillung hinzufügten.[3]) Von entfernteren Veränderungen ist die Acne rosacea anzuführen. Man beobachtete eine solche und Aenderungen in ihrer Stärke, je nachdem Morphin gebraucht oder fortgelassen wurde. Dieselbe ist von Jucken begleitet.[4]) Nicht genügend begründet halte ich die Meinung, dass dieses Jucken bei Acne rosacea Verdacht auf Morphinismus erwecken darf. Nachdem Jucken an den Handgelenken und der Innenfläche der Kniee vorangegangen waren, entstand in einem Falle nach 4—6 Minuten eine gleichmässige Röthe der Haut, auf der sich Blasen erhoben. Auch ein zosterartiger Ausschlag soll entstehen können. Ebenso wird die Möglichkeit hervorgehoben, dass in Folge der dem Morphinisten eigenen Disposition nicht nur am Orte der Einspritzung, sondern auch an anderen Phlegmone entstehen kann.[5])

Weitere Bestätigung hat bisher nicht eine Angabe gefunden, nach welcher durch Morphiummissbrauch in schmerzloser Weise ohne Periostitis das Zahnbein angegriffen wird. Die Kaufläche der grossen Backzähne solle zuerst hohl werden und dieser Process sich auch auf die übrigen Backzähne, Schneidezähne und zuletzt auf die Augenzähne, deren konisches Ende sich becherförmig aushöhlt, verbreiten.

Häufig wird über nagende Schmerzen in der Magengegend, Koliken,[6]) heftigen Stuhldrang, sowie schmerzhafte, auch blutige

---

[1]) Dujardin-Beaumetz, Gazette hebdom. de Médecine, 1879, No. 3, pag. 41.
[2]) Trélat, Gazette des hôpitaux, 1881, pag. 237.
[3]) Gittermann, Deutsche Medizinalzeitung, 1891, pag. 121.
[4]) Jackson, Medic. and surgic. Register, Philadelphia 1888, pag. 264.
[5]) Trélat, Gazette hebdom. de Médecin, 1879, pag 41.
[6]) Lange, Berl. klin. Wochenschr., 1870, pag. 116.

Diarrhöen geklagt, die den Kranken sehr schwächen. Nach der Entleerung bleibt noch Brennen am After zurück.[1]) Vereinzelt zeigt sich hartnäckige Obstipation sowie Harnträufeln und Dysurie. Manche dieser Individuen haben Eiweiss in ihrem Harn. Ein Beobachter sah dies 3 Mal bei 144 Morphinisten. Die Albuminurie bleibt auf einer gleichmässigen Höhe und kann mit Urämie enden.[2]) Ueber die Ursache ist nichts Genaues bekannt. Wahrscheinlich stimmt sie mit derjenigen überein, die man bei Alkoholisten im und nach dem Delirium findet, ist also central. Sehr selten findet sich Glycosurie neben Albuminurie. Die Erregbarkeit der Blasenmuskulatur leidet auch bisweilen. Der Aenderung in der Geschlechtserregbarkeit und -Thätigkeit habe ich bereits mehrfach Erwähnung gethan. Bei Männern entsteht ganz im Anfange des Morphingebrauches Erhöhung der geschlechtlichen Erregbarkeit, später Abnahme des Geschlechtstriebes, zuletzt Impotenz: „Infringit stimulos veneris Opium." Untersuchungen des Samens von einem Morphinisten, der seit mehreren Monaten 0,3—0,5 g Morphin täglich einspritzte, ergab dünnflüssiges Sperma mit ganz dünnen, kurzen, unbeweglichen Samenfäden, die auch auf Zusatz verdünnter Kalilösung regungslos blieben. In einem anderen Falle (mit täglichen Injectionsdosen von 0,6—0,8 g Morphin) waren nebst Parese des Detrusors in der mit den letzten Harntropfen ausgepressten weisslichen Flüssigkeit, grosse, glashelle rhombische Samenkristalle, doch keine Spur von Spermatozoen mikroskopisch erweislich. Diese Azoospermie besserte sich ebenso wie die Parese des Detrusors nach der Entziehung.[3]) Vereinzelt wird von einer Hodenatrophie bei Morphinisten gesprochen, ohne dass genauere Angaben darüber vorliegen. Auch das Geschlechtsleben der Frau leidet durch den Morphinismus. Besteht dieser einige Zeit, so machen sich Störungen in der Menstruation bemerkbar. Dieselbe wird unregelmässig, beschwerlich mit den auch sonst vorkommenden, allgemeinen dysmenorrhoischen Beschwerden und bleibt schliesslich aus. Findet vorher noch Conception statt, so kann die Frucht normal ausgetragen werden, oder Abort erfolgen. Aber auch im ersteren Falle ist die Möglichkeit eines frühen Todes der Kinder durch eine Art von Lebensschwäche vorhanden. So wird z. B. mitgetheilt, dass eine Frau, die lange täglich 0,5 g Morphin nahm, hintereinander 4 Kinder verlor, die 2—4 Tage nach der Geburt im Collaps zu Grunde gingen. Keineswegs sind solche Vorkommnisse jedoch als Regel anzusehen. Frauen, die im Laufe der Schwangerschaft täglich nur relativ kleine Dosen, z. B. 0,02—0,03 g oder etwas mehr nehmen, können auch gesunde und gesund bleibende Kinder gebären.[4]) Nicht selten zeigen die letzteren nach der Geburt Symptome der Morphinentziehung.

Bei vielen Morphinisten besteht ein ununterbrochener Schnupfen Die Nasenschleimhaut sondert ein dünnflüssiges Secret ab und ungewöhnlich häufiges Niesen fällt auf, ohne dass über Erkältung geklagt wird. Ebenso gähnen die Kranken sehr viel am Tage. Durch sphyg-

---

[1]) Wallé, Deutsche Medizinalzeitung, 1885, pag. 469.

[2]) Huchard, Société médic. des hôpitaux, 1890, 9. May. — Haig, The Lancet, 1890 I., pag. 1273.

[3]) Rosenthal, Wien. medic. Presse, 1889, pag. 1442.

[4]) Kormann, Deutsche medic. Wochenschr., 1877, No. 30 u. 31.

mographische Aufnahmen bei Morphinisten wurde das Normalsein des Pulses nach Einspritzung von Morphin, bei eintretendem Morphinhunger dagegen eine charakteristische Abflachung der Pulscurven constatirt. Der dem systolischen Antrieb entsprechende Theil der Curve ist abgestumpft, was auf eine Schwächung des Herzstosses hinweist. Nach dem Ueberstehen des Fiebers in der Entziehung wird die Weite der Systole wieder normal.

Die Lidränder sowie die Conjunctiva können stark geröthet und geschwollen sein, und Thränenträufeln bestehen. Die Pupillen sind meistens verengt, seltener erweitert oder ungleich. Doppeltsehen und Accomodationsstörungen kommen vor, sehr selten Amblyopie und Amaurose. Ein Morphinist gebrauchte wegen periodischen Erbrechens in 5 Tagen 1,9 g Morphinum aceticum und wurde danach blind. Je mehr er somnolent wurde, um so mehr nahm das Sehvermögen bis zum vollen Verluste ab. Die Pupillen waren sehr eng und vollkommen starr, die Papillen leicht getrübt, wie verschleiert. Die Retinalarterien fanden sich in allen ihren Verzweigungen gleichmässig und ausserordentlich verengt. Nach 2 Tagen war noch keine Besserung erfolgt. Ueber den weiteren Verlauf ist nichts bekannt geworden.[1])

Ein Kranker, der wegen Diarrhoe in 15 Monaten gegen 1000 g Opium genommen hatte, klagte über Trübsehen in der Ferne. Die Gegenstände, die er fixirt, erscheinen ihm verunstaltet. Die Figuren tanzen und springen vor seinen Augen. Er liest zwar noch No. 3, aber nach dem Lesen einiger Worte umnebeln sich die Buchstaben, tanzen und verwirren sich, so dass er die Augen schliessen muss. Carmin und Gelb wird nicht unterschieden. Das Gesichtsfeld ist frei, der Augenspiegelbefund negativ. Aehnlich waren die Klagen einer zweiten Kranken, die schon 40 Jahre lang, wegen eines Gesichtsschmerzes täglich bis zu 20 g Opium aufnahm.[2])

Am meisten auffällig sind die Störungen in den Functionen des Centralnervensystems. Auf eine sehr erhöhte Erregbarkeit folgt eine verminderte. Der Kranke ist verstimmt und apathisch, Energie, Selbstvertrauen, Schaffenskraft und Gedächtniss leiden bis zum Verluste. Das Urtheil ist getrübt und die moralischen Fähigkeiten weisen mehr oder minder beträchtliche Defecte auf. Die Pflichten, welche die Stellung in der Familie, der Gesellschaft und im öffentlichen Leben auferlegen, werden anfangs nicht mit der Strenge aufgefasst und erfüllt, wie es erforderlich wäre, später vernachlässigt. In Bezug auf den Gebrauch von Morphin sind wahre Angaben fast nie zu erlangen. Der Gebrauch und die Höhe der Dosen werden streng, selbst vor den nächsten Angehörigen verheimlicht. Manche dieser Kranken sind nicht niedergeschlagen oder empfindsam, sondern werden leichtsinnig, auch wohl raufustig, vergeuden grosse Summen nicht nur im Ankaufe von überflüssigen Mengen des Morphinsalzes, sondern kaufen überflüssige Dinge ohne Berücksichtigung ihrer bescheidenen Mittel.[3]) Erquickender Schlaf fehlt immer. Die Nächte werden ruhelos verbracht. Angstanfälle, die auch unter dem Bilde einer Angina pectoris

---

[1]) Wagner, Klinische Monatsblätter f. Augenheilkunde, 1872, Bd. X., pag. 335.
[2]) Galezowski bei Bergmeister, Wiener med. Blätter, 1886, pag. 201
[3]) Smidt, Archiv f. Psychiatrie, 1886, Bd. 17, pag. 257.

verlaufen, quälen am Tage. Bisweilen stellen sich Hallucinationen ein, auf Grundlage der Angstzustände, der Accomodationsstörungen und der Störungen der Sensibilität.[1]) Die Möglichkeit des Entstehens von Psychosen bei so veränderten Individuen ist durch Berichte von einzelnen Fällen dargethan worden. Nach der Entwöhnung werden dieselben, anstatt zu schwinden, stärker.[2]) Gewöhnlich handelt es sich um Depressionszustände mit Selbstmordideen, gelegentlich um heftige Erregtheit mit Hallucinationen. So beobachtete man z. B. ein morphinistisches Ehepaar, von dem die Frau Erregtheit mit Selbstmordgedanken besass, der Mann dagegen die Leidenschaft bethätigte, Klaviere aus Paris und Wien zu kaufen, und ihre Bestandtheile so lange mit einander zu vertauschen, bis die Instrumente unbrauchbar wurden.[2])

Die erwähnten Sensibilitätveränderungen bestehen, abgesehen von Jucken, Ameisenlaufen auch in heftigen Schmerzen in verschiedenen Nervenbahnen. So kommen besonders Magenschmerzen und bei Frauen Schmerzen in der Brustdrüse vor. Die cutane Reflexerregbarkeit ist oft merklich erhöht, dagegen die Sehnenphänomene, besonders das Kniephänomen sehr häufig merklich vermindert, in nicht wenigen Fällen sogar ganz aufgehoben. Schlaffheit und Mattigkeit können sich bis zur Incoordination der Bewegungen, besonders der unteren Glieder steigern. Ich theilte eine Beobachtung mit, bei welcher der Kranke nur mit Hülfe eines Stockes gehen konnte. Die Erkrankung hatte durchaus den Charakter der Ataxie, wie bei vorgeschrittener Tabes dorsualis. Nicht unwahrscheinlich ist es, dass in solchen Fällen eine erkennbare Rückenmarkserkrankung vorliegt. Nach acuter Morphinvergiftung fand man eine solche bei Thieren. Die Ganglienzellen erwiesen sich verändert. Die Zellen liessen u. A. trübe Schwellung mit Verdünnung oder völligem Schwund der Fortsätze, Vacuolisation, feinkörnige Degeneration des Protoplasmas erkennen. In der Nähe der Gefässe der grauen Substanz fand sich häufig homogenes plasmatisches Exsudat in ziemlicher Ausdehnung, welche das Nervengewebe theilweise oder völlig zerstört hatte.[3]) Auch Zittern der Hände sowie Störungen in den Sprachmuskeln kommen vor.

Die Heilung des Morphinismus.

Die Erfahrung lehrte, dass es nur bei einem verschwindend kleinen Theile dieser Kranken zu einer wirklichen und dauernden Entwöhnung von Morphin kommt. Die meisten fallen kürzere oder längere Zeit nach der Entziehung wieder in das alte Laster zurück und gehen dann marastisch oder an dazwischentretenden Krankheiten zu Grunde. Zwei Wege bieten sich für die Heilung dar. Es sind dies: der Ersatz des Morphins durch andere weniger schädliche Narcotica oder die Entziehung. In den zahlreichen Entziehungs-Anstalten für Morphinisten werden mannigfache Combinationen, kleine Aenderungen innerhalb dieser beiden Methoden als Specialitäten betrieben.

1. Für den Morphinersatz bieten sich viele Stoffe dar. Von Allen gilt das, was ich zuerst ausgesprochen und formulirt habe: Der

[1]) Smidt, Archiv f. Psychiatrie, 1886, Bd. 17, pag. 257.
[2]) Obersteiner, Brain, 1882, Vol. V, pag. 324.
[3]) v. Tschisch, Archiv f. patholog. Anatomie, Bd. C., pag. 147.

Morphinismus ist eine Leidenschaft, die als Grundlage ganz specifische, durch Morphin erregte, Empfindungen hat. Daher weiss der Morphinist sehr wohl die Morphinleistung von der durch andere Stoffe erzeugten Euphorie zu unterscheiden. Er zieht die erstere immer vor, macht sich aber die zweite gern zu Nutze und hat dann eine „gepaarte Leidenschaft", d. h. statt einer Krankheit zwei bekommen. Die weiteste Verbreitung hatte eine Zeit lang das Cocaïn als Ersatzmittel. Hierauf bezügliche, eingehendere Angaben finden sich in der Abhandlung über diesen Stoff. Von Amerika aus war seit verhältnissmässig langer Zeit gegen die Opiophagie das Cocablatt gereicht worden.[1]) Man übertrug bald dem Cocaïn die gleiche Rolle gegen den Morphinismus. In vielen enthusiastischen Schilderungen wurden die guten Erfolge gerühmt. Ja man pries das Cocaïn als Antagonisten in Bezug auf das Morphin und meinte, es besässe nicht den Stachel wie Morphin. Ich habe zuerst darauf hingewiesen,[2]) und nach mir haben es Andere bestätigt, dass Cocaïn kein Ersatzmittel für Morphin ist und dass die Opium- und Morphiumsucht nicht durch dieses Alkaloid geheilt werden können. Viel schlimmer als der Morphinismus hat sich der durch eine solche Therapie erzeugte und gross gezogene Morphio-Cocaïnismus erwiesen.

Auch die gerühmte Alkoholbehandlung ist alt, aber erfolglos. „Multos ab hac servitute liberatos vidi, si in hora, qua soliti sunt ipsum capere, largius ex vino cretico, pipere, atque aliis aromatibus alterato potent." Die neueren Erfahrungen ergaben nur einen symptomatischen Nutzen während der Entziehung, aber keinen wesentlichen. Codein (0,02—0,05) in Verbindung mit Camphora monobromata (0,5 g)[3]) leistet ebensowenig, wie die jetzt geübte Behandlung[4]) mit Codein oder dessen phosphorsaurem Salz. Ja es scheint, als ob bei vollständigem Ersatz des Morphin durch Codein leichter Herzschwäche eintritt als bei vorsichtig ohne Codein durchgeführter Entziehung.[5]) Bei sehr erregbaren Kranken sollte Codein mit Bromnatrium verbunden werden. Viel Rühmens wurde auch von dem Gebrauche der Cannabis indica gemacht. Der Morphiumhunger sollte schwinden, Schlaf und Appetit wiederkehren und das Herz seine normale Arbeit verrichten. Man sollte das alkoholische Extract (1 g) mit Coloquinthenextract (0,5 g) und Strophantustinctur (40 Tropfen) zu 50 Pillen verarbeiten und hiervon täglich steigend von 3—15 Pillen, 3 Mal täglich nehmen lassen.[6]) Von dieser Therapie gilt trotz der angeblichen Erfolge das Gleiche wie vom Cocaïn. Chloralhydrat leistet in jeder Beziehung weniger wie die vorhergehenden. Es ist auch am Schlusse der Entwöhnung zur Bekämpfung der Schlaflosigkeit durchaus contraindicirt. Ein Arzt, der sich das Morphin entziehen liess, ist der Ansicht, dass ein grosser Theil der beunruhigenden Symptome während der Entziehung, wie Druck im Kopf und den Schläfen, periodische Gedächtnissschwäche

---

[1]) The Therapeutic Gazette 1880, pag. 163, 214, 215, 1881, pag. 79, 118, 119 u. folg.

[2]) L. Lewin, Berlin. klin. Wochenschr., 1885, pag. 321.

[3]) Leppmann, Breslauer ärztl. Zeitschr., 1883, No. 1.

[4]) Schmidt, Versammlung deutscher Naturf. u. Aerzte in Heidelberg, 1889.

[5]) Gittermann, Deutsche Medicinalzeitung. 1891, pag. 121.

[6]) Birch, La Semaine médicale, 1889, 10. Avril.

u. A. dem Chloralhydrat zuzuschreiben ist.[1]) Selbst grosse Gaben rufen oft die heftigsten Erregungszustände hervor.[2])

Grosse Vortheile sollten bei dieser Entziehung die Bromide bieten, die man mit 2 g 2 Mal täglich beginnend, bis circa 8 g 2 Mal täglich reichen sollte.[3]) Das Opiat wird dabei allmählich verringert und am 8.—10. Tage ganz ausgesetzt. Am Beginn beträgt die Verringerung $^1/_4$—$^1/_3$ der gewohnten Dosis. Aber weder diese Mittel noch die Electricität können den Morphiumhunger nehmen.

Belladonna und Chinin, oder zuerst verdünnte Lösungen von Tinctura Capsici mit Chloroformspiritus, später Tinctura Cannabis und Bromammon resp. Extract. Belladonna in Suppositorien[4]) versprechen wenig, obschon gerade Atropin auf Grund von Beobachtungen in China — es handelte sich hierbei um acute Excesse, sehr gerühmt wurde.[5]) Das Gleiche gilt wohl auch vom Hyoscin, das ausserdem an sich nicht unmehr gefährlich ist. In neuerer Zeit hat man geglaubt, durch Herztonica als durch Narcotica leisten zu können. Man empfahl das schwefelsaure Spartein. Sobald die Herzthätigkeit in der oben beschriebenen Weise leidet, soll dieses Mittel zu 0,02—0,05 g subcutan, je nach Erforderniss ein oder mehrmals injicirt werden. Aehnlich diesem Mittel, nur flüchtiger, wirkt das Nitroglycerin. Die gute Wirkung dieser Behandlungsart in der Periode, wo der seines Gewohnheitsgiftes beraubte Morphinist eine Zeit der Qual durchlebt, die oft den entschlossensten Muth ins Wanken bringt, wird sehr gerühmt.[6]) Ich halte die Wirkung für unzureichend, da die subjectiv unangenehmsten Störungen in der Morphiumentfaltung nicht vom Herzen, sondern vom Centralnervensystem ausgehen.

2. Die Entziehung des Genussmittels ohne Ersatz kann plötzlich oder allmählich vorgenommen werden. Die Discussion über die Frage, welcher Methode der Vorzug zu geben ist, wurde schon zu einer Zeit geführt, wo der Morphinismus noch nicht bekannt war Christison führte im Jahre 1850 zuerst die plötzliche Entziehung des Narcoticums durch. Die körperlichen und geistigen Leiden des Kranken nehmen beträchtlich zu. Aber die plötzliche Entziehung stellt die physischen und moralischen Kräfte weniger lange auf die Probe, als eine stufenweise auf 2—3 Wochen oder selbst bis zu 3 Monaten ausgedehnte Verminderung, bei der jedesmal, auch wenn die Dosis noch so klein ist, dieselbe unangenehme Reaction eintritt. Mannigfache Variationen, für welche als Elemente: die langsame oder plötzliche Entziehung, Umwandlung des Morphiumspritzers in einen Morphintrinker oder Opiumesser, Ersatz eines Theils der bisherigen Morphindose durch eines der oben angeführten Mittel vorhanden sind, werden gewählt. Neuerdings wurde behauptet, dass sich auch die Suggestion bei der Morphiumentziehung hülfreich erweisen könne.[7])

---

[1]) Berlin. klin. Wochenschr., 1887, pag. 103.

[2]) Burkart, Deutsche medic. Wochenschr.; 1884, pag. 631.

[3]) Mattison, The Therapeutic Gazette, 1890, pag. 599. — Früher hat schon Da Costa diese Therapie empfohlen.

[4]) Sharkey, The Lancet, 1883, II., 29. Decemb

[5]) Johnson, Americ. Journ of the medic. Science, 1873. Bd LXVI. pag. 279.

[6]) Ball et Jennings, Le Progrès médical, 1887, pag. 274.

[7]) Forel, La Semaine médic, 1888, No. 25.

In jedem Falle kann man, wie die Erfahrung lehrte, dahin gelangen, das nächste Ziel, die Entwöhnung zu erreichen. Aber eine solche ist für kurze Zeit ganz bedeutungslos. Die Kranken verfallen, wenn sie überhaupt die mit der Entziehung verbundenen grossen Qualen überstehen, doch gewöhnlich wieder ihrer Leidenschaft.

Die Symptome, die nach der Opium- resp. Morphinentziehung auftreten, stimmen, vorausgesetzt, dass der Kranke gut isolirt ist, und keine Gelegenheit hat, sich Morphin zu verschaffen, bei den verschiedensten Individuen hinsichtlich ihres Charakers überein und zeigen nur in ihrer Stärke Schwankungen. Sie treten schon auf, wenn das Individuum nur nicht zeitig seine gewohnten Mengen nimmt, und sind sehr lange bekannt: „Eo abstinentes periculum vitae incurrunt", oder „puto, eos qui Opium quotidie devorare consueverint, aliqua die intermittentes, hora in qua assumebant, in gravissima symptomata incurrere". Spätere Berichte haben diese Angaben nur bestätigen können. Ueber die Ursache dieser Abstinenzsymptome liegt nur eine Hypothese vor. In den Organen von Thieren, die längere Zeit Morphin bekommen haben, findet man Oxydimorphin. Dieser Stoff verursacht Symptome, die den während der Morphiumabstinenz auftretenden gleichen, und auch wie diese durch Morphin bekämpft werden können. Es wäre also denkbar, dass sich auch bei Morphinisten Oxydimorphin bilde, aber nicht zur Wirkung komme, weil immer wieder Morphin eingeführt wird, dass aber beim Aussetzen des letzteren jenes sich allein durch Störungen in Organfunctionen bemerkbar mache. Nur der Thierversuch liegt als Stütze für diese Anschauung vor und beweist leider hierbei nichts.

In den ersten Tagen nach der Entziehung beobachtete man seitens der psychischen Sphäre bedeutende Erregung, Unruhe, Unmöglichkeit einen bestimmten Gedanken zu fixiren, heftiges Verlangen nach Opium resp. Morphin, das sich in Jammern, Klagen oder in heftigen Wuthausbrüchen, bisweilen von einem recht energischen Zerstörungstrieb begleitet, kundgiebt. Delirien erscheinen nur bei sehr schwerer Entziehung oder erheblicher psychischer Prädisposition, die angeboren oder durch schwächende Krankheiten resp. Excesse oder andere schwächende Momente erworben sind. Die Angst fehlt bei keiner derartigen Kur. Sie giebt das Leitmotiv für die Delirien ab. Sie geht mit vasomotorischen und anderen Störungen einher. Sexuelle Delirien entstehen dadurch, dass sich während der Morphinenthaltung der erloschene Geschlechtstrieb wieder regt. Hallucinationen und Illusionen kommen häufig vor ebenso Benommenheit. In den Erregungszuständen beobachtete man Selbstmordversuche. Deshalb müssen die Kranken unter steter Beaufsichtigung sein und ihnen auch sachlich jede Gelegenheit, einen solchen Versuch zu unternehmen, genommen werden. Neuralgische Beschwerden, aufzuckende Schmerzen in den Gelenken, abnorme Hautsensationen, kneipende, drückende Gefühle, Ameisenkriechen, die Empfindung, als bissen Thiere oder wirke die Electricität, und Aehnliches bietet Stoff zu Delirien. Schlaf fehlt meistens. Frostanfälle mit Erhöhung der Körperwärme auf 40 ° C. und darüber, Schweisse, Hautröthe, Erbrechen, besonders, wenn Nahrung aufgenommen ist, Durst, auch wohl Speichelfluss, Appetitlosigkeit, hartnäckige Verstopfung oder profuse Diarrhoe sind typische Begleiter der Abstinenz. Das Gleiche gilt von dem Collaps, der auch während des Schlafes eintritt und nach plötzlicher oder langsamer Entziehung zum Tode führen kann. Präcordialangst geht der Herzschwäche voran, Dyspnoe kann sie begleiten. Die letztere, Herzklopfen sowie Husten können auch für sich auftreten. Von motorischen Störungen werden stärkere Zitterbewegungen, unwillkürliche Bewegungen der Arme, Finger und Zehen beobachtet. Albuminurie kommt vor. Das Wiedererwachen der Geschlechtserregbarkeit zeitigt Erectionen, Pollutionen, und auch beim Weibe Verlangen nach Befriedigung der Geschlechtslust. Schwangere, denen das Morphin plötzlich oder langsam entzogen wird, bekommen Uterus-Coliken und stark gesteigerte Fruchtbewegungen. In einem Falle blieb das neugeborene Kind 24 Stunden nach der Geburt schlaflos. Die Uteruscontractionen können, wenn die Entziehung langsam vorgenommen wird, und sich in das Wochenbett hineinerstreckt, den Abfluss der Lochien hindern.

Besonders bei rascher Entwöhnung gehören Accomodationsstörungen zur Regel. Die stecknadelkopfgrosse Morphinpupille von minimaler Excursionsbreite verwandelt sich in 24 Stunden in eine ad maximum dilatirte. Die Schwierigkeit, das Auge rasch auf wechselnde Entfernung einzustellen, beruht wohl auf einer Parese des Tensor chorioideae. Die Gegenstände erscheinen verschwommen. Entfernungen werden falsch geschätzt. Auch das Convergiren macht häufig erhebliche Schwierigkeiten. Doppeltsehen ist eine gewöhnliche Klage. Ein grosser Theil der Gesichtstäuschungen bei Morphinisten in dieser Zeit ist somit als Illusion aufzufassen. Eine seltene Veränderung wurde bei Opiophagen, die durch den Genuss sehr heruntergekommen waren, gemacht. Drei Opiumraucher, welche durch Geldmangel genöthigt waren, ganz oder theilweise dieser Leidenschaft zu entsagen, zeigten diffuse Trübung der Hornhäute beider Augen, und dann in der Mitte oder in der Nähe derselben ein, trotz der Behandlung fortschreitendes Geschwür. Nach 6—8 Tagen war ein Defect von Stecknadelkopfgrösse bis Linsengrösse mit Irisvorfall etc. zu Stande gekommen, während der übrige Theil der Hornhaut diffus infiltrirt war. Während des Ablaufes des ganzen Processes war eben eine minimale Conjunctivalhyperämie zu constatiren. Die Kranken erlagen ihrem Opiummarasmus. In einem anderen Falle fand sich die rechte Cornea im Centrum in der Grösse einer Linse zerstört, die Iris vorgefallen, während linkerseits die Hornhaut in den beiden unteren Quadraten zwei Geschwüre zeigte. Innerliche Anwendung von Opium und Instillationen von Tinctura Opii crocata reinigten die Geschwüre und hellten die Hornhauttrübungen etwas auf.[1]) Auch Illusionen des Gehörs sowie Taubheit kommen vor.

Bisweilen entstehen Hautausschläge z. B. ein zosterähnliches Intercostalexanthem. Vereinzelt erscheinen in dem Zeitraum zwischen vollendeter Entziehung und Rückfall als Nachwirkung psychische Störungen, wie hochgradige Gedächtnissschwäche, amnestische und aphasische Schreib- und Sprachstörungen, Renommirsucht wie bei allgemeiner Paralyse. Andere fühlen sich, obschon sie körperlich ge-

---

[1]) Paster, Münchener medic. Wochenschr., 1886, pag. 97.

kräftigt aussehen, nicht wohl. Appetit und Schlaf verschlechtern sich und nach weiterer Zeit erfolgt Abmagerung und Siechthum. Erneute Morphinverabfolgung kann dem letzteren Zustande Einhalt thun.

Prophylaxe des Morphinismus.

Ein guter Theil der Prophylaxe des Morphinismus liegt bei den Aerzten. Denken sie selbst an die dämonische Gewalt von Opium und Morphin und an die Vernichtung ihrer Existenz, falls sie diesen Stoffen anheimfallen, so wird das grosse Contingent, das gerade Aerzte zu dieser Krankheit stellt, sich bald verringern. Sind sie human, dann werden sie nur im äussersten Bedürfnissfall Morphin und die Spritze an Kranke resp. deren Umgebung überlassen. Sind sie erfahren, so werden sie suchen, Morphin in beschränktester Weise zu verabfolgen und Surrogate als Schmerzstiller oder Schlafbringer verabfolgen, bei denen die Gefahr der Gewöhnung nicht so gross, wie beim Morphin ist. Ein staatliches Eingreifen hat sich bisher nicht in anderer Weise bewerkstelligen lassen, als durch Einschärfung des Verbotes an Apotheken, Morphin-Recepte nicht ohne „Reiteretur" eines Arztes anzufertigen und Morphinsalz roh nicht abzugeben. Thut aber das letztere der Apotheker nicht, so verkauft der Drogist das Präparat en gros an den Morphinisten. Für genügend aufgewendetes Geld kann sich jeder Laie Morphin verschaffen! Auch eine noch rigorösere Handhabung der bestehenden Bestimmungen wird gegenüber dem Eigennutze des Händlers ohnmächtig bleiben. Im Staate Georgien verbietet ein Gesetz den Drogisten, Pharmaceuten u. s. w. „Opium und Derivate, in welcher Quantität es auch immer sei, ohne ärztliche Verordnung an einen Menschen zu verkaufen, dessen Verwandte ihn als Opiophagen oder Morphinisten schriftlich angezeigt haben.[1]) In einem solchen Falle wird sich der Morphinist das Mittel wohl ausserhalb Georgiens besorgen und damit die Bestimmung illusorisch machen.

Die Verantwortlichkeit des Morphinisten.

Man erreichte prophylactisch vielleicht mehr durch ein Veröffentlichen der Namen solcher Individuen. Vor allen Dingen sollte aber der Staat eine Purification seiner Beamten in dieser Beziehung vornehmen. Ein Morphinist ist ein geistig Kranker, in höherem Grade noch wie der Säufer. Einen solchen darf man aber nicht als Examinator, Richter, kurz nicht in Stellungen belassen, in denen er auf das Wohl und Wehe seiner Mitmenschen einen bestimmenden Einfluss auszuüben vermag. Die Gesetzgebung, die sich mit dem Alkoholismus befasst, kann den Morphinismus, den Chloralismus und ähnliche Zustände nicht vernachlässigen.[2])

Freilich hat man im Gegensatz zu der eben geäusserten Ansicht besonders hervorgehoben, dass der Morphinist ruhig und logisch denkt, dass alle Veränderungen im psychischen Verhalten mehr die ethische

[1]) Journal de Pharmacie et de Chimie, 1888, T. XVII., pag. 639.
[2]) L. Lewin, Berl. klin. Wochenschr., 1891, pag. 1197.

und moralische Seite treffen und dass ihm die Dispositions- uud Zurechnungsfähigkeit nicht abgesprochen werden kann.[1]) Man könnte das letztere zugeben und doch die Forderung, die ich soeben aufstellte, zugeben. Aber in einem gewissen, vorgerückten Stadium des Morphinismus ist auch nicht einmal die Dispositionsfähigkeit aufrecht zu erhalten. Depressive Zustände treten auf, in denen der Morphinist jedem äusseren Einflusse zugänglich, ohne an sich oder seine nächsten Angehörigen zu denken, über sein Vermögen zu Gunsten Fremder, vielleicht zufällig gerade mit ihm beschäftigter Leute, verfügen könnte. Es ist z. B. nicht unwahrscheinlich, dass ein solcher Mensch, wenn sich ihm die Quellen für weiteren Morphinbezug verschlossen haben, denjenigen, die es ihm reichlich verschaffen, Belohnungen giebt, die mit seinen Vermögensverhältnissen nicht im Einklang stehen. Das logische Denkvermögen kann im Grossen und Ganzen erhalten sein, und doch der, der Moral insanity ähnliche Zustand, Unheil schaffen. Ein Richter kommt mit Morphin gesättigt, zu einer Gerichtsverhandlung. Dieselbe dauert länger als seine Morphin-Euphorie. Er wird unruhig, es zeigen sich leichte Abstinenzsymptome und in diesem Zustande ist ein klares und ruhiges Urtheil ausgeschlossen. Es werden von Morphinisten und Opiophagen Diebstähle ausgeführt, um sich das Geld zur Beschaffung des Genussmittels zu besorgen. Frauen, die dieser Leidenschaft fröhnen, haben auch Diebstähle ausgeführt, ohne dass der Nutzen dieser zur Auschaffung von Morphium verwandt wurde. Inwieweit hier eine strafrechtliche Verfolgung einzutreten hat, wird sich aus der Schwere des Falles und den begleitenden Umständen erschliessen lassen müssen. Mehrfach wurden solchen Diebinnen mildernde Umstände vor Gericht zugebilligt.[2]) Freisprechung erfolgte in keinem Falle, selbst da nicht, wo psychische Folgen des Morphinismus sowie Schwindelanfälle u. A. m. zweifellos vorhanden waren.[2]) Ich kann mir solche Zustände vorstellen, die auch eine Freisprechung erforderlich machten.

Der Morphinismus kann auch einen Grund zur Ehescheidung abgeben. Er ist der „beharrlichen Trunkenheit" gleich zu setzen. Besteht auch die Impotenz meist nur so lange, als der Kranke Morphin nimmt, so kann die eheliche Pflicht thatsächlich während des Leidens nicht erfüllt werden.

Codein.

Das Codein sowie das phosphorsaure Codein haben bei Erkrankungen der Lunge und des Kehlkopfs, Neuralgien etc. in Dosen von 0,03—0,06 g Verwendung gefunden. Ein grosser Theil der Kranken gewöhnt sich an dasselbe derart, dass da, wo es anfangs selbst bessere Wirkungen wie Morphin aufwies, ein volles Versagen eintreten kann.[3]) Auch Codein geht in die Milch und kann, wenn es Säugenden in grösseren Mengen gereicht wird, den Säugling schädigen. Wahrschein-

[1]) Schmidbauer, Friedreich's Blätter f. gerichtl. Medicin, 1886, Heft V.
[2]) Garnier, Annales médico-psychologiques, 1886, T. III., pag. 351.
[3]) Kobler, Wiener klin. Wochenschr., 1890, No. 12.

lich wird dasselbe unter Anderem auch in den Magen ausgeschieden. Nach grossen Dosen ist der Schlaf nicht erquickend, ähnelt vielmehr einem Zustande von Trunkenkeit und als Nachwirkung bleibt noch Betäubung zurück. Häufig entsteht nach medicinalen Mengen ohne jeden Schlaf nur Schwere im Kopf und Muskelschwäche.[1]) Kopfschmerzen, Sehstörungen und Schwindel zeigen sich vereinzelt. Jucken und Kriebeln in der Haut, besonders an den Händen, sowie ein eigenthümliches einschnürendes Gefühl am Unterleib,[2]) und vereinzelt auch ein leicht juckendes Erythem am ganzen Körper, oder nur eine auf den Unterarm beschränkte Röthe, Salivation, Ekel, Erbrechen und Störungen in der Verdauung, vielleicht bedingt durch Minderung der Magensäure, sind die bisher beobachteten Nebenwirkungen seitens des Digestionstractus.

Dass bei Menschen ein chronischer Codeinismus entstehen kann, dafür spricht eine neuere Erfahrung.[2])

Narcotin.

Zahlreiche Widersprüche finden sich in den Untersuchungen über die Wirkungsart des Narcotins, (Opian. Derosne'sches Salz). Dieselben beruhen im Wesentlichen auf der Verschiedenartigkeit der gebrauchten Präparate. die von 0,03—1,8 g verabfolgt wurden. Ein narkotisches Stadium ist inconstant und sehr gering, dagegen die krampferregende Wirkung hervorstechend. Die Pulsfrequenz wird herabgesetzt. Aufregung und Kopfweh, Schwindelgefühl und, wenn Schlaf eingetreten war, nach dem Erwachen auch Betäubung beobachtete man als Nebenwirkungen seitens des Centralnervensystems. Auch abnorme Empfindungen an der Haut, wie Kriebeln, kommen vor. Nach grossen Dosen, 3—7 g in 24 Stunden, sah man neben Schwindelgefühl geschlechtliche Erregung auftreten.

Narcein.

Dieses schwer in Wasser lösliche Alkaloid wurde als schlaferzeugendes, hustenmilderndes angewandt, besonders nachdem Claude Bernard auf Grund von Versuchen die Ueberlegenheit des Narcein über das Morphin in hypnotischer Beziehung behauptet hatte. Als Nebenwirkungen fand man nach Dosen von 0,03—0,1 g Trockenheit im Munde, Erbrechen zumal bei Frauen, Verlangsamung der Herzthätigkeit und Dysurie.[3]) Auch Hautjucken sowie vermehrte Schweisssecretion kommen vor. Bei einer ausgedehnteren Anwendung würden sich sicherlich, ebenso wie bei den anderen Alkaloiden des Opiums. weitere Nebenwirkungen leicht herausstellen. Das Gleiche gilt wohl auch von dem in Frankreich empfohlenen Meco-Narcein, das von Morphin und den krampferzeugenden Opiumalkaloiden frei ist und das bis zu 0,04 g in 24 Stunden gereicht werden kann.

Paraldehyd.

Der Paraldehyd $(C_2H_4O)_3$, ist etwas in Wasser löslich, riecht ätherisch, jedoch nicht stechend. Es giebt schlechte Präparate, die mit Acetaldehyd und Amylaldehyd verunreinigt sind. Anfangs gute,

---

[1]) Bardet, Etude phys. et clin. sur l'action phys et tox. de la Codéine, Paris 1877.
[2]) Gittermann, Deutsche Medicinalzeitung, 1891, pag. 121.
[3]) Béhier, Bulletin de Thérap., 1864, T. LXVII., pag. 152.

werden durch Aufbewahren am Tageslicht oder in schlecht schliessenden Flaschen leicht sauer.

Dieses, von Schmiedeberg als Schlafmittel erdachte Medicament hat zuerst mit Erfolg das Verdrängen des Chloralhydrats versucht. Dasselbe kann, da es in schlafmachenden Dosen die Athmung und die Herzthätigkeit nicht verändert und den arteriellen Druck nur sehr wenig herabsetzt, bei Individuen mit ausgesprochener Neigung zur Vasoparese bei vorgeschrittenem atheromatösem Processe und schlechter Function des Herzmuskels ohne Bedenken angewendet werden.[1]) Demgegenüber wird auch angegeben, dass Kranke, welche an andere Schlafmittel gewohnt sind, dieses nicht nehmen wollen, und dass das Paraldehyd schon wegen seines Geruches und Geschmackes sich nicht für die Privatpraxis eigne.[2]) Diese Anschauung theilen wohl nicht viele derjenigen, die das Mittel haben gebrauchen lassen. Von vielen Kranken wird dasselbe gern, in der Mehrzahl der Fälle nicht ungern genommen.[3])

Mit anderen Schlafmitteln theilt es das Hervorrufen eines stärkeren Zerfalls von Eiweiss. Man hat dem Paraldehyd auch eine „Reduction des Blutes" zugeschrieben.[4]) Was in demselben reducirt wird, ist freilich nicht gesagt worden. Dass Paraldehyd in directer Berührung mit Blut die rothen Blutkörperchen angreift, kann nicht Wunder nehmen. Es giebt wohl wenige Kohlenwasserstoffe, Halogen- und Hydroxyl-Derivate derselben, aromatische Körper u. A. m., die nicht das Gleiche hervorrufen. Nun bekam ein Pferd nach 200 g Paraldehyd angeblich Methämoglobin im Harn Aber dies ist gar nicht spectroskopisch untersucht worden. Da nun ausserdem noch einige Hunde, die auf 6 Kilo Körpergewicht 10 g Paraldehyd erhalten hatten, eine Gestaltveränderung der rothen Blutkörperchen aufwiesen, so „verschliesst sich der betreffende thierärztliche Beobachter" nicht der logischen Folgerung, dass auch beim Menschen durch einmalige grosse, oder fortgesetzte kleine Gaben ein der perniciösen Anämie ähnlicher Zustand entstehen kann." Wir verschliessen uns dieser Folgerung, da wir Menschen weder 200 g Paraldehyd, wie einem Pferde, noch entsprechend den Hundeversuchen, bei einem Körpergewichte von durchschnittlich 60 Kilo 100 g Paraldehyd eingeben.

Die mittlere Schlafdosis beträgt 3—4 g. Der Schlaf tritt danach nach 5 Minuten bis zu 3 Stunden ein, und dauert in der Nacht durchschnittlich 6—7, nach Tagesgaben etwa nur 2—6 Stunden. Grössere Dosen können einen unangenehmen Zustand von Ueberreizung schaffen. Meistens findet schnell Gewöhnung an das Mittel statt, so dass eine Vergrösserung der Gaben nothwendig wird.[5]) Nur vereinzelte Individuen lassen diese Gewöhnung vermissen. Hypochondrie sowie krankhafte Geisteszustände mit Angst sind dem Mittel weniger zugänglich. Auch sehr schmerzhafte Zustände vereiteln bisweilen den Schlaf. Die Erfolge schwanken nach den vorhandenen Angaben

---

[1]) Gugl, Zeitschrift für Therapie, 1883, August.

[2]) Rank, Württemberg. ärztl. Correspondenzbl., 1884, No. 20, pag. 153.

[3]) Sommer, Neurologisches Centralbl., 1884, pag. 268.

[4]) Fröhner, Berl. klin. Wochenschr., 1887, pag. 685.

[5]) Peretti, Berlin. klin. Wochenschr., 1883, pag. 609. — Rehm, Archiv für Psychiatrie. 1886, Bd. 17, pag. 55.

zwischen 41, 6 und 100 pCt., die Theilerfolge zwischen 11 und 18 pCt., die Misserfolge zwischen 2,5 und 9,5 pCt.

Bisher ist ein Todesfall in Folge der Paraldehydanwendung vorgekommen. Derselbe ist aber in seinen Einzelheiten nicht bekannt gegeben. Angeblich gab eine Aushülfswärterin einer Typhuskranken 6—7 Theelöffel der verordneten Menge. Nach 5 Minuten wurde dieselbe bewusstlos und verblieb in diesem Zustande bis zum Tode.

Nebenwirkungen entstehen, theils auf Grundlage individueller Empfänglichkeit, theils durch unpassende Anwendungsweise oder sind in den Eigenschaften des Mittels selbst begründet. Schwere Magenleiden und Ulcerationen der Kehlkopfschleimhaut sollten als Contraindication für Paraldehyd angesehen werden,[1]) da die locale Reizwirkung sowohl im Magen als bei der Ausscheidung durch die Luftwege Verschlimmerung erzeugen könnte. Bei Cyanose, Depression des respiratorischen Centrums und vorgeschrittenem Emphysem ist dieses, wie ähnliche Mittel aus begreiflichen Gründen mit Vorsicht anzuwenden.

Die subcutane Injection von Paraldehyd ist — merkwürdig genug — bei Kranken mehrfach ausgeführt worden. Man nahm aber bald wieder davon Abstand, weil dadurch heftige Schmerzen erzeugt werden und die Injectionsstelle noch lange empfindlich bleibt. Es ist nicht zweifelhaft, dass auch Gewebsveränderungen hierbei entstehen können. An der Haut entstehen nach Paraldehyd-Resorption häufig Schweisse.[2]) Ebenso ist mehrfach die Neigung zu anhaltender Gesichtsröthe,[3]) Kopfcongestionen und Vasoparese der peripherischen Gefässe[4]) nach grösseren Dosen beobachtet worden. Ein 18jähriger verwirrter, erregter und schlafloser Patient erhielt 6 Tage lang je 4 g Paraldehyd. Am 7. Tage, wenige Minuten nach dem Genusse einer Flasche Bier zeigte sich eine $^1/_2$ Stunde anhaltende, dunkelscharlachrothe Injection der Haut fast des ganzen Kopfes, mit Ausnahme der Nasenflügel und der Mundwinkel, des Halses, Rückens und der hinteren Fläche der unteren Gliedmassen. Handgrosse, zackige Flecke waren unregelmässig über die Brust und den Unterleib, ziemlich symmetrisch über die oberen Glieder verbreitet. Jedesmal wenn alkoholische Getränke nach Paraldehyd genommen wurden, konnte diese Nebenwirkung wieder hervorgerufen werden.[5]) Als zweite Ausschlagsform beobachtete man bei schmächtigen Individuen Papeln, die an einer Körperhälfte zum Ausbruch kamen. Längerer Gebrauch schaffte bei einem Kranken Blasen, deren Inhalt angeblich nach Paraldehyd roch.

Der Geschmack des Mittels ist manchen Kranken unangenehm. Gutes Einhüllen verdeckt denselben. Langer Gebrauch des Medicamentes in unveränderter Form kann die Magenverdauung schädigen. Ausser dem Gefühl von Trockenheit des Schlundes, Durst, Brennen im Halse und Magen[6]) entsteht, bisweilen unmittelbar nach dem Einnehmen, auch Ekelgefühl, Uebelkeit und Erbrechen. Unter 45 Fällen

---

[1]) v. Noorden, Centralbl. f. klin. Medicin. 1884, pag. 185.
[2]) Desnos, Bulletin génér. de Thérap. 1885, Tom CIX, pag. 58.
[3]) Gordon, British medic. Journ., 1889, 9. March, pag. 515.
[4]) Eickholt, Deutsche medic. Wochenschr., 1883, No. 49, pag. 716.
[5]) Sommer, Neurologisches Centralblatt, 1886, No. 3, pag. 51.
[6]) Fronmüller, Memorabilien, 1884, Bd. 29, pag. 385.

fand sich letzteres in einer Beobachtungsreihe 2 Mal ein.[1]) Man beobachtete ferner vereinzelt Magenkrampf. Leibschmerzen kamen unter 210 Fällen nur 2 Mal vor. Selten sind auch Diarrhoeen. Nach mehrtägiger Anwendung per clysma entstehen Durchfälle und Tenesmen.

Monatelanger Gebrauch kann unangenehme, zur Cachexie führende Ernährungsstörungen durch zu starken Eiweisszerfall veranlassen. Dieselben schwinden aber wieder schnell nach dem Aussetzen. Man beobachtete allmähliches Sinken des Appetites, graufahles Colorit des Gesichtes, Welksein und Trockenheit der Haut und Sinken des Körpergewichtes. Störungen der Psyche fehlen immer.[2]) Ganz vereinzelt wird auch von einer vorübergehenden Verminderung und Unregelmässigkeit des Pulses neben Dikrotismus berichtet. Herzklopfen erschien in der Nacht zugleich mit Uebelkeit unter 336 Einzelversuchen 1 Mal. Einmal wurde eine geschwürige Veränderung der Nase beobachtet. Die Exspirationsluft riecht nach Paraldehyd bei jeder Art der Anwendung, auch nach Anwendung als Klystier bis 24, ja angeblich selbst 36 Stunden lang. Einzelne Kranke fühlen sich dadurch belästigt. Bei Tuberculose der Lungen und chronischer Pneumonie beobachtete man mehr oder weniger heftige Hustenanfälle, besonders gegen Morgen. Auch bei Frauen fand man vereinzelt Husten und Beklemmung.[3]) Bei einem Verrückten hörte nach Paraldehyd-Gebrauch die Stimme auf.[4]) Eine an Emphysem, Bronchitis und Dilatation des rechten Herzens leidende Frau bekam 4 g Paraldehyd. Nach 2 Stunden stellte sich plötzlich Dyspnoe und Collaps ein. Die Respiration wurde flach, der Puls vermehrt, 156 in der Minute. Durch Reizmittel, Aether etc. entstand Besserung, durch Wiederholung der Therapie der gleiche Anfall.[5]) Drang zum Harnlassen erscheint bei Geisteskranken häufiger. Vereinzelt kommt Enuresis bei solchen vor.[6]) Nach Einnehmen von 2 g erlangt der Harn, frühestens nach 4 Stunden, den Geruch nach Paraldehyd. Werden grosse Mengen eingeführt, so ist das Mittel darin nachweisbar. Excessiver Gebrauch desselben soll auch Albuminurie schaffen können. Nach längerer Anwendung sah man eine Conjunctivitis palpebrarum auftreten.

Nicht selten geht dem Schlafe ein leichtes Rauschgefühl voran. Auch Kopfschmerzen werden beobachtet. Während diese aber in den meisten grösseren Beobachtungsreihen als nicht gewöhnliche Nebenwirkung bezeichnet werden, ging aus einer kleineren, dem Paraldehyd durchaus abholden, hervor, dass in sehr vielen Fällen $^1/_2$—1 Stunde nach dem Einnehmen intensives Kopfweh eintrat, das bis zum anderen Morgen anhielt und in Verbindung mit Benommenheit, Schwindel und Unruhe einen hässlichen Katzenjammer hervorrief. Erregung bald nach dem Einnehmen oder in der Nacht sah man gelegentlich bei Phthisikern und anderen Kranken. Zwei Mal unter 210 Versuchen

---

[1]) Konrad, Münchener medic. Wochenschr., 1887, pag. 180.
[2]) Dehio, Petersb. med. Wochenschr., 1890, No. 33.
[3]) Benda, Neurologisches Centralbl., 1884, No. 12, pag. 268.
[4]) Stark, Neurologisches Centralblatt, 1884, pag. 526.
[5]) Rolleston, The Practitioner, 1888, Vol. XLI., pag. 339.
[6]) Peretti, Berlin. klin. Wochenschr., 1883, pag. 609.

stellte sich diese Erregung als leichte Delirien dar. Langer Gebrauch soll auch Tremor der Hände entstehen lassen.[1])

Als Nachwirkung stellten sich, wie ein Beobachter angab, bei seinen Kranken am anderen Morgen besonders heftige Kopfschmerzen ein.

Dass auch mit diesem Mittel Missbrauch getrieben wird, kann bei der Neigung vieler Menschen, narkotische Genussmittel zu sich zu nehmen, nicht befremdlich erscheinen. Es sind zwei Kranke beobachtet worden, die 35 resp. ca. 40 g, und einige, die beträchtlich mehr Paraldehyd täglich, einer von ihnen länger als ein Jahr schliesslich sogar unverdünnt zu sich nahmen. Die Symptome, die dadurch entstanden, waren dem chronischen Alkoholismus sehr ähnlich: Gehörs- und Gesichtshallucinationen, Abnahme des Gedächtnisses und der Intelligenz, ein andauernder Zustand von Benommensein und Tremor. Nicht selten entsteht in solchen Fällen auch Albuminurie.[2]) Trotz vorsichtiger Entziehung entstanden in einem Falle Delirien mit epileptiformen Anfällen.[3]) Ein anderer Fall von Paraldehydomanie betraf eine Dame, die nach Morphin und Chloralhydrat sich dem Paraldehyd ergeben hatte. Nur unter dem Einflusse dieser Substanz konnte sie schlafen. Wurde es ihr einige Stunden entzogen, dann wurde sie ruhelos, deprimirt, bekam neuralgische Beschwerden und collabirte. Die Menstruation hatte aufgehört.[4]) Die Entwöhnung davon war unmöglich.

Sulfonal.

Die Angriffspunkte für das in Wasser schwer lösliche Diäthylsulfondimethylmethan $(CH_3)_2 . C . (SO_2C_2H_5)_2$ sind die Hirnrinde und die motorischen Centren des Rückenmarks. Es wird, fein pulverisirt, in früher Abendstunde in Suppe oder Thee in Dosen von 1—2 g gegeben. Die Einzeldosis von 4 g und die Tagesdosis von 8 g, welche vom deutschen Arzneibuch festgestellt wurden, sind zu hoch und sollten sobald als möglich vermindert werden. Der Schlaf erscheint nach ca. 1½—2 Stunden und kann 6—8 Stunden nach mittleren Dosen anhalten. Er trägt oft nicht den Character des ruhigen, normalen Schlafes, sondern ist von Aechzen und Stöhnen — wie man dies bei Typhösen sah — unterbrochen. Einige Beobachter betonen die geringe Machtfülle dieses Präparates. Es steht an Promptheit der Wirkung hinter Paraldehyd zurück. Selbst bei rein nervöser Schlaflosigkeit wirke es erst dann gut oder überhaupt, wenn das periodische Schlafbedürfniss vorhanden ist, d. h. zu einer Zeit, wo die graue Hirnrinde schon an sich durch einen Erschöpfungszustand zum Ausruhen disponirt.

Die Angaben über die damit erzielten hypnotischen Erfolge schwanken sehr wesentlich, je nach dem Krankenmaterial, das die einzelnen Beobachter

[1]) Feint, New York medic. Assoc., 1890, Vol. VI, pag. 238.
[2]) Goodmann, The American Practitioner and News, 1890, No. 10, pag. 289.
[3]) Krafft-Ebing, Zeitschr. f. Therapie, 1887, No. 7.
[4]) Brit. med. Journ., 1889, 1. June, pag. 1265.

unter den Händen hatten. So werden 22, 33, 50, 62, 64, 65, 80 u. 91 pCt. an guten Resultaten berichtet. In einer Versuchsreihe an 166 Kranken mit 1313 Versuchen fand man 910 Mal = 69,3 pCt. Schlaf von 6—9 Stunden, 206 Mal = 15,6 pCt. Schlaf von 3—5 Stunden, 197 Mal = 15,1 pCt. gar keinen Erfolg.

Ein Versagen oder eine Beeinträchtigung in der Wirkung trat ein bei perniciöser Anämie, bei starkem Hustenreiz, bei Lungentuberkulose mit quälendem Husten, bei Typhus auf der Höhe des Fiebers, bei Schlaflosigkeit durch Schmerzen oder überhaupt bei bestehender starker peripherischer, sensibler Reizung, bei Asthma cardiale, Emphysem, Herzleiden, bei Geisteskranken mit Hallucinationen, Delirium tremens, bei chronischer Manie mit continuirlicher, ungeschwächter Excitation u. A. m. Im Allgemeinen scheinen depressive Geisteszustände dem Mittel zugänglicher als Erregungen zu sein. Nur vereinzelt wird das Gegentheil behauptet. Bisweilen ist nach ausreichenden Dosen der Schlaf nur kurz, hält z. B. nur 2 Stunden an,[1]) oder es entsteht auch wohl ein eigenthümlicher deliriöser Halbschlaf. Was dem Mittel als ein nicht zu beseitigender Uebelstand anhaftet, ist die recht häufige Verspätung in der Wirkung. In der Nacht herrscht Schlaflosigkeit, am nächsten Tage aber vielstündiger tiefer Schlaf.[2]) Bisweilen erscheint überhaupt erst guter Schlaf nach mehrmaligem Gebrauche desselben. Die Ursache liegt in der Solidität des Sulfonalmoleküls und der geringen Löslichkeit des Narcoticums. Statt der Beruhigung kommt gelegentlich auch Erregung mit Nausea, Schwindel und anderen Nebenwirkungen vor.[3]) Auch Gewöhnung scheint bei manchen Menschen derart eintreten zu können, dass die Wirkung schliesslich ganz schwindet. Dass ein dem Morphinismus analoger Sulfonalismus sich ausbilden und das Individuum Sklave des Mittels werden kann, ist bei dem bisherigen kurzen Gebrauch desselben nur durch sehr wenige Fälle entschieden worden. Meiner Meinung nach ist das Entstehen von vielen solchen nur eine Frage der Zeit.

Das Sulfonal ist als ein unschädliches Medicament bezeichnet worden. Diese Meinung ist eine durchaus irrige. Das Aufrechterhalten derselben kann zu weiteren, sehr unangenehmen Erfahrungen Anlass geben. Einige Forscher haben die Gefahr, die in ihm liegt, seit lange erkannt. In den wenigen Jahren seiner Anwendung sind 8 Todesfälle dadurch veranlasst und mitgetheilt, mancher vielleicht nicht als Sulfonaltod erkannt und deswegen nicht veröffentlicht worden. Unter diesen Fällen finden sich solche mit kurzem und langem Gebrauch des Mittels. Meistens handelt es sich um geisteskranke Frauen. In einem solchen Falle waren 1,8 g in zwei Dosen von je 0,9 g in Zwischenräumen von $1^1/_4$ Stunden gereicht worden. Nach 18 Stunden waren die Pupillen eng, die Körpertemperatur ca. 39^0 C., nach 23 Stunden war die Frau cyanotisch, anscheinend sterbend, athmete kaum sichtbar und starb trotz Hülfsmaassregeln unter diesen Symptomen nach 40 Stunden.[4]) Ein anderer Beobachter hatte den Tod von 5 Frauen

---

[1]) Salgó, Wiener medic. Wochenschr., 1888, pag. 748.
[2]) Merkel, Münchener medic. Wochenschr., 1889, pag. 449.
[3]) Crozer Griffith, The Therapeutic Gazette, 1889, pag. 323.
[4]) Petitt, Medical News, 1889, 10. Aug., pag. 165.

zu beklagen.[1]) Das Mittel war bei 44 Männern und 33 Frauen angewandt worden. Eine davon gebrauchte bis zum Tode abendlich 1—1,5 g 75 Mal und insgesammt 86 g. Eine zweite Geisteskranke erhielt ca. 9 Monate lang täglich 1,5 g und nur einige Tage noch 1 g. Sie starb im 10. Monat der Anwendung des Präparates. Eine andere, an Paranoia Leidende, nach täglich ca. 2½ Monate lang 1,5—2 g, dann ca. 4 Monate lang 3 g. Sie starb im Beginn des 9. Monats, seitdem sie das Sulfonal kennen gelernt hatte. Eine Verrückte starb, nachdem sie ungefähr 1 Jahr lang täglich 1,5—2 g gebraucht hatte. Die letzte aus dieser Gruppe verbrauchte in Tagesdosen von 1,5—2 g in ungefähr 3 Monaten 172 g Sulfonal und starb.

In allen Fällen, auch in denen viel kürzere Zeit als in den vorgenannten das Mittel gebraucht wurde, waren die Erkrankungssymptome, die dem Tode vorangingen, die gleichen: Apathie, lähmungsartige Zustände an den oberen oder unteren Gliedern, ataktische Bewegungen, auch Schmerzen in den Gliedern oder im Leibe u. A. m. Der Tod erfolgte unter Herzlähmung oder den Zeichen des Lungenödems. An dem ursächlichen Zusammenhang zwischen Tod und Aufnahme des Medicamentes ist bis auf einen einzigen. einen Typhuskranken betreffenden Fall,[2]) nicht zu zweifeln. Eine auffällige Toleranz auch für grosse Gaben ist selten, kommt aber vor. So erhielt eine geisteskranke Dame über eine Woche lang täglich 4,5 g Sulfonal, schlief nie danach, bekam aber auch keine unangenehmen Wirkungen.[3]) Wiederherstellung erfolgte in einem Falle trotz Einnehmens von 100 g Sulfonal. Es trat danach 90stündiger Schlaf auf. Am 5. Tage schlug der Kranke die Augen auf. Am 7. Tage war er bei Bewusstsein, aber ataktisch und mit einem papulösen Ausschlag versehen.[4])

Häufiger sind Nebenwirkungen. Im Laufe der Zeit werden sich zu den folgenden, wie vorauszusehen ist, noch manche andere hinzugesellen. Sie sind so geartet, dass man nicht mit Unrecht von ihnen sagen kann, sie seien immer unangenehm, oft ernst und manchmal gefährlich.[5]) Sie wurden in 10—12 pCt., 18 pCt., 20 pCt. und 56 pCt. der Fälle beobachtet. Sie erscheinen meistens nicht nach einer oder zwei Dosen, oft erst nach langem Gebrauche des Mittels. Es gehört zu den Seltenheiten, dass nach einer erneuten, gleich umfangreichen Anwendung Nebenwirkungen ausbleiben, die nach dem ersten Gebrauche aufgetreten waren.[6]) Die Dauer derselben schwankt sehr. Im Allgemeinen sind sie hartnäckiger als es sonst wohl bei Schlafmitteln vorkommt. So fand man z. B. bei einer wegen Rheumatismus an Schlaflosigkeit leidenden Frau, die von schweren körperlichen und cerebralen Sulfonal-Nebenwirkungen heimgesucht worden war, nach 4 Wochen noch Bewegungsschwäche und nach 6 Wochen noch Taumeln.[7]) Die Dosen stehen nicht immer im Verhältniss zu den Nebenwirkungen.

---

[1]) Bresslauer, Wiener medic. Blätter, 1891, pag. 3 u. 19.
[2]) Knox Bond, The Lancet, 1889, 23. Nov., pag. 1054.
[3]) Hay, Americ. Journ. of Medic., Scienc., 1889, Vol. XCVII., pag 34.
[4]) Neissen, Deutsche medic. Wochenschr., 1891, pag 702.
[5]) Marandon de Montyel. Annales médico-psycholog.. 1889. T. IX., pag. 485.
[6]) Smith, The Lancet, 1889, 23. Nov., pag. 1053.
[7]) Rehm, Berlin. klin. Wochenschr., 1889, No. 16.

Die Individualität der Kranken bedingt es meistens, dass 5 g bei dem einen keine, bei dem anderen schwere Störungen hervorrufen.[1]) Relativ kleine Mengen, z. B. 1,8 g können gelegentlich Cyanose und Coma veranlassen.[2]) Was als besonders insidiös bei diesem Stoffe ins Gewicht fällt, ist die Verleitung, es dann, wenn es nach mehrmaligem Gebrauche nur Gutes geleistet hat, weiterzugebrauchen. Gerade dann können sich gehäufte und schwere Nebenwirkungen einstellen. Der Grund liegt in der Cumulation des Mittels im Körper. Es wird langsam aufgenommen und langsam ausgeschieden, so dass es unräthlich erscheint, lange hintereinander ohne mehrtägige Pausen dasselbe gebrauchen zu lassen. Die Aufnahme alkoholischer Getränke steigerte in einzelnen Fällen die erschienenen Nebenwirkungen.[3]) Nimmt eine Schwangere bis zur Geburt des Kindes Sulfonal, so kann die erstere von Nebenwirkungen freibleiben, das Kind, das an der Mutterbrust gesäugt wird, aber schon am ersten Tage psychische Symptome erhöhter Reizbarkeit aufweisen.[4]) Gewisse Krankheiten geben eine besondere Disposition für das Entstehen von Nebenwirkungen ab. Hierherzurechnen ist Anämie, wie sie z. B. auch schon die Menstruation schafft, grosse Körperschwäche, ferner Asthma cardiale, Angina pectoris, dyspnoëtische Zustände, Lungenemphysem,[5]) congestives Irresein wegen des Schwindels und der Gleichgewichtsstörungen, die das Mittel hervorruft, acute Melancholie und der Morphinismus.[6]) Namentlich dem letzteren ergebene Kranke weisen häufig Bewegungsstörungen auf und sind, wenn sie dieselben 1 Mal an sich erfahren haben, oft schwer zum Einnehmen des Mittels zu bewegen.[7]) Vorsicht scheint auch bei Herzkranken trotz der gegentheiligen Behauptung geboten zu sein. Sobald eine auf Hämatoporphyrin deutende Färbung im Harn erscheint, ist das Mittel unbedingt auszusetzen.

Die Nebenwirkungen an der Haut.

Man beobachtete bisher nur wenige Ausschlagsformen, vorzugsweise:

1. Erythem. Dasselbe nimmt meistens ein scharlachähnliches oder maserngleiches Aussehen an. Die Flecke können leicht erhaben, punktförmig, erbsen- bis handgross, zerstreut sein, oder sich als grössere, rothbraune Flächen darstellen. Die erkrankte Haut ist scharf von der gesunden abgegrenzt. Mitunter besitzen die grösseren Flecke zungenförmige Ausläufer. Die Basis, auf der sie sitzen, kann ödematös geschwollen sein. Die Erkrankung geht unter verschieden starkem Jucken bisweilen an den Gliedern in symmetrischer Reihenfolge vor sich. Die Farbe nimmt nach dem Entstehen noch an Intensität zu und bekommt später gewöhnlich einen mehr bläulich-rothen Ton. Diese, ins Livide

---

1) Matthes, Centralbl. f. klin. Medicin, 1888, pag. 723.
2) Burnett, New York medic. Journ., 1889, 2 March.
3) Ullmann, Correspondenzblatt f. schweiz Aerzte, 1889, No. 20, pag. 632.
4) Hammond, British med. Journ., 1890, 25. Jan., pag. 179.
5) Constantin Paul, Société de Thérapeut., 1889, 27. Mars.
6) Fischer, Neurologisches Centralblatt, 1889, pag. 196. — Ziehen, Archiv f. Psychiatrie, Bd. XX., pag. 587. — Bornemann, Deutsche Medizinalzeitung, 1888, pag. 1131.
7) Jastrowitz, Verhandlungen des Vereins f. inn. Medicin., Berlin 1890, Jahrgang IX., pag. 52.

spielende Verfärbung ist ein Zeichen beginnender Rückbildung. Leichte kleienförmige Abschuppung kann den Zustand in einigen Tagen beendigen. In einigen Fällen war der Ausschlag von leichtem Fieber, Mattigkeit und Appetitverlust begleitet. Die Ausbreitung dieses Exanthems zeigt von Fall zu Fall Verschiedenheiten. So erschien es bei einer an Metritis leidenden Frau, die nach 2 g Sulfonal nicht Schlaf bekommen hatte, gegen Morgen an den äusseren Seiten der beiden Brustdrüsen. Am Abend waren die Innenseiten der Oberarme auch gegen das Brustbein hin ergriffen. Dann folgten die inneren Flächen der Brustdrüse, dann die Gegend des Magens. An letzterer traf sich der Ausschlag der rechten mit dem der linken Seite.[1]) Anders gestaltete sich der Verlauf bei einem an Cerebrospinalmeningitis leidenden Manne. Hier erschien das kleinfleckige Exanthem um die Achselhöhlen und Inguinalfalten und dehnte sich auf Schultern und Oberarm sowie die Oberschenkel aus, wo es zu grossen Flächen zusammenfloss.[2]) Noch enger begrenzt war es in einem dritten Falle, in dem es am linken Sprunggelenk erschien.

2. Ein papuläres Exanthem kann sich mit dem erythematösen verbinden. So schwoll bei einer melancholischen Frau, nach Verbrauch von 3 Mal je 1,8 g in 3 Tagen, der linke Fuss an, wurde roth und ödematös. Bald entstand in schneller Ausbreitung über Oberschenkel, Arme und vordere Fläche des Rumpfes ein Erythem. Am letztgenannten Körpertheil befanden sich Papeln auf erythematöser Basis.

3. Auch eine Urticaria wurde beobachtet.

Störungen im Magendarmkanal und Urogenitalapparat.

Der Nachgeschmack des Mittels ist schwach bitter. Mund, Zunge und Schlund werden bisweilen trocken. Besonders nach längerem Gebrauche und mit dem Eintritt von Obstipation macht sich ein quälender Durst bemerkbar. Mehrfach fand man bei Geisteskranken Schlingbeschwerden auch nach kleinen Mengen, z. B. 1,8 g in 2 Tagen. Obschon das Experiment ergab, dass der chemische Verdauungsprocess im Magen nicht gestört wird, so erscheinen doch recht oft Nebenwirkungen seitens dieses Organs. So fand man z. B. nach mehrtägigem Gebrauch Appetitlosigkeit und Abnahme des Körpergewichts.[3]) Manche Kranke klagen nach monatelangem Einnehmen über Magenschmerzen. Uebelkeit und Erbrechen sind relativ häufig.[4]) In dem grösseren Theil der Berichte beläuft sich das letztere auf 5—7 pCt. der Fälle. Das 6 Stunden nach dem Essen erfolgende Erbrechen förderte bei einem Kranken wenig verdauten Mageninhalt hervor.[5]) In einzelnen Fällen ist es sehr hartnäckig und es gelingt dann viele Stunden hindurch nicht, den Magen zum Behalten von Nahrung zu zwingen. Neben Magenschmerzen können auch noch solche im Leibe bestehen. Durchfall erscheint nach den bisherigen Erhebungen bei nicht sehr

---

[1]) Engelmann, Münchener medic. Wochenschr., 1888, pag. 709.
[2]) Merkel, Münchener medic. Wochenschr., 1889, pag. 449.
[3]) Ruyschwey, Neurologisches Centralbl., 1888, pag. 593.
[4]) Otto, Zeitschr. f. Psychiatrie. 1888, Bd. 45 pag. 399.
[5]) Gordon, British medic. Journ., 1890, 29. March., pag. 713.

langem Gebrauche in 17,7—26 pCt. der Kranken.[1]) In einigen Fällen, in denen das Mittel mehrere Monate hindurch gebraucht wurde, bildete sich eine hartnäckige Verstopfung, die erst mit Schwierigkeit hohen Darmeingiessungen wich. Nicht wenige der berichteten Todesfälle durch Sulfonal wiesen dieses Symptom als hervorstechendstes auf. Der Leib wurde dabei gewöhnlich hart und gespannt gefunden. Die Harnabsonderung wird zuweilen gesteigert.[2]) In Fällen monatelanger Verabfolgung von Sulfonal war sie spärlich. Harnverhaltung oder häufiger Drang zum Harnlassen oder Schmerzen beim Harnlassen und selbst Blasenlähmung wurden ebenfalls beobachtet. Der Harn ist dunkelrothbraun, hat auch gelegentlich einen Stich ins Grünliche. In Fällen schwerer Benachtheiligung durch das Mittel fanden sich bei einzelnen Kranken eine geringe Menge von Eiweiss, reichliche Harncylinder, Gallenfarbstoff und Blut als Methämoglobin. Neuerdings ist es wahrscheinlich gemacht worden, dass bisweilen nach Sulfonalgebrauch auch Hämatoporphyrin im Harn erscheinen und damit auch schwere Störung der Gesundheit veranlassen kann.[3]) Der Nachweis kann leicht auf spectroskopischem Wege geführt werden. Nach Aufnahme von 100 g Sulfonal fand sich dieses unverändert im Harn. Der grösste Theil des Sulfonals verlässt den Körper in Form von löslichen ungepaarten Schwefelsäuren. Ein Einfluss auf den Geschlechtsapparat und den Fötus hat sich bisher noch nicht feststellen lassen, ist aber sehr wahrscheinlich.

Herz, Athmungsapparat und Sinnesorgane.

Bei seltener Anwendung des Mittels scheint die Herzthätigkeit wenig oder gar nicht gestört zu werden. Es steht aber fest, dass manche Kranke solche Störungen aufweisen. So ist mehrfach Herzklopfen wahrgenommen worden. Der Puls kann klein und schwach werden, ist dann aber in seiner Zahl beträchtlich vermehrt. Es kann ferner als Thatsache angesehen werden, dass kürzerer oder längerer, ununterbrochener Gebrauch von Sulfonal nicht nur die willkürlichen Muskeln, sondern auch den der Willkür nicht unterworfenen Herzmuskel schwächt. Der Blutdruck nimmt ab, wie es sich am Pulse ohne weiteres fühlen lässt. Mehrfach nahm man an solchen Kranken ein collabirtes Aussehen wahr. Ohnmacht mit oder ohne Cyanose kann bald wieder vorübergehen oder auch in den Tod führen. Die Cyanose war in einem tödtlich endenden Falle auch durch eine mehrstündige, künstliche Athmung nicht zu beseitigen. Ob und inwieweit entstehende Blutveränderungen Schaden stiften können, muss noch erst festgestellt werden. Störungen in der Sprache sind gewöhnlich mit Bewegungsstörungen der Extremitäten verbunden. So beobachtete man mehrfach Incohärenz, Lallen und Stottern beim Sprechen und auch Gehstörungen. Ein Morphio-Cocaïnist konnte nur mit grosser Anstrengungung in manchen Momenten die Worte richtig

---

[1]) Schwalbe, Deutsche medic. Wochenschr., 1888, pag. 499 u. 726. — Rabbas, Berlin. klin. Wochenschr., 1888, pag. 332.

[2]) Huchard, Société de Thérapeut. Séance du 7 Janv. 1889.

[3]) Salkowski, Centralbl. f. med. Wissensch., 1891, No. 8, pag. 129. — Stokvis, Nederl. Tijdschr. voor Geneesk., 1889, II., pag. 413 u. A.

aussprechen. Es kann auch zu einer vollkommenen Aphasie kommen. Nach langem Gebrauche fand man bei einigen Kranken Hustenreiz. Grosse Dosen, die aber noch immer innerhalb der zulässigen Grenzen liegen, verlangsamen die Athmung und machen sie bisweilen auch unregelmässig. Vorhandene Athmungsstörungen, auch solche, die durch Herzleiden bedingt sind, können eine Steigerung erfahren. Gelegentlich sollen auch heftige Lungencongestionen entstehen können. In dem durch Sulfonal erzeugten Coma fand man die Athmung schneller, den Puls schwächer, als wenn Bewusstsein vorhanden war.

Am Auge stellte man mehrfach Erweiterung der Pupillen und träge Reaction derselben auf Licht fest. In einem Falle waren die Pupillen ungleich und eine stark erweitert. Manchmal reagiren sie schwer auf Licht. In Begleitung von schweren cerebralen Symptomen fanden sich die Pupillen dagegen einmal verengt. Dabei bestand Doppeltsehen. Das letztere Symptom scheint häufiger vorzukommen. Auch Flimmern vor den Augen sowie Trübung des Gesichtes kann sich einstellen. Vereinzelt beobachtete man einseitige Ptosis bei anderweitigen Lähmungssymptomen. Auch Congestion der Bindehäute des Auges kommt vor, ebenso Oedem der Lider mit oder ohne Ptosis. Manche Kranke lassen eine Abnahme der Hörfähigkeit erkennen, einzelne klagen über Ohrenklingen. Schmerzempfindungen können an inneren Organen, z. B. im Leibe, sowie an den Gliedmaassen auftreten. Das Doppeltsehen kann von Störungen des Allgemeingefühls begleitet sein. So behauptete ein solcher Kranker 2 Köpfe und 2 rechte Arme, ein anderer 4 Beine zu haben. Diese Störungen sind wohl centralen Ursprungs und als reflectorische Illusionen anzusehen.

Die Körperwärme stieg in einem tödtlich verlaufenden Falle, nachdem Krämpfe und andere Nebenwirkungen vorangegangen waren, auf 40,5° C.

Nebenwirkungen seitens des Centralnervensystems.

Die Gruppe dieser Störungen enthält wesentlich auch diejenigen, welche der chronische Gebrauch des Mittels zeitigen kann. Sie gehören zu den unangenehmsten der überhaupt vorkommenden. Der Satz, dass Sulfonal zweifellos die Psyche zu schädigen und dement zu machen vermag,[1]) hat, wie das Folgende lehrt, Berechtigung. Häufig erscheint Schwere und Eingenommensein des Kopfes. Das Bewusstsein kann in verschieden grossem Umfange leiden, so dass die Kranken über Abnormitäten ihres Handelns und ihren eigenen Zustand nichts wissen. Ein mit Sulfonal behandelter Morphio-Cocaïnist bekam Ataxie, Stammeln und andere Nebenwirkungen. Als man ihn auf diese aufmerksam machte, stellte er sie in Abrede. Er sah ganz klar aus, wenn er ruhig sass und gab auf alle Fragen meist richtige Antworten. Das Benommensein kann zu Stupor anwachsen und dieser hohe Grade erreichen. Eine epileptische Frau nahm 3 Mal täglich 1,2 g Sulfonal. Nach 6 Dosen wurde sie schwindlig, benommen. Ihr sonst anziehendes Gesicht nahm ein blödes Aussehen an, sie war in einem traumhaften Zustande, dabei ängstlich in unbestimmter Furcht vor drohender Ge-

---

[1]) Erlenmeyer, Centralblatt f. Nervenheilk., 1889, pag. 734.

fahr, hatte einen kleinen, schnellen Puls und fiel 9 Stunden später plötzlich bewusstlos nieder. Diese tiefe Bewusstlosigkeit hielt 15 Stunden an; dann folgten abwechselnd comatöse Zustände mit solchen von vorhandenem Bewusstsein. Am 4. Tage war noch Geistesverwirrung mit milden Delirien vorhanden und erst am 7. Tage war sie wiederhergestellt. Zwei Kranke mit progressiver Paralyse im ersten Stadium wurden, nachdem sie 10 Tage lang je 1,5 g Sulfonal erhalten hatten, nach dieser Zeit blödsinnig.[1])

Wie nach einigen anderen Schlafmitteln entsteht auch bei manchen Menschen nach Sulfonal entweder vor dem Schlaf[2]) oder ohne diesen geistige Erregung verschiedenen Grades. Angst, Illusionen und Hallucinationen peinigen bisweilen den Kranken. Bestehende Hallucinationen können sich verschlimmern.[3]) Mancher wird geschwätzig, unruhig, andere deliriren und verfallen dann in Stupor oder einen lethargischen Zustand von einigen bis zu 24 Stunden Dauer, bisweilen bei blasser Haut, blassen Lippen und anderen Zeichen eines Collapses.

Neben oder statt der genannten geistigen Störungen zeigen sich ganz besonders häufig Störungen in der Bewegung. Allgemeine Abgeschlagenheit, Mattigkeit und Schwindel, die man bei Epileptikern anfallsweise auftreten sah,[4]) leiten dieselben bisweilen ein oder begleiten sie. Sie erscheinen bei einmaliger Aufnahme des Mittels oder bei chronischem Gebrauche. Die Höhe der Dosis hat oft auf die Stärke derselben einen Einfluss. Doch können sie auch kleine Mengen hervorrufen. Nur selten fand man, dass sie trotz Fortgebrauch des Mittels zurücktraten. Meist halten sie mehrere Tage an. Die Kranken taumeln beim Gehen. Aehnlich Betrunkenen müssen sie sich an den Wänden festhalten, um weiterzukommen.[5]) Manche zeigen dabei einen stieren Blick, bei Anderen fällt ein besonderes schläfriges Wesen nicht auf. Auch in ruhiger Bettlage glaubte ein Kranker in beständig schwankender Bewegung zu sein und gelangte deshalb zu der Illusion auf einem Schiffe zu sein oder ein anderes Mal in der Eisenbahn zu fahren. Die oberen und unteren Glieder selbst können dabei ataktische Bewegungen ausführen. Die Schriftzüge verrathen die Ataxie der Hände. Der Versuch, einen Gegenstand zu fassen, führt nur zu einem Vorbeifassen, das Ergreifenwollen eines Trinkgefässes, zum Umwerfen desselben. Die Beine werden von Manchen selbst im Bett schleudernd gehoben, wie man es wohl bei Tabikern sicht. Diese coordinatorische, centrale Ataxie ist bei geschlossenen und offenen Augen in gleicher Weise bemerkbar. Bisweilen entsteht sie zuerst an den unteren und dann erst an den oberen Gliedmassen. Selten kommen Zittern einzelner Muskelgruppen[6]) z. B. des Gesichts oder gröbere Muskelzuckungen vor. Doch sah man auch tonische und klonische Zuckungen bei Bewusstlosigkeit entstehen. Dagegen sind Lähmungszustände, die ihren Ursprung in Aufhebung motorischer Rindenfunction haben, nicht sehr ungewöhnlich. Meistens gehen an den Extremitäten

---

[1]) Dehio, Petersburg. med. Wochenschr., 1899, No. 33.
[2]) Perregaux, Brit. medic. Journ., 1889, 20. April, pag. 913.
[3]) Knoblauch, Versamml. deutscher Naturf. u. Aerzte zu Heidelberg, 1889.
[4]) Vorster, Allgem. Zeitschr. f. Psychiatrie, 1891, Bd. 47, pag. 45.
[5]) Zerner, Wiener medic. Wochenschr., 1888, No. 45, pag. 1546.
[6]) Reinfuss, Wiener medic. Blätter, 1892, pag. 6.

Coordinationsstörungen voran. So kann ein- oder doppelseitige Lähmung des oberen Augenlides erfolgen. Eine lähmungsartige Schwäche macht sich Anfangs meist in den unteren Gliedmassen bemerkbar, später in der Zunge und den oberen Gliedmassen. Gehen ist in manchen Fällen selbst mit Unterstützung von zwei Personen unmöglich. Auch die Arme und die Zunge können theilweise oder ganz ihre Functionen für eine kurze Zeit einbüssen.

Ausser der motorischen, kommt gelegentlich auch noch eine sensible Lähmung zur Beobachtung. Die Empfindlichkeit der Körperdecke nimmt bis zum Verschwinden ab. Selbst die Empfindung der Conjunctiva kann verloren gehen. Ebenso vermisste man bei einigen Kranken Sehnen- und Muskelreflexe.

Die Nachwirkungen des Sulfonals.

Im Wesentlichen decken sich die Nachwirkungen mit den bisher als Begleitsymptome des Sulfonals angegebenen. Häufiger hintereinander gegebene Dosen schaffen besonders die Möglichkeit hierfür. Bald nach dem Erwachen zeigen sie sich und halten unter Umständen viele, gewöhnlich einen Tag lang an. Man beobachtet: Ohrensausen, Kopfschmerz, der ungewöhnlich starke Grade erreichen kann,[1]) Benommensein und Schwindel, eine besorgnisserregende Mattigkeit und Abgeschlagenheit der Glieder[2]) und Unfähigkeit zu jeder geistigen oder körperlichen Arbeit.[3]) Die Mattigkeit wird zuweilen so gross, dass der Kranke kaum die Hände vom Bett erheben kann. Die Nahrungsaufnahme vermag nur unter Beihülfe eines Anderen vor sich gehen.

Dieser Zustand kann zu Somnolenz, Stupor oder tiefer Schlafsucht anwachsen. Auch Taumeln von 2 tägiger Dauer kommt vor, ebenso wie Ptosis mit Lidödem. Einzelne Kranke zeigen Frösteln und Hitzegefühl bei kühler Haut und Kopfweh. Die geschilderten Ausschläge entstehen bisweilen auch erst nach dem Aussetzen. Die Sprache wird schwerfällig, die Zungenbewegung erschwert. Collapsähnliche Zustände verrathen sich durch Störungen im Allgemeinbefinden und Verminderung der Pulszahl. Bei manchen Kranken fand man am nächsten Tage Cyanose.[4]) Ganz besonders bedenklich erscheint mir die Abnahme des Appetits und des Körpergewichts bei etwas längerem Gebrauche des Mittels bei manchen Kranken. Uebelkeit und Erbrechen ist mehrfach beobachtet worden. Dass auch ein Sulfonalismus, d. h. ein, dem Morphinismus analoger Zustand sich herausbilden kann, beweisen mehrere Beobachtungen. Ein 3—5 monatlicher Gebrauch brachte z. B. Derartiges zu Wege. Das Aussetzen des Mittels rief Schwindel, Bewegungsstörungen, allgemeine Schwäche, Störungen der Verdauung etc. hervor. Angeblich soll volle Wiederherstellung erfolgt sein.

Trional. — Tetronal.

Vom Trional, $(C_2H_5)(CH_3).(SO_2C_2H_5)_2$, wurden bei einer Reihe von Kranken als grösste Einzeldosis 3 g, als grösste Tagesdosis 4 g zu je 1 g ver-

[1]) Loebl, Wiener medic. Presse, 1889, No. 8, pag. 99. — Sutherland, The Lancet, 1889, 23. Nov. pag. 1058.

[2]) Fraenkel, Berlin. klin. Wochenschr., 1888, pag. 611.

[3]) Moutard-Martin, Société de Thérap., 1889, Séance du 9. Janv.

[4]) Lovegrove, British medic. Journ., 1888, 26. Mai, pag. 1430.

abfolgt. Vom Tetronal, $(C_2H_5)_2$ C . $(SO_2C_2H_5)_2$, betrug die grösste Einzeldosis 4 g. Das erstere rief in 74 Fällen 65 Mal, das letztere in 72 Fällen 64 Mal Schlaf hervor. Eine postponirende Wirkung kommt diesen Körpern wie dem Sulfonal zu. Nur Mattigkeit und Schläfrigkeit werden als Nebenwirkung angegeben.[1]) Es ist mit Sicherheit sehr viel mehr davon bei weiterem Gebrauche zu erwarten.

Versuche, die mit dem **Aethylidendiäthylsulfon**, $(CH_3)H_3C.(SO_2C_2H_5)_2$, an Menschen in Mengen von 2 g angestellt wurden, ergaben unangenehme Symptome von Seiten der Gefässinnervation, unter Anderem: Oppressionsgefühl und Herzpalpitationen. In einem Falle entstand ein rasch über den Körper sich ausbreitendes, urticariaähnliches, intensives Erythem mit Hautjucken.

Chloralhydrat.

Von dem anfänglichen, enthusiastischen Glauben an den hohen therapeutischen, insbesondere aber den hypnotischen Werth des Chloralhydrats $(C_2H_4Cl_3O+H_2O)$ ist in einem verhältnissmässig kurzen Zeitraume kaum etwas mehr zurückgeblieben.[2]) Schon im Jahre 1872 wurde von sachkundiger Seite ausgesprochen, dass die Hoffnungen, die man auf das Mittel setzte, viel zu hoch gespannt waren, und andrerseits eine viel zu optimistische Auffassung über die Gefahren, die mit demselben verknüpft seien, herrschte.[3]) Die Zeiten des Chloralsyrups und des Chloralpunsches sind nun glücklicherweise vorbei. Das Chloralhydrat, obschon es als Schlafmittel in den letzten Jahren entschieden in den Hintergrund gedrängt worden ist,[4]) wird aber immer noch fleissig dargestellt und der Preis von den Fabrikanten sogar zeitweilig durch Conventionen geschützt. Dieses Treiben, das in der Jetztzeit auf rein commerciellem Gebiete gebrandmarkt wird, in dem Handel mit Medicamenten blüht es immer noch fort. Im Augenblicke ist der Chloralhydratring gesprengt, dafür blüht aber die Chloroform-Convention!

Wo Chloralhydrat symptomatisch Schlaf oder Beruhigung motorischer Aufregung erzeugt, da können diese Wirkungen gefahrloser durch andere Mittel erzielt werden. Besonders der häufigere Gebrauch ist zu verwerfen.[5]) Bei Geisteskranken schafft ein solcher nachweislich oft so grossen Schaden, dass man es aussprechen konnte, es sei besser, solche Kranke in Anstalten unruhig und schlaflos zu lassen, als durch Chloralhydrat zu beruhigen.[6]) Es ist mit Freude zu begrüssen, dass jetzt schon auf manchen Kliniken Chloralhydrat principiell nicht mehr gegeben wird.[7]) Je besser man das Mittel kennen lernte, um so mehr sah man ein, dass der ihm gewordene üble Ruf eines „Zwangs- oder Beschränkungsmittels“ für Geisteskranke begründet sei. Aber auch diese Wirkung kommt ihm auch nur bei

---

[1]) Rumpel, Deutsche medicin. Wochenschr., 1890, No 32.
[2]) Weiss, Centralbl. f die ges. Therapie, 1883, Bd. I., pag. 119
[3]) Jolly, Aerztliches Intelligenzblatt, 1872, pag. 159.
[4]) Jastrowitz, Verhandl. des Vereins f. innere Medicin, 1890, Jahrg. 9, pag. 46.
[5]) Lauder Brunton, The Practitioner, 1888, I., pag. 28.
[6]) Savage, Journal of Mental Science, 1879 April, pag. 5.
[7]) Dehio, Petersburger medic. Wochenschr., 1890, No. 33.

einer gewissen Gebrauchsdauer zu. Wird diese überschritten, dann wird es zu einem Schlaflosigkeit erzeugenden Schlafmittel! Durch häufigen Gebrauch findet Abschwächung in der Wirkung und Gewöhnung auch an grosse Dosen statt. Aber selbst bei daran Gewöhnten entstehen unangenehme Wirkungen oder Tod,[1]) sobald die letzte Enddosis weit überschritten wird. Dieses Verhalten deckt sich mit dem anderer narkotischer Mittel derselben Wirkungsart. Was aber beim Chloralhydrat besonders schwer ins Gewicht fällt, ist das geringe Maass von Vertrauen, dass man auch bei gleichbleibenden Dosen, in dasselbe setzen kann. Denn wenn 2 oder 3 oder 5 g öfter ohne Nebenwirkung genommen worden waren, so kann eines Tages die gleiche Dosis schweren Collaps oder den Tod herbeiführen. Mehrere Fälle lassen sich hierfür als Belege anführen. Diese bedenkliche Thatsache muss auf Rechnung derjenigen Veränderungen gesetzt werden, welche der häufigere Chloralhydratgebrauch vorzugsweise im Circulationsapparat veranlasst. Dazu kommt das auch anderen Medicamenten eigene Versagen bei gewissen Personen und unter gewissen Umständen. Meistens erscheint dasselbe nach mässigen Dosen — grosse zu geben, schliesst aber oft solche Gefahren ein, dass man dann lieber zu anderen Mitteln greift. Bei einfacher Schlaflosigkeit versagt das Präparat nach längerem Gebrauche endlich seinen Dienst und die Kranken werden deprimirt und apathisch.[2]) Der Schlaf ist, selbst wenn er noch erzwungen wird, nicht erquickend. Dem Chloralhydrat mangelt auch nicht das Eintretenlassen von verkehrten Wirkungen. Statt Depression entsteht in manchen Fällen Excitation, statt Schlaf Schlaflosigkeit.[3]) Manche Personen, besonders Hysterische und Neurastheniker werden, wenn sie Abends Chloralhydrat genommen haben, noch unruhiger und erregter. Es treten heftige Angstzustände ein, die sich selbst bis zu geistigem Benommensein und zu Delirien mit Hallucinationen steigern können. Es kann sich der Verlauf auch so gestalten, dass unmittelbar nach dem Einnehmen Erregung einsetzt, nach einer Stunde Schlaf eintritt, und dann Respirationsstörungen und Tod folgen.

Zur Charakteristik der Todesfälle nach Chloralhydrat ist zu bemerken, dass dieselben meist unmittelbar resp. kurze Zeit nach dem Einnehmen und gewöhnlich in einem Angstanfalle erfolgen. Der Raum mangelt mir auch nur einen grösseren Theil derselben mit Begleitumständen anzugeben. Der Tod erschien z. B. nach Verbrauch von 1,8 g. die wegen nervöser Unruhe einer Hysterischen verabfolgt worden waren. Ein Mann von 45 Jahren reagirte auf 0,9 g mit dem Tode.[4]) Zwei Männer gingen zu Grunde, nachdem 3,75 g Chloralhydrat in 2 Tagen, resp. 2,5 g in zwei kurz aufeinander folgenden Dosen verabfolgt waren. Beide Male entstanden Athmungsstörungen, Rasseln und unregelmässiges Athmen.[5]) Ein Mädchen starb nach 2 g.[6]) Eine Dame, die wegen hypochondrischer Klagen Abends 3 g nahm, starb am

[1]) Lancet, 1884, I., pag. 281. — Brit. med. Journ., 1887, I., pag. 86 u. A.

[2]) Rehm Archiv f. Psychiatrie, 1886, Bd. 17, pag. 50.

[3]) Moutard-Martin, Bullet. et Mém. de la Société de Thérap., 1868—69, pag. 149 ff.

[4]) Kane, Medic. Record, New York 1880 pag. 702.

[5]) Frank, Berlin. klin. Wochenschr., 1876, No. 37, pag. 530.

[6]) Fürstner, Archiv f. Psychiatrie, 1876, Bd. VI., pag. 344.

nächsten Morgen.[1]) Vier Personen, meist Potatoren, endeten durch Einnehmen von Dosen zu ca. 3 g Chloralhydrat.[2]) Zwei kräftige Weiber fielen diesem Mittel zum Opfer, nachdem sie es 3 Monate resp. 7 Tage zu 2 g ein genommen hatte. Der Tod trat 20—30 Minuten nach dem Einnehmen der letzten Dosis ein. Ein Mann, der 10 Monate lang Abends 1,8 g erhielt, starb plötzlich unter convulsivischen Respirationsbewegungen. Ebenso erging es mehreren Frauen. Zwei Männer starben, der eine unmittelbar nach der fünften, der andere nach der sechsten Dose von 5 g. Eine Frau die wegen Angstanfälle wiederholt Chloralhydrat erhalten hatte, erhielt Abends 4 g, schlief ein, wurde nach einigen Stunden unruhig, sprang aus dem Bett, stürzte zu Boden und starb.[3]) Neuerdings werden zwei Todesfälle nach Anwendung dieses Mittels bei Delirium tremens angegeben.[4])

Diese kleine Blumenlese, die noch sehr vermehrt werden könnte, charakterisirt diesen Stoff zur Genüge, und lässt den Zweifel durchaus begründet erscheinen, ob es dienlich sei, denselben als Medicament beizubehalten.[5])

Vielgestaltig sind die Nebenwirkungen, die kürzer oder länger dauernden Schaden stiften, aber nicht tödten. Sie erscheinen bald nach dem Einnehmen oder auch, nachdem Schlaf vorangegangen war, nach dem Erwachen. Als Beispiel für dies letztere lässt sich jener Fall anführen, der eine Frau betraf. Sie erwachte aus einem 6stündigen Chloralhydrat-Schaf, stand auf, taumelte aber, fiel hin, wurde blass und starr, während Puls und Athmung nicht wahrnehmbar waren. Nach einiger Zeit erfolgte Wiederherstellung.[6]) Die Ursachen der Nebenwirkungen liegen wesentlich in den dem Mittel eingeborenen schlechten Wirkungen auf einzelne Körperorgane. Es ist keinesfalls zu dem Entstehen derselben ein bestimmter Sättigungsgrad des menschlichen Körpers für das Chloralhydrat erforderlich, da dieselben in manchen Fällen schon nach einmaligen kleinen Dosen zu Tage treten. Wo Nebenwirkungen sichtbarlich fehlen, da können trotzdem leichte Störungen am Herzen, Gehirn, Magen u. s. w. veranlasst sein, die bei wiederholtem Gebrauche, falls bis dahin nicht voller Ausgleich stattgefunden hat, acut in die Erscheinung treten. Eine Zeit lang betonte man, dass die Reinheit des Chloralhydrats Gewähr für nur gute Wirkungen liefere. Es ist durchaus berechtigt, reine Arzneimittel zu fordern, — aber auch das reinste Chloralhydrat kann verwunden oder tödten. Unzweckmässige Verordnungen des Chloralhydrats können durch Ungenauwerden der Dosirung Anlass zu stärkeren Nebenwirkungen geben. So bildet sich in Mischungen des Mittels mit alkoholischen Flüssigkeiten und Tincturen, zumal wenn Kalium- oder Natriumbromid zugegen sind, und wenn nicht gerade ein grosser Ueberschuss von Alkohol vorherrscht, Chloralalkoholat. Die Gegenwart von Zucker begünstigt die Ausscheidung. Das an der Oberfläche schwimmende Chloralalkoholat kann leicht beim Abmessen in einem Esslöffel in zu grosser Dose ge-

[1]) Bernhardt, Archiv f. Psychiatrie. 1872. Bd. III., pag. 496.
[2]) Marsh, Jahresber. f. d. ges. Medicin 1875, I., pag 479.
[3]) Nötel, Allgem Zeitschr. f. Psychiatrie, 1872, pag. 369.
[4]) Girgensohn u. Treymann, Petersb. med. Wochenschr., 1890, No. 33.
[5]) Harnack, Lehrbuch d. Arzneimittellehre, 1883, pag. 586.
[6]) Schroeter, Allgemeine Zeitschr. f. Psychiatrie, 1870, Bd. 27, pag. 217.

nommen werden.[1]) Antipyrin und Chloralhydrat, sollen wegen der Bildung von Trichloraldehydphenyldimethylpyrazol, nicht zusammen verordnet werden.

Ein besonderer Werth für das Herbeiführen von Nebenwirkungen ist der Verbindung dieses Stoffes mit Morphin beizulegen. Die paralysirende Wirkung des Chloralhydrats wird hierdurch so gesteigert, dass oft ein lebensbedrohender Collaps eintritt. Auch die Einwirkung auf das Gehirn kann sich aus Gründen, die ich bei der Besprechung der Inhalations-Anästhetica entwickelt habe, durch eine solche oder ähnliche (Alkohol-Bromkalium) Combination verderblicher gestalten.[2]) Dass auch innerhalb der zulässigen Grenzen der Gaben Todesfälle und reichlich Nebenwirkungen vorkommen, geht aus dem bereits mitgetheilten und dem noch folgenden hervor. Nach Mengen von 0,9, 1,2, 1,8 g sah man Herzschwäche, schweren Collaps, Coma entstehen.

In engen Grenzen besteht vielleicht auch eine angeborene, individuelle Disposition für das Zustandekommen von unangenehmen Wirkungen. Auch der Ernährungszustand, die Blutmenge, die Gemüthslage, der Zustand der resorbirenden Organe können derartiges begünstigen. Ganz besonders gilt dies aber von einer Reihe bestehender Krankheiten, unter denen Gehirnerkrankungen obenan stehen. Bei dem Delirium alkoholicum findet auf kleine Dosen von Chloralhydrat stärkere Erregung statt, während grosse Dosen Gefahr bringen. Das Mittel ist hierbei vollkommen zwecklos und gefährlich. Dafür sprechen mehrere Todesfälle. In allen Fällen von depressiver Aufregung ist fast ganz vom Chloralhydrat zu abstrahiren. Nur ausnahmsweise greift man bei Schlaflosigkeit auf depressiver Grundlage, bei Angstzuständen und Tobsucht im Verlaufe melancholischer Krankheitszustände zu demselben. Gewöhnlich steht es dem Morphin hierbei an Verlässlichkeit nach, ist mit diesem in Bezug auf dauernde und heilsame Nachwirkung überhaupt nicht zu vergleichen, während jede Einzelgabe von üblen Empfindungen, wie Schwere und dumpfem Druck im Kopfe, Benommensein und rauschähnlichem Betäubtsein, nervösen Schmerzen im ganzen Körper und Verschlimmerung des geistigen Zustandes gefolgt ist. Die fortgesetzte Verabfolgung desselben in solchen Depressionszuständen schafft in vielen Fällen — so sicher wie hierbei überhaupt causale Verhältnisse nachweisbar sind — zunehmende Apathie, Stupor, Unreinlichkeit und rasche Verblödung. Auch bei maniakalischer Aufregung soll man sich nicht durch die beruhigende Wirkung, die man mit diesem Stoff erzielt, verleiten lassen, ihn häufiger zu gebrauchen. Denn die Folgen eines solchen chronischen Gebrauches sind schwer und nicht wieder gut zu machen. Für zwecklos und durch die lange Dauer des Leidens contraindicirt, ist die Anwendung des Chloralhydrats in den acuten hallucinatorischen Störungen mit protrahirtem Verlaufe anzusehen. Vor Allem muss aber gegen den Gebrauch desselben in der paralytischen Geistesstörung nachdrücklichst gewarnt werden. Nicht nur ist es hier als zweischneidiges Schwert anzusehen — eine gute Beobachtung lehrte sogar, dass sich

---

[1]) Markoe, Pharmac. Journ. and Transact., 1886, Vol. XVII., pag. 10.

[2]) De la Motte, Lancet, 1880, I., pag. 389. — Reimer, Allgem. Zeitschr. f. Psychiatrie, 1871, Bd. 28, pag. 316.

die vorübergehenden Erfolge des Mittels in der Mehrzahl der Fälle als Täuschung, im Ganzen als überflüssig, immer aber als äusserst schädlich erwiesen. Seine Wirkung gegen die Unruhe und Schlaflosigkeit der paralytischen Geistesstörung bleibt in der überwiegenden Mehrzahl der Fälle aus, oder äussert sich nur in einer unerwünschten Beruhigung — des Wartepersonals! Bei Paralytikern fand man nach Chloralhydratgebrauch Blutungen in alle serösen Häute.[1])

Bei Epileptikern sah man unter Chloralhydrat Vermehrung der epileptischen Anfälle. Bei einem Hemiplegischen kam es zu unregelmässiger Herzthätigkeit, Coma u. s. w.[2]) Gichtkranke reagiren häufig auf Chloralhydrat mit hochgradiger Erregung. Fieberhafte Zustände lassen den Gebrauch des Mittels aus naheliegenden Gründen nicht rathsam erscheinen. Bei Typhuskranken tritt zuweilen die schwächende Wirkung auf das Herz sehr in den Vordergrund. Magenkranke, Leberkranke, Icterische erfahren meist dadurch eine Verschlimmerung ihres Leidens. Kranke mit ulcerösen Schleimhautleiden sollten von dem Gebrauche des Mittels ganz ausgeschlossen sein. Das Gleiche gilt von Krankheiten, bei denen die Energie der Athmungsorgane vermindert ist. Im Gegensatz zu Morphin wird Chloralhydrat von der Mehrzahl der Herzkranken schlecht vertragen und darf daher nicht als Ersatz betrachtet werden.[3]) Nach 1,2 g sah man Schwäche und Unregelmässigkeit des Pulses, Kälte, Schwindel, Collaps auftreten. Bei Verwachsungen der Lungen mit der Brustwand entsteht beängstigende Dyspnoë. Sobald die Diagnose gestellt werden kann, ist Chloralhydrat hierbei contraindicirt. Auch Asthmatiker zeigen öfter danach bedrohliche Symptome.

Nebenwirkungen an der äusseren Haut.

Bringt man Chloralhydrat in Substanz oder concentrirter Lösung auf die Haut, so entstehen Schmerzen, Aetzung, Blasenbildung. Dies führte dazu, es an Stelle der Canthariden als Vesicans zu empfehlen. Aber auch für diesen Zweck scheint es sich kaum zu eignen, denn wenn man ein damit bereitetes Pflaster länger als 15 Minuten auf der Haut liegen lässt, entsteht Ulceration und bei stundenlangem Liegen tiefe, schwer heilende Geschwüre. Die Einspritzung in das Unterhautzellgewebe ruft Phlegmone, Abscesse, Ulcerationen hervor. Als man früher die unüberwindliche Abneigung vieler Kranken gegenüber dem häufigeren Gebrauch des Mittels durch Einführung durch die Nase begegnen wollte, entstand starker Schnupfen und in einem Falle auch Eiterbildung in den Choanen.

Häufig kommen nach dem Einnehmen des Mittels Ausschläge vor. In einem Theil der Fälle sind dieselben von Hautjucken oder von Oedemen an den Augenlidern, auch am ganzen Gesicht, den Unterschenkeln und Füssen begleitet. Sie können einen beträchtlichen Grad erreichen. Die Dosengrösse sowie die Anwendungsart üben keinen Einfluss auf die Stärke und Ausbreitung der Hautveränderungen aus. Eine gewisse individuelle Anlage ist zum Erscheinen derselben

---

[1]) Pelmann, Der Irrenfreund, 1871, Jahrg. XII., No. 2.
[2]) Shaw, Philadelphia medic. and surgic. Rep., 1871, 8. July, pag. 46.
[3]) Fraenkel, Real-Encyclop. d. ges. Heilk., Bd. 2, pag. 108.

nöthig. Kinder mit Chorea, Hysterie etc., schwache, cachectische, mit Myelitis versehene Individuen sollen besonders dazu neigen. Die Zeit des Eintritts schwankt. Fünf Minuten nach dem Einnehmen sah man schon Gesichtserythem, in anderen Fällen auch schwere Ausschläge nach $^1/_2$ oder 1 Stunde, nach 4 Tagen oder selbst erst nach dreiwöchentlichem Gebrauche entstehen. Der Athem soll beim Ausbruch des Exanthems eigenthümlich reinettenartig riechen.[1]) Als weitere Begleitsypmtome entstehen bisweilen: allgemeines Unwohlsein, Kopfweh, Herzklopfen, Dyspnoe.[2]) Es ist damit wenig erklärt, wenn man dieses Leiden als eine Angioneurose bezeichnet. Veränderungen in der Innervation der Hautgefässe, eine wirkliche vasoparalytische Störung bestehen sicherlich. Der lähmende Einfluss auf das vasomotorische Centrum, der sich unter Anderem durch continuirliches Sinken des Blutdrucks zu erkennen giebt, beweist dies. Aber diese Erklärung reicht nicht für jene Fälle aus, wo exsudative Vorgänge und Blutungen in die Haut stattfinden.

1. Erythem. Dasselbe kann mit oder ohne Fieber auftreten oder verlaufen, und seine Dauer sich über Bruchtheile von Stunden oder viele Stunden erstrecken. Die leichteste, bisweilen schon nach 5 Minuten erscheinende Form ist eine flüchtige Röthe (Chloral-Rash), die sich als fliegende Hitze im Gesicht, und Kopfcongestionen mit Injection der Conjunctiva bemerkbar macht. Unter 40 Fällen fand ein Beobachter diesen Zustand 19 Mal. Er kann sowohl nach einer als erst nach mehreren Gaben auftreten. Der Genuss alkoholischer Getränke oder von Thee, Kaffee etc. lässt ihn sicherer entstehen. Es ist aber falsch, dieses als Bedingung für sein Erscheinen aufzustellen. Angeblich soll auch der Rash selbst nach dem Aussetzen des Mittels eine Zeit lang nach der Mahlzeit kommen. Hierher zu rechnen ist auch wohl die Beobachtung, dass bleiche und anämische Individuen unter dem Einflusse dieses Medicamentes an gewissen Tageszeiten eine brennende, rothe Gesichtsfarbe aufweisen, durch welche sie sehr gesund aussehen. Das Erythem kann aber auch ein Röthel- oder Scharlachähnliches Aussehen annehmen. Man sah es in einigen Fällen an sehr begrenzten Körperstellen erscheinen, z. B. an den Wangen, oder, wie ich einmal bei einer Krebskranken fand, an der Flexionsseite der Handwurzel jederseits in Gestalt eines Fleckes. Als inflammatorische Röthe dehnt es sich bisweilen gleichmässig über den ganzen Körper aus. Auch die obere Körperhälfte allein kann ergriffen sein, und zwar derart, dass von der Kopfhaargrenze bis zu dem Unterkiefer eine fortlaufende, gleichmässige Röthung mit der stärksten Färbung auf dem Nasenrücken besteht und dann nur noch am Hals und der Brust bis zur Mitte des Brustbeines stellenweis in Flecken von Zweimarkstückgrösse auftritt. Bei anderen Kranken erstreckt sich der Ausschlag auch auf andere Körpertheile, die Gliedmassen, besonders die Streckseite der Kniee, Handgelenke und Ellenbeuge, ja selbst auf die Handteller und Fusssohlen. Es trifft die Angabe nicht zu, dass das Exanthem besonders da ausbreche, wo Reibung stattfindet. Da-

---

[1]) Barbillion, Archiv. de phys. norm. et pathol., 1887, III. Sér., T. IX., p. 67.

[2]) Bouju, Des érupt. cutanées multif. prov. par l'administrat. de l'hydrate de Chloral, Paris 1889, pag. 34.

gegen kommt es auch an Schleimhäuten vor, z. B. an derjenigen der Gaumenbögen und an der Conjunctiva. Die Flecke sind meist lebhaft roth, auch weinroth, etwas in das Violette spielend, haben unregelmässige Contouren, und heben sich auch, wie man bei genauer Prüfung erkennt, sehr wenig über die Oberfläche der Haut empor. Zwischen ihnen steht mehr oder weniger gesunde Haut.

Ihr Auftreten und Bestehen kann von Jucken begleitet, aber auch davon frei sein. Das Gleiche gilt vom Fieber. In einem Falle entstand bei einer Kranken, die 8 Tage lang je 2 Dosen von 1,3 g und 5 Tage lang je 2 Dosen zu 2 g Chloralhydrat genommen hatte, ein unter heftigem Fieber und erhöhter Hautempfindlichkeit eintretendes scharlachartiges Exanthem, nach dessen Verblassen sich eine reichliche Abschuppung einstellte. Die letztere kann auch sehr geringfügig sein.

2. Erythema exsudativum. Statt diffuser Röthe oder fleckiger Sprenkelung beobachtete man ein fast über den ganzen Körper verbreitetes Erythema exsudativum. Dasselbe war ganz scharlachähnlich, nur dass die Haut mehr geschwollen und infiltrirt war. Der Ausschlag brannte und juckte und endete, da das Chloralhydrat lange fortgebraucht worden war, erst nach 4—5 Wochen unter Abschuppung.[1])

3. Urticaria. Vielleicht deckt sich die vorgenannte, ganz vereinzelt beobachtete Ausschlagsform mit der Urticaria, die verhältnissmässig häufig vorkommt. Die Art des Entstehens wechselt sehr. So kommt es vor, dass z. B. nach 14tägigem Gebrauch von Chloralhydrat ein Erythem entsteht, das mit dem Aussetzen des Mittels wieder schwindet, und wenn es wieder gereicht wird, bedeckt sich die Haut des ganzen Körpers mit Quaddeln. Solche Uebergänge vom Erythem zur Urticaria können noch unmittelbarer auftreten. Ein 30jähriger Mann bekam 1 Stunde nach dem Einnehmen von Chloralhydrat eine lebhafte, entzündliche Gesichtsröthe, und war auch am Körper so geröthet, dass man den Zustand für Scharlach hielt und den Kranken isolirte. Der Irrthum schwand als nunmehr bald zahlreiche, blasse Erhebungen, besonders auf den Beinen, den Schultern und am mittleren Rumpfstück, entstanden und von brennendem und stechendem Schmerz, einem Gefühl von Spannung und Härte am ganzen Körper sowie Allgemeinstörungen (Schmerzen in den Augen, Kopfschmerzen, Mattigkeit etc.) begleitet waren. So können also auch zwischen den rothen Flecken serös infiltrirte Stellen bestehen. Es kommt vor, dass der Ausschlag trotz Fortgebrauches des Mittels nicht wieder erscheint. In anderen Fällen kehrt er auch nach Einnehmen einer kleineren Dose als derjenigen, die ihn zuerst hervorrief, zurück.

4. Papulöser Ausschlag. Derselbe erscheint meist unter Jucken, Fieber, sogar bis 40°C., und allgemeinem Unwohlsein, Mattigkeit, Appetitlosigkeit etc., entweder an einer einzigen Körperstelle, wie z. B. am Arm localisirt, oder an den oberen und unteren Gliedmassen, oder im Gesicht, der Brust und zwischen den Fingen, oder rückt schrittweis vor, indem er z. B. zuerst die Streckseiten der Hände und Unterarme, dann den Hals, das Gesicht, die Füsse, die Unter-

[1]) Stiller, Berlin. klin. Wochenschr., 1877, pag. 327.

schenkel und schliesslich den ganzen übrigen Körper befällt. Die Knötchen stehen meist auf gerötheter Basis, sind konisch oder rund linsen- bis bohnengross und vereinigen sich an einigen Stellen zu Plaques. Stellenweis zeigten sie bei einem Kranken Blutaustritt an ihrem Rande.[1]) Bei einigen Geisteskranken sah man diesen Ausschlag am Morgen entstehen, nachdem sie Abends Chloralhydrat genommen hatten. Eine Ungleichmässigkeit kann hierbei insofern eintreten, dass diese Veränderung nur an einzelnen Tagen erscheint, während das Mittel weitergegeben wird. Andere Geisteskranke behielten dieselbe so lange als das Mittel gegeben wurde, und wurden nach dem Aussetzen davon befreit. Die Knötchen können jucken. Sie kommen bisweilen gleichzeitig mit Flecken vor,[2]) und sitzen auch wohl in manchen Fällen auf geschwollener Basis.[3]) In einem Vergiftungsfalle mit Chloralhydrat bestanden solche Papeln 1 Woche lang. Sie schwinden meist nach ca. 8tägigem Bestehen unter Abschilferung[4]) und können noch von Oedemen und Anämie gefolgt sein.

5. Vesiculöser Ausschlag. Bei dem Fortgebrauche des Chloralhydrats können aus den Knötchen Bläschen mit serösem oder eitrigem Inhalte werden und diese, wenn sie platzen, vollkommen ein eczematöses Aussehen darbieten. Dieser Fall ist jedoch sehr selten. Eine Beobachtung giebt davon Kunde. Dieselbe ist indessen insofern nicht ganz zweifellos, als während des Bestehens des Exanthems Chinin subcutan gereicht wurde, das seinerseits ja ebenfalls zu mannigfaltigen Dermatosen Veranlassung geben kann. Bei einer kräftigen, an Puerperalmanie leidenden Person trat am 9. Tage der Chloralhydrat-Darreichung unter Fieber ein Ausschlag mit gleichzeitiger Schwellung des Gesichtes, der Wangen, Augenlider und Ohren auf. Nach einiger Zeit verblasste es, erschien mit erneutem Chloralgebrauch wieder und die Haut stellte nun in mannigfach wechselnder Weise bald das Bild des impetiginösen, bald des nässenden, bald des squamösen Eczems und der Ichthyosis dar, indem der Process der Abschuppung nicht nur wie bei acuten Exanthemen sich auf eine kurze Zeit beschränkte, sondern viele Wochen lang grosse Epidermoidalschuppen von allen Theilen des Körpers abgestossen wurden. In einer späteren Krankheitsperiode stellten sich die Störungen an der Haut durch einen bedeutenden Ausfall der Kopfhaare und durch allmähliche Abstossung sämmtlicher Nägel der oberen und unteren Extremitäten dar.

Variolaähnliche Veränderungen zugleich mit Purpura wurden ebenfalls beobachtet.

6. Purpura. Die petechiale Form der Chloralhydrat-Ausschläge kann nach kurzem oder langem Gebrauche des Mittels auftreten. Sie besteht für sich oder vereint sich mit einem Erythem oder bläschenartigen Veränderungen der Haut. Bei einer an circulärer Manie leidenden Frau zeigte sich nach 5tägigem Gebrauche des Medicamentes ein auf Fingerdruck bestehen bleibendes und auf Schultern und Brust

[1]) Arndt, l. c., pag. 684.
[2]) Saric bei Bouju, l. c., pag. 39.
[3]) Hergt bei Schüle, l. c., pag. 28.
[4]) Winkel, Tageblatt der Naturforscherversammlung zu Rostock, pag. 44.

verbreitetes Erythem. Am sechsten Tage waren Stamm und Glieder wie marmorirt mit lividen, petechialen und dunkelrothen Flecken besetzt. Dabei war auch die Schleimhautauskleidung des Mundes sehr verändert. Die Verbreitung kann auch schubweise vor sich gehen. Eine linksseitig hemiplegische Frau bekam nach 3wöchentlichem Chloralhydratgebrauch auf der linken Schulter zahlreiche Purpuraflecke. Am anderen Morgen erschien das Gleiche am linken Vorderarm, nach zwei Tagen im Gesicht. Der linke Arm war geschwollen, hart, und zeigte auf gerötheter Basis zahlreiche, kleine, nicht wegdrückbare Stigmata. Einen Tag später waren auch Beine, Leib und Rücken ergriffen. An letzterem standen sie in einem etwa $5^1/_2$ cm breiten Streifen jederseits von der Wirbelsäule. In noch anderen Fällen finden sich Petechien besonders am äusseren Orbitalrande, über dem Jochbogen und nach der Schläfengegend hin, an der Nase, dem Halse und am oberen Theil des hinteren Randes der Mm. sternocleidomastoidei. An den Lippen sah man, bei auch sonstiger Verbreitung über den Körper, Blutkrusten auftreten. Es handelt sich meist um kleine, scharf umschriebene runde Flecke, oder auch grössere, unregelmässig runde Ecchymosen. Die Rückbildung geht gewöhnlich langsam vor sich. Allmählich hellt sich die Haut etwas auf, indem hier und da Lücken in der Purpurafläche entstehen. Die Desquamation setzt in weiter Ausdehnung ein und schafft Loslösung grosser Epidermisstücke wie von Vesicatorblasen, aber auch von kleinen Schuppen.

7. Ulceröse und brandige Hautveränderungen. Geschwürige Veränderungen an den Gliedmassen wurden mehrfach beobachtet. Davon befallen wurde z. B. eine der oben erwähnten Kranken am 16. Tage nach dem Auftreten einer Purpura und nachdem schon die Abschuppung begonnen hatte. In der Sacralgegend zeigten sich eine breite Ulceration und einige Risse und Schrunden in der Nähe der Gelenke. Solche Veränderungen kommen auch an den Phalangen vor. An den Nägeln kann Eiterung auftreten.[4]) Der Chloral-Decubitus unterscheidet sich von dem gewöhnlichen, durch längeren Druck hervorgerufenen dadurch, dass er sich schon bei geringfügigem äusserem Druck und bei noch ganz intacter Epidermis und Cutis in der Tiefe des Unterhautzellgewebes entwickelt und ausbreitet.[5]) Meist erschien er nach den bisherigen Beobachtungen, wenn nach einer einmaligen starken Dose des Mittels eine sehr tiefe Narkose erfolgt war, während welcher der Kranke anhaltend eine bestimmte Lage beibehielt. Es bildet sich zunächst eine umschriebene Röthung und Schwellung theils am Gesäss, theils an den Trochanteren, Knieen, Ellenbogen, Knöcheln, Fingerspitzen, Gesicht, Ohr, denen in einzelnen Fällen Blasenbildung und Abscedirung folgt. Durch grosse Ausdehnung eines solchen Decubitus z. B. über Trochanteren und Kreuzbein kann zunehmender Marasmus und Tod eintreten. Es sind nicht nur sehr heruntergekommene, sondern auch robuste und gut genährte Menschen, an denen diese Veränderungen ablaufen können. In einer Irrenanstalt ist dieser traurige Einfluss des Medicamentes genauer verfolgt worden. Während unter dem Chloralgebrauch allgemeine Oedeme und verbreitete Decubitus-

---

[1]) Transact of the clin. Society of London, 1880, Vol. XIII., pag. 117.
[2]) Reimer, Allgem. Zeitschr. f. Psychiatrie, 1871, Bd. 28, pag. 316.

wunden bei den Paralytikern so regelmässige Erscheinungen waren, dass man sie als zur Symptomengruppe der Paralyse gehörig hätte betrachten können, gehörten diese unangenehmen und verderblichen Ernährungsstörungen nach der Einschränkung des Chloralgebrauches zu den ausnahmsweisen Vorkommnissen. Mit dem Wegfalle des gefässlähmenden Einflusses fortgesetzten Chloralgebrauches war auch das früher so häufige Auftreten von tiefgehenden Substanzverlusten fast vollkommen verschwunden und eine Besserung des Ernährungszustandes dieser Kranken sowie eine weitgehende Reinigung der Luft in den Krankenräumen, die trotz ausgiebiger Desinfection früher nicht zu erreichen war, ohne Weiteres geschaffen.[1])

Störungen im Allgemeinbefinden, Magen-Darmkanal und Urogenitalapparat.

Viele Kranke fühlen sich nach mehrmaliger Aufnahme von Chloralhydrat schwach und mageren bisweilen trotz grosser Gefrässigkeit ab. Vereinzelt beobachtete man Frostgefühl und Fieber. Die Milchabsonderung nimmt unter diesem Mittel ab. Die Milch selbst ist für Säuglinge unbrauchbar. Mehrfach fand man Veränderungen an der Mundschleimhaut. Die Lippen- und Wangenschleimhaut waren in einem Falle roth wie rohes Fleisch, das Zahnfleisch schwammig und die Zunge oberflächlich excoriirt, und stellenweis ulcerirt. Dabei bestand ein foetider Athem. Auch Verschwärung und eitrige sowie brandige Entzündung der Mund- und Rachenschleimhaut, sowie Schwellung der Speicheldrüsen und Parotis kommen, wenn auch sehr selten, vor. Subjectiv wird häufig Kratzen und Brennen im Schlunde wahrgenommen. Bald nach dem Einnehmen erscheint, besonders wenn das Mittel nicht genügend eingehüllt oder in concentrirter Form gereicht worden ist, lebhaftes Brennen und auch wohl Schmerzen in der Magengegend. Dazu gesellen sich Brechneigung[2]) und Erbrechen. Das letztere beobachtete man auch, nachdem schon sechs Stunden lang Schlaf angehalten hatte und plötzlich Collaps aufgetreten war. Appetitverminderung bis zum Verluste ist eine häufige Erscheinung. Versuche lehrten, dass die künstliche Verdauung schon bei Gegenwart von 1 g Chloralhydrat gehemmt wird. An einem mit einer Magenfistel behafteten Manne konnte man nachweisen, dass die Anwesenhei, des Chloralhydrats in einer Menge von 1—3 g im Magen vor oder beim Beginne der Verdauung diese verlangsame. Die Magenschleimhaut wird gereizt, dadurch die Absonderung von Schleim veranlasst, welcher den Magensaft dicker und fadenziehender macht. Diese Einwirkung hängt in ihrer Stärke von der Höhe der Dosis ab. Sie vollzieht sich besonders stark bei nüchternem Magen, ist aber auch während der Mahlzeit erkennbar. Die Säuremenge des Magens vermindert sich. In einem Falle wurden auch nach dem Tode des Kranken greifbarere Veränderungen der Magenschleimhaut aufgefunden. Dieselbe war gelockert, leicht zerreisslich, vielfach erodirt; die grösseren Gefässe sehr erweitert, die kleineren theilweise geborsten so dass ausgedehnte Ecchymosen bestanden. Die letzteren liessen den

[1]) Weiss, l. c., pag. 126.
[2]) Lange, Berlin. klin. Wochenschr., 1870, pag. 113.

Fundus fast gleichmässig dunkel rothschwarz, die Cardia- und Pylorusgegend aber ähnlich gesprenkelt erscheinen. An der hinteren Magenwand fand sich ein scharfrandiges, thalergrosses Loch, dahinter eine fibröse Schwarte. Als der Kranke während des Lebens über heftige Magenschmerzen klagte, wird wohl die Geschwürsbildung, und als Collaps erschien, die Perforation und die Peritonitis zu Stande gekommen sein. Die Perforation erfolgte in die Bursa omentalis. Ein Theil dieser Veränderungen ist sicherlich der örtlich reizenden und ätzenden Einwirkung des Chloralhydrates zuzuschreiben, der grössere vielleicht den durch Chloralhydrat veranlassten, und später noch zu erwähnenden Gehirnveränderungen, die für sich solche Magenverletzungen secundär erzeugen können.

Seitens des Darms beobachtete man bisweilen Empfindlichkeit des Leibes, sowie Diarrhoe. Verstopfung ist selten. Leichte Entzündung fand sich in dem eben berichteten Falle neben den Verletzungen des Magens, in einem anderen Schwellung der Dünndarmplaques. Mehrfach fand man als Einwirkung dieses Arzneimittels Icterus. Es ist mehr als wahrscheinlich, dass es sich hier um einen Icterus gastroduodenalis, also um einen durch die Reizwirkung des Chloralhydrats veranlassten Verschluss des Gallenausführungsganges, und nicht um einen hämatogenen Icterus handelt. Die angenommene Blutdissolution ist nicht nachgewiesen worden, und die in einem solchen Falle aufgefundenen Ecchymosen an allen serösen Häuten und die hämorrhagische Pachymeningitis lassen noch eine andere Deutung zu. Ein bestehender Icterus kann sich durch Chloralhydratgebrauch verschlimmern.[1]) Der ursächliche Zusammenhang des letzteren mit der Gelbsucht liess sich bei einem Paralytiker dadurch erweisen, dass die Krankheit nach dem Aussetzen des Mittels schwand und bei erneutem Gebrauche wieder erschien. Bei einem Kranken war sie von Oedemen des Gesichtes, der Füsse und der Schienbeine begleitet.[2]) Leberaffectionen atrophischer Natur und von eigenartigem Charakter,[3]) sowie Fettleber sah man in einigen wenigen Fällen entstehen.

Auch die Harnwege können Functionsstörungen erleiden. Am häufigsten kommt Harnverhaltung vor. Sie erreichte in einigen Fällen so hohe Grade, dass der Harn jedesmal mit Katheter entleert werden musste.[4]) Die Ursache ist nicht in einem Krampfe des Blasenhalses sondern in einer Trägheit oder Erlahmung des M. detrusor vesicae zu suchen. Für einen Krampf sind die Gründe nicht recht ersichtlich. Der lahme Detrusor kann nicht den normalen Verschluss des Blasenhalses überwinden, und deshalb sammelt sich der Harn in der Blase an. Vereinzelt wurde auch von einer Vermehrung der Harnabsonderung und von Enuresis berichtet. Der Harn reducirt fast constant alkalische Kupferlösung. In manchen Fällen wird er auch nachweislich zuckerhaltig Gallenfarbstoff besitzt er, wenn die äusseren Zeichen des Icterus vorhanden sind. Die Nieren wurden von einem Beobachter congestionirt befunden.

---

[1]) Wernich, Deutsches Archiv f. klin. Medicin, Bd. XII., pag 32.
[2]) Salan, Jahrbüch. d. ges. Medicin, 1880, Bd. 188, pag 243.
[3]) Gellhorn. Zeitschr. f. Psychiatrie, Bd. 28 pag. 625.
[4]) Snell, Allg. Zeitschr. f. Psychiatrie, Bd. 28, p. 228, u. A.

Chloralhydrat verzögert die Theilung der Eizelle, was auch für die spätere Entwicklung noch zutrifft. Auf den Foetus wirkt es ausgesprochen, und zwar zuerst erregend, dann betäubend. Die Herzschläge desselben werden nach vorübergehender Beschleunigung seltener.[1]) Man hat es bei Kreissenden bis 4 g pro dosi ohne Nachtheil gegeben, doch liegen auch Berichte vor, nach denen nicht nur die Wehenpausen verlängert werden, sondern auch der Tod durch Anwendung desselben in der Geburt veranlasst worden ist.[2])

Nebenwirkungen seitens der Athmungs- und Kreislaufsorgane.

Reizung der Nasenschleimhaut und Schwellung der Epiglottis und der falschen Stimmbänder[3]) wurden in Begleitung von anderen Nebenwirkungen beobachtet. Sprach- neben Bewegungslosigkeit kam bei einer Frau nach Einnehmen von 1,8 g Chloralhydrat zu Stande. Es ist nicht unwahrscheinlich, dass die erstere Störung eine Folge von örtlicher Veränderung im Kehlkopfe darstellte. Anderweitig fand man auch eine heftige acute Bronchitis nach einer gewöhnlichen Dosis des Mittels. Störungen in der Athmung kommen häufig vor. Es stellen sich Verlangsamung derselben, sowie seltener, unter einem Gefühl von Bangigkeit, Angst und Kurzathmigkeit bis zu dyspnoetischen Anfällen ein. Bei gewissen Individuen geht ein solcher Zustand mit Störungen in der Herzthätigkeit einher und kann sich selbst nach einem längeren Schlaf noch bemerkbar machen. Die Athmung wird beschwerlich, krampfhaft, auch pfeifend, stöhnend, kann bis zu $^1/_2$ Minute aussetzen, und auch ganz den Charakter der Cheyne-Stokes'schen Athmung annehmen. Bei Thieren lässt diese sich auch experimentell durch Chloralhydrat erzeugen. Unter krampfhafter Athmung endete in einem Falle plötzlich das Leben eines Kranken, der eine mittlere Dosis des Narcoticums eingenommen hatte. Es kann nicht auffallen, dass, wo so schwere Athmungsstörungen einige Zeit bestanden haben, auch die objectiven Zeichen von Lungenödem sich einstellen können.

Die muskulomotorischen Apparate des Herzens werden durch Chloralhydrat gelähmt. Dazu gesellt sich Lähmung des Gefässnervencentrums. Der arterielle Blutdruck sinkt ganz ausserordentlich. Bei Menschen, die das Mittel einnehmen, zeigt sich sehr häufig eine bedeutende Steigerung der Pulsfrequenz, bisweilen neben Schwäche, Kleinheit und und Unregelmässigkeit. Bei Typhuskranken verband sich die letztere mit einer sehr geringen Pulszahl. Auch Dicrotie und Härte des Pulses kommt vor.

Einen schlimmen Ausdruck gewinnen diese Störungen der Herzthätigkeit durch den Collaps. Nach 1—2 g kann derselbe bei Herzkranken und Herzgesunden bald nach dem Einnehmen oder auch nach einem mehrstündigen Schlaf bei Erwachsenen und Kindern, und auch solchen, die schon mehrfach das Mittel ohne Nachtheil genommen haben, eintreten. Man beobachtet: anhaltendes Ohnmachtsgefühl, Schwindel, sehr schnellen unregelmässiger Puls, Kälte der Gliedmassen,

---

[1]) Kubassow. Centralbl. f Gynäkologie, 1880, pag. 545, 1879, pag. 591.

[2]) Ludlow, Philadelphia med. and surgic. Reporter, 1888. Bd. LVIII., pag. 596

[3]) Curschmann, Deutsch. Archiv f. klin. Medicin. Bd. VIII, pag. 151.

Taubheit in Händen und Füssen,[1]) Blässe, Cyanose und wohl auch eine gewisse Starre des Körpers[2]) bei sehr niedrig gesunkener Körperwärme,[3]) und häufig damit vereint schwere Respirationsstörungen. Bemerkenswerth ist, dass selbst nachdem durch geeignete Hülfsmittel der Collaps bekämpft worden ist, doch nach einiger Zeit ein todtdrohender Rückfall eintreten kann.

Hier sei auch die Beobachtung erwähnt, dass man das Blut unter dem Einflusse des Chloralhydrats lackfarben werden und erst nach mehrtägigem Stehen mangelhaft gerinnen sah.

Störungen in den Sinnesorganen und im Nervensystem. Nachwirkungen.

Die Augenlider schwellen bisweilen nach Chloralhydratgebrauch ödematös an. Die Conjunctiva röthet sich und schwillt ebenfalls an, weist auch wohl an den Augenwinkeln Ecchymosen auf. Es bestehen reichliches Augenthränen und in manchen Fällen lebhafte Schmerzen in den Augen. Dieser Zustand schwindet gewöhnlich bald nach dem Aussetzen, kann aber auch noch mehrere Wochen bestehen bleiben. Gelegentlich entsteht nach medicinalen Dosen Doppeltsehen. Da, wo Respirationsstörungen sich ausgebildet haben, erweitern sich gewöhnlich die Pupillen. Schwere Sehstörungen wurden bei einer seit längerer Zeit an hochgradigem Asthma nervosum leidenden, aber herzgesunden Dame beobachtet. Dieselbe hatte Abends eine Dosis des Mittels genommen. Beim Erwachen am Morgen entstand mit rapidem Verlauf eine Verdunkelung ihrer Augen. Alles erschien ihr wie durch einen dichten Flor stark getrübt, die Gegenstände konnte sie kaum erkennen und es wurde ihr schwer, sich selbständig zu führen und zu orientiren. Die Trübung schwand im Laufe des Tages bis zur vollständigen Aufklärung. Nachdem später wieder eine Dosis Chloralhydrat genommen war, entstand bei einer Pulszahl von 140 in der Minute, Augenröthe und ziehende Schmerzen in Stirn und Schläfe, und vollständige Erblindung bis auf quantitative Lichtempfindung unter dem klinischen Bilde einer Iridochorioiditis mit Exsudation in das Papillargebiet, Trübung des Humor aqueus und hochgradiger Trübung des Glaskörpers. Die Iridectomie hob die 5 Tage lang bestehenden Erscheinungen im Gebiete des Chorioidealtractus in kurzer Zeit bis zu einer fast vollständigen Klärung aller Medien. Als zum dritten Mal wieder Chloral genommen war, entstand wieder anhaltende Verdunkelung. Ueber den weiteren Verlauf ist nichts bekannt geworden.[4]) Es unterliegt keinem Zweifel, dass das genommene Mittel die Ursache der Erkrankung darstellt, zumal auch noch ein anderer Fall mitgetheilt wird, in dem sechsmonatlicher Gebrauch von ca 2,5 täglich Amblyopie erzeugte. Neben einem Rash beobachtete man auch Hyperämie am Augenhintergrunde. Vor und während der Entwicklung

---

1) Watson, Philadelph. medic. and surg Report., 1872, 27. Jan., pag. 77.
2) Schröter, Allgemeine Zeitschr. f. Psychiatr.. 1870, Bd 27, pag. 217
3) Fürstner, Archiv f. Psychiatrie, 1876, Bd. VI, pag. 344. — Chouppe, Gazette hebdomad. de Médecine, 1875, pag. 76.
4) Steinheim, Berlin. klin. Wochenschr., 1875, pag. 76.

des Congestionszustandes der Haut erweiterten sich die Netzhautgefässe und die Pupille nahm eine Rosafärbung an.

Die für Sclerose der Paukenschleimhaut empfohlene Einbringung von wässrigen Lösungen des Chloralhydrats (1—3 pCt.) ins Ohr bedingt augenblicklichen Schmerz und Trommelfellröthe.[1])

Bei einem Menschen, dessen Schädelverletzung die Beobachtung des Gehirns ermöglichte, fand man nach Eingeben von Chloralhydrat anfangs eine Hirnanämie, später eine Periode, in der die Gehirngefässe paralysirt werden und das Gehirnvolumen zunimmt. Es ist unmöglich, diese Veränderungen mit den Nebenwirkungen, die seitens des Gehirns leider so oft zu Stande kommen, in einen ursächlichen Zusammenhang zu bringen. Erregungs- und Lähmungszustände beherrschen in mannigfach wechselnder Gestaltung bei vielen Menschen das Wirkungsbild dieses Stoffes. Kopfweh und Schwindelgefühl leiten dieselben ein oder bestehen für sich. Druck im Kopf und den Schläfen neben Gedächtnissschwäche und anderen Symptomen fand ein morphiumsüchtiger Arzt an sich, als er während der Entziehung Chloralhydrat als Schlafmittel erhalten hatte. Das Gleiche gilt von den Gliederschmerzen und den Sensibilitätsstörungen mit lähmungsartigem Charakter und den Parästhesieen. Die Erregung tritt nicht nur, wie man behauptete, nach kleinen, unzulänglichen Dosen, sondern auch nach 2—3 g Chloralhydrat auf. Sie trifft nicht nur schwächliche Personen, sensible, hysterische und neurasthenische, sondern auch kräftige und geistig vollkommen gesunde Menschen. Der Schlaf bleibt ganz aus oder ist durch einen halbbewusstlosen Zustand ersetzt. Unmittelbar nach dem Einnehmen kann die Erregung beginnen, und sich wahrnahmbar als Schreck- und Angstanfall darstellen. Die Kranken springen plötzlich aus dem Bett, blicken ängstlich um sich, schreien, deliriren wie im alkoholischen Delirium, sind geistig ganz benommen und äussern Hallucinationen. Manchmal hält sich dieser Zustand in seinen Anfangsstadien und ist in 5—10 Minuten beendet,[2]) in anderen Fällen dauert er lange, geht auch wohl in Collaps oder in Schlaf und von diesem direct in den Tod über. Als Nachwirkung fand man bei einer an Hyperästhesie leidenden Frau, welche die Chloralhydratdosen zu schnell aufeinander folgen liess und in einen anhaltenden maniakalischen Zustand verfallen war, Verlust des Gedächtnisses.[3]) Es ist durch die Erfahrung festgestellt, dass sich bei Geisteskranken nach dem Aussetzen des Chloralhydrats der Schlaf besserte und die Zwangsvorstellungen sich milderten.[4]) Tobsüchtige schlafen nach Einführung der gehörigen Dosis. Allein man beobachtete auch, dass sie in wachem Zustande mit jedem Tage mehr tobsüchtig, zerstörungssüchtiger, schmutziger werden.[5]) Der depressive Zustand giebt sich durch eine gewisse Indolenz und Trägheit, durch anhaltendes Ohnmachtsgefühl und in höheren Graden durch eine, bisweilen lang dauernde Somnolenz oder einen comatösen Zustand zu erkennen. Mehrfach wurde der Uebergang aus letzterem in den Tod beobachtet. Auch nach

---

[1]) Schwartze, Die chirurg. Krankh. d. Ohres, 1885, pag. 168.
[2]) Diver, The Lancet, 1872, II., pag. 68.
[3]) Atkinson, Philad. medic. Times, 1875, 24. July, pag. 673.
[4]) Rehm, Archiv f. Psychiatrie, 1886, Bd. 17, pag. 56.
[5]) Arndt, l. c., pag. 682.

mässig langem Gebrauch bildet sich eine gewisse geistige Abstumpfung und Schwäche neben ähnlich depressiver Betheiligung des Gemüthslebens. Solche Menschen sind im Schlaf halbwach und im Wachen halb im Schlaf.[1]) Auch die Motilität kann leiden. So beobachtet man nach längerem Gebrauche des Mittels eine Schwere und Schwerfälligkeit der Gliedmassen, die an gewisse paretische Erkrankungsformen erinnert. Unsicherheit im Gehen, Schwanken wie bei Trunkenen und ataktische Erscheinungen können sich hierzu gesellen. Klonische Krämpfe in einer Anzahl symmetrischer Muskeln und Paramyoclonus kommen ebenfalls vor.[2])

Die Sectionsbefunde an Gehirnen von Menschen, die durch Chloralhydrat zu Grunde gingen, sind sehr wenig ergiebig gewesen. Man fand das Gehirn in der Nähe des Balkens und der Hirnschenkel hochgradig ödematös und anämisch und führte dies auf die vasoparalytische Eigenschaft des Mittels zurück.[3])

Es ist ein häufigeres Ereigniss, dass am Tage nach dem Einnehmen des Chloralhydrats, ja selbst in der folgenden zweiten Nacht noch die Wirkung des Mittels sich bemerkbar macht. Es kommt auch vor, dass in der Nacht nach dem Einnehmen Erregung und an dem darauf folgenden Tage Schlaf eintritt, der selbstverständlich eine Arbeitsunfähigkeit des Kranken zur Folge hat.[4]) Aber auch ohne diese zeitlich so paradoxe Wirkung, zeigt sich bei manchen Menschen nach dem Chloralschlafe am anderen Morgen Unlust zur Arbeit, eine mangelhafte Function der Sinnesorgane und Umflorung des Geistes. Dazu gesellt sich ein schlechter Geschmack im Munde und auch wohl Anorexie.

Der gewohnheitsmässige Gebrauch des Chloralhydrats.

Viele der Ursachen, die den Morphiummissbrauch schaffen, rufen auch die Chloralsucht hervor Glücklicherweise ist diese nicht so häufig wie der erstere, weil das Chloralhydrat unangenehmer zu nehmen ist und Viele gleich beim Beginn des Gebrauches dadurch zurückgeschreckt werden. Die Gewinnsucht von Händlern hat besonders bald nach der Einführung des Mittels nicht wenige Chloralisten geschaffen. Manche rühmen die Unschädlichkeit des Mittels auch bei längerem Gebrauche. Sie thuen also dasselbe, was der Säufer thut, wenn er den ihm liebgewordenen Branntwein als eine Quelle von Freuden lobt. Die Tendenz, sich an das Mittel zu gewöhnen, liegt hier so wie bei jedem anderen narkotischen Genussmittel vor. Die gegentheilige Ansicht ist falsch und beruht auf ungenügendem Beobachtungsmaterial. Dagegen ist es richtig, dass manche Menschen sehr tolerant gegen das Chloralhydrat sind, und die Gewöhnung und das Steigen mit den Dosen nicht so schnell wie bei dem Morphin eintritt. Aber dafür, dass solche Individuen einen Chloralhunger besitzen, d. h. das Mittel bis zu dem Range eines normalen Reizes bei

[1]) Rehm, Archiv f. Psychiatrie. 1886, Bd. 17, pag. 56.
[2]) Bechterew, Archiv f. Psychiatrie, 1887, Bd. XIX., pag. 88.
[3]) Arndt, l. c., pag. 682.
[4]) Leech, Brit. medic. Journ., 1889, 2 Nov., pag. 970.

ihnen anwächst, liegen so viele Beweise vor, dass die Behauptung des Gegentheils unsubstantiirt ist. Ich selbst kenne eine Dame, die seit Jahren, ohne davon lassen zu können, Chloralhydrat gebraucht, und bei der als Störung wesentlich eine Schwächung der Herzthätigkeit die Folge dieser Leidenschaft ist. Es ist zweifellos, dass das Mittel weit gefährlicher als Morphin in dieser Beziehung anzusehen ist, nicht nur weil es schwerere Störungen im Centralorgan hervorrufen kann,[1]) sondern weil die Möglichkeit plötzlicher Todesfälle durch Herzlähmung gegeben ist. Mancher, bei dem die ursächliche Diagnose nicht gestellt worden ist, ging auf diese Weise zu Grunde. Die Dosen, welche einige Menschen täglich davon einführen, betragen 15—20—30 g. Auch die Combination von Morphin und Chloralhydrat kommt vor. Die folgende Schilderung der Symptome hebt nur das Wichtigere hervor. Manche der bereits mitgetheilten Nebenwirkungen können ergänzend hier eingefügt werden.

Bei einem Chloralisten nahm man schon auf weitere Entfernung hin einen eigenthümlichen Geruch wahr. Das Gesicht ist bei Manchen bald nach dem Einnehmen hoch geröthet, fast bläulich. Andere weisen ein anämisches, fahles, missfarbiges Aussehen auf. Icterische Farbe der Augäpfel, mannigfache, mit den bereits geschilderten, übereinstimmende Hauterkrankungen, Veränderungen an den Nägeln, kühle, cyanotisch aussehende Gliedmassen, sowie Störungen des Allgemeinbefindens, Frösteln, Mattigkeit, stetes Gefühl von Zerschlagensein und Schwäche findet man häufig bei derartigen Menschen. Seitens des Digestionskanals zeigten sich in einem Falle Schluckkrämpfe, Globus, anhaltendes Rülpsen.[2]) Die Zunge war braun belegt und rissig. Es bestand heftiges Durstgefühl. Unregelmässige, zeitweilig sehr gesteigerte Esslust, Verdauungsstörungen, schnelle und belangreiche Abmagerung, sowie Neigung zu Diarrhöen sind gewöhnliche Folgen dieses Leidens. Der andauernde Gebrauch soll auch partielle Lähmung des Oesophagus neben Imbecillität erzeugen können.[3]) Auch Blasenkrampf und anderartige Beschwerden in der Harnabsonderung kommen vor. Die Herzthätigkeit ist geschwächt. Einzelne klagen auch über Herzklopfen.[2]) Bei schwerer, tödtlicher Einwirkung des Mittels fand man, vielleicht als secundäre Einwirkung, blutigen Auswurf, pneumonische Herde, Pleuraergüsse u. a. m. neben Decubitus. Uebermässige Dosen rufen auch Athmungsstörungen hervor. Der Geschlechtstrieb fehlt meistens.[2]) Die Menstruation erleidet Aenderungen in ihrem normalen Verhalten.

Schmerzen in den Gliedern, dem Rücken, den Gelenken,[4]) Hyperästhesie, Ameisenlaufen, Steigerung der Reflexerregbarkeit in den unteren Extremitäten wurden häufiger beobachtet. Ein Kranker klagte nur über grosse Muskelschwäche in den Beinen, wies aber keine eigentliche Paralyse oder Parese auf. Eine solche soll aber auch vorkommen. Einmal stellte man in einem Falle eine rechtsseitige Facialislähmung mit Schwerhörigkeit fest, deren Aetiologie indess nicht

---

[1]) Berliner klinische Wochenschrift, 1887, pag. 108.
[2]) Rehm, l. c., pag. 51, 52.
[3]) Kirkpatrik-Murphy, The Lancet, 1878, Aug. 2, 6. u. 9.
[4]) Kirn, Berlin. klin. Wochenschr., 1888, No. 47, pag. 721.

ganz klar ist. Chloralisten sind wie Morphinisten moralisch schwach und unfähig, ihrer Leidenschaft zu entsagen. Ihre Schlaflosigkeit wird oft durch den Gebrauch des Narcoticums grösser. Die Geisteskräfte werden geschwächt, so dass das Benehmen mancher dieser Individuen kindisch und dumm wird. Das Gedächtniss leidet. In vorgeschrittenen Stadien werden sie körperlich und geistig leistungsunfähig. Vielfach drängt sich eine hochgradige Nervosität in den Vordergrund. Der Kranke befindet sich in fortwährender Hast und Unruhe, die ihn keine Minute auf derselben Stelle lässt. Zu einer ausgebildeten Geisteskrankheit ist bei solchen Menschen nur ein kleiner Schritt. So sah man manchmal Tobsuchtszustände, Delirien und Hallucinationen.[1]) Aber auch melancholische Erkrankungsformen kommen vor. Sie vergesellschaften sich mit Prostration, Kräfteverfall, cachektischem Aussehen, Nahrungsverweigerung und Selbstmordideen.[2]) Die Stimmung solcher Menschen wird immer trüber. Sie werden menschenscheu. Es bleibt nicht immer bei den Selbstmordideen. Diese treiben zum Versuch. Ein solcher kommt vielleicht häufiger vor, als er der Ursache nach erkannt war. Er ist direct dem Chloralhydrat als Schuld zuzuschreiben, das die verkehrte Geistesrichtung schafft. Ein Chloralist suchte sich durch eine übermässige Chloraldosis zu tödten. Er wurde von den acuten Symptomen wiederhergestellt, wurde aber dann schwachsinnig. Von motorischen Störungen kommen vor: Zittern der Hände und des Kopfes,[1]) ataktisches Gehen und epileptoide Krämpfe mit oder ohne geistige Zerrüttung. Krämpfe mit Bewusstlosigkeit entstanden auch mehrfach bei Morphio-Chloralisten. Ein solcher lag zwischen den Anfällen im Sopor, aus dem er erweckt werden konnte. Fortlassen des Chloralhydrats schaffte die Bewusstlosigkeit fort, während Gedächtnissschwäche und zeitweiliges Verwirrtsein fortbestanden. Ein anderer bekam oft Hallucinationen und war stets in niedergedrückter Stimmung. Eines Tages fiel er um und hatte einen epileptischen Anfall.[3])

Die Heilung von dem Chloralismus wird in derselben Weise wie die des Morphinismus versucht, macht die gleichen Beschwerden und ist mit Bezug auf den Erfolg ebenso aussichtslos wie dieser. Als Ersatzmittel ist mehrfach der indische Hanf in guten Präparaten gerühmt worden. Appetit und Schlaf sowie die Herzthätigkeit sollten dadurch gebessert und der Chloralhunger beseitigt werden.[4]) Die plötzliche oder langsame Entziehung mit oder ohne kleine Morphinmengen lässt stets die Schwere des dadurch in die Oekonomie des Körpers, besonders des Gehirns, gemachten Eingriffes erkennen. Es erscheinen meist Erregungszustände, hochgradige Unruhe, Poltern, Lärmen und hallucinatorische Verrücktheit mit depressiver Grundstimmung. Es waren in einer Beobachtung fast ausschliesslich Hallucinationen des Gehörs, von denen die Kranken gequält wurden. Bei einem anderen Kranken entstanden trotz Weitergabe von Morphin und Alkohol 4 Tage nach der Entziehung, erhöhter Bewegungstrieb, Zer-

[1]) Rehm, l. c, pag. 51, 52.
[2]) Savage, l. c., pag. 5 u. 6.
[3]) Bruselius, Jahrbüch. f. d. ges. Medicin, 1880, Bd. 188, pag. 244.
[4]) Rosenthal, Wien. medic. Presse, 1889, pag. 1444. — Birch, La Semaine médicale, 1889, 10. Avril.

störungssucht, Delirien mit Hallucinationen des Gesichts, die 48 Stunden anhielten. Zittern blieb noch nach dem Verschwinden der Hallucinationen zurück.[1]) Die Rückbildung dieser Erregungszustände kann in einigen Tagen, aber auch erst in Wochen beendet sein. Schmerzen und Ziehen in den Beinen, besonders den Schenkeln und Waden, Kleinheit und wechselnde Frequenz des Pulses, Anfälle von Syncope, starke Diarrhoe, Harndrang, Zucken der Gesichtsmuskeln, Zittern der Zunge, lallende Sprache sind häufigere Symptome. Als einem Kranken nach vollendeter Entziehung wieder einmal Chloralhydrat gegeben wurde, entstanden Ohnmachtsanfälle. Während der Entziehung oder langsamen Verringerung der Dosen soll der Gebrauch von Arsen, warmen Bädern, Elektrizität dienlich sein.

Die Nebenwirkungen, die nach nicht gewohnheitsmässigem Gebrauche des Chloralhydrats erscheinen, bedürfen keiner besonderen Therapie. Fortlassen des Medicamentes schafft allein Hülfe. Auch gegen das, die Chloral-Ausschläge meist begleitende Fieber ist ein Einschreiten nicht erforderlich, da Chinin keinen, und kalte Bäder nur einen unwesentlichen Erfolg hierbei haben. Hierzu kommt, dass bei Menschen, die eine gewisse Disposition zu Arzneiausschlägen haben, Chinin oder ähnlich wirkende Stoffe leicht Verschlimmerung dieses Zustandes veranlassen.

Da, wo Chloralhydrat allgemeine Prostration und Herzschwäche erzeugt, sollte es mit soviel Tropfen einer Tinctura Digitalis gemischt werden, als Grane davon gereicht wurden.[2]) Ich halte es für besser, es in solchen und anderen Fällen zu meiden.

Chloralformamid.

Dieser aus Chloral und Formamid bestehende Stoff, (CCl_3-CH OH NH . COH), wirkt in keiner Weise hervorragend. Seine Nebenwirkungen und sein Charakter als Patentmedicin sollte es nahelegen, denselben möglichst unberücksichtigt zu lassen. Er wirkt nur durch das in ihm enthaltene Chloral.[3]) Die Einwirkungsart und die Gefahren sind bei beiden Präparaten die gleichen.[4]) Es ist ein leidliches Schlafmittel, das nur bei einfacher Schlaflosigkeit in Dosen von 2—4 g $\frac{1}{2}$—$1\frac{1}{2}$ Stunden nach dem Einnehmen einen 2—7stündigen, in Fällen von Unruhe höchstens 2stündigen Schlaf erzeugt. Den bisherigen Beobachtungen nach scheint nicht leicht, oder gar nicht, Gewöhnung an dieses Mittel stattzufinden. In verschiedenen Fällen sah man auch nach Abschwächung der Dosis die gleiche, gute Wirkung wie zuvor auftreten.

Die Erfolge sind meistens schlechter, als die beim Paraldehyd beobachteten. Dies geht aus grösseren Versuchsreihen hervor. Selbst in

---

[1]) Erlenmeyer, Correspondenzbl d. Ges. f. Psychiatrie, 1877, pag. 47.
[2]) Atkinson, Bulletin général de Thérap, 1884, 15. Dec.
[3]) Mairet et Bosc, Comptes rend. de la Soc. de Biologie, 1890, Sér. IX., 2, pag. 381.
[4]) Eloy, Brit. med. Journ., 1890, I., pag. 626.

Dosen von 4 g lässt es sehr oft im Stich.[1]) Unter 50 somatischen Kranken fand man[2]) z. B. 26 pCt. Erfolg, 28 pCt. Theilerfolg, 46 pCt. Misserfolg. Nach einer anderen Statistik an 56 chronisch geisteskranken Frauen erhielt man nach Verabfolgung von 2 g in 173 Einzelgaben 68,2 pCt. Erfolge, 18,5 pCt. Theilerfolge und 13,3 pCt. Fehlerfolge.[3]) Durch Schmerz veranlasste Schlaflosigkeit wird nicht, oder selten davon günstig beeinflusst. Das Gleiche gilt von stärkeren Erregungszuständen. Bei solchen der progressiven Paralyse z. B. sind 3—5 g des Mittels resultatlos.[4]) Bei hallucinatorischer Verwirrtheit, besonders bei der mit grosser Erregung und tiefer Bewusstseinsstörung einhergehenden Form verabfolgte man 4 g vergeblich. Bei Delirium tremens lässt es vollkommen im Stich.[4]) Bei denjenigen Krankheitszuständen, bei denen der Gebrauch des Chloralhydrats contraindicirt ist, ist auch Chloralformamid nur mit grösster Vorsicht zu reichen. Dies gilt besonders für Herzkranke.

In der bisher so kurzen und seltenen Anwendung erkannte man bereits mehrfach seine Fähigkeit, gelegentlich Hautausschläge hervorzurufen. Ein an Aneurysma leidender Mann erhielt 2 Dosen von je 2,5 g. Bald nach dem Eingeben entstand eine acute Entzündung des Gesichts mit Coryza, Stomatitis und erhöhter Körperwärme. Die Dermatitis breitete sich über den ganzen Körper aus und heilte endlich unter Desquamation.[5]) Auch ein Erythem, sowie eine Urticaria wurden danach beobachtet. Diese Ausschläge sind zweifellos Chloralwirkungen. Ich bin überzeugt, dass bei weiterem Gebrauch des Mittels sich auch die Zahl der Ausschlagsformen bis zu der beim Chloralhydrat angegebenen aufhöhen wird.

Trockenheit im Munde, sowie Stomatitis fand man bei der soeben erwähnten Dermatitis. Gelegentlich entsteht auch Brechreiz, Uebelkeit,[6]) Erbrechen,[7]) öfter auch Störungen im Darmkanal. Einmal kam eine leichte Albuminurie vor. Das grösste Interesse beansprucht das Verhalten des Herzens. Die Angaben hierüber gehen auseinander. Das Mittel ist bei Kranken verabfolgt worden, ohne dass sich unangenehme Herzsymptome bemerkbar machten.[8]) Demgegenüber stehen aber auch Erfahrungen, die eine solche nicht unbedenkliche Einwirkung erkennen liessen. Das Sinken des Blutdrucks theilt dieses Präparat mit dem Chloralhydrat. Geschieht dies auch nicht in der brutalen Weise der letzteren Substanz, so ist die Wirkung selbst doch durch die chemische Zusammensetzung des Chloralformamids bedingt. Die Individualität verhindert nicht selten ein derartiges Ereigniss, während weniger widerstandsfähige Menschen collabiren. Wiederholt beobachtete man leichte Congestionssymptome und Pulsbeschleunigung nach Dosen von 2,5—4 g. Diese Nebenwirkungen hielten 40—50 Minuten, in

[1]) Wefers, Zeitschr. f. Psychiatrie, 1891, Bd. 47, H. 1., pag. 65.
[2]) Robinson, Deutsche medic. Wochenschr., 1889, pag. 1406.
[3]) Näcke, Allgemeine Zeitschr. f. Psychiatrie, 1891, Bd. 47, pag. 70.
[4]) Schaffer, Centralbl. f. Nervenheilk., 1889, No. 12, pag. 674.
[5]) Pye-Smith, Brit. med. Journ., 1890, 8. March., pag. 546.
[6]) Paterson, The Lancet, 1889, 26. Oct.
[7]) Peiper, Deutsche medic. Wochenschr., 1889, No. 32.
[8]) Strahan, The Lancet, 1890, 15. Febr., pag. 339. — Halász, Wiener med. Wochenschr., 1889, pag. 1406 u. A.

einzelnen Fällen 1—1¼ Stunden an.[1]) Vereinzelt sah man Coryza entstehen. In einem Falle von chronischer Nierenentzündung mit Herzdilatation bei einem Greise erschienen jedesmal nach dem Einnehmen von 2 g Chloralformamid am Morgen Nasenbluten mit Congestion des Gesichtes und Halses.[2]) Bei öfterem Gebrauche werden sich auch noch Störungen in der Athmung einstellen. Häufigere Nebenwirkungen sind: Im Hinterkopf localisirte oder allgemeine Kopfschmerzen und Schwindel,[3]) auch Mattigkeit und Abgeschlagenheit, sowie häufig das Gefühl des Zerschlagenseins und Erregungszustände, die sich bis zu lebhaften Delirien steigern können.[4]) Der Gang wird unsicher und taumelnd und bleibt so ½—2½ Stunden. Gelegentlich stellen sich auch, vielleicht auf Grund individueller Idiosynkrasie, Krämpfe ein. 5 Minuten nach dem Einnehmen von 2 g beobachtete man bei einem Mädchen 4 Stunden lang anhaltende tetaniforme Krämpfe mit Opisthotonus bei voller Bewusstlosigkeit. In einem anderen Falle erschienen 3 Stunden dauernde Krämpfe ½ Stunde nach dem Einnehmen.[5])

Als Nachwirkungen fand man bisher Abgespanntheit, leichten oder schweren Kopfdruck oder Kopfschmerz neben Eingenommensein. In einer Beobachtungsreihe zeigten dies 8 von 28 Kranken.[6]) Der Kopfschmerz, sowie Schwindelgefühl können noch den ganzen folgenden Tag anhalten. Solche Kranke fühlen sich so, als hätten sie die Nachwehen eines schweren Rausches. Andere sind den ganzen nächstfolgenden Tag hindurch schlafsüchtig. Auch Brechreiz, Erbrechen und Appetitlosigkeit stellen sich bisweilen ein.

Urethan.

Der Aethylester der Carbaminsäure, ($CO . NH_2 . OC_2H_5$) ist in Wasser leicht löslich. Es besteht keine Einheitlichkeit in dem Urtheil über den Werth desselben als Schlafmittel, vielleicht weil ein sehr verschiedenartiges Krankenmaterial zur Prüfung benutzt wurde. Urethan wirkt wesentlich da, wo Schlaflosigkeit auf krankhaft gesteigerter Empfindlichkeit des Grosshirns für äussere und innere Reize beruht. Individuelle Schwankungen in der Empfänglichkeit für diesen Stoff kommen sicherlich auch innerhalb dieses Rahmens vor. Brauchen doch sogar leicht erregbare, nervöse Hunde eine bedeutend grössere Gabe zum Schlafe als phlegmatische![7]) Gewöhnung findet schnell an dasselbe statt. Einige Beobachter nannten das Mittel nach Prüfung an 19 Kranken unsicher und unzuverlässig.[8]) Die folgenden Angaben entsprechen nicht ganz diesem Urtheile. Bei paralytischen Weibern, bei denen heftige Erregungszustände vorhanden waren, erzielte man nur in der Hälfte der Fälle bei Dosen von 2—4 g eine befriedigende Wirkung. Selbst nach Erhöhung der Dosen auf 6—8 g blieb das Verhältniss dasselbe, während dazu Nebenwirkungen auftraten. Bei paralytischen Männern war der Erfolg ein um so besserer, je geringer der Erregungszustand war. Durch 3—4 g konnten bei leichten Erregungs-

[1]) Wefers, l. c, pag. 54 u. 64.
[2]) Main, British medic Journ., 1891, I., 23. May.
[3]) Hagemann u. Strauss, Berlin. klin. Wochenschr., 1889, No. 33.
[4]) Halász, l. c. — Paterson, l. c. u. A.
[5]) Hagen u Hüfler, Münchener medic. Wochenschr., 1889, pag. 513.
[6]) Näcke, l. c., pag 71.
[7]) v. Anrep, Petersb. medic. Wochenschr., 1886, No 36, pag. 324.
[8]) Crozer Griffith and Kirby, British medic. Journ., 1889, 2. March., p. 504.

zuständen 75 pCt. Erfolge, in schwereren Erregungszuständen selbst nach Dosen von 10—12½ g nur 42 pCt. Erfolge erzielt werden. Bei epileptischen Weibern mit Angstzuständen wurden nach 2 g 58 pCt., nach 5 g 83 pCt. Erfolge erzielt, so dass das Mittel sich hierfür empfehlen lässt. Bei idiotischen Kindern mit Erregungszuständen wirkte das Mittel in Dosen von 0,5—1 g für die jüngeren und 1,5—3 g für die älteren in 91 pCt. befriedigend ohne Nebenwirkungen. In einigen Fällen von seniler Demenz und Paranoia hallucinatoria mit Erregungs- und Angstzuständen war noch nicht in der Hälfte der Fälle eine Wirkung zu beobachten.[1])

Bei Schlaflosigkeit durch Schmerzen oder Husten ist eine Wirkung nicht zu erwarten. Dagegen fand man eine solche z. B. bei nervöser Agrypnie, bei chronischen Schwächezuständen, die mit Schlaflosigkeit einhergehen, bei Herzfehlern ohne Athmungsbeschwerden u. A. m. Sie tritt nach genügenden Gaben in ¼—½ Stunde nach dem Eingeben ein.

Als Nebenwirkungen fand man am häufigsten gastrische Störungen. Unter 34 geisteskranken Männern erschienen sie 9 Mal.[1]) Kürzere oder längere Zeit nach dem Einnehmen klagen viele Kranke, meistens nach grösseren Dosen, über Uebelkeit und auch Erbrechen. Bisweilen erscheinen diese Symptome erst nach mehrtägigem Gebrauche grösserer Mengen. Die Kranken äussern bald Abneigung gegen das Mittel, obschon sie den Geschmack desselben an und für sich nicht zu bemängeln haben. Längerer Gebrauch kann auch den Appetit schwächen.[2]) Bei einem Viertheil der mit Urethan behandelten Kranken beobachtete man in einer Versuchsreihe mehrmals bei demselben Individuum Vermehrung des Harns, derart, dass in den nächsten 12 Stunden nach Aufnahme des Uretans die Harnmenge unter nahezu entsprechender Abnahme des specifischen Gewichtes um die Hälfte, häufig um das Doppelte, des an den vorhergehenden und nachfolgenden Tagen gemessenen Harnquantums stieg, trotzdem die Flüssigkeitszufuhr nicht gesteigert war.[3]) Angeblich kam auch 1 Mal Albuminurie vor.

Die Pulszahl nimmt bei deutlich vermehrter Pulsspannung langsam und stetig innerhalb mehrerer Stunden ab, um mit dem Nachlassen der hypnotischen Wirkung des Urethans allmählich zur Norm zurückzukehren. Bei denselben Gaben hatte eine merkliche Beschleunigung und Vertiefung der Athmung statt.[3]) Während des Schlafes fand man mehrfach eine vermehrte Schweissabsonderung.

Als Nachwirkung kommt vereinzelt leichtes Benommensein, Kopfschmerz und Schwindel, Flimmern vor den Augen, sowie intensives Hitzegefühl im Körper vor. Bei einer maniakalischen Frau fand man beim Erwachen aus dem Urethanschlafe eine grosse Geschwätzigkeit und Zügellosigkeit wie nie zuvor.[4]) Der chronische Gebrauch des Mittels (3—4 Wochen von 5—12,5 g) rief bei einigen Paralytikern einen auffälligen Stupor hervor.

Methylal.

Der schon 1868 angewandte Methylendimethyläther, [$CH_2(OCH_3)_2$], ist eine in Wasser unlösliche Flüssigkeit, die man in Dosen von 4—8 g innerlich und auch subcutan als Schlafmittel gebrauchte. Es hat sich bei acuten Psychosen als unwirksam erwiesen, wirksam bei stationärer Manie und progressiver Paralyse. Es versagt fast immer, wo kein Schlafbedürfniss vorhanden ist. In einer Versuchsreihe erzielte man nach innerer Einführung nur

---

[1]) Otto u. Koenig, Centralbl. f. Nervenheilk, 1886, No. 10, pag. 289.

[2]) Gordon, British medic. Journ., 1889, 2. Nov. — Otto u. Koenig, l. c.

[3]) Sticker, Deutsche medic. Wochenschr., 1885, No. 48 pag. 824. — Gordon l. c., — Huchard, Bulletin génér. de Thérap., 1886, 15. Févr.

[4]) Adam, Annales médico-psychologiques, 1888, II, pag. 218.

28 pCt. Erfolge.[1]) Die subcutane Einspritzung von 1,0—0,3—0,6 g bei verschiedenen Psychosen lieferte 18 Mal einen guten, 7 Mal einen weniger guten und 4 Mal keinen Erfolg. Das Delirium tremens wurde nicht so gut beeinflusst, wie man behauptete.[2]) An das Mittel findet schnell Gewöhnung statt. Mehrtägiges Aussetzen soll die Empfänglichkeit wieder eintreten lassen.[3])

Die örtlichen Wirkungen sind meist so unangenehm, dass der subcutane Einführungsweg als ein unzulässiger angesehen werden muss. Die Einspritzung wird von allen Kranken, deren Reactionsfähigkeit nicht erheblich reducirt ist, als sehr schmerzhaft empfunden und perhorrescirt. Die Angabe, dass entzündliche Reactionserscheinungen fehlen, hat sich als unzutreffend herausgestellt. Bei 6 Kranken beobachtete man mehr oder minder erhebliche und zahlreiche Abscesse. Bei einem Kranken entstand 3 Wochen nach der letzten Einspritzung am Arme eine Schwellung, aus der durch Aspiration seröse Flüssigkeit hervorgebracht werden konnte.[2]) Dass auch das Herz leiden kann, geht aus der Beobachtung hervor, dass die arterielle Spannung nach dem Gebrauche dieses Mittels ab- und die Pulsfrequenz zunimmt.[4]) Auch Herabsetzung der letzteren, sowie der Zahl der Athmungen und der Körperwärme wurde beobachtet.[5]) Häufig tritt Polyurie auf. Dieselbe kann bei Geisteskranken Jncontinentia urinae zur Folge haben. Häufigerer Gebrauch würde wohl noch manche andere Nebenwirkung erscheinen lassen. —

Butylchloralhydrat, ($C_4H_5Cl_3O + H_2O$), bildet farblose Plättchen, die in Wasser sehr schwer, etwas in Glycerin löslich sind. Die schlafmachenden Wirkungen desselben sind nicht gleichmässig. Nur selten wird es als Schlafmittel gebraucht, sonst würden Nebenwirkungen häufiger sein. Die angebliche specifische Wirkung auf den Trigeminus ist nicht vorhanden.

Amylenhydrat.

Das Dimethyläthylcarbinol, ($[CH_3]_2C_2H_5$ C OH), ist eine farblose Flüssigkeit, die sich etwas in Wasser löst. Gegen Schlaflosigkeit und gegen Epilepsie gebraucht, hat das Mittel im Ganzen keine besondere Beachtung gefunden, obschon es jetzt in das deutsche Arzneibuch aufgenommen ist. Die Verabfolgung geschieht per os und per rectum, seltener subcutan, z. B. bei gehäuften epileptischen Anfällen in Dosen von 2—5 g mit Wasser und Syrup gemischt. In einzelnen Fällen von Schlaflosigkeit waren 6 g erforderlich. Der Geschmack ist schlecht, und selbst Kranke, die an Paraldehyd gewohnt sind, klagen darüber. Auch nach Einspritzung in den Mastdarm findet sich schon nach 3 Minuten der Geschmack im Munde.[6])

Bei vielen Kranken tritt leicht Gewöhnung ein, so dass man dann gezwungen ist, grössere Dosen zu reichen.[7])

Nicht immer tritt die schlafmachende Wirkung ein. Unter 149 Einzelversuchen an 26 Personen war sie z. B. 20 Mal mangelhaft und fehlte 5 Mal

---

1) Petrazzani, Rivista sperim. de freniatr., 1887, T. XIII., pag. 206.
2) Kallfelz. Ueber subcut. Inject. v. Methylal als Schlafmittel, Strassburg 1888.
3) Mairet et Comblemale, Le Progrès médical, 1887, No. 27, pag. 206.
4) Lemoine, Gazette médic. de Paris, 1887, No. 18, pag. 205.
5) Marandon de Montyel, La France médicale, 1891, No. 9.
6) Avellis, Deutsche medic. Wochenschr., 1888, pag. 10.
7) Jastrowitz, Verhandl. des Vereins für innere Medicin, Berlin 1890, pag. 50.

ganz.[1]) In einer anderen Beobachtungsreihe, die ca. 300 Einzelversuche an 40 Patienten betraf, versagte das Mittel 3 Mal.[2]) Die Art der Krankheit hat auf Erfolg oder Nichterfolg Einfluss. So ist eine bessere Wirkung bei hallucinatorischen und Tobsuchtszuständen zu erwarten als bei senilen und paralytischen Formen. Bei 11 Frauen mit maniakalischer Aufregung wurde 51 Mal 3,0—5,0, 1 Mal 6,0 gereicht und zwar 49 Mal mit günstigem Erfolg. Geringer fiel derselbe bei 3 Melancholischen mit hochgradiger Agitation aus. Von 21 Gaben wirkten hier 15 gut, 5 ungenügend, 1 gar nicht. Bei 2 Patienten mit chronischer hallucinatorischer Verrücktheit und interkurrenten Aufregungszuständen wirkte das Mittel 17 Mal gut, 2 Mal nur mässig. Es erhielten sodann 5 Patientinnen im Aufregungsstadium, theils paralytischer, theils seniler Seelenstörung 26 Mal Amylenhydrat und zwar 18 Mal mit evidentem Erfolg. 4 Mal hatte es hier nur geringe Wirkung, 4 Mal versagte es ganz.[1]) Unwirksam erwies sich dasselbe bei Schlaflosigkeit durch Schmerzen, Husten und bei dyspnoëtischen Zuständen.

Bei manchen Kranken fällt die schlafmachende Wirkung ganz aus und dafür tritt die entgegengesetzte, eine rauschartige Erregung ein. Die antepileptische Wirkung des Mittels lässt in vielen Fällen nach 6—8 Wochen nach. Einer Erhöhung der Dosen setzen die heftigen Nebenwirkungen dann eine Schranke. Nebenwirkungen sind verhältnissmässig selten und bisher nicht mannigfaltig gewesen. Es liegt dies meiner Ansicht nach nur an der geringen Verwendung. Wenn die letztere wachsen sollte, so werden sich noch andere als die bisher berichteten kundgeben. Eine beachtenswerthe Ursache für Nebenwirkungen kann, wie dies vorgekommen ist,[3]) darin liegen, dass das Amylenhydrat leichter wie Wasser und Syrup, mit denen es verabfolgt wird, ist, deswegen auch nach dem Durchschütteln sich wieder leicht an der Oberfläche der Flüssigkeit sammelt, und beim Abgiessen in einen Esslöffel in zu grosser Menge in diesen hineingelangt.[3])

Das Mittel reizt die Schleimhäute, mit denen es in Berührung kommt. Es erzeugt nicht selten, vielleicht aber nicht so oft wie Paraldehyd, Brennen im Halse, Brechneigung, Appetitlosigkeit und Verdauungsstörungen. Man soll es, wenn diese Nebenwirkungen eintreten, als Klystier verabfolgen, ebenso wenn es sich um Magenkranke oder an ulcerösen Processen im Pharynx Leidende handelt. Sehr gross kann diese Abhülfe nicht sein, da Amylenhydrat, wie ich weiss, auch in den Magen hinein ausgeschieden wird. Bei Epileptischen beobachtete man nach Gebrauch dieses Mittels Verstopfung.[4]) Einige Kranke bekommen bei dieser Behandlung Schwellung an Gesicht und Händen.

Die Herzthätigkeit soll durch Amylenhydrat „so gut wie gar nicht" leiden. Doch ist auch nachgewiesen, dass es lähmend auf die herzhemmenden Apparate und reizend auf die beschleunigenden Ganglien wirkt. Grössere Dosen rufen, wenngleich nicht immer, eine Beeinflussung des Herzens hervor. Der Puls kann klein und langsam werden. Ebenso sah man bei einigen Geisteskranken,

---

[1]) Lehmann, Neurologisches Centralblatt, 1887, No. 20.
[2]) Avellis, Deutsche medic. Wochenschr., 1888, pag. 10.
[3]) Dietz, Deutsche Medicinalzeitung, 1888, pag. 211.
[4]) Wildermuth, Neurologisches Centralblatt, 1889, No. 15, pag. 415.

die etwas mehr als 3,5 resp. 5 g erhalten hatten, die Athmung sehr oberflächlich und unregelmässig werden. Diese Veränderungen herrschten in tiefster Narkose noch am Tage nach dem Einnehmen. Mit ihnen ging eine bedenkliche Abnahme der Körperwärme einher, die um 6 Uhr Morgens 35,1° C. (Puls 60), um 2 Uhr Nachmittags 34,6° (Puls 64) und um 6 Uhr Nachmittags noch 35,2° C. betrug. Erst 2 Tage später war die Körperwärme wieder normal. Dem Schlafe geht bisweilen, nicht nur nach ungenügenden, sondern auch nach ausreichenden Dosen Aufregung voran. Es ist ein rauschartiger Zustand, in welchem der Kranke sehr gesprächig ist, oder lacht und weint oder auch einen erhöhten Bewegungstrieb zeigt. Der Puls ist dann gewöhnlich beschleunigt, die Haut des Gesichtes geröthet. Erst nach geraumer Zeit, nach 2—4 Stunden, erfolgt dann der Schlaf. Dieser kann aber auch ganz ausbleiben und nur Erregung vorhanden sein.[1]) Vereinzelt wird über Schwindelgefühl geklagt.

Als Nachwirkung ist in erster Reihe bei längerem oder einmaligem Gebrauche stärkerer Gaben eine anhaltende Schlafsucht zu erwähnen. Dieselbe kann bei den verschiedenartigsten Kranken auftreten und scheint nur von der Individualität abhängig zu sein. Bei einigen Epileptikern sah man dieselbe in unberechenbarer Weise auch schon nach kleinen Gaben lästig fallen. Oft hörte sie bei diesen Kranken auf, nachdem Gewöhnung an das Mittel eingetreten war.[2]) Bei den oben erwähnten Geisteskranken hielt sie ca. 24—36 Stunden an. Anstatt am Morgen zu erwachen, befinden sie sich in tiefster Narkose, die Extremitäten sind paralytisch, Reflexe, einschliesslich des Cornealreflexes, aufgehoben, und die Pupillen weit, träge auf Licht reagirend. Andere Kranke erwachen am Morgen mit Kopfschmerzen und sind schwindlig und benommen. Auch Uebelsein und Magendrücken kommen vor, die einen halben Tag anhalten können. Bei Epileptikern sah man danach die Krämpfe an Häufigkeit zunehmen und Benommensein auftreten.[3])

Acetal.

Das Diäthylacetal, ($C_2H_4 . (OC_2H_5)_2$), ist eine Flüssigkeit, die sich in Wasser löst. Mehrfach hat man dasselbe als Schlafmittel in Durchschnittsdosen von 8—10 g verwandt. Die Wirkung ist nur halb so stark wie diejenige des Paraldehyds. Der Schlaf tritt nach 5—10 Minuten, aber bisweilen auch erst nach 1 Stunde ein, und hält durchschnittlich nach abendlichen Dosen 6 Stunden, nach Tagesdosen 2,6 Stunden an.

Von 118 Abendversuchen hatten 92 Erfolg, 6 Halberfolg und 20 Misserfolg. Von 49 Tagesversuchen hatten 33 Erfolg, 10 Halberfolg und 6 Misserfolg.[4]) Das Mittel vermindert nach vorübergehender Erregung die Herzthätigkeit und den arteriellen Blutdruck.

An der Haut sah man bei einem an Chorea erkrankten Mädchen von 10 Jahren, nachdem 2 Dosen von je 5 g ohne Wirkung genommen waren, nach Verabfolgung von 7,5 g im Gesicht eine streifige, fleckweise, dann sich mehr und mehr diffus ausbreitende Röthe. Dieselbe wurde immer intensiver

[1]) Laves, Berlin. klin. Wochenschrift, 1888 pag. 415.
[2]) Wildermuth, Neurologisches Centralblatt, 1889, No. 15, pag. 415.
[3]) Naecke, Allgem. Zeitschr. f. Psychatrie, Bd. 47, 1.
[4]) Langreuter, Archiv f. Psychiatrie, 1884, Bd. XV., pag. 11.

und allmählich, aber erst nach 10—15 Minuten zeigten sich ähnliche rothe Flecke an den Schultern, der Brust, den Extremitäten, hier namentlich in der Gegend der Gelenke. Die gerötheten Theile fühlten sich heisser als die Umgebung an, waren nicht über das Niveau der übrigen Haut erhaben und auf Druck nicht schmerzhaft. Die Röthe verschwand erst nach 4—5 Stunden. In der Folgezeit konnte bei derselben Patientin diese Erscheinung jedesmal, aber in allmählich sich abschwächender Weise beobachtet werden. Ein anderes, an derselben Krankheit leidendes Kind bekam nur 1 Mal 10 Minuten nach dem Einnehmen von 5 g Acetal im Gesicht eine fleckige Röthe.[1]) Starke Congestionen nach dem Kopfe[2]) mit auffallender Röthe des Gesichtes erscheinen bisweilen.

Im Munde ruft das Mittel eine brennend scharfe Empfindung hervor. Speichelfluss wurde im ersten der soeben mitgetheilten Fälle beobachtet. Aufstossen und Erbrechen kommen ebenfalls vor. Die Herzthätigkeit kann sehr aufgeregt, die Pulszahl vermehrt und der Puls vorübergehend unregelmässig sein.[3]) Nach Verbrauch von erst 5 und dann noch 10 g Acetal schlief eine Kranke 1—2 Stunden, musste aber dann gewaltsam aufgerüttelt werden, weil unangenehme, bedrohliche Symptome seitens der Medulla oblongata etc. auftraten.[4]) Die Exspirationsluft riecht selbst noch 48 Stunden lang nach dem Mittel. Rauschähnliche Betäubung mit Eingenommensein des Kopfes in Verbindung mit schwankendem Gang fand man bei 2 von 13 Geisteskranken, die das Mittel genommen hatten. Dies zeigte sich auch mehrfach als Nachwirkung am anderen Morgen. Hinzugesellen können sich noch: Schwere in den Gliedern, Uebelkeit und Brechneigung sowie Schmerzen beim Uriniren.

Hypnon.

Das Phenylmethylaceton, ($C_6H_5 . CO\ CH_3$), ist eine farblose Flüssigkeit, die stark und eigenthümlich riecht, in Wasser unlöslich, in Aether und fetten Oelen löslich ist. Hypnon soll in Dosen von 0,1—0,4 g Schlaf erzeugen. Es giebt sehr wenige Beobachter, die dies bestätigen konnten. In 22 Fällen und 61 Einzelversuchen,[5]) sowie bei 30 Geisteskranken (Manie, Epilepsie, Paralyse. Verrücktheit etc.),[6]) war der Erfolg absolut negativ. Selbst da, wo man einmal einen Nutzen davon sah, verliess das Mittel ein zweites Mal.[7]) Es ist schwer anzunehmen, dass, wie man dies meinte,[8]) der Grund nur in der Individualität der Kranken läge, von denen sich einige refractär verhalten, zumal da z. B. auch Affen keinerlei hypnotische Wirkung dadurch verspüren.

Hypnon setzt die Erregbarkeit des Vagus stark herab, vermindert den Blutdruck und verändert den Respirationstypus. Es sind dies keine wünschenswerthen Eigenschaften! Hierzu kommt, dass an das Mittel Gewöhnung stattfindet, so dass z. B. schon am nächsten Abend die zwei- bis dreifache Dosis vollkommen wirkungslos ist,[9]) und dass die Kranken Widerwillen gegen das sehr stark riechende Mittel haben. Schleimhäute, die mit demselben in directe Berührung kommen, werden stark gereizt. Brennen und Schmerzen entstehen nach Einführung in das Unterhautzellgewebe. Nach Hypnonaufnahme in den Magen klagen manche Kranke über ein Gefühl von Brennen in der Kehle und

---

[1]) Leubuscher, Correspondenzblatt des allgem. ärztl. Vereins von Thüringen, 1884, No. 10.

[2]) v. Mering, Berl. klin. Wochenschr., 1882, No. 43.

[3]) Stoltenhoff, Centralbl. f. Nervenheilk., 1873, No. 6.

[4]) Brieger. Verhandl d. Vereins f. innere Medicin, Jahrg. 2, 1882—83, p. 191.

[5]) Hirt, Breslauer ärztl. Zeitschr., 1886, No. 6.

[6]) Savage, The Practitioner, 1887, I, pag. 35.

[7]) Mairet et Combemale, Archiv de Neurolog., 1887, No 37.

[8]) Dujardin-Beaumetz, Bulletin et Mémoires de la Société de Thérap., 1885, pag. 216.

[9]) Seiffert, Münchener medic. Wochenschr., 1887, pag. 349.

dem Epigastrium.[1]) Aufstossen ist häufig. Auch Uebelkeit, Stechen in der Nasenhöhle, sowie leichte Hustenanfälle kommen vor. Wo das Mittel versucht wurde, zwangen schon allein die Störungen im Magen zum Aussetzen. Da die Ausscheidung des Mittels grösstentheils durch die Lungen vor sich geht, so riecht die Exhalationsluft für den Kranken belästigend lange danach. Als Nachwirkung fand man in den wenigen Fällen, in denen Schlaf eintrat, Kopfschmerzen, Schweisse, Pulsverminderung und auch leichtes Erbrechen.

Triäthylcarbinol.

Diese kampferartig riechende, im Verhältniss von 1:100 Wasser lösliche Flüssigkeit, $[(C_2H_5)_3COH]$, wurde bei Geisteskranken mehrfach als Schlafmittel in Dosen von 1—2 g angewandt.[2]) Sie lieferte eine gute Wirkung bei 68,18 pCt., eine mässige bei 27,28 pCt. und keine Wirkung bei 4,54 pCt. Schmerzen werden mit kleinen Dosen nicht gestillt. Das Mittel wird ungern genommen, da es einen unangenehmen, kratzenden Geschmack besitzt. Personen „mit einiger Willenskraft" sollen sich sehr leicht darüber hinwegsetzen können. Einige Kranke klagten am anderen Morgen über „etwas benommenen Kopf". Anderweitige Nebenwirkungen stehen noch aus. —

Das **Somnal**, ein Patentpräparat ist eine Mischung von Alkohol, Urethan und Chloralhydrat und hat nichts von der Wirkung der beiden Componenten voraus, und muss nothwendig die Nebenwirkungen derselben besitzen.

Cannabis indica.

Bis jetzt hat sich die, wahrscheinlich jahrtausendalte arzneiliche Verwendung des indischen Hanfes erhalten, obschon die Grundlage für eine solche, nämlich gute Präparate, bei uns nur zu einem Bruchtheil des Möglichen vorhanden ist. Es haben deswegen einige Länder die Cannabis aus ihren Pharmacopoeen entfernt — eine Maassregel, die ich für durchaus gerechtfertigt halte. Denn sowohl die Herba Cannabis indicae als besonders das Extract aus derselben werden beim langen Verweilen in der Apotheke absolut werthlos. Schon beim Trocknen der Pflanze scheinen Stoffe verloren zu gehen, deren Wirkung vorzüglich die Ganglien der grauen Hirnsubstanz trifft. Unwahrscheinlich scheint mir die Angabe, dass die Menge der activen Stoffe der Pflanze sich von Jahr zu Jahr ändert, so dass der Grad der Wirkung nicht vorher zu bestimmen ist. Die Aufbewahrungsart ist auch hierbei das Wesentliche. Ich habe die Ueberzeugung, dass, wenn die wirksamen Pflanzentheile frisch comprimirt würden, auch ein besseres oder sogar volles Erhalten ihrer arzneilichen Leistung erzielt werden könnte. Für die Reinheit des Hanfextracts wird als Hauptcriterium die klare Löslichkeit in 90 pCt. Alkohol, sowie in Chloroform angegeben. Die lebhaft grüne Farbe, der von Seiten der Fabrikanten wie der Käufer ein besonderer Werth beigelegt zu werden scheint, steht im Verdachte, entweder durch Chlorophyll oder durch einen Kupfergehalt bedingt zu sein. Gebrauchsfähig, wenn auch in der Stärke der Wirkung sehr wechselnd, erscheinen nur alkoholische Auszüge der Pflanze.

---

[1]) Huchard, Bulletin et Mémoires de la Société de Thérap., 1885, pag. 205.
[2]) Doehring, Ueber Triäthylcarbinol als Schlafmittel, Strassburg, 1890.

Zu den alten Indicationen für die Anwendung, die wesentlich auf Abstumpfung von gesteigerter Erregbarkeit innerhalb des centralen oder peripherischen Nervensystems hinzielte, kamen neuerdings gastrische Neurosen und Dyspepsieen hinzu. Die Schmerzen sollen dadurch beseitigt und der Appetit wiederhergestellt werden. Die Wirkung der Cannabis indica ist in hohem Grade von individuellen Verhältnissen der Kranken abhängig, so dass sie nicht vorher bestimmbar ist.[1]) Auch das Geschlecht soll in der Heilwirkung Unterschiede bedingen und die Migräne bei Frauen leichter als bei Männern dadurch bekämpft werden können.[2])

Nebenwirkungen können in reichem Maasse dadurch bedingt sein. Ich glaube, dass manche derselben bisher unbekannten Zersetzungsproducten der Pflanze ihr Entstehen verdanken. In einem Falle entstanden solche, als ein Kranker den ersten Esslöffel einer Mixtur von 2 g Extract. Cannabis alkohol. auf 250 g Wasser eingenommen hatte. Das in Wasser unlösliche Extract schwamm auf der Oberfläche der Flüssigkeit und gelangte beim Abgiessen fast ganz in die erste Dosis. Nach drei Stunden entstanden schwere Nebenwirkungen seitens des Centralnervensystems.[3]) Als Contraindication für den Gebrauch der Pflanze oder chemischer Präparate aus derselben sind Herzkrankheiten anzusehen, bei denen die Beschwerden der Herzarhythmie dadurch gesteigert werden.[4]) Angeblich soll auch die erbliche, gichtische Disposition einen Einfluss für das Entstehen von Nebenwirkungen haben.[5]) Die Häufigkeit der Nebenwirkungen hängt im Uebrigen wesentlich von der Beschaffenheit des Präparates ab. Unter 1000 Versuchen, die mit sehr verschiedenartigen, zum Theil importirten, Präparaten angestellt waren, wiesen 67 nach dem Einnehmen Nebenwirkungen, viel mehr aber Nachwirkungen auf. Es kann eine solche Zahl für die Beurtheilung der hier in Frage kommenden Verhältnisse nicht entscheidend sein, weil die Beschaffenheit der Stoffe so sehr wechselt. Es gilt das gleiche bezüglich der schlafmachenden Wirkung des Hanfs, die innerhalb der angegebenen Versuchszahl 530 Mal vollkommen, 215 Mal theilweise und 255 Mal gering oder gar nicht hervortrat.[6]) Andere Beobachter sahen dieselbe überhaupt selten oder vermissten sie immer.

Selten sind die Nebenwirkungen an der Haut. Abgesehen von Taubheit und Jucken fanden sich in einem Falle nach Aufnahme von 0,06 g des alkoholischen Extracts bei einem, früher mit Syphilis Behafteten am ganzen Körper, dem Kopf, Gesicht, Ohr, Hals, Rumpf, Gliedmaassen, sogar an Handflächen und Fusssohlen stecknadelkopf- bis erbsengrosse, auf indurirter Basis stehende, wenig in Gruppen gestellte, nicht zusammenfliessende, mit klarer seröser Flüssigkeit gefüllte Blasen, die mässig juckten und nach wenigen

---

[1]) Flörchinger, Die Cannabis indica in ihrer früheren u. heutigen therap. Verwendung, München 1884.

[2]) Greene, The Practitioner, 1888, II., pag. 35.

[3]) Strange. Brit. med. Journ., 1883, 7 July.

[4]) Prior, Münchener medic. Wochenschr.. 1888, No. 33.

[5]) Kelley, Brit. med. Journ., 1883, 30. July, pag. 1281.

[6]) Fronmüller, Klinische Studien über die schlafmachende Wirkung der narkotischen Arzneimittel, Erlangen 1869, pag. 64.

Tagen ohne Behandlung verschwanden. Sie trockneten ein, die Krusten fielen ab und nur eine vorübergehende Pigmentation blieb zurück.

Trockenheit im **Munde**, aussergewöhnlich starkes Durstgefühl, Ekel, Erbrechen, und Strangurie sind mehrfach beobachtet worden. Vereinzelt wird von einer Steigerung der Geschlechtserregbarkeit berichtet. Die Pulszahl ist meistens vermehrt und steigt in manchen Fällen auf 160. Der Puls kann dabei klein sein und auch aussetzen. Nur selten kommt eine Verminderung zu Stande. Hierzu kann sich Collaps gesellen. Die Haut wird klammig, unempfindlich, das Bewusstsein ist theilweis geschwunden und den Kranken martert eine Todesangst. Die Pupille ist starr, erweitert und reagirt wenig auf Licht. Es bestehen Doppeltsehen, Funken- und Flammensehen, sowie Accomodationsstörungen. Von Seiten des Centralnervensystems beobachtet man Eingenommensein des Kopfes, und eine oft recht bedeutende und langdauernde Erregung vor dem Eintritte der Beruhigung. Die Kranken finden sich in einer Art von Berauschung, haben Delirien, überhaupt lärmende Ausbrüche von Freude oder Traurigkeit, Ideenflucht, Geistesverwirrung mit Abnahme des Gedächtnisses und Hallucinationen des Gesichts und Gehörs meist grotesker Natur. So fürchtete z. B. eine Kranke, die 0,03 g des harzigen Extractes erhalten hatte, zu verbrennen, glaubte Feuer zu speien und betrug sich auch im Uebrigen wie eine Geistesgestörte.[1]) Diese Symptome schwinden nach einigen Stunden von selbst, kehren aber bei erneuter Verabfolgung des gleichen Präparates wieder. An Händen und Füssen beobachtet man bisweilen ein Gefühl von Kälte und Taubheit, Kriebeln, Ameisenkriechen oder Eingeschlafensein. Dazu kann Schwindel und Schwäche kommen, so dass Gehen und überhaupt die willkürliche Bewegung zur Unmöglichkeit wird. Das Muskelgefühl schwindet. Nach grösseren Dosen wurden auch einmal kataleptische Symptome beobachtet. In jeder Stellung blieben die Glieder, die man ihnen gab. Andere Kranke weisen einen besonders erhöhten Bewegungstrieb, vereinzelt auch Convulsionen der unteren Gliedmaassen oder des Rumpfes auf.

Nachwirkungen stellen sich unverhältnissmässig häufig ein. Unter 1000 Versuchen fand man sie 220 Mal, also in 22 pCt. der Fälle. Sie bestanden in geringer oder bedeutender Betäubung, Uebelkeit und Erbrechen und am häufigsten in Schwindel und Kopfschmerzen.

Der Missbrauch des indischen Hanfs.

So unzuverlässig die meisten der im Handel befindlichen Hanfpräparate befunden werden, so stark narcotisirend wirkt dagegen der indische Hanf und seine sehr verschiedenen Zubereitungen in so frischem Zustande, wie er von den Eingeborenen Indiens, Afrikas und anderer Länder als Genussmittel gebraucht wird. Fast zwei Jahrtausende reicht vielleicht dieser Gebrauch zurück. Unzählige Geschlechter haben daran Theil genommen und werden es voraussichtlich

[1]) Wolff, Preuss. Vereinszeitung, 1848, No. 23.

thun, so lange noch die Pflanze wild wächst oder cultivirt zu erlangen ist. Wenn sich vielleicht auch nicht die Erzählung des Herodot, dass die Scythen am Caspischen Meere und am Aralsee ein Kraut zur Gewinnung der betäubend wirkenden Samen bauten, auf den Hanf bezieht, und vielleicht die angegebene Procedur des Verbrennens der Samen zur Erzeugung von berauschendem Dampf auch auf eine der Belladonna-Gruppe zugehörige Pflanze Bezug haben kann, so gedenkt doch Galen ausdrücklich des Hanfes als eines Genussmittels. Beim Nachtisch würden kleine Kuchen vorgesetzt, welche die Lust am Trinken erhöhten, aber auch, im Uebermass genommen, Betäubung erzeugten. Etwa 600 n. Chr. scheint sich der Gebrauch des Mittels bei den Hindus und den Mongolen verbreitet zu haben. Bei alten Sanskritschriftstellern werden die „Fröhlichkeitspillen", ein Präparat aus Hanf und Zucker erwähnt. Seit jener Zeit ist eine Fülle von Berichten von Reisenden und solchen, die dem Genusse dieses Mittels ergeben waren, geliefert worden. Prosper Alpinus berichtet, dass man die Blätter des Hanfes in Aegypten gepulvert zu einer Masse anstösst, die in Form von Bissen zur Berauschung genommen werden: „a quibus per horam post homines, qui eos sumpsere, quasi ebrii facti, suas amentias produnt, atque in ecstasi diu manentes suis desideratis visionibus oblectantur: hacque medicanti genus plebs frequentat, quia viliori pretio ibi venditur".[1]) Die Weiber Thebens stellten nach Diodor eine Flüssigkeit aus Hanf dar, die wie der Nepenthes des Homer wirke. Garcias ab Horto[2]) fand in Indien den Gebrauch weit verbreitet. Als Genuss- und Schlafmittel wurde es gebraucht. „Nullam vero ex eo aliam utilitatem capiunt, nisi quod in extasin quodammodo rapiantur, atque omni solicitudine liberentur, tenue quiddam ridentes." Es scheint, als wenn die Verbreitung dieses Genussmittels von Klein-Asien ihren Ausgang genommen und von dort einerseits das ganze indische Gebiet und andrerseits Afrika damit überfluthet worden sei. Heute gebrauchen dasselbe zwischen 100—200 Millionen Menschen, vielfach neben anderen ähnlich wirkenden Stoffen. Der Congoneger in Liberia raucht Hanf wie der Afrikaner des Marutse-Reiches, der Hottentotte so leidenschaftlich wie der Bergdamra oder der Makololo, und der chinesische Kuli verwendet es wie Millionen Indier. Ausserdem stellen noch Aegypten, Algier, Tunis, Marokko, die Türkei, Persien und die benachbarten Länder, Consumptionsgebiete für diese Droge dar.

Die Ursachen, die zum Gebrauche dieses narkotischen Genussmittels führen, sind die gleichen wie bei anderen. Vielfach herrscht die Meinung, dass die erste Anregung dazu der Wunsch sei, die Geschlechtsfunctionen zu steigern. Dies mag der Fall sein, ohne dass über das Erreichen dieses Zieles Bestimmtes angegeben werden kann. Erotische Vorstellungen mögen in reichem Maasse das Traumleben, in das der Haschischraucher oder Esser sich versetzt, durchweben und einen solchen Zustand erstrebenswerth machen — das geschlechtliche Können mag auch anfangs erhöht sein, leidet jedoch wie bei Opio-

---

[1]) Prosp. Alpini, Medicina Aegyptorum, Lugd. Batav., 1745, pag. 262.

[2]) Garcias ab Horto, Aromatum et simplicium aliquot medicamentorum historia, Antverp. 1574, pag. 219.

phagen bei vollem Ergebensein an diesen Genuss. In mässigen Gaben bringt das Mittel Erheiterung des Geistes hervor und reizt vielleicht höchstens zu einem unzeitigen, eigenthümlichen, convulsivischen Lachen. Nimmt man aber grössere Mengen, welche dann die sogenannte „Phantasie" hervorrufen, so bemächtigt sich des Geniessenden ein unbeschreiblich wonniges Gefühl, welches alle Thätigkeit des Geistes begleitet. Es ist, als ob die Sonne jeden Gedanken beschiene, welcher das Hirn durchzieht, und jede Bewegung des Körpers ist eine Quelle von Lust. Der Haschischesser fühlt sich nicht in der Art glücklich wie der Feinschmecker oder der Hungrige, wenn er seinen Appetit befriedigt, noch wie der Wollüstling, wenn er seiner Liebeslust fröhnt, sondern er ist glücklich, wie Jemand, der erfreuliche Nachrichten hört, wie der Geizige, welcher seine Schätze zählt, wie der Spieler, wenn ihn das Glück begünstigt oder wie der Ehrgeizige, den der Erfolg berauscht. Der betreffende wird zum Spielball eines jeden Eindrucks. Die Sinne werden feiner und schärfer. So stehen z. B. die Schallempfindungen zu den Schalleindrücken in keinem Verhältniss. Das Ohr vernimmt Harmonien und der vom Auge aufgefangene Lichtstrahl wird zu Sonnen, die ein Paradies höchster Sinnengenüsse bescheint. Das Gefühl der Körperlosigkeit herrscht in diesem Zustande, der für den Berauschten das Vorhandensein von Zeit und Raum ausschliesst.

Nicht immer sind es nur glänzende, gleissende Bilder, die den Hanfrausch begleiten. Bisweilen mischen sich diesen auch trübe, traurige Vorstellungen bei. Afrikanische Hanfraucher zeigen nach Eintritt der Wirkung sehr häufig nicht ruhigen Schlaf, sondern eine Erregung, die sich in einer stürmischen Beredsamkeit, in einem reissenden Strom sinnloser Worte oder kurzer Sätze kundgiebt.[1]) Abnormen Bewegungstrieb findet man bei ihnen nicht. Einen solchen sieht man gar nicht selten bei Europäern, die den Hanfrauch aufnahmen. Sie stürmen im Zimmer umher und mit ihnen jagen sich in toller Flucht die Gedanken, die nie zu Ende gedacht, unfixirbar, aus einem innern Drange, oft unter Lachen, ausgesprochen werden müssen. Ein solcher innerer Drang veranlasst auch wohl jemand, der Hanf aufnimmt, auf Händen und Füssen zu kriechen. Obschon er sich seiner Handlungen bewusst ist, hat er dann doch nicht den Wunsch, etwas Anderes zu thun.[2]) Der chronische Cannabismus führt zu sehr schweren und bleibenden Störungen im Centralnervensystem. Schon Ebn-Beithar gab am Ende des 12. Jahrhunderts an, dass Haschisch in Dosen von 4—8 g berauscht, grössere Mengen Delirien und Wahnsinn erregen, der gewohnheitsmässige Genuss dagegen Geistesschwäche oder Tobsucht hervorrufen. Thatsächlich stehen die Folgen an Unannehmlichkeit den durch Alkohol und Opium erzeugten vollkommen gleich. Körperlich und geistig erfolgt der Verfall in der Art, wie dies beim Opium geschildert worden ist. Trotz strenger Verfügungen ist in den bezeichneten Ländern dem Missbrauch des Hanfs nicht gesteuert worden. Verbannt man die Bethätigung dieser Leidenschaft aus öffent-

[1]) Livingstone, Narrative of an expedition to the Zambesi. London 1865, Cap. XIV., pag. 286

[2]) Medical Times, 1852, pag. 273.

lichen Orten, so wuchert sie um so üppiger an verborgenen. Der öffentliche Anstoss ist dadurch beseitigt, die Leidenschaft selbst geschützter, da sie wenig oder gar nicht controlirbar ist. In einem Berichte über Irrenasyle in Bengalen für das Jahr 1883 wird ausgesprochen, dass die Cannabis indica unter den Ursachen des Irrsinns eine hervorragende Stelle einnehme. Unter 232 Fällen wurden 76 Mal der indische Hanf als Krankheitserreger angeschuldigt. Nur 34 von diesen 76 Erkrankten fanden Wiederherstellung.

Cannabinum tannicum.

In dem Suchen nach den wirksamen Bestandtheilen des Hanfes kam man auf das gerbsaure Cannabin, ein gelblich braunes, in Wasser unlösliches Pulver von bitterlichem Geschmack. Das Mittel sollte in Dosen von 0,1—1 g Schlaf hervorrufen. Auch solche, die den gewünschten Erfolg damit erhielten, geben an, dass die Dosis bei fortgesetztem Gebrauche gesteigert werden müsse. In einer Beobachtungsreihe wurden in 54 pCt. der Fälle gute Resultate erzielt. In 46 pCt. waren dieselben theils sehr gering, theils fehlten sie ganz.[1]) Andere Beobachter berichten sehr viel weniger Günstiges von dem Mittel.

Nebenwirkungen erschienen in 63 Fällen 6 Mal.[1]) Sie bestanden in mehr oder minder heftigem Erbrechen, und auch nach kleinen Gaben (0,1 bis 0,5 g) in einem wirklichen Zustand von Aufregung nervöser Unruhe und Schlaflosigkeit. Wo leichte Erregung bei einigen Kranken bestand, wurde sie durch das Medicament gesteigert. In wenigen Fällen (2 von 63) wurde als Nachwirkung am nächsten Morgen über Trockensein im Halse geklagt. Ein Mal kam auch eine ziemlich starke, aber bald vorübergehende Betäubung zur Beobachtung.[2]) Häufiger erschien Eingenommensein des Kopfes mit leichtem Schwindelgefühl.

Man hat aus dem Cannabinum tannicum durch Behandeln mit Zinkoxyd das geschmacklose, in Wasser unlösliche, in Alkohol lösliche Cannabin dargestellt und dieses zu 0,05—0,1 g als ein ohne vorangehende Erregung sicher schlafmachendes Mittel angepriesen. Zu einer nennenswerthen Anwendung scheint es aber nicht gekommen zu sein.

Cannabinon.

Unter diesem Namen kommt ein braunes Präparat in den Handel, das die Consistenz eines Weichharzes besitzt. Es hat einen scharf bitteren, etwas kratzigen Geschmack. In Wasser ist es unlöslich, in Alkohol und Chloroform löslich. Es stellt dasselbe zweifellos einen der im Hanf wirksamen Stoffe dar, der aber leider mit so vielen unangenehmen Nebenwirkungen verbunden ist, dass von einer Verwendung desselben als Schlaf- oder Beruhigungsmittel Abstand genommen werden muss. Die verwandten Dosen waren 0,1 bis 0,3 g. Das Mittel wirkt kräftiger auf leerem als vollem Magen. Die Wirkung ist sehr ungleich. Selbst bis zu 0,7 g fehlte sie ganz und nach sehr viel kleineren Dosen erschienen störende Nebenwirkungen.[3]) Das erstere liegt wohl daran, dass das Harz in den Speisebrei oder beim zufälligen schnellen Hineingelangen in den Darm als leicht verklebende Masse unresorbirt ausgestossen wird, das letztere an einer zu guten Resorption.

Die Nebenwirkungen können bis 24 Stunden anhalten. Die subcutane Einspritzung öliger Lösungen bedingt starke Reizwirkung.[4]) Nach

---

[1]) Pusinelli, Berlin. klin. Wochenschr., 1884, pag. 7

[2]) Fronmüller, Memorabilien 1882, Bd. 27, pag. 257.

[3]) Gnauck, Berlin. klin Wochenschr., 1885, pag. 651.

[4]) Vogelsang, Berlin. klin. Wochenschr., 1885, pag. 651.

dem Einnehmen findet man in wechselnder Combination Brennen und Trockenheit im Halse, Brechreiz, Meteorismus, auch Hustenreiz, Sprachstörungen und als ganz besonders bedrohlich, Collaps. Die Haut kann dabei graublau gefärbt, die Glieder kalt sein, Präcordialangst und Todesahnungen quälen die Kranken und die Herzthätigkeit ist bedeutend geschwächt und selbst unregelmässig. Auch nach kleineren Dosen, die bei leerem Magen gegeben waren, fand man Pupillenerweiterung.[1]) Vereinzelt wurde auch über Abnahme der Sehkraft geklagt.[2])

Das Bewusstsein kann trotz sonstiger Störungen, motorischer und psychischer Willenslähmung[3]) erhalten sein. Dagegen erscheint häufig leichtes Benommensein. Das Urtheil für Raum und Zeit schwindet zeitweilig ganz. Statt Schlaf stellt sich eine von der genommenen Dosis und der Individualität in der Stärke abhängige Erregung ein. Die Kranken werden dadurch zu übermässigen Bewegungen veranlasst. Hallucinationen lassen sich in manchen Fällen als Triebfedern für solche, kaum mechanisch zu bewältigenden Erregungszustände deutlich erkennen. Bei Anderen werden derartige Erregungen vermisst und nur Klagen über Schwindel, Kälte und Schwere in den Gliedern vernommen. Es können auch Stadien von psychischer Erregung mit solchen schwerer Depression abwechseln, hysteroide Wein- und Lachkrämpfe, tonische und klonische Zuckungen der Glieder und darauf folgend vorübergehende Lähmung eintreten.

Als Beispiel, in welcher Combination die Symptome einzutreten vermögen, kann der folgende Fall dienen. Einem kräftigen, nicht nervös veranlagten Mädchen wurden wegen Schlaflosigkeit zwei Pulver von Cannabinon mit gebranntem Kaffee in Dosen von je 0,1 g im Verlaufe einer halben Stunde gegeben. Schon nach einer halben Stunde fühlte dieselbe halb im Schlafe, im rechten Arme und linken Beine ein nervöses, schmerzhaftes Zucken und erhebliches Angstgefühl. Es traten Herzpalpitationen ein. Der Geruchssinn war geschwächt. Würgen und Erbrechen folgte bald darauf. Todesgefühl beschlich die Kranke, neben dem Gefühl der höchsten Prostration. Sie machte den Angehörigen den Eindruck einer sterbenden Geistesgestörten. Sie sah verstört aus, sprach theils richtige, theils verkehrte Worte, klammerte sich wegen ihres Angstgefühls fest an Jeden an, der Puls war irregulär, die Pupillen weit, starr, die Temperatur nicht erhöht. Wilde Hallucinationen waren vorhanden und wechselten mit Unruhe und Prostration ab. Stuhl und Urin wurden unwillkürlich entleert. Zeitweise war die Besinnung vollkommen verschwunden. Allmählich trat Ruhe ein, welche bis zum Morgen andauerte. Auch der folgende Tag war nicht frei. Es bestanden Schlaflosigkeit und Hallucinationen. Die Sprache war wie gelähmt; kurzer Schlaf wechselte mit Unruhe, auch wurde wirres Zeug gesprochen; in den Extremitäten war Kribbelgefühl. Fast 4 Tage dauerte der Zustand in immer schwächer werdender Intensität an. Die Behandlung bestand in warmen Bädern, Kaffee, Excitantien, kalten Begiessungen.

Balsamum Cannabis indicae.

Dieses Präparat sollte zu 0,1—0,3 g Schlaf erzeugen und von unangenehmen Wirkungen frei sein. In den sehr wenigen Fällen, in denen dasselbe verwandt wurde, erwies es sich als ein dem Cannabinon in arzneilicher Beziehung ähnlicher Stoff. Der folgende Fall illustrirt dieses.[4]) Eine Kranke erhielt Pillen, von denen jede 0,1 g dieses Balsams enthielt. Nach

---

[1]) Richter, Berlin. klin. Wochenschr., 1885, pag. 650.
[2]) Janicke, Breslauer ärztl. Zeitschr., 1885, pag. 278.
[3]) Sticker, Deutsche medic. Wochenschr., 1885, 26. Nov., pag. 825.
[4]) Seifert, Münchener medic. Wochenschr., 1886, No. 20, pag. 347.

Einnehmen von zwei solchen konnte sie danach gut schlafen, klagte aber am anderen Morgen über unangenehme Erscheinungen: Schwindel, Eingenommensein des Kopfes, Sehstörungen, Herzklopfen, so dass sie vor Mittag das Bett nicht verlassen konnte. Beim Aufstehen war das Gehen erschwert, die Beine unsicher und eigenthümliches Kriebeln bestand in den Armen und Händen. Diese Beschwerden dauerten den ganzen Tag an. In einem anderen Falle[1]) hatte ein an Schlaflosigkeit leidendes Mädchen 0,1 g in Pillen erhalten. Danach erschien zuerst ein traumartiger Zustand, dann Klopfen im Kopfe, ein Gefühl, als wenn ihr zwei Fäuste über das Gesicht führen, und als ob ihr ein schwerer Körper an der Oberlippe hinge, Trockenheit im Munde und Rachen, Uebelkeit, Brechneigung, Ohnmachtsgefühl, Hallucinationen und ein ausgeprägter Collaps mit häufigem und kleinem Pulse.

Lactucarium.

Der Giftlattigsaft (Lactuca virosa) wird in Deutschland, England und Frankreich gewonnen. Das Präparat der letzteren Herkunft scheint minderwerthiger als die beiden anderen zu sein. Seit 1792 ist dieses Präparat arzneilich gebraucht worden, um Schmerzen zu stillen und auch Schlaf zu erzeugen, obschon die betäubenden Wirkungen des Pflanzensaftes schon in ältester medicinischer Zeit gekannt waren. Die Wirkung ist aber unzuverlässig und meist unvollkommen. Die Dosen des deutschen Präparates sind zu 0,1—0,3 g pro dosi und 1 g pro die zu normiren.

In einer Untersuchungsreihe[2]) mit den drei genannten Sorten erhielt man als Schlafwirkung mit dem englischen: 18 vollkommene, 15 theilweise und 3 negative Erfolge; mit dem deutschen: 26 vollkommene, 21 theilweise und 9 Fehlerfolge, und mit dem französischen: 1 Erfolg, 7 Theilerfolge und 1 Fehlerfolg. So relativ gute Resultate sind von Anderen nicht festgestellt worden.

In der Nacht nach dem Einnehmen entstanden einige Male Ohrensausen, Schwindel und Kopfschmerzen. Gelegentlich beobachtete man auch Athembeklemmung und Pupillenerweiterung. Als Nachwirkungen kommen vor: Schwindel, Kopfschmerzen, Eingnommensein des Kopfes, Schweisse und Pupillenerweiterung.[2])

Bromkalium.

Lange währte es, ehe das Bromkalium, von dem Zeitpunkte seiner Darstellung im Jahre 1826, und von seiner ersten arzneilichen Anwendung durch Pourche in Montpellier im Jahre 1828 an, weitere Verbreitung in der Heilkunde fand. Erst nachdem im Jahre 1850 seine Eigenschaft Benommensein in grossen Dosen hervorzurufen, erkannt war und Brown-Séquard, sowie Behrend die Nutzanwendung dieser Erkenntniss bei Schlaflosigkeit gemacht hatten, dehnte sich sein Gebrauch schnell aus, zumal als weitere Indication für denselben die hervorragende antepileptische Wirkung sich hinzugesellte. Sehr beträchtlich ist der Anstieg der Verbrauchsmengen in allen Culturländern in den letzten $1\frac{1}{2}$ Jahrzehnten gewesen. Aus dem Gebrauche ist ein Missbrauch geworden. Seit Jahren wird in Tages- und medicinischen Zeitungen, sowie in Flugblättern für Bromverbin-

---

[1]) Beckler, Münchener medic. Wochenschr., 1886, pag. 544.

[2]) Fronmüller, Klinische Studien etc., Erlangen 1869, pag. 80.

dungen Reclame gemacht. Das Medicament ist verhältnissmässig billig, so dass es sich der Reiche und Arme besorgen kann. Der Ueberarbeitete und deswegen Schlaflose greift zu demselben und ist bald an dasselbe so gefesselt, wie ein Morphinist an Morphin. Ja Mancher lügt in Bezug auf diesen Gebrauch wie ein Morphinist und lässt sich nur bei voller Ueberführung zu einem Geständniss herbei. Der Diabetiker nahm Bromide in ungemessenen Mengen, als man von denselben Heilung dieses Leidens erhoffte. Für den Epileptiker stellen sie ein Theil der täglichen Nahrung dar. Dadurch, dass das Mittel in Apotheken im Handverkauf und in Drogenläden zu haben ist, wird dem Missbrauch kein Hinderniss in den Weg gelegt, und sehr viele Menschen schwer in ihrer Gesundheit geschädigt. Mehrfach ist auf diese Verhältnisse hingewiesen worden, ohne dass bisher die Behörden eingeschritten sind. Es ist endlich an der Zeit, dass von dieser Seite her dem materiellen Interesse der Verkäufer ein wirksamer Zügel angelegt wird. Andererseits sollte der Indifferentismus der Aerzte in dieser Beziehung schwinden und die Einsicht Einkehr halten, dass Narcotica kein Zuckerwerk darstellen, deren angenehme Wirkung beendet ist, wenn einige Minuten oder Stunden nach dem Einnehmen verflossen sind.

Die Nebenwirkungen, welche durch Bromkalium hervorgerufen werden, haben im Grossen und Ganzen einige Aehnlichkeit mit den durch Gebrauch von Jodkalium gesetzten, sind jedoch nicht so mannigfaltig wie diese und pflegen, einmal entstanden, längere Zeit bestehen zu bleiben. Die Schleimhäute werden leichter als durch Jodide ergriffen. Dagegen ist der Einfluss auf die äussere Haut, sowie in noch höherem Maasse auf das Centralnervensystem den durch Jod erzeugten Nebenwirkungen an Intensität und Dauer überlegen. Nicht selten wurde die Beobachtung gemacht, dass mit dem Auftreten von Nebenwirkungen die Gewalt der bestehenden Krankheit, gegen die sich das Bromkalium richtete, gebrochen war. Ich kann aber in keiner Weise der Schlussfolgerung beitreten, dass man deshalb als eines der zu erstrebenben Ziele der Bromtherapie das Hervorrufen solcher Nebenwirkungen, besonders des als Bromismus bezeichneten Krankheitszustandes ansieht.[1]) Schläfrigkeit, Stupor, Bewusstlosigkeit, Hauterkrankungen, Sprachstörungen und andere hierhergehörige Symptome sind immer unangenehme und möglichst zu vermeidende Vorkommnisse, die in einigen Fällen eine Zeit hindurch substituirend für das bestehende Leiden eintreten, aber an sich keinen Heilungsmodus darstellen.

Für das Auftreten von Nebenwirkungen hat das Verhalten der Bromsalze im Körper eine gewisse Bedeutung. Die Resorption geht schnell von Schleimhäuten aus vor sich. Dagegen kann das Verweilen im Körper länger dauern. Giebt man 1 g Bromkalium, so findet man von der fünften bis zehnten Minute an, bis zu 36 Stunden das Maximum, aber noch bis zu 3 Wochen oder noch nach einem Monate im Harn und Speichel Brom. Die Art der Krankheit, der Zustand der Nieren und mancher andere, die Ausscheidung von Stoffen beeinflussende Factor kommt auch hier für Abweichungen von

[1]) Beard, Journ. of nerv and mental diseas., 1881, Vol. VIII., No. 3.

dem angeführten Verhalten in Frage. Bromverbindungen gehen auch in die Milch über. Die säugende Mutter kann von jeder Nebenwirkung frei bleiben, dagegen der Säugling z. B. Hautausschläge bekommen. Ja die Ansammlung von Brom im Körper kann so beträchtlich sein, dass z. B. eine Säugende, die vorher viel Bromkalium verbrauchte, seit 14 Tagen aber keines mehr genommen hatte, und dann ihr Kind anlegte, genug Brom mit der Milch ausschied, um bei letzterem Nebenwirkungen zu erzeugen. Die Ausscheidung von Brom durch die Lungen ist mehr als zweifelhaft. Die Nasenschleimhaut sowie die Bindehaut des Auges sollen ebenfalls Brom absondern. Sehr kleine Mengen verlassen auch mit den Kothmassen den Körper. Brom findet sich als Salzverbindung nach Bromkaliumgebrauch im Schweiss. Wahrscheinlich gelangt es auch in die Talgdrüsen und andere Hautgebilde, und wird dadurch zur Ursache der nicht selten eintretenden Hauterkrankungen. Dass es in den Foetus übergehen kann, beweist die praktische Erfahrung. Eine Epileptica nahm während der Schwangerschaft täglich 2 g Bromkalium. Das geborene Kind schien gesund. Es schlief aber fortwährend, und magerte schnell ab. Es sog an der mütterlichen Brust. Nach 19 Tagen erschien dasselbe abgezehrt und runzlig. Puls und Athmung waren verlangsamt, die letztere von einem pfeifenden Glottisgeräusch begleitet. Der Harn enthielt reichlich Brom. Auch die Haut erkrankte. Nach Aenderung in der Ernährung trat Genesung ein.[1]) Dieser Zustand war demnach das Resultat der Aufnahme von Bromkalium im mütterlichen Leibe und nach der Geburt mit der Milch. Das Gehirn hält beträchtliche Mengen von Bromsalz fest. Bei einer Epileptischen, die viel Bromkalium gebraucht hatte, fand man in demselben 1,934 g Bromkalium, in der Leber nur 0,73 g.[2])

Die Gewöhnung an Bromide schafft nach einiger Zeit Abstumpfung in der arzneilichen Wirkung. Nicht selten fehlt die letztere ganz oder tritt nur theilweise ein. So sah man z. B. bei Epileptikern in 2,3 pCt. keinen Erfolg, in 2,3 pCt. Zunahme der Anfälle, in 83,3 pCt. Verminderung der Zahl und Häufigkeit derselben und in 12,1 pCt. Sistirung der Anfälle.[3]) Andere Beobachter vermissten immer Heilung durch dieses Mittel, obschon Fälle vorkommen, in denen dadurch die Anfälle 11 Jahre lang zum Schwinden gebracht wurden. Ich muss der Auffassung widerstreiten, dass der bei dieser Epilepsie-Behandlung frühzeitige oder nach anscheinend günstigem Verlaufe später eintretende Misserfolg häufig dem Mangel an Muth zur stärkeren Steigerung der Gabe, dem Mangel an Ausdauer im Fortgebrauche des Mittels und dem Mangel einer dem Individuum vorsichtig angepassten Methodik der Behandlung zuzuschreiben sei[4]) Denn der Muth zur stärkeren Steigerung schliesst meistens die vorsichtige Methodik aus, und die Absicht im Ausdauern der Behandlung scheitert an dem Verhalten des Individuums. An den Fehlerfolgen ist meistens nicht die Art der Anwendung, sondern die Unzulänglichkeit des Mittels an

---

[1]) Lowy, Petersburger medic. Wochenschr., 1882, pag. 130.
[2]) Doyon, Lyon medical, 1889. 31 Mars, pag. 479.
[3]) Bennet, The Lancet, 1884. I., pag. 883.
[4]) Gauster, Wiener medic. Presse, 1889, pag. 506.

sich gegen das nervöse Leiden, bisweilen nur der individuelle Zustand Schuld. Dies ergiebt sich aus den vieltausendfältigen vorliegenden Beobachtungen und diesen Eindruck habe auch ich in meiner früheren poliklinischen Thätigkeit oft genug empfangen. Die Toleranz für die Bromide hat meistens nicht sehr weite Grenzen. Kinder von 8—15 Jahren sind dagegen widerstandsfähiger als Erwachsene. Einzelne Menschen gebrauchen Jahre hindurch Bromkalium ohne dadurch unangenehm getroffen zu werden. Ein Kranker erhielt 31 g in 7 Stunden ohne darauf irgendwie zu reagiren und nach 93 g in 48 Stunden wies er nur Verminderung der Diurese, Salivation und Schlaf auf. Andererseits giebt es Menschen, die auf sehr kleine Dosen mit unangenehmen Nebenwirkungen antworten. Nach 2 g sah man einen Mann in einen Zustand verfallen, in welchem er Alles, was er sah, hörte, fühlte, zu träumen glaubte. Am anderen Morgen hatte er keine Erinnerung mehr von dieser Alienation des Bewusstseins. Hautveränderungen erscheinen bei dem Einen sogar nach Theilen eines Grammes, bei Anderen auch dann nicht, wenn 10—12 g täglich lange Zeit gereicht werden. Schwere marastische Symptome, Zittern u. A. m. entstanden bei einem Manne nach Verbrauch von noch nicht 4 g in 8 Tagen,[1]) während Epileptiker täglich bis 20 und 30 g ebenso lange erhielten, ohne so schwer zu erkranken. Es ist also auch hier der bestimmende Factor für die Art des Ablaufes der Wirkung und für das Auftreten von Nebenwirkungen die Individualität. Die Höhe der Dose und die Gebrauchszeit kommen im Allgemeinen erst in zweiter Reihe in Betracht. Die Art der Resorption ist gleichgültig. Durch Einführung in den Magen, wie durch Inhalation oder durch Anwendung vom Mastdarm aus, können Nebenwirkungen hervorgerufen werden.

Die letzteren entstehen leicht bei Dyspeptischen, Diabetikern und anderen Kranken, deren Nieren schlecht fungiren oder Eiweiss absondern.[2]) Epileptiker mit schweren Ernährungsstörungen, Lungentuberkulose, schweren Herzkrankheiten und chronischen Hautkrankheiten sind von dieser Therapie auszuschliessen, ausser wenn die epileptischen Anfälle so heftig und häufig sind, dass sie das Leben bedrohen. Dass Epileptiker Bromide besser wie andere Menschen vertragen, wird durch die Berichte dessen widerlegt, der diese Meinung aussprach. Nur in geringem Grade ist die Beschaffenheit des Bromids an den Ursachen der Nebenwirkungen betheiligt. Es unterliegt keinem Zweifel, dass ein grosser Theil der Handelsproducte unrein ist. Man fand z. B. im Bromkalium chlorsaures Kalium, auch Jod zu 2 pCt., ferner kohlensaures und bromsaures Kalium und Chlorkalium in Mengen von 1—30 pCt. Besonders das Jod sollte an dem Ausbruch von Hauterkrankungen Schuld sein. Es ist indessen erwiesen, dass auch reines Bromkalium solche und andere Nebenwirkungen hervorruft. Die Art der Verabfolgung kann Bedeutung haben. Man soll die Bromide, in viel Wasser gelöst, nach der Mahlzeit nehmen lassen. Verbindung von Calomel und Bromkalium ist unzulässig wegen der Bildung von Quecksilberbromür. Von Interesse ist es, dass bei

---

[1]) Marcq, L'Union médicale, 1866, 16. Juin. pag. 530.

[2]) Grellety, Bullet. et Mém. de la Société de Thérap., 1887, 9. Févr., pag. 31.

manchen Menschen eine Bromverbindung Nebenwirkungen hervorruft, während eine andere vertragen wird. Das Bromammonium scheint, vielleicht wegen seines besonders hohen Bromgehaltes, häufiger wie die anderen Bromide gerade Hautveränderungen zu erzeugen.

Die Dauer der Nebenwirkungen kann einige Tage und auch mehrere Wochen betragen. Nach Einführung von 4 g Bromkalium in 8 Tagen entstand Magerkeit und allgemeine Schwäche sowie Störungen am Herzen, die sich nach 8 Tagen zu bessern anfingen, aber erst nach 2 Monaten geschwunden waren. Dass die Nebenwirkungen auch in den Tod hinüberführen können, beweisen einige in der Literatur verzeichnete Fälle. Ich habe sechs solcher auffinden können, von denen vier Epileptiker betrafen. Nur einmal erfolgte dieser üble Ausgang acut durch Aufnahme zu grosser Dosen, nämlich von 75 g in 2 Tagen.[1]) In einem anderen bewirkte das Gleiche der tägliche Gebrauch von 2—3 g einen Monat hindurch.[2]) Ein epileptisches Kind von 12 Jahren ging zu Grunde, nachdem es täglich 3—7 g Bromkalium verbraucht hatte. Zwei weitere Fälle betrafen Epileptiker, die übermässige Dosen des Bromids aufnahmen.[3]) In dem letzten Falle war ein übermässiger Bronchialcatarrh, der nach 20tägigem Gebrauch von 11 g Bromkalium eintrat, die indirecte Todesursache.[4]) Meistens erfolgte der Tod im Coma.

Veränderungen an der Haut.

Mehrfach versuchte man, Bromkalium vom Unterhautzellgewebe aus zur Resorption zu bringen. Die örtlichen Veränderungen waren aber fast immer so heftig, dass man wieder davon Abstand nahm. Wie Bromkalium verhalten sich auch die übrigen Bromide. Nach Einspritzung von ca. 0,9 g Bromkalium entstanden, obschon auf die Reinheit der Spritze die grösste Sorgfalt verwandt wurde, hartnäckige, mehrere Wochen dauernde Ulcerationen. Bromlithium verursachte in einer anderen Beobachtungsreihe meist die Zeichen einer drohenden Entzündung und 1 Mal auch einen Abscess. Schmerz begleitet diese Veränderungen. Auch die Einspritzung des Bromsalzes in die Urethra soll Schmerzen erzeugen.

Ein weit grösseres Interesse beanspruchen die nach der Resorption vom Magen oder anderen Körperstellen aus erscheinenden Hauterkrankungen. Die Meinung[5]) ist nicht begründet, dass in den Fällen, in welchen die letzteren eine sehr grosse Ausdehnung erlangen, dem Bromkalium beigemengtes Jodkalium als Ursache anzuschuldigen ist. Bestehende Hautleiden, wie Lupus, Eczem, chronische Hautgeschwüre, werden unter Bromkaliumgebrauch schlimmer. Auch da, wo eine besondere Disposition für Furunkulose vorhanden ist, wie bei Diabetikern, zeigt sich Bromkalium in dem Hervorrufen von solchen Leiden besonders wirksam. Die durch Bromide erzeugten Hautveränderungen stellen keine Zeichen der Uebersättigung des Körpers mit dem Mittel

---

1) Küssner, Deutsche medic. Wochenschr., 1884, No 49, pag. 793.
2) Jacquet, Congrès internat. de Dermat. et Syphiligr. à Paris, 1889, 5.—10. Août.
3) Hameau, Gazette hebd. de Médic., 1868, pag 269.
4) Stille, Memorabilien, 1878, pag. 162.
5) Laborde, Gazette médic. de Paris, 1869, pag. 590.

dar. Sie können bei besonderer Veranlagung hierzu schon nach sehr kleinen Mengen bei Erwachsenen und Kindern, ja selbst bei Säuglingen erscheinen, die das Brom mit der Muttermilch aufnehmen. Das Ausbleiben dieser Nebenwirkung in den ersten Wochen oder Monaten des Gebrauches beweist nicht eine Immunität für sie, da sie sich bisweilen auch erst nach sehr langer Bromtherapie einstellt. Im Allgemeinen folgt auch dieser Ausschlag der Regel, dass er mit dem Aussetzen des Mittels schwindet und bei Fortgebrauch stärker wird. Nur ganz vereinzelt kommt es vor, dass er trotz des Fortgebrauches aufhört.[1]) Aus diesen Gründen ist es geboten, nach dem Erscheinen des Bromausschlages die Ursache zu beseitigen. Es sind nicht nur Schönheitsrücksichten, die dazu nöthigen, sondern die auf Erfahrung fussende Thatsache, dass der Umfang der Erkrankung zunimmt, und das Allgemeinbefinden dadurch schwer leiden kann. Ich halte deshalb die Ermuthigung zum Weitergebrauche und zur Gabensteigerung für sehr wenig angebracht. Bisweilen beobachtet man, besonders bei ulcerösen Veränderungen, während des Fortgebrauches des Medicamentes ein centrales Ausheilen und peripherisches Fortschreiten, so dass kreis- oder bogenförmige Bildungen zu Stande kommen, die auf den ersten Blick eine scheinbare Aehnlichkeit mit gewissen syphilitischen Eruptionen aufweisen.[2]) Die Häufigkeit der Bromausschläge wird zu 40 pCt., 53 pCt., 56 pCt. und 75 pCt. aller mit Bromsalzen behandelter Individuen angegeben. Bisweilen werden die Exantheme von örtlicher oder allgemeiner Erhöhung der Körperwärme begleitet. Dieses Vorkommniss ist aber so selten, dass man es auch ganz in Abrede stellte und gerade das allmähliche fieberlose Auftreten der Ausschläge betonte.[3]) Die Ausschlagsformen sind mannigfaltig. Zum grössten Theile lassen sie sich auf Erkrankungen der Hautdrüsen und deren Folgezustände zurückführen. Da häufig die verschiedenen Entwickelungsstadien dieser Erkrankung in pro- und regressiver Metamorphose bei ein und derselben Person zur Beobachtung kommen, so erscheint das Bild sehr verschiedenartiger Hautleiden. Die Ansichten über die Art des Zustandekommens derselben sind sehr getheilt. Während einige Beobachter dieselben für Trophoneurosen und nicht für eine Wirkung des in die Haut ausgeschiedenen Bromsalzes halten,[4]) zumal weil sie in den Bromefflorescenzen vergeblich nach Brom suchten, schrieben andere die Ursache dieses Leidens der durch Ausscheidung des Bromkaliums in die Haut gesetzten Reizung zu. Die letztere Anschauung halte ich unbedingt für die richtige, zumal Bromkalium in dem Acneinhalte[5]) wie es vorher schon im Schweisse nachgewiesen worden ist. Hierdurch wurde die a priori schon wahrscheinliche Annahme zur Gewissheit. Ein negativer Befund beweist hierbei unendlich viel weniger als ein positiver. Unter den vielen Möglichkeiten für den ersteren wäre z. B. eine Resorption aus dem Inhalte der Acne hervorzuheben. Nimmt man die Ausscheidung in die Haut als Ursache an, so wird auch

[1]) Falret, Annal. medico-psychol., 5. Sér., T. V., Mars. — Stark, Allgem. Zeitschr. f. Psychiatrie, 1874, Bd. 5, H. 1.
[2]) Szadek, Vierteljahrschr. f. Dermatologie, 1888. Bd. 25, pag. 602.
[3]) Veiel, Vierteljahrschr. f. Dermatologie u. Syphil., 1875. pag. 17.
[4]) Clarke u. Amory, Gaz. hebdom. de Médicine. 1872, pag. 643 ff.
[5]) Guttmann, Archiv. f. pathol. Anatomie, Bd. 74, pag. 540.

einerseits die Analogie mit den ähnlichen durch die Jodsalze hervorgerufenen Hautveränderungen hergestellt, andererseits aber die allein richtige Anschauung gestützt, dass das Brom im Bromkalium und nicht etwa das Kalium diese Störungen veranlasst, wie ebenfalls behauptet wurde. Auch andere Bromverbindungen lassen die gleiche Einwirkung erkennen. Dies wies man für Bromammonium nach.[1]) In 75 pCt. aller mit Bromnatrium behandelten Epileptischen sah man ferner eine Acne auftreten, die länger als die Bromkaliumacne bestand und weit häufiger in Eiterung überging. Niemals wurden bei einer ähnlichen Darreichung von Chlorkalium Hauterkrankungen gefunden.

Bisweilen kommt es an den durch Bromexanthem befallenen Theilen zum Haarausfall. An Kopf und Bart beobachtete man einmal einen der Alopecia areata ähnlichen Zustand, der mit dem Aufhören der durch Brom veranlassten Hautveränderungen schwand. Die Hautfarbe wird, wenn das Allgemeinbefinden durch das Medicament gelitten hat, und cachectische, sowie nervöse Symptome aufgetreten sind, in einzelnen Fällen eigenthümlich schmutzig-gelb, ja selbst bronzeartig. Folgende Gruppen eigentlicher Hautausschläge lassen sich, ohne dass dadurch die klinische und anatomische Selbstständigkeit derselben behauptet werden soll, aufstellen:

1. Das Erythem. Es erscheinen mit oder ohne Fieber, nur an einzelnen Körpertheilen, wie den unteren Extremitäten oder dem Gesicht,[2]) localisirt, aber auch in weiterer Verbreitung hell- oder dunkelrothe, erbsengrosse und umfangreichere Flecke. In einem Falle soll dieser Ausschlag schmerzhaft gewesen sein. Bei Kindern nimmt derselbe bisweilen das Aussehen einer Rubeola an.[3]) Nach Einführung von Ammoniumbromid sah man lebhaft rothe, leicht erhobene Flecke mit subcutaner Induration erst an dem Leib und den Oberschenkeln, später über den ganzen Körper entstehen und nach einiger Zeit unter Abschuppung verschwinden. Entweder gleichzeitig oder nach einiger Zeit kann zu einem solchen Exanthem sich noch eine Acne hinzugesellen. Bei dieser sah man auch eine erysipelasartige Röthe auf Gesicht und Hals.

2. Der maculo-papulöse Ausschlag. Nach kleinen Dosen eines Bromids entsteht bisweilen ein kupferfarbenes Exanthem aus Flecken und Knötchen. Dasselbe hat seinen Sitz gewöhnlich an der Stirn und dem behaarten Kopf, kommt aber auch am Gesicht und an den Ellenbogen, den Händen, Knieen und Beinen vor.[4]) Hitze und Jucken können ihn begleiten.

3. Acne. Diese Form des Bromkaliumexanthems ist die häufigste und kann das vielgestaltigste Aussehen haben. Eine verdickte, durch Talgabsonderung sich fettig anfühlende Haut, sowie bestehende Comedonenbildung oder eine bereits vorhandene Acne geben eine grössere Disposition für das Auftreten derselben ab. Jedes Alter kann davon befallen werden. Sie erscheint in verschiedenen Modificationen, die hinsichtlich ihres Sitzes und ihres äusseren Verhaltens in Analogie zu

---

[1]) Gowers, The Lancet, 1878, pag. 866.
[2]) Boulton, The Lancet, 1881, 15. Oct., pag. 663.
[3]) Brown, Philadelphia med. and surgic. Reporter, 1873, pag. 111.
[4]) Duhring, Philad. med. and surgic. Rep., 1878, pag. 466. — Echeverria, ibid., 1872, 30. Nov. — Hameau, Bulletin génér. de Thérap., 1868, 20. Mai, p. 485.

der gewöhnlichen Acne stehen. Die Veränderungen, auf denen sie sich aufbauen, liegen in den Talgdrüsen und Haarfollikeln resp. in dem dieselben umgebenden Cutisgewebe, greifen aber oft auch noch weit darüber hinaus. Als Einleitung zu ihrer Bildung zeigt sich gewöhnlich eine, in wechselnder Ausdehnung unter Stechen und Brennen entstehende, erythematöse Hautentzündung, später entsteht Induration und Knötchenbildung.

Die der Acne punctata entsprechende Form kann für sich bestehen, aber auch der pustulösen Form vorangehen. Es erscheinen rothe, kupferfarbige und violettrothe Erhabenheiten von Hirsekorn- bis Erbsengrösse auf mehr oder minder indurirter, von einem Hof umgebener, auch geschwollener Basis, und zwar mit Vorliebe im Gesicht, in den Augenbrauen, dem behaarten Theil des Kopfes, seltener auf Brust und Rücken und meistens sehr spät auf den oberen und unteren Gliedmassen. Eine Unterscheidung, dieses Brom- vom Jodexanthem aus dem Sitze abzuleiten, ist unmöglich. Auch ist es unrichtig, was behauptet wurde, dass bei der Bromacne im Gegensatz zum Jodausschlag der Hof fehle. Die meisten Knötchen sind von einem Haare durchbohrt. Nach einem kürzeren oder längeren Bestehen kann sich diese Form unter Abschuppung zurückbilden oder in die Acne pustulosa übergehen. Sie hat am Körper den Sitz wie die vorige Form. Etwas häufiger erscheint sie aber an den unteren Gliedmassen. Die Pusteln haben Anfangs meistens die Grösse eines Stecknadelkopfes, sind gelblichweiss und von einem Hof umgeben. Später verbreitern sie sich und können sogar die Gestalt einer Ecthymapustel annehmen. Ihre Zahl steigt oder fällt bisweilen mit der höheren oder geringeren Dosis. Krustenbildung in grösserem Umfange erscheint häufig an der Kopfhaut. Die Pusteln bleiben von Tagen bis zu einem, ja selbst mehreren Monaten, und wenn das Mittel nicht ausgesetzt wird, sogar mehrere Jahre bestehen. Gewöhnlich verschwinden dieselben 1—3 Wochen nach dem Aufhören der Bromkaliumverabreichung. Nach dem Abheilen lassen sie häufig leicht eingesunkene, unregelmässige, rundliche Narben oder braunrothe Flecke zurück, die den nach syphilitischen exulcerirenden Knoten entstehenden Narben sehr ähnlich sind und damit verwechselt werden können. Diese Ueberbleibsel des Leidens wirken bei Jedem, besonders aber beim weiblichen Geschlechte entstellend. In dem Eiter der Acnepustel liess sich Brom nachweisen.

4. Ulceröser Bromausschlag. (Brom-Ecthyma. — Brom-Impetigo. — Brom-Rupia.) Diese Form ist wesentlich nichts anderes als eine unangenehme Fortbildung der pustulösen Acne und kommt bei Erwachsenen und Kindern vor. Stehen die Pusteln dicht aneinandergedrängt, so tritt bei einer individuellen Disposition hierzu statt baldiger Auftrocknung Verschmelzung ein. Auf infiltrirter, von einem röthlichen, etwas ödematösen Hof umgebenen, selten weichen Basis erheben sich oft schon nach wenigen Tagen 2—5 mm und höher über der Haut hervorragende (Ulcus elevatum),[1]) verschieden grosse, 2—5 cm und mehr im Durchmesser haltende, längliche oder rundliche, rosen- oder kirschfarbene, auf ihrer Höhe auch mit Oeffnungen versehene Plaques,

[1]) Seguin, Archives of Medecine, New York 1882, Vol. VIII., pag. 149.

die noch mehr oder minder den Charakter agminirter Acnepusteln tragen können oder den Eindruck von Condylomen machen.[1]) Gesicht, Kopf und untere Gliedmassen sind Lieblingsorte für die Entwickelung dieses Zustandes. Man sah ihn vorzugsweise an den Augenbrauen, der Nase, die entstellt, und deren Eingänge fast vollständig dadurch verlegt wurden, ferner an den Wangen und den oberen Theilen des Halses auftreten. Doch können auch Gesicht und Rücken ganz frei und nur der übrige Körper oder auch nur die Unterschenkel resp. die Waden[2]) ergriffen sein. In einem Falle sass der theils nässende, geschwürige, theils zottige, krustige, tuberöse Ausschlag ganz oben an den Oberschenkeln, dem Mons Veneris und auf beiden Brüsten. Nach Entleerung des crêmeartigen, käsig eitrigen Pustelinhaltes kommt es zur Bildung von meist dicken, dunklen, aus trocknem Blut und Eiter bestehenden Krusten. Arme und Beine können fast in ihrer ganzen Ausdehnung von solchen zusammenhängenden oder einzelstehenden bohnen- bis flachhandgrossen Schorfen bedeckt sein.[3]) Nach Ablösung der letzteren zeigen sich tiefe, leicht blutende, unreine Geschwüre mit dunkelrothen aufgeworfenen Rändern. Der Geschwürsgrund erhebt sich bisweilen als gelbliche Protuberanz hervor.[4]) In einem Falle fand man nach Abheben der schwarzen Krusten blassrothe, warzenförmige, überhäutete, kolbenförmige Gebilde, die sich als verstopfte und nach aussen hervorgetriebene Drüsenkanäle erwiesen.[5]) Die Eiterbildung ist meist nicht gering. Der Zustand kann schmerzhaft sein,[6]) wurde aber auch mehrfach als indolent bezeichnet.[7]) Gewöhnlich tritt leicht Blutung ein, wenn man diese Gebilde berührt oder drückt. Nach dem Aussetzen des Mittels nehmen die beschriebenen Veränderungen bald an Intensität ab, um schliesslich nach Wochen oder Monaten, nachdem auch wohl noch kleine Bläschennachschübe auftraten, unter Zurücklassung von meist stark pigmentirten, selbst bis zu handflächengrossen Narben ganz zu verschwinden. Wird trotz des Bestehens von Hauterkrankungungen das Bromid weitergebraucht, so beobachtet man wohl, dass zeitweilig die ulcerirende Fläche in der Mitte heilt, aber an der Peripherie weitere Fortschritte in der Gewebszerstörung zu Stande kommen.[8]) Gewöhnlich nimmt die letztere schnell zu. Man konnte dies in den Fällen beobachten, in denen der Ausschlag wegen Unkenntniss des Bromgebrauches als syphilitischer angesprochen und der weiteren Bromaufnahme kein Ziel gesetzt oder gar Schmierkuren oder eine andere Quecksilberbehandlung eingeleitet wurde. Die geschwürigen Veränderungen sind dann in mannigfaltiger Weise mit der folgenden knotigen Veränderung der Haut gemischt.

5. Tuberöser Bromausschlag. Mehrfach beobachtete man erbsen- bis haselnussgrosse, nicht geröthete, fleischfarbige oder dunkel-

---

[1]) Beevor, Brit. medic. Journ., 1889, I., pag 890.
[2]) Voisin, Bulletin génér de Thérap., 1867, T. LXXXIII., pag. 241.
[3]) Grossmann, Deutsche Medizinalzeitung, 1884, II., pag. 144.
[4]) Cholmeley, Transact. clin. Society, London 1869, 26. Nov., Vol. III.
[5]) Neumann, Wiener medic. Wochenschr., 1873, pag. 124.
[6]) Mitchell, Americ. Journ. of Medical Sciences, 1870, Vol. LX, pag. 442.
[7]) Smith, Norsk Magazin for Laegevid., 1878, Bd. 8, Forh., pag. 9.
[8]) Amidon, The Medical Record, 1886, 23. Oct.

braune Knoten selten allein, meist neben den vorgenannten geschwürigen Veränderungen und dunkelbraunrothen, harten, im Centrum auch eingesunkenen Infiltraten. Sie entstanden in einem Falle, nachdem eine Quecksilberkur eingeleitet war, am ganzen Körper. Sogar auf der Conjunctiva beider Augäpfel hatten sich schmerzende, halberbsengrosse, mit starker Hyperämie und entzündlicher Schwellung einhergehende, wie grosse Phlyctänen aussehende Knoten gebildet und zwar auf dem rechten Auge je einer rechts und links, auf dem linken Auge nur einer links neben der Cornea. Nach dem Aussetzen des Bromids schwanden die Knoten der Conjunctiva nach 10 Tagen, am übrigen Körper nach 5 Wochen. In einem anderen Falle fanden sich neben Acneknötchen und -Pusteln, sowie Geschwürsflächen, Erhabenheiten, die durch dichtes Aneinandergedrängtsein zahlreicher papillomatöser und warziger, kolbiger und furunkelähnlicher Auswüchse gebildet waren. Der Ausschlag kann auch warzenähnlich aussehen. Bei einem Knaben fanden sich z. B. kurze Zeit nach dem Beginne des Bromkaliumgebrauches zahlreiche Warzen im Gesicht und an den Unterschenkeln.

Ich habe diese Form des Ausschlages als eine besondere Gruppe abgetrennt, nicht etwa weil sie eine besondere Entstehungsart hat, sondern weil sie trotz mannigfacher anderer gleichzeitig bestehender Hautveränderungen doch dem Leiden ein besonderes Gepräge giebt. Hier ist, wie mikroskopisch nachgewiesen wurde, eine Entzündung der Hautdrüsen mit Vermehrung ihrer Zellelemente und consecutiver Zellwucherung im Cutisgewebe neben Vergrösserung der Hautpapillen der Vorgang, der zur Entstehung des Zustandes führt. Im Wesentlichen stimmt derselbe mit demjenigen überein, der die früher berichteten, schlimmeren Bromausschläge schafft. Die Stärke und Ausdehnung der Veränderungen hängen von der Höhe der gebrauchten Bromsalzmengen bei einer hierfür geeigneten, besonderen Disposition ab. Die Verhältnisse in Bezug auf die Ausdehnung der Erkrankung und das dadurch gelieferte allgemeine Bild derselben, liegen ganz ähnlich wie bei der genuinen Acne, wo der Ausführungsgang der Talgdrüsen ein eitriges Exsudat enthalten kann, oder diese selbst durch Entzündung in dem die Drüse und den Follikel umgebenden Gewebe und durch Blut- und Eitersammlung im Drüseninnern zu Grunde geht, oder auch, wie bei Acne-Abscessen, die Cutis entzündet und infiltrirt wird. Es ist deswegen wohl möglich, dass bei einem solchen Bromexanthem zu einer gewissen Zeit die Papillen, Haarfollikel und Schweissdrüsen frei von primärer Entzündung gefunden werden, während in tieferen Schichten der Haut Zellwucherung stattfindet. Zu einer späteren Zeit untersucht, würde eine Ausdehnung der Erkrankung auf die genannten Hautgebilde wahrscheinlich ebenso sicher nachweislich sein, zumal wenn es sich um abscedirende Formen handelt. Gegen die bisherige, allgemein angenommene Anschauung, dass das Primäre bei dieser Erkrankung eine acneartige Veränderung der Talgdrüse sei, ist Widerspruch erhoben worden. Man fand,[1]) dass in leichteren Formen des Bromausschlages die Hautveränderungen nicht die Grenze der Cutis vera überschreiten und in Form von entzündlichen Herden

---

[1]) Fox and Gibbes, Brit. med. Journ., 1885, II., pag. 971.

beginnen, die in mikroskopische Abscesse übergehen. Die Haare und Talgdrüsen waren nur vereinzelt afficirt, dagegen die Knäueldrüsen sehr verändert oder zerstört.

In diese Gruppe sind auch wohl die als furunkulöse Bildungen bezeichneten Bromausschläge einzuordnen. So lange nicht exacte mikroskopische Untersuchungen vorliegen, hat man keinen Anlass sie besonders abzutheilen. Sie scheinen besonders gern bei Diabetikern aufzutreten, und kommen an den behaarten Theilen des Gesichtes, den Wangen, an der Stirn, am Halse[1]) und dem Stamm vor. Man sah sie auch neben zerstreuten Pusteln meist an der Mündung des äusseren Gehörganges localisirt. Sie verursachten dem Kranken heftige Schmerzen und widerstanden sehr hartnäckig der Behandlung.[2]) Meist sind diese Bildungen klein, kommen schubweise bisweilen unter Jucken. In einem Falle entstand nach mehrmonatlichem Bromkaliumgebrauche am rechten Arm eine karbunkulöse Schwellung, auf dieser Bläschen, die aus mehreren Oeffnungen nach dem Aufbrechen Eiter entleerten. An verschiedenen anderen Körpertheilen wiederholte sich in der Folgezeit der gleiche Vorgang. Die entzündliche Schwellung nahm stets schnell bis zur Bildung von Eiterblasen zu, breitete sich dann noch in die Tiefe und die Fläche aus, so dass eine harte Phlegmone mit einem, 4—8 cm im Durchmesser haltenden Entzündungshofe entstand. Stach man die Blase an, so legte man Oeffnungen frei, aus denen ziemlich dünner Eiter floss.[3])

6. Urticaria. Es liegen nur wenige Beobachtungen vor, die sich auf eine urticariaähnliche Hautveränderung beziehen. Unter 96 Fällen soll sie zwei Male mit Jucken und Schmerzen in oblonger oder unregelmässig gerundeter Form entstanden sein. Bei einem 6jährigen Knaben bildete sie sich am ganzen Körper auf gerötheter Basis.[4]) Quaddelartige Erhabenheiten, die später in Verschwärung übergehen, sind wohl nicht hierherzurechnen. Die als Erythema nodosum angesprochene Veränderung ist ebenfalls nicht genauer untersucht worden. Die über die Haut hervorragenden Plaques entstehen und verschwinden schnell und haben die Form, die Farbe und den harten Grund mit dem Erythema nodosum, dagegen das Wiedererscheinen bei Reiben mit der Urticaria gemeinsam.

7. Der bläschen- oder blasenförmige Ausschlag. In einem Falle sah man bei einem Kranken, der länger als ein Jahr Bromkalium genommen hatte, ein nässendes Eczem an den Schenkeln. Varicellenartig war der Ausschlag im Gesicht und den Beinen eines Kranken, der nebenher Kopfschmerzen und andere Nebenwirkungen des Brom aufwies. Die Bläschen zeigten die Neigung zusammenzufliessen und an verschiedenen Stellen in Eiterung überzugehen. Nach 7 Wochen erfolgte die Heilung. Erneuter Bromkaliumgebrauch liess den Ausschlag wieder an den Beinen erscheinen.

Grössere Blasen von Erbsen- bis Thalergrösse, die eiterten und einen Geschwürsgrund erkennen liessen, beobachtete man mehrfach.

---

[1]) Neumann, l. c. — Wigglesworth, Arch. of Dermatologie, 1879, pag. 351.

[2]) Gruber, Allgem. Wiener medic. Zeitung. 1878, pag. 409.

[3]) Morrow, Drug Eruptions, New York, 1887, pag. 85

[4]) Richard, cit. bei Deschamps, Contributions à l'étude des éruptions medicamenteuses, Paris, 1878.

Nebenwirkungen seitens des Allgemeinbefindens des Magen-Darmkanals und Urogenitalapparates.

Auch nach Verbrauch von relativ kleinen Mengen eines Bromsalzes kann Abnahme der Kräfte sowie Abmagerung zu Stande kommen. Geschieht die Aufnahme chronisch, so gesellt sich zu diesen Symptomen noch eine gelbe Hautfärbung, hohle Augen, Zittern, das Gefühl grosser Schwäche und mancherlei andere nervöse Symptome hinzu, die im Kapitel „Bromismus" eingehender abgehandelt werden. Die Ursache der Ernährungsstörung ist vielleicht von den Veränderungen der Magendarmfunctionen abhängig. Die allgemeinen Stoffwechselvorgänge sind, wenn überhaupt, nur in verschwindendem Maasse hierbei betheiligt. Manche Kranken klagen auch über Kälteschauer und Hitze im Kopfe, während die Körperwärme normal ist.

Das Bromkalium verursacht bei und nach dem Einnehmen einen salzigen oder bitteren Geschmack im Munde. Die Zunge wird nicht selten pelzig und belegt. Die Speichelsecretion kann vermehrt sein. Meistens ist in einem solchen Falle auch ein unangenehmer Athem und selbst ein Foetor ex ore vorhanden. Den letzteren beobachtete man bei einem Manne, der in 28 Stunden 93,5 g Bromkalium genommen hatte, neben cerebralen und anderen Nebenwirkungen.[1]) Die Veränderungen im Munde sind zu unbedeutend, um den üblen Geruch zu veranlassen. Es ist weiter unwahrscheinlich, dass eine Zersetzung des Speichels ihn hervorruft. Somit wäre an eine, auch nachgewiesene Ausscheidung vom Brom aus den Lungen zu denken. Diese Erklärung scheint mir aber aus verschiedenen Gründen auch nicht viel treffender als die vorhergehende zu sein. Vielleicht handelt es sich um eine schlecht riechende, flüchtige, organische Bromverbindung, die durch die Lungen zur Ausscheidung kommt. Die Dauer des Speichelflusses erstreckte sich in diesem Falle auf 10 Tage. Auf die Salivation kann nach einigen Tagen auffallende Trockenheit der Lippen und des Mundes folgen.[2]) Nach länger fortgesetzten kleineren, oder kürzere Zeit hindurch angewandten grösseren Dosen stumpft sich die Empfindlichkeit des Gaumens, der Zungenwurzel, der Uvula und auch der hinteren Rachenwand ab. Ja, es kann sogar eine vollkommene Analgesie des Pharynx sowie der Epiglottis eintreten, so dass Berührung der hinteren Rachenwand keine reflectorischen Würgebewegungen mehr hervorruft.[3]) Andere Kranke bekommen Brennen im Schlunde und Schlingbeschwerden. Es entsteht bisweilen eine Angina faucium,[4]) und selbst bleibende Hyperämie der Pharynxschleimhaut mit ödematöser Schwellung der Uvula, der Wangenschleimhaut und mitunter auch des Pharynx. Aufstossen, Uebelkeit und Erbrechen sind nicht selten. Bei einigen Kranken besteht das Gefühl von Druck, Wärme, Brennen oder Völle in der Magengegend. Andere haben wirkliche Magenschmerzen.[4]) Auch bei Kindern beobachtete man intensive Gastralgie.[5]) Ganz vereinzelt steigern sich diese Magenstörungen bis zum Blutbrechen. Eine häufige

---

[1]) Schweig, New York Med. Record, 1876. pag. 841.
[2]) Lübben, Allgem. Zeitschr. f. Psychiatrie, 3. Heft, pag. 399.
[3]) Huette, Gazette médicale de Paris, 1850, 28. Juin. — Gatumeau, Thèse Montpellier. 1869, u. A.
[4]) Bramann, Boston medic. and surgic. Journ., 1868, pag. 282.
[5]) Simon, Journal de Médecine de Paris, 1884, No. 13.

Nebenwirkung ist das rasche und tiefe Sinken der Esslust und die Verdauungsbeschwerden. Die letzteren können so stark werden, dass sie zum Aussetzen des Mittels nöthigen. Durchfälle, auch von Kolikschmerzen begleitet, werden ebenfalls nach Bromkaliumgebrauch beobachtet. Natriumbromid soll dagegen Neigung zur Verstopfung erzeugen.[1]) Vielleicht schafft die Verschiedenheit der Dosen bald das eine, bald das andere. Es wird angegeben, dass ein längerer Gebrauch von 5—6 g Bromkalium täglich, Verstopfung, 8—9 g und mehr Diarrhoe veranlasse.[2]) Die Individualität ist jedenfalls dabei hauptsächlich betheiligt. Bei Frauen beobachtete man mehrfach Incontinentia alvi.[3])

In der Nierengegend entstehen bei einigen Kranken Schmerzen. Neben einer Vermehrung der Harnabsonderung zeigt sich zuweilen Harndrang, das stetige Gefühl einer angefüllten Blase, sowie eine Verringerung der Empfindlichkeit der Urethral- und Vaginalschleimhaut. In einem Falle wurde die Diurese Anfangs ganz unterdrückt, später die Harnabsonderung vermindert. Incontinentia urinae fand man nach Einnehmen grösserer Mengen bis 12 g in 24 Stunden.[3]) Diese Nebenwirkung ist aber selten. Dass die Nieren direct vom Bromkalium beeinflusst werden, geht auch aus Thierversuchen hervor, in denen man Blutharnen und bei der Section auch Blutungen im Nierenparenchym fand.[4])

Bei Menschen ist der Harn bisweilen eiweisshaltig. Der Geschlechtstrieb wird durch längere Zeit gereichte Dosen eines Bromids meistens herabgesetzt[5]) oder ganz aufgehoben.[6]) Diese Wirkung wurde schon um die Mitte der fünfziger Jahre arzneilich verwerthet, tritt aber nicht genügend sicher nach einigen Dosen ein. Unter der zuerst genannten Bedingung hält sie auch noch einige Zeit nach dem Aussetzen des Bromsalzes an. Ebenso leiden die Erectionsfähigkeit des Penis und vielleicht sogar die Potenz selbst. Nach grossen einmaligen Dosen sollen, wenngleich äusserst selten, bedeutende geschlechtliche Aufregung, Erectionen und Pollutionen vorkommen. Die Bromide können auch eine Verringerung resp. Verspätung der Catamenien eintreten lassen. Bei epileptischen Mädchen und Frauen sah man solche Verschiebungen bis zu 8 Wochen.

Störungen seitens der Athmungsorgane und des Herzens.

Die Nasenschleimhaut erkrankt bisweilen catarrhalisch. Schnupfen und Niesen vergesellschaften sich, ähnlich wie nach Jodpräparaten, mit Augenthränen. Diese Analogie giebt aber keinen Anlass die Nebenwirkungen als Folge der Verunreinigung der Bromide mit Jod anzusprechen. Bei genauerer Untersuchung findet man an der Nasenschleimhaut oft kleine Ulcerationen. Dieser Zustand ist sehr

---

[1]) Decaisne, Bulletin de l'Académ. des Sciences, 1870, 25. Avr., pag. 760.
[2]) Laborde, Gazette médicale de Paris, 1869, pag 590.
[3]) Vulpian, Bullet. génér. de Thérap., 1870, T. LXXVIII, pag. 282.
[4]) Beorchia Nigris, Bullet. di science medice di Bologna, 1869, T. XXIV., pag. 157, 265.
[5]) Rabuteau, Gazette médic. de Paris, 1869, pag. 312.
[6]) Bazire, British medic. Journ., 1871, 23. Sept.

unangenehm, soll aber bei Epileptikern, wenn er nicht das Allgemeinbefinden tiefer stört, als kleineres Uebel ertragen werden.

Die Schleimhaut des Respirationsapparates kann eine Herabsetzung oder den Verlust ihrer Sensibilität erleiden. Diese Thatsache, in Verbindung mit dem nicht selten beobachteten Auftreten von Bronchialcatarrhen mit reichlicher Secretion nach Bromkaliumgebrauch, ist bei der längeren Behandlung von Kranken, besonders Epileptikern, Geisteskranken etc. mit diesem Mittel in Betracht zu ziehen. Die Catarrhe der Luftwege können dadurch gefährlich, ja tödtlich wirken, dass die gleichzeitig vorhandene Herabsetzung der Reflexerregbarkeit der Respirationsschleimhaut das Zustandekommen von Hustenanfällen verhindert, die den vorhandenen Schleim entfernen könnten.

Die Glottis kann anschwellen und Schmerzen im Kehlkopf, Heiserkeit oder Stimmlosigkeit und trockener Husten entstehen. Der letztere wird bisweilen so stark, dass er Erstickung droht. Bei einer grösseren Zahl von Kranken sah man Hämoptoe auftreten.[1]) Besonders solche Individuen, deren Tunica intima wegen atheromatöser Processe, Syphilis etc. nicht völlig gesund ist, können diesen Zufall, wie auch Blutungen in andere Organe hinein erleiden. Die Articulationsstörungen haben eine centrale Ursache und sollen später besprochen werden. Grosse Dosen verursachen auch Athmungsstörungen. Man beobachtete eine oberflächliche, stertoröse Athmung. Indirect soll auch Spitzencatarrh der Lungen als Folge der durch Brom gesetzten Ernährungsstörungen und der catarrhalischen Erkrankung der Luftwege entstehen können. Bei Epileptikern sah man meistens, wenn nicht immer, Pulsverlangsamung auftreten. In einem Falle erschien dieselbe nach Verbrauch von je 12 g in 4 Tagen neben Betäubung und Herabsetzung der Körperwärme. Hände und Füsse waren mässig kühl. Demgegenüber wird von anderen Kranken eine Schwäche und Beschleunigung des Pulses berichtet,[2]) auch da, wo gleichzeitig Kälte der Glieder und Bewusstlosigkeit vorhanden war. Auch Intermittenz des Pulses bei Beschleunigung und starkes Herzklopfen kam nach Verbrauch von ca. 4 g Bromkalium in 8 Tagen neben allgemeinen Ernährungsstörungen vor.[2])

Auge und Ohr.

Eine eigenthümliche Art zu fixiren, sowie ein ausdruckloser Blick sind Folgen cerebraler Einwirkungen des Bromkaliums. Die Conjunctiva sclerae wird bisweilen schon nach mässigen Dosen insensibel, erkrankt auch leicht catarrhalisch. Conjunctivitis und Mydriasis können mehrtägig bestehen bleiben. Die Pupillenerweiterung kann auch für sich neben Sprachstörung und Verlust der geistigen Fähigkeiten vorkommen. Viel seltener bildet sich Pupillenverengerung. Die Functionen des Sehapparates leiden im Ganzen wenig. Amblyopie und Diplopie kommen vereinzelt vor.[3]) Eine Geisteskranke, die täglich 10—15 g Bromkalium erhalten hatte, wurde blind. Die Untersuchung ergab beträchtliche Blässe der Papille sowie starke Verengerung der Retinalgefässe. Nach

---

[1]) Albers, Medic. Correspondenzbl. rhein.-wesfälischer Aerzte, 1842, I, p. 407.
[2]) Beard, Journ of nerv. and ment. diseases, Chicago 1881, Vol. VIII., No. 3.
[3]) Damourette et Pelvet, Bullet. gén. de Thérap., 1867, T. LXXIII., p. 241.

Fortlassen des Mittels trat in 5 Wochen Wiederherstellung, bei erneutem Gebrauch Verschlechterung ein.[1]) Auch eine Verschlechterung des Gehörs wird als Nebenwirkung mitgetheilt.

Störungen in den Functionen des Centralnervensystems.

Je nach der Individualität resp. nach Art der Erkrankung und der Dauer der Bromaufnahme sind die Nebenwirkungen in dieser Gruppe schwerer und nachhaltiger. Nichtepileptische können davon so wie Epileptiker betroffen werden. Die Betreffenden sehen blöde oder wie die Nachtwandler aus, sind apathisch, benommen, geistig stumpf und ganz besonders gedächtnissschwach. Die nächstliegenden oder älteren Ereignisse sind vergessen. Zeitweilig bessert sich bei Einigen dieser Verlust des Gedächtnisses, um in der Unterhaltung wieder dadurch zum Vorschein zu kommen, dass der Gedankengang eine plötzliche Unterbrechung erfährt und es für den Kranken unmöglich ist, denselben weiter fortzuführen. Kopfweh gesellt sich häufig zu diesem Zustande, der den Eindruck einer geistigen Confusion macht. Die Abstumpfung der Intelligenz und des Willens können unter dem Bromidgebrauch bei relativ stärkeren Gaben ziemlich hochgradig eintreten und bei Epileptikern die Form des Blödsinns vortäuschen, der, wie sich experimentell nachweisen lässt, unabhängig von der aus der epileptischen Krankheit hervorgehenden geistigen Schwäche, oft ziemlich rasch durch stärkeren Bromkaliumgebrauch auftritt.[2])

Mit Unrecht wird die Anschauung vertreten, dass diese Nebenwirkung keinen Grund zum Fortlassen des Bromsalzes darstellt. Da die Gefahr der Verschlimmerung und der Stabilisirung vorhanden ist, so wird man den Kranken nicht der chronischen Verblödung aussetzen. Auch eine manchmal nicht unerhebliche Schlafsucht befällt Epileptiker und andere das Bromsalz gebrauchenden Menschen. Nach kleineren und grossen Dosen kann auch ein bewusstloser, comatöser Zustand auftreten. Bei einem Manne, der in weniger als 28 Stunden 93,5 g Bromkalium verbraucht hatte, entstand schnell ein Coma, das 4 Tage lang anhielt und mit Sinken der Körperwärme, Kühle der Gliedmassen, Schwäche und Beschleunigung des Pulses, stertoröser Athmung und Unterdrückung der Diurese einherging. Eine 18tägige Lethargie beobachtete man bei einem Morphinisten, der in einer Woche 125 g Bromnatrium genommen hatte. Durch Faradisation konnte nicht einmal irgend eine Reflexbewegung ausgelöst werden. Durch drei weitere Tage bestand noch tiefe Somnolenz.[3]) In dieser kann auch der Tod erfolgen. Zu dieser geistigen Depression kommt auch nicht selten eine körperliche. Eingeschlafensein der Gliedmassen neben stechenden Schmerzen im Körper nach 0,25 g,[4]) motorische Schwäche, besonders der unteren Gliedmassen, schlaffe Körperhaltung, Müdigkeit und Unmöglichkeit sich aufrecht zu erhalten und Unsicherheit und Zittrigkeit des Ganges wurden beobachtet. In einem Falle zeigte eine Dame, die wegen Rheumatismus Bromkalium bekommen hatte, einen unstäten

---

[1]) Rübel, Centralbl. f. pract. Augenheilk., 1884, pag. 292.

[2]) Gauster, l. c., pag 515.

[3]) Cutler, Boston med. and surgic. Journ., 1884, pag. 248.

[4]) Porter, Americ. Journ. of medic. Sciences, 1869, July, pag. 43.

Gang und fiel leicht nieder.[1]) An den Fingern erschien bei einem Morphinisten, der Bromkalium erhielt, Verlust der Coordination.[2]) Auch die Sensibilität kann so herabgesetzt sein, dass Kneifen und andere peripherische Reize keinen Schmerz verursachen. Die motorischen Lähmungserscheinungen sind nicht durch bestimmte Dosen bedingt. Man gab an, dass sie eintreten, wenn 10 g Bromkalium längere Zeit gereicht oder allmählich zu höheren Dosen aufgestiegen wird.[3]) Dies trifft nicht immer zu; denn man fand bei älteren Leuten Lähmung der Gliedmassen auch nach 0,6—1,2 g Bromsalz. Worauf dieses Symptom beruht, ist nicht sicher erwiesen. Die in Thierversuchen von Vulpian gefundene leichte Kernvermehrung im periependymären Gewebe wird nicht als ein genügendes Aequivalent angesehen.

Geistige und körperliche Excitationssymptome sind seltener als die zuvor geschilderten depressiven. Man beobachtet gelegentlich Angst und Aufgeregtsein neben Schlaflosigkeit auch nach kleinen Mengen eines Bromids. Bei einem Epileptiker, der bisher gutmüthig und still war, entstand in Folge der Brombehandlung eine Veränderung im Wesen, insofern er erregt, aggressiv und gemeingefährlich wurde. Ein anderer solcher Kranker bekam Foetor ex ore, Hautexantheme und excessive Erregtheit mit Wahnideen, und bei einem dritten steigerte sich die Unruhe fast bis zur Tobsucht.[3]) Gewöhnlich erscheinen solche Nebenwirkungen, wie grössere Reizbarkeit, Gemüthsverstimmung und Neigung zur Zornwuth, gewissermaassen als ein pathologischer Ersatz unterdrückter oder verminderter epileptischer Anfälle. Zittern der Beine und Hände, Erhöhung der Sehnenreflexe, sowie Ataxie der gegesammten Muskulatur stellten sich ebenfalls in einigen Fällen ein.[4])

Der Bromismus.

Den bisher erwähnten, mehr oder minder schnell schwindenden Nebenwirkungen gegenüber steht ein Symptomencomplex, der sich wesentlich aus Functionsstörungen im Gebiete des centralen und peripherischen Nervensystems und Störungen in der Ernährung zusammensetzt. Er vergesellschaftet sich mit manchen der bereits abgehandelten Nebenwirkungen, besteht vielfach auch nach dem Aussetzen des Bromids weiter und führt mitunter sogar zu bleibender Benachtheiligung der betreffenden Kranken. Säuglinge können ebenso wie Erwachsene davon ergriffen werden. Obschon ich manches der vorhergegangenen Symptome hierbei wiederholen muss, so scheint mir doch eine zusammenhängende Schilderung mit Rücksicht auf das nicht seltene Vorkommen dieses Zustandes angezeigt. Eine scharfe Abgrenzung der Krankheitsbilder von einander ist nicht möglich. Nichtsdestoweniger kann man doch nach dem Vorgange von Voisin[5]) gewisse Gruppen bilden, durch welche die Uebersicht erleichtert wird. Es unterliegt keinem Zweifel, dass der grösste Antheil an dem Entstehen derselben dem Brom zuzuschreiben ist. Sah man auch nach Gebrauch von Chlorkalium einige, in die cerebrale Sphäre fallende Symptome, wie Benommenheit, Herab-

[1]) Morton, Glasgow med. Journ., 1873, February, pag. 239.
[2]) Mattison, The Therapeutic Gazette, 1890, pag. 601.
[3]) Bannister, The Journal of nerv. and mental dis., 1881 pag 560.
[4]) Noble Daniel, British medic. Journ., 1871, II., pag. 852.
[5]) Voisin, Archives génér. de Médecine, 1873, Janv., pag. 35, Févr., pag. 175.

setzung der Reflexerregbarkeit des Rachens, so folgt daraus doch nicht mit genügender Sicherheit, dass auch das Kalium im Bromkalium an den entsprechenden Symptomen Schuld ist. Dadurch, dass Bromnatrium und Bromammonium das Gleiche an Nebenwirkungen wie Bromkalium hervorrufen, wird dem Cathederstreit über die Betheiligung der einzelnen Componenten in der letzteren Verbindung am Bromismus die Basis entzogen. Man unterscheidet: 1. einen langsam auftretenden, 2. einen acut sich entwickelnden Bromismus und 3. eine Bromcachexie.

1. Der langsam auftretende Bromismus erscheint nach Tagesdosen von 4—10 g, aber, besonders bei schlecht genährten Individuen auch nach sehr viel weniger in einigen Wochen oder Monaten als Combination einiger oder vieler der nachbenannten Symptome. Die Gesichtsfarbe ist welk, schmutziggelb, der Gesichtsausdruck stupid, der allgemeine Kräftezustand gesunken, so dass die Kranken für lange Zeit bettlägerig werden können [1]) und die Abmagerung sehr bemerkbar. Es besteht Speichelfluss, der einen fadenziehenden Speichel liefert, ein süsslicher, übler Geruch aus dem Munde, auch wohl Trockenheit des Schlundes, zuweilen Röthung, Schwellung und scorbutähnliches Aussehen des Zahnfleisches, Lockerung der Zähne, Schwellung der Zunge, [2]) catarrhalische Erkrankung der Nase, Gastralgie, Koliken, Diarrhoe, und bei Frauen, Kindern und Säuglingen auch Keuchhustenähnliche Anfälle mit Erbrechen und erschwerter Athmung, welche oft Monate lang anhalten, wenn das Mittel fortgebraucht wird. An verschiedenen Schleimhäuten, besonders der Mund- und Nasenhöhle und auch wohl an der Oberhaut entsteht Unempfindlichkeit. Sprachverlangsamung, Stocken und Schwere in der Sprache, sprachliche Articulationsstörungen, Verdrehen und Verwechseln von Silben und Worten sind häufig und zeigen, dass die Herrschaft über die, die Sprachorgane versorgenden Nerven verloren gegangen ist. Die Stimme wird heiser und unrein. Eine normale Körperhaltung fehlt. Gesichtsmuskeln, Zunge und Hände zittern bei intendirten Bewegungen, der Gang wird schwankend, das Gemeingefühl nimmt bis zum Schwinden ab. Dazu kommen noch: Schwere des Kopfes, Druck in Stirn und Schläfe, Schlaflosigkeit, stupider Gesichtsausdruck, Abgestumpftsein gegen äussere Eindrücke, Benommensein und schwierige Perception. Die Reflexbewegungen sind vermindert, die Sehnenreflexe abgestumpft oder aufgehoben. Die Intelligenz leidet. Es bestehen Gedächtnissschwäche, Willenlosigkeit und Apathie, sowie eine gewisse geistige Schwäche. In einzelnen Fällen wachsen, vielleicht auf Grund nervöser Belastung, die geistigen Srörungen zu sehr bedenklicher Höhe an. Man beobachtet dann Erregungs- oder Lähmungszustände. Gesichts- und Gehörshallucinationen, sowie Illusionen und Angstzustände begleiten die ersteren. In einem Falle erschien ein tobsüchtiger Zustand, nachdem das Bromkalium, das lange Zeit zu 12 g täglich genommen war, entzogen wurde. Der Kranke wurde ruhelos und so heftig, dass man ihn in ein Isolirzelle bringen musste. Der Intellect war vollkommen gestört, er schrie und tobte, zerbrach die Fenster, riss seine

---

[2]) Esenbeck. Der praktische Arzt, 1880, No. 6. pag. 121.

[1]) Klöpfel, Petersburger medic. Wochenschr., 1880, No. 7 u. 8, pag. 538

Kleider herunter, so dass er, da man einen Selbstmord befürchtete, auf das Bett geschnürt werden musste. Auf diese Erregung folgte Ermattung. Ruhe und Schlaf wurden zeitweilig durch Morphin und Sulfonal geschaffen. Doch bestand die Manie immerhin doch 3 Tage lang.[1]) In anderen Fällen bilden sich Zustände heraus, die der allgemeinen Paralyse der Irren sehr ähnlich sind. So sah man z. B. bei einem Manne, der in 4 Monaten 1100 g Bromkalium verzehrt hatte, Blödsinn mit Lähmung auftreten.[2]) Bisweilen treten die motorischen Störungen, wie Zittern, lähmungsartige Schwäche, Lähmungen oder Ataxie, mehr in den Vordergrund.

Mehrfach ist auf experimentellem Wege versucht worden, einen Einblick in die Entstehung der angeführten Störungen des Centralnervensystems zu gewinnen. Im Wesentlichen haben sie auch nicht mehr erreicht, als die Symptome des Bromismus hervorzurufen. So that man dar, dass bei bromisirten Thieren die elektrische Erregbarkeit des Grosshirns so stark herabgesetzt wird, dass Reizung der Gehirnrinde nicht die üblichen epileptischen Krämpfe hervorrief.[3]) Längere Fütterung junger Thiere mit einem Bromid ruft Coma hervor, das später in allgemeine Paralyse übergeht. Bei alten Thieren entsteht unter diesen Bedingungen bald Lähmung, die von cerebrospinalen Blutungen, welche sich durch die ganze Axe erstrecken, abhängig sind. In noch anderen Versuchen fand man mehrfach[4]) unter Anderem eine diffuse parenchymatöse Myelitis, sowie Zunahme der weissen, Abnahme der rothen Blutkörperchen. Bei Menschen ist nichts derartiges nachgewiesen worden. Aber es ist mehr als wahrscheinlich, dass auch bei ihnen anatomische Veränderung in den betreffenden Gebieten vorkommen. Ueber die Art des Entstehens herrscht Dunkel.

Zu den bisher angeführten Symptomen können sich noch hinzugesellen: Lähmungen innerhalb der Geschlechtssphäre, Unordnung in den katamenialen Functionen, Sinken der Herzleistung, doppelseitige oder einseitige Mydriasis, Trägheit der Pupillen, und Hautausschläge. Bronchialcatarrh oder Bronchitis oder auch pneumonische Symptome zeigten sich in vereinzelten Fällen ganz besonders stark und verursachten indirect den Tod. Der letztere erfolgte meist im Coma, das anfangs von Fieber begleitet sein kann. Bei Verschlimmerungen beobachtete man auch Schluckbeschwerden. Meistens erfolgt Wiederherstellung.

2. Der acut auftretende Bromismus entwickelt sich oft innerhalb weniger Stunden nach selbst jahrelanger Toleranz eines Bromsalzes. Man beobachtet einen schwankenden Gang, Unsicherheit im Stehen, Schwere der Augenlider, glanzlosen Blick und Schwierigkeit im Sprechen. Es fallen auf: zitternde Schriftzüge, unverständliche Sätze, in denen Worte fehlen oder in die falsche Buchstaben oder selbst falsche Worte eingeschaltet sind. Kopfschmerzen, Somnolenz, Stupor, heftigen Durst, Schwellung, Röthung und Trockensein der Zunge, Durchfälle u. A. m. verbinden sich mit den vorigen Symptomen.

---

[1]) Amphlett Holmden, The Lancet, 1890, II., 18. Oct., pag. 816.
[2]) Böttger, Allgem. Zeitschr. f. Psychiatrie, Bd. 35, pag. 329. — Seguin, l. c.
[3]) Albertoni, Archiv f. experim. Pathol. u Pharmak., Bd. XV., pag. 251.
[4]) Aresu, Giorn. internaz. delle Scienze medic., 1879, No. 8, pag. 785.

3. Die Bromcachexie. Diese begleitet, mehr oder minder ausgesprochen, auch die vorgenannten Bromsymptome. Bei einigen Menschen tritt sie besonders hervor. Man beobachtet: Anämie, Gefässgeräusche, Appetitverlust, Abmagerung und Schwäche. Bei fortgesetzter Anwendung erliegen die Kranken durch Auftreten von Carbunkel, Erysipelas migrans, Pneumonie, choleriformer Enterocolitis unter typhoiden und adynamischen Symptomen. Bei einer Epileptica, die 10 Monate lang Bromkalium in steigenden Mengen bis zu 16 g genommen, und circa 2 kg verbraucht hatte, entstand eine gelbe Hautfarbe und ein kupferfarbiges Exanthem an der Stirn und der behaarten Kopfhaut. Koliken, Magenschmerzen, Schlaflosigkeit und Anorexie waren jenen cachectischen Symptomen schon 3 Monate vorher als Warnung vorangegangen. Nunmehr erfolgte der Tod unter Delirien, Schweissen etc.

Die Folgen der Entziehung des Bromkaliums.

Erregungszustände, die der plötzlichen Unterbrechung des Bromkaliumgebrauchs bei einem nicht Epileptischen folgen, habe ich bereits beschrieben. Es fehlen noch ausgiebige Beobachtungen über dieses Verhalten. Es ist aus Gründen der Analogie anzunehmen, dass häufiger solche Störungen eintreten und falsch gedeutet werden. Alle derartigen narkotischen Stoffe schwingen sich bei längerem Gebrauche zu einem nothwendigen, fast physiologischen Bedürfnisse für das Gehirn auf. Dies lässt aber das Erscheinen von Symptomen bei der Entziehung fast als nothwendige Folge voraussetzen. Sichtbar erkennt man dies bei Epileptischen. Bei keiner anderen Behandlungsmethode dieser Krankheit ist das plötzliche Unterbrechen der Therapie von so schlimmen Symptomen gefolgt, wie bei dem Gebrauche der Bromsalze. Die Anfälle treten viel heftiger und viel häufiger ein als es je vorher der Fall war. In solcher Verschlimmerung können die Kranken acut zu Grunde gehen. Ein Kranker, der seit längerer Zeit höhere Gaben von Bromkalium gegen Epilepsie mit namhaftem Erfolge genommen hatte, bekam eine Pleuritis. Am zweiten Tage wurde das Bromsalz ausgesetzt. Zwei Tage darauf, als das Fieber schon nachgelassen hatte, also nicht durch die fieberhafte Erkrankung, trat plötzlich Anfall auf Anfall ein, obwohl er schon seit längerer Zeit keinen solchen gehabt hatte, und zwar in so heftiger Art, dass er zu Grunde ging.

Die Heilung der Bromsalz-Nebenwirkungen.

Das Aussetzen des Medicamentes bewirkt meist Abnahme und Schwinden der Nebenwirkungen. Für die Beseitigung und Verhütung der Bromexantheme hat man jedoch mehrere Stoffe empfohlen. Ich glaube nicht, dass der Nutzen aller dieser überhaupt vorhanden, oder sonderlich gross ist. Schon vor langer Zeit wandte man hierfür die Fowler'sche Lösung an. Man sollte täglich 5 Tropfen geben um in 14 Tagen die Acnepusteln zum Verschwinden zu bringen. Neuerdings werden soviel Tropfen der Lösung täglich verabfolgt, als der Kranke Gramme des Bromkalium genommen hat. Für den gleichen Zweck reichte man eine Salicylsäure-Lösung. Durch eine solche soll auch prophylactisch jeder Bromausschlag verhindert und ein bestehender geheilt werden. Die „intestinale Antisepsis“, die angeblich durch salicylsaures Wismuth und β-Naphtol erzeugt wird, soll dies gleichfalls zu Wege bringen.[1]) Ich theile nicht die in dieser Therapie liegende Anschauung über das Zustandekommen der Bromexantheme aus gastrointestinaler Einwirkung und halte eine Wirkung der genannten Medicamente deshalb für illusorisch. Verwendbar sind die bei ausgedehnten geschwürigen und tuberösen Veränderungen vorgeschlagenen örtlichen Maassnahmen: Anwendung von aseptischen Gazebinden, sowie leichte adstringirende Waschungen besonders mit Tanninlösungen (1:100) und Glycerin, und ferner, um mit Erfolg die narbigen Atrophieen zu beschränken, Auflegen von Emplastrum Hydrargyri. Auch bei gleichzeitig vorhandenem Eczem soll das letztere nicht schaden. Um Salivation zu verhüten, mischt man Emplastrum Hydrargyri mit Emplastrum saponatum.[2]) Auch Schwefelsalben, sowie alkalische Waschungen sind empfohlen worden.[3]) Von Nutzen kann es sein, das Bromkalium in sehr viel Wasser gelöst und niemals nüchtern zu verabfolgen. Die Magenschmerzen sollen sich hierdurch vermeiden lassen. Die Empfehlung des Strychnin gegen gewisse depressive cerebrale Erscheinungen ist noch nicht genügend erprobt.

Die Behandlung des Bromismus hat sich auf das Aussetzen des Mittels und das Herbeiführen einer schnellen Ausscheidung desselben aus dem Körper, sowie auf Anordnung einer geeigneten Diätetik zu richten. Die Körperkräfte des Kranken müssen gehoben und gegen die psychischen Läsionen Aufenthaltsveränderungen angerathen werden. Die Anregung zu einer schnelleren Elimination des Bromkaliums richtet sich am zweckmässigsten auf die Nieren, da dies der gewöhnliche Ausscheidungsweg für die Halogensalze ist, und deswegen sind hierbei Diuretica indicirt.

Kalium chloratum.

Das dem Bromkalium für gleichwerthig empfohlene,[4]) farb- und geruchlose, salzig und schwach bitter schmeckende, sehr leicht in Wasser lösliche Chlorkalium, (KCl), sollte vor dem ersteren den Vorzug haben, selbst nach monatelangem Gebrauch von täglich 5—7,5 g, keine Nebenwirkungen zu erzeugen. Beide Angaben haben weitere Untersuchungen nicht bestätigt. Denn man fand,[5]) dass das Chlorkalium keinerlei Einfluss auf das Auftreten epileptischer Anfälle habe, dass es dagegen bei einzelnen Individuen eine Reihe von schädlichen Nebenwirkungen in medicinalen Dosen hervorrufen kann. Dieselben bestanden in leichten Graden von Benommenheit, Kopfweh, Schläfrigkeit, Torpidität, Schmerzen in allen Gliedern, Herabsetzung der Motilität, z. B. Schwere in den Füssen, unsicherem, taumelndem Gang, Erschwerung der Sprache, Verringerung des Appetits, in einem Falle auch in gänzlichem Erlöschen der Reflexerregbarkeit des Rachens. Während des Bestehens dieser Symptome sank die Pulsfrequenz beträchtlich.

Piscidia erythrina.

Der Jamaikanische Hundeholzbaum (Jamaica Dogwood) besitzt in seiner Stamm- besonders der Wurzelrinde einen Bestandtheil, der betäubend auf Thiere

---

1) Féré, Compt. rend. de la Société de Biologie, 1890, Sér. IX., 2, pag. 512.
2) Kaposi, Wiener medic. Wochenschr., 1881, No. 18, pag. 512.
3) Seguin, Journ. de Thérapeut., 1878, pag. 597.
4) Sander, Centralbl. f. d. medic. Wissenschaften, 1868, No. 52, pag. 517.
5) Stark, Zeitschr. f. Psychiatrie, XXXII, pag. 159.

wirkt. Seit 1722 weiss man, dass dieser Stoff als Pfeilgift gebraucht wurde. Auch zum Betäuben der Fische fand und findet die Rinde in Westindien Verwendung. Angeblich soll das wirksame Princip, Piscidin, farblose, sechsseitige Prismen darstellen. Als Schlaf- resp. Beruhigungsmittel ist das alkoholische flüssige Extract eine Zeit lang häufig gereicht worden. In Deutschland sind meistens die Erfolge nicht sehr, oder gar nicht befriedigend gewesen, vielleicht weil die hier verarbeiteten Drogen nicht mehr gut, oder importirte pharmaceutische Zubereitungen verdorben waren. In einer Beobachtungsreihe über 78 Fälle fanden sich als besseres Resultat 52 pCt. ganze, 33 pCt. halbe und 7 pCt. negative Erfolge.[1]) Die Dosen betragen von dem alkoholischen, trockenen Extract 0,25—0,5, von dem Fluidextract zu 50—200 Tropfen etwa 1—4 g.

An Nebenwirkungen kamen nach Gebrauch einer alkoholischen Tinctur vor: Brennen in der Magengend, das sich über den Körper verbreitete und von reichlichem Schweiss begleitet war,[2]) und etwas Speichelfluss. Bei zwei Kranken, die das trockene spirituöse Extract in Pillen erhalten hatten, stellte sich Erbrechen ein. Nach hohen Dosen des Fluidextractes ist dieses Symptom nicht selten.[3]) Vereinzelt wurde nach einem Stadium des Benommenseins nervöses Zittern wahrgenommen. Als Nachwirkung fand sich nach einer durchschlafenen Nacht leichtes Benommensein und geringe Pupillenerweiterung.[4]) Etwas energischer gestaltete sich dieselbe bei 8 von 25 Kranken, die das spirituöse Extract erhalten hatten, durch Auftreten von Betäubung, Schwindel und Kopfschmerzen. Bei dem grösseren Theil dieser Individuen hielten diese Nachwirkungen nur wenige Stunden, bei einigen bis zum Mittag an. Das Fluidextract rief bei 68maliger Verabreichung nur 1 Mal leichte Narkose noch am Morgen hervor.

Valeriana officinalis.

„Valeriana dicitur a multis quibus valet facultatibus" meinte Caspar Bauhinus. Durch Jahrhunderte hindurch, hat sich auf Grund dieser Anschauung diese Droge auf gleicher Höhe arzneilicher Anwendung erhalten. Fabius Columella beobachtete an sich zuerst deren antepileptische Kraft und viele Beobachter haben nach ihm dies bestätigt. Hysterische Krämpfe, Koliken der Kinder und von Erwachsenen Erregungszustände in fieberhaften Krankheiten, Menstruationsschmerzen u. A. m. werden heute als Indicationen angesehen. Das Baldrianöl ist der Träger der Wirksamkeit der Pflanze.

Als Nebenwirkungen findet man auch nach mässigen Mengen der Tinctur oder des Wurzelaufgusses Aufstossen mit jenem anhaltendem, unangenehmen Nachgeschmack. Grössere Dosen rufen gelegentlich ausser Aufstossen auch Uebelkeit, Erbrechen, Kollern im Leibe und Durchfall hervor.

Auch Ameisenlaufen, Eingenommensein des Kopfes, Kopfschmerzen, Schwindel, Gesichtshallucinationen und Pupillenerweiterung beobachtete man.[5]) Nach Einnehmen von 8 g des Extracts stellten sich bei einem nervösen Manne Delirien, Tobsucht, Taumeln, Störungen des Sehvermögens mit extrem erweiterten Pupillen und kleinem, sehr frequentem und unregelmässigem Puls ein. Ausserdem bestand Drang zum Uriniren.[6])

---

[1]) Fronmüller, Memorabilien, 1884, Bd. 29, pag. 268, 269.
[2]) Hamilton, Behrend's Journalistik, 1834, Oct., pag. 84.
[3]) Andrews, Americ. Journ. of Insanity, 1884, T. XLI., pag. 199.
[4]) Seiffert, Berl. klin. Wochenschr., 1883, pag. 444.
[5]) Barbier, Matière médic., 1824, II. Édition, pag. 83.
[6]) Abell, Boston medic. and surgic., Journ., 1856, March, pag. 117.

Zinkoxyd.

Der äusserliche Gebrauch des Zinkoxyds zum Wundverbande soll keine unangenehmen Nebenwirkungen zeitigen können. Ich halte diese Angabe für nicht begründet genug und glaube, dass, wenn diese Therapie häufiger eingeleitet würde, Allgemeinerscheinungen sicher zur Beobachtung kämen. In Wunden sind die Bedingungen zum Löslichwerden dieser Verbindung vorhanden und dadurch können auch resorptive, nicht gewünschte, Wirkungen auftreten, zumal, wenn grosse Mengen verwandt worden sind. Nur ausnahmsweise kann dies durch so kleine Mengen zu Stande kommen, wie sie als Streupulver bei Intertrigo etc. gebraucht werden. Innerlich benutzt man seit langer Zeit diese wie andere Zinkverbindungen als Sedativa gegen nervöse Leiden aus centraler Ursache. Hufeland rechnete das Zinkoxyd unter die specifischen antepileptischen Mittel. Er versicherte, es sei das vorzüglichste von Allen. Man müsse aber lange Zeit hindurch grosse Dosen verabfolgen. Man solle mit 0,03 g früh und Abends beginnen und einen Tag um den anderen um 0,03 g steigen bis Uebelkeit eintrete. Dann sei die Menge erst zu verringern.

Es sind wesentlich Störungen seitens des Magens und Darms, die man hierbei beobachtet. Es zeigen sich bei Manchen: Uebelsein, Ekel, Druck im Epigastrium, und zuweilen auch störendes Erbrechen. Die Reizwirkung an der Magenschleimhaut wird um so intensiver, je mehr die Zinksalze Gelegenheit haben, direct oder nach ihrer Lösung mit der Magenschleimhaut Zinkalbuminat zu bilden. Aehnliches kann sich auch am Darm abspielen und Leibschmerzen, sowie Durchfall entstehen. Erwähnenswerth ist noch, dass durch den längeren Gebrauch medicinaler Dosen von Zinksalzen angeblich eine, der chronischen Bleivergiftung ähnliche Zinkdyskrasie entstehen kann, die sich durch hartnäckige Verstopfung, Abmagerung und Anämie kennzeichnet. Ein Epileptiker verbrauchte in 5 Monaten circa 194 g Zinkoxyd ohne dass je Uebelkeit oder Erbrechen aufgetreten wären. Dafür wurde er aber bleich, abgezehrt, entstellt und befand sich in einer an Blödsinn grenzenden Abspannung. Anfangs war der Appetit und mit ihm später allmählich die Kräfte geschwunden. Die Zunge war stark belegt, der Unterleib geschwollen, die Beine bis zum Knie stark ödematös, eiskalt, die Haut pergamentartig. Es erfolgte bei geeigneter Behandlung Wiederherstellung. Die Epilepsie bestand fort.[1])

Auch Zinkacetat ist als krampfwidriges, auch schmerzstillendes Mittel oft gebraucht worden. In Salbenform auf die Wange eingerieben, rief es zuweilen Pusteln hervor.[2])

Stannum chloratum.

Das in Wasser lösliche, stark reducirende Zinnchlorür wurde 1837 gegen Epilepsie, Hautkrankheiten u. s. w. empfohlen und von 0,005 g an aufwärts mehrmals täglich verabfolgt. Hierbei beobachtete man, sobald die Dosen etwas stärker waren, nach jedesmaligem Einnehmen leichte Fieberbewegungen. Bei manchen Epileptikern nahmen die Krämpfe anfangs etwas zu, um später zu weichen. Solche Nebenwirkungen wurden als erforderlich für eine günstige Wirkung angesehen.[3])

[1]) Busse, Casper's Wochenschr.. 1873, No. 18, pag. 302.
[2]) Brosius, Jahrb. f. d. ges. Med., 1850, Bd. 68, pag. 298.
[3]) Schlesinger, Hufeland's Journ., 1873, Sept, pag. 95, 98, 99.

Artemisia vulgaris.

Der zu dem ältesten arzneilichen Bestande gehörende Beifuss wirkt wesentlich durch sein grünlichgelbes, butterartiges ätherisches Oel. Man benutzte ihn eine Zeit lang gegen Epilepsie. Als Nebenwirkung beobachtete man Schweisse, die bisweilen unangenehm riechen, Vermehrung der Harnabsonderung, und wenn die Dosen 0,2—0,3 g übersteigen bisweilen eine allgemeine nervöse Erregung.

Camphora monobromata.

Der kristallinische Bromcampher ist in Wasser unlöslich, löslich in Alkohol. Gegen Epilepsie, Neuralgien, Pollutionen etc. zu 0,1—0,5 g pro dosi angewandt, erzielte man damit nur mässige Resultate. Nach Einnahme von 1 resp. 3 g sah man bei zwei Menschen als Nebenwirkungen entstehen: allgemeine Abgeschlagenheit, hochgradige Gemüthsverstimmung mit Sterbegedanken, Schwere und Druck im Kopfe, Kurzathmigkeit, Kälte des Körpers, Pulsverlangsamung, Zuckungen in den Gliedern und später allgemeine Zuckungen und Bewusstlosigkeit. In einem dieser Fälle erfolgte bald Wiederherstellung, im anderen erst nach mehreren Stunden und nachdem Erbrechen aufgetreten war.[1]) Längerer Gebrauch soll Abmagerung erzeugen.

Asa foetida.

Dieses Gummiharz verschiedener Ferulaarten besteht aus einem widerlich-durchdringenden, an der Luft Schwefelwasserstoff entwickelnden ätherischen Oele, und einem sauer reagirenden Harz, aus dem die Ferulasäure abgeschieden werden kann. Der unangenehme Geruch des noch immer als Sedativum gebrauchten Stoffes lässt sich in Mixturen ebenso wie der schlechte Geschmack durch Zusatz einiger Tropfen Chloroform etwas verändern. Als Nebenwirkungen nach dem inneren Gebrauch des Mittels beobachtet man bisweilen Schwellung der Lippen, häufiger Aufstossen mit dem Geruch und dem Geschmack der Asa foetida, Brennen im Magen, Blähungen, die nach dem ätherischen Oele riechen, Durchfall und Geruch des Schweisses nach dem Mittel. Auch Brennen beim Harnlassen, Eingenommensein des Kopfes, Kopfschmerzen, Schwindel und allgemeines Unbehagen kommen vor. Sehr eigenthümlich ist die Angabe, dass nach dem Auflegen von Pflastern mit Asa foetida auf den Unterleib bei Männern bedeutende Hodenschwellung und bei Frauen Entzündung und starke Anschwellung der Genitalien und der Brüste mehrfach entstanden sei. In einem Falle war die Schwellung der Brüste so stark und diese sonderten so viel milchige Flüssigkeit ab, als wäre es der neunte Monat der Schwangerschaft, obschon die 50-jährige Frau längst keine Menstruation mehr hatte.

Aethoxycaffeïn.

Dasselbe stellt weisse Kristalle das, die sich schwer in Wasser lösen. Die Versuche, es arzneilich zu sedativen Zwecken bei Neuralgien etc. zu verwenden, haben kein ermuthigendes Resultat gehabt. Man verabfolgte Mengen von 0,25—0,5 g und Tagesdosen bis zu 1 g. Als Nebenwirkungen fanden sich: allgemeines Unwohlsein mit Frösteln,[2]) Störungen im Magen, die bei Verabfolgung des Mittels in Pulverform stärker als in Lösungen hervortraten und

[1]) Rosenthal, Wien. medic. Blätter, 1881, No. 44.
[2]) Chabot, Bulletin génér. de Thérap., 1886, T. CXI., pag. 212.

sich als Brennen, Schmerzen, Krampf, Uebelkeit und Erbrechen[1]) darstellten. Einige Male beobachtete man auch Kopfweh[2]) mit einem gewissen intellectuellen Torpor und Gefühl von rauschartigem Benommensein mit Schwindel.

Indigo.

Der aus zahlreichen Pflanzen gewonnene Farbstoff diente eine Zeit lang als ein antepileptisches Mittel. Man verabfolgte Mengen von 0,3—1,2, ja selbst bis zu 4 g täglich in Oblaten, weil das Mittel widerlich zu nehmen ist. Die eigenthümlicherweise nicht geringen Nebenwirkungen lassen nur wenige Menschen frei. Man beobachtet bei Manchen aber auch Gewöhnung, derart, dass anfangs Nebenwirkung und nach dem Aussetzen und der Wiederaufnahme dieser Therapie Toleranz eintritt. Die Ausscheidung geht durch den Koth, bei langem Gebrauche auch durch den Harn und nach einer älteren Angabe auch durch den Schweiss vor sich. Alle diese Se- und Excrete erscheinen dann blau.

Der eigenartige Geschmack des Mittels sowie seine Eigenschaft, im Munde allenthalben hängen zu bleiben, bedingen sehr oft auch nach längerem Gebrauche noch einen unbesiegbaren Widerwillen gegen dasselbe. Es entsteht Würgen, eine Empfindung als verengere sich der Schlund, Uebelkeit und schliesslich Erbrechen. Frauen scheinen leichter davon als Männer heimgesucht zu werden. Anfangs hält das Erbrechen fast ununterbrochen an, später kommen Intermissionen. Bei Kindern und Erwachsenen erschien dasselbe gelegentlich schon nach 0,03 g. Die Anwendung in Latwergenform soll es nicht so häufig vorkommen lassen. Statt seiner können auch Magenkoliken auftreten. Die Zunge färbt sich nach häufigerer Anwendung blau. Dieselbe Farbe nimmt das Erbrochene an. Ausser Erbrechen oder zugleich mit diesem stellen sich in vielen Fällen Diarrhöen und Koliken ein. Meist beginnen sie am dritten bis vierten Tage der Darreichung. Bei Hysterischen entstanden nach Verbrauch von ca. 60 g Indigo heftige, 4 Tage dauernde Nierenkoliken. Der Harn färbt sich dunkelviolett oder liefert beim Stehen einen Bodensatz von Indigo.

Auch das Allgemeinbefinden kann leiden. Bei einer Kranken entstanden am 16. Tage des Gebrauches: Fieber, Hitze, Durst und schneller Puls. Dazu gesellten sich Anschwellung des Schulter-, Ellenbogen-, Hand-, Knie- und Fussgelenkes. Aussetzen des Mittels liess diese Nebenwirkung verschwinden, erneuter Gebrauch nach 5 Tagen sie wieder erscheinen. Um jede psychische Beeinflussung auszuschliessen, gab man das Mittel heimlich in Pillenform mit dem gleichen unangenehmen Erfolge. Man beobachtete ferner bei einigen Kranken Schwindel, zuweilen Flimmern vor den Augen, Druck im Kopfe ausser den Störungen im Magen. Seltener sind, nach mehrwöchentlichem Gebrauche auftretende, leichte Convulsionen, die sich durch Zuckungen und Sehnenhüpfen zu äussern pflegen.

Anemone Pulsatilla und pratensis.

Eine frisch bereitete Tinctur wurde gegen Neuralgien etc. benutzt. In manchen Ländern, z. B. Russland, ist das Destillationsproduct der Pflanze als Aqua Pulsatillae im Gebrauch. Die Pflanze enthält einen ölartigen, blasenziehenden Stoff. Die entzündungserregende Wirkung schwankt in ihrer Stärke nicht nur individuell, sondern auch bei ein und demselben Individuum. Nach dem innerlichen Gebrauche der Tinct. Pulsatillae beobachtet man bisweilen Uebelkeit und Erbrechen. Auch mässige Dosen können Bauchschmerzen veranlassen. Ebenso können Niesen, Husten, juckendes Gefühl in der Harnröhre und Reiz beim Harnlassen, vermehrte Harnabsonderung und sogar Blutharnen entstehen. Die Pupillen erweitern sich.

Narcissus Pseudonarcissus. Die Wiesennarcisse wandte man früher bisweilen gegen nervöse Affectionen etc. zu 0,06 g auf 300 Wasser stündlich

[1]) Dujardin-Beaumetz, Bulletin génér. de Thérap., 1886, T. CX., pag. 241.
[2]) Filehne, Archiv f. Anat. u. Physiologie, 1886, pag. 72.

esslöffelweise oder in Pillenform an. Als Nebenwirkungen beobachtete man Erbrechen, Zittern der Lippen und bei manchen, meist plethorischen Individuen mehr oder minder starke allgemeine Mattigkeit oder comatöse Zustände. Vorhandene entzündliche Zustände werden in manchen Fällen dadurch vermehrt. Es können Gelenkschmerzen eintreten und besonders das Kniegelenk sich röthen und schwellen.

Cytisus Laburnum. Der Goldregen ist arzneilich zu verwenden versucht worden. Husten, Bronchitis, Dyspnoe bei Asthma, Neuralgien etc. bildeten die Indicationen. Neuerdings wurde sogar das Alkaloid Cytisin ($C_{11}H_{14}N_2O$) gebraucht. Das Extract führte man zu 0,005—0,1 g ein. Bisweilen entstand Nausea und Erbrechen, Müdigkeit und Neigung zum Schlaf. Die Harnsecretion war vermehrt.

Ouabaïn.

Aus der Wurzel von Acokanthera Ouabaïo, die aber nach Untersuchungen von Schweinfurth und mir nichts anderes als Carissa Schimperi ist, wurde das kristallinische, in kaltem Wasser schwer, leichter in Alkohol lösliche Ouabaïn dargestellt. Arzneilich wandte man dasselbe gegen Keuchhusten, angeblich mit gutem Erfolge an und gebrauchte 0,00003—0,00006—0,0001 g dreistündlich. Vier von 49 an Keuchhusten leidenden Kindern starben an intercurrenten Leiden, nachdem das Mittel schon ausgesetzt war. Dies letztere und die Annahme, dass demselben keine cumulative Wirkung zukommt, werden als Schutz gegen die vielleicht auftauchende Meinung von dem Zusammenhange der Todesfälle mit der Medication angeführt. Immerhin ist es vielleicht besser, ein so besonders gefährliches Mittel bei Kindern zu meiden, wenn nicht die Erfolge ausserordentlich sind. Dies scheint nun nach den vorhandenen Angaben nicht der Fall zu sein. Hierzu kommt, dass selbst nach so winzigen Dosen Körperwärme, Puls und Respiration leicht unter die Norm sinken, und wenn etwas mehr gereicht wird, die Respiration sehr langsam wird. Bei einem 4jährigen Kinde sank sie auf 16 in der Minute. Ebenso kommt auch, besonders Abends, eine Unregelmässigkeit des Pulses vor.

Aqua amygdalarum amararum.

Von der früher so häufigen Anwendung der Blausäurepräparate ist nunmehr wenig übrig geblieben. Kleine Mengen haben keine sedativen Wirkungen, grosse meist unangenehme Nebenwirkungen. Die Kennzeichnung, die Trousseau und Pidoux denselben auf den Weg gaben, dass sie oft gefahrbringend, fast immer nutzlos und äusserst selten heilbringend seien, trifft auch heute noch zu und sollte beherzigt werden, nachdem auch systematische und eingehende Beobachtungen an einem grossen Krankenmaterial[1]) dies zur Genüge erwiesen haben. Hierzu kommt, dass die noch gebräuchlichen Bittermandel- und Kirschlorbeerwasser selten den ihr zugeschriebenen Gehalt an Blausäure (1 : 1000) besitzen, und dass die Empfänglichkeit der Menschen für unangenehme Wirkungen dieses Stoffes sehr wechselt, aber ausgesprochen ist. Auf Greise wirkt die Blausäure weniger als auf andere Lebensalter. Gewöhnung findet nicht an Blausäurewirkung statt. Trotz langen Gebrauches erscheinen immer dieselben Symptome, sobald sie sich einmal gezeigt haben. Die Resorption der Blausäure geht von allen Schleimhäuten aus sehr schnell vor sich.

Für das Auftreten von Nebenwirkungen kommt ganz besonders die Höhe der Dosis in Frage. Die in Folgendem angeführten wurden nicht nur nach blausäurehaltigen Wässern, sondern auch nach anderen, die Säure in kleineren oder grösseren Mengen enthaltenden Präparaten beobachtet. Sie können sich zu zweien, dreien und mehreren mit einander verbinden. Dadurch entstehen so viele Formen, die sich manchmal so wenig einander gleichen, dass man sie bei jedem Individuum für verschiedene ansehen könnte. Sie er-

[1]) Sandras, Recueil périod. de la Soc. de Médecine, 1830, T. CX., pag. 289.

scheinen nach 1—15 Minuten und dauern meist $\frac{1}{4}$—$\frac{1}{2}$ Stunde an. Manche Herzkranke und an Lungenemphysem Leidende scheinen besonders unangenehm auf Blausäure zu reagiren. An der Haut beobachtet man nicht selten einen reichlichen, nicht lange anhaltenden Schweissausbruch bei erhöhter Hautwärme.[1]) Einige Kranke klagen über fliegende Hitze. Ganz vereinzelt kommen auch Hautausschläge vor. Man sah nach Gebrauch von bitteren Mandeln in medicinalen Dosen einen reichlichen Ausbruch eines quaddelähnlichen Ausschlages entstehen. Gelegentlich machen dies auch andere blausäurehaltige Präparate.

Seitens des Magendarmkanals machen sich bemerkbar: Kratzen im Halse, vermehrter Speichelfluss, Wärmegefühl im Epigastrium, und nach höheren, und länger gebrauchten Mengen: Uebelkeit, Erbrechen,[2]) Dyspepsie und, mit letzterer vereint, auch Magenschmerzen,[3]) sowie Kollern im Leibe, Kolik und Durchfall. Manche bekommen Herzklopfen. Der Puls wird nach sehr grossen Dosen hart und beschleunigt, während die Haut heiss und brennend ist. Frostgefühl mit darauffolgender Hitze, Betäubung, mit Anwandlungen von Ohnmacht, grosse Hinfälligkeit und Mattigkeit, sowie Erschwerung der Athmung und vereinzelt auch Husten wurden in wechselnder Combination als kurzdauernde Folgen des Blausäuregebrauches beschrieben. Phthisiker und Emphysematiker klagen bisweilen danach über grössere Athemnoth, und bei bestehender Neigung zu Lungenblutungen kann eine solche dadurch ausgelöst werden.

Es kommen ferner gelegentlich vor: Funkensehen, — nach Aufnahme der Dämpfe von Cyanwasserstoffsäure Hemiopie, welche in 4—5 Stunden verschwand — Ohrensausen und Klingen, Schwindel, Schwere des Kopfes bei fliegender Hitze und anhaltende oder nur nach dem jedesmaligem Einnehmen erscheinende, halbseitige oder sonstwo localisirte Kopfschmerzen. Manche Kranke werden schlaflos. Zittern hindert sie zeitweilig am Einschlafen. Auch Ideenverwirrung und Delirien sollen sich einstellen können. An den Gliedmassen, Hoden und anderen Körpertheilen kommt bisweilen Ameisenlaufen und Jucken vor. Zittern oder Steifigkeit bedingte vereinzelt der lange fortgesetzte Gebrauch des Mittels. Zum Hervorrufen von Convulsionen gehören sehr grosse Dosen oder eine ganz besondere Veranlagung.

Chrysanilindinitrat.

Das Dinitrat des Diamidophenylacridin, auch Phosphin genannt, stellt ein orangegelbes, geruchloses, aber sehr bitter schmeckendes, leicht in Wasser lösliches Pulver dar. Es ist als Sedativum bei Neuralgien etc. gebraucht worden.[4]) Die Tagesdosen betrugen 0,5—1 g. Das Mittel ist unzuverlässig und hat Nebenwirkungen, die zum Aussetzen nöthigen. Man beobachtete Kopfschmerzen, unruhigen Schlaf, Magenkrampf, Nausea, sehr häufig Erbrechen, das manchmal ohne Aufhören während des Gebrauches anhielt, und Diarrhoe. Die Harnmenge nimmt zu.

Atropa Belladonna. — Atropin.

Die Nebenwirkungen der Belladonnapräparate haben trotz ihrer gar nicht seltenen, beängstigenden Formen, nicht Anlass zum Vernachlässigen des Medicamentes gegeben. Zwei Gründe sind hierfür anzugeben: die vorzüglichen Heilwirkungen dieser Präparate, und die Erfahrungsthatsache, dass beim Einhalten normaler Dosen schlimme

---

[1]) Becquerel, Gazette médic. de Paris. 1840, Vol. VIII., No. 1 ff.

[2]) Coullon, Recherches et considérations médic. sur l'acide hydrocyanique, Paris 1819.

[3]) Forget, Bullet. génér. de Thérap., 1839, Vol. XVI., pag 263.

[4]) Auclert. Sur les effets physiol. et thérapeut. du dinitrate de chrysaniline, Paris 1888, pag. 52 ff.

Ausgänge nicht vorkommen, oder doch zu den allergrössten Seltenheiten gehören. Die Einführung des Atropin hat theilweise die galenischen Belladonnapräparate verdrängt, immerhin aber sind die letzteren nicht zu entbehren. In ziemlich weitem Umfange findet an alle genannten Präparate Gewöhnung statt. Es ist diese Thatsache in Bezug auf manche der hervorragenden arzneilichen Beeinflussungen von Krankheitssymptomen, z. B. bei dem Schwitzen der Phthisiker und auch experimentell erhärtet worden. Thiere zeigen, nachdem die Gewöhnung eingetreten ist, nicht mehr jene leichten Atropinwirkungen, wie Zittern und Veränderung der Hautempfindlichkeit. Toleranz für Atropinhaltige Medicamente zeigen in gewissen Grenzen Kinder. Gegen Epilepsie wurden bei solchen längere Zeit circa 4 mg täglich ohne jede Nebenwirkung verabfolgt. Es kommt ähnliches auch bei einzelnen Erwachsenen vor; besonders soll dies Hagere, schwächliche und sensible Constitutionen betreffen. Indessen kann sich auch, nachdem in mehreren Jahren Atropin ohne Nachtheil genommen war, doch plötzlich nach einer ganz kleinen Dosis auf Grund nicht erkennbarer, zeitlicher körperlicher Verhältnisse eine Reihe schwerer Nebenwirkungen, wie Krämpfe u. a. m. herausbilden.[1])

Die Ursachen derselben sind nicht immer klar erkennbar. Theilweise liegen sie in dem Mangel einer immer nur örtlichen Einwirkung des Medicamentes. Seine ausgesprochene Reactionsfähigkeit gegenüber gewissen nervösen Gebilden befähigt es nach seiner Resorption auch da zu wirken, wo seine Thätigkeit unerwünscht ist. Der grösste Theil des Atropins verlässt den Körper wohl mit dem Harn. Ich zweifle jedoch nicht, dass auch andere Drüsen als die Nieren, z. B. die Brustdrüse von Säugenden, an der Ausscheidung betheiligt sind. Dadurch könnte Schädigung von Säuglingen herbeigeführt werden. Der Ort der Aufnahme ist für das Zustandekommen von Nebenwirkungen ziemlich gleichgültig. Vom Magen, wie von der Mastdarmschleimhaut oder der Bindehaut des Auges aus kann genug resorbirt werden, um sie zu erzeugen. Atropinhaltige Klystiere sind von jeher als ganz besonders gefährlich in dieser Beziehung angesehen worden, und viele, besonders ältere Mittheilungen bestätigen dies. Nach Einträuflung von Atropin in das Auge wie nach Gebrauch von Atropincollyrien kommen sie vor. Sie hängen hierbei wesentlich von der Individualität des Kranken und der Menge des vom Auge aus resorbirten Mittels ab. Das Eindringen von Atropin durch die Hornhaut in das Auge ist auch experimentell erwiesen. Es ist unrichtig, dass die Empfindlichkeit für dasselbe nur direct proportional der Weite der Thränenwege ist. Auch Menschen mit undurchgängigen Thränenwegen werden, wenn nur sonst die Bedingungen dazu erfüllt sind, wie Andere von Nebenwirkungen heimgesucht. Dies schliesst nicht aus, dass dennoch gelegentlich einmal durch den Thränenpunkt Atropin in kleinen Mengen in den Nasenrachenraum gelangen kann. Bisweilen rinnen auch wohl Theile der eingeträufelten Lösung mit Thränen über die Wange in den Mund. Auch die Anwendung des Atropins zu Einträuflungen in den ganz gesunden, von Geschwürsbildung oder Excoriationen freien Gehörgang kann unter Umständen Nebenwirkungen zur Folge haben. Einer Dame wurden wegen

---

[1]) Frazer, The Lancet, 1889, II, 28 Dec., pag. 1369.

eines leichten Mittelohrcatarrhs Einträuflungen einer 1/2 proc. schwefelsauren Atropinlösung gemacht. Nach der ersten Einträuflung trat keine unangenehme Wirkung auf. Als aber am Morgen des zweiten Tages wiederum 4 Tropfen eingeträufelt und der Gehörgang mit Watte verstopft war, begannen plötzlich Nebenwirkungen an entfernteren Stellen der Haut, am Herzen u. s. w.[1]) Die Höhe der Gabe besitzt einen besonders ausgeprägten Einfluss auf das Entstehen von Nebenwirkungen. Einbringen von 3—4 Tropfen einer Atropin-Lösung von 0,06:10 Wasser in das Auge und noch weniger kann dieselben hervorrufen. In einem Falle liess sich die Atropinmenge, die einen Ausschlag bei einem kleinen Kinde bedingte, auf 0,00007 g feststellen, während eine noch kleinere Menge nicht derartiges erzeugte. In Frankreich erfolgte die Verurtheilung eines Arztes, der einer Phthisica von einer Atropinlösung aus 1:110 täglich 1 Theelöffel voll, also ca. 0,036 g verordnete. Der Tod trat nach den beiden ersten Dosen ein.

Es giebt zweifellos auch eine besondere Empfindlichkeit für Atropin, auf Grund deren bei normaler Verordnung Nebenwirkungen entstehen. Manche bestehende Krankheit kann auch zu den letzteren Anlass geben. Früher sprach man u. A. als solche an: Plethora, Congestionen nach dem Kopfe, Neigung zu Blutflüssen und fieberhafte und entzündliche Krankheiten. Auch die örtliche Anwendung am Auge erheischt Vorsicht.[2]) Bei Iritis dürfen die Dosen nicht zu hoch gegriffen werden. Je ausgiebiger und oberflächlicher die Gefässbildung an der Hornhaut bei einigen Krankheiten dieser Membran ist, um so schädlicher wirkt Atropin. Je mehr die Gefässbildung in den Hintergrund tritt, um so unschädlicher ist seine Anwendung. Das Mittel ist bei jeder acuten Entzündung des Augapfels, die mit Erweiterung und Reactionslosigkeit der Pupillen auftritt, zu meiden. Die Gefahr eines Glaucomanfalles droht bei jeder Disposition hierzu. Blutungen im Kammerwasser contraindiciren Atropin durchaus.

Bedeutungsvoll ist auch der Zustand des angewandten Medicamentes. Die Belladonna ist eine Droge, welche grossen Veränderungen in der Stärke ihrer Wirkungen unterworfen ist, so dass von zwei Proben des gleichen Handelswerthes, die eine doppelt so wirksam wie die andere sein kann. Belladonnablätter enthalten 0,4—0,8 pCt. Atropin. Sie sind nach einjährigem Liegen unbrauchbar. Solche, die gepresst, selbst mehrere Jahre in Paketen gelegen haben, zeigen keinen Alkaloidverlust. Belladonnaextract wird auch mit Extr. graminis, taraxaci, dulcamarae und Dextrin verfälscht. Es giebt schlechte Handelspräparate des Atropins. Sie sind amorph, graugrünlich und geben unklare Lösungen. Atropin unterliegt durch Einwirkung von Luft und Feuchtigkeit rasch gewissen Veränderungen. Es wird gelb, verliert die Kristallisationsfähigkeit und nimmt einen unangenehmen Geruch an. Dass hierdurch auch seine Wirkung leidet, ist sichergestellt. Auch fremde Beimengungen, z. B. viel Tropinsulfat finden sich im schwefelsauren Atropin und ändern seine normale Wirkung ab. Jeder Theil der Belladonnapflanze, sowie jede pharmaceutische Darstellung aus dieser können Nebenwirkungen hervorrufen. Eine Ein-

---

1) Knapp, Zeitschr. f. Ohrenheilkunde, Bd. XI., pag. 293.
2) Samelsohn, Deutsche Medizinalzeitung, 1888, pag. 894.

träuflung von Atropin in das Auge kann sie in dem gleichen Umfange bedingen wie das Heranbringen eines mit Belladonnasalbe beschmierten Tampons an den Cervix oder das Auflegen eines Belladonnapflasters auf die Brustdrüse. Sie erscheinen wenige Minuten nach der Anwendung des Medicamentes oder erst nach $1/2$ oder gar mehreren Stunden und dauern einige Stunden, 10 Stunden,[1]) 3—4 oder selbst 10 Tage an.

Störungen im Allgemeinbefinden und an der Haut.

Nach längerem Gebrauch von Atropincollyrien entstehen nicht selten Symptome, die sich als erethische Schwäche und Darniederliegen der Assimilation zu erkennen geben. Dieser Zustand ist schwer zu erkennen und auf seine eigentliche Ursache zurückzuführen, da sonstige Erscheinungen einer Atropinwirkung fehlen können. Bei Kindern, die früher Belladonna prophylaktisch gegen Scharlach häufig erhalten hatten, fand man eine todtenbleiche Gesichtsfarbe. Eine hierhergehörige Thatsache wurde auch experimentell an Hunden gefunden, denen man längere Zeit hindurch täglich grössere Mengen von Atropin zuführte. Trotz der Gewöhnung magern die Thiere ab, verlieren die Fresslust, werden matt und trübsinnig. Bei Menschen stellt sich gelegentlich Fieber ein. Die Milchsecretion Säugender nimmt bis zum Versiegen ab.

Die Hauterkrankung entsteht als Röthung, selten mit erysipelatösem Aussehen entweder an dem Orte der Anwendung und von ihm, sich auf die Umgebung weiter verbreitend, z. B. an der Conjunctiva, dann an den Lidern, der Wange, oder als reine resorptive Wirkung nach der Aufnahme von irgend einer Körperstelle aus in das Blut. Meist kehrt sie, wenn sie einmal erschienen ist, bei demselben Individuum nach jedem erneuten Gebrauch des Mittels wieder. Sie entfaltet sich bisweilen unmittelbar nach dem Einnehmen, oder nach 15—20 Minuten oder auch erst nach 5 Stunden und dauert von $1/2$ Stunde bis selbst zu 3—4 Tagen an. Sie durchläuft gewöhnlich in wenigen Stunden alle Stadien der Entwicklung, der höchsten Blüthe und des Erblassens. Atropin oder Belladonnatheile, äusserlich oder innerlich angewandt, können diese Nebenwirkung erzeugen. Man sah sie z. B. nach einem Belladonnaliniment, das zur Milchvertreibung auf die Brustdrüse gerieben worden war,[2]) nach Gebrauch von Vaginal-Suppositorien[3]) aus Extr. Belladonnae, nach Vaginalkugeln,[4]) und nach Belladonnapflastern entstehen. Manchmal werden die Ausschläge von Hitzegefühl begleitet. Auch Schwellung kommt in deren Begleitung vor. Nach Einbringung einer Atropinlösung in das Ohr schwollen Hände und Füsse, Augenlider und Unterlippe an, wurden steif und blieben in diesem Zustande vom Morgen bis zum frühen Abend. Sehr eigenthümlich ist ein älterer, bisher nicht beachteter Bericht, nach welchem ein junger Mann, der Radix Belladonnae gegen eigenartige Krämpfe gebrauchte, in der fünften Woche aus schwarzem, graues Haupthaar bekommen haben soll. Es blieb so bis zum 30. Jahre und wurde dann wieder schwarz. Der ursächliche

[1]) Nieberg, Bulletin génér. de Thérapeut., 1867, T. LXXII., pag. 91.
[2]) Wilson, Dublin Journ. of Med. Scienc., 1872, pag. 198.
[3]) Köbner, Berl. klin. Wochenschr., 1877, pag. 328.
[4]) Baader, Correspondenzbl. f. schweiz. Aerzte, 1881, pag. 615.

Zusammenhang zwischen der Anwendung der Belladonna und dieser Farbenänderung ist mehr als fraglich.

Die beobachteten Ausschlagsformen sind:

1. Erythema scarlatinosum. Dasselbe erscheint nach äusserlicher oder innerlicher Verabfolgung von atropinhaltigen Präparaten, am häufigsten im Gesicht, dem es bisweilen ein erysipelasartiges Aussehen giebt.[1]) Die Verallgemeinerung ist nicht sehr häufig. Nach Einträuflung von Atropin wird bei der geeigneten Disposition z. B. das Gesicht roth, während die Wangen für das Gefühl kalt sein können. In anderen Fällen wurden nach irgend einer Art der Anwendung, z. B. Gesicht, Oberextremitäten und Rumpf, oder Brust, Bauch und Arme, seltener der ganze Körper ergriffen. Der Ausschlag kann mit, aber auch ohne Jucken oder Brennen entstehen. Er macht bei oberflächlicher Betrachtung den Eindruck einer heftigen Insolation. Eine breite, diffuse Röthe dehnt sich über die betreffenden Glieder aus. Bisweilen sind es aber vereinzelt stehende, grössere Flecke, die noch gesunde Haut zwischen sich erkennen lassen. Auf Druck verschwinden sie, kehren aber beim Nachlassen desselben sofort wieder zurück. Die Heilung geht meist ohne Schuppung vor sich. Nicht selten erfolgt, gleichsam um das scheinbare Bild des Scharlachs zu vervollständigen, Röthung und schmerzhafte Schwellung des Rachens, während Fieber mit seltenen Ausnahmen fehlt. Es ist mir nicht zweifelhaft, dass die Veränderungen in der Mundhöhle ihr Entstehen einem Enanthem verdanken.

2. Urticaria. Nach längerem Gebrauche von Atropineinträuflungen in das Auge sah man neben heftiger Conjunctivalreizung über Stirn, Gesicht, Nacken, Hals einen Hautausschlag entstehen, welcher einer chronischen Urticaria glich. Die quaddelartigen Hauterhebungen neigten zur Induration. Langsam schwanden sie nach dem Aussetzen des Mittels. Das letztere war angeblich gut.[2])

3. Vesiculöser Ausschlag. Nach innerlichem, mehrtägigem Gebrauche von Belladonnapräparaten entwickelten sich unter starkem Jucken Knötchen neben Blasen fast über den ganzen Körper. Nach 4 Tagen verschwanden dieselben ohne Abschuppung. Am häufigsten bildet sich diese blasige, als Herpes oder Eczem bezeichnete Veränderung nach äusserlichem Gebrauche von Atropin oder Belladonnasalben oder Belladonnapflastern am Anwendungsorte und dessen näherer oder weiterer Umgebung. Als z. B. bei einem Kranken wegen rheumatischen Kniegelenkschmerzes eine Belladonnasalbe eingerieben wurde, schwoll die Einreibungsstelle an und auf ihr entstand ein Herpes. In ähnlicher Weise schwoll die Wange eines an Iritis Erkrankten an, nachdem etwas von der in das Auge gebrachten Atropinlösung übergeflossen war, und auf der geschwollenen Basis schossen Bläschen auf. Aber auch dort sah man erysipelatöse Röthe, Schwellung und ein heftig juckendes, nässendes Eczem auf Gesicht und Hals entstehen, wo mit aller Sorgfalt das über die Wangen Laufende abgetrocknet wurde. Mit dem Aussetzen des Mittels schwand die Veränderung, um bei erneutem Gebrauche wiederzukehren.[3]) In einem anderen

[1]) Tyson, Brit. med. Journ., 1889, 26. Oct., pag. 921 u. A.

[2]) Grosser, Deutsche Medizinalzeitung, 1880, pag. 125.

[3]) Donath, Wiener medic. Wochenschr., 1880, No. 12, pag. 313.

Falle von Trachom entstand nach jedesmaligem Gebrauch ein Eczem der Lider und dann des Gesichtes.[1]) Die Dose, die solche Veränderungen hervorruft, kann sehr klein sein. Sie betrug bei einer Frau nur ca. 0,00025 g. Als diese Menge, 1 Tropfen einer $^1/_2$ proc. Lösung, eingeträufelt war, entstand Conjunctivalreizung mit Schwellung. Lider und Wangen waren nach einem Tage erysipelasartig geröthet und geschwollen. Die äussere Haut des unteren Lides erschien stellenweis excoriirt. Bald traten hier stecknadelkopfgrosse Bläschen auf, welche sich gegen die Schläfe, das obere Lid, die Stirn, Wange und Ohren hin verbreiteten, um die bekannten Phasen des Eczems durchzumachen. Nach 6 Tagen erst war die Veränderung geschwunden. Bei erneuter Anwendung kehrte sie wieder.[2])

Ein vereinzelt dastehendes Vorkommniss betraf einen Schwindsüchtigen, der nach innerlichem Verbrauch von circa 0,03 g Belladonnaextract ein Erythem und dann theilweise Gangrän der Haut des Scrotums unter viel Schmerzen bekam. Mehrere Wochen dauerte es, bis der Kranke von seinem Hodensackübel genas. Als dann wieder Belladonna genommen wurde, entstand abermals bedeutende Entzündung.

Nebenwirkungen seitens der Verdauung, Harnabsonderung, der Geburt, des Kreislaufes und der Athmung.

Atropinlösungen schmecken bitter und anhaltend kratzend. Nach dem Verschlucken derselben, Einbringen in das Auge oder das Unterhautzellgewebe und epidermatischem Belladonnagebrauch kann diese Geschmacksempfindung wahrgenommen werden. Nicht unwahrscheinlich ist es, dass in den letztgenannten Fällen eine Ausscheidung des Mittels durch die Drüsen der Mundhöhle stattfindet. Rauhigkeit, Kratzen und Trockenheit im Munde und Schlunde sind eine häufige Nebenwirkung, die nach Minuten, oder erst nach Tagen, nachdem vorher schon andere Nebenwirkungen vorangegangen waren, neben quälendem Durst auftreten können. Schluckunvermögen durch Schlundkrampf kommt ebenfalls nach kleinen und grossen Dosen vor. Aufgenommene Flüssigkeit fliesst dann wieder durch Mund und Nase ab. Meist folgt eine Dysphagie dem Auftreten der Trockenheit. Nur mit der grössten Anstrengung vermag der Kranke zu schlucken. Häufiger Belladonnagebrauch schwächt den Magen. Es entsteht völliger Appetitverlust. Bisweilen kommen kurz dauerndes oder anhaltendes Erbrechen und Durchfall, sowie Leibschmerzen. Die Harnabsonderung kann stocken. Man beobachtete derartiges sowohl nach Belladonnaklystieren als Atropineinträuflungen in das Auge. Bei einem Manne, der in Folge der letzteren cerebrale Störungen bekommen hatte, musste, da gar kein Harn entleert werden konnte, catheterisirt werden. Albuminurie fand sich bei einem Kinde, das nach Atropineinträuflung Delirien und andere Nebenwirkungen bekommen hatte. Der Uebergang von Atropin von der Mutter auf den Foetus ist erwiesen. Eine Erstgebärende erhielt 0,002 g Atropinsulfat injicirt. Man extrahirte 3 Stunden später mit der Zange ein nicht asphyktisches Kind, dessen Pupillen bis auf einen schmalen Rand erweitert waren und auf Licht nicht reagirten.

---

[1]) Fialkowski, Petersburger medic. Wochenschr., 1884, pag. 149.
[2]) Schenkl, Prager medic. Wochenschr., 1880, pag. 181.

Bei einem 17jährigen Knaben, der wegen progressiver Myopie mit Herabsetzung der Sehschärfe einer Atropincur unterzogen wurde, erschien 5—10 Minuten nach den Einträuflungen (2 Tropfen einer Lösung von 1:120) jedesmal eine Nasenblutung, die circa 15 Minuten anhielt. Der Kranke wurde dadurch sehr geschwächt. Auch wenn die Einträuflungen einige Tage ausgesetzt wurden, erfolgte bei Neuanwendung wieder Blutung. Auch Duboisin erzeugte Blutungen. Hämophilie lag nicht vor. Die verwandten Präparate waren gut.[1])

Veränderungen in der Herzthätigkeit, starkes Herzklopfen, sowie ein sehr vermehrter, fast unzählbarer Puls, sind häufig. Selbst mehrere Stunden kann die Pulszahl abnorm hoch bleiben. War die Dosis zu gross, so folgt dieser Erhöhung bald eine Abnahme und Unregelmässigkeit. Die Sprache kann behindert und ein fast subparalytischer Zustand der Zunge vorhanden sein. Die Stimme wird heiser, rauh und die Worte werden in schweren Fällen bellend hervorgestossen. Die Athmung ist auch nach Einbringung von Atropin in das Auge bisweilen vermehrt, kurz abgebrochen, unregelmässig, stertorös.[2]) Dazu kann sich Erstickungsgefühl gesellen.

Störungen in den Sinnesorganen und im Centralnervensystem.

Das anfangs reizlose Mydriaticum wird auf die Dauer von gewissen Individuen nicht vertragen. Es entsteht durch die Summirung der Wirkungen eine anatomische Veränderung, welche die normale Empfänglichkeit der Conjunctiva für weitere Arzneieinflüsse ändert. Deshalb erfolgen, wenn einmal die Conjunctiva mit Atropin gesättigt ist, bei einer jeden neuen Instillation blepharoconjunctivale Reizung, Thränen, Lidödem und selbst eczematöse Ausbrüche. Diese Antipathie der Conjunctiva hält mitunter selbst Monate lang nach dem Aussetzen des Mittels an. Dabei kann die Schleimhaut ganz normal aussehen. In manchen, und zwar gerade den entwickelten Fällen, zeigt sich eine eigenthümliche Form von Granulationen, den gewöhnlichen bläschenförmigen Lymphfollikeln des unteren Lides verwandt und nur durch etwas consistenteren und gelblicheren Inhalt, sowie durch abweichendes Verhalten der Schleimhautvaskularisation von denselben zu unterscheiden.[3]) Aber auch nach einmaligem Gebrauch von Atropinlösungen kann ähnliches sich ausbilden. Man sah starke Entzündung und Schwellung der Conjunctiva und der Lider mit Brennen und Schmerzen entstehen und sich diese Reizung auch weiter auf bisher gesunde Haut fortsetzen, wie dies bei der Besprechung der Hauterkrankungen oben mitgetheilt wurde. In einem Falle bestand eine der Reizerscheinungen in der Bildung von Gerstenkörnern am Lidrande.[4]) Die Annahme ist nicht sichergestellt, dass in solchen Fällen immer pilzige Verunreinigungen der angewandten Atropinlösung Ursache der Veränderungen sind, obschon solche verdorbene Lösungen Conjunctivalreizung machen können.[5]) Es ist meistens der individuelle Zustand der Bindehaut

---

[1]) Reich, Centralbl. f. Augenheilkunde, 1889, pag. 111.

[2]) Beauvais, Annales d'hygiène publique, 1881, 3. Sér., T. V., pag. 41.

[3]) v. Graefe, Archiv f. Ophthalmologie, Bd. I., 2 p. 242, u. Bd. X., 2, p. 200.

[4]) Seely, Archiv f. Augenheilkunde, 1879, Bd. VIII., pag. 247.

[5]) Kroemer, Correspondenzbl. f. schweiz. Aerzte, 1881, No. 19, pag. 609.

anzuschuldigen. Dies schliesst selbstverständlich nicht aus, dass für Atropininstillationen nur klare Lösungen gebraucht werden. Trübgewordene lassen sich durch einmaliges Aufkochen in einem Esslöffel und Filtriren wieder gebrauchsfähig machen.

Von eigentlichen Sehstörungen sind die subjectiven Folgen der Pupillenerweiterung resp. Beeinflussung der Accomodation in erster Reihe zu erwähnen. Die Gegenstände scheinen von einem weissen Nebel umhüllt zu sein. Die Umrisse sind undeutlich, verschwommen, die Personen nicht zu erkennen. Auch Farbensehen, Ringesehen und Lichtscheu kommen gelegentlich zu Stande. Im Dunkeln wird ein bleicher, zitternder Schein wahrgenommen, der das Aussehen einer phosphorescirenden Scheibe annimmt. Dieses Phänomen kommt zu Stande, wenn das Alkaloid die Pupille mittelweit gemacht hat und die Einwirkung auf die Accomodation beginnt.[1])

Nach längerer Atropinanwendung, besonders bei syphilitischer Iritis, aber auch nach Discision des Schichtstaares[2]) bleibt die Pupille in mittlerer oder selbst maximaler Mydriasis fixirt. Mehrfach ist beobachtet worden, dass an dazu prädisponirten Augen, besonders bei älteren Individuen, bei chronischem Glaucom oder Glaucoma simplex ein acuter Anfall von Glaucom durch Atropin hervorgerufen werden kann. Ein solcher entstand z. B. bei einer 65jährigen Frau, bei der wegen Cataract die Iridectomie gemacht worden war, als man nach 11 Tagen Atropin einträufelte. Physostigmin beseitigte den Zustand. In einem anderen Falle bildete sich das acute Glaucom und Verlust des Sehvermögens nach Einbringung des Atropins zu diagnostischen Zwecken. Gehörstörungen sind meist auf Hallucinationen zurückzuführen.

Kopfweh erscheint während des Atropingebrauches, besonders nach dem Mittagessen. Schwindel neben Pupillerweiterung und wildem, starrem Blick wurden schon vor über 100 Jahren als Nebenwirkung beschrieben. Der Schlaf bleibt manchmal nach innerlichem oder äusserlichem Gebrauche fort. Statt seiner, aber auch am Tage entsteht bei manchen Kranken Benommensein, Betäubung und Trägheit des Geistes. Antworten werden zögernd oder unrichtig gegeben. Hierzu kann sich ein rauschähnlicher Schwindel gesellen. Am häufigsten stellen sich ohne sonderlich auffällige, warnende Vorboten Erregungszustände ein. Sie sind fast stets von Hallucinationen des Gesichts, des Gehörs und bisweilen auch des Gefühls begleitet, die als Verkörperung abstracter Begriffe gedeutet werden.[3]) So sehen solche Individuen, z. B. „den Baum des Lebens“ oder den Segen Gottes u. A. m. Sie nehmen Blasen, Klingen, Lärmen, Summen von Insecten, Verzerrungen, Verdoppelungen und Vergrösserungen wahr. Die Art und der Ort der Anwendung sind für das Entstehen der Erregung bedeutungslos. Schon kleine Mengen können sie bei Kindern und Erwachsenen wenige Stunden nach der Einführung oder auch erst nach 2-— resp. 5tägigem Gebrauch auftreten lassen. Die Delirien können laut, aber auch stiller Natur sein. Manche Kranke schreien

---

[1]) Rampoldi, Annali universali di Medicina, 1886, Vol. 275, Febr., pag. 113.
[2]) Hirschberg, Real-Encyclopädie f. d. ges. Heilkunde, Bd. II., pag. 203.
[3]) Kowalewsky, Allg. Zeitschr. f. Psychiatrie, 1880, Bd. 36, Heft 4, pag. 431.

fortwährend, schlagen um sich, werfen sich wild umher, wollen aus dem Bett springen, so dass man sie, um sie vor Schaden zu bewahren, festbinden muss, wollen beissen, schlagen, glauben sich und die Ihrigen verfolgt oder vergiftet, rasen und toben und knirschen mit den Zähnen. Andere lachen, plaudern, schwatzen in halbem Bewusstsein, murmeln unzusammenhängende Worte vor sich hin, beten, indem sie die Bewegung des Rosenkranzzählens machen, erkennen Niemand, übersehen oder vergessen die Umgebung. Die Dauer dieses Deliriums kann Stunden oder Tage betragen. Mit ihm vereint beobachtet man ein leicht geröthetes Gesicht, einen kleinen Puls, bisweilen nur mässig erweiterte Pupillen, auch Gehstörungen und Krämpfe. Es folgt gewöhnlich Depression, in manchen Fällen tiefer Sopor, der selbst 18 Stunden anhalten kann, nachdem 12 Stunden Delirien vorangegangen sind.

Mit diesen Delirien können Störungen in der Bewegung einhergehen oder auch selbständig bestehen. Wenige Augenblicke nach der Resorption des Mittels kann das Individuum die Gehfähigkeit verlieren und theilweis bewusstlos niederfallen, während anderweitige Nebenwirkungen diesen Zustand begleiten. Selbst da, wo schon vorher längere Zeit hindurch Atropin zur Verwendung kam, beobachtete man derartiges. Schwere in den Armen, Steifigkeit der Hände und Finger bei Schwellung derselben, sowie paraplegische Zustände der unteren Gliedmassen kommen vor. Es kann sich auch an den unteren Gliedmassen Lähmung, an den oberen Krampf und Zittern einstellen, so dass kein Glas zum Munde geführt werden kann, und der Kranke, zumal da die Articulation der Sprache ebenfalls gehindert ist, den Eindruck eines Apoplektischen macht. Dieses Zittern kann vor sich gehen, obschon die Gliedmassen immer noch unter der Herrschaft des Willens stehen. Ausser dem einfachen Zittern kommen automatische und rein convulsivische Bewegungen zur Beobachtung. Arme und Beine bewegen sich andauernd und hierzu können sich leichte allgemeine, convulsivische Anfälle, Hautausschläge, Kälte der Glieder, Delirien u. A. m. hinzugesellen. Erst nach 2 Tagen war in einem Falle die Möglichkeit zu gehen wieder vorhanden.[1]) Bei anderen Kranken erfolgte unmittelbar nach dem Einträufeln von Atropin in das Auge, Schwindel, Hinsinken und der Ausbruch von partiellen oder allgemeinen Krämpfen. Das Bewusstsein war theilweis erhalten. Selten kommt Trismus vor.

Als Nachwirkung atropinhaltiger Drogen beobachtete man neben den geschilderten Einwirkungen am Auge noch mehrere Tage hindurch eine gewisse Langsamkeit und Behinderung in der Articulirung der Worte und auch Denk- und Bewegungsstörungen. Nach Aufnahme sehr grosser Dosen können Nachwirkungen noch Wochen und selbst 1—2 Jahre lang bestehen bleiben. Man beobachtet: Mangel an Appetit, Schwäche in den Beinen, Kopfschmerzen, Lichtscheu, sowie allgemeine Depression des Nervensystems.

Die Heilung der Nebenwirkungen.

Eine curative Therapie ist bei den geschilderten Zufällen überflüssig, da sie meist bald ohne ärztliches Zuthun schwinden. Sollten

[1]) Holloway, British medic. Journ, 1889, 19. Jan., pag. 127.

dieselben übermässige Grenzen erreichen, so sind kleine Morphiudosen angezeigt. Strychnininjectionen, alkoholische Getränke und ähnliche Erregungsmittel sind unnöthig. Bei eingetretener Atropinconjunctivitis wurde der intermittirende Gebrauch von Plumbum aceticum oder Argentum nitricum in Lösung empfohlen. Das Zudrücken oder Auswärtswenden, besonders des unteren Thränenpunktes mit Instrumenten ist vorgeschlagen worden, um ein Hineindringen von Atropinlösung in ihn zu vermeiden. Der Nutzen ist kein sonderlich grosser, da auch trotz dieser Manipulation Nebenwirkungen auftreten können. Für denselben Zweck rieth man die Verwendung der Atropin-Vaseline an, die mit Haarpinsel auf die Fläche des unteren Lides gestrichen werden sollte. Diese Methode ist aber nicht zu verwenden, wo zu ophthalmoskopischen Zwecken das Atropin seine Wirkung äussern soll, da die Vaselinsalbe lange auf der Hornhaut haftet und einen klaren Ueberblick des Augenhintergrundes verhindert.[1]) Ausserdem kommt hinzu, dass diese Mischung die Conjunctiva nicht selten reizt, wo wässrige Atropinlösungen gut vertragen werden.

Hyoscyamus niger.

Die Nebenwirkungen des bereits im Alterthum zu sedativen und hypnotischen Zwecken verwandten, „antimaniakalischen" Bilsenkrautes, haben sehr viel Uebereinstimmendes mit den durch Belladonna hervorgerufenen. Nach der chemischen Stellung, welche die wirksamen Bestandtheile, Hyoscyamin und Hyoscin, zu dem Atropin einnehmen, ist eine solche Uebereinstimmung verständlich. In der folgenden Schilderung sollen nur die hervorragendsten Symptome gezeichnet, im Uebrigen aber auch auf die Belladonna verwiesen werden. Die Wirksamkeit des Hyoscyamus hängt zum Theile von dem Standorte der Pflanze ab. In der Ebne wachsendes ist minderwerthig gegenüber dem auf Bergen vorkommenden. Das wässrige Extract der Pflanze ist oft ganz unbrauchbar. Die bisweilen beliebte Mischung von Extr. Hyoscyami und Liquor Ammonii anisatus bildet eine trübe, die Hälfte des narkotischen Extracts an der Glaswand als zähe Masse abscheidende Flüssigkeit. Glycerinzusatz verhindert dies. Stärkere Nebenwirkungen sollen nach Anwendung galenischer Präparate der Pflanze mehr vom Mastdarm als vom Magen aus zu Stande kommen. Die Dosirung hat auf das Entstehen derselben Einfluss. Nach 0,15—0,25 g des Extracts kommen dieselben gelegentlich zur Beobachtung. Kinder vertragen Bilsenkrautpräparate verhältnissmässig gut auch in grösseren Dosen. Erwachsene können sich in gewissen, nicht zu weiten Grenzen an das Mittel gewöhnen. Dadurch findet eine Abschwächung oder Versagen erstlich erschienener Heilwirkung statt.

Die Haut wird bisweilen kalt und klammig, nach grossen Dosen auffälligerweise schweissig. Schwellung und Oedeme einzelner Körpertheile kommen vor. So beobachtete man in einem Falle anfänglich Schwellung der Nase, und später eine Fortsetzung dieses Zustandes über den übrigen Körper unter Jucken und Brennen. Die letzteren Empfindungen können auch für sich, oder in Begleitung von Hautausschlägen erscheinen. Exanthematische Veränderungen bilden sich in einzelnen Fällen nach jeder Art der Anwendung. Mehrfach sah man sie nach Einbringen von Hyoscyamuspräparaten in das Rectum. Meist halten sie nicht lange an. In einem Falle erblassten dieselben nach $1\frac{1}{2}$-stündigem Bestehen und schwanden ganz nach einem Tage. Man beobachtete:

---

[1]) Emmert, Centralbl. f. Augenheilkunde, 1881, pag. 127.

1. Erythem. Alle Körpertheile können davon befallen werden. Jucken und Brennen begleiten dasselbe. Es hat meist das Aussehen von einem scharlachartigen Rash. 2. Urticaria. Dieselbe kam in einem Falle vereint mit Erythem vor, nachdem der Kranke gegen Unterleibsschmerzen grössere Mengen der Tinctura Hyoscyami eingenommmen hatte. Das Gesicht war geschwollen, roth, glänzend, hart, die Augen geschlossen. Neben ausgedehnter unregelmässiger Hautröthe fanden sich am mittleren Körper auch Knoten, und unterhalb des Nabels vereinzelt stehende rothe Flecken. Jucken begleitete den Zustand.[1]) 3. Pusteln. Solche wurden an Kinn und Wangen mehrfach nach mehrmaligem Gebrauche kleiner Dosen des Bilsenkrautes beobachtet. Auch ein purpuraartiger Ausschlag soll vorkommen.

Längerer Gebrauch der Droge wird als Ursache von Schwellung der Parotiden und Speichelfluss angeschuldigt.

Von Magenstörungen kommen unter Anderen vor: Ekel und Erbrechen. Dazu kann sich Kollern im Leibe gesellen. Die Menstruation soll zuweilen dadurch unregelmässig werden. Seitens des Herzens nimmt man die bei der Belladonna geschilderten Nebenwirkungen wahr. Hervorzuheben ist, dass Collaps nicht so ganz selten Folge des Gebrauchs der Droge ist. Ferner kommen vor: Veränderungen der Stimme bis zur Stimmlosigkeit. Störungen in der Athmung und nach längerem Gebrauche Nasencatarrh. Pupillenerweiterung auch hohen Grades schafft bisweilen der innerliche Gebrauch des Bilsenkrautes. Vereinzelt sollen auch Gehörstörungen vorkommen. Am häufigsten sind die Störungen im Centralnervensystem: Schwindelgefühl, Delirien mit Hallucinationen, grosse Gesprächigkeit, auch wohl obscöne Bewegungen, partielle Krämpfe, sowie lähmungsartige Zustände der oberen und unteren Gliedmassen.

Hyoscyamin.

Das in der Belladonna und im Hyoscyamus vorkommende kristallinische Alkaloid, Hyoscyamin, scheint relativ leicht in das optisch nicht active Atropin übergeführt werden zu können. Die vorzugsweise auf das Grosshirn sich erstreckende lähmende Wirkung des Hyoscyamins soll nach seiner Einführung durch den Mund nicht nur unsicherer, sondern gefährlicher als diejenige in das Unterhautzellgewebe sein. Gewöhnung findet angeblich nicht daran statt. Die beruhigende Wirkung ist nicht zuverlässig. Unter 7 Malen war sie 3 Male vollkommen, 3 Male unvollkommen und 1 Mal fehlte sie ganz. Als Contraindicationen für den Gebrauch des Mittels werden Gefäss-, Herz- und Lungenkrankheiten bezeichnet. Wegen der Einwirkung auf das Herz, die sich bis zur Herzlähmung steigern könne, soll es nie längere Zeit hintereinander gegeben werden.[2])

Von Störungen des Allgemeinbefindens und der Ernährung, die nach häufigerer subcutaner Beibringung vorkommen, sind zu erwähnen: Schwächegefühl, krankhaftes Aussehen und Abnahme der Ernährung und des Körpergewichtes.[3]) Schweisse entstanden in 7 Fällen 2 Mal. Nach öfterer Einspritzung in das Unterhautzellgewebe bei Geisteskranken entstanden Furunkel.[2]) Bei ausgedehnterem Gebrauch würden wahrscheinlich auch erythematöse Zustände beobachtet werden. Trockenheit des Schlundes, Beschwerden beim Schlucken, selbst Schlingkrampf, sowie Nausea, Aufstossen, Erbrechen und Störungen in den Darmfunctionen kommen wie nach Belladonna-Aufnahme vor. Das Gleiche gilt von Sprachstörungen, sowie Störungen in der Herz- und Athemthätigkeit. Seitens des Gehirns zeigen sich bisweilen Eingenommensein und Congestionen nach dem Kopfe, Schwindelgefühl, Hallucinationen des Gesichts und Gehörs und Erregungszustände, die meist in Delirien ihren Aus-

[1]) Cabot, Americ. Journ. of medic. Sciences, 1851, New Ser., Vol. XXII., Oct., pag. 369.

[2]) Reinhardt, Archiv f. Psychiatrie, Bd. XI., pag. 391.

[3]) Schüll, Allgemeine Zeitschr. f. Psychiatrie, 1882, Bd. XL., pag. 276.

druck finden, welche dem Alkoholdelirium sehr ähnlich sind. Statt dessen kommt auch vereinzelt tiefer Stupor vor. Sehr heftige Muskelschmerzen in den Beinen, die man nach Hyoscyamingebrauch sah, werden auf den letzteren zurückgeführt. Auch Coordinationsstörungen und vereinzelte klonische resp. tetanische Zuckungen beobachtete man bei einer an Paralysis agitans leidenden Dame nach 2 Pillen von je 0,005 g Hyoscyamin. Die psychische Erregung kann sich auch mit einem kurzdauernden, paralytischen Zustande oder voller Lähmung der willkürlichen Muskeln verbinden.

Nach Einträuflung einer Lösung von schwefelsaurem Hyoscyamin in das Auge wurden mehrfach, nach ½—2 Stunden auftretende, und mehrere Stunden anhaltende bohrende Schmerzen in der Tiefe desselben empfunden.

Hervorzuheben ist auch hier die Thatsache des Vorkommens von Nachwirkungen. So fand man am Morgen nach dem Einnehmen unter 7 Kranken 5 Mal Schwindel, 1 Mal Trockenheit im Schlunde und 2 Mal Brechreiz und Aufstossen. Ein aufgeregtes Mädchen, das 1 mg des Alkaloids erhalten hatte und danach stuporös geworden war, war noch sehr geraume Zeit hindurch stumpf.

Hyoscinum hydrobromicum.

Mannigfache Verwendung hat dieses, manchmal ganz ausserordentlich heftig und ungestüm auf gewisse Organfunctionen einwirkende Alkaloid in der Neuzeit gefunden. So sollte es u. A. das Atropin in der Augenheilkunde ersetzen, da es z. B. in $^1/_{10}$ proc. Lösung schneller und stärkere Pupillenerweiterung als eine ½ proc. Atropinlösung mache, und für Geisteskranke ein Schlafmittel oder ein „Mittel der Disciplinirung" sein, zumal wenn es sich um quärulirende oder complottirende Schwachsinnzustände handelt. Hyoscin wird wohl zum grössten Theil durch den Harn ausgeschieden.[1]) Die Toleranz für das Mittel ist nicht nur bei verschiedenen Menschen, sondern zeitweilig auch bei einem und demselben ein wechselndes. So rufen 0,6 mg bei dem Einen Schlaf, bei dem Anderen 0,8 mg Delirien hervor. Die Mehrzahl der Prüfer dieses Mittels fanden, dass durch den häufigeren Gebrauch ziemlich schnell Gewöhnung an dasselbe eintreten könne. Die Zeitdauer der Wirkung sinkt, wenn nicht die Dosen erhöht werden,[2]) und die Nebenwirkungen werden schwächer. Das Aussetzen des Mittels darf nach längerem Gebrauch keineswegs plötzlich geschehen, weil dann Collaps hervorgerufen werden kann.

Aber nicht nur auf Grund der Gewöhnung, sondern auch ohne eine solche sieht man Fehlerfolge des Mittels. Melancholische Zustände reagiren wenig oder gar nicht auf das Mittel. Auch bei Paralysis agitans erfolgte kein Schlaf, während Tinctura Hyoscyami solchen hervorrief.[3]) Von 914 Dosen wirkten nur 106 = 11,5 pCt. schlafmachend und 585 = 64 pCt. beruhigend.[4]) Unter 57 Kranken kam es 15 Mal zu Schlaf, 13 Mal zu Delirien und 29 Mal war gar keine ausgesprochene oder eine anderweitige verkehrte Wirkung, so dass der Schluss, der aus diesen Zahlen gezogen wurde, dass nämlich das Hyoscin ein ganz unberechenbares, nicht für die Praxis empfehlenswerthes Hypnoticum darstellt,[5]) eine gewisse Berechtigung hat.

Die Statistik der Nebenwirkungen ergiebt bei diesem Mittel grosse Werthe. Durchnittlich werden dieselben wohl in 25 pCt. der Fälle vorkommen, können aber auch über 70 pCt. hinausgehen. Es giebt viel mehr Menschen, die das Hyoscin schlecht als gut vertragen. Bruchtheile von Milligrammen können schlechte Wirkungen hervorrufen, gleichgültig von welcher Schleimhaut aus die Resorption erfolgt. Nach Einbringung in das Auge oder den Magen treten die-

[1]) Kobert u. Sohrt, Archiv f. exper. Pathol. u. Pharmak., Bd. 22, pag. 399.
[2]) Buddee, Zur Würdigung der Wirkungsweise des Hyoscins am Krankenbette, Berlin 1888.
[3]) Weaver, The Lancet, 1889, 2. Nov., pag. 929.
[4]) Serger, Allgem. Zeitschr. f. Psychiatrie, 1891, Bd. 47, pag. 322.
[5]) L. Francis and J. Haynes, The Therapeutic Gazette, 1886, pag. 594.

selben bei weitem nicht so heftig auf als nach subcutaner Einspritzung. Bei Erwachsenen sah man nach 0,2 mg starke Nebenwirkungen, bei Kindern nach derselben Dosis gar keine. Zur Vermeidung derselben soll man den Gebrauch des Hyoscins bei frischen Geisteskrankeiten sehr einschränken und ihn bei Herzkranken möglichst meiden.[1]) Auch Epileptiker sollen das Mittel nicht erhalten wegen der Schwindelanfälle und Congestionen, die es erzeugt.

Die Einspritzung der Hyoscinsalze ist nur ausnahmsweise schmerzhaft und macht sehr selten Abscesse. Unter 914 Injectionen sah man solche 3 Mal auftreten. Dagegen bildeten sich ziemlich häufig bei manchen unreinlichen Geisteskranken an den Einstichöffnungen und um dieselben herum Anschwellungen, furunkulöse Entzündungen und entzündliche Infiltrationen, die oft sehr lange bestanden und sich erst wieder allmählich verloren.

An der Haut wurden bisher nur geringfügige Veränderungen wahrgenommen. Bei Geisteskranken soll häufig vermehrte Schweissabsonderung auftreten.[2]) Sicherer als diese ist das Vorkommen von Gesichtsröthe verschiedener Intensität bis zur Purpurfarbe.[3]) Dieser Rash geht bisweilen mit einem Hitzegefühl am ganzen Körper und wahrscheinlich mit Erhöhung der Körperwärme einher und ist als ein Arzneiexanthem aufzufassen. Die auch nicht seltene, auffällige Blässe und Kühle der Haut ist ein Symptom von drohendem Collaps.

Nach jeder Art der Anwendung kann es zu Trockenheit im Halse und zu Schluckbeschwerden bis zum Unvermögen kommen. Der Kranke hat den Wunsch zu schlucken, vermag es aber des sofort einsetzenden Schlundkrampfes wegen nicht. Vorzugsweise nach subcutaner Einspritzung entsteht bei Manchen Appetitlosigkeit und Uebelkeit, die mehrere Stunden anhalten kann, bei Anderen Erbrechen. Bei manchen Kranken folgen auf die subcutane Beibringung des Mittels heftige, lang anhaltende Diarrhoeen.

Im Beginn der Hyoscinbehandlung pflegt das Körpergewicht zu sinken. In einer Beobachtungsreihe nahm die Hälfte der Kranken über 1—2 kg ab. Dies geschieht hauptsächlich bei den Kranken, welche unter dem Einflusse des Hyoscins sehr benommen und hinfällig werden. Sie sind nicht im Stande Nahrung aufzunehmen. Die Trockenheit im Munde hindert sie daran und die schwere Benommenheit macht ihnen das Schlucken unmöglich. In den meisten Fällen gleicht sich dieser Verlust wieder aus. Nur bei den Paralytikern fiel das Körpergewicht so rapid und sie wurden so hinfällig, dass trotz Aussetzens des Mittels der Tod eintrat.

Die Stimme verändert sich häufig. Sie wird kraftlos, murmelnd, hohl, heiser.[4]) Das Sprechen macht dem Kranken Mühe. Die Oberlippe hing einem solchen unbeweglich herab. Sie, sowie der weiche Gaumen befanden sich in einem Lähmungszustande. Auch nach Einbringung in das Auge kommt Articulationsstörung der Sprache aus centraler Ursache vor. Die Athmung ist bei Vielen während des Schlafes oder noch im wachen Zustande verlangsamt und tief und dann unregelmässig oder beschwerlich und stertorös. Der Puls kann primär etwas verlangsamt werden, wurde aber auch bei Hyoscin-Hallucinationen und Delirien meist für 1—3 Stunden vermehrt, regelmässig und voll, seltener aussetzend und arhythmisch gefühlt. Auf diese Vermehrung folgt eine ausgesprochene Verminderung der Pulszahl. Mit der Steigerung der Pulszahl steigt der Druck, und fällt, sobald die Pulsfrequenz geringer wird.

Ohnmachtsgefühl zeigt sich mehr bei Frauen als bei Männern. Dasselbe kann die einzige unangenehme Wirkung darstellen; doch wird auch Syncope beobachtet. Im Collaps kann der Tod erfolgen. Nach 1 mg des salzsauren Salzes sah man ihn eintreten.[5]) Die Pupillen sind entweder er-

[1]) Konrad, Centralbl. f. Nervenheilkunde, 1888, Bd. XI., pag. 529.
[2]) Drapes, British medic. Journ., 1889, 27. Apr., pag. 912.
[3]) Prentiss, The Therapeut. Gazette, 1889, pag. 386.
[4]) Salgó, Wiener medic. Wochenschr., 1888, pag. 746.
[5]) Ostermayer, Allgem. Zeitschr. f. Psychiatrie, 1891, Bd. 47, pag. 304.

weitert oder normal, in einzelnen Fällen auch reactionslos.[1]) Die Accomodationsstörung kann mehrere Stunden anhalten und mit den entsprechenden Sehstörungen verbunden sein. Bei einem Kranken beobachtete man nach jeder Einspritzung Flimmern vor den Augen. Gelegentlich sollen auch nystagmusartige Bewegungen vorkommen.

Kopfschmerzen verbreiten sich bei vielen Kranken bald über den ganzen Kopf, bald über die Stirn oder die Seitenwandbeine. Statt dessen kann ein Gefühl von Benommensein und Druck oder Schwere im Kopfe auftreten. Auch nach Einträuflung in das Auge, wie nach jeder anderen Anwendung, kommt es häufig, mehr bei Frauen als bei Männern zu Schwindel, der selbst fast bis zu einer Stunde anhalten kann. Bisweilen besteht bedeutende Unbesinnlichkeit. Ein Mädchen, dem man Hyoscinsalz in das Auge brachte, verlor Gegenstände und schlug mehrmals, anstatt nach Hause heimzukehren, einen verkehrten Weg ein, so dass man sie aufsuchen musste. Meist verläuft die Wirkung nach subcutaner Einspritzung bei Geisteskranken so, dass nach etwa 20 Minuten Pausen in dem tobsüchtigen Treiben eintreten, die Stimme heiser, die Zunge schwer wird, die Kranken sich anlehnen, taumeln, unverständliche Worte lallen, die Arme schlaff hängen lassen, als wären sie betrunken, dann hinfallen und in einer Ecke mit herabgesunkenem Kopfe kauern. Bisweilen läuft aber die Wirkung so heftig ab, dass eben noch laute, lärmende Kranke, wie vom Schlage getroffen, plötzlich taumelnd zu Boden sinken und mit geröthetem Gesicht, langsamer, stertoröser Athmung und verlangsamtem Pulse 1—2 Stunden völlig betäubt daliegen. Der Schlaf ist nicht erquickend. Beim leisesten Geräusch erwachen die Kranken.

Eine fernere Abweichung von dem typischen Wirkungsbilde besteht in dem Auftreten von Erregung. Die Kranken werden ruhelos, sind rauschartig umfangen wie durch Alkohol, verändern beständig ihre Lage oder ihren Ort, sprechen viel mit schwerer Zunge, verwirrt, gebrauchen verkehrte Ausdrücke oder weisen wilde und active Delirien auf, schreien und hallucinirer. Die Hallucinationen betreffen gewöhnlich das Gesicht und Gehör. Zwei Geisteskranke krochen an der Erde herum und suchten dort immer etwas aufzunehmen. Ein Kranker hörte z. B. zwei Stimmen, von denen ihm die eine einen guten, die zweite einen schlechten Weg zeigte.[2]) Die Sinnestäuschungen sind theils schreckhafter, theils heiterer Art. Bestehende Sinnestäuschungen werden durch das Mittel gesteigert und vermehrt. Hierzu kann sich Zittern an einzelnen Theilen oder am ganzen Körper gesellen. Auch zu eigenthümlichen klonischen Zuckungen an den Gliedern,[3]) die im Schlafe, vereint mit stertoröser Athmung ablaufen, und selbst zu tetanischen Bewegungen und Opisthotonus kommt es bisweilen. Statt der Erregung, oder auch ihr folgend, bildet sich, bisweilen schnell, das Gefühl der Hinfälligkeit und Mattigkeit aus. Dasselbe beruht auf theilweiser Muskellähmung. In höheren Graden giebt sich die letztere durch einen taumelnden Gang,[4]) verbunden mit einem geradezu alarmirenden, verstörten Aussehen des Kranken kund.

Als Nachwirkung des Hyoscins findet man noch am nächsten Tage bei manchen Kranken Eingenommensein des Kopfes, Schwindel, Bewegungsstörungen und leichte Lähmung der Pharynxmuskulatur.

Datura Stramonium.

Im Wesentlichen decken sich Wirkung und Nebenwirkung des Stechapfels, entsprechend seiner chemischen Zusammensetzung, mit denen der Belladonna. Nach relativ kleinen Mengen des Extractes oder anderen Zubereitungen beobachtete man Pupillenerweiterung, Schwierigkeit in der Sprache, Schlund-

[1]) Dornblüth, Berlin. klin. Wochenschr., 1888, pag. 992.
[2]) Colmann and Taylor, The Lancet, 1889, 12. Oct., pag. 736.
[3]) Root, The Therapeutic Gazette, 1886, pag. 598.
[4]) Gnauck, Charité-Annalen, 1882, Bd. VII, pag. 498.

trockenheit und Schlundkrampf, allgemeine Fieberhaftigkeit, Uebelkeit, erhöhte Herzthätigkeit, Schwindel, convulsivische Muskelbewegungen, während gleichzeitig an einer Extremität partielle Lähmung bestehen kann und ferner Delirien sowie maniakalischen Bewegungstrieb.

Auch die Haut kann erkranken. Meist geschicht dies aber nur nach grossen Mengen. Neben Ausschlägen findet man dann bisweilen Schwellung der betreffenden Glieder: 1. Erythem. Dasselbe ist hellroth, masern- oder scharlachähnlich und nimmt nur selten eine erysipelatöse Gestalt an; 2. Vesiculöse Form. Das Erythem kann von kleinen Bläschen gefolgt sein; 3. Petechien. Auf Gesicht, Hals und Brust beobachtete man sehr viele, zum Theil sternförmige Blutflecke. Es sei hier darauf hingewiesen, dass auch das Rauchen von Stramoniumcigarren oder -Cigaretten die obengenannten Nebenwirkungen hervorrufen kann.

Duboisin.

Das Duboisin ist nicht mit dem Hyoscyamin identisch, weil es Mal so stark wie das letztere wirkt und am Frosch Krämpfe erzeugt, was Hyoscyamin nicht thut. Es zeigt als Hauptwirkung eine dem Atropin gleichkommende, ja, wie einige Untersucher fanden sogar dasselbe weit übertreffende Fähigkeit der Pupillenerweiterung. Die letztere tritt nach Anwendung von $\frac{1}{2}$ pCt. Lösung durchschnittlich in 8 Minuten ein. Die Accomodationslähmung erscheint früher als nach Atropin. Die Conjunctiva soll weniger als durch Atropin gereizt werden. Auch als Schlafmittel und Sedativum reichte man es zu 1—3 mg.

An das Mittel soll nach innerlichem Gebrauche Gewöhnung eintreten, so dass eine erstmalige volle, z. B. narkotische Wirkung später schwächer wird. Besonders gilt dies vom täglichen Gebrauch. Versagen der Wirkung sah man sogar in Bezug auf die Pupillenerweiterung. Nebenwirkungen kommen danach in jedem Alter vor. Alte Leute scheinen eine besondere Disposition hierfür zu haben. Nach Einträuflung von $\frac{1}{2}$—1 mg in das Auge sah man bei einem solchen motorische und psychische Störungen auftreten.[1]) Auch Bruchtheile von Milligrammen, z. B. 0,3 mg, machen derartiges gelegentlich. Bisweilen kommt es vor, dass anfangs eine grössere Dosis vertragen wird, eine kleinere, später gereichte, aber Nebenwirkungen hervorruft. Auch wenn das Eindringen des Mittels in den Thränensack verhütet wurde, kommt es in einzelnen Fällen zu entfernteren, besonders cerebralen Wirkungen. Einspritzung von Duboisin aus Verwechselung mit einer anderen Substanz am Auge machte Lidschwellung neben geringen Allgemeinwirkungen.

An der Haut fand man ein Erythem. Entweder localisirt sich dasselbe am Gesicht,[2]) oder verbreitet sich über den ganzen Körper.[3]) Auch nach Einbringung in das Auge wurde ein bitterer Geschmack, Trockenheit des Schlundes, Durst und Erbrechen wahrgenommen. Der Puls ist beschleunigt und im Collaps an Zahl verringert gesehen worden. Bisweilen entsteht Collaps, mit Schwindel, Blässe und Präcordialangst vergesellschaftet. Die Sprache wird beschwerlich, scandirt, die Athmung beschleunigt. Die Harnmenge kann geringer werden. Nach subcutaner Beibringung sah man neben Bewusstlosigkeit starken Harndrang. Am Auge fand man mehrfach eine ausgeprägte Conjunctivitis follicularis und Schmerzen bald nach dem Einträufeln. Es kommt ferner ein langdauerndes Erweitertbleiben der Pupillen, sowie Photopsie neben Schwindel vor. Die Möglichkeit des Entstehens von Glaucom liegt ebenfalls vor. Nach Einträuflung in das Auge beobachtete man auch Ohrensausen und Schwerhörigkeit.

Bei der gleichen Anwendungsart fand man mannigfaltige Störungen im Centralnervensystem. Am häufigsten sind Schwindel neben Somnolenz

---

1) Chadwick, British medic. Journ., 1887, I., pag. 327.

2) Kollock, Medic. News, 1887, p 343. — Alt, The Therap. Gaz., 1885, p. 360.

3) Gubler, Journal de Thérap., 1878, pag. 351.

oder einem collapsähnlichen Zustande, Blässe des Gesichtes,[1]) Präcordialangst und ein Gefühl, als sollte man sterben, sowie Kopfschmerzen, Herabsetzung des Denkvermögens und der Erinnerung, beobachtet worden. Schwäche und Unsicherheit in den Beinen, so dass Stehen und Gehen ohne Unterstützung erschwert und endlich unmöglich wird, Zittern und ausgesprochene Parese auch von Armen und Beinen zugleich mit einem Gefühl von Prostration kommen ebenfalls vor. Die Hautempfindlichkeit und Muskelcontractilität können dabei verringert sein. Bisweilen setzt trotz des Schwächezustandes eine hochgradige Erregung ein. Der Kranke wird in übermässigem Bewegungsdrange ruhelos, wirft sich umher, spricht sinnlose, unzusammenhängende Sätze wie ein Trunkener und steht unter dem Einflusse von Hallucinationen des Gehörs und Gesichtes. Die Delirien und die Tobsucht können die bekannten Grenzen erreichen, so dass sich dieser Zustand auch vom Atropindelirium nicht unterscheidet. Nach subcutaner Beibringung beobachtete man neben Aphasie, Irreden etc. auch tonische und klonische Krämpfe.

Auch das Duboisin besitzt Nachwirkungen. Am Tage nach den Nebenwirkungen fand sich bei einem Kranken ein unbehaglicher Schweissausbruch am ganzen Körper mit Depression und Reizbarkeit. In einem anderen Falle entstanden nach Einträuflung am Abend die Delirien in der Nacht. Am Morgen sprang der Kranke aus dem Bette, versuchte fortzueilen, fiel aber kraftlos nieder. Um 2 Uhr war das Gesicht geröthet und die Pulszahl auf 136 erhöht. Die Haut war trocken. Es bestanden starke Kopfschmerzen und der Kranke wusste selbst, dass er nicht bei Besinnung sei. Noch am zweiten Tage bestand Unruhe und Delirien und am dritten noch Benommensein.

Homatropinum hydrobromicum.

Dieses künstliche Tropeïn, eine Verbindung der Mandelsäure mit Tropin, wirkt ähnlich wie Atropin. Erst nach grösseren Dosen erscheinen unangenehme Nebenwirkungen und gehen schnell wieder vorüber. Die Pupillenerweiterung tritt gegenüber einer gleichstarken Atropinlösung schneller auf, erreicht nicht dieselbe Ausdehnung und läuft früher ab. Die Accomodationsbeschränkung hält ca. 5 Stunden an. Der Gebrauch des Mittels gegen die phthisischen Schweisse findet jetzt auch Eingang. Indessen ist hervorzuheben, dass es gerade für diesen Zweck öfter versagt. Wahrscheinlich findet auch daran Gewöhnung statt.

Mehrfach sind dadurch Nebenwirkungen erzeugt worden. Von jedem Anwendungsorte aus und nach kleinen Mengen können dieselben entstehen. Die Unbildung mancher, sogar specialistischer Aerzte auf dem Gebiete der Nebenwirkungen geht aus der Bemerkung eines Referenten[2]) zu einem solchen Falle hervor. Bei einem Arbeiter war nach Einbringung eines erbsengrosses Stückes einer $^1/_3$ proc. Homatropinsalbe in das Auge eine Reihe von Störungen eingetreten. Der besagte Referent meint, es sei doch nicht ernsthaft zu nehmen, dass $^1/_4$—$^1/_2$ mg Homatropin Allgemeinerscheinungen vom Auge aus hervorbringen könne! Man beobachtet auch nach Resorption dieses Tropeïns bitteren Geschmack und Gefühl von Wärme, Kratzen und Trockenheit im Schlunde und auch Schlingbeschwerden. Die Herzthätigkeit ist anfangs verlangsamt, dann beschleunigt.[3]) Die Pulszahl kann bis auf 40 in der Minute sinken und dabei die Symptome des Collapses, Kälte der Extremitäten, kalte Schweisse auf denselben und theilweiser Verlust des Bewusstseins eintreten.[4]) Grössere Dosen machen die Herzarbeit unregelmässig, den Puls ungleich.

Man hoffte, dass Homatropin die Spannung des Auges nicht wie Atropin ungünstig beeinflussen würde. Nun ist doch danach bei einem Manne, der zu

---

[1]) Hartley, British medic. Journ., 1887, I., pag. 18.
[2]) Wiener medic. Wochenschr., 1888, No. 12.
[3]) Berthcau, Berliner klin. Wochenschr., 1880 pag. 581.
[4]) Ziem, Centralbl. f. Augenheilkunde, 1887, Bd. XI, Aug.

Glaucom sehr disponirt war, Glaucom hervorgerufen worden.[1]) Demselben wurde 1 Tropfen einer 1proc. Lösung ins rechte Auge zur ophthalmoskopischen Untersuchung eingeträufelt. Am folgenden Tage Nachmittags erschien der Kranke mit einem rechtsseitigen Glaucomanfall von mässiger Stärke. Das früher leidliche Sehvermögen war auf Fingerzählen in 3 m herabgesetzt, das Gesichtsfeld von der temporalen Seite eingeengt. 1 Tropfen einer 1proc. Eserinlösung brachte sämmtliche Störungen in einer Stunde zum Verschwinden. Eine Sphincterlähmung ohne Accomodationslähmung wurde ebenfalls beobachtet.[2]) Von Störungen des Centralnervensystems beobachtete man Eingenommensein des Kopfes, Aufgeregtsein, Schwindel, Schwäche und Unsicherheit in den Beinen. Bei ausgedehnterem Gebrauche des Mittels werden sich wohl noch weitere Nebenwirkungen finden.

Solanum Dulcamara. — Solanin.

Das Bittersüss enthält neben Dulcamarin ein basisches Glycosid, Solanin. Die Pflanze wurde früher für ein Sedativum gehalten. Die Neuzeit hat das theure Solanin arzneilich als Sedativum wieder aufleben lassen. Widerspruch in Bezug auf seine anästhetische Wirkung ist nicht ausgeblieben. Die verabfolgten Dosen schwanken zwischen 0,1—0,5 g pro die des Solanins oder seines salzsauren und essigsauren Salzes. Oft macht sich eine Ungleichheit der Wirkung bemerkbar. Nierenentzündung wird als eine Contraindication gegen den Gebrauch des essigsauren Salzes angesehen. Subcutan lässt sich reines, in Wasser suspendirtes Solanin wegen Schmerzhaftigkeit nicht gebrauchen. Das salzsaure Salz soll eingespritzt werden können. Nach einer anderen Erfahrung machen solche Lösungen Aetzung und Induration.

Nach Anwendung der Dulcamara beobachtete man Schweisse und mehrfach auch ein Erythem in Gestalt von Flecken. Solaningebrauch ruft nicht selten Trockenheit, Hitze und Constrictionsgefühl im Munde, Durst, Brennen im Schlunde und Aufstossen hervor. Das Glycosid oder Decocte von Dulcamara verursachen auch Uebelkeit, Erbrechen, Störungen in der Verdauung und Diarrhoe. Werden grössere Mengen von Decocten der Dulcamarastengel gebraucht, dann kann auch Schwellung und Steifigkeit der Zunge auftreten, so dass Sprechen unmöglich wird. Solanin verlangsamt Puls und Athmung, ruft gelegentlich Husten, Pupillenerweiterung hervor und die Dulcamara: Druck in den Augen, als würden sie aus den Höhlen getrieben, Spannungsgefühl in denselben sowie im Gesicht, Dunkelheit vor den Augen sowie Flimmern schwarzer Flecke vor ihnen. Der Blick ist starr, die Pupillen verengt.[3]) Ferner beobachtete man Eingenommensein des Kopfes, Schwindel, Zittern der Glieder und auch partielle Krämpfe. Ob langer Gebrauch des Präparates Lähmung der Zunge bedingen kann, ist bis jetzt nicht sicher genug erwiesen. Auch das Extract aus dem Kraute von Solanum tuberosum erzeugte mehrfach solches Zittern. Das gegen Epilepsie empfohlene Solanum Carolinense kann in grösseren Mengen Schläfrigkeit hervorrufen.

Pseudoephedrin.

Dieses aus der Ephedra vulgaris dargestellte, in Wasser schwer lösliche, in relativ kurzer Zeit in seiner Wirksamkeit nachlassende Alkaloid ist als Mittel zur Pupillenerweiterung in 10—25 proc. Lösung angewandt worden. Die sich allmählich vollziehende, vielleicht auf Erregung des Sympathicus zurückzuführende Mydriasis erreicht nicht die Weite derjenigen, welche durch 1proc. Homatropinlösung zu erzielen ist. Sie ist nach einmaliger Anwendung einer 10—15proc. Lösung erst nach 50—60 Minuten, nach 2—3 maliger Einträuflung nach 40—50 Minuten und nach Einbringung einer 20—25proc. Lösung nach 30—40 Minuten maximal. Bei Kindern ist dieser Erfolg etwas

[1]) Sachs, Centralbl. f. prakt. Augenheilkunde, 1884, VIII., pag 271.
[2]) Wadsworth, Centralbl. f. Augenheilk., 1889, pag. 370.
[3]) Stein, Prager med. Wochenschr. 1892, Nr. 12.

früher wie bei Erwachsenen zu erzielen. Abgesehen von dieser Altersverschiedenheit zeigt sich noch bei den einzelnen Individuen — selbst solchen gleichen Alters — zuweilen eine ungleiche Empfindlichkeit für die dilatirende Wirkung des Pseudoephedrins, die möglicherweise in der verschiedenen Leistungsfähigkeit und Empfindlichkeit des Sympathicus ihren Grund haben kann.[1]) Bei schon ganz geringen Entzündungen der Iris versagt das Mittel den Dienst. Die Mydriasis hält durchschnittlich 10 Stunden an. Bei einigen Kranken, besonders bei denen, die relativ viel Pseudoephedrin erhalten haben, zeigt sich auf der Höhe der Einwirkung eine messbare Erweiterung der Lidspalte, verbunden mit ganz leichtem Hervortreten des Bulbus.[1]) Während der Mydriasis kommt nur äusserst selten vollständiges Schwinden der Reflexe auf Licht und Accomodation vor. Auf Augen, die mit Catarrhen oder leichten Entzündungen behaftet waren, übt das Pseudoephedrin in 10—15 proc. Contraction einen leichten Reiz aus. Starke Lösungen (20—25 proc.) machen dies auch am gesunden Auge.[1])

Das gleiche Pflanzenmaterial liefert Pseudoephedrin und **Ephedrin**, dessen salzsaures, leicht lösliches Salz Verwendung gefunden hat.[2]) Im Wesentlichen decken sich die vorstehenden Angaben mit den vom Ephedrin gemachten.

Gelsemium sempervirens.

Die Pflanze und ihr Alkaloid werden vielfach in Amerika gebraucht, haben sich in Europa aber nur wenig Eingang zu arzneilichen Zwecken verschaffen können. Als amerikanisches Gelsemin wird auch ein aus der Gelsemiumtinctur durch Fällen mit Wasser hergestelltes Gemenge von harzigen Wurzelbestandtheilen mit Alkaloid verkauft. Aeusserlich benutzte man Gelsemin oder dessen schwefelsaures Salz vereinzelt an Stelle des Atropins zur Refractionsbestimmung, innerlich meistens die alkoholische Gelsemiumtinctur gegen Neuralgien und wohl auch als Fiebermittel. Hierbei sind sehr häufig Fehlwirkungen und Nebenwirkungen gesehen worden. Es ist fast unmöglich aus den vorhandenen Angaben, soweit sie sich auf die Tinctur beziehen, eine klare Vorstellung von den verwandten Dosen zu erhalten, da dieses Präparat in Concentrationen von 1:4—1:10 dargestellt und gebraucht wird. Nicht selten sind Todesfälle durch dasselbe erzeugt worden, z. B. nach 3 g resp. 1,2 g (Concentration 1:4), bei Erwachsenen nach 12—15 g.[3]) Die individuelle Empfindlichkeit für das Mittel schwankt in weiten Grenzen. So wird angegeben, dass bisweilen 2 Mal 20 Tropfen 2 stündlich schon wirksam, in anderen Fällen aber selbst 24 g oder langer Gebrauch kleinerer Dosen wirkungslos sei. Nichtsdestoweniger ist eine Cumulation des Mittels auf Grund langsamer Abscheidung des Gelsemins durch den Harn wahrscheinlich.

Mit Gelsemium behandelte Kranke sehen blass aus, gähnen oft, zeigen anhaltendes Müdigkeitsgefühl,[4]) klagen über Trockenheit im Munde, Schlingstörungen, auch Brechneigung und Erbrechen. Der Puls ist in $^2/_3$ der Fälle normal, in $^1/_3$ beschleunigt.[4]) Doch kommt auch Collaps mit Pulsschwäche und -Verlangsamung vor. Die Kranken sind bleich und kalt und weisen nicht selten hierbei auch Störungen der Athmung auf. Diese wird erschwert, schnarchend, verlangsamt, wobei das Bewusstsein geschwunden sein kann. In einem Falle sah man Orthopnoe, in einem anderen Sprachverlust neben cerebralen Symptomen auftreten. Grosse Gelsemiumdosen können Polyurie und Blasenbeschwerden hervorrufen.

Am häufigsten erscheinen Nebenwirkungen am Auge. Nach Einbringen des Mittels in dieses erscheint gewöhnlich ohne Schmerzen kurzdauernde

---

[1]) Günsburg, Archiv f. Augenheilkunde, 1891. Bd. 22, pag. 177.
[2]) Kinnosuke Miura, Berlin. klin. Wochenschr., 1887, pag 707.
[3]) Rehfuss, The Therapeutic Gazette. 1885, pag 655, 658 ff.
[4]) Sydney Ringer and Murrel, The Lancet, 1876, I., pag. 82 ff.

Myosis und schliesslich Mydriasis, die sogar 14 Tage anhalten kann. Pericorneale Injection und gleichnamige Diplopie kann diese Veränderung begleiten. Das Vorkommen der letztgenannten Nebenwirkungen scheint nicht häufig zu sein, denn dasselbe ist bestritten worden. Länger fortgesetzter örtlicher Gebrauch schafft Stirnkopfschmerz und Schwindel. Als resorptive Wirkungen nach der Aufnahme vom Magen zeigen sich häufig als Nebenwirkungen auf Augenlider und Augenmuskeln ein Gefühl von Schwere oder Schmerzen in den Lidern, an denen auch die Augäpfel theilnehmen können. Bisweilen gesellt sich hierzu volle Ptosis und Behinderung in der Bewegung der Augäpfel. Doppeltsehen ohne Schielen[1]) ist ein gewöhnliches Symptom. Es erscheint vorübergehend oder dauernd, kann auch nur an einem Auge und auch nur in einem Theile des Gesichtsfeldes vorhanden sein und die Stellung der Bilder wechseln lassen. In seltenen Fällen ist das dauernde Doppeltsehen mit Schielen verbunden. Namentlich der innere Augenmuskel weist eine auffällige Schwäche auf. Die Pupillen erweitern sich. Dazu gesellen sich Accomodationsstörungen. Das Sehen wird undeutlich, neblig.[2])

Man fand ferner nach mässigen und grösseren Dosen der Tinctur: Kopfschmerzen verschiedener Stärke und verschiedenen Sitzes, Benommensein, Schwindel, allgemeine Muskelschwäche, schwankenden Gang,[3]) Erschwerung der Zungenbewegung, Schwere, Steifigkeit und Zittern der Hände und Taubheit der Finger, vereinzelt auch eine eigenthümliche Rigidität oder lähmungsartige Zustände der Nacken-, Arm- und Beinmuskeln. In einem Falle erschienen nach Verbrauch von 0,36 g Gelseminum sulfuricum in drei Dosen plötzliche Bewusstlosigkeit neben Anästhesie, Athemstörungen, Kinnbackenkrampf und andere Symptome.[4]) Die Verabfolgung von Strychnin gegen diese Störungen halte ich für sehr bedenklich.

Bemerkenswerth ist auch, dass an Gelsemium Gewöhnung wie an ein narkotisches Genussmittel stattfinden und sich ein Gelseminismus chronicus herausbilden kann. Es ist dies mit Unrecht bestritten worden. Ein an Rheumatismus Leidender nahm dagegen grosse Dosen des Fluidextractes. Da dies Erfolg hatte, wiederholte er es und unterlag der Angewöhnung und dem inneren Drange, das Mittel in steigenden Dosen zu nehmen, so dass er schliesslich 30 g der Flüssigkeit auf einmal nehmen konnte. Er wurde in Folge dessen bleich, unruhig, verstimmt, magerte ab und litt an geistigem Verstörtsein. Trotzdem stieg er mit den Dosen noch höher, versank in hoffnungslosen Idiotismus und starb in Betäubung.[5])

Agaricin.

Der bei Griechen und Römern in weitem Umfange gegen Leber- und Nierenleiden, Schwindsucht, als Abführmittel etc. gebrauchte, und 1768 als Schweiss verminderndes Mittel eingeführte Lärchenschwamm, Polyporus officinalis, liefert in der neueren Therapie seinen wirksamen Bestandtheil, das Agaricin, für den gleichen Zweck. Diese zweibasische Säure soll weiss und kristallinisch sein. In gelblichen Präparaten finden sich stärker reizend wirkende, harzige Producte. Die Schweisse und der Husten der Phthisiker sollen durch Gebrauch von Agaricin in Dosen von 0,005—0,01 g und von 0,18—0,25 g des Polyporus abnehmen. Die Wirkung tritt erst mehrere Stunden nach dem Einnehmen ein, so dass das Mittel 5—6 Stunden vorher genommen werden muss.[6]) Bisweilen geht es aber auch viel schneller. Nicht selten bleibt eine Wirkung überhaupt auch nach grossen Dosen aus.[7]) Nach längerem Gebrauch

---

[1]) Rouch, Bulletin génér. de Thérap., 1883, 15. Juin.
[2]) H. C. Wood, The Therap. Gazette. 1885, pag. 656.
[3]) Freemann, The Lancet 1873. 27. Sept., pag. 475
[4]) Fronmüller, Memorabilien, 1878. pag. 195.
[5]) Caldwell, Medical and surgic. Herald, 1885, Vol. II., pag. 21
[6]) Seiffert, Wiener medic. Wochenschr., 1883, No. 38, pag. 1137.
[7]) Pröbsting, Centralbl. f. klin. Medicin, 1884, No. 6, pag. 89.

erfolgt meistens Gewöhnung. Nebenwirkungen sind im Ganzen selten. Subcutane Einspritzungen von Agaricin verbieten sich durch die örtlichen Reiz- resp. Entzündungssymptome. Brennen, Schmerzen, Entzündung, Abscesse entstehen dabei. Gelegentlich kommt es auch nach dem Einnehen desselben zu Magen- und Darmreizung, Uebelkeit und Diarrhöen. Die letzteren können mit Koliken verbunden sein und bestehende Diarrhöen sich verschlimmern. Neben Uebelkeit erscheinen auch bisweilen Kopfschmerzen.

Kalium telluricum.

Dieses Salz wurde in Pillenform in Einzeldosen von 0,02 g für jede Pille gegen die Nachtschweisse gebraucht. Sehr bald zeigt sich Gewöhnung an dieses, auch leicht narkotisch wirkende Mittel, so dass die Dosis auf das Doppelte erhöht werden musste.

Nach längerem Einnehmen von Tagesdosen von 0,06 g erscheinen dyspeptische Symptome: belegte Zunge, Aufstossen, Appetitverlust. Eine unangenehme Nebenwirkung ist der von der ersten Einführung des Mittels an auftretende intensive Knoblauchgeruch des Athems. Oft sind sich die Kranken desselben nicht bewusst. Es kommen aber auch Fälle vor, in denen über Aufstossen mit einem Geruche nach Schwefel resp. Campher geklagt wird. Ich habe bei der Besprechung des Wismuthsubnitrats auf diese Eigenschaften der Tellursalze eingehender hingewiesen. Die bezüglichen Angaben über Tellurdioxyd findet man dort.

Aconitum Napellus. — Aconitin.

Die seit 1762 begonnene, arzneiliche Anwendung der Pflanze und deren galenischer Präparate hat gezeigt, dass auch bei massvollen Mengen derselben nicht selten Gefahren eintreten. Verschwindend klein erscheinen dieselben gegenüber denjenigen, welche durch den Gebrauch der unter dem Namen Aconitin in den Handel gelangten Alkaloide der Droge manchesmal hervorgerufen werden. Man unterschied und unterscheidet leider auch heute noch deutsches, französisches, englisches Aconitin. Früher hatte diese Unterscheidung insofern eine Berechtigung, als man gleichzeitig durch diese Reihenfolge die wirkliche, aufsteigende Güte kennzeichnete. Dies ist nun hinfällig, da z. B. Deutschland jetzt ein vorzüglich wirkendes, und Frankreich ein kristallinisches Aconitin darstellt. Unheilvoll kann deswegen eine solche Ursprungs-Bezeichnung auf Recepten werden, da das ältere, deutsche, aus Aconitin, Aconin, Apoaconitin und anderweitigen Stoffen bestehende Präparat an Wirkung ganz bedeutend dem heutigen nachsteht. Es ist jedoch darauf hinzuweisen, dass auch die besten jetzigen Präparate derselben Fabrik verschieden stark wirken können, und man demnach eine volle Sicherheit für die Beständigkeit der Wirkung auch nicht einmal durch das Hinzufügen des Fabrikanten-Namens besitzt. Die guten Aconitine zersetzen sich durch äussere Einflüsse und werden dadurch minderwerthig. Die Art der Darstellung im Verein mit der Wahl der zu verarbeitenden Aconitknollen schafft die Güte eines Aconitins. Durchaus ungerechtfertigt erscheint mir aber die kürzlich erfolgte Verurtheilung eines Arztes, der Aconitin ohne nähere Charakterisirung verschrieben hatte. Die Patientin war durch 0,001 g des Mittels gestorben. Der Apotheker hatte aber in Ermangelung eines Milligrammgewichtes ein Centigramm in 10 Theile getheilt. Wie ungenau diese Dosirung werden kann, braucht nicht betont zu werden. Vom reinen Aconitin scheint es zwei Modificationen, eine amorphe und eine kristallinische zu geben, die beide bei der Spaltung Aconin und Benzoësäure, beim Kochen mit verdünnten Säuren ausserdem noch Apoaconitin liefern. Das jetzt mit Recht beliebte kristallinische Präparat von Duquesnel, liefert kristallinische Salze, von denen das salpetersaure sich wegen der besseren Löslichkeit für praktische Zwecke besonders eignet. Das englische amorphe Morson'sche Aconitin bildet ein schmutzigweisses Pulver, das brennend schmeckt. Man nahm früher an, dass dieses ebenfalls sehr wirksame Präparat aus Aconitum ferox gewonnen würde. Dem wurde vom Darsteller widersprochen. Diese Aconitspecies enthält Pseudoaconitin oder Nepalin.

Es bedürfte kaum der Erwähnung, dass in galenischen Präparaten aus der Aconitwurzel Zersetzung und Minderung in umfangreicherem Masse zu Stande kommen können, als in dem Alkaloide selbst, und dadurch unter Umständen Schädigung der Gesundheit veranlasst wird. Trotzdem sind meiner Ansicht nach die pharmaceutischen Herstellungen aus der Droge für die ärztliche Praxis verwerthbarer als das Alkaloid. Neben vielen anderen Gründen scheint mir derjenige der zutreffendste, dass eine Substanz, deren Function im menschlichen Körper neben Anderem darin besteht, in Bruchtheilen von Milligrammen auch nicht beabsichtigte Störungen schwerer Art hervorzurufen, letztere durch die theilweis unvermeidbaren Fehler der pharmaceutischen Verarbeitung sehr viel leichter entstehen lässt als Tincturen und Extracte, deren Dosenbreite grösser ist. Kennt man auch deren Gehalt an wirksamen Bestandtheilen nicht, so weiss man doch sicher, dass bei einer guten Beschaffenheit ein Tropfen oder ein Centigramm mehr von dem Präparat nicht an sich schlechte Wirkungen bedingen. Wo die letzteren vorkommen, sind sie durch den Wechsel in dem bisher gebrauchten Stoffe oder durch individuelle Verhältnisse bedingt. Ein Kranker begann Extr. Aconiti zu 0,12 g zu nehmen und stieg bis 0,3 g auf, ohne dass Nebenwirkungen erschienen. Als ein neuer Vorrath vom Lieferanten besorgt und die letzte Dosis auch von diesem Präparat gegeben wurde, erkrankten alle davon Gebrauchenden schwer und einer starb. Die Vorsicht hätte in diesem Falle erheischt, mit einer kleineren Dosis zu beginnen, da man nie genau wissen kann, in welchem Zustande sich die Drogen in den Töpfen der Händler befinden. Ein analoger Fall ereignete sich auch bei dem Einnehmen von Aconitin-Granules, die anfangs aus schlechtem, später aus gutem Aconitin bereitet in gleichen Mengen genommen wurden.

Kinder sollen Aconit besser wie Erwachsene vertragen. Manche Erwachsene zeigen nach Einnehmen von 0,00025 g des kristallinischen Aconitins heftige Nebenwirkungen, andere noch nicht nach 0,0008 g. Vielleicht ist hieran die Verschiedenheit des Präparates Schuld. Indessen sah man auch nach 2 Tropfen Aconittinctur oder 0,015 g Aconitextract schweren Collaps, was sich nur durch eine eigenartige Empfindlichkeit erklären lässt. Von dem Aconitinnitrat Petit veranlassten 0,0003 g schwere Erkrankung und 0,003—0,0036 g den Tod eines körperlich schwächlichen Arztes.[1]) In diesem Falle war ein schwaches Aconitin gewünscht, und ein sehr wirksames verabfolgt worden.

Eine cumulative Wirkung wird in Abrede gestellt, scheint aber doch vorzukommen. So gebrauchte z. B. ein Kranker drei Tage lang

[1]) Haakma Tresling, Nederl. Tijdschr. v. Geneesk, 1880, Vol. XVI., p. 229.

je 0,12 g Aconitextract, ohne jede Nebenwirkung und erst nach dieser Zeit erschienen solche. Sie treten bisweilen schon nach 10—15 Minuten ein und können mehrere Tage lang anhalten. Von allen möglichen Resorptionsorten aus kommen sie zu Stande. In England giebt sehr häufig die Einreibung von Aconit-Liniment, (ein mit Campher versetzter alkoholischer Wurzelauszug) dazu Anlass. Ganz besonders zu warnen ist vor der Methode, das empfindliche Dentin durch Aconitin abzustumpfen, indem man japanische Papierblättchen, die mit 3 mgr. Aconitin (!) imprägnirt werden, zusammengeknäuelt in den Zahn bringt. Die Ausscheidung des Aconitin geht theilweise durch Harn und Koth vor sich. Bei subcutaner Anwendung findet Ausscheidung auf die Magen- und Darmschleimhaut statt. Die arzneiliche Anwendung Aconitinhaltiger Drogen, in Deutschland weniger als in anderen Ländern verbreitet, liefert, besonders da, wo es sich um Beseitigung von Nervenschmerzen handelt, zweifellose Erfolge. Die sensiblen motorischen und secretorischen Nerven werden durch Aconitin nach einer vorübergehenden Erregung gelähmt. Herz- und Athemthätigkeit leiden. Die gangliösen Herzcentren sowie die Vagi in ihrem peripherischen Theile werden durch grosse Dosen nach einer vorübergehenden Erregung gelähmt. Die im weiteren Verlaufe der Wirkung beobachtete Pulsarhythmie ist vielleicht durch die ungleichzeitigen und ungleich starken Angriffe des Aconitin auf die Herzcentren zu erklären.[1])

An der Haut entsteht durch Einreibung von guter Aconittinctur oder gutem Aconitin — das frühere deutsche Präparat thut es nicht — Jucken, Prickeln, Stechen, Taubheit und Empfindungslosigkeit. Fast immer fehlt Röthe. Nach Einführung in den Magen sieht man häufig eine Vermehrung der Schweissabsonderung, besonders aber alle jenen abnormen Empfindungen, die man auch nach directer Anwendung findet: übermässiges Jucken, Kriebeln und Taubheit. Bisweilen entsteht ein Erythem. Die Flecke sah man nach zwei Tagen bläulich werden. Auch juckende Bläschen sollen gelegentlich vorkommen.

Im Munde entsteht ein eigenthümlich brennender Geschmack. Zunge und Zäpfchen fühlen sich wie geschwollen an. Das Gefühl schmerzhaften Brennens kann sich auch auf den Schlund und den Magen fortsetzen. Aufstossen, Magenschmerzen, Abnahme des Appetites, zuweilen Uebelkeit und Erbrechen kommen meist nach Aufnahme von galenischen Aconitpräparaten vor. Kolikartige Darmschmerzen sowie wiederholte Durchfälle, auch bei zu lange anhaltendem Gebrauche, Icterus und reichlicheren Harnabgang sah man nach Aconittincturen, -Extracten und nach reinem Aconitin. Alle diese erzeugen ferner gelegentlich Präcordialangst, einen kleinen, schnellen, häufiger verlangsamten, unregelmässigen Puls und bei einer besonderen Disposition auch schweren Collaps, der in einem Falle dem der Cholera ähnlich war. Oppressionsgefühl auf der Brust, successive Abnahme der Athmung, Dyspnoe und selbst Orthopnoe zeigen sich seitens des Athmungsapparates. Bei Frauen, deren Menstruation ausgeblieben war, fand sie sich nach Aconitgebrauch reichlich wieder.[2]) Längerer Gebrauch schafft Thränenfluss. Einreibung einer 2proc. Salbe von

---

[1]) L. Lewin, Exp. Unters. üb. die Wirk. des Aconitins auf das Herz, 1875

[2]) West, Archives génér. de Médecine, 1835, T. XXXVIII., pag. 431.

ölsaurem Aconitin in die Stirn liess ihn ebenfalls entstehen. Auch intercurrente Pupillenerweiterung, Starrheit der Pupille, Lichtscheu und Blindheit können durch das Mittel hervorgerufen werden. Die Sehstörungen sind in einigen Fällen vielleicht als Collapswirkungen anzusehen. Bisweilen erscheinen ebenfalls Ohrensausen und Taubheit. In weiter Ausdehnung können sich Empfindungsstörungen breit machen. Die Tastempfindung nimmt ab. Es erscheinen: Taubheit und Gefühl von Spannung, Prickeln, Ameisenlaufen, Hitzegefühl im Gesicht, an den Lippen und an den Gliedmassen, durchschiessende Schmerzen in den letzteren, den Gelenken, dem Kopfe, den Augäpfeln und bisweilen jenes eigenthümliche Gefühl der Vergrösserung an verschiedenen Körpertheilen. Manche Kranke werden benommen oder rauschartig umnebelt, auch wohl sehr schwindlig. Der Schlaf schwindet. An die angeführten Parästhesieen schliesst sich bisweilen Muskelschwäche an, die so stark werden kann, dass das betreffende Individuum unfähig ist, sich aufrecht zu erhalten. Bisweilen erscheint vorübergehendes Zittern, nach langem Gebrauche auch anhaltender Tremor. Das Zittern kann in Convulsionen mit Verlust des Bewusstseins übergehen. Statt dessen findet sich gelegentlich grosse Ruhelosigkeit, auch Delirien allein oder mit Athemnoth vereint.

Leichtere Nebenwirkungen erfordern kein Eingreifen. Haben aber Puls und besonders die Athmung gelitten, dann ist die Möglichkeit weiteren Zunehmens dieser Nebenwirkungen möglich. Entgegen der früheren Anschauung habe ich zuerst dargethan, dass durch lange fortgesetzte künstliche Athmung der Aconitintod beseitigt werden kann. Sobald Athemnoth und Arhythmie der Herzthätigkeit sich zeigen, ist jene also einzuleiten. Die Ausscheidung des Aconitins muss durch Diuretica beschleunigt werden.

Veratrum album. — Veratrin.

Die pharmaceutischen Darstellungen aus der Wurzel der weissen oder auch grünen Nieswurz, ferner die Läusesamen (Fructus Sabadillae), welche jetzt unnöthiger Weise auch klinisch wieder zum Vertilgen der Läuse gebraucht werden, und die wirksamen Bestandtheile der genannten Pflanzen können Nebenwirkungen hervorrufen, gleichgültig, wie und an welcher Körperstelle man sie verwendet. Von den vielen Stoffen, die sich in Veratrumarten finden, und die wahrscheinlich aus ätherartigen Verbindungen verschiedener Basen und Säuren bestehen, ist das kristallinische Veratrin des Arzneibuches der am besten gekannte. Manche neuere Aerzte ziehen für den inneren Gebrauch wegen der nach Veratrin häufig vorkommenden Nebenwirkungen die Veratrintinctur vor. Die Ursache der meisten, unbeabsichtigten Veratrinwirkungen liegen in dem Alkaloid selbst oder in einer, mehrfach festgestellten, besonderen Empfänglichkeit für dasselbe. Personen, welche an einer erhöhten krampfhaften Reizbarkeit leiden, werden dadurch schneller und in höherem Grade unangenehm beeinflusst als andere. Die Dosirung hat hierbei nur einen Einfluss, wenn sie übermässig hoch, also über 0,01 g gegriffen wird.

Die örtlichen Nebenwirkungen nach Einreiben von alkoholischen Veratrinlösungen oder Veratrinsalben (0,2—1,0 : 10 Fett) bestehen meist in erhöhtem Wärmegefühl, Prickeln, Brennen und auch wohl stechenden Schmerzen, die so lästig werden können, dass der Schlaf verloren geht. Verhältnissmässig selten entsteht hierbei eine Veränderung der Hautfarbe, Röthe und vermehrter Turgor. Die abnormen Sensationen beschränken sich nicht immer auf den Ort der Einreibung. Wird eine solche Salbe z. B. über den Aesten des N. trigeminus oder in die Gegend des Herzens eingerieben, dann fühlen die Kranken fast stets, und nach jeder Einreibung ganz Aehnliches, öfter auch in Verbindung mit Schmerz und Zuckung in entlegenen Körpertheilen, am häufigsten und deutlichsten in den Fingerspitzen und Zehen, dann auch am oberen Schulterblatt, in den Knieen, Ellenbogen, der Hüfte und über den Aesten des Trigeminus. Bisweilen herrscht hierbei eine individuelle Gleichmässigkeit, insofern ein Kranker nach jeder Einreibung in der Herzgegend die geschilderten Symptome im Kniegelenk, ein anderer im Acromion scapulae empfindet. Gewöhnung an solche Wirkungen im Sinne einer nach und nach eintretenden Abschwächung werden selten beobachtet. Lange Zeit bringt jede neue Einreibung von Neuem die genannten Empfindungen hervor, oft sogar in verstärktem Masse, weil die Enden der Nerven reizbarer geworden sind. Bei einzelnen, torpiden Menschen ruft auch die Einreibung der stärksten Veratrinsalbe nur eine Zeit lang lebhafte Sensationen hervor, die sich verlieren, wenn man die Dosis nicht verstärkt.

Vereinzelt zeigt sich an der Einreibungsstelle oder deren Umgebung unter Jucken ein fleckiger Ausschlag, oder an zarter Haut eine erysipelatöse Entzündung. Bisweilen hat der erstere ein petechiales Aussehen. Ebenso selten ist ein den Varicellen ähnliches Exanthem. Wird eine Veratrinsalbe auf ödematösen Stellen eingerieben, so entsteht schnell ein pustulöser Ausschlag auf entzündeter Basis. Dieses Erysipelas pustulosum brennt heftig und kann zur Schorfbildung führen und länger dauernde nässende, oberflächliche Geschwüre hinterlassen. Wird Veratrin in alkoholischer Lösung subcutan injicirt, so entsteht gewöhnlich um die Einstichstelle herum eine leichte, zuweilen fleckige Röthung und Anschwellung, vereinzelt auch Abscessbildung. Ein Gefühl von Brennen nach der Einspritzung hält mehrere Stunden an.

Nach Einnehmen von Veratrin schwillt bisweilen die Zunge an; häufiger zeigen sich Prickeln im Schlund, Kratzen im Halse, erschwertes Schlingen und brennender unstillbarer Durst. Nach 10tägigem Veratringebrauch entstand in einem Falle Speichelfluss, der mehrere Wochen anhielt und mit widerlichem, sauren Geruche aus dem Munde einherging. Die Salivation kommt häufiger vor,[1]) doch auch Trockenheit im Munde. Minderung oder Verlust des Appetits und Brennen im Magen gesellen sich zu der häufigsten der Veratrin-Nebenwirkungen, dem Erbrechen. Die individuelle Empfindlichkeit des Magens für diese Nebenwirkung giebt sich dadurch kund, dass Mancher nach 2 Tropfen der Tinct. Veratri, ein Anderer erst nach 130 Tropfen bricht.[2]) Aus einer Beobachtungsreihe ging hervor, dass Kinder oft schon nach der ersten Veratrindosis erbrachen. Für die Veratrumtinctur fand man das

---

[1]) Linon, Bullet. génér. de Thèrap., 1869, T. 76, pag 94.

[2]) Fleischmann, Prager medic. Wochenschr., 1876, No. 10, pag. 191.

Gegentheil. Die kindliche Magen- und Darmschleimhaut wies für sie eine bemerkenswerthe Toleranz auf. Bei Erwachsenen tritt das Erbrechen sehr häufig, fast constant auf. Von 21 mit Veratrin behandelten liess keiner dasselbe vermissen. Dagegen fand ein anderer Beobachter unter 109 solcher Kranken 80 Mal Uebelkeit und nur 17 Mal Erbrechen.[1]) Dem letzteren geht häufig Husten voran. Opium kann es nicht beseitigen oder verhindern.

Statt des Erbrechens oder mit ihm vereint erscheint bisweilen Durchfall oder Kollern und Poltern im Leibe. Auch Leibschmerzen gesellen sich zu den, nicht selten schleimigblutigen Entleerungen. Nach äusserlicher Veratrinanwendung (0,3 : 30 Fett) wurde früher mehrfach eine Vermehrung der Harnmenge beobachtet. Vermindert sich diese aber bei Fortgebrauch des Mittels, dann erscheint öfters lästige Strangurie. Dieselbe kann 2 Tage und selbst 60 Stunden anhalten und mit anderweitigen beunruhigenden Erscheinungen einhergehen. Beschleunigung der Menstruation und angeblich auch Abort soll die gelegentliche Folge dieser Medication sein können.

Die Verlangsamung des Pulses ist das sicherste Zeichen eingetretener Veratrinwirkung. Wird dies übersehen und das Medicament nicht ausgesetzt, so erfolgt schnell Collaps, sammt allen üblen Folgen. Verminderung und Unregelmässigkeit des Pulses kann mehrere Tage anhalten und von Ohnmachtsanfällen begleitet sein. Die Leistungsfähigkeit des Herzmuskels ist bedeutend vermindert. Das Gesicht ist blass, die Augen blau umringt, die Pupillen erweitert, das Sehvermögen geschwächt. Schwindel, Mattigkeit oder Unfähigkeit sich zu bewegen, und kalte Schweisse an den Gliedmassen begleiten die vorgenannten Symptome. Auch kommt krampfhaftes, bisweilen mehrere Tage lang anhaltendes Schluchzen vor. Kommt etwas Veratrinpulver auf die Nasenschleimhaut, so kann dadurch heftiges, lang anhaltendes Niesen und eventuell reichliches Nasenbluten bewirkt werden. Sogar nach Einreibung von Veratrinsalbe beobachtete man Niesen. Vielleicht ist ein Verschleppen der Salbe durch die Finger hierbei Schuld. Denkbar wäre aber auch, dass dies eine resorptive Wirkung durch gelegentliche Ausscheidung von Veratrin an der Nasenschleimhaut ist. Ganz ähnlich verhält es sich mit der hier und da nach äusserlichem Veratringebrauch erscheinenden Conjunctivitis. Die beobachtete Gesichtsverdunkelung, sowie Doppeltsehen und eine auffallende Abnahme des Gehörs sind wohl als Collapssymptome aufzufassen. Die abnormen Empfindungen habe ich bereits als Folgen der innerlichen und äusserlichen Anwendung des Alkaloids gekennzeichnet. Neben Prickeln, Brennen, Schmerzen, kommt ein eigenthümliches Kältegefühl vor, das sich über den ganzen Körper verbreitet und 1 Stunde anhalten kann. Bei alten, abgelebten, an Lähmung leidenden Menschen erscheint derartiges nicht. Sehr eigenthümlich ist die Beobachtung, dass ein am Körper bestehender Schmerz, nach Einreibung von Veratrinsalbe seine ursprüngliche Stelle verlässt und sich an einer anderen fixirt. So entstehen Kopfschmerzen, Neuralgieen der Glieder u. A. m. Das Sensorium bleibt meist bei dieser Therapie unbeeinflusst. Nur wenn starker Collaps eintritt, kann Somnolenz ihn begleiten. Doch kommen

[1]) Cunier, Bullet. génér. de Thérap., 1838, Vol. XIV., pag. 8.

auch ganz vereinzelt ohne Collaps nach normalen Dosen Delirien vor, und ebenso Unsicherheit in den Bewegungen, Zittern, fibrilläres oder klonisches Zucken der Gesichtsmuskeln, namentlich in halbgelähmten Körpertheilen. In einem Falle erschienen solche convulsivischen Bewegungen in Händen und Fingern neben Delirien.

Die Therapie dieser Nebenwirkungen besteht neben dem sofortigen Aussetzen des Mittels in der Darreichung von analeptischen Substanzen, besonders des Liquor Amonii anisatus oder der Moschustinctur. Bei vorhandenem Magen- oder Darmcatarrh, Schwächezuständen, und fettiger Degeneration des Herzens darf das Mittel gar nicht verordnet werden.

Conium maculatum. — Coniin.

Sowohl Samen wie Wurzel des Schierlings wechseln zu verschiedenen Vegetationszeiten in ihrem Gehalte an wirksamen Bestandtheilen. So enthält z. B. die Wurzel nicht nur im März, sondern auch im Mai und Juni, wo die grünen Theile schon recht reich an Alkaloid sind, nur Spuren davon. Das Coniin bildet Salze, von denen das kristallinische bromwasserstoffsaure circa 61 pCt. Coniin enthält. Angeblich sollen im Handel zwei Arten dieses Salzes vorkommen, von denen die eine, gelb gefärbte, auf die Nervencentren, die zweite, farblos kristallinische, wie Curare wirkt.[1]) Beim Liegen wird selbstverständlich die Herba Conii schlecht. Die gut begründete Forderung, dass die Droge nicht älter als 1 Jahr sei, ist im deutschen Arzneibuch nicht berücksichtigt. Die Extracte aus der Droge sind meist in unzureichendem Zustande und sollten deswegen nicht gebraucht werden. Der von Pereira empfohlene Gebrauch des Coniins gegen Tetanus ist wieder aufgenommen worden. Man verwendet hierzu das bromwasserstoffsaure Salz. An dieses Präparat findet Gewöhnung statt.[2]) Cumulation soll nicht vorkommen, was mir aber nicht erwiesen zu sein scheint. Nebenwirkungen entstehen nach Aufnahme von Coniin ($^1/_4$—1 mg) oft schon nach 1—3 Minuten. Die freie Base reizt und röthet die Haut bei directer Berührung. Wird sie z. B. lange an den Lidern gebraucht, so kann ein stark juckender, papulöser Ausschlag entstehen. Aber auch der anhaltende, innerliche Gebrauch grosser Mengen des Krautes vermag einen rothen, selbst erysipelasartigen Ausschlag hervorzurufen.

Kleine Gaben der Herba Conii (0,12—1 g) machen mitunter das Gefühl von Trockensein, grosse heftiges Constrictionsgefühl im Schlunde. Nach subcutaner Einführung von Coniinum hydrobromicum bei Tetanus fand sich die Speichelabsonderung besonders stark vermehrt. Nach reinem Coniin entsteht bisweilen Dysphagie. Das gepulverte Kraut veranlasst nicht selten Vermehrung des Durstes, eine geringe Verminderung der Esslust, grosse Dosen auch Uebelkeit, Erbrechen und Durchfall. Jedes coniinhaltige Präparat kann in grösserem oder geringerem Umfange die Pulszahl vermindern, besonders wenn er voll und hart ist und auch Aussetzen der Herzthätigkeit bewirken.[3]) Die Athmung sah man nach bromwasserstoffsaurem Coniin häufiger und auch unregelmässig werden. So guten Nutzen das Präparat auch bei tetanischen Zuständen zu leisten scheint, so ist die Gefahr einer dadurch bedingten Lähmung der Athemmuskeln, des Zwerchfelles, und der Mm. intercostales drohend. Durch Eintreten von Erstickungskrämpfen ist das Leben gefährdet. Künstliche Athmung kann hierbei erfolgreich sein. Nach reinem Coniin entstehen bisweilen auch kurzdauernde Sehstörungen. Die Gegenstände erscheinen schwankend, namentlich aber ungeheuer gross, z. B. die eigene Nase wie

[1]) Bochefontaine, Compt. rend. de l'Academie des Scienc., T. XCI., 1880, p. 579.

[2]) Steinhäuslin, Ueber die pharmak. Wirkung etc. des Coniin. hydrobr., Bern 1887, pag. 64.

[3]) Nega, Zeitschr. f. klin. Medicin, 1850, I., pag. 1

ein ungeheurer Klumpen. Desgleichen kommen Gehörstäuschungen, Schwindel,[1]) Betäubung und Lähmungserscheinungen an willkürlichen Muskeln vor.

Trimethylamin.

Das in der Natur verbreitete Trimethylamin, $[N(CH_3)_3]$, nicht mit Propylamin $(NH_2C_3H_7)$ zu verwechseln, ist eine flüchtige Base, die Salze bildet, z. B. das chlorwasserstoffsaure. Im Jahre 1858 wurde das Präparat gegen acuten und chronischen Rheumatismus und später gegen Chorea minor empfohlen. Positive und negative Erfolge stehen sich auch hier gegenüber. Vielleicht kommt für die letzteren auch der sehr wechselnde Gehalt der als Trimethylamin im Handel vorkommenden wässerigen Lösungen (8—22 pCt.) in Frage. Man verabfolgte 0,3—0,6 g. Weniger schlecht schmeckt das salzsaure Salz. Vorzugsweise erscheinen als Nebenwirkungen seitens des Magens und Darms Magenschmerzen, Erbrechen und Durchfall mit reissenden Kolikschmerzen. Röthe und Thränen der Augen, die man einmal beobachtete, scheinen ebenfalls durch das Mittel veranlasst zu sein. Die Hautfarbe nimmt eine eigenthümlich ins Grauliche spielende Nuance an. Ausserdem findet sich bisweilen heftige Erregtheit.

Curare.

Aus verschiedenen Strychnosarten wird unter Hinzuthun mancher anderer Pflanzensäfte durch Einkochen mit Wasser eine schwarzbraune Masse gewonnen, die als Curare in den Handel kommt. Das Präparat schwankt in seiner Wirkung auf Thier und Mensch in grosser Breite, so dass, wenn kein Curarin zur Verfügung steht, vor jedesmaliger therapeutischer Anwendung ein orientirender Versuch am Thiere vorgenommen werden muss. Von dem reinen Alkaloid, Curarin, ist als Maximaldose 0,012 g anzusehen.[2]) Curare selbst erfordert je nach seiner Güte, aber auch abhängig von verschiedenen individuellen Umständen eine bald höhere bald niedrigere Dosirung. Selbst in Fällen mit positiver Wirkung kam nach Einführung eines Handelspräparates von Curarinum sulfuricum eine auffällige Inconstanz vor, so zwar, dass nicht nur bei verschiedenen Kranken die Wirkung gleicher Dosen eine verschiedene war, sondern bei ein und demselben Menschen gleich grosse Gaben ganz verschiedene Wirkungen hervorriefen. Längst ist es bekannt, dass bei Thieren an Curare Gewöhnung stattfinden kann. Dies ist neuerdings auch vom reinen Curarin bei der therapeutischen Anwendung bei Menschen beobachtet worden.[2]) Bedeutung hat ferner die Frage, ob auch vom Magen aus eine Curarewirkung zu erzielen ist. Es ist bekannt, dass manche Indianerstämme Curare als Magenmittel nehmen, und dass auch die dadurch erlegten Thiere ohne Vergiftung genossen werden können. Die Ausscheidung durch die Nieren findet so schnell und die Aufnahme durch Magen und Darm so langsam statt, dass es zu einer Anhäufung bis zu einer schädigenden Dosis nicht kommen kann.[3]) Indessen sind doch Wirkungen auch von einer solchen Verabfolgung gesehen worden.

Vereinzelt wird von dem Curare immer noch gegen abnorme musculäre Erregungszustände Gebrauch gemacht. Hierbei werden eigentümliche Nebenwirkungen gesehen, deren Bedeutung, wie ich glaube, bisher nicht genügend gewürdigt worden sind. Dieselben können sich als Nachwirkung noch mehrere Tage nach dem Gebrauche des Mittels fortsetzen. An der Injectionsstelle entsteht meist eine quaddelartige Erhöhung, umgeben von einem rothen, auf Druck verschwindenden Hofe. Der letztere überdauert die erste. Es gesellt sich aber auch Phlegmone und ödematöse Anschwellung, bisweilen auch Schwellung benachbarter Lymphdrüsen hinzu. War die Lösung filtrirt, so schwinden diese Veränderungen meist schon nach Stunden oder einigen Tagen.

[1]) Nega, Zeitschr. f. klin. Medicin, 1850, I., pag. 1.

[2]) Hoffmann, Deutsch. Archiv f. klin. Medicin, Bd. 45, Heft 1 u. 2.

[3]) Hermann, Archiv f. Anat. u. Physiologie, 1867, pag. 64.

Unfiltrirte und filtrirte Lösungen können aber auch harte Knoten und selbst Abscesse hervorrufen.[1]) Bei sensiblen Personen zeigt sich ausser kleinen Knoten auch ein, oft mehrere Stunden[2]) oder wochenlang anhaltender Schmerz.

Von resorptiven Wirkungen sind meist in Verbindung mit Fieber beobachtet worden: Abgeschlagensein, Mattigkeit, starker Durst und bei anderen Störungen des Centralnervensystems noch das Bedürfniss zu schlafen, sowie ein stupider Gesichtsausdruck als Zeichen von Muskelerschlaffung. Das Curarefieber, das mehrfach als Begleiter anderer Nebenwirkungen erschien, reiht sich seinem Wesen nach wahrscheinlich anderen Arzneifiebern an. Wir haben darin den Ausdruck einer Reizung wärmeregulatorischer Centren des Gehirns zu sehen. Bei Thieren entsteht dieses Fieber in Begleitung anderer Symptome gesteigerter Erregung nur nach sehr kleinen Dosen und hält nur relativ kurze Zeit an. Es wurde von Cl. Bernard übersehen, weil er mit zu grossen Dosen arbeitete. Spätere Untersucher bemerkten dasselbe und konnten im Mastdarm Temperaturen von 40,2° C. feststellen. Bei Tetanuskranken ist es als nothwendig für ihre Heilung angesehen worden. Die Berechtigung zu einer solchen Annahme ist nicht durch entsprechende Thatsachen begründet. Die von anderer Seite beschriebene Erniedrigung der Körperwärme bei Tetanus kam durch combinirte Curare-Morphinbehandlung zu Stande.

Das Fieber erscheint bisweilen bei an Epilepsie und wahrscheinlich auch anderen Krankheiten leidenden Menschen in der Gestalt eines Wechselfieberanfalles mit Kälte, Hitze und Schweiss. Die Wärme der Haut und der Achselhöhle ist erhöht. Je nach der Dosis und der Individualität hält es 3, 5 ja selbst 10 Tage an, um allmählich an Stärke abzunehmen. Der Schüttelfrost tritt 22 Minuten bis $1\frac{1}{2}$ Stunden nach der Einspritzung auf.[3]) Weder die Zeit des Eintrittes noch die Dauer desselben lassen sich zu der Höhe der angewandten Dosis in Beziehung bringen. Selbst bei einem und demselben Individuum sind Verschiedenheiten vorhanden. Er kann $1—3\frac{1}{2}$ Stunden dauern, aber in einem entfernteren Zeitraume wieder erscheinen. Das Gesicht ist bleich. Der Kranke hat eine Gänsehaut, und subjectiv das Gefühl starker Kälte. Er vergräbt sich unter seine Decken, um dieses zu mässigen. Die Zähne klappern, der ganze Körper zittert in Folge fibrillärer Muskelzuckungen fast unaufhörlich und so stark, dass das Bett dadurch wie im perniciösen Fieber bewegt wird. Der Puls ist dabei klein, beschleunigt (bis 140 Schläge) und bleibt 3—5 Stunden in diesem Zustande. Dicrotie wurde mehrere Tage lang beobachtet. Auf den Frost folgt Hitzegefühl mit Röthung der Haut besonders im Gesicht und den Ohren, Röthung der Conjunctiva und schliesslich Schweiss. Der letztere kommt auch ohne Fieber vor[4]) und kann auch nur an einzelnen Körpertheilen, z. B. den Handtellern, localisirt sein.

Mehrfach sah man Speichelfluss entstehen, auch nach Gebrauch von reinem Curarin. Derselbe kann so lebhaft sein, dass dadurch häufige Schluckbewegungen ausgelöst werden. Vereinzelt klagte ein Kranker über Trockenheit im Munde. Während des Frostes ist der Appetit vermindert oder aufgehoben. Erbrechen wurde bei einem Knaben nach Anwendung von Curarin (Preyer) gesehen. Bezüglich des Pulses sind vorher schon Angaben gemacht worden. Eine selbst 1—3 Tage lang erhöhte Zahl desselben wurde in Begleitung von Fieber, aber auch ohne dieses beobachtet. Nach Gebrauch von reinem Curarin kam in einem Falle das Gegentheil vor. Eine lallende Sprache machte sich bei einem Epileptiker bemerkbar. Die Athmung wies bisher nach Gebrauch eines jeden Präparates die Neigung zur Unregelmässigkeit auf. In einzelnen Fällen bleibt es nicht hierbei, sondern sie setzt aus. Nach Curare

---

[1]) Beigel, Berl. klin. Wochenschr., 1868, pag. 100.
[2]) Benedikt, Wien. medic. Presse, 1866, No. 32 u. 33.
[3]) Voisin et Lionville, Gazette des hôpitaux, 1866, pag. 431.
[4]) Karg, Archiv f. klin. Chirurgie, 1883, Bd. 29, pag. 347.

ist sie oft vermehrt, nach reinem Curarin vermindert gesehen worden. Auch Andeutungen von Singultus rief das letztere Präparat einmal hervor. Selten kommt es neben Athemstörungen zu Cyanose. Neben oberflächlicher, unregelmässiger Athmung und zeitweilig auftretenden seufzenden Inspirationen wurde auch Ohnmacht mit Verlust des Bewusstseins beobachtet.[1]) Die widersprechenden Resultate bezüglich der Harnsecretion sind zum Theil auf die Verschiedenartigkeit der angewandten Präparate, zum Theil auch auf individuelle Verhältnisse zurückzuführen. Harndrang und Harnvermehrung, aber auch normale Entleerung bei verminderter Harnmenge wurden beschrieben. Ebenso fand man in einer Beobachtungsreihe den Harn schon nach 1 Stunde und noch nach 20—24 Stunden zuckerhaltig, während er in anderen davon frei war. Curarin kommt darin vor.

Das Sehorgan leidet bisweilen frühzeitig nach der Einspritzung. Thränenvermehrung sowie bald einseitige, bald doppelseitige Ptosis wurden an demselben beobachtet. Die Pupillen waren in einzelnen Fällen erweitert und reagirten träge auf Lichtreiz, in anderen erschienen Diplopie mit Ueber- und Nebeneinanderstehen der Bilder, sowie Accomodationsstörungen. Die Kranken sahen wie durch einen Schleier und aufgefordert einen Gegenstand zu fixiren, rieben sie sich die Augen und drehten den Kopf nach verschiedenen Seiten, um den Gegenstand zu betrachten, oder sie mussten die Augen zukneifen, um lesen zu können. Gleichzeitig kann Verdunkelung des Gesichts bald auf dem einen, bald auf dem anderen oder beiden Augen nach verschiedenen Einspritzungen entstehen. Die mehrfach von einem Beobachter bei starker Curarewirkung entdeckte Gestaltsveränderung des Opticus aus der kreisrunden in eine elliptische Form, deren längster Durchmesser horizontal zum Meridian des Auges stand, ist wahrscheinlich nur eine scheinbare, durch veränderte Refractionsverhältnisse der Linse bedingte gewesen. Vereinzelt kommt auch Ohrenklingen vor. Viel häufiger sind dagegen die Nebenwirkungen seitens des Centralnervensystems. Man beobachtete Stirndruck, Benommenheit des Kopfes, oder heftiges Kopfweh, auch Somnolenz, ein Gefühl von Trunkenheit, Ohnmacht, sowie Angstgefühl. Abnorme Muskelerregung in Gestalt von Zuckungen einzelner Körpertheile, z. B. des Unterkiefers, oder kurzdauernden, blitzähnlichen, nicht fibrillären an verschiedenen Körpertheilen, und auch fibrilläre Zuckungen. die zuerst in der Pectoralgegend oder am Leibe erschienen, sich von dort weiter ausdehnten und in klonische Zitterkrämpfe übergingen, wurden nach Curarin resp. Curare beobachtet. Ausserdem kommt eine lähmungsartige Schwäche der Gliedmassen mit gleichzeitiger Störung des Gleichgewichts und der Coordination der Bewegung vor. Die Kranken können trotz des Wollens nicht stehen und ihre Beine nicht rühren. Andere zeigen nur Schlaffheit in der Haltung und Verlangsamung sowie Unsicherheit des Ganges. Die Arme hängen ihnen wie Gewichte am Körper. Es kommt auch zu vollständiger Lähmung anderer Muskelgruppen, z. B. der Schlundmuskulatur, so dass beim Versuche, zu trinken, Flüssigkeit in die Luftröhre fliesst. Eine Therapie der Curare-Nebenwirkungen ist nur insoweit einzuleiten, als die Athmung sehr gefährdet ist. Die künstliche Athmung könnte hierbei Nutzen leisten. Eine schnellere Entfernung des Mittels durch Eingabe von harntreibenden Stoffen würde die Hülfe erleichtern.

Amylnitrit.

Seit dem Jahre 1859 kennt man die eigenthümliche Wirkung der Dämpfe des flüssigen, angenehm riechenden Salpetrigsäure-Amyläthers ($C_5H_{11}NO_2$) auf den Menschen. Das käufliche Präparat lässt sehr oft

[1]) Landenberger, Württemberg. medic. Correspondenzbl., 1864, pag. 163.

an Reinheit zu wünschen übrig. Es ist für mich nicht zweifelhaft, dass ein solches schlechtes Amylnitrit unangenehmere Wirkungen erzeugen könne als ein reines. Schlechte Präparate kommen aber vor. In einem solchen fand man Isobutylnitrit bis zu 10 pCt., ferner Gemisch von α- und β-Amylnitrit bis zu 50 pCt. des Gesammtgewichtes, auch Aethylnitrit u. A. m. Die besonders schädigende Einwirkung des Isobutylnitrits auf den Blutdruck und die Athmungsorgane ist auch experimentell erwiesen worden.[1]) In den ersten Jahren der Anwendung des Amylnitrits glaubte man dasselbe frei von Nebenwirkungen. Später haben sich solche in nicht geringer Zahl gezeigt. Sie würden noch häufiger berichtet sein, wenn das Medicament nicht so selten in Anwendung käme. Man glaubte früher darin ein Heil- resp. Besserungsmittel für alle jene Krankheiten zu sehen, die auf einem Gefässkrampf beruhen sollten, wie Epilepsie, Hemicranie, Cocaïnvergiftung etc. Es ist wenig von dem anfänglichen guten Rufe übrig geblieben.

Nebenwirkungen entstehen, theilweis abhängig von einer besonderen Empfindlichkeit für diesen Stoff, bisweilen auch bei Kranken, die denselben schon ohne Schaden eingeathmet haben. Dass ein Uebermaass von ihm Menschen tödten kann, beweist z. B. jener Fall, der einen schwindsüchtigen Kapitän betraf. Er fiel in Hongkong einem schlechten Arzte in die Hände, der ihm ca. 28 *g* Amylnitrit zum Einathmen nach Belieben verschrieb. Bald darauf fand man ihn des morgens todt. Zulässige Dosen sind 2—6 Tropfen für eine Einathmung. Nicht einathmen sollen das Mittel: Menschen mit stark gefüllten Blutgefässen und Neigung zur Hyperämie und Congestion nach dem Kopfe, zumal dann, wenn geschlängelte rigide Artt. temporales, eine bestehende krankhafte Veränderung der Gehirngefässe mit Praedisposition für den Eintritt einer Apoplexia cerebri sanguinea nahelegen, sowie Menschen mit anderweitigen krankhaften Veränderungen der Gefässwände.[2]) Mitunter fehlt die normale Wirkung, vor Allem die Gesichtsröthe ganz. Dafür erscheinen Herzklopfen, Pulsverminderung, Kopfschmerzen, sowie Druck im Kopfe und den Ohren, ein Rauschzustand und Verwirrtheit, die bald wieder schwinden.[3])

Nach dem Einathmen entsteht bald ein eigenthümlicher, ziemlich unangenehmer, fast fauliger Geschmack im Munde. Er überdauert die Einathmung. Das Kauen kann erschwert sein. Trockenheit des Mundes sah man danach 12—24 Stunden bestehen. Dazu kommt noch Kratzen im Halse und nach öfterer Einathmung eine ziemlich quälende Uebelkeit, sowie bisweilen Erbrechen. Die unangenehmsten Nebenwirkungen sind die seitens des Herzens und der Athmung auftretenden. Es ist bekannt, dass die centralen Ursprünge der herzhemmenden Vagusfasern durch das Mittel gelähmt werden können. Ausserdem aber besitzt das Amylnitrit die Fähigkeit, Methämoglobin im kreisenden Blute zu erzeugen. Diese dyspnoische Beschaffenheit des Blutes kann bei den Respirationsstörungen betheiligt sein. So beobachtet man starkes und plötzliches Ansteigen der Pulszahl, z. B. von 76 auf 148 Schläge, Herzklopfen und Collaps. Die Kranken werden ohnmächtig,

[1]) L. Brunton and Bokenham, The Pharmac. Journ. and Transact., 1888, pag. 491.
[2]) Schroeter, Zeitschr. f. Psychiatrie. Bd. XXXII., 5, pag. 527.
[3]) Haddon, Edinb. medic. Journ., 1870, Vol. XVI., pag. 45.

sinken hin, werden blass, bekommen einen kleinen fadenförmigen, bisweilen auch sehr langsamen Puls und kalte, klebrige Schweisse, während das Bewusstsein, wenn auch geschwächt, erhalten bleibt.[1]) Parese der Glieder kann dabei vorhanden sein. In einzelnen Fällen leidet auch die Athmung. Der Blick wird starr, die Athmung mühsam und beklommen, die Jugularvenen schwellen fast fingerdick an, und das Bewusstsein schwindet. Auch nur mit Schwindel kann die Athemstörung verbunden sein.[2]) Kitzeln im Halse, sowie ein trockner, krampfhafter Husten kommen ebenfalls als Folge des Gebrauches von Amylnitrit vor.[3])

Von den Sinnesorganen wird am häufigsten das Auge ergriffen. Die hier entstehenden subjetiven Farbenempfindungen sind nicht bei allen Kranken gleichartig, bei vielen nur hin und wieder sehr deutlich und nicht jedes Mal bei der Inhalation ganz gleich. Dieselben bestehen in ihrer typischen Form in dem Auftreten eines intensiv gelben Hofes um irgend einen auf einer hellen Wand fixirten Punkt. Der gelbe Kreis ist seinerseits wiederum von einem blauvioletten Saume umgeben. Wahrscheinlich ist diese Erscheinung nichts anderes als die Projection des gelben Fleckes und der blau-violette Saum die Complementärfarbe zu diesem. Andere Kranke gaben an, dass sie längere Zeit Alles gelb gesehen hätten. Dieses Gelbsehen verschwindet, allmählig erblassend, erst nach Minuten. Es kommt auch eine Verminderung der Sehschärfe vor. Kranke, die eine gewisse Zeit lang Amylnitrit inhalirten, vermochten z. B. die Ziffern an einer grossen Wanduhr nur noch verschwommen zu erkennen. Mit dem Aussetzen des Mittels stellte sich sofort die normale Sehschärfe wieder her. Nicht selten erscheint Pupillenerweiterung und Thränenfluss. Es finden sich ferner seitens des Nervensystems: Parästhesieen, z. B. Kriebeln in den Beinen nach mehrmaliger Anwendung, Schwindelgefühl mit Hitze und Herzklopfen, auch von Kopfschmerzen gefolgt, ferner bei Geisteskranken frische Sinnesdelirien oder Steigerung vorhandener.[4]) So erschienen z. B. einem Kranken einfache Tapetenmuster an der Wand als Löwen, er hörte Klingen von Glocken, Stimmen u. A. m. Eine Hysterische hatte Illusionen des Gesichtes im Anschluss an das durch das Amylnitrit bedingte Gelbsehen. Einige Kranke zeigen eine gesteigerte psychische Erregung. Manche lachen so energisch, dass dasselbe einen convulsivischen Charakter annimmt. Ganz vereinzelt wird von einem choreaartigen Zustande, der nach Amylnitrit auftrat, aber schnell wieder schwand, und von Zittern einzelner Körpertheile, besonders der Lippen berichtet.

Cocaïn.

Sehr zahlreich sind die Nebenwirkungen dieses Alkaloids. Sie wechseln fast bei jedem Kranken in ihrer Gestalt, Stärke und Gruppirung. Ein Theil derselben besitzt nur geringe Bedeutung, andere

[1]) Samelsohn, Berl. klin. Wochenschr., 1875, pag. 349.
[2]) Urbantschisch, Wiener medic. Presse, 1877, No. 8 ff.
[3]) Ladendorf, Berlin. klin. Wochenschr., 1874, pag. 589.
[4]) Bourneville, Gazette médic. de Paris, 1876, No. 13.

fügen dem menschlichen Körper schwere, lang anhaltende, auch nicht wieder gut zu machende Schädigung zu oder führen in den Tod. Es ist besonders hervorzuheben, dass jede Statistik, die hierüber aufzustellen versucht wurde, ein Fragment bleiben musste, weil nur ein winziger Theil aller vorgekommenen und noch entstehenden auch schweren, selbst tödtlichen Nebenwirkungen mitgetheilt wird. Dazu kommt, dass mangelhafte Kenntniss dieser Zufälle bei manchen Specialisten eigensinniges Widerstreben gegen Belehrung zur Folge hat. Grob sinnfällig muss der Zusammenhang zwischen der Aufnahme des Arzneimittels und den Nebenwirkungen sein, ehe diese sich zu dessen Anerkennung bequemen. Nachdem schon von hervorragenden Untersuchern in überzeugender Weise das Cocaïn als eine wenig harmlose Substanz charakterisirt worden war, die Collaps und andere Zufälle erzeugen könne, wurde dem noch mit hinfälligen Gründen in Referaten[1]) widerstrebt, und dadurch auch das Urtheil der praktischen Aerzte, die solches lasen, getrübt. Für abnorme Cocaïnwirkungen sind mancherlei Umstände verantwortlich gemacht worden. Die Beschaffenheit des Präparates ist, soweit dasselbe Handelsprodukt darstellt, meist gut, da die besten Fabriken Deutschlands dasselbe darstellen und dafür sorgen, dass fremdartige Beimengungen wie z. B. Isatropylcocaïn fehlen. Ob und inwieweit der Zwischenhandel das Alkaloid „verlängert", d. h. verfälscht, entzieht sich der Bestimmung. Von Bedeutung ist der Zustand der Lösungen, die in das Auge oder das Unterhautzellgewebe gebracht werden. Manche solche, nur wenige Tage alte, weisen Flocken von dichten Pilzfäden-Conglomeraten auf, gleichgültig, wie concentrirt sie sind. Auch in 20 proc. Lösungen bilden sie sich. Infection der genannten Körperstellen kann dadurch entstehen. Zusätze von Antisepticis wie Salicylsäure, Sublimat etc. empfehlen sich nicht, da sie an sich Schaden stiften können. Aufkochen in einem Löffel und Filtration genügt für die Reinigung.

Die Form und der Ort der Anwendung des Mittels scheint bedeutungslos zu sein. Lösungen wie Pillen und Pulver haben Nebenwirkungen erzeugt. Die subcutane Einspritzung, sowie die Einspritzung in Körperhöhlen, in die Harnblase, Urethra, durch die Tube in die Paukenhöhle, in das Zahnfleisch, die Einträuflung in das Auge, das Bepinseln der Mundhöhle, des Rachens, der mittleren Nasenmuschel und Kehlkopfs, das Einlegen von Wattebäuschen, die mit Cocaïnlösungen getränkt waren, in Wunden, haben Nebenwirkungen hervorgerufen. Hieraus geht schon hervor, dass die Resorption leicht von jeder Schleimhaut aus vor sich geht und dass somit der Ort der Anwendung nicht bestimmend für das Eintreten oder Fehlen von Nebenwirkungen sein kann. Von der Harnblase behauptet man, dass sie wenig oder gar nicht resorbire, und dass man daher beträchtliche Mengen von Cocaïn in sie hineinbringen könne, vorausgesetzt, dass die Schleimhaut keine Risse habe. Es ist nicht gut, dieser Anschauung in der Praxis zu folgen, da nach Einspritzung in dieses Organ sehr unangenehme Nebenwirkungen, wie Uebelkeit, abnormer Bewegungstrieb, geistige Alienation u. A. m. beobachtet wurden.[2]) Auch die Mei-

[1]) Centralbl. f. d. ges. Therapie, 1885, pag. 135.
[2]) Settier, Brit. med. Journ., 1889, 16. Febr., pag. 373.

nung, dass Anwendung des Mittels am Kopf und Gesicht und den damit zusammenhängenden Höhlen besonders gefährlich sei, weil eine unmittelbarere Wirkung auf das Gehirn dadurch bedingt werde, und eine andere, nach welcher Einspritzungen im Bezirke des Trigeminus eine intensivere Wirkung als an den Extremitäten veranlasse,[1]) findet durch die Erfahrung keine genügende Stütze, da eben die Resorption von allen Körperstellen aus, die auch sonst resorbiren, vor sich geht und somit die Möglichkeit von Nebenwirkungen gegeben ist. Die Operation einer Phimose, einer Hydrocele, von Vaginalcysten, in der Perinealgegend, die Urethrotomie, die Injection von Cocaïn in eine Zehe haben dies oft genug erkennen lassen. Würde man so häufig Cocaïn in die Urethra, wie in die Augen, die Nase, und den Kehlkopf bringen, so würde man überhaupt nicht einen Unterschied in der Häufigkeit der Nebenwirkungen nach den verschiedenen Resorptionsorten vermuthet haben. Es ist deswegen auch nicht angänglich der Nasenhöhle für die Resorption resp. das Fortführen des Cocaïns zum Gehirn eine grössere Bedeutung als dem Schlunde und dem Kehlkopfe zuzuschreiben, weil ausser den Venae comitantes der Arteriae ethmoidales noch eine Vene, welche einen Nebenzweig der Arteria ethmoidalis anterior begleitet, eine wichtige Verbindung der Nasen- mit der Schädelhöhle darstellt.[2]) Mehrfach ist auch darauf hingewiesen worden, dass die sitzende Stellung bei der Cocaïndarreichung das Erscheinen von Syncope befördert, dagegen die horizontale Lage der Gehirnanämie vorbeuge.[3])

Für die Verschreibung des Cocaïns ist unter Anderem hervorzuheben, dass Cocaïnum hydrochloric., Argentum nitric. und Vaselin sich unter Bildung von Chlorsilber umsetzen. Cocaïn und Calomel entmischen sich beim trocknen Zusammenreiben schon durch Anhauchen. Eine Salbe aus Cocaïnum hydrochloricum, Quecksilberoxyd mit Fettkörpern erzeugt Aetzwirkung, weil sich Quecksilberoxychlorid bildet.[4]) Einen wesentlichen Einfluss übt die Höhe der Dosen auf das Entstehen von Nebenwirkungen nicht aus. Dies gilt jedoch nur für solche, die innerhalb der zu Arzneizwecken gewöhnlich verabfolgten liegen. Von $^1/_2$ mg aufwärts bis 0,05, 0,01, 0,05 und 0,1 g sind sie in allen Abstufungen nach Anwendung an den verschiedensten Körpertheilen selbst noch nach 7 Tagen als Nachwirkung beobachtet worden. In manchen Fällen nahmen dieselben einen bedrohlichen Charakter an. Es ist daher die wenig begründete Meinung,[5]) dass die Zufälle, die nach weniger als 0,05 g Cocaïnsalz auftreten, vielleicht unangenehm, niemals aber gefährlich sind, von der Hand zu weisen. Nach Einspritzung von 0,1 g in ein Augenlid erfolgte der Tod unter Symptomen, wie man sie auch sonst nach Cocaïnanwendung sah, fünf Stunden nach Beginn der ersten Symptome.[6]) Die Einwände, die gegen den ursächlichen Zusammenhang der Cocaïnaufnahme und dem schlechten Ausgang geltend gemacht wurden, zeigen, wie wenig die Zweifelnden von

---

[1]) Boldt, New Yorker medic. Presse, Bd. I., No. 3. pag. 105.
[2]) Bresgen, Allgem. medicin. Centralzeit., 1886, No. 14.
[3]) Dujardin-Beaumetz, Bullet. et Mém. de la Soc. de Thérap., 1885, p. 23. — Dufournier. Archiv. génér. de Médecine, 1889, Oct., pag. 432.
[4]) Brunner, Apotheker-Zeitung, 1891, No. 12, pag. 86.
[5]) Delbosc, De la Cocaïne et de ses accidents, Paris 1888, pag. 42.
[6]) Abadie, Société d'Ophthalmologie de Paris, Séance du 2. Octob. 1888.

den Cocaïnnebenwirkungen wissen; denn ein congestionirtes Gesicht und eine stertoröse Athmung sind Symptome, die mehrfach in Folge des Cocaïngebrauches beobachtet wurden. Sobald die angewandten Mengen 0,2 g überschreiten, droht unter allen Umständen die Möglichkeit einer schweren Erkrankung. Jene traurigen Fälle, in denen über 1 g in den Mastdarm von Kranken vor einer beabsichtigten Operation injicirt wurde, und die als Opfer nicht nur die Kranken, sondern auch die betreffenden, sich als Schuldige betrachtenden, Chirurgen forderten, sind hierfür Beweis. Es ist sicher, dass Mengen von 0,2 bis 0,8 g häufig ohne tödtlichen Ausgang in den Körper eingeführt wurden, und dass sogar bei einzelnen solchen Kranken, die Nebenwirkungen nur unbedeutend waren. Hier trotzte eine glückliche Körperanlage einem so feindlichen Einfluss. Dies trifft ganz besonders für das Cocaïn zu, das Berufene und leider noch viel mehr Unberufene in ungeheuerlichen Dosen anwandten, obschon sie wissen mussten, dass für die Flächenanästhesirung weniger die Concentration der verwandten Lösung, sondern hauptsächlich der innige Contact der schmerzhaften Theile mit einer, auch dünnen Cocaïnlösung erforderlich ist. Es leistet arzneilich, wenn die letztere Bedingung erfüllt ist, eine 2proc. Lösung auf gefahrlosere Weise immer das, was eine 20proc. bewirkt, und die letztere versagt und bringt unangenehme, resorptive Zufälle hervor, wenn sie z. B. in das Zahnfleisch injicirt, nur an einer ganz umschriebenen Stelle liegt, nicht oder nur wenig bis zu allen schmerzhaften Theilen diffundiren kann, wohl aber resorbirt wird und in das Gehirn gelangt. Dies haben Zahnärzte sehr oft erfahren. Schon 4proc. und stärkere Concentrationen rufen, in das Auge gebracht, oft nur pericorneale Röthung, aber keine Anästhesie hervor, während schwache Lösungen bisweilen sogar lange Anästhesie erzeugen.[1]) Oertliche wie allgemeine Complicationen treten am häufigsten vom Auge aus nach Gebrauch von 4proc. Lösungen auf.[2]) Schlimmer als ein Kunstfehler ist es deswegen zu bezeichnen, wenn ein Arzt es wagt, 4,5 g Cocaïn in die Blase einzuspritzen. Ich glaube nicht, dass sich bei einer darauf gegründeten Klage ein Gutachter auf der Welt fände, der nicht das Votum „Schuldig" abgäbe. Wollte man vielleicht als einen Beweis für die Zulässigkeit ansehen, dass der Kranke mit dem Leben davon kam, nachdem er nur Brechreiz, bleiche, schmerzhaft verzogene Gesichtszüge während 5 Minuten aufwies, so ist daran zu erinnern, dass hierbei sofort Ausspülungen der Blase vorgenommen wurden, die einen Theil des Giftes wieder herausschafften, und dass, die übrigens ja nicht vorherzuwissende Toleranz für ein solches Mittel nicht Anlass geben kann, die 90fache Dosis anzuwenden.

Innerhalb der zulässigen Dosen giebt auch hier die Individualität den Ausschlag, ob Nebenwirkungen eintreten oder nicht. Es ist zweifellos, dass bei manchen Kranken eine besondere Empfindlichkeit für dieses Mittel besteht, wie eine solche oder eine Toleranz auch sogar bei Thieren nachgewiesen wurde. Jedes Alter, von der frühesten Kindheit bis zum Greisenalter, kann eine solche aufweisen. Ein Ueberwiegen eines Geschlechtes ist nicht festzustellen. Die Empfindlichkeit gegenüber

---

[1]) Pflüger, Centralbl. f. Augenheilkunde, 1885, pag. 209.

[2]) Bellarminoff, Centralbl. f. Augenheilkunde, 1885, pag. 269.

dem Cocaïn ist aber nicht nur individuell verschieden, sondern es reagiren auf dasselbe bisweilen bei ein und demselben Individuum die beiden Augen verschieden.[1]) Körperlich heruntergekommene oder nervöse Kranke, solche mit schweren Herzfehlern, oder die durch Schmerzen, Blutverlust und erschöpfende Eiterungen geschwächt sind, erheischen eine besonders vorsichtige Anwendung des Mittels, ebenso Kinder im Säuglingsalter. Bei einem Kinde, das eine Herzerkrankung nach Scharlach bekommen hatte, erfolgte der Tod nach 12 Tropfen einer 4proc. Cocaïnlösung. Eine gewisse Tendenz zu Cocaïn-Krämpfen ist bei solchen Menschen, die früher an Krämpfen gelitten haben, unverkennbar. Auch Trinker reagiren oft unangenehm auf Cocaïn. Der Verzögerung der Ausscheidung durch bestehende Nierenerkrankung lege ich nur geringes Gewicht bei.

Die resorptiven Nebenwirkungen erscheinen nach Einführung des Mittels in den Magen am langsamsten; doch giebt es hiervon auch Ausnahmen. Nach der Anwendung am Auge, anderen Schleimhäuten oder vom Unterhautzellgewebe aus, beobachtete man sie schon nach wenigen Secunden, Minuten, nach $^1/_4$—$1^1/_2$ Stunden als eine Einspritzung durch die Tube in die Paukenhöhle vorgenommen wurde,[2]) oder selbst erst nach $3^1/_2$ Stunden. In dem letzteren Falle war zur Kehlkopfwaschung nur eine 2proc. Lösung benutzt worden. Trotz des späten Eintritts der Wirkungen verlief derselbe tödlich.[3]) Ein anderer Kranker hatte 0,01 g salzsaures Cocaïn erhalten, war operirt und verbunden worden, nach Hause gegangen und stürzte dann erst plötzlich hin und zeigte Nebenwirkungen. Die Dauer derselben ist ebenfalls sehr verschieden. Sie wurde von 5 Minuten aufwärts bis auf viele Stunden und mehrere Tage festgestellt. Nach Einspritzung in die Paukenhöhle bestand noch nach mehr als 24 Stunden Schwindel und Erbrechen und noch nach drei Tagen Oppressionsgefühl auf der Brust. Bei einem Mädchen, das ca. 0,1 g in das Zahnfleisch injicirt erhalten, und danach u. A. Krämpfe bekommen hatte, waren nach 40 Stunden noch Bewegungsstörungen und nach 6 Tagen noch Kardialgieen vorhanden.[4]) Es giebt viele andere Fälle, in denen die Kranken mehrere Wochen und selbst Monate an den, meist nervösen Folgen der Cocaïnnebenwirkungen zu leiden hatten. Der Ausgang in den Tod ist mehrfach berichtet worden. Der Anwendungsort ist hierbei ohne Bedeutung gewesen. Vom Mastdarm, der Urethra, dem Augenlid, dem Gaumen, dem Rachen, dem Kehlkopf, dem Magen, vom Unterhautzellgewebe aus, fand in den entsprechenden Fällen genug Cocaïn den Eingang zum Blut und von da zu lebenswichtigen Organen, um deren Function aufzuheben. Ueber die Todesursache lässt sich wenig Bestimmtes aussagen, zumal die Sectionsergebnisse bis auf Hyperämie des Gehirns und anderer Organe negativ ausfielen. Herz und Athmung sind wahrscheinlich in erster Reihe einer tödtlichen Functionsstörung unter den obigen Bedingungen ausgesetzt.

---

[1]) Schlesinger, Die Bedeutung d. Cocaïns in d. Ophthalmologie, Berlin 1888, p. 7.
[2]) Kieselbach, Monatsschrift f. Ohrenheilkunde, 1882, No. 9.
[3]) Long, American Lancet, 1886, Vol. X., pag. 404.
[4]) Haenel, Berl. klin. Wochenschr., 1888, No. 44, pag. 891.
[5]) Winogradoff, The Therapeutic. Gaz., 1889, pag. 791.
[6]) Simes, Medical News, 21. July, 1888. pag. 70.

Unter den Abnormitäten, die das Cocaïn bei seinem Gebrauche aufweist, gehört auch der **Mangel an der anästhesirenden Wirkung**, die ihm als typische bei Menschen zukommt. So vermochte man unter den verschiedensten Bedingungen bei einem mit Magenfistel versehenen Manne durch dieses Mittel keine Abstumpfung der Empfindlichkeit des Magens hervorzurufen.[1]) Besonders am **Auge** ist das refractäre Verhalten mancher Menschen gegenüber dieser Cocaïnwirkung deutlich erkannt worden, wie man auch hier angeblich feststellte, dass die Unempfindlichkeit schneller beim Manne als der Frau und am spätesten beim Greise eintrete.[2]) Hauptsächlich handelt es sich hierbei um Entzündungszustände des Auges; doch ist die Meinung, dass immer dadurch ein refractäres Verhalten erzielt wird, nicht zutreffend. Nur mitunter bewirken dies sehr heftige Reizzustände.[3]) Die chemotische Conjunctiva scheint der Anästhesirung weniger zugänglich zu sein als die gesunde Bindehaut. Die Einspritzung von 2 g einer 5proc. Lösung unter eine solche hatte in mehreren Fällen keinen Erfolg.[4]) Mehrfach wurde ein solches Versagen auch bei pannöser Keratitis sowie in anderen Fällen bei optischer Iridectomie beobachtet. Bei einem Kranken mit Iridocyclitis konnte durch achtmalige Cocaïneinträuflung weder Anästhesie noch Verengerung der Conjunctivalgefässe, noch Erweiterung der Pupille erzielt werden. Es ist ferner hervorzuheben, das beim acuten Glaucom Cocaïn keine völlige Anästhesie hervorruft. In einigen Fällen schien ein solches Ausbleiben der Wirkung durch die zu hohe Concentration der Lösungen bedingt zu sein.[5]) Schwächte man dieselbe ab, so wurde prompt Anästhesie hervorgerufen. Aehnliches wurde bisweilen auch am **Ohre** beobachtet, wo Einträuflung einer 5- und 10proc. Lösung manchmal keine, eine 2proc. dagegen Unempfindlichkeit des Trommelfells hervorrief.[6]) Auch nach subcutaner Beibringung beobachtet man nicht selten, selbst nach Gebrauch von 3—4 g einer 5proc. Lösung ein Ausbleiben der Anästhesie.[7]) Vereinzelt kommt besonders am Auge eine **unerwünscht lange Anästhesie** der Hornhaut, gepaart mit ausserordentlich hochgradiger Herabsetzung des intraocularen Druckes vor. Ebenso stellte man eine **paradoxe Wirkung** fest. Nach Einträuflung einer 2proc. Lösung kam bei perforirtem Trommelfell eine erhöhte Empfindlichkeit der Paukenschleimhaut zu Stande.[8]). In weiten Grenzen kann **Gewöhnung** an Cocaïn eintreten. Manche Kranke können, wenn sie mit kleinen Mengen beginnen, in allmähligem Aufstieg derselben, wie dies eingehender in einem späteren Abschnitt dargelegt werden soll, schliesslich ganz ausserordentlich hohe Dosen vertragen. Die arzneiliche Wirksamkeit nimmt in einigen Fällen auch bei nur kurzdauerndem Gebrauch und Gleichbleiben der Dosen sichtlich ab. Das Gleiche findet auch in Bezug auf Nebenwirkungen statt, die sich anfangs gezeigt haben. Ein Theil derselben fällt bisweilen aus. Waren z. B. zuerst nach Einträuflung in das

---

1) Gohde, Beitr. z. Anw. d. Cocaïn i. d. inner. Medic., Erlangen 1885, p. 21—23.
2) Nys, Centralbl. f. Augenheilkunde, 1885, pag. 183.
3) Rossander, Centralbl. f. Augenheilkunde, 1885, pag. 386.
4) Borysiekiewicz, Wiener medic. Wochenschr., 1887, pag. 293.
5) Schenkl, Wiener medic. Presse, 1885, No. 1, pag. 5.
6) Zaufal, Prager medic. Wochenschr., 1884, No. 47.
7) Link, Wiener medic. Wochenschr., 1888, No. 51, pag. 1701.
8) Pflüger, Centralbl. f. Augenheilkunde, 1885, pag. 209.

Auge Delirien und Athemnoth aufgetreten, so kann bei erneuter Anwendung nur Athemnoth erscheinen, oder es muss die Dosis erhöht werden, um die gleichen Nebenwirkungen hervorzurufen. Manche Kranke weisen auch bei längerer Benutzung eine Cumulation in der Wirkung resp. Nebenwirkung des Cocaïn auf. Man beobachtete dies nach Einspritzungen desselben. Es wurden z. B. an einem Tage 0,025 g gut vertragen, während am folgenden die gleiche Menge sehr unangenehme psychische und körperliche Störungen hervorrief.[1]) In einem anderen Falle erfolgten nach einer Kehlkopfwaschung mit einer 4proc. Lösung Nebenwirkungen, von denen der Kranke hergestellt wurde. Als dieselbe Procedur vier Tage später mit einer 2proc. Lösung vorgenommen wurde, starb der Kranke in Folge von Athemlähmung. Am häufigsten hommt es vor, dass die Nebenwirkungen, die einmal erschienen sind, bei jeder erneuten Verabfolgung des Mittels in derselben oder ähnlichen Gestalt in gleicher oder etwas verminderter Stärke wiederkehren. Selbst wenn bei dem zweiten oder dritten Male eine Abschwächung vorhanden war, wiederholt sich bei weiterem Gebrauche das alte Bild.

Die örtlichen Nebenwirkungen.

Am Orte der Anwendung äussert das Cocaïnum hydrochloricum im Ganzen selten Nebenwirkungen. Die an der Bindehaut des Auges sich abspielenden werden später berichtet werden. Was hierbei an Reizwirkung bei manchen Individuen gesehen wurde, beruht entweder auf einer besonderen Empfindlichkeit dieses Gewebes bei den Betreffenden oder ist auf eine schlechte Beschaffenheit der benutzten Lösung zurückzuführen. Pilzliche Organismen, sowie ein Salzsäuregehalt des Salzes können Störungen veranlassen. Doch auch bei sicherem Ausschluss solcher Verunreinigungen kommen die ersteren vor. Nach subcutaner Einspritzung von 0,03 g salzsaurem Cocaïn in die grosse Zehe einer Frau, die an eingewachsenem Nagel litt, entstanden nach 35 Minuten Collaps und Cyanose. Am folgenden Tage waren die Weichtheile an der inneren Seite der Zehe, schwarz, kalt, blutlos mit mumificirtem Aussehen. In 2 Wochen war dieser trockne Brand geheilt.[2]) Um eine Phimose zu operiren, wurde zwischen Haut und Schleimhaut des Praeputiums eine Einspritzung (1 Spritze einer 5proc. Lösung) von Cocaïn gemacht. Es entstand Oedem des Penis, und ein brandiger Fleck in der Nähe der Injectionsstelle. Ein Substanzverlust ohne Eiterung vollzog sich in einem anderen Falle, in dem Cocaïn vor der Operation einer Hypospadie vorgenommen wurde. Werden die Injectionen statt in das Unterhautgewebe in die Haut gemacht, so entstehen, wie auch nach den meisten anderen Stoffen, Knoten oder umgrenzte gangränöse Bezirke. In einem Falle fanden sich an den oberen und unteren Gliedmassen rupiaähnliche pustulöse, mit Krusten bedeckte Hautstellen überall dort, wo der Cocaïnspritzer, der dieser Leidenschaft fröhnte, die Spritze in die Haut entleert hatte.[3]) Multiple Ulcerationen an den Lidern, deren Heilung Monate in Anspruch nahm,

---

[1]) Decker, Münchener medic. Wochenschr., 1887, No. 39, pag. 752.
[2]) Johnson, The London medic. Recorder, 1888, Vol. I., pag 439.
[3]) Déjerine, Bulletin de la Société de Biologie, 1887, Dec., pag. 772

neben schweren nervösen Symptomen sah man nach Einspritzung von Cocaïnlösungen am Auge entstehen.[1])

Resorptive Nebenwirkungen.

Die Störungen des Allgemeinbefindens vereinen sich meistens mit den seitens des Herzens, der Athmung und des Centralnervensystems auftretenden. Mattigkeit und Hinfälligkeit mit Präcordialangst, sowie geistige Erschlaffung kommen auch für sich allein vor. Kältegefühl und Frost wurden mehrfach bei arzneilicher Anwendung, dagegen Schüttelfrost nur während einer tödtlich endenden Vergiftung beschrieben. Subnormale Körperwärme, 35,5—36° C., ist selten. Man beobachtete solche einmal neben Schwindel nach Beibringung von 0,3 g Cocaïnsalz. Erhöhung der Eigenwärme zeigt sich häufiger. Höhere Grade erreicht dieselbe dabei nicht. Mehrfach wurden 38,2° festgestellt.[2]) Die Haut erwies sich bei Collaps meistens bleich und kühl. Profuse Schweisse, die aber auch bei collapsfreien Zuständen entstehen, können dieselbe bedecken. Von jedem Anwendungsorte aus vermag sich diese Nebenwirkung zu entwickeln. Auf die Hautblässe folgt zuweilen Hautröthung, besonders am Gesicht. Auch für sich allein kommt die letztere und geht mit auffälliger Erweiterung, z. B. der Temporalgefässe, einher. Als man einem Manne in die unmittelbare Nähe eines auf dem Rücken befindlichen Furunkels eine Cocaïninjection gemacht hatte, erschien etwa 2 Minuten später eine starke Röthung des Halses und Gesichtes. Die Röthung begann am Halse dicht oberhalb des Schlüsselbeins, um sich binnen kurzer Zeit bis nach dem Gesicht fortzupflanzen. Die Adern von Gesicht und Hals waren stark erweitert und pulsirten deutlich. Der Zustand erinnerte an die Amylnitritwirkung, ging mit Angst einher und dauerte 25 Minuten.[3]) Ganz vereinzelt entstand bei einem Manne nach Gebrauch von 20—30 Tropfen einer 4 proc. Lösung neben anderen Nebenwirkungen am ganzen Körper, besonders aber am Nacken, ein scharlachartiges Exanthem.[4])

Nebenwirkungen seitens des Intestinaltractus und Urogenitalapparates.

Man beobachtete, meist mit anderen Nebenwirkungen vereint, eines oder mehrere der folgenden Symptome: Speichelfluss, oder besser das Bedürfniss häufig auszuspeien, Taubheit und vereinzelt partielle Lähmung der Zunge, quälendes Brennen, das Gefühl von Zusammengezogensein und Trockenheit[5]) des Schlundes, Behinderung des Schluckvermögens,[6]) Schluckkrämpfe, sowie vollständige Unmöglichkeit zu schlucken.[7]) Eine Lähmung des weichen Gaumens, die in einem Falle

[1]) Galezowsky, Centralbl. f. prakt. Augenheilkunde, 1887, pag. 184.
[2]) Heymann. Berl. klin. Wochenschr., 1885, pag. 595
[3]) Wagner, Centralbl. f. Nervenheilkunde, 1887, Bd. 10, pag 518.
[4]) Callaghan, The Lancet. 1886, I., 12. June, pag. 1149.
[5]) Kennicott, The Therapeutic Gazette, 1885, pag. 860. — Haenel, l. c.
[6]) Wood, The Therapeutic Gazette, 1888, pag. 374. — Schnitzler, Wiener medic. Presse, 1885, pag 172.
[7]) Fillenbaum, Wiener medic. Wochenschr., 1887, pag. 326.

durch Cocaïn erzeugt wurde, bedingte, dass beim Versuche, zu trinken, die Flüssigkeit wieder durch die Nase theilweise abfloss. Die Magenfunctionen werden in mannigfacher Weise gestört, gleichgültig durch welche Eingangspforte das Cocaïn in den Körper eingetreten ist. Durch Resorption von der Blase, dem Auge, der Paukenhöhle u s. w. können sie entstehen. Es legt dies die Vermuthung nahe, dass in diesen Fällen, vielleicht immer, eine Ausscheidung des Cocaïns in den Magen hinein stattfindet. Uebelkeit und Erbrechen, die Stunden, aber auch bisweilen einen Tag lang anhalten, sind auch beschrieben worden. Zusammen hiermit und allein machen sich Magenschmerzen oder Magenkrämpfe bemerkbar. In einem Falle erschienen die letzteren anfangs wenig auffallend, wuchsen aber in den nächsten 6 Tagen bis zu excessiver Höhe an. Als Nachwirkung kommt auch ein mehrtägiger Appetitverlust vor. Mehrfach wird von einer Auftreibung des Unterleibes berichtet. Ein solcher Meteorismus erscheint auch nach Einträuflung von Cocaïn in das Auge neben Uebelkeit und Erbrechen. Kleine Mengen des Mittels rufen bisweilen Diarrhoe hervor.[1]) Sogar nach Einbringung einiger Tropfen einer 5proc. Lösung in das mittlere Ohr mittelst Catheter entstand Durchfall neben Erbrechen und Krampf. Eine sehr eigenthümliche Nebenwirkung ist der mehrfach beobachtete Stuhldrang, der mit Harndrang oder allein vorkommt, auch nach Pinselung der Nase[2]) entstehen und mehrere Monate lang anhalten kann.

Harndrang von selbst 15 stündiger Dauer[3]) mit Vermehrung der Harnmenge, aber auch bis zu einem Tage anhaltende Harnverhaltung kommt vor. Ob besonders Krampfzustände das Entstehen der letzteren begünstigen, lässt sich nicht bestimmt beantworten. Angeblich kommen bei Frauen, die Cocaïn erhalten haben, bisweilen erotische Zustände vor, so dass es als vorsichtig und klug erklärt wird, das Alleinsein mit cocaïnisirten Frauen zu vermeiden. Wollustgefühl, gefolgt von Ejaculatio nach jeder Einspritzung, wurde von einem Manne berichtet, der gerade dadurch veranlasst wurde, sich das Mittel anzugewöhnen. Ein anderer nahm nach einer Cocaïn-Injection in das Zahnfleisch obscöne Körperhaltungen ein. Unterbrechung der Schwangerschaft wurde bisher nach Cocaïngebrauch, auch wenn dadurch schwerer Collaps[4]) oder Amaurose[5]) hervorgerufen wurde, nicht beobachtet.

Puls und Athmung.

Nach jeder Anwendungsart des Mittels kann eine ungünstige Beeinflussung des Herzens erfolgen. Doch erwies sich dessen Thätigkeit vielfach selbst da, wo Krämpfe als Nebenwirkung aufgetreten waren, ungestört. Meist handelt es sich um eine Beschleunigung. Die Pulszahl steigt bis 130—180, ja selbst 200 in der Minute und kann schliesslich unzählbar werden. Der Puls ist klein, auch fadenförmig, kaum fühlbar. Manchmal wird er unregelmässig und setzt aus, dabei kann heftiges Herzklopfen bestehen, die Herztöne übermässig laut sein, oder auch

---

[1]) Sprimont, Centralbl. f. d. ges. Therapie, 1885 III., pag. 73.
[2]) Potter, Wiener klin. Wochenschr., 1889, pag. 337.
[3]) Mannheim, Berl. klin. Wochenschr., 1886 pag. 583.
[4]) Steer Bowker, Brit. med. Journ., 1887, I., pag. 676.
[5]) Schubert, Centralbl. f. prakt. Augenheilkunde, 1886, pag. 17.

nur ein Herzton wahrgenommen werden.[1]) Neben diesen Störungen kommen auch solche der Athmung vor. Viel seltener bietet der Puls das entgegengesetzte Verhalten, d. h. eine auffallende Verringerung mit oder ohne Unregelmässigkeit dar. Solche Fälle sind aber berichtet worden.[2]) Auch Herzkrämpfe können sich anfallsartig eine Zeit lang wiederholen. Gesellt sich Collaps hinzu, so wird das Gesicht der Kranken bleich, kalte Schweisse bedecken dasselbe, auch die Gliedmassen werden kalt, Kälteschauer und Zähneklappern können sich einstellen, ebenso Angstgefühl und Präcordialangst, die in einem Falle, in dem kein Collaps vorhanden war, selbst einen willenstarken Mann zum Weinen zwang; der Puls schwindet und Cyanose macht sich bemerkbar. Der Kranke wird bewusstlos oder doch halbbenommen, so dass er noch auf Fragen Antwort geben kann. Das Bewusstsein ist in manchen Fällen aber auch ganz erhalten. Neben Collaps entsteht auch gelegentlich Starre des ganzen Körpers.[3]) Die Gruppirung dieser Symptome ist bei den einzelnen Individuen sehr verschieden. Das Gleiche gilt von den anderweitigen Nebenwirkungen, die durch Mitbetheiligung anderer Organe entstehen.

Bisweilen entstehen nach Einbringung von Cocaïn in die Nase heftige Nieskrämpfe.[4]) Schwer ist es, zu entscheiden, wodurch die bei Kindern und Erwachsenen gar nicht selten beobachteten Sprachstörungen bedingt sind. Nach Einträuflung von Cocaïnlösung in das Auge, aber auch nach anderer Anwendung entstehen bisweilen Schwierigkeiten in der Sprache, die sich als Undeutlichkeit, Zittrigkeit, Lallen oder Incohärenz darstellen. Die Articulationsstörung kann nicht nur vollständig sein, sondern auch die Fähigkeit, zu sprechen, erschwert[5]) oder fast oder ganz verloren gegangen sein.

Oft waren gleichzeitig mit diesen Störungen Lähmungen an den Extremitäten oder allgemeine lähmungsartige Schwäche vorhanden. Oertliche Veränderungen am Kehlkopf sind nach directer Berührung desselben mit Cocaïn mehrfach gesehen worden. Bei einem Kranken entstand z. B. jedesmal, wenn sein Kehlkopf mit einer Cocaïnlösung, gleichgültig von welcher Concentration gepinselt wurde, eine schraubenförmige Schliessung desselben und Erstickungssymptome mit nachträglichem Erbrechen.[6]) In einem anderen Falle wurde einer Frau eine 10 proc. Cocaïnlösung in die Nase gestäubt. Es gelangte etwas davon in den Kehlkopf. Nach 1 Minute klagte die Kranke über Krampf im Kehlkopf, schnappte nach Luft und wurde cyanotisch. Die Symptome wiesen auf einen Krampf der Adductoren des Kehlkopfes hin, ähnlich dem Laryngismus stridulus. In leichteren Fällen haben die Kranken das Gefühl, als sässe ihnen ein Fremdkörper im Halse, und würde der letztere zusammengeschnürt.

Meist tritt — wenn überhaupt die Disposition hierfür vorhanden ist — unmittelbar nach der Resorption des Mittels von irgend welcher Körperstelle aus Beengung der Athmung oder auch Erstickungsgefühl

---

[1]) Schnyder, Correspondenzbl. f. schweiz. Aerzte, 1887, pag. 161.
[2]) Magill, Brit. medic. Journ., 1887, pag. 617.
[3]) Gottschaldt, Centralbl. f. d. ges. Therapie, 1890, pag. 238.
[4]) Schnitzler, Wiener medic. Presse, 1885, pag. 288.
[5]) Meyer-Hüni, Correspondenzbl. f. schweiz. Aerzte, 1885, pag. 318.
[6]) Braun, Allgem. medic. Centralzeitung, 1888, pag. 1041.

ein. Nebenbei können andere Nebenwirkungen, wie Collaps, Cyanose etc., bestehen. Mancher Kranke ringt nach Athem, fühlt schwere Beklemmungen, die Athmung wird oberflächlich, kurz, stöhnend, verlangsamt, stertorös und unregelmässig.[1]) In einem Falle beobachtete man nach 4—5 Athemzügen Pausen von ca. 20 Secunden, während welcher der Thorax in Exspirationsstellung verblieb. Der Cheyne-Stokes'sche Athemtypus wurde mehrfach beschrieben. Die Dyspnoe kann auch anfallsweise auftreten.[2]) Hört die Athmung zeitweilig ganz auf, dann rollen die Augäpfel nach oben und auch andere Erscheinungen der Asphyxie gesellen sich hinzu.

Eine Beschleunigung der Athmung ist seltener als das Gegentheil. Angeblich soll dieselbe in einem Falle nach subcutaner Beibringung des Cocaïn 200 in der Minute betragen haben. Die Dauer dieser Nebenwirkungen schwankt zwischen Minuten und Stunden. Der Uebergang des asphyktischen Zustandes in den Tod durch Lähmung des Athmungscentrums kam vor. Das Herz überlebte hierbei die Athmung.[3])

Die Sinnesorgane.

Der Geschmack schwindet bei manchen Menschen in Folge des Cocaïngebrauches für längere oder kürzere Zeit. Parästhesieen des Geschmacks, z. B. Bitterkeit, kommen ebenfalls vor. Ebenso kann der Geruch theilweise oder ganz für eine gewisse Zeit verloren gehen. Dieser Anosmie für sehr verschiedene Gerüche geht bisweilen eine Hyperaesthesia olfactoria voran.[4]) Das Gefühl am Körper kann in mannigfaltiger Weise, meist gleichzeitig mit anderen nervösen Störungen für verschieden lange Zeit verändert sein. Kriebeln,[6]) Pelzigsein und Taubheitsgefühl,[5]) Brennen oder Kitzeln in einzelnen oder allen Gliedmassen, bald nur einer, bald beider Seiten, einschliesslich oder mit Ausnahme des Kopfes, sowie theilweiser oder vollkommener Verlust der Sensibilität an Armen und Beinen bei erhaltener Bewegungsfähigkeit, bisweilen mit Kältegefühl in diesen kommen vor. Auch die Tastempfindung leidet bei manchen Kranken. Das Gehör wird nicht häufig gestört. Vereinzelt wird über Ohrensausen und andere Ohrgeräusche, sowie über Pulsationsphänomene geklagt. Auch eine erhöhte Empfindlichkeit der Paukenschleimhaut wurde festgestellt.

Das Auge leidet in mannigfacher Weise durch Cocaïn. Die Umstände, die zu Nebenwirkungen an ihm führen, liegen überwiegend in dem zeitlichen Zustande des betreffenden Individuums und nur zum kleinsten Theile in einer unzweckmässigen Anwendung oder einer schlechten Beschaffenheit des Mittels. Vielleicht ist auf den letzteren Umstand das Brennen[6]) oder die Schmerzen, das blitzartige Stechen oder auch die Reizung der Bindehaut zurückzuführen, die man bisweilen entstehen sieht. Ausser Bindehautreizung kommt noch vereinzelt Röthe

---

[1]) Pitts, The Lancet, 1887, II., pag. 1265.
[2]) Unkovsky Medical News, 1888, pag 552.
[3]) Long, The American Lancet, 1886, Vol. X., pag. 404.
[4]) Zwaardemaker, Fortschritte der Medicin, 1889, Bd. VII., pag. 481.
[5]) Kilham, The Lancet, 1887, I., pag. 17.
[6]) Jackson, Medical News, 1887, 27. Aug., pag. 236.

und Spannung der Lidhaut vor.[1]) Das oft empfundene Gefühl von Kälte beruht wahrscheinlich auf einem wirklichen Sinken der Augenwärme. Meist haben die Cocaïnisirten das deutliche Gefühl von Trockenheit im Auge, welches die Lidbewegung ausserordentlich erschwert. Kurze Zeit nach der Einträuflung des Cocaïns erweitert sich die Lidspalte. Dieses Klaffen wird hauptsächlich durch ein stärkeres Zurückziehen des oberen und in einem weniger deutlichen Zurückweichen des unteren Lidrandes erzeugt. Auch bei angeborener oder erworbener Ptosis findet die Erweiterung der Lidspalte statt. Die Ursache dieser Wirkung liegt vielleicht in einer durch die Anästhesie der Cornea und Conjunctiva zu Stande kommenden Aufhebung der reflectorischen Spannung des Musc. orbicularis, vereint mit einer Reizung der Nervenendigungen des Sympathicus, welche die Müller'schen Muskelfasern versorgen. Durch die Erweiterung der Lidspalte erhält das Gesicht einen starren, glotzenden Ausdruck, der noch besonders dadurch bemerkbarer wird, dass auch der Bulbus etwas hervortritt. Es ist bekannt, dass Cocaïn nach Einführung in das Auge aber auch als resorptive Wirkung die Pupille, wahrscheinlich durch directe Reizung des Sympathicus und nicht in Folge einer Irisischämie erweitert. In einigen Fällen kommt diese Wirkung erst nach längerer Zeit, z. B. 1 Stunde, zu Stande, in anderen bleibt sie ganz aus.[2]) Sehr häufig ist die Pupillenerweiterung ungleichmässig. Die Pupille erscheint dadurch excentrisch, meist nach innen unten verlegt.[3]) Bei stark pigmentirten Individuen ist die Erweiterung stärker als bei schwach pigmentirten. Es kommt auch vor, dass nur eine Pupille erweitert, die andere normal ist. Bei Lähmungs- resp. Krampfzuständen sah man eine solche Verschiedenheit. Im Collaps und als Begleiterin anderer Nebenwirkungen entseht bisweilen Pupillenstarre mit fehlender oder zögernder Reaction auf Lichtreiz, meist, wie ebenfalls die folgenden Abweichungen, nur wenn Cocaïn innerlich resp. subcutan angewandt wurde. Die Pupillenerweiterung geht bisweilen in Pupillenverengerung über. Auch das Umgekehrte kommt vor. Pupillenverengerung wurde einzelne Male nachgewiesen. Der intraoculäre Druck erfährt nach anfänglicher Zunahme eine Abnahme. Die Herabsetzung wurde in Verbindung mit einer unerwünscht langen Anästhesie der Hornhaut als sehr hochgradig beobachtet. In einzelnen Fällen riefen Einträuflungen von Cocaïnlösung einen acuten Glaucom-Anfall bei chronischem Glaucom oder Glaucoma simplex[4]) hervor. Nach $^1/_2$ mg entstand an einem Auge, bei dem die Diagnose Glaucom noch zweifelhaft war, eine starke Obnubilation und eine sehr ausgeprägte Härte. Nur enorme Dosen von Physostigmin brachten Besserung.[5]) Ueber Lichtscheu wurde mehrfach geklagt, nachdem Cocaïnkrämpfe beseitigt waren.[6]) Ebenso verband sich das Blendungsgefühl mit 24 stündigen Augenschmerzen nach einer epileptoiden Cocaïnnebenwirkung.[7]) Makropsie und umflortes Aussehen der Gegenstände kommt selbstverständlich häufig vor.

---

[1] Mittendörfer, Jahrb. f. d. ges. Medic., 1889, pag. 206.
[2]) Bock, Deutsche medic. Wochenschr., 1886, pag. 92.
[3]) Emmert, Correspondenzbl f. schweiz. Aerzte, 1885, pag. 129.
[4]) Manz, Centralbl. f. pract. Augenheilkunde, 1885, pag 401.
[5]) Javal, Bulletin de l'Académie de Medecine, 1886, 2. Sér., T. XV., pag. 531.
[6]) British medic. Journ., 1889, 9 Febr., pag. 312.
[7]) Slaytor, British medic. Journ., 1888, 25 Febr, pag. 421.

Das grösste Interesse haben die an der Hornhaut ablaufenden Nebenwirkungen. Man beobachtet eine lebhafte pericorneale Injection und mit ihr, aber auch ohne sie Abblätterung des Hornhautepithels, Trübung der Hornhaut, die oft die Form einer gestreiften Keratitis annimmt. Die Meinungen, dass solche Veränderungen von einem Salzsäuregehalt des Cocaïns oder von dem für den Verband benutzten Sublimat herzuleiten seien, sind durchaus irrthümlich. Es handelt sich hier um eine Eigenschaft, die auch experimentell mit reinem Cocaïn an Thieren hervorgerufen werden kann und bei Menschen sehr oft vorkommt. Freilich sei hervorgehoben, dass es auch in dieser Beziehung besonders Glückliche giebt, die weder diese noch sonst eine arzneiliche Nebenwirkung in ihrer Thätigkeit erfahren.

An der bei Thieren durch Cocaïn getrübten Cornea wurde eine durch Vertrocknung bedingte Oberflächenveränderung nachgewiesen, welche man theils mit der stärkeren Verdunstung wegen mangelnden Lidschlages, theils mit der Conjunctivalanämie in Beziehung brachte. Die Vertrocknungserscheinungen waren begleitet von Degeneration und Abstossung der Epithelzellen. Ausserdem fand sich die Epithelschicht und das Parenchym sehr saftarm. Diese Lympharmuth soll die Trübung erklären.[1]) Es wurde später festgestellt,[2]) dass man bei Hunden und Katzen ausnahmslos Trübungen hervorrufen könne, wenn man wiederholt einträufelt und eine Anästhesie von ca. 1 Stunde Dauer erhält. Das Epithel erscheint dann vertrocknet und aufgeworfen, seine Oberfläche matt und rauh, wie mit kleinen Staubtheilen besäet, in ähnlicher Weise wie am cadaverösen Auge. Nicht nur nach Cataractextractionen oder bei schlecht genährten oder sonst schlecht constituirten Menschen entstehen diese Hornhautveränderungen. Epitheldefect der Cornea wurden auch vor der Cataractextraction beobachtet.[3])

Man kann zwei verschiedene Formen der Cocaïntrübung der Cornea unterscheiden.[4])

Die eine beginnt unmittelbar am Schnittrande, breitet sich von dort in dem Hornhautgewebe aus und verläuft unschädlich, indem sie in 1—2 Wochen, oft schon 2—4 Tage nach der Operation schwindet. Diese Form rührt wahrscheinlich von einem Niederschlage her, den Cocaïn mit der Lymphe bildet. Setzt man zu frisch abgelassenem Kammerwasser einige Tropfen einer neutralen 2—4 proc. Cocaïnlösung, so entsteht alsbald ein flockiger Niederschlag. Eigenthümlicher Weise soll dieser Niederschlag nicht entstehen, sobald diese Lösung mit einer Serum-Eiweisslösung zusammengebracht wird. Die zweite Form der Hornhauttrübung verbindet sich mit langdauernder Hypotonie und Anästhesie der Hornhaut; es zeigt sich hartnäckige Bläscheneruption und wenig Neigung zu vollständiger Aufhellung. In einem Falle entstand die bläschenartige Keratitis 6 Tage nach der Cocaïnisirung und begann sich erst in der fünften Woche zu bessern. Bei Staarkranken kann dadurch das optische Resultat der Operation fast ganz vernichtet werden. So entstand bei einer operirten Frau unter dem antiseptischen Verbande eine so starke Trübung, dass sie kaum mehr Lichteintritt hatte, als früher die

---

[1]) Würdinger. Ophthalmolog. Jahresber., 1886, Jahrg. 17, pag. 185.
[2]) Steinach. Wien. klin Wochenschr., 1888, No. 22, pag. 463.
[3]) Bunge. Centralbl. f. Augenheilkunde. 1885, Octob.
[4]) Pflüger, Klin. Monatsbl. f. Augenheilkunde, 1886, Bd. XXIV., pag. 169.

getrübte Linse gestattete. Bisweilen bietet diese Veränderung das Bild einer neuroparalytischen Keratitis dar, die am unteren Cornealrande beginnend, allmählich nach oben weiterschreitet. Auch verticale Streifung der Cornea entsteht, wie schon angegeben, in manchen Fällen und macht den Eindruck, als habe sich die Membrana Descemetii in mehrere senkrechte Falten gelegt. Electrische Behandlung schaffte hierbei Nutzen. Die zumeist streifigen Trübungen der vorderen Wundlefze schreiben Andere nicht dem Cocaïn allein zu, halten aber dessen Mitwirkung bei dem Zustandekommen derselben für möglich.

Eine weitere unangenehme und zweifellose Folge der Cocaïnanwendung sind Hornhautgeschwüre. In zwei Fällen von Trichiasis des unteren linken Augenlides und Trachom bei normalen Corneae wurde das Auge behufs Abtragung des Ciliarbodens anästhesirt. Es erschienen 24 Stunden nach der Operation bei einem Kranken ein centrales, bei dem zweiten ein peripherisches, am unteren Hornhautrande befindliches, eitrig belegtes Geschwür. Durch die antiseptische Behandlung kamen die Processe zur Heilung, doch blieb bei beiden Kranken je eine etwa 4 mm im Durchmesser haltende Narbe, von denen eine central gelegen, die Iridectomie erforderte. Bei zwei anderen Kranken, die an einem grossem Hordeolum des unteren Lides und intensivem Bindehautcatarrh litten, wurde unter Cocaïnanästhesie der Einschnitt gemacht. Am zweiten Tage waren Hornhautgeschwüre vorhanden, von denen eines ganz heilte, während der andere Kranke eine zarte Macula corneae centralis zurückbehielt. Diese Complicationen waren wahrscheinlich durch das septische Secret der Bindehaut verursacht, aber die Möglichkeit der Ansteckung wurde durch Epitheldefecte der Hornhaut, eine Folge der Cocaïneinwirkung bedingt.

Als Vorbeugungsmittel gegen die Trübung wurde empfohlen die Lidspalte nach der Einträuflung geschlossen zu halten, oder besser einen provisorischen Verschluss durch einen feuchten Verband bis zum Beginn der Operation anzulegen. Obschon diese Massregeln rationell sind, so reichen sie doch nicht aus, denn trotz des Geschlossenseins der Lider entstehen dennoch kleine Epitheldefecte der Hornhaut. Bei focaler Beleuchtung übersieht man dieselben zuweilen, bei ophthalmoskopischer Untersuchung gelangen sie leicht zur Ansicht, vorausgesetzt, dass sie im Bereiche der Pupille liegen. Cornealwunden heilen langsamer nach Cocaïngebrauch, besonders wenn Erbrechen, Zittern und ähnliche Nebenwirkungen eintreten. Die vordere Kammer füllt sich erst in 2—3 Tagen wieder. Ganz bedeutende Keratitis kann so entstehen. Bei Cataractextraction wurde auch mehrmals Lappenvereiterung wahrgenommen.

Ein weiterer Nachtheil der Cocaïnanwendung bei der Extraction der Cataracta soll in der Eigenschaft dieses Mittels die äusseren Augenmuskeln zu entspannen, liegen.[1]) Dadurch wird der von der Entspannung abhängige Mangel des Glaskörperdruckes bei der Entbindung des Staares und bei der Ausräumung der abgetrennten Rindentrümmer bedingt. Es müssen oft Cataractreste zurückgelassen werden. Ob die Klage gut begründet ist, dass Cocaïn leicht tetanische Krämpfe

---

[1]) v. Stellwag, Neue Abhandl. aus d. Gebiete der prakt. Augenheilk., 1886, pag. 272.

des Musc. tensor chorioidae veranlasst, und dadurch der Humor vitreus leichter als sonst ausfliesst, lässt sich aus dem vorhandenen Material nicht erschliessen.

Nach innerlicher oder subcutaner Beibringung von Cocaïn kam in nicht wenigen Fällen vorübergehende Schwachsichtigkeit resp. Blindheit[1]) vor, als deren Ursache retinale Ischämie angesprochen wurde. Meist schwindet das Sehvermögen plötzlich. Als z. B. einer Schwangeren 6 Tropfen einer 20proc. Lösung in eine Alveole injicirt worden waren, blickte dieselbe plötzlich stier, gab an, es sei alles ganz finster, sah keine Person und wurde dann bewusstlos. Die Arterien der Retina erschienen etwas schmaler und blasser als nachher. Ueber die Hallucinationen des Gesichts wird im nächsten Capitel abgehandelt werden. Schliesslich ist zu erwähnen, dass mehrfach Verlust eines Auges als Schuld des Cocaïns angesprochen wurde. Als z. B. nach einer glücklich verlaufenden Cataractextraction der Verband am dritten Tage gewechselt wurde, zeigte sich das Auge nicht von den Lidern bedeckt, der Verband direct auf der getrübten Cornea aufliegend, die Wunde gesprengt und der Bulbus weich und difform. Derselbe muste später enucleirt werden. In anderen Fällen entstand Panophthalmitis nach der Staarentbindung, ohne dass viel Cocaïn gegeben war. Micrococcen wurden in solchen Lösungen vermisst.[2]) Dagegen werden von einem anderen Beobachter die Panophthalmitiden auf den Gebrauch von Gelatinedisque's geschoben, in die vielleicht pathogene Organismen hineingelangt sein können.[3]) In einem Falle von Abtragung eines Prolapsus iridis nach Hornhautperforation in Folge eines Ulcus entstanden nach Cocaïngebrauch Schmerzen und eine Panophthalmitis, die durch energische Sublimatirrigation geheilt wurde.[4])

Nebenwirkungen seitens des Centralnervensystems.

Die Erfahrung lehrte, dass bisweilen ältere, auch latente, nervöse Zustände, Krämpfe u. s. w. durch Cocaïngebrauch sich verschlimmerten oder wiedererwachten, so dass bei solchen Individuen Vorsicht in der Verwendung dieses Mittels geübt werden muss. Aber auch bei nicht disponirten Menschen kommen Nebenwirkungen innerhalb dieses Körpergebietes häufig vor. Heftiges Kopfweh, sowie Eingenommensein des Kopfes können bei jeder Art der Anwendung und bei Erwachsenen wie Kindern entstehen. Präcordialangst mit dem Gefühl eines nahen Endes geht gewöhnlich mit Collaps einher. Vor dem Collaps, aber auch ohne diesen, zeigt sich Schwindel mit mehr oder minder starkem Taumeln, besonders stark, wenn Cocaïnlösung in die Paukenhöhle gelangt. Wenige Minuten später entstehen Symptome wie bei schweren Labyrinthleiden. Besonders das Schwindelgefühl kann mehrere Stunden anhalten und so stark sein, dass die Kranken das Gleichgewicht verlieren und hinstürzen. Eigenthümlich ist die Empfindung des Fehlens von Gliedmassen bei manchen Kranken. Sie fühlen z. B. ihre Hände oder Beine nicht. Schlaflosigkeit kommt auch nach sehr kleinen

---

[1]) Bat, Correspondenzbl. f. schweiz. Aerzte. 1886, pag. 675 u. A.
[2]) Keyser, The Therapeutic Gazette, 1885, pag. 24.
[3]) Nettleship, Ophthalmol. Society of United Kingdom. 12. Nov 1885.
[4]) Heusen, Centralbl. f. prakt. Augenheilk., 1885, pag. 266.

Mengen zu Stande, und kann als Nachwirkung z. B. nach Krämpfen noch 30 Stunden lang anhalten. Andrerseits findet sich bisweilen auch ein apathischer, schlafähnlicher Zustand von mehrstündiger Dauer, bei dem die Intelligenz nicht gestört zu sein braucht. Bewusstlosigkeit ist häufig in Verbindung mit Cocaïnkrämpfen und anderweitigen motorischen Störungen z. B. einer allgemeinen Starre bemerkt worden. Die Reflexerregbarkeit der Haut kann dabei fehlen. In anderen Fällen war selbst bei schwererer Prostration das Bewusstsein erhalten.

Vorübergehende Functionsstörungen des Gehirns kommen bei gewissen Menschen auch nach kleinen Dosen bald, oder auch erst 1 ja selbst 2 Stunden nach der Cocaïnbeibringung vor. Meist sind es Erregungszustände. Die Kranken werden übermässig redselig, oder heiter, lachen viel, geben plötzlich an, dass sie besonders grosse körperliche Kraft oder hervorragende geistige Fähigkeiten besässen. Einzelne erinnern sich an Thatsachen, die, 20—30 Jahre zurückliegend, längst ihrem Gedächtnisse entschwunden waren, Andere schwatzen mit zitternder Stimme, oder zeigen — selbst bei einem Kinde wurde dies beobachtet — eine rauschartige Trunkenheit, und noch Andere reden irre, zeigen auch andere Symptome geistiger Verwirrtheit und Gedankenflucht. Sie laufen planlos und unaufhörlich hin und her, oder machen nur mit den Armen oder dem Rumpf unaufhörlich Bewegungen, lassen auch das Vorhandensein von Illusionen und Hallucinationen der verschiedensten Sinne erkennen, sehen z. B. feurige Bälle oder Thiere auf ihrem Lager und schmecken Gift in dem ihnen gereichten Wasser oder ihrer Nahrung. Die Erregung steigert sich bisweilen bis zu den denkbar höchsten Graden. Tobsuchtsanfälle und Delirien[1]) von selbst mehrstündiger oder Tagesdauer mit Aeusserungen von Hallucinationen, Verfolgungsideen u. s. w. sind mehrfach beobachtet worden. Die Delirien können auch intermittirend auftreten. Eine Dame sprang z. B. im Delirium auf, trank Wasser, begab sich in ihr Schlafzimmer und bekam im Bett von Neuem diese geistige Störung. Nach dem Schwinden derselben hatte sie von dem Vorgefallenen keine Erinnerung.[2]) In der Erregung nahm man bei einer Frau ein Mal hochgradige erotische Symptome wahr.[3]) Die Erregung wechselt bisweilen auch mit Depression. Die letztere kann eine ausgeprägte Melancholie mit Verfolgungswahn darstellen, oder nur jene tiefe Apathie sein, die nach übermässiger Erregung meist gesehen wird.

Der Patellarreflex ist mehrfach als erhöht nachgewiesen worden. Schmerzen oder blitzartiges Stechen kommen nach subcutaner Einspritzung, oder Einbringung von Cocaïn in Körperhöhlen oder Anwendung auf Schleimhäuten in der Nähe der Anwendungsstelle vor Die Beweglichkeit der Gliedmassen, sowie sonstiger Muskelgruppen kann in mannigfacher Weise leiden. Eine eigenthümliche, sehr starke Muskelstarre kam bei Frauen und Männern zur Beobachtung.[4]) Diese Steifheit der Glieder verband sich mit klonischen Convulsionen oder automatischen Bewegungen von Körpertheilen oder einem Angstzustand mit anhaltendem Schreien. Nach Einträuflung

---

[1]) Blodgett, Boston medic. Journ., 1887, Vol CXVII, pag. 282 u. A.
[2]) Laubi, Correspondenzbl f. schweiz. Aerzte, 1886. pag. 615.
[3]) Klenke, Deutsche Medicinalzeit., 1888. pag. 1206.
[4]) Matthes, Deutsche Monatsschr. f. Zahnheilkunde, 1888, No. 4 u. A.

von Cocaïn in das Auge entstand in einem Falle Lähmung des Musc. frontalis. Leichtere motorische Störungen in den oberen und unteren Gliedmassen, wie allgemeine Abgeschlagenheit kommen zugleich mit anderweitigen Nebenwirkungen oder nach Ueberstehen solcher, vor. So z. B. zeigten sich nach dem Schwinden von Sopor, Krämpfen u. s. w. Schwere und Müdigkeit in den unteren Gliedmassen, ein unsicherer, taumelnder Gang, lallende, unverständliche Sprache,[1]) sowie anderweitige mangelhafte Coordinationsbewegungen. Der Kranke konnte alle Gegenstände sehen, wollte er aber greifen, so gelang es ihm nicht, seine Hände nach dem Objecte hin zu dirigiren. In anderen Fällen können die Glieder für mehrere, bis 48 Stunden gar nicht bewegt werden, trotz des entsprechenden Willensimpulses. Es besteht wirkliche Lähmung, bisweilen nur halbseitig. Einen Tag nach der Einspritzung von Cocaïnlösung in das Zahnfleisch entstand auf der injicirten Seite Lähmung der oberen und unteren Extremität.

Eigenthümlicherweise soll durch die gleiche Ursache Lähmung und Krampf an einem Individuum entstehen können, derart, dass z. B. der rechte Arm und die unteren Glieder gelähmt, der linke Arm und der obere sonstige Körper Krampf hat. Nach Einträuflung einer 2proc. Cocaïnlösung in die Nasenhöhle entstand bei einem Manne Betäubung, und als Nachwirkung, die ca. 10 Tage anhielt, Schwäche in den Gliedern, die mehrmals täglich anfallsweise erschien, sowie Kriebeln und Ameisenlaufen in den Zehen. Beim Auftreten berührte er den Boden nicht mit den Zehen, sondern hielt dieselben übermässig dorsal flectirt.[2]) Erst nach 2 Monaten waren alle Nebenwirkungen geschwunden.

Abnorme Erregung der Motilität erscheint häufiger als das Gegentheil. Die Resorptionsstelle für das Cocaïn ist hierbei gleichgültig. So sah man nach Einträuflung von 8—10 Tropfen einer 2proc. Lösung in das Auge,[3]) oder von wenig Cocaïn in die zu exstirpirenden Mandeln Zittern aller Gliedmassen auftreten. Dieses Zittern kann den ganzen Körper ergreifen, oder selbst in ähnlicher Weise, wie ich dies von der Lähmung berichtete, nur halbseitig, z. B. an der Seite, wo eine Injection vorgenommen wurde, vorhanden sein. In stärkeren Graden entsteht ein ausgebildeter Zitterkrampf am ganzen Körper. Zu den am unangenehmsten auffallenden und prognostisch nicht ganz unbedenklichen Zufällen gehören die meist mit Bewusstlosigkeit, oder Cyanose, oder Athemstörungen einhergehenden, klonischen oder tonischen, nur einzelne oder alle Körpertheile befallenden, bisweilen anfallsweise auftretenden, Krämpfe. Sie bilden sich in einzelnen Fällen aus leichterem Muskelzittern heraus, können auch nach kleinen Dosen bald nach der Beibringung des Mittels entstehen, von einigen Minuten bis zu fünf Stunden und länger anhalten oder in den Tod führen. Wie schon erwähnt, scheinen Menschen, die früher an Krämpfen gelitten haben, besonders für Cocaïnkrämpfe disponirt. Als leichteste Grade sind die choreaartigen, den soeben erwähnten Zitterbewegungen ähnlichen, aber doch von ihnen verschiedenen Zuckungen anzusehen. In einem Falle erschienen dieselben z. B. anfangs an den Vorderarmen, später an den Füssen, allmählich bis zur ununterbrochenen Fortdauer anwachsend.

[1]) Mayerhausen, Wien. medic. Presse, 1885, pag. 707.
[2]) Hüber, Deutsche militärärztl. Zeitschrift, 1890, pag. 160.
[3]) Reiche, Centralbl. f. prakt. Augenheilkunde, 1885, pag. 269.

Localisirte klonische Zuckungen der Arm- und Beinmuskulatur, oder nur der letzteren, oder eines Arms und des oberen Rumpfes, oder der Gesichtsmuskeln nach Einspritzung von Cocaïn in die Urethra, ferner convulsivische Bewegungen der Nasenflügel sind beschrieben worden. In manchen dieser Fälle schlossen sich an die anfangs umgrenzt erscheinenden Zuckungen allgemeine Krämpfe an. Dieselben können mit oder ohne Unterbrechungen auftreten. In einem solchem Falle wurde z. B. der ganze Körper, Rumpf und Extremitäten von den Krämpfen hin und hergeworfen, die mit allmählich länger werdenden und häufiger eintretenden Pausen 5 Stunden andauerten. Nach dem Aufhören der Zuckungen lag die Kranke zwei Stunden ruhig in Bewusstlosigkeit. Nachdem sie zu sich gekommen, konnte sie weder stehen, noch die Arme heben, noch eine dargereichte Hand drücken. Erst nach 40 Stunden vermochte sie mit zitternden Knieen zu gehen. Während der Krämpfe sieht man manchmal die Pupillen erweitert, das Auge stier und Schaum vor dem Mund. Als Begleiter allgemeiner Krämpfe entstanden bei einer Frau eigenthümliche Zwangsbewegungen des Kopfes.[1]) An Stelle solcher epileptiformer Krämpfe kommen bei manchen Kranken tetanische Zuckungen vor, oder klonische Convulsionen mit Opisthotonus. Der letztere folgte in einem Falle den Krämpfen an den oberen Extremitäten.

Erwähnt ist bereits die Thatsache, dass Cocaïn Nachwirkungen haben kann. Nach einer Zahnextraction entstanden Kopfschmerzen, Schlaflosigkeit, Schwindel und andere ähnliche Störungen. Dieselben schwanden, wiederholten sich aber im Laufe der nächsten Monate.

Der chronische Cocaïnismus.

Der gewohnheitsmässige Cocaïngebrauch schliesst sich unmittelbar an die Einführung dieses Stoffes in die Pharmakotherapie an. In ganz überschwenglicher Weise wurde nicht nur die schmerzstillende, Euphorie, Zuwachs an geistiger und körperlicher Kraft verschaffende Fähigkeit desselben in zahllosen medicinischen und alsbald auch Tageszeitungen gerühmt, sondern hauptsächlich seine Eigenschaft den Morphinismus, und in der Abstinenzzeit desselben den Morphiumhunger zu bekämpfen, hervorgehoben. Dabei sollten selbst bei langer subcutaner oder innerlicher Anwendung ausser zeitweiligen Hallucinationen keine Nebenwirkungen auftreten.[2]) Ja, Andere meinten sogar, dass das Cocaïn ohne nennenswerthe üble Neben- oder Nachwirkungen zu besitzen, ein geradezu unentbehrliches,[3]) specifische Wirkungen[4]) bei dem Morphinismus entfaltendes Mittel darstelle. Ich habe zuerst darauf hingewiesen, dass Cocaïn kein Ersatzmittel für Morphin ist, und dass die Morphiumsucht nicht durch Cocaïngebrauch geheilt werden kann.[5]) Ich zeigte ferner, dass ein Ersatz des einen Stoffes durch den anderen schon deswegen erfolglos sein muss, weil

[1]) Pajor, Wiener medic. Wochenschr., 1887, pag. 1617.

[2]) Hammond, cit. bei Detlefsen, zur Casuistik der hallucinatorischen Paranoia, Berlin 1890, pag. 7.

[3]) Smidt u. Rank, Berlin. klin. Wochenschr., 1885, pag. 592.

[4]) Wallé, Deutsche Medicinalzeitung, 1885. pag. 25.

[5]) L. Lewin, Berlin. klin. Wochenschr., 1885, pag. 321.

der Morphinist die specifische Morphinwirkung wohl von der durch andere Substanzen erzeugten Euphorie zu unterscheiden vermag und dass ein solcher Tausch nicht seinem speciellen Bedürfnisse entspricht. Selbst wenn es gelänge, einen Morphiumsüchtigen für eine Zeit lang ausschliesslich an den Cocaïngebrauch dadurch zu gewöhnen, dass man ihm sehr grosse, Hallucinationen und angenehmen Sopor erzeugende Dosen verabfolgte, so würde sich wahrscheinlich auch hier das Bild einer gepaarten Leidenschaft entwickeln. Der Morphinist würde neben Cocaïn Morphium gebrauchen. Auch die Möglichkeit einer Schädigung durch langen Cocaïngebrauch habe ich als positiv vorhanden dargelegt. Andere haben später diese Ausführungen unter Mittheilung von Krankengeschichten in jeder Beziehung adoptirt.

Gewöhnung an Cocaïn kann in demselben Umfange wie an Morphium stattfinden. Allmähliches Ansteigen ist Bedingung für die Vermeidung acuter Giftwirkung. Doch tritt die letztere mit Sicherheit dennoch ein, wenn plötzlich die Dosis um Vieles über die letztgenommene erhöht wird. Ein Mann hatte sich seit längerer Zeit, um den Drang nach Alkohol zu überwinden, Cocaïneinspritzungen gemacht. Als er aber einmal über Nacht ungefähr 0,35 g aufgenommen hatte, wurde er blass, Hände und Lippen cyanotisch, während der Schweiss in grossen Tropfen über das Gesicht rann; der Puls wurde schwach, flattrig, unzählbar, die Pupille verengt, und ein tiefes Coma schloss sich diesen Anfangssymptomen an, aus dem er erst durch energische Reizmittel und Atropininjectionen erweckt werden konnte.[1]) In einem anderen Falle wurde ein Mal 1 g injicirt, während vorher 6 Wochen lang 0,5 g Cocaïn pro dosi gebraucht worden war. Unmittelbar nach dieser Einspritzung fiel der Kranke wie vom Blitze getroffen um, und zeigte Muskelstarre und vollständige Hautanästhesie. Mir scheint es, als wenn man bei dem Cocaïnismus viel schneller zu hohen Dosen gelangt als bei dem Morphinismus. Wäre es nicht verbürgt, so sollte man es nicht für möglich halten, dass Menschen sich täglich 2 g,[2]) 2,5 g,[3]) ja selbst 3, 4[4]) und noch mehr salzsaures Cocaïn injiciren könnten, ohne dadurch tödtlich vergiftet zu werden. Manche von diesen gebrauchten gleichzeitig noch zum Theil ungeheuerliche Dosen von Morphin. Unter diesen Cocaïnheroen finden sich Männer und Frauen, auch Eheleute und sogar ein 14jähriger Knabe, der über 4 g Cocaïn in 24 Stunden verbrauchte, nachdem er von seiner Cocaïn und Morphium spritzenden Mutter erst vor 3 Monaten dazu verführt worden war. Bei nicht Morphiumsüchtigen oder Alkoholisten bildete sich mehrfach der Cocaïnismus aus der arzneilichen Anwendung des Medicamentes oder aus Nachahmungssucht heraus. Eine fast komische Anwendungsweise zeigte jener Mann, der anfangs auf ärztlichen Rath Cocaïn gegen Nasencatarrh einpinselte; dann aber brachte er sich fast 3 Jahre lang eine 5proc. Lösung mittelst langer Nasenbürste täglich in die Nase, weil es ihm örtlich und allgemein angenehme Gefühle erregte. Er verbrauchte an manchen Tagen oder auch 6 Wochen

---

[1]) Spear, New York medic. Record, 1885, pag. 586.
[2]) Magnan et Saury, Comptes rendus de la Société de Biologie, 1889, pag. 60.
[3]) Bühler, Correspondenzbl. f. schweiz. Aerzte, 1886, pag. 608.
[4]) Haupt, Deutsche Medicinalzeit., 1886, pag. 826.

hintereinander täglich über 0,4 g Cocaïn.[1]) Ein Anderer setzte begierig die Injectionen fort, weil er nach jeder ein angenehmes, bisweilen von Ejaculation gefolgtes Wollustgefühl empfand.

Die Schnelligkeit in dem Eintritt unangenehmer Folgen des Cocaïngebrauches richtet sich zum Theil nach der Widerstandsfähigkeit des Individuums, zum Theil nach der Höhe der verbrauchten Dosen. Morphinisten sollen mehr Cocaïn und längere Zeit vertragen kännen, als andere Menschen,[2]) vielleicht weil durch das Morphium die Gehirnthätigkeit in gewissem Umfange bereits gelähmt ist und das Cocaïn deswegen die Angriffspunkte für sein Wirken in anatomischer, das heisst chemischer Beziehung nicht mehr geeignet findet. Längere Anwendung von Cocaïn zerstört jedoch, was das Morphin noch an Gehirnfunction unberührt gelassen hat, natürlich soweit das erstere Beziehungen zu bestimmten Theilen des Gehirns hat. Bei nicht an Morphium Gewöhnten kommen cerebrale und auch anderweitige Functionsstörungen im Allgemeinen schnell zum Vorschein. Es giebt kaum ein zweites Mittel, das so schnell den freien Willen und das moralische Gefühl vernichtet. Jener bereits erwähnte Knabe war durch dreimonatlichen Cocaïngebrauch zu einer Ruine in körperlicher und geistiger Beziehung geworden, während er zuvor ein gesunder, blühender Knabe war. Er sah marastisch aus, die Haut war bleich, gelblich und welk, an den Gliedern kühl und meist mit kaltem Schweiss bedeckt. Da, wo die Cocaïneinspritzungen gemacht worden waren, fanden sich, wahrscheinlich wegen mangelhafter Ausführung der Einspritzung Geschwüre. Diese, sowie Indurationen sind ein auch sonst nicht seltenes Vorkommen, besonders, wenn die Injectionen an der Innenfläche des Vorderarms oder an der Vorderfläche der Oberschenkel gemacht werden. In manchen Fällen von reinem Cocaïnismus ist das erste Symptom Schlaflosigkeit, die nach einigen Monaten wieder schwinden kann, um schwereren Symptomen Platz zu machen. Manche dieser Kranken bekommen jedesmal nach einer Einspritzung unangenehme Symptome, wie z. B. Pulsbeschleunigung bis 130, Brennen am Rumpfe, Kälte der Glieder, Blässe der Haut, Minderung oder Fehlen der Esslust, der Harnabsonderung, der Defäcation oder der geschlechtlichen Functionen,[3]) nach sehr grossen Dosen psychische Symptome, wie sie weiter unten geschildert werden sollen. In späteren Stadien des reinen Cocaïnismus verwischen sich die leichten Unterschiede dieses vom ausgesprochenen Morphio-Cocaïnismus. Auch innerhalb des letzteren schwanken die Symptome beträchtlich, je nach der Individualität, der Höhe der Dosis und anderen Umständen.

Die Willensenergie dieser Menschen wird mangelhaft, die Unentschlossenheit, Unlust und Unfähigkeit zur Arbeit, Mangel an Pflichtgefühl, Vergesslichkeit, Weitschweifigkeit in der Rede wachsen bei einigen täglich. Ein morphio-cocaïnsüchtiger, specialistisch thätiger Arzt leistete durch die Gedächtnissabnahme, verbunden mit einer unmässigen Weitschweifigkeit in der Unterhaltung und Correspondenz das denkbar Mögliche an Verwirrung.[4]) In bogenlangen Briefen an

[1]) Luff, The Lancet, 1889, II., pag. 592.
[2]) Chouppe, Comptes rendus de la Société de Biologie, 1889, pag. 81.
[3]) Bauer, New York medical Record, 1885, pag. 603.
[4]) Erlenmeyer, Deutsche Medicinalzeit., 1886, pag. 483.

seine Kranken begründete er seine Honorarforderungen; bei der Untersuchung kam er vom Hundertsten ins Tausendste, fragte nach allem mehrmals, vergass von einem Tag zum anderen seine Verordnungen, wusste nicht mehr, für welche Stunden er seine Patienten bestellt hatte, zankte sich mit ihnen herum, wenn sie eintraten, bestritt ihre Angaben über seine Verordnungen — kurz, er wurde allseitig für verrückt gehalten. Seitdem er Cocaïn spritzte, war er geistig so heruntergekommen. Auch moralisch verschlechtern sich solche Menschen. Manche magern schnell ab und bekommen ein welkes Aussehen. Das Körpergewicht sinkt um 20—30 pCt. in wenigen Wochen, die Muskeln werden schlaff,[1]) die Glieder und auch wohl der Gang zittrig. Muskelcontracturen, sowie neuromuskuläre Uebererregbarkeit kommen vor. Bisweilen erscheint ein quälendes Herzklopfen. Die beobachtete Analgesie war meist mässig. In einem Falle jedoch wurden ein Messer sowie Nadeln von dem Kranken in den Anus ohne sonderliche Beschwerde eingebracht. Bei einem anderen Kranken sollen die Finger- und Zehennägel eine nicht näher angegebene, eigenthümliche Veränderung erlitten haben. Doppeltsehen, Lichtscheu, auch Mikropsie und unwillkürliches Harn- und Kothlassen, sowie Schwinden der Potenz wurden mehrfach beobachtet. Unstätheit des Körpers und Geistes stellt sich ein. Mancher dieser Kranken wird in seinen Gewohnheiten schmutzig und vernachlässigt sein Aeusseres. Menschenscheu zieht er sich in sein Haus zurück. Sinn und Interesse sind nur noch für das Narcoticum geblieben. Die Sprache kann unverständlich, stammelnd, zusammenhanglos wie bei alkoholischer Imbecillität werden.[2]) Geistige Schwäche folgt. Ein Morphio-Cocaïnist zeigte Sprachstörung mit dem Charakter der Paraphrasie. Er verwechselte fortwährend die Worte, verstümmelte dieselben durch Weglassen oder Hinzusetzen einzelner Silben oder Buchstaben, versetzte die Satzglieder, brauchte falsche Artikel u. s. w., derart, dass trotz der fortwährenden Bemühungen des Kranken, sich zu korrigiren, seine Rede fast unverständlich wurde. Einen ihm gegebenen Brief, dessen Inhalt er natürlich gar nicht auffasste, las er in derselben paraphrasischen Weise vor.[3]) Andere zeigen psychische Ueberreizung und Verbitterung gegen ihre Umgebung. Sie wähnen sich zurückgesetzt, verlassen, getäuscht, mystificirt.[4]) Misstrauen bringen sie der Umgebung entgegen. Trugschlüsse und falsche Auffassung der Dinge lassen sie dauernd laut werden. Eifersuchtswahn bricht auch bei leisestem Anlass dazu hervor.[5])

Das charakteristischste Symptom des gewohnheitsmässigen Cocainismus, die Hallucinationen des Gesichtes, des Gehörs, des Geschmacks, des Gemeingefühls, seltener des Geruchs, beherrschen das Krankheitsbild. Die Kranken sehen schreckhafte Gestalten auf sich zukommen, erblicken Leichen, oder überall, an den Wänden und Gegenständen, Pünktchen, Würmer etc. Sie hören fortwährend Stimmen, durch welche sie verhöhnt und beschimpft werden, und welchen sie nirgends entgehen können. Ein Morphio-

---

[1]) Comanos-Bey, Berlin. klin. Wochenschr., 1886, pag. 630.
[2]) Everts, Philadelphia med. and surgic. Reporter, 1885, pag. 484.
[3]) Thomsen, Charité-Annalen, 1887, pag. 405.
[4]) Detlefsen, l. c., pag. 24.
[5]) v. Krafft-Ebing, Friedreich's Blätter f. gerichtl. Medicin, 1889, V p. 332.

Cocaïnist schrieb über diese Täuschungen: Ich konnte keinen Gedanken für mich behalten, jeder trat sofort als Worte über meine Lippen, auch musste ich mechanisch und unweigerlich die Worte, welche mir zugeflüstert wurden, wiederholen.[1]) Ein solcher Kranker feuerte wiederholt Revolverschüsse gegen seine Hallucinationsobjecte ab, während ein anderer aggressiv wurde, seine imaginären Verfolger angriff und gegen sie auf der Strasse lärmte.[2]) Mancher klagt über einen bitteren Geschmack des Essens, oder über abnorme Gerüche. Eine cocaïnsüchtige, verwirrte Dame gab an, an dem Geruche ihrer Toilettengegenstände noch wahrzunehmen, dass sie gequält werde. Ziehen und Reissen in den Gliedern weiss der Cocaïnsüchtige nicht anders zu deuten, als dass er wider seinen Willen elektrisirt würde; bald glaubt er auch die Leitungsdrähte zu erkennen, die aus der Nachbarschaft die Electrizität zu ihm hinleiten. Andere glauben, wenn Parästhesieen vorhanden sind, dass sich Thiere in der Haut aufhalten und gebrauchen dagegen Mittel, oder zerfleischen sich die Haut und suchen auf dem Grunde der Wunde die Würmer oder Cocaïnkrystalle. Von besonderem Interesse ist die mehrfach gemachte Beobachtung, dass der Kranke gewissermassen über seinen Hallucinationen stand, indem er dieselben ganz für Sinnestäuschungen erachtete, die von seinen imaginären Verfolgern, die ihn beständig hypnotisirten, hervorgerufen seien, oder sich halbwegs bewusst war, dass sie diesen Ursprung hätten. Auch Illusionen kommen vor. Mit den Hallucinationen und Illusionen vereint treten weiterhin Verwirrtheit, Ideenflucht wie bei Delirium tremens[3]) und schwere Delirien auf. Angstgefühle, durch Wahnvorstellungen veranlasst, quälen die Kranken und lassen sie indirect auch körperlich leiden. Viele Beispiele einer solchen hallucinatorischen Verrücktheit liegen vor. Ein derselben verfallener Arzt machte unter dem Einflusse dieser geistigen Erkrankung an seinen Familienmitgliedern Experimente, durch welche sie zu Krüppeln wurden. Er injicirte z. B. Cocaïn in das Handgelenk seines dreijährigen Kindes und schnitt dann das Fleisch mit einem Messer heraus. In ähnlicher Weise misshandelte er seine übrigen Kinder und seine Frau, die ohne Hoffnung auf Wiederherstellung von den ihnen beigebrachten Verstümmelungen in Krankenhäusser geschafft werden mussten, während der Arzt in das Irrenhaus kam.

Tobsuchtsanfälle können ganz plötzlich ausbrechen. In einem solchen werden nicht nur Gegenstände, Möbel, Geschirr zertrümmert, sondern auch Menschen angegriffen. Ein Kranker zog sich ohne Rücksicht auf seine Umgebung aus, suchte nach Ungeziefer in seiner Wäsche, zerriss seine Hemden, schnitt sich in die Finger, dass sie bluteten, und behauptete, dort sei etwas hineingekrochen. Im Anschlusse an einen derartigen Zustand können auch Krämpfe auftreten. Der Kranke fällt plötzlich besinnungslos hin, bleibt einige Minuten wie im Starrkrampf liegen, beginnt dann um sich zu schlagen und wälzt sich auf dem Fussboden umher. Die Augen sind dabei offen, der Blick stier, Schweiss bedeckt den Körper. Mit dem Munde werden Beiss- und Schnappbewegungen gemacht. Diese Anfälle wiederholten sich bei

---

[1]) Thomsen. Charité-Annalen, 1887, pag. 405.
[2]) Clouston, Edinburgh medic. Journ., 1890, March., pag. 806.
[3]) Merriman, The Lancet, 1885, II., pag. 732.

einem Morphio-Cocaïnisten, der bis zu 8 g Cocaïn und 2 g Morphin täglich verbrauchte an manchen Tagen zwei Mal, häufig lagen auch Pausen bis zu 14 Tagen zwischen ihnen. Manche dauerten nur 10 Minuten, manche bis zu einer Stunde. Nach dem Anfalle fehlte die Erinnerung an denselben vollkommen. Ein anderer Morphinist bekam nach mehrmonatlichem Cocaïngebrauch Muskelzuckungen, und etwa 14 Monate nach Beginn desselben epileptische Anfälle, die sich regellos anfalls- und reihenweise wiederholten. Nach einem solchen nächtlichen Krampfanfalle fand man bei einem Kranken einen Biss in die Zunge. Epileptoide Krampfzustände gesellen sich bisweilen zu Hallucinationen und Delirien. Auch bei reinem Cocaïnismus sah man krampfartige Paroxysmen. Die Möglichkeit des Erliegens in einem derartigen Anfalle nach langem Bestehen des Leidens ist erwiesen.

Das einzige Mittel, zeitweilig diese Zustände zu bekämpfen, ist die Entziehung des Cocaïns, die langsam oder plötzlich vorgenommen werden kann. Das letztere ist unter allen Umständen immer da zu wählen, wo Morphinismus neben Cocaïnismus besteht. Es ist nur eine verschwindend kleine Zahl von solchen Kranken, die nach der Entziehung nicht rückfällig wird. Die Prognose ist deswegen in dieser Beziehung als schlecht, in Bezug auf das Beseitigen der bestehenden Cocaïn-Paranoia günstig zu stellen. Wie auch immer die Entziehung vorgenommen wird, jene eigenthümlichen, auch bei den meisten anderen narkotischen Genussmitteln erscheinenden Symptome der Enthaltung treten hier ebenfalls auf. Die Unterschiede in der Schwere derselben können beträchtlich sein, sind aber durch die Individualität oder die Begleitumstände begründet. Es giebt Kranke, bei denen dieselben nur sehr gering sind, fast ganz fehlen oder doch nur in Unbehagen, Ziehen in den Beinen, Nausea, nächtlichen Schweissen und wie man, hiermit verbunden, in einem Falle nachwies, in einem lebhaften Erythem des Gesichts und Oberkörpers mit Dyspnoe bestehen. Meist aber sind die Erscheinungen denkbar heftig und erfordern dauernde ärztliche Ueberwachung. Die Hallucinationen schwinden bei einigen Kranken bald nach der Entziehung, bei anderen bestehen sie trotz des Weiterreichens von Morphium weiter fort, und trotzen Wochen lang jeder symptomatischen Behandlung. Mitunter sollen die Enthaltungssymptome erst mehrere Tage nach dem Fortlassen des Cocaïns entstehen.[1]) Sie stimmen bis auf die Hallucinationen mit den bei Morphium vorkommenden überein. Herzklopfen, Herzschwäche und Collaps mit oder ohne Bewusstlosigkeit und Athmungsstörungen, Uebelkeit und Erbrechen, seltener Durchfälle werden beobachtet. Angstzustände, Wahnvorstellungen, Hallucinationen gehören zum eisernen Bestande dieses Zustandes. Dazu kommt Abschwächung der Willenskraft, Energielosigkeit und gesteigerte Sucht nach narkotischen Reizmitteln. In einem lehrreichen, eine junge Frau betreffenden Falle erschienen bald nach dem Fortlassen des Cocaïns bei allmählich abnehmendem Morphiumgebrauch ca. 3 Wochen lang Verfolgungsideen und Gehörs- und Geruchshallucinationen in denkbar schlimmster Form. Sie zeigt z. B. an ihren Armen „Todtenflecke“ (Injectionsnarben), die

[1]) Obersteiner, Wiener medic. Wochenschr., 1888, No. 19.

ihr auf geheimnissvolle Weise beigebracht seien, glaubt durch den Geruch ihrer Toilettengegenstände erkennen zu können, dass sie gequält werde, wartet von Minute zu Minute auf Depeschen, die ihr Aufklärung bringen sollen, glaubt, dass man sie zwingen wolle, sich das Leben zu nehmen, sieht dann Ratten im Zimmer, ihren Gatten auf einem Baume sitzen, kurz äussert über 14 Tage lang alles das, was eine in dieser Richtung gestörte Gehirnthätigkeit an Unsinnigstem zu Tage fördern kann. Dazwischen waren jedoch einzelne Tage, in denen keine Verfolgungsideen geäussert wurden, und die Stimmung bei normaler, weiblicher Beschäftigung eine heitere war. Als auf inständiges Drängen der Kranken und von Verwandten, um über den letzten Morphiumrest hinwegzukommen, an einem Tage wieder 0,2 g Cocaïn gegeben wurde, erschien der alte Zustand in vollem Umfange wieder. Die Kranke erging sich in obscönen Redensarten, glaubte sich verfolgt und gehetzt und dieser Zustand, hauptsächlich erotischer Erregtheit, in der sie ihren Mann unnatürlicher Laster beschuldigte, sich selbst von ihrem Schwiegersohn geschändet darstellte, hielt wieder einige Tage an. Vor Excessen in Alkohol war sie mit Mühe zu bewahren. Allmählich erfolgte Besserung bis zur Entlassung aus der Anstalt.

Wenn ich die Aussichten für eine dauernde Wiederherstellung von dem Cocaïnleiden als sehr geringe dargestellt, die Therapie der Entziehung nur als eine kurzdauernde, symptomatische Wohlthat bezeichnet habe, welche die Sucht, die Leidenschaft nicht zu heilen vermag, so lege ich dagegen auf die Prophylaxis das grösste Gewicht. Diese befindet sich ganz in den Händen der Aerzte. Das Ueberlassen solcher Mittel in vielen Dosen an die Kranken ist die Einleitung, das weitere Verschaffen ohne Recept in Drogenläden oder Apotheken die Fortsetzung der Tragödie. Wehe aber auch dem unglücklichen Arzte, der eine solche von ihm geschmiedete Waffe, einem lüsternen Begehren nachgebend, gegen sich selbst wendet! Unrettbar, vergrössert er die Zahl seiner Collegen, die bereits an diese Laster-Galeere gekettet sind!

Die leichteren Symptome abnormer, allgemeiner Cocaïnwirkung schwinden ohne jeden Eingriff, bei sehr schweren helfen die bisher empfohlenen Mittel wenig oder gar nicht. Collaps und Dyspnoe werden durch äussere und innere Reizmittel bekämpft. Kalte Begiessungen, Sinapismen, künstliche Athmung, subcutane Alkohol- oder Aethereinspritzungen, Coffeïn- und Ammoniakgebrauch, Atropin- und Morphininjectionen können in geschickter, die Verhältnisse genau beurtheilender und abwägender Hand symptomatischen Nutzen leisten. Chloroform- oder Aethereinathmungen sind da, wo die Gefahr eines Tetanus der Respirationsmuskeln droht, auch beim Menschen in Anwendung zu ziehen. Das so sehr gerühmte Amylnitrit ist weit davon entfernt. ein Antidot zu sein. In leichten Fällen leistet es durch seine Einwirkung auf die Gefässe einigen Nutzen. Sobald es sich um schwerere, cerebrale Nebenwirkungen handelt, ist es nicht nur machtlos, sondern kann schaden. Von dem als Prophylacticum empfohlenen Resorcin ist nichts zu erhoffen. Die örtlichen Nebenwirkungen werden nach den Regeln ophthalmiatrischer Behandlung beseitigt, soweit dies überhaupt möglich ist.

Erythrophlaein.

Das Alkaloid, Erythrophlaein, findet sich in Erythrophlaeum judiciale. So vielfach aber auch dieser im Handel noch nicht einwandsfrei rein zu habende Stoff untersucht, und so exact seine der Digitalis ähnliche Einwirkung auf das Herz festgestellt worden war, so war den Untersuchern doch die örtlich anästhesirende Einwirkung entgangen, die nach längerer Berührung desselben mit Schleimhäuten und Wundflächen entsteht. Auf einem Umwege gelang es mir, dies darzuthun. Mit wässerigen Lösungen eines ostafrikanischen, von dem Händler willkürlich nach seinem Agenten Hay in Aden, „Haya-Gift" benannten Pfeilgiftes, vermochte ich an den Augen der verschiedensten Thierspecies Anästhesie hervorzurufen. Ich isolirte bei näherer Untersuchung aus dem Gifte Rindenstückchen, durch die ich auf die Anwesenheit von Erythrophlaeum hingeleitet wurde. Versuche mit dem salzsauren Erythrophläin lehrten überzeugend, dass das Erythrophläin der wirksame Bestandtheil jenes Pfeilgiftes und das stärkste, nachhaltigste aller localen Anästhetica sei.[1]) Lösungen von 0,05—0,2 pCt. in das Auge gebracht, setzen die Empfindlichkeit der Hornhaut in durchschnittlich 5—23 Minuten herab,[2]) und zwar vollkommen örtlich. So lässt sich die Sehne des Musculus rectus superior behufs einer Tenotomie allein anästhesiren. Die Cornea und der übrige Theil der Conjunctiva bulbi und die ganze Conjunctiva palpebrarum bleiben empfindlich.[3]) Die Anästhesie der Cornea ist so vollkommen, dass mehrfach Eisensplitter aus ihr entfernt wurden. Bei einer Kranken mit Thränensackfistel wurde die Cauterisation dieser mit dem Paquelin nach Aufträuflung von 3 Tropfen vorgenommen. Auch Lösungen von 0,05 erzeugen an kranken Augen fast complete Anästhesie nach 30 Minuten bis zu 1 Stunde.[4]) Die ausschliesslich durch Einwirkung auf die Nervenendigungen zu Stande kommende Anästhesie dauert 2—9 Stunden und kann sich auch an der Nasenschleimhaut, an Wundflächen, bei Neuralgien[5]) vollziehen. Abmeisselung von Knochen, Exstirpation eines Ganglions etc. verliefen schmerzlos unter Erythrophlaein-Anwendung,[6]) ebenso das Durchschneiden des Coriums oder das Ausschaben eines Lupus.[7])

Von der eben geschilderten Wirkung kommen Abweichungen vor. So sah z. B. ein Beobachter in einem Versuche an sich und 7 Mal an Syphilitikern, denen er erst Erythrophlaein und dann durch dieselbe Canüle Sublimatlösung injicirte, nur „eine gewisse anästhesirende Wirkung", die aber selbst im günstigsten Falle unvollkommen war.[8]) Sehe ich von diesem gewiss gewissenhaften Resultat einer falschen Versuchsanordnung ab, so bleiben Fälle übrig, in denen überhaupt keine, oder sehr lange anästhetische Wirkungen gesehen wurden oder, wie man dies ja beim Cocaïn ebenfalls sieht, bei mehreren Versuchen ein Versagen vorkam. Ein jedesmaliges Versagen, z. B. am Auge, kann nur auf Gebrauch eines Stoffes eintreten, der alles Andere nur nicht Erythrophlaein ist, oder ist Folge eines einzigen Versuches an einem refractären Menschen oder einer vollen Unkenntniss im Anstellen eines Versuches. Ich vermag nicht zu entscheiden, welcher von den Umständen bei den hierhergehörigen, wenigen Autoren vorgewaltet hat. Bemerkenswerth ist die Beobachtung von dem Auftreten centrifugal oder peripheriewärts gelegener analgetischer Bezirke mehrere Stunden nach der Injection, die oft tagelang so bleiben. Diese Stellen entsprechen dem Gebiete von Nervenästen, die in der Nähe des Injections-

---

[1]) L. Lewin, Archiv f. pathologische Anatomie, 1888, Bd. CXI.
[2]) Schoeler, Berlin. medic. Gesellschaft, Sitzung vom 8. Februar 1888.
[3]) Bernheimer, Klinische Monatsblätter f. Augenheilk., 1888, Märzheft.
[4]) v. Reuss, Internationale klin. Rundschau, 1888, No. 8.
[5]) P. Guttmann, Deutsche Medicinal-Zeitung, 1888, pag. 254.
[6]) Karewski, Deutsche medic. Wochenschr., 1888, pag. 144.
[7]) Kaposi, Wiener medic. Wochenschr., 1888, pag. 281.
[8]) Epstein, Centralblatt f. klin. Medicin, 1888, No. 9.

punktes liegen. Doch sind zwischen derselben und dem peripherischen analgetischen Bezirk oft breite Zonen normal empfindender Haut oder es findet sich nur eine dünne Verbindungsbrücke zwischen beiden. Nur in einem unter 30 Fällen, in denen subepidermoidale und subcutane Einspritzungen vorgenommen waren, zeigte sich das Phänomen auch in centripetaler Richtung.[1])

Von einer übermässig langen Anästhesie am Auge habe ich schon berichtet. Es ist dies die einzige Mittheilung dieser Art und auch die einzige, in der grobe Veränderungen am Auge auftraten. Die örtlichen und allgemeinen Nebenwirkungen hängen auch hier theilweise von der Individualität der Kranken ab. In einigen Fällen wurden gar keine oder doch nur geringe beobachtet. Auch die Stärke der örtlichen Erscheinungen hängt weniger von der Dosirung als von der individuellen Reizbarkeit ab.[1]) Die resorptiven Nebenwirkungen sind selten. So sah man sie in einer Beobachtungsreihe unter 30 Fällen nur 1 Mal auftreten. Selbst bei ein und derselben Kranken, wurden sie nach einer Injection nicht, wohl aber nach einer späteren beobachtet. Nach Einpinselung einer $\frac{1}{2}$ proc. Lösung auf die untere Nasenmuschel erschien nach 2 Minuten Nieskrampf und Nasenfluss, die 10 Minuten lang anhielten. Bringt man 0,2 pCt. Lösung in das Unterhautbindegewebe, so treten in manchen Fällen entweder nur eine brennende Empfindung oder ein intensiver Schmerz in der Umgebung oder weiterer Entfernung von der Injectionsstelle auf, der sich bis zur Unerträglichkeit steigern und mehrere Tage andauern kann. Die Haut röthet sich. und an der Einstichstelle bildet sich nach einigen Stunden ein Oedem. Ein anderer Beobachter sah unter 21 Fällen nur 2 Mal nach solcher Einspritzung Infiltration von Gewebe in unmittelbarer Nachbarschaft der Injectionsstelle. Auch Infiltration der Injectionsarea ohne Röthung oder Entzündung kam vor, ebenso wie volles Unverändertsein derselben oder nur mässiges Brennen.

Nach Einträuflung von 0,05—0,2 proc. Lösungen in das Auge erscheinen in wechselnder Combination: leichtes Brennen, Hitze, Gefühl eines Fremdkörpers im Auge, Thränenträufeln, Hyperämie der Conjunctiva bulbi, sowie Ciliarinjection. In einem Falle von abgelaufener Iritis erschienen nach 30 Minuten fast complete Anästhesie und 8 Stunden später reissende Schmerzen im Auge. Auch bei Erosion der Cornea sah man einmal Schmerzen auftreten. Wegen der Gleichartigkeit dieser Wirkung mit dem Cocaïn sind die Veränderungen an der Hornhaut, die relativ häufig eintreten, bemerkenswerth. Nach $\frac{1}{2}$—3 Stunden, aber auch noch später klagen die Kranken über Verschleierung. Sie sehen die Dinge wie durch einen doppelt gefalteten Mullschleier oder wie in einem dichten Nebel. Es entwickelt sich eine florartige Trübung der Hornhaut. Dabei kann jedoch die Oberfläche ganz glatt und das Spiegelbild nicht zerworfen sein. Statt des zarten, bläulichen Hauchs kann das Epithel der Cornea auch stärker getrübt sein. Bei manchen Augen hebt sich dasselbe bläschenförmig ab, oder fehlt auch stellenweis. Gleichzeitig findet sich bisweilen, wie beim Cocaïn tiefliegende Trübung in Form langer, schmaler, ziemlich gradliniger grauer Streifen, wenn 0,25 proc. Lösungen verwandt waren. Lösungen von 0,125 pCt. und 0,05 pCt. machten derartiges nicht. Der Process macht den Eindruck, als wenn bei weiterem Fortschreiten eine Keratitis neuroparalytica durch Lähmung der Trigeminusendigungen entstehen würde. Zu erwähnen ist, dass bei feinster Trübung der Hornhautoberfläche Regenbogenfarben um die Lichtflamme gesehen werden. Diese aus der Symptomatologie des Glaucomanfalles bekannte Diffractionserscheinung kann mehrere Stunden anhalten. So oft aber auch bisher die geschilderte Cornealtrübung erschien, so schwand sie auch, ohne irgend welchen sonstigen Nachtheil zu hinterlassen, in einer Anzahl von Stunden. Das gleiche gilt von dem einmal beobachteten Vorkommen eines acuten Iritis-Anfalles. Zur Erklärung dieser sowie der Cocaïntrübung ist nicht etwa an eine Wirkung wie die von Aetz-

[1]) Lipp, Wiener medic. Presse, 1888, pag. 374.

mitteln zu denken, sondern an feinere Vorgänge, durch welche in den Epithelzellen entweder direct oder im Gefolge von Nervenlähmung eine Ernährungsstörung hervorgerufen wird, die zur Trübung führt. Abgesehen von allem Anderen spricht die lange Zeit, die zwischen der Anwendung dieser Mittel und dem Entstehen von Trübungen verstreicht, für diese Auffassung.

Resorptive Wirkungen sind von manchen Beobachtern mit Ausnahme von schnell vorübergehender Uebelkeit nie, auch nicht nach subcutaner Beibringung von 0,01 g beobachtet worden, besonders aber keine Pulsbeeinflussung. Andere sahen nach derselben Anwendungsweise bei einigen Kranken Flimmern vor den Augen, allgemeine Blässe, Ekelgefühl, Brechreiz und häufiger wiederholtes Erbrechen. Unter 30 Kranken kam nur 1 Mal Verlangsamung der Athmung vor. Nach Einträuflung von 2 Tropfen einer $^1/_{10}$ proc. Lösung bei einem mit Conjunctivitis catarrhalis behafteten Knaben soll Kopfweh, Schwindel und nach 20 Minuten ein Ohnmachtsanfall vorhanden gewesen sein.[1])

Piper methysticum. — Kawa.

Die Wurzel des Rauschpfeffers besitzt ein Harz, das sich, wie ich fand,[2]) in zwei Componenten zerlegen lässt. Dem einen von diesen, dem flüssigen, gelblichgrünen α-Kawaharz kommt wesentlich die Wirkung der Droge zu, örtlich Empfindungslosigkeit und nach der Resorption Schlaf zu erzeugen. Als Nebenwirkung bei der Anwendung des alkoholischen Wurzelextractes (0,02 g mehrmals täglich) wurde bisher nur ein vorübergehendes Gefühl von Uebelkeit nach dem Einnehmen angeführt.[3])

Acidum hyperosmicum.

Das Osmiumtetroxyd, Osmiumsäure, (OsO_4), bildet Nadeln, die schon bei gewöhnlicher Temperatur verdampfen und sich in Wasser lösen. Licht und organische Stoffe zersetzen die Lösung unter Abscheidung von fein vertheiltem metallischem Osmium. Die Aufbewahrung geschieht am besten in zugeschmolzenen dunklen Glasröhren. Arzneilich ist dieses Mittel verwandt worden, um, parenchymatös injicirt, (0,1:10 Wasser), Geschwülste zu beseitigen. Mancher unbestreitbare, schöne Erfolg wurde hierdurch erzielt. Häufiger sind Neuralgieen durch subcutane Einspritzung mit dieser Säure und vereinzelt auch Epilepsie durch Einführung des osmiumsauren Kali in den Magen behandelt worden. Die Art, wie die antineuralgische Wirkung zu Stande kommt, ist nicht sicher erwiesen. Wahrscheinlich ist eine örtliche Gewebsveränderung dabei betheiligt. Es giebt indess viele Heilungen, in denen weder Knoten noch Gangrän auftraten; doch sind auch solche berichtet, in denen die Neuralgie erst mit dem Erscheinen von sichtbaren Nebenwirkungen schwand. Die Einspritzungen werden am Krankheitsherde in möglichster Nähe des afficirten Nerven in das denselben umgebende paraneurotische Gewebe ausgeführt. Bisweilen geht jedoch der vorhandene Schmerz nach der Einspritzung auf eine benachbarte Nervenverzweigung über, in welcher früher kein Schmerz bestanden hat. Verschieden sind auch die Resultate einer solchen antineuralgischen Behandlung. Neben negativen Erfolgen wird auch von 7 Heilungen unter 29 Fällen,[4]) und von 5 Heilungen und 2 Besserungen unter 8 Kranken berichtet.[5])

Die Dämpfe der Ueberosmiumsäure reizen alle davon getroffenen Schleimhäute, rufen einen widerlichen Geschmack im Munde hervor, Röthung der

---

[1]) Onodi, Centralbl. f. d. medic. Wissensch., 1888, No. 12.

[2]) L. Lewin, Ueber Piper methysticum, Berlin 1886. — Berlin. klin. Wochenschrift, 1886, 4. Jan.

[3]) Sanné, Bullet. génér. de Thérap., 1886, 15. Mars. — Bullet. et Mém. de la Société de Thérap., 1886, pag. 31. — Weinstein, Wien. med. Blätt. 1887, pag. 817.

[4]) Eulenburg, Berl. klin. Wochenschr., 1884, No. 7, pag. 99.

[5]) Schapiro, Petersburger medic. Wochenschr., 1885, pag. 219 u. 227.

Augenbindehaut. Thränen- und wohl auch Sehstörungen. Man beobachtete 1 Mal Amblyopie durch die Dämpfe. Die histologische Untersuchung der Veränderungen, die am gesunden Nerven und Muskel zu Stande kommen, ergab Folgendes: Unter dem Einflusse der Injectionen entsteht am Nerven parenchymatöser Zerfall vieler Fasern und unter Umständen eine schwielige, zur Compression des Nervenstammes führende Epineuritis. Am Muskel findet sich ausser parenchymatösen, die contractile Substanz betreffenden Veränderungen, eine interstitielle, mit Atrophie einhergehende Entzündung.[1]) Bei Menschen sind nach solchen Injectionen von einigen Beobachtern gar keine, von anderen unangenehme Nebenwirkungen gesehen worden. Dieselben stellen entweder nur örtliche Schmerzen oder auch Gewebsveränderungen dar. Der Schmerz ist anfangs heftig brennend, dauert 1—2 Minuten in dieser Stärke an, während noch 1—2 Tage lang die Injectionsstelle empfindlich bleibt.

Die sichtbaren Gewebsveränderungen bestehen am häufigsten in einer bis zur Gangrän führenden Dermatitis, die meist lange, mehrere Wochen, zu ihrer Heilung bedarf. Die Haut ist dabei mehrfach blassgrün verfärbt gefunden worden. Eine solche sah man z. B. nach 6 Injectionen einer 1 proc. Lösung, die in 6 Wochen vorgenommen wurden. Als nach dem Heilen der dadurch entstandenen Dermatitis phlegmonosa wieder eine Einspritzung mit der Hälfte der früheren Dosis gemacht war, entstand nur eine lederartige Verdichtung des Parenchyms.[2]) In einem anderen Falle wurden — obschon dies aus cosmetischen Gründen contraindicirt ist — 6 Einspritzungen an der rechten Stirnhälfte vorgenommen. Die Stirnhaut wurde grünlich, missfarbig und die Umgebung ödematös. Nach einigen Tagen starb ein thalergrosses Stück Haut ab und wurde erst sehr spät, unter Zurücklassung einer nur langsam vernarbenden Stelle, abgestossen. Als man, da nun der Schmerz auf den N. mandibularis überging, auch dort Injectionen machte, entstanden nur eine grünliche Verfärbung und Oedeme.

Die Lostrennung solcher gangränöser, schwarz begrenzter, trockener Gewebe geht schmerzlos vor sich, wie man dies nach Injection in einen Kropf beobachten konnte.[3])

Abweichend von den bisher beschriebenen Veränderungen findet man bisweilen Nekrotisirung und Entzündung der Haut mit Bildung grosser blutgefüllter Blasen, deren Inhalt sich eindickt und hohe, über dem Hautniveau knopf- oder pilzartig hervorragende schwarze Borken bildet, unter welchen langsam heilende Hautgeschwüre von 1—2,5 cm Durchmesser entstehen.[4]) Eine andere Varietät dieser Nebenwirkung besteht in der Bildung von Wochen und Monate lang dauernden derben Knoten in Cutis und subcutanem Zellgewebe mit Schwarzfärbung der darüber liegenden Epidermis.[4]) Bisweilen nehmen diese Verdichtungen das Aussehen von Geschwülsten an. Solche erschienen bei einem Kranken, der wegen Neuralgie beiderseits unter die Haut des Fussrückens je eine Einspritzung einer 1 proc. Lösung erhalten hatte. Beiderseits fand sich eine überbeinähnliche Geschwulst. Dieselbe war flach, kreisrund, markstückgross, hart und unempfindlich, nicht verschiebbar auf der Unterlage, während die blau und grün gefärbte, sonst aber normale Haut über der Geschwulst verschoben werden konnte. Schmerzen waren nicht vorhanden. Druck rief solche hervor. Nach Durchtrennung der Cutis kam eine blauschwarze, tintenartig gefärbte Gewebsmasse zum Vorschein. Sie lag unter der dünnen, in sich nicht veränderten Hautdecke und oberhalb der straffen, fascialen Bindegewebszüge der dorsalen Sehnenscheiden wie ein breit und platt geschlagenes Stück Pech, allseitig leicht verklebt resp. verwachsen, aber vermöge seiner tiefen Schwärzung und Härte gut abzugrenzen und deswegen

[1]) Fraenkel, Berlin. klin. Wochenschr., 1884, No. 15, pag. 235.
[2]) Redtenbacher, Wiener medic. Blätter, 1884, No. 27, pag. 837.
[3]) Szumann, Berlin. klin. Wochenschr., 1884 No. 15, pag. 236.
[4]) Leichtenstern, Deutsche medic. Wochenschr., 1885, pag. 14.

radikal zu entfernen.[1]) Cosmetisch unangenehm ist es, wenn die Haut der Wange verschiedene, bläulich-schwarze Flecke durchschimmern lässt. Man beobachtete dies nach Einspritzungen in Lymphangiome der Wangen. Diese Färbung entspringt der Reduction der eingespritzten Säure.

Für den innerlichen Gebrauch des Mittels ist darauf hinzuweisen, dass der Magen kleine Mengen davon verträgt, durch grosse gereizt und in seinen Functionen gestört wird. Verdauungsstörungen stellen eine Contraindication für den Gebrauch des Mittels dar. Als entferntere Wirkung wurde 1 Mal nach Einspritzung wegen einer Neuralgie ein Ohnmachtsanfall bei einer nervösen Dame beobachtet.

Sapotoxin. — Saponin.

In mehreren Pflanzen, (Quillaya Saponaria, Saponaria officinalis), finden sich amorphe, in Wasser lösliche und damit, wie Seife schäumende Glycoside, die man Saponine nennt. Ganz reines Saponin besitzt keine schädlichen Wirkungen. Wohl aber rufen Beimengungen von Sapotoxin oder Quillajasäure solche hervor.[2]) Unreines Saponin erzeugt auf Schleimhäuten Brennen und entsprechend Niesen, Augenthränen und Husten mit stärkerer Schleimabsonderung. Aehnliche, nur noch heftigere Wirkungen ruft das quillajasaure Natrium hervor. Am Auge können dadurch Leukome entstehen. Nach Einreibung in die Haut in Salbenform erscheinen Röthung, Jucken, Brennen und selbst ein schmerzender Pustelausschlag.[2]) Sapotoxin und Quillajasäure tödten lebende Zellen. Thiere gehen durch grosse Dosen dieser Stoffe unter Krämpfen, Athemlähmung und ruhrartigen Symptomen zu Grunde. Die rothen Blutkörperchen werden dadurch aufgelöst.

Bei Menschen riefen 0,2 g unreinen, käuflichen Saponins, das als locales Anästheticum gebraucht wurde, Husten und starke Schleimabsonderung in den Luftwegen hervor. Nach subcutaner Beibringung von 0,01—0,1 g treten local heftige Schmerzen, Röthung und erysipelatöse Entzündung bisweilen mit Blasenbildung auf, die zur Induration führt. Letztere kann nach kleinen Dosen über 12 Tage, nach grossen über 1 Jahr persistiren. Die locale Anästhesie erfolgt nach Injection von 0.1 g nach 15 Minuten und dauert ebensolange an. Die Allgemeinerscheinungen bestehen in Uebelkeit, Erbrechen, Speichelfluss, Frost und Hitze mit nachweisbarer Temperaturerhöhung, Flimmern vor den Augen, Blässe des Gesichtes, geistiger und körperlicher Depression, Bewusstlosigkeit, todtähnlichem Schlaf, Exophthalmus und Strabismus, sowie bohrendem Augenschmerz an derjenigen Körperseite, an welcher das Gift injicirt wurde, ferner in Collaps und verminderter Pulsfrequenz auch am fünften Tage nach der Injection.

Kohlensäure.

Vielfach hat man die örtlich schmerzstillende Eigenschaft der Kohlensäure in mannigfacher Anwendungsform (Einathmung, Bäder etc.) arzneilich verwandt. Durch Bäder kann so viel von derselben resorbirt werden, dass Nebenwirkungen, wie Schwindel, Gesichtsschwäche, Uebelkeit, Kopfschmerz, Betäubung dadurch entstehen. Ist dieselbe in Körperhöhlen, z. B. den Uterus, in grösseren Quantitäten eingelassen worden, so kann die dadurch erzeugte Wirkung tödtlich durch Asphyxie enden, nachdem die auch nach Einathmung dieses Gases auftretenden Symptome, wie Schwindel, Brustbeklemmung, Ohrensausen, Schläfrigkeit und eine rauschartige Bewusstlosigkeit, Sinken von Puls und Athemfrequenz, Dyspnoe vorangingen. An die Kohlensäure kann Gewöhnung stattfinden. Kranke mit Tuberkulose des Larynx, die anfangs durch die Behandlung mit diesem Mittel Erleichterung erfahren hatten, reagirten bei längerer Anwendung nicht mehr darauf.[3]) Manche Kranke, besonders solche

---

[1]) Schlegtendal, Centralbl. f. Chirurgie. 1885, No. 48

[2]) Kobert, Archiv f. experim. Pathol. u. Pharmakol, 1887, Bd. 23, pag. 233.

[3]) Chabanne bei Lépine, La Semaine médic., 1888, pag. 79.

mit geschwüriger Kehlkopftuberkulose, auch Asthmatiker werden durch diese Behandlung wenig oder gar nicht beeinflusst. Als Contraindication gegen den Gebrauch der allgemeinen Gasbäder wird grosse Reizbarkeit der Athmungsorgane in Folge zarteren Baues oder Krankheiten derselben, ferner die erste Schwangerschaft wegen der Möglichkeit des Abortus angegeben. Bei bestehender Neigung zu Lungenblutungen gebraucht man dieselben ebenfalls besser nicht. Auch das gelöste Kohlensäure-Gas kann in Trinkkuren bei Kranken, die durch Herzpalpitationen belästigt werden, die Beschwerden bedeutend steigern. Es zeigen sich hierbei Congestionen nach dem Kopfe.

Die örtlichen Nebenwirkungen der Kohlensäure bestehen bei längerer Einwirkung bei manchen Menschen in subjectivem Wärmegefühl, Prickeln, Jucken, Stechen, an der Schleimhaut des Genitalapparates in Brennen und manchmal auch Schmerzen. Die Conjunctivae röthen sich dadurch und die Thränenabsonderung wird reichlicher. Haut und Schleimhäute röthen sich. Bei allgemeinen Gasbädern entsteht Hautröthe verschiedenen Grades häufiger. Dazu können sich, wie schon vorher angegeben wurde, resorptive Symptome gesellen. Feste Kohlensäure, die beim leichten Berühren kaum wirkt, ruft beim festen Anfassen schnell Blasenbildung, die von Eiterung gefolgt wird, hervor. Nach Einathmung des Gases entsteht ausser örtlichem subjectivem Reizgefühl bisweilen starke Speichelabsonderung. War dasselbe sehr concentrirt, so können auch Husten, Heiserkeit und anginöse Beschwerden entstehen. Wird zu viel eingeathmet, so macht sich leichte Cyanose und Pulsverlangsamung bemerkbar. Der chronische Gebrauch künstlicher kohlensaurer Wässer vermag eine Dilatation des Magens herbeizuführen. Die Möglichkeit eines Zustandekommens eines solchen Leidens wächst bei Personen, die Brausepulver im Uebermaasse, und zwar so gebrauchen, dass die wesentlichste Kohlensäureentwicklung im Magen stattfindet. Im Gegensatze zu künstlichen sollen derartige natürliche Wässer lange Zeit ohne jeglichen Nachtheil vertragen werden.

Methylchlorid.

Das Chlormethyl, (CH_3Cl). ist ein farbloses Gas, welches sich in einer starken Kältemischung oder durch Compression in einem abgekühlten Gefäss zu einer Flüssigkeit verdichtet. In den Handel wird das Mittel in kleinen kupfernen Cylindern gebracht. Dieselben sind mit einem Hahn versehen, um nach Belieben kleinere Quantitäten in, den Syphonflaschen ähnliche, kupferne Flaschen abtheilen zu können. Durch leichte Schraubenregulirung kann ein beliebig starker zerstäubter Strahl von Methylchlorid aus ihnen entleert werden. Dieser wird auf die Haut von solchen Körpertheilen gerichtet, die neuralgisch erkrankt sind, an der man einschneiden, brennen oder in anderer Weise Schmerz erzeugen muss. Die Kälteerzeugung oder besser Erfrierung geschieht sehr schnell und energisch und ruft in beliebiger Ausdehnung Schmerzstillung hervor.[1]) Der Strahl wird in schräger Richtung auf die Haut gelenkt, um denselben abzuschwächen und auf eine grössere Fläche zu vertheilen. Für den Vorderarm braucht man im Mittel 10 Secunden, für die ischiadischen Schmerzen, wo man nur die schmerzhafte Hautoberfläche über dem Verlaufe des Nerven betäubt, 30—35, für die Wirbelsäule 40—50 Secunden. Bald nach dem Aufstäuben wird die Haut blass, pergamentartig, bretthart und eingezogen. Viele Kranke haben im Anfang lebhafte Schmerzen. Manche halten die Procedur für schmerzhafter, als wenn ein Glüheisen angewandt worden wäre,[2]) andere für erträglich. Bald darauf röthet sich die besprühte Stelle und wird hyperästhetisch. Der Schmerz klingt oft erst nach 2—3 tägigem Bestehen, während dessen auch Hauthyperästhesie vorhanden sein kann, ganz aus. Schon vorher ist der ursprüngliche Nervenschmerz ganz geschwunden, und Kranke,

---

[1]) Debove, Gaz. hebdomad. de Médec., 1884, pag. 546.
[2]) Vinay, Lyon médical, 1885, pag. 349.

die in Folge ihrer Ischias z. B. nicht gehen konnten, vermögen dies jetzt leicht zu thun. Verweilt der Strahl zu lange an einer Stelle, so entsteht Entzündung, Blasen- und Schorfbildung. Die Blasenbildung kann so stark sein, dass die Kranken dadurch gezwungen werden, einige Tage das Bett zu hüten. Die Gangrän ist meist oberflächlich. Bei einem Menschen entstanden nach jedesmaliger Anwendung stark juckende, mehrere Stunden anhaltende Urticariaquaddeln.[1]) In anderen Fällen zeigen sich nur Schwellung oder längerdauerndes Erythem oder eine erysipelasartige Entzündung, auch wohl Lymphangoitis. Leichtere oder stärkere Pigmentirung, die aber fast immer wieder schwindet, kann nach einer Anschwellung oder nach der Blasenbildung zurückbleiben. Vielleicht ist ein schlechtes Präparat als Ursache anzuschuldigen. Als Verbesserung dieser Methode, die schwere örtliche Veränderungen nicht oder doch nur selten aufkommen lässt, ist der Vorgang anzusehen, den Strahl von Chlormethyl nicht direct auf die Haut, sondern auf Tampons verschiedener Gestalt und Grösse, die aus $^2/_3$ Watte und $^1/_3$ Flockseide bestehen und mit einem Ueberzug dünster Seidengaze versehen sind, zu leiten. Die Tampons werden von eigenthümlichen Zangen „Stype" gehalten. Die Operation der Anästhesirung wird danach als „Stypage" bezeichnet. Auch mit dem Thermo-Isolator lassen sich die Tampons statt mit dem Strahle durchtränken.[1]) Zur Abschwächung der örtlichen Wirkung kann man auch die betreffende Hautstelle mit Glycerin bedecken.

Aethylchlorid.

Diese farblose, leicht bewegliche Flüssigkeit, (C_2H_5Cl), siedet bei 10 bis 12° C. und ist neuerdings als ein schmerzstillendes Mittel bei Neuralgieen verwandt und empfohlen worden. Sogar auf das Zahnfleisch hat man in geeigneter Weise das Mittel zum Zwecke von Zahnextractionen angewandt. Auf der Haut entsteht häufig eine Röthung, welche unter Umständen einige Tage anhalten kann. Mehrfach beobachtete man nach der Anwendung des Mittels am Kiefer Nebenwirkungen. Es traten heftige Schmerzen in dem betreffenden Kiefer ein, welche 2—3 Tage anhielten und den Schlaf raubten. An der schmerzhaften Stelle war nur Röthung bemerkbar.[2])

---

[1]) Feibes, Berl. klin. Wochenschr., 1889, No. 5, pag. 102.
[2]) Guttmann, Correspondenzbl. f. Zahnärzte, 1891, No. 4.

II. Nervina excitantia.

Alkohol.

Der Nutzen, welchen der Aethylalkohol vorzugsweise als erregendes Mittel in manchen Krankheiten zu liefern vermag, ist so sicher gestellt, dass das von temperenzlicher und anderer Seite immer wieder versuchte Anstürmen gegen denselben unerklärlich erscheint. Ich zweifle nicht daran, dass die natürlichen Fruchtäther guter Weine mit an der durch die letzteren hervorgerufenen Excitation sehr betheiligt sind, aber in erster Reihe ist es der Alkohol, dem wir oft das Hinweghelfen des Kranken über einen schweren Collaps verdanken. Handhabt man die Dosis und die Concentration des Getränkes richtig, dann giebt kein Alter eine Contraindication gegen den Gebrauch alkoholischer Getränke ab. So ist in England auch bei Kindern der Alkohol als Portwein, Brandy etc. bei Pneumonie und fieberhaften Krankheiten mit bestem Erfolge von einsichtsvollen Aerzten gegeben worden. Die depressive Wirkung, die der erregenden folgt, ist als besonders unangenehm oder gar gefährlich geschildert worden. Ja, man hielt sie sogar für die typische Wirkung. Weder das eine, noch das andere ist richtig, wenn der ärztliche Takt die rechte Anwendungsweise, eine Individualisirung der Dosen und die passende Bestimmung über die Häufigkeit der Anwendung trifft. Gern können wir zugeben, dass, wie manches andere Medicament auch der Alkohol am Krankenbette missbräuchlich verwandt werden kann und gebraucht worden ist, so dass tiefes Coma oder Stupor an Stelle der gewünschten Aufhellung des Sensoriums, Pulsverlangsamung und seltene Athmung statt des Gegentheils eintraten. Es ist auch wohl möglich, dass der arzneiliche Gebrauch des Alkohols den Anfang eines später sich entwickelnden und leidenschaftlich aufblühenden Alkoholismus dargestellt hat.[1]) Aber alles dieses giebt keinen Anlass gerade dieses Mittel zu verbannen. Eine Umschau in diesem Werke zeigt an arzneilichen Nebenwirkungen Schlimmeres als der Alkohol hervorruft.

Als Contraindicationen für den Gebrauch des letzteren wird u. A. nervöse Schwäche mit Dyspepsie angegeben, weil die betreffenden Erscheinungen geradezu durch Alkohol hervorgerufen würden. Bei Hämorrhagieen ist die übliche Darreichung von grösseren

[1]) N. Kerr, British med. Journ., 1885, II., pag. 443.

Mengen von Wein unräthlich, da zumal durch die Erschlaffung der Gefässwandung die Blutung gesteigert werden kann. Besonders unpassend ist der Alkohol bei periodischen Blutungen, z. B. Menorrhagie, Hämorrhoidalblutung und Hämoptysis, wo die Wirkung anderer Heilmittel erst dann zur Geltung kommt, wenn eine volle Entwöhnung vom Alkohol und Schwinden seiner depressiven Wirkungen erzielt ist.[1]) Auch manche acute und chronische Krankheiten sowie Arthritis werden als nicht geeignet für eine Alkoholtherapie bezeichnet.

Für mancherlei Zwecke wird der Alkohol äusserlich zu Einspritzungen in Cysten, bei Brüchen, Hydrocele u. s. w., um adhäsive Entzündung zu erzeugen, in 30—70 proc. Lösung injicirt. Hierbei sind mehrfach Nebenwirkungen beobachtet worden. Durch Injection in eine Cyste entstand auch ein Mal ein tödtlicher Ausgang. Nach der Einspritzung des Mittels in die Peripherie eines Aneurysma fand Verhärtung und Verkleinerung und durch successives Fortschreiten bis zum Centrum Umwandlung in eine derbe Masse statt. An zwei Injectionsstellen entstanden hierbei bohnengrosse Hautnekrosen, sodann ein sich weiter verbreitendes Erysipelas mit Fieber.[2]) Nach Einspritzungen in der Gegend der Bruchpforte zur Radicalheilung grosser Leistenbrüche entsteht mitunter ein subcutaner Abscess, welcher angeblich ungefährlich, unter Umständen sogar von günstigem Einfluss auf den Verschluss der Bruchpforte sein kann.[3]) Gesellt sich ausgedehntere Nekrose hinzu, so kann der Zustand bedenklich werden. Auch zu Eingiessungen in das Ohr bei chronisch eitriger Entzündung der Paukenhöhle wurde absoluter Alkohol benutzt. Schrumpfung der gewucherten Scheimhaut und Beseitigung polypöser Granulationen sollte dadurch erzielt werden. Anfangs entstehen hierdurch Schmerzen. Bei längerer Anwendung sollen die Gewebe durch die Wasserentziehung geschädigt werden. Ausserdem können durch eine solche Therapie Thromben in den Venen der Schleimhaut veranlasst werden, durch deren eitrigen Zerfall Pyämie und Tod entstehen kann.[4])

Als man noch gegen Krätze Alkoholdämpfe in Anwendung brachte, sah man danach Knötchen, Furunkel und Drüsenschwellung und als entferntere Wirkung angeblich auch Abort eintreten. Bei einigen Kindern, die zu arzneilichen Zwecken Alkohol bekommen hatten, bildete sich ein dem fleckigen Exanthem nach Chloralhydrat ähnlicher Ausschlag.

Für die Verdauung ist der Alkohol nicht von Nutzen. Bei geringem Säuregehalt des Mageninhaltes ist dieselbe bedeutend verlangsamt, bei hohem Säuregehalt wird die Schleimhaut unnütz und gewiss auch mit Schaden gereizt.[5]) Nach einer anderen Meinung sollen kleine Mengen von Alkohol die Absonderung des Magensaftes vermehren. Bei fiebernden Kranken wird der Appetit durch solche Dosen, die subjective Euphorie schaffen, verschlechtert und die Aufnahmefähigkeit für den Stickstoff der Nahrung sinkt, gleichgültig ob die Individuen an Alkohol gewöhnt sind oder nicht. Mittlere Mengen concentrirten Alkohols können auch gelegentlich Durchfälle mit

[1]) Richardson, B. Ward, The Lancet, 1876, I., pag. 61 u. 122.
[2]) Plessing, Archiv f. Chirurgie, 1886, Bd. 33, pag. 251.
[3]) Schwalbe, Deutsche medic. Wochenschr., 1877, No. 45.
[4]) Schwarze, Die chirurg. Krankheiten des Ohres, Stuttgart 1885, pag. 204.
[5]) Gluzinski, Deutsch. Arch. f. klin. Medicin, 1886, Bd. 39, pag. 405.

Kolikschmerzen hervorrufen. Erregungen in der Geschlechtssphäre zeigen sich meistens erst nach Dosen, die berauschend wirken. Albuminurie und Glycosurie können durch grosse Dosen hervorgerufen werden. Somnolenz und Gedächtnissschwäche beobachtete man vereinzelt nach Aufnahme von 25—50 proc. Alkohol-Verdünnung. Wahrscheinlich waren die Mengen individuell zu gross.

Der chronische Alkoholismus.

Nur in grossen Zügen sei dieser Zustand hier geschildert, dessen erschöpfende Behandlung einen vielfachen Raum dieses Werkes einnehmen würde und bis heute trotz mancher guter Darstellung noch nicht vorhanden ist. Ueber fast den ganzen Erdball ist der Genuss alkoholischer Getränke verbreitet und war es, soweit historische Ueberlieferung uns vom Menschengeschlechte Kunde giebt. Der Alhohol ist im Laufe der Zeit der Bändiger auch für jene Völker geworden, die ihn nicht kannten und zu denen man ihn brachte. Je niedriger die geistige Entwickelungsstufe derselben ist, um so begieriger wird er angenommen und fortgebraucht. Ebenso verhält es sich mit dem Einzelindividuum unter hochcivilisirten Völkern. Ein moralischer Defect, Charakterschwäche, Willenlosigkeit, ererbte Neigung zu narkotischen Mitteln, schlechte Erziehung durch frühzeitige Verabfolgung alkoholischer Getränke bringen solche Menschen zum Alkoholismus. Hierzu kommen jene Ursachen, die auch zum Gebrauche anderer narkotischer Genussmittel führen: „Gebt Rauschtrank dem Herumirrenden und Wein dem, der erbitterten Gemüthes ist. Er trinke und vergesse seine Armuth und gedenke nicht mehr seines Mühsals.“ Diese Sprüche Salomons geben treffend einige weitere wesentliche Beweggründe für die Aufnahme solcher Stoffe ab: Das Hervorrufen einer fröhlichen Stimmung, um dadurch Affecte, Leidenschaften und was sonst noch die Seele bedrücken kann, zu versüssen oder vergessen zu machen und das Hineinversetzen in einen traumhaften Zustand von theilweis oder vollkommen geschwundenem Bewusstsein, in dem das Individuum, enthoben aus Zeit und Raum, frei wird vom Elend seines Alltagslebens oder ihn bedrückenden Vorstellungen. Kein Alter ist vor den Folgen eines übermässigen Alkoholgenusses bewahrt. Selbst Lebercirrhose fand sich in zwei Fällen bei Kindern, die täglich ca. 80 g Alkohol aufnahmen.[1]) Am häufigsten beobachtete man den Alkoholismus im Alter von 15 bis 30 Jahren. Der Alkoholismus bei Frauen nimmt seit etwa 15 Jahren auffällig zu. Besonders ist dies in Ländern der Fall, die den Temperenzbestrebungen huldigen. Es giebt keine Race, die als solche eine mindere Veranlagung zum Alkoholismus besässe. Unter den Religionen ist es nur der Mohamedanismus, der das Verbot des Alkoholgenusses als eine seiner elementaren relegiösen Vorschriften aufstellte.

Mannigfaltig sind die Formen, in denen der Alkohol in der civilisirten Welt vom Kornbranntwein bis zum Champagner und dem Eau de Cologne getrunken werden. Nicht mit Unrecht hält man Gemische von starkem oder verdünntem Alkohol mit ätherischen Oelen für ganz besonders verderblich. Der Zustand eifriger Absynth- und Eau de Cologne-Trinker beweist dies. Es ist ebenso sicher, dass, ceteris

[1]) Demme, Versamml. deutsch. Naturf. u. Aerzte, Strassburg 1885.

paribus, andere Alkohole als der Aethylalkohol, besonders aber der Amylalkohol viel verderblicher als der reine Aethylalkohol wirken. Gewöhnung an Alkohol tritt in ziemlich grossem Umfange ein. Die Dosen, die den gleichen Effect, Rausch, Trunkenheit oder Volltrunkenheit erzielen sollen, müssen im Laufe der Zeit bedeutend erhöht werden. Dagegen vollziehen sich bei Missbrauch dieses Mittels unaufhaltsam die Veränderungen im Körper, die bei einer gewissen Höhe auch zu wahrnehmbaren functionellen Störungen Anlass geben. Die Grenze zwischen Brauch und Missbrauch festzustellen ist schwer. Wenn nicht acuter Alkoholismus und dringende Begierde nach dem Genussmittel oft bei einem solchen Menschen beobachtet werden, oder schlimmere Symptome des chronischen Alkoholismus sich bemerkbar machen, ist die Diagnose nicht zu stellen. Individuell verschieden ist die Dauer eines solchen Zustandes. Manche Trinker bekommen in einigen Jahren schwere Gesundheitsstörungen, andere halten sich sehr lange Zeit, falls sie nicht die Dosen schnell und gewaltsam steigern. Die Widerstandsfähigkeit gegen gewisse Krankheiten ist bei Alkoholikern meistens herabgesetzt. So soll die Mortalität derselben z. B. bei Cholera ganz besonders erhöht sein. Als betrübende sociale Folgen des Alkoholmissbrauches sind anzusehen: Vererbung des Alkoholismus, Zunahme der Geisteskrankheiten, Verbrechen, Selbstmorde und der Sterblichkeitsfrequenz, sowie körperliche und geistige Schwäche der Nachkommenschaft, Idiotie, Epilepsie u. A. m.

Sehr wechselnd sind die Symptome. In mannigfacher Combination treten sie auf: Rachencatarrhe, Stomatitis, Anhäufung von Schleim an der hinteren Rachenwand, Angina granulosa des Pharynx und dadurch zu Stande kommendes, gewöhnlich morgendliches Erbrechen, Lähmung der Speiseröhre, Magencatarrh, Durchfall und selten Meteorismus. Die Magenlabdrüsen findet man bei Säufern verfettet, die Muskelhaut des Magens hypertrophirt.

Auch Catarrhe der Luftwege mit Heiserkeit kommen vor. Ebenso soll Tuberkulose an einzelnen Organen durch Missbrauch von Alkohol entstehen können. Dieselbe tritt angeblich stets als Miliartuberkulose auf, meist in den Lungen, zuweilen auch auf dem Peritoneum, im Darm, der Leber, den Meningen. Die Infection soll durch den reizenden Einfluss des Alkohols auf die Schleimhäute der Luftwege begünstigt werden. Besonders solche Trinker, welche körperlich stark arbeiten, auch dadurch Anlass zu Erkältungen haben und unter Phthisikern leben, sind der Gefahr der Infection ausgesetzt.

An der Haut entstehen mancherlei Ausschläge, z. B. Furunkeln, Urticaria, Erythem, besonders an der Dorsalfläche der Hände und Petechien. Bisweilen kommen auch grössere Blutextravasate vor. Rissigkeit und Brüchigkeit der Nägel können sich ausbilden. Auch Sclerodermie kommt vor, ferner Gefässerweiterung, Acne rosacea. Bei Weintrinkern entstehen meist lebhaft rothe Knoten, bei Biertrinkern meist cyanotisches Rhinophyma, bei Branntweintrinkern vorwiegend dunkelblaue und glatte Nasenhaut neben sonst geschmeidiger, panniculusreicher Haut.[1]) Aeusserst selten entsteht Gangrän, z. B. partiell an den Füssen, Knöcheldecubitus bei multipler Neuritis. Auch ein Ulcus

---

[1]) Kaposi, Real-Encyclop. der ges. Heilkunde, Bd. I., pag. 161.

perforans der Planta pedis soll vorkommen. Bisweilen hat die Haut ein glattes, glänzendes Aussehen, besonders an den Fingern. Als Erythremelalgie wurde das bei einem Alkoholiker beobachtete Auftreten schmerzhafter rother Flecke an den Gliedern, sowie auch am Rücken bezeichnet. Es kommt dieses Symptom auch gelegentlich bei spinalen Erkrankungen und Hysterie vor.

Manche Trinker werden von Incontinentia urinae und Prostatitis heimgesucht. Die Nieren können im Alkoholismus in mannigfachem Umfange chronisch entzündlich verändert sein. Die früher angenommene grosse Häufigkeit der Morbus Brightii aus dieser Ursache wird neuerdings in Zweifel gezogen. Die Alkoholniere soll entweder eine cyanotische, harte Form, die sich vorwiegend bei rasch eingetretenem Tode findet, oder eine weiche ödematöse Form haben. Bei der ersten Form ist die Niere in Länge und Dicke vergrössert, in der Breite verkleinert. Die Cyanose betrifft gleichmässig die ganze Nierensubstanz zum Unterschiede von der Stauungsniere bei Herzkrankheiten, bei der die Congestion mehr die Pyramiden der Marksubstanz betrifft.[1]) Fettinfiltration, Fettdegeneration und Amyloidentartung, letztere als Seltenheit, werden ebenfalls gelegentlich beobachtet. Albuminurie kommt häufiger vor. Nicht ganz sicher gestellt ist das Entstehen von Hämaturie aus dieser Ursache. Impotenz ist ein häufiger Begleiter des Alkoholismus. Inwieweit Krankheiten des Uterus dadurch erzeugt werden, ist bis jetzt noch nicht sicher erkannt worden. Sterilität wird mehrfach als Folge dieser Leidenschaft bezeichnet. Auch Frühgeburten können dadurch veranlasst werden.

Fettleber kommt häufig bei Alkoholismus vor. In leichten Fällen ist es eine Muskatnussleber, in schwereren Fettleber mit einem Gehalt an Fett bis zu 37 pCt. Lebercirrhosis ist ein Zeichen des weit vorgeschrittenen Leidens. In ca. $^2/_3$ der Fälle von Lebercirrhose ist der Alkoholismus die Ursache. Branntwein, Wein und Bier können die letztere darstellen und Ascites und Icterus den Zustand begleiten. Mehrfach sind Berichte von Heilungen dieser Erkrankung gegeben worden. Darunter ist einer, bei dem die mit Ascites verbundene Cirrhose heilte, obschon der Betreffende 2—3 Liter Wein und 4—5 Gläschen Schnaps täglich zu sich nahm. Leberabscesse entstehen nicht selten, besonders in den Tropen durch Alkohol. Man constatirte in einer Beobachtungsreihe von 300 solcher Kranken diese Ursache in 67,5 pCt. Bei Frauen kommen dieselben höchstens in 6 pCt. der Fälle vor. Araber oder Türken, die keinen Alkohol nehmen, bleiben davon frei.

Seitens des Gefässsystems entsteht häufig allgemeine Arteriosclerose und Muskelhypertrophie der kleinen Gefässe. Auch bei Thieren, die längere Zeit Alkohol erhielten, fand sich atheromatöse Entartung der Aorta. Tachykardie und Dyspnoe fand man in Begleitung der Alkoholneuritis. Bisweilen wird bei Trinkern der Puls klein, fadenförmig und aussetzend, die Herzthätigkeit unregelmässig. Bei der Section findet man das Herz von Säufern mit einer dicken Fettschicht umgeben und selbst fettig entartet oder auch durch Fettimport verfettet. Der linke Ventrikel ist meistens hypertrophisch. Pericarditis und Pleuritis können ebenfalls Folge übermässigen Alkoholgenusses sein.

---

[1]) Formad, Wiener medicin. Presse, 1887, pag. 318.

Störungen seitens der Sinnesorgane.

Der Sehapparat kann in sehr verschiedenem Grade plötzlich oder in allmählich sich steigernder Weise in Mitleidenschaft gezogen werden. Trinker, deren Appetit nicht oder nur sehr wenig gelitten hat, leisten dieser Erkrankung Widerstand, während solche, die in Folge ihrer Leidenschaft die normale Verdauung eingebüsst haben und einen chronischen Magencatarrh besitzen, in grösster Gefahr stehen, zu erkranken. Die Symptome treten ein-, meist aber doppelseitig auf. Sie finden sich am häufigsten bei Individuen jenseits des 30. Jahres. Meist besteht die Sehstörung lange, bis zu 15 Jahren. Erblindung scheint nicht oder doch höchst selten vorzukommen. Bindehautcatarrhe sind häufig. Partielle Xerosis der Conjunctiva bulbi fand sich 4 Mal bei 1000 Kranken in Form kleiner, xerotischer Dreiecke nach aussen am Limbus corneae. Viele dieser Kranken klagen über einen Schleier oder Flimmern oder lästigen Schimmer vor den Augen. Selbst mittleren Druck können sie in der Nähe nicht lesen, während sie, mit Snellenschen Tafeln geprüft, auf die Entfernung hin noch eine ziemliche Sehschärfe besitzen. Die letztere kann in kurzer Zeit sinken. Die Herabsetzung der Sehschärfe steht aber mit der Krankheitsdauer in keinem Verhältniss. In manchen Fällen ist das Sehvermögen nach monatelangem Bestehen der Krankheit fast normal, in anderen mit kurzer Dauer ist es stark herabgesetzt. Die Sehschärfe betrug z. B. in einer Beobachtungsreihe $^3/_4$—$^{15}/_{200}$, 1 Mal selbst $^6/_{200}$.

Als ein wichtiges Kennzeichen wird angegeben, dass die Kranken die Fähigkeit, Distancen zu schätzen, verlieren. Es soll dies durch ein Zittern des Accomodationsmuskels hervorgebracht werden, da der Gegenstand bald entfernt, bald nahe, bald gross, bald klein erscheint.[1]) Oft besteht Pupillenerweiterung aber in verschiedenem Grade auf beiden Augen.[1]) In einer Beobachtungsreihe von 1000 Fällen kam die Differenz 25 Mal vor. Auch Myosis findet sich bei der Alkoholamblyopie. Die Reaction der Pupillen auf Licht war 25 Mal bei den 1000 Kranken sehr gering und 10 Mal war sehr deutliche, reflectorische Pupillenstarre vorhanden. Ausgesprochene Muskellähmungen fanden sich nur in 3 von 100 Fällen, und zwar war es stets doppelseitige Abducenslähmung. Es erschienen ferner bei dem genannten Material 13 Mal nystagmusartige Zuckungen beim Versuch die Grenzen des Blickfeldes zu erreichen, und 2 Mal ausgesprochener Nystagmus.[2]) Auch Ptosis kommt neben Nystagmus und Abducensparese vor. Ebenso nyctalopische Symptome. Solche Kranke geben an, am Abend, in der Nacht oder im Schatten deutlicher als in der Helligkeit zu sehen. Seltener ist Polyopie.[1])

Häufig sind Störungen in der Farbensphäre. Die Störungen des Farbensinns in einem begrenzten centralen Theil des Gesichtsfeldes, centrales Farbenscotom, bildet ein hervorragendes Symptom dieser Erkrankung. Es kann peri- und paracentral liegen. Ja, man beobachtete bei demselben Menschen und sogar bei demselben Auge peri- und paracentrales Scotom.[2]) Bisweilen fehlen centrale Farbenscotome ganz. Einheitliches lässt sich über die Gestalt der Scotome nicht an-

---

[1]) Galezowski, L'Union médic., 1877, No. 27.

[2]) Uhthoff, Archiv f. Augenheilk., Bd. XXXII., pag. 95 u. XXXII., pag. 257.

geben. Man sah sie mit rundlicher, polyedrischer oder selbst längsovaler Abgrenzungsfigur, häufig vom Mariotte'schen Fleck durch ein normales Intervall geschieden.[1]) Innerhalb derselben schwinden Roth und Grün oder werden ganz undeutlich, während Blau häufig richtig gesehen wird. Unter 80 centralen Farbenscotomen wurde 50 Mal ein solches für Roth und Grün auf beiden Augen, 3 Mal nur an einem Auge und mehrfach für Roth oder Grün an einem oder beiden Augen beobachtet.[2]) Manchmal entsteht auch ein centrales Farbenscotom für Blau, sehr selten für Gelb, während Roth und Grün erkannt werden. Die Farbenempfindung im Bereiche des Scotoms ist entweder ganz aufgehoben in der Weise, dass die betreffenden Farben für Grau oder Weiss angegeben oder für eine andere Farbe gehalten werden. Roth erscheint meistens als Gelb, Braun, seltener als Grün oder Blau, Grün wird für Gelb gehalten, Gelb als Grün oder Roth. Die Farbenblindheit kann abwechselnd verschwinden und wieder auftreten. Zuweilen kommen kleinere, absolute centrale Gesichtsfeldlücken vor.[3])

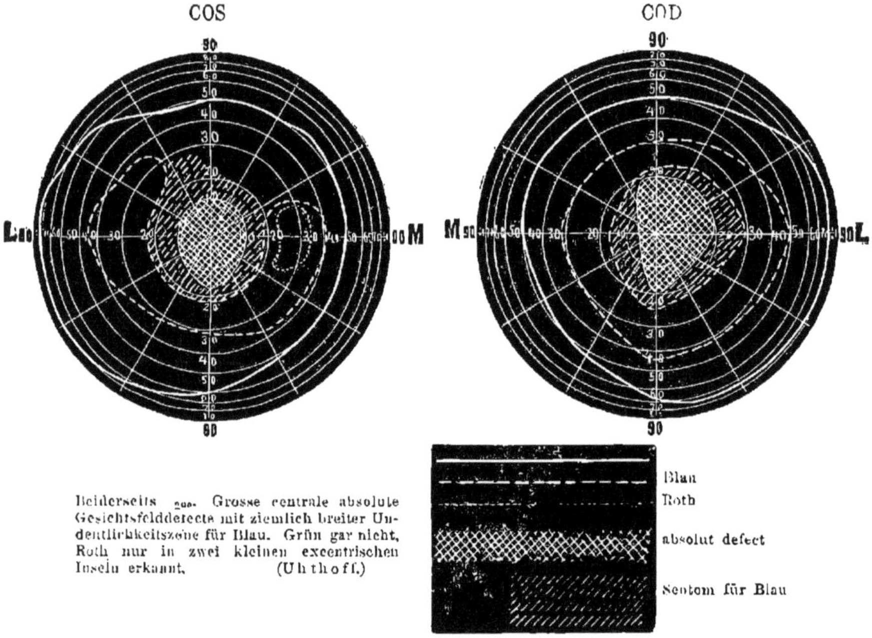

Beiderseits 200. Grosse centrale absolute Gesichtsfelddefecte mit ziemlich breiter Undeutlichkeitszone für Blau. Grün gar nicht, Roth nur in zwei kleinen excentrischen Inseln erkannt. (Uhthoff.)

Gesichtsfeldbeschränkungen von der Peripherie her wurden von einzelnen Untersuchern sehr selten, von anderen häufig beobachtet. Es kommen Einengungen für Grün, Roth und Blau oder für einzelne dieser Farben vor. Die Schwarz-Weissgrenze wurde unter 23 Fällen 13 Mal concentrisch eingeengt gefunden, während in 3 Fällen die Reduction für Schwarz-Weiss stark ausgesprochen war. Das Einrücken der Blaugrenzen läuft derjenigen der Schwarz-Weissgrenze voraus.[2])

---

[1]) Hirschberg, Deutsche Zeitschr. f. prakt. Medicin, 1878, No. 18.

[2]) Brauchli, Ueber die durch Tabak u. Alkohol verurs. Intoxicat., Zürich 1889, pag. 17, 20, 28 ff.

[3]) Uhthoff, Archiv f. Augenheilk., Bd. XXXII., pag. 95 u. XXXII., pag. 257.

In frischeren Fällen fehlt ein pathologischer Augenspiegelbefund. Unter 1000 Untersuchten war dies bei 28, in denen die Sehstörungen nicht über 8 Wochen gedauert hatten, der Fall. In nicht wenigen dieser Fälle fand sich eine leichte, aber deutliche Trübung der Papille ohne Abblassung ihrer temporalen Hälfte, und mehrmals complicirte sich dieser Befund mit einer ausgesprochenen Hyperämie derselben. Meistens kann man eine partielle Anämie der Papille feststellen. Es ist die temporale Papillenhälfte, die eine solche weissliche Verfärbung erkennen lässt. Unter 1000 Alkoholikern fand sie sich 139 Mal. Selten kommt ausser ihr noch eine deutliche, wenn auch weniger ausgesprochene Abblassung sowie eine Trübung der inneren Papillentheile vor. Die Trübung beschränkt sich entweder auf die Papille oder trifft auch die angrenzenden Retinalpartieen. In 0,6 pCt. der Fälle (1000) fand sich ausgesprochene Hyperämie der Papille, in 0,7 pCt. Retinalhämorrhagieen, davon 6 Mal complicirt mit epileptischen Krämpfen, die wohl auch als directe Blutungsursache anzusprechen sind.

Genaue Untersuchungen einschlägiger Fälle ergaben das Vorhandensein verschiedener Entwickelungsstufen der Neuritis retrobulbaris alcoholica, welche, wie man schon seit langer Zeit weiss, als Ursache der Amblyopie anzusprechen ist. So fand man in einem Falle in beiden Sehnerven einen erkrankten Strang, der sich von der Papille bis zum Tractus opticus verfolgen liess. Es handelte sich um einen Folgezustand einer chronisch entzündlichen Wucherung des Zwischenbindegewebes der ergriffenen Opticuspartieen mit Kernvermehrung des interstitiellen verdickten Gewebes und Vermehrung und Neubildung von Gefässen, welche starke Blutfüllung und verdickte sclerotische Wandungen zeigten. Der Wucherung entsprechend waren die Maschenräume manchmal bis zum Verschwinden verengt und an deren Stelle war derbes sclerotisches Bindegewebe getreten. Trotzdem fanden sich selbst in den narbenähnlich geschrumpften Massen noch einzelne gesunde Nervenbündel.

Heilungen werden erzielt. Die Prognose richtet sich nach der Möglichkeit der Enthaltung von dem Genussmittel. Stärkere Einengung der Schwarz-Weissgrenze lässt nur eine zweifelhafte Prognose zu. Die schlechteste Prognose bieten die Fälle, die mit sehr starker Reduction der Aussengrenzen verlaufen. Man beobachtet hierbei Uebergang in Atrophie. Einengung der Farbengrenzen berechtigt, wenn nicht eine Farbe völlig fehlt, und wenn die Aussengrenzen nicht oder nur unbedeutend eingeengt sind, zu einer guten Prognose. Gänzliches Fehlen von Roth oder Grün bedingt nur, wenn die Aussengrenzen eingeengt sind, eine sehr zweifelhafte Prognose. Hier ist gar keine oder eine nur sehr geringe Besserung zu erwarten. Das ophthalmoskopische Aussehen der Sehnervenpapille giebt keine Anhaltspunkte für die Prognose. Fälle, die das typische Bild der Intoxicationsamblyopie boten, endigten mit Atrophie, während andere, welche ophthalmoscopisch kaum anders als Atrophie gedeutet werden konnten, normal wurden. Die Entziehung oder Einschränkung des Alkoholgebrauches ist erforderlich. Einträuflungen von Eserin, Bromkalium innerlich, Pilocarpin- und Strychnininjectionen, mässige Blutentziehungen an den Schläfen, locale electrische Behandlung werden empfohlen. Die Rückbildung der

Scotome erfolgt gewöhnlich von der Peripherie nach dem Centrum. Es kann dieselbe aber auch vom Fixirpunkt aus vor sich gehen. Die Sehschärfe bildet sich entweder mit der centralen Farbenstörung gleichmässig zurück oder überholt die letztere.

Auch Gehörsstörungen kommen vor. In einem Falle, in dem ein Farbenscotom mit functioneller Amblyopie, wahrscheinlich als Theilerscheinung einer sensorischen Anästhesie vorhanden war, war auch die Gehörsschärfe sehr herabgesetzt und Geruch und Geschmack fehlten ganz.[1])

Störungen seitens des Nervensystems.

Säufer werden arbeitsscheu, vernachlässigen, je länger ihre Leidenschaft dauert, um so mehr auch Berufs- und Familienpflichten, vergeuden eigenen und fremden Besitz, um ihrem Laster fröhnen zu können. Die Willenskraft fehlt, um dem unaufhaltsamen Unheil einen Widerstand entgegenzusetzen. Im weiteren Verlauf schwinden das moralische Bewusstsein und die Begriffe von Tugend und Ehre; das Urtheil wird getrübt und das Gedächtniss leidet. Collisionen mit der Schicklichkeit, der Gesellschaftsordnung, dem Strafgesetz entstehen. Das Individuum hat zeitweilig Depressionsgefühle, Scham oder Ekel vor sich selbst. Eine erneute Alkoholdosis verscheucht diese wieder.

Aus den mannigfaltigen, zeitweilig sogar bei demselben Individuum verschiedenartigen Symptomen hat man seit sehr langer Zeit gewisse Typen zusammenzufassen gesucht. Dieselben stellen nichts anderes als Nothbehelfe zur Orientirung dar. Scharfe Abgrenzung besitzt keines derselben. Die alkoholische Hysterie zeigt je nach dem Individuum und der Zahl und Intensität der Symptome ein verschiedenes Aussehen. Man beobachtet: Hemianästhesie, Apoplexie, Schwindel, hysteroepileptische Anfälle, die Möglichkeit des Hervorrufens solcher Anfälle von hysterogenen Zonen aus (Musc. sterno-mastoideus), Verdunkelung der Sinne, Verwirrtheit nach den Anfällen mit Grössenideen und Hallucinationen, Bestehen von Lordotonus während der Anfälle,[2]) umschriebene Contracturen, Hemichorea und Stummheit, wie sie auch bei mercurieller oder saturniner Hysterie vorkommen. Es ist nicht ausgemacht, ob der Alkohol die nur bei vorhandener Disposition veranlassende oder die essentielle Ursache darstellt. Die alkoholische Epilepsie weicht in der Gestalt der Anfälle nicht von der gewöhnlichen Epilepsie ab. In den freien Intervallen ist selbstverständlich der Alkoholismus erkennbar. Die Anfälle eröffnen mitunter den krankhaften Alkoholismus. Meist jedoch erscheinen sie erst im Verlaufe anderer Symptome des Alkoholismus, wie Kopfschmerzen, Gedächtnissschwäche, Tremor, Schmerzen in den Gliedern. Bald schliessen sie sich an einen acuten Excess an, bald entstehen sie bei voller Nüchternheit. Kinder und Erwachsene können davon befallen werden. Ein zum Trunke verführter 4 Jahre alter Knabe bekam Krämpfe, nachdem er sich Tags zuvor betrunken hatte. Trotzdem er dem Alkoholeinflusse nun ganz entzogen wurde, wiederholten sich die Anfälle in anfangs längeren, später kürzeren Intervallen. Immer war vorwiegend die linke Körperhälfte ergriffen. Schnell nahm

[1]) Oppenheim, Gesellsch. d. Charité-Aerzte, 1887, 23. Juni.

[2]) Guillemin, Annal. médico-psychologiques, 1888, Mars, pag. 230.

auch der geistige Verfall zu. Schliesslich gesellte sich Lähmung der unteren, dann der oberen Gliedmassen mit Intentionszittern und Articulationsstörungen beim Sprechen hinzu. Bei der Section fand sich ein Schwund der eigentlichen Nervenelemente, an deren Stelle überall fast am ganzen Grosshirn, vorwiegend an Hinterhaupts- und Scheitellappen eine interstitielle Wucherung der Neuroglia und Fettkörnchenzellen traten.

Eclampsia infantum kann durch directe oder indirecte Zuführung von Alkohol, z. B. durch die Milch der Säugenden, zu Stande kommen.

Das grösste Interesse hat in den letzten Jahren der, gewöhnlich multiple, als Alkoholneuritis (Neurotabes peripherica. — Pseudotabes alcoholica) bezeichnete Symptomencomplex erregt. Die anfänglichen Stadien dieses Zustandes werden oft übersehen und nur die späteren, besonders die Schmerzen und die Ataxie veranlassen ärztliche Hülfe aufzusuchen. Der grösste Theil der Forscher verlegt die Ursache dieser Erkrankung auf Grund anatomischer Befunde in die peripherischen Nerven. Es kommen aber zweifellos auch Fälle vor, in denen das Gehirn und das Rückenmark in Mitleidenschaft gezogen ist.[1]) Dieser Zustand kommt bei solchen, die viel und wenig Alkohol, aber täglich und regelmässig zu sich nehmen, vor. Das Entstehen und der Ablauf desselben vollziehen sich im Gegensatz zur Tabes schnell. In einem Fall dauerte die ganze Erkrankung bis zum Tode nur 6 Wochen.[2]) Manchmal erscheint sie, nachdem Krämpfe vorangegangen sind. Sie ist nicht selten von Oedemen, ähnlich der Phlegmasie, aber ohne venöse Obliteration begleitet. Die Gelenke können anschwellen.[3]) Auch Geistesstörungen, Delirium tremens, Demenz, besonders Gedächtnisschwäche für Jüngst- und Längstvergangenes, Gemüthsabstumpfung oder volle Amnesie, Tachycardie, Dyspnoe werden in Gemeinschaft damit beobachtet. Die Prognose ist nicht ganz ungünstig zu stellen. Der Beginn der Erkrankung ist in die Muskeln zu verlegen. Die Kranken klagen über ein Gefühl von Mattigkeit, Schwäche in den Gliedern, die an den Beinen fast lähmungsartig werden kann, Zittern, sowie über Reissen an verschiedenen Körpertheilen. Bald macht sich die Lähmung bemerkbar. Die unteren Gliedmassen sind am stärksten betheiligt. Die Muskeln des Gesichts, der oberen Brust und des Rückens können unbetheiligt sein. Streck- und Beugemuskeln nehmen an der Lähmung Theil. So fand sich z. B. in einem Falle an den oberen Extremitäten Strecklähmung, Schreibestellung, später auch Parese der Beuger der Handmuskeln, schlaffe Paraplegie der Beine, besonders der Streckmuskeln und transitorische leichte Spannung.[4]) Die Muskeln werden atrophisch und entsprechend dem Muskelschwund geht die Kraftverminderung vor sich. Mit der Lähmung verbinden sich meistens Schmerzen. Die Muskeln werden gewöhnlich auf Druck empfindlich. In späteren Stadien entsteht Schmerzhaftigkeit spontan durch endogene Reize. Druck auf die Nervenstämme kann auch schmerzhaft sein. Doch ist besonders hervorzuheben, dass die Druckempfindlichkeit von Muskeln und Nerven auch

[1]) Tiling, Allgem. Zeitschr. f. Psychiatrie, 1890, Bd. 46, pag. 233.
[2]) Siemerling, Gesellsch. f. Psychiatr. u. Nervenkrankh., 1889, 8. April.
[3]) Krüche, Deutsche Medizinalzeitung, 1884, p. 229.
[4]) Thomsen, Archiv f. Psychiatrie, 1890, Bd. 21, Heft 3, pag. 806.

vollkommen fehlen kann, obschon nach dem Tode die Untersuchung deutliche Neuritis ergiebt.[1]) Der Muskelsinn und das Muskelbewusstsein kann leiden.[2]) Störungen des Lagesinns sind z. B. beobachtet worden.

Nachdem die genannten Symptome einige Zeit bestanden haben, zeigt sich das Romberg'sche Symptom, Schwanken bei geschlossenen Augen; Gehen und Stehen wird erschwert. Der Gang ist schwankend, breitbeinig, leicht stampfend, steif, mit deutlichem Hahnentritt, die Füsse werden nach vorn und aussen geworfen. Gehen diese Leute im Halbdunkel eine Treppe hinauf, so hört man bei jedem Schritte die Fussspitze gegen die nächstobere Treppenstufe anstossen. Es besteht ferner Unfähigkeit sich zu orientiren, Schwindelgefühl beim Blicken gegen die Decke. Das Bild der Tabes, der Ataxie, ist vollkommen. Denn auch Ameisenlaufen, reissende, aufblitzende, durchschiessende Schmerzen kommen in fast allen Fällen zu Stande. In einem Falle fand sich auch eine leichte Parese an einem Musculus thyreo-arytaenoideus. Die Muskeln zeigen an den verschiedensten Körperstellen, z. B. im Peroneusgebiet und dem Tibialis posticus Entartungsreaction zuweilen nur für AnSZ bei normaler Nervenerregbarkeit.[3]) Ueber den Zeitpunkt, wann die Sehnenreflexe leiden und schwinden und die Hautsensibilität Veränderungen erfährt, ist bisher keine Einigung erzielt. Hierfür wird sich auch keine allgemein zutreffende Feststellung machen lassen. Sehnen- und Hautreflexe erlöschen nach der einen Anschauung früh, nach der anderen ist dies Ausnahme. Die Hautsensibilität ist fast niemals ganz normal. Sie kann nicht nur an den paretischen Theilen, sondern auch am Gesicht und Theilen des Rumpfes alterirt sein, die keine motorische Störung darbieten. Die Tastempfindung ist herabgesetzt oder fehlt ganz.[4]) Anästhesie an einzelnen oder mehreren Körpertheilen mit verlangsamter Schmerzleitung und Parästhesie kommen vor. Analgesie kann namentlich an den unteren Extremitäten in unregelmässig fleckartig vertheilten Bezirken,[5]) aber auch an nicht paretisch getroffenen Nerven bestehen. Von abnormen Sensationen sind Hitze- und Kältegefühl und Kriebeln zu erwähnen. Druck- und Temperatursinn werden bisweilen verändert gefunden. Die Blase und der Mastdarm können functionell ebenfalls leiden, wenngleich dieses Ereigniss selten ist.

Der anatomische Befund bei dieser Erkrankung besteht im Wesentlichen in einer degenerativen Atrophie der peripherischen motorischen Nerven mit Vermehrung der Kerne des interstitiellen Bindegewebes. Die Achsencylinder zerfallen, das Mark ist klumpig geballt, viele Fasern geschwunden. Bis in die intramuskulären Zweige hinein setzt sich die Veränderung fort. In einem Falle war sie am ausgesprochensten am N. peroneus, cruralis, radialis, saphenus major. Auch das endo- und perineurale Bindegewebe kann erkrankt sein.[6]) In den Muskeln fand sich starke interstitielle Wucherung, die Muskel-

---

[1]) Thomsen, Archiv f. Psychiatrie, 1890. Bd. 21. Heft 3. pag. 806.
[2]) Witkowski, Archiv f. Psychiatrie, 1887, Bd. XVIII., Heft 1.
[3]) Remak, Archiv f. Psychiatrie, 1885, Bd. XVI., H. 1. pag. 240.
[4]) Standish, Boston medic. and surgic. Journ., 1886, Vol. CXIV., 2. Apr., p. 361.
[5]) Strümpell, Medicin. Gesellsch. zu Leipzig, Sitzung 25. Nov. 1885.
[6]) Eichhorst, Archiv f. path. Anatomie, 1888, Bd. CXII., pag. 237.

fasern stark atrophisch, daneben aber auch hypertrophisch, ferner leere Sarcolemmaschläuche, Fettanhäufung u. s. w. Myositis kann sicherlich selbstständig und gleichzeitig mit der Nervenentartung zu Stande kommen. In einer Untersuchung fanden sich die Muskelprimitivbündel von den verdickten epineuralen Lamellen umwachsen, eingeengt und zum Druckschwund gebracht (Neuritis fascians). In dem grösseren Theil der bisherigen untersuchten Fälle wurde das Rückenmark frei von Veränderungen gefunden. Bei einem an Lungentuberkulose gestorbenen Säufer, welcher Ataxie, erloschene Patellarreflexe, lancinirende Schmerzen und Druckempfindlichkeit der Muskeln aufwies, ergab die Section Degeneration der Goll'schen Stränge, am stärksten in der Medulla oblongata und im Halsmark, geringe Degeneration der seitlichen Hinterstrangpartieen im untersten Dorsalmark, ferner eine sehr mässige Erkrankung der hinteren Wurzeln am mittleren und unteren Dorsalmark und eine sehr geringe Betheiligung der hinteren Lendenmarkwurzeln.[1]) In einem anderen Falle fand sich Atrophie der Vorderhornzellen und überall zerstreute amyloide Concretionen im Rückenmark.[2]) Bei einem Kranken, der seit mehreren Jahren täglich einige Liter Nordhäuser Kornbranntwein getrunken hatte und der schwere Symptome davontrug, ergab die Untersuchung eine atrophische Degeneration geringen Grades in den Nerven der unteren Extremität, Degeneration des Vaguskernes und Blutungen in die Gegend des Oculomotoriuskernes.

Geistesstörungen. Mit mannigfachen anderen Symptomen des Alkoholismus vergesellschaften sich diese. Man beobachtet u. A. Amnesie und bei schnellem Anlaufe der Erkrankung Verwirrtheit. Diese schwindet, sobald die Krankheit in ruhigere Bahnen einlenkt. Paranoia wird ebenfalls, meist acut entstehend, beobachtet. Auch der Ablauf der Affection geht zuweilen rasch oder subacut vor sich. Wahnvorstellungen beobachtete man als Begleiter späterer Stadien der Alkoholneuritis. Demenz, Verblödung findet sich bei hochgradig erkrankten Alkoholisten. Zu jeder Entartungsrichtung der letzteren gehört, wie man neuerdings, nicht unbestritten, annahm, eine Gruppe von seelischen Störungen, deren einzelne Aeusserungen sich untereinander combiniren können. Die erste häufigere Gruppirung ist: Delirium potatorum, Dementia simplex, resp. Dementia paralytica, die zweite: Ferocitas, resp. Melancholia alcoholica, resp. Paranoia acuta und chronica. Bei beiden spielt ätiologisch die Belastung eine Rolle und zwar bei der ersten das Säuferthum (25 pCt.), bei der anderen ausgesprochene Seelenstörung (50 pCt.) [3]). Das Quartalsaufen (Dipsomanie) wird als eine periodische Melancholie angesehen. Der Kranke trinkt, um sich von quälenden Wahnvorstellungen und Empfindungen zu befreien.[4])

Zu der acuten Steigerung des chronischen Alkoholismus, die man als Delirium tremens bezeichnet, oder zu etwas anders gearteten melancholischen oder maniakalischen Zuständen, geben mannigfache Ursachen, Gemüthsbewegungen, acute körperliche Erkrankungen, wie Kopfverletzungen, Beinbrüche, Lungenentzündung, Verringerung oder

---

[1]) Vierordt, Archiv f. Psychiatrie, 1886, Bd. 17, Heft 2, pag. 365.
[2]) Schaffer, Neurologisches Centralbl., 1889, No. 6, pag. 156.
[3]) Leppmann, Versamml. deutsch. Naturf. u Aerzte zu Bremen, 1890, 15. Sept.
[4]) Kirn, Deutsche medic. Wochenschr., 1884, pag. 545.

starke Steigerung der Alkoholdosen den directen Anlass. Der ganze Anfall kann auch nur aus einer Reihe von Träumen bestehen. Es ist dies der sogenannte Somnambulismus der Säufer oder „Trancestate“. Dieser Zustand findet sich meist nur bei epileptischen Alkoholisten. Der Kranke weiss später nichts von dem, was er in jenem Zustande begangen hat. Das gewöhnliche Delirium tremens, das auch bei an Alkohol gewöhnten Kindern vorkommen kann, verläuft mit oder ohne Fieber. Gewöhnlich überschreitet die Körperwärme nicht 38°. Höhere Temperaturen (39—41°) bilden ein gefährliches Symptom. Ebenso ist die Prognose schlecht zu stellen, wenn Tremor über die gesammte Muskulatur verbreitet ist und einzelne Muskeln zucken. Leichter Tremor der Hände und der Zunge ist fast immer vorhanden. Das Erkrankungsbild beherrschen Sinnestäuschungen. Alle Sinnesapparate können daran betheiligt sein. Am häufigsten sehen und fühlen solche Kranken Ungeziefer, Ratten, Mäuse, Phantome, Brände, Schlachten. Subjective Täuschungen können sich hierbei mit äusseren, wirklich aufgenommenen Sinneseindrücken vereinigen und die Täuschungsgebilde dadurch Dimensionen, Färbung und Localisation erhalten. So ruft z. B. Percutiren Gehörsstörungen hervor. Der Kranke glaubt Schimpfworte zu hören, die von der percutirten Fläche ausgehen.[1]) Verfolgungswahn und Zerstörungswuth sowie, langanhaltende Schlaflosigkeit gesellen sich zu den Hallucinationen und Illusionen. In einer Form, die als melancholische bezeichnet wurde, treten besonders Selbstmordideen, Selbstanklagen schrecklicher Verbrechen, Klagen, Jammern als Krankheitsäusserungen hervor. Noch grausigere Bilder entwickeln sich in der stupiden Form des Deliriums. Proportional der Intensität der Delirien zeigt sich in 40 pCt. der Fälle Albuminurie,[2]) seltener bei gewöhnlichem, chronischem Alkoholismus. Meist endet das Delirium tremens mit Heilung, d. h. der Kranke fällt in den Zustand seines früheren Alkoholismus zurück. Auch Uebergänge in Demenz und andere Formen von Geisteskrankheiten kommen vor.

Der anatomische Befund an Säufergehirnen betrifft hauptsächlich die Hirnhäute. Man findet noch frische oder abgelaufene entzündliche Veränderungen mit Trübungen, Verdickungen, Schwartenbildungen, Blutungen in solche (Pachymeningitis haemorrhagica) und Verwachsungen. Die Dura mater kann partiell mit dem Schädeldache und der Pia und diese fest mit dem Gehirn verwachsen sein. Zu beiden Seiten des Sulcus longitudinaris finden sich zahlreiche, starke pacchionische Granulationen. In der grauen Substanz sind häufig punktförmige Blutungen sowie Herderkrankungen in Folge von fettiger Degeneration der Wand der kleinen Gefässe zu constatiren. Bisweilen findet sich Hydrocephalus.

Die Therapie des chronischen Alkoholismus kann naturgemäss eine prophylaktische oder eine curative sein. Die präventiven Maassregeln, die ihren strengsten Ausdruck in den Temperenzbestrebungen Englands und Amerikas gefunden haben, sind meiner Ansicht nach bisher nicht nur nicht erfolgreich gewesen, sondern haben viel grösseres Unheil gestiftet. Was früher öffentlich gethan wurde, übt man jetzt heimlich oder öffentlich unter einer Flagge, die dem Kenner

---

[1]) Mierzejewski, Deutsche Medizinalzeitung, 1884, pag. 400.

[2]) Fürstner, Archiv f. Psychiatrie, 1875, Bd. VI., pag. 755.

sofort die Contrebande verräth. Damen spritzen sich aus eleganten Flacons Eau de Cologne oder anders parfümirten Alkohol in ihr Eiswasser und manche Apotheker z. B. in Jowa haben einen Alkoholabsatz, um den sie mancher europäische Schnapshändler beneiden würde. Man trinkt eben dort den Alkohol als Medicament. Das Schlimmere an dieser thörichten Aechtung des Alkohols ist aber das dadurch bedingte Sichhinwenden zu Mitteln, die schlimmer als der Alkohol sind, z. B. zum Aether, wie ich dies bereits geschildert habe.[1]) Seufzt doch nunmehr ein Theil irländischer Bevölkerung unter dieser neuen Calamität, die nur der Feldzug gegen den Alkohol geschaffen hat! Was besonders gerühmt wird: der Ersatz des Alkohol durch Kaffee und die Errichtung von Kaffeehäusern — es wird nur dann demjenigen, der einen Reiz durch das Getränk verlangt, von Nutzen sein und ihn vielleicht den Alkohol vergessen lassen, wenn der Kaffee vorzüglich ist, d. h. soviel wirksame Kaffeebestandtheile enthält, als zu einer Excitation erforderlich ist. Ich glaube bezweifeln zu müssen, dass der billige Kaffee der Kaffeehäuser dieser Anforderung entspricht. Dass aber auch andererseits der häufige Genuss des guten Kaffees für den menschlichen Organismus nicht unbedenklich ist, wird noch ausführlicher besprochen werden.

Die Alkoholfrage kann nicht von der umfangreicheren Frage der narkotischen Genussmittel überhaupt losgetrennt werden. Für den, der den ganzen Umfang der die letzteren betreffenden Gesichtspunkte kennt, ist es nicht zweifelhaft, dass Prohibitivmaassregeln auf diesem Gebiete nutzlos sein müssen. Man wird immer nur den Teufel durch Beelzebub und Beelzebub durch den Teufel austreiben! Gegen die Auswüchse des Alkoholismus und dessen Thaten schützen sich der Staat und Gesellschaft durch Trinkerasyle resp. staatliche Detentionsanstalten für, in engerem oder weiterem Kreise schädliche, verbrecherische Alkoholisten. Diese sind als gehirnkrank anzusehen, sobald die Trunksucht lange bebesteht. Eine curative Therapie ist aussichtslos. Weder die Ekelkuren noch das so sehr seit Jahren gerühmte Strychnin noch der Hypnotismus ist im Stande die Alkoholleidenschaft zu bändigen. Starre Entziehung schafft dem Kranken wenigstens für eine gewisse Zeit körperliche und geistige Ruhe und Erholung.

Coffeïn.

Die Nebenwirkungen des Coffeïn (Trimethylxanthin), das man jetzt vielfach in Gestalt von in Wasser löslichen Doppelsalzen, auch subcutan (z. B. Natr. benzoici 3,4, Coffeïni 2,5, Aq. destill. 9,5 S. Aeusserlich) gebraucht, haben z. Th. in dem individuellen Verhalten des Kranken, z. Th. in der unzweckmässigen Dosis ihren Grund. Es giebt zweifellos eine Idiosynkrasie gegen das Mittel, so dass Nebenwirkungen gar nicht selten sind. Eine zu grosse Dosis kann die letzteren zu einer bedrohlichen Höhe anwachsen lassen. Uebelkeit, Erbrechen, Harndrang, starke Depression, Sausen im Kopfe, Ohnmacht, Unbesinnlichkeit, Muskelerschlaffung, auch Zitterkrämpfe, seufzende, langsame Respiration,

---

[1]) L. Lewin, Berlin. klin. Wochenschr., 1891, No. 51.

Herzpalpitationen, Muskelstarre, Gefühllosigkeit an Rachen, Gaumen und Zunge, Schwellung der letzteren u. A. m. wurden hierbei beobachtet.

Die Einspritzung lässt örtlich ausser Brennen oder Schmerzen vereinzelt auch Induration oder Abscesse[1]) entstehen. Der Stickstoffwechsel wird durch medicinalen Coffeïn- oder Kaffeegebrauch gesteigert. Einzelne Individuen werden appetitlos, bekommen Druck im Epigastrium, Aufstossen, Uebelkeit oder Erbrechen nach jeder Art der Coffeïnanwendung. Auch ein Kaffeeaufguss macht gelegentlich solche Störungen, wie dies schon im vergangenen Jahrhundert beobachtet wurde. Leibweh und Durchfall können ebenfalls dadurch entstehen. Obschon die diuretische Wirkung des Coffeïns durch einen eigenthümlichen Reiz auf die Epithelien der Harnkanälchen zu Stande kommt, so ist bisher von einer unangenehmen Steigerung einer solchen Wirkung nichts bekannt geworden. Gelegentlich geht die Harnentleerung mit Brennen in der Harnröhre vor sich. Vereinzelt wurde auch ein, der Höhe der angewandten Menge entsprechende Pruritus vulvae und ani beobachtet. Herzklopfen, Ohnmachtszustände und Schwindel verdanken meistens einer zu grossen Dosis ihr Entstehen. In einigen Fällen ist das Sinken der Pulszahl ganz besonders auffällig, z. B. fiel sie bei einem an Myocarditis Erkrankten von 120 auf 60 in der Minute. Flimmern vor den Augen, Amblyopie und vorübergehende Taubheit kommen bisweilen nach Coffeïn und Kaffeeaufgüssen vor. Durch Umschläge mit Theeblättern auf das Auge soll eine mit Schwellung und Röthung der Lidränder und Augapfelbindehaut einhergehende Conjunctivitis entstehen können. Die Carunkel und die Plica semilunaris zeigen sich dabei geschwollen und haben ein eigenthümliches glänzendes und durchscheinendes Aussehen.[2]) Kopfschmerzen und Eingenommensein des Kopfes, Congestion nach dem Kopfe, unruhiger Schlaf oder Schlaflosigkeit,[3]) mehr oder minder heftiger Schwindel, sowie schwere, cerebrale Erscheinungen, die aber nicht näher von dem Beobachter charakterisirt wurden, können dadurch entstehen. Nur einmal wird von einer totalen Anästhesie nach Kaffeegebrauch bei einer hochgradigen hysterischen Frau berichtet.[4]) Geistige Erregung ist ebenfalls als Coffeïnwirkung selten. Einmal sah man eine solche bei Magenbeschwerden erscheinen.

Der Missbrauch coffeïnhaltiger Genussmittel.

Schon seit sehr geraumer Zeit ist mit Recht darauf hingewiesen worden, dass der Missbrauch des für unschädlich geltenden Kaffees schwere körperliche und geistige Störungen nach sich ziehen kann. Ueberall da, wo man den Alkoholismus durch Einführung des Kaffees zu beseitigen bestrebt ist, machen sich die Folgen des Coffeïnismus bald bemerkbar. Vorzugsweise sind es Cardialgieen, Bleichsucht, Störungen in der Blutcirculation, und Hysterie, die als solche angesprochen werden. In Norwegen wurde in einigen Districten der Missbrauch so arg getrieben, dass man dort Antikaffeevereine gründete.

---

[1]) Huchard, La Semaine médicale, 1889, pag. 181.
[2]) Way, Centralbl. f. Augenheilkunde, 1889, pag. 390.
[3]) Becher, Wiener medic. Blätter, 1884, 22. Mai, pag. 639.
[4]) Legendre, La France médicale, 1883, No. 50.

Neuerdings ist auch in Deutschland vor dem Ueberhandnehmen des Kaffeegenusses gewarnt worden, da die Schädigung in manchen Fällen sich als so schlimm wie der Alkoholismus erwiesen hat.[1]) Inwieweit dieselbe durch uncontrolirbare, sogenannte Surrogate erhöht wird, ist bisher nicht erwiesen worden. Meiner Ansicht nach, sollten die letzteren nicht verboten, wohl aber das Bekanntgeben ihrer Zusammensetzung verlangt werden. Gleich dem Kaffee verursacht der Missbrauch des Thees die analogen, schädlichen Folgen. Die Geschmacksverirrung, die z. B. ein Dienstmädchen bewies, als sie sich gewöhnte, täglich ein halbes Pfund Thee zu essen, rächte sich durch Symptome, die dem Delirium tremens ähnlich waren. Zu häufiger Genuss von Theeaufgüssen, oder das Kosten der Theeblätter durch sachverständige Theekoster, auch der Missbrauch der Kola und Guarana kann ähnliche Zustände zeitigen. Vielleicht hängt es mit diesem Berufe zusammen, dass die Theekoster die schwersten Syphilisformen bekommen. Angeblich werden besonders junge, anämische und geschwächte Individuen von dem Coffeïnismus ergriffen. Es trifft dies nicht zu. Auch robuste Menschen mit gefestigter Constitution können diesem Einflusse unterliegen. Man beobachtet anfangs Röthung, dann Blässe des Gesichtes zumal bei professionellen Theekostern. Es entstehen ferner einzeln oder in wechselnder Combination: Kältegefühl an Händen und Füssen, Abschwächung des Geschmacks und Geruchs, Trockenheit im Halse und Constrictionsgefühl, Schmerzen im Epigastrium, weit ausstrahlende Magenschmerzen besonders bei Frauen, Störungen im Appetit und der Verdauung, Erbrechen, etwa in der Hälfte der Fälle Verstopfung, und angeblich auch Lebercirrhose bei Theekostern. Kaffeemissbrauch soll auch Prostatitis hervorrufen können. Die Harnmenge ist eine Zeit lang vermehrt, dann vermindert. Das Sehvermögen wird geschwächt. Bisweilen entsteht Diplopie und Ohrensausen. Herzpalpitationen quälen den Kranken ganz besonders. Der Puls ist meist beschleunigt, klein, unregelmässig. Hypertrophie des linken Ventrikels soll durch diese Ursache entstehen können. Die Athmung ist in manchen Fällen erschwert. Bei einigen Individuen bildet sich eine Angina pectoris heraus. Schon Stokes sah bei einem Menschen, der viel Thee trank, heftige Anfälle von Präcordialangst, verbunden mit dem Gefühl herannahenden Todes auftreten.

Die meisten dieser Thee- oder Kaffeetrinker aus Leidenschaft oder Beruf klagen über Kopfweh. Der Schlaf ist schlecht oder fehlt ganz. Diese Menschen werden Neurastheniker. Jedes Geräusch ist ihnen unangenehm oder lässt sie zusammenschrecken. Sie klagen über Hyperästhesieen, oder partielle Anästhesie. Sie sind unlustig und wegen eines allgemeinen Schwächegefühls und Herabsetzung der Muskelkraft auch unfähig zur Arbeit, und meist in deprimirter Gemüthsstimmung. Zeitweilig macht sich bei Einigen eine sehr auffällige nervöse Erregung bemerkbar. Im weiteren Verlaufe des Leidens können auch Störungen der Intelligenz auftreten. Während englische Beobachter Gehörshallucinationen als ziemlich constantes Symptom bei solchen Menschen fanden, konnten es Andere[2]) nur aus-

[1]) F. Mendel, Berlin. klin. Wochenschr., 1889, No. 40.
[2]) Eloy, L'Union médicale, 1886, pag. 917.

nahmsweise constatiren. Dass ein dem Delirium tremens ähnlicher Zustand durch ein chronisches Uebermaass von Kaffee entstehen kann, nachdem Niedergeschlagenheit, Schwäche und gichtartige Schmerzen vorangingen, wusste man schon im ersten Drittheil dieses Jahrhunderts. Von motorischen Störungen kommen Zittern der Hände und Convulsionen, seltner Lähmungen zur Beobachtung. —

Cacao. Die als Nahrungs- resp. Genussmittel seit der Mitte des 17. Jahrhunderts viel gebrauchten Samen von Theobroma Cacao enthalten als wirksamen Bestandtheil Theobromin oder Methylxanthin. Es giebt Menschen, die eine Idiosynkrasie gegen das Mittel haben. Sie bekommen dyspeptische Erscheinungen, Cardialgieen, Pyrosis, und auch Amblyopie.

Liquor Ammonii caustici.

Schon die gewöhnliche Amoniakflüssigkeit (10 pCt.) kann sehr unangenehme Folgen und selbst den Tod z. B. nach Einspritzung in cavernöse Angiome veranlassen. Das Ammoniak dringt nach Aufbringen auf die Cutis in diese ein, erzeugt ein Gefühl von Hitze, Brennen und Schmerzen und auch die objectiven Zeichen einer erysipelatösen Entzündung, die mit Abschuppung oder mit seröser Exsudation und Blasenbildung endet. Ist die verwendete Lösung sehr reich an Ammoniak, so geht die Abtödtung der Gewebe sehr schnell vor sich. Es bildet sich unter starken Schmerzen ein weicher Aetzschorf, der ziemlich weit in die Tiefe greift. Wird bei Anwendung dünner Lösungen die Verdunstung des Gases gehindert, so entsteht bald eine Blase resp. ein Aetzschorf. Es ist begreiflich, dass die Einspritzung einer solchen, Colliquation erzeugenden Substanz in das Unterhautzellgewebe auch in wenig concentrirter Gestalt unangenehme Wirkungen hervorrufen kann. So beobachtete man hiernach — es war ausserdem noch der Vorderarm gewählt worden — eine dunkelrothe Infiltration nebst Brandblase. Am folgenden Tage mortificirte ein entsprechendes Stück der Haut, welches sich nach 2 Wochen abstiess. Auch Einspritzung von Ammoniakflüssigkeit zwischen die Bruchenden bei Pseudarthrose rief Brennen, Stechen und Anschwellung hervor. Die zugänglichen Schleimhäute werden gereizt. Catarrhalische Erkrankung der Schleimhäute, der Luftwege, Husten und eventuell Glottiskrampf können nach Einathmung von grösseren Mengen, wie sie zur Wiederbelebung bisweilen in unzweckmässiger Weise angewandt werden, auftreten. Es ist ferner darauf hinzuweisen, dass da, wo bei sehr gesunkener Athmung solche Einathmungen veranlasst werden, ein vollkommenes Aufhören derselben entstehen kann. Nach dem Einnehmen von Ammoniakflüssigkeit auch in eingehüllter Form mit Schleim oder Gummi arabicum, stellt sich oft Kratzen und Brennen im Halse, Aufstossen, Appetitstörung, auch Kollern im Leibe, Eingenommensein des Kopfes und Kopfweh ein.

Camphora.

Es ist zweifellos, dass für den krystallinischen Laurineencampher eine individuelle Verschiedenheit sowohl auf das Entstehen von Wirkungen wie Nebenwirkungen Einfluss haben kann. Es giebt Kranke, die auf eine kleine, angeblich sogar homöopathisch kleine Menge Campher in jeder Anwendungsart mit Erbrechen und Krämpfen reagiren. Abgesehen hiervon scheint die Resorption vom Mastdarm ganz besonders schnell und vollständig vor sich zu gehen, so dass Nebenwirkungen dadurch leichter bedingt werden können, als durch Resorption vom Magen aus. Mit der Höhe der Dosis wächst die Möglichkeit für eine Schädigung des Körpers durch Campher. Die Aufnahme desselben in den Kreislauf geschieht in jedem Aggregatzustande und von Wundflächen und Schleimhäuten aus. Die Resorption vom Unterhautzellgewebe aus im Collaps ist sehr klein und sollte deswegen unterlassen werden. Die Ausscheidung erfolgt zum Theil unverändert durch die Lungen, in die Milch, zum Theil durch den Harn in Gestalt mehrerer Camphoglycuronsäuren.

Oertliche Berührung des Camphers mit Wundflächen und Schleimhäuten ruft je nach der Dauer der Einwirkung Brennen, Schmerzen und Entzündung hervor. Vereinzelt kam auch Gewebszerfall durch eine spirituöse Campherlösung zu Stande. So machte man wegen einer Contusion des Daumens, häufig die Compresse wechselnd, Umschläge mit Spiritus camphoratus. Dadurch bildeten sich oberflächliche, schwärzliche, inselartig an der Berührungsfläche entstehende Brandschorfe von Linsen- bis 2 cm Grösse. Nach Einbringung in das Unterhautzellgewebe findet sich nicht selten Röthung der Einstichstelle. War Campheröl gebraucht worden, dann können auch Knoten entstehen, besonders wenn die Flüssigkeit nach der Injection nicht gehörig verrieben wurde. Eine durch Verdunsten dick und trübe gewordene spirituöse Lösung erzeugt ebenfalls leicht Schmerzen und zuweilen auch Abscedirungen. Ob die neuerdings empfohlene Lösung von Campher in Paraffinum liquidum in dieser Beziehung bessere Resultate giebt, muss abgewartet werden. Die Schweissabsonderung wird meistens nach Campheraufnahme verstärkt. In einzelnen Fällen fand sie sich vermindert, die Haut auffällig trocken, wenn Kranke längere Zeit mit steigenden Dosen des Mittels behandelt wurden. Auf der Mundschleimhaut erregt der Campher einen beissenden, später brennenden Geschmack und ein nachfolgendes, bis zum Magen herabsteigendes Gefühl von Kälte. Bei längerem Verweilen desselben im Munde entstehen subjective und objective stärkere Reizerscheinungen der Schleimhaut. Jede Art der Anwendung kann Ekel und Erbrechen hervorrufen. Nach Einführung in Klystierform roch das Erbrochene nach Campher, so dass danach eine Ausscheidung in den Magen angenommen werden muss. Vereinzelt kam auch nach medicinalen Dosen blutiges Erbrechen neben gastrischen Schmerzen zur Beobachtung. Anurie und Strangurie sind seltne Nebenwirkungen. Die Geschlechtssphäre wird ebenfalls nicht häufig in ihrer Function verändert. Der Spruch der Salernitanischen Schule: „Camphora per nares castrat odore mares“ ist eine Hyperbel. Dagegen kommen bisweilen nach Camphergebrauch wollüstige Träume, Brennen in der Harnröhre und im allgemeinen eine erhöhte Thätigkeit der Harn- und Geschlechtsorgane vor.

Bei Fiebernden wird die Herzthäthigkeit häufig auffällig verlangsamt, während der Puls bei Nichtfiebernden schneller, voller und härter wird.

Mehrere Fälle von Collaps durch Camphereinführung liegen vor. Hysterische und Fiebernde scheinen besonders dazu zu neigen. Der Puls wird klein, ungleich, aussetzend, auch wohl in der Zahl vermehrt, das Gesicht wird blass, der Blick starr, die Körperdecke kalt, und selbst cyanotisch, die Athmung beengt oder so erschwert, dass die Kranken das Gefühl der Erstickung haben. Der Zustand kann $^1/_2$ Stunde dauern.[1]) Auch ein mehrtägiger comatöser Zustand wurde beobachtet. Eine gewisse Gewöhnung an das Mittel kann insofern eintreten, als durch häufigeren Gebrauch die erstmaligen Collapssymptome nicht wieder aufzutreten brauchen. Pupillenerweiterung und einige Stunden dauernde Blindheit auf beiden Augen fand man bei einer Person, die auf jede Campherdosis zu allen Zeiten unangenehm reagirte. Auch nach Aufnahme einer übergrossen Dosis des Mittels sah man einen zeitweiligen Verlust des Sehvermögens entstehen, der sich auch nach der Wiederherstellung noch wieder einstellte. Bisweilen entsteht Röthung der Conjunctivae. Kopfschmerzen von sehr nachhaltiger Dauer und grosser Stärke fand man bisweilen bei männlichen und weiblichen Kranken. Damit vereint kommt auch Schwindel vor, und ohne diesen eine geistige Exaltation, die sich bis zu Delirien steigern kann. Krampfsymptome erschienen in den wenigen bisher beobachteten Fällen meist gleichzeitig mit Betäubung. Man beobachtete Zittern der Lippen und tonische sowie klonische Zuckungen und in einem Falle, in dem die Dose zu hoch gegriffen war, auch Opisthotonus mit Schaum vor dem Munde.[2]) Auf solche Krämpfe der Glieder kann Lähmung folgen.

Strychnos nux vomica. — Strychnin.

Seit Fouquier Strychnin enthaltende Präparate gegen Lähmungen empfohlen hatte, ist gerade diese Indication viel umstritten worden. Unter gewissen Beschränkungen kann man in der That oft genug vorzügliche Wirkungen dadurch erzielen. Diphtheritische, syphilitische und andere Lähmungen, erfahren dadurch eine schnelle Besserung event. Heilung. Dasselbe gilt von der seitens mancher Ophthalmologen ganz geleugneten günstigen Beeinflussung bei gewissen amblyopischen und amaurotischen Zuständen und bei neuroparalytischer Hornhautentzündung. Das Mittel hat sich als unwirksam erwiesen bei absoluten Lähmungen: multipler Gehirn- und Rückenmarkssclerose, amyotrophischer Seitenstrangentartung, chronischer progressiver Bulbärparalyse, Paralysis agitans, Tumoren des Gehirns und Rückenmarks. Ein Versagen kommt nicht selten auch nach Gebrauch bei richtigen Indicationen durch schlechte Beschaffenheit des Extr. Strychni vor.

Die Resorption des reinen Strychnins geht schnell vor sich. Etwas langsamer vollzieht sich die Aufnahme aus galenischen Strychnospräparaten. Die Ausscheidung des Alkaloids scheint in unverändertem Zustande durch den Harn zu erfolgen. Auch durch den Speichel und die Milch werden kleine Mengen eliminirt. Fraglich scheint es mir zu sein, ob die Leber das Alkaloid zurückhält. Einzelne Indi-

---

[1]) Callisen, Acta reg. societ. med. Havn., Vol. I., pag. 418.

[2]) Aran, Bulletin génér. de Thérap., 1851, T. XLI., pag. 164.

viduen besitzen eine ausgesprochene Toleranz für das Mittel. So verbrauchte eine paralytische Frau im langsamen Aufstieg der Dose in 2 Monaten ca. 4 g des Alkaloidsalzes. Ich glaube, dass nur eine Gewöhnung an sehr allmählich sich mehrende Dosen bei vollkommen normal fungirender Niere eine solche Toleranz schaffen kann. Eine Gewöhnung ist auch geleugnet worden. Man behauptete, dass die Wirkung des Mittels sich nur langsam erschöpft und die Erregbarkeit des Kranken in dem Masse zunimmt, als das Mittel öfter gegeben wird. Der Organismus gewöhne sich ebenso wenig an die Nux vomica, wie an giftige Solanaceen. Dass an Tropeïne Gewöhnung stattfinden kann, ist jetzt sicher genug erwiesen. Ausserdem liegen aber Berichte vor, wonach Menschen, die sich durch das habituelle Kauen von Strychnossamen gegen die Cholera schützen zu können glauben, keinerlei unangenehme Folgen dadurch an sich erfahren. Immerhin stellt eine solche Gewöhnung ein ausnahmsweises Verhalten dar und setzt als Bedingung einen vollkommen gesunden Harnabsonderungsapparat voraus.

Sehr viel häufiger findet man dagegen eine nur angedeutete oder ausgesprochene cumulative Wirkung, falls die einzelnen Dosen in zu schneller Aufeinanderfolge oder in zu schneller Steigerung gereicht werden. Ein neuer Reiz wirkt ein, während der alte noch nicht ausgeglichen ist. Als ein junger Epileptiker erst 0,01, dann 0,015 bis 0,06 g täglich erhalten hatte, erschien, obschon ein freies Intervall von 5 Tagen seit dem Einnehmen der letzten Dosis verstrichen war, am 6. Tage Strychnintetanus an dem er starb. In einem anderen Falle hatte ein Arzt selbst wegen Paraplegie 5 Monate lang schwefelsaures Strychnin zu sich genommen, ohne irgend eine Beschwerde zu empfinden, bis er eines Tages plötzlich bei Tisch Tetanus bekam und an diesem zu Grunde ging. Selbst 14 Tage nach dem Aussetzen des Mittels sollen noch Krämpfe entstehen können. Es sei hier erwähnt, dass sich starke Raucher gegen die Strychninwirkung refractär verhalten sollen. Schädlichen Wirkungen des Strychnins sind besonders Kinder zugänglich. Gerade bei ihnen soll der Gebrauch desselben ausserordentlich eingeschränkt werden. Unglücksfälle nach Einspritzung des Alkaloids gegen diphtheritische Lähmungen sind mehrfach beobachtet worden. Auch Kranke mit Apoplexia sanguinea scheinen gegen Strychnin besonders empfindlich zu sein.[1]) Früher betrachtete man ganz allgemein frische Exsudate, Blutungen in die Centralorgane oder Nervenscheiden, Hyperämieen dieser Theile, sowie Neigung zu Congestionen, als Zustände, die besondere Vorsicht bei dieser Therapie erheischten, oder sogar Contraindicationen darstellten. Es ist vielleicht auch kein Zufall, dass einige tödtlich abgelaufene Strychninbehandlungen Herzkranke betrafen. Vorsicht wird auch hierbei angezeigt sein. Verschlimmerung bestehender Lähmungen durch Strychnin wurde mehrfach beobachtet. Hier war die Art der Lähmung unbekannt. Somit lässt sich auch kein Urtheil darüber gewinnen, ob es sich um die für diese Behandlung geeigneten oder ungeeigneten Lähmungen gehandelt hat.

Kommt salpetersaures Strychnin auf eine Wunde, so röthet sich diese, veranlasst Jucken und dann brennenden Schmerz. Auch in der

[1]) Naunyn, Mittheil. aus der medic. Klinik zu Leipzig, 1888, pag. 137.

Umgebung der Wunde wird eine stechende Empfindung wahrgenommen. Unerträgliches und hartnäckiges Jucken beobachtete man auch als resorptive Strychninwirkung nach mehrmaligem Gebrauch des Mittels. An der Haut machen sich ferner Schweisse bemerkbar. Manche Kranke bekommen Congestionen nach dem Kopf. Die Haut färbt sich bläulich-roth. Bisweilen entstehen jedoch deutlich erkennbare Hautausschläge. 1. Erythem. Dasselbe nahm in einem Falle ein scharlachähnliches Aussehen an und schwand mit dem Aussetzen des Mittels. 2. Vesiculöser Ausschlag. Einen solchen fand man z. B. bei einem Manne, der einige Zeit hindurch gegen Lähmung Pillen aus Extractum und Pulvis nucum vomic. erhalten hatte. Unter Fieberschauern stellte sich am 12. Tage des Gebrauches am rechten Arme starke Röthe und Geschwulst ein. Es bildeten sich Eiterbläschen, die einen fast zusammenhängenden Ausschlag darstellten, sich nach und nach fast über den ganzen Körper verbreiteten und nach etwa sechstägigem Bestehen unter Abschuppung schwanden. Noch zwei Mal erschien diese Hautveränderung, als wieder continuirlich die angegebenen Pillen gereicht wurden. Es ging ihr jedesmal ein vorübergehendes Ersteifen des betreffenden Theiles voran. Ein viertes Mal hatte der Ausschlag eine krätzeartige Beschaffenheit.

In anderen Fällen entstand der „frieselähnliche Ausschlag" unter Jucken und Schweiss. Ein neuerdings beschriebener Fall, in dem ein Herpes circinatus auftrat, nachdem Strychnin aber auch Bromkalium verabfolgt waren, ist vielleicht dem letzteren zuzuschreiben.

Starker Durst, Brennen im Schlunde, Schmerzen im Magen, anhaltende Störungen der Verdauung, Uebelkeit, Kolikschmerzen und Durchfall erscheinen in einigen Fällen allein oder neben anderen Symptomen, nach Resorption von Strychnin. Nicht unmöglich ist es, dass eine Ausscheidung von Strychnin auf die freie Fläche des Magens stattfindet. Auch Harndrang und nach grösseren Dosen Spasmus des Blasenhalses und Harnverhaltung kommen vor. Bisweilen wird der Blasentenesmus quälend. Die Geschlechtssphäre soll gewöhnlich durch das Mittel eine Reizung erfahren, Erectionen eintreten und auch bei Frauen der Geschlechtstrieb sich energischer regen. Die Menstruation soll dadurch befördert und Uteruscontractionen angeregt werden. Mehrfach fand sich Pulsverlangsamung und erschwertes Athmen. Gelegentlich beobachtete man auch Röthung der Augen, Funkensehen und Ohrensausen.

Das grösste Interesse erwecken die Symptome seitens des Rückenmarks, die am auffälligsten sind, und als charakteristisch für Strychnin angesehen werden hönnen. Das Strychnin besitzt gewissermassen eine elective Wirkung auf die motorischen Zellen des Rückenmarks. Der Grund dieser Election wurde in einer grösseren Anziehung des Rückenmarks für das Alkaloid gesucht. In ihm fand man in Versuchen an Thieren mehr Strychnin als in Gehirn, Muskeln u. s. w.[1]) Zur Erklärung der Strychninwirkung bedarf es nicht dieser Thatsache; denn auch eine Summirung kleiner, in ihren Folgen nicht schnell ablaufender, durch das circulirende Gift ausgeübter Reize ist im Stande, die schwereren Nebenwirkungen des Strychnins hervorzu-

[1]) Lovett, Journ of Physiologie, 1888, Vol. IX., pag. 99.

rufen. Ausser Ameisenlaufen, Jucken und Kriebeln, entsteht nicht selten ein lästiges Muskelspannungsgefühl, Schwere, Steifigkeit und Schwäche, auch wohl gelinde Schmerzen und leichte Vibrationen in den Gliedern. Meistens macht sich die Spannung in den Schläfen und dem Nacken bemerkbar. Die Kiefer werden gespannt und steif, gerade so, als wenn die Beweglichkeit ihrer Gelenke etwas gehindert würde. Die Steifigkeit verbreitet sich aber bald auch über andere Muskeln. Die Kranken vermögen die Brust nicht völlig zu erweitern und werden bei den tiefen Inspirationen durch eine Art allgemeinen Muskelkrampfes gehemmt. Doch ist diese Steifigkeit keine anhaltende sondern verschlimmert sich vielmehr momentweise und springt von einem geringen Grade auf einen stärkeren oder sehr starken über. Diesen spasmodischen Contractionen geht oft ein von einem sehr beträchtlichen Schauder begleitetes Frösteln voraus, dann stellen sich Parästhesieen und wohl auch elektrischen Schlägen ähnliche Schmerzempfindungen ein. Auch ohne solche prämonitorischen Symptome können plötzlich Krampfsymptome eintreten. Ein Kranker wurde, als er sich von seinem Sitz erheben wollte, wie vom Blitz wieder auf denselben zurückgeworfen und musste den Versuch, aufzustehen, zu seinem eignen und seiner Umgebung Schrecken aufgeben. Mehr als $1^1/_2$ Stunden dauerte dieser, meist auch schmerzhafte Zustand. Die hierbei wahrgenommene Empfindung wird vielfach als elektrische Erschütterung bezeichnet. Ueberraschen die letzteren den Kranken im Stehen, so ist es für ihn schwierig, sich im Gleichgewichte zu erhalten. Die Glieder werden so steif, dass an eine Bewegung nicht zu denken ist. Mit der Höhe der verabreichten Dosis steigt die Gefahr des Mittels, d. h. die Stärke der tetanischen Convulsionen. Mit diesen kann auch ein bohrender localisirter oder allgemein verbreiteter Kopfschmerz, Schwindel und Ohrensausen auftreten. Die Prognose ist um so ungünstiger, je ausgedehnter die Zuckungen über Körpertheile verbreitet sind. Aber selbst in solchen Fällen, in denen das Gesicht blauroth gefärbt, oder todtenbleich, die Augen mit sehr erweiterten Pupillen hervorgedrängt, die Athmung röchelnd und alle Glieder vom Starrkrampf heimgesucht waren, trat Genesung ein, als schnell das endermatisch angewandte, z. Th. noch vorhandene, Strychnin aus der Wunde entfernt, und Morphin verabfolgt worden war. Auch nach Einführung grösserer Mengen Strychnin in den Magen und selbst längerem Bestehen typisch ausgebildeter tetanischer Convulsionen kann Wiederherstellung erfolgen, ist aber durchaus als zweifelhaft zu betrachten.

Eine eigenthümliche Nachwirkung des Strychningebrauches beobachtete man bei einem gelähmten jungen Mann. Er hatte mehrfach nach Strychnin krampfartige Erschütterungen bekommen. In der Nacht des dritten Tages, nachdem die letzte Strychnindosis genommen war, stellten sich wieder Krampfsymptome ein. Dieselben wiederholten sich von diesem Zeitpunkte ab mehrere Wochen lang anfangs mit tertianem dann quotidianem Typus. In einem anderen Falle bestanden die Nachwirkungen anfangs nur in intermittirenden, klebrigen Schweissen, nach einer erneuten Verabfolgung in convulsivischen Anfällen, die in unregelmässigen Zwischenräumen bald Morgens und Abends, bald täglich, bald den zweiten oder dritten Tag mehr als zwei Monate hindurch sich einstellten. Im dritten Monat hörten die Convulsionen auf, während die Schweisse in unregelmässigen Typen fast mit gleicher Stärke immer wiederkehrten. Auch Jucken wird nach dem Aussetzen des Mittels noch beobachtet.

Brucin.

Dieses Alkaloid hat man mehrfach an Stelle des Strychnins in Dosen von 0,03--0,1 g zu verwenden gesucht. Cumulative Wirkungen sollen demselben fehlen. In einer grösseren Versuchsreihe zeigte nur ein Theil der Kranken nach Einbringung des Mittels in den Magen dort eine lebhafte Wärmeempfindung, die sich bis zum Isthmus faucium fortsetzte und zuletzt eine intensive Bitterkeit hervorrief. Bisweilen erschienen auch Magenschmerzen, Uebelkeit und für kurze Zeit Minderung des Appetits. Mit der Verminderung der Dosis oder nach dem Aussetzen schwanden diese Nebenwirkungen. Seitens des Centralnervensystems fand man Unruhe und nervöses Erregtsein für mehrere Stunden. Andere Kranke bekamen Ameisenlaufen in allen Gliedern und Kopfschmerzen. Diese Nebenwirkungen halten nur wenige Minuten an, wiederholen sich aber täglich. Steigen die Dosen über die Norm, dann stellen sich unwillkürliche Bewegungen in den Gliedern ein. Finger und Zehen sind Sitz von Extensionsbewegungen, aber niemals sieht man solche tetanische Starre wie nach Strychnin. Der Schlaf kann fehlen und auch Sehstörungen vorhanden sein. Bisweilen entstehen Anfälle, die sich aus drei Perioden zusammensetzen. Als Vorläufer erscheinen Gähnen. Gliederstrecken, abwechselnde Flexion und Extension der Finger, Erectionen, Neigung zum Erbrechen und allgemeine Schwäche. Das zweite Stadium dauert 5—10 Minuten und besteht in Steigerung der genannten Flexions- und Extensionsbewegungen, die sich auch auf die Beine, Schenkel, Zehen, Füsse und Finger erstrecken können und mit Schmerzen, sowie Fieber einhergehen. Daran schliesst sich Erschlaffung und Schwäche.

Herba Nicotianae. — Nicotin.

Wesentlich beschränkt sich der arzneiliche Gebrauch des Tabaks schon seit vielen Jahrzehnten darauf, Darmentleerung herbeizuführen, wo diese aus Gründen der Darmatonie, oder von Unwegsamkeit behindert ist. Vielleicht hat gerade diese Eigenschaft der Droge, den Darm bis zum Tetanus in Bewegung zu setzen und seinen Inhalt herauszubefördern, der Droge früher den Ruf eines Alexipharmakon eingetragen. Im Laufe der Zeit lernte man ausser guten auch sehr unangenehme Tabakwirkungen nach Aufnahme jeder Zubereitung desselben kennen. Es machte sich eine Reaction gegen den Gebrauch des Mittels bemerkbar. Zahlreiche Todesfälle entstanden, sowohl in Folge der Einführung von Tabakaufgüssen in den Mastdarm als nach Anwendung von Tabaklinimenten gegen Favus am Kopfe, meist nach 1—3 Stunden unter Sprachverlust, Collaps und Krämpfen. Es ist zweifellos, dass solche schlechten Wirkungen wesentlich von der Höhe der Dosis des eingeführten wirksamen Princips abzuleiten sind. Da aber die Tabakblätter in weiten Grenzen in ihrem Gehalt an Nicotin, dem flüssigen und flüchtigen Alkaloid der Droge schwanken, z. B. griechischer und ungarischer 1 pCt., Virginia 6,8 pCt. enthält — so ist die Möglichkeit gegeben, mit derselben Menge der Droge sehr verschiedenartige Wirkungen zu erzielen. Es tritt dies gerade im Gegensatze selbst zu vielen anderen stark wirkenden Drogen bei dem Tabak besonders unangenehm hervor, weil auch schon eine sehr kleine Menge Nicotin mehr, schwere Schädigung der Gesundheit erzeugen kann. Hierzu kommt, dass früher allgemein auch grössere Mengen der Blätter verordnet wurden als es richtig ist. Infuse für die Rectalinjection sollten nicht stärker als aus 1—1,5 g Blättern gemacht werden.

Die Resorption des Nicotins aus dem Tabak geschieht sehr leicht. Die gesunde, und ungleich mehr die zerkratzte Haut lassen dasselbe in den Kreislauf eintreten. Das Aufstreuen von Tabakpulver auf den Kopf und den Leib um Läuse zu vertreiben oder die Behandlung der Krätze mit Tabak und Seife hat manches Opfer gefordert. Auch hier beobachtete man schwere Prostration, Collaps, Schwindel, Zittern und Erbrechen. An der Haut entstehen bei empfindlichen Individuen nach der Einreibung des Tabaks in Salbenform Erytheme meist in Begleitung anderweitiger Nebenwirkungen. Ist Collaps eingetreten, dann bedeckt sich die Haut regelmässig mit reichlichem, kaltem, klebrigem Schweisse. Ekel, Erbrechen und Durchfall, letzterer auch nach äusserlicher Tabakanwendung, sind häufig. Gelegentlich erscheint Dysurie oder sehr häufiges Harnbedürfniss. Die Pupillen sind meistens verengt, in einzelnen Fällen erweitert. Nach Aufstreuen des Blattpulvers auf den Kopf und nach Klystieren fand man Mydriasis neben anderweitigen Symptomen. Sehstörungen bis zu ausgesprochener Blindheit, neben Pupillenerweiterung und Unempfindlichkeit der Conjunctiva entstanden in einem Falle nach Gebrauch eines Tabakklystiers. Störungen der Herzthätigkeit begleiteten den Zustand. Die Amaurose dauerte 4 Stunden, die Pupillenerweiterung 12 Stunden.[1])

Am häufigsten leidet die Herzthätigkeit. Es erscheinen: Beängstigung, Ohnmacht und Collaps mit kalter, schweissiger, bleicher Haut, kleinem, schwachem, aussetzendem und langsamem, seltner rasend schnellem Puls; die Athmung wird beschwerlich, Erstickungszufälle können sich hinzugesellen und Singultus sowie ungewöhnliche Mattigkeit den Zustand zu einem gefahrdrohenden machen. Schwindel, sowie Kopfschmerzen begleiten denselben bisweilen. Das Bewusstsein schwindet. Ein Mann, der wegen eines eingeklemmten Bruches ein Tabakklystier erhalten hatte, verlor fast in derselben Minute der Injection das Bewusstsein, schrie, dass die Tabakraucher sich aus dem Zimmer entfernen sollten, da der Tabakdampf ihm den Athem benehme, stierte dann vor sich hin und sprach irre. Erst nach einer Weile kehrte das Bewusstsein wieder. Auch Zittern einzelner Glieder oder des ganzen Körpers, schwere Convulsionen sowie Trismus wurden beobachtet. Die Krämpfe können so schmerhaft sein, dass die Kranken deswegen schreien.

Der Nicotinismus.

Von dem Augenblicke an, wo man um die Mitte des sechszehnten Jahrhunderts aus Amerika heimkehrende spanische Seeleute Tabak rauchen sah, war ein neues Genussmittel eingeführt. Hunderttausende ahmten es nach. Der Botaniker Lobel berichtet, nachdem er die Art des Rauchens beschrieben: „inspirando fumum sugunt, unde sibi famam sitimque sedari, vires instaurari, spiritus exhilari asserunt: sopitique jucunda ebrietate cerebrum dictitant.“ Zur Zeit des dreissigjährigen Krieges rauchte man in Deutschland trotz behördlicher Ver-

[1]) Wilkinson, Medical chronicle, 1889, March.

fehmung des Krautes. So stark wie die Macht eines narkotischen Genussmittels sind selbst alle Regierungen der Welt nicht! In schnellem Siegeszuge eroberte sich das Mittel die Welt. Nicht alle Menschen sind widerstandsfähig genug, mässig im Genusse zu bleiben, und deswegen haben sich seit geraumer Zeit Klagen darüber erhoben, dass die längere und stärkere Zufuhr des wirksamen Bestandtheiles des Tabaks im Stande sei, allmählich anwachsend, schwere Functionsstörungen in mancherlei Körpergebieten hervorzurufen, deren Umfang man erst in neuer Zeit kennen zu lernen und zu würdigen begonnen hat.

Soweit das Rauchen in Frage kommt, ist eine Betheiligung der im Rauche vorhandenen Picolinbasen, des Collidins und des Kohlenoxyds fraglos. Deswegen liegt auch die grösste Gefahr chronischer Erkrankung in abnehmender Stärke: in dem Cigarren-, Cigaretten-, Pfeifen-, Wasserpfeifen-Rauchen. Die Variationen des Cigarren- oder Cigarettenrauches wie: Schlucken des Rauches, Einathmen desselben, das kalte Rauchen, das in Kauen, Beissen, Saugen der nicht brennenden Cigarre besteht, können erschwerend und beschleunigend für das Entstehen von unangenehmen Symptomen wirken. Auch der häufige oder gewohnheitsmässige Aufenthalt in mit Tabakdampf erfüllten Räumen kann, wie man schon zu Beginn dieses Jahrhunderts wusste, krankmachend wirken. Das gleiche gilt vom Schnupfen, nach dem man hysterische Zufälle, Uebelkeit, Dyspepsie u. A. m. hat entstehen sehen. Das Tabakkauen wird ebenfalls angeschuldigt. Selbst das im Süden von Nordamerka beliebte „dipping snuff“ führt gelegentlich nicht nur zu örtlichen Entzündungen, sondern kann auch Nicotinismus erzeugen. Die Neger zerkauen das Ende eines Zweiges zu einer Art Pinsel, tauchen diesen fortwährend in eine kleine Schnupftabaksdose und reiben damit Zahn und Zahnfleisch ein.[1])

Sehr reizbare, sensible, schwächliche Individuen vertragen den Tabak chronisch besonders schlecht. Im Allgemeinen kann man sagen, dass meistens ein Jahrzehnte langer übermässiger Genuss erst zu typischem Nicotinismus führt. Gewöhnung findet in ziemlich grossem Umfange statt. Ich halte es aber für ausgeschlossen, dass dadurch Immunität gegen die Gefahren des Nicotinismus erzeugt werden kann. Nicht wenige Menschen vertragen dieses Genussmittel freilich ohne erkennbare Störungen sehr lange Zeit — 10—20 Jahre und noch länger — wenn sie nicht schnelle Steigerung der Tagesmengen vornehmen. Sie können trotz dieses Genusses sehr alt werden. Indess keine Zeit der Toleranz ist lang genug, um das schliessliche Erscheinen des Nicotinismus auszuschliessen. Besonders sind wir aber nicht darüber unterrichtet, inwieweit gerade durch diesen Genuss die Disposition für gewisse Organerkrankungen gegeben wird, die dann in voller Intensität erscheinen, wenn eine auch nur unbedeutende Gelegenheitsursache einwirkt. Gerade diese Seite klinischer Forschung ist bis jetzt wenig gepflegt worden. So habe ich die Ueberzeugung, dass es für gewisse Störungen in der Herzfunction keine fruchtbarere Veranlassung als diese giebt. Ich habe an mir selbst die nachhaltige Wirkung des Nicotins auf das Herz lange erfahren. Als ich nach einer Vorlesung über Nicotin eine zu Versuchen gebrauchte, noch etwas Nicotin enthaltende Pravaz'sche Spritze auf dem

[1]) Coomcs, Tr. Internat. Medic. Congress, Washington, 1887, IV., 101.

Vorlesungstisch liegen liess und eine Pause für eine sich anschliessende zweite Vorlesung machte, spritzte ein zu dieser gekommene Zuhörer aus Spielerei die Spritze in meinem Trinkglas aus. Ich trank davon und hatte, abgesehen von schweren acuten Störungen noch ca. 3 Wochen lang Anfälle von Herzschwäche und Irregularität der Herzthätigkeit. Es ist wohl richtig, dass man trotz des Rauchens ein sehr hohes Alter erreichen kann, aber es ist vielleicht ebenso richtig, dass viele Menschen kein hohes Alter erreichen, weil sie dem Tabakgenuss im Uebermaasse fröhnen.

Symptomatologie des Nicotinismus.

Seitens der Haut kommt Jucken und ein Erythem zur Beobachtung. In einem Falle dehnte sich die Juckempfindung über den Hals, das Brustbein und die Gegend zwischen den Schulterblättern aus und damit verband sich ein ausgesprochenes Gürtelgefühl und Respirationsstörungen. Das Erythem bestand in einer stark fleckigen Röthe des Gesichts und des ganzen Halses. Die Geschmacksnerven werden abgestumpft. Bei $^1/_3$ aller Raucher besteht eine Angina granulosa. Der Zusammenhang vieler Fälle von Leucoplakie mit Nicotingebrauch ist zwar nicht vollständig erwiesen, aber höchst wahrscheinlich. Jedenfalls ist er mindestens so sicher, wie der angenommene Zusammenhang zwischen Leukoplakie und Syphilis in manchen Fällen. Für die Beseitigung jenes unwissenschaftlichen Einwurfs, dass nur relativ so wenige Raucher von dieser Affection befallen werden, und deshalb der ursächliche Zusammenhang nicht richtig sein kann, wird dieses Werk und seine vielen Beweise für die Möglichkeit absonderlichster, individueller Wirkung fremder Stoffe wohl Genügendes leisten. Appetitlosigkeit, Gefühl von Völle und Schmerzen im Epigastrium,[1]) morgendliches Erbrechen, sehr selten Blutbrechen in Folge schwerer anatomischer Magenveränderungen, sowie Störungen in der Darmentleerung kommen häufig vor. Das Verschlucken des „Rauchspeichels" können die vorgenannten Wirkungen hervorrufen.[2]) Von früherher wird dem übermässigen Rauchen von Tabak ein besonderer Einfluss auf das Entstehen von Pancreasleiden zugeschrieben.

Die Harnsecretion ist meist vermehrt. Rauchende Frauen leiden häufig an Menstruationsstörungen. Bei Cigarrenarbeiterinnen wurde Abort beobachtet. Abschwächung des Geschlechtstriebes und Impotentia coeundi kommen ebenfalls vor.

Am häufigsten stellen sich Störungen in der Herzthätigkeit ein. Man beobachtet: Herzklopfen, ferner eine durchschnittlich höhere Pulszahl wie bei Nichtrauchern, Aussetzen des Pulses ohne einen physikalisch nachweisbaren anderweitigen Herzfehler, nicht selten auch Präcordialangst, sowie der Angina pectoris sehr ähnelnde Zufälle.[3]) Der Zusammenhang mit dem Tabakrauchen wurde mehrfach dadurch sicher erwiesen, dass mit der Entziehung des Genusses dieses Symptom schwand. Bei Matrosen, die sich häufig in engen, verschlossenen, mit übermässigem Rauch erfüllten Schiffsräumen aufhalten und dazu noch

---

[1]) Favarger, Wiener medicin. Wochenschr., 1887, No. 11, 12, 13, 14 pag. 323, 360 u. ff.

[2]) Dornblüth, Volkmann's Samml. klin. Vortr., No. 122.

[3]) Beau, Compt. rend. de l'Académie des Sciences, 1862, 9. Juin, pag. 1179.

Tabak kauen, findet sich diese Störung nicht selten. Gesellen sich hierzu Athembeschwerden, so kann daraus das Bild eines Asthma cardiacum entstehen. Es wird angenommen, dass der Tabak eine Neuritis des Plexus cardiacus bewirke, die sich durch retrosternale Schmerzen auf der Höhe des 3. Intercostalraumes kundgebe.[1]) Zeitweilig treten bei solchen Menschen Symptome auf, welche als Folgen der geschwächten Herzthätigkeit (weakened heart) aufzufassen sind. Der bisher vollkommen rüstige Mann wird plötzlich leistungsunfähig, wenn grössere körperliche Anstrengungen gefordert werden. Er muss z. B. eine schon begonnene Gebirgspartie unterbrechen wegen heftiger Herzbeschwerden und bedarf tagelanger Ruhe, um sich zu erholen.[2]) Ohnmachtsanfälle und Collaps kommen ohne nachweisbare anderweitige Ursache selbst bei gut gewöhnten Rauchern vor. Meistens geschieht dies, wenn zufällig ein schwererer Tabak als bisher geraucht wird. Das Entstehen von Sclerose der Coronararterien, sowie Hypertrophie des linken Ventrikels kann dadurch begünstigt werden, vielleicht auch Myocarditis[2]) und fettige Degeneration.

Besonders das Cigarrettenrauchen kann Reizungen der Nasenschleimhaut zu Wege bringen. Wird der Rauch aus der Nase herausgetrieben, so findet man an ihr Hypertrophie, Congestion und erweiterte Gefässe. Aber auch schon einfaches Cigarrenrauchen erzeugt bisweilen einen sogenannten vasomotorischen Schnupfen.[3]) Es entsteht starker Kitzel in der Nase mit wiederholtem Niesen und sehr bedeutender Secretion. Die Geruchsempfindung kann beeinträchtigt oder ganz geschwunden sein. Die Epiglottis findet sich häufig im Zustande chronischer Hyperämie oder Entzündung, ebenso die Stimmbänder und die Kehlkopfschleimhaut. Die Stimme ermüdet leicht. Trachea und Bronchien nehmen bisweilen an dem Catarrh höher gelegener Organe Theil. Auch blutiger Auswurf soll dadurch entstehen können. Häufiger ist Dyspnoe mit Husten.

Asthmatische Anfälle mit aussetzendem Herzschlage, besonders des Morgens wurde ebenfalls beobachtet.[3])

Jede Art der Tabakaufnahme, auch excessiver Gebrauch von Kautabak, kann Störungen am Auge hervorrufen. Als begünstigende Momente für die Nicotinamblyopie werden allgemeine Schwächezustände, übermässige Sommerwärme, geistige Ueberanstrengung etc. angegeben. Die Prognose ist im Allgemeinen bei diesem Leiden gut zu stellen,[4]) wenn Verringerung oder Aussetzen des Genusses stattfindet. Ein Beobachter sah von 14 solcher Kranken alle genesen. Ein Mann, der nur die beiden letzten Nummern der Jäger'schen Scala lesen konnte, wurde in allmählicher Besserung in 15 Monaten hergestellt.[5]) Auch selbst da, wo völliger Verlust der Roth- und Grünempfindung vorhanden ist, kann noch Restitution erfolgen.[6]) Das Vorkommen einer Nicotinamblyopie ist nicht sehr selten. Unter 18000 Augenkranken fand man sie 21 Mal.[4])

[1]) M. Peter, Leçons de Clinique médicale, 1869, T. II., pag. 500.

[2]) Favarger, Wien. medic. Wochenschr., 1887, No. 11, 12, 13, 14, pag. 323, 360 u. ff.

[3]) Treymann, Berl. klin. Wochenschr., 1884, pag. 687.

[4]) Galezowski, Annales d'hygiène publ., 1884, 3. Sér., T. XI., pag. 47.

[5]) Viardin, Bulletin général de Thérapeutique, 1867. T. LXXII., pag. 141.

[6]) Uhthoff, Archiv f. Ophthalmologie, 1887, Bd. XXXIII, pag. 257 ff.

und unter 204 Fällen retrobulbär-neuritischer Sehnervenaffection war in einer anderen Beobachtungsreihe 23 Mal der Tabak die Ursache.[1])

Die Augenerkrankung scheint meistens doppelseitig, entweder schnell oder in langsamer Entwickelung einzutreten. Doch kommt sie sicher auch monocular vor. Bei vielen der davon befallenen Menschen besteht eine besondere Idiosynkrasie gegen den Tabak. Sie haben einen schmutzig-gelblichen, „tabakfahlen" Teint. Die Pupillen sind meistens eng und reagiren auf Licht selbst in Fällen schwerer Sehstörung. Vereinzelt fand man Thränenfliessen und im Stadium der Reizung eine leichte, spastische Retraction der Oberlider. Es handelt sich gewöhnlich um eine relative, centrale Gesichtsfeldstörung, ein centrales Scotom für Roth und Grün, bisweilen auch in geringem Umfange im Blau. In einigen Fällen kommt es zu partiellem oder völligem Verlust der Roth- und Grünempfindung in den peripherischen Theilen des Gesichtsfeldes.[1]) Ganz vereinzelt findet man (meist bei Nicotinismus in Verbindung mit Alkoholismus) kleine, absolute, centrale Gesichtsfelddefecte, umgeben von zunächst einer blaublinden und darauf noch grösseren roth- und grünblinden Zone bei im Wesentlichen normalen Aussengrenzen der Gesichtsfelder für Weiss. Ausnahmsweise kann der absolute centrale Defect auch grösser sein.[1]) Die Aussengrenzen der Gesichtsfelder werden in der Regel normal befunden. Bei ganz abnormer Ausdehnung der centralen Gesichtsfeldlücken sollte auch eine Einschränkung der peripherischen Grenzen zu Stande kommen. Die Möglichkeit hierfür ist für blaue und weisse Objecte erwiesen. Neuerdings ist jedoch auch eine relativ häufige Einengung der Aussengrenzen beobachtet worden.[2])

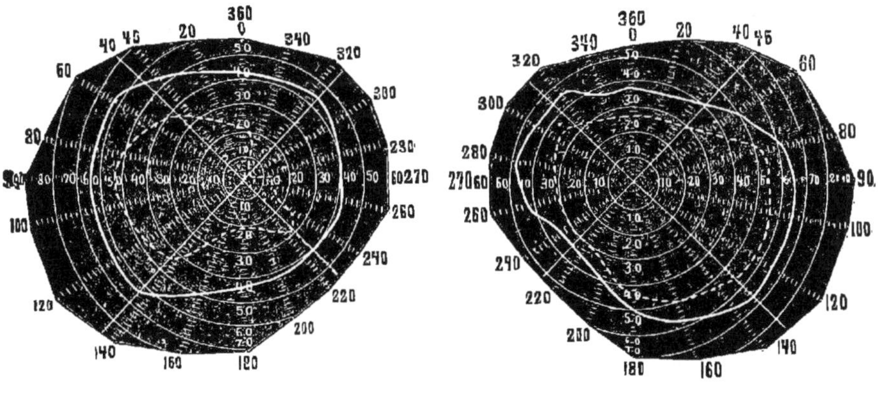

L. ——— Aussengrenzen. .... Blau. R.

Raucher. Beiderseits Finger in 2–3 m. Binocular in 4 m. Nur blau erkannt. Nasale Hälfte trübroth, noch etwas erhaben; temporale stahlgrau. Reduction für Schwarz-Weiss. Einengung von Blau. Fehlen von Roth und Grün. (Brauchli.)

Die Form der Scotome war in relativ zahlreichen Fällen jene typisch horizontal ovale, elliptische, nach aussen weiter als nach innen vom Fixirpunkt reichend, so dass letzterer ungefähr den einen Brenn-

[1]) Uhthoff, Archiv f. Ophthalmologie, 1887, Bd. XXXIII., pag. 257 ff.

[2]) Brauchli, l. c., pag. 30.

punkt der Ellipse bildet, die Grenzen des Scotoms aber annähernd mit denjenigen des normalen Gesichtsfeldes parallel laufen. Man glaubte, dass der reinen Tabakamblyopie ein paracentral gelegenes, relatives Scotom zukäme, der Alkoholamblyopie ein pericentrales [1]) oder dass doch das paracentrale Scotom bei Tabak relativ häufiger sei. Der differentiell diagnostische Werth dieses Symptoms wurde als nicht zutreffend erwiesen, da beide Formen bei jedem dieser Zustände vorkommen können. Erblindung scheint nicht oder doch nur äusserst selten vorzukommen. Bei einer Anzahl solcher Kranken sah man die Sehschärfe nicht unter $^6/_{200}$ sinken. Andere Beobachter fanden an ihrem Material eine bedeutende Herabsetzung der Sehschärfe bei binocularer Amblyopie, verbunden mit Hemeralopie,[2]) und bei monoculärer Amblyopie auch schliesslich absolute Amaurose (30 resp. 50 Cigarren täglich), oder auch eine Abnahme der Sehkraft bis zum Schattensehen.

Neben der Minderung der Sehschärfe soll sich noch ein Phänomen einstellen, dass als „Contraste successif des couleurs" bezeichnet worden ist. Wenn man dem Kranken mehrere Farben zu gleicher Zeit vorzeigt, vermag er dieselben nicht zu erkennen, wohl aber wenn man jede Farbe einzeln bestimmen lässt. Er erkennt z. B. Blau; legt man aber schnell Gelb hinzu, so sieht er Grün. Wegen der gesteigerten Sensibilität der Retina bleibt der Eindruck der blauen Farbe so lange, dass eine Vermischung des hinzukommenden Gelb mit Blau zu Grün stattfindet.[2]) Auch eine Neigung zu Nachbildern wurde beobachtet. Gelegentlich constatirte man gleichnamiges Doppeltsehen. Nach einzelnen Beobachtern sehen Raucher am Abend, in der Dunkelheit schlechter. Das Gegentheil ist häufiger angegeben worden. Die Rückbildung der Scotome erfolgt der Regel nach in allmählicher Verkleinerung von der Peripherie nach dem Centrum. In verschiedenen Fällen von ovalem Scotom sah man aber auch erst den Fixirpunkt frei werden und den neben dem Centrum nach aussen gelegenen Theil des Scotoms zuletzt verschwinden resp. lange beharren. Die Sehschärfe hält mit der centralen Farbenstörung oft ziemlich gleichen Schritt, kann aber fast voll sein, während Scotom für Roth und Grün noch besteht und den Fixirpunkt mit einschliesst. Es sei auch darauf hingewiesen, das trotz Ermässigung des Cigarrenverbrauchs und selbst nach völliger Enthaltung nicht nur nicht Besserung, sondern noch einige Wochen Verschlimmerung und dann erst Wiederherstellung erfolgen kann.[3]) Ophthalmoskopisch erkennt man meistens eine atrophische, milchige Verfärbung der temporalen Papillentheile. Es ist wahrscheinlich, dass es sich stets dabei um ausgesprochene anatomische Veränderungen interstitiell neuritischen Charakters im Sehnervenstamm handelt. Die Gefässe wurden auch verdünnt gefunden.

Seitens des Gehörorgans fand man Tubenschwellung und Congestion der Trommelhöhle mit ihren Folgezuständen. Die Kranken klagen über Ohrensausen und andere Binnengeräusche sowie Abnahme des Gehörs. Bei den höheren Graden des Nicotinismus kommt es zu Parese und Paralyse der Hörnerven und damit zu unangenehmen Gehörs-

---

[1]) Hirschberg, Deutsche Zeitschr. f. prakt. Medicin, 1878, No. 18.

[2]) Galezowski, Le mouvement médical, 1877, No. 27, ref. in Jahresber. f. d. ges. Medicin, 1877, II., pag. 461.

[3]) Filehne, Archiv f. Ophthalmologie, Bd. XXXI., 2, pag. 1.

störungen, Ohrensausen etc. Vielleicht handelt es sich hier auch um neuritische Processe.

Das Centralnervensystem kann in einer oder der anderen seiner mannigfachen Functionen ebenfalls leiden. So wurde die Beobachtung gemacht, dass in höheren Schulen die Nichtraucher bessere Fortschritte als Raucher, namentlich die starken Raucher machten. Wo Kinder von 9—15 Jahren rauchten, fand man Abnahme der Intelligenz, Faulerwerden und Neigung zu geistigen Getränken. Erwachsene, übermässige Raucher leiden nicht selten an Kopfdruck, Schlaflosigkeit, ausnahmsweise an Schlafsucht. Die Stimmung ist gewöhnlich trübe. Es besteht Unlust, auch Unfähigkeit zur Arbeit. Als besonders unangenehm wird der Schwindel der Raucher bezeichnet. Wird bei nüchternem Magen geraucht, dann ist der Schwindel am Morgen am stärksten. Es sind gewöhnlich solche Raucher, die auch an Angina, Anorexie und unregelmässigem Puls, Kopfschmerzen, die besonders ihren Sitz in den Schläfen haben, Dyspnoe, Constriction in der Brust u. s. w. leiden. Der Kranke fühlt eine eigenthümliche Leere und hat die Empfindung, als sollte er das Bewusstsein verlieren. Er macht die grössten Anstrengungen sich zu sammeln, vermag es aber nicht. Die Bewegungen werden unzusammenhängend und die Sinnesorgane empfangen täuschende Eindrücke. Alles scheint dem Kranken in drehender Bewegung zu sein. Auch Neuralgieen können durch dieses Leiden hervorgerufen werden. Bei einem Arbeiter, der 40 Jahre in einer Tabakmanufactur beschäftigt war und Tabakpräparate viel berührte, fand sich Anästhesie an den unteren Gliedmassen neben motorischen, später die Form einer Hemiplegie annehmenden, Störungen.[1]) Auch bei starken Rauchern sind Unsicherheit in den Bewegungen, selbst Anzeichen einer Ataxie, lähmungsartige Schwäche der Sphincteren, Zittern, sowie vereinzelt Krampfsymptome beobachtet worden.

Neuerdings wurde auch über Nicotinpsychosen Mittheilung gemacht. Dieselben sollen bei Rauchern selten, häufiger bei Schnupfern, noch häufiger bei Tabakkauern sein. Das Prodromalstadium dauert ca. 3 Monate und hat als Symptome: Allgemeines Unwohlbefinden, Unruhe, Angst, Schlaflosigkeit, Unlust, Depression, oft mit religiöser Färbung. Weiterhin kommt es zu Präcordialangst und daran schliesst sich die eigentliche Psychose. Dieselbe hat 3 Stadien: 1. Hallucinationen in allen Sinnen, Wahnvorstellungen mit Neigung zum Selbstmord, trübe Stimmung, Schreckanfälle und im Anschluss daran Gewaltthätigkeiten und Schlaflosigkeit; 2. Gehobene Stimmung, leichter maniakalischer Zustand, angenehme Hallucinationen, und nach etwa 2—4 Wochen wieder Abspannung, auf die später wieder ein maniakalischer Zustand folgt; 3. Die Intervalle zwischen Aufregung und Abspannung werden kürzer. Der Kranke wird empfindlich und leicht reizbar, hat aber im Uebrigen für seine Umgebung keine sonderliche Aufmerksamkeit. Die Auffassung und das Gedächtniss leiden.[2])

Die Prognose ist im ersten Stadium gut, wenn der Tabak eingestellt wird. Die Heilung erfolgt in 5—6 Monaten. Im zweiten Stadium erfordert die Heilung 1 Jahr und im dritten ist keine zu er-

[1]) Gilbert et Letulle, Brit med. Journ., 1889, 16 Nov., pag. 1125.
[2]) Kjelberg, Internat. medic. Congress zu Berlin, 1890.

warten. Man wird abwarten müssen, ob diese etwas apodiktischen Angaben auch von anderer Seite Bestätigung erfahren werden.

Bei der Section eines Nicotinisten fiel besonders die Anämie des Gehirns sowie der vollkommen blutleere Zustand des Herzens auf.

Die Therapie des Nicotinismus hat in erster Reihe die Entziehung des Genussmittels anzustreben. Dies scheint meistens zu gelingen. Jodkalium, Laxantien, warme Bäder sollen die Ausscheidung des etwa im Körper noch vorhandenen Giftes beschleunigen helfen. Gegen den Schwindel wurden subcutane Aetherinjectionen empfohlen, gegen die Amblyopie: Strychnin oder Extr. nuc. vomicarum und Extr. Hyoscyami oder Quecksilberbijodid, Pilocarpininjectionen u. A. m. Auch gegen die Gehörsstörungen sollten die Pilocarpininjectionen von Nutzen sein.

Faba Calabarica. — Physostigmin.

Die Physostigminsalze färben sich in Lösung nach nicht langer Zeit bei Einwirkung von Luft und Licht röthlich bis tiefbraunroth. Von dem schwefelsauren Salze gilt dies in derselben Weise als von dem salicylsauren. In Substanz hält sich das erstere auch nur viel kürzere Zeit unverändert als das letztere. Ob mit der Rothfärbung eine Aenderung oder Verlust mancher Wirkungen verknüpft ist, lässt sich nach den bisherigen Beobachtungan kaum beantworten. Thierversuche geben darüber keine entscheidende Auskuft. Die anfänglich erregende, später lähmende Wirkung auf die Muskulatur, die Athmung und den Darm sah ich in gleicher Art auch bei Anwendung dunkelrothbrauner Lösungen entstehen. Dies schliesst nicht aus, dass die Stärke der Wirkung zumal auf die Athmung eine Aenderung erfahren und manches andere, beim Thiere nicht erkennbare Symptom als Nebenwirkung beim Menschen dadurch bedingt werden kann. Angeblich soll der Zusatz von Borsäure oder schwefliger Säure die Rothfärbung verhindern. Seit der Erkenntniss der Wirkungsart der Calabarbohne wurde das Extract oder das Physostigmin gegen hyperkinetische Krankheiten, Strychninvergiftung, ferner zur Anregung der Darmperistaltik innerlich oder subcutan verwandt. Zu Einträuflungen in das Auge hat es in der Ophthalmologie bei Glaucom, Accomodationslähmung und anderen Krankheitszuständen Benutzung gefunden. Wie andere Arzneistoffe schafft auch dieses nicht immer den erhofften Erfolg, bisweilen, wie bei Epilepsie[1]) Verschlimmerung bestehender Krankheiten und häufig Nebenwirkungen unangenehmer Art. Für das Entstehen der letzteren kommt sicherlich auch die Beschaffenheit des benutzten Präparates in Frage. Extracte und Tincturen sind sehr ungleichmässig und deshalb schon wegen ihres wechselnden Gehaltes an Alkaloiden vollkommen unzuverlässig. Aber auch das Physostigmin. salicylicum kommt nicht in immer gleicher Beschaffenheit, oft stark calabarinhaltig, in den Handel. Die Dosen des letzteren Salzes sind bisher meist zu hoch gegriffen worden, soweit es sich um Bekämpfung von Hyperkinesen handelte. Hier sollten anfänglich Mengen von $^1/_{10}$ mg und nicht solche von $^1/_2$—4 mg verabfolgt werden. Indivi-

[1]) Harnack u. Witkowski, Archiv f. exper. Pathol. u. Pharmak., Bd. V., p. 415.

duelle Verschiedenheiten bei gewissen Krankheiten können auch zu Nebenwirkungen führen; doch steht diese Ursache an Bedeutung gegen die vorgenannten weit zurück.

Bringt man das Calabarextract oder das Physostigmin in das Auge, so durchdringen sie die Cornea, werden in den Augenflüssigkeiten vertheilt und wirken direct auf Iris und Tensor ein. v. Graefe fand, dass unmittelbar nach Instillation einer Lösung des alkoholischen Extracts in Glycerin, je nach der Individualität der betreffenden Person und der Concentration des Mittels schwankend, ein Beissen im Conjunctivalsack mit entsprechender Reflexwirkung auf den Orbicularis und die Thränensecretion entsteht. Später, wenn die Myosirung und die Accomodationsveränderungen beginnen, klagen die Kranken über eine peinliche, spannende Empfindung theils längs des Aequator bulbi, theils vor demselben in der Gegend des Ciliarkörpers. Andere geben ein nervöses Wehe im ganzen Augapfel an, welches nach Art der Ciliarneurose längs der Supraorbitalnerven ausstrahlt und sich auch wohl migränenartig auf die entsprechende Kopfhälfte verbreitet. Es wird hierbei unentschieden gelassen, ob sich bei diesen Schmerzen der Spasmus im Tensor oder Sphincter mehr betheiligt. Mehrfach wurde auch nach einer solchen Behandlung heftige Conjunctivitis beobachtet. In einer Beobachtungsreihe wurden trotz wochenlangen Fortgebrauches einer schwefelsauren Eserinlösung 1 : 15—20 keine unangenehmen Nebenwirkungen bis auf ein leichtes Gefühl von Brennen nach der Einträuflung geklagt. Brachte man aber Eserin-Vaselin in das Auge, so wurde dies nicht so gut vertragen und es erschien gleich anfangs Reizung des Auges mit ziemlich heftigem Gefühl von Brennen.[1]) Ein starker klonischer Lidkrampf entstand bei einer Dame, die bei Cataract in jedes Auge etwas von einer Lösung von 0,06 Physostigmin : 4 g Wasser gebracht hatte. Bisweilen findet sich der Accomodationskrampf zu heftig ausgeprägt. Es wird ferner angegeben, dass auch bei scheinbar rationellstem örtlichem Gebrauch des Physostigmins sich Iritis einstellen kann.

Nach der, meist nur örtliche erhöhte Empfindlichkeit erzeugenden, subcutanen Beibringung stellt sich bisweilen eine reichliche Schweissabsonderung[2]) etwa $^1/_2$ Stunde nach der Einspritzung, sowie auch leichte Röthung des Gesichtes ein. Sowohl nach Einspritzung in das Unterhautzellgewebe als nach Einträuflung in das Auge[3]) kommt Speichelfluss zu Stande. Auch kleine Dosen von Calabarextract rufen bisweilen Schmerzen im Magen, Uebelkeit und allgemeines Unbehagen hervor. Jede Art der Anwendung des Extractes oder eines Physostigminsalzes kann Nausea und häufiges Erbrechen veranlassen. Nicht selten ist dieses von Durchfall und schweren Abdominalschmerzen gefolgt, die zu Ohnmachten Veranlassung geben können. Bei choreakranken Kindern fand man Contractionen des Zwerchfells und der Bauchmuskeln, so dass der Leib sich mit grosser Schnelligkeit dehnte und zusammenzog und der dadurch veranlasste Schmerz Schreie entlockte.[4]) Sehr selten findet sich in den diarrhoischen Entleerungen Blut.

[1]) Emmert, Centralbl. f. Augenheilk., 1881, Bd. V., pag. 127.
[2]) Lodderstaedt, Berl. klin. Wochenschr., 1888, pag. 336.
[3]) Rumszewicz, The London medic. Recorder, 1888, 20. Febr., pag. 75.
[4]) Cadet de Gassicourt, Gazette hebdom. de Médec., 1876, No. 7, pag. 109.

Störungen in der Herzthätigkeit kommen häufiger vor. Die Pulsfrequenz sinkt bedeutend, der Puls wird klein, fadenförmig, die Radialarterien eng. Das Gesicht wird todtenbleich, kalte Schweisse entstehen auf der Stirn. Schwere Ohnmacht, bedrohliche Herzschwäche, Präcordialangst mit Herzpalpitationen, Unregelmässigkeit der Herzthätigkeit können in mannigfacher Combination und, je nach der Individualität in verschieden grosser Heftigkeit, nach Einspritzung von Physostigmin oder andersartiger Anwendung entstehen. Die zuvor erwähnten, krampfartigen Bewegungen des Zwerchfells verbanden sich in einem Falle mit Spasmus glottidis und vorübergehender Dyspnoe. Gelegentlich sah man auch die Körperwärme auf 35,8—36,6° C. sinken. Nach dreitägiger Anwendung des Extractes entstand bei einem Kranken Harnverhaltung in Folge von Krampf des M. sphincter vesicae. Es wurde hierdurch Catheterisiren nothwendig. Gelegentlich der Leibkrämpfe beobachtete man auch bei choreakranken Kindern unvollkommne Erectionen des Penis.

Mancherlei Nebenwirkungen können auch seitens des Centralnervensystems entstehen. So machen sich nach Anwendung am Auge sowie nach subcutaner Injection manchmal heftige Stirnkopfschmerzen bemerkbar. Es kommt auch vereinzelt zu Schwindel und Schwäche der Muskulatur. Die letztere kann in einen lähmungsartigen Zustand übergehen, der jedoch nur eine kurze Dauer hat. Bei einer Frau, der Physostigmin wegen Cataract in das Auge gebracht wurde, entstand der bereits erwähnte klonische Krampf der Augenlider und daran schloss sich eine spasmodische Steifheit in der Oberlippe, dann am linken Kiefer, und nach einer Stunde auch in den Armen. Das Gedächtniss war gestört, und die Intelligenz etwas verwirrt. Nach 3 Tagen erfolgte Genesung.[1])

Energischer gestaltete sich die Einwirkung bei einem epileptischen Idioten, dem drei Dosen von je $^1/_2$ mg an 3 Tagen subcutan eingespritzt wurden. Am zweiten Tage fühlte er sich sehr unwohl, weigerte sich das Bett zu verlassen, klagte über seinen stark contrahirten Leib, der in der linken Fossa iliaca gedämpften Percussionsschall zeigte, und bekam an diesem und den nächsten Tagen eine grosse Reihe von epileptischen Anfällen, die sich in einer Nacht in fast ununterbrochener Folge und mit kaum viertelstündlichen Intervallen wiederholten. Am anderen Morgen (24 Stunden nach der letzten Physostigmingabe) bestand grosse Hinfälligkeit und Bewegungsschwäche, erschwerte Athmung und Gastricismus. In der nächsten Nacht erschienen wieder Unruhe und zahlreiche Anfälle und Tags darauf befand sich der Kranke in einem bedrohlichen Zustand körperlicher Schwäche. Auch psychisch war er ungewöhnlich mitgenommen. Er sah verwirrt aus, gab auf Fragen keine Antwort, versuchte aus dem Bett aufzustehen, fiel dann vor Schwäche um u. s. w. Noch deutlicher war die psychische Störung am nächsten Tage. Der Kranke lag mit eigenthümlich verzücktem Blick wie in Ekstase da, blickte beständig in die Höhe, als sähe er dort etwas, wonach er griff, und schrie manchmal ganz unmotivirt laut auf. Zugleich traten von Zeit zu Zeit Contractionen einzelner Muskeln auf. Vorübergehend erschien noch am

[1]) Dunlop, The Lancet, 1887, 26. March., pag. 621.

folgenden Morgen geistige Benommenheit, dann schwanden diese Nebenwirkungen, die sicher nur dem Physostigmin ihr Entstehen zu verdanken hatten. —

Pikrotoxin.

Dieser Bestandtheil der Kokkelskörner ist mehrfach arzneilich gegen Krampfzustände, Nachtschweisse der Phthisiker empfohlen, aber nur selten angewandt worden. Die schweissmindernde Wirkung bei Phthisikern soll in $^2/_3$ der Fälle eintreten. Nebenwirkungen sah man, als früher Kokkelskörner in Salbenform gegen Favus Verwendung fanden, auch bei dieser Art der Anwendung nicht selten auftreten. Vereinzelt sind sogar hierbei Todesfälle zu Stande gekommen. Bei Epileptikern ruft das Mittel nach subcutaner Anwendung von 0,0015—0,0018 g constant in 20—30 Minuten einen Anfall hervor. Sollte demselben doch noch eine ausgedehntere Anwendung beschieden sein, so werden Nebenwirkungen, wie das Strychnin sie äussert, nicht ausbleiben. Nach 0,025 g Kokkelskörner entstanden z. B. Steifheit der Glieder mit ziehenden Knochenschmerzen, Neigung zum Erbrechen und Starrheit des Blickes.

Moschus.

Moschusbeutel mit reinem, unverfälschten Moschus kommen kaum noch im Handel vor. Auch das aus dem Beutel herausgenommene Moschus unterliegt den mannigfaltigsten Verfälschungen. Zu letzteren verlockt der hohe Preis des Mittels, das ich für eines der besten excitirenden Mittel halte, die wir besitzen. Dasselbe sollte nicht in der Agone, sondern überall da, wo Erregung des Centralnervensystems, des Herzens und der Athmung erforderlich ist, in subcutaner Injection angewandt werden. Es liesse sich hierfür die Tinctur gebrauchen, doch müsste man unter allen Umständen die Garantie haben, dass mit derselben nicht eine „Verlängerung", d. h. eine verbotene Verschlechterung durch Verdünnung vorgenommen wurde. Es giebt für dieses Mittel eine individuelle Idiosynkrasie. So wird berichtet, dass eine Frau wohl gern den Geruch dieses durchdringenden Reizmittels ertrug, sich aber durch dessen inneren Gebrauch einen „krampfhaften Zustand" zuzog. Vereinzelt bewirkte die Einspritzung einer, überflüssiger Weise mit Aether versetzten, wässrigen Lösung einmal leichte Verschorfung, in einem zweiten Falle längere Zellgewebsinduration ohne Abscedirung. Für die bessere Aufnahme des Mittels bei dieser Art der Anwendung in Collapszuständen u. s. w. ist mein Vorschlag:[1]) einen warmen Umschlag auf die Injectionsstelle aufzulegen oder erwärmte Lösungen anzuwenden, zu berücksichtigen. Hin und wieder entsteht nach kleinen Moschusdosen, vielleicht wegen eines subjectiven Widerwillens gegen das Mittel Erbrechen ohne Verdauungsstörungen. Auch Durchfälle sind nach der Einführung in den Magen vereinzelt beobachtet worden.[2]) Einer älteren Angabe nach, soll Moschus bisweilen im Darm hämorrhagische Erosionen hervorrufen. Es wäre wichtig, diese Angabe nachzuprüfen. Genauere Beobachtungen als die bisherigen werden auch festzustellen haben, ob Schwindel, Kopfschmerzen und Erregung der Geschlechtsthätigkeit dadurch zu Stande kommen können.

[1]) L. Lewin, Berlin. klin. Wochenschr., 1887, No. 30.
[2]) Mitscherlich, Lehrb. d. Arzneimittellehre, 1849, Bd. II., pag. 369.

III. Alterantia.

Quecksilberverbindungen.

Allgemeine Betrachtungen.

„Ἀσκεῖν περὶ τὰ νοσήματα δύο; ὠφελέειν ἢ μὴ βλάπτειν.“ Nicht passender kann dieses so wichtige Kapitel als mit den vorstehenden Worten des Hippocrates eingeleitet werden. Denn es giebt kein Heilmittel, von dem man Nutzen und Schaden Jahrhunderte hindurch in solcher Ausdehnung und so grob sinnfällig beobachtet hat, als vom Quecksilber. Von Dioscorides an, der das Quecksilber anschuldigte, durch seine Schwere die Eingeweide zu zerstören, bis zu den Arabern, die, wie Serapion nicht nur schädliche Wirkungen des Metalls theoretisch erschlossen, sondern dadurch herbeigeführte Todesfälle sahen, bis weiter durch die Jahrhunderte zu Ulrich v. Hutten, in unserem Jahrhunderte zu Louvrier, Rust und bis auf moderne Beobachtungen findet man in reicher Zahl Beläge für die aufgestellte Behauptung. Die Schattenseiten dieses Mittels interessiren mich hier allein. Eine historische Darstellung davon zu geben, wie die Kenntniss derselben allmählich anwuchs, wie in tausenden von Fällen die unerwünschten Wirkungen genau beobachtet, beschrieben und klassificirt wurden und wie man dann doch wieder in gewissen Epochen alle jene Erfahrungen kühn vernachlässigen zu können glaubte, würde den Rahmen dieses Buches überschreiten. In grossen Zügen werden die folgenden Kapitel dieses Verhalten wiederspiegeln. Sie werden davon Kunde geben, dass der glaubhafte Ausspruch Hutten's: „adeo durum erat hoc curationis genus ut perire morbo complures, quam sic levari mallent“ und die sich daran schliessende Schilderung der Leiden, denen Syphilitiker durch die damalige Methode der Schmierkur ausgesetzt waren, auch noch in unserem Jahrhundert von gar vielen, Quecksilber gebrauchenden Menschen leider zu oft gethan worden ist. Nie hat es an verständigen Warnern gefehlt, welche nicht nur das medicinische Thun ihrer Zeit verstanden, sondern auch mit rückwärts gewandtem Blick den wahren thatsächlichen Erwerb vergangener Zeiten umfassten. „Et ideo maxime cavendum erit, ne nimium inungamus“ warnte Prosper Borgarutius, und nach ihm mancher Andere — leider gab es aber auch immer genug Aerzte, die

das dünne Zweiglein ihrer Eintagserfahrungen für so kräftig hielten, als wäre es der alte Stamm jahrtausendalter Medicin.

Die folgenschwersten Nebenwirkungen der Quecksilberverbindungen, hauptsächlich der grauen Salbe, sind um die Mitte dieses Jahrhunderts im Ganzen wenig mehr beobachtet worden, so dass Fournier noch in neuerer Zeit von ihnen sagen konnte: „on n'en conserve plus guère que le souvenir“ Es ist dies aber doch ein Irrthum. In unserer Zeit ist die Mercuromanie in anderer Gestalt wieder erstanden. Der Sublimatverband hat viele Opfer gekostet, und die Einspritzung unlöslicher Quecksilberverbindungen in das Unterhautbindegewebe oder die Muskeln verrichteten in manchen Fällen das, was eine volle Schmierkur alter Aerzte veranlasste — Tod der Weichtheile, Nekrose der Knochen. Ulrich v. Hutten schrieb: „Omnibus certe exulcerabantur fauces, lingua et palatum, intumebant gingivae, dentes vacillabant; sputum per ora sine intermissione profluebat, omni protinus foetore olentius, tanto contagio, ut quicquid alluisset, statim inquinaret ac pollueret. Unde et labia sic contacta ulcus trahebant et intus buccae vulnerabantur.“ Auch in unserer Zeit sah man manchen derartigen Fall, in dem nicht nur Verletzung von Zahnfleisch, Zunge, Wangen, sondern auch z. B. totale Nekrose des Alveolarrandes des Unterkiefers [1]) erfolgte. Die wunderlichen, durch mehrere Jahrhunderte sich fortsetzenden Kämpfe über die unerwünschten Quecksilberwirkungen, welche den Einen Anlass gaben und noch geben, Quecksilber ganz zu meiden, und die Anderen in dem ausgedehntesten Gebrauche desselben nicht irre gemacht haben, sind heute noch nicht beendet. Jene haben Unrecht und diese nicht Recht. Der Kernpunkt der Frage liegt in der guten Kenntniss solcher Stoffe. Die selbstverständliche Bedingung, dass, wie der Handwerker sein Handwerkszeug, so der Arzt die Medicamente kennt, ist nicht immer erfüllt, recht oft nicht einmal bei denen, von denen man solches besonders voraussetzen sollte. Die „ineptae formulae“ über die van Swieten klagte, sie spielen auch heute noch, zumal bei vereinzelten Dermatologen, eine Rolle. Ich bin davon überzeugt, dass noch nicht alle Nebenwirkungen bekannt sind, welche Quecksilber hervorbringen kann. Die Geschichte der Nebenwirkungen des Chinin spricht für das langsame Bekanntwerden von solchen. Aber was einmal bekannt ist, das sollte nicht immer wieder bezweifelt werden. Derartige praktische Erfahrungen gehören ja zu dem festen Besitzthum der modernen Medicin, die leider so Vieles nur in labilem Gleichgewichte besitzt. Leugnen zu wollen, dass Quecksilber Brand in der Mundhöhle erzeugen könne, heisst gegen absolut sicher stehende Thatsachen die Augen entweder aus doctrinärem Voreingenommensein oder aus anderen Gründen verschliessen. Marshall Hall verwahrte vor langer Zeit einmal das Quecksilber davor, Ursache dieser bösen Nebenwirkung sein zu können — eine Ansicht, die von böswilligen Personen benutzt worden sei, achtbare Praktiker vor Gericht zu ziehen, als hätten sie jene Krankheit veranlasst. Ob ein Verschulden eines Arztes in einem solchen Falle vorliegt, ist in Bezug auf die Frage selbst gleichgültig. Man kann die Person hierbei freisprechen, aber muss die Thatsache zugeben. Da in der Medicin Niemand auf bestimmte Heilmethoden ein-

[1]) Audry, Prov. médic., 1888, 17. Mars.

geschworen werden kann, so hat Jeder auch das Recht zu heilen wie es ihm beliebt. Lehnt er sich hierbei vollends an zur Zeit klinisch benutzte Verfahrungsweisen an, so wird gewiss keine strafbare Schuld ihn treffen, selbst wenn diese Methoden recht schlecht sind.

Manche Syphilitiker kommen nicht zur Genesung, andere leiden bedeutend unter den Nebenwirkungen des Quecksilbers. Was lag näher als die Schuld den vorhandenen Quecksilberverbindungen zuzuschreiben? Eine schier endlose Reihe von neuen wurde deswegen dargestellt und empfohlen, sehr viele nur zum Nutzen der Darsteller. Ich habe die Ueberzeugung, dass die Syphilis gleich gut oder gleich schlecht durch jedes lösliche oder unlösliche Quecksilberpräparat geheilt werden kann. Der menschliche Körper vermag jede, auch unlösliche Quecksilberverbindung löslich zu machen und aufzunehmen, und hat wahrscheinlich ein ganz begrenztes Aufnahmevermögen für Quecksilber. Die Bedingungen, unter denen eine vollkommene oder unvollkommene Heilwirkung durch Quecksilber erfolgt, sind bisher nicht erkannt worden. In erster Reihe kommen wahrscheinlich die mannigfachen zeitlichen Verhältnisse des syphilitischen Krankheitszustandes und sodann erst die absolute Menge des in Lymphe und Blut, resp. an die Krankheitsherde gelangenden Quecksilbers in Frage. Das längere oder kürzere Verweilen des Quecksilbers im Körper, das für die Heilung ebenfalls von Bedeutung ist, hängt wesentlich von individuellen Verhältnissen ab, derart, dass in einigen Fällen die Ausscheidung gleichmässig in Wochen oder gar Monaten vor sich geht, in anderen ein zeitweiliges Festlegen des Metalls in parenchymatösen Organen und späteres Löslichwerden stattfindet.

Es giebt kein Quecksilberpräparat, das frei von Nebenwirkungen ist und es giebt keine besonderen Nebenwirkungen, die dem einen oder anderen Quecksilbersalz zukommen. Die nach Einspritzung von löslichen oder unlöslichen Quecksilberverbindungen in das Unterhautbindegewebe oder die Muskeln entstehenden Nebenwirkungen, wie Schmerzen, Indurationen, Abscesse, kommen allen Quecksilberverbindungen als solchen zu und hängen nicht immer von Eiweissfällung durch dieselben ab. Ihr Entstehen wird neben anderen Umständen von individuellen Verhältnissen bedingt. Es steht nicht bei uns, sie sicher zu vermeiden. Es ist aber als ein Kunstfehler anzusehen, wenn man Quecksilberverbindungen, die nicht von dem Arzneibuche maximal dosirt sind, innerlich oder äusserlich gleichzeitig oder kurz vor und kurz nach solchen Mitteln gebrauchen lässt, die mit dem ersteren im Körper eine maximal dosirte Quecksilberverbindung liefern. So soll nicht graue Salbe oder auch Calomel und Jodkalium oder andere Jodverbindungen, auch nicht Quecksilberjodür mit Jodkalium verabfolgt werden, weil im letzteren Falle sich aus dem niedriger maximal dosirten Jodür das giftigere Quecksilberjodid bildet.

Vielfach ist der Versuch gemacht worden, das Entstehen der Nebenwirkungen des Quecksilbers wissenschaftlich zu begründen. Keine dieser Erklärungen kann irgend einen Werth beanspruchen. Die Parallelstellung der vom Sublimat erzeugten mit der Fermentintoxikation ist unfruchtbar. Dort wie hier soll es sich um eine Gerinnung des Blutes innerhalb der intacten Gefässbahn handeln. Das Sublimat solle auf die weissen Blutkörperchen oder die Bizzozero'schen Blutplättchen oder andere, die Gerinnung veranlassenden Elemente einwirken. Ich nenne diese Erklärung deswegen unfruchtbar, weil jeder Versuch sie mit der Wirkung von Stoffen in Einklang zu bringen, die dem Sublimat ähnlich auf Eiweiss und Blut wirken, sofort zeigt, dass die Symptome, die durch die letzteren hervorgerufen werden, durchaus verschieden von denen der Quecksilberverbindungen sind. Es ist ferner hervorzuheben, dass, wenn solche Gerinnsel entstehen, dieselben ein Quecksilberalbuminat darstellen, das in Chloralkalien und zwar in soviel, als das Blut besitzt, löslich sind. Wäre dies letztere aber selbst nicht möglich, so müsste bei eingetretenen Darmveränderungen oder anderen Nebenwirkungen die Darreichung von Kochsalz in grossen Mengen von Nutzen sein, was nicht der Fall ist. Es handelt sich hier um, zum Theil elective, und eigenartige, keinem anderen Stoffe zukommende Einwirkung des Quecksilbers auf gewisse Organe, für die bisher weder eine anatomische noch chemische befriedigende Deutung gegeben wurde. Es muss aber eine bestimmte, feinere chemische Beziehung des Quecksilbers zu gewissen Geweben geben. Neuerdings meinte man, dass die Wirkung des Quecksilbers auf die Gewebe einer Reductionswirkung gleichzusetzen sei. Es erweiche, ulcerire, erzeuge dort Eiterung, wo die Sauerstoffzufuhr gehemmt sei. Im Munde und Dickdarm spielten sich durch die vorhandenen Mikroorganismen ständig Reductionsprocesse ab. Daher sei dort wenig Sauerstoff und in Folge dessen wirke dort das Quecksilber am schlimmsten. Bei Kindern und Greisen ohne Zähne und bei guter Beschaffenheit der Zähne sei im Munde wenig Reduction und deswegen sei hier die Quecksilberwirkung gering. Ich habe diese Anschauung reproducirt, um dadurch allein zu zeigen, welche sonderbaren Dinge ein medicinischer Kopf ersinnen kann. Wie manche andere derartige Aperçüs ist auch dieses ohne jede thatsächliche Unterlage — für den Wissenden nur blendendes Wortgeklinge. So liesse sich z. B. mit derselben Berechtigung auch das Gegentheil als Hypothese aufstellen. Denn es ist nicht einzusehen, weshalb thatsächlich alle Oxydationsstufen des Quecksilbers die Gewebe angreifen, und weswegen das Quecksilber vor sauerstoffreichem Gewebe Halt machen sollte. Ausserdem laufen noch an manchen anderen Körperstellen an der Haut, im Fettgewebe u. s. w. sehr lebhafte Reductionsvorgänge ab, ohne dass so schwere Veränderungen an ihnen durch Quecksilber erzeugt werden, wie z. B. im Munde. Müssen wir nun so bezüglich des Wesens dieser Nebenwirkungen und des Mechanismus ihres Zustandekommens ein Nescimus! aussprechen, so sind doch manche Umstände bekannt, die das Eintreten derselben erklärlich machen. Hierher gehört zuvörderst die in der Neuzeit überflüssigerweise beliebte Einspritzung von unlöslichen Quecksilberverbindungen in das Unterhautbindegewebe. Man schafft dadurch an einer einzigen Stelle ein Reservoir, aus dem der Körper zeitlich uncontrolirbare Mengen des Metalls aufnehmen kann. Da aber erfahrungsgemäss Aufnahme und Ausscheidung des Quecksilbers nicht gleichmässig vor sich gehen, so ist die Möglichkeit des Eintritts von zu viel Quecksilber in das Blut und dadurch bedingte Nebenwirkungen nicht klein.

Die Höhe der Dosis kommt also hier wie auch sonst wesentlich in Betracht. Der geschichtliche Abriss zeigt, was früher hierin geleistet wurde. Die Neuzeit hat Aehnliches aufzuweisen. Der eine injicirt Sublimat subcutan bis zu 0,9 g täglich, der andere in den Uterus Lösungen des Sublimats von 1 : 750, und noch ein Anderer lässt bei einem Menschen mit grauer Salbe schmieren, Calomel innerlich nehmen und Uterus und Vagina mit Sublimatlösung ausspülen, so dass in 14 Tagen ca. 56 g Sublimat, 30 g grauer Salbe und 1,2 g Calomel verbraucht wurden![1]) Ein langer Gebrauch von Quecksilbersalzen steigert oder ruft die Empfindlichkeit für seine Nebenwirkungen bei manchen Menschen hervor. Dass die individuelle Empfänglichkeit für das Quecksilber sehr verschieden ist, wird durch die vorhandenen Mittheilungen reichlich dargethan. Es giebt eine Idiosynkrasie gegen jede, auch die kleinste Dosis irgend einer Quecksilberverbindung. Es kann sich dieselbe bei damit behafteten Menschen durch ein oder mehrere, immer in derselben Art auftretende Symptome kundgeben, so dass z. B. immer nur Hautausschläge, oder Ausschläge mit Fieber, oder Stomatitis erscheinen. Bei solchen Personen ist der Ort der Anwendung gleichgültig, da Aetzung des Orificium uteri ebenso gut wie eine Calomeldosis oder ein Sublimatverband die Nebenwirkungen hervorrufen. Besonders Phthisiker vertragen Quecksilber schlecht. Es giebt aber auch Menschen, selbst Frauen, die langdauernde Curen mit den verschiedensten Quecksilberpräparaten ohne Nebenwirkung vertragen. Man findet ferner nicht nur eine individuelle, sondern auch eine durch die Oertlichkeit bedingte Empfindlichkeit des Menschen gegen Quecksilber. So ist angegeben worden, dass die Empfindlichkeit der Marschbewohner hierfür eine ausnehmend grosse sei,[2]) und dass diese steige und fiele mit dem Chlorgehalt der Luft, d. h. einer grösseren oder geringeren Beimengung von Chlornatrium und verwandten Salzen in feiner Vertheilung. Auf der See, auf Inseln und an der Meeresküste würde dieser Einfluss sich am meisten bemerkbar machen, um proportional dem Quadrate der Entfernung von der Küste abzunehmen und zu schwinden. Schon Schoenlein kannte diesen Einfluss. Er sprach es aus, dass die „muriatischen Salze die Quecksilberkrankheit befördern“. Darauf gründe sich auch die sonderbare Erscheinung, dass an manchen Orten, wo eine mit Chlor geschwängerte Luft vorhanden ist, die Anwendung des Quecksilbers in der Lustseuche höchst nachtheilig sei. Bei den einzelnen Quecksilberverbindungen werde ich auf den Einfluss hinweisen, den gewisse Krankheiten auf die Entwicklung von Nebenwirkungen des Quecksilbers ausüben. So spricht z. B. die Erfahrung dafür, Calomel nicht bei Hydrocephalus zu geben. Dagegen lehren die bisherigen Beobachtungen, dass z. B. bei Typhus, Meningealleiden, Apoplexie, das Entstehen von Nebenwirkungen erschwert ist. Dass Aehnliches auch bei Collapszuständen, z. B. bei der malignen Cholera der Fall ist, hat wohl seinen Grund in mangelhafter Resorption. Hört diese auf, so können auch Nebenwirkungen entstehen.

Die Art der Aufnahme muss ebenfalls hierbei berücksichtigt werden. Jede Schleimhaut, Wunden, das Unterhautbindegewebe nehmen lösliche und unlösliche Quecksilberverbindungen auf, die Körperhaut metallisches, extinguirtes Quecksilber sowie alle sie reizenden resp.

---

[1]) Elsässer, Centralbl. f. Gynäkologie, 1884. No. 29, pag. 449.

[2]) Dose, Zur Kenntn. d. Gesundheitsverh. d. Marschlandes, Leipzig 1887, p. 3, 4, 9.

ätzenden Salze dieses Metalls. So beobachtete ich an mir selbst, als der Inhalt einer Flasche, die Quecksilber und rauchende Salpetersäure enthielt, sich über meine Hände und Arme ergossen hatte, eine ziemlich heftige und lang dauernde allgemeine Quecksilberwirkung. Zwischen der Aufnahme durch den Mund und dem Unterhautzellgewebe kann ein sehr wesentlicher Unterschied vorhanden sein. Im ersteren Fall passirt das Mittel die Pfortader und kann von der Leber zurückgehalten werden, im letzteren braucht es nicht seinen Weg durch die Leber zu nehmen.[1]) Für das Auftreten von Neben- oder Nachwirkungen vermag dies Bedeutung zu erhalten.

Sehr langsam in Bezug auf die ganze beigebrachte Menge geschieht die Aufnahme des Quecksilbers aus dem in das Unterhautzellgewebe, z. B. in Gestalt des Oleum Hydrargyri, eingespritzten Metall. So fand man in einem Falle, der nach einer einzigen Einspritzung am zehnten Tage zum Tode führte, an der Injectionsstelle noch ca. 70 pCt. Quecksilber vor. Rechnet man die fehlenden Procente auf Sublimat um, so ergiebt sich trotz der langsamen Resorption eine Ueberdosis. Vom Scrotum soll wegen des grossen Reichthums an Lymphgefässen die Aufnahme des Quecksilbers besonders leicht von Statten gehen. Die Ausscheidungsverhältnisse des Quecksilbers aus dem menschlichen Körper verdienen vielleicht die grösste Berücksichtigung bei dem Zustandekommen mancher Nebenwirkungen. So ist es bewiesen, dass bei jeder Art der Quecksilberaufnahme die Ausscheidung vorzugsweise in den unteren Darm, aber auch in den Magen erfolgt. Dadurch wird die Möglichkeit zum Entstehen einer Reihe der unangenehmsten Nebenwirkungen gegeben. Der Uebergang in die Milch ist sicher erwiesen. Hat man doch schon vor 60 Jahren den Versuch mit Erfolg angestellt, eine Ziege mit grauer Salbe einzureiben und deren quecksilberhaltige Milch syphilitische Kinder trinken zu lassen. Auch direct ist der Nachweis des Quecksilbers in der Milch nach einer Einreibungscur geführt worden.[2]) Im Harn eines solchen Brustkindes fand sich nach der Milchaufnahme Quecksilber vor. Bei Quecksilber gebrauchenden Schwangeren geht das Metall durch den Placentarkreislauf in die Säftemasse des Foetus über. Die Ausscheidung durch den Speichel lässt sich ebenfalls leicht darthun. Schon Gmelin wies Quecksilber darin auf electrolytischem Wege nach. Nach subcutaner Calomeleinspritzung fand man es in dem mittelst Catheterismus aus dem Ductus Stenonianus entnommenen Speichel. Ebenso kommt es in die Haut, resp. den Schweiss, und wurde auch im Blut, Eiter und der Ascitesflüssigkeit nachgewiesen.

Der Widerspruch, der auf Grund einzelner Untersuchungen gegen die vorstehenden Angaben erhoben wurde, findet seine Erklärung in Erfahrungen der Neuzeit. Das zeitliche Vermissen von Quecksilber an irgend einer der erwähnten Ausscheidungsstellen beweist danach nicht, dass Quecksilber überhaupt nicht, sondern nur nicht zu der Zeit der Untersuchung dort hingelangt ist. Denn nur selten geht die Ausscheidung des Quecksilbers gleichmässig vor sich. Dies gilt auch, trotz der gegentheiligen Behauptung, für den Koth. So sehr ich auch

---

[1]) Gaertner, Wien. medic. Presse. 1889, pag. 1664.
[2]) Klink, Vierteljahrsschr. f. Dermatologie u. Syphilis, 1876, 2. H.

die Genauigkeit einer neueren Untersuchung anerkenne, die eine schubweise Elimination des Quecksilbers in einer Anzahl von Fällen in 14—42 tägiger Beobachtung vermisste,[1]) ebensowenig kann ich ihr eine allgemeine Bedeutung beimessen und halte meinen Standpunkt in dieser Frage für allgemein zutreffender. Es wechselt der Ort der Elimination und die Menge des Ausgeschiedenen von sehr viel bis zu Null. An mir selbst konnte ich z. B. gelegentlich der oben erwähnten Vergiftung einige Tage lang nach der Quecksilberaufnahme, Quecksilber im Speichel nachweisen. Dann schwand es plötzlich daraus, um nach 14 Tagen und 7—8 Wochen darin wieder zu erscheinen. Von dieser Unregelmässigkeit in der Ausscheidung können auch alle anderen hierbei betheiligten Organe Harn, Koth, u. s. w. betroffen werden.

Sowohl nach Injection löslicher als unlöslicher Quecksilberverbindungen findet das längere Beharren des Quecksilbers im Körper statt, wie dies auch analytisch constatirt wurde. Ein solches unlöslich gewordenes Quecksilberdepot wird nach einiger Zeit aus unbekannten Gründen, oder weil Jodsalze gereicht wurden, plötzlich wieder löslich und das Quecksilber vermag dann beispielsweise Veränderungen catarrhalischer oder geschwüriger Natur im Munde, am Rachen u. s. w. zu erzeugen, die meistens als Syphilisrecidive gedeutet werden und zu erneuter Quecksilberzufuhr Anlass geben. Derartige Fälle sind in neuerer Zeit genauer verfolgt worden.[2]) Ja selbst Gewebsbrand stellte sich in einem Falle ein, nachdem vor Wochen Quecksilber gebraucht worden war. Ob demnach das Metall nach 14 Tagen, 6 Wochen, 6 Monaten ganz aus dem Körper geschwunden ist, oder noch Jahre lang in demselben verweilt, wird von der Grösse der zugeführten Gesammtmenge wesentlich aber von der Individualität des Betreffenden, seiner Lebensart, der Lebhaftigkeit seiner Organfunctionen und ähnlichen Umständen — in letzter Reihe erst von der Art des genommenen Präparates — abhängen.

Die Vertheilung des Quecksilbers in den Organen kann demnach auch keine bei allen Menschen gleichmässige sein. Für den Einzelnen geschieht sie gewiss, wie Alle solche Vorkommnisse, gesetzmässig, wir vermögen aber nicht allgemeine Regeln zu abstrahiren. Mehrfach wurden die Nieren am meisten oder ausschliesslich quecksilberhaltig befunden. In einem Falle, in dem der Tod durch eine Irrigation mit Sublimatlösung erfolgt war. besass, auf 100 Gewichtstheile berechnet, die Niere 225, Leber 87, Gehirn 1, Milz 38, Dickdarm 53, Dünndarm 6 Hundertstel Milligramm Quecksilber, die Knochen gar nichts.[3]) Ein anderer Untersucher fand bei einem an Endocarditis während einer Inunctionskur Gestorbenen in keinem Organe ausser den Nieren Quecksilber.[4])

Die Nebenwirkungen des Quecksilbers sind sehr vielgestaltig. Mehrfach ist darauf hingewiesen worden, dass die Symptome nichts Specifisches haben. Es lässt sich dies von vornherein zugeben, wenn man sich dann aber consequent auf den Standpunkt stellt, auch nirgend sonstwo specifische Eigenthümlichkeiten in den Wirkungen oder Nebenwirkungen von Arzneistoffen zu erblicken. Dies wäre das Recht

[1]) Kronfeld u. Stein, Wiener medic. Wochenschrift, 1890, pag. 1003, 1055, 1191.
[2]) Ehrmann, Centralblatt f. d. ges. Therap., 1890, pag. 69.
[3]) Ludwig, Wiener medic Presse, 1889, pag. 1663.
[4]) v. Reder, Wiener medic. Presse, 1889, pag. 1664.

individueller Auffassung, berechtigte aber nicht die Anschauung derer als unrichtig zu bezeichnen, welche die Stomatitis und die Salivation durch Quecksilber, obschon der Mechanismus für ihr Entstehen wahrscheinlich mit demjenigen gleicher Zustände aus anderen Ursachen übereinstimmt, ihrem Auftreten und Verlaufe nach als eine, von anderen ähnlichen Erkrankungen auseinanderzuhaltende, ansehen. Dies gilt ebenso von den Veränderungen an der Niere und den Darmverletzungen. Die letzteren z. B. kommen in ähnlicher Gestaltung auch nach anderen Mitteln vor. Sie sind aber eben auch für diese specifisch, und werden noch so lange ihren specifischen Charakter bewahren, bis eine höhere Einsicht als wir sie bisher haben, einen gesetzmässigen Ausdruck finden wird, durch welchen ganze Gruppen von Stoffen mit dem Attribut dieser Wirkungsfähigkeit versehen werden. So richtig mir dies zu sein scheint, ebenso halte ich es für unrichtig, wie dies in einer sonst ganz hervorragenden Arbeit[1]) geschah, alle erdenklichen, auch selten erscheinenden Quecksilber-Nebenwirkungen als specifische anzusprechen.

Für die Gestaltung der Nebenwirkungen dieses Stoffes kommen, soweit wir dies bisher zu erkennen vermögen, hauptsächlich individuelle Verhältnisse in Betracht. Die gleichen Umstände, im Verein mit der Menge des genommenen Mittels, beeinflussen auch die Schwere und die Dauer derselben. Die Art der Anwendung ist bei empfänglichen Personen gleichgültig.

Hautveränderungen.

Nach Einspritzung von löslichen, unvergleichlich häufiger von unlöslichen Quecksilberverbindungen entstehen oft Knoten, Vereiterung und seltener auch trockener Brand an der Injectionsstelle. Die Geschicklichkeit des Einspritzenden, und die Sauberkeit der Spritze und des Präparates haben sicherlich für die Häufigkeit dieses Zufalles eine grosse Bedeutung, vermögen jedoch auch bei grösster Ausbildung denselben nicht ganz zu vermeiden. Die näheren Verhältnisse finden sich bei den einzelnen Präparaten geschildert. Die Hautexantheme, die zur Beobachtung kamen, entstehen häufiger nach äusserlichem, seltner nach innerlichem Quecksilbergebrauch. Beide Entstehungsarten liefern oft sehr ähnliche Erkrankungsbilder. Man kann keine Quecksilberverbindung, auch selbst nicht das metallische Quecksilber davon ausnehmen, die Haut pathologisch zu verändern. So rief in einem Falle das Tragen eines mit metallischem Quecksilber gefüllten Federkiels in den Unterbeinkleidern schon nach 24 Stunden einen nach unten und oben sich ausdehnenden Ausschlag hervor. Es giebt Menschen, die nach äusserlicher oder innerlicher Anwendung einer jeden Quecksilberverbindung Hautausschläge bekommen. In einem solchen Falle erzeugten dies: der Liquor van Swieten, Pillen von Hydrargyr. jodatum, Emplastrum de Vigo und Einreibungen von grauer Salbe.

Die Ausschlagsformen sind zahlreich, wie die nachfolgenden Mittheilungen es darthun. Kein Alter und kein Geschlecht schützt bei geeigneter Disposition vor dem Auftreten dieser Affection. In Begleitung eines Exanthems aber auch ohne ein solches zeigt sich bisweilen in der Mundhöhle ein Enanthem. Manche Fälle, in denen nach innerlichem

[1]) L. Dietrich, Die Merkurialkrankheit in allen ihren Formen, Leipzig 1837.

Quecksilbergebrauche Hautausschläge entstanden, zeigen in dem Entstehen derselben sowie in den Begleiterscheinungen eine gewisse Uebereinstimmung. Danach kündigt sich das Stadium der Entwicklung meist jäh an durch allgemeines Krankheitsgefühl, Hinfälligkeit, Fieber, Frösteln, Kopfweh, seltner Lichtscheu, Appetitstörungen, bisweilen Schlaflosigkeit, Brennen, Trockenheit und Jucken in der Haut. Letzteres kann in diesem sowie in dem Stadium der Eruption fehlen. Die allgemeinen Symptome werden stärker, das Fieber höher, der Puls frequenter, Trockenheit der Mund- und Rachenschleimhaut können sich hinzugesellen. Längstens 6 Tage nach der Quecksilberbeibringung ist der Ausschlag vollendet. Nachschübe können später noch folgen. Eine bestimmte Reihenfolge in der Localisation des Exanthems besteht nicht. Oefter beginnt es an den Geschlechtstheilen und steigt dann nach oben und unten. Aber auch die oberen Körpertheile können zuerst befallen werden, oder gleichzeitig verschiedene Stellen des Körpers. Die Angabe, dass, von der Stomatitis fortgeleitet, auf Lippen, Wangen und Hals, Hautveränderungen entstehen, trifft im Ganzen nur selten zu. Ich bemerkte bereits, dass eine zeitliche oder angeborene Disposition die Ausschlagsform bestimmt. Bald sind es kleine rothe Flecke, bald grössere zusammenhängende erythematöse Flächen, bald dermatitisähnliche, erysipelatoide Zustände, bald auch Urticaria und Eczemformen, die sich in verschiedener Ausdehnung ausbreiten und sogar auch ablösen können. Schwellung kann dabei besonders an Kopf und Extremitäten vorhanden sein. Die fast dogmatisch ausgesprochene Ansicht von Hebra, dass nach innerlichem Quecksilbergebrauch niemals ein Ezema mercuriale auftreten könne, beruht auf einem Irrthum. Es sind solche Fälle sicher und häufig beobachtet worden. Ein Stadium der Desquamation schliesst sich, wenn auch nicht immer, an das allmähliche, meist nach 1—4 Tagen erfolgende Verschwinden der Hautveränderung. Sehr selten vergesellschaftet sich diese Mercurialdermatose mit anderen Nebenwirkungen des Quecksilbers. Auszuschliessen sind die letzteren indessen nicht. Es kommen z. B. dabei auch Stomatitis und Angina vor. Den Eczemformen dieses Ausschlages ist bisher meist, wegen ihres häufigeren Vorkommens nach äusserlichem Quecksilbergebrauch die grösste Beachtung geschenkt worden. Die auf den späteren Blättern abgehandelten, einzelnen Quecksilberpräparate enthalten deren ausführliche Besprechung. Hervorzuheben ist schliesslich, dass nach einer scheinbaren Beendigung des Leidens ein Rückfall eintreten kann.

Veränderungen im Rachen und Munde.

Eine localisirte, den Mundveränderungen in sehr vielen Fällen vorausgehende und eine absolut sichere Unterscheidung von ähnlichen, der Frühsyphilis angehörenden Formen ermöglichende Nebenwirkung ist die Pharynxhydrargyrose.[1]) In älteren Berichten über Quecksilbernebenwirkungen ist sie symptomatologisch erkennbar, aber ohne besonderen Namen geschildert worden. Sie hat im unteren Rachenraum ihren Sitz und lässt sich laryngoskopisch erkennen. Der Grund ihrer Localisation gerade hier, soll in dem Getroffenwerden dieser

[1]) Schumacher, Verhandl. d. V. Congresses f. innere Medicin, 1886, pag. 405.

Theile durch den krankhaft veränderten Speichel und das Product der zahlreichen drüsigen Apparate des Pharynx selbst liegen. Sie beginnt dicht unterhalb der Papillae circumvallatae, auf und zwischen den Schleimhautknötchen, die durch die Schleimdrüsen und die grossen Balgdrüsen der Zunge gebildet werden. Von hier kann sie hinter dem Kehldeckel bis zu den Fossae glossoepiglotticae hinabsteigen und zeigt sich auf der straffen gespannten, glatten Schleimhaut der seitlichen Ausbuchtungen um den Larynxeingang. Besonders findet sie sich auf den Höhen der Schleimhautfalten, welche von der Epiglottis zum Pharynx seitwärts ziehen. Selten hat sie dagegen auf der hinteren Rachenwand ihren Sitz. Als erstes Zeichen der Entwicklung dieser Veränderungen erscheint eine Trübung und Verminderung des natürlichen Glanzes der Schleimhaut. Dieselbe wird blau. Nach einigen Tagen treten dann vereinzelte oder gruppirte schneeweisse, später graugelb werdende Auflagerungen von $1/2$—1 cm Umfang hinzu. In einem Falle,[1]) der einen, mit der Quecksilbereinreibung Anderer sich abgebenden Bademeister betraf, fand man das Frenulum epiglottidis sowie den rechten Rand der Epiglottis und den angrenzenden Theil der Plica glossoepiglottica dextra stark geschwollen und geröthet und auf diesen Stellen kleine rundliche und ovale, flache, weisse, scharf umschriebene Auflagerungen. Im tiefsten Abschnitte der hinteren Pharynxwand fanden sich aber auch die gleichen — etwa den Aphthen der Wangenschleimhaut ähnliche, gegen die unterliegende geröthete Schleimhaut abgesetzten Gebilde. Wird das Quecksilber ausgesetzt, so stossen sich die Beläge allmählich ab, ohne dass Narbenbildung erfolgt. Bei bedeutender Entwicklung dieser Pharynxveränderung schwillt die auswärts von der Cartilago thyreoidea befindliche Lymphdrüse auf einer oder beiden Seiten an. Subjective Empfindungen fehlen hierbei entweder ganz oder bestehen in Halsschmerz, der manchmal beim Schlucken stört oder auch zum Ohr ausstrahlt.

Von grösserer Bedeutung und am längsten bekannt sind die Veränderungen, die das Quecksilber im Munde hervorruft. Der Speichelfluss ist kein ganz beständiger Begleiter der Mundentzündung. Er ist meistens vorhanden, geht der Stomatitis voran oder folgt ihr, wird aber auch in einzelnen Fällen vermisst. Eine anatomisch erkennbare Entzündung der Speicheldrüse, wodurch die Salivation erklärt werden könnte, wurde bisher nicht beobachtet. Bei einem Manne, der während einer durch Calomel erzeugten Salivation zu Grunde ging, waren die Drüsen frei von Entzündung. Nur eine leichte seröse Infiltration war vorhanden.[2]) Die Stomatitis erscheint, wie ich schon früher berechnete, in ca. 30—40 pCt. aller mit Quecksilber behandelten Fälle. Sie ist kein Zeichen einer Sättigung des Körpers mit Quecksilber. Sie erscheint nach 24 Stunden, aber auch erst nach mehreren, bis zu 8 Tagen. Dass dieselbe noch später erfolgen kann, wird durch die vorhandenen Thatsachen bestätigt. Die sorgfältige Mundpflege, die während des Quecksilbergebrauches geübt wird, hört nach dem Aussetzen desselben auf. Plötzlich treten die Erscheinungen einer Mundentzündung unerwartet ein. Der Grund

[1]) Sommerbrodt, Berl. klin. Wochenschr., 1886. pag. 811.
[2]) Cruveilhier, Revue médicale, 1830, II., pag. 396.

liegt in dem Löslichwerden eines bisher der Resorption nicht zugänglich gewesenen Quecksilberdepots. Die älteren Aerzte glaubten, dass der wesentliche Antheil des syphilitischen Giftes mit dem Speichel abginge. Erst die Schule von Montpellier leugnete die Bedeutung der Salivation, nachdem sich freilich schon früher vereinzelt Stimmen erhoben hatten, die deutlich diese stomatitische Nebenwirkung des Quecksilbers als solche, als „nocumentum in ore" bezeichneten, und von der Eigenschaft des Metalls „ut faciat foetere os" sprachen.

Bei jedem Präparat, bei jeder Anwendungsart und bei jedem Menschen setzt man sich der Möglichkeit aus, diese Nebenwirkungen entstehen zu sehen. Bezüglich der einzelnen Quecksilberverbindungen bestehen jedoch, wie die Erfahrung gelehrt hat, kleine Unterschiede in der Schnelligkeit und der Intensität des Auftretens. Einreibungen von grauer Salbe rufen, wenn die letztere ein gewisses Maass überschritten hat, Stomatitis hervor. Dieselbe soll, einmal ganz ausgebildet, schlimmer sein als diejenige, die andere Quecksilberverbindungen erzeugen. Dies kann keine allgemeine Gültigkeit haben. Denn auch Calomel kann die schlimmsten gangränösen Mundveränderungen hervorrufen, und bedingt leichtere Stomatitis nach interner Verabfolgung, häufiger noch nach subcutaner Beibringung. In einer neueren Statistik waren es 20 pCt. von 500 mit Calomel behandelten Kranken, die Stomatitis bekamen. Nach gelbem Quecksilberoxyd wurde diese viel seltner gesehen. Jodquecksilberverbindungen verhalten sich wie Calomel. Fast ausnahmslos tritt nach 0,15—0,2 g Quecksilberjodür Stomatitis ein. Noch etwas schneller als Calomel soll salicylsaures Quecksilber diesen Zustand zeitigen. Sublimat dagegen wird gemeinhin bis zu einer gewissen Dosirung (0,03) gut vertragen. Mundveränderungen zeigen sich erst, sobald 0,1 g erreicht wird.

Unter den Gründen für das Auftreten derselben überragt alle anderen an Bedeutung eine angeborene, oder durch zeitliche körperliche Veränderungen bedingte Prädisposition. Es giebt zweifellos Menschen, bei denen Quecksilber ohne diese Nebenwirkung fast in jeder Dosis gereicht werden kann, während andere nach 0,05 g Calomel oder einer Einreibung von grauer Salbe gegen Pediculi pubis trotz sorgfältiger Mundpflege davon befallen werden. Diese Verschiedenheiten lassen keine Erklärung zu. Dagegen ist es wohl bekannt, dass eine Prädisposition für die Quecksilber-Stomatitis durch bereits bestehende, auch leichteste Mundveränderungen geschaffen wird. Cariöse Zähne, Zahnwurzeln, schon ein Uebermaass von Zahnstein, eine vorhandene durch Rauchen oder Kauen erzeugte Tabakstomatitis oder eine leichte Gingivitis, die durch ein Zudichtstehen von Zähnen bedingt ist, sind im Stande, dieselbe direkt zu veranlassen. Dagegen halte ich die Umkehrung dieses Erfahrungsatzes, nämlich, dass bei Unversehrtsein des Mundes keine Salivation auftritt, für unrichtig. Ja selbst die als allgemein zutreffend angesehene Meinung, dass Zahnlose keinen Speichelfluss bekommen, —„plus de dents, plus de mal à la bouche" — lässt auch Ausnahmen zu. Kinder und Greise werden ebenfalls, wenngleich seltner, davon befallen. Experimentell wurde dargethan, dass junge Kätzchen, die mit Quecksilbersalbe behandelt wurden, weder Salivation noch Stomatitis bekamen. Ich glaube indess, dass für eine solche Toleranz andere Gründe wie die Zahnlosigkeit aufgefunden werden müssen.

Frauen scheinen leichter davon befallen zu werden als Männer. Auch bei Säuglingen kann Salivation eintreten. Besonders die Schwangerschaft giebt eine Disposition hierfür ab. Das Gleiche wird von einer allgemeinen Körperschwäche und Anämie sowie von Chlorose angegeben. Ebenso soll bestehende Verstopfung den Eintritt dieser Nebenwirkung begünstigen. Das Einreiben von grauer Salbe auf Wundflächen lässt sie leichter entstehen. Ferner wurde vielfach sowohl für andere als diese Nebenwirkung des Quecksilbers das Nehmen von kalten Bädern, kalten Douchen, sowie überhaupt die Kälte verantwortlich gemacht. Es ist dies auch bestritten worden, indem man einerseits auf Russland hinwies, wo Quecksilbercuren im Winter wie Sommer durchgeführt werden, andrerseits Douchen bei der Quecksilberbehandlung als sehr geeignet anpries.[1]) Auffallend genug ist freilich die Aufeinanderfolge von Stomatitis oder Hautausschlägen nach kalten Bädern oder sonstigen Abkühlungen, wie sie sich aus älteren Krankengeschichten ergiebt. Eine gewisse Erfahrungs-Berechtigung hatten hiernach jene Aerzte, einen ursächlichen Zusammenhang hierbei anzunehmen. Oedematöse Zustände des Körpers, ausgesprochene Succulenz der Gewebe, scrophulöse Drüsenschwellungen schaffen ebenfalls eine Erleichterung für die Ausbildung der Stomatitis.[2]) Ebenso wurde mehrmals bei Hydrocephalus der Eintritt unangenehmer Mundveränderungen, einmal sogar von Stomacace gangraenosa nach Calomelzufuhr gesehen. In einem Falle soll angeblich die mercurielle Stomatitis durch einen Kuss vom Manne auf die Frau übertragen worden sein.

Man kann nach der Schwere der Symptome drei Formen der Stomatitis von einander abgrenzen. Die eine braucht nicht aus der anderen in allmählicher Entwicklung hervorzugehen. Bisweilen trat die schlimmste Form ohne sehr auffällige prämonitorische Symptome jäh in die Erscheinung.

1. Stomatitis simplex. Mit sehr seltenen Ausnahmen handelt es sich hier nur um eine mehr oder minder ausgesprochene Gingivitis. Die Zunge wird fast nie primär ergriffen. Das Eintreten dieses Zustandes kündigt sich durch Metallgeschmack, Stumpfwerden der Zähne und eine leicht bläuliche Verfärbung des Zahnfleisches an. Die Varietäten,[1]) die in der Art und der Intensität des Auftretens beobachtet werden, hängen von der Individualität des Kranken ab. Man beobachtet z. B. a) sehr häufig eine Schwellung und Loslösung der Schleimhaut des Zahnfleisches hinter dem letzten Molarzahn. Die Schwellung, die den Zahn ganz verdecken kann, endet in einer hervorspringenden Leiste, an deren inneren Fläche man Ulceration von wechselnder Ausdehnung entdeckt. Vom Kranken wird diese Störung kaum beachtet, nicht einmal immer bemerkt. Man muss sie aufsuchen, um sie zu entdecken. Nichtberücksichtigung derselben lässt bald eine Ausdehnung auf den ganzen Mund zu Stande kommen; b) eine peripherische Gingivitis an einem schlechten Zahn. Wurzeln werden die Mittelpunkte eines Entzündungsherdes. An und für sich bedeutungslos, ist diese wie die vorgenannte Varietät für den

[1]) Fournier, La Semaine médicale, 1882, 8. Juin, pag. 90.

[2]) Weinstein, Wien. medic. Blätter, 1887, pag. 169, 170.

Arzt eine werthvolle Anzeige zum Eingreifen; c) eine mediane Gingivitis des Unterkiefers. Das Zahnfleisch der Schneidezähne oder der Hundszähne ist ergriffen, öfter vorn als hinten. Die Schleimhaut ist geröthet, geschwollen und weist in der Höhe des Zahnhalses einen purpurrothen Saum auf. Die Zahnfleischpyramiden sind verkürzt und bläulich. Drückt man auf das Zahnfleisch, so blutet es leicht, oder lässt auch einen Eitertropfen austreten; d) als seltneres Vorkommen eine von Ricord beschriebene Hemistomatitis, die angeblich nur an der Seite sich ausbilden soll, auf welcher der Betreffende zu liegen pflegt. Die Stagnation des Speichels an dieser Seite wird als Ursache angesprochen.

Die Symptome, von denen die beiden letzteren Zustände begleitet werden, sind dieselben, mit denen sie sich einleiten. Das Zahnfleisch ist empfindlich. Der Metallgeschmack belästigt sehr, der Athem riecht übel, säuerlich. Wenn Salivation besteht, so stört sie den Kranken bedeutend. Der Speichel, dessen specifisches Gewicht bis 1,059 steigen kann, riecht übel und reizt die von ihm überströmten Weichtheile.

2. Stomatitis ulcerosa. Die Dauer dieses, viel ernster zu nehmenden, Zustandes beträgt 1—3 Wochen. Das charakteristische desselben besteht in Geschwüren. Das Zahnfleisch ist dunkelroth, geschwollen, schmerzt, hat einen mehr oder minder ausgedehnten grauen, schmierigen, stinkenden Belag und Geschwüre. Der Athem, der in der ersten Form nur unangenehm ist, wird hier widerlich, foetid. Am häufigsten zeigt die Zunge Veränderungen. Sie ist geschwollen, mit einem weisslichen, pulpösen Schlamm belegt, nur mit Mühe beweglich, schmerzt, findet bisweilen im Munde keinen Platz und weist meistens an den Rändern nicht nur ein höckriges Aussehen durch die Zahneindrücke, sondern an diesen Stellen auch, wie dies schon die alten Aerzte wussten, Ulcerationen auf. Besonders kantige Zähne, Wurzeln, rauhe Zahnsteinkanten schaffen aus einem anfänglichen, durch sie veranlassten, umschriebenen Epithelverlust einen Entzündungsherd und schliesslich einen Substanzverlust. Dies kann auch bei Menschen zu Stande kommen, bei denen sich in der unteren Hälfte der Wangenschleimhaut eine horizontale Leiste findet, die in einer Ebne mit der Berührungslinie beider Zahnreihen bei geschlossenen Kiefern liegt, oder bei denen der untere Weisheitszahn auch nach Beendigung seines Durchbruches an der hinteren Hälfte seiner Kaufläche vom Zahnfleisch bedeckt ist. Epithelverluste sind hier ständig und daher ist auch die Möglichkeit für das Entstehen von Geschwüren, vielleicht durch den quecksilberhaltigen Speichel gegeben.[1])

Diese Quecksilbergeschwüre sind schmerzhafter als die syphilitische Papel, namentlich beim Essen und haben die ausgesprochene Neigung sich in die Tiefe, mehr aber noch in die Fläche auszudehnen. Sie sind flach, scharfrandig, buchtig, an den Rändern kronenartig gezackt, nicht selten dreieckig und haben einen grauen Belag. Der Grund ist auch mit einem dünnen gelblichen Secret bedeckt. Als ein ferneres Charakteristicum derselben wird das Vorhandensein eines entzündlichen Hofes, aber das Fehlen einer Verhärtung angegeben.[2]) Ich glaube nicht, dass hierauf be-

---

[1]) Bockhart, Monatshefte f. prakt. Dermatologie, 1885, pag. 245.
[2]) Beissel, Monatshefte f. prakt. Dermatologie, 1888, pag. 268.

sonderes Gewicht zu legen ist. Den gleichen Charakter tragen die Veränderungen an der Wange. Auch an ihr beobachtet man Höhen und Tiefen im Niveau der Zähne und eine hervorspringende Leiste, entsprechend der Schlusslinie der Zähne. Die Geschwüre haben dunkelrothe Entzündungshöfe, sind klein, flach und gezackt und mit einer grüngelben, fest anhaftenden Membran bedeckt. Der Pharynx kann ebenfalls geröthet, stark gewulstet und mit Eiter belegt sein. Auch auf die Tuba Eustachii dehnt sich die Entzündung bisweilen aus und vermag hier sehr unangenehme Zustände, selbst Zerstörung zu schaffen. Am harten Gaumen, dem Uebergang des vorderen Gaumenbogens in die Zungenmucosa sowie den Lippen, besonders der Unterlippe, sind Geschwüre seltner gesehen worden. In der Parotis wurden in einem Falle bei Geschwüren im Munde Schmerzen empfunden. Die Drüsen in der Nähe des Mundes können anschwellen. Heftige Zahnschmerzen, Lockerwerden, auch Ausfallen von Zähnen, besonders bei Kindern, kommen ebenfalls bei dieser Form vor. Bisweilen nimmt das ganze Gesicht, besonders die Augenlider an der Schwellung Theil. Die Salivation ist meistens in diesen Zuständen bedeutend. Der dicke, fadenziehende Speichel fliesst dauernd aus dem Munde. Der Kranke ist genöthigt, ihn fortwährend auszuspeien oder herunterzuschlucken. Bei Tage und bei Nacht fehlt deswegen die Ruhe. Der Schlaf ist gestört, weil manche dieser Kranken Nächte hindurch im Bett sitzend verbringen müssen. Der Appetit ist geringer oder geschwunden. Oft besteht Widerwillen gegen Nahrung. Die Kranken sind fiebrig, blass, matt, abgeschlagen und sehr reizbar.

3. Stomatitis gangraenosa. Die brandige Zerstörung grosser Flächen in der Mundhöhle oder deren Umkleidung, mit aussergewöhnlicher Schwellung der Zunge einhergehend, sowie auch, obschon seltner eintretend, nekrotische Veränderungen an den Mundknochen, stellen das Gepräge dieser Form dar. Es ist ein müssiges Spiel mit Worten, das sich nun schon so viele Jahre fortsetzt, ob Quecksilber an sich eine solche Gangrän und Knochennekrose mache. Für mich genügt es zu wissen, dass diese Erkrankungen in unanfechtbarer Weise, ursächlich mit dem Quecksilbergebrauche im Zusammenhang stehend, beobachtet wurden.[1]) Dass gewisse andere Körperzustände das Gleiche hervorzurufen vermögen, bestreitet Niemand. Dagegen ist es Spiegelfechterei, auf Grund einer vorgefassten Ansicht, Fälle, in denen der Wissende Quecksilberwirkungen erblickt, durchaus anders zu deuten. Die Entzündung des Mundes kann die denkbar schlimmste Form annehmen, da die mercurielle Stomatitis die Neigung hat in Brand überzugehen. Das geschwollene Zahnfleisch hat eine bläuliche Farbe, blutet auf die leiseste Berührung und zeigt missfarbig graue, oder graubraune, unempfindliche Geschwüre. Es macht den Eindruck, als sei es von Fäulniss ergriffen. Die Zunge kann ein Vielfaches ihres früheren Volumens erlangen, so dass sie im Munde nicht mehr Platz findet, heraushängt und vollkommen unbeweglich ist. Auch sie kann brandige Geschwüre, ebenso wie die Wangen aufweisen, zumal an den Stellen, wo sie dem Zahndrucke ausgesetzt war. Gangrän der Lippen wurde ebenfalls ge-

---

[1]) Bierbaum, Journal f. Kinderkrankheiten, Bd. 28, pag. 368 ff. u. A.

sehen. Die Halsdrüsen sind geschwollen. Der Athem riecht schauerlich. Ein missfarbiges, stinkendes Secret fliesst aus dem Munde.[1]) Speichelmengen bis zu 4, ja selbst bis zu 10 und 12 Liter sollen in 24 Stunden entleert werden können. Die Erschöpfung und Kraftlosigkeit, als Folge dieser Erkrankung selbst, des nie fehlenden Fiebers, sowie des Hungerzustandes sind beträchtlich.

Wiederherstellung ist möglich und sogar in 2—3 Wochen mit einiger Sicherheit zu erwarten.

Ausgeschlossen von dieser günstigen Prognose sind jene Fälle, in denen ziemlich schnell die gangränösen Veränderungen sich ausbreiten, die Knochen gleichfalls dem Zerfall entgegengeführt werden und die Allgemeinstörungen dementsprechend heftig sind. Solche Zustände kamen in früheren Zeiten sicherlich sehr viel häufiger als jetzt vor, aber es ist eine Täuschung, mit Fournier davon zu sagen: „on n'en conserve plus que le souvenir". Die hoffentlich bald wieder verschwindende Methode der Einspritzung unlöslicher Quecksilberverbindungen in das Unterhautzellgewebe schuf und schafft z. B. derartiges. Dafür giebt es leider genügende Zeugnisse. Noch ganz kürzlich hat ein gewiss urtheilsberechtigter Kliniker[2]) es ausgesprochen, dass zu jenen Zeiten, als noch Einreibungskuren so lange fortgesetzt wurden, bis eine gewisse Menge von Speichel secernirt wurde, kaum solche Stomatitiden gesehen wurden, wie bei dieser, von so Vielen gedankenlos nachgeahmten Einspritzungskur. Die bisweilen auch sprungweis vorrückende Mundgangrän kann bei Kindern einen erschreckenden Umfang annehmen, so dass ein Wegfaulen fast der ganzen Unterhälfte des Gesichts möglich ist. Die Zungenspitze wurde in einem Falle anfangs schwarz und war in noch nicht 36 Stunden in einen grauen Brei verwandelt. Die Zähne werden locker, fallen aus. Nekrose des Alveolarrandes wurde auch in neuerer Zeit beobachtet. Blutungen sind dabei nicht ungewöhnlich. Der Geruch aus dem Munde wird aashaft. Die Störungen des Allgemeinbefindens, Ruhelosigkeit, auch Schmerzen, ferner die Folgen des Hungerzustandes in Verbindung mit anderweitigen Wirkungen des Quecksilbers, Husten, Respirationsbeschwerden, motorische Störungen, können einen baldigen, durch Marasmus bedingten Tod veranlassen. Unvollkommene Wiederherstellungen kommen auch hierbei zu Stande. Narbige Verwachsungen der Zunge mit dem Mundboden,[3]) der Wangenschleimhaut mit dem Zahnfleische des Ober- und Unterkiefers, so dass Kauen und Sprechen unmöglich ist, wurde mehrfach beschrieben. Antisyphilitische Kuren mit übermässig grossen Mengen von grauer Salbe und die Beseitigung der Krätze durch dieses Präparat schufen besonders früher mehrfach solche Ausgänge der Kieferfeststellung nach Gangrän der Mundorgane. Nur in seltenen Fällen wird hier die chirurgische Kunst helfen können. Die vorstehende Schilderung zeigt die Gefährlichkeit, die der Stomatitis zukommen kann und illustrirt die Anschauung einiger Syphilidologen, die diese Affection für relativ ungefährlich halten.

---

[1]) West, cit. im Journ. f. Kinderkrankh., Bd. 28, pag. 372.
[2]) Kaposi, Wiener medic. Presse, 1890, pag. 1080
[3]) Cornil et Ranvier, Manuel d'histologie pathol., Tom. II., pag. 210.

Störungen des Allgemeinbefindens und der Ernährung.

Die bisher abgehandelten Nebenwirkungen, als die sinnfälligsten von allen, sind am häufigsten beschrieben worden. Sie zeigen an, dass das Quecksilber an einem seiner Ein- oder Austrittswege gewisse functionelle oder anatomische Veränderungen setzt. Die jetzt abzuhandelnden ereignen sich auch gar nicht selten und geben davon Kunde, dass in Folge von genügender Quecksilberaufnahme in längerer Zeit eine tiefer in die Oekonomie des Körpers eingreifende Störung sich ausgebildet hat. Für ihr Entstehen ist auch hier die Individualität von Bedeutung. Die Störungen des Allgemeinbefindens sind verschieden bezeichnet worden. Erethismus, Carditis, acute Anämie bekunden gleichzeitig die Vorstellungen, die man sich von dem Wesen dieses Zustandes machte. Derselbe unterscheidet sich wenig von ähnlichen, z. B. durch Blei erzeugten Veränderungen.

Ueber die Art seines Zustandekommens ist bisher nichts Bestimmtes aufzufinden gewesen. Ich glaube nicht, dass es sich um Einwirkungen auf das Herz handelt, sondern dass vielmehr das Gehirn den wesentlichen Angriffspunkt darstellt. Betheiligt bei dieser Wirkung sind aber auch die allgemeinen Ernährungsstörungen. Man beobachtet: Blässe, auch Eingefallensein des Gesichtes, allgemeine Unruhe, Schwäche, Hinfälligkeit, Neigung zu Ohnmachten und schreckhaftem Schlaf und häufiges Seufzen oder Gähnen. Herzklopfen, Kleinheit, Schnelligkeit, bisweilen auch Intermittenz des Pulses, gleichzeitig mit Athmungsstörungen. Beklemmung, Erstickungsgefühl, wie derartiges auch nach Blei beobachtet wird, gesellen sich zu den vorigen Symptomen. Die Untersuchung lehrte, dass bei der Anämie nach Quecksilber die rothen Blutkörperchen verändert sind (Zerfall, Megalocythen, Microcythen).[1]

Die Störungen der Ernährung werden fast ausschliesslich durch eine directe Einwirkung des Quecksilbers auf den Magendarmkanal, resp. auf seine secretorischen Drüsen hervorgerufen. Bei jeder Art der Anwendung findet eine Ausscheidung des Metalls in den Intestinaltractus statt. Die späteren Auseinandersetzungen werden die an dieser Strecke vorkommenden Veränderungen genauer zu schildern haben. Aus den letzteren ergiebt sich die Erklärung für die Appetitlosigkeit, die Abmagerung, das Erbrechen, die Magenschmerzen, das Leibweh und den Verfall der Körperkräfte, die bei manchem der chronisch mit kleinen Quecksilbermengen Behandelten zur Beobachtung kommen, zumal wenn man bedenkt, dass die Ausscheidung des Mittels in den Verdauungskanal, gleichzeitig mit den gröberen anatomischen Veränderungen an diesem eine Vernichtung der Wirksamkeit der Verdauungssäfte bedingt. Es erscheint somit bei derartigen Individuen in Folge der allmählichen Verminderung resp. des Verlustes des Appetits, und Parästhesieen des Geschmacks, nicht nur eine geringere Nahrungsaufnahme, sondern die aufgenommenen Nährstoffe werden auch, sobald der Verdauungskanal catarrhalisch verändert ist, viel langsamer assimilirt, unter Umständen so langsam, dass, um die nothwendige Continuität der Stoffwechselvorgänge aufrecht zu erhalten, der Körper von sich selbst zu zehren gezwungen ist. Es ist bei der therapeutischen Anwendung des Queck-

[1]) Biéganski, Archiv f. Derm. u. Syphil., 1892, Bd. 24, pag. 48.

silbers für das Zustandekommen von allgemeinen Ernährungstörungen eine längerdauernde Einwirkung von kleinen Quecksilbermengen aut den Verdauungskanal neben einer gewissen Prädisposition erforderlich. Schafft ja doch die letztere bei manchem mit diesem Metall behandelten Syphilitiker eine grössere, schon während der Kur oder nachher erkennbare stärkere Fettansammlung im Unterhautgewebe! Im Uebrigen ist auch anzugeben, dass in einem Falle von syphilitischer Gehirnerkrankung mit secundärer Epilepsie bei der Einreibungskur eine Abnahme der Stickstoffausscheidung beobachtet wurde.[1]) Weder dieses noch die oben angeführten Ergebnisse sind trotz ihrer Verschiedenheit allgemein gültig.

Eine spectroscopisch erkennbare Einwirkung des Quecksilbers auf das Blut ist nicht nachgewiesen.

Als Begleiter der Befindens- und Ernährungsstörung kommt auch Fieber vor. Es sind einige zuverlässige Angaben darüber vorhanden. Die Möglichkeit des Entstehens eines solchen ist deswegen sichergestellt. Bisweilen zeigt es sich zugleich mit der Salivation. In anderen Fällen begleitet es einen Quecksilberausschlag, oder entsteht auch als hervorragendste Nebenwirkung ohne Begleiter 10—20 Tage nach dem Beginn des Quecksilbergebrauchs und kann 3—7 Tage, aber auch Wochen dauern. Subcutane Calomeleinspritzungen schufen es mehrfach. Die Körperwärme kann über 40° C. steigen. Ist Stomatitis eingetreten, so schafft dieser Zustand wohl auch eine Verstärkung der Fiebersymptome, wie Frostschauer, Kopfweh u. A. m. Das gleiche vermögen Veränderungen im Darm zu erzeugen. Ja, diese Zustände sind an sich auch befähigt Fieberbewegungen hervorzurufen. Diese haben aber nichts mit dem Quecksilberfieber gemein, das wahrscheinlich einem primären Angriff des Quecksilbers auf die wärmeregulirenden Gehirncentren seinen Ursprung verdankt. Die angewandte Menge des Mittels in Verbindung mit einer besonderen individuellen Anlage scheinen Bedingung für sein Entstehen zu sein.

Störungen im Darm.

Zugleich mit den Störungen der Verdauung, pappigem Geschmack im Munde, Druck im Magen, Erbrechen zeigen sich leichtere oder schwerere Veränderungen im Darm, die, wie schon die alten Aerzte wussten, Durchfall zu Wege bringen. Die Kenntniss ihres besonderen Charakters ist ebenfalls alt. Schon Cooper erkannte, dass die an Mercurialdiarrhoe leidenden Kranken fast in demselben Zustande sich befänden, als hätten sie die Ruhr. Dysenterische Zustände im Darm wurden später auch an menschlichen Leichen aufgefunden. Ja selbst die Thatsache, dass nach innerlichem und äusserlichem Quecksilbergebrauche sich häufig Colitis und Proctitis, selten Duodenitis entwickle, ist nun schon mehr als 30 Jahre bekannt. Von neueren Eintagsforschern wird, bezeichnend genug, die Auffindung dieser Erkenntniss in die letzten Jahre verlegt — eine Ungerechtigkeit aus Unwissenheit!

Alle Erscheinungen seitens des Darmkanals beruhen auf Entzündung. Diese schwankt aus vielen Gründen in ihrer Stärke. Sie entsteht meiner Ansicht nach nur durch eine Ausscheidung des von der Haut, dem Unter-

[1]) Lépine, Revue mensuelle de Médecine et de Chirurgie, 1879, III.

hautzellgewebe, den Lungen oder auch dem Magen aus aufgenommenen Quecksilbers in den Darm. Die schlimmen Formen wie die leichten können durch jedes Quecksilberpräparat und von jedem Resorptionsorte aus zu Stande kommen. Die verdünnten Quecksilberlösungen sind die gefährlichsten. Nicht selten übertreffen sie an Schwere der erzeugten Symptome und Gewebsveränderungen jene acuten Sublimatvergiftungen, die bei Selbstmorden oder aus Verwechselung früher zahlreich zu Stande kamen. Die ersten Symptome können, wie z. B. nach Einbringung von dünnen Sublimatlösungen in den Uterus, schon während der Einspritzung auftreten. In anderen Fällen erscheinen sie erst nach einem oder mehreren Tagen. Meteorismus, Koliken, Durchfall mit Entleerung von graufarbenen oder reiswasserähnlichen oder blutigen, stinkenden Massen unter Tenesmus stellen die wesentlichen Erscheinungen dar. Einzelne hiervon können fehlen. Treten diese Durchfälle wie z. B. bei dem Gebrauche etwas grosser Dosen von Sublimat schon am Tage auf, so folgt ihnen ein unruhiger, von öfterem ängstlichem Aufschrecken begleiteter Schlaf. Die Kranken sehen auffallend bleich aus; die Conjunctivae sind blass, der Blick des Auges matt und das Gesicht nimmt später einen etwas schmerzhaften Ausdruck an. Dabei besteht grosse Mattigkeit, die nach wenigen Schritten zum Hinsetzen nöthigt. Die Hartnäckigkeit der Durchfälle, welche noch 2 Wochen nach der letzten Quecksilberdosis bestehen können, ist besonders zu berücksichtigen. Die anatomischen Veränderungen, die hauptsächlich in einer Diphtheritis des Dickdarms bestehen, werden bei den einzelnen Quecksilberverbindungen genauer zu schildern sein. Angeblich soll dem Quecksilber auch ein ungünstiger Einfluss auf die Bauchspeicheldrüse zukommen.

Störungen im Harn und Geschlechtsapparat.

Als Begleiterin der Ernährungsstörungen, aber auch allein, zeigen sich bei dem Quecksilbergebrauche Veränderungen der Menge und Zusammensetzung des Harns, die auf den Zustand der Nieren einen Schluss erlauben. Als gesetzmässig kann man wohl den Satz aufstellen, dass jeder, mit reizenden Eigenschaften versehene und auch in die Nieren gelangende Stoff anfänglich eine Vermehrung, später beim Weitergreifen und Stärkerwerden der Reizwirkung eine Verminderung der Harnmenge herbeiführt. So kommt es bisweilen zu einer sehr starken Urorrhoea mercurialis. Meistens ist die Harnvermehrung nicht so ausgesprochen, dass sie sofort erkannt wird. Sie hält auch wohl nur kurze Zeit an und kann, nachdem noch Beschwerden beim Harnlassen sich eingestellt haben, jenem schlimmen Zustande der Harnverminderung bis zur vollkommenen Anurie Platz machen, der die Anzeige von anatomischen Nierenveränderungen darstellt und schon den alten Aerzten bekannt war. Der Harn enthält nach innerlichem oder äusserlichem Quecksilbergebrauche nicht selten Eiweiss. Von 100 Syphilitikern, die früher nicht mit Quecksilber behandelt worden waren, und deren Harn eiweissfrei war, wurden 8 durch eine Quecksilberkur albuminurisch. Durchschnittlich kam das Eiweiss im Laufe der zweiten Woche, war geringfügig und betrug höchstens bis zu

1 pCt.[1]) Nach Injectionen von Calomel sah man schneller eine stärkere Albuminurie und hier sowie nach äusserlicher Sublimatanwendung auch Formelemente: Cylinder, lymphoide Elemente und rothe Blutkörperchen auftreten. Sehr selten kommt es zu einer Glycosurie, die bei Thieren sich leicht erzeugen lässt.[2]) Die Individualität hat hier nur eine untergeordnete Bedeutung. Die Schwere der, bei Quecksilber gebrauchenden Syphilitikern, nicht seltenen Nierenerkrankung hängt wesentlich von der Menge des in sie gelangten Quecksilbers ab. Am stärksten getroffen werden die gewundenen, weniger die geraden Harnkanälchen, in denen Trübung, Schwellung, Kalkinfarcirung ein häufiger Befund ist. Die Glomeruli sind in gewissen Stadien unverändert, fallen aber später den gleichen Veränderungen anheim. Die Kalkeinlagerungen in der Niere lassen sich, wie bereits bemerkt, auch durch andere Mittel, wie Aloin und Wismuth,[3]) bei Thieren erzeugen. Mir ist aber kein Fall bekannt, in dem Aehnliches nach diesen Mitteln bei Menschen gesehen wurde. Bis ein solcher gefunden wird, kann diese Wirkung als eine dem Quecksilber eigenthümliche angesehen werden.

Die Nebenwirkungen seitens des Geschlechtsapparates sind nur wenig gekannt. Ich zweifle nicht daran, dass sie zahlreicher sind als die vorhandenen dürftigen Angaben es vermuthen lassen. Es ist anzunehmen, dass ein von Quecksilber durchtränkter Körper, z. B. einen nicht normalen Samen liefern wird, in ähnlicher Weise wie Bleiarbeiter sehr oft lebensschwache, sieche Kinder zeugen. Vorzeitige Ausstossung der Frucht sieht man auch bei Frauen, die, selbst nicht bleikrank, nur mit ihren bleikranken Männern Umgang hatten. Die Möglichkeit ist nicht von der Hand zu weisen, dass ähnliche Verhältnisse durch Quecksilber bedingt werden können. Bei gewerblichem Mercurialismus sind sie sicher erwiesen. Der arzneiliche Mercurialismus wird wohl auch davon nicht frei sein. Störungen der Menstruation bis zur Amenorrhoe sind mehrfach einwandsfrei als Quecksilberwirkung nachgewiesen worden.[4]) Das gleiche gilt von der Unterbrechung der Schwangerschaft mit oder ohne Tödtung des Fötus.[5]) Wie man solches experimentell bei Thieren und selbst verschiedenen Insekten nachweisen kann, so kommt es auch bei Menschen vor. Nur die individuelle Widerstandsfähigkeit schafft hier sehr oft einen glücklichen Ausgang. In einigen Fällen, besonders nach Anwendung grauer Salbe, leidet hauptsächlich der Fötus und stirbt ab, in anderen mehr die Mutter, die den lebensfähigen Fötus durch Störungen, die sie selbst im Magen, Darm und wohl auch im Uterus erleidet, auszustossen gezwungen ist. Der Uebergang von Quecksilber aus dem mütterlichen Kreislauf in den Fötus ist erwiesen. Inwieweit im einzelnen Falle Gefahr bei einer solchen Quecksilbertherapie vorhanden ist, bleibt dem Takte des Arztes zur Entscheidung überlassen. Neuerdings wird sogar das gelbe Quecksilberoxyd zu 0,12 g in diesem Zustande zu verabfolgen für erlaubt ge-

---

[1]) Fürbringer, 4. Congress f. innere Medicin, 1885, 8. April.
[2]) Saikowski, Arch. f. pathol. Anatomie, Bd. XXVII, pag. 346. — Rosenbach, Zeitschr. f. naturw. Medicin, 3. Reihe, XXXIII., pag. 36.
[3]) Neuberger, Arch. f. experim. Pathol. u. Pharmak., 1890, Bd. XXVII., p. 39.
[4]) Colson, Archives générales de Médecine, VI. annèe, 1828, T. XVIII., pag. 24.
[5]) Lize, Prager Vierteljahrschr., Bd. XCVI., Anal., pag. 26.

halten.[1]) Unter allen Umständen muss die Behandlung eine schonende sein; von einer energischen Kur ist abzurathen. In alten Zeiten glaubte man auf Grund von Erfahrungen annehmen zu müssen, dass nach grossen Schmierkuren Unfruchtbarkeit bei Männern und Frauen auftrete.

Störungen im Centralnervensystem.

Häufig sind die bisher geschilderten Nebenwirkungen oder nur einige von ihnen Vorläufer von Functionsbehinderungen im Gebiete des Gesammtnervensystems. Mitunter treten die letzteren auch allein, schon im Verlaufe einer gewöhnlichen Quecksilberkur auf. Die Störungen der Empfindung documentiren sich sowohl durch Alteration gewisser seelischer Fähigkeiten und Affecte, als auch durch nachweisbare peripherische Functionsveränderungen der Sinnesorgane, des Tast- und Schmerzgefühls u. A. m. Die Individualität der betreffenden Person spielt hierbei eine wesentliche Rolle, so dass als Ausdruck derartiger Störungen bei dem einen eine leichtere oder schwerere centrale Affection, bei dem anderen peripherische An- oder Hyperästhesieen zu Tage treten. Als auslösendes Moment für solche Zustände sind mehrfach Erkältungen angegeben worden. Von centralen Erscheinungen kommen auch nach subcutanen Quecksilberinjectionen zur Beobachtung: ein Zustand von psychischem Erethismus, der sich bald als Verstimmung und erhöhte Reizbarkeit, bald als Schreckhaftigkeit oder Schüchternheit darstellt und mit Gesichtsblässe, erschwerter, asthmaähnlicher Respirationsthätigkeit, manchmal sogar mit Unregelmässigkeit der Herzaction und enormer Schwäche einhergeht. Bei längerem Bestehen dieses Zustandes, aber auch plötzlich, können sich Schlaflosigkeit sowie anderweitige, von einer gesteigerten Erregbarkeit des Gehirns, speciell der Grosshirnrinde abhängenden, sensoriellen Erscheinungen, wie Hallucinationen, selbst Exaltationszustände herausbilden, die jedoch ganz transitorisch vorkommen und nicht als selbstständige Erkrankungsformen aufgefasst werden können. So sind Erregungszustände, Schwindel und Delirien bald nach einer Scheidenausspülung mit Sublimatlösung beobachtet worden. Gleich den Exaltations- kommen auch Depressivzustände, Abschwächung des Gedächtnisses und des Urtheils vor. Die früher gebrauchten übermässigen Quecksilberkuren schufen solche Psychosen leichter.

Häufig zeigen sich Schmerzen in den Gelenken, im Gesicht, in den Zähnen, oder auch das Gegentheil davon, Sensibilitätslähmungen, die sich als wirkliche Anästhesie und Analgesie darstellen. Neben den Alterationen in der Empfindungssphäre kommen noch anderweitige mercurielle Affectionen vor, die sich als Störungen der Bewegung bemerkbar machen. Am häufigsten erhalten dieselben ihren Ausdruck als Tremor mercurialis. Derselbe erscheint meist chronisch, stellt sich aber auch paroxysmenweise nach subcutaner, epidermatischer (Salben, Seifen und Bäder), sowie innerlicher Anwendung auch ohne jede andere Nebenwirkung ein. Anfangs werden meist nur die Arme und Hände ergriffen, allmählich fallen aber auch bei fortdauernder Quecksilbereinwirkung die unteren Extremitäten, sowie die Muskeln am Rumpfe dem gleichen Schicksal anheim. Die Untersuchung der Muskulatur in

[1]) Tschernoguboff, Wiener medic. Presse, 1889, pag. 583.

Beziehung auf ihre electrische Erregbarkeit ergiebt in solchen Fällen nur normales Verhalten, trotzdem die Muskelschwäche eine ganz bedeutende Ausdehnung erlangen kann. Hierdurch, sowie durch das Fehlen einer eigentlichen Muskellähmung unterscheidet sich die Einwirkung des Quecksilbers wesentlich von der des Bleies. Klonische Zuckungen einzelner Muskelgruppen im halbcomatösen Zustande wurden ebenfalls nach therapeutischer Quecksilberanwendung beobachtet und waren schon den alten Aerzten bekannt. Als eine Combination von Bewegungs- und Empfindungsstörungen ist schliesslich das sowohl nach subcutaner Injection grösserer Dosen, als auch nach äusserer Application des Quecksilbers nicht selten auftretende Schwindelgefühl zu erwähnen. So beobachtete man [1]) bei einigen Kranken, welche maximale Mengen von Sublimat subcutan erhalten hatten, eine bemerkenswerthe Hinfälligkeit, sowie Schwindelanfälle, die so stark waren, dass die Patienten sich durch Anhalten an feste Gegenstände vor dem Umfallen schützen mussten. Selbst im Bett dauerten diese vertiginösen, mit Ohnmachtserscheinungen verbundenen Anfälle fort, zu denen sich comatöse Zustände mit erniedrigter Pulsfrequenz hinzugesellten. Die Identität dieser, nach ein- oder mehrmaligen grösseren Quecksilbermengen bisweilen auftretenden Symptome mit den nach chronischem Gebrauche von Quecksilber sich zeigenden Schwindelanfällen, die man früher als Epilepsia mercurialis bezeichnete, ist eine zutreffende.

Manche dieser centralen Störungen, wie Hemiplegie, Hemianästhesie, apoplektische Insulte, hat man als mercurielle Hysterie benannt.

Die seitens des Centralnervensystems auftretenden Symptome kommen durch eine directe Einwirkung des auch als Hirngift bezeichneten Quecksilbers auf die betreffenden Theile zu Stande, und zwar die transitorischen dann, wenn das Quecksilber noch in der Circulation begriffen ist, die chronischen durch Ablagerung desselben in den Centren und den Bahnen der Empfindung und Bewegung. In letzterer Beziehung ist eine Untersuchung zu erwähnen, die durch trockene Destillation des Gehirns von einem lange mit Quecksilber behandelten Manne das Metall nachweisen konnte. Das gleiche gelang bei einem mit Sublimat Vergifteten. In wie weit das Quecksilber im Rückenmark und den peripherischen Nervenausbreitungen zur bleibenden Deponirung gelangt, darüber fehlen bislang noch Untersuchungen. Jedenfalls muss man sich vorstellen, dass sowohl die vorübergehenden als bleibenden Alterationen als letzten Grund ihres Entstehens chemische, durch das Quecksilber hervorgerufene, mikroskopisch kaum nachweisbare Veränderungen in den peripherischen und centralen Nervenmassen haben. Die mikroskopische Untersuchung dieser Theile nach Quecksilberanwendung hat bis jetzt nur sehr dürftige Resultate ergeben. Im Rückenmark fand man in je einem Falle dunklere Färbung der grauen resp. der weissen Substanz.

Die Prognose dieser Zustände, besonders des Tremor mercurialis, hängt von der Dauer ihres Bestehens ab. Sie kann bei ganz kurzer Dauer günstig sein, ist aber jedenfalls zweifelhaft, wenn nicht gerade ungünstig, wenn der Kranke längere Zeit das Leiden besitzt.

[1]) G. Lewin, Die Behandlung der Syphilis mit subcutaner Sublimatinjection, Berlin 1869, pag. 34.

Die Therapie der Nebenwirkungen des Quecksilbers.

Einer arzneilichen Beeinflussung am leichtesten zugänglich sind die Veränderungen im Munde. Eine Schaar von Mitteln, prophylaktische und curative, demulgirende, adstringirende Salze, ätherische Oele u. A. m. sind hierfür empfohlen worden. Es ist darauf hinzuweisen, dass selbst die sorgfältigste Prophylaxe, bei der auch alles Schadhafte an den Zähnen gebessert oder entfernt wurde, nicht immer ihren Zweck erfüllt, dass die Mundentzündung trotz einer solchen entstehen und trotz aller Maassregeln sich leider häufiger zu grossen Verhältnissen entwickeln kann. Das in alten Zeiten empfohlene Tragen eines goldenen Ringes im Munde, um das Quecksilber herauszuziehen, ist das Product guter Ueberlegung, zumal Quecksilber sich im Speichel findet, kann aber vorhandene Stomatitis nicht bekämpfen.

„Ora tamen foeda erodent ulcuscula: sed tu
„Lacte fove, et cocto cytini, viridisque ligustri.
„Tempore non alio generosi pocula Bachi
„Annuerim sumenda tibi, parumque Falernum
„Et Chia, et pateris spumantia Rhetica largis.“ [1])

Diese gereimte Therapie ist besser wie so manche ungereimte, im Laufe der Jahre empfohlene. Reinhalten der Zähne und des Zahnfleisches ist ein nothwendiges Erforderniss. Wurzeln und cariöse Zähne sind zu beseitigen oder auszubessern, gesunde Zähne gut mit irgend einem der zahlreich vorhandenen Zahnpulver zu reinigen. Solche aus Chinapulver mit Catechu wirken gleichzeitig auf den Zahnfleischsaum adstringirend ein. Zu benutzen ist als Mundspülwasser, obschon nach dem Urtheil competenter Beobachter keine sichere prophylaktische Wirkung dadurch erzielt wird, das chlorsaure Kalium in 2—3 proc. Lösung. Neuerdings wird freilich sogar behauptet, dass dieses Mittel nicht nur unwirksam sei, sondern sogar zu Stomatitis prädisponire.[2]) Ist Salivation und Stomatitis erschienen, so sind Mundspülungen zu empfehlen von: Gerbsäure (2—6 : 300), von Tinctura Gallarum oder Tinctura Ratanhiae, Catechu, Cascarillae (5—15 : 300), Ol. Terebinthinae (2—3 : 300 Gummischleim), Infus. Salviae (10—15 : 300) mit 3—5 g Tinct. Myrrhae, Abkochungen der Rinde von Rhus glabrum, Thymollösungen (1 : 1000) und Aehnliches. Pinselungen des Zahnfleisches mit Jodtinctur sollen schnell Speichelfluss und Mundgeschwüre verschwinden lassen. Ebenso sollen Theerpinselungen und Aetzungen mit concentrirter Salzsäure, sowie mit Bromwasserstoffsäure wirken. Zum Bestreichen des Zahnfleisches ist auch Tinct. Opii neben anderen Mitteln gebraucht worden. Althee-Aufgüsse mit Tinct. Opii als häufig wiederholte Mundbäder werden sehr gerühmt. Aehnlich reizmildernd wirken Gerstentisanen mit Milch, die, wenn der Mund nicht geöffnet werden kann, in den Mund gespritzt werden sollen. Der Eigenthümlichkeit wegen erwähne ich auch die neuere Empfehlung von Sublimatlösungen (1 : 4000) als Mundspülwässer, wodurch Besserung sofort, Heilung in 5 Tagen erfolgen soll.[3])

---

[1]) Frascatorius, Syphilis siv. de Morbo Gallico, Lib. II., pag. 96.
[2]) Panas, Gazette des hôpitaux, 1882, pag. 26.
[3]) de Renzi, Monatsh. f. pr. Dermatologie, 1888, pag. 811.

In den Anfangsstadien der Stomatitis, wenn das Zahnfleisch, wie ich es beschrieb, losgelöst ist, soll man durch feine mit Watte versehene Sonden, die oft mit kleinen Eitermengen gefüllten Hohlräume gut auswischen und dann durch ebenso feine, mit Höllenstein armirte Sonden ätzen. Geschwüre sind ebenso zu behandeln. Welche Mittel man auch bei ausgebildeter Stomatitis anwenden mag, immer ist, wenn schmierige, eitrige oder anders gestaltete Beläge die erkrankten Theile bedecken, darauf zu sehen, dass diese erst entfernt werden, weil mit ihnen wässrige und andere Lösungen sich nicht mischen und deshalb nicht local wirken können. Augenblickliches Aufhören der Speichelung ist, was in Deutschland auch unter Zahnärzten kaum bekannt ist, durch das in England gebrauchte „Chloralum", d. h. Aluminiumchlorid zu erzielen. Pinselungen einer concentrirten Lösung an die Drüsenausführungsgänge lassen alsbald die Wirkung erblicken. Wo Schmerzen das Kauen behindern, soll die 5 Minuten vor jeder Mahlzeit vorgenommene Pinselung mit einer, je nach der Schwere der Erkrankung zu gebrauchenden 3—10 proc. Lösung von Cocaïn Besserung schaffen.

Die Veränderungen an der Haut, die nach Einspritzung von Quecksilberverbindungen in das Unterhautgewebe auftreten, Indurationen, Verschwärungen u. s. w. werden nach den allgemeinen chirurgischen Regeln behandelt. Neuerdings sah man durch Ausschälen eines so entstandenen quecksilberhaltigen Tumors nicht nur die örtlichen, sondern, da die Quecksilberquelle beseitigt war, auch die entfernteren Nebenwirkungen schwinden.[1]) Die eczematöse Hauterkrankung erfordert die, auch bei anderswie entstandenen Eczemen übliche Behandlung. Möglichst vollständiges Beseitigen des aus den Bläschen ergossenen Inhalts durch auftrocknende Pulver (Zinkoxyd, Amylum etc.), und Einreibung von fettigen Substanzen, um die Gewebsspannung zu beseitigen, werden die beiden wesentlichen Indicationen darstellen. Vielleicht würden sich für schwere Fälle auch prolongirte warme Bäder eignen. In Indien wandte man früher zu äusserlicher Einreibung und auch innerlichem Gebrauch das Dévadára-Oel, das Oel von Pinus Devadara, an. Ich habe aus einem solchen Krankheitsberichte nicht den Eindruck gewinnen können, dass sich dasselbe nützlich erwiesen hat. Die sonstigen Hautexantheme nach Quecksilber erfordern keine eigentliche Behandlung. Anregung der Harnsecretion event. Dampfbäder, Schwefelbäder, Jodkaliumgebrauch werden die schnellere Ausscheidung des Metalls aus dem Körper veranlassen.

Die Therapie der allgemeinen Ernährungsstörungen beruht im wesentlichen auf einer Entfernung des schädlichen Agens und in einer passenden diätetischen Behandlung. Dieselbe muss, abgesehen von der Veränderung resp. Verbesserung der hygienischen Verhältnisse, in denen sich der Patient befindet, durch Darreichung geeigneter, reizloser Nahrungsmittel die etwaigen Veränderungen im Verdauungskanal beseitigen aber auch eine schnelle und möglichst vollständige Eliminirung des Quecksilbers aus dem Körper zu Wege bringen.

Die Störungen im Darm versucht man prophylactisch durch gleichzeitige Verabfolgung von Opiaten zu bekämpfen. Schon die Er-

[1]) v. Düring, Monatshefte f. prakt. Dermatologie, 1888, No. 21, pag. 1059.

fahrungen der Opiumesser scheinen für eine heilsame Wirkung in dieser Richtung zu sprechen. Die örtlichen Wirkungen sollen viel geringer als ohne Opium sein. So hat man in der Neuzeit das alte Verfahren, Calomel mit Opium zu reichen, wieder besonders empfohlen.[1]) Es ist indessen darauf hinzuweisen, dass die Wege des Quecksilbers und des Opiums nicht immer die gleichen sind. Wird Quecksilber epidermatisch oder subcutan angewandt, so findet hauptsächlich Ausscheidung in die unteren Darmabschnitte statt. Die Möglichkeit, dass das Opium, das durch den Mund eingeführt wird, an die Theile hingelangt, in denen das Quecksilber örtliche Verletzungen erzeugt hat, ist gering. Sind die letzteren aber einmal ausgebildet, so können Opiate, selbst wenn sie dorthin gelangten, sie nicht bessern, da sie ja nicht einmal örtlich schmerzstillend wirken. Die Hemmung der Darmperistaltik ist die einzige Hülfe, die sie leisten. Diese reicht aber nicht aus, um die Symptome einer einigermaassen stärkeren entzündlichen oder gar geschwürigen Darmveränderung aufzuheben. In leichteren catarrhalischen Affectionen ist eine symptomatische Einwirkung des Opiums wohl möglich. Bei den, auf Ergriffensein des Centralnervensystems deutenden Quecksilbersymptomen ist ebenfalls in erster Reihe die Entfernung des Metalls aus dem Körper zu erstreben. Ausserdem sind kalte Abreibungen, Begiessungen, Seebäder mit dem gleichzeitigen Gebrauche von Nervinis auch bei den erethischen Zuständen angezeigt.

Metallisches Quecksilber.

Ueber die durch fliessendes metallisches Quecksilber, das durch den Mund eingeführt wurde, hervorgerufenen Nebenwirkungen liegen nur aus alter Zeit Berichte vor. Die neuere Therapie hat von dem Gebrauche dieses Mittels, soweit es Störungen in der Wegsamkeit des Darms zum Ausgleich bringen sollte, Abstand genommen. Die alten Angaben stimmen auch nicht in Bezug auf die Toleranz für dieses Mittel überein. In vielen Fällen wurden grosse Dosen vertragen. Markgraf Georg von Brandenburg trank „post crebra pocula evacuata“, von Durst gepeinigt, aus Versehen hintereinander eine Flasche mit Quecksilber ohne Schaden aus. Das Quecksilber ging durch den Darm ab. So bekam ferner eine Frau in 2 Malen 150 g. Nur eine leichte Andeutung einer Salivation stellte sich ein, die sich aber bald wieder verlor. Nach 4 Wochen stiess sie das gesammte Quecksilber nach einem Stuhlgange wieder aus.[2]) In einem anderen Falle entleerte ein Soldat nach 6 Tagen ohne jede Benachtheiligung seines Befindens ca. 600 g Quecksilber auf dem gleichen Wege.[3]) Solcher Fälle liessen sich noch mehrere anführen.

Schon ein Scholion zu diesen Fällen bemerkt, dass Quecksilber in metallischem Zustande dann gut vertragen wird, wenn es zusammengeflossen im Darm liegt, und nicht in kleinste Partikelchen zerstiebt. Diese Erklärung trifft zu. Die Oberfläche einer zusammengeflossenen Quecksilbermenge von einigen hundert Grammen ist sehr klein, ja verschwindend gegen diejenige, welche dieselbe Menge darbietet, wenn sie in feine oder feinste Kügelchen sich zertheilt hat. Demgemäss werden sich auch die Verdampfungsmengen verhalten. In den Fällen, in denen unangenehme Nebenwirkungen beobachtet wurden, erfolgte warscheinlich im Darm bedeutende Resorption durch Auseinanderfliessen oder vielleicht sogar durch theilweise Abtödtung des Queck-

[1]) Sée, La Semaine médicale. 1889, pag. 26.
[2]) Heintke, Ephemerides natur. cur. Dec., I., Ann. IV., Observ. XCVIII., p. 191.
[3]) Ephemerides nat. cur. Dec., I., Ann. IV.

silbers. Die Nebenwirkungen, die in solchen Fällen beobachtet wurden, decken sich mit den nach anderen Quecksilberpräparaten zu Stande kommenden.

Stomatitis in verschiedenen Graden und Salivation[1]) können bald früher bald später auftreten. Erbrechen erschien in einem Falle nach Beibringung von ca. 250 g. Zwei weitere solche Dosen riefen nichts derartiges hervor. Nach 3 Tagen wurden mehr als $^2/_3$ des genommenen Quecksilbers durch den Darm ausgestossen.[2]) Ob die bemerkenswerthe Zahl von Todesfällen, die durch einen derartigen Quecksilbergebrauch zu Stande gekommen sein soll, wirklich diese Ursache gehabt hat, ist nicht bestimmt zu beantworten. So wird von einem Apotheker berichtet, dass er Nachts aus Versehen eine Flasche mit Quecksilber geleert hatte und am Morgen todt aufgefunden wurde. In seinem Magen fand man ca. 1 Pfd. Quecksilber.[3]) Zwei weitere Fälle[4]) betreffen Frauen, die ca. 500 resp. 150 g Quecksilber wegen Verstopfung, resp. wegen eines eingeklemmten Bruches nahmen und danach starben. Bei der ersteren soll sich angeblich in den Lungen Quecksilber gefunden haben. —

Quecksilberdampf. Zu Heilzwecken ist der Quecksilberdampf nur sehr selten benutzt worden. Quacksalber gebrauchen ihn vereinzelt auch heute noch und schaffen dadurch mancherlei Störungen der Gesundheit. Die Symptome, welche bei der gewerblichen oder anderweitigen, zufälligen Aufnahme von Quecksilberdampf auftreten, liegen ausserhalb des Rahmens dieses Werkes. Sie decken sich vollkommen mit den bereits angeführten Nebenwirkungen. Erwähnenswerth ist hier nur, um die Uebereinstimmung mit den Quecksilbersalzen auch in dieser Beziehung zu erhärten, dass auch Hautveränderungen entstehen können, nachdem Salivation, Stomatitis, dyspnoetische Anfälle u. A. m. vorangingen. So erschien bei einer Frau, die durch Einathmen von Quecksilberdampf in ihrem Wohnzimmer erkrankt war, 5—6 Tage nach der Aufnahme unter Fieber und erhöhter Pulsfrequenz ein masernartiger Ausschlag auf Armen und Gesicht und dem oberen Theile des Rumpfes. Jucken fehlte. Die rothen Flecke änderten sich alsbald, indem sie unregelmässiger und grösser wurden. Nach weiteren 6 Tagen waren sie ohne Abschuppung verschwunden.[5]) Kinder erwiesen sich vereinzelt auch für Quecksilberdämpfe weniger empfindlich als Erwachsene. Eine Frau, die mit ihrem 14 Monate alten Kinde anhaltend diesem Einflusse ausgesetzt war, erkrankte an einer schweren Stomatitis, während das Kind, trotzdem es von der Mutter gesäugt wurde, ganz gesund blieb. —

Hydrargyrum cum Creta. Die Verreibung von Quecksilber mit Kreide, die in verschiedenen Ländern in wechselnder Zubereitung, z. B. im Verhältniss von 1 : 2 oder 1 : 5 gebraucht wird, rief in einem Falle, vielleicht auf Grund einer besonderen Idiosynkrasie, umfangreiche Zerstörung an Weichtheilen hervor. Ein 9 Jahr altes Kind erhielt 2 Mal täglich 3 Wochen lang sehr kleine Dosen dieses Präparates. Es erschien Wundsein am Zahnfleisch, Ulcerationen an der Backe. Trotz sofortigen Aussetzens nahm die Ulceration an der Wangenschleimhaut zu. Aussen, in der Gegend der Parotis, erschienen zwei kleine, livide Flecke. Dieselben dehnten sich schnell aus. In 7 Tagen war die ganze Hautdecke des Ober- und Unterkiefers zerstört, so dass ein schauerliches Aussehen dadurch entstand.[6]) —

Quecksilberpflaster. — Quecksilberpflastermull. Das officielle Quecksilberpflaster, sowie die verschiedenen pflasterartigen Handelspräparate lassen, wie

[1]) Zwinger, Ephemerides nat. cur. Dec. II., Ann. VI., Observ., CCXXXI., p. 496.

[2]) Hufeland's Journ. f pr. Heilk., 1832, Mai.

[3]) Petri de Abano, Liber de Venenis, 1555, pag. 263.

[4]) Hannemann, Ephemerides nat. curios, Dec., II., Observ. CLVIII., pag. 347. — Ephemerid., Dec., II., Ann. V., Observ. CCXXXVIII., pag. 461.

[5]) Blanchon in Berengier, Des éruptions provoquées par l'ingestion des médicaments, Paris 1874, pag. 58

[6]) Bedinfield, The Lancet, 1831—1832, Vol. XXII., pag. 304.

darauf hinzielende Untersuchungen ergaben,[1]) sehr bald Quecksilber von der Haut aus in den Körper eintreten. Schon nach 24 Stunden, aber auch nachträglich noch nach 1—3 Monaten wurde das Metall im Harn nachgewiesen. Auf 42 positive wurden nur 4 negative Resultate erhalten. Es kann hiernach nicht Wunder nehmen, dass auch einmal resorptive Nebenwirkungen entstehen, besonders wenn kurz vor dieser Therapie Jodverbindungen eingeführt wurden. So erschienen bei einem Manne, der wegen Syphilis Jodoform und zwei Unna-sche Pflaster zu 20 g Quecksilber auf die unteren Extremitäten erhalten hatte: Salivation und starke Stomatitis mit zahlreichen Geschwüren der unteren Zungenfläche. Trotz Abnahme der Pflaster und Gurgelungen nahmen die geschwürigen Veränderungen der unteren Zungenfläche und der Mundschleimhaut sehr zu.[1]) Ich halte diese Veränderungen für Producte von Jodquecksilber, und nicht wie der betreffende Beobachter für eine Folge der Anwendung von mehreren Pflastern. Trotzdem ist es nicht zweifelhaft, dass auch ohne gleichzeitigen Jodgebrauch derartiges entstehen kann. Oertliche Veränderungen an dem Anwendungsorte, und zwar Erytheme und papulöse, sowie vesiculöse Eczeme werden sehr häufig bei einem Theile der so behandelten Menschen beobachtet. —

Sapo mercurialis. Sowohl feste wie weiche Quecksilberseifen haben Verwendung gefunden. In Bezug auf die Wirksamkeit, die Aufnahme durch die Haut und den Uebergang des Quecksilbers aus der Quecksilberseife in den Harn, ist dieses Präparat der grauen Salbe als gleichwerthig anzusehen.[2]) Wie bei keiner Quecksilberverbindung ist auch hier diese Ausscheidung eine gleichmässige. Es kommen während der Kur, sowie nach derselben, auch hier ausscheidungsfreie Pausen vor, die sich bis auf mehrere Wochen erstrecken können. Die Vorschriften für die Darstellung von Quecksilberseife sind mannigfaltig. Eine Kaliquecksilberseife, die nicht neutral reagirt, scheint mir die zweckmässigste zu sein. Die alkalische Reaction halte ich für wünschenswerth, um dem Quecksilber besser den Weg zu bahnen.

Die Veränderungen an der Haut, die bei einzelnen Kranken beobachtet werden, stimmen mit denen überein, die das vorgenannte Quecksilberpräparat gelegentlich äussert. So entstand in einem Falle nach 9 Einreibungen ein papulöses Eczem an beiden Oberschenkeln, in einem anderen nach der siebenten Einreibung unter starkem Jucken einige Eczembläschen. Auch Veränderungen im Munde wurden hierbei vereinzelt beobachtet. Es entstanden Zahnfleischschwellung und Ablösung, vielleicht häufiger als nach grauer Salbe. —

Hydrargyrum oleïnicum. Die Oelsäure löst gelbes Quecksilberoxyd auf. Eine solche Lösung ist als Ersatz der grauen Salbe seit dem Jahre 1857 mehrfach gegen Syphilis in Gestalt von Einreibungen in Anwendung gekommen. Hierbei kann die Haut Veränderungen erleiden. Besonders trifft dies für Menschen mit einer zarten, leicht vulnerablen Haut zu. Es entstehen Schmerzen, die $^1/_4$—$^1/_2$ Stunde anhalten. Häufiger noch zeigen sich Erytheme. Vesiculöse oder papulöse Eczeme sollten stets fehlen. Aber auch solche kommen vor.[4]) Blasenbildung beobachtete man danach schon vor fast 20 Jahren.[3]) Salivation und Stomatis erregt das Präparat wie andere Quecksilberverbindungen.

Oleum Hydrargyri sive cinereum.

Einer der unheilvollsten Stoffe, welcher in der Quecksilberinjectionstherapie bisher verwandt wurde, ist das, in mannigfacher Mischung als 30—50 proc. Präparat verwandte Quecksilberöl. Graue Salbe mit Oel verdünnt oder Queck-

[1]) Nega, Vergleichende Untersuchungen über die Resorption und Wirkung verschiedener z. cutanen Behandlung verwandter Quecksilberpräparate, Strassburg 1884, pag. 46 ff., pag. 81 ff.

[2]) Schuster, Vierteljahrschr. f. Dermat. u. Syphilis, 1882, IX. Jahrg., pag. 45.

[3]) Berkley Hill. The medical Record, 1873, pag. 338 ff.

[4]) Nega, Vergl. Unters. über die Resorpt. u. Wirk. etc., Strassb. 1884, pag. 75.

silber mit Aether benzoicus und Paraffinum liquidum verrieben, wurde in das Unterhautzellgewebe injicirt. Die Aufnahme in den Körper geschieht sehr langsam. Selbst nach Wochen findet man noch, auch wenn im Ganzen nur wenige Injectionen gemacht wurden, an der Einführungsstelle zwischen 50 und 80 pCt. der eingespritzten Menge. Wenn nicht besonders günstige Umstände walten, ist der Zugang zu dieser Quecksilberniederlage und deren Entfernung sehr schwer. Die Aufnahme von Quecksilber in löslich gemachter Form geschieht aus diesem Präparat, von unserem Willen unabhängig, nur nach Maassgabe der biochemischen Vorgänge im Körper, resp. an der Einspritzungsstelle, bald in kleiner, bald in grosser Menge; denn darüber kann kein Zweifel herrschen, dass diese Resorption nicht gleichmässig vor sich geht. Darin liegt aber die grösste Gefahr dieser Injectionsmethode. Sie hat direct manchen tödtlichen Ausgang geschaffen und wird es noch ferner thun, falls nicht die Einsicht der Unzweckmässigkeit ihr ein Ende setzt. Die Ausscheidung des Quecksilbers im Harn wurde nach Injection von 1 Theilstrich 50proc. Oeles am 4.—12. Tage, in 2 Fällen aber noch nicht am 9. und 10. Tage nach der Injection erwiesen. Nach zweimaliger Einspritzung von je einem Theilstrich des 50proc. Oeles fand sich das Quecksilber am 1., 3., 4. und 5. Tage im Harn.[1]) Oertliche und allgemeine Nebenwirkungen können, selbst wenn während der eigentlichen Kur von 6—7 Wochen ein normales Befinden bestand, nach dieser Zeit mit voller Gewalt erscheinen.

Die örtlichen Nebenwirkungen sollen meist bei zarten Individuen beobachtet werden.[2]) Sie bestehen in derben schmerzhaften Infiltrationen in den Muskeln, falls in diese die Einspritzung vorgenommen wurde, in abgegrenzten Indurationen, umschriebenen Geschwülsten und Abscessen. So beobachtete man[3]) an den Glutäen Infiltrationen, an deren Oberfläche sich eine grössere Zahl von fistelartigen Oeffnungen befand. Auf Druck entleerten sich aus ihnen stets Quecksilberkügelchen. Diese „Lymphfisteln" bestanden noch, ohne dass es zu Eiterung gekommen wäre, bis zur Entlassung des Patienten. Sulziges Oedem der Glutäalmuskulatur und kleine Eiterherde an der Injectionsstelle wurden ebenfalls in einem tödtlich verlaufenden Falle an der Leiche gesehen.[4])

In einem anderen Falle entstanden resorptive Nebenwirkungen, wie Stomatitis. Die örtlichen Veränderungen bestanden in mehreren hühnereigrossen Indurationen, die sich wegen ihrer scharfen Umgrenzung heraustrennen liessen. Die Nebenwirkungen schwanden alsbald. Auf dem Durchschnitte zeigte das Herausgetrennte ein grauröthliches bis graugelbes Colorit und eine Felderung, die durch starke, untereinander verbundene Bindegewebszüge bedingt war. Zwischen diesen Zügen war die Masse der Geschwulst weicher, hervorquellend, und in sie eingelagert fanden sich in grosser Menge bis stecknadelkopfgrosse Quecksilberkügelchen.[3]) Noch eigenartiger ist der folgende Befund.[3]) Es waren solche Injectionen an einem Vorderarme gemacht worden. Im Laufe der nächsten drei Monate bildete sich ein taubeneigrosser, über die übrige Haut stark hervorragender und gut abgegrenzter, wie ein weiches Sarcom fluctuirender Tumor. Seine Decke war blauröthlich bis rothbraun und von kleinen zahlreichen Fisteln durchbrochen, aus denen sich auf Druck feinste, spiegelnde Quecksilberkügelchen entleerten. Hätte man die Entstehungsweise nicht gekannt, so würde man die Diagnose auf Sarcom oder weiches Fibrom gestellt haben. Auf dem Durchschnitte war die Geschwulst pulpös, fast seifenschaumartig, graugelb bis röthlich.

Die resorptiven Nebenwirkungen entstanden in einem Falle[5]) 8 Wochen nach der ersten und 8 Tage nach der letzten Injection. Ueberhaupt

---

1) Kronfeld, Wiener medic. Wochenschr., 1889, pag 1374.
2) H. Loewenthal, Berlin. klin. Wochenschr., 1889, No. 32.
3) v. Düring, Monatshefte f. prakt. Dermatologie, 1888, No. 21, pag. 1059.
4) Hartung, Vierteljahrschr f. Dermatologie u. Syphilis, Bd. XV., 3, pag. 373.
5) Lukasiewicz, Wiener klin. Wochenschr., 1889, pag. 29.

waren 5 Einspritzungen zu 0,2 g und 3 zu 0,15 g gemacht worden. Trotz prophylaktischen Gebrauchs von Tctr. Ratanhiae, Tctr. Gallarum und Lösungen von chlorsaurem Kalium als Gurgelwässer zeigten sich Schmerzen am gelockerten, geschwollenen, hier und da exulcerirten Zahnfleisch. Salivation und Foetor ex ore vervollständigten das Bild der Stomatitis. Jodpinselungen und Spülen mit übermangansaurem Kalium hielten das Fortschreiten der Erkrankung nicht auf. Geschwüre der Wangen und Zunge und schliessliche Nekrotisirung der Schleimhaut der Mundfläche, der Unterfläche der Zunge und des Zahnfleisches machten allein schon die Prognose zu einer trostlosen. Es gesellten sich schon frühzeitig Diarrhöen mit Kolikschmerzen und Tenesmus, auch blutige Entleerungen hinzu. Der Harn enthielt Eiweiss. Die Körperkräfte verfielen, ohne dass es möglich war, dies zu verhindern. Der Tod erfolgte unter Singultus im Collaps. Die Section ergab eine Colitis ulcerosa. Im Ileum und ganzen Dickdarm vom Coecum bis zur Analöffnung bestand Schwellung und auf der Höhe der Falten graugelbe Schorfe. In den Nieren fand sich fettige Degeneration der Nierenepithelien, sowie Verkalkungen. Ueber die letzteren werden beim Sublimat nähere Angaben gemacht werden. Verlaufen auch nur wenig Fälle so bösartig, so sind doch gerade hierbei die ersten Symptome ganz besonders zu beachten und wenn es irgendwie angeht, beim Eintreten derselben das Quecksilber von der Injectionsstelle auf operativem Wege zu entfernen.

Unguentum Hydrargyri sive cinereum.

Der grösste Theil der aus früheren Zeiten berichteten Nebenwirkungen des Quecksilbers entstand nach Anwendung der grauen Salbe, die vielleicht mit Recht als das zuverlässigste aller Quecksilberpräparate gegen Syphilis angesprochen werden kann; denn noch eine neuere Statistik berichtet, dass von 100 Fällen 81 dadurch geheilt, 18 gebessert und nur 1 ohne Erfolg behandelt wurde.[1]) In den einleitenden Bemerkungen zu diesem Capitel habe ich jene Nebenwirkungen berührt. Sie hatten fast ausnahmslos ihren Grund in dem unsinnigen Gebrauche zu grosser Mengen des Mittels. Ein Uebriges in dieser Beziehung wird vereinzelt auch heute noch geleistet. Manche Aerzte und die Kurpfuscher, die sich mit der Heilung von Syphilis abgeben, haben diese Art des Vorgehens gemeinsam. Beide glauben: „Viel hilft viel“, und bedenken nicht, dass Viel auch viel schaden kann! Da der Schaden nicht immer sofort zu sehen ist, so wiegen sich jene in Sicherheit. Todesfälle durch zu grosse Dosen von grauer Salbe sind auch aus neuerer Zeit beschrieben. Auch andere Umstände können Nebenwirkungen veranlassen. So giebt es eine Idiosynkrasie mancher Menschen für Quecksilber, die sich vorzugsweise in dem Auftreten von Hautausschlägen, Mundentzündungen und Darmveränderungen, aber auch durch andere Symptome kund giebt. So ist es möglich, dass eine einzige Einreibung von 2 g grauer Salbe blutige Stühle schafft.[2]) Dass der Salzgehalt der Luft, auf Meeresinseln und Seeküsten eine Prädisposition für solche Nebenwirkungen liefern kann, habe ich bereits erwähnt. Kinder reagiren auf graue Salbe sehr häufig mit Mund- und Darmentzündungen, weswegen schon die alten

---

[1]) Pauer, Ueb. die Erfolge versch. Quecksilberpräparate bei Syphilisbehandlung, Würzburg, 1886.

[2]) Fournier, La Semaine médicale, 1882, pag. 90.

Aerzte riethen, sie nur mit grösster Vorsicht zu gebrauchen. Tödtliche Ausgänge bei Kindern sind ebenfalls beschrieben. Zwei Kinder, denen man eine Salbe aus 4 g Quecksilber mit Butter an Kopf, Rücken und Weichen 1 Mal einrieb, starben. Schwangere in den ersten Monaten sollen, angeblich sicher, einer Schmierkur unterworfen werden können. Später würde eine solche Kur Bedenken erregen. Die Menstruation schliesst im Allgemeinen diesen Gebrauch nicht aus. Doch ist hervorzuheben dass bisweilen heftige Blutungen dadurch entstehen.

Eine besondere Bedeutung für das Entstehen unangenehmer Nebenwirkungen schreibe ich jener unzweckmässigen und fehlerhaften Verordnungsform zu, bei welcher graue Salbe geschmiert und Jodverbindungen innerlich gereicht werden. Dass sich hierbei im Körper Jodquecksilber bildet, unterliegt nur bei denen einem Zweifel, die von dem Verhalten von Arzneisubstanzen im Körper nichts wissen. Es geschieht dies vielleicht nicht so schnell und in dem gleichgrossen Umfange wie bei dem Calomel, aber doch sicher. Die dadurch bedingten Wirkungen erscheinen bisweilen schnell, manchmal auch erst nach mehreren Wochen. Da das Quecksilber lange im Körper verweilt, so wird die Möglichkeit auch nach spätem Gebrauche von Jodsalzen unangenehme, durch Jodquecksilber bedingte Nebenwirkungen erscheinen zu sehen, ebensolange bestehen. Manche, dem Jodkalium zugeschriebene Nebenwirkung lässt sich deshalb, wenn man die betreffenden Krankengeschichten genau studirt, als Jodquecksilberwirkung erkennen. Durch örtliche und entferntere Symptome kann sich eine solche kundgeben. Heftige Entzündung an der Einreibungsstelle, sowie Beschwerden im Halse, Aphonie, Athmungsstörungen, und andere, Röthung des Gesichtes u. A. m. werden beobachtet.[1])

Ueber die Art der Aufnahme des Quecksilbers aus der grauen Salbe bestehen mehrere Ansichten. Ich bin der Meinung, dass keine ausschliesslich die richtige ist, sondern dass, wie nachgewiesen wurde, sowohl metallisches Quecksilber in die unverletzte Haut speciell in die Haarfollikel und Talgdrüsengänge, aber auch wohl weiter durch Einreiben der Salbe gelangt, als auch das Quecksilberoleat, das sich immer in dem Präparat findet, resorbirt wird, und schliesslich auch das am Körper verdampfende Quecksilber durch die Athmungsorgane als Dampf aufgenommen, dort wieder in seinen alten Aggregatzustand übergeht und der Umwandlung in lösliche Verbindungen wie an anderen Stellen des Körperinnern unterliegt. Für jede dieser Vorgänge liegen experimentelle und Erfahrungsthatsachen vor. Sie treten unter gewöhnlichen Verhältnissen wohl insgesammt ein. Dagegen spricht nicht, dass man auch unabhängig von der Athmung durch Anwendung undurchgänglicher Verbände über der eingeschmierten grauen Salbe Quecksilberaufnahme nachweisen kann.[2]) Andrerseits spricht auch nicht dagegen, dass über aufgestrichene graue Salbe aspirirte Luft aus dieser Quecksilber aufnimmt, dass die Luft in Zimmern, in denen Menschen mit grauer Salbe behandelt wurden, Quecksilber enthält, und dass die alleinige Aufnahme des aus der

---

[1]) Rampold, Medicin. Annalen. 1844, Bd. X., pag. 252.

[2]) Rémond, Annales de Dermatol. et de Syphiligraphie, 1888, T. IX., H. 1—3.

grauen Salbe sich entwickelnden Quecksilberdampfes syphilitische Erscheinungen verschwinden lässt.[1]) Die Ausscheidung des aus der grauen Salbe aufgenommenen Quecksilbers geht in der, für jedes Quecksilberpräparat bereits angegebenen Weise vor sich.

Nebenwirkungen an der Haut.

Die durch Quecksilber an der Haut hervorgerufenen Veränderungen beziehen sich nicht nur auf die Neubildung von mannigfaltigen Hautausschlägen, sondern wie manche Beobachter, besonders Antimerkurialisten meinen, auch auf die Verschlimmerung bestehender Hautentzündungen und Hautgeschwüre. Für die letztere Behauptung ist es schwer, zuverlässige Beweise zu erbringen. Freilich geht das an eine Wunde direct herangelangende metallische Quecksilber der grauen Salbe bald in eine lösliche, resorbirbare Form über und könnte dann wohl eine Wunde durch häufig wiederholte Aetzung verschlimmern. Ob indessen ein solcher Einfluss sich an einer nicht direct von dem Mittel getroffenen Wundstelle bemerkbar machen kann, wird wesentlich von der Menge und dem Zustand des in diese secundär ausgeschiedenen Quecksilbers abhängen. Ausserdem ist zu bedenken, dass die Berührung einer Quecksilberverbindung mit einer Wunde diese nicht nothwendig zu verschlimmern braucht. War doch früher die Behandlung der Wunden mit Quecksilberoxyd eine allgemeine!

Eine Schwarzfärbung der Haut wurde in einem Falle beobachtet, in dem anfangs Schwefel innerlich und dann eine Einreibungskur mit grauer Salbe verordnet war. Es scheint dies, vorausgesetzt, dass die Beobachtung richtig ist, nur ganz ausnahmsweise vorzukommen; denn ähnliche Bedingungen sind sehr oft gegeben, ohne dass eine solche Hautverfärbung entsteht.

Die eigentlichen Quecksilberausschläge kennt man seit ziemlich langer Zeit. Sie galten früher als Ausdruck der Reinigung des Körpers von Krankheitsstoffen. Gewicht wurde auf sie so wenig gelegt, dass man sie nicht einmal genauer beschrieb. Erst gegen Ende des vorigen Jahrhunderts wird ihnen eine besondere Beachtung geschenkt. Unter den Namen: Eczema mercuriale, Hydrargyria, Lepra mercurialis, Spilosis mercurialis, Erysipelas mercurialis, Eczema impetiginoides sind sie abgehandelt worden. Man theilte die Hydrargyria sogar in verschiedene Gruppen. Die Hydrargyria mitis giebt sich danach gewöhnlich durch leichte Hautausschläge anfangs erythematöser, dann bläschenartiger Natur kund, die vom Unterleib bis zum Oberschenkel sich erstrecken können. Die Hydrargyria febrilis zeigt eine weitere Verbreitung, grössere Bläschen, Fieber neben Mundveränderungen, während die Hydrargyria maligna wesentlich Blasen und heftigere Munderkrankung erkennen lässt. Eine solche Eintheilung ist deswegen willkürlich, weil alle drei Formen des Exanthems nur verschiedene Stadien der Eczementwicklung darstellen. Innere oder äussere Gründe lassen es bei der einen oder anderen bewenden oder schaffen die Entwicklung des Eczems, soweit sie überhaupt möglich ist. Die angeführten Begleiterscheinungen, wie Fieber und Munderkrankung,

---

[1]) F. Müller, Mitth. aus der med. Klinik in Würzburg, 1886, Bd. II., pag. 357.

gehören nicht wesentlich zu der Hauterkrankung. Diese Gründe sowie die Erfahrung, dass ausser Eczem noch andere Ausschlagsformen beobachtet werden, schliessen eine Gruppirung wie die angeführte aus.

Man beobachtet folgende Hautveränderungen:

1. Erythema mercuriale (Scarlatina mercurialis). Dasselbe erscheint bei besonders dazu veranlagten Menschen. Fieber kann vorhanden sein. Das gleiche gilt von Mundentzündungen. In 3—4 Tagen nach der ersten Einreibung erscheint der Ausschlag, gewöhnlich zuerst an der Einreibungsstelle. Von hier kann er sich über den ganzen Körper ausbreiten. Es sind blass- später dunkelrothe, runde oder zackige, etwas leicht über der Fläche erhabene, verschieden grosse Flecke, die bald den Rötheln, etwas weniger den Masern, bald auch dem Scharlach ähneln, und schnell zusammenfliessen. Sie verschwinden entweder mit oder ohne Abschuppung. In einem solchen Falle bildete sich der Ausschlag, nachdem 3,5 g verdünnte graue Salbe (1 : 5) gegen Lymphadenitis in 3 Tagen verrieben waren, unter leichtem Frost, Kopfschmerzen und Trockenheit im Munde, und dehnte sich über den ganzen Körper aus. Am stärksten war er an Kopf und Hals. Hier machte er den Eindruck eines Scharlachexanthems. Auf Fingerdruck wich die Röthe, um beim Nachlassen wiederzukehren. Das Gesicht war geröthet und gedunsen. Das Allgemeinbefinden und der Appetit waren gut. Ohne Desquamation verschwand das Erythem. Die ähnliche Behandlung einer Lymphadenitis schuf vier Tage nach der Einreibung nach voraufgegangenem Schüttelfrost, Kopfweh, Stomatitis, ein, später unter kleienförmiger Abschuppung verschwindendes, scharlachartiges Exanthem über den ganzen Körper.[1]) Dasselbe kann auch einen papulösen Charakter tragen und sich dadurch mehr dem Eczem nähern. Es bildet sich an der Einreibungsstelle und in deren Umgebung eine purpurfarbene, gleichmässige Röthe, und an entfernteren Körperstellen zahlreiche rothe unregelmässige Flecke. Die letzteren setzen sich aus kleinen, wenig hervorspringenden Papeln zusammen. Allmählich vergrössern sich diese Flecke durch Zusammenfliessen der Papeln. An manchen Stellen findet sich noch gesunde Haut zwischen den Flecken. Heilung erfolgt, nachdem die Papeln zuerst verschwunden sind, durch Desquamation. Uebergangsformen zum eigentlichen Eczem können auch in der Art erscheinen, dass auf der geschilderten erythematösen Basis, winzige, die Haut gerade uneben machende Bläschen später entstehen.

2. Eczem. Das Eczem zeigt sich in verschiedener Gestaltung als papulöser, vesiculärer oder vesiculo-pustulöser Ausschlag. Genau genommen handelt es sich hierbei nicht um ein Eczem, sondern um eine in höchst winzigen Heerden auftretende Eiterung bei verdickter Hornschicht. Erst bei fortgesetzter Einreibung oder nach stärkerer Dosirung wird die Hornschicht in unregelmässiger Weise abgeworfen und es entsteht ein eczematöser Zustand. Demnach würden zwei Stadien, ein acneartiger und dann ein diffus entzündlicher, eczemartiger zu unterscheiden sein.[2]) Für einen Theil der Fälle trifft diese Unterscheidung wohl zu. Bei solchen mit rapider, nach einer einzigen

---

[1]) Woltering, Allgemeine medicin. Centralzeitung, 1882, pag. 1113.
[2]) Unna, Monatshefte f. prakt. Dermatol., 1886, Anhang pag. 81.

Einreibung vor sich gehenden Entwicklung brauchen diese Stadien nicht verhanden zu sein. Bei manchen Menschen entsteht das Eczem schon nach minimalen Mengen von Quecksilber, bei sehr vielen bleibt es dagegen selbst nach langer Anwendung grosser Dosen aus. Alley fand 43 Fälle in 10 Jahren, Rayer nur 3 in 20 Jahren. In neuerer Zeit wurde es unter 100 Fällen ein Mal beobachtet. Es werden fast doppelt so viel Männer als Weiber von demselben befallen, was wohl darin seine Erklärung findet, dass Männer ungleich öfter in die Lage kommen, Einreibungen von grauer Salbe zu machen oder Quecksilber auf andere Art ihrem Körper einzuverleiben. Erkältung bei einer Quecksilberkur wurde früher als ein praedisponirendes Moment für das Entstehen des Ausschlages angesehen. In einem Falle[1]) kam dies beweisend zum Ausdruck. Ein Kranker bekam nach Einreibung von grauer Salbe kein Eczem. Dagegen machte das Mittel nach vorausgeschickten kalten Umschlägen an dem Anwendungsorte Furunkeln und Eczem. Stark Behaarte werden leichter davon befallen.

Das Eczem entsteht durch örtliche Anwendung von grauer Salbe oder Pflaster, nachdem, wie ältere Aerzte meinten, zuweilen ein Schweiss von specifischem, dem foetor ex ore der Quecksilbersalivation ähnelndem Geruch erschienen ist. Unter lebhaftem Jucken und Brennen erscheint es am häufigsten an der Medianfläche der Oberschenkel, am Scrotum resp. der Vulva und in der Leistengegend, seltener an den oberen Extremitäten, am Rücken und im Gesicht. Letzteres wird meist zuletzt ergriffen; doch kommt auch das Gegentheil vor. Die genannten Hauttheile sind von verschieden grossen, sehr bald in weiter Ausdehnung zusammenfliessenden, dunkelrothen, wegdrückbaren Flecken bedeckt, auf denen sich miliare Bläschen oder nach 2—3 Tagen stecknadelkopfgrosse Pusteln mit anfangs hellem, später trübem Inhalte vorfinden. Dieselben füllen sich nach dem Anstechen bald wieder. Sie platzen und ergiessen ihren scharfen Inhalt auf die geröthete Unterlage, oder trocknen ein. Gewöhnlich nach 5—10 tägigem Bestehen beginnt ein Abblassen der Haut, Auftrocknung der nässenden Fläche und eine entweder kleienförmige oder fetzenartige Abschuppung der Epidermis. Nach ca. 14 Tagen erfolgt meist eine vollständige Restitution.

Manche Fälle werden dadurch für die Kranken unangenehmer, dass ganze Körpertheile, mitunter der ganze Körper von dem Exanthem ergriffen werden, dass hohes, selbst über 40° C. steigendes Fieber, Kopfschmerzen, Schlaflosigkeit, Gastricismus und Angina faucium bestehen, und dass durch den reizenden und übelriechenden Inhalt der zahlreich berstenden oder aufgekratzten Bläschen und Pusteln, welche Nachschübe erhalten können, schmerzhafte Hautexcoriationen, Anschwellung der von der Epidermis befreiten Haut, unangenehmes Spannungsgefühl derselben sowie ausgedehnte Krustenbildung eintritt. Benachbarte oder entfernte Lymphdrüsen können anschwellen. Manchmal beobachtete man nach Einreibung der grauen Salbe am Scrotum nach dem nässenden Eczem, tiefrothe, fast kupferfarbige Flecke, die stellenweis den Eindruck von Sugillationen machen. Bei ausgedehnten Exanthemen kommen häufige Nachschübe, mehrmalige Abschuppung, recidivirende Oedeme, sowie, freilich selten, ein Ausgehen der Nägel

[1]) Kussmaul, Unters. üb. den constitut. Mercurialismus, Würzb. 1861, p. 312.

und Haare vor. Das letztere ist insofern bemerkenswerth, als es bei Thieren, die längere Zeit Quecksilber erhielten, die einzige sichtbare Einwirkung auf die Haut ausmacht. Die neugebildeten Nägel zeigen Verdickungen und Furchungen. Sehr häufig werden die Respirationsorgane ergriffen. Unter anderem macht sich dies durch trocknen Husten bemerkbar. Auch Beklemmungen kommen vor.

Selten beobachtet man statt der kleinen Eczembläschen pemphigusartige Blasen bis Erbsengrösse. Sie stehen nahe aneinander und sind von rothen Höfen umgeben. Beim Oeffnen entleeren sie einen blassgelben, dicken Eiter, mit dem sich die Blase am anderen Tage wieder gefüllt hat. Berühren der Blasen verursacht empfindliches Brennen.[1])

3. Dermatitis erysipelatoidea. Graue Salbe, die in Blutegelstiche eingerieben wurde, erzeugte in einem Falle[2]) Anschwellung von Bein und Fuss. Die Schwellung und heftige Entzündung setzten sich am nächsten Tage auf den ganzen übrigen Körper fort. Die Hoden schwollen an. Der Harn wurde tropfenweis unter Schmerzen entleert. Fünf Tage nach der Anwendung der Salbe erfolgte Abschuppung am ganzen Körper, selbst am Kopfe. Auf so entzündeter Basis können auch Blasen auftreten.

4. Urticaria. Das Vorkommen dieser Ausschlagsform ist sichergestellt. Tragen einer mit metallischem Quecksilber gefüllten Federpose am Körper rief bei einem Menschen juckende Quaddeln hervor, die nach 2 Tagen vollkommen geschwunden waren.

In einem anderen Falle[3]) erschien nach Einreibung von grauer Salbe, aber nicht an der Einreibungsstelle, symmetrisch auf beiden Körperhälften ein quaddelartiges, stark brennendes, Exanthem. Die Salbe wurde an der Vorderfläche des Unter- und Oberschenkels, an Brust, Bauch, Arm und Rücken eingerieben, während das Exanthem an Gesicht, Lippenroth, Zungenschleimhaut, Ohren, Unterarmen, Handtellern, Oberschenkel-Hinterfläche sowie den Nates erschien. Ob dasselbe, wie der betreffende Beobachter meint, auf nervöser Basis beruht und einer „Intoxikation des Centralnervensystems“ sein Entstehen verdankt, weil es nicht an der Einreibungsstelle auftrat, lässt sich nur vermuthen. Bedingend ist eine solche centrale Einwirkung für die Entstehung nicht. Es wäre auch möglich, dass dasselbe peripherisch nervösen Ursprungs ist. Aber der nervöse Ursprung kann auch fallengelassen werden. Eine so oberflächliche Hautaffection wie die Urticaria könnte auch in Folge des Fortgeschwemmtwerdens des Quecksilbers von der Einreibungsstelle durch den Lymphstrom erst an benachbarten Körperstellen zu Stande kommen. Die Vorder- und Hinterfläche des Oberschenkels z. B. liegen nicht so weit von einander entfernt, dass diese Entstehungsart dabei nicht möglich wäre.

5. Purpura. Das Vorkommen dieser Hautveränderung scheint ausserordentlich selten zu sein. Nur ein solcher Fall ist bisher berichtet worden. Neben Speichelfluss, Stomatitis, Nasenbluten entstand er.

---

[1]) Schlegel, Materialien f. d. Staatsarzneiwissenschaft u. prakt. Heilkunde, 1800, 1. Sammlung, pag. 178.

[2]) Klein, Medic. Zeitung d. Ver. f. Heilkund. 1832, No. 7.

[3]) du Mesnil, Münchener medic. Wochenschr., 1888, No. 28, pag. 465.

6. Abscesse. Abscesse und Furunkel sind meistens im unmittelbaren Anschluss an schlimmere Formen des Eczems beobachtet worden. Am Unterkiefer, in der Achselhöhle, auf den Schenkeln entstehen taubeneigrosse, fluctuirende Tumoren, die nach Incision Eiter entleeren. In der ersten Erwähnung derselben werden sie als „weiche Geschwülste“ bezeichnet. Auch kleinere Abscesse und Furunkel an den verschiedensten Körperstellen sind beschrieben worden.

Auf eine besondere Entstehungsweise von Hauterkrankungen ist hier noch hinzuweisen. Sie betrifft die aufeinanderfolgende Anwendung von grauer Salbe und Jodsalzen oder umgekehrt. Die dadurch erzeugten Veränderungen bleiben fast immer örtlich. Sie wurden am Scrotum mehrfach wahrgenommen. Gegen Orchitis war z. B. graue Salbe eingerieben worden und später, als das Leiden chronisch zu werden schien, Jodkaliumsalbe. Alsbald entstanden heftiges Jucken und unerträgliches Brennen. Das Scrotum war lebhaft roth und schmerzhaft. Es hatte sich an der Scrotalhaut Jodquecksilber gebildet. In einem anderen ähnlichen Falle entstanden am Scrotum Blasen, Phlyctänen, die lange Zeit zum Verheilen brauchten.

Störungen im Allgemeinbefinden.

Ueber diese Nebenwirkungen habe ich in der allgemeinen Uebersicht das Nähere bereits angegeben. Hier ist noch hervorzuheben, dass gar nicht selten während einer Einreibungskur solche Störungen auftreten, die meistens auf Erkältung geschoben werden. Die Kranken haben ein blasses, bleifarbenes Aussehen, einen krankhaften Gesichtsausdruck. Das Auge ist matt, die Haut der Hände mit kaltem, klebrigem Schweiss bedeckt, die Zunge belegt. Frost und Hitze wechseln mit einander ab. Die Körperwärme kann 38—39 ° und mehr betragen. Die Pulszahl ist erhöht. Hauptsächlich wird über Druck und Völle im Magen, Verstopfung mit Stuhldrang oder Diarrhoe mit quälendem Tenesmus, ziehenden und reissenden Schmerzen im Leibe geklagt.[1]) Hierbei können Mundveränderungen gering sein oder ganz fehlen.

Das Fieber erscheint gewöhnlich zwischen dem 15. und 20. Tag nach Beginn der Einreibung, oder auch früher und kann Begleiter von solchen Allgemeinstörungen sein; in anderen Fällen gesellt es sich zur Stomatitis oder folgt ihr in einigen Tagen nach; in manchen anderen begleitet es die Hautausschläge oder, was häufiger vorkommt, leitet sie ein. An bestimmte Phasen der Quecksilberwirkung ist dasselbe, wie man wohl behauptet hat, nicht geknüpft. Bei der Besprechung des Sublimats wird sich sogar ergeben, dass das Fieber für sich allein bald nach dem Gebrauche des Mittels entstehen und die am meisten in die Augen fallende Nebenwirkung sein kann. Das schnellere Entstehen ist hierbei wahrscheinlich durch die schnellere Resorption und Durchdringung des Körpers mit dem Präparat bedingt.

Nebenwirkungen von Seiten des Verdauungskanals und des Harnapparates.

Die Veränderungen, denen die Mundhöhle mit ihren Organen unterliegen kann, sind in der Einleitung zu dem Kapitel „Quecksilber“

[1]) Braus, Deutsche medicin. Wochenschr., 1887, No. 27.

eingehend besprochen worden. Für das Entstehen derselben durch graue Salbe kommt die Ausscheidung des Quecksilbers in den Mund sowie die Einwirkung des Quecksilberdampfes in Frage. Beide Umstände können gesondert oder vereint daran betheiligt sein. Der Quecksilbergehalt des Speichels ist nicht nur qualitativ, sondern auch quantitativ bestimmt worden. So wurde er in einer Untersuchung auf 5,6 mg in einem Liter Speichel festgestellt. Der Eiweissgehalt des Speichels kann bedeutend sein. Wahrscheinlich ist das Epithel der Speicheldrüsen hierbei in ähnlicher Weise wie das Nierenepithel verändert.[1]) Die Häufigkeit des Vorkommens der Stomatitis nach grauer Salbe schwankt. Sie wurde nur in 4 pCt., aber auch in 22 pCt. und 43,5 pCt.[2]) der Fälle beobachtet. Für die letztgenannte Zahl gaben die Beobachtungen an 205 Kranken die Grundlage ab. Unter diesen kam 21 Mal = 16 pCt. eine hochgradige Stomatitis vor.

Die Speichelung zeigt Verschiedenheiten in ihrem zeitlichen Auftreten und Bestehen sowie in ihrer Menge, die hauptsächlich wohl von individuellen Zuständen herzuleiten sind. Aehnliches gilt von den functionellen und anatomischen Veränderungen der Weichtheile des Mundes. Die Pharynxhydrargyrose, die alte Angina mercurialis, die Entzündungen des Zahnfleisches in ihren verschiedenen Stadien sowie die Folgezustände dieser Leiden habe ich bereits beschrieben. Ganz besonderes Gewicht ist aus diagnostischen Gründen auf die Thatsache zu legen, dass diese Veränderungen während des Gebrauches der grauen Salbe, bisweilen aber auch erst mehrere Wochen später auftreten. Bei den meisten Menschen erscheinen sie nur ein Mal, vereinzelt aber auch zwei, ja sogar drei Male. Es ist ferner ebenso feststehend, dass die Salivation auch intermittirend in den ersten Monaten nach dem Quecksilbergebrauch erscheinen kann. Vielleicht ist das Gleiche bezüglich einer leichteren Stomatitis der Fall.

Der Magen und Darm betheiligen sich an den Nebenwirkungen nach Maassgabe des in sie durch verschluckten Speichel gelangenden, oder durch ihre Schleimhäute ausgeschiedenen Quecksilbers. Unter 205 Kranken waren sie 5 Mal krankhaft ergriffen. Magendrücken, Erbrechen und Appetitstörungen, häufiger unblutige oder blutige Durchfälle mit oder ohne Kolikschmerzen und Tenesmus wurden danach beobachtet. Die Durchfälle erscheinen in einigen Fällen wenige Tage nach Beginn der Schmierkur bisweilen schon nach einer einzigen Einreibung, in anderen Fällen am 12.—15. Tage der Kur. Die Schuld an dem Entstehen derselben hat die vorzugsweise im Dickdarm sich ausbildende Entzündung. Die functionellen Störungen seitens der Harnwege haben ihren Grund in einer Veränderung der letzteren von Reizung bis zur Entzündung. Demnach kann eine anfängliche Harnvermehrung von einer Harnverminderung oder einer Anurie gefolgt sein. Die Vermehrung des Harns nach Anwendung von grauer Salbe oder anderen Quecksilberverbindungen ist lange bekannt, wenngleich erst in neuerer Zeit therapeutisch zu verwerthen gesucht worden. Man meinte früher, sie sei das Aequivalent einer fehlenden oder unvollkommenen Salivation. Sie kann an einem Tage auf 7 Liter

---

[1]) Pouchet, Annales de Dermatologie et de Syphiligraphie, T. III., No. 8, p. 479.

[2]) Streffer Ueber die Häufigkeit unangen. Nebenw. etc., Würzb. 1890, p. 29.

steigen. Ebenso häufig wurde schmerzhaftes Harnlassen bei verminderter Harnmenge beobachtet. Auch Hämaturie sowie Albuminurie können sich ausbilden. Die Möglichkeit des Eintretens von Menstruationsstörungen, Uterinblutungen sowie des Abortes durch die Schmierkur ist erwiesen. Individuelle Verhältnisse werden auch hier bestimmend für die Art und den Umfang der Erkrankung sein. Die Mutter selbst kann von Nebenwirkungen verschont bleiben, während der Foetus stirbt. In einem solchen Falle — es handelte sich um eine im 6. Monate Schwangere — waren in 14 Tagen 70—80 g graue Salbe verschmiert worden. Nach dieser Zeit beklagte sie sich darüber keine Kindsbewegungen mehr zu fühlen. Dafür hatte sie drei bis vier Tage lang ein Gefühl von Schwere im kleinen Becken, und wehenartige Schmerzen. Sie gebar ein todtes Kind. Im Urin und Meconium neugeborener Kinder, deren Mütter Einreibungen von grauer Salbe gegen Krätze erhielten, fand man Quecksilber. Bei der Besprechung der Störungen des Allgemeinbefindens ist auch darauf hingewiesen worden, dass die Athmung sowie die Herzthätigkeit Veränderungen erleiden können.

Calomel.

Die vielfältige arzneiliche Anwendung des Calomels schuf auch seit nunmehr über 200 Jahren eine Reihe von Nebenwirkungen, die an Vollständigkeit, und vereinzelt auch an Verderblichkeit, kaum von einer anderen Quecksilberverbindung übertroffen worden ist. Manche derselben kamen und kommen noch durch den leichtfertigen, in einigen Ländern eingebürgerten Gebrauch desselben als Hausmittel, zumal für Kinderkrankheiten vor. Seine neuerdings beliebte subcutane Anwendung, sowie die Wiedereinführung als Antihydropicum haben die statistischen Zahlen für auch unangenehmere Nebenwirkungen bedenklich ansteigen lassen.

Für das Entstehen der letzteren sind manche Gründe angegeben worden. Ein Theil derselben läuft auf einen Gehalt des Calomels an Sublimat oder auf die Bildung von solchem durch die Verordnungsform oder im Körper hinaus. Ein anderer hat als Ausgangspunkt das Entstehen von Jodquecksilber bei gleichzeitigem oder aufeinander folgendem Gebrauch von Calomel und Jodsalzen. Schon vor mehr als 200 Jahren schuldigte man in dieser Beziehung die schlechte Beschaffenheit des Calomels, besonders seinen Sublimatgehalt an, als durch Selbstversuche mit diesem Stoffe ein Arzt zu Grunde gegangen war.[1]) Was damals vielleicht eine Berechtigung hatte, braucht sie heute nicht mehr zu haben. Am allerwenigsten aber verdient die gleiche, neuerdings von augenärztlicher Seite etwas überlegen aber nicht überlegt geäusserte Meinung Berücksichtigung, wonach die am Auge nach äusserlicher Calomelanwendung bisweilen erscheinenden Nebenwirkungen einer Verunreinigung mit Sublimat ihr Entstehen verdanken.

Häufiger ist die Bildung des letzteren durch schlechte Verordnungen. „Hat denn der Apotheker Schuld, so ruft ein älterer Schriftsteller aus, wenn der Arzt Mercurius dulcis mit Salz verschreibt und dann Krämpfe auftreten!" Sehr leicht wird das Calomel in Arzneiformen wie

---

[1]) Hellwig, Observ. physic. medic. ed. L. Schroeck, Aug. Vindelic., 1680, p. 414.

Pillen und Pulver in diesem Sinne alterirt. Längere Aufbewahrung desselben mit Pulvis Jalapae liefert metallisches Quecksilber neben Sublimat.

Dieser Vorgang spielt sich auch überall im und am menschlichen Körper ab, wo die entsprechenden Bedingungen für eine Sublimatbildung gegeben sind. Denn es wurde schon von Pettenkofer nachgewiesen, dass Calomel und Salmiak Sublimat liefere und später noch dargethan,[1]) dass sich das Calomel bei Gegenwart von Kochsalz in kleinen Mengen auflöst und unter nachweisbarer Abspaltung von Quecksilber in Sublimat übergeht. Die Körperwärme erhöht die Sublimatbildung. Verdünnte Salzsäure (0,25proc.) wandelt nur ganz minimale Mengen von Calomel in Sublimat um. Eine 0,4proc. Lösung wirkt viel stärker. Chlorwasser, das mit Calomel auf ein Condylom gebracht wird, wandelt dieses ebenfalls in derselben Richtung um. Das Calomel findet aber, wie das Experiment ergab,[2]) auch für sich an solchen breiten Condylomen und Geschwüren die vollen Löslichkeitsbedinguugen, wahrscheinlich durch die vereinigte Wirkung des Sauerstoffs der Luft, des Wassers, der Fettsäuren und der Salze des Secrets. Dass dies in erhöhtem Maasse bei Einstreuung in den Conjunctivalsack zu Stande kommen muss, bedarf kaum der Erwähnung. Die Chloralkalien der Thränen leisten die Umwandlung entweder in ein lösliches Doppelsalz aus Chlorquecksilber und Chloralkali,[3]) oder in Sublimat ziemlich schnell. Deshalb kann auch durch diese Umwandlung des Calomels in ein lösliches Salz Resorption vom Auge aus stattfinden. Mehrfach wurde nach Calomeleinstreuung Quecksilber im Harn nachgewiesen,[4]) und auch Nebenwirkungen im Munde und andere nach ausschliesslich dieser Anwendungsart beobachtet.[5]) Da, wo individuelle oder äussere Verhältnisse, z. B. eine Badekur in Kreuznacher Mutterlauge,[6]) die Mengen der Chloralkalien haben anwachsen lassen, wird die Lösung des Calomels in grösserem Umfange eintreten und damit auch die Stärke der örtlichen Wirkungen zunehmen. Dies trifft nicht nur für das Auge, sondern auch für den übrigen Körper zu. So kann eine mit dem Calomelgebrauche zeitlich ungefähr zusammenfallende, stärker kochsalzhaltige Ernährung Nebenwirkungen hervorrufen, die sonst nicht aufgetreten wären. Die Toleranz, die ganz kleine, kochsalzarme Nahrung geniessende Kinder für Calomel gegenüber Seeleuten haben, welche viel Kochsalz aus der Athmosphäre durch zerstäubtes Seewasser und aus eingesalzenen Nahrungsmitteln aufnehmen, erklärt sich hierdurch. Die neuerdings geäusserte Meinung, dass Calomel mit Chloralkalien bei Luftabschluss nicht Sublimat bilde, mag berechtigt sein, hat aber keinerlei Geltung für menschliche Verhältnisse. Wir scheinen in der Therapie dazu verurtheilt zu sein, Jahrzehnte hindurch, um Schaden zu verhüten, Steine aus dem Wege zu wälzen und dann zu erleben, dass diese wieder hineingezogen werden. Kochsalz ist nimmermehr mit Calomel vereinbar, wenn man nicht, wie bei Condylomen, grobe Sublimatbildung wünscht!

[1]) Fleischer, Deutsche medicin. Wochenschrift, 1885, No. 36.
[2]) Fürbringer, Zeitschrift f. klinische Medicin, Bd. VIII., H. 6.
[3]) Schlaefke, Archiv f. Ophthalmologie, 1879, Bd. XXV., Abth. 2, pag. 251.
[4]) Alsberg, Archiv f. Augenheilkunde, 1880, Bd. IX., pag. 413.
[5]) Weiss, Wiener medicin. Wochenschrift, 1889, pag. 104.
[6]) Rose, Archiv f. pathol. Anatomie, Bd. XXXV., Separatabdruck pag. 39.

Calomel- und Jodverbindungen liefern im Körper Quecksilberjodür und Quecksilberjodid. Es ist unzulässig, beide gleichzeitig oder in kurzer Aufeinanderfolge Kranken innerlich zu geben. Jedes für sich ist nicht maximal dosirt, dagegen wohl Jodquecksilber, das in solchen, meist grösseren, undosirten Mengen schweren Schaden stiften kann. Ein Apotheker handelt durchaus richtig, wenn er, wie sich dies ereignete, die Anfertigung eines Pulvers aus Jodkalium, Calomel und Zucker verweigert. Nach Jodkaliumgebrauch ist Jod in der Thränenflüssigkeit nachweisbar. Bringt man Calomel in das Auge, so bildet sich auch hier, wie sonst im Körper, ätzendes Jodquecksilber. Daher sollen mindestens 24 Stunden nach der letzten Jodkaliumdosis verstreichen, ehe Calomel eingestreut wird. Auch Calomel und Jodoform setzen sich unter Bildung von Quecksilberjodür und Chloroform um. Das Quecksilberjodür geht bald in Quecksilberjodid über. Ich zweifle nicht daran, dass diese durch Licht oder Wärme vor sich gehende Veränderung auch im Körper zu Stande kommt. Als unzulässig ist auch die gleichzeitige oder aufeinanderfolgende Verordnung von Bromkalium und Calomel anzusehen. Ein Zwischenraum von 10—12 Stunden ist mindestens nothwendig. Zu vermeiden ist ferner die Verordnung von Calomel und Aqua amygdalarum amararum wegen der Bildung von Cyanquecksilber.

Nebenwirkungen können auch durch eine unzweckmässige Dosirung des Calomels entstehen. Sie wurden mehrfach nach jenen grossen Dosen beobachtet, die seit 60 Jahren in die Behandlung des Abdominaltyphus eingeführt worden sind. Gab man doch sogar an, dass Mengen von 6 g und mehr nichts schadeten, dagegen wohl kleinere Dosen. Nur das baldige Erscheinen profuser, durch starke Darmreizung zu Stande kommender Durchfälle ist hierbei im Stande durch Herausschwemmen des meisten Calomel Schaden zu verhüten. Sonst könnte eine solche Therapie leicht dem Leben ein Ende setzen. Dass die subcutane Injectionsmethode zahlreiche Nebenwirkungen und selbst tödtliche Ausgänge herbeigeführt hat, wurde bereits erwähnt. Nach Einspritzung von 0,06 g, in Oel vertheilt, wurden Nebenwirkungen, nach 2 intramuskulären Injectionen von je 0,1 g nach 5 Tagen der Tod,[1]) in einem anderen Falle nach 3 Einspritzungen von je 0,1 g[2]) das gleiche beobachtet. Die folgenden Blätter werden hierüber Einzelheiten bringen. Die Begründung der Gefahr, die in einer solchen Einführung von Quecksilberverbindungen liegt, habe ich bei dem Oleum Hydrargyri bereits gegeben. Es ist sehr zu wünschen, dass der Enthusiasmus, der stellenweis noch für diese Form vorhanden ist, bald schwindet. Am allerwenigsten aber sollte man Kranke, wenn sie dies nicht mögen, dazu zwingen und sie hierdurch zu „aggressivem Widerstande“ reizen. Zu einem solchen liess sich in einem Wiener Krankenhause ein Mädchen hinreissen, statt gutwillig ihre Glutäen zur Calomeleinspritzung darzubieten. Eine harte Strafe traf sie hierfür.

In mannigfacher Weise verursachen zeitliche oder angeborene individuelle Verhältnisse das Entstehen von Nebenwirkungen. So giebt es Kinder, die auf nicht übermässige Dosen von Calomel unangenehm

---

[1]) Kraus, Deutsche med. Wochenschr., 1888, No. 12. — Smirnoff, ibid., 1889, p. 6.
[2]) Runeberg, Deutsche medic. Wochenschr., 1889, pag. 104.

reagiren, böse Mundentzündungen bekommen und zu Grunde gehen. Bei Herzkranken in vorgerückteren Stadien scheint das Calomel den tödtlichen Ausgang zu beschleunigen. Hierfür sprechen Beobachtungen, in denen während des Calomelgebrauches unerwartet früh der Tod eintrat.[1]) In den Fällen, bei denen die Insufficienz der Herzkraft wahrscheinlich auf degenerativen Vorgängen im Herzmuskel beruht, erscheinen schon nach kleinen Calomelmengen Nebenwirkungen. Nervöse, reizbare Individuen zeigen solche erfahrungsgemäss leichter wie andere Menschen. Das Gleiche wurde bei Kranken mit Hydrocephalus beobachtet. Ebenso unterliegen anämische, cachectische Kranke mit Insufficienz der das Quecksilber ausscheidenden Organe den Folgen der Quecksilberanhäufung im Körper. Nierenkranke sind ganz besonders hierher zu rechnen. Mundentzündungen sind bei ihnen häufig. Trotz der neuerlichen Empfehlung sind Phthisiker von dem Calomelgebrauche auszuschliessen. Bleiben die diuretischen Wirkungen aus, so erscheinen an deren Stelle häufig stomatitische und andere Nebenwirkungen.

Ein Versagen mancher, sonst typischer Calomelwirkung, besonders auf den Darm und die Nieren, kommt nicht selten vor. So wird angegeben, dass, wenn sich ein Hinderniss im Pfortadersystem allein oder in Verbindung mit Herzkrankheiten als Ursache von Ascites und Oedem findet, die Diurese dann nicht durch Calomel verstärkt wird. Ferner scheinen die Transsudate der Nephritis, die primären Stauungstranssudate des Portalsystems, sowie die entzündlichen Exsudate der Wirkung des Calomel zu widerstehen.[1]) Auch bei pleuritischen Exsudaten erwies sich diese Behandlung als erfolglos. Das Gleiche ist bei hohen Graden der Herzinsufficienz der Fall.[2]) Bei Individuen mit kleinem, niedrigem Pulse soll ebenfalls die diuretische Wirkung ausbleiben.

Nebenwirkungen an der Haut.

Die Einspritzungen von in Oel oder einem anderen Menstruum vertheilten, auch mit Kochsalz gemischtem Calomel in das Unterhautzellgewebe werden an einem Individuum nur in langen Zwischenräumen und überhaupt nur in geringer Zahl in Dosen von 0,05—0,2 g vorgenommen. Trotzdem können die örtlichen und allgemeinen Wirkungen ganz beträchtlich sein. Unmittelbar nach der Einspritzung sind die Schmerzen meist gering. Mit dem Entstehen der Infiltrate nach 24 bis 36 Stunden werden sie heftig. Derbe, knotige Infiltrate bis Taubeneigrösse entstehen, wenn überhaupt, fast immer nach 2—3 Tagen im Unterhautzellgewebe oder in den Muskeln. Dieselben sind bei Berührung sehr schmerzhaft. Sie gehen in manchen Fällen[3]) in 5—7, in anderen in 14 Tagen,[4]) in einigen auch erst in 3—6 Wochen[5]) zurück. Auch Abscesse entstehen. Die Angaben über deren Häufigkeit sind sehr verschieden. Uebereinstimmung besteht nur in dem einen Punkte, dass Frauen relativ häufiger davon heimgesucht werden als Männer.

---

[1]) Cohn, Klin.-exper. Unters. üb. die diur. Wirk. d. Calomel, Berlin 1887, p. 26.
[2]) Stintzing, Deutsches Archiv f. klin. Medicin, Bd. XXXXIII, H. 2 u. 3.
[3]) Finger, Wiener medic. Presse, 1888, pag. 1775.
[4]) Krecke, Münchener medic. Wochenschr., 1887, No. 6, pag. 93.
[5]) Kölliker, Verh. d. Würzb. physik.-medic. Gesellsch., No. I., Bd. X., p. 175.

Die allgemeine Häufigkeit derselben ist zu 4—7 pCt., aber auch zu 12 pCt.[1]) angegeben worden.[2]) Ein Beobachter sah unter 114 Injectionen nur 1 Mal ein Infiltrat und nie einen Abscess.[3]) Durch Anwendung der Calomelölsuspension und eine bessere Ausbildung der Injectionstechnik sollen die Resultate sich noch derartig gebessert haben, dass in 80 Fällen kein Abscess entstand. Andere sind nicht so glücklich gewesen und beobachteten dieselben trotz aller Vorsichtsmaassregeln doch noch in 12 pCt. der Fälle. Die zunehmende Höhe der eingespritzten Dosis trägt zu der steigenden Häufigkeit der Abscesse bei. Solche Abscesse lassen sich auch experimentell an Thieren herstellen. In dem Eiter fehlen Mikroorganismen. Ueber die directe Entstehungsursache kann kein Zweifel sein. Es bildet sich unter Abscheidung von metallischem, in dem Eiter bei Menschen nachgewiesenen Quecksilber, eine lösliche, ätzende Verbindung, wahrscheinlich Sublimat. Diese Aetzwirkung ist energischer, weil im Entstehungsmomente der Aetzsubstanz die Berührung mit den Geweben und deren Durchdringung eine vollkommenere und länger dauernde ist. Dünnflüssigen, grünlichen Eiter ohne Bacterien findet man neben einer serofibrinösen Entzündung. Nach 24 Stunden kommt es schon zur Ablagerung von Fibrin, welches in breiten Balken selbst noch in weiter Entfernung vom Calomeldepot zu finden ist. Spontanperforation erfolgt um so eher, je oberflächlicher das Calomel deponirt ist und je leichter das Rete Malpighi von der Peripherie des Entzündungsherdes erreicht wird. Locale Reizung, begleitet von Schmerzen zeigt sich vereinzelt bei Kranken, die bei der Behandlung breiter Condylome Calomel und verdünntes Chlorwasser anwenden.

Besonderes Interesse erregen die Hautausschläge, die nach innerlicher Calomelaufnahme entstehen. Sie thun überzeugend dar, dass ähnliche Ausschlagsformen, die nach äusserlichem Gebrauche anderer Quecksilberpräparate, entfernt von deren Anwendungsort auftreten, den gleichen Grund für ihr Entstehen haben. Dieselben sind lange bekannt. Sie erscheinen in zwei Formen: als ein, meistens den ganzen Körper einnehmendes, scharlachartiges Erythem und als Eczem. Uebergangsformen vom ersten zum zweiten kommen vor. Den Ausgangspunkt kann jeder Körpertheil bilden. Mehrfach entstanden sie in der Genitalgegend oder am Unterleib und dehnten sich von hier, meistens nicht sprungweis, aus. Fieber ist ein gewöhnlicher Begleiter.

1. Erythem. Die Calomeldosen, nach denen dieser Ausschlag beobachtet wurde, waren meistens klein. Eine besondere Idiosynkrasie muss vorliegen, um ihn entstehen zu lassen. So nahm ein Mann, der seine angeborene Empfindlichkeit gegen Quecksilber kannte und diese dem Arzte auch mittheilte, dennoch 0,24 g Calomel mit Jalape. Darauf entstand zuerst in der Schamgegend, dann in 24 Stunden über den ganzen Körper sich verbreitend, ein scharlachähnliches Erythem. Nach 2 Tagen war es wieder geschwunden.

Ein solcher Ausschlag kehrt auch bei jedem erneutem innerlichen Calomelgebrauche wieder, und kann mit unangenehmen allgemeinen Krankheitssymptomen einhergehen. Nach Verbrauch von 0,45 g Calomel in Dosen von je 0,15 g erschien bei einem Menschen, der schon

[1]) Krecke, Münchener medicin. Wochenschr., 1887, No. 6, pag. 93.
[2]) Kopp u. Chotzen, Vierteljahrschr. f. Dermatologie u. Syphilis, 1886, No. 4.
[3]) Bender, Vierteljahrschr. f. Dermatologie u. Syphilis, 1888, Bd. XV., pag. 66.

derartiges an sich erfahren hatte, 2 Stunden nach der letzten Dosis unter Fieberscheinungen am Kopfe ein Erythem. Das Gesicht war geschwollen. Das Erythem verbreitete sich im Laufe einer Nacht unter starkem Brennen und Jucken der Haut, besonders an Hand- und Fussgelenken, Ohren und behaartem Kopf, bei starker Hinfälligkeit des Kranken über den ganzen Körper. Die Haut war scharlachroth, trocken und glühend heiss, gespannt. Auf Druck verschwand die Röthe, kehrte aber alsbald wieder; die Stimme war heiser, klanglos. Es bestand Trockenheit im Munde, Brennen der Augen, Röthung im Pharynx. Nach 4 Tagen sank das Fieber. Die Haut begann sich im Gesicht und an der Brust abzuschuppen, theilweise in grossen Fetzen wie beim Scharlach. Langsam stellten sich erst wieder Appetit und Kräfte ein.[1]) Bisweilen beansprucht die Heilung noch längere Zeit. In einem Falle war nach Gebrauch von Calomel und Jalape unter Fieber (39 °), Erbrechen sowie Schmerzen im Leibe, gürtelartig über den Leib verbreitet, ein scharlachartiges Erythem aufgetreten, das sich unter Jucken und Brennen über den ganzen Körper ausdehnte und erst nach 14 Tagen unter Abschuppung heilte. Selten geht die Heilung unter Abschuppung in einem Tage vor sich.

Auch nach subcutaner Einspritzung von ca. 0,06 g Calomel sah man nach 11 Stunden einen scharlachartigen Ausschlag am ganzen Körper auftreten. Die Heilung erfolgte unter Abschuppung.[2])

2. Eczem. Auf einer mehr oder minder stark ausgebildeten erythematösen Basis kann sich nach einem Tage oder auch schon früher das Eczem entwickeln. Allgemeine Symptome wie Schüttelfrost, Fieber, Kopfweh, auch stomatitische Erscheinungen, Schwellung von Zunge und Zahnfleisch leiten das Hervorbrechen der Flecke oder des diffusen Erythems ein. Jucken, Brennen und allgemeine Unruhe begleiten dieses Exanthem. Auf der heissen gerötheten und wohl auch geschwollenen Haut schiessen dann Bläschen auf. Sie platzen und entleeren ihren scharfen Inhalt auf die entzündete Fläche. Dadurch entstehen Erosionen. Besonders empfindliche Körpertheile, wie die Ohren, können dick anschwellen, so dass sie weit vom Kopfe abstehen. Wie durch ein Blasenpflaster ihrer Epidermis beraubt, träufelt aus ihnen die Eczemflüssigkeit auf den Hals, um hier ätzend zu wirken. Allmählich endet das Hervorsickern aus der, durch die Vereinigung vieler Eczembläschen gebildeten, nässenden Fläche. Diese bedeckt sich mit Krusten, die nach mehrtägigem Bestehen sich loslösen. Abschuppung macht der Erkrankung ein Ende. Dabei kann auch Stomatitis höheren Grades bestehen. Bisweilen bilden sich sehr schnell, den Spitzpocken ähnlich aussehende, von einem breiten hochrothen Hof umgebene Pusteln. In leichteren Formen dauert die ganze Erkrankung nur einen Tag; doch gehört dies zu den Ausnahmen.

Störungen im Allgemeinbefinden.

Auch ohne Hautveränderungen erscheint nach Calomel ein hochgradiges Fieber. Selten kommt dies nach innerer Anwendung vor.

---

1) Engelmann, Berliner klin. Wochenschr., 1879, pag 647. — Morel-Lavallée, Revue de Médecine, 1891, pag 449 u. A.

2) Lesser, Deutsche medic. Wochenschr., 1888, No. 14.

Meistens ist es nach subcutanem Gebrauche des Calomel nach einem oder mehreren Tagen gesehen worden. Die Häufigkeit ist hierbei eine sehr grosse. Temperaturen von 39—40° C.[1]) sind nicht ungewöhnlich. Frost kann den Zustand einleiten, Mattigkeit, Kopfschmerzen, starkes Durstgefühl ihn begleiten.[2]) Das Quecksilberfieber vergesellschaftet sich bisweilen auch mit Athembeschwerden. So wie von Calomel kann auch von Sublimat und anderen Verbindungen diese Störung erzeugt werden. Auch sie ist sehr lange bekannt. Man fasste sie früher als eine Theilerscheinung des Erethismus auf. Sie wurde als Beklemmungsgefühl, Husten, Dyspnoe beschrieben. Ja sogar anatomische Veränderungen in der Lunge wurden als Nebenwirkung des Sublimats und des Calomels gesehen. Da das Fieber sehr häufig nach Calomelinjectionen ohne begleitende Störungen in den Athmungsorganen auftritt, so liegt kein Grund vor, in den wenigen Fällen, wo es mit solchen erscheint, diese für das Fieber verantwortlich zu machen. Das zeitliche Zusammenfallen beider Symptome giebt kein Recht, auch einen ätiologischen Zusammenhang anzunehmen, selbst wenn, wie man dies in einigen Fällen[3]) sah, in wenigen Tagen wieder schwindende, entzündliche Symptome im Respirationsapparat mit Brustschmerzen, objective Erscheinungen der Pneumonie ohne pneumonisches Sputum, oder das Bild einer Bronchitis vorhanden sind. Beides sind seltene Nebenwirkungen des Quecksilbers. Grosse, bei Typhösen gereichte Calomelmengen können Ohnmachten erzeugen. Der lange Gebrauch des Calomel ruft bisweilen auch motorische Störungen, wie Gliederzittern und selbst Krämpfe hervor. In alter Zeit sind solche Symptome öfter beschrieben worden. Dolaeus z. B. beobachtete epileptoide Krämpfe nach Calomelgebrauch an einem Fürsten von Nassau.

Störungen im Verdauungskanal und den Nieren.

Jede Art der Calomelanwendung kann im Munde entzündliche Veränderungen erzeugen. Wie ich in der Einleitung zu diesem Gegenstande ausführte, betrachtet man jetzt jede an diesem Orte auftretende Nebenwirkung als unerwünscht, und gefährlich. Ich weiss nicht, weshalb man aber bei acutem Catarrh der Paukenhöhle mehrmals täglich bis zu 0,12 g Calomel bis zum Auftreten der Salivation geben soll.[4]) Eine solche Salivation setzt fast immer eine schon bestehende, wenn auch leichte Stomatitis voraus, deren Beseitigung nicht immer möglich ist.

Foetor ex ore begleitet meist eine Stomatitis. Schon nach einer Einspritzung von 0,1 g Calomel beobachtete man einen solchen. Die verschiedensten Grade der Mundentzündung zeigen sich hierbei. Besonders häufig schafft sie die subcutane Injection. Trotz sorgfältigster Mundpflege entstand sie bei 5 von 7 Kranken.[5]) In einer anderen Beobachtungsreihe kam sie unter 500 Kranken 100 Mal vor.[6]) Auflockerung der Mundschleimhaut und des Zahnfleisches kann schon einen Tag

[1]) Loewenthal, Berliner klin. Wochenschr., 1889, No. 32, pap. 711.
[2]) Hoffmann, Monatshefte f. pr. Dermatologie, 1888, pag. 262.
[3]) Quincke, Berliner klin. Wochenschr., 1890, No. 18, pag. 401.
[4]) Schwarze, Die chirurg. Krankh. d. Ohres, 1885, pag. 137.
[5]) Watraszewski. Vierteljahrschr. f. Dermatol. u. Syphilis, 1884, Bd XVI., p. 398
[6]) Petersen, Dermatologischer Congress zu Prag, 1889.

nach einer Einspritzung vorhanden sein, während in den darauf folgenden die Veränderungen bis zu geschwürigen Zerstörungen fortschreiten. Bisweilen erscheint die Stomatitis aber erst mehrere Wochen nach der letzten Einspritzung. Auch die Einbringung in das Auge kann eine solche neben anderen Nebenwirkungen hervorrufen.[1]) Bei Kranken mit Oedemen und succulentem Gewebe soll sie nach innerlichem Gebrauche besonders leicht auftreten.[2]) Kinder wie Erwachsene können davon befallen werden. In manchen Beobachtungsreihen wurde sie fast ganz vermisst, an deren Stelle aber ziemlich constant Durchfälle gesehen.[3]) Die Kranken leiden durch einigermassen schwere Formen der Stomatitis ausserordentich. Die Speichelung, die Zahnschmerzen, die Unmöglichkeit, andere als kalte und flüssige Nahrung aufzunehmen, sowie die Schlaflosigkeit bedingen einen merklichen körperlichen Verfall. In einem Fall von Hydrops bei Mitralinsufficienz fand man bei der Section ausgebreitete Geschwüre im Rachen bis zum Larynx. Erbrechen ist als Begleitsymptom bei jeder Art der Anwendung nicht ungewöhnlich. Berichte über besonders heftige Grade der Mundentzündung bei Kindern liegen aus früherer Zeit vor. In einem solchen Falle fielen, nachdem 0,36 g Calomel in 4 Tagen verbraucht waren, die Vorderzähne des Unterkiefers aus, dann entstand Brand der Weichtheile, und nachdem die untere Hälfte des Gesichtes fast weggefault war, erfolgte der Tod. Ein Kind, das 1,2 g Calomel in 6 Wochen verbraucht hatte, bekam Salivation und Gangrän der Wange und starb daran. In Folge einer solchen Stomacace gangraenosa, der alle Weichtheile des Mundes, die Zunge eingeschlossen, zum Opfer fallen können, beobachtete man Verwachsungen der Backen mit dem Zahnfleische beider Kiefer, so dass der Mund nicht weiter geöffnet werden konnte, als etwa um einen flachen Theelöffel zwischen die Zähne zu bringen. Zwischen der Wange und den Kiefern zogen sich jederseits narbige, breite, bandartige Gebilde hin. Auch ohne solche schwere Veränderungen kommen Blutungen aus Mund und Zunge bei Kindern vor.

Liegenbleiben des Calomel im Coecum schafft leicht aus ersterem Sublimat, das zur Bildung ganz umschriebener Corrosionen und Geschwüre Anlass giebt. Es ist in Bezug auf das Wesen der Symptome gleichgültig, ob eine solche begrenzte örtliche Einwirkung nach innerlicher Aufnahme, oder eine breitere Einwirkung durch Ausscheidung des Quecksilbers in die untersten Darmabschnitte nach subcutaner Beibringung zu Stande kommt. Unterschiede zeigen sich nur in Bezug auf die Schwere der Erkrankung. Profuse, dysenterische Entleerungen mit oder ohne Blut, Tenesmus und Schmerzen im Unterleibe beobachtet man. Die ersteren können noch 8—14 Tage nach der letzten Dosis anhalten.[2]) In einigen Fällen, die in Folge der subcutanen Calomelanwendung tödtlich endeten, fanden sich Diphteritis, tiefe Ulcerationen, Hämorrhagieen und Perforation des Dickdarms. Schon zwei resp. drei Einspritzungen von je 0,1 g können solches hervorrufen.

---

[1]) Weiss, Wiener medicin. Wochenschr., 1889, pag 104.
[2]) Weinstein, Wiener medicin. Blätter, 1887, pag. 164, 170.
[3]) Stiller, Wiener medicin. Wochenschr., 1886, No 28.

Die Harnmenge steigt, was schon die alten Aerzte wussten, und Boerhaave besonders rühmte, im Anfange der Quecksilberwirkung, kann aber später auch vermindert sein. Anurie kommt vor. Leichte Albuminurie beobachtet man, ohne dass sonst schwerwiegende Nebenwirkungen vorhanden sind. Mit der Ausbildung von nephritischen Zuständen kann auch der Eiweissgehalt des Harns ansteigen. Acute parenchymatöse Nephritis fand sich nach zweimaliger Einspritzung von 0,1 g Calomel.

Ueber den Einfluss auf die Schwangerschaft liegen nur sehr wenige Mittheilungen vor. Das Calomel wird sich in dieser Beziehung wohl nicht anders verhalten, wie ich es von den übrigen Quecksilberverbindungen in den einleitenden Bemerkungen auseinandergesetzt habe. In einem Falle erfolgte bei einer im siebenten Monate schwangeren Frau 5 Tage nach Gebrauch eines Abführmittels aus 0,5 g Calomel Entbindung eines todten Kindes. Schon an dem Tage, an welchem das Mittel genommen wurde, klagte die Kranke über Anschwellung der Zunge. Daran schloss sich eine solche des ganzen Gesichtes, heftige Stomatitis, die nach langer Zeit mit Verwachsungen der Wangen und des Zahnfleisches, sowie der Zunge mit dem Boden der Mundhöhle heilte.

Störungen am Auge.

Die Anwendung von Calomel allein, und diejenige, die zeitlich mit einem innerlichen Gebrauche von Jodverbindungen zusammenfällt oder benachbart ist, kann unangenehme Veränderungen am Auge hervorrufen. Die Fälle sind nicht häufig, aber so gut constatirt, dass an ihrem Vorkommen nicht gezweifelt werden kann. Die chemischen Vorgänge, die sich hierbei abspielen, wurden bereits erwähnt. Es handelt sich um Bildung von löslichen Quecksilberverbindungen: in dem einen Falle um Jodquecksilber, das in einem Ueberschusse von Jodkalium löslich ist, in dem anderen um lösliche Quecksilberdoppelsalze oder Sublimat.

Die mitgetheilten Veränderungen stimmen in der Hauptsache mit einander überein. Sie entstehen bei dem Einen, nachdem unmittelbar nach der Einstreuung Schmerzen und vermehrte Thränensecretion aufgetreten, schon nach einem Tage, bei dem Anderen erst nach mehrfacher Anwendung. Wenn sich fertig gebildetes Sublimat im Calomel fände, so würde die anatomische Veränderung, die Aetzung, unmittelbar nach der Einbringung entstehen. Bei einem an Iritis leidenden Manne wurde auf Grund einer falschen Diagnose eine einzige Calomeleinstreuung gemacht. Es stellte sich später heraus, dass das Präparat freie Salzsäure enthielt. Bald zeigte sich[1]) Conjunctivalreizung und Lidschwellung. Am nächsten Tage wurde unterhalb der Pupille ein weisser Fleck sichtbar, der den Eindruck machte, als wäre die Conjunctiva bulbi an dieser Stelle verbrannt worden. Lidschwellung und Conjunctivalentzündung nahmen zu. Die Uebergangsfalten bildeten dicke, rothe Wülste und die Conjunctiva bulbi war so chemotisch, dass sie am Hornhautrande einen überragenden Wulst bildete. In der unteren Hälfte derselben befand sich ein grosser, weisser Halbmond, dessen Hörner sich um die Hornhaut schlangen. Die Oberfläche

[1]) Hotz, Archiv f. Augenheilkunde, 1882, Bd. XI., pag. 400.

dieses Fleckes war tiefer als das Niveau der ihn umgebenden Conjunctiva, und sah so trocken und blutleer aus wie ein frischer Brandschorf der Conjunctiva nach Verbrennung mit Säuren oder Kalk. Dass auch verdünnte Salzsäure Aetzung von der beschriebenen Art erzeugen kann, dafür sprechen meine Erfahrungen an Thieraugen, in die ich häufig aus bestimmten Gründen solche Einbringungen vornahm. Möglicherweise spielte sie auch in dem eben berichteten Falle eine Rolle, aber jedenfalls nur eine untergeordnete. Sie rief die unmittelbar nach der Anwendung des Mittels entstehenden Schmerzen, sowie die baldige Lidschwellung hervor und betheiligte sich an der Bildung von Sublimat, das seinerseits die Aetzwirkung hervorrief.

In einem Falle,[1]) in dem keinenfalls Salzsäure oder fertiges Sublimat in dem, bei Anderen ohne Nachtheil angewandten Präparate vorhanden war, und der deswegen als typisch anzusehen ist, gestalteten sich daher auch die Veränderungen etwas anders. Einem Rekruten wurde wegen phlyctänulärer Conjunctivitis 15 Mal Calomel eingestreut. Danach beobachtete man an der Conjunctiva bulbi eine breite und fast die ganze Länge der Lidspalte einnehmende weisse, festsitzende Membran; dicht an den Cilien ebenfalls einen schmalen Saum von derselben Beschaffenheit. Seit mehreren Tagen waren Schmerzen verspürt worden. Der Reizzustand war nur mässig, Lichtscheu und Augenthränen nur wenig vorhanden. Die Membranen stiessen sich allmählich in kleinen Fetzen ab, die völlige Lösung dauerte aber 16 Tage. Auch nach dieser Zeit war die Schleimhaut noch stark geröthet.

Häufiger entstehen Nebenwirkungen, wenn die Bildung von Jodquecksilber im Auge ermöglicht wird.[2]) Röthe und Schmerzhaftigkeit der Augen, ödematöse Schwellung der Lider, Schwellung, Verfärbung und Schorfbildung an der Uebergangsfalte, pericorneale Injection sind in leichteren Fällen beobachtet worden. In einem schweren fand sich oberhalb der Cornea ein 1,5 cm breites und 0,5 cm hohes trapezförmiges Geschwür zum Theil mit einem weisslichen Schorf, zum Theil mit Eiter bedeckt. Es erstreckte sich über den oberen Rand der Hornhaut hin und umkreiste in einer schmalen Zone die Hornhaut fast in ihrer ganzen Ausdehnung. Nur die oberflächlichen Epithelschichten waren zerstört. Nach dem Centrum der Hornhaut liefen streifige Trübungen. Neben maximaler Pupillenerweiterung bestanden heftige Schmerzen. Einer der bemerkenswerthesten, einwandsfreien hierhergehörigen Fälle betraf ein Kind, das wegen eines Leucoms Calomel und rothes Präcipitat erhalten hatte, ohne dass Nebenwirkungen erschienen. Erst als das Kind die Milch seiner syphilitischen, Jodkalium gebrauchenden Mutter aufnahm, bekam es nach drei Tagen eine Kerato-Conjunctivitis, die nach dem Fortlassen des Jodkaliums wich.

Der gleiche Vorgang kann sich an anderen Körperstellen abspielen, an denen es zur Bildung von Quecksilberjodid oder -jodür kommt. So machte man gegen ein Syphilisrecidiv (Papeln im Larynx) eine Einblasung von Calomel in den Kehlkopf bei einem Manne, der schon Jodkalium nahm. In der Nacht trat ein Erstickungsanfall ein

[1]) Goldscheider, Berliner klin. Wochenschr., 1883, pag. 651.
[2]) Piedallu, Lyon médic., 1891, 29. Mars u. A.

bei gleichzeitiger Heiserkeit und grosser Schmerzhaftigkeit des Kehlkopfes. Die Epiglottis und die Aryknorpel waren ödematös und im Larynxinnern und auf den Stimmbändern Aetzschorfe. Nach dem Aussetzen der Mittel trat Heilung ein.[1])

Hydrargyrum oxydatum flavum.

Das gelbe, in Wasser unlösliche Quecksilberoxyd wird jetzt innerlich nur selten als Antisyphiliticum gebraucht, galt aber den älteren Aerzten, wie Boerhaave, als „optimum hydragogum". Salivation und Stomatitis wurden bei diesem Gebrauche häufig gesehen.

Unsere Zeit hat dieses leicht reactionsfähige, stark ätzende Präparat zu Einspritzungen in das Unterhautzellgewebe gegen Syphilis auch bei Schwangeren als zulässig erachtet. Man benutzte hierfür Aufschwemmungen in Wasser (1—1,5 g : 30 Wasser) und gebrauchte 3—6 Injectionen in 6—8tägigen Intervallen oder suspendirte das Pulver in ½ proc. Karbollösungen mit Zusatz von Gummi arabicum oder mischte 0,5 g Oxyd mit 15 g eines Oeles. Sogar Kinder sollen das Mittel gut vertragen.[2]) (?) Die Injectionen sind meist schmerzhaft. Die Stärke des Schmerzes hängt von der Individualität ab. Es ist fraglich, ob, wie behauptet wurde, ein starkes Fettpolster besonders begünstigend für die Erregung von Schmerzen wirkt. Dieselben beginnen bald nach der Einspritzung und können 1—2 Tage lang anhalten. Bisweilen sind sie 20—30 Stunden nach der Injection am stärksten.[3]) „Reizung des Stichkanals" wurde von einem Beobachter unter 1500 Einspritzungen nur 15 Mal gesehen.[2]) Bestimmter ausgedrückt wird diese Reizung durch anderweitige Erfahrungen, nach denen gewöhnlich am zweiten Tage nach der Deponirung des Mittels in das Unterhautbindegewebe diffuse Infiltration des Unterhautzellgewebes oder auch haselnuss- bis hühnereigrosse harte Knoten sich bilden, welche 5—10 Tage bestehen bleiben.[4]) Abscessbildung wurde ebenfalls beobachtet. Es fehlen auch nicht Munderkrankungen. Man sah: Zahnfleischerkrankungen bei frischer Syphilis in 8 pCt., bei Recidiven in 26 pCt., Stomatitis ulcerosa bei frischer Syphilis in 2 pCt. und bei Recidiven in 6 pCt. der Fälle.

Von Exanthemen wurde nach subcutaner Beibringung des Präparates ein ziemlich ausgedehntes Erythem wahrgenommen.[5]) Schwerere Veränderungen rief in einem Falle die Einreibung einer 3 proc. gelben Oxydsalbe gegen Eczem hervor. Es entstand danach am ganzen Körper, auch an nicht eingeschmierten Stellen ein Erysipelas bullosum.[6]) Als entferntere Wirkungen zeigten sich nach der Einspritzung einmal Cyanose und Schmerzen im Rücken.

Hydrargyrum oxydatum rubrum.

Das, dem gelben in seinem chemischen Verhalten gleichende, rothe Quecksilberoxyd hat in alter und neuer Zeit bei seiner äuserlichen Anwendung mehrfach Nebenwirkungen von theilweis unangenehmer Stärke erkennen lassen. Als man eine damit bereitete Salbe auf ein noch nicht ganz abgeheiltes, durch Sublimat erzeugtes Exanthem einrieb, entstand am ganzen Körper, auch da, wo er von der Salbe unberührt geblieben war, Scharlachröthe neben einem hochgradigen Oedem. Schlimmer war der Verlauf bei einem Kinde, bei dem ein Kurpfuscher 3 Wochen lang eine rothe Präcipitatsalbe wegen eines Eczems eingerieben hatte. Die dadurch entstandenen, sehr schweren Nebenwirkungen, sowie das Eczem waren schon vollkommen geschwunden, als nach mehreren Wochen

---

[1]) Kanasugi, Berliner klin. Wochenschr., 1891, pag. 868.
[2]) Tschernoguboff, Wiener medic. Presse, 1889, pag. 583.
[3]) Rosenthal, Vierteljahrschr. f. Dermat. u Syphilis, 1887, pag. 1104.
[4]) Krecke, Münchener medic. Wochenschr., 1887, No. 39.
[5]) Lesser, Vierteljahrschr. f. Dermat. u. Syphilis, 1888, Bd. XV., pag. 911.
[6]) Kreidmann, Allgem. medic. Centralzeitung, 1887, pag. 957

plötzlich auf dem Rücken des Zeigefingers der linken Hand eine weisse, erbsengrosse Blase erschien. Sie verfärbte sich bald schwärzlich. Aehnliches spielte sich auch nachher an den anderen Fingern ab. Beide Hände und die kleine Zehe des rechten Fusses schwollen bedeutend an und auch auf der dorsalen Seite der Metacarpophalangealgelenke zeigten sich einige Blasen, die bald platzten und einen stinkenden Eiter entleerten. Die entsprechenden Finger wurden allmählich schwarz. Die offenen Stellen vergrösserten sich. Der Process erstreckte sich in die Tiefe und zerstörte das Unterhautzellgewebe. Schliesslich wurden drei Finger der linken Hand vollständig mumificirt. Aus allen Wunden entleerte sich beständig ein dünnflüssiger, mit Gewebsfetzen vermischter, stinkender Eiter.[1]) Schwere Stomatopharyngitis gesellte sich zu diesem Zustande, und blutige Durchfälle endeten ihn. Das Kind starb. Der Fall ist besonders interessant, weil er in eindeutiger Weise die Nachwirkung des Quecksilbers lehrt. Dafür halte ich die geschilderten Symptome und nicht, wie der betreffende Beobachter, für eine Folge der durch die vorangegangenen Einreibungen erzeugten Cachexie. Es liegt kein Grund vor, die Veränderungen im Munde, den Tuben, dem Darm etc. dem Quecksilber zur Last zu legen, die Fingergangrän aber einem anderen secundären Umstande. Das Quecksilber besitzt die Fähigkeit, auf geeigneter individueller Basis Gangrän zu erzeugen. Dies beweisen die bisherigen Auseinandersetzungen zur Genüge.

Auch nach normaler äusserlicher Anwendung von Präcipitatsalbe sah man Salivation, sowie Stomatitis entstehen. Ja, selbst Zittern und Convulsionen sollen sich auf diese Weise gebildet haben, als eine Salbe bei einem Mädchen in die Gegend der Sphincter ani eingerieben worden war.[2]) Die subcutane Beibringung des in Wasser oder einem anderen Menstruum suspendirten Mittels erzeugt das Gleiche wie das gelbe Quecksilberoxyd.

Der innerliche Gebrauch vermag neben Erbrechen, Durchfall, Koliken, auch sonstige Quecksilber-Nebenwirkungen hervorzurufen.

Hydrargyrum oxydulatum nigrum. Das Mercuroammoniumnitrat, der in Wasser unlösliche, in Essigsäure sich lösende Mercurius solubilis Hahnemannii ist ebenfalls in Suspension in das Unterhautzellgewebe gebracht worden. Die localen Störungen unterscheiden sich nicht von denjenigen ähnlicher unlöslicher Körper. Nach dem innerlichen Gebrauche ist öfters Salivation beobachtet worden. —

Hydrargyrum sulfuricum oxydatum basicum. Dieses früher viel gebrauchte, in Wasser fast unlösliche Präparat (Turpethum minerale) erzeugt die üblichen Nebenwirkungen des Quecksilbers. Speichelfluss, schwere Stomatitis, Beängstigungen, Leibschmerzen, heftiges Erbrechen, profuse, wässerige Durchfälle und Krämpfe oder Collaps sind nach seiner innerlichen Anwendung zu Stande gekommen. Unter 8 Kranken zeigten sich solche Nebenwirkungen in einer neueren Beobachtung 1 Mal.[3]) Eine gewisse individuelle Veranlagung schafft derartige unangenehme Wirkungen auch nach relativ kleinen Mengen, besonders wenn solche einige Zeit lang gegeben werden. So wurde vor langer Zeit von Hellwich bei einem Mädchen, das so behandelt worden war, unter Anderem neben unerträglichen Gliederschmerzen, Eiterungen an den Füssen und Contracturen beobachtet.[4]) Diese Nebenwirkungen wuchsen mit dem Fortgebrauche des Quecksilberpräparates. Man hielt sie für syphilitische Symptome. Doch brachte ein Aufhören dieser Medication, der Gebrauch von Schweissmitteln, Bädern, Demulgentia ein Schwinden sämmtlicher Erscheinungen zu Wege.

---

[1]) Gwalter, Ein Fall von Quecksilbervergiftung, Zürich 1877.
[2]) Th. Bartolini, Epistol. Medicinal. Centuria III., Hafniae 1567, p. 441 u. 442.
[3]) Randolph and Roussel, Medical News, 1884, pag. 275.
[4]) Hellwichius, Miscellanea curiosa, Dec. 3, Ann. 8, observ. 7.

Hydrargyrum amidato-bichloratum.

In ähnlicher Weise wie die vorgenannten Quecksilberverbindungen kann auch das weisse Präcipitat Nebenwirkungen hervorrufen. Der seltene innerliche Gebrauch liess dieselben bisher nicht sehr umfangreich erscheinen. Dagegen ruft die äusserliche Anwendung bei besonderer Disposition für unangenehme Quecksilberwirkung oder überhaupt für schwerere Entzündungen der Haut oder Hautschwellung mancherlei Hautveränderungen hervor.

Das auffallendste Symptom ist hierbei eine, meist an der Einreibungsstelle beginnende und sich alsdann weiter ausdehnende Schwellung und Entzündung mit dem Charakter des Erysipelas. Die Wanderung einer solchen Veränderung vollzieht sich ziemlich schnell. Sie kann, wie dies in einem Falle [1]) geschah, von der eingeriebenen Kopfhaut bis zum Kinn fortschreiten, die Augenlider zum Verschluss bringen und das Kinn sackförmig anschwellen und herunterhängen lassen. Auch die Finger, mit denen die Salbe berührt wird, weisen entzündliche Schwellung, Flecke und selbst Blasen auf. Diese Betheiligung entfernter Körperstellen kann sicher auch zu Stande kommen, ohne dass eine Berührung derselben mit Präcipitatsalbe stattgefunden hat. So sah man eine Stunde nach Einreibung eines bohnengrossen Salbenstücks in beide Augenlider heftigen brennenden Schmerz entstehen und, obschon die Salbe wieder abgewaschen wurde, folgten Fieber, unförmige Anschwellung des ganzen Gesichts und des Halses. Auf der gerötheten, ödematösen Haut fanden sich sehr viele kleine Eiterbläschen, die an einigen Stellen geplatzt waren. Der Inhalt war zu Borken eingetrocknet. Aus der geschlossenen Lidspalte beider Augen quoll eine eiterähnliche Flüssigkeit hervor. Brust und Bauch wiesen eine helle, zarte, auf Druck schwindende Röthe auf. Ebenso waren die innere Fläche der drei mittleren Finger der linken Hand, sowie die Kniekehlengegend roth und auf Druck sehr empfindlich. Es bestand auch am Kopfe Brennen und spannender Schmerz. Nach 3 Tagen begann das Eczem sich im Gesicht zurückzubilden. Die Borkenbildung nahm zu. Dafür entstanden an beiden Armen, den Weichen, am Gesäss zahlreiche Eiterbläschen. Die Ober- und Unterschenkel, sowie der Rumpf waren diffus geröthet, während am Rücken eine mehr scharlachartige Röthe auftrat. Nach 4 Tagen erschien Fieber. Der ganze Körper war nunmehr geröthet. Im Harn fand sich Eiweiss. Erst nach 14 Tagen war die in grossen Fetzen vor sich gehende Desquamation beendet. [2])

Es mag hier darauf hingewiesen werden, dass ein gleichzeitiger Gebrauch einer Salbe von weissem Präcipitat am Auge und einer solchen von Jodkalium an einer entfernten Körperstelle, z. B. dem Hoden, gegen Epididymitis, Aetzung am Auge zu Wege bringen kann, weil sich hier Quecksilberjodür oder -jodid bilden. [3])

Hydrargyrum bijodatum und Hydrargyrum jodatum.

Das rothe und gelbe Jodquecksilber sind vielfach innerlich, und vereinzelt auch subcutan gegen Syphilis verwandt worden. Quecksilberbijodid ist in Wasser unlöslich, löslich in Jodkaliumlösungen, Fetten und Oelen. Es soll selbstverständlich von Sublimat frei sein. Quecksilberjodür ist weder in Wasser noch Alkohol löslich, und wird durch eine Lösung von Jodkalium in metallisches Quecksilber und in Lösung gehendes Quecksilberjodid zersetzt. Deswegen dürfte eine solche Lösung nicht gebraucht werden.

---

[1]) Green, British medical Journal, 1884, I., pag. 853.
[2]) Alexander, Vierteljahrschr. f. Dermatol. u. Syphilis, 1884, Bd. 16, p. 105.
[3]) Meurer, Archiv f. Augenheilkunde, Bd. XXII., H. 1, pag. 24.

Die Einspritzungen von Quecksilberbijodid-Jodkalium, oder Quecksilberbijodid-Jodnatrium in das Unterhautzellgewebe [1]) ruft, besonders bei fetten Leuten, Schmerzen, Indurationen und Abscesse hervor. Als entferntere Nebenwirkungen beobachtete man Salivation und Stomatitis, Erbrechen und Durchfall. Recidive der Syphilis sind danach relativ häufig. Ein Beobachter sah sie unter 20 Kranken 6 Mal (30 pCt.) schon im Krankenhause auftreten.

Wie andere Quecksilberverbindungen macht auch das Quecksilberjodür bisweilen nach innerlichem Gebrauche Hautausschläge, meist scharlachartigen Aussehens, sogar bisweilen recidivirend.[2]) So bekam ein Mann, der eine Idiosynkrasie für jedes Quecksilberpräparat besass, nach Gebrauch einer Pille mit 0,05 g dieses Präparates anfangs Schwellung und Röthung der Hände, sodann einen scharlachartigen Ausschlag über den ganzen Körper. Die Gliedmassen waren mehr betheiligt als der Stamm. Die Desquamation war kleiig und vollzog sich in ca. 3 Wochen.[3]) Dass die Bildung von Jodquecksilber aus grauer Salbe und Jodkalium, oder anderen Quecksilberverbindungen, die durch Jodsalze in diese Verbindung überzugehen vermögen, schwere örtliche oder allgemeine Gesundheitsstörungen wie Hautausschläge, pseudomembranöse Beläge am Gaumen, Fieber etc. hervorrufen kann, habe ich bereits erwähnt. So sah man, als in einem Falle anfangs gegen eine bestehende Orchitis Einreibungen von grauer Salbe, und nach einiger Zeit von Jodkaliumsalbe gemacht worden waren, alsbald lebhaftes Jucken und dann unerträgliches Brennen entstehen. Die Haut des Hodensackes entzündete sich. In einem anderen Falle bildeten sich Phlyctänen, die zu ihrem Verschwinden lange Zeit brauchten.[4]) Je weniger normal ein Gewebe ist, um so heftiger kann sich die örtliche Einwirkung des Jodquecksilbers auf dasselbe gestalten. Es wird auch angegeben, dass Schwefelbäder an solchen Stellen, die mit Quecksilberbijodid beschmiert sind, Entzündung und bisweilen schmerzhafte Blasen hervorrufen. Die Schmerzen, die nach Einbringung von Lösungen des Quecksilberbijodids (1 : 1000—1 : 2500) in das Auge auftreten, sollen durch vorgängige Einträuflung von Cocaïn stärker werden.

Die neuerdings empfohlenen Einathmungen von Jodquecksilber-Jodkaliumlösungen (Hydrargyrum bijod. Kal. jodat. aa 1. Aq. 1000) gegen Lungentuberkulose können selbstverständlich, da sie lange gebraucht werden, allgemeine Quecksilberwirkungen hervorrufen.

Hydrargyrum nitricum oxydulatum.

Das salpetersaure Quecksilberoxydul hat bei seiner äusseren Anwendung mehrfach Nebenwirkungen nicht nur am Applicationsorte sondern auch an entfernteren Körperstellen hervorgerufen. So wurde eine Stomatitis nach Aetzung des Collum uteri beobachtet. In einem anderen Falle entstand ein scharlachartiger Ausschlag am ganzen Körper nach Aetzung von Plaques muqueuses im Munde. Auch der eigenartige, bei Besprechung von anderen Quecksilberverbindungen bereits hervorgehobene Charakter von Hautveränderungen, der

---

[1]) Martin, Gazette des hôpitaux, 1868, No. 107 u. 27. — Engelstedt, Nord. med. Arskiv, 1871, Bd. III., No. 21 u. A

[2]) Morel-Lavallée, Revue de Médecine, 1891, pag. 449.

[3]) Fournier b. Gaucherand, Des éruptions cutanées . . . Paris 1886, pag. 20.

[4]) Isambert, Bulletin général de Thérapeutique, 1867, T. LXXII., pag. 488.

in dem schnellen und weiten Fortschreiten eines, auf ödematös geschwollener Basis entstandenen Eczems beruht, wird hier beobachtet. Ein Mädchen erhält wegen Psoriasis Einreibungen mit einer Salbe von Quecksilbernitrat und innerlich Quecksilberpillen. Danach schwellen die Extremitäten an und röthen sich. Der übrige Körper zeigt das Gleiche in etwas schwächerer Weise. Bläschen schiessen auf diesen kranken Flächen auf und entleeren ihren serösen, ätzenden Inhalt in reichlicher Menge. Dicke Borken entstehen auf diese Weise. Erosionen bilden sich überall da, wo die Haut faltig ist, wie in der Ellenbeuge, den Kniekehlen und der Leistengegend. Arme und Beine haben das Aussehen einer Elephantiasis. Das Hemd klebt an dem brennend heissen Körper. Dazu gesellen sich als resorptive Nebenwirkungen Kopfweh, Appetitmangel, Stomatitis u. A. m. Allmählich erst erfolgt Heilung, nachdem Abschuppung in weitem Umfange stattgefunden hat.

Die Aetzung des Collum uteri mit Quecksilbernitrat ist mit Recht angeschuldigt worden, eine Obliteration dieses Körpertheils herbeizuführen, ein Uebelstand, der sich bei eintretender Geburt in besonders unangenehmer Weise bemerkbar machen kann.[1]) —

Hydrargyrum sulfuratum rubrum. Bisweilen wurde der Zinnober früher zu Räucherungen gegen Syphilis gebraucht. Er ist in der Hitze ohne zu schmelzen vollständig flüchtig und verbrennt bei Luftzutritt unter Freiwerden von Quecksilber mit blauer Flamme zu schwefliger Säure. Das Quecksilber geht hierbei in Dampfform über und kann dann die bereits geschilderten, in manchen Fällen sich verderblich steigernden Nebenwirkungen erzeugen. Stomatitis und Salivation, sowie Blutung aus dem Munde neben einem kleinen aber sehr frequenten Pulse, ferner allgemeine Schwäche können je nach der Individualität bald nach 2—3 oder erst nach mehreren Räucherungen entstehen. In einem Falle blieben die genannten Symptome 4 Tage lang. Alsdann erfolgte Minderung der Blutung, während erst nach 10 Tagen ein völliges Schwinden des Blutes eintrat. Salivation, Zungenschwellung und andere Symptome können länger bestehen bleiben.

Sublimat.

Seit mehreren Jahrhunderten ist das Sublimat arzneilich in Gebrauch gezogen worden. Es würde den Rahmen dieses Werkes überschreiten, wenn ich auch nur eine Skizze seiner mannigfachen Benutzung geben wollte. Für unsere Zeit kommen wesentlich zwei Wirkungen desselben in therapeutischer Beziehung in Frage: die antiseptische und die antisyphilitische. Bei der Benutzung beider, vorzüglich der ersteren, wurden Nebenwirkungen beobachtet. Im Jahre 1829 empfahl es Pelletan zur Konservirung thierischer Substanzen mit dem Bemerken, dass es aber für diejenigen, die es viel anfassen müssten, gefährlich sei. Die neuere Zeit hat solche Bedenken nicht aufkommen lassen. Die Angabe, dass das Sublimat in dünner Lösung ein vorzüglicher Microbentödter sei, führte zu einer ungeahnten Anwendung desselben für den Wundverband. Die Voraussetzung der besten pilz- und keimtödtenden Wirkung hat sich aber als Irrthum herausgestellt. Die vor dieser Erkenntniss schüchtern ausgesprochene Meinung, dass das Sublimat vielleicht Vorzüge vor der Karbolsäure in der Desinfectionskraft besitze, dass aber die günstigen Resultate nicht ihm allein, als dem stärkeren Desinficiens zukommen, wurde für absurd erklärt. Wir wissen jetzt, dass die Methode des Nachweises der antibacteriellen

[1]) Picard, Bulletin génér. de Thérap., 1867, T. LXXII., pag. 94.

Eigenschaften des Sublimats eine fehlerhafte war.[1]) Man hatte auf Seidenfäden, welche mit Milzbrandkulturen inficirt waren, Sublimat einwirken lassen. Die Seidenfäden halten aber das Sublimat sehr fest, und dieses mitverimpfte Quecksilber hindert das Auswachsen der Sporen. Zwischen Seide und Sublimat tritt eine chemische Verbindung, eine Art Beizung, ein,[2]) wodurch die hier in Frage kommenden Erscheinungen am einfachsten erklärt werden. Milzbrandsporen, die stundenlang in feinster Aufschwemmung in Sublimatlösung 1 : 100 gelegen hatten, waren noch immer infectiös, sobald man das Sublimat auf chemischem Wege von ihnen entfernte.[1]) Bedenkt man ferner, dass Sublimat mit Eiweiss, also auch an Schleimhäuten, Quecksilberalbuminat bildet, also niedergeschlagen wird und dieses neugebildete Produkt keinerlei keimtödtende Fähigkeiten mehr besitzt, ja eine Quecksilberalbuminatlösung durch Fäulniss bald zersetzt wird, so wird die zuversichtliche Basis, auf der bisher der Gebrauch des Sublimats beruhte, bedenklich erschüttert.

Eines hätte aber vom ersten Augenblicke einer solchen Sublimatanwendung Allen zum Bewusstsein kommen sollen, dass selbst mit so dünnen Lösungen, wie sie anfangs gebraucht wurden, doch absolut so grosse Mengen von Sublimat zur Resorption kommen müssen, dass das Ausbleiben von Nebenwirkungen nur besonders glücklichen Umständen zu verdanken ist. In früheren Zeiten war der Gebrauch auch concentrirter Sublimatlösungen durch die Unkenntniss über das Verhalten dieses Stoffes im Körper entschuldbar. Damals konnte noch Matthiolus Waschungen mit einer Lösung von 60 g Sublimat : 2,5 l Wasser vornehmen. Wahrscheinlich aber unterliess er sie, nachdem er als Folgen sah: „oris exulceratio, defectus animae, ventris deductio, somni difficultas.“ In unserer Zeit verlangt man von denen, die solche Stoffe benutzen, dass sie über die Pharmakologie derselben, über Resorption, Ausscheidung und ähnliche Verhältnisse das vorhandene Material beherrschen. Dem ist nicht immer genügt worden, sonst wäre bei der prophylactischen und curativen Anwendung solcher Lösungen manche unangenehme Erfahrung, manche Nebenwirkung erspart, und manches Leben erhalten worden. Enthusiastische Nachahmung liess darüber hinwegsehen. Man erklärte den Gebrauch einer Lösung von 1 : 1000 für ungiftig und spritzte in die Vagina und den Uterus, 1,5, 2 und mehr Liter, d. h. 1,5, 2 und mehr Gramme Sublimat in leicht resorbirbarer Form. Man dachte nicht an die Menge, die aufgenommen werden könnte, und dass diese 10—30 Mal die zulässige Einzeldosis überschritt.

Die erste Klage, die sich über eine Schädigung durch Sublimat erhob,[3]) und durch Sectionsresultate, absolut zweifellos, als berechtigt anerkannt werden musste, wurde von einigen besonders kühnen Praktikern als belanglos bezeichnet, während andere den ursächlichen Zusammenhang leugneten. Man ermahnte, sich nicht durch diesen Fall abschrecken zu lassen und beispielsweise nach jeder Exploration bei der Geburt vaginale Einspritzungen von 1 1000 vorzunehmen. Dass unter 624 solcher Fälle nur 109 ohne Nebenwirkungen verliefen,

[1]) Geppert, Berliner klin. Wochenschr., 1889, No. 36 und 1890, No. 11.
[2]) Schaeffer, Berliner klin. Wochenschr., 1890, No. 3, pag 50.
[3]) Stadtfeld, Centralbl. f. Gynäkologie, 1884, No. 7 — ibid. Dahl, pag. 195.

vermochte an dieser Anschauung nichts zu ändern. Man wandte derartige Lösungen, und später verdünntere in reichem Maasse, z. B. 15 Liter in 6 Tagen, an. Manche Berichte, die über dennoch erfolgende Nebenwirkungen mitgetheilt wurden, enthalten erschütternde Einzelheiten über dieselben und auch über tödtliche Ausgänge. In einem Falle, in dem man sich der Gefahr wohl bewusst war, wurden Lösungen von nur 1 : 3000, resp. 5000 Wasser, aber doch immer 2,4 g Sublimat in 6 Tagen eingespritzt. Man gebrauchte heisse Douchen mit Sublimat und veranlasste gerade dadurch eine so ergiebige Resorption, dass die schwersten Nebenwirkungen eine nothwendige Folge sein mussten. Ohne Commentar ist auch anzuführen, dass in neuester Zeit bei einer Primipara Ausspülungen mit einer $^1/_2$ proc. Lösung und von einem anderen Arzte 2 Mal Uterinausspülungen, jedesmal mit 10 Litern einer $^1/_2$ pro mille Lösung vorgenommen wurden!

In manchen der Fälle ereignen sich die Nebenwirkungen noch im Laufe der Behandlung. In anderen können sie auch erst später, wenn die ärztliche Controle aufgehört hat, erscheinen. Es ist dies mit Bezug auf statistische Zusammenstellungen hervorzuheben, die in der Absicht unternommen wurden, das Sublimat von den gegen dasselbe erhobenen Anschuldigungen zu entlasten.[1]) Ist es doch in der Neuzeit aufgefallen, dass bei den mit subcutanen Quecksilbereinspritzungen behandelten öffentlichen Dirnen besonders viele in späterer Zeit an Dementia paralytica erkranken, so dass ein Zusammenhang dieser mit Quecksilber wahrscheinlich wird! Andererseits würde gegenüber einer Zusammenstellung von selbst 11 000 Fällen, in denen keine Nebenwirkungen zu Stande kamen, darauf hinzuweisen sein, dass nur ein kleiner Theil solcher Zufälle überhaupt veröffentlicht wird. In dieser Beziehung giebt es keine Statistik, die einen Werth beansprucht. Der Unerfahrenheit kann nur die Angabe entspringen,[2]) dass man in einem Krankenhause ohne jede Gefahr Sublimat in der geburtshilflichen Praxis gebrauchen dürfe, da dort das Bewusstsein von den möglichen Nebenwirkungen lebt, dieselben also auch unterdrückt werden können. Der allergrösste Theil der schweren und schwersten Nebenwirkungen stammt gerade aus Krankenhäusern!

Die Mengen von Sublimat, die in den einzelnen Fällen Nebenwirkungen oder tödtlichen Ausgang herbeiführten, lassen sich selbstverständlich höchstens annähernd bestimmen. Soweit die Behandlung der Vagina und des Uterus in Frage kommt, werden die verschiedensten Mengen und Concentrationen $^1/_2$—15 Liter einer $^1/_5$—$^1/_2$—$^3/_4$—1 pro mille Lösung angeschuldigt. Beim Wundverbande erzeugten 2 resp $2^1/_2$ Liter einer 1 pro mille Sublimatlösung mit nachfolgendem Gebrauche von Sublimatgaze, in einem anderen Falle Behandlung eines Mamma-Abscesses mit nur ca. 200 cm einer 1 pro mille Lösung, oder die Berieselung einer Brandwunde mit einer $^1/_2$ pro mille Lösung Nebenwirkungen. Im weiteren Verlaufe dieser Besprechung werden die Dosen, die nach subcutaner und anderer Anwendung

[1]) Jaffé, Deutsche Medizinalzeitung. 1885, pag. 445.
[2]) Champneys, La Semaine médicale, 1888, pag. 283.

Schaden stifteten, besonders hervorgehoben werden. Hier sei nur erwähnt, dass die neuerdings vorgenommene subcutane Einführung enorm grosser Sublimatmengen — bis 0,9 g pro die — meiner Ansicht als Fehler im ärztlichen Handeln zu betrachten sind.

Jede Form, in welcher das Sublimat verwandt wird, wie z. B. damit imprägnirte und auf Wunden gebrachte Sägespähnkissen,[1]) das Rauchen von Sublimat-Cigarren und -Cigaretten, das Verzehren von Sublimatbisquits oder Sublimat-Weizenbrod, Aufschmieren von Sublimatsalben, die Einführung des Sublimats durch die kataphorische Wirkung des Stroms, das Einnehmen einer Sublimat-Eiweisslösung oder des Liquor van Swieten, oder der Gebrauch von Sublimatbädern kann Nebenwirkungen oder sogar, wie der äusserliche Gebrauch der Plenck-schen Lösung, den Tod[2]) zeitigen. Ich führe diese verschiedenartigen Formen auch deswegen an, um dadurch zu zeigen, dass, was man heute vergessen zu haben scheint, schon früher die Aerzte über die beste Sublimatanwendung und die Vermeidung von Nebenwirkungen nachdachten.

Der Eintritt der Nebenwirkungen nach äusserlichem Sublimatgebrauche erfolgte in einigen Fällen schon während der Einspritzung in Uterus und Vagina, in anderen mehrere Stunden später, in dieser Zeit auch nach der Entfernung eines Tumors am Oberschenkel,[3]) ferner nach einem Tage,[4]) nach 3 Tagen, ja erst am 14. Tage. Die Dauer beträgt Tage oder mehrere Wochen. Ausgang in den Tod sah man z. B. am 3.—22. Tage erfolgen. Nicht unerwähnt bleiben dürfen jene nach tausenden zählenden Fälle von äusserlicher oder innerlicher Sublimatanwendung, bei denen innerhalb der Beobachtungszeit keine Nebenwirkungen auftreten. So wurde aus der Tübinger Klinik mitgetheilt, dass niemals eine Nebenwirkung gesehen wurde, obschon alle dort behandelten Frauen nach der Geburt mit mehreren Litern einer $^1/_2$ pro mille Lösung des Sublimats ausgespritzt wurden.[5]) Aehnliches wurde von der Tarnier'schen Klinik berichtet, auf welcher bei über 3000 Geburten zuerst vaginale Ausspülungen vor der Geburt und alle 3 Stunden bis zur Beendigung derselben, sowie nach Entfernung der Placenta abermals vaginale und uterinale Ausspülungen mit 1 ‰ Lösung vorgenommen wurden.[6]) Demgegenüber stehen Berichte aus anderen Krankenhäusern, in denen anfangs solche Einspritzungen von sehr verdünnten Lösungen, wie 1 : 5000, als absolut ungefährlich bezeichnet wurden, die aber wenige Jahre später doch auch Unglücksfälle mittheilten. Auf anderen Kliniken nahm man eine sorgfältige Auswahl der mit Sublimat zu behandelnden Kranken vor. Alle an Darmcatarrhen leidenden, nierenkranken und heruntergekommenen Frauen wurden ausgeschlossen. Trotzdem ereignete sich, weil vielleicht eine solche krankhafte Disposition übersehen wurde, ein Todesfall. Auf der Wiener Gebäranstalt[7]) geschah das gleiche nach intrauterinaler Ausspritzung mit ca. $1^1/_2$ Liter einer Sublimatlösung von 1:1000 trotz

---

[1]) Mikulicz, Centralbl. f. Chirurgie, 1884, Bd. XI., Beilage, pag. 10.
[2]) Koch, Wiener klin. Wochenschr., 1890, pag 641.
[3]) Weiss, Wiener medic. Presse, 1889, pag. 104.
[4]) Czernohorsky, Wiener medic. Presse, 1889, pag. 958.
[5]) Winternitz, Württemb. ärztl. Correspondenzbl., 1888, LVIII., pag. 217.
[6]) Tarnier. Annales de Gynécologie, 1884, T. XXI., pag. 254.
[7]) Braun, Wiener medic. Wochenschr., 1886, No. 2.

aller Vorsichtsmaassregeln, Austupfen der Scheide, Nachspülen mit viel Wasser und selbst nach Gebrauch einer Lösung von 1 : 3000.

Ich sehe in dem zeitlichen Freibleiben vieler Menschen von unangenehmen Quecksilberwirkungen nichts besonders Auffälliges. Dieses Werk zeigt ja ein solches Verhalten bei recht vielen Medicamenten. Für die Toleranz in der Schwangerschaft wurde die in derselben so mächtig gesteigerte Circulation als wesentliche Ursache angeführt. Bedinge diese auch besonders günstige Verhältnisse für die Resorptionsvorgänge in Uterus und Vagina, so schaffe sie, auch in der ersten Zeit des Wochenbetts, die resorbirten, dem Organismus schädlichen Stoffe sehr rasch durch Darm und Nieren fort. Dieser Umstand kommt gewiss manchmal in Frage, aber nicht mehr wie andere, und jedenfalls weniger wie eine angeborene oder zeitlich erworbene Toleranz resp. eine Disposition für solche Nebenwirkungen. Denn auch beim Wundverbande und bei anderen Verwendungen, wo nicht der Umstand einer besonders beschleunigten Ausscheidung mitspielt, liegen die Verhältnisse bezüglich der Frequenz in dem Auftreten von Nebenwirkungen ähnlich. Es wäre ohne das Hereinziehen der Individualität sonst nicht möglich zu erklären, weshalb z. B. unter 5027 Wöchnerinnen, die Uterin- und Vaginalausspülungen erhielten, nur 19 Mal (0,37 pCt.) Nebenwirkungen und 1 Todesfall (0,02 pCt.) vorkamen, dagegen in anderen Beobachtungsreihen die procentigen Ziffern sehr viel höher sind. Bei Phthisikern beobachtete man nach innerlicher Verabfolgung von 2—3 mg Sublimat 1—2 stündlich in 5 von 11 Fällen gar keine Nebenwirkungen. Zwei Kinder unter 7 Jahren vertrugen die gleichen Dosen ebenfalls auffallend gut.[1])

Wie für andere Mittel, so giebt es andrerseits auch für Quecksilber eine besondere Empfindlichkeit. Sie wurde z. B. gegenüber den subcutanen Sublimatinjectionen bei 5 pro mille Syphilitischen gesehen.[2]) Eine Frau, die zum Zwecke antiseptischer Reinigung einmal einige Minuten den Finger in 1/2 pro mille Sublimatlösung badete, bekam am nächsten Tage starken Speichelfluss und Albuminurie.[3]) Bei einer anderen Frau war mit Solutio Plenckii einmal wegen Papeln an den Genitalien und an den Brüsten und mit alkoholischer Sublimatlösung (weniger als 0,012 g Sublimat) an den Lippen touchirt worden. Sie starb in wenigen Tagen in Folge dieser Therapie. Wo eine solche gesteigerte Empfindlichkeit nicht vorhanden ist, da können die Anwendungsart oder die besonderen Krankheitsumstände sie alsbald schaffen. Dahin gehören z. B. Ausspülungen mit warmer oder gar heisser Sublimatlösung, ferner die stärkere Resorption von der Placentarstelle, den Wunden am Muttermund und im Cervix, ferner von der puerperalen, durch den Geburtsakt oft genug ihrer oberflächlichen Epithelschicht beraubten Scheide aus und die Zurückhaltung der Sublimatlösung in Uterus und Scheide, sowie in jeder anderen Körperhöhle. Die normale Schleimhautauskleidung derselben schafft schon kurze Zeit nach der Berührung grosse Mengen des Mittels in das Blut, ein vielfaches davon aber eine entzündete oder blutige Schleimhaut. Die Meinung, dass der Uterus nichts aufnehme, weil er sich nach einer richtig ausgeführten Einspritzung so stark wie möglich contrahire, trifft nicht zu. Es bleibt immer genug

[1]) Smith. New York medical Record, 1884, pag. 312.
[2]) Martineau. Bulletin et Mémoire de la Société de Thérap., 1887, pag. 49.
[3]) Cramer. Deutsche medic. Wochenschr., 1890, No. 14.

in ihm, was resorbirt werden kann. Selbstverständlich fehlt bei der Atonie des Uterus jede Selbsthülfe dieses Organs und es wird alles Eingespritzte aufgenommen werden können. Eine Retention soll auch, trotz scheinbar freiem Abfluss der Spülflüssigkeit, leicht in der Vagina zu Stande kommen, wenn concentrirte Sublimatlösungen eingespritzt werden. Das Sublimat regt die Zusammenziehung des M. levator ani und M. constrictor cunni an, so dass sich die Scheide ballonartig aufblähen kann, und der Inhalt derselben unter abnorm hohem Druck fast in das Gewebe hineingepresst wird. Dringt gar in Folge der Einspritzung die Sublimatlösung in die Bauchhöhle,[1]) so ist die Aufnahme derselben eine vollständige.

Das Unversehrtsein der Niere ist wegen der durch sie erfolgenden Quecksilberausscheidung ein wesentliches Erforderniss für das Ausbleiben von Nebenwirkungen. Es ist auch zu bedenken, dass eine selbst leicht krankhaft veränderte Niere durch das in dieses Organ gelangte Sublimat schneller functionsunfähig gemacht wird als eine gesunde. Bei Operationen am Rectum ist möglichst von Sublimat Abstand zu nehmen, weil die Aufnahme vom Darm leicht vor sich geht. Anämische Zustände, grosse Blutverluste schaffen, wie ich glaube, eine verminderte Widerstandsfähigkeit der Zellen und deswegen ein Ueberhandnehmen der Quecksilber-Nebenwirkungen. Die ganze potentielle Energie der betreffenden Menge des Sublimats setzt sich in die entsprechende lebendige Kraft um, weil der Widerstand der lebenden Zelle verringert ist oder ganz fehlt. Herzverfettung und Herzschwäche schaffen aus denselben Gründen unangenehme Zustände. Kranke, die schon früher Quecksilber erhalten haben, können durch erneute Anwendung ebenso wie Andere Nebenwirkungen bekommen. Die Schnelligkeit der Aufnahme des Sublimats von Schleimhäuten und Wunden hängt von zu vielen Factoren ab, um im Einzelnen verfolgt werden zu können. Die Ansichten über die Werthigkeit einzelner Organschleimhäute in dieser Beziehung sind sehr getheilt. Ganz unzulässig ist selbstverständlich die auf schülerhafter Unerfahrenheit beruhende Angabe, dass dünne Sublimatlösungen in den meisten Fällen vom Uterus gar nicht aufgenommen werden!

Locale Nebenwirkungen.

Oertliche Nebenwirkungen können sich nach jeder Form der Anwendung des Sublimats bemerkbar machen. In Sublimatbädern sieht man überall, wo die Haut zart ist, starkes Jucken oder auch Röthe. Bei fortgesetztem Gebrauche wird die Haut am ganzen Körper spröde und schuppt sich ab. Die Nägel an Händen und Füssen bekommen eine mehr oder weniger graue Farbe, die sich jedoch leicht abschaben lässt. Die Möglichkeit des Auftretens von entfernteren Wirkungen ist mit der beginnenden Resorption gegeben. Ich glaube nicht, dass, wie man es neuerdings behauptet hat,[2]) hierzu die Epidermis ganz zu fehlen, oder doch die Hornschicht so gelockert oder abgelöst zu sein braucht, dass die Sublimatlösung durch Capillarität bis an die, von Krankheitsprodukten durchsetzten Schichten des succu-

[1]) Voehtz, Centralbl. f. Gynäkologie, 1884, No. 31.
[2]) Ehrmann, Wiener medic Presse, 1889, pag. 915.

lenten Epidermislagen oder bis an die Lederhaut gelangen kann. Auch die ganz leichten Hautreizungen, welche durch verdünnte Sublimatlösungen z. B. in prolongirten Bädern hervorgerufen werden, leiten schon die Resorption ein. Mit dem Wachsen der Concentration und der Dauer der Berührung nehmen die Hautreizung resp. die Hautentzündung und damit auch die Resorptionsgrösse zu. Die in früherer Zeit von Ricord empfohlenen ca. 3 proc. Sublimatumschläge auf indolente Bubonen haben mehrfach die eben angegebenen Folgen gehabt. So erhob sich in einem solchen Falle nach 2 Tagen die Epidermis über der Geschwulst unter lebhaften Schmerzen in Form von Phlyctänen empor. Es führte dies zu einem Wundsein der ganzen, mit dem Mittel in Berührung gekommenen Fläche. Kommt ungelöstes Sublimat, z. B. im Bade, an die Haut, so entstehen unangenehme Aetzschorfe. Dass nach einem Schwefelbad kein Sublimatbad gereicht werden darf, bedarf keiner weiteren Begründung. Die Haut wird durch Schwefelquecksilber schwarzbraun. Die Färbung schwindet erst nach geraumer Zeit mit dem Abfallen der Epidermis. Wo die Haut besonders weich ist, oder wo sie in Schleimhäute übergeht, werden auch dünne Lösungen unangenehmere örtliche Nebenwirkungen hervorrufen können. Hierfür scheint freilich noch eine besondere Empfindlichkeit vorhanden sein zu müssen. So erklärt es sich, dass z. B. die Ueberrieselung weiblicher Genitalien mit einer 2 proc. Lösung trotz Nachspülung, Aetzung und Excoriation hervorrufen, und diese Veränderungen sich auf benachbarte Körperflächen fortsetzen können.[1]) Lösungen von 1:1000, mit denen das Auge irrigirt wird, können Keratitis hervorrufen. Auch Blasenbildung an der Hornhaut kommt bisweilen vor.

Die subcutane Einspritzung von Sublimat vermag ebenfalls örtliche Nebenwirkungen zu erzeugen. Es ist viel gegen und für diesen Satz gesprochen und geschrieben worden. Fest steht, dass auch bei guter Beschaffenheit der angewandten Lösung und bei richtiger Ausführung der Einspritzung, die letztere unangenehme Folgen haben kann. Es theilt das Sublimat diese Eigenschaft mit anderen löslichen Quecksilberverbindungen. Die Fällung, die Sublimat bei Berührung mit flüssigem, also auch gelöstem Gewebseiweiss, erzeugt, ist nicht Ursache dieser örtlichen Störung, da auch Quecksilbersalze, die nicht eine solche Beziehung zum Eiweiss haben, das Gleiche hervorrufen können. Es braucht nicht besonders hervorgehoben zu werden, dass das Hineingelangen des Sublimats in die Haut statt unter die Haut oder in einen Muskel, fast immer örtlichen Gewebstod herbeiführt, wie es in ähnlicher Weise von anderen Metallen oder Metalloiden bekannt ist. Neuerdings wird angegeben, dass durch Einspritzung nur sehr kleiner Sublimatmengen, täglich etwa 0,0075 g, die Schmerzen kürzer dauern und Abscesse nie vorkommen.[2]) Am häufigsten beobachtet man nach subcutanen Sublimateinspritzungen (1—2 proc Lösungen) Schmerzen von verschiedener Stärke und Intensität. Diese können für sich allein ohne weitere Veränderungen bestehen. An den Injectionsstellen zeigt sich auch bei Manchen eine erhöhte Empfindlichkeit, welche sich bei dem geringsten Drucke auf dieselben steigert und

---

[1]) Goldschmidt, Deutsche Medizinalzeitung. 1888. pag. 790

[2]) Bergmann, Wiener medic. Wochenschr., 1889, No. 14.

50—60 Tage anhält.[1]) Die örtlichen Störungen stellen meist Infiltrationen als Folge von Zellgewebsentzündungen dar. In manchen grösseren Beobachtungsreihen wurden nur solche Infiltrate gesehen; in anderen kamen auch tiefe Hautabscesse[2]) und besonders bei fettreichen Frauen Hautgangrän[3]) vor. Die Häufigkeit des Vorkommens schwankt in den einzelnen Berichten sehr. Während z. B. bei Kindern unter 14 Fällen nur 3 Mal keine nachtheiligen örtlichen Folgen gesehen wurden, und bei Syphilitikern, die Sublimat erhielten, in kleineren und grossen Beobachtungsreihen durchgängig Zellgewebsentzündung auftrat, melden andere Beobachter, dass unter Hunderten und Tausenden von Einspritzungen keine unangenehmen Zufälle zu Stande gekommen wären. Während in manchen Mittheilungen, die eine grössere Krankenzahl umfassen, Abscesse häufig erwähnt werden, und auch die Einspritzung von $^1/_2$ proc. Sublimatlösung in den erhabenen Rand von Erysipelas nicht ganz selten kleine Abscesse an den Injectionsstellen entstehen lässt,[4]) sah ein anderer Untersucher unter 180 000 Einspritzungnn nur „Nodositäten", nie Phlegmone. Man wird, um so widerstreitende Ergebnisse zu erklären, nur die behandelten Individuen an sich als Ursache ansprechen dürfen, da nicht gut anzunehmen ist, dass diejenigen, die meistens oder häufig Abscesse oder Härten beobachteten, immer die Injection schlecht ausführten, oder eine schlechte Lösung verwandten, zumal begreiflicherweise auf diesen Punkt ganz besondere Rücksicht genommen wurde. So wird noch aus neuester Zeit berichtet,[5]) dass trotz der mit allen Cautelen ausgeführten Einspritzung, trotz der sorgfältigsten Reinigung der Spritze sich stärkere Reiz- und Entzündungserscheinungen an den Einstichstellen nicht immer vermeiden liessen. Dies führte dazu, dass sich die Kranken weigerten, die Kur weiter fortzusetzen oder aus dem Hospital entliefen. Die Stärke der Empfindlichkeit für Reizwirkungen im Unterhautgewebe schwankt bei verschiedenen Menschen in ausserordentlicher Breite. Dieser Umstand, sowie die Eigenschaft Eiweiss fällender und nicht fällender Quecksilberverbindungen an sich, Reizwirkungen zu erzeugen, macht das relativ häufige Vorkommen der letzteren in mannigfacher Abstufung erklärlich.

Nicht unerwähnt soll bleiben, dass nach der Einspritzung von Sublimat bei Syphilitikern sich auch eine erhöhte Neigung zu Schweissen bemerkbar macht.

Hautausschläge.

Sowohl nach innerlichem Sublimatgebrauch als nach seiner äusserlichen Anwendung in Salbenform und Lösung, entstehen nicht selten, auf Grund der soeben gemachten Auseinandersetzungen, an der Haut functionelle oder sichtbare Veränderungen. In ersterer Beziehung sind die cutanen Hyperästhesieen zu erwähnen, die meist mit dem Aussetzen des Medicamentes wieder schwinden. Nach innerlicher Aufnahme von Sublimat in grosser Dosis entstand, sechs Tage später,

---

1) Besnier, Bulletin et Mémoires de la Société de Thérap., 1887, pag. 53.
2) Köbner, Archiv f. Dermatologie u. Syphilis, Bd. I., pag. 626.
3) Stöhr, Archiv f. klin. Medicin, Bd. V., pag. 407.
4) Küster, Real-Encyclopädie der ges. Heilkunde, 2. Aufl., Bd. VI., pag. 598.
5) Reichenbach, Mittheilungen aus der syphilitischen Abtheilung des Ernst-August-Hospitals zu Göttingen, 1889, pag. 24.

am ganzen Körper ein blassrothes Exanthem, das aus nicht scharf abgegrenzten, scheinbar erhabenen, unter dem Fingerdruck schwindenden Flecken bestand. Stellenweis flossen dieselben rubeolaartig zusammen. Sie schwanden nach viertägigem Bestehen.

Auch kleine Dosen können derartiges hervorrufen. Ein Kranker, der eine Dupuytren'sche Pille (0,01 g Sublimat enthaltend), genommen hatte, bekam besonders am Unterleib und den Schenkeln, weniger am Oberkörper und gar nicht im Gesicht, rothe, scharlachartige, nicht prominirende, buchtig contourirte, auf Fingerdruck schwindende Flecke. Die Heilung erfolgte unter Abschuppung.[1]) Weit häufiger kommen Hautausschläge nach Sublimatverbänden zu Stande. Dieselben beschränken sich in einer Reihe von Fällen nicht auf den Ort der Sublimatanwendung, sondern greifen weit über denselben hinaus, um, oft in wechselnder Gestalt, den ganzen Körper in Mitleidenschaft zu ziehen. Ja es kann die Anwendungsstelle des Sublimats nur unbedeutend ergriffen sein, während entferntere Körperstellen hauptsächlich leiden. Ueber die Ursache dieses Verhaltens ist nichts Sicheres bisher festzustellen gewesen. Mir scheint am wahrscheinlichsten eine Fortführung durch die Lymphwege der Haut. Die weiblichen Genitalien sollen besonders empfindlich für Sublimat sein. Viele der berichteten Hauterkrankungen beziehen sich auf sie als Ausgangspunkt. Bisweilen werden diese Ausschläge von Fieber begleitet. Die von allzu enthusiastischen Chirurgen „entschieden geleugnete“ Entstehung von Wundreiz der Wunde selbst oder deren Umgebung, stammt von ungenügender Beobachtung her. Die Veränderungen, die man an der Haut wahrnimmt, sind:

1. Erythem. Dasselbe kann, wie nach Calomel, Oleum Hydrargyri etc., den ganzen Körper überziehen und nur als solches bestehen,[2]) oder sich mit anderen Ausschlagsformen vergesellschaften. Das erstere ist seltener. Sowohl äusserlich und subcutan verwandte Sublimatlösungen auch als pulverförmiges, z. B. zu 1 pCt. in Sägespähn-Kissen enthaltenes Sublimat erzeugten in einigen Fällen diese Hauterkrankung, selbst dann, wenn ein sehr mässiger Gebrauch von dem Mittel gemacht wurde. Meist entsteht sie schon am Tage der Sublimatanwendung oder dem folgenden und beginnt dann alsbald auf den übrigen Körper mit oder ohne Störungen der Sensibilität fortzuschreiten. Die Dauer beträgt 5—7 und mehr Tage. Gleichzeitig mit den Flecken können Papeln aufschiessen. Ein solches gemischtes Exanthem entstand in einem Falle, erst 10 Tage nach dem Gebrauche übermässig hoher Dosen von Sublimat zur Ausspülung der Geschlechtstheile. Auf dem Gesichte, dem Fussrücken, den Händen, Vorderarmen fanden sich linsengrosse, zum Theil confluirende, rothe, auf Druck verblassende Flecke neben Papeln. Die Brust, der Leib und die übrigen Körpertheile waren ebenfalls Sitz eines, mehr ins bläuliche spielenden Exanthems. Die ganze Erkrankung schwand nach zwei Tagen, nachdem an Stelle des Sublimats Borsäure gesetzt war.[3])

---

[1]) Gaucherand, Des érupt. cut. caus. par l'administr. du mercure, 1886, pag. 22.
[2]) Mäurer, Centralbl. f. Gynäk., 1884, pag. 257.
[3]) Guelpa, Journal de Médecine de Paris, 1888, No. 23, pag. 907.

Die Mischform aus einem einfachen oder mehr scharlachartigen Erythem mit Eczem ist die am häufigsten beobachtete. Schon Lösungen von 0,3—1 pM. haben dieselben bei Frauen hervorgerufen, bei denen Ausspülungen der Vagina damit vorgenommen wurden. Auch der Sublimatgazeverband kann diese Exantheme erzeugen. Die Lösungen scheinen in dieser Beziehung schneller als der trockne Verband zu wirken. Fast immer dehnt sich die Affection in sprungweisem oder allmählichem Vorrücken von der Anwendungsstelle des Sublimats über den grösseren Theil des Körpers aus. Ein- oder mehrtägiges Fieber sowie Jucken begleiten dieselbe. An den zuerst ergriffenen Stellen kann bereits Rückbildung zur Norm unter Abschuppung erfolgen, während an anderen der Höhepunkt noch nicht erreicht ist. Der ganze Vorgang einschliesslich der Schälung umfasst einen bis zwei Tage, aber auch mehrere Wochen.

Bei einer Frau, der eine Ausspülung mit einer $^1/_2$ pro Mille Sublimatlösung nach einer Zangengeburt gemacht wurde, erfolgte schon nach 8 Stunden Röthung der Scheide, der äusseren Genitalien, der Innenseite der Schenkel und des Bauches bis zum Nabel, während die Körperwärme 39° C. betrug. Schon am nächsten Morgen hatte sich die Röthe über den Rumpf und die Oberschenkel fortgesetzt, während zahllose stecknadelkopf- bis hirsekorngrosse erhabene Pünktchen auf den entzündeten Theilen aufschossen. Allgemeinerscheinungen, wie Schwindel, blutige Stühle, Albuminurie begleiteten diesen Zustand. Am Abend dieses zweiten Tages erreicht das Erythem die Unterschenkel, Füsse, das Gesicht, die Oberarme und Hände. Die rothen Pünktchen erhalten Eiterköpfchen. Körperwärme 40° C. Vom fünften Tage an sinkt dieselbe unter Schweissen. In der Vagina entstehen durch Zusammenfliessen der nunmehr gelb gewordenen Knötchen unregelmässig gestaltete Geschwüre. Es beginnt an den zuerst befallenen Körperstellen Schälung, die am ganzen Körper erst am Ende der dritten Woche beendet ist.

Eigenthümlicherweise kann die Abschuppung auch vollkommen fehlen. So war es bei einem Manne, der, wegen Genu valgum operirt, einen von den Fussknöcheln bis zur Leistenbeuge reichenden Sublimat-Gazeverband erhalten hatte. Vom fünften Tage an klagte er über Brennen und Jucken unter dem Verbande. Es bestand leichte Fieberbewegung. Nach dem Abnehmen des Verbandes fand sich ein stark entwickeltes Eczem. Haut und Unterhautbindegewebe waren ödematös und geschwollen. Dazu fand sich ein nahezu über den ganzen Körper verbreitetes, aus zahlreichen, knapp aneinanderstehenden, linsengrossen rothen Flecken bestehendes, leicht wegdrückbares Erythem. An einigen Stellen war dasselbe durch Zusammenfliessen handtellergross geworden, an anderen schoss auf dieser Basis bereits auch ein papulöses Eczem auf. Hals und Gesicht waren ganz frei von jeglichem Exanthem geblieben. Das Fieber schwand bereits am Abend desselben Tages. Am folgenden verblasste das Exanthem und war in einigen weiteren Tagen ganz ohne Abschuppung verschwunden.[2])

2. Eczem. Nach Gebrauch von Sublimatsalben sind reine Eczeme mehrfach beobachtet worden. So bekam ein Mann nach Einreibung einer Sublimatsalbe (3,75 : 12 Fett) gegen Krätze ein Eczem, das sehr lange anhielt und dem Kranken alle Ruhe raubte. Die Ab-

[1]) Reichel, Berliner klin. Wochenschr. 1884, No. 2, pag. 18.

sonderung an den erkrankten Beinen war eine ganz besonders starke. Dabei bestand fast vollkommene Anurie.

Auch dünne Sublimatlösungen können um die Wunde herum bald häufiger, bald nur ganz vereinzelt[1]) Eczeme leichteren Grades hervorrufen. In einer Beobachtungsreihe entstand es vorzüglich bei Frauen und Kindern in 10,7 pCt. aller Fälle. Häufiges Auflegen von Sublimatcompressen (0,3 : 30,0) erzeugt ziemlich regelmässig Eczem.

3. Dermatitis phlegmonosa. Eine solche Nebenwirkung wurde nach Ausspülung einer Vagina mit einer Lösung von 1 : 3000 beobachtet. Unter Fieber, Erbrechen und Brennen entstand eine erysipelasartige Röthe mit Oedem vom Frenulum bis zu den Oberschenkeln. Auf dieser entzündeten Fläche schossen dann zahlreiche grosse Blasen mit wässrigem Inhalte auf.[2]) Eine Dermatitis mit Ausgang in umschriebene Gewebsnekrose kann selbstverständlich entstehen, wenn sehr concentrirte alkoholische oder ätherische Sublimatlösungen oder pulverförmiges Sublimat in Wunden oder auf Schleimhäute gelangt.

Störungen im Allgemeinbefinden.

In der vorhergehenden Auseinandersetzung wurde mehrfach einer Erhöhung der Körperwärme Erwähnung gethan. Dieses Quecksilber-Fieber ist keine dem Sublimat allein zukommende Einwirkung, wie aus der Besprechung der übrigen Quecksilberverbindungen hervorgeht. Es ist auch nicht an das Entstehen oder Bestehen von Hautausschlägen gebunden, obschon es gerade in dieser Verbindung häufiger beobachtet wurde. Schon die älteren Aerzte sahen beim längeren innerlichen Sublimatgebrauche solche Fieber erscheinen und bei empfindlichen und schwächlichen Individuen in „hektische und schleichende nervöse“ übergehen. Sorgsame Beobachtung kann auch jetzt noch bisweilen bei besonders dazu disponirten Individuen nach jedesmaligem Einnehmen von Sublimat gegen Syphilis neben gastrischen Symptomen ein solches Fieber wahrnehmen. Ausspülungen der Vagina und des Uterus lassen dasselbe häufiger erscheinen. Ein Schüttelfrost leitet es bisweilen ein. Lösungen von 1 1500 bis 1 : 5000 haben dies bereits hervorgerufen. Die Körpertemperatur kann bis auf 41 ° C. steigen und dabei auch sonstige Nebenwirkungen des Quecksilbers, wie z. B. Durchfall, bestehen.[3]) In einem Falle trat der Schüttelfrost erst am dritten Tage nach Gebrauch einer Lösung von 1 : 2000 ein. Auch nach subcutaner Einspritzung von Sublimat sind leichtere oder schwerere Fieber gesehen worden. Anfänglich kann die Körperwärme 38,5—39 ° C. betragen, später, wenn der Organismus sich an diesen Eingriff gewöhnt hat, bleibt sie normal. Nach Doppelinjectionen ist die Wärmesteigerung grösser und hält 1—2 Tage an.[4]) Einspritzung von Sublimatlösung (1 : 500) in das Hüft- und Kniegelenk lässt ausnahmslos eine Steigerung der Körperwärme um 1—2° C. entstehen, die nach 24 Stunden wieder schwindet.

Subnormale Körperwärme — 34,5—35,5° C. — wurde ebenfalls nach Ausspritzung von Vagina und Uterus beobachtet. Diarrhoe,

---

[1]) Bott, Beiträge zur Sublimatwundbehandlung, Bern 1884.
[2]) Kreidmann, Allgemeine medic. Centralzeitung, 1887, pag. 957.
[3]) Steffek, Centralbl. f. Gynäkologie, 1888, No. 5 pag. 64.
[4]) Hansen, Dorpater med. Zeitschr. 1871, Bd. II., p. 193, 1872, Bd. III, p. 11.

Erbrechen und andere Nebenwirkungen waren derselben vorangegangen. Es braucht nach dem, was bisher schon in dieser Beziehung vom Quecksilber angeführt worden ist, kaum noch hervorgehoben zu werden, dass, sobald Nebenwirkungen des Quecksilbers sich eingestellt haben, die Kranken sich dadurch besonders belästigt fühlen und beim Ueberhandnehmen derselben das allgemeine Krankheitsgefühl subjectiv besitzen und objectiv erkennen lassen. Körperlicher und psychischer Erethismus kann vorhanden sein, oder an deren Stelle Symptome der später zu besprechenden Gruppen treten.

Von cerebralen Nebenwirkungen sind Kopfschmerzen zu erwähnen, die manchmal schon während der vaginalen oder uterinen Ausspülungen eintraten. Auch Benommensein wurde hierbei beobachtet. Transitorische Störungen der intellectuellen Fähigkeit,[1] Somnolenz am 4. Tage der gynäkologischen Sublimatbehandlung und Coma[2]) nach Beibringung von heissen und kalten Sublimatlösungen haben mehrere Kranke an sich erfahren müssen. Plötzlich, z. B. beim Verbandwechsel auftretende, später in tiefen Collaps übergehende Bewusstlosigkeit ist mehrfach vorgekommen. Solche schnell, auch bald nach der Operation, ja selbst nach dem Fortlassen des Sublimatverbandes sich zeigenden Collapse lassen keine günstige Prognose zu. Sie gehen meist in Coma und Tod über. Auf den möglichen Zusammenhang der Zunahme von Dementia paralytica bei öffentlichen Dirnen, mit dem früheren Sublimatgebrauch derselben ist bereits hingewiesen worden. Statt depressive können auch Erregungszustände, Schwindel und Delirien auftreten. Im halbcomatösen oder erregten Zustande zeigten sich mitunter klonische Zuckungen einzelner Muskelgruppen, besonders am Unterarm, den Fingern, am Unterkiefer und Rumpf.

Störungen in den Kreislaufs- und Athmungsorganen.

Die schwächende Einwirkung des Quecksilbers auf das Herz, die beim gewerblichen Mercurialismus häufig zu Tage tritt, wird auch vereinzelt beim arzneilichen Sublimatgebrauche beobachtet. Schon während einer Uterus-Ausspritzung oder später, z. B. nach drei Tagen kann der Puls klein, kaum fühlbar, und unregelmässig werden. Ebenso kommt eine bedeutende Vermehrung seiner Frequenz vor. Bei einer beklagenswerthen Frau, die ca. 56 g Sublimat neben Calomel und grauer Salbe in 14 Tagen erhalten hatte, entstand eine Thrombose beider Venae femorales mit schmerzhaften Oedemen beider unteren Gliedmassen. Ausserdem bekam sie eine diffuse Bronchitis mit zähem, braunrothem Sputum ähnlich wie bei der croupösen Lungenentzündung. Schwere der Athmung wird schon von Matthiolus als Nebenwirkung des Sublimats angegeben. Bei der gynäkologischen Anwendung desselben in der Neuzeit wurde Luftmangel bei schneller, unregelmässiger Athmung mehrfach gefunden. In einem, am achten Tage tödtlich verlaufenden Falle, in welchem zwei Scheidenausspülungen mit zusammen ca. 2 Liter einer $^1/_2$ proc. Lösung gemacht worden waren, war das Lungengewebe ziemlich blutreich, in beiden Unterlappen schlaff, roth pneumonisch hepatisirt; die Mittellappen und die

[1]) Bütte, Annales d'Hygiène, 1887 3. Série, T. XVII., pag. 137.

[2]) Fleischmann, Centralbl. f. Gynäkologie, 1886, pag. 761.

unteren Theile rechterseits in lobulären Heerden verdichtet. In den verdichteten Stellen zeigten sich vielfach punktförmige, gelbliche, eiterähnliche Heerde. Vereinzelt wurde Nasenbluten beobachtet.

Nebenwirkungen in den ersten Wegen.

Veränderungen im Munde können nach jeder Art der Sublimatanwendung auftreten. Am häufigsten hat auch zu solchen der Wundverband mit Sublimatlösungen sowie die Behandlung der weiblichen Geschlechtstheile damit geführt. Brennender Durst bei Trockenheit im Munde, sowie metallischer Geschmack und Schmerzen stellen leichte Einwirkungen dar. In schwereren schwillt die Mundschleimhaut an,[1]) das Zahnfleisch röthet sich, wird schmerzhaft und blutet leicht. Ein schmieriger graugrünlicher Belag findet sich auf demselben sowie auch wohl an der Wangenschleimhaut und an anderen Mundgebilden. Dazu können sich Geschwüre verschiedener Grösse gesellen. Ein, in manchen Fällen aashafter Foetor ex ore ist die Folge solchen geschwürigen Zahnfleischzerfalls. Lockerwerden und Ausfallen der Zähne kommt ebenfalls hierbei vor, zugleich mit reissenden Schmerzen, die als Folge einer Periostitis der Kiefer aufzufassen sind. Speichelfluss kann, wie ich dies schon früher hervorhob, trotz Gingivitis und Glossitis fehlen. Er kommt aber auch nach verschiedenartigster Sublimatanwendung vor, z. B. nach Sublimatwaschungen wegen Scabies, beim Wundverbande sowie auch nach subcutaner Beibringung des Mittels — bei der letzteren Methode in einer Beobachtungsreihe in 37 pCt., in anderen neben Stomatitis in 61 pCt.[2]) resp. 27 pCt.[3]) aller Fälle. Die Zunge nimmt nicht selten an den Veränderungen Theil, die sich im Munde herausbilden. Sie wird dick, auch borkig belegt, empfindlich, schmerzhaft, röthet sich, schwillt an und weist besonders auf der Unterfläche und den Seiten grauweisse Flecke, später Geschwüre von bereits geschilderter Beschaffenheit auf. Auch die Tonsillen schwellen stark an, bekommen missfarbige Beläge, und können wie die Zunge in grösserem oder geringerem Umfange geschwürig verändert werden.

Die Thatsache, dass das Quecksilber auch nach epidermaler oder subcutaner Anwendung sowie von jeder Schleimhaut oder Wundfläche aus resorbirt, in den Magen und Darm ausgeschieden wird, findet ihre Illustration durch verschieden starke Functionsstörungen dieser Organe. Druck auf das Epigastrium ist schmerzhaft. Es tritt bisweilen Erbrechen schleimiger, oder blutgestreifter Massen ein. Anwendung einer Sublimatsalbe oder die subcutane Einspritzung[4]) von Sublimat haben derartiges hervorgerufen, in ganz ähnlicher Weise, wie dies der früher viel gebrauchte Liquor van Swieten bisweilen that.

Meteorismus sah man 2 Stunden nach vaginaler Einspritzung einer 1 pro mille Lösung auftreten. Häufiger sind Durchfälle, die schon während der Einspritzung in die Scheide oder kurz nachher — meist aber ungefähr 2 Stunden später beginnen, und in weiterer Zeit an

[1]) Stenger, Centralbl. f. Gynäkologie, 1884, Bd. VIII., pag. 196.
[2]) Pauer, Ueb. d. Erf. verschied. Quecksilberpräparate etc., Würzburg 1886.
[3]) Streffer, Ueb. d. Häufigkeit unangenehm. Nebenw. etc., Würzb. 1890, p. 17.
[4]) Stöhr, Archiv f. klin. Medicin. Bd. V, pag 407.

Stärke zunehmen, bisweilen auch unfreiwillig zu Stande kommen. Kolikartige Schmerzen sowie Tenesmus können dieselben begleiten. In dem grösseren Theile der hierhergehörigen Fälle werden die entleerten Massen bald blutig. In den diarrhöisch-schleimigen, meist sehr übelriechenden Massen findet sich ein Gewirr zahlreicher, feinster Blutfädchen. oder grössere Blutmengen. Man kann im Allgemeinen behaupten, dass mit der steigenden Menge des in den Darm gelangenden Sublimats diese Darmblutungen an Stärke zunehmen, obschon in einigen Fällen die individuelle Empfindlichkeit mit in Rechnung zu ziehen ist. So bekam eine Frau 3 Tage nach dem Gebrauche einer Einspritzung einer Lösung von 1 : 2000 in den Uterus Schüttelfrost. Dieser wurde fälschlich als Ausdruck eines septischen Fiebers und nicht als Quecksilberwirkung angesehen. Man wiederholte die Einspritzung, wonach blutige Stuhlgänge, Collaps und Tod nach 60 Stunden eintraten. Selbst Lösungen von 1 : 4000 können, wie man dies bei einer Puerpera in der Charité sah, zu 2 Litern in den Uterus gespritzt, profuse Darmblutungen hervorrufen, auch ohne dass die gleich zu erwähnende Colitis bei der Section gefunden wird.[1]) Das Blut stammte in diesem Falle aus höher gelegenen Darmtheilen.

Dass Sublimat anatomische Veränderungen im Darm zu erzeugen vermöge, war durch die gar nicht selten früher schon vorgekommenen Vergiftungen mit Sublimat bekannt. Man kannte auch schon die, auf bestimmten Ausscheidungsverhältnissen beruhende Vorliebe dieses Stoffes die unteren Darmabschnitte krank zu machen. Man fand brandige Stellen über dem Schliessmuskel des Afters und in anderen Fällen die Dünndärme stark, Duodenum und Magen, trotz der Zufuhr des Giftes durch den Mund nur gering betheiligt. Auch bei der modernen therapeutischen Anwendungsweise des Sublimats wurde derartiges beobachtet. Die Erkrankung beschränkt sich nicht immer auf das Colon. Bisweilen findet man sie durch das ganze Colon und den grösseren Theil des Dünndarms. In einem Falle fand sich z. B. vom Ileum an eine so schwer diphteritisch-hämorrhagische Affection, dass selbst die schwersten Formen von Dysenteric diesem Falle nicht gleichkamen.[1]) In einem anderen zeigten sich nur im Ileum eine gewisse Zahl von Stellen, welche stark geschwollen waren, ausserdem hämorrhagische Infiltration der Wand und reichliche Blutmassen im Lumen. Herdweise auftretende, bis thalergrosse, graugelb oder gelblichgrün gefärbte Verschorfungen sah man auch an den Rändern der Bauhin'schen Klappe sowie im Colon ascendens. Seltner sind das S romanum und das Rectum am stärksten betheiligt. Von hier setzte sich die Erkrankung in einem Falle unter relativem Freilassen des Colon descendens und transversum erst wieder an der Flexura coli dextra fort und bot von hier bis zum Coecum das Bild wie an den erstgenannten Stellen dar, d. h. Gewebszerfall.

Störungen im Urogenitalapparat.

Die Erfahrung, dass gewebsreizende oder gewebsentzündende Stoffe in den Organen, in denen sie zur Wirkung kommen, anfänglich eine Erhöhung der Function, später eine Verminderung erzeugen,

[1]) Virchow, Verhandl. d. Berliner medic. Gesellsch., 1888, pag. 106.

findet auch in dem Verhalten der Nieren gegenüber dem Quecksilber ihre Bestätigung. In der allgemeinen Besprechung der Quecksilberverbindungen habe ich bereits hierauf hingewiesen. So sieht man auch nach Sublimatgebrauch nicht selten Polyurie auftreten. Diese kann in gewissem Sinne als heilbringend angesehen werden, insofern mit der grösseren Harnmenge auch mehr Quecksilber den Körper verlässt. Leider hält diese primäre Veränderung nicht lange an. Es folgt ihr meist schnell eine Verminderung der Harnmenge bis zum Versiegen. Eine solche Anurie kann 3—4 Tage, event. bis zum Tode anhalten. Der Harn ist sehr oft eiweisshaltig und kann es in abnehmender Stärke mehrere Wochen bleiben. Er besitzt auch wohl zahlreiche hyaline und granulirte Cylinder, Nieren- und Blasenepithelien, lymphoide Elemente und rothe Blutkörperchen. Eine Glycosurie kommt selten, aber sicher bei Syphilitischen und nicht Syphilitischen vor. In Fällen, die zur Section kamen, fand man die Nieren gross, schlaff, bleich. Die Corticalis erwies sich geschwollen, stellenweise beinahe weiss, undurchsichtig. Weisse, kreidige Streifen und weisse Körner treten an der Schnittfläche besonders beim Trocknen derselben auf. Die mikroskopische Untersuchung ergab in einzelnen Fällen Trübung und Schwellung an den graden und gewundenen Harnkanälchen, in anderen ausgebreitete Necrose des Epithels nur der gewundenen Harnkanälchen, recht oft aber eine Anhäufung von Kalk in den Harnkanälchen, theils in Form von drüsigen, aus amorphen Kugeln oder Platten bestehenden Klumpen, theils in Form von körnigen Ausfüllungsmassen. Es stimmt dieser Befund im Wesentlichen sowohl mit den durch Quecksilberbeibringung bei Thieren erhaltenen Resultaten als auch mit den Veränderungen überein, die von Prévost an einem mit Quecksilber vergifteten Menschen gesehen und richtig gedeutet wurden. Aufklärung über den Grund und die Art des Zustandekommens dieser Erkrankung ist trotz einiger experimenteller Arbeiten bisher nicht genügend geliefert worden. Die wesentliche, hierbei zu beantwortende Frage ist nicht nach der Ursprungsstätte des in der Niere erscheinenden Kalkes, sondern weshalb das Quecksilber eine solche Kalkabscheidung bewirkt. Hierbei kann ganz davon abgesehen werden, ob die Sublimatniere ein charakteristischer oder auch durch andere Stoffe hervorzurufender Zustand ist, weil bisher beim Menschen kein anderes Gift einen gleichen, so ausgesprochenen schuf. Thatsächlich giebt es aber eine „Sublimatniere“. Die Berechtigung, diese zu leugnen,[1]) ist nicht grösser, als die „Phosphorleber“ oder den „Strychnintetanus“ als eigenartige Krankheitsbilder in Abrede zu stellen.

Ueber die möglichen Nebenwirkungen seitens des Zeugungsapparates habe ich bereits das Nothwendige angegeben. Nach Verbrauch des Liquor van Swieten sah man Menorrhagieen, Amenorrhoe sowie Unterbrechung der Schwangerschaft auftreten. Dies schliesst selbstverständlich nicht aus, dass in sehr vielen Fällen Sublimat innerlich und äusserlich ohne jede erkennbare Benachtheiligung gereicht worden ist.

Zum Schlusse dürfte wohl mit Recht die Frage wieder aufgeworfen werden, ob das Sublimat zum Wundverbande oder zu Ausspülungen

[1]) Klemperer, Archiv f. patholog. Anatomie, 1889, Bd. 118, H. 3.

von Körperhöhlen etc. weiter gebraucht werden sollte. Ich stehe auch heute noch auf dem von mir früher eingenommenen Standpunkte,[1]) dieselbe mit Nein! zu beantworten. Es erheischen die genannten Zwecke meist grössere Flüssigkeitsmengen und damit werden auch grössere Mengen von Sublimat aufgenommen, jedenfalls grössere als man innerlich oder subcutan zu geben wagen würde. Die prophylaktischen oder curativen Zwecke, die man mit demselben erzeugt, lassen sich auch durch andere, sehr viel weniger bedenkliche oder unschädliche Mittel in demselben Umfange erzielen. Ein Todesfall durch Sublimat wiegt deswegen tausendfache gute Wirkungen desselben auf. Jene Statistiken, die das Beibehalten des Sublimats in der Geburtshülfe mit der dadurch seltner gewordenen Erkrankung an Puerperalfieber begründen, können keinen Werth beanspruchen, weil sie den hierbei auch in Frage kommenden Factor der in der Neuzeit mehr betonten und gehandhabten Sauberkeit ausser Acht lassen und die schweren Unglücksfälle durch Sublimat nicht in Rechnung ziehen. Darum ist es nothwendig, dem Sublimat sein Gebiet als Aetzmittel und Antisyphiliticum sowie als Desinfectionsmittel für Gegenstände zu belassen — für andere Zwecke dasselbe aber zu meiden.

Quecksilberchlorid-Chlornatrium.

Für den innerlichen Gebrauch und die Einspritzung in das Unterhautzellgewebe empfahl man die Doppelverbindung, Quecksilberchlorid-Chlornatrium mit überschüssigem Chlornatrium, um angeblich viel von diesem löslichen, Eiweiss nicht fällenden Product schnell in die Blutbahn bringen zu können, und andrerseits um örtliche Reizungen dadurch zu vermeiden.[2]) Das Mittel lässt die Nachtheile anderer Quecksilberpräparate nicht vermissen. Die Einspritzung macht manchmal leichtes Brennen, in anderen Fällen mehrere Stunden anhaltenden Schmerz. Ab und zu nimmt man auch, wenn Sublimatlösungen mit dem 2—4fachen Zusatz von Chlornatrium eingespritzt werden, eine leichte diffuse Schwellung mit mässiger Röthung der Haut wahr — Erscheinungen, die zumeist nach 1—2 Tagen schwinden. Bei zehnfachem Gehalt der Injectionsflüssigkeit an Kochsalz gehört das Auftreten einer Bindegewebs-Induration zu den Ausnahmen.[3]) Auch Abscesse können hierbei entstehen, sowie Gangränescenz der Haut im Bereiche des Einstiches. Schon nach wenigen Einspritzungen schwellen bisweilen die Speicheldrüsen, namentlich die Glandulae submaxillares an und werden empfindlich. Es erscheint Salivation und Stomatitis in relativ häufiger Zahl, z. B. bei einer Krankengruppe in 30 pCt. der Fälle.[3]) Die Injectionen begleiten ferner ziemlich häufig ein Gefühl von Mattigkeit sowie vermehrte Neigung zum Schlafen. Auch Schwindel wurde vereinzelt beobachtet. Einmal entstand Urticaria an den Oberschenkeln nach der Injection. Dass hiermit die Reihe der Nebenwirkungen nicht erschöpft ist, bedarf nach den bisherigen Auseinandersetzungen keiner Begründung.

Quecksilberalbuminat.

Um die localen Nebenwirkungen der Sublimat-Einspritzung (Schmerzen, Entzündung, Abscesse, Indurationen) zu vermeiden, wurde versucht, durch Kochsalz gelöstes Quecksilberalbuminat an dessen Stelle zu setzen. Man bereitet dasselbe durch Fällen einer gut filtrirten Lösung von Eiereiweiss mit Sublimat und Auflösen des Niederschlages in Kochsalz. Die Voraussetzung,

[1]) L. Lewin, Berliner klin. Wochenschr., 1887, No. 5.
[2]) Kratschmer, Wien. medic. Wochenschr., 1876, No. 47 u. 48.
[3]) Stern, Berliner klin. Wochenschr., 1878, pag. 61.

dass dieses Präparat die genannten Vorzüge vor dem Sublimat habe, hat sich nicht erfüllt. Es ist eben eine dem Quecksilber als solche innewohnende Eigenschaft Gewebe zu entzünden! Quecksilberverbindungen, die Eiweiss fällen, thun es wie solche, die Eiweiss unverändert lassen. Geringe Grade solcher Gewebsreizung können übersehen werden oder sehr schnell schwinden, stärkere zeigen sich bei besonderer Disposition.

Das gelöste Quecksilberalbuminat soll örtliche Störungen nur dann hervorrufen, wenn die Lösung trüb ist. Ganz klare, oder höchstens leicht opalisirende Lösungen sollen dies ganz vermissen lassen. Demgegenüber ist anzugeben, dass im Unterhautzellgewebe wahrscheinlich das Kochsalz zuerst resorbirt wird, und somit ein, wenigstens für eine gewisse Zeit bestehen bleibendes Depot von unlöslichem Quecksilberalbuminat dort vorhanden ist, das erst allmählich durch die Chloralkalien der Lymphe und des Blutes der Lösung zugeführt wird. Man sah auch nach solchen Einspritzungen trotz sorgfältigsten Vorgehens und trotz völliger Reinheit des verwandten Präparates haselnussgrosse Knoten und Schmerzen.[1]) Dass auch stomatitische Veränderungen zu Stande kommen können, brauchte kaum hervorgehoben zu werden. Selbst Stomatitis ulcerosa wurde beobachtet.[2])

Es kommt hierzu, dass das Präparat theuer und sehr wenig haltbar ist. Ein Sterilbleiben dieser Lösung ohne besondere Vorkehrungen ist ausgeschlossen. Die Angabe eines Autoren, dass es „bekanntlich“ in Lösungen von Albuminatquecksilber nie zur Pilzbildung kommt, erinnert an die scherzhafte Gesprächswendung, dass „bekanntlich“ die Chinesen keine Backzähne haben. Das eine ist so wenig wahr wie das andere.

Peptonquecksilber.

Statt des Quecksilberalbuminats wurde die entsprechende, ähnlich zubereitete Peptonverbindung zu Einspritzungen benutzt, vorzüglich deswegen, weil die Darstellung einfacher ist. Die Sicherheit der Beseitigung der Syphilis durch dieses Mittel ist eine relativ geringe. Fehlerfolge und Recidive wurden häufig beobachtet. So wurden unter 24 Fällen, 14 rückfällige, d. h. 62,65 pCt. constatirt. In einer neueren Statistik[3]) konnten nur 16 pCt. gezählt werden. Die Rückfälle zeigen sich ziemlich früh, in manchen Fällen schon in 1—3 resp. nach 6 Monaten.[4]) Auch örtliche Reizerscheinungen fehlen nach der Einspritzung nicht. Begrenzte, oder auch weiter ausstrahlende Schmerzen entstehen. Manche Kranke, welche eine grössere Zahl von Injectionen bekommen haben, klagen mehrere Tage lang über Schmerzen in und um die Gelenke der Extremitäten. Trotz aller Vorsicht sind anatomische Veränderungen an der Injectionsstelle möglich. Es zeigen sich hier im subcutanen Bindegewebe, besonders bei einer derben, trocknen und fettlosen Haut, bohnen- bis taubeneigrosse, in der Mehrzahl der Fälle schmerzlose, ziemlich consistente Infiltrationen, die manchmal auch schon von aussen erkennbar sind. Sie bilden sich in 24 bis 48 Stunden nach dem Einstich und bleiben 10—14 Tage bestehen. Manchmal sind sie auch schmerzhaft, besonders, wenn sie am Oberschenkel ihren Sitz haben. Die Häufigkeit des Vorkommens dieser Nebenwirkungen übertrifft sogar die beim Sublimat beobachtete. Sie kann 14 pCt und mehr betragen. In einigen Beobachtungsreihen vermisst man weitere Veränderungen dieser Infiltrationen, in anderen entstanden Phlegmone, Abscesse, zumal wenn wiederholte Einspritzungen an derselben Stelle vorgenommen wurden.[5]) und ganz selten umschriebene, auch die

---

[1]) Neumann, Wiener med. Presse, 1876, No. 43, pag. 1499. — Wiener medic. Wochenschr., 1876, pag. 1130.

[2]) Obtulowicz, Vierteljahrschr. f. Dermatologie u. Syphilis, 1877, pag. 431.

[3]) Lexer, Archiv f. Dermatologie u. Syphilis, 1889, pag. 722.

[4]) Bockhart, Monatsh. f. prakt. Dermatol. u. Syphilis, 1885, No. 5, pag. 149.

[5]) Kontrim, Petersburger medic Wochenschr., 1877, Bd. II., pag. 415.

ganze Cutisdicke einnehmende Gangrän.[1]) Das behauptete Fehlen von krankhaften Veränderungen an der Einstichstelle wurde in anderen Versuchen als irrthümlich erkannt, da man heftige Schmerzen und Abscesse eintreten sah.

Nach den bisherigen Auseinandersetzungen über die Quecksilberverbindungen ist es als ein Postulat anzusehen, dass auch das Peptonquecksilber Veränderungen im Munde erzeugt. Salivation wurde von einem Untersucher in 42,3 pCt. der behandelten Fälle, von einem anderen nur in 14 pCt. beobachtet. Vergesellschaftet ist dieser Speichelfluss mit Schwellung und Schmerzhaftigkeit der Zahnfleischpyramiden und mit Zahnreissen. Perniciöse Formen der Stomatitis, Geschwüre und Gangrän kommen seltener, aber immerhin doch noch in fast so grosser Zahl als nach grauer Salbe vor. Hervorzuheben ist, dass verschiedene Kranke, vorwiegend Frauen, wenige Minuten nach der Injection über einen, ganz zutreffend geschilderten, 1—2 Stunden anhaltenden Sublimatgeschmack im Munde klagten, ohne dass ein Theil von diesen an Stomatitis erkrankte. Auch ein Quecksilberfieber kommt nach solchen Einspritzungen vor. Die Nieren können functionell erkranken und anatomisch verändert sein. In einem Falle erschien schon nach der dritten Injection Salivation und trotz Aussetzen des Medicaments, Verminderung der Harnabsonderung (30—50 ccm Harn täglich), Albuminurie und sehr bald absolute Anurie. Der Kranke wurde hydropisch und ging trotz aller harn- und schweisstreibenden Mittel zu Grunde. Die Section ergab eine fettig degenerirte und geschrumpfte Niere. Vielleicht ist der Alkoholismus des betreffenden Menschen mit für diesen Ausgang anzuschuldigen. Die Hauptschuld trägt wohl das Quecksilber. Ganz ebenso urtheile ich über einen anderen Fall, der einen sehr schwächlichen und heruntergekommenen syphilitischen Menschen betraf. Nachdem derselbe übermässig und regellos Monate lang von einem anderen Arzte mit Quecksilber behandelt worden war, erhielt er im Ganzen 10 Einspritzungen von Peptonquecksilber und als seine syphilitischen Hautgeschwüre dadurch abgeheilt waren, eine Jodkaliumlösung (5:150). Plötzlich wurde er icterisch, kam dabei herunter, wurde in der Nacht comatös und starb nach 48 Stunden, am 14. Tage nach dem Aufhören der Einspritzungen. In diesem Falle ist der schlechte Allgemeinzustand als ein begünstigender Umstand, aber das im Körper bereits vorhanden gewesene und neu hinzugekommene Quecksilber in Gemeinschaft mit dem Jodkalium die krankmachende und tödtliche Ursache gewesen. Ich lege hierbei auf die Bildung von Jodquecksilber besonderen Werth. Unlösliche Depots von Quecksilber können dadurch löslich gemacht werden, da diese Verbindung in einem Ueberschusse von Jodkalium löslich ist. Hat sich sehr viel Quecksilber im Körper angesammelt, so ist damit auch die Möglichkeit für unangenehme Wirkungen gegeben. Bei der Section des so zu Grunde gegangenen Menschen fand man eine ausgesprochene gelbe Leberatrophie und in dem Leberparenchym Quecksilber. Dieser Befund ist insofern bemerkenswert, als in der Leber Quecksilberansammlungen meist vorkommen und in diesem Falle Jodquecksilber die örtlichen Ernährungsstörungen des Organs acut veranlasst haben kann.

Von leichteren nervösen Störungen beobachtete man Schwindelgefühl, das nach 24 Stunden bereits geschwunden war. Auch plötzliche Ohnmacht zeigte sich bei einem Kranken, als er sich ins Bett begeben wollte. Solche shockartigen Zustände wurden auch nach Einspritzung anderer Quecksilberverbindungen (Karbolquecksilber etc.) gesehen. Die Möglichkeit ist vorhanden, dass ebenso wie das Quecksilber, auch die Einspritzung als solche, oder das Hineingelangen der Injectionsmasse in ein Gefäss derartiges veranlassen kann. —

Salzsaures Glutinpeptonsublimat. Dieses zur Einspritzung empfohlene, 25 pCt. Quecksilber enthaltende Präparat stellt ein weisses, hyproskopisches Pulver dar. Von ihm wird. wie von mancher anderen Verbindung das voll-

[1]) Rotter, Deutsche milirärärztliche Zeitschr., 1879, pag. 198.

kommene Fehlen corrosiver Eigenschaften gerühmt.[1]) Dass eine solche Angabe in sich haltlos ist, ergeben die vorhergehenden Seiten, dass sie auch thatsächlich unrichtig ist, beweisen die Angaben, dass Schmerzhaftigkeit eintrete, aber meist in geringem Grade und nur vereinzelt erheblicher, und dass geringe Infiltrationen sehr selten vorkommen. Es wird nur einer ausgedehnteren Anwendung bedürfen, um starke Schmerzen, grobe Infiltrationen und Abscesse bei dieser Therapie kennen zu lernen. Es wird ferner mitgetheilt, dass trotz sorgfältigster Mundpflege Trübung des Schleimhautepithels zu Stande komme. In 20 pCt. der Fälle mussten die Einspritzungen ausgesetzt werden. Auch wirkliche Stomatitis wurde beobachtet. An der Möglichkeit des Auftretens von allgemeinen Quecksilberwirkungen ist nicht zu zweifeln. Recidive kommen nach diesem wie nach anderen Quecksilberverbindungen vor. So wurde ein Syphilitiker trotz 25 Einspritzungen schon nach 8 Wochen rückfällig.

Hydrargyrum cyanatum.

Als Antisyphiliticum und als Bekämpfungsmittel der Diphteritis findet das Cyanquecksilber hauptsächlich Verwendung. Besonders für die letztere Krankheit wird es in gehäuften Mengen z. B. stündlich Tag und Nacht hindurch 1 Theelöffel einer Lösung von 0,1—0,2—0,4 g zu 100 Wasser verabfolgt. Dadurch ist, mit Rücksicht auf die geschilderten Eigenschaften des Quecksilbers die Möglichkeit des Entstehens von unangenehmen Nebenwirkungen nach kürzerer oder längerer Zeit nahegerückt.

Das in Wasser leicht lösliche, neutral reagirende Präparat hat keine sichtbare chemische Beziehung zu gelöstem Eiweiss. Es erzeugt darin keine Fällung, vorausgesetzt, dass es nicht mit Sublimat verunreinigt ist. Trotzdem ruft es in einzelnen Fällen nach seiner Einspritzung in das Unterhautzellgewebe genau in derselben Weise wie Eiweiss fällende Quecksilberverbindungen ziemlich heftige Schmerzen,[2]) Infiltrationen und Blasenbildung hervor.[3]) Unter 100 Fällen kamen 8 Mal Infiltrate und 2 Mal Abscesse zu Stande. In einer anderen Beobachtungsreihe erschienen die letzten nur 2 Mal unter 4—500 Injectionen. Nicht selten beobachtet man bei dieser Anwendungsweise auch eine ohne Schmerz auftretende Mumification der Haut in der Ausdehnung bis zu 4 cm. Der Schorf fällt, sich selbst überlassen, nach 3—6 Wochen ab, nachdem die Haut unter ihm glatt geheilt ist.

Von den üblichen entfernteren Nebenwirkungen sind die Veränderungen im Munde hervorzuheben. Dieselben zeigen sich bisweilen nach einer einzigen Dosis. Ihre Häufigkeit kann 42 pCt. betragen.

Die Stomatitis erschien in einem grösseren Beobachtungsmaterial nach der 3.—27. Einspritzung, am häufigsten nach der 10. und hielt ohne irgend welche erkennbare Regelmässigkeit bei den Einen nach 3 Injectionen 21 resp. 42 Tage, bei Anderen nach 25 Einspritzungen nur 3 resp. 8 Tage an. Allgemeinere Abstractionen aus diesen Zahlen zu machen, ist unmöglich. Es ist wieder die Individualität, die solche Regellosigkeit im Auftreten und Verlauf hervorruft. Brechneigung

---

[1]) Hüfler, Therap. Monatshefte, 1890, Heft 9.
[2]) Bockhart, Monatshefte f. prakt. Dermatologie, 1885, pag. 150.
[3]) Günz, Centralbl. f. klin. Medicin, 1880, No. 14.

sowie Erbrechen sind nach subcutanem oder innerlichem Gebrauche[1]) gesehen worden, im letzteren Falle besonders dann, wenn stärkere Lösungen verabfolgt worden sind. Durchfälle, auch von blutiger Beschaffenheit, kommen verhältnissmässig häufig zu Stande. Die Einzeldosen sollen deswegen nicht über 0,01 g steigen. Bisweilen werden auch Nebenwirkungen beobachtet, die auf die im Körper zur Abspaltung gelangende Blausäure bezogen werden, z. B. Schwindel, Ohrensausen, Flimmern vor den Augen und Ohnmachtsanfälle. In Bezug auf die Heilerfolge dieses Präparates gegen Syphilis ergab eine statistische Aufstellung unter 100 Fällen: 60 Heilungen, 33 Besserungen und 7 Fehlerfolge.

Hydrargyrum tannicum oxydulatum.

Das gerbsaure Quecksilberoxydul besitzt 40—50 pCt. Quecksilber. Es ist in Wasser unlöslich, spaltet aber in Berührung mit ätzenden oder kohlensauren Alkalien metallisches Quecksilber in sehr feiner Form ab. Eine solche Veränderung kann dasselbe im Darm erleiden, von wo aus dann die Aufnahme des Quecksilbers als Salz oder auch in Dampfform vor sich geht. Die empfohlenen Einzeldosen betragen 0,1—0,3 g. Selbst die letztere, täglich verabreicht, soll keine Nebenwirkungen hervorrufen, was selbstverständlich nicht richtig sein kann. Syphilitiker werden auch nach Behandlung von Quecksilbertannat in ca. 6—18 pCt. rückfällig.[2]) Häufig ist eine leichte Röthung und Schwellung des Zahnfleisches.[3]) Aber auch ernstere Stomatitis[4]) — in einer Beobachtungsreihe von 35 Kranken in 34,3 pCt. — Erbrechen sowie unangenehmer Magencatarrh, der sehr langsam zurückging und sehr bald recrudescirte, wurde beobachtet. Ausserordentlich häufig sind Störungen im Darm, Koliken, Durchfälle und selbst ziemlich heftige dysenterische Zustände.[5]) Vereinzelt litten die Kranken an Obstipation. Auch nach subcutaner Einspritzung von gerbsaurem Quecksilber, in Olivenöl vertheilt, wurden nicht nur Schmerzen und Infiltrate sondern auch krampfhafter Husten, leichte Cyanose, Schmerzen beim Athmen — Erscheinungen, denen ähnlich, die ein embolischer Infarct hervorruft, gesehen. Dieselben schwanden in einigen Tagen.[5])

In einem von 35 Fällen wurde auch eine Erkrankung der äusseren Haut beobachtet. Bei einem 22jährigen Syphilitiker zeigten sich nach Verbrauch von 68 Pillen aus Hydr. tannicum oxydulatum an der Streckseite beider Arme und am Rücken reichlich hanfkorn- bis kirschkerngrosse, theils rothe, theils weisse, ziemlich harte Urticariaquaddeln. Die Brust- und Bauchhaut waren dabei in ausgedehntem Maasse fleckig rosaroth, auch das Gesicht sehr geröthet und der Kranke klagte über Hitze und Jucken in der Haut. Am nächsten Tage fand sich der Ausschlag an den unteren Gliedmassen war am Oberkörper noch deutlicher geworden und einen Tag später hatte die Urticaria auch das Gesicht ergriffen. Nach 4 Tagen war die ganze Affection wieder geschwunden.

Hydrargyrum carbolicum.

Es kommen im Handel Präparate des Phenolquecksilbers von verschiedenartiger chemischer Zusammensetzung vor: ($Hg.OC_6H_5.OH$) und ($Hg(OC_6H_5)_2 + H_2O$. Bezüglich der Nebenwirkungen verhalten sich beide Verbindungen gleich.

---

[1]) Annuschat, Berliner klin. Wochenschr., 1880 No. 43, pag. 615.
[2]) Lexer, Archiv f. Dermatologie u. Syphilis, 1889, No. 5, pag. 731.
[3]) Lustgarten, Wien. med. Wochenschr., 1884, No. 11—14.
[4]) Epstein, Archiv f. Dermatologie u. Syphilis, 1889, Bd. XXI., pag. 338.
[5]) Lesser, Archiv f. Dermat. u. Syphilis, 1889, Ergänzungsband, pag. 316. — Vierteljahrschr. f. Dermat. u. Syphilis, 1888, Bd. XV., pag 914.

Das normale in Wasser fast unlösliche Salz mit einem Gehalt von 51,8 pCt. Quecksilber ist meistens zu 0,01—0,02 g verwandt worden. Unter 35 syphilitischen Fällen waren bei einem Beobachter 2 Fehlerfolge, aber 27 pCt. Rückfälle in 4—5 Monaten nach beendeter Kur.[1]) Die Injection des aufgeschwemmten Salzes wurde als nur unbedeutend schmerzhaft bezeichnet. Trotzdem entstehen nicht selten schmerzhafte Knoten und Indurationen an der Einstichstelle, aber keine Abscesse. Leichte und schwere Stomatitis sah man hierbei, wie nach anderen Quecksilberverbindungen. Von 8 Kranken bekamen 6 eine solche. Ebenso kommen Druckgefühl im Unterleib, Leibschmerzen und Diarrhoe vor. Bei 8 Kranken fehlten Leibschmerzen nie, und Diarrhöen erschienen 5 Mal.

In einem Falle entstand, nachdem bereits 6 Injectionen ohne jeden Nachtheil gemacht worden waren, nach der siebenten plötzlich Uebelkeit, hochgradige Dyspnoe und auffallende Blässe des Gesicht mit intensiver Cyanose der Stirn, Lippen und Nase. Der Puls war kaum fühlbar; es gesellte sich bald Frost hinzu — die Körperwärme betrug 38,4° C. — auch Benommenheit und Kopfschmerzen. Der Brechreiz hielt noch über einen Tag an. Bei der Besprechung des gerbsauren Quecksilberoxyduls habe ich ein ähnliches Vorkommniss erwähnt. Ob das Quecksilber als solches, was ich glaube, diese Nebenwirkungen hervorgerufen hat, in ähnlicher Weise wie man Athemstörungen nach Calomel beobachtete, oder ob es sich hier um die zufällige Einführung des Mittels in ein Gefäss handelt, lässt sich nicht absolut sicher entscheiden. Es muss indessen erwähnt werden, dass ein shockartiger Zustand vereinzelt auch sonst nach Einspritung von Phenolquecksilber beobachtet wurde.[1])

Hydrargyrum salicylicum.

Das basische, amorphe, in Wasser fast unlösliche Quecksilbersalicylat, ($C_6H_4COOOHg$), besitzt 59 pCt. Quecksilber. Mit Kochsalz liefert es ein Doppelsalz, das in Wasser löslich ist. Von diesem Präparat rühmte man, obschon der Quecksilbergehalt die angegebene Höhe erreicht, das Fehlen von Nebenwirkungen, so dass es auch in grosser Menge vertragen werden könnte. Eine solche Angabe beruht nur auf mangelnder Kenntniss der Eigenschaften des Quecksilbers. Dass im thierischen und menschlichen Körper eine Spaltung des Salzes und dadurch die Wirkung eines jeden der beiden Komponenten zu Stande kommt, steht fest.[2]) Für die antisyphilitische Wirkung scheint mir dies belanglos zu sein. Recidive von Syphilis sind nach einer solchen Behandlung häufig. In einigen Fällen musste noch graue Salbe gegeben werden, um Heilung zu erzielen. Ein grosser Vorzug dieses Präparates vor anderen soll in seiner Reizlosigkeit für das Unterbautzellgewebe bestehen. Injectionen von 0,01 g zu gleichen Theilen, mit Kalium carbonicum eingespritzt, erzeugten nur Brennen, nie Infiltrationen uad Abscesse. Dagegen beschreibt ein anderer Beobachter heftige Schmerzen und grosse Infiltrationen,[3]) und in weiteren Versuchen constatirte man bei einigen Kranken leichtes Druckgefühl, ferner nach Einspritzung in die Glutäen eine, an der Hinterseite des Oberschenkels bis zum Knie ausstrahlende Empfindlichkeit der Muskeln bei Bewegung und auch haselnussgrosse Härten.[4])

Beschrieben wird auch eine Infiltration mit Schmerzen, die 2—3 Tage lang anhielten, und nach der fünften glutäalen intramuskulären Injection von einer lähmungsartigen, halbseitigen Schwäche, sowie von lähmungsartigen, halbseitigen, gegen das Kreuzbein und die Lendenwirbel ausstrahlenden Schmerzen gefolgt war.

Ehe noch der Schmerz schwand, erschien an dem Oberschenkel der injicirten Seite, aber vorn und aussen ein leicht juckender Ausschlag, der als

[1]) Lexer, Archiv f. Dermatologie u. Syphilis. 1889, Ergänzungsb. XXI., p. 732.
[2]) Duprat. Compt. rend. et Mém. de la Soc. de Biol., 1886, 3. Sér., T. III., p. 154.
[3]) Wellander, Arch. f. Derm. u. Syphilis. 1889, Bd. 21, Ergänzungsbd., p. 455.
[4]) Hahn, Archiv f. Dermat. u. Syphilis, 1889, Bd. 21, pag 318.

reflectorischer Zoster traumaticus angesprochen wurde. Er bestand aus Gruppen von lebhaft rothen, derben Knötchen, von denen sich einige wieder zu kleineren, dichteren Gruppen vereinten. Nach mehreren Tagen verflachten sich einige Knötchen.[1]) Sieht man von diesem Falle ab, bei dem möglicherweise die traumatische Einwirkung der Spritzennadel die Ursache für das Exanthem bildete, so sind doch noch andere Fälle mitgetheilt worden, in denen es als directe Folge der Injection von Quecksilbersalicylat entstand. Unter 44 Fällen bildete sich 2 Mal ein polymorphes Erythem nach der ersten resp. nach der vierten Einspritzung heraus. Dasselbe war 1 Mal am Handrücken localisirt.[2]) Bei einem anderen Kranken erschien nach der zweiten Einspritzung von 0,1 g unter plötzlich einsetzender Steigerung der Körperwärme bis 40,2 ° C. ein Exanthem an beiden Vorderarmen und am Halse. Dasselbe bestand aus kreisrunden, erythemartigen, hochrothen, etwas erhabenen Flecken und Papeln, die auf Fingerdruck verblassten. Es schwand ebenso wie das Fieber in den beiden folgenden Tagen. In zwei weiteren Fällen sah man mehrere Stunden nach Einspritzung ein leicht juckendes, scharlachähnliches Exanthem auftreten.[3])

Fieber und Abgeschlagensein ist auch sonst beobachtet worden. Mundentzündung kommt relativ häufig vor. Auch nach dem Einnehmen in Pulver- oder Pillenform entstehen heftige Reizerscheinungen im Verdauungskanal. Ebenso schafft die subcutane Beibringung Durchfälle auch mit blutigen Beimengungen. Dieselben können mehrere Tage anhalten und die Kranken sehr schwächen. Vereinzelt wird die Niere in Mitleidenschaft gezogen. Der Harn enthält dann Eiweiss. Nach der Einspritzung in das Unterhautzellgewebe können auch Respirationsstörungen entstehen. Eine Beobachtung, bei der ausser Respirationsstörungen noch lang anhaltender Hustenreiz, Cyanose und Schmerzen im Rücken auftraten, lässt auch die Deutung zu, dass Injectionsflüssigkeit direct in die Venen gedrungen ist. Nach intramuskulärer Einspritzung einer 10 proc. Suspension dieses Salzes in Paraffinum liquidum sah man mehrfach[4]) entweder nur 5—15 Minuten anhaltende Hustenparoxysmen oder Angstgefühl, Hustenreiz und in der Nacht Stiche in der rechten Seite auftreten. Die Athmung wurde nach und nach beschwerlicher und schmerzhafter. Die rechte Brusthälfte nahm am 3. Tage so gut wie gar nicht an der Athmung Theil. Athmungsgeräusche fehlten dort. Man constatirte Dämpfung, später Entleerung von schleimigem mit Blut gemischtem Auswurf und Knisterrasseln. Es trat Genesung ein. Der Zustand wird fälschlicher Weise als Folge einer Embolie, einer Einwanderung von flüssigem Paraffin mit den darin suspendirten Quecksilberproducten in die Lunge angesehen. Ich betone demgegenüber, dass diese Wirkung wesentlich dem Quecksilber und in zweiter Reihe der Salicylsäure zuzuschreiben ist.

Injicirt man dieses Salz in 1 pro mille Lösung in die Harnröhre bei Gonorrhoe, so entsteht leichtes Brennen, welches in einigen Tagen in blosses Jucken überging und selten mehr als eine Stunde nach der Einspritzung anhielt.

Hydrargyrum thymolo-aceticum.

Die Doppelverbindung des essigsauren Quecksilberoxyds mit Thymolquecksilber, ($C_{10}H_{13}OHg \cdot CH_3COOHg$), ist kristallinisch und in Wasser unlöslich. Sie besitzt ca. 56,9 pCt. Quecksilber. Arzneilich sind davon 10 pCt. Suspensionen in Oel oder Glycerin zu Einspritzungen in das Unterhautzellgewebe verwandt worden. Recidive der Syphilis kommen auch nach dieser Behandlungsweise vor, während die Tuberkulose nicht davon beeinflusst wird. Bezüglich localer Nebenwirkungen widerstreiten die An-

[1]) Touton, Archiv f. Dermatologie u. Syphilis, 1889, Bd. 21, pag. 775.
[2]) Epstein, Archiv f. Dermatologie u. Syphilis, 1889, Bd. XXI., pag. 338.
[3]) Plumert, Vierteljahrschr. f. Derm. u. Syphilis, 1888, Bd. XV., pag. 669, 675.
[4]) Blaschko, Deutsche Medizinalzeitung 1892, pag. 444.

gaben wie bei anderen Quecksilberverbindungen. Während bei dem einen Beobachtungsmaterial Schmerzen sehr selten auftraten,[1]) zeigten sie sich bei einem anderen entweder unbedeutend oder auch so heftig, dass die Kranken eine andere Behandlungsweise wünschten. Aehnlich verhielt es sich mit den Infiltrationen und Abscessen. Die ersteren wurden in allen Abstufungen, die letzteren bei mehreren Kranken beobachtet. Die Individualität scheint auch insofern hierbei eine Rolle zu spielen, als wer nach der ersten Injection einen Abscess bekommt, solche auch nach folgenden Einspritzungen nicht vermissen lässt. Hinzufügung von Cocaïn kann die Schmerzen beseitigen.[2]) Stomatitis kommt in unbedeutender aber auch schlimmer Form vor — die erstere häufiger als die letztere. Unter 44 Fällen waren davon 9 leichte und 2 schwere Formen. Zwischen der 4. und 5. Einspritzung entwickelte sich die Mundentzündung bei 4 von 9 Kranken, die damit behandelt wurden. Durchfall und Erytheme sah man ebenfalls nach dieser Kur entstehen. —

Hydrargyrum benzoïcum. Quecksilberbenzoat, $[(C_6H_5CO_2)_2Hg + H_2O]$, ein ca. 43 pCt. enthaltendes kristallinisches Pulver, ist nur wenig in Wasser, dagegen leicht in schwacher Kochsalzlösung löslich. Da dasselbe Schmerzen nach der subcutanen Injection macht, soll es mit Cocaïn eingespritzt werden. Frühzeitig entsteht Mundentzündung.[3]) Die übrigen Nebenwirkungen des Quecksilbers würden sich wahrscheinlich bald zeigen, wenn ein ausgedehnterer Gebrauch von diesem Präparat gemacht würde. —

Hydrargyrum bichloratum carbamidatum. Quecksilberchlorid - Harnstoff wird durch Auflösen von 1 g Hydrargyrum bichloratum in 100 ccm destillirten Wassers, Zusatz von 0,5 g Harnstoff und Filtration erhalten. Das Filtrat reagirt schwach sauer und zersetzt sich in Tagen nicht. Die Einspritzung dieser Lösung macht bei manchen Personen entweder nur ein mehrstündiges Gefühl der Spannung[4]) oder auch Schmerzen und Beulen, sowie Symptome seitens des Darms und des Mundes. Recidive treten relativ häufig ein.

Hydrargyrum formamidatum.

Eine Lösung von Quecksilberoxyd in Formamid, ein sehr wenig haltbares Präparat, dem man ganz besonders günstige Einwirkungen auf den syphilitischen Process zuschrieb, hat sich nach sachgemässer Prüfung auf Grund übereinstimmender Anschauung Vieler nach dieser Seite als das am wenigsten erfolgreiche, nach der Seite der Nebenwirkungen zu als das Ungünstigste von allen Quecksilberverbindungen erwiesen.[5])

Die Nebenwirkungen erscheinen rascher und stürmischer als man es sonst zu sehen gewohnt ist. Unter 28 damit behandelten Kranken blieb keiner von Rückfällen verschont, obschon selbst 25 Einspritzungen gemacht wurden. Frühestens erfolgten sie in der 9. Woche nach der ersten Behandlung, spätestens in 4 Monaten.[6]) Ein Syphilitiker, der 40 solcher Einspritzungen erhalten hatte, zeigte während der ganzen Kur nicht solche Fortschritte, wie eine darauf eingeleitete Kur mit Decoctum Zittmannii in 5 Tagen aufwies.[7]) In einer grösseren Beobachtungsreihe wurden 9 pCt. der Kranken rückfällig und 32 pCt. zeigten Besserung.[5])

Hinsichtlich der Erregung von Schmerzempfindung an der Einspritzungsstelle steht das Präparat dem Quecksilberalbuminat und -Peptonat gleich. Bei manchen Kranken ist dieselbe so heftig, dass sie diese Behandlung nicht

[1]) Jadassohn u. Zeising, Vierteljahrschr. f. Derm. u. Syphilis, 1888, No. 5.
[2]) Loewenthal, Deutsche medic. Wochenschr., 1890, No. 25.
[3]) Stukowenkoff, Monatshefte f. prakt. Dermatologie, 1889, pag. 381.
[4]) Schütz. Deutsche medic. Wochenschr., 1885, 2. April
[5]) Pauer, Ueb. d. Erf. verschied. Quecksilberpräp. bei Syphilisbehandl., Würzb. 1886, pag 20, 30.
[6]) Bockhart, Monatsh. f. pr. Dermatologie, 1885. pag. 150
[7]) Finger, Centralblatt f. d. ges. Therapie, 1883, pag. 359.

fortsetzen lassen. Dazu gesellen sich in nicht wenigen Fällen Knoten, Abscesse und umschriebene Hautgangrän. Man beobachtete ferner universelles Erythem und Eczem an den Gliedmassen.[1]) Salivation und Stomatitis erfolgte bei einer Krankenreihe in 53 pCt., bei einer anderen von 110 Kranken in 33,6 pCt. der Fälle. Die Stomatitis kann schwer und umfangreich sein. Diarrhoe und Leibschmerzen, Erbrechen, sowie Appetitlosigkeit, in einem Falle parenchymatöse Nephritis mit klonischen Krämpfen, mehrtägiges hohes Quecksilberfieber und Schwindelanfälle sind weitere Nebenwirkungen, welche die obige Charakterisirung gerechtfertigt erscheinen lassen.

Hydrargyrum alaninatum. Das nicht sehr haltbare Alaninquecksilber wurde subcutan und innerlich gegen Syphilis verabfolgt. Oertliche sowie allgemeine Nebenwirkungen zeigten sich hierbei. Die relativ geringe Zahl von Abscessen, von der berichtet wird, hat ihren Grund in der überhaupt geringen Zahl der angestellten Versuche. Bei innerlichem Gebrauche entstehen leicht Durchfälle. —

Glycocollquecksilber. Dieses Präparat, das durch Auflösen von Quecksilberoxyd in Glycocolllösung hergestellt wird, rief bei seiner vereinzelten Anwendung alle Nebenwirkungen hervor, die auch bei anderen Quecksilberpräparaten im Vordergrunde stehen, d. h. Stomatitis, Diarrhöen, Koliken mit starkem Tenesmus, sowie Hautexantheme. —

Hydrargyrum succinimidatum. Grosse Schmerzhaftigkeit nach der Einspritzung, Infiltrate der Haut und Abscesse sind nach der in Wasser löslichen Verbindung des Quecksilberoxyds mit dem Succinimid mit einem Gehalt von 50 pCt. Quecksilber gesehen worden.[2]) Unter vier Kranken bekamen drei Stomatitis und einer sehr heftige Leibschmerzen. Anderweitige Nebenwirkungen werden bei ausgedehnterer Anwendung wohl noch beschrieben werden. —

Hydrargyrum sozojodolicum. Das Quecksilbersalz der Dijodparaphenolsulfosäure, $(C_6H_2.OH.J_2.SO_3)_2Hg_2$, ist ein 31,2 pCt. Quecksilber haltendes in Wasser sehr schwer, in Kochsalzlösung leicht lösliches Pulver. Stomatitis sah man nach Einspritzung auch schwacher Lösungen desselben prompt und schwer, durchschnittlich nach 13,3 Injectionen auftreten. Von 20 Kranken, die damit behandelt wurden, bekamen 14 = 70 pCt. diese Veränderungen. Wenn mehr Kranke damit behandelt werden sollten, wird sich die Zahl anderweitiger Nebenwirkungen zuversichtlich bedeutend vergrössern.

Jod.

In Folge der ausserordentlich heilkräftigen Wirkungen des Jods und seiner Verbindungen und bei der besonders umfangreichen therapeutischen Verwendung dieses Mittels wurde schon frühzeitig die Aufmerksamkeit der Aerzte auf gewisse Körperveränderungen gelenkt, die sich im Verlaufe der Darreichung ab und zu zeigten. Freilich hat es ziemlich lange gedauert, ehe man allgemein diese Nebenwirkungen des Jods anerkannte, und die Controversen darüber, ob es eine „Jodkrankheit“ resp. einen „Jodismus“ gebe, oder ob die Erscheinungen desselben auf andere Momente zurückzuführen seien, füllen manches Blatt der pharmakologischen Literatur. Unter Anderem wurde und wird besonders der Kropf einer äusseren und inneren Jodbehandlung unterworfen und demgemäss gerade bei dieser Affection abnorme Jodwirkungen mit bestimmtem Typus beobachtet. In Folge dessen fehlte es nicht an Autoren, die das Vorkommen derartiger Wirkungen bei

[1]) Kopp, Vierteljahrschr. f. Dermat. u. Syphilis, 1885, pag. 183.
[2]) Vollert, Centralbl. f. medic. Wissensch., 1888, pag. 304.

Darreichung gegen andere Krankheiten leugneten und die häufig bei der Jodbehandlung des Kropfes auftretenden Erscheinungen auf „Resorption der im Kropfe vorhandenen organischen Substanzen zurückführten", somit folgerichtig die Nebenwirkungen des Jod als „Krankheit der vertriebenen Kröpfe" bezeichneten. Es steht jetzt fest, dass Jod und seine Salze bei ihrer therapeutischen innerlichen und äusserlichen Anwendung Nebenwirkungen hervorzurufen vermögen. Eine angeborene, oder erworbene oder nur zeitlich bestehende Empfindlichkeit für diese Präparate kann die Ursache davon sein. So sollen z. B. bei Menschen mit phlegmatischem Temperament, die mit Jod bepinselte Haut sich stärker als bei anderen röthen. Durch Nierenerkrankung wird nicht selten Jod im Körper zurückgehalten und durch diese Aufspeicherung die Wirkung zu grosser Dosen hervorgerufen. Die Einspritzung von Jod in Körperhöhlen Abscesse und Geschwülste kann unangenehme resorptive Nebenwirkungen an entfernteren Körperstellen zu Wege bringen, aber auch am Orte der Anwendung unangenehme Folgen, z. B. durch zu heftige Entzündung haben. So ist die Einspritzung von Jod in sehr blutgefässreiche, degenerirte, fibröse Kröpfe, in verknöcherte, verkalkte gelatinöse Cystenkröpfe und überhaupt in Kröpfe, welche Athemnoth machen, mit Gefahren verbunden. Nicht selten wurde ein tödtlicher Ausgang, oft Strumitis [1]) und auch gangränöse Strumitis als directe Folge gesehen.

Die leichte Verbreitung des Jods im Körper ist oft an dem Zustandekommen von entfernteren Nebenwirkungen nicht schuldlos. Es giebt kaum ein Gewebe, in dem man dasselbe nicht nachweisen kann. Es findet sich in der Niere, wie im Herzen, dem Gehirn, wie der Darmwand und den Muskeln. Nach jeder Anwendungsweise geht es in den Speichel, die Thränen, die Augenkammern, den Schweiss, die Milch, den Harn, das Fruchtwasser über und ist selbst in dem Meconium der Neugeborenen zu finden. Nur besondere individuelle Verhältnisse lassen Abweichungen hiervon eintreten. Der Säugling erhält in der Milch der Jod einnehmenden Amme unter Umständen soviel Jod, dass genügende therapeutische Einwirkungen aber auch Jodnebenwirkungen eintreten können. Im Koth findet es sich meist nur nach Aufnahme übermässig grosser Dosen. Von besonderer Bedeutung ist der Uebergang von Jod in den Magen nach seiner äusserlichen Anwendung. Schwere Reizungen dieses Organs mit den entsprechenden subjectiven Symptomen können dadurch bedingt werden.

Vereinzelt ist auch eine Verunreinigung des Jods als Grund erschienener Nebenwirkungen angegeben worden. So sollte eine Jodtinctur, die mit schlechtem, Aceton enthaltendem Spiritus bereitet ist, an der übermässigen Reizung der Epidermis resp. der Blasenbildung Schuld sein. Es ist zweifellos, dass ähnliche Wirkungen auch mit einer völlig reinen Jodtinctur bisweilen zu Stande kommen, aber ebenso sicher auch, dass es im Handel schlechte Jodtincturen, d. h. mit schlechtem Spiritus und aus wenig gereinigtem Jod bereitete Tincturen giebt.

Ausbleiben erwarteter Heilwirkung oder nur theilweises Eintreten einer solchen kommt auf Grund individueller Verhältnisse

[1]) Kocher, Deutsche Zeitschr. f. Chirurgie, 1874, Bd IV pag. 467 u. 1878, Bd. X., 3 u. 4.

häufig vor. Man hat auch für einzelne Fälle die Art der Verabfolgung dafür verantwortlich gemacht. So sollte z. B. Jodkalium zu 0,3 g in 1 Esslöffel voll Wasser gelöst und vor der Mahlzeit genommen, Bronchitis in 4 Tagen bessern, während die gleiche Dosis in mehr Wasser gelöst und nach der Mahlzeit zugeführt, diesen Zustand selbst in Wochen nicht ändert.

Nebenwirkungen am Orte der Anwendung und der Haut.

Wird Joddampf oder in Alkohol oder Jodkalium gelöstes Jod auf die Haut gebracht, so röthet sich dieselbe meist proportional der angewandten Menge und der Dauer der Einwirkung. Es erscheinen Hitzegefühl, Brennen, Jucken und Stechen. Nach wiederholter Anwendung schrumpft die Epidermis, die Haut wird runzlig und kann nach einiger Zeit in Fetzen abgezogen werden. Wenn die mit Jod bepinselten Stellen behaart sind, so fallen nicht selten die Haare dort aus. Es giebt Individuen, die von derartigen Jodpinselungen in keiner Weise belästigt werden, während Andere dadurch leiden können. So bleibt bisweilen bei chronischem Gebrauch von Jod eine Hautverdickung zurück. In vereinzelten Fällen entstehen an der Einwirkungsstelle oder deren nächster Umgebung Brandbläschen. Dieselben rufen Schmerz hervor, heilen aber, ohne dass umfangreicher Gewebstod dadurch hervorgerufen wird, bald. Bei einem Diabetiker sah man nach Anwendung von Jodwatte eine vollkommene Schorfbildung auftreten, welche sich mit Furunkeln und Carbunkeln complicirte.

Masern-, Scharlach- oder Rubeolaartige Ausschläge wurden am Anwendungsorte, aber auch in weiter Verbreitung über den ganzen Körper von älteren und neueren Beobachtern gesehen. Auf der erythematösen Basis können nach 6—12 Stunden unter Jucken hirsekorngrosse Knötchen aufschiessen, an entfernteren Körperstellen sich mit einem rosenrothen Hof umgeben, nach einem bis zwei Tagen an der Spitze in Eiterung übergehen, dann eintrocknen und unter Abschuppung verschwinden, sobald das Mittel ausgesetzt wird.

Bei Kindern, denen auf die grindige Kopfhaut Jodtinctur mit Glycerin eingerieben wurde, beobachtete man mehrfach ein ausgedehntes papulöses Exanthem auf dem Gesichte und anderen Körpertheilen.[1]) Auch Blasen können auf diese Weise entstehen. Eine Frau rieb Jodtinctur in die rechte Bauchseite ein. Ausser Erbrechen, als resorptiver Wirkung, entstanden in schneller Verbreitung, vom rechten Arme ausgehend, über Gesicht, Schultern, Armen etc. Röthung und Blasen. Am 4. Tage nahm der Ausschlag ab. Zunge und Gesicht waren noch geschwollen. Störungen in den Magenfunctionen sowie Brennen an der Haut bestanden noch fort. Zum Theil fanden sich an der Haut gelblich grüne Borken. Nach 3 Wochen erfolgte Heilung.[2]) Ueber die Art der Verbreitung dieser Exantheme von ihrer Ursprungsstelle aus über weitere Theile des Körpers — eine Eigenschaft, die allen Jodverbindungen zukommt — können nur Vermuthungen aufgestellt werden. Ich glaube, dass man es hierbei meistens mit einer resorptiven Erscheinung zu thun hat, an deren Zustandekommen wesentlich

---

[1]) Simon et Regnard, Gazette médic. de Paris, 1874, pag. 262.
[2]) Jackson, Medical Record, New York 1890, Vol. XXXVIII., pag. 43.

die Lymphwege der Haut betheiligt sind. Auch nach Einspritzung von Jod in Körperhöhlen oder Geschwülste kommen bisweilen ähnliche Hautausschläge, gewöhnlich fleckiger Natur, vor. Es beweist dies gerade mit Rücksicht auf die geschilderten örtlichen Jodwirkungen, zur Genüge, dass bei dieser Anwendungsart Jod in die Haut gelangt und hier bei besonderer Prädisposition durch örtliche Reizung Hautveränderungen entstehen. In einem Falle,[1]) in dem mehr als 10 g reinen Jods in einen Eierstock eingespritzt, und dadurch schwere Erscheinungen hervorgerufen worden waren, entstand am 4. Tage nach der Einspritzung am Halse und Busen ein hellrothes, papulöses Exanthem, das aber, vielleicht, weil die Menstruation eintrat, bald gelblich erblasste, und hier und da leichte Hautschilfern hinterliess. Es blühte jedoch wieder auf. Flecke von grösserer Ausdehnung wie zuvor entstanden. Auf Fingerdruck hinterliessen sie eine gelblich gefärbte Stelle. Bis zum achten Tage verbreitete sich dieses Fleckenexanthem über den ganzen Körper. Nur die Beine blieben frei. Am Unterleib waren die Flecke frischer, röther, gedrängter und bildeten, in beiden Leisten zusammenstossend, grössere, unregelmässige Partieen. Auf diesem Grunde standen am Unterleibe sicht- und fühlbar eine grosse Zahl kleiner Papeln, einer Gänsehaut ähnlich, aber auf rothem Grunde. Weiter oben am Leib fanden sich dem Gefühle nach Miliaria ähnliche Bläschen mit getrübtem stecknadelspitzgrossem Inhalt in der Mitte dieser kleinen rothen Flecke. Am 9. Tage war das Exanthem bis auf einige gelblich gefärbte Reste am Halse verschwunden. Aehnliche Flecke zeigten sich bei einer anderen Kranken am Gaumen. Sie verriethen sich zuerst durch Jucken. Auch Blutaustritt auf die Schleimhautoberfläche kam zu Stande.

Jod selbst kann sogar eine Purpura haemorrhagica hervorrufen. Dass solchen Hautausschlägen unseren bisherigen Erfahrungen nach kein besonderer und zumal kein Werth als diagnostische oder kritische Erscheinung zukommt, braucht kaum besonders hervorgehoben zu werden. Jeder in dieser Hinsicht unternommene Erklärungsversuch ist bisher fehlgeschlagen, weil auf einen solchen hundert Gegengründe kommen.

Sehr selten sind Hautveränderungen nach innerlichem Jodgebrauche beobachtet worden, vielleicht, weil diese Art der Einverleibung des Mittels in verhältnissmässig geringem Umfange geübt wird. Bei einer Frau entstanden nach Aufnahme von 3 Mal täglich 30 Tropfen und im Ganzen 60 g Jodtinctur nach allgemeiner Abmagerung auf den Brüsten und zwischen den Schulterblättern grosse Furunkel mit bedeutender Entzündung in deren Umgebung. Die Furunkel trennten sich unter Anwendung warmer Umschläge als harte, knotige Körper von der Haut und liessen tiefe, schmerzlose, aber nicht granulirende Geschwüre zurück. Kurze Zeit darauf entstand von der grossen Zehe eines Fusses ausgehend, und sich schnell nach oben, auch auf die furunkulösen Theile verbreitend, Brand, an dem die Kranke zu Grunde ging. Bei der Besprechung des Jodkaliums werden ähnliche schwere Veränderungen der Haut zu erwähnen sein.

---

[1]) Rose, Archiv f. pathol. Anatomie, Bd. 35. — Michon, Bullet. génér. de Thérap., 1844, pag. 329.

In einzelnen Fällen bleibt an der mit Jod eingepinselten Stelle ein Pigmentfleck zurück, den man als Chloasma toxicum bezeichnet. Seine Beständigkeit und Ausdehnung hängt nicht von der eingepinselten Jodmenge, sondern von individuellen Verhältnissen ab.

Schweisse sind nach Jodaufnahme selten. Es ist selbstverständlich, dass die locale Einwirkung dieses Mittels auf Hautstellen, die der Epidermis beraubt sind, sowie auf Schleimhäute, Wundflächen, Geschwülste etc. sowohl den subjectiven Empfindungen, als den örtlichen Veränderungen nach entsprechend energischer vor sich gehen. Die Schmerzen, die durch den, einer Aetzung gleichkommenden Reiz entstehen, können, obgleich sie häufig nicht lange anhalten, ganz bedeutend sein.

Das Jod coagulirt die auf den Wundflächen oder in serösen Höhlen befindlichen Secrete, da es sich direct mit Eiweiss oder eiweissähnlichen Körpern verbindet, und es können deswegen heftige Entzündungen mit nachfolgender Exsudation, resp. Suppuration eintreten. Die Vereiterung kann in wenigen Tagen ganz besondere Ausdehnung gewinnen. Ist man z. B. bei Jodeinspritzungen in die Scheidenhaut des Hodens nicht vorsichtig und lässt beim Herausziehen der Canüle einige Tropfen in das Zellgewebe dringen, so entsteht Eiterung des Bindegewebes mit secundärem Emphysem der Scheidenhaut. Gangrän des Scrotums wurde nach Injection von Jod gegen Hydrocele beobachtet.[1] Die Meinung von Boinet, dass ein solches Eindringen von Jod in das Gewebe bedeutungslos sei, beruht auf Irrthum. Individuelle Verhältnisse und Kleinheit der angewandten Dosis können Abstufungen in der Stärke der örtlichen Veränderungen bedingen, schliessen aber wohl schwerlich jede Einwirkung aus. Die Einspritzung von Jodlösungen in Geschwülste oder vergrösserte Drüsen schafft meistens:

1. Schwellung dieser Gebilde mit oder ohne sichtbare Entzündung. So sah ich nach mehrmaliger Einführung von Jodtinctur in ein ziemlich grosses, mit breiter Basis im Gewebe sitzendes Lipom des Nackens eine erysipelasartige Entzündung auftreten, welche die Grenze der Geschwulst überschritt und sich in besorgnisserregender Weise auf den Kopf fortsetzte. Durch energische Kühlung gelang es, dieses Symptom zum Rückgang zu zwingen. Nach Einspritzung in Kröpfe kann die entzündliche Reaction so stark sein, dass die geschwollene Struma durch Compression der Trachea selbst augenblickliche Erstickungsgefahr bedingen kann. Nur durch die Tracheotomie ist dann Rettung zu erzielen. Die Prostata sah man 16 Tage nach einer Jodinjection zu bis Faustgrösse anschwellen. In einem anderen Falle schuf eine erste Injection von Jodtinctur in ein Fibrom der Mamma keine Entzündung und Schmerzen, während die zweite die Brustdrüse anschwellen liess.

2. Schmerzen. Nach Einspritzung gegen Hydrocele sah man dieselben 6—24 Stunden anhalten. Bei der Kropfbehandlung können sie auch ohne Schwellungserscheinungen bestehen und mit metallischem Geschmack im Munde einhergehen.[2] Mehrfach breiteten sie sich hier-

---

[1] Jobert, Bulletin général de Thérapeut., 1844, T XXVII., pag. 329.
[2] Térillon, Bulletin génér. de Thérap., 1889, T. CXVII., pag. 244.

bei im Bereiche des Nervus auricularis magnus und des Plexus cervicalis aus. Ebenso ruft die Einspritzung in die Bauchhöhle bei Ascites Schmerzen oder Brennen im Leibe neben Kopfweh und Collaps hervor. Erst nach 12—24 Stunden haben diese Symptome ihre Höhe überschritten.

3. Eiterung im Injectionsherd, eventuell Brand desselben. Prostataabscesse entstehen bisweilen nach Einverleibung von Jod in dieses Organ. In einem Falle endete die Entzündung mit entzündlicher Infiltration der Drüse und des submucösen Zellgewebes mit Verwachsung der vorderen Mastdarmwand an die Prostatakapsel, in einem anderen mit Proctitis.[1]) Eitrige oder brandige Strumitis ist häufig gesehen worden und führte vereinzelt zum Tode. Die Ursache eines so bösartigen Ausganges kann kaum in den örtlichen Veränderungen gefunden werden. Wahrscheinlich handelt es sich auch hier wesentlich um resorptive Wirkungen, wie dies im Folgenden dargestellt wird.

Nutzlos oder unheilvoll erwies sich meistens die neuerdings angegebene Einspritzung einiger Tropfen Jodtinctur vor die abgelöste Netzhaut bei spontaner Netzhautablösung. Unmittelbar nach dem Eingriffe wurden ausgedehnte Entzündungen des ganzen Uvealtractus, Trübung der Linse und der vordersten Schichten des Glaskörpers beobachtet und das Endresultat war Verlust des Restes des bisherigen Sehvermögens.[2]) Auch ein Todesfall durch Meningitis wurde beobachtet, nachdem vorher heftige Schmerzen, Chemose der Conjunctiva bulbi, ödematöse Schwellung des unteren Lides und der entsprechenden Wangengegend, Kopfschmerzen, Apathie, Delirien, Fieber vorangegangen waren.[3])

Die resorptiven Nebenwirkungen.

Verhältnissmässig häufig ist nach Einspritzung von Jod in entartete Gewebe, Körperhöhlen, Tumoren etc. ein tödtlicher Ausgang zu Stande gekommen. In einigen Fällen starben die Menschen bald nach der Einspritzung unter den Symptomen grosser Athemnoth, in anderen erfolgte der Tod erst nach mehreren Stunden (14—30) oder nach Tagen, nachdem Störungen in den verschiedensten Organfunctionen eingetreten waren. Einspritzungen in Kröpfe, Ovarialcysten, Myelocystocele, Spina bifida gaben hierzu am häufigsten Anlass. Man sah heftige Schmerzen, Todesgefühl, Blässe des Gesichts, unfühlbaren Puls und wiederholtes Erbrechen auftreten. In einem langsamer verlaufenden Falle wurde im Erbrochenen Jod nachgewiesen. Die Gegend der Speicheldrüsen schwoll an, wodurch das Gesicht sehr in die Breite gezogen und die Gesichtszüge verstrichen erschienen. Die Athmung war zeitweilig beengt, die Stimme heiser. Der Tod erfolgte, wie meistens, ohne Krämpfe. In anderen Fällen genasen die Kranken von einem solchen Eingriffe. So berichtet Nélaton,[4]) dass er $4^1/_2$ Stunde

[1]) Dittel, Wiener medic. Wochenschrift, 1873, pag. 623.
[2]) Wicherkiewicz, Deutsche Medizinalzeitung, 1891, pag. 947.
[3]) Gelpke, Centralbl. f. Augenheilkunde, 1889, XIII., pag. 260.
[4]) Nélaton, Bulletin général de Thérapeut., 1853, T. XLV pag. 277.

nach Injection einer Jodjodkaliumlösung in einen Congestionsabscess bei einem jungen Manne Betäubung, Sehstörung, Erbrechen, allgemeines Uebelbefinden, einen kleinen, fadenförmigen Puls, beschleunigte Athmung und ausgesprochene Prostration beobachtet habe. Unter Fortdauer des Erbrechens entstand am anderen Morgen Schwellung der oberen Augenlider, Schmerzen im Halse und später noch ein croupartiger Husten. Alsdann erst erfolgte Genesung. Auch nach energischem Aufpinseln einer sehr concentrirten Jodtinctur auf Drüsenpakete der Regio parotidea sah man in einem Falle, ohne dass sich örtliche Veränderungen herausbildeten, nachdem Erbrechen und Durchfall, Beschleunigung der Herzthätigkeit, Unruhe und ähnliche Symptome erschienen waren, den Tod nach 30 Stunden eintreten.[1])

Störungen im Allgemeinbefinden.

Bei jeder Art der Jodanwendung können, wie das zuvor Gesagte schon erkennen lässt, Störungen im Allgemeinbefinden auftreten. Welcher Art diese sind, hängt von der Individualität des Kranken, aber sicherlich auch von der Art seiner Krankheit ab. Ehe die Jodsalze so ausgedehnt wie heute gebraucht wurden, lernte man vom Jod solche Nebenwirkungen kennen, wie sie, als sicher vorkommend, jetzt dem Jodkalium zuerkannt werden. Diejenigen, die an die ursächliche Zusammengehörigkeit derartiger Nebenwirkungen mit dem Jodgebrauche nicht glauben mögen, weil ihr theoretisches Raisonnement eine solche Auffassung nicht gestatten will, befinden sich von vornherein in einem Irrthum. Ihre wenigen, oft nur vereinzelten, negativen Beobachtungen verschwinden gegenüber der grossen Zahl von positiven und ihre theoretischen Ueberlegungen gelten nichts, wenn handgreifliche practische Erfahrungen vorliegen.

Giebt es ein Jodfieber? Zweifellos! Trotzdem es als ein Märchen bezeichnet wurde, ist es doch ein Attribut aller Jodverbindungen einschliesslich der organischen. Die Einführung in den Magen wie die Einspritzung in einen Tumor kann dasselbe bei manchen Menschen zu Wege bringen. Auch nach mässigen Dosen und nicht übermässig langem Gebrauch wurde es gesehen. In einigen Fällen war nur Hitze, in anderen Frost und Hitze, eventuell auch noch nachfolgender Schweiss vorhanden. Die verschiedenartigsten anderweitigen Störungen, wie Magendrücken und Uebelkeit, Pulsvermehrung, Eingenommensein des Kopfes, Schwindel, ja selbst stundenlang anhaltende Bewusstlosigkeit[2]) können sich damit verbinden. Da man solche Fieberbewegungen nicht nur bei Kropfkranken, sondern auch bei anderen sah, so ist die Annahme möglich, dass es sich überhaupt um einen unter dem Jodeinflusse bei manchen Kranken zu Stande kommenden abnormen Zerfall von Gewebe und Uebergang desselben in den Kreislauf handelt. Da aber erfahrungsgemäss sehr viele solcher Zerfallsproducte pyrogen sind, so könnte ein Resorptionsfieber zu Stande kommen. Der individuelle Zustand des Kranken würde neben der Jodmenge für die Stärke und die Dauer des Fiebers massgebend sein.

---

[1]) Gillespie. Med. Times and Gaz., 1864. II., pag 483.
[2]) Stoerk, Wiener medic. Wochenschrift, 1873, pag. 1001.

Eine zweite vielumstrittene Nebenwirkung des Jod betrifft die Verkleinerung von Drüsen sowie die allgemeine Abmagerung derer, die das Mittel in irgend einer Form von der Haut, aus Geschwülsten oder dem Magen resorbirten. Es ist auffällig, dass noch bis in die neuere Zeit hinein, es meistens Kropfkranke waren, an denen eine solche Wirkung besonders dann wahrgenommen wurde, wenn der Kropf sich zu verkleinern begann. Sollte es sich hier um eine Theilerscheinung einer auf unblutigem Wege zu Stande gekommenen Cachexia strumipriva handeln? Das Vorkommen solcher Ernährungsstörungen ist sichergestellt. Bei Männern und Frauen, bei bisher blühenden Menschen beobachtete man nach längerem Gebrauche der Jodtinctur eine auffallende Magerkeit, bisweilen begleitet von Blässe und Kraftlosigkeit, so dass ihnen selbst das Gehen beschwerlich fiel. Gleichzeitig kann Schwinden einer oder beider Mammae sowie der Hoden zu Stande kommen. Zu dem Hodenschwund gesellte sich vereinzelt auch völlige Impotenz hinzu, die sich nach dem Fortlassen des Jod wieder verlor. In einem Falle vollzog sich das Schwinden der Brüste bei einem Mädchen, das 6 Monate Jodtinctur genommen hatte, im Laufe von 2 Jahren. Nach Ablauf dieser Zeit war kaum eine Spur der Drüsen wahrzunehmen. Auch nach parenchymatösen Jodinjectionen in Kröpfe sah man Abmagerung, besonders auffällig an den Brustdrüsen,[1]) mit allgemeinem Schwächegefühl. Nach mehrmonatlicher Dauer endete dieser Zustand in Genesung. Weshalb derselbe nicht häufiger zur Beobachtung kommt, entzieht sich vorläufig noch unserer Beurtheilung. Dass viele Menschen von ihm aber nicht heimgesucht werden, giebt keinen Grund ab, das Vorkommen überhaupt zu leugnen.

Häufiger als die ebengenannten Nebenwirkungen sind die vom Centralnervensystem ausgehenden. Selten ist einer schlechten Dosirung die Schuld für das Entstehen derselben zuzumessen. Schon einige Tropfen der Jodtinctur vermögen sie hervorzurufen. Einmal entstanden sie nach einer übermässig starken Einpinselung dieses Mittels. Eine Idiosynkrasie gegen Jod, sowie zu langer Gebrauch desselben rufen sie meist hervor. Mit wenigen Ausnahmen begegnet man in den hierhergehörigen Fällen einer psychischen Erregung (Jvresse jodique). Die Kranken klagen über Ruhelosigkeit, Aengstlichkeit, Bangigkeitsgefühl und Beklommensein. Sie sind reizbar, schlaflos und weisen meistens auch einen eigenthümlichen Zustand von Zittrigkeit auf, der sich bei Manchen zu, längere Zeit anhaltendem, choreaähnlichem Zittern der Arme, Hände und Beine, seltener des Unterkiefers steigern kann. Früher wurde auch dieses Symptom als ein guter Maassstab der vor sich gehenden Heilwirkung „des Grades der stattfindenden Nervenerregung“ angesehen. Zuckungen im Gesicht oder den Extremitäten werden gewöhnlich vermisst. In einem Falle soll eine Frau, nach dem Einnehmen von 10 Tropfen Jodtinctur, neben schweren Sehstörungen einen unwillkürlichen Lachanfall von längerer Dauer bekommen haben.[2]) Derselbe wurde als centrale Jodwirkung aufgefasst. Selten sind Sensibilitätsstörungen in den Gliedern beschrieben worden.

[1]) Krieg, Württemb. medic. Correspondenzbl., 1884, pag. 149.

[2]) Schroeder van der Kolk, Observ. anat.-pathol.... Amstelod. 1826, p. 201.

Veränderungen am Pulse und der Athmung.

Als Begleiter der bereits angeführten oder noch zu erwähnenden Nebenwirkungen erscheint nicht selten eine Pulsveränderung. Kurzdauernder wie langer innerlicher oder äusserlicher Gebrauch des Jods vermag sie zu erzeugen. Am häufigsten ist die Zahl der Pulsschläge vermehrt als wenn eine Vagusparese eingetreten wäre. Dabei kann der Puls selbst klein, fadenförmig und leicht wegdrückbar sein. Unregelmässigkeit im Schlage kommt ebenfalls dabei vor. Pulsverlangsamung wurde vereinzelt beschrieben. In einem Falle verschwand der Spitzenstoss und der Arterienpuls nach Aufpinseln von Jodtinctur in Handtellergrösse auf Handrücken und Vorderarm. Erst nach einigen Stunden heftigsten Unwohlseins kam der Puls, aber in einer Häufigkeit von 124 Schlägen in der Minute, wieder.[1] Herzklopfen auch mit Schwindel und dem Gefühl des Abgeschlagenseins ist bisweilen nach Gebrauch von Jod nicht nur gegen Kropf, sondern auch andere Krankheitszustände beobachtet worden. Collaps entstand beim Gebrauch der Lugol'schen Lösung, sowie nach intravenöser Einspritzung von Jod gegen Infectionskrankheiten.[2])

Nebenwirkungen seitens der Athmungsorgane sind schon bald nach der ersten Jodanwendung beobachtet worden. Es scheint gerade zu diesen Organen dem Jod eine nähere Beziehung zuzukommen. Dieselbe nimmt aus uns unbekannten Gründen bisweilen eine eigenthümliche Gestalt an, die wir zu einer Heilwirkung nicht in Beziehung zu bringen vermögen. Sowohl nach Einspritzung von Jodtinctur zu den verschiedensten arzneilichen Zwecken, als deren innerlicher Aufnahme erschienen bei einzelnen Menschen Symptome, die zum Theil längere Zeit als Functionsstörungen bestehen blieben.

In einzelnen Fällen liess sich die Art des Zustandekommens solcher Zustände genauer verfolgen. Als z. B. bei einem 22 jährigen Mädchen in den linken, stark vergrösserten Lappen der Schilddrüse Einspritzungen von reiner Jodtinctur gemacht worden waren, entstand plötzlich, unmittelbar nach der sechsten Injection ein heftiges, zusammenschnürendes Gefühl in der Brust- und der Magengegend und im Anschluss daran volle Stimmlosigkeit, die 14 Tage lang blieb. Alsdann trat insofern Besserung ein, als die Stimme nur erheblich heiser und schwach wurde. Die faradische Behandlung hatte nur für eine kurze Zeit einen geringen Erfolg. Die laryngoskopische Untersuchung ergab eine Lähmung der ganzen linken und eine incomplete Lähmung der rechten Kehlkopfhälfte. Allmählich wurde die Lähmung auf der rechten Seite erheblicher, so dass die Kranke den geringen Klang in der Stimme, den sie inzwischen gewonnen hatte, allmählich wieder verlor.[3]) Es scheint keinem Zweifel zu unterliegen, dass hier der Stamm des Vagus durch die Jodtinctur getroffen wurde, und dass von ihm aus eine Reflexwirkung nach der gesunden Seite stattfand.[4]) Weniger unangenehme Folgen, bestehend in Hustenreiz, oder croupartigem Husten, sah man sonst nach Ein-

---

[1]) Lorenz, Deutsche medic. Wochenschr., 1884, No. 45.
[2]) v. d. Heyden, Wiener medic. Wochenschr., 1884, Bd. 34, pag. 5.
[3]) Somerbrodt, Berlin. klin. Wochenschr., 1882, No. 50, pag. 757.
[4]) Semon, Berlin. klin. Wochenschr., 1883, No. 1, pag. 9.

spritzung von Jod, resp. Jodjodkaliumlösung in den Kropf oder in Congestionsabscesse erscheinen. Heiserkeit, Aphonie und häufiger, trockner Husten kommen auch nach innerlicher Aufnahme von Jod vor. Was die älteren Aerzte hierbei bisweilen beobachteten, nämlich mit dem Husten einen blutgestreiften Auswurf, wurde auch in neuerer Zeit ohne Husten nach der Einspritzung in ein Ovarium gesehen. Zwei Mal entdeckte man in einem solchen Falle einen blutig gefärbten Auswurf. Wirkliches Blutspeien ist nach Einnehmen von Jod sehr selten. Heiserkeit und Aphonie können auch durch Oedema glottidis entstehen. Schon Coindet erwähnt eines solchen Zustandes nach längerer Jodaufnahme. Eine individuelle Disposition ist zum Entstehen desselben nothwendig. Auch die Athmung kann durch Jod leiden. Es erscheint bisweilen Beengung derselben und selbst Dyspnoe. Eine solche Knappheit des Athmens kam z. B. am sechsten Tage nach Einspritzung von Jod in ein Ovarium. Schon vor langer Zeit wurde ein Jodasthma beschrieben. Dasselbe entstand bei einer Frau, die wegen Geschwülste Jodtinctur per os aufnahm. Die Tumoren verschwanden und an deren Stelle erschienen schwere asthmatische Anfälle. Nach dem Aussetzen des Jods schwanden dieselben. In einem anderen Falle von Kropf erschien in Folge des Jodgebrauches eine Neurose mit allen Erscheinungen des Laryngismus stridulus. Es ist nicht immer nur Schwellung der entsprechenden Schleimhäute, die solche Wirkungen bedingt.

Athemstillstand ist nach parenchymatösen oder ähnlichen Jodeinspritzungen mehrfach gesehen worden. Er erfolgte z. B., nachdem in eine Spina bifida Lugol'sche Lösung injicirt worden war. Das Herz pulsirte noch $^1/_2$ Stunde nach dem Aufhören der Athmung, ohne dass man im Stande war, diese wieder in Gang zu bringen.[1]) Bei einem Kinde, dem zwei Tropfen Jodtinctur in ein Struma injicirt wurden, entstand nach 1 Minute Steigerung der schon vorhandenen Athemnoth, die Kropfgegend wölbte sich hervor, das Kind wurde blau, bleich, verlor das Bewusstsein und hörte zu athmen auf. Der Puls schwand erst später. In zwei Minuten war hier der traurige Vorgang beendet. Die Section ergab eine Blutung in die Kapsel des Kropfes. Ausserdem befand sich ein Fibrom in der Luftröhre, das wesentlich an dem schlimmen Ausgang betheiligt war. In einem anderen Falle erschien nach parenchymatöser Jodinjection in ein Struma eine todtbringende Pneumonie. Eindringen von Joddampf in die Luftwege bedingt eine Reizung, deren Stärke von der eingedrungenen Jodmenge abhängig ist. Seltner als nach Gebrauch von Jodsalzen entsteht nach reinem Jod eine Coryza mit oder ohne Nasenbluten. Jede Art der Einführung kann dies zu Wege bringen. So sah man zwei Stunden nach Einspritzung in die traumatisch entzündete Tunica vaginalis, Anschwellen des Hodensackes begleitet von Fieber, und bis zum nächsten Tage noch Reizung der Bronchien, Schnupfen, Oedem des Kehldeckels sowie Röthung der Augen entstehen. Schwellung der Augenlider, starken Thränenfluss mit Lichtscheu, Amblyopie und kurzdauernde Amaurose erschienen mehrfach nach innerlicher oder äusserlicher Jodzufuhr.

---

[1]) Woltering, Allgemeine medic. Centralzeitung, 1884, No. 65.

Nebenwirkungen seitens der Verdauungswege, der Nieren und des Geschlechtsapparates.

Manche der älteren Mittheilungen über Veränderungen, die nach Jodgebrauch im Munde erschienen sein sollen, halten insofern nicht der Kritik Stand, als sie sicher Menschen betreffen, die zuvor Quecksilber gebraucht hatten. Diese werde ich nicht berücksichtigen. Es handelt sich hierbei hauptsächlich um geschwürige Veränderungen am Zahnfleische. Doch wird auch angegeben, dass solche bei einem scrophulösen Kinde entstanden seien, das in weniger als zwei Monaten 67 g Jod verbraucht hatte. Ein übelriechender Athem, sowie Ulcerationen waren die Folgen dieser Therapie. Sie schwanden nach Fortlassen des Mittels. Aehnliches wird auch von Baudelocque mitgetheilt, der bei Kindern Jod anhaltend gebrauchen liess. Es ist sehr wohl möglich, dass bei Nichtbeachtung leichter Entzündungssymptome, wie sie Jod im Munde hervorzurufen vermag, Epithelverlust, und bei weiterer Einwirkung des mit dem Speichel ausgeschiedenen Mittels die genannten Zustände sich entwickeln können.

Nach den früher gebrauchten Jodinhalationen gegen Lungenleiden wurden Empfindlichkeit und Schwellung des Zahnfleisches beobachtet. Schluckbeschwerden, bei entzündlicher Röthung der Gaumenbögen, Schwellung der Regio parotidea und später ein, nicht genauer charakterisirter, schmaler Belag der Lippen und des Zahnfleisches wurden in dem mehrfach bereits erwähnten Rose'schen Fall gesehen. Solche und weiter fortgeschrittene Zustände stehen mit den in früherer Zeit beschriebenen im Einklang. Man hat sich nur vorzustellen, dass, wenn einmal die Disposition für eine solche Nebenwirkung vorhanden ist, bei unüberlegter, langdauernder Verabfolgung des Mittels die Veränderungen, entsprechend der einwirkenden grösseren Jodmenge auch bis zu schwereren stomatitischen, früher als scorbutisch angesprochenen[1]) Zuständen anwachsen können. Dann entsteht ein dunkelrothes, leicht blutendes, gelockertes Zahnfleisch, ein Foetor ex ore, der keine Aehnlichkeit mit dem durch Quecksilber erzeugten hat, und dementsprechend gestalten sich die subjectiven Symptome. In einem Theile der Fälle besteht eine vermehrte Speichelabsonderung. Sie kann auch ohne sichtbare Reizerscheinungen im Munde eine Zeit lang herrschen und z. B. die Folge einer intravenösen Beibringung von Jodjodnatrium sein. Andere Kranke haben neben quälendem Durst, Trockenheit und Hitze im Munde. Schluckbeschwerden sind nach Einspritzungen in den Kropf beobachtet worden. An den entzündlichen Mundveränderungen kann auch die Zunge theilnehmen. Erwähnt wird ferner ein eigenthümliches hypertrophisches Leiden der Zunge, das sich nach jahrelangem Gebrauche der Jodtinctur herausgebildet haben sollte. Es lässt sich nicht beurtheilen, ob dies eine Jodwirkung war. Das bereits erwähnte Ergriffensein der Regio parotidea wurde auch in der neuesten Zeit beobachtet und als „Jodisme à localisation parotidienne“ (Jodisme ourlier) beschrieben.[2]) Das Jod greift auch bisweilen das Alveolarperiost und die Zähne selbst an. Die letzteren verlieren ihre

---

[1]) Dieterich, Journ. f. Chirurgie, 1840, Bd. 29. pag. 355.

[2]) Villar, La France médicale, 1887, I., pag. 766.

Festigkeit. Besonders schienen die cariösen Zähne, sowie diejenigen befallen zu werden, deren Email durch Rauchen oder andere Schädlichkeiten gelitten hatten.

Seitens des **Magens** können bei jeder Art der Einverleibung brennende, drückende oder nagende Schmerzen im Epigastrium, Mangel an Esslust, sowie Uebeligkeit, Würgen und Erbrechen auftreten. Das letztere sah man nach Aufpinselung von Jodtinctur auf die Parotisgegend, nach Einspritzung in den Kropf oder in einen Congestionsabscess sowie nach Einbringung in den Magen bald längere, bald kürzere Zeit anhalten. Dass bei einigen Kranken auch der Darm in Mitleidenschaft gezogen werden kann, beweisen die Schmerzempfindungen, die blutigen oder unblutigen Durchfälle, die nach Jodeintritt in das Blut vorkommen. Verstopfung stellt sich seltner ein.

Jodstärke, die früher arzneilich gebraucht wurde, macht oft Verstopfung mit Koliken, selten die gegentheiligen Wirkungen. Menschen, deren Digestionsorgane schwach sind, bekommen danach Abführwirkung.[1])

Veränderungen in der **Harnabsonderung** sind häufiger als die ebengenannten. Harnverhaltung neben Erbrechen und anderen Nebenwirkungen sah man am zweiten Tage nach äusserlicher Jodanwendung. Quälender Harndrang mit oder ohne Harnträufeln kann nach innerlicher oder äusserlicher Jodanwendung entstehen. Derartiges zeigte sich z. B. bei einer Dame, die eine winzige Jodpinselung auf eine Geschwulst zwischen Brust- und Halswirbel erhielt neben Schmerzen in der Regio epigastrica, Schweissen, u. A. m.[2]) Der Harn enthält nicht selten Eiweiss. Unter 14 Fällen äusserlicher Anwendung auch bei Erwachsenen sah man 4 Mal eine solche Albuminurie. Ein anderer Untersucher[3]) konnte dagegen bei Erwachsenen durch Jodpinselungen niemals diese Nebenwirkung schaffen, während bei Kindern von 8—9 Jahren die Jodpinselung auf nicht über handgrosse, normale Hautflächen diese Affection erzeugte. Er nimmt als Ursache dieses verschiedenen Verhaltens eine leichtere Resorptionsfähigkeit der kindlichen Haut an. Dieselbe bewirke eine Aufnahme des Jods als solches in die Blutbahn, während bei Erwachsenen, wo die Resorption von der Haut langsamer vor sich geht, das Jod als Jodnatrium oder Jodkalium aufgenommen werde. Diese Erklärungsweise ist, abgesehen von anderen Gründen, schon mit Rücksicht auf die noch zu erwähnenden, auch nach Jodkaliumgebrauche auftretenden Störungen im Harnapparate nicht stichhaltig.

Ausserdem ist gegen diese Beschränkung des Auftretens der Albuminurie als thatsächlich anzuführen, dass man dieselbe auch bei Erwachsenen mit Sicherheit nachgewiesen hat, z. B. bei einem Mädchen, das wegen einer Unterleibsgeschwulst ausgedehnte Einpinselung mit Jodtinctur erhalten hatte.[4]) Sie schwand und kehrte wieder je nachdem das Mittel ausgesetzt oder wieder angewandt wurde. Aehnliches sah man bei einem Manne, der nach 4maliger Pinselung wegen Gonitis

---

[1]) Buchanan, Bulletin général de Thérap., 1837, T. XII., pag. 44.
[2]) Buckell, The Lancet, 1843. Vol. I, pag. 791.
[3]) Badin, De l'albuminurie consécutive aux applications teinture d'jode chez l'enfant, Paris 1876.
[4]) Jacubasch, Charité-Annalen, 1881, Jahrg. VI., pag. 531.

ziemlich viel Eiweiss im Harn ausschied.[1]) Die Angaben über Jod-Nebenwirkungen seitens der Geschlechtsorgane widersprechen sich wie so manche andere. Sicher scheint zu sein, dass die Menstruation in manchen Fällen stark angeregt, auch normal fliessende unregelmässig wird und dass bisweilen Metrorrhagie zu Stande kommt. Zweifelhaft ist, ob Priapismus entstehen kann. Ueber den Hodenschwund habe ich bereits zuvor das Nöthige angegeben.

Kalium jodatum.

Mehr als bei irgend einem anderen Stoff hat man sich seit dem Bekanntwerden der Nebenwirkungen der Jodsalze bemüht, hinter den Grund und die Entstehungsart derselben zu kommen. Eine theilweise Charakterisirung dieser Bemühungen enthalten bereits die Auseinandersetzungen über Jod. Bisher haben jene aber zu keinem gesicherten Ergebnisse geführt. Gegen jede der aufgestellten, später noch zu erwähnenden Hypothesen lassen sich Thatsachen anführen, die ihre Unhaltbarkeit darthun. Es ist eben nicht nur eine Ursache, die das Entstehen aller Nebenwirkungen des Jod bedingt, und deswegen kann eine Erklärung nicht allen Entstehungsmöglichkeiten gerecht werden, zumal die meisten der letzteren vollständig dunkel sind. Auch der Versuch scheint mir gescheitert zu sein, aus dem Verhalten gewisser Kranken gegen Jodsalze die Diagnose auf die Art der Krankheit zu schliessen. Bisher fehlt uns die Grundlage für ein solches Vorgehen. Wenn ein Kranker nach 3,5 g Jodkalium keinen Jodismus bekommt, so leidet er, wie behauptet wurde, an Syphilis,[2]) da diese Krankheit eine Toleranz gegenüber dem Mittel verleihe. Auch eine ausgedehnte Erfahrung und vorzügliche Kenntniss der Arzneimittel kann einen solchen Satz nicht stützen, der durch die Thatsache sofort umgestossen wird, dass manche an nicht syphilitischer Psoriasis Leidende noch viel mehr von dem genannten Salze ohne Schädigung vertragen.

Man unterschied früher[3]) drei Arten Jodismus. Die erste entsteht acut bei allen Personen in allen Lebensaltern nach grösseren Dosen und beruht auf einer Reizwirkung des Jods auf den Magen-Darmkanal. Die zweite erfordert eine gewisse Prädisposition einzelner Organe und offenbart sich allmählich in leichteren, nervösen Störungen und Secretionsanomalieen verschiedener Schleimhäute und in Hautaffectionen. Die dritte stellt sich als Jodcachexie oder constitutioneller Jodismus dar, umfasst eine Reihe von Störungen des Allgemeinbefindens und der Ernährung und tritt schon nach dem längeren Gebrauche kleiner Dosen ein. Die praktische Beobachtung hat ergeben, dass eine solche dogmatische Trennung nicht möglich ist, weil bald die eine, bald die andere Symptomengruppe combinirt erscheint, und weil bei einem Individuum nach kleinen Dosen Nebenwirkungen auftreten können, die man sonst

[1]) Zesas, Wiener medic. Wochenschr., 1882, No. 18.

[2]) H. Wood The Therapeutic Gazette, 1888, pag. 808. — Jullien meint, dass die Toleranz syphilitischer Personen gegen Jod durch die Gegenwart eines Giftes im Körper erklärt wird, das das Jod in seiner Wirkung paralysirt.

[3]) Rilliet, Bulletin de l'Académie de Médecine, 1860, pag. 382.

nur nach grossen Dosen beobachtet und umgekehrt. Man kann deswegen wohl constatiren, dass bald dieses, bald jenes Organ meist aus unbekannten Gründen durch die Einwirkung des Jods in seinen Functionen gestört wird oder materielle Veränderungen erleidet, man ist aber nicht im Stande hieraus ein gesetzmässiges Verhalten abzuleiten, da die Bedingungen für das Zustandekommen dieser Affectionen unbekannt sind. Man muss sich deshalb damit begnügen, die so wechselnden Erscheinungen, die sich nach Jodsalzgebrauch an den einzelnen Organen abspielen, in ihren Einzelheiten darzulegen. Dieselben haben aus vielen, auch praktischen Gründen einen Werth; denn nicht nur muss der Arzt das grösste Interesse daran haben, sie zu kennen, um den Kranken vorher auf sie aufmerksam zu machen; er muss sie auch kennen, um nicht plötzlich vor einer ihm unbekannten Symptomengruppe zu stehen, die ihm z. B. Syphilis vortäuscht. Leider kommen solche irrthümlichen Diagnosen vor.

Die Nebenwirkungen der Jodsalze stehen an Stärke den durch Quecksilber erzeugten in mancher Hinsicht nicht nach. Sie sind aber weniger nachhaltig und vermindern sich oder hören auf, sobald das Mittel ausser Gebrauch gesetzt wird. Doch sind auch Todesfälle nach mässigem Jodkaliumgebrauch beobachtet worden.[1]) Manche syphilitische Zustände verschlimmern sich durch Jodgebrauch in ganz auffälliger Weise. Fast alle Nebenwirkungen sind auf den Jodcomponenten der Jodsalze zurückzuführen. Die Angabe, dass Jodkalium hierbei nur als Ganzes wirke, trifft nicht zu, selbst wenn sie durch die Beobachtung gestützt wird, dass ein Kranker nach Einnehmen von Jodkalium jedes Mal an den unteren Extremitäten eine Purpura, nach Einführung von Jodtinctur nur Dyspnoe, Angst, Pulsbeschleunigung, aber keine Purpura bekam. Denn hier können nur individuelle Verhältnisse eine solche Modification geschaffen haben, die bei anderen Kranken fehlen. Meistens wiederholen sich sonst bei dazu disponirten Individuen die Nebenwirkungen in derselben Art, sobald nur Jod in dem verabfolgten Präparat enthalten ist. Ausserdem ist hervorzuheben, dass sowohl Jod eine Purpura als Jodkalium Dyspnoe, Angst u. s. w. hervorzurufen vermag.

Für das Zustandekommen von Nebenwirkungen sind in manchen Fällen die Resorptions- resp. Ausscheidungsverhältnisse maassgebend. Von der Haut, dem Unterhautzellgewebe, von Wunden, dem Magen, dem Rectum, der Vagina und anderen mit Schleimhaut ausgekleideten Flächen findet die Aufnahme von Jodkalium ausserordentlich schnell statt. Einige wenige Minuten genügen z. B., um das Salz vom Magen aus, weit in die Blutbahn, ja auch in Se- und Excrete gehen zu lassen. Dagegen schafft Fieber eine seiner Stärke ungefähr entsprechende Verlangsamung in der Resorption. Ebenso verläuft die Aufnahme des Jodkaliums bei Magenerweiterung viel langsamer als unter normalen Verhältnissen. Hierdurch ist bei Fortgebrauch des Mittels eine Anhäufung im Körper und damit die Möglichkeit für das Entstehen von Nebenwirkungen gegeben. Die Ausscheidung des Jods aus dem Körper geht nicht immer gleichmässig vor sich. Es kann dasselbe eine Zeit lang z. B. aus dem Harn sowie dem Speichel ver-

[1]) Elsner, The Therap. Gaz., 1892, pag. 38.

schwinden und dann wieder erscheinen. Ob sich ein solches Latenzstadium über Wochen erstrecken kann, ist bisher, obwohl behauptet, nicht sicher genug nachgewiesen, aber für möglich zu halten. Eine Ausscheidung in den Magen findet meistens nach äusserlicher Anwendung statt. In dem Speichel zeigt sich Jod in um so grösserer Menge, je weniger davon z. B. bei bestehenden Nierenkrankheiten durch den Harn ausgeschieden wird. In den Thränen ist es schon vor langer Zeit nachgewiesen worden,[1]) ebenso in der Milch. Gerade das letztere Vorkommen hat Bedeutung, insofern durch die Aufnahme jodirter Milch seitens des Säuglings, Nebenwirkungen hervorgerufen werden können. Die Jodreaction der Milch hält nach Aufnahme von 0,5 g Jodkalium 30 Stunden an. Nach 3 Tagen vermisste man es in der Ammenmilch. Nach 58 Stunden war Jod noch im Harn des Säuglings aufzufinden. Der Uebergang in das Fruchtwasser sowie den Harn der Neugeborenen, in Exsudate und Transsudate, in die Synovia und andere Körperflüssigkeiten, sowie Organe ist sicher dargethan worden. Kleine Mengen sollen angeblich nicht in Gelenke und Exsudate der grossen serösen Höhlen, wohl aber in Transsudate übergehen.[2]) Ein besonderes Interesse beansprucht die Ausscheidung von Jod durch die Nieren, weil diese mehrfach in einen Zusammenhang mit der Entstehung von Nebenwirkungen gebracht worden ist. Durch gesunde Nieren wird der grösste Theil des eingebrachten Jods, z. B. 1 g in ca. 24 Stunden eliminirt. Eine kleine Menge verweilt längere Zeit im Körper. Bei Psoriasiskranken kamen nach täglich 1—5 g 80 pCt., nach 20—25 g 69 pCt., aber nach 30—35 g ebenfalls 80 pCt. zur Ausscheidung.[3])

Wenn hierbei Jod-Nebenwirkungen eintraten, dann wurde weniger ausgeschieden, und die Nebenwirkungen schwanden, sobald das zurückgehaltene Jodkalium wieder im Harn erschien. Hieraus ist nicht der allgemeine Schluss berechtigt, dass die Nebenwirkungen nur bei Zurückhaltung von Jod im Körper auftreten, auch nicht, dass dieselben schwinden, wenn die Ausscheidung wieder eine gleichmässige geworden ist. Viele andere Umstände können das Auftreten veranlassen, während das Aussetzen des Medicamentes meistens das Aufhören bedingt. Während bei nierengesunden Individuen gewöhnlich in ca. 24 Stunden nach der letzten Dosis der Hauptantheil des Jods den Körper verlassen hat, dauert dies bei acuten oder chronischen Nierenkrankheiten durchschnittlich 40 Stunden und bei Ascites hepatischen Ursprungs 90 Stunden.[4]) Auch das Fieber verzögert die Ausscheidung.

Als die hauptsächliche Entstehungsursache der Jod-Nebenwirkungen ist eine dauernde angeborene, oder erworbene, oder zeitliche, durch Krankheiten bedingte Disposition anzusprechen. Nur relativ wenige Menschen weisen den Jodismus auf. Hunderte vertragen die Jodverbindungen auch lange Zeit hindurch ohne jede Benachtheiligung. Aber selbst bei den ersteren gelingt es nicht selten durch Aenderung in den Dosen Toleranz für das Mittel oder, trotz des Weitergebrauchs eine Begrenzung in den Nebenwirkungen zu schaffen. In einzelnen Fällen wurde die Möglichkeit der Vererbung einer derartigen unange-

---

[1]) Wallace, The Lancet 1835—36, Vol. II., pag. 7 u. 6.
[2]) Rosenbach, Berl. klin. Wochenschr., 1891, pag. 937.
[3]) Ehlers, Monatsh. f. pr. Dermatologie, 1889, I., pag. 428.
[4]) Tschudnowski, Monatsh. f. pr. Dermatologie, 1888, pag. 804.

nehmen Empfindung dargethan. Ein Kranker bekam nur nach Jodkalium und Jodammonium, aber nicht nach Jodnatrium einen Ausschlag. Es kommt auch vor, dass eine Zeit lang vollkommene Toleranz besteht, dann aber plötzlich z. B. Hautausschläge auftreten.[1]) Es ist hierbei in den einzelnen Beobachtungen nicht festgestellt worden, ob vielleicht Aenderungen in der Jodausscheidung die Ursache eines solchen eigenthümlichen, erworbenen Verhaltens bildeten. Dass eine Art von Gewöhnung bisweilen zu Stande kommt, beweisen jene bereits erwähnten Fälle, in denen anfangs Intoleranz, später, hauptsächlich durch Aenderung der Dosirung, Toleranz eintritt. Menschen, die an Morbus Brightii leiden, bekommen nicht selten nach Gebrauch von Jodsalzen Nebenwirkungen, am häufigsten in Gestalt von Hautausschlägen. Solche, die geschwürige oder auch nur catarrhalische Kehlkopfaffectionen haben, werden nicht selten von bedrohlicher Schwellung der erkrankten Theile befallen. Bei Kranken mit verkalkten oder vernarbten Lungenleiden sollen grosse Jodmengen Schaden an diesem Organ hervorrufen können. Frauen, die Neigung zu Hämorrhagieen haben, bekommen durch Jodsalze leicht Blutungen. Kinder werden oft in auffälliger Weise von Jodnebenwirkungen verschont.

Ob atmosphärische Einflüsse eine Beziehung zu dem Vertragen von Jod haben, lässt sich nicht begründen. Einer älteren Angabe nach soll dies der Fall sein, Jodverbindungen sollten bei trocknem heiterem Wetter weniger leicht Nebenwirkungen hervorrufen als bei feuchtem, trübem, windigem und veränderlichem.

Die Dosirung der Jodsalze hat sicherlich in vielen Fällen einen Einfluss auf das Entstehen von Nebenwirkungen, in anderen ist ein solcher bestimmt nicht nachweisbar. Kleine und grosse Dosen können Unerwünschtes erzeugen. Die von den meisten Autoren früher angenommene Vorstellung einer „Saturation des Körpers mit dem Jodkalium" als deren Ausdruck immer die genannten Symptome gelten sollten, ist sowohl begrifflich so unklar und verschwommen, als auch durch die Thatsache des Entstehens dieser Affectionen schon nach ganz geringfügigen Dosen so leicht widerlegt, dass von einer näheren Besprechung derselben abgesehen werden kann. Kleine Dosen werden sogar erfahrungsgemäss oft schlechter vertragen wie grössere, vielleicht deswegen weil die letzteren stärker harntreibend wirken und dadurch das Jodkalium leichter fortschaffen. Nach 0,06 g wurden schon Hautveränderungen, Coryza und ähnliche Symptome, und nach weniger als der genannten Dose Zittern beobachtet. Doch fehlen auch nach so dreisten Mengen, wie sie in der neueren Zeit gegen Syphilis und Psoriasis gebraucht wurden, Nebenwirkungen nicht. Da, wo sie während des Gebrauchs des Mittels nicht erscheinen, ist die Möglichkeit eines späteren Auftretens in nicht sogleich erkennbarer Gestalt noch vorhanden. Wenn man bei Syphilitikern schnell steigend bis 33 g Jodkalium täglich verabfolgt, oder bei Psoriasiskranken gar progressiv bis täglich 50, ja selbst 57 g und im Ganzen in einigen Wochen 1500—3684 g von diesem Mittel verbrauchen lässt, so wird der Körper so mit Jod überschwemmt, wovon nur ein verhältnissmässig kleiner Theil wieder schnell

---

[1]) Janowski, Monatshefte f. pr. Dermatologie, 1886, pag. 445. — Hallopeau, Bullet. et Mémoires de la Société de Thérap., 1885, pag. 80.

ausgeschieden werden kann, dass Störungen unausbleiblich sind. Es wäre wohl zu wünschen, dass die Beobachtung dieser Kranken auch noch einige Monate nach der Behandlung fortgesetzt würde, um gesicherte Erfahrungen über eventuelle weitere Jodwirkungen zu erlangen. Der Muth, der sich in einer solchen Therapie zu erkennen geben soll, ist schlecht angebracht; denn die bessere Heilwirkung solcher Dosen ist nicht erwiesen, wohl aber die Möglichkeit, durch Jod langdauernde Schädigung des Allgemeinbefindens sowie des Gehirns und der Drüsen hervorzurufen. „Que risque-t-on en effet? Ou bien, il y aura intolérance d'emblée, et alors cette intolérance surviendra aussi bien après une forte dose qu'après une faible.“ Diese Auffassung ist eine irrthümliche. Bei so grossen Dosen handelt es sich nicht um die leichten Nebenwirkungen des Jods, sondern um constitutionelle, nicht wieder leicht ausgleichbare Störungen.

Kann eine schlechte Beschaffenheit des Jodsalzes oder eine unzweckmässige Art der Verabfolgung Nebenwirkungen hervorrufen? Es ist als sicher anzusehen, dass in einem grossen Theile selbst recht schwer verlaufender Fälle das eingenommene Jodkalium rein war. Einmal habe auch ich dies feststellen können.[1]) Dass auch schlechtes Jodkalium im Handel vorkommt und von Kranken eingenommen wird, ist aber ebenso sicher. Man hat für französische Präparate von Jodkalium angegeben, dass sie höchstens 80—90 pCt. reines Jodkalium, den Rest an Verunreinigungen besässen. Von den letzteren würde wesentlich nur jodsaures Kalium ein Interesse haben, insofern es mit Jodkalium bei Gegenwart von freier Säure Jod bildete. Dieses könnte an den Stellen, wo die Bedingung für sein Entstehen, nämlich freie Säure, vorhanden ist, Schädigung der Gewebe hervorrufen. Die Wirkung muss gerade hierbei energisch sein, weil sie in statu nascendi vor sich geht, d. h. in dem Augenblicke, wo die an der Umsetzung betheiligten Componenten in den Geweben am ausgedehntesten verbreitet sind. Jodsaures Kalium würde sich auch bilden, wenn man Jodkalium gleichzeitig mit chlorsaurem Kalium verabfolgte. Lösungen von Jodkalium und einem Morphinsalze zersetzen sich unter Abscheidung von Morphinhydrojodat. Deshalb ist das Verschreiben beider Stoffe in Lösung für das gleichzeitige Einnehmen zu vermeiden. Ebenso ist auch das Zusammenverordnen von Jodkalium mit blausäurehaltigen Präparaten zu vermeiden. Es bildet sich Cyankalium, freies Jod und Blausäure. Nebenwirkungen sind dadurch auch direct veranlasst worden.[2])

Alle Jodsalze können Nebenwirkungen hervorrufen. Vom Jodkalium, Jodnatrium, Jodammonium sind solche beschrieben. Das leicht zersetzliche Jodammon soll besonders häufig Nebenwirkungen an der Haut hervorrufen. Bisweilen machte man die Beobachtung, dass nach einem bestimmten Jodsalze, z. B. Jodkalium und Jodammonium oder nach jedem von diesen, Nebenwirkungen eintraten, aber nicht nach einem anderen, z. B. Jodnatrium. Dieses Vorkommniss ist jedoch im Ganzen selten. Meistens wiederholt sich die gleiche Symptomengruppe nach Einnahme einer jeden Jodverbindung, seltener wechseln die Neben-

[1]) L. Lewin, bei Wolf, Berl. klin. Wochenschr., 1886, No. 35, pag. 578.
[2]) Bonnewyn, Bulletin général de Thérap., 1861, T. LX., pag. 93.

wirkungen. Bei besonders empfindlichen Menschen vermag auch die äusserliche Anwendung einer unzersetzten, nicht freies Jod enthaltenden Jodkaliumsalbe leichten Jodismus zu erzeugen.

Das Aussetzen des Jodsalzes lässt gewöhnlich sämmtliche Nebenwirkungen bald zurückgehen. Es scheint jedoch, dass dieselben in einigen Fällen auch Anlass zu einem tödtlichen Ausgange gegeben haben. Es handelte sich hierbei um syphilitische und nichtsyphilitische Individuen. In zwei von diesen Fällen bestand eine schwere bullöse Eruption in weiter Verbreitung über den Körper, in anderen eine Purpura. Ueber die directe Todesursache liess sich nichts ermitteln. Schon vor 50 Jahren wurde berichtet, dass nach Gebrauch von Jodstärke, aber auch von Jodkalium der Tod unter Dyspnoe erfolgt sei. Es wäre ein solcher Vorgang noch am leichtesten verständlich, da, wie spätere Auseinandersetzungen noch lehren werden, Schwellung der Luftwege sich leicht herausbildet und damit die Möglichkeit für Dyspnoe, eventuell für die Erstickung gegeben ist. Wird Jod chronisch gebraucht, so kann ein constitutioneller Jodismus in Gestalt von körperlichen oder auch geistigen Störungen entstehen. Dieser überdauert meist lange das Aussetzen des Medicamentes.

Die Störungen des Allgemeinbefindens und der Gewebsernährung.

Zwei, bei so vielen Medicamenten wiederkehrende Nebenwirkungen, Fieber und Stoffwechselstörungen werden bisweilen auch nach Jodsalzen beobachtet. In der Besprechung des Jods ist bereits hierauf hingewiesen. Frühere Angaben über eine solche Fiebererregung wurden gewöhnlich mit Misstrauen aufgenommen. Aus der Neuzeit wurde jedoch Aehnliches berichtet. Danach erscheint bei manchen Menschen, meist in Verbindung mit anderen Nebenwirkungen, auch nach kleinen Dosen, z. B. nach der dritten Gabe von 0,18 g oder nach noch nicht 0,5 g, Fieber, d. h. Frösteln, oder ein Schüttelfrost mit darauf folgender Erhöhung der Körperwärme selbst bis zu 40° C. Frost kann fehlen. Die Dauer dieses Zustandes beträgt Stunden, aber auch mehrere Tage. Es ist vorläufig nicht zu erklären, weshalb diese Wirkung so selten auftritt und weswegen sie sich in einem Falle mit einem Hautausschlag, in einem anderen mit catarrhalischen Beschwerden oder mit Erbrechen und Durchfall vergesellschaftet. Selten beobachtet man Erniedrigung der Körperwärme. Ganz ähnlich verhält es sich mit der allgemeinen oder örtlich beschränkten Abmagerung, die man auch bei Thieren in auffälliger Weise hat entstehen sehen. So verlor z. B. in einem Versuche ein Pferd nach 9tägigem Gebrauche von je 4 g Jodkalium 12 kg an Gewicht. Bei Menschen tritt Verlust an Körpermaterial nur selten ein. Die Meinung, dass er nie eintritt, ist irrig. Er ist am häufigsten bei Kropfkranken beobachtet worden, wie ich dies in der vorherstehenden Abhandlung über Jod auseinandergesetzt habe. Indessen bleiben sehr viele mit Jodkalium behandelte Kropfkranke von solcher Abmagerung frei. Auch nicht an Kropf Leidende können davon befallen werden. Man sah Abmagerung bei Kranken auftreten, die wegen Psoriasis übermässig grosse Dosen von Jodkalium erhalten hatten. Gründe sind bisher nicht dafür auffindbar gewesen, weshalb selbst bei den mit Struma Behafteten in Bezug auf diese Nebenwirkung eine so weite Verschiedenheit herrscht. In einer an 18 Kindern angestellten vergleichenden Untersuchung über Jodnebenwirkungen fand man, dass gesunde und scrophulöse, mit Drüsentumoren behaftete und ferner scrophulöse und an Struma leidende keine Nebenwirkungen durch Jodkalium bekamen, während sonst gesunde, aber kropfkranke Kinder, bei denen sich der Kropf schnell verkleinerte, neben anderen Symptomen Abmagerung aufwiesen. Es ist nicht gut zulässig, diese Erscheinung auf die schnelle Kropfverkleinerung, d. h. auf eine Wirkung von resorbirten Kropfbestandtheilen allein zurückzuführen, da sie ja auch bei an anderen Krankheiten Leidenden vorkommt. Ein noch grösseres Interesse als diese allgemeine Ernährungsstörung haben die an einzelnen Drüsen vorkommenden. Vorzugsweise sind es Brustdrüse und Hoden, von denen nach Jodkaliumgebrauch ein Schwinden behauptet und verneint worden ist. Eine objective positive Angabe wiegt aber hierbei viele hundert negative auf, weil das Vorkommen eben sehr selten ist. Schon Coindet erwähnt, dass in einigen wenigen Fällen eine solche Wirkung an der Brustdrüse entstehen kann, und nach ihm ist sie bei Kropfkranken und anderen gesehen worden. Die Milchsecretion nimmt ab, der Umfang der Brüste wird kleiner, und nach und nach erfolgt in vereinzelten Fällen eine volle Einschmelzung derselben. Die Atrophie des Hodens soll in ähnlicher Weise entstehen können. Es fehlen leider bis jetzt histologische Untersuchungen über solche Fälle.

Nebenwirkungen an der Haut.

Spritzt man eine Jodkaliumlösung intramuskulär oder in das Unterbautzellgewebe, so entstehen Schmerzen. Dieselben werden als sehr heftig, reissend, bezeichnet. Sie strahlen nach den benachbarten Theilen aus. Der Injectionsherd weist Ecchymosen und zur Abscedirung führende Phlegmonen auf.[1]) Diesen örtlichen, vielleicht auf schnelle Jodabspaltung zurückzuführenden Nebenwirkungen gegenüber stehen die resorptiven Veränderungen, die nach der Aufnahme eines jeden Jodsalzes an und in der Hautdecke aufzutreten vermögen. Dieselben sind viel mannigfaltiger als die nach Jodgebrauch erscheinenden. Sie sind bisweilen von Fieber begleitet und können auch nur an einer Körperhälfte hervorbrechen. Es giebt wohl kaum eine Form von Hauterkrankung, die nicht durch Jodkalium je nach der Prädisposition des Individuums in begrenzterer oder weiterer Ausdehnung, in grösserer oder geringerer Schwere und in längerem oder kürzerem Bestande hervorgerufen werden könnte. Ungemischte und vielgestaltige kommen vor. Die ersteren können auch, wenn weiter das Jodsalz zugeführt wird, in polymorphe übergehen. Gewöhnlich vergehen einige Tage ehe ein Exanthem im Jodgebrauch erscheint — es können aber auch nur einige Stunden oder gar Wochen sein. Ist nach dem Aussetzen des Jodsalzes der Ausschlag verschwunden, so entsteht er zum zweiten Male bei erneuter Verabfolgung gewöhnlich schneller als das erste Mal und meistens auch durch kleinere Dosen. Unter allen Umständen gehört aber eine besondere Anlage für das Werden solcher Exantheme.

---

[1]) Lang, Archiv f. Dermatologie u. Syphilis, 1870, p. 128.

Aber selbst unter denjenigen, die eine solche besitzen, kommen noch Verschiedenheiten in Bezug auf die Art des Entstehens der Nebenwirkungen vor. Bei einigen bilden sie sich z. B. nur nach innerer Einführung von Jodsalzen, bei anderen auch nach Einreiben in Salbenform in die Haut.

Ueber den directen Anlass zur Bildung solcher Exantheme sind sehr verschiedene Anschauungen kund geworden. Ich habe schon in der ersten Auflage dieses Werkes die Meinung vertreten, dass es sich hierbei lediglich um eine Wirkung des in die Haut gelangten Jodkaliums resp. Jods handelt, und kann dieselbe auch heute noch nicht ändern. Die neuere Auffassung dieser Exantheme als Reflexerscheinung soll dadurch gestützt werden, dass dieselben nicht stärker an den Stellen auftreten, an welchen Talg- und Schweissdrüsen gehäuft sind, dass die Hautdrüsen in der Umgebung der veränderten Theile stets gesund sind, dass grosse Dosen in dieser Beziehung wie kleine wirken, die Efflorescenzen bei den verschiedenen Individuen wechseln und bei genauer Untersuchung in ihnen nie Jod gefunden wird.[1]) Keiner dieser Gründe ist stichhaltig. Denn z. B. ist der Ausgangspunkt solcher Hautveränderungen wahrscheinlich nicht in den Talgdrüsen zu suchen. Man findet sie auch in drüsenlosen Narben[2]) und in der Hohlhand. Die Bedeutungslosigkeit der Dose, sowie die Verschiedenheiten in der Gestaltung der Ausschläge beruhen auf der besonderen Empfindlichkeit der Haut. Dass in den Blasen und Pusteln bisweilen kein Jod gefunden wurde, kann seinen Grund in einer bereits wieder zu Stande gekommenen Resorption haben. Die vorhandenen positiven Befunde wiegen auch hier einige negative weit auf. Ganz belanglos ist die Anschauung, dass die Jodausschläge Reflexwirkungen einer Reizung der Verdauungswege darstellen, weil sie durch subcutane Einspritzung nicht hervorgerufen werden könnten.[3]) Das letztere ist nicht genügend bewiesen worden. Es ist aber sogar als sicher anzusehen, dass bei jedem Menschen nach Einspritzung von Jodkalium in das Unterhautzellgewebe eine Ausscheidung von Jod in den Verdauungskanal stattfindet. Deswegen müssten, wenn die genannte Ursache wirkte, auch hierbei Exantheme erscheinen. Ob vasomotorische und trophische Nerven an dem Entstehen derselben allein betheiligt sind, oder vielleicht nur mitwirken, lässt sich nicht bestimmt beantworten. Keinenfalls kann eine Lähmung von Vasomotoren allein Entzündung resp. Exsudation hervorrufen, wie sie bei den meisten Jodausschlägen vorhanden sind. Trophoneurotische Einflüsse mögen wohl nicht selten bei der Entstehung von Jodexanthemen betheiligt sein. Aber auch hier handelt es sich dann um örtliche Wirkungen des in die Haut gelangten Jods auf peripherische Nerven. Die auch einmal geäusserte Vermuthung, dass neben Gefässveränderungen vielleicht noch Aenderungen in der Blutzusammensetzung hierbei in Frage kommen,[4]) hat nach unseren bisherigen Erfahrungen in dieser Beziehung keine Stütze. Für die örtliche Wirkung an der Haut ist eine Spaltung des eingeführten Jodkaliums wohl unerlässlich. Schon Buchheim liess eine

---

[1]) Ducrey, Rivista internaz. di Medicina e Chirurg., Nap 1886, pag. 647.
[2]) Duckworth, Medical Times and Gaz., 1879, I., pag. 632.
[3]) Besnier, Annales de Dermat et de Syphiligr., 1882, No. 3, pag. 171.
[4]) Taylor, Monatsh. f. pr. Dermatologie, 1888, pag. 1218.

solche durch Einwirkung von Ozon auf das mit dem Schweisse ausgeschiedene Jodkalium vor sich gehen. Das freiwerdende Jod sollte den Jodausschlag veranlassen. Nach einer anderen Anschauung soll das Jodsalz nur durch die Talgdrüsen ausgeschieden werden. Durch das in dem stagnirenden Secret der Drüsen vorkommende salpetrigsaure Ammoniak, bildet sich bei saurer Reaktion aus Jodkalium Jod, das seinerzeit reizend auf die Drüsen nebst Umgebung einwirken könne. Diese Anschauung ist nur eine Uebertragung, der viel früher schon, mit Beziehung auf den Jodschnupfen und die Jodsalivation, gemachten Angaben auf die Haut. Sie ist in ihrer Ausschliesslichkeit ebensowenig richtig, wie die erstgenannte, da auch in der Hohlhand Veränderungen durch Jod geschaffen werden können. Als Begleitsymptome der Jodexantheme beobachtete man in einigen Fällen Prickeln, Brennen und Jucken. Schmerzen wurden mehrfach bei Purpura jodica gesehen. Uebermässige Schweisssecretion ist nicht häufig. In einem Falle bestand sie ohne Ausschlag neben einem Oculo-Nasalcatarrh und Schmerzen. Bei vesiculärem Exanthem kommt sie vor.

In weitem Umfange bilden sich Gewebsschwellung und Oedeme auf Grund einer Idiosynkrasie heraus. Die Ursache derselben ist so dunkel wie die anderer Jodwirkungen. Störungen im Blutkreislaufe sind wahrscheinlich daran betheiligt, ohne dass man ihr eigenes Entstehen zu erklären vermag. Hauptsächlich finden sich die Schwellungen im Gesicht, der Nase, den Lidern. Diese Theile können ihre normalen Contouren verlieren und ein erysipelasartiges Aussehen gewinnen. Auch die am Kopfe vorhandenen Drüsen können anschwellen. Seltener findet sich Schwellung der Gelenke neben Schmerzen. Bemerkenswerth ist die Möglichkeit, dass solche Veränderungen bisweilen nur halbseitig vorkommen. Bei einem an Kopfcongestionen und Bronchialcatarrh leidenden, plethorischen Manne entstand 36 Stunden nach dem Einnehmen von 0,18 g Jodkalium, nachdem allgemein nervöse Störungen vorangegangen waren. eine stärkere Füllung der Kopfgefässe der rechten Seite neben vorwiegend rechtsseitigem Oedem des Bindegewebes am Auge, dem Halse und dem Ohr. Die Schwellung kommt vereinzelt auch nicht diffus, sondern mehr abgegrenzt in Partieen, die durch normale Hautbrücken verbunden sind, vor.

Ich habe bereits bemerkt, dass die Ausschläge sehr mannigfach sind. Es ist nicht unwahrscheinlich, dass die verschiedenen Gestalten bis auf die Purpura nur Ausdrucksformen einer einzigen Einwirkung, einer Dermatitis, darstellen, welche aber ein verschiedenes Aussehen nach der Schwere der Einwirkung, dem Sitze des Uebels, dem Entwickelungsgrade u. s. w. annehmen. Deswegen und auch aus anderen Gründen ist jede Eintheilung dieser Hautveränderungen eine mehr oder minder willkürliche. Die folgende Gruppirung entspricht vielleicht dem practischen Bedürfniss, insofern sie die Möglichkeit giebt, die vorkommenden Exantheme leicht einzureihen.

1. Der fleckige Jodausschlag. Das sehr lange bekannte Erythem entsteht namentlich an den Vorderarmen, aber auch an Gesicht, Hals, Schultern, der Brust, dem Kreuz, sehr selten über dem ganzen Körper, entweder diffus oder in vereinzelten Flecken. In einem Falle entstand es nur an dem Rumpf und den Extremitäten. Meist stellt es rosenrothe, auch braungelbe, zusammenfliessende, etwas

die Hautfläche überragende und auf Druck verblassende Flecke dar. Seltner erscheint es als erysipelasartige Hautröthe. Nach dem Aussetzen des Jodsalzes schwindet das Exanthem bald. Durch den Fortgebrauch kann es in eine der nachbenannten Formen übergehen. Mischformen von Erythem mit anderen Ausschlägen kommen häufig vor.

2. Die Knötchen- und knotenförmigen Exantheme. Papeln wurden über den Leib und die unteren Gliedmassen, aber auch über den ganzen Körper verbreitet, beobachtet. In einzelnen Fällen entstanden sie unter Jucken. Ein säugendes Kind bekam solche durch die Milch der Jodkalium nehmenden Mutter.[1]) Auch bei Erwachsenen erscheinen dieselben, wenngleich sehr selten.[2]) Sie haben eine gewisse Analogie mit Urticaria, unterscheiden sich aber von ihr durch ihre übertriebene Entwicklung und die hellere, rosenrothe, auf Druck bleicher werdende Farbe. Die als Urticaria beschriebene, durch Jodkalium hervorgerufene Hauterkrankung, die sich durch gruppenweis zusammenstehende, intensiv rothe, mit einem Hof umgebene Quaddeln, charakterisirt, stellt aber doch vielleicht eine Grundform für die hierhergehörigen knötchenartigen Ausschläge dar. Abweichungen im Aussehen können durch die zuvor genannten Umstände bedingt sein. Analogieen zu einer solchen localisirten serösen Infiltration in die oberen Schichten des Papillarkörpers und der Epidermis kommen in Gestalt ausgedehnter, diffuser Hautschwellung vor. Man würde dann die beobachteten, serös infiltrirten Knötchen als eine Urticaria papulosa bezeichnen können. Manche Autoren, die den Ausbruch kleiner Knötchen auf gerötheter Basis sahen, verglichen diesen Zustand mit einem Erythema multiforme.[3])

Als neueste Modification der Jodausschläge ist eine Urticaria haemorrhagica beschrieben worden, die bei einem Kranken nach jedem Jodpräparat auftrat.

Sammeln sich in der Epidermis grössere Mengen von Serum an, dann kann wohl auch aus einer papulösen, eine Urticaria bullosa eventuell mit sanguinolentem Blaseninhalt entstehen.[4])

Eine Form des Jodausschlages ist bisher als Jodacne bezeichnet worden. Sie betrifft jenen häufig vorkommenden Zustand, bei welchem pusteltragende Knötchen vorhanden sind. Dieselben sind spitz oder platt wie Variola- oder Varicellenpusteln, entwickeln sich bisweilen mit Fieber, schon nach kleinen Jodkaliummengen, vorzugsweise auf der oberen Körperhälfte, können ihren Sitz selbst im äusseren Gehörgang haben, und enthalten eine, sich auf Druck entleerende, milchige, resp. eitrige Flüssigkeit. Sie beginnen ihre Rückbildung schon einige Stunden nach dem Aussetzen des Medicamentes und können nach 2 Tagen meist ohne Pigmentirung oder Narbe, aber auch mit solchen verschwinden. Sie sind lange bekannt und wurden als Acne, d. h. als eine wesentlich die Talgdrüsen treffende Krankheit angesprochen. Dies scheint neueren Untersuchungen nach nicht der Fall zu sein, vielmehr das eventuelle Befallenwerden der Talgdrüsen eine secundäre

[1]) Koplik, New York medic. Record. 1887, 24. Sept., pag. 424.
[2]) Petitjean, Accid. du côté de la peau etc.. 1879, pag. 10.
[3]) Maïeff, Wratsch, 1890, No. 13, pag 313.
[4]) Pellizari, Vierteljahrschr. f. Dermatol. u. Syphilis, 1884, pag. 502.

Einwirkung darzustellen. Bei der mikroskopischen Untersuchung fand man Erweiterung aller, die Talgdrüsen umspinnenden, ebenso wie der benachbarten Gefässe, sowie Ansammlung von Rundzellen in der Wand derselben. Schweissdrüsen und Haarfollikel waren normal. Die Pusteln sind als Folge einer oberflächlichen örtlichen Dermatitis anzusehen. Eine Reinhaltung der Haut stellt keine prophylaktische Hülfe gegen dieses Leiden dar.

Grössere, auch nach mässigem Jodkaliumgebrauch gewöhnlich bei Syphilitikern auftretende Knoten, die Dermatitis tuberosa, haben die Aufmerksamkeit der Dermatologen in der Neuzeit erregt, sind jetzt mit den mannigfaltigsten Namen belegt, und ihrer Entstehung nach sehr verschieden gedeutet worden. Schon Ricord spricht von Hautveränderungen durch Jod, die dem Erythema nodosum ähnlich seien. Die Aehnlichkeit ist jetzt wieder mehrfach hervorgehoben worden. In Deutschland sah man ebenfalls solche Ausschläge nach Jod schon vor 50 Jahren und bezeichnete sie als Furunkel. Die in einigen Fällen aus entzündlichen runden Flecken entstehenden[1]) Knoten können von 1/2—2 cm bis zu Ei- und selbst Faustgrösse anwachsen. Sie scheinen am häufigsten im Gesicht (Stirn, Schläfen, Wangen), am Halse, Brust und Rücken vorzukommen, sind aber auch an den Extremitäten, z. B. dem Oberschenkel und den Innenflächen des Vorderarms beobachtet worden. Sie sind rund oder eiförmig, glatt, gespannt oder mit Dellen versehen, tiefroth, ohne die bläuliche Verfärbung des Centrums, wie sie bei Erythema nodosum vorkommt, und schmerzen in einigen Fällen auch bei leiser Berührung,[2]) während sie in anderen vollkommen schmerzlos über ihrer Unterlage verschoben werden können. Fieber kommt als Begleiter vor.[3]) Meist fehlen Störungen des Allgemeinbefindens. Der Sitz dieser, oft derbteigigen, oder weichschwammigen Gebilde ist ein verschiedenartiger. Man sah sie im Unterhautzellgewebe, aber auch gestielt und breitbasig mit steil abfallenden Rändern auf resp. in der Haut sitzen. Die Stilbildung der Geschwulst war bei einem Kranken so ausgesprochen, dass das Ganze einem Champignon ähnlich sah und man leicht eine Abbindung hätte vornehmen können. Vielfach umgiebt diese Gebilde nur ein kleiner rother Hof, so dass man die vorhandene Entzündung als eine, wesentlich auf die Neubildung beschränkte ansehen muss. In anderen Fällen liegen die Tumoren auf einer rothen, geschwollenen und schmerzhaften Basis. Bei einem Kranken erschien nach 5 tägigem Gebrauch von Jodkalium (20—25 g) auf dem Nasenrücken ein kleines rothes Knötchen, das sich schnell vergrösserte. Am nächsten Tage bildete sich um das Knötchen herum ein Kranz von Bläschen. Nach 8 Tagen erhob sich ein gelblich brauner schwammiger Tumor mit verstreuten kleinen Oeffnungen über der unteren Hälfte der Nase. Er wurde nach dem Aussetzen des Medicamentes in der Chloroform-Narkose abgetragen. Das Wachsthum geht bei Fortgebrauch des Jodkaliums ziemlich schnell vor sich. Während meistens diese Knoten eine intacte Oberfläche besitzen, kommen doch auch solche vor, bei denen bald nach dem Entstehen eine siebartige Durchlöcherung vorhanden ist.

---

[1]) Duhring, Medical and surgical Reporter, 1879, 13. Dec

[2]) Hallopeau, Bulletin et Mém. de la Société de Thérap., 1885, 13. Mai, p. 80.

[3]) Kaempfer, Centralbl. f. klin. Medicin, 1890, No. 6.

(Acné anthracoide jodopotassique,[1]) Pustulosis jodica acneiformis, Pustulosis jodica anthracoides oder furunculosa,[2]) Acné éléphantiasique.) Aus diesen Oeffnungen entleert sich auf Druck Eiter.[3]) Jede derselben führt in eine minimale Abscesshöhle. Diese Oeffnungen können mit der vollen Ausbildung des Tumors schwinden und nunmehr kann von der warzenähnlichen, chagrinartigen Oberfläche desselben Secret abgesondert werden. Dieses kann zu dicken, gelben Krusten eintrocknen, und ein Bild liefern, das früher auch als der Rupia ähnlich bezeichnet wurde. Der weitere Verlauf ist ebenso verschieden, wie die Gestaltung dieser Bildungen selbst. Im Unterhautzellgewebe sitzende, knotige Infiltrationen sah man nach dem Aussetzen des Jods in 24—36 Stunden, längstens in 3—4 Tagen unter oberflächlicher Abschilferung schwinden. In anderen Fällen dauerte die Rückbildung 14 Tage, aber auch 4 Wochen. Bräunliche, blaurothe oder marmorirte Flecke, oder bräunliche, narbige Vertiefungen[1]) bleiben zurück. Eine Therapie ist kaum nöthig. Versucht man durch Kataplasmirung das Verschwinden zu beschleunigen, so kann ein erysipelasartiger Zustand — man beobachtete dies am Gesicht — mit Schwellung und unangenehmen Allgemeinerscheinungen auftreten. Die letzteren sind wohl so zu deuten, dass eiweissartige Stoffe der Rückwandlung dieser Tumoren in grösserer Menge in das Blut aufgenommen werden. Selten kommt ein acuter spontaner Zerfall solcher Knoten vor.

Dieses Leiden wird, wie ich glaube, richtig als eine Dermatitis bezeichnet. An Anthrax erinnert nur die siebförmige Durchlöcherung der Tumorendecke. Die Affection beginnt in dem Corium und dem Papillarkörper. Secundär werden erst die Talgdrüsen mit ihren Oeffnungen befallen. Weiterhin findet Exsudation und zellige Infiltration in die Papillen der Haut als Folge der Entzündung statt. Auf Grund individueller Verschiedenheit kommt, da die Jodausschläge die Neigung zu wuchernden oder fungösen weiteren Veränderungen besitzen, ein sehr wechselvolles Bild derselben zu Stande. Selbst aus Narben können sich Vegetationen entwickeln.

3. Die blasigen Jodausschläge. Den Uebergang zu den rein blasigen Ausschlägen bildet das Jodeczem. Die Existenz eines solchen ist bezweifelt worden. Ob mit Recht, lässt sich nicht entscheiden. Jedenfalls ist dasselbe sehr selten. „Krätzähnliche Bläschen“ wurden schon im Jahre 1839 nach Jodgebrauch beobachtet. Man sah ein solches Eczem. am behaarten Kopf, Gesicht, Hals, Ohr, seltner an den Extremitäten und in der Umgebung des Hodens erscheinen. Auf geschwollener Basis erheben sich stecknadelkopf- bis linsengrosse, durch Zusammenfliessen selbst bohnengrosse, prall gefüllte Bläschen. Einen Tag später sind dieselben theils eitrig oder krustig, theils vertrocknet. Die Epidermis kann sich an einzelnen befallenen Hautstellen ablösen und nun eine grössere nässende Fläche zum Vorschein kommen. Am Barte beobachtete man neben dem ebenbeschriebenen einen, dem Eczema sycosiforme ähnlichen Zustand. Starkes Jucken kann ihn begleiten. Der Ausschlag schwindet nach dem Aussetzen in 5—14 Tagen, meist unter feiner Desquamation.

---

[1]) Besnier, Annales de Dermatologie et de Syphiligraphie, 1882, pag. 171.
[2]) de Amicis. Monatshefte f. pr. Dermatologie, 1888, pag. 28.
[3]) Guérard, Des érupt. médicam. pathogén., 1862, pag. 42.

Neben einem Eczem können noch andere Ausschlagsformen gleichzeitig bestehen. Der wirkliche bullöse Jodausschlag oder der Jodpemphigus ist 1854 zuerst beschrieben worden. Sehr viele spätere Beobachtungen liegen darüber vor. Man bemerkte ihn nach grossen und kleinen Mengen von Jodammonium und Jodkalium, am behaarten Kopf, Gesicht, Hals, Nacken und den Extremitäten, besonders der Dorsalfläche der Hände und Handgelenke, selten an dem Stamm. Die Schleimhaut der Zunge, der Wangen, des Rachens und der Nase sah man in einem Falle ebenfalls mit pemphigusartigen Blasen bedeckt, welche zwischen sich noch normale Schleimhaut liessen.[1])

Bei Personen höheren Alters und cachektischer Constitution soll der Jodpemphigus häufiger vorkommen. Die Zeit für sein Erscheinen wechselt, wie dies ja für alle Arzneiexantheme zutrifft, nach der individuellen Anlage, dem zeitigen Krankheitszustande u. s. w. von mehreren Stunden bis zu mehreren Tagen nach dem Beginn des Jodeinnehmens. Es entstehen dann Bläschen und Blasen von Erbsen- bis Taubeneigrösse. Die Dorsalfläche der Finger kann z. B. eine zusammenhängende Blase darstellen. Die grösseren Formen bilden sich durch Verschmelzung mehrerer kleiner Blasen, oder Blasenpusteln, seltner aus Papeln. Diese Eruption besteht meist für sich allein und ist selten gleichzeitig mit anderen vergesellschaftet. Der Inhalt der, meistens eine derbere Consistenz besitzenden Blasen ist anfangs serös, später serös-eitrig, hämorrhagisch oder auch halbsolide aus sagokornähnlicher, dicker, gelblich weisser und dunklerer Masse bestehend.[2]) Bleiben die Blasen längere Zeit, so kann ihr Inhalt übelriechend werden.[3]) Die histologische Untersuchung ergab, dass die Blasen im mittleren Theile des theilweis zerstörten Schleimkörpers liegen. Die Blasenwände bestehen aus den stark hypertrophischen Hornschichten, dem Stratum granulosum und einem wechselnden Theil des Rete mucosum. Nach anderer Meinung bildet eine rauhe, sich theilweise auflösende Epidermis die Blasendecke. Die Blasenbildung wird als das Resultat eines Insultes der Gefässwände innerhalb einer begrenzten Fläche angesehen. Blutbestandtheile treten dadurch aus. Ihr Druck verdrängt die Gewebsbündel; die Mucosa der Epidermis zerreisst und die Flüssigkeit sammelt sich unter der Hornschicht der Epidermis an. Die Talgdrüsen wurden normal, die Haut zwischen den Blasen in einzelnen Fällen infiltrirt und geröthet befunden. Als Begleiter der Eruption kann Fieber auftreten. In 5 von 9 Fällen fand man gleichzeitig Herzcomplicationen, in einigen davon auch Nierenerkrankung. Ob und in welchem Umfange diese an dem Zustandekommen der Hautaffection betheiligt sind, und zwar die ersteren durch Verlangsamung des Capillarkreislaufs in der Haut, die letztere durch mangelhafte Ausscheidung des Jod lässt sich nicht bestimmt beantworten. Ich halte beide Einflüsse, besonders aber den ersteren, für sehr wenig bestimmend in dieser Beziehung.

Der weitere Verlauf der Hauterkrankung gestaltet sich meist so, dass die Blasendecke fortgeht und dann umfangreiche, ziemlich tiefe

---

[1]) Wolf, Berlin. klin. Wochenschrift, 1886, No. 35, pag. 578.
[2]) Nevins Hyde, Journ. of cutan and vener. Diseases, 1886, IV., pag. 353.
[3]) Morrow, Monatshefte f. pr. Dermatologie, 1887, pag. 24.

buchtige, erhaben- und hartrandige, mit macerirten Fetzen bedeckte und unangenehm riechende Ulcerationen entstehen. Die Blasen können auch unter Zurücklassung vertiefter, vielfach von vorspringenden Leisten durchzogener Narben abheilen. Auf den letzteren entwickelten sich in einem Falle breiten Condylomen ähnliche Wucherungen. Das Gesicht wurde dadurch so entstellt, als handelte es sich um Lupus. Leichtere derartige Veränderungen kommen auch vor. So sah man die Oberfläche nach dem Platzen der Blase fein warzig und gröber wuchernd. Hierbei war die Cutis zum Unterschiede von gewöhnlichem Pemphigus verdickt.

4. Der blutige Jodausschlag. Schon bald nach der Einführung des Jod wurde eine Purpura jodica beobachtet. Cullen sah eine solche bei einem Kranken nach jedesmaligem Gebrauch von Jod eintreten. Später wurde sie von Ricord und Anderen als Purpura haemorrhagica oder Morbus maculosus in Folge von Jod resp. Jodkalium beschrieben. Meistens ist es bei den dazu disponirten Individuen gleichgültig welches Jodsalz sie nehmen. Selten kommt es vor, dass z. B. nach Jodkalium und Jodammonium Petechien entstehen, aber nicht nach Jodnatrium.[1]) Berichtet wurde, dass ein Kranker nach Jodkalium aber nicht nach Einführung von Jod eine Purpura bekam. Das Erscheinen dieses Ausschlages ist nicht an bestehende Syphilis gebunden, und die Syphilis scheint auch nicht einmal eine besondere Prädisposition hierfür abzugeben. Man hat indessen auch behauptet, dass am häufigsten schwache, anämische Individuen mit tertiären Affectionen davon befallen werden. Der Ausschlag erscheint gewöhnlich in den ersten drei Tagen nach Gebrauch von Jodkalium, seltner zwischen dem dritten und sechsten Tage.[2]) Kinder und Erwachsene können davon befallen werden. Es lässt sich gewöhnlich zeigen, dass nach jeder erneuten Verabfolgung der bereits geschwundene Ausschlag wiederkehrt. Die Höhe der Dosis scheint wenig Einfluss auf das Entstehen und die Stärke der Purpura zu haben, obschon man in einem Falle mit der Erhöhung der Dosis immer neue Nachschübe auftreten sah. Bei einigen Kranken erfolgt die Hautveränderung erst nachdem eine grössere Jodkaliummenge eingeführt ist, so dass z. B. nach Verbrauch von 20 g die Haut noch frei, nach 24 g mit Jodkalium-Purpura bedeckt ist, bei Anderen unmittelbar nach dem Einnehmen von z. B. 0,15 g. Dem Erscheinen der Purpura ging in einem Falle Nasenbluten vorauf. Die Dauer des Ausschlages ist kurz, sobald das Mittel ausgesetzt wird. In ca. 10 Tagen, höchstens 2—3 Wochen, ist er ganz geschwunden.

Mischformen von Jodkaliumpurpura mit anderen Ausschlägen wie Jodacne[3]) und Pusteln[4]) kommen vor. Als Begleiter des Ausschlages beobachtete man starkes Jucken, auch ein Gefühl von Hitze und heftige Schmerzen in den befallenen Theilen, besonders in den Händen, den Schenkeln und Fusspitzen, die sich auf Druck oder schon bei Berührung steigerten. Als Norm scheint zu bestehen, dass der Ausschlag nur ausnahmsweise im Gesicht und am Rumpf auftritt. Die oberen Glied-

[1]) Sidney Ringer, The Practitioner, Vol. VIII., pag. 129.
[2]) Fournier, Revue mens. de Médecine et de Chirurgie, 1877, pag. 653.
[3]) Duffey, Dublin quaterly Journal, 1880, I., pag. 274.
[4]) Mackenzie, Medical Times and Gaz., 1879, I., pag. 173.

massen: Vorder- und Oberarm, die Volarflächen beider Hände, besonders aber die unteren Extremitäten: die Unterschenkel sowie die Dorsalfläche des Fusses werden befallen. Das Vorkommen an der letzteren Oertlichkeit ist mit Unrecht bestritten worden. Die Zahl der Flecken an einer Extremität kann bis auf 100 Stück steigen. Sie selbst erheben sich selten über die Hautfläche, sind miliar, meist stecknadelkopf-, selten linsengross. Es kommt auch vor, dass die anfangs winzigen Ecchymosen in 24 Stunden zu grösseren, linsenförmigen Blutherden zusammenfliessen. Druck lässt sie nicht verschwinden. Ihre Farbe ist dunkelblutroth oder purpurschwarz. Sie war in einem Falle so dunkel, dass man, in dem Glauben, es sei eine äusserliche Schwarzfärbung, versuchte dieselbe fortzuwischen. Sie können auf geschwollener Basis stehen. Ihre Bildung aus anfänglichen rothen Flecken konnte man einmal am Arme bei einem Kinde verfolgen.

Nebenwirkungen seitens des Verdauungskanals, des Harn- und Geschlechtsapparates.

Die Lippen schwellen als Theilerscheinung der Gesichtsschwellung bisweilen an. Ein Gefühl von Spannung macht sich in ihnen unangenehm bemerkbar.

Nach dem Einnehmen von Jodkalium wird häufig ein adstringirend metallischer oder bitterer Geschmack auf der Zunge von manchen Personen empfunden. Derselbe verschwindet sehr schnell durch das Ausspülen des Mundes mit kaltem Wasser, dem ein Esslöffel voll Spiritus Cochleariae zugesetzt wird. Ausserdem beobachtet man ab und zu bei besonders empfindlichen Individuen nach kleinen Dosen Kratzen und Brennen, ein Gefühl der Trockenheit und Hitze im Schlunde und die Empfindung von Schmerzen und Constriction im Pharynx. In seltenen Fällen werden auch Störungen im Schluckvermögen beobachtet. Das Gefühl des Brennens kann sich vom Schlunde, das Brustbein entlang, bis zur Magengegend fortsetzen. Die Untersuchung des Mundes und des Rachens ergiebt in einigen Fällen eine ausgesprochene Angina pharyngis. Die Pharynxschleimhaut ist geschwollen, stark geröthet, und ebenso kann auch das Zäpfchen denkbar stark ödematös sein.[1]) Wenn an der Hautdecke Ausschläge bestehen, kommen in einzelnen Fällen am weichen Gaumen Bläschen und pemphigusartige Blasen sowie Epithelabschürfungen in der Umgebung derselben vor. Die Schwellung der angegebenen Theile kann Tubenverschluss bewirken. Eine nicht seltene Nebenwirkung ist der Speichelfluss. Er wurde schon in den ersten therapeutischen Jodversuchen beobachtet. Auch kleine Kinder können ihn aufweisen. Reichlicher und langdauernder Jodkaliumgebrauch soll ihn besonders leicht hervorrufen. Der geringen Belästigung, die einige Kranke dadurch empfinden, stehen die Fälle gegenüber, in denen die Speichelabsonderung so stark wie nach Quecksilber ist. Schwerere Entzündungen der Mundtheile scheinen zu den Ausnahmen zu gehören, kommen aber, wie nach Bromkalium, vor. Die Kritik muss jedoch in dieser Beziehung scharf geübt werden, da ja häufig vor Jodkalium Quecksilber genommen wird und die dann erscheinende Stomatitis

[1]) Huchard, Bull. et Mém. de la Soc. de Thér., 1885. Séance du 22. Avr., p. 72.

berechtigter als Folge des letzteren Mittels angesehen werden muss. Ich halte es selbst nicht für unmöglich, dass eine Combination von Nebenwirkungen des Jodkaliums und Quecksilbers in zeitlichem Zusammenfallen auftreten können. So erschienen bei einem Manne, der früher viel Quecksilber genommen, nach 24tägigem Jodgebrauch Schwellung des Gesichtes, Salivation und Ulcerationen im Munde. Das erste Symptom ist hier wahrscheinlich dem Jod, das letztere dem Quecksilber zuzuschreiben. Als wirkliche Folge des Jodkaliumgebrauches sah man Blutungen des Zahnfleisches, Schwellung und Rissigwerden der Zunge und vereinzelt auch Loslösung der Zähne auftreten. Ebenso ist als seltnes aber sicher constatirtes Symptom die Schwellung der Submaxillardrüse und eine mumpsartige Schwellung der Parotis[1]) anzusehen. Mit der letzteren beobachtete man einmal eine Verminderung der Speichelsecretion.

Wenngleich die Magenthätigkeit von kleinen und mittleren ein- oder mehrmaligen Dosen Jodkalium nicht afficirt wird, sich vielmehr oft ein bis zum Heisshunger gesteigerter Appetit bemerkbar macht, so beobachtet man doch ab und zu bei Personen, die eine ausgesprochene individuelle Abneigung gegen dieses Mittel haben, Uebelkeit und Erbrechen, bei Anderen einen Schmerz, der seinen Sitz im Fundus des Magens hat, oft recht lebhaft ist, durch Druck nicht vermehrt wird, und auf die Verdauung keinen Einfluss zu haben braucht. Die Verdauung wird indessen nach längerem Jodkaliumgebrauch bisweilen doch gestört. Man hat gerade die Nebenwirkungen seitens des Magens auf eine Verunreinigung des Jodkaliums mit jodsaurem Kalium zurückführen wollen, weil sich dann durch Einfluss der Magensäure freies Jod bilden könne, das seinerseits die Schleimhaut des Magens mit ihren Drüsen angreife. Wenn auch diese Annahme nicht unbedingt zutreffend ist, insofern sich auch nach Eingabe reinen Jodkaliums diese Symptome ab und zu zeigen, so ist es immerhin doch möglich, dass bei manchen Personen das sich abspaltende Jod begünstigend für das Zustandekommen der genannten Symptome wirkt. Blutbrechen wurde bei Purpura gesehen.

Neben dem Erbrechen, aber auch ohne dieses kommen selbst nach kleinen Dosen Durchfälle vor. Das Entleerte kann auch Blut enthalten. Verstopfung ist selten. In den ersten Tagen des Gebrauches von Jodkalium ist sie beobachtet worden. Schmerzen in der Lebergegend werden ebenfalls als Nebenwirkung angegeben.

Die Harnabsonderung geht nach Jodkaliumgebrauch in einigen Fällen mit Schmerzen einher, und kann vergrössert sein. Der Tenesmus vesicalis kommt auch bei leerer Blase vor. Die Vermehrung der Harnmenge sah man vereinzelt auf 4—5 ja selbst 10 Liter im Tage ansteigen. Demgegenüber ist aber auch darauf hinzuweisen, dass statt der Polyurie eine Oligurie, eventuell ein Aufhören der Harnabsonderung für einen Tag und noch mehr erfolgen kann. Eiweisshaltig wurde der Harn mehrfach während des Bestehens von blasigen, fleckigen[2]) und anderen Jodausschlägen befunden. Bei genauerer Prüfung würde sich das Vorkommen einer solchen Albuminurie wahrscheinlich häufiger,

---

[1]) Rieder, Münchener medic. Wochenschr., 1887, pag. 73 u. A.
[2]) Gerson, Münchener medic. Wochenschr., 1889, pag. 426.

wie bis jetzt angenommen wird, nachweisen lassen. Blutharnen sah man nach Jodkaliumgebrauch ebenfalls entstehen. Es war von anderen Nebenwirkungen des Jod begleitet. Der Harn wies in einem solchen Falle anfangs weisse und rothe Blutkörperchen, später freien Blutfarbstoff auf.

Ob die Angabe Ricord's von einem Stärkerwerden des gonorrhoischen Ausflusses unter Jodkaliumgebrauch, oder die neuere von dem Erscheinen einer Urethritis durch diese Therapie gerechtfertigt sind, lässt sich bei dem Vereinzeltsein dieser Mittheilungen nicht entscheiden. Doch stehen sie in Uebereinstimmung mit den Beobachtungen, dass Utero-Vaginalcatarrhe durch dieselbe Ursache stärker werden können, die Menstruation in einzelnen Fällen früher eintritt und die Absonderung stärker ist als sonst. Blutungen aus den Genitalien bald nach Jodaufnahme oder durch langen Gebrauch wurden schon vor mehr als 60 Jahren und später noch öfter beschrieben.[1]) Als einzige Nebenwirkung seitens des Genitalapparates soll bisweilen eine gesteigerte Erregbarkeit, Erectionen und Pollutionen, seltner das Gegentheil vorkommen. Ganz vereinzelt wird Abort nach Jodgebrauch berichtet.

Nebenwirkungen in den Luftwegen und am Herzen.

Die häufigste aller Jodnebenwirkungen ist die eigenthümliche catarrhalische Erkrankung der Nase und ihrer benachbarten Höhlen, der sogenannte Jodschnupfen. Die Nase ist dabei häufig geschwollen, verbreitert und roth, ihre Schleimhaut gelockert und gewulstet. Sie secernirt ziemlich stark. Das Secret ist eine farblose, schleimige, nicht eitrige Flüssigkeit. Als Begleiter treten heftiges Niesen, Gesichtsschwellung, catarrhalisches Ergriffensein der Augen, neben einem unangenehmen Gefühl von Druck und Verstopftsein der Nase, Verlust des Geruches, heftigem Stirndruck und Kopfschmerzen auf. Nasenbluten kommt ebenfalls nicht selten vor. Dasselbe kann so stark werden, dass die Tamponade nothwendig wird. In einigen Fällen liess sich, entsprechend der Höhe des weiter gebrauchten Jodkaliums ein Abnehmen oder Stärkerwerden des Schnupfens wahrnehmen. Auch mehrtägige Pausen desselben werden mitgetheilt. Dagegen halte ich es für unwahrscheinlich, dass noch 5 Monate nach beendetem Jodgebrauche ein Jodschnupfen mit periodischem Auftreten, z. B. alle vier Tage, auf den Jodgebrauch zu beziehen ist. Interessant ist die Angabe, dass bei einem an Gummigeschwülsten der Nase leidenden Syphilitiker sich durch Jodkaliumgebrauch in der Nähe der vorhandenen Veränderungen immer neue Ulcerationen bildeten. Dabei bestand heftige Coryza, Jodasthma und ähnliche Symptome. Es war vielleicht hier das Jod der Index, für bisher unerkannt in der Schleimhaut vorhandene, syphilitische Veränderungen. Wie eine solche Einwirkung zu Stande kommt, ist unbekannt. Ganz allgemein betrachtet, rufen die Jodsalze gerade an bereits erkrankten, nicht immer nur syphilitischen Schleimhäuten sehr oft Reizungs- und Schwellungszustände hervor, die auch zu unangenehmen subjectiven Symptomen Anlass geben können.

---

[1]) Schmidt, Hufeland's Journ., 1824, Bd. 58, Stück 2, pag. 124.

So kommt es gar nicht selten zu Glottisödem. Diese Veränderung ist schon sehr lange bekannt. Neuere Mittheilungen darüber haben nichts zur Aufklärung desselben beigetragen. Sie sind meistens nur erschwerender literarischer Ballast. Eine bessere Kenntniss der Geschichte der Arzneimittel hätte sie ungedruckt gelassen. Das Glottisödem kann schon nach kleinen Dosen auftreten. Man sah es meist im Beginn des Jodkaliumgebrauches bei Syphilitikern, Tabi'schen und anderen männlichen, hauptsächlich aber weiblichen Kranken. Mehrfach nöthigte dieser Zustand zur Vornahme der Tracheotomie. In einem solchen Falle fand sich eine starke ödematöse, eine Art von Geschwulst darstellende Infiltration auf der Höhe der Arytänoidgegend. In anderen Fällen zeigten sich bei der Section kleine Ulcerationen im Kehlkopfe, und ausgesprochenes Glottisödem. Hiermit ist auch schon angedeutet, dass das letztere direct den Tod durch Erstickung veranlassen kann. Die Angriffspunkte für das Jodkalium liegen bisweilen noch tiefer in den Luftwegen. Halsweh und Constrictionsgefühl [1]) im Halse bestehen für sich, oder sind von Störungen in der Phonation begleitet. Die Stimme wird rauh, bellend, und kann vollkommen verloren gehen. Schon Coindet beobachtete einen Kropfkranken, bei dem nach Einnehmen von Jodkalium der Kropf zunahm, schmerzte und sehr bald darauf die Stimme verloren ging. Nach 14 Tagen war der Kropf abgeschwollen, die Sprache wieder vorhanden aber die Stimme blieb noch heiser. Bei den verschiedensten Krankheiten kann eine solche, mehr oder minder vollkommene Aphonie allein oder in Verbindung mit Coryza,[2]) Schwellung des Schlundes,[3]) Erythem [4]) und anderen Nebenwirkungen zu Stande kommen. Meistens allein zeigt sich ferner ein kurzer, häufig sich wiederholender, manchmal croupartiger und hartnäckiger Husten. Serös-schleimiger, bisweilen auch blutiger Auswurf oder reines Blut kann dadurch herausbefördert werden. Der Zusammenhang einer solchen Hämoptoë mit dem Jodkaliumgebrauch trat mehrfach überzeugend bei Kranken mit Lungentuberkulose und Syphilis zu Tage, insofern durch jede erneute Zufuhr des Arzneimittels eine solche Blutung erfolgte. Tracheo-Bronchitis liess sich mehrfach nachweisen. Diese allein kann selbstverständlich schon Athmungsstörungen veranlassen. Beklemmung und Druck auf der Brust, theilweis mit beschwerlicher, beengter, den Charakter des Asthma tragender Athmung oder schwere Erstickungsqualen [5]) beobachtete man auch, ohne dass Glottisödem vorhanden war. Einmal wurde die Schmerzempfindung in der Brust als Pleuralschmerz bezeichnet. Nicht unerwähnt soll schliesslich bleiben, dass nach Einspritzung von Jodkaliumlösung in eine strumös entartete accessorische Thyreoidea eine catarrhalische Pneumonie auftrat.[6]) Sehr häufig wurde nach Jodkalium Pulsbeschleunigung beobachtet. Später kann der Puls schwach und unfühlbar werden. Vielleicht beruht die erstere auf einer Beeinflussung des Vagus.

---

[1]) Horst, Hufeland's Journ., 1843, Bd 96 4. Stück, pag. 97.
[2]) Labbée. Bulletin et Mém. de la Société de Thérap., 1885 pag. 76.
[3]) Berenguier, Des érupt. prov. par l'ingestion des médic., Paris 1874, p. 53.
[4]) Billroth, Wiener medic. Wochenschr., 1868, pag. 763.
[5]) Kessler, Petersb. medic. Wochenschr., 1891, No 27, pag. 231.
[6]) Demme, Schmidt's Jahrb., 1879, Bd. 183, pag. 220.

Nebenwirkungen am Auge und Ohr.

Nach Analogie der bisher von Schleimhäuten berichteten Nebenwirkungen erkranken bisweilen auch diejenigen des Auges. Es entsteht selten allein, meist in Verbindung mit Catarrh der Nase eine catarrhalische Reizung der Bindehaut sowie der Auskleidung des Thränensackes und des Thränenkanals. Periorbitale Schmerzen oder eine schmerzhaft drückende Empfindung in der Supraorbitalgegend an der Austrittsstelle des Nerv. supraorbitalis leiten bisweilen diesen Zustand ein und begleiten ihn. Die Augenlider schwellen ödematös an, und können durch übergelagerte ödematöse Beutel vollkommen geschlossen werden. In manchen Fällen sehen sie erysipelasartig aus. Auch bis auf die Stirn kann sich eine so geartete Schwellung erstrecken. Lidkrampf kann den Zustand subjectiv noch verschlimmern. Die Gefässe der Conjunctiva palpebrarum und der Conjunctiva sclerae erscheinen gewöhnlich an beiden, aber auch nur an einem Auge stark injicirt, die Schleimhaut selbst geschwollen und aufgelockert. Es besteht Thränenfluss und bisweilen auch Lichtscheu. Bei manchen Menschen bildet sich eine vollkommene Chemosis serosa heraus, wie sie auch sonst bei Blutstauungen in den Venen der Lider und Orbita entsteht. Aus der geschlossenen Lidspalte sickert dünne wässrig-seröse Flüssigkeit hervor, die aber auch aus dünnem, schmutzigem, bald zu Krusten eintrocknendem Eiter bestehen kann. In einem Falle soll eine auf diesem Wege entstandene Kerato-Conjunctivitis den Verlust des Sehvermögens an einem Auge bedingt haben.[1]) Ob gleichzeitig mit einer Jodacne auch Eruptionen im Bereiche der Conjunctiva bulbi vorkommen können, muss, bis genauere Beobachtungen vorliegen, als zweifelhaft gelten. Diese Nebenwirkungen des Jodkaliums können, je nach der specifischen Disposition des Individiums, nach ein- oder mehrmaligen Dosen eintreten. Meistens zeigen sie sich nach öfterem Gebrauche kleiner Gaben und verschwinden nach dem Aussetzen des Mittels innerhalb einiger Tage spontan, ohne Residuen zu hinterlassen, schneller noch, wenn leicht adstringirende Lösungen zu Umschlägen benutzt werden. In einzelnen Fällen sah man nach Verkleinerung der Dose des Jodkaliums einige Symptome verschwinden.

Die Folgen, die aus einer gleichzeitigen Anwendung von Jodkalium und Calomel, weissem Präcipitat und anderen Quecksilberverbindungen am Auge entstehen können, finden sich in der Abhandlung über Quecksilber besprochen. Von eigentlichen Sehstörungen kam bisher vor: eine Art Photophobie. Am Tage erschienen die Objecte in einer flammigen, feuerrothen und das Auge blendenden Beleuchtung, während künstliches Licht Abends gar nicht vertragen wurde. Amblyopie mit Diplopie,[2]) ferner vorübergehende Amaurose, sowie Einengung der Accomodationsbreite neben Abnahme der Sehschärfe[3]) sah man in anderen Fällen. Sowohl die letztgeschilderte Presbyopie als die übrigen Störungen verschwanden nach Aussetzen des Medicamentes.

Seltner sind Gehörsstörungen. Sie wurden als Ohrensausen, Abnahme des Gehörs neben Aphonie und anderen Jodsymptomen bei

---

1) Hallopeau, L'Union médicale, 1882, No. 82

2) Dorval, Gazette des hôpitaux, 1856, Juin u. A

3) Corlieu, Gazette des hôpitaux, 1856, Juin, No. 56.

einem Syphilitiker mit defectem Gaumen wahrgenommen. Auch Ohrschmerzen kommen vor.

Nebenwirkungen seitens des Centralnervensystems.

Die Bewegung, Empfindung und das Sensorium können vorübergehend durch Gebrauch von Jodkalium leiden. Ein Syphilitiker, der lange und reichlich Jodkalium gebraucht hatte, und zuletzt 6 Monate lang täglich davon 6—10 g nahm, bemerkte den Ausbruch einer Purpura an den Beinen. Dann traten plötzlich Eingeschlafensein der Glieder der linken Hälfte auf. Die betreffenden Theile waren paretisch. Mit der linken Hand drückte der Kranke schwächer; auch an der entsprechenden Gesichtshälfte zeigten sich paretische Symptome. Aussetzen des Mittels liess sämmtliche Erscheinungen in einigen Tagen schwinden. Es ist nicht unmöglich, dass, wie die Hämorrhagieen am Bein sich auch in analoger Weise eine Blutung im Mittelhirn in diesem Falle ausbildete. Man sollte deswegen, um das Zustandekommen einer Hämorrhagie an einer so exceptionellen Stelle zu vermeiden, bei Leuten, die nach Jodkalium eine Purpura bekommen haben, das Mittel sofort aussetzen. Muskelschwäche wurde auch ohne derartige Hautveränderung nach Einnahme sehr grosser Tagesmengen von Jodkalium beobachtet. Die Bewegungsstörung kann auch noch andere Gestalt annehmen. Nach ganz kleinen Dosen sah man, nur für eine Stunde anhaltend, Schwindel und Zittern der Glieder auftreten. Auch Parästhesieen, Kriebeln und Ameisenlaufen kommen vor. Das Gliederzittern hielt in einem Falle mehrere Wochen an, verband sich mit Schwindel, schwankendem Gang, Trübung des Sehvermögens und endete mit einem zeitlichem Verluste der Bewegung für Lippen und Kiefer. Als vervollständigend ist anzufügen, dass leichtes Sehnenhüpfen, eine gewisse Hast in den Bewegungen, Ruhelosigkeit und selbst beschränkte krampfartige Bewegungen im Verlaufe des Jodkaliumgebrauches vereinzelt auftraten. Ich halte es jedoch für nicht erwiesen, dass epileptoide Krämpfe, mit Rollen der Augen, krampfhaftem Oeffnen und Schliessen des Mundes, kurzer, schneller Athmung bei Nichterloschensein des Bewusstseins und der Empfindung,[1]) die bei einem Mädchen nach äusserlicher Anwendung von Jodkaliumsalbe gegen Kropf auftraten, durch Jod direct veranlasst wurden.

Eine eigenthümliche und nicht seltene Nebenwirkung des Jodkalium stellen die Schmerzen an verschiedenen Körpertheilen dar. Häufig schwinden dieselben trotz Weitergebrauchs des Mittels. In Begleitung des Jodschnupfens und von Schwellung findet sich bei manchen Kranken ein, meistens als sehr heftig bezeichneter Stirnkopfschmerz. Periorbitale Schmerzen habe ich schon früher erwähnt, ebenso eine Neuralgia inframaxillaris. Auch im Oberkiefer und den Zähnen sowie am Hinterhaupt setzt sich für eine gewisse Zeit der Schmerz fest, meist vereint mit Jodschnupfen und einem bis zu kaum erträglicher Höhe anwachsendem Kopfweh. Bei Jodpurpura, aber auch ohne eine solche kommen in den Extremitäten Schmerzen vor. In den Armen, Schultern, Händen, Beinen können dieselben ihren Sitz haben und intermittirend, blitzartig wie die Schmerzen der Tabischen eintreten.

---

[1]) Dürr, Schweizer. Zeitschr. f. Natur- u. Heilk., 1837, Bd. II., pag. 101.

In einem Falle waren dieselben in beiden Fusssohlen localisirt. Anfangs erschienen sie nur beim Auftreten und auf Druck, später auch spontan, besonders Nachts und waren bohrend und klopfend. Objectiv war nur leichte Schwellung der Weichtheile wahrnehmbar. Es schien anfangs, da es sich um einen Syphilitiker handelte, ein periostitischer syphilitischer Process am Metatarsalknochen zu sein. Als aber nach Verlauf von 14 Tagen das bisher gebrauchte Jodkalium fortgelassen wurde, schwanden alsbald auch die Schmerzen. Erneute Verabfolgung liess sie wieder erscheinen, so dass der Zusammenhang mit dem Jodkaliumgebrauche dadurch erwiesen war.[1] Es geht daraus hervor, dass jede Nervenbahn schmerzhaft erkranken kann. Die Trigeminusneuralgieen stellen nur einen Theil des Erkrankungsgebietes dar. Eine Erklärung ist bislang nicht zu geben. Die Annahme,[2] dass es sich nur um Nerven handelt, die in ihrem Verlaufe ausserhalb der Schädelhöhle, Knochenkanäle oder Knochenfurchen passiren und die Schmerzen durch Hyperämie der Umhüllung dieser Nerven in den Kanälen und Compression entsteht, wird durch das Vorkommen auch in anderen Nerven widerlegt.

In seltenen Fällen erscheint im Verfolge der Jodkaliumanwendung ein leichtes Erregtsein wie nach alkoholischen Getränken. Dieser Zustand kann sich mit Schlaflosigkeit, Beängstigung und motorischen Störungen verbinden. Auch Angstzustände, Todesfurcht u. s. w. können auftreten. Statt dessen entstehen bisweilen depressive Symptome wie Benommensein und Schläfrigkeit.

Der constitutionelle Jodismus von Rilliet — nichts anderes als eine Combination mehrerer vorgenannter, aber chronisch werdender Nebenwirkungen — stellt sich folgendermassen dar: Die Kranken zeigen eine eigenthümliche cachektische Färbung der Haut und magern trotz meist vorhandenem Appetit ganz bedeutend ab. Die Abmagerung zeigt sich im Gesichte, um die Hüften, um die Brüste und die Hoden, und geht mit einem Gefühl von Mattigkeit und Körperschwäche einher. Einen solchen, der Alkoholcachexie ähnlichen Zustand sah man auch in der Neuzeit an einem Kranken, der täglich 20 g Jodkalium erhalten hatte. Genesung erfolgte bald nach dem Aussetzen des Mittels.[3] Ausserdem können sich eine Reihe von nervösen Beschwerden einstellen, wie Angstgefühl, Unruhe, ferner eine Art von Benommenheit, die von französischen Autoren als „Ivresse jodique“ bezeichnet wurde, Gehörsstörungen, lancinirende Schmerzen in den Extremitäten, leichtes Sehnenhüpfen, Brustbeklemmung und besonders ein nervöses Herzklopfen. Das Fortlassen des Jodsalzes schafft nicht immer sogleich Besserung. Bei einem Kranken, der fünf Monate lang wegen einer Acne indurata Jodkalium erhalten hatte, entstanden Schwindel, Unsicherheit in den Bewegungen, Gliederzittern und lebhafte Wärmeempfindung in den Füssen, die bald in Schmerz überging. Nachdem dies mehrere Wochen gewährt hatte, wurden die Muskeln beider Gesichtshälften gelähmt, die Sprache saccadirt. Dazu gesellten sich Sehstörungen. Alle Gegenstände erschienen ihm oft doppelt und einer rotirenden Bewegung unterworfen. Es bestand leichter Strabismus

[1] Kopp, Münchener medic. Wochenschr., 1886, No. 28, pag. 493.
[2] Ehrmann, Wiener medic. Blätter, 1890, No. 44, pag. 689.
[3] Paul, Bullet. et Mém. de la Société de Thér., Séance du 13. Mai 1885, p. 84.

divergens. Auch das Gehör und das Gedächtniss nahmen ab. Zuletzt trat Verblödung ein.[1]) Vielleicht lag in diesem Falle, wie in einigen wenigen Anderen, welche paralytische Zufälle mit Störung der Intelligenz aufwiesen, eine erbliche Belastung vor, durch welche ein so schlimmer Ausgang in eine Geisteskrankheit veranlasst wurde. Die voraufgegangenen Symptome finden sich, wie ich ausführte, vorübergehend auch sonst als Nebenwirkungen. Der Rilliet'sche Jodismus ist sehr selten. Langer Gebrauch von mittleren und sehr kleinen Dosen können ihn eher wie grosse hervorrufen. Mit Kropf behaftete ältere, geschwächte reizbare Individuen sollen dafür eine besondere Empfänglichkeit besitzen. Aber gerade das Vorkommen auch bei nicht Kropfkranken beweist, dass die unter dem Einflusse des Jods vor sich gehende Resorption von Kropfmasse nicht die einzige Ursache solcher Symptome sein kann.

Die Therapie der Jod-Nebenwirkungen.

In dem grössten Theile der Fälle schwinden die Nebenwirkungen des Jodkaliums, wenn dasselbe ausgesetzt wird. Man hat aber auch mehrfach den Versuch gemacht, denselben durch Einführung von Medicamenten beizukommen. Die Erfolge sind nicht ermunternd. Die bereits angegebene ältere Anschauung, dass manche Erscheinungen des Jodismus, z. B. diejenigen an der Nasenschleimhaut dadurch erzeugt werden, dass local aus Jodsalzen durch Einwirkung von salpetrigsauren Salzen des Nasenschleims, bei saurer Reaction desselben, Jod abgespalten würde und die Nasenschleimhaut reize, führte dazu einen Stoff zu empfehlen, welcher salpetrige Säure bindet. Die ungiftige Sulfanilsäure vermag dies zu thun.[2]) Man reichte sie zu 4—6 g in Verbindung mit 3—4 g Natrium bicarbonicum und 150 g Wasser. In der Hälfte der wenigen beobachteten Fälle sah man eine Coupirung der Nebenwirkung. Bei längerer Jodbehandlung sollten alle 2 Tage, je 3—4 g des Mittels neben einer möglichst salpeterfreien Nahrung gegeben werden. Ich glaube, dass man nach den bisherigen Mittheilungen keinen Grund hat, dieser Therapie das Wort zu reden, zumal ich nachweisen konnte, dass die bindende Kraft der Sulfanilsäure für salpetrige Säure innerhalb des lebenden Körpers nicht wahrnehmbar ist.[3]) Von dem doppeltkohlensauren Natron ist in dieser Beziehung trotz der Empfehlung auch wenig zu erwarten. Man empfahl ferner, das Jodkalium in unveränderter oder mit Pepsin versetzter Milch zu geben, oder es mit Bromkalium oder mit arseniger Säure zusammen zu verabfolgen. In einem Falle erschien jedesmal nach Jodkalium eine Purpura, während sie ausblieb, wenn arsenige Säure gleichzeitig gegeben wurde.[4]) Von der Solutio Fowleri soll man nach Besnier soviel Tropfen wie Gramme des Jodkaliums einführen. Ganz besonderer Nutzen wurde den Belladonna-Präparaten für die Bekämpfung von Jodnebenwirkungen nachgerühmt. Extractum Belladonnae zu 0,05 g bewirkten vollständige Toleranz für Jodkalium in

---

[1]) Bulletin général de Therap., 1848, T. XXXIV., pag. 266.
[2]) Ehrlich, Charité Annalen, Bd. X., pag. 129.
[3]) L. Lewin, Archiv f. exper. Pathologie u. Pharmakologie, 1889, Bd. 25.
[4]) Silcock, Brit. medical Journ, II., 1885, 24. Oct.

Fällen, in denen eine heftige Reaction seitens der Nasen- und Rachenschleimhaut sonst jedesmal eintrat. Nachprüfungen ergaben keinen Erfolg.

Acidum arsenicosum.

Die pharmakologische Wirkung der verschiedenen Arsenverbindungen ist bis auf gewisse, durch chemische Verschiedenheit bedingte Unterschiede wesentlich gleichartig. Diese Uebereinstimmung zeigt sich auch in den Nebenwirkungen, die sich bisweilen nach dem ein- oder mehrmaligen Gebrauch dieser Mittel einstellen. Ich handle deswegen in dem Folgenden nur die arsenige Säure und die Lösung ihres Kalisalzes als Prototypen für alle anderen ab. Manches Jahrhundert ist verflossen, seitdem das Arsen zu Heilzwecken verwandt wurde. Ebenso lange kennt man unerwünschte Wirkungen, die dieses Metalloid zu erzeugen vermag. Zu allen Zeiten gab es deswegen Aerzte, die aus diesem Grunde von einer therapeutischen Verwendung entweder ganz abriethen, oder eine solche doch sehr eingeschränkt wissen wollten, während Andere, mit der Geschichte dieses Stoffes weniger bewanderte, und über ihn auch kaum nennenswerthe persönliche Erfahrungen besitzende, allzu enthusiastisch, Rücksichten in der Anwendung fallen liessen. Verstieg man sich doch sogar zu einem Protest gegen die Bezeichnung des Arsen's als „Gift“ und wollte es nur als „reines Reizmittel“ angesehen haben! Das Wahre wird auch hier in der Mitte liegen. Die Nebenwirkungen müssen, da wo sie erscheinen, als kaum vermeidbar, in den Kauf genommen werden, man darf deren Bedeutung aber nicht unterschätzen; denn manche von ihnen sind schwerwiegender, unter Umständen nachhaltiger schädigend, als z. B. die nach Jod vorkommenden.

Bei den verschiedenartigsten Krankheiten und Anwendungsarten sah man sie auftreten. Bei Fieberkranken, denen schon Paracelsus Arsen gab, kamen sie vor. Man übertrieb aber die Nachtheile, die daraus entstehen sollten ins Ungemessene. Der innerliche Gebrauch der Arsenlösungen gegen Tuberkulose der Lungen von dem schon Harles berichtet, die Räucherungen mit Auripigment oder arsensaurem Natron gegen dasselbe Leiden, liess sie hervortreten, ganz so wie mit Psoriasis, Chorea und anderen Krankheiten behaftete Menschen nicht selten davon betroffen werden. Am Orte der Anwendung sowie an davon entfernteren Körperstellen können die Nebenwirkungen auftreten. Sie gehen meistens nach dem Aussetzen des Medicamentes vorüber, in selteneren Fällen bleiben sie lange Zeit oder für immer bestehen, oder führen auch zum Tode. Den letzteren Ausgang sah man z. B. nach Injection von Arsen in die Milz und nach Aufbringen auf Geschwülste.

Ueber den Mechanismus ihres Entstehens ist ebensowenig wie über denjenigen der normalen Arsenwirkung bekannt. Jeder Erklärungsversuch scheitert an den vielen unbekannten Factoren. Arsensäure wie arsenige Säure, metallisches Arsen wie die Schwefelarsenverbindungen geben den Anlass zu dem Auftreten von Nebenwirkungen. Auch der Befund von intravitaler Blutgerinnung bei Thieren, die Arsen erhalten haben, ist weder für die Erklärung der Nebenwirkungen noch für die der Giftwirkung zu gebrauchen, da viele Stoffe, z. B. auch

Glycerin, solche Veränderungen erzeugen sollen und man nicht geneigt sein wird, Glycerin- und Arsenikwirkung als Aehnliches aneinanderzureihen.

Manche Arsenverbindungen erleiden beim Stehen unter bestimmten Bedingungen Veränderungen. Ob diese in einzelnen Fällen Ursache von Nebenwirkungen sind, lässt sich schwer feststellen. Ihre Kenntniss ist aber nothwendig. In der Solutio Fowleri siedeln sich leicht Schimmelpilze, Algen, vielleicht auch Bacterien an. Um ihr Gedeihen zu hindern hat man mancherlei Zusätze, Glycerin, ätherische Oele u. s. w. zu der Lösung genommen. Ob sich durch die Lebensthätigkeit dieser Gebilde Arsenwasserstoff und damit eine Verminderung des Wirkungswerthes der Fowler'schen Lösung herausbildet, ist noch nicht ganz sicher gestellt, aber sehr wohl möglich. Sicher nachgewiesen ist aber eine Oxydation innerhalb dieser Lösung. Dieselbe findet statt, wenn die betreffende Flasche mehr oder weniger geleert, also mit Luft gefüllt, längere Zeit steht. Man empfiehlt zur Vermeidung dieser Umwandlung die Lösung, in kleine Gläser vertheilt, liegend aufzubewahren.[1]) Es braucht kaum hervorgehoben zu werden, dass Arsenlösungen, welche Mikroorganismen enthalten, für die Einspritzung in das Unterhautzellgewebe nicht gebraucht werden dürfen.

Die Aufnahme von arseniger Säure von Schleimhäuten, Wundflächen und von der Hautdecke aus, die durch den Arsenreiz ihre normale Beschaffenheit verloren hat, geht in so reichem Maasse vor sich, dass entferntere Wirkungen dadurch leicht ausgelöst werden können.

Eine grössere Bedeutung beanspruchen die Ausscheidungsverhältnisse. Gleichgültig von welcher Stelle aus die Resorption erfolgt ist, findet sich Arsen im Harn, bei Thieren theilweise als organische Verbindung in Form einer oder mehrerer arsenhaltiger Basen. Nach der Aetzung eines Uteruscarcinoms mit Arsenpaste war Arsen im Harn frühestens nach 8, spätestens nach 15 Stunden nachweisbar, und blieb darin 4—7 Tage. Noch bis zu 25 Tagen kann sich Arsen im Harn zeigen. Ebenso findet eine Ausscheidung auch nach Einspritzung in Tumoren in den Magen, und nach Uterusätzung in den Darm statt. Schon vor langer Zeit gelang es, Arsen in dem Inhalte einer Blase nachzuweisen, welche auf der Haut eines mit Arsen vergifteten Menschen durch Canthariden erzeugt war. Man wies später eine directe Ausscheidung von Arsen — in welcher Form ist bisher nicht sicher aufgeklärt worden — durch die Schweissdrüsen nach, besonders wenn die Haut vicariirend für die Nieren eintritt. Dies wurde bestätigt und noch dahin erweitert, dass arsenigsaures Eisen sich im Körper derart spaltet, dass das Eisen in den Harn übergeht, während das Arsen, vielleicht als arsenigsaures Kali im Schweisse wieder erscheint.[2]) Noch wichtiger ist der Nachweis, dass Arsen in die Muttermilch übergeht. Schon vor mehr als 60 Jahren fand man dies nach Eingabe von Jodarsen.[3]) Spätere Analysen der Muttermilch von Frauen, die Solutio Fowleri erhalten hatten, lieferten auch fast immer positive Ergebnisse. Man gab z. B. einer Säugenden je 8 mg Arsenik täglich 6 Tage hindurch und fand dann 0,001 g Arsen in 100 g Milch. Anlass zu einer solchen Untersuchung gab die bemerkens-

---

[1]) Dannenberg, Pharmac. Centralhalle, 1881, pag. 319.
[2]) Bergeron et Lemattre, Archiv génér. de Médecine, 1864, Vol. II., p. 173.
[3]) Thomson, The Lancet, 1838—1839, Vol. I., pag 176.

werthe Beobachtung, dass eine mit Arsen vergiftete Frau durch Säugen ihres Kindes während ihrer Vergiftung ihr Kind tödtete. Auch bei Kühen wies man nach Arseneinführung das Metalloid in der Milch und der Butter nach. Demgegenüber ist ein vereinzelter negativer Befund bei Menschen bedeutungslos und vielleicht auf die Art der Untersuchung zurückzuführen. Man ersieht aus diesen Verhältnissen, dass alle angeführten Ausscheidungsarten resp. die zu ihnen führenden Wege, Angriffspunkte für unangenehme Wirkungen des Arsens sein können.

Meistens reagirt ein Mensch immer in der gleichen Weise auf Arsenpräparate. Eigenthümliche Abweichungen von dieser Regel kommen vor. So konnte z. B. in einem Falle ein Kranker arsensaures Chinin nehmen, während arsenige Säure mit Bromkalium nicht vertragen wurde.[1]) Vielleicht ist die Schwerlöslichkeit des ersteren Präparates die Ursache gewesen. Den wesentlichsten Einfluss auf das, oft erst nach mehrtägigem oder mehrwöchentlichem Arsengebrauche vor sich gehende Entstehen von Nebenwirkungen bildet auch hier die Individualität. Es giebt Menschen, die grosse Dosen in wenigen Tagen verbrauchen können, z. B. 0,15 grm. und mehr in 5 Tagen, ohne im Mindesten davon unangenehm berührt zu werden, während Andere Nebenwirkungen in den verschiedensten Organen nach viel kleineren Dosen aufweisen. Personen mit phlegmatischem Temperament sollen besonders leicht Darmaffectionen bekommen. Ob bestimmte Krankheiten eine Toleranz für Arsen gewähren, ist nicht sicher festgestellt worden. Deswegen kann ich auch den Satz in dieser Bestimmtheit nicht gelten lassen: dass die Toleranz des Organismus für Arsenik in geradem Verhältniss zu der Intensität der Krankheit steht, und wenn diese schwindet, sich auch jene verringert. Kinder, besonders über 5 Jahr alt, vertragen relativ grössere Dosen als Erwachsene und brauchen grössere Mengen, um Heilwirkungen bei Hautkrankheiten zu zeigen.[2]) Es trifft dies zumeist für anämische, chlorotische Mädchen zu. Greise scheinen am wenigsten Arsen zu vertragen. Manche Krankheiten wie Bronchitis, Digestionsstörungen und acute Entzündungen des Darms, können sich durch Arsengebrauch verschlimmern, weil die betreffenden Organe auch Angriffspunkte des Arsens bilden.

Die Gewöhnung an Arsen.

Ein wichtiger Umstand in dem Gebrauche des Arseniks ist die Gewöhnung. Diese kann in ziemlich weitem Umfange zu Stande kommen. Sie ermöglicht es, dass arsenbedürftige Kranke ein allmähliches Aufsteigen mit den Dosen nicht nur vertragen sondern erheischen. Sie kann es gestatten, dass ein an Psoriasis Erkrankter in einem gewissen Zeitraume 10 g arsenige Säure einnimmt, und sie schafft die Arsenikesser. Bedingung für das Ertragen von schliesslich sehr grossen Mengen ist das allmähliche Ansteigen. Dies kann viele Jahre lang vor sich gehen. Arsenikesser bringen es demgemäss dazu, Einzeldosen bis 0,5 g und vielleicht noch mehr von der arsenigen Säure aufzunehmen. Die Angabe, dass ein fortwährendes Ansteigen nicht

---

[1]) Leontowitsch, Monatshefte f. Dermatologie, 1887, pag. 587.
[2]) Anderson, The Lancet, 1870, I. 14. May, pag. 687

stattfindet,[1]) beruht auf mangelhafter Information. Einzelne solcher Individuen beschränken sich vielleicht etwas in den Mengen, aber kaum ein Arsenikesser giebt den wahren Verbrauch an seinem Genussmittel an. Denn zu einem solchen ist vielen Menschen dieses Mittel geworden. Nicht nur in Oesterreich, sondern auch in Deutschland, Frankreich, England und anderen Ländern giebt es Menschen, die meist aus Nachahmungssucht, in dem Glauben durch diesen Genuss frischer und blühender aussehend, voller, körperlich kräftiger, leistungsfähiger und ausdauernder zu werden und sich dadurch vor Krankheiten zu schützen, ihm fröhnen. In einigen Gegenden von Steiermark, Tirol und Salzkammergut findet man dies ganz häufig, meist nur bei Männern. Diese nehmen das Mittel gewöhnlich alle 7 bis 14 Tage, selten jeden zweiten Tag oder gar täglich zu sich.

Aber auch sonst wird Arsenik von Frauen und Mädchen reichlich verbraucht. Es wird als eine sichere Thatsache angegeben, dass in Schweizer Mädchenpensionaten Arsenik regelmässig und unter Aufsicht von Aerzten unter die Speisen verkocht wird.[2]) Wird hier unbewusst von den betreffenden Individuen das Mittel aufgenommen und eine Gewöhnung und eine Begierde der Zellen nach dem Reizmittel erzeugt, so giebt es Andere, die bewusst das Gleiche thun. Manche Dame der besseren Stände übt diesen Gebrauch so, wie Schauspielerinnen und Dienerinnen der Venus vulgivaga. Ein schöner Teint, runde Formen, Glätte und Weichheit der Haut, Glanz der Haare sind die lockenden Aussichten, die dazu führen. Hetären, die ihre verbrauchten äusseren Reize dadurch aufzufrischen gedenken, handeln hierbei wenigstens aus einem erklärlichen Triebe neue Stützen für ihr Gewerbe zu gewinnen. Wenn aber auch schon junge Mädchen nur aus nachahmender Eitelkeit dies thun, ja sogar auf ärztlichen Recepten der Solutio Fowleri die Dosen und ein Reiteretur fälschen, so ist es Zeit, diesem sicherlich anwachsenden Unfug ein Hemmniss entgegenzusetzen. Statt der Fowler'schen Lösung werden auch arsenhaltige Quellwässer, z. B. das von Roncegno getrunken. In diesem findet sich ungefähr in einem Esslöffel 1 mg Arsensäure. Wenn diese Zahl richtig und die Arsensäure in einer Form vorhanden ist, die sie befähigt resorbirt zu werden, so würde ein solcher Brunnen nur auf ärztliche Verordnung zu verabfolgen sein.[3]) Dass nicht nur durch chronischen Gebrauch sondern auch acut hierdurch Schädigung erzeugt werden kann, beweist ein Fall, in welchem nach Aufnahme von noch nicht ganz einem Esslöffel dieses Wassers seitens eines 12jährigen Kindes, unter Anderem quälende Schmerzen in der Magengegend, Erbrechen, Empfindlichkeit des Leibes auf Druck, Collaps auftraten.[4]) Neuerdings ist behauptet worden, dass aus dem arzneilichen Gebrauche des Arsens sich nicht ein chronisches Geniessen desselben entwickeln könne, weil das Mittel keine angenehmen Empfindungen erzeuge.[5]) Ich gebe gern zu, dass dies nur ganz ausnahmsweise stattfindet, weil Hautkranke und andere Leidende meist in kurzer Zeit zu so hohen Dosen ansteigen, dass

---

[1]) Knapp, Centralbl. f. allgem. Gesundheitspfl., Ergänzungsh., 1885, Bd. II., H. 1.
[2]) Buchner, Die ätiol. Ther. u. Prophyl. d. Lungentuberk., Münch. 1883, p. 120.
[3]) L. Lewin, Berliner klin. Wochenschr., 1886, No. 18.
[4]) Hirt, Breslauer ärztl. Zeitschr., 1886, 13. Febr., pag. 25.
[5]) Hutchinson, British medic. Journal, 1889, II., 12. Oct., pag. 830.

ein längeres Verweilen auf dieser Höhe unangenehme Nebenwirkungen zur Folge haben würde. Die letzteren sind aber so geartet, dass sie eine selbst vorhandene Neigung zum Fortgebrauche bald verhindern. Indessen giebt es doch Fälle, in denen Kranke, nach Beseitigung ihres Leidens Arsen weiternahmen, nicht weil es wie eines der sonstigen excitirenden oder narkotischen Mittel wirkt, sondern weil in Folge eines langen Gebrauches bereits eine gewisse Gewöhnung eingetreten war, und die oben angeführten körperlichen Vortheile dadurch erzielt werden sollten.

Wodurch die Gewöhnung ermöglicht wird, ist bis jetzt in Dunkel gehüllt. Ob es sich nur um eine Anpassung der Zellen unter Inanspruchnahme ihrer gewöhnlichen oder auch ihrer „Reservekraft"[1]) oder vielleicht gar auch um eine Betheiligung der Gewebssäfte oder des Blutserums hierbei handelt, wird erst noch entschieden werden müssen. Man hat früher die Meinung ausgesprochen, dass die feste Form, in der die arsenige Säure aufgenommen wird, die Gefahr einer Vergiftung ausschliesse oder doch sehr herabmindere, weil ein bedeutender Antheil unresorbirt mit dem Kothe abginge, und dass die Arsenikesser die ihnen nothwendigen Mengen schwerlich in Gestalt von Fowler'scher Lösung ungestraft zu sich nehmen könnten. Ich glaube, dass auch an diese Lösung ganz in demselben Umfange Gewöhnung stattfinden kann wie an die arsenige Säure, sobald ein allmähliges Ansteigen innegehalten wird. Ob Arsenesser diese Toleranz, wie es angenommen wurde, in einem gewissen Grade vererben können, ist mehr als zweifelhaft.

Die wichtigste Frage betrifft die Schädlichkeit oder Unschädlichkeit eines solchen Genussmittels. Es sind ihm in der Neuzeit mehrere Vertheidiger erstanden, die aus den Beobachtungen an Arsenikessern, die als starke, gesunde, sehr alt werdende Männer von blühendem Aussehen bezeichnet wurden, den Schluss zogen, dass auch der langdauernde arzneiliche Gebrauch der arsenigen Säure keine Nachtheile hervorrufe. An der Thatsächlichkeit des Wohlbefindens vieler, Arsenik chronisch gebrauchender Gesunder, ist nicht zu zweifeln, und auch Kranke können ohne Nebenwirkungen längere Zeit hindurch dieses Mittel nehmen. Wird doch sogar mitgetheilt, dass ein Schwindsüchtiger Dosen von 0,1—0,3 grm. 6—8 Wochen lang zum Theil ass, zum Theil mit Tabak rauchte ohne Nebenwirkungen aufzuweisen.[2]) Indessen hängt dies von der Individualität ab. Es giebt auch Arsenikesser, die nach einiger Zeit genau in der Weise durch ihr Genussmittel erkranken wie ein Mensch, der aus Tapeten oder Gebrauchsgegenständen lange unbewusst Arsen aufgenommen hat, und, wie das Folgende lehrt, kommen bei der Anwendung zu Heilzwecken Functionsstörungen vor, die sehr ernst zu nehmen sind und ein sofortiges Aussetzen erheischen. Als wesentlichste Benachtheiligung sehe ich aber bei dem geschilderten chronischen Arsenicismus die Nothwendigkeit an, bei diesem Gebrauche zu bleiben. Die Individuen sind und bleiben stets Sclaven ihrer Leidenschaft. Der Versuch der Entwöhnung schafft Alles das an unangenehmen Abstinenzsymptomen zu Tage, was beim Morphinismus, Alkoholismus und ähnlichen Zuständen erscheint, besonders heftige Ma-

---

[1]) Nothnagel, Zeitschr. f. klin. Medicin, Bd. XVII.

[2]) La Rue, Boston med. and surgic. Journ., 1866, pag. 439.

genschmerzen, Diarhoeen und Collapszustände. Die Stärke dieser Symptome hängt von der Dauer des Gebrauches und individuellen Verhältnissen ab. Dass sie in den Tod führen können, beweist jener Fall, der den Director einer Arsenikfabrik betraf. Er hatte mit 0,18 g begonnen und war nach vielen Jahren bis zu 1,38 g grob pulverförmiger arseniger Säure aufgestiegen. Als er sich des Mittels entwöhnen wollte, starb er „apoplectisch.“

Nebenwirkungen seitens der Verdauungs- und Harnwege sowie des Geschlechtsapparates.

Nach längerem oder kürzerem innerlichen Gebrauche der arsenigen Säure oder ihres Kalisalzes, entstehen nicht selten Reizungen der Schleimhäute des Mundes, des Schlundes und des Magens und dadurch Störungen in der Verdauung. Die Zunge hat dann einen dicken Belag, und es tritt ein unangenehmes Brennen im Munde und Durstgefühl ein. Die Mundaffection kann den Character einer Stomatitis resp. einer Angina annehmen. Demgemäss beobachtet man auch nicht selten sehr ergiebige Salivation schon nach sehr kleinen Arsenmengen. „Diutius continuato arsenici usu satis parco excitatur haud ita raro salivae aliquanto largior secretio, sive ptyalismi levior species.“ Dabei kann die Mundschleimhaut geschwollen und dunkel geröthet sein; die Empfindung des Wundseins hervorrufen, und stellenweis Epitheltrübungen aufweisen. Am weichen Gaumen sah man fleckige Röthe und zugleich Tubenverschluss entstehen. Dazu gesellt sich, oder erscheint allein: Brennen, Kratzen und Trockenheit im Schlunde.

Bei der Anwendung der arsenigen Säure an den Zähnen kommen in einzelnen Fällen Nebenwirkungen vor, die bisher lange nicht genug gewürdigt wurden. Dies mag in früherer Zeit, als Pasten um Zahnnerven zu tödten noch als Geheimmittel verkauft wurden, in viel grösserem Umfange stattgefunden haben wie jetzt. Nicht nur am Orte der Anwendung, sondern auch durch Resorption können sie entstehen. Die gewebsentzündende resp. zerstörende Eigenschaft der arsenigen Säure beginnt hier etwa nach 30—45 Minuten. Es entstehen Schmerzen. Fand die Anwendung auf einer vorher entzündeten Pulpa statt, dann wächst der Schmerz von einer anfänglich nur leicht erhöhten Empfindlichkeit bald bis zu unerträglichem Leiden an. Seine Stärke scheint hierbei in einem directen Verhältniss zu der Höhe der Entzündung zu stehen.[1]) Meistens hält er 3—4, seltner 12—14 Stunden an. Ist der Verschluss des mit Arsen versehenen Zahnes nicht dicht, dann kann das Zahnfleisch und die Wangenschleimhaut ebenfalls verätzt werden. Es entstehen Aetzschorfe, die gewöhnlich bald abfallen. Bisweilen hinterbleiben nach dem Abfallen derselben rebellische Geschwüre.[1]) Geschieht die Anwendung an weit offenen Wurzeln, aber auch an noch relativ guten Zähnen, dann kommt leicht Periostitis. Dieselbe kann sich auch auf benachbarte Alveolen erstrecken. Im weiteren Verlaufe entsteht in einzelnen Fällen, zumal nach oft wiederholter Anwendung grosser Dosen, oder nach ungeschickter Application: Ostitis, Necrose und Sequesterbildung. Der Kiefer kann in grossem Umfange zu Grunde gehen. Man beobachtete selbst totale

[1]) Combe, Bullet. génér. de Thérap., 1880, Tom. XCIX., pag. 485 u. 529.

Necrose des rechten Oberkiefers mit Ausfallen der Zähne. In einem anderen Falle nahm die Heilung eines solchen Knochenleidens 18 Monate in Anspruch. Auch ohne so grobe Veränderungen können noch andere als die direct mit Arsen behandelten Zähne geschädigt werden oder zu Grunde gehen. Es sollten in einen Zahn nicht mehr als 2 bis 3 milligr. arsenige Säure eingebracht werden, obschon nach 0,01 bis 0,02 grm. Freibleiben von resorptiven unangenehmen Wirkungen sehr oft gesehen wurde. Doch kommen auch solche besonders seitens des Magens und Darms vor. Nebenwirkungen entstehen selbstverständlich besonders stark, wenn in Folge mangelhaften Zahnverschlusses ein solcher Arsenverband verschluckt wird.

Eigenthümlich ist ein Metallgeschmack, der bisweilen beobachtet wurde. Die ja völlig geschmacklose Arseniklösung schmeckt den Kranken zuletzt wie Kupfermetall. Sobald dieses Symptom erschienen ist, vermehrt es sich bei jeder weiteren Dosis des Mittels so sehr, dass endlich ein unüberwindlicher Widerwille gegen dasselbe entsteht. Setzt man es trotzdem fort, so folgen Brechneigung, Erbrechen und Durchfall. Langdauernde Arsentherapie bei sehr nervösen Menschen liess den Metallgeschmack hervortreten. Nach einem grösseren zeitlichen Zwischenraum bleibt bei erneuter Arsendarreichung dieses Symptom meistens aus, seltner ist es davon unzertrennlich. Seitens des Magens erscheinen recht häufig bei jeder Art der Anwendung und nach den verschiedensten Arsenverbindungen Druck- und Schmerzempfindung. Die letztere kann sich zu quälenden Schmerzen steigern. Dazu kommen: Aufstossen und Brechneigung. Diese muss als ein Warnungszeichen gegen den Fortgebrauch des Mittels angesehen werden, weil sonst sehr bald Erbrechen auftritt. Die Dauer der Nausea beträgt einige Stunden oder einen ganzen Tag, wahrscheinlich so lange noch Arsenik im Magen vorhanden ist. Das Erbrechen ist bisweilen sehr hartnäckig. Selbst die äusserliche Anwendung des Auripigments auf Wunden kann dasselbe hervorrufen. Auch der Darm wird häufig in Mitleidenschaft gezogen. Blähungen, sodann vermehrter Stuhldrang, Koliken erhöhte Schmerzhaftigkeit des Unterleibes auf Druck, Durchfälle und bei Lymphomkranken auch wohl heftiges Brennen im Mastdarm stellen sich ein. Bei Magen- und Darmleiden, besonders Darmtuberkulose verdienen diese Wirkungen eine ernste Beachtung. Bei einem Magenleidenden entstanden durch die starken Blähungen Druck auf den ohnehin sehr empfindlichen Magen und damit hochgradige Beängstigung, Athemnoth und Verfall. Die Betheiligung des Herzens an diesem letzteren Zustande ist sehr wahrscheinlich.

Die Nieren und damit auch der Harn erleiden, wie es scheint, nur nach grossen ev. giftigen Dosen Veränderungen. Es entstehen hyperämische Zustände der Nieren, wahrscheinlich durch eine örtliche Einwirkung des in sie gelangenden Mittels. Polyurie, Albuminurie verschiedenen Grades und Hämaturie können erscheinen. Bisweilen findet man im Harn eine für Zucker angesprochene, reducirende Substanz. Dysurie und Ischurie kommen selten vor. Mehrfach wurde in Folge des Arsengebrauchs Abschwächung bis zum Verluste der geschlechtlichen Function beobachtet. Impotenz kam in einem Falle auch durch Schlafen in einem mit arsenhaltigen Tapeten versehenen Zimmer zu Stande.[1]) Vielleicht liesse sich dieser nachtheilige Einfluss auf die sexuelle Sphäre durch eine verminderte Ernährung der jungen Epithelzellen der Samenröhrchen erklären, die in naher Beziehung zu den Samenzellen stehen.[1]) Uebermässige Arsenikdosen können eine parenchymatöse Oophoritis erzeugen. Ob die Schwangerschaft eine Contraindication für den Gebrauch von Arsenpräparaten abgiebt, ist strittig. Für die Lactation möchte ich dies bejahen.

Nebenwirkung in den Luftwegen und am Herzen.

Die oben geschilderte Reizung der Mundschleimhaut setzt sich nicht selten auf die Schleimhaut der Nase und der Luftwege fort. Doch wäre es auch wohl denkbar, dass diese Veränderung durch eine Ausscheidung von Arsenik in die genannten Organe hervorgerufen wird, da man sie auch nach Aufbringung von arseniger Säure auf eine Geschwulst beobachtete. An der Nase kommen ganz häufig Stockschnupfen und Coryza, selten Nasenbluten vor. Auch nach Gebrauch eines Arsenik haltenden Waschwassers gegen Alopecie beobachtete man chronischen Nasen- und Pharyngealcatarrh.[2]) Schon Avicenna erwähnt unter den Vergiftungssymptomen mit Arsenik trocknen Husten. Ein solcher kommt aber auch nach kleinen medicinalen Dosen vor, ebenso Rauhigkeit der Stimme und leichte Heiserkeit, sehr selten Sprachstörungen. In einem Falle fand sich die Kehlkopfschleimhaut geröthet und geschwollen. Die Neigung mancher Kranken zu Bronchitis unter dem Einflusse des Arseniks tritt bisweilen auf. Man sah bei Phthisikern eine solche und fand bei ihnen auch Beimengungen von Blut zum Auswurf. Ein solcher Kranker hatts anfangs Blutstreifchen im Sputum und bekam dann plötzlich eine Lungenblutung.[3]) Es ist nicht unwahrscheinlich, dass die letztere mit dem Arsengebrauche im Zusammenhang stand. Nach Verabfolgung von vier Mal täglich 6 Tropfen an 3 Tagen, und 8 Tropfen an 2 Tagen erschien bei einem an Intermittens Leidenden eine schmerzhafte, spannende Empfindung in der Brust, eine kurze, höchst beschwerliche Athmung, quälender Husten, neben einem sehr kleinen und sehr frequenten Pulse. Oppressionsgefühl auf der Brust, Präcordialangst und Collaps, kühle Extremitäten, kalte Schweisse wurden nach innerlichem Gebrauche von arseniger Säure und Roncegno-Wasser, auch nach äusserlicher Anwendung von Auripigment und Hellmuth'scher Arsensalbe beobachtet. Meist vereint sich mit diesen Symptomen grosse Häufigkeit sowie Kleinheit des Pulses.

Aenderungen in Allgemeinbefinden, Sinnesorganen und Nervensystem.

Es ist hier nicht der Ort auf die sich widersprechenden Angaben über die Stoffwechselvorgänge näher einzugehen. Wahrscheinlich kommt eine solche unter Arseneinfluss in Gestalt einer Hemmung der Oxydation zu Stande. Bei Anwendung von Arsenik gegen maligne Geschwülste, Lymphome etc. steigert sich manchmal, trotz sub-

[1]) G. Lewin, Berliner klin. Wochenschr., 1884, pag. 268.
[2]) Hood, The Lancet, 1890, 15. March, pag 595.
[3]) Demuth, Aerztliches Intelligenzblatt, 1884, pag. 90

jectiver Erleichterung und nachdem vorher der Appetit eine Besserung erfahren hat, die bestehende Cachexie. Die Kranken sehen elender aus, magern ab, ihre Haut wird welk, verliert an Turgor, und färbt sich fahl, graugelb. Erst wenn das Mittel ausgesetzt wird, erholen sie sich.[1])

Im Zusammenhang hiermit, aber auch allein, zeigt sich am häufigsten nach parenchymatösen Arsen-Einspritzungen in Geschwülste, oder nach dem Einnehmen Steigerung der Körperwärme,[2]) entweder nach den ersten 4—5 Dosen oder auch erst nach 2—3 Wochen. Das Fieber hat in einigen Fällen einen intermittirenden Typus, z. B. den einer Quotidiana oder ist continuirlich mit Steigerung am Abend bis 39,5 und Abfall am Morgen. Es nöthigt sehr oft die Cur zu unterbrechen, beginnt mit Wiedereinleiten derselben und kann schliesslich, wie dies ein Kranker erkennen liess, zu einem deutlichen hectischen Fieber ausarten. Es verschwindet nicht immer unmittelbar nach dem Aussetzen des Arseniks, sondern kann noch ziemlich lange Zeit, etwa 14 Tage länger anhalten. Andere Nebenwirkungen brauchen zur Zeit des Fiebereintritts noch nicht vorhanden zu sein. Das Allgemeinbefinden der Kranken wird zuletzt durch das Fieber geschädigt.

Die Annahme, dass dieses nur in Folge der Einspritzung in Geschwülste auftritt, ist irrig. Auch nach innerlicher Beibringung von arseniger Säure oder Jodarsen sah man es neben Ausschlägen und auch neben Symptomen seitens der Luftwege. Ein besonderes Interesse beansprucht die Beobachtung, dass so lange das Fieber anhielt, sich Lymphome verkleinerten. Darauf aber fingen sie wieder zu wachsen an und nöthigten von Neuem zur Darreichung von Arsen.[1]) Die Erklärung liegt nahe, dass sowohl das Fieber wie auch die beschriebene Steigerung einer vorhandenen Cachexie, als Wirkungen resorbirter Geschwulstmassen resp. von Zerfallsproducten derselben aufzufassen sind. Die Analogie mit der Wirkungsweise des Jods, der Koch'schen Flüssigkeit und anderen Stoffen, die ähnliches erzeugten, ist auffallend. Die Meinung, dass dieses Fieber nicht als Resorptionsfieber anzusehen ist, weil die Verkleinerung der Tumoren nicht in allen Fällen constant ist,[2]) trifft nicht zu, weil Resorption von Geschwulstmasse in Mengen eintreten kann, die keine Verkleinerung erkennen lassen, aber doch ausreichen, um Fieber zu erzeugen. Die Individualität schafft auch hier in weiten Grenzen Toleranz. Ich vermuthe jedoch, dass wenn häufiger Messungen der Körperwärme nach Arsenanwendung bei anderen Krankheiten vorgenommen würden, kleine Fieberbewegungen als Ausdruck ähnlicher Einwirkung sich auch hierbei öfter nachweisen lassen werden. Abmagerung und Mattigkeit finden sich neben anderen Störungen auch nach Verabfolgung gegen Haut- und andere Krankheiten.

Gleich der Nasenschleimhaut können die Thränenwege und die Conjunctiva catarrhalisch erkranken. Es ist dies eine der häufigsten und frühesten Nebenwirkungen. Oedem der Lider kann fehlen, oder sich auch nur auf ein Lid erstrecken. Bisweilen umgiebt die Lider circulär eine förmliche, erysipelatöse Röthe, die später unter Abschuppung heilt.[3]) Es entstehen Jucken und Brennen in der Binde-

[1]) Karewski, Berliner klin. Wochenschr., 1884, pag. 263.
[2]) Winiwarter, Archiv f. klin. Chirurgie, 1875, Bd. 18, pag. 127 ff.
[3]) Kellie, Edinburgh medic. Journ., 1808, Vol. IV., pag. 182.

haut, meist des unteren Lids, die sich röthet, auch Augenthränen, Lichtscheu und eine Amblyopie, die in einem Falle sich fast bis zur vollen Blindheit steigerte. Sehr selten beobachtet man eine icterische Verfärbung der Sclerotica — eine Erscheinung, die bei acuter Arsenvergiftung in Begleitung von Gelbsehen vorkommt. Geringer horizontaler Nystagmus fand sich in einem Falle von Arsenlähmung neben Flimmern bei längerem Fixiren. Auch Schwachsichtigkeit kommt vor.

Vereinzelt wird von Geruchs- und Geschmackstäuschung sowie von Ohrensausen berichtet.

Seitens des Centralnervensystems entstehen bei manchen Personen, unabhängig von der Art der Erkrankung: Eingenommensein des Kopfes, Kopfschmerzen, auch als Stirnkopfschmerz localisirt, bisweilen ziehende, bohrende, furchtbar quälende Schmerzen in den Augäpfeln, Waden, Beinen, Füssen, Gelenkschmerzen[1]) u. s. w. und Schwindel. Seltner sind Anästhesie und Analgesie. In einem Falle fanden sich Parästhesieen neben Verlust des Lagegefühls für Finger und Zehen. Spreitzte man z. B. die Finger auseinander, so merkte der Kranke, dass eine Bewegung vorgenommen wurde, wusste aber nicht welche.[2]) Bei der Behandlung von Lymphomen mit steigenden Arsendosen entstanden Unruhe, Aufgeregtsein oder melancholische Gemüthsstimmung und Muthlosigkeit. Bei an Veitstanz Leidenden stellt sich häufig ein vermindertes Schlafbedürfniss ein. Die Kranken sind einige Nächte hindurch schlaflos, ohne dass diese Schlaflosigkeit am nächsten Tage von der entsprechenden Müdigkeit gefolgt ist.[3]) Auch Jodarsen sowie der äusserliche Gebrauch von Auripigment können Schlaflosigkeit hervorrufen. Hyperkinetische Zustände kommen selten vor. Unruhe in den Beinen sah man bei Malariakranken, die Arsenik erhielten, bei anderen Kranken vereinzelt auch Tremor entstehen. Kriebeln und Zittern an Händen und Füssen neben Frösteln erschien bei einem Hautkranken nach Verbrauch von112,35 g Solutio Fowleri.

Die chronische Arsenvergiftung bedingt bei längerem Bestehen in manchen Fällen Lähmungen. Ein durch Alkohol geschwächter Körper soll für letztere besonders disponiren. Für beide Stromesarten kann die Muskel- und Nervenerregbarkeit auch ohne weitere Erkrankung herabgesetzt sein. Als Nebenwirkungen nach arzneilichem Gebrauch erscheinen solche functionelle Störungen selten. Sie kommen aber vor und sind selbst längere Zeit nach dem Aussetzen des Arsens constatirt worden. Man sah Parese der Gliedmassen,[4]) mehr der Beine wie der Arme, stärker an den Extensoren wie an den Flexoren und heftiger in den distalen wie proximalen Muskelgruppen auftreten. Neben Störungen in der Empfindung und der Ernährung fanden sich z. B. bei einem Kranken Lähmungssymptome an allen Gliedmassen, so dass z. B. die Beugung der Finger zur Faust nicht gelang, Streckung und Spreizung der Finger kraftlos und active Bewegung von Füssen und Zehen ganz unmöglich war. Patellar- und Achillessehnenreflexe fehlten, während die Hautreflexe unverändert waren.[2])

[1]) Putnam, London medic. Recorder, 1888, pag. 490.
[2]) Krehl, Deutsches Archiv f. klin. Medicin, 1889, Bd. 44, pag. 325.
[3]) Hollaender, Centralbl. f. d. ges. Therapie, 1886, pag. 387.
[4]) Clarke, Edinburgh medic. Journ., 1808, Vol. IV., pag. 282.

Bei einem an Chorea leidenden, und mit mässigen Mengen von Fowler'scher Lösung behandelten 6jährigen Knaben erschien nach einigen prämonitorischen Symptomen seitens des Magens, Schwäche im rechten Arm und beiden Beinen. Man gebrauchte das Mittel weiter. Ausgeprägte Lähmung beider Unterschenkel, besonders der Extensoren der Füsse und Zehen war die Folge. Die Unterschenkel atrophirten. Es bestand Entartungsreaction. Das Kniesymptom fehlte. Es stellte sich später Besserung ein. Eine gleichzeitig mit dieser Lähmung aufgetretene Hautfärbung schwand fast ganz. Die Lähmung kann auch universell sein,[1]) und sich mit einer mehr oder minder starken Atrophie verbinden. Es gehen ihr bisweilen heftige rheumatische Schmerzen besonders in den Gelenken voran. Neben Lähmungssymptomen kommen Coordinationsstörungen vor. In einem Falle, in dem wegen Psoriasis grosse Dosen von Arsen genommen worden waren, stellten sich allerlei andere nervöse Symptome, und schliesslich Convulsionen, Coma und Tod ein.[2]).

Nebenwirkungen an der Haut.

Hautveränderungen wurden nach Vergiftungen mit Arsenik schon um die Mitte des vorigen Jahrhunderts als Friesel und Erysipelas beschrieben. Man sah dieselben als kritisches Symptom an, als ein Bestreben des Körpers, sich der Schädlichkeit auch auf dem Wege der Hautausscheidung zu entledigen. Noch in der Neuzeit kamen solche in Massenvergiftungen vor, z. B. in der bekannten Brodvergiftung von Saint-Denis unter 56 Vergifteten 20 Mal. Bei der äusserlichen und innerlichen Anwendung des Arsens zu Heilzwecken kann das Gleiche entstehen. Schon die alten Aerzte kannten diese Eigenschaft des Arseniks. „Arsenici vis est caustica, utuntur eo in pilis abolendis, quod si diutius adhaeserit, etiam cutem ipsam attingit.“ Als man in früheren Zeiten in Pestepidemien arsenikhaltige Amulette auf der Brust trug, sah man schmerzhafte Pusteln wie von einem Aetzmittel hervorbrechen. Meiner Ansicht nach entstehen auch die nach innerlichem Arsengebrauche erscheinenden Hautkrankheiten durch eine directe örtliche Einwirkung des in die Haut gelangenden Mittels. Denn sein Nachweis an diesem Orte ist sicher geliefert worden und ausserdem steht fest, dass jede nach dieser Gebrauchsart sich bildende Ausschlagsform auch nach Berührung des Arsens mit der Haut entstehen kann. Die Ausschläge sitzen gewöhnlich an Hals, Gesicht, Genitalien und Händen, können aber auch jede andere Körperstelle einnehmen. Kleine und grose Dosen geben Anlass für ihr resorptives Entstehen aber meist nur auf Grundlage einer besonderen Empfindlichkeit. Statt der Exantheme erscheinen bisweilen auch lästige Schweisse an umgrenzten Körperstellen, oder Schwellungen. Die an den Augen auftretenden ödematösen Schwellungen habe ich bereits erwähnt. Dieselben können auch anderswo in grösserer Ausdehnung vorkommen. Bisweilen kommt es an sonst trockner und schuppiger, gebräunter Haut zu nächtlicher Schweissabsonderung.

Die Angabe, dass in Folge des Arsengebrauchs eine Area Celsi entstanden sei, ist bekämpft worden.

[1]) Falconer, Memory of the med. soc. of London, Vol. II., pag. 224.

[2]) Hutchinson, Brit. medic. Journ., 1887, 20. July.

a. Dermatitis in Folge örtlicher oder innerer Anwendung. Gelangt die arsenige Säure in wässeriger Lösung, als Salbe oder Paste, oder Auripigment mit der Oberhaut längere Zeit in Berührung, so tritt unter brennenden, stechenden auch irradiirenden Schmerzen und nicht selten auch unter Fieber eine entzündliche Reizung ein, deren Stärke sich nach der Höhe der Dosis, der Dauer der Einwirkung und nach der individuellen Empfänglichkeit richtet. Auf den gerötheten und geschwollenen Theilen können, ohne dass sich vorerst resorptive Allgemeinerscheinungen zeigen, hirsekorn- bis erbsengrosse Bläschen oder Pusteln hervorbrechen. Ja selbst die längere Berührung von Gegenständen, die mit Arsenfarben gefärbt sind, vermag derartiges entstehen zu lassen. Wird die Entzündung stärker, dann entsteht unter den heftigsten Schmerzen eine erysipelasartige Geschwulst, und auf dieser: missfarbige, sanguinolente Exantheme. Es kommt in verschieden weitem Umfange zu Verschorfungen. Auf Schleimhäuten und Wundflächen erscheinen Brandschorfe bisweilen schon nach einem Tage. Dieselben stossen sich nach 2— 3 Wochen ab und hinterlassen meist einen reinen Boden oder eine mehr oder minder vollkommene Narbe.

Auf todtes Gewebe wirkt die arsenige Säure nicht ein, und unterscheidet sich dadurch wesentlich von manchem anderen Aetzmittel. Die geschilderten Wirkungen der arsenigen Säure zeigten sich auch bei einer Reihe von Menschen, denen dieselbe in Geschwülste, vergrösserte Drüsen oder sonst parenchymatös eingeführt wurde. Es zeugt von ungenügender Kenntniss dieses Mittels, wenn man nicht dieses sondern die eingespritzte Flüssigkeitsmenge für die örtlichen Veränderungen, „die Gewebszertrümmerung“, verantwortlich machen will. Auch die Meinung ist zurückzuweisen, dass eine nicht genügende Asepsis der Flüssigkeit oder der Spritze die Ursache darstelle; denn selbst bei peinlichster antiseptischer Sorgfalt sah man bei gewissen Individuen solche Störungen. Unmittelbar nach der Einspritzung entsteht nur Brennen, 4—5 Stunden später reissende Schmerzen, die weit ausstrahlen und einige Stunden anhalten können. Wahrscheinlich beginnt in diesem Schmerzstadium erst die Bildung einer organischen löslichen Arsenverbindung. Die behandelte Geschwulst selbst ist nicht besonders empfindlich. Bei follicularen und fibrösen Kröpfen, die so behandelt wurden, sieht man nach einiger Zeit ziemlich beträchtliche Vergrösserung bisweilen neben schier unerträglichen Schmerzen auftreten. Die letzteren konnte ich in einem Falle durch Cataplasmirung beseitigen. An die Schwellung kann sich Abscedirung anschliessen. Der Inhalt des Abscesses bricht sich spontan nach aussen Bahn oder wird durch Einschnitt entleert. Hat sich die Höhle nach einiger Zeit geschlossen, so darf die Narbe und ihre ganze Umgebung später nicht wieder als Einspritzungsort gewählt werden. Bei Kropfkranken soll angeblich mit der Stärke der Entzündung auch die Grösse des erreichten Erfolges zusammenfallen. Die resorptiven Symptome gleichen den vorher beschriebenen: Fieber, hin und wieder, auch bei längerer Dauer der Kur Verdauungsstörungen, Abmagerung, eine constante Steigerung der Pulsfrequenz bis 140 in der Minute[1]) u. A. m.

---

[1]) Israel, Berl. klin. Wochenschr., 1880, pag. 337.

Ganz besonders bemerkenswerth ist die Beobachtung, dass auch nach innerlicher Aufnahme von Fowler'scher Lösung an Drüsengeschwülsten entzündliche Veränderungen vereinzelt auftreten können. Wo das Mittel einen Erfolg hat, tritt in dem Maasse, als die Geschwülste sich verkleinern, eine grössere Härte, Derbheit und ein grösseres Verschmolzensein derselben ein. In einem Falle steigerte sich die Einwirkung des Arsens bis zur Entstehung von Entzündung und Eiterung. Die Tumoren abscedirten.

b) Hautfärbungen. Diese sehr eigenthümliche, auch als Arsenmelanose [1]) bezeichnete Veränderung, ist seit mehr als 60 Jahren bekannt, in neuerer Zeit aber erst durch Devergie [2]) bei Psoriasis-Kranken an den kranken und gesunden Hautstellen studirt worden. Es kann aber auch jeder andere, Arsen Gebrauchende von ihr befallen werden. Am häufigsten handelte es sich um Kinder von 2—12 Jahren. Die Höhe der Dosen scheint keinen bedingenden Einfluss auszuüben. Nach 0,25—0,5 g der Fowler'schen Lösung, die mehrmals täglich genommen wurden, aber auch dann, wenn man mit 2 Tropfen beginnend, allmählich mit den Mengen anstieg, oder nach Einspritzung in Lymphome, erschien beim männlichen und weiblichen Geschlechte diese Pigmentirung durchschnittlich 4 Wochen, vereinzelt auch 10 Wochen [3]) nach Beginn der Arsenkur. Selten hält sie mit dem Arsengebrauche Schritt. Das Gesicht blieb in einigen Fällen davon frei. In anderen waren die unteren Augenlider, [4]) ein Ohr, Hals, Brust, Achselhöhle, Arme, Hände unterer Rücken, Leistengegend, innere Fläche der Oberschenkel, Kniekehlen, weniger die Unterschenkel, selten Handteller und Fusssohle ergriffen. Die betreffenden Hautflächen erinnern ihrem Aussehen nach an Bronzekrankheit, [5]) haben auch wohl eine Graphitfarbe, also etwa so, wie wenn man sich die Finger mit Bleistift verunreinigt hat. [6]) Auch dunkelbraun kann die Färbung sein. Sie tritt gewöhnlich nicht fleck- oder strichweis, sondern diffus, an ihren Grenzen in allmählichem Uebergange zur normalen Haut auf. Dieser Zustand kann mit der Beendigung der Arsenkur aufhören, aber auch noch einige Wochen oder 1—5 Monate, ja selbst lebenslänglich anhalten. Das letztere war bei einer Frau der Fall, die einige Jahre unter Arsenbehandlung gewesen war. [7]) Die Heilung geht mit oder ohne Abschuppung vor sich. In einem Falle war dieselbe so stark an den Füssen, dass der Gebrauch der Schuhe und Gehen unmöglich war. Ueber die Ursache dieser Nebenwirkung liegen nur wenig begründete Vermuthungen vor. Die Färbung rührt von einem Pigment her, das in den Lymphbahnen der Cutis und der Papillen, hauptsächlich in dem Rete Malpighi, aber auch zum Theil in dem mehr oberflächlichen Epithel abgelagert ist. Die Stärke der Pigmentirung soll im geraden Verhältniss von der Entwicklung der Papillen abhängen. [1]) Ob eine continuirliche Hyperämie oder vielleicht durch Arsen untergegangene rothe Blutkörperchen

---

[1]) Wyss, Correspondenzbl. f. schweizer. Aerzte, 1890, pag. 473.

[2]) Devergie, Bulletin génér. de Thérap., 1869, pag. 49.

[3]) Handford, British med. Journal, 1887, 22. Oct., pag. 883.

[4]) Owen, British med. Journal, 1886, I., pag. 985.

[5]) Leszynsky. Medic. News, 1889, 4. March, pag. 251

[6]) Guaita, Archivio di patologia infantile, 1884, No. 3, pag. 133.

[7]) Cheadle, The Practitioner, 1886, Vol. XXXVI., pag. 90.

den Anlass hierzu geben — beides ist unwahrscheinlich! Ebensowenig glaube ich, dass diese Färbung bei Psoriasis ein Zeichen beginnender Heilung sei. Vielleicht sind manche Fälle von angenommenem Morbus Addisonii nichts anderes als Arsenpigmentirungen.

c) Erythem. Auf Gesicht, Hals, Schultern, Brust und Leib, sowie auch an den Gelenkbeugen entsteht meistens schon nach sehr kleinen Dosen, z. B. an drei aufeinanderfolgenden Tagen je 0,01 g Kalium arsenicosum, oder nach Verbrauch von 40 Tropfen Solutio Fowleri unter starkem Jucken oder nach voraufgegangener nächtlicher Unruhe, Kopfschmerzen und erhöhtem Wärmegefühl, oder leichter Anschwellung der Haut, ein kleinfleckiges, masernartiges oder mehr scharlachähnliches, auf Druck blasser werdendes Exanthem. Dasselbe erhält in einigen Fällen noch 1—2 Tage nach seinem Ausbruch Nachschübe und eine weitere Verbreitung über den Körper. Nach Aussetzen des Mittels verschwindet der Ausschlag in etwa 5 Tagen. Abschuppung kann vorhanden sein und fast zwei Monate dauern. Mischformen von Erythem mit einem vesiculösen Ausschlag, sowie mit Hautpigmentirungen wurden ebenfalls beobachtet. Meistens ruft jede erneute Arsenanwendung wiederum den gleichen Ausschlag hervor. Als Begleitsymptome sah man Schwellung im Gesicht, gastro-intestinale Reizung oder auch nur solche, die bei Masern vorkommen. Ein erysipelatöses Aussehen mit oder ohne Blasen gewinnt dieser Ausschlag bisweilen. Besonders an den Augenlidern ist dies der Fall.

d) Papeln. Meist auf gerötheter Basis erheben sich stecknadelkopfgrosse, anfangs in Gruppen auseinanderstehende, später sich in manchen Fällen zu linsengrossen und grösseren Plaques vereinigende Knötchen. Dieselben sind glänzend gelbroth, oder etwas livid und mitunter von so starkem Jucken begleitet, dass den Kranken die Nachtruhe dadurch geraubt wird. Auch Fieber kann vorhanden sein. Der als Rötheln bezeichnete Arsenausschlag ist wohl hierherzurechnen. Die Zeit des Auftretens und die Dauer des Bestehens schwankt nach individuellen Verhältnissen. Gewöhnlich ist nach 6—8 tägigem Bestehen der Ausschlag verschwunden. Gesicht, Hals, Hände und Arme bilden den gewöhnlichen, Rumpf, Bauch, Genitalien und innere Fläche der Schenkel den seltneren Sitz für denselben. Doch können auch z. B. das Gesicht ganz frei und nur einige der vorgenannten Stellen befallen sein. Die Streckseiten der Gliedmassen scheinen besonders leicht ergriffen zu werden. Die Heilung geschieht fast immer unter Abschuppung. Bemerkenswerth ist die Beobachtung, dass eine Frau, der parenchymatöse Injektionen mit Solutio Fowleri in Lymphome gemacht waren, einen solchen Papelausbruch nach einigen Wochen bekam. Nach dem Verschwinden konnte derselbe durch innerliche Verabfolgung von arseniger Säure nicht wieder hervorgerufen werden.

Vielleicht gehört die Beobachtung hierher, die bei einem, wegen Pemphigus lange und mit grossen Mengen von Arsenik behandelten Knaben gemacht wurde. Derselbe bekam an Händen und Füssen viele längliche, den Hautnarben ähnliche Flecke und auf diesen hirsekorngrosse, den Miliartuberkeln gleichende Gebilde. Dieselben bestanden aus Ansammlungen degenerirter Epithelzellen in den tieferen Schichten der Epidermis und verschwanden nach 4—5 Monaten.

e) Urticaria. Fowler sah zuerst diese Hautkrankheit nach Arsen auftreten. Sie ist später mehrfach bei Vergiftungen beschrieben worden, und soll auch als Nebenwirkung am häufigsten von allen Hautausschlägen vorkommen, was ich nicht für richtig halte. Gesicht, Hals und Gliedmassen können davon befallen werden. Bei manchen Kranken vollzieht sich das Entstehen und Vergehen in einem Tage. Das Jucken ist beträchtlich. In einem nicht ganz klar beschriebenen Falle, der einen, an recidivirender Chorea erkrankten, 11 jährigen Knaben betraf, schwollen die gerötheten Hände, Vorderarme, Ellenbeugen, Schultern, Unterschenkel, Füsse an und erhielten Knötchen. Dieselben wurden als Urticaria bezeichnet.[1])

f) Vesikeln und Pusteln. Als krätzähnliche Pusteln, Miliaria,[2]) Herpes, bezeichnete man früher eine Form von Ausschlägen, die bei der Arsenvergiftung erscheinen. Nach dem arzneilichen Gebrauch auch kleiner Mengen entstehen solche Bläschen gar nicht selten. Auf mehr oder minder entzündeter Basis erheben sich am Vorderarm und Handrücken, dem Gesicht, besonders den Lippen, an den äusseren Genitalien und an anderen Körperstellen Bläschen, die man auch als Herpes labialis, praeputialis, scrotalis etc. bezeichnet hat, oder grössere Blasen. Ein solcher Arsen-Pemphigus kann schnell durch Eintrocknen der Blasen schwinden, oder pustulös werden. Der Uebergang von Papeln in Pusteln wurde beobachtet. Die Pusteln können pocken- oder ecthymaähnlich sein und nach dem Verschwinden Narben hinterlassen. Zusammen mit Pusteln, aber auch ohne solche beobachtet man in seltenen Fällen Ulcerationen an den verschiedensten Körpertheilen, angeblich sogar an der Schleimhaut des Rachens. Vielleicht entstehen dieselben aus Pusteln. Sie wurden einmal als über 1 cm im Durchmesser haltend, leicht buchtig auf rothem, feuchtem indurirtem Grunde sitzend, bezeichnet. Auch an den gleich zu erwähnenden Zosterbläschen beobachtete man einmal die Neigung zur Ulceration. Ulceration an Neubildungen, z. B. Lymphomen sah man öfters.

In diese Gruppe ist der Herpes Zoster einzuordnen, der während des Arsengebrauchs bei Chorea, Lichen ruber und anderen Affectionen in typischer Weise als Bläschengruppen an einer Körperhälfte gesehen wurde. Einige Beobachter leugnen den ursächlichen Zusammenhang desselben mit dem Arsengebrauche, andere lassen es zweifelhaft sein, und eine dritte Gruppe, zu der auch ich mich zähle, sieht darin nur eine eigenthümliche Ausdrucksweise abnormer Arzneimittelwirkung, wie sie ja in diesem Werke oft genug berichtet wird. Die Gründe, die gegen einen solchen Zusammenhang geltend gemacht werden, sind fadenscheinig. Denn das angeführte umschriebene Auftreten nur in gewissen Nervenbahnen oder Hautstellen kommt auch bei anderen Arzneiexanthemen vor. Ausserdem liesse sich diese Frage bei jedem genuinen Herpes Zoster aufwerfen. Auch ein solcher kommt ja in letzter Reihe durch eine vom kranken Körper erzeugte chemische Substanz zu Stande, die sich ihre Angriffspunkte aussucht. Dass Thiere keine localisirte Arsenwirkungen aufweisen, ist als Vergleich für Menschen überhaupt nicht heranzuziehen, da man bei Thieren

---

[1]) Escherisch, Mitth. aus der med. Klinik zu Würzb., 1886, Bd. II., pag. 332.
[2]) Hahnemann, Ueber die Arsenikvergiftung, Leipzig 1786, pag. 60.

auch die Nebenwirkungen anderer Arzeimittel an der Haut nicht oder nur bei chronischer Vergiftung beobachtet. Ein fernerer Einwand, dass anderweitige Nebenwirkungen bei diesem angeblichen Herpes Zoster fehlten, wird durch die vorhandenen Mittheilungen widerlegt, und dass schliesslich trotz Fortgebrauch des Arseniks die einmal beobachteten Nebenwirkungen nicht wieder erscheinen, ist ein Vorgang, der bei anderen Medicamenten, z. B. dem Jod genügend sicher nachgewiesen ist. Somit ist dieser Herpes als Folge des Arsengebrauches anzusehen. Er wurde unter 557 an Psoriasis Leidenden, die nur Arsen erhielten, 10 Mal, also in 1,8 pCt. beobachtet. Bei 220 anders behandelten trat er nie auf.[1]) Er erschien in der ersten Gruppe immer einseitig bei 4 männlichen und 6 weiblichen Kranken, und war 7 Mal Herpes Zoster dorso-pectoralis, 2 Mal Herpes Zoster dorso-abdominalis und 1 Mal Herpes Zoster lumbo-femoralis. Mehrmals fanden sich dabei Schmerzpunkte, einige Male leichte Neuralgieen vor. Andere Beobachter fanden noch andere Localisationen z. B. einen Herpes Zoster frontalis, oder glutaealis.

Bei Chorea fand man diese Veränderung unter 113 Fällen 3 Mal.[2]) Sie erschien meist nach längerer Zeit, wenn der Eintritt der Besserung der Chorea sich bemerkbar machte.

Es handelte sich, soweit es überhaupt diesen Ausschlag betraf, ganz oft um Kranke, die in einem grösseren Zeitraume beträchtliche Mengen von Arsen, z. B. in einem Jahre 12 g arseniger Säure, oder 40 g Solutio Fowleri und 3,096 g arseniger Säure in 11 Monaten verbrauchten. Doch sind auch Fälle mitgetheilt, in denen schon nach einer Woche der Zoster kam. Mit dem Herpes können Drüsenschwellungen einhergehen. Bei dem Herpes an den Intercostalnerven sah man die Axillardrüsen anschwellen. Der Ausbruch der Bläschen geschieht in einigen Fällen mit heftigem Brennen, oder, wie schon bemerkt wurde, unter Schmerzen. Auch Fieber kann zugegen sein. Als Vorläufer dieser Affection können Bläschen an nicht typischen Körperstellen auftreten. Die Heilung erfolgt nach längstens 3 Wochen. In einem Falle sah man Narben mit pigmentirter Umgebung zurückbleiben.

g) Neubildungen. Eine nicht genügend gestützte Angabe liegt vor,[3]) wonach durch die jahrelange Darreichung von Arsenik in vollen Dosen, z. B. bei Psoriasis, sich ein eigenthümlicher Epithelialkrebs entwickeln kann. An den oberen und unteren Gliedmassen, Handteller, Fusssohle, an der Spina ilei, am Scrotum will man dies beobachtet haben. An den Fusssohlen und Handflächen kamen nebenbei in einem Falle viele kleine, weiche Hörner vor. Ansammlung degenerirter Epithelzellen in den tieferen Schichten der Epidermis wurde, wie ich bei der Besprechung des papulösen Ausschlages anführte, beobachtet. Die dadurch erzeugten Veränderungen schwanden aber in einigen Monaten. Auch vermehrte Verhornung soll vorkommen.

Petechien wurden bisher nur nach dem Verschwinden der schlimmsten Erscheinungen einer acuten Vergiftung auf Brust und Nacken beobachtet.

---

[1]) Nielsen, Monatshefte f. prakt. Dermatologie, 1890, pag. 302.
[2]) Bokai, Jahrb. f. Kinderheilkunde, Bd. 21, Heft 4, pag. 411.
[3]) J. Hutchinson, The Lancet, 1887, 10. Dec., pag. 1166.

Die Behandlung der Nebenwirkungen besteht in dem sofortigen Aussetzen des Arsens. Da hierdurch allein schon nach längerer oder kürzerer Zeit eine spontane Rückbildung aller genannten pathologischen Processe eintritt, so ist von einer antidotarischen Behandlung etwa mit Magnesiahydrat oder Eisenoxydhydrat abzusehen. Auch schon nach der Verringerung der Dosen schwinden die Nebenwirkungen oft. In prophylaktischer Beziehung ist darauf zu achten, dass die Arsenpräparate nicht bei leerem Magen aufgenommen werden, dass die Steigerung der gewöhnlichen Dosen allmählich erfolge und dass diese Therapie nicht zu lange hintereinander fortgesetzt wird. In Fällen, wo die Hautentzündung grössere Dimensionen oder einen bösartigen Charakter angenommen, wird man neben der Beförderung der Giftausscheidung durch die Nieren durch Darreichen von diuretischen Mitteln, eine localantiphlogistische, und beim Vorhandensein von Zersetzungsproducten eine antiseptische Behandlung einleiten müssen.

Ferrum.

Alle Eisensalze wirken annähernd gleich und besitzen wesentlich die gleichen Nebenwirkungen. Die letzteren zeigen sich, sobald die benutzten Präparate nicht für das Individuum oder seine Krankheit passen. Die Empfehlung von immer neuen Eisenpräparaten lässt die Vermuthung aufkommen, dass die bisherigen in vielen Fällen unwirksam sind oder nicht vertragen werden. Kann man den letzteren Theil dieses Satzes zugeben, so folgt daraus doch noch nicht, dass die, meist reklamenhaft von Fabrikanten angepriesenen Präparate diesem Uebelstande abhelfen. Es giebt kein solches, das man davon freisprechen kann, Nebenwirkungen hervorzurufen. Dies gilt auch für die Eisenalbuminate. Ebensowenig wie Quecksilberalbuminat Vorzüge vor anderen Quecksilberverbindungen als Heilstoff hat, obschon im menschlichen Körper das Quecksilber wahrscheinlich als gelöstes Albuminat circulirt, kann man dies allgemein vom Eisenalbuminat behaupten. Die Werthbeurtheilung der Salze kann, besonders wenn die Nebenwirkungen zur Grundlage genommen werden, nur von Fall zu Fall geschehen.

Bisweilen ist die zu grosse Dosirung Schuld an gewissen Nebenwirkungen. Es ist darauf hinzuweisen, dass schon vor langer Zeit die besondere Wirksamkeit kleinster Eisendosen betont wurde. Hauptsächlich ist es eine angeborene oder zeitliche, durch besondere Krankheiten bedingte Intoleranz, die hier anzuschuldigen ist. Es giebt Individuen, die auf jedes Eisenpräparat auch nach kleinsten Mengen mit Congestionen reagiren. Andere, gut genährte bekommen nach längerem Gebrauche einen unangenehmen Zustand von Orgasmus. Manche hysterische und anämische Menschen, auch Kinder zeigen gegen gewisse Eisenpräparate eine unerklärliche Intoleranz.[1]) Liegt die Verdauung sehr darnieder, so wird eine eingeleitete Stahlkur den vorhandenen acuten oder chronischen Magencatarrh meistens verschlimmern. Es ist deswegen eine nicht immer beachtete Forderung, solche Zustände erst zu beseitigen, ehe Eisen gebraucht wird. Bei Fiebernden werden durch dieses Mittel die Körperwärme und die Fiebersymptome ge-

[1]) J. Simon et Le Gendre, Le Progrès médical, 1883, 7. Avril, pag. 255.

steigert. Oft hängt die Möglichkeit des Vertragens von Eisen von dem zeitlichen Zustande der Eingeweide ab, insofern bestehende Verstopfung unangenehme Nebenwirkungen entstehen lassen kann. Abführmittel stellen die Toleranz wieder her. Bei vorhandener Neigung zur Congestion und zu Blutungen, Atheromatose der Gefässe, Plethora, bei gewissen Formen von Gicht[1]) kann die Verabfolgung von Eisen unangenehme Folgen haben. Vor Allem ist behauptet worden, dass Eisenpräparate, die unter dem Bilde der Chlorose beginnende Phthisis bei jungen Mädchen beschleunigt.[2]) Allen jenen Kranken, die bereits Lungenblutungen gehabt haben, bei denen die Haut fein und durchscheinend, die Venen als violettblaue Stränge sichtbar sind, sollen Eisensalze nicht gereicht werden.[3]) Bei Epileptikern soll die Neigung zu Anfällen durch Eisen erhöht werden. Anämischen Nierenkranken Eisenpräparate zu geben, erregt Bedenken.

Eine nicht geringe Bedeutung für das Zustandekommen von Nebenwirkungen hat die Art und der Ort der Resorption und die Concentration der verwandten Lösung. Einer älteren Angabe nach sollen Lösungen des citronensauren Eisens von 1—20 pCt. subcutan injicirt, bald Eisen in den Harn übergehen lassen, nicht aber Lösungen von 1 : 1000. Gäbe man 1 proc. Eisencitratlösung in den Magen, so fände Resorption statt, aber nicht bei 4 proc. Dass Eisen in Versuchen an Thieren und Menschen sehr oft im Harn auch nach grösserer Zufuhr vermisst wird, ist eine von Woehler und späteren Forschern gut erhärtete Thatsache. Schon im Jahre 1834 wurde die in weitesten Grenzen verschiedene Aufnahme von Eisen aus der Verschiedenheit der Darmflächen erklärt. Man ist auch jetzt noch vielfach der Ansicht, dass nur bei Erkrankung des Epithels von Magen und Darm Eisen aufgenommen wird. Da man es aber meistens bei der Verabfolgung dieses Mittels mit Menschen zu thun hat, die keinen im anatomischen Sinne normalen Magen haben, sondern oft an jenen geringen Graden catarrhalischer Lockerung leiden, die als Magenleiden nur wenig Symptome erzeugen und kaum zu diagnosticiren sind, so würde dadurch von vornherein eine genügende Eisenaufnahme begründet sein. Mit dem Kothe geht ein grosser Theil von Eisen fort, was aber resorbirt wird, reicht für eine Heilwirkung aus. Keinenfalls sind die Resorptions- resp. Ausscheidungsverhältnisse so einfach wie frühere Untersucher sich vorstellten und auch heute noch geglaubt wird. Dies geht schon aus der, seit langen Jahren bekannten, und neuerdings bestätigten Angabe hervor, dass bei Kranken, z. B. bei Bleichsüchtigen, vor der Anwendung des Eisens viel mehr von dem Metall im Harn sich findet als zur Zeit des Eisengebrauchs und der Besserung des Krankeitszustandes. Auch Aufspeicherung in der Leber findet statt.

Wird Eisen in das Unterhautzellgewebe gebracht, so findet schnelle Aufnahme und Ausscheidung in den Darm und durch die Nieren statt. Versuche lehrten, dass in dem Epithel und dem Lumen der gewundenen Harnkanälchen, nie in den Glomerulis das Eisen sich hierbei findet.[4])

---

[1]) Fothergill, The Practitioner, 1877, II., pag. 183.
[2]) Millet, Bulletin génér. de Thérap., 1862, T. LXII, pag. 507 u. A.
[3]) Jaccoud, Cliniq. de l'hôpit. Lariboisière, 1873, pag. 422.
[4]) Kobert, Archiv f. exper. Pharmakologie, Bd. 16, pag. 389.

Erwähnenswerth ist noch, dass nach Einbringung von Eisensalzen in das Blut ein kleiner Theil (etwa 10 pCt.) mit dem Harn, Darmsecret und der Galle zur Ausscheidung kommt, die Hauptmasse (gegen 50 pCt.) wird in der Leber, der Rest in anderen Organen deponirt. Innerhalb 2—3 Stunden ist diese Ablagerung beendet, so dass nach dieser Zeit das Blut von dem eingeführten Metall frei ist.[1])

Nebenwirkungen am Orte der Anwendung.

Um ein reichlicheres Eintreten von Eisen in die Blutbahn zum Zwecke einer allgemeinen Eisenwirkung zu erzwingen, sind manche der gebräuchlichsten Verbindungen, wie Ferrum lacticum, Ferrum natropyrophosphoricum, Ferrum albuminatum, tartaricum, sulfuricum, citricum in 5—15 pCt. Lösung in das Unterhautzellgewebe eingebracht worden. Auch wenn die Lösungen sterilisirt werden, entstehen hierbei Brennen und Schmerzen. Es giebt kein Eisensalz, dass diese Nebenwirkung ganz vermissen lässt. Noch 24 Stunden nach der Injection von Ferrum citricum oxydatum bleibt die Injectionsstelle druckempfindlich.[2]) Damit geht auch nicht selten Anschwellung und entzündliche Reizung einher. Dieselbe kann, wie man es nach Ferrum peptonatum sah, so stark werden, dass das Auflegen einer Eisblase erforderlich wird. Auch lange andauernde Zellgewebsinduration beobachtete man nach Einspritzung von weinsaurem Eisenoxydul und starke entzündliche Schwellung und selbst Abscesse nach Einspritzung von Ferrum pyrophosphoricum c. Ammonio citrico. Von mancher Seite wird eine Heilwirkung des so beigebrachten Eisens überhaupt bestritten.[3])

Nach Einspritzung von Eisensesquichlorid in Naevi, Gefässgeschwülste oder intravasculär in Aneurysmen und Varicen ist die Gefahr gross, dass die in den Gefässen gebildeten Coagula fortgeschwemmt werden und als Emboli Schaden stiften. Derartige Fälle mit tödtlichem Ausgange sind bekannt.[4]) Bei einem Kinde spritzte man in eine Teleangiectasie der Wange einige Tropfen dieses gelösten Stoffes ein. Schon während der Injection wurde das Kind im Gesicht bleich, streckte sich heftig und stark nach unten, und während Cyanose eintrat, wurde die Respiration äusserst langsam und schwach. Darauf folgten convulsivische Zuckungen in den Muskeln des Rumpfes und der Gliedmassen, und nachdem unter der Anwendung äusserer Reizmittel noch einmal die Athmung oberflächlich in Gang gekommen war, erfolgte der Tod. Bei der Section fand man in der Vena jugularis externa und interna in der Nähe der oberen Brustapertur Blutgerinnsel, die sich nach unten durch die Vena subclavia und Vena cava superior bis in den rechten Vorhof sowie in die rechte Herzkammer fortsetzten. Ich glaube nicht, dass die Compression der mit der Geschwulst zusammenhängenden, und von derselben abgehenden Venen solche Zufälle sicher ausschliessen kann.

In einigen Fällen tritt nach der Einspritzung des Liquor Ferri sesquichlorati in der Umgebung der Injectionsstelle eine erysipelatöse

---

[1]) Jacoby, Archiv f. exper. Pathol. u. Pharmakol., Bd. 28, 1891, pag. 256.
[2]) Glaevecke, Archiv f. exper. Pharmakologie, Bd. 466.
[3]) Hirschfeld, Bulletin et Mém. de la Société de Thérap., 1886, pag. 105.
[4]) Zielewicz, Berl. klin. Wochenschr., 1875, p. 116. — Lancet, 1867, 17. Aug.

Röthung und Schwellung und damit auch Fieber auf. Auch eine Entzündung der Lymphgefässe bildet sich bisweilen. Von der injicirten Stelle aus verlaufen feine rothe Streifen, an welchen sich hier und da kleine Abscesse entwickeln. Solche Zufälle treten meist bei tiefergelegenen Gefässgeschwülsten oder solchen ein, welche sich an oder unter einer Hautpartie, die durch straffes Zellgewebe an der Unterlage befestigt ist, befinden, wie z. B. am Nasenflügel.[1]) Ausser der Entzündung kann auch Brand der Geschwulst und deren Umgebung sowie Verjauchung der betreffenden Gewebe eintreten.

Aehnliche Zufälle können nach Einbringen des Liquor ferri sesquichlorati in Körperhöhlen entstehen, besonders wenn zum Zwecke der Blutstillung, wie dies leider nicht selten geschieht, zu concentrirte Lösungen gebraucht werden. Die Möglichkeit des Eindringens von coagulirten Massen in die Venen eines puerperalen Uterus ist vorhanden. Solche Thromben werden leicht fortgespült. Auch durch Uebertritt der Injectionsflüssigkeit in die Tuben kann der Tod in Folge von Peritonitis erfolgen.

Eine Zweitgebärende bekam nach einer normalen Geburt Blutungen, die mehrere Tage anhielten. Sie erhielt eine Injection von Eisenchlorid (1 : 7 Wasser). Als etwa die Hälfte der nicht angegebenen Menge injicirt war, fing die Patientin an zu stöhnen, klagte über einen Schmerz in der Brust, streckte sich nach rückwärts aus, that noch einige Athemzüge und war todt. Bei der Obduction fanden sich im Douglas'schen Raum einige Esslöffel einer dünnen, schwärzlichen Flüssigkeit (Eisenchlorid). Die Innenseite des Uterus sowie das Anfangsstück der rechten Tuba waren vom Eisenchlorid dunkelbraun gefärbt, die Fläche der Uterushöhle war uneben, höckrig, aus weichem, röthlichem Granulationsgewebe gebildet. An den Seitenfalten und am Fundus fanden sich drei flache 4—5 cm grosse Wundflächen, wo die Uterussubstanz mit einer unebenen faltigen Fläche bloslag. Von dieser Wundfläche ragten blattähnliche, zum Theil losgerissene Lamellen von Uterussubstanz empor. Neben denselben zeigten sich klaffende Blutgefässmündungen, einige derselben so gross, dass eine feine Sonde eingeführt werden konnte. Die grösseren Venen sowie die Venae hypogastricae, iliacae und die Vena cava inferior waren mehr oder weniger von spröden, körnigen, aber auch zu grösseren Klumpen zusammengeballten, dunkelbraunen Gerinnseln und von dünner, blauschwarzer, stark mit Gas vermengter Flüssigkeit angefüllt. Man nahm auf Grund dieses Befundes an, dass bei der Injection der innere Muttermund sich kräftig um die Canüle zusammenzog und danach bei dem starken Druck und der Spannung in der Uterushöhle eine Zerreissung der inneren Schicht des Uterus stattfand und hierbei Injectionsflüssigkeit und Luft in die auf diese Weise eröffneten Gefässe eindrangen. Die vorsichgehende Involution und die damit verbundene geringere Festigkeit des Uterusgewebes muss als begünstigender Umstand für die Entstehung einer solchen Zerreissung angesehen werden.[2])

So starke Lösungen zu benutzen halte ich, ganz abgesehen von diesem Falle, für unerlaubt und unnöthig, da beträchtlich dünnere einen styptischen Zweck mit geringerer Gefahr und sicherer erreichen helfen. Eine Angabe über das bei dieser Kranken verbrauchte Quantum der Eisenlösung habe ich nicht finden können.

Die Einathmung von zerstäubtem Liq. ferri sesquichlor. nach Haemoptoe kann leicht eine erneute Blutung veranlassen.

Hinsichtlich der Anwendung des Liquor ferri sesquichlorati als

---

[1]) Keller, Jahrb. f. Kinderheilk., 1866, Bd. 8., III., pag. 136.

[2]) Cederschöld, Hygiea, 1876, pag. 162. — Petersb. med. Wochenschr., 1876, p. 5.

styptisches Mittel auf Flächen und in Körperhöhlen ist darauf hinzuweisen, dass die hierbei nicht selten beobachteten Schmerzen z. Th. von einer schlechten Beschaffenheit des Präparates herrühren können. Freie Salzsäure, und selbst Salpetersäure finden sich in manchen Präparaten vor. Das Gleiche gilt auch von der im Handel befindlichen styptischen Watte. Ob der in Handelspräparaten nachgewiesene Gehalt des Liquor ferri sesquichlorati an Arsen, der von einer Verwendung unreiner Salzsäure herrührt, an dem Zustandekommen von Nebenwirkungen betheiligt ist, lässt sich nicht entscheiden.

Liquor Ferri sesquichlorati soll wegen der Möglichkeit der Reduction nie anders als in Wasser gelöst, ohne Zucker, Gummi und andere Corrigentien verordnet werden.

Von dem Ferrum sulfuricum wird — ob mit Recht, lässt sich vorläufig noch nicht behaupten — angegeben, dass es im Uebermaass von Wundflächen aus aufgenommen schwere Erkrankung und selbst den Tod veranlassen könne. Bei einem Knaben, der wegen Kopfgrind eine Waschung mit einer solchen Lösung bekam, erschienen heftiges Brennen und Schmerzen am Kopfe, dann Durst, Erbrechen und plötzicher Tod unter Convulsionen.

Entferntere Nebenwirkungen nach Eisenaufnahme.

Alle Eisenverbindungen können Störungen im Munde, Magen und Darm hervorrufen. Manche, wie die Limatura Ferri und das Jodeisen sollen dies besonders häufig thun. Fast alle, auch die eisenhaltigen Mineralwässer, stellen für die Zähne eine Schädlichkeit dar, nicht nur dadurch, dass sie primär damit in Berührung treten, sondern auch angeblich durch secundäre Ausscheidung an der Mundschleimhaut. Nicht selten treten hierbei Congestionen der Zahnpulpa auf, die als Odontalgie subjectiv zur Wahrnehmung kommen und wohl nicht ohne Einfluss auf die Structur des Zahnes bleiben. Da wo die letztere nicht mehr normal ist, begünstigen die Eisensalze den Eintritt und den schnellen Verlauf der Zerstörung.[1]) Die Zähne, sehr selten auch das Zahnfleisch färben sich nach fortgesetzter Anwendung von löslichem Eisen durch An- resp. Einlagerung von Schwefeleisen schwarz. Auch durch Geniessen tanninhaltiger Speisen oder Getränke kann eine Schwarzfärbung durch Bildung von Eisentannat erfolgen. Das Aufziehen der eisenhaltigen Flüssigkeit durch einen Strohhalm oder ein Glasrohr verhindert nicht immer die Färbung. Um das Eisensesquichlorid leichter einnehmen zu können und den sauren scharfen Geschmack, der auch in Verdünnung mit Wasser nicht verschwindet, zu verdecken, wurde empfohlen, das Mittel mit Glycerin oder Syrupus Sacchari zu mischen, und die Mischung kurz vor dem Einnehmen mit Kuhmilch zu verdünnen. Hierdurch sollen weder die Zähne angegriffen werden, noch der Geschmack des Eisens hervortreten.

Häufig erscheinen auch nach kleineren Eisenmengen Magendrücken und übelriechendes Aufstossen, nach grösseren: Schmerzen im Epigastrium, Ekel und Erbrechen. Das letztere tritt bisweilen in sehr häufiger Wiederholung und auch bei Menschen ein, denen ein Eisenpräparat, z. B. Ferrum citricum subcutan eingespritzt

[1]) Scheff, Real-Encyclopädie der ges. Heilk., Bd. XIV., pag. 144.

wird. Allgemeines Unwohlsein kann dem Erbrechen vorangehen. Als seltenere Nebenwirkungen sind Sodbrennen und bei besonderer Disposition auch Blutbrechen anzusehen.

Seitens des Darms kommen Koliken und Stuhlverstopfung vor. Wenn nicht durch häufige, natürliche oder künstliche Diarrhoe das im Darm gebildete unlösliche Eisensulfid ausgewaschen wird, dann entstehen diese, manchmal ernst aussehenden Symptome. Die Leibschmerzen können anfallsweise mit Erbrechen, Auftreibung des Leibes, Erhöhung der Körperwärme, Schlaflosigkeit und allgemeiner Depression einhergehen. Es ist manchmal ein vollständiger Darmverschluss durch Schwefeleisen vorhanden. Das letztere verklebt, vielleicht durch den Schleim des von ihm erzeugten Darmcatarrhs, zu festen Körnchen. Der später durch Kunsthülfe entleerte Darminhalt besteht aus einer schmutzigen Flüssigkeit und einer besonders reichlichen, schwarzen, sandartigen Masse.[1]) In einem solchen Falle fand man bei der Palpation in der rechten Lumbargegend eine doppelt faustgrosse Geschwulst, die sich fast bis zur Linea alba ausdehnte. Durch Klystiere wurden schwarze Fäcalmassen entleert. Bei einem Manne, der Magnesia mit Eisen öfter nahm, fand sich im Mastdarm ein Concrement von wenigstens 15'' im Umfang.[2]) Ausnahmsweise entstehen nach subcutaner Einspritzung von Eisen Durchfälle, nachdem vorher Erbrechen stattgefunden hat.

Verdünnte Lösungen von Eisensalzen der organischen Säuren, z. B. von Ferrum citricum, vermehren die Harnmenge, concentrirte bewirken das Gegentheil, und sollen selbst Blutharnen hervorrufen können. Blasenreizung mit Drang zum Harnlassen und Brennen in den Harnwegen wird nicht selten bei Frauen und Kindern, bei letzteren auch Bettpissen beobachtet. Ueber die Einwirkung des Eisens auf die Menstruation widersprechen sich die Erfahrungen, insofern bald Verspätung und Spärlichkeit, bald das Gegentheil angegeben wird. Individuelle Verhältnisse sowie die Dosirung werden wohl Ursache dieser Verschiedenheit sein.

Seitens des Gefässsystems und des Herzens beobachtet man bei nicht wenigen Eisen Gebrauchenden Neigung zu Congestionen besonders nach dem Kopfe, ein Gefühl von Völle und Vollblütigkeit und vermehrtes Hitzegefühl, das bisweilen mit Beklemmung und Angst einhergeht, sowie Herzpalpitationen. Selbst nach sehr kleinen Mengen kann die Steigerung der Herzthätigkeit bedeutend sein. In seltenen Fällen entstehen auch Schleimhautblutungen, z. B. Nasen- und Bronchialblutung. Bei Tuberculose der Lungen ist die Gefahr einer Blutung drohend. Zunahme des Hustens wird hierbei besonders nach Gebrauch von Jodeisen häufiger gesehen. Eingenommensein des Kopfes erscheint bisweilen nach Eisengebrauch. Die oft während oder am Ende einer Trinkkur beobachteten Symptome des Eingenommenseins, das Gefühl von dumpfem Druck im Kopf und Schwere mit Schwindel, Ohrensausen, Stirnkopfschmerz, Empfindlichkeit der Augen auf Licht, werden wesentlich als Folge der im Stahlwasser vorhandenen Kohlensäure angesehen. Ich glaube, dass hauptsächlich das Eisen

[1]) Strahan, British medical Journal, 1886, II., pag. 545.
[2]) Hutchinson bei Treves, Intestinal obstruction, London 1884, pag. 339.

hierfür verantwortlich zu machen ist. Auch nach subcutaner Beibringung von Eisensalzen beobachtete man allgemeines Unwohlsein, Fieber und Mattigkeit. Bei einigen Menschen wurde unter Eisengebrauch eine fieberlos verlaufende Acne an Gesicht, Brust und dem Rücken festgestellt.

Phosphor.

Seitdem um die Mitte des 17. Jahrhunderts der Phosphor dargestellt wurde, versuchte man denselben immer wieder von Neuem mit wechselndem, aber nie nachhaltigem Erfolge in der Therapie einen festen Platz gewinnen zu lassen. Die Ungleichheit in der Einwirkung bei manchen Krankheitszuständen, wie Rhachitis, Osteomalacie, und die hin und wieder beobachteten unangenehmen Nebenwirkungen sind als Grund des Wechsels seiner Beliebtheit anzusehen. Um die Nebenwirkungen seitens der ersten Wege zu vermeiden, ersann man mancherlei Formen für die Darreichung. In sehr kleinen Mengen löst sich der Phosphor in Wasser. Ich halte diese Mengen für hoch genug, um arzneiliche Einwirkungen hervorzurufen. Lösungen in fetten und ätherischen Oelen werden am häufigsten verabfolgt, rufen aber auch am meisten Widerwillen gegen das Medicament hervor. Digestionsstörungen sollen durch Verabfolgen des in Chloroform gelösten Mittels in Kapseln sehr beschränkt werden.[1]) Auch die Verarbeitung zu Pillen ist, soweit Erwachsene das Mittel bekommen sollen, beliebt. Der Vorschlag, den Phosphor (0,1) in öliger Lösung (30,0) bei Craniotabes auf den Kopf einzureiben, um Magen und Darm zu schonen, hat wenig Anklang gefunden. Der Phosphor soll nur kurz vor, oder mit der Mahlzeit gereicht werden. Eine unzweckmässige Dosirung kann bei besonders empfindlichen Personen leicht unangenehme Wirkungen zur Folge haben. Das Gleiche gilt von dem zu langen Gebrauch. Angeblich sollen in einem Falle 0,008 g bei einem epileptischen Geisteskranken, nachdem gastrische Symptome, Störungen im Allgemeinbefinden und seitens des Herzens vorangegangen waren, den Tod veranlasst haben. In einem, auch zur gerichtlichen Kenntniss gelangten Falle, starb ein Kind nach 4 wöchentlichem Phosphorgebrauch.

Ueber die Zuverlässigkeit des Mittels bei Rhachitis gehen die Ansichten auseinander. Während die Einen selten Fehlerfolge erhielten und fast immer Nebenwirkungen vermissten, haben Andere entweder sehr geringe oder nur vereinzelte Erfolge und ganz oft begleitende Functionsstörungen gesehen. So wurden unter 41 damit behandelten rhachitischen Kindern 4 Heilungen, 11 Besserungen, 8 unbedeutende Besserungen, 12 Fehlerfolge oder Verschlimmerungen und 9 Todesfälle durch Complicationen constatirt.[2]) Von 14 mit Spasmus glottidis behafteten Kindern wurden 7 geheilt und 7 nicht. Bei Rhachitis der Rippen und Extremitäten fehlte in der angeführten Beobachtungsreihe ein Einfluss.

Hautausschläge scheinen bei normalen Phosphordosen nicht vorzukommen. Bei der Vergiftung wurde ein urticariaähnliches Exanthem beobachtet. Dagegen kommen vereinzelt nach arzneilicher Phosphoranwendung Veränderungen an den Knochen vor, wie sie sonst nur der gewerbliche Phosphorismus zeitigt. In einem solchen Falle entwickelte sich nach 8 tägigem Gebrauch von täglich 0,0015—0,002 g eine auffällige Schwellung der rechten Inframaxillargegend, die ganz den Charakter einer diffusen Phlegmone darbot. Dieselbe zog sich von dort aus, dem Unterkiefer entsprechend, bis zur Submentalgegend hin und war auf Druck äusserst schmerzhaft. Der Appetit war gestört, das Aussehen bleich, Schmerzhaftigkeit und ein geringes remittirendes Fieber hinderten den Schlaf. Unter Fomentation kam es nach 14 Tagen zur Fluctuation. Der Einschnitt lieferte blutigen Eiter. Ein anderes Kind bekam,

[1]) Dujardin-Beaumetz, Wiener medic. Wochenschr., 1868, pag. 776.
[2]) Griebsch, Die Phosphorbehandlung der Rhachitis, Berlin 1885.

nachdem bereits 0,05 g Phosphor verbraucht worden waren, eine Periostitis des Unterkiefers. Nachdem auch hier durch Cataplasmen Fluctuation erzeugt und der Eiter entleert war, stiess die eingeführte Sonde auf rauhen, vom Periost entblössten Knochen. Ausserdem klagte dieses Kind über starke Schmerzen an den Epiphysen der Hand, des Oberschenkels und der Unterschenkelknochen. Nach dem Aussetzen des Phosphors schwanden alle Symptome.[1])

Am häufigsten erscheinen die Störungen seitens des Magen-Darmkanals. Ein Beobachter beschreibt solche 17 Mal unter 21 Fällen. Widerwillen gegen das Medicament, Geschmack und Aufstossen nach demselben, belegte Zunge, Mangel an Appetit, Druck oder Schmerz in der Magengegend und bei einigen Kranken (Tuberkulösen), die nur einige Milligramme in mehreren Tagen genommen hatten, Magenkrämpfe,[2]) sind oft als Nebenwirkungen beschrieben worden. Ebenso kommen anhaltendes Erbrechen, heftige Koliken mit Durchfällen und Tenesmus, bisweilen unter Entleerung phosphorescirender Massen vor. Leichte Fieberbewegungen können die Durchfälle begleiten.[3]) In einigen Fällen erscheint Abmagerung, in anderen seltenen Icterus, der lange bestehen kann.

Störungen der Harnabsonderung sind sehr selten, ebenso eine erhöhte geschlechtliche Erregung, die bei Thieren öfter danach vorkommen soll. Während der Menstruation ist der Phosphorgebrauch wegen der Möglichkeit einer übermässigen Blutung ganz fortzulassen. In der Exhalationsluft nimmt man bisweilen Phosphorgeruch wahr. Die Kranken werden dadurch belästigt. Vereinzelt bleibt nach der arzneilichen Phosphoraufnahme eine gewisse Spannung und Trockenheit auf der Brust nebst Husten zurück. Bei einem Tuberkulösen beobachtete man bei sonst guter arzneilicher Einwirkung eine übermässige nervöse Erregung. Der Kranke hatte das Gefühl erhöhter Wärme, seine Handflächen und Fusssohlen brannten, und seine unteren Gliedmassen zogen sich in der Nacht tetanisch zusammen. Gegen die Intoleranz für Phosphor hilft das zeitweilige Unterbrechen des Gebrauchs am sichersten. Kohlensaures Magnesium ist empfohlen worden, um gelinde Eröffnung herbeizuführen.

Aurum chloratum. — Auro-Natrium chloratum.

Nicht nur Goldchlorid und das Golddoppelsalz, sondern auch manche andere Goldverbindungen, selbst der Goldpurpur des Cassius wurden seit dem Ende des 16. Jahrhunderts und noch bis in die dreissiger Jahre dieses Jahrhunderts hinein viel gegen Syphilis, Scrophulose, und auch als symptomatische Mittel bei Hydrops und anderen Krankheiten innerlich und äusserlich in Einreibungen gebraucht. Die jetzt festgestellte, ganz hervorragende antibacilläre Wirkung der löslichen Goldsalze, zumal des Cyangoldes, geben dem Gebrauche dieser Mittel gegen manche Infectionskrankheiten eine gewisse Berechtigung. Erfolge sind nicht immer durch dieselben erzielt worden. Durch Berührung mit organischen Substanzen werden die obengenannten Salze reducirt. Einreibung derselben in das Zahnfleisch färbt dieses oder auch die Zähne schwarz.

An der Haut, noch mehr an Schleimhäuten entsteht durch Einwirkung der löslichen Goldsalze Aetzung unter heftigen, mehrere Stunden anhaltenden Schmerzen. Nach 18—24 Stunden kommen schwarze Schorfe, die nach 5 bis 6 Tagen abfallen.

Nach meist längerem Gebrauche entwickelt sich nicht selten bei Syphilitikern, Wassersüchtigen und Anderen ein Fieber, über das keine Kurven vorliegen, das aber trotzdem nicht minder sicher ist. Ich stelle dasselbe dem Quecksilberfieber an die Seite. Wie dieses, so ist auch das Goldfieber als Bedingung für einen Heilerfolg angesprochen worden. Vermehrte Drüsenthätigkeit wurde öfters beobachtet, z. B. stärkere Schweisssecretion mit

---

[1]) Boas, Berl. klin. Wochenschr., 1885, pag. 397.
[2]) Félix, De l'action physiol. et thérap. du Phosph. pur, Bruxelles 1881, p. 91.
[3]) Kortum, Hufeland's Journ., 1800, Bd. X., 2 St., pag. 42.

oder ohne Brennen und Hitzegefühl in der Haut, sowie Speichelfluss. Mundentzündung findet sich bei dem letzteren nicht oder nur in sehr geringem Umfange. Röthung des Pharynx sah man auftreten. Manche Kranke klagen über metallischen Geschmack, Trockenheit im Munde, Druck in der Magengegend, gastrische Störungen, Ekelgefühl, Erbrechen, Schmerzen in der Oberbauchgegend, Koliken und häufige, flüssige Stuhlgänge, seltener über Verstopfung. Es scheint für diese Nebenwirkungen eine besondere zeitliche Disposition erforderlich zu sein.

Man beobachtete ferner nach Einreibung einer Goldsalbe: Heiserkeit mit heftigem Fieber und stechenden Schmerzen unter den Rippen, Herzklopfen und Beklemmung. Die Harnabsonderung wird meistens beträchtlich vermehrt. Ich halte dies wie die erwähnten gastrischen Störungen für Folgen örtlicher, reizender Einwirkung des Metalls auf das Gewebseiweiss. Vereinzelt sah man Priapismus mit gesteigertem Geschlechtstrieb, und Vermehrung der Menstrualblutung eintreten.

Auch Hautausschläge, die man früher als kritische ansprach, kommen vor. Dieselben sind als frieselartig oder pustulös beschrieben worden. Seitens des Centralnervensystems beobachtete man nach längerem Gebrauche als Nebenwirkungen: Kopfschmerzen in der Supraorbitalgegend, verbunden mit Schwellung der Augenlider, Schlaflosigkeit, auch allgemeine Unruhe und Zittern. Auf eine eigenthümliche Steifigkeit der Zunge, die das Sprechen behinderte, wurde besonders hingewiesen.

Die subcutane Anwendung des Goldmagnesiums bei Tuberkulösen liess in einigen Fällen Frost, subnormale Körperwärme und Kopfschmerzen erscheinen. Werden die Dosen zu hoch gegriffen, dann entsteht Dyspnoe, vermehrter Husten und blutiger Auswurf.[1])

Platinum chloratum.

Gleich dem Gold ist auch das Platin als Platinchlorid gegen Syphilis, Carcinom etc. früher arzneilich angewandt worden. Das Platinchlorid ist in Wasser löslich. Reibt man die Haut mit einer concentrirten Lösung von Platinchlorid (4 : 60), so empfindet man nach 2—3 Minuten Jucken. Die gelb gefärbte Haut wird auch bald mit ganz schwach rosenrothen Bläschen bedeckt, welche nach 2—3 Minuten verschwinden. Die Haut bleibt wie nach Einwirkung von Salpetersäure gelb gefärbt. Wäscht man die Eichel und Vorhaut mit einer Platinlösung, so fühlt man nach einiger Zeit sehr heftiges Jucken, welches bald mit einer Empfindung von Wärme und sehr lästigem Stechen verbunden ist. Es stellen sich Schmerzen beim Harnlassen und Symptome einer acuten Harnröhrenentzündung ein. Einige Stunden später kommen um die Eichel herum livide Bläschen von der Grösse eines Nadelkopfes zum Vorschein, die man bei oberflächlicher Untersuchung für Schanker halten könnte. Nach 8—12 Stunden ist Alles wieder normal.

Nach innerlichem Gebrauche von Platinchloridlösungen (0,025 : 180 Wasser) sah man bei besonders dazu disponirten Menschen Speichelfluss, Nausea, Vermehrung der Harnmenge, leichten Icterus und auch Kopfweh auftreten. Dass es für Platinpräparate, wie für so viele andere Stoffe eine individuell besondere Empfindlichkeit giebt, beweist jener Mann, der schon beim Oeffnen einer Flasche mit Platinoxydammoniak oder salpetersalzsaurem Platinoxyd, selbst wenn er von der Mündung der Flasche mit dem Gesicht entfernt war, eine erysipelatöse Gesichtsröthe mit der Empfindung von Hitze und Jucken bekam. Das gleiche geschah, wenn auch nur das kleinste Theilchen dieser Präparate mit dem Gesicht oder den Fingern in Berührung gelangte.

---

[1]) Blake White, New York medic. Journ., 1891, No. 12.

Barium chloratum.

Das früher als Specificum gegen verschiedene Formen der Scrophulose verwandte, und später auch gegen Tumor albus gebrauchte Chlorbarium ruft mitunter bei einzelnen Individuen auch nach kleinen Mengen (0,02—0,05 g) Functionsstörungen in einigen Organen hervor. Acussere und individuelle Verhältnisse spielen hierbei eine bestimmte Rolle. So soll z. B. die arzneiliche Wirkung dieses Mittels eine ungleiche sein und in den südlicheren Klimaten bedeutend grössere Gaben und besser als in nördlichen vertragen werden. Schon zwischen Paris und Marseille sollen diese Unterschiede hervortreten.[1]) Von zwei Geschwistern, einem 9jährigen Knaben und einem 5jährigen Mädchen, die Chlorbarium in gleichen Mengen längere Zeit hindurch erhielten, wies nur der erstere ca. 3 Wochen lang Nebenwirkungen auf. Erst später stellten sich solche bei dem Mädchen ein. Auch Gewöhnung an diesen Stoff kann eintreten. Ein Mann, der sehr unangenehme, 14 Tage lang anhaltende Veränderungen im Munde dadurch bekommen hatte, nahm ihn nach seiner Wiederherstellung ohne jede Nebenwirkung.

Auf epidermislosen Stellen erregt das Mittel in dünnerer Lösung Reizung und Brennen, in concentrirter stärkere Aetzung.

Nach innerlicher Einführung kommen als Störungen des Allgemeinbefindens Hitze- und Frostgefühl, Trockenheit der Zunge und Durst vor. Dieses Barytfieber ist mehrfach beobachtet worden. Bisweilen sah man nach Barytgebrauch Speichelfluss.

Seitens des Digestionsapparates sind als Nebenwirkungen zu nennen: Erschwerung des Schluckens, Ekel, Uebelkeit, Würgebewegungen und Erbrechen, selbst Blutbrechen, Druck oder Schmerz in der Magengegend. Appetitverlust, kolikartige Schmerzen und Diarrhöen. Letztere entstehen auch nach Jodbarium. Nur einzelne, besonders „atonische Menschen" weisen danach Verstopfung auf. Nach längerem Gebrauche medicinaler Dosen können sich die angegebenen Zufälle in übermässiger Weise bis zur ausgebildeten Gastroënteritis steigern. Meistens findet eine Gewöhnung des Magens an das Mittel statt.

Eigenartig sind die Veränderungen, die bei einem Manne nach 24tägigem Barytgebrauche im Munde auftraten. Er bekam Speichelfluss, Anschwellung der Speicheldrüsen und des Gaumens, üblen Geruch aus dem Munde wie bei der Quecksilbersalivation und Lockerwerden der Zähne. Ein vorgängiger Quecksilbergebrauch liess sich ausschliessen. Es handelte sich hier mit höchster Wahrscheinlichkeit um eine örtliche Wirkung des durch den Speichel secundär ausgeschiedenen Baryts. Dieser Ausscheidungsweg ist erwiesen worden.[2])

Bisweilen zeigt sich Catarrh der Conjunctiva, der Nasen- und Respirationsschleimhaut. Scrophulöse Drüsen nehmen anfänglich an Umfang zu. Als Folge einer Nierenreizung ist die Vermehrung der Harnsecretion anzusehen, die oft danach beobachtet wird. Vereinzelt sah man Pollutionen durch Barytgebrauch entstehen. Dagegen wird auch angegeben, dass dieser Stoff so wie kein anderer die Geschlechtsthätigkeit mindere. Zu den gastrischen Störungen gesellen sich nicht selten Schwindel, grosse Beängstigung, Ohnmachten, Muskelschwäche, Zittern, selbst convulsivische Bewegungen. Auch Hautausschläge entstehen durch Gebrauch von Chlorbarium.

Hervorzuheben ist, dass dieses Arzneimittel bisweilen eine Nachwirkung hervorruft. Man beobachtete z. B., dass selbst nach dem Fortlassen desselben die Reizerscheinungen seitens der verschiedenen Organe sich steigerten und noch mehrere Wochen anhielten. Für solche Fälle habe ich früher eine cumulative Wirkung durch langsame Ausscheidung des Mittels durch Harn und Koth angenommen und muss diese Ansicht, trotz der hierfür nicht maassgebenden Thierversuche, bei denen nur eine geringe Ablagerung von Baryt in den

---

[1]) Lisfranc, Gazette médicale de Paris, 1836, 2. Sér., T. IV., pag. 215.

[2]) Neumann, Archiv f. d. ges. Physiologie, Bd. XXXVI., pag. 576.

Knochen erwiesen wurde, aufrecht erhalten. Denn wenn auch im Thierversuch nach 24 Stunden kein Baryt mehr im Harn erscheint, so kann dies doch vielleicht wieder in 6 oder 7 Tagen oder später der Fall sein, nämlich wenn das z. B. in den Knochen Deponirte löslich wird. In welcher Form sich der Baryt hierbei im Körper findet, ist bisher unbekannt. Schwefelsaurer Baryt scheint nicht zu entstehen.

Die Behandlung der angeführten Symptome besteht in erster Reihe in dem Aussetzen des Mittels. Die gastrischen Erscheinungen erfordern symptomatische Mittel zur Milderung der Entzündung. Zur rascheren Ausscheidung des Baryts sind Diuretica zu empfehlen. Ein directer antidotarischer Eingriff, der die Anwendung von schwefelsauren Salzen nöthig machen würde, ist nur in schweren Vergiftungs-Fällen angezeigt. —

Aehnliche Symptome wie Baryt können **Strontiansalze** hervorrufen.

Cadmium sulfuricum.

Dasselbe wurde innerlich gegen Syphilis, chronischen Rheumatismus etc. angewandt. Es bewirkt Reizungen des Magen- und Darmkanals, die jedoch transitorischer Natur sind. Man beobachtete nach 0,06 g Speichelfluss, Kolik und häufige von Tenesmus begleitete Stuhlgänge. Eine Salbe aus Cadmiumsulfat erzeugt Pusteln, die den durch Brechweinsteinsalbe bewirkten ähnlich sind.

Radix Sarsaparillae.

Die chemische Zusammensetzung der seit 1530 arzneilich gebrauchten Radix Sarsaparillae ist bis heute noch nicht genügend geklärt. Man hat daraus ein Glycosid, Smilacin, dargestellt, über dessen Wirkungen wenig bekannt ist. Antisyphilitisch scheint es nicht zu wirken. Eine solche Wirkung wurde auch den galenischen Präparaten aus der Sarsaparillwurzel und dieser überhaupt, trotz des auch heute noch in dieser Hinsicht ausgedehnten Gebrauches abgesprochen.

Nebenwirkungen wurden nach Aufnahme des Wurzelpulvers, des wässrigen Decoctes (10—30 : 300) und Extractes sowie nach Smilacin beobachtet. Nach dem Genuss frischer Sarsaparille entsteht Speichelfluss. Diese Wirkung ist durch die local reizende Eigenschaft des Smilacin erklärbar. Das letztere rief bei Kranken zu ca. 0,5 pCt. Magendrücken, Ekelgefühl und Brechneigung hervor. Concentrirte Abkochungen (aus 120 g Wurzel), aber auch das Pulver erzeugen in manchen Fällen Ekel und Erbrechen, das wässrige Extract: Kolikschmerzen und Durchfall. Es ist hervorzuheben, dass nach einer neueren, exacten Untersuchung ein neutralisirtes Infuso-Decoct der Sarsaparille in ganz besonders starker Weise — was wenig andere Stoffe in dieser energischen Weise thun — die Pepsinwirkung hindert, während andere Fermente davon unberührt bleiben.

Als entferntere Wirkungen wurden Beklemmung auf der Brust, Kopfschmerzen, Schwere in den Gliedern und Mattigkeit beschrieben. Bei mehreren Kranken sah man danach ausserdem einen Fieberanfall von grösserer oder geringerer Heftigkeit, welcher vereinzelt den Charakter eines Wechselfieberanfalls annahm, auch ein oder zwei Mal wiederkehrte. Nach dem Verschwinden desselben blieben bei Einigen noch Kopfschmerzen und Schwere in den Gliedern zurück. Den Grund, der gegen die Richtigkeit dieser Beobachtung angeführt wird, halte ich für hinfällig. Weil Tausende von Menschen ein Sarsaparilldecoct ohne Wechselfieber genommen haben, kann die Möglichkeit einer solchen Nebenwirkung nicht überhaupt ausgeschlossen werden. Auf mancher Seite dieses Werkes wird eine solche Deduction durch sehr sorgfältige klinische, auch von sonst skeptischen Untersuchern gemachte Beobachtungen widerlegt. Selbst wenn Hunderttausende Kranke frei von Nebenwirkungen bleiben, so ist die Möglichkeit vorhanden, dass eine besondere Individualität solche doch einmal schafft.

Guajacum.

Das Holz von Guajacum officinale wurde durch die damit vollzogene Heilung U. v. Hutten's als antisyphilitisches Mittel besonders bekannt und geschätzt. Neben dem Holze wurde und wird das Guajakharz arzneilich gegen Syphilis, als Emenagogum etc. gebraucht. Als Nebenwirkungen fand man sowohl nach Einführung von Decocten des Holzes als nach dem Harz Kratzen und Brennen im Halse, auch Ekel, Magendrücken, Flatulenz, Kolikschmerzen und Durchfall. Die Menstrualblutung soll dadurch verstärkt werden und bisweilen auch Herzklopfen, Eingenommensein des Kopfes und Schwindel entstehen. Mehrfach wurden auch in früheren Zeiten in Folge dieser Therapie Hautausschläge wahrgenommen. Dieselben waren masernartig und über den ganzen Körper verbreitet. Neuerdings machte man den Versuch, die Guajaktherapie wieder aufleben zu lassen. Man verabfolgte das Harz zu 0,6 g in Honig gelöst, und sah danach in einem Falle neben sehr starken Entleerungen einen, dem Copaivrash ähnlichen Ausschlag auf Armen und Beinen mit starkem Jucken.

Sassafras.

Sassafras officinalis liefert die Wurzel resp. das Holz, die Rinde und das ätherische Oel als Medicamente. Seit der Mitte des 16. Jahrhunderts ist die Droge für ähnliche Zwecke wie die Sarsaparilla im Gebrauch. Von dem Oel rühmte Fr. Hoffmann: „oleum ligni Sassafras solutum in spiritu vini rectificatissimo praebet egregium spiritum anticatarrhalem contra paralysin, apoplexiam et surditatem et adscribitur huic ligno et praesertim ejus cortici et oleo magna vis sanguinem depurans, item pectoralis". Das Oel enthält als Hauptbestandtheil das Safrol, farblose lichtbrechende Kristalle. Grössere Dosen des Oels machen Bewusstlosigkeit mit Kälte und Blässe der Haut. Nach dem Verschwinden dieses Zustandes bleibt noch Schwäche und Mattigkeit in den Gliedern einige Zeit zurück. Die Harnabsonderung wird durch Zubereitungen aus der Pflanze vermehrt. Nach grösseren Gaben findet man nicht selten ein bläschenförmiges Exanthem. Es giebt Individuen, die den Geruch des Sassafras nicht vertragen und danach kalte Schweisse bekommen und blau werden.

Chelidonium majus.

Die Nebenwirkungen des Schöllkrautes umfassen locale Reizzustände des Magen-Darmkanals, aber auch Einwirkungen auf das Centralnervensystem. Das Chelerythrin reizt, wie der Saft der Pflanze Schleimhäute, Wundflächen und die intacte Haut selbst bis zur Blasenbildung. Bei manchen Kranken sah man nach Einnahme des Extractes oder der Tinctur aus Chelidonium Uebelkeit und Magendrücken, und nach grossen Dosen Erbrechen, blutende Phlyctänen im Munde, Durchfall mit Entleerung auch blutiger Massen, Blutharnen, Drang zum Harnlassen, Brennen in der Harnröhre, sowie knötchen-bläschenförmige und eitrige Hautausschläge. Mit Nebenwirkungen seitens des Magens können sich Schwindel, der das Stehen unmöglich macht, so wie ein eigenthümlicher Zustand von Benommensein verbinden. Ein Kranker verfiel nach Einnehmen von 2 Esslöffeln einer Mixtur aus 12 g Extr. Chelidonii und Extr. Taraxaci auf 120 Wasser in einen halb wachen, halb träumenden Zustand, in dem er phantasirte.

Oleum jecoris aselli.

Nachdem bereits in der römisch-medicinischen Zeit das Fett aus der Leber des Delphins und des Seehundes arzneilich verwandt worden war, gerieth dasselbe später in Vergessenheit. Erst einige Zeit nach der Mitte des vergangenen Jahrhunderts wurden in England und Deutschland vereinzelte Versuche mit dem Fette der Dorschleber angestellt. Seit 1822 ist das Mittel in zahllosen Untersuchungen auf seine Wirkungen geprüft und bildet nunmehr mit Recht für alle Zeiten ein durch Surrogate nicht ersetzbares Medicament. Weder das in den Handel kommende, theilweise verseifte Olivenöl, noch ein ähnlich behandeltes Butterpräparat sind ihm gleichwerthig. Damit es jedoch die verlangte Wirkung äussere, muss es eine gute Beschaffenheit haben. Es soll Dorschleberthran sein und nicht Haifisch-, Robben- und Walfischthran oder japanisches Fischöl enthalten, auch nicht von anderen Gadus-Species stammen. Aber selbst der Dorschleberthran kommt schon in sehr verschiedenem Aussehen und verschiedener Güte in den Handel.

Es unterliegt keinem Zweifel, dass auch, wenn keine Verfälschungen mit dem Thrane vorgenommen werden, das Product je nach der Gewinnung verschiedene Wirkungen haben muss. Im Leberthran findet sich u. A. Jod, Phosphor, Cholesterin, Trimethylamin. Hauptsächlich den beiden ersteren ist ein Antheil an der arzneilichen Wirkung zugeschrieben worden. Betragen die Mengen davon 1 resp. 0,2 auf 1 Liter, so ist an deren Betheiligung an der Wirkung wohl zu denken. Es ist jedoch darauf hinzuweisen, dass in den neutralen besten filtrirten Leberthransorten angeblich kein Phosphor vorhanden ist. Wesentlich handelt es sich aber hierbei um die Wirkung des Oeles selbst, was man schon vor 50 Jahren erkannt hat. Dasselbe besteht zu ca. 70 pCt. aus Olein. Ausserdem finden sich darin freie Fettsäuren, die ohne Zuthun des pancreatischen Saftes in Seifen übergeführt werden. Die Seifen emulgiren aber das vorhandene Fett, machen es der Resorption zugänglich und gestatten dadurch dem Individuum, mehr Fett zu assimiliren, als es sonst wohl möglich ist. Welche Rolle den in der Neuzeit in Leberthranen aufgefundenen Alkaloiden zukommt, ist bisher nicht erforscht worden. Man stellte daraus dar: Butylamin, Amylamin, Hexylamin, Dihydrolutidin, und die nicht flüchtigen Basen, Asellin und Morrhuin, begleitet von der Gaduinsäure. Es ist nicht unwahrscheinlich, dass sie, wenn in grösserer Menge vorhanden, wohl an den beobachteten Nebenwirkungen Theil haben können; denn z. B. das Morrhuin, das den dritten Theil der gesammten im Leberthran vorhandenen Basen darstellt und zu ungefähr 0,002 g in einem Esslöffel Leberthran enthalten ist, reizt den Appetit und wirkt harn- und schweisstreibend. Die Vorliebe der älteren Aerzte für den braunen Leberthran ist in sofern begründet, als dieser, wie nachgewiesen wurde, unverhältnissmässig mehr freie Fettsäure als der helle besitzt.

Die örtliche Wirkung des Leberthrans auf Schleimhäuten hängt von seinem Gehalte an freien Säuren ab. Bringt man gewöhnlichen blanken Leberthran mit einem Pinsel auf die Augenlidränder, so entsteht starkes Brennen, das bei häufigerem Gebrauche an Dauer abnimmt. Das Auge röthet sich und thränt, bekommt aber meist bald wieder sein normales Aussehen. Vereinzelt sah man jedoch eine erysipelatöse Schwellung der Lider eintreten.

Für das Einnehmen des Thranes ist sein schlechter, leicht Ekel erzeugender Fischgeschmack unangenehm. Kratzen im Halse wird durch ältere Thransorten hervorgerufen. Im Anfange des Gebrauchs ist Aufstossen häufig. Dasselbe soll um so mehr vorkommen, und länger dauern, je dunkler die Farbe des Thrans ist. Bei mehreren Kranken, welche den Leberthran lange — Jahre lang — genommen hatten, bemerkte man zeitweilig einen eigenthümlichen, fast aashaften Geruch aus dem Munde, der auf keine Anomalie der gerade in diesen Fällen sehr geregelten Verdauung zurückgeführt werden konnte. In manchen Fällen entsteht Uebelkeit, Brennen und Drücken im Magen, Verdauungsstörungen, Erbrechen, Kolikschmerzen, und nach grossen Dosen Durchfall oder auch Durchfall mit Verstopfung wechselnd. Zumal bei Darmtuberkulose wird der Thran selten gut vertragen. Bisweilen geht der Thran ohne alle kothige Beimischung durch den Darm bei Kindern ab. Wahrscheinlich ist die schlechte Beschaffenheit des Thrans, aber auch die Individualität der Kranken, als Ursache dieser Nebenwirkungen anzusprechen. Verstärkung der Menstruation, die man danach beobachtete, ist wohl als eine Folge der veränderten Ernährung zu bezeichnen. Ob Congestionen zur Lunge und event. Hämoptoë dadurch entstehen können, ist noch fraglich. Bei sehr sensiblen Personen sollen sich bisweilen im Anfange der Kur eine eigenthümliche Unruhe, nervöse Spannung sowie Störung des Schlafes zeigen.

Eine gewisse Individualität reagirt darauf jedesmal mit Erbrechen und Eingenommenheit des Kopfes. Den Schweiss fand man mehrfach nach Leberthran riechend. Brennen und Jucken an der Haut kommt ohne oder mit einem Exanthem vor. Das letztere erscheint am ganzen Körper oder localisirt, z. B. an beiden Handrücken, und wurde in früherer Zeit als ein kritisches Symptom angesprochen. Dass diese Bedeutung ihm nicht zukommt, braucht kaum erwähnt zu werden. Schon die Seltenheit seines Auftretens spricht dagegen. Der Ausschlag ist meistens vesiculärer Natur. Aeltere Autoren bezeichneten ihn als krätzartig. Bei einem scrophulösen, mit Caries versehenen Knaben erschien er nach Verbrauch von 240 g Thran am ganzen Körper. Er blieb nur kurze Zeit bestehen und trocknete von selbst ein. Ebenso wird von einem papulösen, frieselähnlichen Ausschlag berichtet. In einigen Fällen von Lungentuberkulose bildete sich ein „flechtenartiger, dunkelrother Ausschlag“ unter heftigem Jucken an der ganzen Haut heraus, und verschwand nach einigen Wochen unter Abschilferung. Auch kleine, rothe juckende Flecke sollen vorkommen. Damit identisch ist vielleicht auch jener Ausschlag nach Leberthran, der als „Kleienflechte“ früher beschrieben worden ist. Bei Caries wurden einige Male in der ersten Zeit der Thrankur locale, entzündliche Reactionen als Vorläufer besserer Eiterung gesehen.

Die Versuche, den Leberthrangeschmack zu verbessern, sind zahlreich, aber wenig erfolgreich. Weder die Emulgirung resp. Verseifung durch Zusatz von Natr. carbonicum oder Kalkwasser, noch die Mischung mit Walrath oder das Verabfolgen in Semmelkrume oder in Zuckerpulver ändern etwas in dieser Beziehung.

Anilin.

Das salzsaure oder schwefelsaure Anilin wurde äusserlich gegen Psoriasis und innerlich gegen Epilepsie und Chorea (0,06 g 3 Mal täglich) benutzt. Die Verwendung des Anilins gegen Schwindsucht in Inhalationsform schuf mehrfach Verschlimmerung und schnellen Tod. In den Harn geht dieser Stoff als Amidoschwefelsäure über. Nur nach Aufnahme übermässiger Mengen findet sich reines Anilin im Harn. Von Elementareinwirkungen des Anilins ist dessen Fähigkeit, Eiweiss zu coaguliren, bekannt. Wirkt Anilin auf Blut ein, so schwinden dessen Absorptionsstreifen, ohne dass der Hämatinstreifen auftritt. Schwefelsaures Anilin erzeugt ausserhalb des Thierkörpers und im lebenden Blute den Streifen des Hämatins in saurer Lösung. Dies wird als Ursache der Anilinwirkung angesehen, und zweifellos spielt dieses Verhalten bei den unerwarteten Nebenwirkungen eine wesentliche Rolle, in ähnlicher Weise, wie ich dies vom Nitrobenzol nachgewiesen habe. Von dieser Blutveränderung ist die blaugraue Verfärbung der Haut abhängig.

Die örtliche Anwendung ruft bisweilen Eczem und Pustelausschläge hervor. Die resorptiven, auch nach Aufbringen auf erkrankte Haut vorkommenden Nebenwirkungen, die meist bald nach dem Aussetzen schwinden, bestehen in Uebelkeit, Appetitlosigkeit, Strangurie, Harndrang, Frost, Hustenreiz. Athembeschwerden und Dyspnoe. Am häufigsten stellt sich eine Cyanose der Haut ein. Hände, Gesicht, Lippen werden blaugrau. Dazu gesellen sich noch Eingenommensein des Kopfes, Schwindel, eine eigenthümliche geistige Depression und Somnolenz. Ganz ausnahmsweise kommt es bei dem medicinalen Gebrauch des Mittels zum Verlust des Bewusstseins.

Tuberkulin.

Manches Blatt liesse sich mit allgemeinen, epikritischen Betrachtungen über die bisherige Geschichte des Tuberkulins füllen. Der Entdecker desselben, als Gottähnlichster gepriesen, an Bedeutung dem Hippocrates und Galen gleichgestellt, oder sie noch übertreffend, hat bald, wie Mancher vor ihm, erfahren müssen, dass solchen Ausbrüchen einer schrankenlosen Begeisterung nicht zu trauen ist. Die lautesten Hosiannarufer erheben gewöhnlich auch am frühesten den Stein zum Steinigen! Eine an sich zweifellose Thatsache, dass ein Stoffwechselproduct der Tuberkelbacillen, in das Unterhautbindegewebe gespritzt, zumeist an den Körperstellen, wo Tuberkelbacillen nisten, resp. in deren Umgebung, entzündungserregend und zerstörend wirken kann, gab den Anlass, auch Versuche an Menschen anzustellen. Am auffälligsten war eine zeitliche Besserung bei Lupuskranken. In der allgemeinen Jagd, sich der Oeffentlichkeit zu präsentiren und von den Ruhmesstrahlen des Entdeckers auch einige Kerzenstärken auf sich fallen zu lassen, wurden von einem Specialisten sogar 4tägige Beobachtungen der Welt verkündet! Ein wüstes, unwissenschaftliches Treiben, das dieser Zeit der deutschen Medicin einen Makel anheftete! Oberflächlichkeit in der Beobachtungskunst sonst hervorragender Praktiker sah man neben Gewinnsucht untergeordneter Organe ihr Spiel treiben — während die Nachwehen dieses Hexensabbaths in Angriffen auf den genialen Erfinder des Mittels gipfelten! Nun ist Ruhe eingetreten und man kann an dem Körper dieser Episode die kranken Stellen, die Auswüchse und die gesunden übersehen und von einander scheiden.

Aus Reinkulturen von Tuberkelbacillen durch Behandeln mit Glycerin gewonnen, stellt das Tuberkulin eine Flüssigkeit dar, in der sich sehr verschiedenartige Stoffe, wahrscheinlich in nicht immer gleichen Verhältnissen finden. Ich halte es für unmöglich, selbst bei grösster Sorgfalt eine volle Gleichmässigkeit in dieser Beziehung zu erzielen. Diesem Umstande ist es auch wohl zuzuschreiben, dass manche Beobachter bei annähernd ähnlichem Krankenmaterial mit Präparaten derselben Quelle so verschiedenartige Resultate erhielten, wie sie aus Abweichungen in der individuellen Empfänglichkeit allein nicht erklärt werden können. Es ist ausserdem zu bedenken, dass Zersetzungsproducte eines Culturbodens, besonders wenn sie sich in Mischungen wie dem Tuberkulin finden, ausserordentlich kurzlebig sind. Sie befinden sich meist in einem so labilen Zustande, dass auch nach Unterbrechung ihrer Bildungsquelle, Luft, Licht, Feuchtigkeit und gegenseitige, chemische Wahlverwandschaft weitere Veränderungen an ihnen hervorrufen können. Ich halte es auch für mehr als unwahrscheinlich, dass die auf dem Wege der Reinkulturen der Tuberkelbacillen gewonnenen Stoffe mit denen identisch seien, die in tuberkulös kranken Organen, wie z. B. den Lungen, sich bilden. Im Wesentlichen wird die Verschiedenheit durch die Art des Nährbodens bedingt. Gesundes Lungengewebe muss sich in dieser Beziehung anders wie eine Nährgelatine, eine kranke Lunge anders wie eine gesunde und eine kranke Lunge anders wie ein kranker Knochen verhalten. Auch die physikalischen Verhältnisse, sowie die chemische Wechselwirkung zwischen den Eiterstoffen einer kranken Lunge und den Stoffwechselproducten der Tuberkelbacillen müssen andere sein als in Reinkulturen in einem Brütschranke.

Das Streben, aus dem bisher gebrauchten „Rohtuberkulin" den oder die heilkräftigen Stoffe von den die Nebenwirkungen erzeugenden zu trennen, hat bisher zu keinem rechten Erfolge geführt. Durch Fällung mit absolutem Alkohol kann man das Material in zwei Theile zerlegen, von denen der Niederschlag der Hauptsache nach aus Albumosen besteht, das Filtrat dagegen Alkaloide enthält. Reinigung des letzteren durch Dialyse soll ein Präparat liefern, das ohne Nebenwirkungen Besserung bei Tuberkulösen erzeugt.[1]) Eine Heilung der Tuberkulose bei Thieren soll durch Anwendung des aus dem Rohtuberkulin durch Alkohol gefällten und mit Chloroform und Benzol gereinigten Niederschlages entstehen. Die schädlichen Alkaloide lassen sich auch ausfällen. Aus den Niederschlägen kann man das Tuberkulocidin mit Wasser ausziehen. Dieser Stoff soll Gutes ohne Nebenwirkungen leisten.[2]) Vielleicht wird das neue, jetzt angekündigte Tuberkulin einwandfrei sein.

Es wurde angegeben, dass das Tuberkulin eine elective Wirkung für tuberkulöses Gewebe habe und den Tuberkel zerstöre. Eingehendere Beobachtungen erwiesen jedoch, dass in der Umgebung des Tuberkels eine Entzündung hervorgerufen wird, die ihrerseits zur Vereiterung von peripherisch vascularisirten Tuberkeln führt.[3]) Ob es sich um einen Chemotropismus handelt, der die Wirkung veranlasst, muss vorläufig noch dahingestellt bleiben. Ein etwas spät erschienener Bericht über die Veränderungen an den Lungen tuberkulöser Meerschweinchen ergab die vollständige Unwirksamkeit der Behandlung mit Tuberkulin an diesem Krankheitsherd! Auch eine Immunisirung gegen Tuberkulose bei Thieren findet nicht statt.

In sehr verschiedenartiger Höhe von 0,0001—0,1 g wurde die Dosirung vorgenommen. Es ist zweifellos, dass in derselben Weise wie bei anderen Mitteln, so auch hier eine Abstumpfung der zuerst beobachteten Wirkung, z. B. bei Lupus durch Gewöhnung zu Stande kommen kann. Man beobachtete aber auch, dass z. B. eine anfangs reactionslos gebliebene Injectionsstelle nach einer später an einer anderen Stelle gemachten Einspritzung anschwoll und schmerzhaft wurde. Für eine Wirkungslosigkeit bei der gleichen Krankheit ist auch eine Ungleichheit der Präparate angeschuldigt worden. Manche Menschen

[1]) Hunter, British medic. Journ., 1891, 25. Aug., pag. 169.
[2]) Klebs, Deutsche medic. Wochenschr., 1891, No. 45.
[3]) Kromeyer, Deutsche medic. Wochenschr., 1890, No. 49.

starben selbst nach kleinen Dosen, z. B. 0,002 g. Die Zahl der überhaupt in Folge dieser Therapie Gestorbenen ist beträchtlich. Kinder und Erwachsene, Männer und Frauen finden sich unter den Opfern. Schwerlich wird dieses Mittel um soviel Jahre das Leben von Kranken verlängern, als es bisher bereits Lebensjahre von Menschen geraubt hat. Der Tod erfolgte meistens im Collaps, gewöhnlich unter Convulsionen. Hierbei handelte es sich nicht im engeren Sinne um eine Beschleunigung der Krankheit, sondern um sehr schnell ablaufende Vergiftungen. Es kommt aber auch eine ausgedehnte Verbreitung von Infectionskeimen in Gebiete hinein vor, die bisher von denselben frei waren und dadurch zu acuten Allgemeininfectionen, die meistens unter dem Bilde acuter Miliartuberkulose verlaufen. Durch die Nekrose in der Umgebung bacillärer Herde wird der schützende Wall fortgerissen und der Invasion der Tuberbacillen oder deren Stoffwechselproducte in bisher unberührte Organe die Hemmung genommen. So sah man z. B. frische tuberkulöse Herde an den Tonsillen, am Gaumen, der Epiglottis, an der Pleura in der Leber, im Auge und vor Allem an den Meningen entstehen. Obschon bestritten, scheinen doch auch im Blute gelegentlich Tuberkelbacillen vorzukommen.

Die Nebenwirkungen sind ausserordentlich häufig. Anfangs scheute man sich nicht, die Einführung des Mittels als einen kleinen Eingriff zu bezeichnen und die dadurch entstehenden Symptome, wie Schwindel, Frost, Uebelkeit, erythematöse Röthung in der Umgebung der Einstichstelle als belanglose Folgen des Reizes, sowie der Aufregung des Kranken anzusehen. Diese Anschauung änderte sich bald, ohne dass man doch im Stande war, bestimmte Ursachen für das Auftreten von Nebenwirkungen bei manchen Personen anzugeben. Es scheint, als wenn Tuberkulose innerhalb des Schädels, Meningitis, besonders Basalmeningitis, Nephritis, grosse Pleuraergüsse, cachectische Zustände, Amyloid, Darmtuberkulose, vielleicht auch Herzfehler u. A. m. eine besondere Disposition dazu liefern. Nachdem man anfangs grossen Werth auf das Fieber gelegt hatte, meinte man später, dass Menschen, die auf $^1/_{10}$ pro mille bereits fieberten, als ungeeignet für eine solche Behandlung anzusehen seien.

Der Factor der Gewöhnung, der nach längerem Gebrauche dieses Mittels in Frage kommt, verträgt sich wohl mit einer anfänglichen Cumulation. Diese kann selbstverständlich in weitem Umfange Anlass zu Schädigungen geben.

Störungen des Allgemeinbefindens.

Der Stickstoffumsatz wird unter dem Gebrauche des Tuberkulin anfänglich ganz bedeutend gesteigert, um später zu sinken.[1]) Es ergiebt sich daraus eine vielfach beobachtete, beträchtliche Abnahme des Körpergewichtes und ein Verfallen der Kräfte. Eine besondere Bedeutung beansprucht das Tuberkulin-Fieber. Man sah dasselbe als einen Kampf des Organismus mit der Schädlichkeit und als ein Reagens auf Tuberkulose an, das feiner als der Nachweis der Tuberkelbacillen sei. Selbst als die Misserfolge dieser Behandlung nicht mehr fortzuleugnen waren, wurde diese Auffassung des Fiebers immer noch als eine bedeutende Errungenschaft der Forschung angesehen. Wie wenig kannten diejenigen, die sich zu Vertretern dieser Meinung machten, die Geschichte der Pharmakologie! Auf vielen Seiten dieses Werkes finden sich die älteren Anschauungen über die teleologische Bedeutung von Arzneiausschlägen, Arzneifiebern etc. wiedergegeben. Niemals bewahrheiteten sich dieselben. Sie sind nichts anderes als unerwünschte Nebenwirkungen. Daher ihr unregelmässiges Auftreten.

Das Tuberkulinfieber ist ein Resorptionsfieber und erscheint durchschnittlich 6—8 Stunden, bisweilen aber auch erst nach 20—36 Stunden und hält 6—12 Stunden und selbst 2 Tage an. In manchen Fällen stellt es sich erst

[1]) Klemperer, Verein f. innere Medicin, Berlin, 16. Februar 1891.

nach einer höheren Dosis in der Kur, oder sogar 24 Stunden nach dem Abbrechen derselben ein.[1]) Die fieberhafte Reaction hängt wesentlich von der Individualität, weniger von der Stärke der Dosis, der Gewöhnung und der Zeit der Einspritzung ab. Sie soll am stärksten sein, wenn die Wirkung des Mittels mit der normalen Neigung des Körpers zur Steigerung seiner Eigenwärme zusammenfällt.[2]) Die Schwere und Dauer der Erkrankung scheint auf dasselbe keinen Einfluss auszuüben. Auch bei Nichttuberkulösen beobachtete man es mehrfach. Schüttelfrost macht meistens den Beginn. Die Körperwärme kann bis 41,5° C. steigen. Sie blieb in einigen Fällen continuirlich hoch. Das Fieber nahm dadurch einen hectischen Charakter an.

Seltner wird die Körperwärme subnormal. Bei einem Kinde fand man bei gleichzeitigem Vorhandensein von Durchfällen, eine mehrtägige Temperatur von 35,4° C.

Erwähnenswerth ist, dass während der Behandlung eine acute Leucocytose auftritt, die in kurzer Zeit nach dem Aussetzen des Mittels wieder schwindet.[3]) Icterus mit und ohne Gallenfarbstoff im Harn wurde häufiger beobachtet. Meist schwindet er in 4—5 Tagen, kehrt aber bei manchen Menschen nach erneuter Zufuhr des Mittels wieder.

Nebenwirkungen an der Haut.

Die Einspritzung verursacht bisweilen örtliche Veränderungen. So sah man bei an Lungentuberkulose Leidenden nach der 18. Einspritzung Hautnekrose entstehen, wodurch ein etwa markstückgrosses, ziemlich scharf begrenztes Stück Haut in ihrer vollen Dicke zur Abstossung kam. Man sprach dieses als Wirkung des mit dem Tuberkulin eingeführten todten Bacillus an. Viel häufiger sieht man örtlich, besonders aber als resorptive Wirkung ganz enorme Röthung, Schwellung und Oedem in der Umgebung und weiteren Entfernung vom Krankheitsherde auftreten. Bereits geschwollene tuberculöse oder andersartig erkrankte Drüsen können an Umfang zunehmen, aber auch bisher normale in einen solchen Zustand übergehen. Die Schwellung der Drüsen am Halse kann die entsprechenden Beschwerden veranlassen. Selbst die Drüsen längs der Trachea unter der Bifurcation und an der Lungenwurzel wurden geschwollen befunden. An tuberkulösen Gelenken kommt es bisweilen zu einem stärkeren Erguss in der Kapsel, sowie zu ausserordentlich heftigen, in der Nacht sich steigernden Schmerzen. Auch nicht erkrankte Gelenke können in derselben Weise befallen werden.

Vereinzelt beobachtete man einen stärkeren Haarausfall. Häufig entstehen Hautausschläge. Dieselben verhalten sich wie die nach anderen Mitteln auftretenden. Sie erscheinen nach dem Verschwinden, wenn das Mittel wieder verabfolgt wurde, entweder in derselben oder in einer anderen Gestalt. Auch Schleimhäute, wie die des Mundes, Rachens, der Conjunctiva werden von denselben ergriffen. Bei 15 von Lupus befallenen Kranken sah man 14 Mal diese Enantheme. Sie können gleichzeitig mit den Ausschlägen der äusseren Haut, Röthung, Schälung und vermehrte Secretion aufweisen. Man beobachtete:

1. Erythem. Besonders am Stamm tritt es als einfaches, aber, wie an den Extremitäten, Gesicht, Hals auch als diffuses Erythem auf. So wurden masern-, scharlach- und erysipelasähnliche Ausschläge beschrieben. In einzelnen Fällen röthete sich nur die Nase oder die Nasenspitze. Die Heilung erfolgt unter kleienförmiger oder fetziger Abschuppung.

2. Papulöser Ausschlag. Man beobachtete eine Mischform aus Flecken und Papeln, aber auch nur Papeln, die bald nach der Einspritzung auftraten und schon am anderen Morgen theils mit oberflächlichen Schuppen

---

[1]) A. Fraenkel, Deutsche Gesellsch. f. öff. Gesundheitspflege, 1890, 8. Dec.
[2]) Rosenbach, Deutsche medic. Wochenschr.. 1891, No. 8.
[3]) Bischoff, Blutunters. an mit Tuberkulin beh. Tuberkulosen, Berlin 1891.

bedeckt, theils exulcerirt waren. Auch Papeln mit Vesikeln kommen vor. Man fand solche an den Inguinalfalten und Oberschenkeln. Der Ausschlag schritt kreisförmig vor. Eine Gruppe desselben war stets von der anderen durch einen breiten Saum normalen Gewebes getrennt. Nach drei Tagen war die Hautveränderung geschwunden. Nach erneuter Zufuhr des Mittels kehrte sie wieder.

3. Bläschen und Pusteln. Ausser einem Herpes labialis beobachtete man Bläschen an den Ohren, sowie Pusteln. Als Erysipelas bullosum beschrieb man eine solche Erkrankung, bei der auf stark infiltrirter, tiefgerötheter Basis, mächtige, mit trübem Serum gefüllte Blasen an Rücken, Brust, Hals, Bauch, Oberschenkel und nur zungenförmig an den Unterschenkeln ohne Fieber auftraten. Die Blasen platzten und hinterliessen am Rücken grosse Ulcerationen. Später erfolgte Schälung in grossen Fetzen. Nach einer erneuten Einspritzung bei dem tuberkulösen Kinde, entstand ein Exanthem ohne Infiltration und Blasen.[1])

4. Urticaria. Eine solche bildete sich bei nicht an Tuberkulose Erkrankten, besonders da wo die Haut durch Druck von Bekleidungsgegenständen zu leiden hatte.

Störungen im Gastro-Intestinal- und Uro-Genitalapparat.

Es kommen vor: eine eigenthümliche Glossitis, Geschwüre an der Zunge, dem Zahnfleisch und der Lippenschleimhaut. An den unteren Schneidezähnen beobachtete man einen geschwürigen Zerfall des Zahnfleisches bei einem an Lupus der oberen Extremitäten Erkrankten. Acute Parotitis kann für sich allein bestehen. Es zeigen sich ferner in mannigfacher Combination: Appetitlosigkeit, Magenschmerzen mit Ekelgefühl und anhaltendes, unstillbares Erbrechen, Darmschmerzen und Durchfälle. Bei Darmtuberkulose kam es mehrfach zu Darmperforation. Auch bei Lupösen fand man in der Schleimhaut des Ileum und im Dickdarm mehrfache Defecte. Vereinzelt erschien eine Periomphalitis mit starker Schwellung und Schmerzhaftigkeit.[2]) Milzschwellung ist eine häufig vorkommende Nebenwirkung. Die Harnmenge wurde bis zu 3000, ja selbst 6000 ccm vermehrt gefunden. Fieber kann diese Polyurie begleiten, aber auch fehlen. Andere Fälle weisen dagegen Oligurie auf, die sich bei einem Kranken auf die Entleerung von nur 60 ccm Harn beschränkte. Bei der Section fand man mehrfach eine Nephritis, auch wohl eine Nephritis haemorrhagica. Blutergüsse in die Bowman'sche Kapsel wurden neben Entzündung des interstitiellen Gewebes nachgewiesen.

Albuminurie entsteht besonders leicht, wo die Nieren nicht ganz frei sind. Anfangs beurtheilte man sie unglaublicherweise sogar als ein Symptom der zur Offenbarung kommenden Nierentuberkulose! Sie ist keine Fieberwirkung, da sie die Einspritzungen weit überdauern, ja sogar bleiben kann. Peptonurie wurde als Ausdruck des Gewebszerfalls (33 Mal unter 200 Einspritzungen) mit Beginn des Fiebers beobachtet. Morphotische Bestandtheile: Epithelialcylinder, Nierenepithel, weisse Blutkörperchen können ebenso wie Blut im Harn erscheinen. Das Vorkommen von Urobilinurie erwähnte ich bereits. Auch schwache Acetonurie sowie vorübergehende Glycosurie wurde beschrieben.[3]) Bei Tuberkulose der Harn- und Geschlechtswerkzeuge trat Anschwellung der Harnröhre oder des Blasenhalses ein, die zur Behinderung der Harnabsonderung führte. Bei Epididymitis tuberculosa erschien acute doppelseitige Hydrocele. Bei einer lupösen Frau stellte man nach den Injectionen Verzögerung der Menstruation fest. Schwangere können danach abortiren. Das Fieber könnte an dem Zustandekommen eines solchen Aborts betheiligt sein.

---

[1]) Lindner, Deutsche Gesellsch. f. öff. Gesundheitspflege, 1890, 8. Dec.
[2]) Kahler, Gesellsch. d. Aerzte, Wien 1890, 28. Nov.
[3]) Ganghofner, Wien. medic. Presse, 1891, pag. 11.

Nebenwirkungen seitens der Luftwege und des Herzens.

Schwellung und Geschwüre kommen an und in der Nase vor. Dasselbe gilt vom Kehlkopf. Die Epiglottis kann anschwellen, sich röthen und am Rande Hämorrhagieen aufweisen. Bei Kehlkopftuberkulose soll selbst Brand an und in der Nähe der erkrankten Stellen auftreten können. Man beobachtete starken Stridor, Kitzeln im Halse, Heiserkeit und verstärkten Husten. Die Sputa enthielten in manchen Fällen von Lungentuberkulose wahre Reinkulturen von Tuberkelbacillen. Acute Larynxstenose bewirkte mehrfach den Tod der Kranken.

Die Athmung ist meistens beschleunigt. Die Abhängigkeit dieser Erhöhung von entsprechender Functionsstörung des Herzens oder vom Fieber ist nicht erwiesen. Wahrscheinlich kommt sie durch eine directe Einwirkung auf das Athmungscentrum zu Stande. Sinken der Athemzahl wurde ebenfalls vereinzelt beobachtet. Es kommen ferner vor: Kurzathmigkeit, Oppressionsgefühl auf der Brust, auch Dyspnoe mit Cyanose, Zufälle von Angina pectoris, anfangs verstärkter, später verminderter eitriger Auswurf aus den Lungen sowie geringe oder umfangreiche, kurzdauernde oder auch mehrtägige, bisweilen erst nach langer Behandlung eintretende Lungenblutungen. Die Dyspnoe kann anfallsweise noch wochenlang nach dem Aussetzen anhalten. Ausgesprochene pleuritische Symptome, Schmerzen, Reibegeräusche, sowie auch neues, resp. vermehrtes Rasseln, Zeichen ganz frischer Verdichtungen, Dämpfung. Rhonchi, Bronchialathmen wurden bei an Lungentuberkulose Leidenden sowie bei Kranken mit gesunden Lungen häufig beschrieben. In einem dieser Fälle, bei einem Phthisiker, bestand trotz Knisterrasseln kein Fieber. Die Pleura kann perforiren und so Anlass zu einem tödtlichen Pneumothorax geben. Statistiken, die auf Grund von Sectionen aufgestellt wurden, ergaben deutlich die verderbliche Einwirkung, die das Tuberkulin auszuüben vermag. Man fand:[1])

	Nach Tuberkulinbehandlung.	Sonst.
Käsige Pneumonie	33 pCt.	15 pCt.
Miliartuberkulose der Lungen	43	6
Allgemeine Miliartuberkulose	21	10

Störungen im Blute resp. am Herzen kommen nach Tuberkulingebrauch bei Tuberkulösen und Nichttuberkulösen vor. Der Leucocytose habe ich bereits Erwähnung gethan. Eine Verminderung des Hämoglobingehaltes im Blute kommt meist danach vor.[2]) Man sah ferner entstehen: Beängstigungen, Herzklopfen und Beschleunigung der Herzthätigkeit. Es wurden Pulszahlen von 160 in der Minute gezählt. Dazu können Aenderungen in der Gefässspannung, sowie Dikrotie kommen. Die Pulsbeschleunigung ist gewöhnlich 6—10 Stunden nach der Einspritzung am stärksten. Der Blutdruck sinkt hierbei. Bisweilen entstehen Aenderungen im Rhythmus der Herzcontractionen. Auch endocarditische Symptome wurden beobachtet, noch häufiger als diese aber Collaps, der mehrere Stunden anhalten und mit ausgesprochener Cyanose der Lippen, des Gesichts, der Finger, mit Icterus, Albuminurie, Erniedrigung der Körperwärme und Aussetzen der Herzthätigkeit einhergehen kann. Herzlähmung wurde mehrfach als Todesursache durch Tuberkulin angesprochen.

Nebenwirkungen seitens des Centralnervensystems und der Sinnesorgane.

Somnolenz und lang anhaltender Sopor wurden bei Erwachsenen und Kindern beobachtet. In manchen Fällen stellten sich so heftige Kopf-

[1]) Fürbringer, Berliner medic. Gesellsch., 1891, 17. Juni.

[2]) Mikulicz, Deutsche medic. Wochenschr., 1891, No. 10. — University medic. Magaz., 1891, No. 2.

schmerzen ein, dass das Mittel schon aus diesem Grunde ausgesetzt werden musste, in anderen: Schlaflosigkeit, ziehende Schmerzen in den Gliedern, im Kreuz, in den Intercostalnerven. Einige Male erschienen auch nach Ablauf des Fiebers oder nach Beendigung der Injectionsperiode geistige Störungen, Benommensein, Verwirrtheit, Hallucinationen und Illusionen. Die Kranken verkannten ihre Umgebung und delirirten stark. Blande und maniakalische Delirien kamen vor. Dieser Zustand wurde als Fieberpsychose oder Collaps resp. epicritisches Delirium angesprochen.[1]) Befunde von Meningitis tuberculosa bei beginnender oder nicht weit vorgeschrittener Lungentuberkulose zeigten sich mehrfach. In einem solchen Falle waren an 16 Tagen Einspritzungen gemacht worden. Sechs Tage nach der letzten erschienen die Symptome der Meningitis und nach 3 weiteren Tagen ging der Kranke daran zu Grunde. Hyperämie und Oedem des Gehirns fand man öfter. Von Bewegungsstörungen kamen Schwäche oder Steifigkeit der Gliedmassen, aber auch Lähmung vor. So entstanden bei einem an tuberkulöser Spondylitis des 5.—7. Brustwirbels und an spastischer Parese der Beine leidenden Manne nach Einspritzung von 5 mg Tuberkulin: Schmerzen in den Beinen, vollständige, motorische und sensible Lähmung beider Beine und des Rumpfes, Harnverhaltung, unfreiwilliger Abgang von Koth und Tags darauf Decubitus am Kreuzbein und den Fersen.[2]) Auch von einer dadurch entstandenen Ataxie bei einer tuberkulösen, früher auch syphilitischen Dame wird berichtet. Es bestanden Schwäche und Schwere in den Beinen, Schwanken bei geschlossenen Augen und Fehlen der Patellarreflexe.[3])

Am Auge entstanden nicht selten Hyperämie der Conjunctiva palpebrarum mit Lichtscheu, auch Farbensehen und Trübung des Sehvermögens. Um so heftiger waren diese Nebenwirkungen, je mehr das Auge sich von dem normalen Zustande entfernte. Miliare Herde in der Hornhaut sah man sich bei tuberkulöser Erkrankung des Auges entwickeln.

---

[1]) Jolly, Berliner medic. Gesellsch, 1891, 4. Febr.

[2]) Czerny, Deutsche medic. Wochenschr., 1890, No. 51.

[3]) Scheube, Berliner klin. Wochenschr, 1891, No. 36.

IV. Antifebrilia. — Antiseptica.

Chinin.

Bald nach der Entdeckung des Chinin (1820) und der Einführung desselben in die ärztliche Praxis als Ersatz der unbequem als Fiebermittel zu gebrauchenden Chinarinde, wurden Nebenwirkungen davon beobachtet und mitgetheilt. Die Zahl derselben ist im Laufe der Jahrzehnte bedeutend angewachsen. Ein grosser Theil von ihnen ist schon frühzeitig bekannt gewesen, obschon manche derselben jetzt als angebliche Neuheiten mitgetheilt werden — ein Zeichen dafür wie nothwendig es ist Geschichte der Heilmittellehre zu kennen. Mit manchen Indicationen für den Chiningebrauch verhält es sich ebenso. Hundert Jahre vor der Empfehlung des Chinins gegen Keuchhusten ist die Chinarinde dafür im Gebrauch gewesen, und die Eigenschaft derselben antiseptisch zu wirken ist auf experimentellem Wege ebenfalls schon vor über 100 Jahren erwiesen worden. Die neueren Angaben darüber sind nur Transscriptionen. Ueber einige Nebenwirkungen herrschen heute wie vor langer Zeit noch Meinungsverschiedenheiten, insofern ihre causale Zusammengehörigkeit mit dem Chiningebrauch bezweifelt und ihr Entstehen dem Fieber oder anderen Ursachen zugeschrieben wird. Die Kenntniss dieser Wirkungen ist von ganz besonderem Werthe, da bislang Chinin für eine ganze Reihe von Krankheitszuständen trotz des Wettbewerbes der Chinolinbasen noch immer das allein verwerthbare Heilmittel geblieben ist, und ein Gebrauch desselben ohne Berücksichtigung der für das Entstehen von Nebenwirkungen in Frage kommenden Umstände vielleicht nicht als Kunstfehler anzusehen ist, immer aber einen pharmakologisch nicht genügend gebildeten Arzt erkennen lässt. Ein „gefährlicher Stoff" ist das Chinin nicht mehr und nicht minder wie andere sehr energisch wirkende Alkaloide. Der urtheilslose Gebrauch beschwört eine drohende Gefahr herauf und vor diesem, nicht vor dem Chinin, muss gewarnt werden. Dies schliesst nicht aus, dass eine Feststellung maximaler Dosen wünschenswerth ist.

Das Chinin soll rein, d. h. frei von anderen Basen der Chinarinde und von sonstigen fremden Zumengungen sein, weil andernfalls weder die Wirkungsart noch die Wirkungsbreite den berechtigten Forderungen des Arztes und der Kranken entspricht. Dass es vielfach als ein bequemes Object der Fälschung benutzt wird, steht fest. Vor einigen Jahren legte die griechische Regierung der Kammer einen Gesetzentwurf vor, wonach der Chininhandel in jenem Lande zum Staatsmonopol gemacht werden sollte. Motivirt wurde der Entwurf damit, dass die fortwährenden Rückfälle der Wechselfieber, welche die Gesundheit der Bevölkerung der meisten Provinzen des Staates untergraben, grösstentheils der schlechten Beschaffenheit des in den Handel kommenden Chinins zuzuschreiben seien. Solche Verfälschungen wurden z. B. mit Salicin, Mannit, Dextrin, Zucker schon bald nach der Einführung des Mittels in die Therapie vorgenommen. Im Allgemeinen haben dieselben als Hauptwirkung nur einen Vermögensvortheil der Fälscher, und als Nebenwirkung ein ganzes oder theilweises Fehlen des Heileinflusses zur Folge. Unangenehme Symptome werden direct nicht dadurch hervorgerufen, wenn nicht gerade, wie dies mehrfach festgestellt wurde, Salicylsäure zur Fälschung benutzt wird.

Dagegen ist eine Verunreinigung des Chinins mit Chinidin, Cinchonin und Cinchonidin, die von der englischen Pharmacopoe zusammen bis 5 pCt. im Chinin gestattet sind, wohl von Einfluss auf das Entstehen von Nebenwirkungen. Es ist darauf aufmerksam gemacht worden, dass wenn nach subcutaner Anwendung von Chininsalzen krampfartige Symptome auftreten, dies mit grosser Wahrscheinlichkeit auf einen Gehalt an Chinidin zurückzuführen sei. Bei Thieren lassen sich epileptiforme Zuckungen durch Einspritzung dieses Alkaloids erzeugen. Diese Verunreinigung soll nicht selten sein. Der Preis der Chinidinsalze ist ein bedeutend niedrigerer als der Chininsalze. Die Chininreaction — eine grüne Farbe, (Thalleiochin) welche die mit frischem Chlorwasser versetzte Chininlösung beim Uebersättigen mit Ammoniak liefert — wird auch mit Chinidin erzielt. Auch Cinchonidinsulfat wurde im Chininsulfat des Handels aufgefunden. Die experimentell durch Cinchonidin hervorzurufenden Krämpfe sind bei der Beurtheilung dieser Verunreinigung des Chinins sehr in Rechnung zu stellen. Aehnliches gilt von einer Beimengung des Cinchonins, wie genauer bei der speciellen Besprechung dieser und der vorgenannten Stoffe ausgeführt werden soll. Auch die Chinarinde wird in mannigfaltiger Weise auf dem Wege bis zum Patienten gefälscht. Ein häufiges Mittel hierfür scheinen die gepulverten Hülsen der süssen Mandeln zu sein. Nebenwirkungen können alle Chininsalze, sogar Chininum ferrocitricum und die galenischen Präparate aus der Chinarinde hervorrufen.

Auf das Vorkommen von Schimmelpilzen in dem käuflichen Chininsulfat lege ich kein besonderes Gewicht, wünschte aber doch, dass diese Verunreinigung lieber fehlte. Man sah beim Auflösen verschiedener Proben von Chininum sulfuricum kleine, von Baumwolle oder Leinwand herrührende Fädchen in der Lösung schwimmen, an denen sich Wucherungen von Aspergillus glaucus fanden.

Grössere Bedeutung würde ein solcher Gehalt einer Chininlösung an Pilzen oder deren Sporen gewinnen, wenn dieselben in das Unterhautzellgewebe eingeführt werden sollte. Es ist deswegen vielleicht rathsam, durch Aufkochen und Filtriren eine Beseitigung dieser Gebilde herbeizuführen um locale Nebenwirkungen zu vermeiden.

Das Zustandekommen einer Aenderung in der typischen Chininwirkung kann neben der Unreinheit des Präparates noch durch die

Art der Verordnung begünstigt werden. In dieser Beziehung ist es als unzulässig zu bezeichnen, das erst im Verhältniss von 1 : 800 Wasser lösliche Chininum sulfuricum in Pulverform bei fieberhaften Zuständen, bei denen die Säuremenge im Magen eine Verringerung erlitten hat, zu geben. Eine häufige Folge hiervon ist das Auftreten von Magenbeschwerden. Für das Nachtrinkenlassen von verdünnter Säure ist deswegen Sorge zu tragen. Das Zusammenverordnen von Chininum sulfuricum mit Jodkalium soll ziemlich schwere Nebenwirkungen seitens des Magens und Darms, sowie Störungen im Allgemeinbefinden durch Freiwerden von Jod hervorrufen. Chininsulfat coagulirt mit einem Salepdecoct. Es ist deswegen zweckmässiger diese Combination zu vermeiden. Chininsulfat mit salicylsaurem Natron und Wasser verordnet, giebt wegen der theilweisen Bildung von Chininsalicylat und der Schwerlöslichkeit des nicht umgesetzten Chininum sulfuricum keine klare Lösung. Die Dosirung ist deswegen unzuverlässlich.

Hohe Dosen der Chininsalze rufen fast immer bei Kranken unangenehme Folgen hervor. Es wäre wünschenswerth, um dem, heute wie auch früher vorgekommenen, urtheilslosen Gebrauch wenigstens in etwas zu wehren, für Chininum sulfuricum und hydrochloricum als maximale Einzeldosis 1,0 g, als maximale Tagesdosis 2 g, und für Chininum bisulfuricum entsprechend 1,5 und 3 g festzusetzen. Es ist ein Irrthum zu glauben, dass viel Chinin viel hilft und dass erst von ca. 1 g ab die echte malariawidrige Eigenschaft des Chinin erscheine.[1]) Ich sehe hier von den Fällen ab, die aus älterer und neuerer Zeit berichtet wurden, und bei denen aus Irrthum mehr als verordnet zu therapeutischen Zwecken genommen wurde, oder bei denen überhaupt aus Versehen oder bei Kindern durch Verwechselung Chinin verschluckt wurde.[2]) Wenn in einem solchen Falle 11 g schwefelsaures Chinin nur mehrtägiges, anfangs sehr schweres Kranksein und nicht den Tod herbeiführte, und in einem andern das einmalige Einnehmen von 30 grm. Chininsulfat nur leichte Taubheit und Stupor erzeugte,[3]) so beweist dies nur, dass entweder die Bestimmung der Dose keine zuverlässige war, oder bei diesem gesunden, vielleicht besonders widerstandsfähigen Manne wahrscheinlich ein sehr grosser Antheil des Mittels der Resorption z. B. durch Einbettung in den Koth entgangen ist. In zwei neueren Fällen[4]) wurde etwa ebensoviel Chininsulfat aus Verwechselung genommen. In dem einen erfolgte Genesung weil Erbrechen eingetreten war, im anderen der Tod weil hier ein solcher Chininverlust nicht helfend zu Stande kam. Bei Kranken sind tödtliche Ausgänge in Folge des Gebrauches von kleinen und grossen Chininmengen mehrfach beobachtet worden, z. B. nach Verbrauch von 1,7 g in Dosen von 0,12 g,[5]) zweimal nach Anwendung von je 2 g Chininsulfat bei an Abdominaltyphus Erkrankten, und auch sonst mehrfach.[3]) Nebenwirkungen von geringerer oder grösserer Bedeutung sind schon nach sehr kleinen Chininmengen gesehen worden. Nach einer älteren Angabe sollte das schwefelsaure Chinin erst nach 0,9 g, das salzsaure

---

[1]) Farquaharson, Practitionner, 1876, I., pag. 372.
[2]) Husemann, Wiener klin. Wochenschr., 1888, pag. 208.
[3]) Taussig, Medical Times and Gazette, 1864, 23. April, pag. 461.
[4]) Baills, Archives de médecine et pharm. mil., Paris, Tom. VI., pag. 320.
[5]) Baldwin, London medical Record, 1882, pag. 221.

in etwas kleinerer Menge Nebenwirkungen erzeugen. Es ist dies nicht richtig, da letztere z. B. schon nach Gebrauch von 0,03 g Chininsalz zur Beobachtung kamen, Dosen von 0,06—0,1—0,2 g sie ziemlich häufig hervorriefen, und 0,54 g, sogar psychische Störungen veranlassten.

Es ist begreiflich, dass man in dem Suchen nach Gründen für das Entstehen von Nebenwirkungen auch angeborene oder erworbene individuelle Verhältnisse und mit voller Berechtigung auch gewisse bestehende Krankheiten zur Erklärung herangezogen hat, freilich ohne hierbei irgendwo etwas über das Wesen dieser abnormen Einwirkungen gefunden zu haben. Wir sind hierbei ganz auf empirische Thatsachen angewiesen und je reichlicher diese im Laufe der Zeit zur Kenntniss kommen werden, um so grösser ist die Wahrscheinlichkeit hier und da einen Einblick in diese proteusartigen, oft ganz paradox erscheinenden Verhältnisse zu gewinnen. So kann ein kräftiger Mann durch Chinin tief erschüttert werden, während ein cachektischer es gut verträgt. Frauen erleiden verhältnissmässig häufig Nebenwirkungen nach Chinin. Bei Greisen ist dasselbe nur mit grosser Vorsicht zu gebrauchen.

Eine derartige Idiosynkrasie ist meist angeboren. Gar nicht wenige Menschen besitzen sie. Sie besteht meist während des ganzen Lebens. Man hat die Versuche angestellt, solchen besonders disponirten Individuen, die einmal abnorme Chininwirkungen aufgewiesen hatten, nach vielen Jahren wieder Chinin zu reichen. Der Erfolg war dann der gleiche wie früher. Ja diese Disposition scheint sogar — ob immer ist nicht festgestellt — erblich sein zu können [1]. So erlitt eine Frau durch Chinin Hautveränderungen, wie sie analog ihr Vater und ihre Schwester unter dem gleichen Einflusse bekamen. Es ist hierbei ohne Bedeutung ob Chininsalze oder galenische Präparate der Chinarinde gegeben werden. Es sind oft nicht bestimmte Nebenwirkungen, die ganz allein bei solchen Menschen erscheinen, sondern es wechselt auch deren Art. So besass in einem Falle eine Frau anfangs die Disposition nach der Chininanwendung Blutspeien zu bekommen, während sie später eine petechiale Hauterkrankung erlitt.[2] Eine Gewöhnung an das Chinin findet kaum einmal bei Arbeitern in Chininfabriken statt, selbst wenn sie mehrfach von den Wirkungen des Mittels heimgesucht worden sind.[3] Es liegen aber auch Beweise dafür vor, dass eine Idiosynkrasie gegen dieses Mittel erworben werden kann. Dasselbe wurde vielmals ohne jede Nebenwirkung gebraucht, bis jene dann ohne erkennbaren Grund plötzlich eintrat und nun eine dauernde Empfänglichkeit in diesem Sinne zurückblieb.[4]

Bestehende Krankheiten, oder nur die Disposition zu solchen, sogar schon die Menstruation können einen Einfluss auf das Entstehen solcher Nebenwirkungen äussern. In letzterer Beziehung wird angegeben, dass heftige Schmerzen im Hypogastrium, Kräfteverlust, Schwäche des Pulses auftraten wenn Chinin dabei verabfolgt wurde. Menschen mit leicht verletzlicher Haut, und solche, die anfallsweise an acuten Hautkrankheiten z. B. Eczemen leiden, scheinen Chininexan-

[1] King, Vierteljahrschr. f. Dermatologie u. Syphilis, 1879, pag. 370.
[2] Gauchet, Bulletin génér. de Thérapeut., T. LXXXX., pag. 373.
[3] Bergeron et Proust, Ann. d'hygiène publ., II. Sér., 1876, T. XLVI., p. 19.
[4] Filatow, Journal de Thérap., 1876, pag. 288.

themen leichter ausgesetzt zu sein wie andere. Congestionszustände des Gehirns bedingen leicht cerebrale Nebenwirkungen beim Chiningebrauch, und bei geistig hereditär belasteten Menschen kann der letztere den Anstoss zum Ausbruch von geistiger Erkrankung geben. Im Abdominaltyphus veranlasst das Chinin ziemlich häufig unangenehme Wirkungen auf den Magen, bisweilen auch bei gewissen Formen des Typhus Delirien, und in schweren Fällen von Malaria bei cachektischen Individuen Icterus, Fieber und Hämaturie. Auch in der Pneumonie ist die Verabreichung grosser Chinindosen nicht selten von unerwünschten Symptomen gefolgt,[1]) und bei bestehenden Augen- und Ohrenkrankheiten soll wegen der Gefahr der Verschlimmerung Chinin nicht gebraucht werden. Bei durch Fieber erschöpften oder sonst sehr herabgekommenen oder sehr anämischen Kindern ist Chinin oft gefahrvoll. Hohe Chinindosen machen leicht dann Collaps, wenn sie in fieberhaften Affectionen mit beginnender Herzschwäche gegeben werden. Ebenso sollen organische Herzfehler bei Fieberzuständen die allergrösste Vorsicht bezüglich des Chiningebrauches nothwendig machen. Dies ist auch bei Mittelohrentzündungen nothwendig.

Zu erwähnen sind hier auch, wenngleich nicht zu dieser ätiologischen Gruppe gehörig, die Folgen, welche durch Aufnahme grosser Chinindosen seitens einer Säugenden bei leerem Magen entstehen können. Die Möglichkeit einer sogar schweren Schädigung des Säuglings, durch die chininhaltige Milch ist durch die Erfahrung bewiesen.[2]) Die Toleranz für eine solche steigt mit dem Alter der Kinder. Hat die Mutter das Chinin bei vollem Magen aufgenommen so schadet dieMilch dem Kinde nicht. Deswegen soll man da, wo die Nothwendigkeit der Chininverabfolgung vorliegt, das Mittel mit der Nahrung geben, und die erste Milch danach nicht geniessen lassen. Beachtung verdient auch eine andere, ziemlich gut gestützte Angabe,[3]) wonach Kinder, deren Mütter vor der Geburt Chinin erhalten haben, in schlechterem Ernährungszustande sich befanden als andere. Spätere Versuche[4]) ergaben, dass wenn die Mutter im Beginne der Geburt 1,5 g Chinin erhalten hatte, unter der Geburt sehr häufig Mekonium bei dem Kinde abging und dieses während der ersten 10 Lebenstage einen grösseren Gewichtsverlust als andere Kinder aufwies.

Gleich den Nebenwirkungen sind auch die Vorkommnisse von Werth, die ein Ausbleiben oder nur einen Theilerfolg der üblichen Chininwirkung veranlassen. So liess sich in einer grossen Beobachtungsreihe im allgemeinen Krankenhaus zu München darthun,[5]) dass Chininsalze, in Pulverform gereicht, im Abdominaltyphus die erwartete Wirkung häufiger ganz oder theilweise vermissen liessen als Lösungen derselben, und dass pulverförmiges Chinin überhaupt nicht den sicheren und bedeutenden Temperaturabfall zur Folge hat, wie gelöstes. Volle Fehlerfolge, oder baldige Rückfälle bei Malaria kommen leider häufig genug aus unbekannten Gründen vor, und werden auch aus jenen Zeiten berichtet, in denen nur die Chinarinde für diesen Zweck be-

---

[1]) Ripley, Practitioner, 1887, I., pag. 289.
[2]) Burdel. Annales de Gynécologie, 1877, Tom. VIII., pag. 31.
[3]) Porak, Journal de Thérap., 1878, pag. 417.
[4]) Runge, Centralblatt f. Gynäkologie, 1880, No. 3.
[5]) Oeffner, Die Anw. d. Chinins b. d. Beh. d. Typhus, München 1874, pag. 16.

nutzt wurde. Selbst durch den Gebrauch von mehreren Pfunden Chinarinde liess sich bei solchen Menschen eine Wirkung nicht erzwingen. In den Fällen, bei denen nach dem Chiningebrauch sogar eine Verschlimmerung der Fieberparoxysmen eintrat, nahm man früher einen „erethischen Zustand" des betreffenden Individuums an, und machte zuvor, angeblich mit Erfolg, Blutentleerungen.

Die Angriffspunkte für die Nebenwirkungen sind sehr vielgestaltig, wie es die folgenden Mittheilungen darthun werden. Manche, wie die Störungen in den Sinnesorganen überragen die anderen an Häufigkeit. Die Zeit des Eintritts derselben schwankt sehr. Schon 15—20 Minuten nach dem Einnehmen wurden Störungen im Allgemeinbefinden, im Magen und Hautausschläge, nach 30 Minuten Convulsionen, nach 1 resp. 3 Stunden Geistesstörungen beobachtet. Der grösste Theil der Nebenwirkungen schwindet mit dem Aussetzen des Mittels. Manche derselben, besonders die des Seh- und Gehörvermögens, verbleiben viele Jahre oder dauernd und sind unheilbar.

Bedeutung kommt auch den Resorptions- und Ausscheidungsverhältnissen des Chinin zu. Von der unverletzten Haut aus, findet keine Chininaufnahme in das Blut statt. Die Angabe, dass in die Handfläche eingeriebenes Chinin resorbirt sei und Ohrensausen und Schwindel erzeugt habe, ist unwahrscheinlich. Je löslicher die Verbindung ist, um so schneller und vollständiger findet die Aufnahme von Schleimhäuten aus statt. Sind ausserdem die Nieren gesund, so erscheint nach subcutaner oder stomachaler Einführung von Chininchlorhydrat schon nach 13—17 Minuten, nach Resorption von der Rectalschleimhaut aus nach 20—30 Minuten die Chininreaction im Harn, und hält sich darin 48 Stunden lang. Chininsulfat wird nach 45 Minuten im Harn nachgewiesen und bleibt darin ca. 60 Stunden lang. Die Speicheldrüsen sollen Chinin nicht abscheiden, ebenso nicht die Brustdrüse. Die letztere Ausscheidungsart wird indess bestimmt und mit Recht behauptet. Hat man doch ganz allgemein vor 100 Jahren zur Bekämpfung des Wechselfiebers von Säuglingen diese die Milch der Mutter oder Ammen trinken lassen, welche, ohne selbst krank zu sein, Chinarinde nehmen mussten, — eine Methode, durch die, wie ich oben schon angab, der Säugling unangenehm betroffen werden kann! Es empfiehlt sich, die Milch drei Stunden nach der Zuführung des Chinins aus der Drüse zu entleeren, damit der Säugling nicht die chininreichste Milch bekommt. Strittig ist auch die Ausscheidung durch die Haut. Positive und negative Befunde stehen sich hierbei einander gegenüber. Sehr viel bleibt für die genannten Ausscheidungswege, zu denen sich noch die Galle resp. der Darm gesellen würde, nicht übrig, da für gewöhnlich nach Angabe deutscher Forscher höchstens 5—10 pCt. der genommenen Chinindosis nicht durch die Niere hindurchgehen. Es ist aber hier an Untersuchungen zu erinnern, nach denen Chinin wenigstens zu 50 bis 75 pCt. im Körper zerstört wird und das durch den Harn eliminirte unverändert ist. Welche Angabe die wahre ist, muss noch entschieden werden. Bei den verschiedenen Krankheiten kommen jedoch sicherlich in Bezug auf die Menge des Ausgeschiedenen Abweichungen vor. So kann bei Typhuskranken ein Deficit an nachweisbarem Chinin bis zu fast 24 pCt. vorhanden sein. Subcutan angewandtes Chinin wird auch in den Magen abgesondert. Das der Mutter gereichte Chinin geht in den foetalen Kreislauf zu ungefähr $^1/_9$ der angewandten Dosis. Die grösste Menge findet sich 2 Stunden nach Aufnahme seitens der Mutter im Harn des Neugeborenen. Intrauterin eliminirt der Foetus das Chinin in etwas mehr als 48 Stunden, das Neugeborene sicher in 72 Stunden.

Oertliche Nebenwirkungen.

Suppositorien mit 1—1,5 grm. (!) Chininhydrochlorat wirken zuweilen reizend auf die Schleimhaut des Mastdarms, so dass namentlich ungeberdige Kinder dasselbe rasch auszustossen geneigt sind, und man in solchen Fällen das Medicament mit etwas Opium versetzen und dasselbe hoch über den Sphincter einführen soll. [1]) Die Versuche Chininverbindungen aufzufinden, die ohne örtliche Reizung subcutan injicirt werden können, sind, wenn man von dem neutralen Chininhydrochlorat (Chininum bihydrochloricum) absieht, das in über 100 Injectionen keine derartigen Nebenwirkungen bis auf einen unbedeutenden Schmerz gezeigt haben soll[2]), bisher ohne Erfolg gewesen. Weder das lauwarm injicirte, in Wasser und Glycerin gelöste Chininhydrochlorat, noch die Harnstoffverbindung des Chinins, oder das bromwasserstoffsaure Salz, noch das neuerdings empfohlene milchsaure Chinin noch andere lassen dies vermeiden, selbst wenn die betreffenden Lösungen frisch und rein sind. Es kommen Fälle vor, in denen solche Einspritzungen ohne Nachtheil ausgeführt werden können. Manche Beobachter betrachten dies sogar als Regel. So sah ein solcher unter 116 Injectionen mit Chininbromhydrat nur 10 Mal Schorfe sich bilden. Andere sind nicht so glücklich gewesen. Aber selbst wenn man zweckmässigere Stellen als den Vorderarm auswählt, bleiben örtliche Veränderungen selten ganz aus. Leichte Empfindlichkeit an der Einstichstelle für 1—2 Tage, wie man sie nach dem milchsauren Chinin beobachtete,[3]) ist das Geringste. Häufiger ist ein sehr heftiger, spontan oder auf Druck hervortretender Schmerz. Dabei entsteht bald ein Erythem, sowie Schwellung, die sich 12—15 cm weiter über den allernächsten Injectionsbezirk ausdehnen, und mit Oedem verbunden sein kann. Manchmal bildet die mehr begrenzte Schwellung eine bleibende rothe Erhabenheit. Der anfangs lebhafte Schmerz schwindet und macht einer sehr vollständigen Unempfindlichkeit Platz. Man bemerkt eine harte Verdickung der Haut, die bisweilen bei der Berührung sich bucklig anfühlt. In einigen Fällen bleibt diese, durchschnittlich nach 3—5 Tagen, selten erst nach mehreren Wochen auftretende Induration als solche geraume Zeit bestehen, in anderen bildet sich daraus ein Abscess.

Unter 102 Fällen einer Beobachtungsreihe kamen 21 Mal Induration, 4 Mal Brandschorfe und 15 Mal Abscesse vor.[4]) Fette Individuen und Kinder aber auch Geschwächte scheinen besonders für die letzteren disponirt zu sein.[5]) Bis zweimarkstückgrosse, necrotische Partieen wurden bei Kindern beobachtet.[6]) Die Abscesse sind meist

---

[1]) Pick, Deutsche medicin. Wochenschr., 1884, No. 18.

[2]) Beurmann et Villejean, Bulletin génér. de Thérap., T. LVII., 1888, 15. u. 30. Mars. — Clermont, Bullet. génér. de Thérap., T. CXII., pag. 511.

[3]) Seltzer, Therapeutic Gazette, 1889, pag. 429.

[4]) Arnould, Bullet. général de Thérapeut., 1867, T. LXXII., pag. 109.

[5]) Ypsilanti, Therapeutic Gazette, 1884, pag. 570.

[6]) Fervers, Jahrb. f. Kinderheilkunde, 1887, pag. 117.

oberflächlich und sehr fluctuirend. Selten enthalten sie phlegmonösen Eiter, häufiger entleert sich aus ihnen eine dünne, gelbliche, ein wenig fadenziehende Flüssigkeit, in welcher Eiterklümpchen schwimmen. Auch Blut kommt in derselben vor. Chinin ist nicht mit Sicherheit darin nachgewiesen worden. In einzelnen Fällen sehen die Geschwüre wie gelocht aus.[1]) Die Gewebszerstörung beschränkt sich jedoch bisweilen nicht auf die Injectionsstelle sondern erstreckt sich weiter in die Breite und Tiefe bis auf den Muskel. Immer heilen solche cutanen und subcutanen Necrosen sehr langsam, meist erst nach mehreren Wochen. Bei Typhösen nahmen sie zur Heilung mehr Zeit in Anspruch als die Reconvalescenz vom Typhus. Auch heftige Entzündung im Verlaufe der Venen, sowie eine lang dauernde Ischias wurden als Folge solcher Einspritzungen beobachtet.[2]) Ich glaube, dass von dem Hinzufügen von Cocain, oder Morphium, Atropin, Carbolsäure oder anderen Stoffen zu der Chininlösung nichts Erspriessliches zu erwarten ist. Keine dieser Substanzen vermag, die auch bei Thieren nachgewiesene, entzündungserregende Eigenschaft des Chinins aufzuheben und die Schaffung einer kurzdauernden localen Anästhesie durch dieselbe ist hierbei ohne Bedeutung. Das einzige was Nutzen stiften könnte, wäre die Anwendung warmer Umschläge, die eine schnellere Resorption der Lösung von dem Unterhautzellgewebe aus veranlassen. Mit Rücksicht aber auf die mehrfach beobachteten tetanischen Zustände, die man nach Chinineinspritzungen sah, ist es besser, falls nicht noch weitere so günstige Erfahrungen über das neutrale Chininhydrochlorat gemacht werden, von dieser Anwendungsform überhaupt Abstand zu nehmen.

Exanthematische Nebenwirkungen an der Haut.

Die nach Chinin auftretenden Exantheme zeichnen sich durch Häufigkeit und Vielgestaltigkeit aus. Bemerkenswerth für die Erklärung des Zustandekommens derselben sind die seit ca. 50 Jahren gekannten Beobachtungen, dass Arbeiter in Chininfabriken vielfach durch die Berührung mit Chinin einer Hautaffection unterworfen sind, die an den verschiedensten Körperstellen (Extremitäten, Stamm, Genitalien, Gesicht) nach 8—15 tägiger, gewöhnlich erst vierwöchentlicher Beschäftigung mit dem Alkaloid plötzlich unter Begleitung von anderen allgemeinen Symptomen ausbricht und sich als Flecken, Knötchen, Bläschen, Pusteln und noch in anderen Formen darstellt. Auch diese Ausschläge werden nicht als eine Gewerbekrankheit im gewöhnlichen Sinne aufgefasst, sondern als einer Idiosynkrasie dem Chinin gegenüber entsprungen angesehen. Auch auf experimentellem Wege kann man ein solches Chininexanthem hervorrufen. Lässt man durch einen Körpertheil einen Strom hindurch gehen, nachdem man die Elektroden mit einer Lösung von schwefelsaurem Chinin getränkt hat, so zeigen sich die betreffenden Hautstellen sogleich nach der Unterbrechung des Stromes blutleer, eingesunken und trocken. Innerhalb der ersten Stunde nach der Durchströmung schwellen sie dann beträchtlich an, so dass sie weit über die übrige Haut hervorragen, ohne dass sie je-

---

[1]) Harris, Therapeutic Gazette, 1885, pag. 698.
[2]) Aitken, British medic. Journ., 10. Oct. 1885, pag. 695.

doch ihre Farbe verändern. Die Anschwellung bildet sich im Laufe mehrerer Stunden zurück und macht einer Hyperämie Platz, innerhalb welcher eine ganze Anzahl stecknadelkopfgrosser Blutextravasate zum Vorschein kommt. Die Extravasate überdauern die Hyperämie.

Die äusserliche Anwendung des Chinins zu Heilzwecken hat mehrfach zu solchen Hautexanthemen Veranlassung gegeben. Nach Waschen des Kopfes mit chininhaltigem Haarwasser tritt bei einigen Menschen Hautröthe und selbst stärkere dermatische Reizung auf.[1]) Selbst Blasenbildung kann auf diese Weise zu Stande kommen. Ich habe diese, mit Jucken und Brennen einhergehende Veränderung jedesmal beobachtet, wenn ich concentrirtes Chininwasser (3—4 g angesäuertes Chinin. sulfuricum: 1 Liter) an mir selbst am Kopfe anwandte. Nach Gebrauch einer, Chininsulfat enthaltenden Salbe wurde eine pruriginöse Hautveränderung gesehen. In einem Falle rief das Einreiben der Kopfhaut mit einer aus Chininsulfat und Vaseline bestehenden Pomade nach einigen Tagen einen Knötchenausschlag der Kopfhaut hervor. Als noch mehr eingerieben wurde, entwickelte sich sehr schnell ein papulöses Exanthem über Kopf und Hals. Zugleich schwoll das Gesicht an und es trat heftiger Juckschmerz auf, besonders an den Augenlidern. Der Schlaf wurde dadurch gestört. Mehrere Wochen verblieb der Ausschlag und verlor sich sehr allmählich unter Desquamation. Versuchsweises Einreiben von ein wenig dieser Salbe auf die normale Haut des Unterarms schuf alsbald die gleichen Knötchen wie auf dem Gesicht. Ich bin der Ansicht, dass es sich hier um ein Chininexanthem handelt, und halte die mögliche Deutung des Zustandes als einen Vaselinausschlag für nicht zulässig. Auch eine Urticaria kann durch Berühren von Chininsalzlösungen mit der Haut entstehen. Einer an phthisischen Nachtschweissen leidenden Dame wurden Waschungen mit einer Lösung von 3,6 g Chininsulfat auf ca. 500 ccm Alkohol verordnet. Die Efflorescenzen waren reichlich und über die ganze Körperoberfläche vertheilt. 2—3 Tage lang bildeten sich immer neue Quaddeln bis das Aussetzen des Mittels sie zum Verschwinden brachte.[2]) Auch nach Gebrauch von Chininbädern sind erythematöse Flecke beobachtet worden.

Ich führe diese Thatsachen hier an, um positive Unterlagen für das Verständniss des Zustandekommens der Chininexantheme nach interner Aufnahme dieses Mittels zu schaffen. Es ist in der That die directe Berührung des Chinins mit der Haut, d. h. seine Ausscheidung in und durch die Haut resp. die Schweissdrüsen unter allen Möglichkeiten diejenige, welche am meisten als Erklärung zusagt. Wohl käme ja noch eine Reizung des Magens und des Darms in Frage, wodurch auf reflectorischem Wege Erythem oder Urticaria entstehen könnte — aber einmal ist nur in wenigen dieser Fälle ein Magen- oder Darmleiden nachweisbar, sodann ist aber das Entstehen der schwereren Formen der Hauterkrankung auf diese Weise nicht zu erklären. Auch die dritte Möglichkeit, nämlich die Einwirkung des im Blute kreisenden Chinins auf vasomotorische oder trophische Nervengebilde, die zur Erklärung herangezogen wurde, hat eine positive Unter-

---

[1]) Taylor, Journ. of Cutan. and Vener diseases. 1884 June.

[2]) Morrow, Drug Eruptions, New York 1887, pag. 105.

lage, ist jedoch für Chinin, das keine so ausgesprochene Gefässbeeinflussung wie andere Stoffe besitzt, nicht geeignet. Immerhin ist es möglich, dass solche Wirkungen in einzelnen Fällen sich mit der, direct die Hautgewebe reizenden vereinigen, um besonders die unangenehmeren Formen des Chininexanthems zu erzeugen.

Chininexantheme können nach innerlichem Gebrauche aller chininhaltigen Präparate auftreten, und zeigen sich auch an den Frauen und Kindern von Chininarbeitern, die das Alkaloid an ihren Kleidern in ihre Wohnungen mitbringen. Die Resorption geschieht hier theilweise wohl auch von den Luftwegen aus. Sie sind monomorph oder polymorph. Ihr Auftreten geschieht meist schnell, bisweilen in einer halben Stunde. Sie halten nach dem Aussetzen des Mittels in acuter Gestalt noch 2—4 Tage, selten länger an. Da in dem grösseren Theil der Fälle das Exanthem von Abschuppung gefolgt ist, so kann sich die definitive Heilung auf mehrere Wochen, ja selbst auf 2—3 Monate erstrecken und in seltenen Fällen sogar eine Pigmentirung der Haut zurückbleiben. Als einleitende oder begleitende Symptome werden Störungen im Allgemeinbefinden und in den verschiedensten Organfunctionen beobachtet. Selten besteht die Hautaffection ohne solche. Der Charakter der Hautausschläge ist ein durchaus gutartiger. Als Ausschlagsform wird am häufigsten das Erythem beobachtet; doch kommen auch viele andere Elementartypen hierbei zu Stande. Hervorzuheben ist, dass, wie dies in mehreren Fällen constatirt wurde, bei dazu veranlagten Menschen ein Mal nach Chiningebrauch ein bestimmtes Exanthem, ein anderes Mal aber ein von dem ersten verschiedenes auftreten kann.[1])

Die Ausschläge können auf einen oder mehrere Körpertheile beschränkt sein, sich aber auch über den ganzen Körper verbreiten. Sie sind sehr oft von Desquamation gefolgt.

1. Pruritus. Er ist vielfach bei Arbeitern beobachtet worden, welche die Entrindung von Cinchonen vornehmen. Nach Einnehmen von Chinin erscheint das meist sehr heftige, zu energischem Kratzen veranlassende Jucken gewöhnlich in Begleitung von Hautausschlägen. Jede Form der letzteren kann dadurch complicirt sein. Es kommt indess auch, ähnlich wie nach Morphium, Jucken ohne Hautausschlag vor. So wurde in einem Falle angegeben, dass es nach jedesmaligem Chiningebrauche am ganzen Körper, besonders aber an den Händen, zwischen den Fingern auftrete und 2—3 Stunden anhalte.

2. Erytheme, die isolirt am Stamm, dem Kopf oder den Extremitäten oder auch gleichzeitig an mehreren dieser Theile vorkommen, werden oft gesehen. So bekam ein Kranker am 3.—4. Tage des Gebrauchs von Chinin in kleinen Dosen erythematöse Flecke an Armen und Beinen, die mehrere Tage lang anhielten, beim Aussetzen verschwanden, bei erneutem Gebrauch wiederkehrten.[2])

Nach ca. 0,007 g erschien bei einem anderen Kranken[3]) neben Kopfschmerzen, Ohrensausen und Trockenheit im Halse ein Erythem des Gesichtes. Das letztere kann auch nach Anwendung eines Chininklystiers entstehen und sich mit Oedem vergesellschaften. In einem

[1]) Heusinger, Berl. klin. Wochenschr., 1877, pag. 361.
[2]) Cairns Wicks, Lancet, 1878, II., pag. 795.
[3]) British medic. Journal, 1888, I., pag. 569.

Theile der Fälle endet der Ausschlag mit Abschuppung.[1]) Roseola-artige, kleine, disseminirte, nicht die Haut überragende Flecke wurden ebenfalls nach Chiningebrauch gesehen. Dieselben entstanden unter lebhaftem Jucken, meist erst nach mehrmaliger Verabreichung des Mittels, in einem Falle sogar erst 8 Tage nach der letztgenommenen Chinindosis. Die Verbreitungsart war die bereits geschilderte. Auch einen masernartigen resp. rubeoliden Charakter kann das Exanthem annehmen. Bei einem Knaben traten nach 14tägigem Gebrauch von Chinin am ganzen Körper flache, leicht erhabene, rothe Flecke unterJucken, aber ohne irgend eine andere Nebenwirkung auf.[2]) In einem anderen Falle[3]) zeigte sich nach Einnehmen eines Chinindecoctes das Exanthem zuerst im Gesicht, verbreitete sich dann über den ganzen Körper und endete in circa 8 Tagen mit Abschuppung. Ein derartiger nicht juckender, auf Druck schwindender Ausschlag wurde auch nur an den Unterschenkeln und theilweise an den Oberschenkeln und an den Streckseiten eines Armes beobachtet.[4]) Interessant ist ein hierhergehöriger neuerer Bericht über ein Chininexanthem bei einer Dame, die schon früher nach Chininaufnahme in jeder Form Hautveränderungen davongetragen hatte, die stets mit Brennen und Stechen erschienen waren. Sie nahm 2 Pillen mit zusammen ca. 0,12 g Chininum sulfuricum. Unter Stechen in den Hand- und Fingergelenken erschien nach einigen Stunden an der Haut der Volarfläche der dritten Phalange des Ring- und Mittelfingers rechts, und an der Volarfläche der hinteren Hälfte der dritten und der vorderen Hälfte der zweiten Phalange des linken Zeigefingers eine gleichmässig gelbrothe Färbung. Dieselbe sah so aus, als ob die Frau Feuerlilien in der Hand gehabt hätte, mit deren Blüthenstaub sich die Kinder gern färben. Schwellung fehlte. Nur Pelzigsein bestand an diesen Stellen. Nach dem Aussetzen verschwand die Färbung, die ich als Erythem auffasse, das durch nicht herausfindbare individuelle Verhältnisse den geschilderten gelbrothen Ton angenommen hat.[5])

3. Das scharlachartige Erythem ist das häufigste der Chininausschläge. Es ist schon vor mehr als 5 Jahrzehnten erwähnt worden. Verschiedenheiten in dem Verlaufe, der Ausbreitung und den Begleiterscheinungen kommen in grosser Zahl hierbei vor. Sowohl Chininsalze als Chinadecocte sind bisher die Ursachen desselben gewesen. Mehrfach wurde auch bei einer Häufung der Chininmengen anfangs ein masern-, später bei Wiederverabfolgung des Chinins ein scharlachartiges Exanthem gesehen. Besonders ist darauf hinzuweisen, dass in einem Theile der Fälle Fieber dem Ausbruch des Exanthems vorangeht. Schon nach 0,03, 0,06 g[6]) oder mehr Chininsulfat oder einem anderen Salz, wie z. B. Chinincitrat, kommt dasselbe vor. Frösteln oder ein heftiger Schüttelfrost mit darauf folgender Erhöhung der Körpertemperatur, in einem Falle auf 39,7° C.,[7]) wohl auch begleitet von Ohrenklingen, Kopfschmerzen, Kälte und Schmerzen in den Extremi-

---

[1]) Vernon, British med. Journal. 1888, I., pag. 944.

[2]) Farquarson, The Lancet, 1878, II., 16. Nov., pag. 697.

[3]) Bauer, Berliner klin. Wochenschr.. 1877, pag. 733.

[4]) Scheby-Buch, Berliner klin. Wochenschr., 1877, pag. 547.

[5]) Werner, Medic. Correspondenzbl. d. Württemb. ärztl. Landesvereins, 1888, 6. Febr., pag. 35.

[6]) Skinner, British medical Journal, 1870, I., pag. 103.

[7]) Rosenbusch, British medical Journal, 1888, I., pag. 980.

täten, Erbrechen, Prostration und ganz bedeutende Vermehrung der Pulszahl leiten dasselbe ein. Der Ausschlag selbst kann die ganze Körperoberfläche, selbst die behaarte Kopfhaut, einnehmen. Er besteht aus vielen kleinen confluirenden Flecken, so dass die Haut gleichmässig roth dadurch erscheint. Den Ausgang nimmt er meistens vom Gesicht. Schwellung der befallenen Theile ist ein häufiges, Jucken oder Brennen an den Händen, der planta pedis und anderen Körpertheilen ein ziemlich constantes Vorkommen. Zu den genannten Störungen in den Sinnesorganen und im Allgemeinbefinden können sich noch Angst, Aufregungszustände, selbst Delirien gesellen. Für die Diagnose ist auch die Thatsache zu berücksichtigen, dass bisweilen auch die Schleimhäute des Schlundes, der Nase und des Auges mit den entsprechenden subjectiven Symptomen an dem Krankheitsbild betheiligt sein können. In einigen Fällen dehnt sich der Ausschlag nicht über den ganzen Körper aus, sondern ergreift nur Gesicht und Theile der Extremitäten. Es scheint mir wahrscheinlich zu sein, dass dann die Chinindose eine mässige gewesen ist. Denn es ereignete sich mehrfach, dass ein beim Chiningebrauch entstandenes, wenig ausgedehntes Exanthem, das seiner Herkunft nach noch nicht erkannt wurde, beim Fortgebrauch des Mittels bald den ganzen Körper ergriff. Auch wurde beobachtet, dass ein nach einem Chinadecoct entstandener Ausschlag viel weniger heftig auftrat und weniger umfangreich war als ein später nach Verabfolgung von Chininsulfat sich zeigender.[1]) Die Heilung dieses scharlachartigen Exanthems erfolgt nicht lange nach dem Aussetzen des Medicamentes, fast immer unter Abschuppung. Volle Genesung sah man schon nach 2 Tagen eintreten. Nur eine leichte Pigmentirung der Haut bleibt zurück. Gewöhnlich dauern die Folgen dieser Hautvergiftung länger an. Die Desquamation erstreckt sich nicht selten über Wochen und kann kleinere oder grössere Epidermisfetzen liefern.

4. Die Dermatitis erysipelatoidea ist nichts anderes als ein höherer Grad der vorigen Affection. Die Begleiterscheinungen sind ebenso heftig, die entzündlichen Symptome, besonders die Schwellung nehmen in manchen Fällen einen ganz ungewöhnlichen Umfang an. So wird berichtet, dass in einem Falle die Hände zu unförmlichen Klumpen anschwollen und auch Gesicht und Arme in ähnlicher Weise ergriffen waren.[1]) Selbst die Haut der Genitaltheile, besonders des Hodens können befallen werden. Die Heilung erfolgt immer unter Desquamation, die mehrere Wochen dauern kann. Die Epidermis löste sich in einem Falle[2]) in Form grosser Lamellen, in rinnenförmig gestalteten Schuppen an den Fingern, im Gesicht, an der behaarten Kopfhaut, während an einzelnen Stellen des Stammes dünne Schüppchen sich losstiessen. Das letztere kann am ganzen Körper allein stattfinden. Es ist auch beobachtet worden, dass die Epidermis von den Händen fast zusammenhängend sich löste, und abgestossen einem zerzausten Handschuh nicht unähnlich sah.[1]) In einem neueren hierhergehörigen, als Erythema ferox bezeichneten Falle erhielt der Arzt die ganze Epidermis von beiden Handflächen, von den Handgelenken bis zu den Fingerwurzeln.[3])

---

[1]) Pflüger, Berl. klin. Wochenschr., 1877, pag. 547.
[2]) J Neumann, Vierteljahrschr. f. Derm., 1879, pag. 125.
[3]) Watt, British medic. Journ., 1888, I., pag. 569.

5. Die Dermatitis gangraenosa ist sehr selten. Nur 2 Mal wurde bisher ein Brandigwerden durch Chinin entzündeter Hautstellen beobachtet — das eine Mal nach Gebrauch von 0,4 g-Dosen. Die Gangrän betraf den Hodensack.

6. Erythema exsudativum multiforme, beziehungsweise eine diesem ähnliche Form ist bisher nur einmal erwähnt worden, kommt jedoch gewiss häufiger vor. Man beobachtete bei einer Dame nach 0,025 g Chininsulfat neben sonstigem Uebelbefinden ein auf das Gesicht beschränktes Exanthem. Dasselbe begann unter Brennen am äusseren Augenwinkel und nahm dann die Augenlider, die Wangen und einen Theil der Stirn ein. Es bildeten sich Knoten wie bei Erythema exsudativum multiforme, während gleichzeitig die ganze ergriffene Hautpartie anschwoll und die Augenlider so stark ödematös wurden, dass die Lidspalte kaum geöffnet werden konnte. Aussetzen des Medicamentes liess diese Erscheinungen bald schwinden. Nach etwa 4 Tagen war nur noch eine kleienartige Abschilferung an der Haut bemerkbar.[1]) In einem anderen, sicherlich auch hierher zu rechnenden Falle war die Localisation des Exanthems die gleiche. Stirn, Augenbrauen und die Region des unteren Augenlides wurden selbst durch die kleinste Dosis jedweden Chininpräparates von einem „Erythem mit Infiltration" befallen.[2])

In grosser Zahl sind Mischformen erythemato-papulöser Natur nach Chiningebrauch beschrieben worden. Eine Frau, die zwei Pillen zu je 0,15 g Chinin genommen, wurde 15—20 Minuten später unruhig, bekam Hitze im Gesicht, die Lider schwollen an, Nausea, Erbrechen und Oppressionsgefühl fanden sich dazu und unter Jucken entstand ein polymorpher Hautausschlag: neben einfachen erythematösen Flecken, scharlachartige Röthe und stellenweis Papeln. Das Jucken war besonders in den Handflächen und Sohlen stark und schaffte sehr unangenehme Erregung zu den schon bestehenden Angstzuständen. Die Nasenschleimhaut sonderte sehr stark ab. Puls- und Athemfrequenz waren erhöht. Aehnlich ist der folgende, später berichtete Fall: Bei einer Dame brach nach Einnahme von 0,22 g Chininum sulfuricum nach voraufgegangenem Schüttelfroste, Präcordialangst, Vomituritionen, Erbrechen und Brennen der Haut ein Exanthem aus, das mit Scarlatina verwechselt wurde. Bei einer erneuten Chininverabfolgung zeigte sich das Gesicht leicht gedunsen und bedeckt von einer gleichmässigen, dunklen Röthe, welche sich auch über den behaarten Kopf, Ohren, Hals, sowie über die Extremitäten erstreckte. An den Armen waren noch einige normale Hautstellen. Am unteren Dritttheil beider Oberschenkel waren die Beugeseiten normal, an den Streckseiten befanden sich erbsengrosse, dunkelrothe, durch Druck erblassende, einzelstehende Papeln, deren Zwischenräume aber normal waren, und deren Epidermis feine Fältchen zeigte.[3]) Mit Fieber und heftigem Jucken ging in einer anderen Beobachtung eine die ganze Körperoberfläche deckende, himbeerfarbige Röthe einher. Papeln fanden sich zahlreich auf dieser Unterlage, besonders an den Extremitäten. Hervorzuheben ist, dass auch der Zungenrand in diesem Falle leicht geröthet war.

---

[1]) Heusinger, Berliner klin. Wochenschr 1877. pag. 361.

[2]) Ducrey, Revue médic. de la Suisse romande, 1887, T. VII., pag. 741.

[3]) Köbner, Berliner klin. Wochenschr., 1877, pag. 305.

7. Urticaria stellt einen nicht unbeträchtlicher Theil der Chininexantheme dar. Die Art des Verlaufes ergiebt sich aus den folgenden Beispielen. Eine Frau bekam 2 Stunden nach 0,3 g Chininsulfat starke Schwellung des Gesichtes und Halses, Dyspnoe, Präcordialangst, geschwollene Fauces und Dysphagie, Taubheit, Erstickungsanfälle, Kopfweh, Unruhe, Jucken über den ganzen Körper mit Urticaria. Dabei bestand subcutanes Oedem. Am zweiten Tage trat Desquamation ein.[1]) Sehr selten gesellen sich zu dem Ausschlag Delirien hinzu. Bei einer Frau, die in 48 Stunden 5 g Chininsulfat genommen hatte, erschien auf Rumpf und Gliedern, besonders den unteren Extremitäten und dem Leib eine stark juckende Urticaria und ein Delirium mit starkem Bewegungsdrange. Nach einem durch Morphin erzeugten, längeren Schlaf verschwand das Delirium.[2]) Nicht immer sind die Begleiterscheinungen so heftiger Art. Mehrfach begleiteten den Ausbruch und das Bestehen des Exanthems nur bronchiale Erscheinungen. In diesen Fällen war das bromwasserstoffsaure Chinin genommen worden.[3]) Meistens schwindet diese Ausschlagsform sehr schnell, schon nach einem bis mehreren Tagen. Aus einer hierhergehörenden Mittheilung[4]) geht hervor, dass nachdem bei demselben Individuum drei Male nach Chiningebrauch eine Urticaria aufgetreten war, der Ausschlag nicht wiederkehrte, als das Medicament zusammen mit einem Abführmittel verabfolgt wurde. Es wurde hier, wie mir scheint mit Unrecht, angenommen, dass ein bestehender gastrischer Zustand indirecte Ursache des Chininausschlages gewesen sei. Die einmal geäusserte Ansicht, dass die nach Chinin beobachtete Urticaria nicht vom Chinin herrühre, sondern ein Symptom der Malaria sei,[5]) beweist nur Unerfahrenheit auf diesem Gebiete.

8. Eczeme unter Chinineinwirkung sind wohl zuerst bei Arbeitern in Chininfabriken, ja sogar bei einer Seidenspulerin, die mit Thalleiochin gefärbte Seide verarbeitete, und ihrem Kinde gesehen worden. Die Bläschen, die sich wie auch in anderen Fällen auf erythematöser oder scarlatinaartiger Basis entwickeln, stehen bisweilen, z. B. an der Aussenfläche der Vorderarme und dem Handrücken, isolirt, und sind dann von einem Hof umgeben; meist confluiren sie. Vom Kopf bis zu den Zehen können sie, je nach der Schwere des Falles mehr oder weniger ausgedehnt vorkommen. Bei manchen Arbeitern finden sie sich besonders dicht an der inneren Fläche der Schenkel und den Genitalien. Der individuelle Zustand der Haut, z. B. ihre grössere oder geringere Feuchtigkeit, ist für das Aussehen der Eczembläschen maassgebend. Ein Theil derselben ist an ihrer Spitze exulcerirt, ein anderer Theil zeigt eingetrocknetes Serum. Im Gesicht sieht man auf einer rothen, geschwollenen Haut dichte Eczemplaques und Krusten neben Oedem der Lider und thränenden, injicirten Augen, die kaum wegen des Oedems zu öffnen sind. Die Nasenlöcher können von Krusten erfüllt und dadurch fast verschlossen sein. Diese Zustände bestehen nur einige Tage und verschwinden, sobald die Ursache beseitigt ist, bald ganz unter

---

[1]) King, Vierteljahrschr. f. Dermatologie u. Syphilis, 1879, Bd. 11, pag. 370.
[2]) Gautier, Revue médic. de la Suisse romande, 1887, T. VII., pag. 356.
[3]) Creuzé, Journal de Thérap., 1878, No. 21, pag. 813.
[4]) Welsh, Jahresber. f. d. ges. Medicin, 1867, I.. 463.
[5]) Claiborne, New York Medical Record, 1877, pag. 814.

Desquamation. Gewöhnung findet ausserordentlich selten statt, da diese Affection auf der Grundlage einer eigenen Empfänglichkeit entsteht. Ein solcher Arbeiter erkrankt, selbst wenn er die Beschäftigung längst aufgegeben hat, wieder an einem Chinineczem, wenn er zu Heilzwecken das Mittel einnimmt. So verursachten 0,75 g Chininsulfat in einem derartigen Falle unter lästigem Jucken an den Handflächen, Handrücken, Schenkeln, Penis, Knieen und Fussrücken eine fleckweise, auf Druck schwindende Hautröthe mit leichter Hautfaltung. Am anderen Morgen nässte die Fläche sehr reichlich. Nachdem der Arbeiter dieses ihm bekannte Leiden gedeutet, ging es durch Aussetzen des Mittels unter Auftrocknung und Abschuppung in einigen Tagen ganz über.

Das Jucken kann auch fehlen. So sah man[1]) nach Verbrauch von 0,8 g Chinin in 4 Tagen bei einem Knaben ein ohne Jucken sich über die ganze Hautoberfläche ausdehnendes, auf Fingerdruck erblassendes, scharlachrothes Exanthem mit zahlreichen, stecknadelkopfgrossen, gelben Bläschen, die am Halse, in der Achselhöhle und über dem Sternum dicht aneinander standen. Das Allgemeinbefinden war bis auf eine morgendliche und abendliche Temperaturerhöhung nicht gestört. Nach dem Aussetzen des Mittels fingen die Bläschen an zu zerfallen und einzutrocknen. Die Desquamation erfolgte in kleinen Schüppchen und grossen Lamellen. Der Bläschenausschlag kann auch mit Jucken am ganzen Körper oder ganz beschränkt auf einen Körpertheil, z. B. den Wangen, entstehen und einen herpesartigen Charakter tragen.

9. Das bullöse, dem Pemphigus ähnelnde Chininexanthem ist ebenfalls bei Chininarbeitern und bei der Verabfolgung des Mittels zu Heilzwecken beobachtet worden. Bei Chininarbeitern kann durch Zusammenfliessen mehrerer Eczembläschen leicht dieser Zustand hervorgerufen werden. Aber auch primär entstehen, freilich selten, solche Blasen nach grossen und kleinen Dosen. In Algier und Griechenland sollen dieselben mehrfach beobachtet sein. Aus neuerer Zeit ist ein Fall berichtet worden, bei dem sich nach 0,24 g Chininum bisulfuricum an verschiedenen Körperstellen anfangs Flecke, sodann auf diesen nach 24 Stunden grosse Blasen entwickelten. Nach dem Eintrocknen der Blasen blieb eine blaubraune Pigmentirung zurück, die erst nach drei Monaten schwand.[2])

10. Die petechiale Form des Chininexanthems hat vielleicht eine zeitliche oder angeborene Abnormität der Gefässwände zur Grundlage. Bei Kindern und Erwachsenen, Männern und Frauen ist dieselbe gesehen worden. Die Flecke erscheinen entweder nur an einzelnen Körperstellen, wie z. B. den Schultern, oder am ganzen Körper. Schon Briquet führt an, dass ein an Abdominaltyphus leidender Mann, der täglich 3 g Chininsalz nahm, Ecchymosen an den Glutäen und den Lenden mit gleichzeitigen, blutigen Diarrhoeen bekam. In einem anderen Falle nahm eine Dame anfangs sechsstündlich 0,1 g, am anderen Tage 0,15 g Chininbisulfat. Man legte ihr auch wegen einer Herzaffection ein Blasenpflaster. Der Inhalt der Blase wurde blutig und der ganze Körper bedeckte sich mit Purpuraflecken. Nach

[1]) Denk, Wiener medic. Wochenschr., 1880, pag. 946.
[2]) Fowler, New York Medical Times, 1883, pag. 33.

9 Tagen war der Körper wieder heil. Dieselbe Kranke bekam später wieder eine Purpura, nachdem sie wenige Dosen Chinin genommen[1]). Wird Chinin fortgebraucht, so dehnt sich der Ausschlag weiter aus.

Es wurde auch die Beobachtung gemacht, dass das Chininsalz 14 Tage lang ohne Schaden gegeben werden konnte, dann aber auf der Schulter localisirt, ca. 20 Purpuraflecke erschienen. Neben solchen Blutflecken können auch Zahnfleischblutungen und blutige Diarrhoeen erscheinen.[1]) Blutauswurf durch Zahnfleischblutungen wurde bei einer Frau neben einer Purpura haemorrhagica nach kleinen Chinindosen gesehen.[2]) Die Purpura entwickelt sich auch auf primär erythematöser Basis. Eine Frau nahm eine Pille mit 0,06 g Chinin. Eine Stunde später wies sie am linken Vorderarm einen scharlachähnlichen, unregelmässig runden, etwa markstückgrossen Fleck auf, der juckte und brannte. Daneben erschienen Nausea, Kopfschmerzen, Ohrenklingen. Die Flecke vermehrten sich nach Massgabe des Weitergebrauchs von Chininpillen. Nach 7 Tagen waren die Flecke hämorrhagisch. Die Heilung geschah unter Abschilferung.[3])

Die differentielle Diagnose der Chininexantheme von ähnlichen genuinen, infectiösen oder nicht infectiösen Hauterkrankungen ist sicher nur durch anamnestischen oder chemischen resp. physikalischen Nachweis des Chinins zu führen. Dies geht wohl unwiderleglich aus den vorstehenden Schilderungen hervor, in denen die mannigfaltigsten Symptome, wie bei Dermatosen aus anderen Ursachen vorkommen. Immerhin wird eine vergleichende Berücksichtigung der Nebenwirkungen, z. B. mit den Krankheitserscheinungen des Scharlachs neben dem Chininnachweis nothwendig sein.

Nebenwirkungen am Auge und Ohr.

Von grösserer Bedeutung als die eben besprochenen Hauterkrankungen sind diejenigen des Sehapparates. Abgesehen von erhöhter Thränenabsonderung, Jucken und Oedem der Augenlider, vereinzelt auch Lichtscheu beobachtet man[1], sehr häufig mit Gehörsstörungen verbunden, aber auch ohne diese, Störungen des Gesichts, die gewöhnlich bald vorübergehen, indess auch etwas gebessert oder Jahre hindurch, jeder Behandlung trotzend, bestehen können. Farben- und Ringesehen, sowie Schmerzen im Augapfel leiten nicht selten neben anderweitigen entfernteren Symptomen die Amblyopie resp. Amaurosis ein. Experimentell hat sich bisher nur ermitteln lassen, dass Hunde, die mit Chinin vergiftet werden, ein Erblassen der papillären Venenstücke bekommen. Als Erklärung wurde eine zeitweise Compression an der Papille durch die bei der Chininvergiftung vorkommenden klonischen Krämpfe angegeben. Es lässt sich dies nicht auf menschliche Verhältnisse übertragen, weil sich hier nur in Ausnahmefällen[2]) unter Krämpfen Sehstörungen herausbilden. Die letzteren können darstellen:

1. Veränderungen an den Pupillen. Dieselben werden gewöhnlich als erweitert bezeichnet. Die Dilatation kann verschieden-

[1]) Vipan, The Lancet, II., 8. July 1865, pag. 37.
[2]) Gruening, Archiv f. Augenheilkunde, Bd XI., 1882, pag. 145.
[3]) Wigglesworth, Boston medic. and surgic. Journ., Vol. CIX., 1883, pag. 587.

gradig, bis maximal sein. Auch Pupillenstarre sowie ungenügende oder häufiger ganz fehlende Reaction der Pupillen auf Lichtwechsel kommen während der totalen Blindheit vor. Doch ist in einem Falle[1]) bei maximaler Erweiterung noch accomodative Contraction derselben nachweisbar gewesen, sobald man die Kranke veranlasste, stark zu convergiren. Pupillenerweiterung und verminderte Reaction können noch viele Monate bestehen bleiben.

2. Herabminderung des Sehvermögens bis zum absoluten, meist vorübergehenden Verlust. Solche amblyopischen resp. amaurotischen Zustände sind gewöhnlich, aber nicht immer doppelseitig, und entstehen entweder in langsamer Entwicklung, oder häufiger plötzlich. Accomodationslähmung wurde dabei nachgewiesen. Schwerere Fälle setzen als Bedingung für ihr Entstehen grosse Dosen voraus, die auf einmal oder in kurzen Intervallen im Laufe weniger Tage verabreicht werden. Die Art der Chininaufnahme ist unerheblich. So ist z. B. plötzlicher Verlust des Sehvermögens nach einem Klystier von 2,1 g Chininsulfat beobachtet worden.[2]) In einem Falle wurde die Amblyopie resp. Amaurosis von Nystagmus begleitet. Die Bewegungen des Augapfels gingen nach unten und oben vor sich.[3]) Während andere Nebenwirkungen des Chinins nach einigen Tagen schwinden, so verbleibt die Herabsetzung der Sehschärfe durch längere Zeit, öfter mehrere Monate, ja selbst viele Jahre lang bestehen. In einer Beobachtung war die Störung noch nicht nach 20 Jahren ausgeglichen.[4]) Sie kann aber auch wieder ganz schwinden. Dauernde Blindheit ist bisher nicht auf diese Weise zu Stande gekommen.[5]) Bemerkenswerth ist die Thatsache, dass die einmal eingetretene Amblyopie sich zu verschlimmern vermag, obschon Chinin längst dem Körper nicht mehr zugeführt wird. In einem solchen Falle betrug, trotzdem das Sehvermögen sich inzwischen gebessert hatte, $S = {}^1/_{10}$, und nach einem Jahre und 4 Monaten beiderseits $S = {}^2/_7$, ohne dass Gläser Besserung herbeiführten.[6]) Verschlimmerungen des bereits gebesserten Sehvermögens wurden auch durch den Eintritt der Menstruation beobachtet.[1]) Gerade die Bedeutung der Ischämie des Augenhintergrundes wird dadurch in das rechte Licht gerückt. Solche Recidive können auch schon durch kleine Dosen Chinin hervorgerufen werden. Die Heilung geht dann langsamer wie im ersten Falle vor sich.

3. Einschränkung des Gesichtsfeldes. Dieselbe lässt sich, wenn nur ein Bruchtheil der Sehschärfe erhalten ist, nachweisen. Sie kann ein- oder doppelseitig, fast bis zum Fixationspunkte gehen, ist concentrisch und elliptisch. In allen, ophthalmoskopisch genau verfolgten Fällen wurde eine bleibende concentrische Gesichtsfeldbeschränkung nach der völligen Wiederherstellung des Sehvermögens constatirt. Nie erreichte das Sehfeld seine natürlichen Grenzen wieder. Das centrale Sehen kann relativ gut sein. Bei

[1]) Gruening, Archiv f. Augenheilkunde, Bd. XI, 1882, pag. 145.
[2]) Goedorp, The Lancet, 1840, p. 307. — Buchner's Repert., Bd. 71, p. 359
[3]) Williams, Schmidt's Jahrbücher, Bd. 210, pag. 210.
[4]) Baldwin, London medical Record, 1882. 15. June, pag. 221.
[5]) Nettleship, British medical Journal, 1887, II., pag. 527 u A.
[6]) Mellinger, Klin. Monatsbl. f. Augenheilkunde, Bd. XXV., 1887, pag. 57.

einer Frau, die wegen eines Puerperalfiebers im Ganzen 15 g Chininsalz erhalten hatte, und bei der nach 4 Tagen Amblyopie erschien, so dass sie Finger auf 10' zählte, hatte das Gesichtsfeld nach 1 Jahr und 4 Monaten die folgende nach oben und unten etwas zusammengedrückte Gestalt:

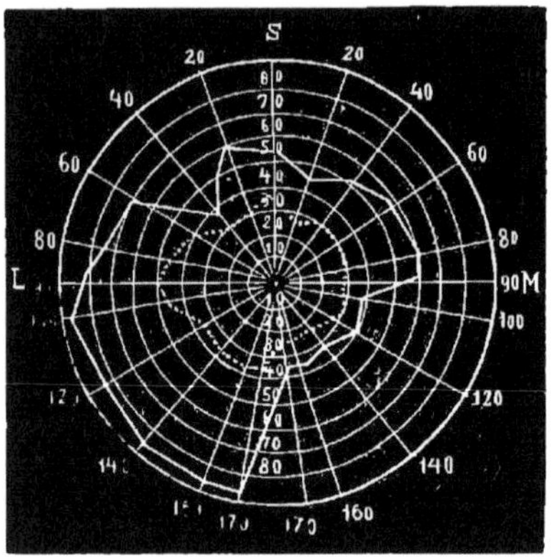

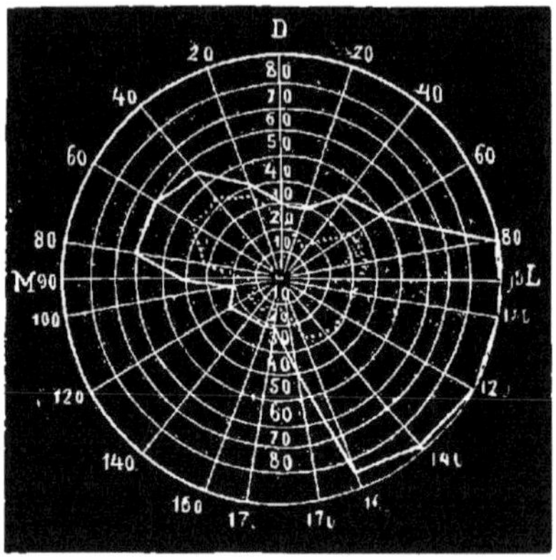

Die grösste permanente Sehfeldverengerung unter den perimetrisch untersuchten Kranken hatte wohl einer der von Knapp beobachteten Kranken, nämlich 20° horizontalen Durchmessers im rechten, 30° im linken Auge.

Ein sehr seltenes Verhalten bei der Chinin-Amblyopie ohne ophthalmoskopischen Befund stellt ein centrales Scotom dar. Es ist bisher nur einmal berichtet worden.[1])

4. Herabsetzung des Lichtsinnes. So constant wie die bisher genannten, ist dieses Symptom nicht. Eine derartige Kranke gab noch nach 2 Jahren an, dass ihr wäre, als ob ein Schleier vor den Augen läge. Sie könne nicht sagen, ob ihre Wäsche, wenn sie dieselbe von der Wäscherin bekäme, weiss oder grau ist. Eine andere Kranke klagte über eine allgemeine Verdüsterung der Atmosphäre und einer grauen Verschleierung der Dinge.

5. Verminderung des Farbensinnes. In den meisten der hierhergehörigen Fälle besteht Farbenblindheit. Während sie anfangs vollkommen zu sein scheint, tritt später nur Rothgrünblindheit ein, dann werden nur Grün und Grau unvollkommen erkannt, bis sich die volle Farbenwahrnehmung wieder einstellt.[2]) Bei der Zurückbildung der Sehstörung hat man auf die Wiederkehr des Farbensinns gewöhnlich länger als auf Wiederherstellung des Sehvermögens zu warten. So vermochte eine Frau ca. 3 Monate nach dem Auftreten der Sehstörung keine Farbe auf der Snellen'schen Farbentafel zu unterscheiden. Alle Buchstaben erschienen ihr grau, und die gelben heller als die übrigen. Im Spectroskop sah sie nur eine Anzahl grauer Streifen von verschiedener Schattirung. Nach 6 Monaten konnte sie die vier Fundamentalfarben: gelb, blau, roth und grün unterscheiden, die beiden letzteren jedoch nur, wenn ihr grössere Oberflächen derselben gezeigt wurden.

[1]) Jodko, Jahresbericht f. Augenheilkunde, 1877.
[2]) Knapp, Archiv f. Augenheilk., 1882, Bd. XI., pag. 156.

In einem anderen Falle[1]) waren 7 Dosen zu 1,2 g genommen, als Blindheit mit weiten reactionslosen Pupillen eintrat. Um die kirschrothe Macula bestand eine graue Netzhauttrübung. Nach 60stündiger Blindheit begann Besserung einzutreten. Blau und Roth wurden nach 5 Tagen wieder unterschieden. Am 8. Tage wurden bei gedämpftem Licht alle Farben erkannt.

Ganz vereinzelt wurde Anästhesie der Cornea und Nystagmus beobachtet.

In Bezug auf die ophthalmoscopischen Veränderungen bei der Chininblindheit sind in den letzten Jahren eine Reihe übereinstimmender, bemerkenswerther Thatsachen gefunden worden. In den von Graefe[2]) berichteten Fällen findet man darüber noch keine positiven Angaben. Bei einem Manne, der wegen Intermittens Chinin in steigender Dosis bis zu 0,9 g, zusammen aber ca. 30 g genommen hatte, trat, als die Dosis täglich um ein Drittheil gesteigert wurde, Schwachsichtigkeit des rechten Auges auf, der in einigen Tagen vollkommene Erblindung folgte. Das linke Auge blieb gesund. Die drei Monate später vorgenommene Untersuchung ergab nichts Abnormes. Die quantitative Lichtempfindung war aber rechts geschwunden. Da man eine intracranielle Circulationsstörung als Ursache annahm, wurde an der Schläfe mittelst des Heurteloup'schen Blutegels Blut entzogen. Es stellte sich allmählich zuerst die quantitative Lichtempfindung ein, dann konnte die Bewegung der Hand wahrgenommen werden, und einige Zeit später war das Auge wieder normal. In einem anderen Falle, in dem gleichfalls wegen Intermittens täglich 1,8 g Chininum sulfuricum genommen wurde und hochgradige, beiderseitige Amblyopie eintrat, stellte sich die Sehkraft des linken Auges spontan wieder ganz her, das rechte erlangte nur die Fähigkeit, grössere Schrift zu erkennen.

Erst zu Anfang des vorigen Jahrzehntes findet man Mittheilungen über objective Befunde bei diesem Leiden. Alsdann wird angegeben, dass in ausgesprochenen Fällen das ophthalmoskopische Bild den Eindruck einer Sehnervenatrophie mache. Die Netzhaut erscheint nicht getrübt. Nur einmal wird von einer Trübung und Abnahme der Transparenz berichtet. Die Papille weiss, flach, aber durchscheinend. Die Ränder der Papillen wurden auch verwischt oder mit einer leichten Wolke bedeckt, gefunden, die sich in die Retina fortsetzte.[3]) Die Gefässe der Retina, Arterien und Venen sind hochgradig verengt. Von letzteren ist in manchen Fällen keine Spur zu sehen, in anderen konnte man sie im aufrechten Bilde als zusammenhängende, sehr schmale Streifen unterscheiden, welche plötzlich in feine Punkte ausliefen. Dieser Befund stellt das Wesentliche dar. In keinem Falle zeigten sich an den brechenden Medien des Auges Veränderungen. Entzündliche Veränderungen fehlten. Die Beobachtung wurde mitgetheilt, dass sich an der Macula lutea ein kirschrother, von einer opaken, graublauen Zone umgebener Fleck gezeigt habe, der nach zehntägigem Bestehen verschwand, während die Papillen und Retinalgefässe ihren eigenartigen Zustand noch bewahrten. Die Chorioidea

[1]) Buller, Archiv f. Augenheilk., 1884, Bd. XI., pag. 233.
[2]) v. Graefe, Archiv f. Ophthalmologie, 1857, Bd. III., pag. 396.
[3]) Manolescu, Bulletin et Mémoires de la Société française d'Ophthalmologie, Paris 1890, pag. 348.

wurde einmal blass befunden;[1]) in einem anderen Falle wird ebenfalls von einer Leere der Chorioidealgefässe berichtet.

Die langsame Entwicklung der Veränderungen am Augenhintergrund hat sich in einem bereits citirten, interessanten Falle ophthalmoskopisch verfolgen lassen. Bei der Puerpera, die nach Verbrauch von 15 g Chininsulfat am vierten Tage amblyopisch wurde, war die Färbung der Papillen normal, die Begrenzung scharf, die Gefässe sehr dünn. Trotz Aufhören des Chiningebrauches nahm die Amblyopie in den folgenden Wochen zu. Nach 5 Monaten hatte sich das Sehvermögen gebessert. Die Papillen haben ihre scharfe Begrenzung beibehalten, sind aber jetzt leicht graulich gefärbt, ganz blass und blutleer. Nach 7 Monaten ist S immer noch $^1/_{10}$. Die Retinalgefässe sind sehr eng, die Arterien kaum sichtbar. Nach 1 Jahr und 4 Monaten erscheinen beide Papillen ausserordentlich blass, weissgrau, nicht glänzend. Sämmtliche Gefässe, besonders die Arterien sind sehr verdünnt. Das Gesichtsfeld stellt sich nach der obigen Zeichnung dar.

Das Wesentliche bei der Chininamaurose scheint in der That die hochgradige Verengerung der Gefässe resp. die Ischaemie zu sein. In dem eben besprochenen Falle liess sich nachweisen, dass zuerst die grösseren Gefässe blutleer wurden, während die Capillaren noch unverändert blieben. Bei einem anderen Kranken[2]) sah man neben starker Blässe anfangs nur der lateralen Papillenhälfte, später der ganzen Sehnervenscheibe ein Angefülltsein der Venen der Netzhaut mit sehr kleinen Blutkörperchen, zwischen denen lichte Punkte sichtbar waren. Dieses körnige Aussehen der Blutmasse war bis in die feinsten Venenverzweigungen verfolgbar und verschwand später. Bekanntlich wird dieser Zerfall des Veneninhalts in Körner als Folge der Verlangsamung der Blutbewegung aufgefasst, und auch bei verschiedenen Krankheiten, die mit Verminderung der Netzhautblutmenge einhergehen, besonders bei Embolie der Centralarterien gesehen. Bei der ersten Untersuchung ist die Färbung der Papille, die ja von dem Füllungsgrade der Capillaren abhängt, noch unverändert. Erst später ergreift die Ischaemie auch die Capillarverzweigungen und damit ist dann die Bahn der progressiven Atrophie betreten. In einem Falle wurde neben starker Verengerung der Arterien eine vollständige Obliteration einzelner Gefässe beobachtet.[3]) Charakteristisch und differentiell diagnostisch wichtig ist es, dass während bei den gewöhnlichen Atrophieen bei weiterem progressiven Zerfall der Nervensubstanz auch die Function proportional sinkt, bei der Chininamaurosis die letztere im Gegentheil sich wieder zu heben beginnt. Damit ist auch der Chininatrophie des Opticus ihr eigenartiges Gepräge aufgedrückt, und durch sie es wahrscheinlich gemacht, dass die Nervensubstanz für eine mangelhafte Blutzufuhr anpassungsfähig ist.

Den Störungen am Gesichtssinn schliessen sich diejenigen am Gehörapparat an. Dieselben sind schon seit dem Jahre 1824 bekannt. Sie können durch jede Chininverbindung plötzlich oder in allmählich anwachsender Schwere[4]) hervorgerufen werden, auch durch

[1]) Michel. Archiv f. Augenheilk., 1882, Bd. XI., pag. 153.
[2]) Garofolo, Wiener medic. Blätter, 1890, No. 15.
[3]) Uhthoff, Berlin. medic. Gesellsch., Sitzung vom 21. Mai 1890.
[4]) Williams, The Lancet, Vol XXXVIII., 1839—1840, pag. 639.

Chininum tannicum, das früher in dem Rufe stand, weder Ohrensausen noch Schwerhörigkeit zu erzeugen. Die Resorptionsart ist hierbei gleichgültig. Wird doch sogar, was freilich sehr unwahrscheinlich ist, angegeben, dass Verreibungen von Chininlösungen bis zur Trockne in die Handfläche Ohrensausen hervorgerufen haben. Kleine und grosse Chinindosen werden als Ursache angeschuldigt. Die Störungen können doppelseitig sein, aber auch nur ein Ohr treffen, und gehen nicht immer bald vorüber, sondern bleiben vereinzelt als unheilbares Gehörleiden bestehen. Meistens handelt es sich um eine combinirte Störung des schallleitenden und percipirenden Apparates. Die Angaben über die Dauer dieser Affection sind verschieden. Während einige Beobachter[1]) eine vollkommene, bleibende Chinintaubheit kennen lernten, bestreiten andere das Vorkommen derselben und geben nur eine kurzdauernde Ungleichheit des Hörens mit Ohrenklingen resp. Ohrensausen oder einseitige Taubheit zu. Indessen wurde auch mehrfach vollkommene Taubheit auf beiden Ohren beobachtet, die nur 12—24 Stunden anhielt. In ca. 90 pCt. aller Fälle[2]) wird als leichteste hierhergehörige Wirkung, meist bei gleichzeitigem Vorhandensein anderweitiger nervöser Störungen Ohrensausen, ein Brausen oder Klingen in einem oder beiden Ohren angegeben. Dasselbe entsteht ca. $\frac{1}{2}$—$1\frac{1}{2}$ Stunden nach dem Einnehmen des Mittels und hält bis zu einem Tage an. Auch gesunde Menschen bekommen dieses Symptom ziemlich constant.

Ein nicht ganz so häufiges Vorkommen ist die Schwerhörigkeit. Dieselbe wurde ebenfalls bei Gesunden nach 1 g Chinin beobachtet und zwar nahm hier die Hörfähigkeit für die Uhr und in einigen Fällen für die gewöhnliche Sprache in einer Zeit von 2 bis $2\frac{1}{2}$ Stunden ab, während ein Verschwinden derselben niemals vorkam. Gerade aus dieser letzten Angabe ist der Unterschied zwischen den Ergebnissen solcher, an gesunden Individuen angestellten Versuche und den Erfahrungen am Krankenbette ersichtlich. Müsste man danach doch annehmen, dass Taubheit nach Chinin überhaupt nicht vorkomme, während jeder einigermassen beschäftigte Arzt diese Beobachtung zu machen Gelegenheit hatte! Es ist wichtig, auf den sehr beschränkten — für die Therapie nie nutzbar zu machenden — Werth derartiger Prüfungen hinzuweisen, die früher in reicher Anzahl angestellt, später verlassen wurden und in neuerer Zeit leider wieder mit einem gewissen Behagen gepflegt werden. Wir haben es bei unserem Gegenstande mit kranken Menschen zu thun, d. h. solchen, bei denen abnorme chemische Vorgänge innerhalb gewisser Zellgruppen ablaufen. Auf dieses veränderte chemische Substrat müssen aber Arzneistoffe anders einwirken als auf ein normales. Die Richtung, nach der dies geschieht, wird in erster Reihe durch die Art der Erkrankung, sodann aber durch die Menge und die Beschaffenheit des Arzneimittels und andere äussere und individuelle Umstände gegeben. Thatsächlich kommt nicht nur vorübergehende,[3]) sondern auch bleibende Taubheit nach Chinin zu Stande. Schleichend verlaufende Mittelohr-

[1]) Pritchard, La Semaine médicale, 1888, pag. 366. — Bailly, Gazette médic. de Paris, 1850, 9.

[2]) Saint Laurent, Arch. générales de Médecine, 1842, T. XV., pag. 5.

[3]) Peschel, Wiener medic. Wochenschr., 1889, pag. 227.

affectionen können danach exacerbiren und sich verschlechtern. Nicht selten verbindet sich die Taubheit mit Schmerzen in der Tiefe des Ohres, die zuweilen intermittirend auftreten und einen sehr hohen Grad annehmen können. Als Complication wird auch Otitis externa beobachtet. Aehnlich wie bei Syphilis findet man auch bei Chinintaubheit Mangel der Perceptionsfähigkeit für eine auf die Kopfknochen aufgesetzte tönende Stimmgabel, ferner mangelnde Perception für hohe Töne.[1]) Hervorzuheben ist, dass auch hochgradige, schon längere Zeit bestehende Schwerhörigkeit vereinzelt noch einer Therapie zugänglich ist.

Ueber die Ursache dieser Gehöraffection liegen experimentelle und klinische Beobachtungen vor. Bei Pflanzen- und Fleischfressenden Thieren fanden sich bei der Section Hyperämie und Ecchymosen der Paukenschleimhaut.[1]) Bei einem entkalkten Gehörorgan einer mit Chininhydrochlorat gefütterten Katze wurde im Schneckenkanal ein ziemlich grosses Extravasat, aus rothen und weissen Blutkörperchen nebst zahlreichen Körnchen bestehend, vorgefunden. Dasselbe bedeckte Theile des Sulcus spiralis, der Vasa spiralia, die Gehörstäbchen, Corti'sche Bögen und die Membrana basilaris.[1]) Bei Menschen wurde schon eine Stunde nach dem Einnehmen des Chininsalzes eine leichte Injection der Hammergriffgefässe und erhöhtes Wärmegefühl in den Ohrmuscheln beobachtet.[2]) Auch Trübung des Trommelfells mit weisser, sehnenartiger Färbung sowie Einziehung — Zustände, die in der Regel als Residuum eines chronischen Entzündungsprocesses in der Paukenhöhle mit Verdickung an der inneren, mit der Paukenschleimhaut überkleideten Fläche des Trommelfelles anzusehen sind — kommen durch Chinin zu Stande. Somit handelt es sich bei der Chinintaubheit nicht um einen einfachen Reizzustand, um einfache nervöse Erregung der Sinnesorgane, sondern um Entzündungsprocesse. Möglicherweise liegt die Veranlassung zu dem Zustandekommen derselben in vasomotorischen Störungen, die zu einer Lähmung der Gefässe mit Stauung und Exsudation in den verschiedenen Gewebstheilen des Gehörorgans führt. Es ist aus diesen Gründen nicht nur die Warnung durchaus berechtigt mit grossen Chinindosen, von denen solche Wirkungen zu erwarten sind, vorsichtig zu sein,[3]) sondern vielleicht in noch höherem Masse diejenige, bei bestehenden Krankheiten des inneren Ohres möglichst den Gebrauch des Chinins zu beschränken oder ganz zu unterlassen.[4])

Störungen seitens des Centralnervensystems.

Gleich den Sinnesorganen werden auch andere centrale und peripherische nervöse Gebilde durch das Chinin bisweilen in unangenehmer Weise beeinflusst. Benommensein, auch mit rauschartigem Charakter ist ein häufiges, lange bekanntes Symptom, ebenso Schwindelgefühl, das etwas bei horizontaler Lage nachlässt, und auch bei Gesunden entsteht. Damit kann sich Mattigkeit und das Gefühl grosser Schwäche verbinden.[5]) Auch Kopfschmerzen mit Verstärkung

[1]) Kirchner, Berl. klin. Wochenschr., 1881, pag. 726.
[2]) Roosa. New York medical Journal. 1883, 10. Febr., pag. 175.
[3]) Voltolini, Monatsschr. f. Ohrenheilkunde, 1882, No. 10.
[4]) Orne Green, Boston medical and surgical Journal, 1883, pag. 220.
[5]) Merkel, Deutsches Archiv f. klin. Medicin, 1885, pag. 356.

vorhandener Schlaflosigkeit wurde besonders da beobachtet, wo Congestionen des Gehirns vor der Chininanwendung bestanden. Bei Typhuskranken sind Kopfschmerzen ein ziemlich häufiges Vorkommniss. Bei der Vereinzelung der Angabe lässt sich nicht entscheiden, ob eine Störung des Gedächtnisses für kurz vergangene Dinge, die nach Chinin beobachtet wurde, wirklich auf diese Ursache zurückzuführen ist. Häufiger beobachtet sind geistige Störungen, die in ähnlich verschiedener Weise auftraten, wie andere Arzneipsychosen. Ich schliesse hier die Collapszustände mit Bewusstlosigkeit aus, die in Folge einer veränderten Herzthätigkeit zu Stande kommen. Es sind depressive und maniakalische Formen, die wahrscheinlich durch eine directe Einwirkung des Chinins auf das Gehirn sich herausbilden. Die Chininsalze, das Chininum ferrocitricum, sowie auch galenische Chinapräparate haben schon derartiges erzeugt. Vorzugsweise werden psychisch hereditär belastete Menschen davon betroffen.

Uebermässige Chinindosen können aber auch ohne solche Unterlage dies veranlassen. In einem Falle[1]) wurde ein fieberndes Kind mit Chinin überladen, und unbekümmert um die vollkommene Blindheit, die sich bald herausgebildet hatte, das Mittel noch weiter verabfolgt. Delirien gesellten sich hinzu. Zeitweilig war Alienation des Bewusstseins vorhanden. Der Zustand besserte sich erst, als endlich Chinin ausgesetzt wurde. Bei einem anderen Menschen beobachtete man nach Verbrauch von 3 Dosen zu 0,18 g Chininsalz einen Zustand von Melancholie mit Erregtheit, und Gehörshallucinationen begleitet von beträchtlichen Sehstörungen. Zur Heilung bedurfte es 6 Wochen. In einem dritten Falle bildete sich nach 0,6 g, ein anderes Mal schon nach 0,3 g Chinin 3 Stunden später hochgradige Dementia heraus. Der Kranke konnte nur wenige Worte sprechen und vernachlässigte sich und seine Umgebung. Zur Wiederherstellung bedurfte es eines dreimonatlichen Aufenthaltes in einer Anstalt. Tiefe nervöse Depression mit Somnolenz kommt nicht selten bei fieberhaften Krankheiten, z. B. der Lungenentzündung und dem Abdominaltyphus, durch Chinin zu Stande. Die Dauer solcher comatösen Zustande kann sich nur auf Stunden beschränken.[2])

Nicht selten sind auch Erregungszustände nach Chiningebrauch. Dieselben sah man schon nach relativ kleinen Dosen auftreten. Sie ähneln bisweilen dem Alkoholrausch und können sich mit Störungen in den Sinnesorganen, Blindheit, Taubheit und anderen vergesellschaften.[3]) Magendie meinte, dass ein Ueberschreiten von 0,6 g Aufregung bedinge. Es ist dies in solcher Allgemeinheit unrichtig, wenngleich oft wiederholte noch kleinere Dosen nicht nur Ruhelosigkeit, Aengstlichkeit, Präcordialangst, Unruhe mit nervösem Zittern, sondern auch schwerere Symptome in einzelnen Fällen erzeugt haben. Bei Typhösen und Pneumonikern sind Chinindelirien ein nicht seltenes Ereigniss. Beobachtet wurden auch Delirien, nachdem Tags zuvor Bewusstlosigkeit, Fieber und andere Nebenwirkungen bestanden hatten.[4]) Nicht selten vereint sich mit heftigem Kopfweh Ideenjagd. Diese

---

[1]) Whitall, bei Knapp, Archiv f. Augenheilkunde, 1882, Bd. XI., pag. 157.

[2]) Lente, New York medical Record, 1878, pag. 388.

[3]) Trousseau et Pidoux, Traité de matière médicale, T. II., pag. 217.

[4]) Rosenbusch, British medical Journal, 1888, I., pag. 980.

geradezu als transitorische Manie bezeichneten Zustände halten gewöhnlich nur sehr kurze Zeit an. Ein Mann, der an Intermittens litt, nahm 3,75 g Chininsulfat. Nach 1 Stunde war er verwirrt und tobsüchtig. Dieses Leiden dauerte aber nur 2 Stunden. In einem anderen Falle beobachtete man nach Verbrauch von ca. 1,5 g Chininsulfat bei einem Mädchen ein Delirium, das einen Tag lang bestand, und bei einem an Gelenkrheumatismus Leidenden traten nach Gebrauch von grossen Chinindosen neben brennender Gesichtsröthe und erweiterten Pupillen Delirien auf, welche die Anlegung der Zwangsjacke nöthig machten.

Das peripherische Nervensystem wird ebenfalls vom Chinin beeinflusst. So ist neuerdings angegeben worden,[1]) dass bei einer Frau, die wegen Malaria eine Pille mit 0,1 g Chininsulfat eingenommen hatte, eine drei-Tage lang anhaltende Anästhesie an den Händen auftrat. Die Beobachtung ist vereinzelt, und ich halte sie besonders wegen der mitgetheilten hysterischen Eigenschaften der Frau für nicht zuverlässig. Dagegen sind schmerzhafte Zustände an den Extremitäten, besonders an den Gelenken mehrfach als Folge des Chiningebrauches erwähnt. Der „China-Rheumatismus“, der sich meistens an den Kniegelenken zu erkennen giebt, hält nur kurze Zeit an.[2]) Auf eine solche Einwirkung ist vielleicht auch die von älteren Aerzten bisweilen beobachtete Verschlimmerung gichtischer Schmerzen durch Chinapräparate zurückzuführen.

Auch in der motorischen Sphäre kommen durch Chinin Störungen zu Stande. Allgemeine Muskelunruhe und Muskelzittern sind mehrfach beobachtet worden, ebenso nach grossen Dosen, die zu therapeutischen Zwecken gegeben waren: convulsivische Bewegungen des ganzen Körpers, die wenige Minuten anhielten und alle 10—12 Minuten wiederkamen, zeitweilig sich auch nur an den Armen localisirten. Das Bewusstsein war ungetrübt. Zwei Male wurde Opisthotonus gesehen. In einem anderen Falle[3]) erschien nach Verbrauch von 4,8 g in 30 Stunden, bald nach der letzten Chinindosis ein convulsivischer Anfall, welcher sich in Zuckungen der Gesichtsmuskeln sowie in stossweisen Bewegungen der unteren und oberen Extremitäten äusserte. Das Bewusstsein schien erhalten zu sein. Nach Ablauf der Krämpfe war die Frau blind und taub. — Eine ganz besondere Beachtung verdienen die ebenfalls hierhergehörigen tetanischen Zustände, die jetzt schon in vielen Fällen nach subcutaner Chininanwendung zur Beobachtung kamen. Die Frage, ob ein ursächlicher Zusammenhang zwischen einer solchen Chininanwendung und Tetanus und Trismus durchaus sicher gestellt ist, muss bejaht werden. So bewirkten 3 g Chininsalz, die in 3 Tagen innerlich genommen wurden, bei einem Kranken eine besonders hohe Steigerung der Reflexerregbarkeit. Beklopfen der Patellarsehne oder Stechen mit einer Nadel hatte allgemeines convulsivisches Zusammenzucken des ganzen Körpers mit Auffahren vom Stuhle, und schüttelkrampfähnliches Zucken beider Arme zur Folge. Am nächsten Tage waren diese wie andere Nebenwirkungen verschwunden.[4]) Es ist aber auch hervorzuheben, dass Ursache und Wir-

[1]) Rizu. Wiener medic. Presse, 1887, pag. 450.
[2]) Scheby-Buch, Berliner klin. Wochenschr., 1877. pag. 546.
[3]) Gruening, Archiv f. Augenheilkunde, 1882, Bd. XI., pag. 146.
[4]) Erlenmeyer, Centralbl. f. Nervenheilkunde, 1890, N. F., Bd. 1, Juni.

kung, wie aus vorhandenen Berichten über die subcutane Injection hervorgeht, zeitlich so weit auseinanderlagen, dass zu der Chinininjection als mittelbare Ursache noch ein weiteres, bisher nicht erkanntes ursächliches Moment als unmittelbares hinzutreten muss, um diesen Krampfzustand zu erzeugen. Wohl kommen dem Chinin krampferzeugende Wirkungen zu, aber ihr Eintritt muss, wenn überhaupt, erfolgen, sobald eine genügende Menge des Mittels an das Centralnervensystem gelangt. Das letztere tritt, da die Resorption vom Unterhautzellgewebe ohne Hinderniss vor sich geht, nach 2—3 Stunden ein. Der Chinintetanus wurde aber bisher, soweit ich es aus der hierüber zur Verfügung stehenden Literatur ersehen kann, frühestens 24 Stunden nach der Einspritzung des Chinins, meistens 2—12 Tage später beobachtet. Gewöhnlich hatten sich dann schon Reiz- resp. Entzündungszustände an der Injectionsstelle herausgebildet. Wollte man annehmen, dass diese entzündlichen Veränderungen alllein die Ursache des Tetanus darstellen, dass es sich also um einen Tetanus traumaticus handle, so würde dem gegenübergehalten werden müssen, dass auch manche andere Injectionsflüssigkeit analoge Entzündungen hervorruft ohne einen Tetanus traumaticus zu erzeugen. Ich zweifle jedoch nicht, dass die localen Gewebsveränderungen an dem Zustandekommen der Krämpfe, wenn auch vielleicht indirect, betheiligt sind. Unter 1000 Fällen sollen etwa 2 die letzteren aufweisen.[1]) In Tropengegenden ist das Verhältniss grösser. So wird berichtet,[2]) dass ein Arzt in Indien mehr wie 500 solcher Einspritzungen ohne unangenehme Folgen ausführte, dann aber mehrere zum Theil tödtliche Fälle von Tetanus kurz aufeinander folgten.

Die Dosen brauchen nicht hoch zu sein, um diesen traurigen Ausgang hervorzurufen. Man sah[1]) ihn schon nach zwei Einspritzungen von je 0,3 g Chininum bisulfuricum eintreten, nachdem am Oberschenkel ein kleiner Abscess sich herausgebildet hatte. In einem anderen, einen Tuberculösen betreffenden Falle, waren die Einspritzungen von Chininhydrochlorat am Ober- und Vorderarm gemacht worden und der Tetanus erfolgte am vierten Tage nach der letzten Einspritzung. Unter den mannigfachen ähnlichen Berichten hebe ich nur noch einen hervor um daran zu zeigen, wie auch die missbräuchliche Anwendung eines, doch immerhin heroisch wirkenden Mittels einen typischen toxischen Tetanus erzeugen kann. Bei einem malariakranken Menschen war Chinin innerlich und subcutan so verabreicht worden, dass der Körper damit überschwemmt war, darauf injicirte man aber noch, da das intern verabreichte erbrochen wurde, 4 g Chininsalz in das Rectum. In der darauf folgenden Nacht trat Trismus ein. Nach zwei Tagen hörte das Schluckvermögen auf und Tetanus machte dem Leben ein Ende. Der italienische Beobachter glaubt einen toxischen Tetanus ausschliessen zu können, weil bei der Chininvergiftung wohl tonische und klonische Krämpfe entstehen können, dann aber andere Symptome vorangehen müssen. Diese Deduction trifft ebensowenig zu wie die Bezeichnung dieses Falles als „caso interessantissimo".!

In einem Berichte wird auch mitgetheilt, dass nach Verbrauch von drei Chininsulfatdosen zu je 0,48 g in Zwischenräumen von 4 Stun-

[1]) Bertolazzi, Gazetta degli Ospitali, 1884, No. 80.

[2]) Roberts, The Lancet, 20. Mai 1876, pag. 736. — Harris, Therapeutic Gazette, 1885, pag. 698.

den, bei einem Manne neben den gewöhnlicheren Erscheinungen des Cinchonismus, Benommenheit und allmählich Hemiplegie entstanden sei, die nicht wieder wich. Ob das Chinin wirklich die Ursache darstellte, ist nicht sicher.

Das Chininfieber.

In einigen der Berichte über Tetanus wird von Fieber Mittheilung gemacht, das den Krämpfen vorangegangen sei. Dieses vielbesprochene und umstrittene Chininfieber kommt, wie ältere und neuere Veröffentlichungen darthun, ziemlich häufig allein oder in Verbindung mit anderen Nebenwirkungen des Chinins, z. B. wie schon berichtet wurde, den Hautausschlägen vor. Es findet seine Analogie mehrfach bei anderen Fiebermitteln, so dass diese eigenthümliche Erscheinung nicht mehr unvermittelt ist und allein steht. Es kann keinem Zweifel unterliegen, dass zu ihrem Auftreten nur eine besondere Individualität die Veranlassung geben kann. Bei einer derartigen besonderen Veranlagung rufen schon sehr kleine Chininmengen, z. B. 0,06 g diesen Zustand jedesmal hervor.[1]) Thierversuche, die nach einer anderen, aber hiermit im Zusammenhang stehenden Richtung unternommen wurden, ergaben, dass z. B. eine unzureichende und ungeeignete Ernährung bei Kaninchen eine conträre Reaction gegen Heujauche veranlasste. Statt der typischen fiebererzeugenden Wirkung dieses Stoffes trat dann ein Fallen der Körpertemperatur ein.[2]) Nicht unmöglich ist es, dass ähnliche Umstände, wie langes Siechthum, bei Menschen auf das Entstehen einer paradoxen Temperatursteigerung Einfluss haben können. Andererseits sind aber auch Fälle beobachtet, in denen Chininfieber auch da eintrat, wo die Körperschwächung nicht vorhanden war. Die entsprechende, vielfach angezweifelte Selbstbeobachtung von Hahnemann, der nach Einnahme einer grösseren Menge der Chinarinde von einem kalten Fieber, ähnlich dem Sumpfwechselfieber befallen wurde, ist deshalb als eine zulässige anzusehen. Der Fieberanfall ähnelt in manchen Fällen einem Wechselfieberparoxysmus: Frost, dann trockene Hitze mit Kopfschmerzen und endlich zum Schluss, unter Sinken des Fiebers, Schweiss.[3]) Handelt es sich um einen Wechselfieberkranken, so können beide sich so ähnliche Fieberzustände aufeinander folgen. So bekam ein 7jähriges Mädchen nach der dritten Dose von 0,06 g Chininsulfat, Frösteln und Frostschauer, nach etwa 14—20 Minuten allgemeine Hitze und nach weiteren 30 Minuten Schweiss. Der eigentliche Wechselfieberparoxysmus trat dann zur gewöhnlichen Stunde ein. Weitere Verabfolgung von Chininsulfat rief noch mehrfach Fieber hervor, bis dieses und die ursprüngliche Erkrankung schwanden. Gewöhnlich gehen einem solchen Anfalle ein rauschartiger Zustand, Ohrenklingen oder andere Gehörsstörungen vorauf.

Auch ohne Schweiss kann derselbe enden. So wurde in einem Falle 1 Stunde nach Einführung von 0,2 und schon 0,1 g Chininhydrochlorat Benommensein des Kopfes, Mattigkeit und ein Gefühl grosser Schwäche beobachtet. Daran schloss sich nach 2 Stunden

[1]) Peters, The Lancet, 1889, 5. Octob., pag. 727.

[2]) Aronsohn, Deutsche medicin. Wochenschr., 1888, No. 3 u. 4.

[3]) Bretonneau, Journ. des connaissances medico-chirurgic., Paris 1833, I., pag. 136. — Karamitsas, Bullet. général de Thérap., 1879, T. XCVII., pag. 150, 153.

ein heftiger Schüttelfrost, während die Temperatur im Rectum auf 40,3° C. stieg. Ohne Schweiss sank sie dann wieder zur Norm ab. Diese Symptomengruppe wiederholte sich jedesmal nach dem Eingeben von Chinin.

Dass dieselbe auch nach Aufnehmen eines Chinadecoctes eintreten kann, ist bereits erwähnt.[1]) Nach dem 21. Löffel eines Decoct. Chinae (30,0 : 200,0) entstand Schüttelfrost und heftige Fieberbewegung mit daran sich anschliessendem Hautausschlag.

Ueber den Verlauf eines solchen Chininfiebers giebt eine vorhandene sorgfältige Beobachtung Auskunft.[2]) Eine anämische Malariakranke nahm Abends 8 Uhr 0,5 Chininsulfat. In der Nacht stellten sich Schüttelfrost, Hitze und alle Erscheinungen eines typischen Intermittensanfalles ein. Die Körpertemperatur betrug am nächsten Morgen: 39,0, Mittags 39,7, Abends 38,8° C. Das Fieber hält somit 24 Stunden an. Der einige Tage später wiederholte Versuch ergab Folgendes: Abends um 8 Uhr wurden 0,75 g Chininsulfat gereicht. Körpertemperatur: Nachts 12 Uhr 40,0° C., am nächsten Morgen 40,0° C., allmählich absinkend am Abend 38,0° und noch am dritten Tage Morgens 38,2° C.

Ich zweifle nicht daran, dass zu einem solchen Fieber auch einmal Icterus und Blutharnen hinzutreten kann. Die hierhergehörigen Beobachtungen[3]) brauchen keine andere Deutungen zu erfahren. Bei „dyskrasischen" Malariakranken wurde 1—6 Stunden nach der Chininbeibringung ein Fieberparoxysmus von 24stündiger Dauer beobachtet. Die Körperwärme stieg schon nach 1—2 Stunden bis auf 41,5 oder 42,5° C. Erbrechen, Diarrhoe, Harndrang mit Entleerung von Hämoglobin oder unverändertes Blut und Gallenfarbstoff enthaltendem Harn gesellten sich dazu. Wird das Chinin nicht ausgesetzt, so kann der Tod eintreten. Das Vorkommen von Blutungen ist sichergestellt, auch das von Fieber, so dass mir die erhobenen Zweifel an dem combinirten Erscheinen beider Symptomengruppen ungerechtfertigt erscheinen.

Die individuelle Ursache einer solchen conträren Wirkung ist unbekannt und wird wohl auch niemals gefunden werden. Ich kann mich nicht jener Ansicht anschliessen, nach welcher der Fieberanfall dadurch zu Stande kommt, dass das Chinin bei seiner auf die Milz zielenden Angriffsrichtung die feindlichen Malariakeime bei einer vorhandenen bestimmten Idiosynkrasie in explosiver Weise in Bewegung setze, sie aufrüttele und in die Blutbahn bringe.[2]) Wie wären dann jene Fälle zu deuten, bei denen Chininfieber entsteht, ohne dass es sich um Malaria oder überhaupt um eine Infectionskrankheit handelt? Zusagender erscheinen die Erklärungen, die im wesentlichen eine eigenthümliche Reactionsweise der Wärmecentren anschuldigen.[4]) Diese thermogenetischen Centra sollten bei paradoxer Temperatursteigerung durch Veränderungen an ihrem Gefässsystem gereizt werden. Diese Centra liegen am gefässreichsten Gehirngebiete in unmittelbarer Nähe des Plexus chorioideus und zwar nur an der medialen Seite des Corpus striatum und am Thalamus opticus. Gerade hier sind aber Alterationen

---

[1]) Pflüger, Berl. klin. Wochenschr., 1878, pag. 547.
[2]) Herrlich, Charité-Annalen, 1885, Bd. X., pag. 232.
[3]) Tomaselli, Semaine médical, 1888, pag. 405.
[4]) Leichtenstern, Deutsche medic. Wochenschr., 1884, No. 52, pag. 849.

an den Gefässen recht oft. Dies und die sehr häufig beobachtete Beeinflussung der Haut- und anderer Gefässe durch Chinin zusammengenommen, sollte bei vorhandener gesteigerter Empfänglichkeit für solche Wirkungen diese entstehen lassen.

Nebenwirkungen seitens des Herzens und der Athmung.

Beeinflusst das Chinin in abnormer Weise die Herzthätigkeit, so kommt es gewöhnlich zu Collaps. In den diesbezüglichen Beobachtungen handelte es sich um kleine und grosse Dosen. Die Pulszahl sinkt, das Gesicht, die Lippen werden blass, auch cyanotisch und die Haut kalt und feucht. Selten schwindet das Bewusstsein. Neben ausgesprochener Herzschwäche wurde auch Dicrotie des Pulses 1—2 Stunden nach Chiningebrauch bei einem Pneumoniker beobachtet.

Mehrfach wurde bei erhöhter, aber auch normaler Körpertemperatur eine Vermehrung der Pulszahl bis zu 104 und sogar bis 158 [1]) Schlägen wahrgenommen.

In dem letzteren wie in anderen Fällen litt auch die Athmung. Bisweilen wurden die Athemstörungen von Präcordialangst oder Oppressionsgefühl in der Brust oder auch einem trockenen Husten, Hautausschlägen und Fieber eingeleitet und begleitet. Längstens halten sie 48 Stunden, meist nur wenige Stunden [2]) nach dem Aussetzen des Mittels an. Sie werden gewöhnlich als asthmatisch bezeichnet. Das Individuum athmet unregelmässig, keuchend, röchelnd, zischend, 72 Mal und noch mehr in der Minute. Das Gefühl des Erstickens herrscht zeitweilig als quälendstes Symptom vor. Auch zu Collaps kann sich die Dyspnoe gesellen.

Ganz vereinzelt [3]) findet sich die Angabe, dass nach Chiningebrauch in Tagesdosen von 0,3—0,5 g und nach Verbrauch von nur wenigen solchen Dosen Blutspeien bei Menschen mit gesunden Lungen und Herzen entstanden sei. Nach dem Aussetzen des Mittels schwand die Hämoptoë, bei erneutem Gebrauche kehrte sie wieder. In drei Fällen handelte es sich hierbei um Malariakranke, im vierten um einen an Gelenkrheumatismus Leidenden. Alle vier waren sonst gesunde und robuste Menschen. Dass es sich hierbei um wirkliche Lungenblutungen handelt, geht daraus hervor, dass unter den drei erstbezeichneten Kranken sich auch der Berichter dieser Zustände selbst befand. Er giebt an, dass ihm das Blut ohne jegliche Anstrengung in den Mund gekommen sei, und dass er dabei nur eine Empfindung der Völle in der Herzgegend empfunden habe. Es ist bisher nicht aufgeklärt worden, wie diese Wirkung zu Stande kommt. Zum Verständnisse dürfte jedoch die Thatsache beitragen, dass nach innerlicher Verabfolgung des Chinins dieses sich im Bronchialschleim findet. Immerhin wird eine besondere Verletzbarkeit des Gefässsystems vorausgesetzt werden müssen, die erst eine weitere örtliche Einwirkung ermöglicht. Diese individuelle Eigenthümlichkeit der Gefässe kann sich auf die verschiedensten Körperbezirke erstrecken. So wurde in einem Falle neben Hämoptoë eine Purpura beobachtet. Nasenbluten wurde sowohl in früheren

---

1) Rosenbusch, Br. med. Journ., 1888, I., pag. 980.
2) Rivet, L'Union médicale, 1881, Novembre 1., pag. 729.
3) J. Simon, Gaz. des hôpitaux, 19. Janvier 1861, pag. 30.

Jahrzehnten nach Gebrauch der Chinarinden-Präparate als in der Neuzeit mehrfach nach Chininsalzen constatirt. Bei Pneumonikern, die mit den letzteren behandelt wurden, erschien es in 12 pCt. der Fälle. Mit Purpura vereint, kam es bei einer Dame, die einige wenige Dosen von Chininum bisulfuricum genommen hatte. Oedem der Nasenflügel oder Coryza war in den berichteten Fällen nicht vorhanden, wurde aber in anderen ohne Blutungen beobachtet.

Abgesehen von Heiserkeit wird auch Sprachverlust nach Chininanwendung bekundet. Nach einem Klystier von ca. 2 g Chininsulfat hielt derselbe über 60 Stunden an. Noch kürzere Zeit dauerte er bei einer 22 Jahre alten, nervösen, an Intermittens leidenden Frau. Dieselbe bekam nach dem Einnehmen von 0,72 g in drei Dosen heftiges Kopfweh, ein geschwollenes Gesicht und vollständiges Stummsein mit der absoluten Unmöglichkeit, irgend einen Ton hervorzubringen. Gesicht und Gehör waren normal. Der Zustand schwand nach 24 Stunden. Leichtes Schwindelgefühl blieb zurück.[1]) Bei einem Knaben, der eine nicht genau gekannte Menge von Chinarindenpulver gegen Malaria einnahm, blieb das Fieber, aber auch die Sprache aus. Derselbe vermochte über 1 Jahr lang trotz aller Mittel nicht den geringsten Laut hervorzubringen. Aehnlich verlief ein anderer Fall, in welchem ein 2jähriger Stimmverlust angeblich durch Chinin veranlasst wurde. In den beiden letzten Fällen, in denen Genesung nach dem Wiedererscheinen des Fiebers erfolgte, scheint mir keine genügende Berechtigung für eine Anschuldigung des Chinins als Ursache der Stimmlosigkeit vorzuliegen.

Störungen im Magen-Darmkanal.

Seitens der sogenannten ersten Wege kommen Nebenwirkungen ziemlich oft zur Beobachtung. Jucken an den Lippen, Oedem derselben, Durst, Trockenheit und wohl auch Anschwellung der Zunge zeigten sich besonders da, wo Chinin Fieber oder Hautveränderungen hervorgerufen hatte. Viel häufiger als die fieberhafte Trockenheit des Mundes ist Speichelfluss. Man sah denselben nach Gebrauch des Pulvers der Chinarinde oder daraus bereiteter Pillen schon fast vor 200 Jahren auftreten. Eigenthümlich, aber durchaus glaubhaft ist die Angabe, dass nach endermatischer Anwendung von Chinin eine bisweilen mehrere Tage lang anhaltende Salivation sich eingestellt habe. Man würde nur anzunehmen haben, dass die experimentell nachgewiesene, durch subcutane Injection, also auch auf endermatischem Wege zu Stande kommende Ausscheidung des Chinins in den Magen oder vielleicht auch durch die Speicheldrüsen den directen Anlass zu dieser Wirkung gebe. In einem mir mitgetheilten Falle trat Speichelfluss etwa $^1/_2$ Stunde nach Aufnahme von 1 g Chininsulfat per os ein und hielt ca. $^3/_4$ Stunden an. Aehnliches wurde auch schon früher beobachtet. Blutungen aus dem Zahnfleisch und anderen Mundtheilen entstanden bisher immer nur zusammen mit anderweitigen Blutungen, vorzugsweise an der Haut. Ebenso gesellte sich vereinzelt eine Schwellung der Schleimhaut des Schlundes zu einem Hautausschlag hinzu.

---

[1]) Ménage, Gazette médicale de Paris, 2. Sér, T. VIII., 1840, pag. 262.

Von Störungen am Magen sind Druck- und Schmerzempfindung hervorzuheben. Dieselben sind sowohl nach Präparaten der Chinarinde als nach Chininsalzen beobachtet worden. Das Vorkommen auch nach endermatischer oder subcutaner, angeblich sogar auch nach epidermatischer Anwendung der letzteren spricht dafür, dass als Ursache nicht immer ein unzweckmässiger Gebrauch des Mittels angesprochen werden kann. In vielen Fällen kommt der letztere jedoch in Frage, z. B. bei der kritiklosen Verabfolgung grösserer Chininmengen in Pulverform an Fiebernde. Bisweilen sind die Schmerzen heftig. So entstanden solche bei einem Arzte nach 0,06 und 0,18 g, strahlten längs dem Oesophagus bis zur Zunge, zum Rücken und zur Brust aus und dauerten ca. 1/2 Stunde.[1]) Sehr häufig verbinden sie sich mit Ekel, Uebelkeit, Würgen und Erbrechen von galligem oder gallig-blutigem[2]) Mageninhalt. Hält das letztere, was auch berichtet wurde, länger an, so ist Collaps leicht zu befürchten. Bei sehr sensiblen Personen dauern die Magenbeschwerden selbst bis zu mehreren Wochen an.[3]) Gar nicht selten erstrecken sich dieselben auch auf die Assimilation der Nahrung. Die gestörte Magen- und Darmthätigkeit veranlassen Appetitverlust, mangelhafte Verdauung und Ausnutzung der Nahrungsstoffe. Für Thiere (Frösche) ist eine Störung der fettresorbirenden Thätigkeit der Darmepithelien durch Chinin nachgewiesen.

Aehnlich wie die Magenschleimhaut wird also auch bisweilen die Darmschleimhaut in unangenehmer Weise vom Chinin beeinflusst. Ob es immer ein Entzündungsreiz ist, der dies veranlasst, ist nicht mit Bestimmtheit zu beantworten. Als beweisend dafür könnte angeführt werden, dass in manchen Fällen Chininsuppositorien einen unerwünschten Reiz auf den Mastdarm ausüben,[4]) und dass besonders bei entzündlichen Zuständen des Darms, Chinin eine bedeutend verstärkte Darmthätigkeit veranlasst. Diese Reizwirkung ist auch aus Temperaturmessungen erschlossen worden, die man bei Typhösen am Leib anstellte.[5]) Die abdominale Temperatur hob sich jedesmal nach Gebrauch von Chininsulfat. Nach jeder Art der Anwendung kann es zu Durchfällen kommen. Meist werden dieselben von anderen Nebenwirkungen begleitet. Kolikschmerzen auch neben Tenesmus sind selten. Solche Schmerzen, in Verbindung mit allgemeiner Prostration und theilweiser Alienation des Bewusstseins, wurden nach 0,6 g bei einer Dame beobachtet. Als selten zu bezeichnen sind Darmblutungen. Bei einem 17jährigen Menschen, der gegen Intermittens 1,25 g Chininsulfat erhalten hatte, zeigten sich nach 1 Stunde neben Magenschmerzen mit gallig-blutigem Erbrechen mehr als 20 blutige Stühle. Mit Purpura haemorrhagica und Nasenbluten zusammen wurden letztere auch bei einer Frau nach Verbrauch von wenig Chininbisulfat gesehen. In einem anderen Falle, der freilich weniger klar liegt, und bei dem das Chinin wahrscheinlich mit Unrecht angeschuldigt wird, bekam ein an Gastroënteritis leidender Mann nach Verbrauch von ca. 4 g Chinin in 36 Stunden eine tödtliche Mastdarmblutung.

---

[1]) Pauli, Medicinische Annalen, 1836, Bd. II., pag. 580.
[2]) Pispiris, Jahrb. f. d. ges. Medicin, 1889, Bd. CCXXII., pag. 14.
[3]) Sehrwald, Correspondenzbl. d. ärztl. Vereins f. Thüringen, 1888, No. 6.
[4]) Pick, Deutsche medic. Wochenschr., 1884, No. 18.
[5]) Mourson, Journal de Thérapeutique, 1882, T. IX., pag. 771.

Langer Gebrauch von Chinin sowie der Chinarinde soll einen ungünstigen Einfluss auf die Bauchspeicheldrüse ausüben.

Harn- und Geschlechtsapparat.

Seitens des Harnapparates sind Blutungen mehrfach beobachtet worden — als Hämoglobinurie, Hämaturie und Methämoglobinurie. Der ursächliche Zusammenhang dieses Symptoms mit dem Chiningebrauch wurde bezweifelt. Die Erfahrung hat diese Zweifel widerlegt. Es handelt sich meistens hierbei um Malariakranke. Aus Malariadistrikten verschiedener Länder, z. B. aus Italien und Griechenland, sind seit dem Jahre 1858 solche Fälle vielfach mitgetheilt worden. Unter sieben derselben befand sich nur ein weibliches Individuum. Gewöhnlich bekommen die dafür prädisponirten Menschen, unter denen sich auch zeitlich vollkommen Gesunde vorfinden können, nach jedesmaligem Chiningebrauche diesen Zufall. Es soll aber auch vorkommen, dass das Chinin denselben einmal hervorruft, das andere Mal nicht.[1])

Meistens erfolgt die Blutung innerhalb der beiden ersten Stunden nach dem Einnehmen. Sie kann von Chininfieber, oder von einer allgemeinen Steifigkeit, Blässe des Gesichts und einem Gefühl von Schwere in der Lumbargegend begleitet sein. Die Dauer derselben schwankt von einigen Stunden bis zu einem Tage und noch länger, und ist wahrscheinlich abhängig von der Dauer der Ausscheidung des Alkaloids aus dem Körper. Die Chinindosen, welche die Blutung veranlassen, können klein sein. So beobachtete man Hämaturie nach einer sehr kleinen Chinindosis bei einem mit Pseudoleukämie behafteten Individuum.[2]) Besonders beweisend für den Zusammenhang von Blutung und Chininverabfolgung ist die Mittheilung, dass ein Kind jedesmal wenn es Chinin bekam, Schmerzen in der Harnröhre empfand und einige Tropfen Blut mit dem Harn verlor. Ein anderer gut beobachteter Fall betraf ebenfalls ein 13jähriges Kind, das nach jedesmaliger Chininanwendung Blut im Urin entleerte. Auch Chinaabkochungen riefen das gleiche Symptom hervor. Die Hämaturie war gewöhnlich reichlich. Eine dritte der vorigen ähnliche Beobachtung betraf ein 7jähr. Kind, das ebenfalls Hämorrhagien aus den Harnwegen in Folge von Chininaufnahme zeigte.

Bei cachektischen Malariakranken wurde eine solche Hämaturie gleichzeitig mit Fieber constatirt. Ich halte den Widerspruch, der sich gegen den ursächlichen Zusammenhang dieses Symptoms mit der Chininverabfolgung erhob[3]) für unbegründet — wesentlich deswegen, weil es mehrfach gelungen ist, bei Menschen, die, obschon gesund, von früherer Zeit her die Prädisposition für solche Blutungen besassen, experimentell nach jeder Chinindosis dieselben hervorzurufen.

Die Erklärungsversuche für das Zustandekommen einer solchen Erkrankung sind recht schwierig, zumal deswegen, weil es sicher zu sein scheint, dass auch Hämoglobinurie durch die gleiche Ursache entstehen kann. Auch hiergegen ist freilich Einsprache erhoben worden, indem man solche Fälle als periodische Hämoglobinurie zu deuten ver-

[1]) Karamitsas, Bullet. génér. de Thérap., 1879, T. XCVII., p. 53, 108, 149.
[2]) Carderelli. Semaine médicale, 1888, pag. 405.
[3]) Bérenger-Féraud, Journal de Thérapeutique, 1879, pag. 476.

Chininwirkung neigen. Die Dosen waren in einzelnen Fällen klein. So wurde aus Ostindien von solchen Vorkommnissen berichtet, die nach 0,3 g Chininsalz und mehr so häufig bei Malariakranken erfolgten, dass von einer therapeutischen Anwendung des Chinins während der Schwangerschaft Abstand genommen werden musste.[1]) Nach Gaben von 0,15—0,5 g wurden Uterinbewegungen auch bei Chinesinnen beobachtet. Aehnliche Erfahrungen machte man auf Trinidad wo alle Typen von Malaria zu den gewöhnlichen Krankheiten und Chinin deswegen zu den gebrauchtesten Mitteln gehört. Hier wurde bei intermittirendem Fieber nach mässigem Chiningebrauch häufig vorzeitiger Eintritt der Wehen mit Ausstossung der Frucht beobachtet.[2]) Die Erfahrung wurde auch mitgetheilt, dass während bei Malariakranken in Fieberdistricten immer nach Chininverabfolgung Abort erfolgte, die Darreichung von Arsen gegen Fieber ihn nicht hervorrief.

Die Zeit, innerhalb welcher die Wirkung auf den Uterus erfolgt, lässt sich nicht genau bestimmen. Schon 5 Minuten nach Verabfolgung von 0,5 g Chininsulfat trat in einem Falle eine 15 Minuten anhaltende Unruhe der Frucht ein. Bei einer Mehrgebärenden, die gegen eine Neuralgie Chinin erhalten hatte, stellten sich bald nach der Einnahme von 0,36, und andere Male schon nach 0,18 g Chinin wehenartige Schmerzen und Uteruscontractionen ein.[3]) Nach ca. 0,6 g erfolgte bei einer Primipara im achten Monate die Geburt in weniger als einer Stunde.[4])

Es wurde angegeben, dass das Mittel diese Wirkungen nur in den frühen Schwangerschaftsmonaten äussere.[5]) In der That trifft dies für viele Fälle zu — aber wahrscheinlich ebenso oft für die spätere Zeit der Fruchttragung. So wurden bei einer an Fieber leidenden Primipara zu Beginn des 9. Monats 24 Stunden nach Einnahme von 0,9 g Chininsulfat Wehen erregt.[3]) Bei einer anderen, im achten Monate schwangeren Erstgebärenden, die wegen einer Intermittens quotidiana Dosen von 0,3 g vierstündlich einnahm, erfolgte, nachdem am dritten Tage Rückenschmerzen aufgetreten waren, die Geburt.[6]) Bei einer Drittgebärenden trat das Gleiche schon nach zwei Dosen von je 0,18 g ein.[7]) Eine 6½ Monate tragende Frau bekam nach ca. 0,9 g leichte rhythmische Schmerzen im Abdomen.[3]) Eine mit Pleuro-Pneumonie behaftete, im 4.—5. Monate schwangere Dame abortirte, nachdem sie im Ganzen 0,6 g Chininsalz in vierstündlichen Dosen von 0,12 g eingenommen hatte,[8]) während eine andere Wehen bekam und einen Tumor ausstiess. Bei einer 5½ Monate Schwangeren traten nach Gebrauch von 0,6—0,9 g Chinin leichte Blutungen sowie rhythmische Schmerzen im Leibe auf. Die Schwangerschaft wurde nicht unterbrochen. Vor derselben hatte die Frau lange an Retroversio uteri gelitten. In einem genau verfolgten Falle traten diese Nebenwirkungen in der zweiten Hälfte des dritten

[1]) Benson, Practitioner, 1879, Vol. XXIII., pag. 428 u. A.
[2]) Doyle, British medic. Journ., 1889, II., pag. 689.
[3]) Neil Macleod, British medical Journal, 1883, I., pag. 352.
[4]) Paterson, Practitioner, 1877, 2. July, pag. 37.
[5]) v. Josch, Wiener medic. Presse, 1872, pag. 817. — Merz, British medical Journ., 1890 4. Oct., Suppl. pag. 3.
[6]) Atkinson, Americ. Journ. of medic. Sciences, 1890, Vol. XCIX., pag. 139.
[7]) Roberts, Practitioner, 1877, 1, pag. 256.
[8]) Hancocke-Wathen, Practitioner, 1876, 2. July, pag. 38.

Schwangerschaftsmonats ein. Die betreffende, zu Aborten neigende Person bekam ungefähr zwei Stunden nach dem Einnehmen von schwefelsaurem Chinin gegen Malaria und — was von Bedeutung ist — fast gleichzeitig mit dem Beginn des Ohrensausens heftige, wehenartige Leibschmerzen. Die Gebärmutterzusammenziehungen dauerten wenigstens zwei Stunden, führten am ersten Tage zu einer schwachen Genitalblutung, verschwanden aber beim Liegen von selbst. An den folgenden Tagen begannen die Wehen 4—6 Stunden nach dem Einnehmen des Chinin, dauerten weniger lange und waren auch weniger heftig wie in den ersten Tagen. Als später 1,5 g Chininsulfat bei leerem Magen eingenommen wurden, begannen die Wehen fast unmittelbar nach Einnahme und währten mit Pausen bis zum Abend. Dagegen traten an den Tagen, an welchen kein Chinin verordnet worden war, ebensowenig wie vor seiner Verordnung oder nach seinem definitiven Aussetzen Wehen ein. In mehreren anderen Fällen wurden die durch Chinin erregbaren Uteruszusammenziehungen auch in Bezug auf die Ausstossung der Placenta [1]) oder von Placentarresten beobachtet. Da wo Ergotin diese Wirkung versagte, wurde sie vom Chinin noch geleistet.[2]) Der Unterschied, der von amerikanischen Autoren zwischen einem Mittel gemacht wird, das die Schwangerschaft unterbricht und Abort verursacht, und solchen, die bei bereits vorhandenen Wehen eine Verstärkung derselben hervorrufen, mag an sich richtig sein, beweist aber nicht, dass, wenn das Chinin zu den letzteren gerechnet wird, es nicht auch Abort, besonders in grossen Dosen veranlassen kann. So wurde von einem Beobachter[3]) bei einer an Placenta praevia leidenden Drittgebärenden schnelle Ausstossung des Uterusinhaltes durch Chinin gesehen, und doch leugnet derselbe, dass Chinin ein Abortivum sei! So selten auch ein Abort durch Chinin veranlasst werden mag — nie ist aus dem Auge zu lassen, dass die Möglichkeit hierfür jedesmal vorliegt.[4])

Erwähnt muss hier noch werden, dass Chinin in directer Einwirkung die Theilung der Eizelle verzögert. Der weiteren Bestätigung bedarf noch die neuere Angabe, dass nach dem längeren Gebrauch von Chinin bei Individuen im vorgerückteren Alter der Geschlechtstrieb bis zur vollen Aufhebung geschwächt werde.[5])

Chinin als Genussmittel.

In den Kreis derjenigen Mittel, an die eine krankhafte Gewöhnung stattfindet, scheint sich auch das Chinin einfügen zu wollen. Bisher ist nur ein derartiger Fall berichtet worden, der vielleicht nichts anderes als eine ganz ausnahmsweise, individuelle Geschmacksentartung darstellt. Man beobachtete einen Mann, der 4—6 Mal täglich, schon drei Jahre lang in einen Drogenladen ging, sich selbst gegen Entrichtung des Preises mit einem Spatel etwa 0,1—0,2 g Chininsalz aus dem Gefässe nahm, es auf die Zunge schüttete, und,

---

[1]) Bouqué, Bullet. de la Société de Médecine de Gand, 1873, Juin, u. A.
[2]) Cordes Journ. de Thérapeutique, 1881. T. VIII., pag. 734, 770, 812.
[3]) Plumb, American Journ. of the Medic. Sciences, Vol. LXVI., 1873, pag. 128
[4]) Micas, Contrib. à l'étude de l'influence du Sulf. de Quinine etc., 1890, p. 52.
[5]) Mackinon, L'année médicale, 1887, pag. 418.

ohne ein Geschmackscorrigens oder Wasser nachzutrinken, diese Dose verschluckte. Nach dem Grunde dieses eigenartigen Verlangens gefragt, gab er an, dass er die Wirkung des Mittels gern möchte. Wenn er es zu nehmen aufhörte, würde er verworren und könnte seinen geschäftlichen Pflichten nicht mehr ordentlich nachkommen. Dieses letztere Eingeständniss trifft ja auch für jedes andere narcotische Genussmittel zu, und erklärt die Zwangslage, in welcher sich solche Menschen befinden. Ob ein derartiger Chiningenuss aber häufiger vorkommt und, was wahrscheinlich sein würde, Gesundheitsstörungen bedingt, müsste noch erst erforscht werden.

Die Heilung der Nebenwirkungen.

Mancherlei therapeutische Eingriffe sind gegen die Nebenwirkungen des Chinins empfohlen worden, obschon der grösste Theil derselben nach dem Aussetzen schwindet. Als bekämpfenswerth erscheint zuvörderst der schlechte Geschmack. Das zweifellos beste Mittel hierfür ist jene eigenthümliche Pflanze: Gymnema silvestre. Dieselbe hat die Eigenschaft, den Geschmack von Süss und Bitter aufzuheben, aber salzigen, herben brennenden und sauren Geschmack zu belassen. Nachdem man einige der Blätter dieses Schlinggewächses gekaut hat, schmeckt Zucker gar nicht mehr. Chininsulfat verliert ebenfalls seinen eigenthümlichen Geschmack nach dem Kauen einer grösseren Menge der Blätter, so dass man glaubt, Sand im Munde zu haben. Nach einigen Stunden verschwindet diese Wirkung wieder. Die chemische Untersuchung ergab als Träger derselben die Gymneminsäure. Es wäre zu wünschen, dass die Blätter oder die Säure baldigst therapeutisch verwandt würden.

Am häufigsten ist die Milch als Vehikel für Chinin empfohlen worden. Sie soll das letztere lösen, seine Bitterkeit verdecken und sich besonders für die Kinderpraxis eignen. Eine Lösung von 0,05 g und selbst 0,1 g Chininsulfat in 30 g Milch, wird kaum bitter empfunden. Eine solche von 0,25 : 60 Milch kann noch gut genommen werden, und wenn man die gleiche Menge auf ein Glas Milch nimmt, wird keine Bitterkeit mehr wahrgenommen.[1]) Als Geschmacksverbesserung wurde auch die Mischung des Chininsalzes mit doppeltkohlensaurem Natron und Milchzucker angegeben. Es ist dies ausserordentlich unzweckmässig, weil hierbei Chinin aus Salzen unlöslich ausfällt. Sacharin soll im Verhältniss von 1 : 2 Chininsalz den bitteren Geschmack beseitigen.[2]) In der Kinderpraxis soll das Bedecken des Chinins mit rohem Eiweiss dasselbe einnehmbar machen. Ein zusammengesetztes Fluidextract oder auch ein Syrup aus den Blättern von Eryodictyon glutinosum beseitigt, angeblich zu etwa 4 g, den bitteren Geschmack von 0,12 g Chinin. Diese Präparate bilden mit dem Chinin keine unlösliche Verbindung, sondern der in der Pflanze befindliche, dem Glycyrrhizin ähnliche, wirksame Bestandtheil soll eine Abstumpfung der Empfindlichkeit der Geschmacksnerven erzeugen.

Das Glycyrrhizin wurde schon früher als Corrigens für bittere Stoffe empfohlen. Man reichte es, in Ammoniak gelöst, als Zusatz zu Chinin. Es genügen für 0,06 g des Chininsulfats, ebensoviel des Glycyrrhizins. Beide werden zusammen mit Syrup verabfolgt, z. B. 0,9 g Chinin, 0,9 g Glycyrrhizin und 30 g Syrup. Empfohlen wird auch eine Mischung von 1 Theil Chinin, 1 Theil Ammonium muriaticum und 4 Theile Extr. Liquiritiae. Die beiden letzteren Bestandtheile sollen trocken, fein pulverisirt und innig gemengt sein. Mischt man die einzunehmende Chininmenge mit Weinsäure und einigen

---

[1]) Gazette hebdomadaire de Médecine, 1879, No. 4, pag. 64

[2]) Wolff, The Therapeutic Gazette, 1886, pag. 443.

wenigen Tropfen Wassers, so verdeckt die Säure den Chiningeschmack. Eine solche, selbstbereitete Chininpille lässt sich leicht mit einem Schluck Wasser herunterspülen.

Die Hauterkrankung durch Chinin bedarf keiner Behandlung. Sie weicht mit dem Fortlassen des Mittels. Bei Eczem würde das Pudern mit Reis- oder Weizenmehl zweckmässig sein. Alkalische Waschungen des Körpers und innerer Gebrauch liessen in einem Falle das Chininexanthem schnell schwinden. Auch eine Bromnatriumlösung ($2^1/_2$ pCt.) wurde in einem solchen Falle mit Erfolg gebraucht. Zur Verhütung der häufig eintretenden Kopfschmerzen wurde die Bromwasserstoffsäure empfohlen und auch von anderer Seite für zweckmässig befunden. Man verordnete von der durch Fällen einer Lösung von 47 Theilen Bromkalium in 350 Theilen Wasser mit 58 Theilen Weinsäure erhaltenen Säureverdünnung, 2—12 g in Verdünnung mit Wasser. Neuerdings empfiehlt man die Verbindung des Chininsalzes mit Natrium bicarbonicum (?), Pepsin, Capsicum und Rad. Zingiberis.

Als prophylaktisches Mittel gegen Gehör- und Sehstörungen soll sich die gleichzeitige Verabfolgung von Secale cornutum oder Ergotin bewähren. Zu 1 g Chinin muss mindestens 1,5 g frisch gepulvertes Secale cornutum oder 1 g Ergotin hinzugefügt werden. In 9 Fällen traten keine Gehörsstörungen auf, wenn diese Zumischung zum Chinin vorgenommen war.[1]) Auch zur Vermeidung der Amblyopie soll dieselbe nützlich sein. Da jedoch die hierbei nachgewiesene Blutleere des Augenhintergrundes den Gebrauch des Mutterkorns ausschliessen müsste, wird angenommen, dass diese Ischaemie keine primäre sei, vielmehr durch die retrobulbäre Blutfüllung eine Compression des Opticus erzeugt würde, die ihrerseits eine Ischämie der Gefässe zu involviren im Stande ist.[1])

Bereits ausgebildete Gehörsstörungen sind durch Anwendung der Luftdouche und zeitweise Injection einiger Tropfen einer 3proc. Chloralhydratlösung per tubam in die Paukenhöhle gebessert worden. Lange bestehendes Ohrensausen verschwand fast vollständig, die Hörfähigkeit wurde bedeutend gehoben. Die „depletorische Therapie", welcher v. Graefe die Heilung in einem seiner Fälle zuschreibt, wird heutzutage kaum noch Anhänger finden, nachdem man eine hochgradige Netzhaut- und Sehnervenischämie als hervorragendes Symptom der schweren Fälle beobachtet hat. Amylnitritinhalationen hatten keine Wirkung. Strychnin und andere Mittel, ebenso Elektrizität erwiesen sich als wirkungslos. Horizontale Lage scheint wohlthätig zu sein, solange die allgemeine und cerebrale Anämie ausgesprochen sind. Kräftige Kost mit leichten Stimulantien und, sobald es angeht, Aufenthalt und Bewegung in gesunder, stärkender Luft, dürften als rationelle Mittel empfohlen werden, um den Kräftezustand zu heben und die Netzhaut mit dem fehlenden Blut zu versorgen. Ich habe die Ansicht, dass alle den Blutumlauf, oder die Herzthätigkeit steigernden Mittel, unter Anderem auch Dampfbäder sich hierbei nützlich erweisen könnten. Bei Collapszuständen sind neben Frottirungen, Sinapismen, die üblichen excitirenden Mitteln, unter welchen in erster Reihe an die subcutanen Injectionen von Moschustinctur zu denken wäre, anzuwenden. Auch Coffeïninjectionen sind empfehlenswerth. Ebenso könnte Alkohol gegeben werden, der nach einer älteren Angabe die Ausscheidung des Chinins aus dem Körper befördert. Um Abort zu vermeiden, ist Opium vor dem Chinin verabfolgt worden. Erfolge sollen dadurch gesichert sein. Auch die Verabfolgung kleiner Mengen von Digitalis mit dem Chinin soll nutzbringend sein.

Chinidin.

Das dem Chinin isomere, die Thalleiochinreaction gebende Chinidin (Conchinin), wurde mehrfach in Gestalt des in Wasser löslichen schwefel-

[1]) Schilling, Aerztl. Intelligenzbl., 1883, No. 3, pag. 23

sauren Salzes als Ersatz des Chinins benutzt. Die indische Regierung in Madras liess 376 Malariakranke damit behandeln und erzielte hierbei 365 Heilungen. Die verabfolgten Dosen betrugen 1—3 g. In Lösung, per os eingeführt, scheint die Wirkung des Präparates grösser zu sein, als bei der Verabfolgung in Limousins Kapseln.[1]) Die Anwendung in Klystierform befriedigt nicht, weil die Resorption vom Dickdarm aus langsamer vor sich zu gehen scheint als vom Magen.[1]) Bei hectischem Fieber ist die Wirkung unbedeutend. Das Ausbleiben des Erfolges ist vielleicht auf zeitliche Magenstörungen zurückzuführen.[2]) Die subcutane Verwendung des Mittels erscheint nicht zulässig, weil danach epileptiforme Convulsionen entstehen.[3]) Die Resorption und die Ausscheidung verhalten sich wie bei Chinin. Namentlich in Harn, Speichel, Schweiss und Thränen lässt sich die Base auffinden.

Nebenwirkungen sind mehrfach auch nach Dosen von 1 g gesehen worden. Darniederliegende Verdauungsfunctionen sollen die hauptsächliche Ursache darstellen. Zwei Mal wurde der nach Gebrauch des Chinidins eintretende Tod, wie es scheint, mit Recht, diesem Mittel zur Last gegeben. Seitens des Magens kommt es bisweilen zu Schmerzen, häufig zur Brechneigung und zum Erbrechen. Meist erfolgt das letztere erst geraume Zeit nach der zweiten Dosis, selten nach der ersten, in nur wenigen Fällen nach beiden Dosen. So erschien es unter 86 Malen, 43 Mal nach der zweiten, und nur 6 Mal nach der ersten Dosis. Zeitlich bestimmt, erscheint es $^1/_4$ bis $^1/_2$ bis 3 Stunden nach der Einführung.[1]) Dasselbe tritt besonders häufig bei Typhuskranken nach dem Einnehmen grösserer Dosen ein. Opiate als Zusatz zu dem Mittel scheinen diese Wirkung einzuschränken. Durchfälle nach Chinidin sind ebenfalls sehr häufig. Unter 50 Kranken hatten solche 27.[4])

Die Pulszahl ist meist erheblich vermindert. Der Unterschied kann 12—36 Schläge in der Minute betragen. Ein Parallelismus zwischen der antifebrilen Wirkung und derjenigen auf den Puls — die von anderen Beobachtern nur selten besonders stark gesehen wurde — besteht indess nicht.[1]) Collapserscheinungen sind im Ganzen selten. Sie können sich an langdauerndes Erbrechen anschliessen, und wie es scheint, auch nach ihrem Verschwinden schlimmer wiederkehren. Aehnliches sah man in einem Falle nach eigenmächtigem Verbrauch von 4 g Chinidin bei einer Typhuskranken, bei der einen Tag nach Beseitigung des Collapses tiefe Bewusstlosigkeit neben Aussetzen des Pulses und der Athmung und nach 7 Tagen, ohne dass die Bewusstlosigkeit geschwunden wäre, der Tod erfolgte.[1])

In einer Beobachtungsreihe wurden Schweisse auch nach mehrfacher Verabfolgung selten vermisst, während in anderen Fällen stärkere Schweisse nie zur Beobachtung kamen. Eine gang eigenartige Nebenwirkung, nämlich das acute Auftreten von Transsudaten wurde einmal nach Verbrauch von 9 g, aber auch schon nach 2,5 g beobachtet. Es localisirten sich dieselben zunächst nur auf Gesicht und Unterschenkel, verbreiteten sich aber in 24 Stunden über die ganze Körperoberfläche. Gleichzeitig wurde ein mässiger Grad von Ascites nachgewiesen. Nach dem Aussetzen des Mittels entwickelte sich starke Diurese und die Transsudate schwanden.[5])

Seitens der Sinnesorgane kommt es ebenfalls hierbei nicht selten zu unerwünschten Störungen. Ohrensausen wurde von einem Beobachter nur ganz ausnahmsweise, von anderen sehr oft, aber nicht so heftig wie bei Chinin beobachtet. Ebenso kommt Schwerhörigkeit in verschiedenen Graden vor und Funkensehen. Die Einwirkungen auf das Sensorium sind gewöhnlich

---

[1]) Strümpel, Berliner klin. Wochenschr., 1878, No 46, pag 679.
[2]) Hartge, Petersburger medic. Wochenschr.. 1884, No. 51, pag 507
[3]) Chirone et Curci, Journ. de Thérapeutique, 1881, T VIII., pag. 798.
[4]) Freudenberger, Deutsches Archiv f. klin. Medicin, 1880, pag. 600.
[5]) Steffen. Jahrbuch f. Kinderheilkunde, 1882, pag. 71.

gering. Empfindliche Kranke klagen zuweilen über leichtes Benommensein. Allgemeine Schwere in den Gliedern, Kopfweh, Schwindel, Delirien sind selten. Schwere des Kopfes sah man noch 7—8 Stunden nach der Einführung des Mittels auftreten. In den oben erwähnten, tödtlich verlaufenden Fällen bestanden Beschwerden seitens des Digestionsapparates, Erbrechen, Magenschmerzen, Unruhe und Sausen im Kopfe. Der Tod erfolgte plötzlich ohne Convulsionen einmal unter Collaps, das andere Mal ohne solchen. Als Erklärung wurde angenommen, dass in beiden Fällen vom Magen aus eine energische Reizung des Vagus stattfand und dadurch secundär rasch eintretende Respirations- und Herzlähmung veranlasst wurde. Mir scheint selbst der durch die grösste Chinidindosis zu erzeugende Reiz nicht ausreichend um eine derartige Reflexwirkung hervorzurufen. Das lässt sich allen bisherigen Erfahrungen nach nur von stark Eiweiss coagulirenden Stoffen wie Carbolsäure, Mineralsäuren und ähnlichen Substanzen behaupten.

Als Contraindication für den Gebrauch des Mittels, das kaum ernstlich als Nebenbuhler des Chinins angesehen werden kann, ist Herzschwäche oder ein bestehender Reizzustand des Vagus bezeichnet worden. Um den bitteren Geschmack zu verdecken, wurde ein Chinidinglycyrrhizinat dargestellt. Dasselbe bildet ein graugelbes Pulver von bitterlich süssem Geschmack. Es ist in Wasser unlöslich und enthält 41,09 pCt. Chinidin.

Cinchonin.

Das Cinchonin ist wegen seiner Billigkeit mehrfach zu Heilzwecken meist in Gestalt seines schwefelsauren Salzes benutzt worden. Dasselbe ist in Wasser löslich. Die Ausscheidung aus dem Körper geht langsamer als beim Chinin vor sich. Die verabfolgten Dosen betrugen gewöhnlich 0,5—1,5 g. Ein Versagen der Wirkung bei Febris intermittens wurde hier wie bei den übrigen Chinaalkaloiden beobachtet, wie z. B. unter 19 Fällen 4 Mal,[1]) unter 410 Fällen 10 Mal,[2]) und bei 693 Intermittenskranken 26 Mal.

Nebenwirkungen sind im Ganzen nicht häufig berichtet worden, obschon gerade dieses Alkaloid, sowie das Cinchonidin als Krämpfe erzeugende auf Grund des Thierexperimentes vielfach bis in die neueste Zeit hinein bezeichnet worden sind.[3]) In einer Beobachtungsreihe kamen bei 23 Kranken 12 Mal leichte unerwünschte Wirkungen zur Beobachtung.[1]) Dieselben stellten sich $^1/_4$—$^1/_2$ Stunde nach der Zufuhr, bisweilen fast augenblicklich ein und dauerten bis ungefähr $^3/_4$ Stunden an. Ein schnelleres Eintreten als bei Chininsulfat scheint mir nicht nachgewiesen zu sein. Trockenheit im Halse, Uebelkeit und Erbrechen, Auftreibung der regio epigastrica, neben lebhaften, bisweilen an Heftigkeit leicht zunehmenden Magenschmerzen und Durchfälle, auch mit Tenesmus wurden seitens der ersten Wege beobachtet. Angeblich erscheint das Erbrechen nur, wenn Cinchonin in Pulverform gegeben wird und die Zunge reizt. Es kommt aber auch nach Verabfolgung in Lösung vor. Unter 23 Kranken stellte es sich 2 Mal ein.[1]) Eine behauptete ungünstige Beeinflussung des Herzens ist von anderer Seite bestritten worden. Doch sind Pulsverlangsamung und Zustände von allgemeiner Depression, die damit im Zusammenhange stehen könnten, bei Kranken gesehen worden. Die Schwäche wies verschiedene Grade bis zu drohender Syncope mit Blässe des Gesichtes auf. Sehr selten ist Excitation und Schwindelgefühl. Dagegen wird Kopfweh als ein ziemlich regelmässiger Begleiter dieser Medication bezeichnet. Dasselbe steigert sich bisweilen bis zur Unerträglichkeit und sitzt immer an Stirn und Schläfe, nie am Hinterkopf.

Ich zweifle nicht daran, dass auch bei der arzneilichen Verabfolgung des Mittels Hautveränderungen vorkommen können. Bislang sind solche bei

---

[1]) Moutard-Martin, Mémoire de l'Académie de Méd., 1860, T. XXIV., p. 447.
[2]) Bulletin génér. de Thérap., 1877, T. XCII., pag. 179.
[3]) Langlois, La Semaine médicale, 1889, pag. 92.

Arbeitern, die sich mit der Reinigung des Cinchonins abgaben, gesehen worden.[1]) Es entstand hier zuerst auf Stirn und Wangen ein diffuses Erythem, dann ein nässendes Eczem mit Schwellung der Augenlider und einem Gefühl von Brennen und Hitze an den Augen. Bald wurden auch die Hände und Vorderarme in gleicher Weise befallen. Reichliche Krustenbildung stellte sich daran ein. Es folgte die Brust und der Penis. Hier war nur Schwellung und stellenweis eine erysipelasartige Röthe vorhanden. Rückbildung erfolgte unter Abschuppung. Gleichzeitig entstanden aber in der bisher unbetheiligt gebliebenen Hohlhand Phlyctänen, die heftige Schmerzen und Schlaflosigkeit verursachten, und als sie sich auch unter den Nägeln bildeten, zum Abfallen dieser führten. Bronchitis begleitete die Affection.

Cinchonidin.

Auf das Vorkommen des Cinchonidins im Chinin wurde bereits bei letzterer Substanz hingewiesen. Das schwefelsaure Salz ist in Wasser löslich, fluorescirt nicht und giebt nicht die Thalleiochinreaction. Es ist billiger als Chinin und in manchen ausserdeutschen Ländern neben dem basischen und neutralen bromwasserstoffsauren Cinchonidin, die beide sehr leicht in Wasser löslich sind, im Gebrauch. Eine grosse Zahl von Prüfungen dieses Mittels an Gesunden, die ich hier aus oft angeführten Gründen übergehen kann, wurden angestellt. Bei der therapeutischen Anwendung sah ein Untersucher gar keine Nebenwirkungen, ein anderer unter 29 Fällen nur 1 Mal eine ernstere. Die Individualität spielt bei dem Entstehen derselben eine hervorragende Rolle,[2]) insofern es oft schwache Menschen besser als starke vertragen. Die verabfolgten Dosen des schwefelsauren Salzes schwankten zwischen 0,4 und 1,5 g. Vereinzelt wurden auch 2 und 2,5 g gereicht. Das Cinchonidin geht schnell in den Harn über. Nach $^1/_2$ Stunde ist dasselbe darin nachweisbar.[3]) Ein Fehlschlagen der Wirkung bei Malaria-Intermittens kommt selbstverständlich auch bei dieser Behandlung vor. Es wurde beispielsweise bei 13 von 359 Kranken[4]) und in einer anderen Reihe 3 Mal bei 27 Kranken[5]) beobachtet.

Zum Unterschiede von Chinin macht subcutan injicirtes Cinchonidin keine Abscesse.[6])

Nach Einführung in den Magen stellt sich bei den Kranken bald stärkeres, bald schwächeres Uebelsein ein. Die Häufigkeit schwankte in den verschiedenen Beobachtungsreihen zwischen 22 und 55 pCt. Auch Magenschmerzen und Erbrechen sind nicht selten und thun dar, dass das Mittel im Allgemeinen nicht gut vom Magen vertragen wird. Ziemlich ebenso häufig wie Uebelkeit und Erbrechen zeigte sich Durchfall, auch von Kolikschmerzen begleitet.

Mit dem Chinin theilt das Cinchonidin Nebenwirkungen seitens des Gesichts und Gehörs. Ungefähr 1 Stunde nach dem Einnehmen, bisweilen auch schon nach $^1/_4$ Stunde stellt sich bei einzelnen Menschen Schwachsichtigkeit und Verdunkelung des Gesichtes ein, die auch länger andauern können. Ohrensausen fehlte in keinem von 9 Fällen einer Beobachtungsreihe. Dagegen ist die, vereinzelt das Ohrensausen begleitende Taubheit immer sehr leicht. Manche Kranke schlafen bei der Cinchonidinbehandlung erst 4—5 Stunden später wie gewöhnlich ein, und auch stärkere Schlaflosigkeit kann dadurch entstehen. Häufig ist Kopfweh. Dieses sowohl als auch Schwindelgefühl werden in manchen Berichten als in 44—100 pCt. der Fälle vorkommend, bezeichnet.

---

[1]) Bergeron et Proust, Ann. d'hygièn. publiq., T. XLV., 2. Sér., 1876, p. 494.

[2]) Marty, Bulletin général de Thérapeutique. 1884, T. CVI., pag 394.

[3]) Gubler, Journ. de Thérapeutique. 1879, pag. 11.

[4]) Bulletin général de Thérapeutique, 1877, XCII., p. 179. Bericht über die Versuche der Madras-Commission

[5]) Bourru, Bulletin général de Thèrapeutique, 1880, T. XCVIII, pag. 387.

[6]) Soulier, Contrib. à l'étude expér. de l'action phys. etc., Paris 1883, pag. 16.

Pulserniedrigung und Pulsbescheunigung wurden beobachtet, ebenso ganz vereinzelt profuse Schweisse und Lungencongestion in Begleitung des Fieberabfalls. Ganz besonderes Interesse nehmen die beobachteten motorischen Störungen in Anspruch, die gewöhnlich nach einer Stunde, aber auch früher oder später auftreten können und 2—3 Stunden nach der Einführung, seltener 4 Stunden später ihren Höhepunkt erreichen. In leichteren Fällen zeigt sich nur Schwäche in den Beinen. Nach grösseren Dosen wird diese Schwäche stärker und es gesellt sich Zittern besonders an den Händen und Beinen, selten am Kopfe hinzu. Dasselbe schwindet meistens zugleich mit dem Kopfweh, kann aber auch, wie letzteres, hartnäckiger sein. Tonische Krämpfe werden seltener beobachtet. Es ist auf diese Nebenwirkungen gerade deswegen Rücksicht zu nehmen, weil ihr Auftreten nach grösseren Dosen etwas gewöhnliches ist. Bei der vorhandenen Neigung, gerade von den nicht maximal dosirten Fiebermitteln recht grosse Mengen zu verabfolgen, liegt die Möglichkeit eines schlimmen Ausganges, falls diese Neigung auf das Cinchonidin übertragen wird, sehr nahe. Wahrscheinlich sind auch öfter convulsivische Zustände durch dieses Mittel hervorgerufen, als damit in Zusammenhang gebracht worden sind.[1]) In schweren Fällen erscheinen auch Sehnenzuckungen; die Herzschläge werden tumultuös und der Puls hebt sich bis auf 140. Der Schwindel wird so heftig, dass selbst das Erheben des Kopfes vom Kissen unmöglich wird. Wenn sich der Zustand noch weiter verschlimmert, dann zeigt sich volle Prostration. Das Gesicht wird bleich, das Bewusstsein schwindet, ebenso Gehör und Gefühl, die Respiration wird stertorös, unregelmässig, und die Pupillen erweitern sich. Strittig ist die Möglichkeit, mit Cinchonidin Bewegungen der Gebärmutter hervorzurufen. Grosse Dosen sollen Abort bewirken können. Andere leugnen die Einwirkung auf den Uterus. Dass auch Hautausschläge durch Cinchonidin hervorgerufen werden könnuen, beweisen entsprechende Mittheilungen.[2]) Es kommen besonders bei Kindern Urticaria und andere Ausschlagsformen neben Schwellung des Gesichtes und anderer Körpertheile dadurch zu Stande. Heilung erfolgt unter Abschuppung. Inwieweit Verunreinigungen der Präparate mit Chinin hieran betheiligt sind, entzieht sich der Beurtheilung.

Chinoidin.

Das Chinoidin stellt eine harzartige, in Wasser fast unlösliche Masse dar. Das sogenannte citronensaure Chinoidin sieht den Schellackplättchen in Form und Farbe ähnlich. Das von Chininfabrikanten gern angebrachte Präparat hat als Antipyreticum gar keinen Werth, da es bei hoher Körperwärme versagt und als Malariamittel wird es durch das schneller und sicherer wirkende Chinin ersetzt. Da die Dosen bis zu 3 g gegriffen werden müssen, so ist von seiner Billigkeit gegenüber dem Chinin auch nicht viel Rühmens zu machen. Ein Versagen bei Malaria kommt bisweilen ohne erkennbaren Anlass zu Stande, ebenso eine unvollkommene Wirkung. Die Häufigkeit der Rückfälle danach wurde schon in den dreissiger Jahren hervorgehoben.

Die Einführung geschah bisher in den Magen und in das Unterhautzellgewebe. Die letztere Anwendungsweise soll nach einigen Beobachtern keine örtlichen Reizerscheinungen zur Folge haben. Dagegen sahen Andere kleine Hautinfiltrationen und Reizungen, über deren weiteren Verlauf nichts bekannt gegeben wurde. Eine Reihe von Nebenwirkungen desselben ist aber bereits genügend bekannt, nämlich die störende Beeinflussung des Magens, seltener des Darms. Sowohl nach Einnehmen von Pillen als der sauren Lösung wurde sie beobachtet. Schlechter Geschmack, Kratzen im Halse, Durst durch Brennen auf der Rachenschleimhaut, häufig widerwillige Empfindungen und Uebelkeit bei lebhafter Speichelabsonderung, Erbrechen trotz Zusatz von aromatischen Stoffen.

---

[1]) J. Simon, Les succédanés en Thérapeutique etc., Paris 1883, pag. 68.

[2]) Lente, New York medical Journal, 1878, 16. Nov., pag. 388.

auch nach Einnehmen der Tinctura Chinoidini und Verdauungsstörungen sind mehrfach beschrieben worden. Hin und wieder vergesellschaftet sich das Erbrechen mit Kolik und Diarrhoe, wobei selbst Opium nicht seine sonst typische Wirkung zu entfalten vermochte.

Salicylsäure.

Die Salicylsäure [$C_6H_4(OH)(COOH)$] ist in Wasser schwer, leicht in Alkohol löslich. Durch Sublimation gereinigte Salicylsäure erleidet nach einiger Zeit freiwillig Zersetzung in Carbolsäure und Kohlensäure und färbt sich röthlich. Eine solche Säure soll deshalb medicinisch nicht gebraucht werden. Das kristallinische salicylsaure Natron ist in Wasser leicht löslich. Sowohl die reine Substanz, als ihre Lösungen färben sich durch Licht und Luft. Eine mit Quellwasser bereitete Lösung bräunt sich in einigen Stunden, mit destillirtem Wasser dagegen tritt keine Veränderung ein. Salicylsaures Natron und Antipyrin liefern als Zersetzungsproduct einen öligen Körper, während sie in Lösung ohne Zersetzung gemischt werden können.

Dass die Unreinheit der Salicylpräparate befähigt ist, locale oder entferntere Nebenwirkungen zu erzeugen, ist zweifellos begründet, aber die Meinung[1]) ist zurückzuweisen, dass reine Präparate nie Nebenwirkungen hervorrufen. Neuerdings angestellte Versuche haben das eigenthümliche Resultat ergeben, dass eine natürliche, d. h. aus Salicin oder Wintergreenöl dargestellte Salicylsäure, und das daraus gewonnene salicylsaure Natron für Thiere in solchen Mengen kein tödtliches Gift ist, die von den künstlichen sicher tödten. Das synthetische Präparat soll Beimengungen besitzen, welche diese Giftwirkung bedinge. Dieser Verunreinigung werden manche bei Menschen beobachteten Nebenwirkungen, wie die Unruhe, die Delirien u. A. m. zur Last gelegt.[2]) Es scheint sich um Kresotinsäuren zu handeln, von denen die Ortho- und Parakresotinsäure giftig sind.

Für das Entstehen von Nebenwirkungen kommen hauptsächlich individuelle Verhältnisse in Frage. Die Empfindlichkeit der Menschen für Salicylsäure schwankt in ganz beträchtlicher Breite. Da wo eine Intoleranz für dieselbe besteht, wächst sie bei dem Fortgebrauche proportional der Höhe der Dosen.[3]) Doch kommen auch hierbei Fälle vor, wo in ganz paradoxer Weise trotz Weiteranwendung die einmal aufgetretenen Symptome schwinden. Eigenthümlich ist auch die Erscheinung, dass bei manchen Menschen die Art und Intensität der Salicyl-Nebenwirkungen bei fernerem Gebrauche wechselt.

Die leicht vor sich gehende, übermässige Resorption des Mittels von grossen Wundflächen aus nach Anlegung eines sogenannten Pulververbandes und die dadurch bewirkte Ueberschwemmung mancher entfernteren Organe durch das ziemlich differente Mittel kann wohl unerwünschte, ja tödtliche[4]) Wirkungen erzeugen, selbst da, wo keine individuelle Disposition zur Erlangung solcher vorhanden ist. Es geben ferner häufig manche Krankheiten, wie der Typhus abdominalis,

---

[1]) Prideaux, Practitioner, 1876, Sept., pag. 177.
[2]) Charteris and Maclennan Brit. med. Journ., 30. Nov. 1889, pag. 1208.
[3]) Dreschfeld, Medical chronicle, Vol. I., Dec. 1884, pag. 238.
[4]) Küster, Berliner klin. Wochenschrift, 1882, No. 15, pag. 233.

den Anlass zur Erzeugung von schweren Nebenwirkungen, insofern eine oder die andere der durch die Salicylsäure an Organen hervorrufbaren Functionsänderungen sich zu den in der betreffenden Krankheit bestehenden hinzufügen. Auch Behinderung der Ausscheidung des Mittels durch Erkrankung der Harnwege (Nierenentzündung etc.) vermag in Folge von Anhäufung zu grosser Salicylmengen im Körper unangenehme Wirkungen zu bedingen.

Hervorgehoben zu werden verdient, dass die Salicylsäure auch durch die Brustdrüse zur Abscheidung kommt, und deswegen Säuglinge leicht Nebenwirkungen der Salicylsäure aufweisen können. Bezüglich der Zuverlässigkeit der Heilwirkung der Salicylsäure und ihrer Verbindungen walten ähnliche Verhältnisse vor, wie bei anderen Medicamenten. Ein vollkommenes Versagen wird bisweilen beobachtet. Unter 181 Fällen, bei denen das Mittel verwandt wurde, blieb 7 Male (3,8 pCt.) der Erfolg aus.[1]) Dieses refractäre Verhalten einiger, besonders mit acutem Gelenkrheumatismus behafteter Individuen gegen Salicylate ist so ausgesprochen, dass selbst sehr grosse nach und nach bis zu 70 g genommene Dosen eine Einwirkung auf das Leiden vermissen lassen. Abgeschwächte Salicylwirkung wird häufig beobachtet. Ausserdem zeigen die verschiedenen erkrankten Gelenke eines Individuums, sowie die gleichen Gelenke bei verschiedenen Individuen nicht selten graduelle Unterschiede hinsichtlich der Reaction auf Salicylsäure.

Entsprechend den eben gemachten Angaben kann der Höhe der Dosis für gewöhnlich nur ein mässiger Einfluss auf das Zustandekommen von Salicylnebenwirkungen oder selbst einem tödtlichen Ausgange zugeschrieben werden, da die Fälle, in welchen nach Verabfolgung zulässiger Mengen solche auftraten, bei weitem jene vereinzelten überwiegen, in denen Unkenntniss der deletären Wirkung grosser Mengen traurige Vergiftungen schuf. Man findet in der Literatur Todesfälle verzeichnet, die bei einem an Gelenkrheumatismus erkrankten Kinde nach Verbrauch von 5 g in 2 Tagen,[2]) oder nach 3,6 g,[3]) auch nach 2,4 g,[4]) ja selbst nach ca. 0,7 g zu Stande kamen, und Berichte über üble Nebenwirkungen, die sich nach Bruchtheilen von Grammen bei gewissen Menschen herausbildeten. Die Zeit des Eintritts derselben ist ganz individuell und deshalb von Factoren abhängig, die insgesammt zu erkennen wir in einem bestimmten Falle nicht in der Lage sind. Hervorzuheben ist jedoch, dass bisweilen erst nach sehr langem Gebrauch des Mittels sich Störungen dadurch bemerkbar machen. So wurden in einem Falle in 22 Tagen 120 g salicylsaures Natron, also 5,5 g täglich ohne Nachtheil vertragen, während der weitere ca. sechswöchentliche Gebrauch von 3,5 g täglich, schwere Erkrankung hervorrief.[5])

Ein besonderes Interesse hat die Frage, ob die chronische Aufnahme der Salicylsäure in Nahrungs- und Genussmitteln, denen sie zu Conservirungszwecken hinzugefügt wurde, als gesundheitsschädlich

---

[1]) Stricker, Deutsche militärärztl. Keitschr., 1877, 6. Jahrg., pag. 18.
[2]) Seiler, Jahresber. d. Ges. f. Nat.- u. Heilk. in Dresden, 1876, Oct.-Juni, p. 158.
[3]) Goodhart, Brit. med. Journ., 1880, 24. Jan., pag. 130.
[4]) Philpot, The Lancet, 1877, II., 27. Octob., pag. 636.
[5]) Hampeln, Petersbürg. medic. Wochenschr., 1885, No. 33, pag. 281.

anzusehen ist? Neuere Versuche am Menschen[1]) ergaben, dass $^1/_2$ g Salicylsäure pro Tag in reichlicher Flüssigkeit genommen, unschädlich ist. Demgegenüber ist hervorzuheben, dass das Comité consultatif d'Hygiène publique sich gegen den Gebrauch der Säure für diese Zwecke ausgesprochen hat. Meiner Ansicht nach ist das letztere das richtige, schon mit Rücksicht auf das Factum, dass unter dem Salicylsäuregebrauch, wie nachgewiesen wurde, eine grössere Zersetzung stickstoffhaltiger Materialien im Körper stattfindet. Es kommt aber ferner in Betracht, dass die Versuchsobjecte für den Nachweis der Unschädlichkeit der Salicylsäure im Bier gesunde Individuen waren, dass aber sehr viele Menschen Bier trinken, die scheinbar nicht krank, aber doch vielleicht Nierenläsionen besitzen, die an und für sich vorübergehend und bedeutungslos, nichtsdestoweniger zu einer zeitweiligen Cumulation und dadurch bedingten unangenehmen Wirkung der Salicylsäure Anlass geben können. Diese von mir schon vor längerer Zeit geäusserte Anschauung[2]) hat neuerdings Bestätigung auch von anderer Seite gefunden.

Die localen Nebenwirkungen.

Dieselben haben als Grundlage die entzündungserregende Fähigkeit dieses Stoffes. In pulverförmigem Zustande auf Schleimhäute oder Wunden gebracht, bilden sich schon nach wenigen Minuten weisse Aetzplaques heraus, die mehrere Stunden hindurch bestehen bleiben können, um dann einer Loslösung des mortificirten Gewebes Platz zu machen. Die Aetzung greift nicht sehr in die Tiefe. Das Gleiche in abgeschwächter Gestalt bewirkt die in Wasser (1 : 15) vertheilte Säure. Ausser dem Aetzschorfe an Wunden, entsteht nicht selten als Einwirkung auf die benachbarte gesunde Haut Ablösung der Epidermis in grösseren oder kleineren Fetzen.[3]) Auch Salicylsäuresalben (1 : 20) rufen bisweilen Blasen mit klarem Inhalt in der Nachbarschaft von Wunden hervor. Die subcutane Injection von Salicylsäurelösung ist äusserst schmerzhaft. Nicht nur tritt an der Injectionsstelle Brennen ein, sondern es breitet sich dieses auf entferntere Nerven aus, wobei sich gleichzeitig meist ein Gefühl von Schwäche in den betreffenden Extremitäten bemerkbar macht. Auch die subcutane Einspritzung von salicylsaurem Natron ruft schon nach kurzer Zeit einen heftigen Schmerz an der Einstichstelle hervor, der mitunter mehrere Tage anhält. Auch Abscedirung kann eintreten.

Die Inhalation der Salicylsäure in wässriger Lösung ruft bei einzelnen Kranken alsbald nach dem Beginn heftige Hustenanfälle hervor, so dass man auf die Weiteranwendung des Mittels verzichten muss. Im Munde bewirkt die Salicylsäure eine höchst unangenehme Empfindung. Nicht minder auch das salicylsaure Natron, dessen süsslicher, widerlich laugenhafter Geschmack sich durch Corrigentien nicht beseitigen lässt, und das deshalb bei Kranken, die dagegen Ekel empfinden, nicht angewandt werden kann. Der Widerwille dagegen

---

[1]) Lehmann, Archiv f. Hygiene, 1886, V., Heft 4.

[2]) L. Lewin, Real-Encyclopaedie f. d. ges. Heilkunde, Bd. 17, pag. 218.

[3]) Schmid, Deutsche Zeitschr. f. Chirurgie, 1881, Bd. XIV., pag. 23.

ist bei Manchen so gross, dass sie lieber Gelenkschmerzen behalten, als das Mittel einnehmen.

Die Zahnsubstanz wird, wie dies Experimente erhärteten,[1]) durch Salicylsäure angegriffen. Bei noch bestehendem Stoffwechsel im Zahn findet aber eine viel grössere Resistenz gegenüber der Salicylsäure statt, als in ganz todten. In letzteren wurde eine unter dem Salicylsäureeinfluss zu Stande kommende Decalcination und Erweichung nachgewiesen. Wundsein der Zunge nach Salicylsäure wurde in 3 von 50 Fällen beobachtet.[2]) Irritation des Schlundes entsteht bisweilen bei Kindern in so heftiger Weise, dass Schlucken und Saugen unmöglich wird. Bei einem Kinde, das 0,7 g Salicylsäure bekommen hatte, fand man den Mund und Schlund mit einem weissen Niederschlag, den Pharynx mit Schleim bedeckt.[3]) Auch aphtöse Flecke sollen vorkommen. Schlund-, Kehlkopf- und Nasencatarrh,[4]) Schwellung der Pharynxschleimhaut und selbst hämorrhagische Pharyngitis, mit lästigem, anhaltendem Räuspern ist bei Erwachsenen häufiger, besonders nach Verabfolgung von Salicylsäure in Schüttelmixtur gesehen worden. Auch Speichelfluss kommt vor.[5])

Im Magen wurde häufig unangenehmer Druck, die Empfindung des Brennens und selbst Schmerzen empfunden. Verzeinzelt ist von einem Heisshunger berichtet worden, der unter Salicylsäuregebrauch auftrat. Diese Bulimie fand sich bei Kranken aller Art, bei Typhösen, Polyarthritikern, Phthisikern und hielt meist einige Stunden bis zu einem halben Tage an. Längere Uebelkeit, Brechneigung und Erbrechen sind häufige Vorkommnisse. In 50 Fällen wurde letzteres 22 Male beobachtet. In einer anderen Beobachtungsreihe erschien es vier Mal in 9 Fällen. Es kann mehrere Tage lang anhalten, und schon nach kleinen Dosen erscheinen. Das Erbrochene kann auch Blutstreifen enthalten.[6]) Es wurde hervorgehoben, dass nach Dosen von 4—6 g der Säure niemals Veränderungen an der Schleimhaut der ersten Wege auffindbar gewesen seien.[7]) Aber ausser den functionellen Störungen, die für das Vorhandensein solcher sprechen, sind bei Thieren durch Salicylsäure hämorrhagische Herde an der Magenschleimhaut und bei einem an Miliartuberkulose leidenden Menschen nach Verabreichung von insgesammt 12 g des Mittels mehrere erbsengrosse, tiefe, wahrscheinlich aus hämorrhagischen Erosionen hervorgegangene Schleimhautgeschwüre des Magens gefunden worden. Appetitverlust erscheint bisweilen;[8]) in manchen Fällen wurde dagegen eine Aufbesserung des Appetites gesehen. Die nach äusserlicher Anwendung resorbirte Salicylsäure kann ebenfalls in den Magen hinein abgeschieden werden und den eben besprochenen analoge Symptome erzeugen. Auch der Darm leidet bisweilen, wenngleich sehr viel seltener als der Magen. Es kommen heftige Kolikschmerzen und Durchfälle vor, mehr nach Gebrauch der Säure als ihres Natronsalzes.

---

[1]) v. Mosengeil u. Gottstein, Deutsche med. Wochenschr., 1876, No. 31, 32.
[2]) Greenhow, Brit. med Journ., 1880 29 May, pag. 813.
[3]) Abelin, Medic. Times and Gaz., 1877, 13. Jan., pag. 41.
[4]) Stuart, Edinburgh medic. Journ., 1876, Nov., pag. 392.
[5]) Drossdorf, Petersburg. med. Wochenschr., 1876, No. 4, pag. 4.
[6]) Boscher, Würtemberg. Correspondenzbl., 1876, pag. 123.
[7]) Riegel, Berliner klin. Wochenschr., 1876, pag. 182.
[8]) Lenhartz, Charité-Annalen, Bd. X., 1885, pag. 254.

Unter 50 Fällen wurden letztere nur 2 Mal beobachtet. Frauen scheinen mehr davon befallen zu werden. Phthisiker bekommen nach Salicylklystieren häufiger Koliken. Auch Darmblutungen sind vereinzelt gesehen worden.

Nebenwirkungen an der Haut.

Dieselben scheinen in vielen Fällen wesentlich ihren Grund in einer besonderen vasomotorischen Reizbarkeit der Haut zu haben, wie sie in der Einleitung geschildert wurde, und es ist wohl möglich, dass die durch Salicylsäure hervorgerufenen Erytheme auf eine Beeinflussung der vasomotorischen Apparate durch die Säure zurückzuführen sind. So wurde in einem Falle nach Verbrauch von 22 g salicylsauren Natrons eine Störung in der vasomotorischen Sphäre in der Art gesehen, dass sich wandernde fleckweise Gefässerweiterungen an Gesicht, Hals, Brust und Oberschenkel bemerkbar machten. Die Hautaffectionen treten nicht immer bald nach dem ersten, selbst consequenten Salicylgebrauche auf. Bisweilen rufen spätere Dosen solche hervor. Als Grund wurde angegeben, dass die ersten Salicyldosen eine Art von cumulativer Wirkung entfalten und allmählich eine krankhafte Erregbarkeit gewisser Theile des Nervensystems herbeiführen, welche sich dann bei geringen, erneuten Gaben in den eigenartigen Störungen kundgiebt. Man beobachtete:

1. Erythem. Die Begrenzung desselben war in den bisher mitgetheilten Fällen eine sehr wechselnde. Entweder breitete sich der Rash, das Erythema fugax, nur über einzelne Körpertheile, wie das Gesicht, die Arme etc. aus, oder der ganze Körper wurde von dem diffus auftretenden Exanthem ergriffen. Man beobachtete auch, dass dasselbe anfangs auf einzelne Körpertheile beschränkt erschien, und erst allmählich den ganzen Körper in Besitz nahm. Die Localisirung gestaltet sich bisweilen eigenartig. So kam in einem Falle ein diffuses Erythem der linken Gesichtshälfte, der unteren Extremitäten und der rechten Brustseite.[1]) Gewöhnlich besteht dabei starkes Jucken, Prickeln und Oedem einzelner der befallenen Theile, wie des Gesichtes, besonders der Augenlider, Lippen und Beine. Die Heilung erfolgt gewöhnlich unter Abschilferung.

Der Ausschlag kann auch ein masernartiges Gepräge tragen. Scharlachartig erwies er sich in einem Falle, in welchem eine Woche lang bis 36 g salicylsaures Natron ohne Nebenwirkungen gegeben worden waren. Nach zweitägiger Pause erschienen Flecke, als man 6,5 g im Laufe eines Tages verabfolgte.[2]) An Gesicht, Hals und Rumpf zeigte sich ein fast confluirendes, hochrothes Exanthem, während an den Armen und Beinen eine mehr fleckige Röthe ohne papulöse Erhabenheiten sichtbar wurde. Erst nach 6 Tagen verschwand alles. Die Conjunctivae waren geröthet, ebenso der Rachen. Hände und Finger erschienen bläulich verfärbt.

In diagnostischer Hinsicht ist die Unterscheidung dieses Salicylexanthems von ausgesprochenen Formen von Scharlach oder Masern nicht schwierig. Vom Scharlach ist es zu unterscheiden durch

[1]) Heinlein, Bayer. ärztl. Intelligenzblatt, 1878, April, pag. 145.
[2]) Erb, Berliner klin. Wochenschrift, 1884, No. 29, pag. 445.

sein Auftreten vor oder mit den ersten Fiebererscheinungen, durch die intensive Röthung des ganzen Gesichts, durch die Injection der Conjunctiven und selbstverständlich durch den weiteren Verlauf; von den Masern durch das Fehlen des Prodromalzustandes und der catarrhalischen Symptome von Seiten des Respirationsapparats, durch die diffuse Röthe an Gesicht und Rumpf, das Fehlen aller papulösen Erhabenheiten etc. Da es aber auch anomale Formen von Scharlach und Masern giebt, und da nicht alle Fälle von ihrem Beginn an sorgfältig, mit thermometrischer Controle untersucht werden und die frühzeitige Erkennung der acuten Exantheme ja so häufig von einschneidender praktischer Bedeutung ist, wird der sichere Nachweis einer Verursachung der Erkrankung durch Salicylsäure, z. B. durch den Salicylnachweis im Harn, manchmal von praktischem Werth sein.

2. Seltner sind mit Exsudation verbundene Erytheme.

Ein maculo-papulöses Exanthem (Erythema papulatum), an das sich eine Urticaria anschloss, wurde einmal beobachtet. Die Papeln waren in diesem Falle hauptsächlich auf Vorderarm, Unterschenkel und Fuss localisirt.

Ein dem Erythema nodosum ähnlicher Hautausschlag, der auch die Lippen und die Schleimhaut des Mundes befiel, trat jedesmal ohne Fieber bei einer Dame ein, wenn sie Salicylsäure nahm, auch dann, wenn das Mittel äusserlich z. B. in Gestalt einer Vaginalinjection zur Anwendung kam.

3. Urticaria. In einem Falle verschlimmerte sich ein solcher Quaddelausschlag, trotz Fortgebrauchs des Mittels nicht. Mehrfach trat bei Wiederholung der Salicylmedication eine Urticaria auf, nachdem durch die erste Anwendung ein Erythem entstanden war.

4. Dermatitis vesiculosa. Mit diesem Namen will ich, obschon sie verschiedene anatomische Grundlagen haben, die unter mannigfaltigen anderen Bezeichnungen mitgetheilten, blasigen Salicylexantheme zusammenfassen, die entweder auf diffus erythematöser oder relativ intacter Basis entstehen können. So beobachtete man mehrfach einen Herpes labialis.[1]) Ferner wird von einer mit sehr starkem Schweisse erschienenen Miliaria rubra berichtet.[2]) Bläschenausschläge zeigten sich mehrfach auch ganz localisirt, z. B. an Hand und Fuss, oder an den oberen und unteren Extremitäten.[3])

5. Dermatitis bullosa oder pemphigoidea. Dieselbe bildet sich mit oder ohne Fieber, auch schon nach kleinen Salicyldosen bei Individuen mit besonderer Idiosynkrasie bald nach dem Einnehmen unter Brennen der Haut. Sie kann als solche entstehen und kurze Zeit bleiben oder entwickelt sich auf vorher bereits entzündeter Haut, jedesmal, wenn das Medicament eingeführt wird. Die Blasen besassen in einem Falle, in welchem nach Erscheinen eines Erythems durch 4 g salicylsauren Natrons, noch 7 g verabfolgt wurden, einen Durchmesser von ca. 1—2 cm, hatten einen hellgelblichen, alkalischen Inhalt und fanden sich besonders am Rücken und den Extremitäten auf bläulich rothen Flecken. Sie bestanden drei Tage lang und trockneten dann ein. Es folgte eine kleienförmige

[1]) Dixneuf, Étude sur la médication salicylée, Thèse. Paris 1878.
[2]) Lenhartz, Charité-Annalen, 1885, Bd. X., pag. 259.
[3]) Wheeler, Boston medic. and surgic. Journ., 1878, 17. Oct., II., pag. 502.

Abschuppung, während die Flecke sich braun färbten. Hervorzuheben ist, dass bei diesem Individuum auch eine Salicylsalbe unter Brennen ein Exanthem hervorrief.[1])

6. Purpura. Auch diese Exanthemform ist mehrfach gesehen worden. Sie trat z. B. bei einer marastischen Person auf, nachdem 5 Tage lang je 5 g des salicylsauren Natrons verabreicht waren. Die sehr juckenden Petechien, von denen einige die Grösse eines Fünfmarkstückes besassen, hatten anfänglich ihren Sitz auf dem Rücken, verbreiteten sish jedoch am nächsten Tage über die Brust, Schultern, Oberarme, Hüften und Oberschenkel. Im Verlaufe von 8 Tagen wurden die Flecke blasser und an den erkrankten Stellen löste sich die Epidermis in grossen Fetzen ab. Nach vollständiger Restitution wurden 5 g Salicylsäure in Kapseln mit dem gleichen Erfolge gegeben.[2])

7 Gangraen. Es ist wohl denkbar, dass bei Individuen mit besonderer Empfänglichkeit für derartige Einwirkungen, die durch Salicylsäure hervorgerufenen vasomotorischen Störungen Anlass zu mehr oder minder örtlichem Gewebstode geben können. Zweifel a priori ist in dieser Beziehung am allerwenigsten angebracht, zumal mit Rücksicht auf die vorhandenen Berichte. Abgesehen von der Angabe, dass Decubitus leicht hierdurch eintrete, wurde bei einem an acutem Gelenkrheumatismus Leidenden nach Verbrauch von 45 g in 6 Tagen, nachdem Schmerzen in der rechten Wade und Kälte im rechten Fuss erschienen waren, am neunten Tage Brand am ganzen rechten Fuss beobachtet, während am elften Phlebitis des linken Beins, am zwölften Blutungen aus Lunge und Darm und am dreizehnten Tage der Tod eintrat. Bei einem anderen Kranken kam es nur zur Kälte in einer Extremität.[3])

Ob und inwieweit das Auftreten von Knochennekrose in einen ursächlichen Zusammenhang mit der Salicylsäuremedication gebracht werden kann,[4]) vermag ich nicht zu entscheiden. Die einzige derartige Beobachtung wurde als falsch gedeutet bezeichnet. Bezüglich des Auftretens von Oedemen ist anzuführen, dass dieselben mit oder ohne Hautausschläge erscheinen und die verschiedenartigsten Körpertheile befallen können. Sie wurden an den Unterarmen und Unterschenkeln,[5]) an Hand-, Finger- und Fussgelenken, seltener am Oberschenkel, häufig im Gesicht, an den Augenlidern, der Oberlippe beobachtet.

Vermehrung der Schweisssecretion kommt in etwa 66 pCt. aller Fälle zu Stande. Dieselbe ist manchesmal mit dem Jaborandischweiss an Reichlichkeit vergleichbar. Sie zeigt sich schon 20 bis 30 Minuten nach dem Einnehmen, seltener nach einigen Stunden und fällt den Kranken äusserst lästig. Sie hält bisweilen mehrere Stunden an. Manche Kranke klagen noch nach Tagen über die Neigung zum Schwitzen.

---

[1]) Rosenberg, Deutsche medic. Wochenschr., 1886, No. 33, pag. 569.
[2]) Freudenberg, Berliner klin. Wochenschr., 1878, pag. 630.
[3]) Watelet. Bulletin génér. de Thérap., Tom. XCIII., 1877, pag. 324.
[4]) Lilley, The Lancet, 1877, II, No. 17 u. 18, pag. 606.
[5]) Luermann, Berliner klin. Wochenschr., 1876, pag. 477.

Störungen seitens des Harn- und Geschlechtsapparates.

Seitens der Harnwege sind mehrere Nebenwirkungen von Bedeutung zu verzeichnen. So ist bisweilen Drang zum Harnlassen gesehen worden. In einem Falle musste der Kranke 30 Mal in einer Nacht uriniren. Die Harnmenge kann, wie es meist der Fall ist, erhöht, aber auch vermindert sein. Vereinzelt fand man den Harn dunkel.[1]) Eine Linksdrehung desselben nach Aufnahme von 2—3 g salicylsauren Natrons mag, wie vermuthet wurde,[2]) ihren Grund in einer Beimengung von Salicin zur Salicylsäure gehabt haben. Bei Gesunden und Kranken ist in Folge des Salicylgebrauches, ein alkalische Kupferlösung reducirender Harn nachgewiesen worden.[3]) Andere für Zucker maassgebende Reactionen fehlten in einer darauf hin angestellten Untersuchung.[4]) Neuerdings wies man jedoch in solchem Harn, der nach grossen Salicyldosen gelassen wurde, bei 12 Personen ausnahmslos Zucker, wenn auch oft in kleinen Mengen durch Gährung, Polarisation etc. nach. Diese Glycosurie geht bald vorüber und wird von einer Einwirkung der Salicylsäure auf das diabetische Centrum abgeleitet.

Hervorzuheben ist ferner die nicht sehr selten beobachtete und wahrscheinlich einer Nierenreizung resp. Nierenentzündung entstammende Albuminurie. Sie vermag schon nach kleinen Dosen sich herauszubilden. Bei Thieren lässt sie sich ziemlich typisch erzeugen. Eigenthümlich ist die Beobachtung, dass ein Kranker, der dieselbe nach drei Dosen von insgesammt 3 g bekam, später nach Verbrauch von 15 g in 2 Tagen einen normalen Harn entleerte.[5]) Das erste Auftreten von Eiweiss nach der Salicyleinführung erfolgt nach einigen Stunden oder erst nach einigen Tagen. Bei einem Epispadiäus erschien es nach 10 Stunden, in einem anderen Falle 2 Tage nach dem Eingeben des Mittels, um 2 Tage nach dem Aussetzen wieder zu verschwinden. Das prompte Verschwinden der Affection nach dem Aussetzen scheint, wie dies unter Anderem auch bei Typhuskranken beobachtet wurde, die Regel zu sein. Ausser Eiweiss sind noch hyaline Cylinder und Eiterkörperchen im Harn eines Kindes gefunden worden, das nach Einnahme von 0,7 g Salicylat zu Grunde gegangen war.[6]) Wenig klar sind die Bedingungen, unter denen nach Salicylgebrauch Hämaturie erscheint, obschon dieses Symptom mehrfach beschrieben wurde. In der weitaus grösseren Zahl der Fälle handelte es sich ersichtlich um unpassende, zu hohe Dosen, wie sie nach der Einführung der Salicylsäure in die Therapie sehr oft verabreicht wurden. Doch rufen auch mässige Dosen hier und da Blutharn hervor.

Das Blut entstammte in den mitgetheilten Fällen mit höchster Wahrscheinlichkeit den Nieren. Meist verschwand es aus dem Harn mit dem Aussetzen des Mittels. In einem Falle bestand die Hämaturie 10 Tage lang, um dann wieder zu verschwinden. Nur bei einem mit Gelenkrheumatismus behafteten Individuum machte man die auffällige

---

[1]) Griffiths, Lancet. 1888, 16 June, pag. 1192.

[2]) Byasson, Journ. de Thérap., 1876 pag. 721.

[3]) Pye-Smith, Brit. med. Journ., I., 1878, 2. March pag. 293.

[4]) Pollatschek, Wiener medic. Wochenschr, 1888, No. 21, pag. 715.

[5]) Loeb, Centralbl. f. klin. Medicin, 1883, No. 37, pag. 593.

[6]) Abelin, Medical Times and Gazette, 13. Jan. 1877, pag. 41.

Beobachtung, dass die Hämaturie trotz 14tägigen Fortgebrauchs des Mittels schnell schwand und sprach deswegen die Meinung aus,[1]) dass es sich nicht um eine Salicylwirkung, sondern um eine hämorrhagische Nephritis gehandelt habe, die den Ausdruck eines in der Niere localisirten Gelenkrheumatismus darstellen sollte. Es ist zweifellos, dass bei Gelenkrheumatismus weitaus am häufigsten derartige Blutungen gesehen wurden, aber auch solche aus anderen Organen, wie Nase, Gaumen etc., in denen man gewiss nicht eine Localisation dieser Infectionskrankheit annehmen kann. Dazu kommt, dass nach Salicylsäuregebrauch auch in anderen Krankheiten gelegentlich ein blutiger Harn vorkommt, so dass vielleicht der Gelenkrheumatismus eine besondere Disposition für diese Salicyl-Nebenwirkung schafft, der Salicylsäure als solcher aber eine die vasomotorischen Apparate beeinflussende und direct entzündungserregende Wirkung zuzuschreiben ist. Dementsprechende Veränderungen mit tödtlichem Erfolge wurden mehrfach nach Salicyldosen gesehen. In einem solchen Falle waren die Nieren gross, die Oberfläche dunkel geröthet, mit reichlicher Gefässfüllung auch auf dem Querschnitt und die Pyramiden stark hyperämisch.[2]) Auch das Vorkommen schwerer Nierenentzündung wird erwähnt.

Ganz vereinzelt, vielleicht weil auf diesen Punkt weniger geachtet wurde, stehen die Beobachtungen,[3]) dass nach längerem Gebrauche von Salicylsäure ein Verlust des Geschlechtstriebes eintreten kann, und demzufolge die Salicylsäure als ein wirkliches Anaphrodisiacum anzusehen ist. Bei zwei sonst gesunden Männern wurde unter dem Einfluss der Säure eine selbst noch mehrere Wochen nach dem Aussetzen derselben anhaltende Impotenz — wahrscheinlich nur ein Verlust der libido sexualis — constatirt. Vielfach wurde die Frage discutirt,[4]) ob Salicylsäure Abort hervorrufen könne? Mässiggrosse, nicht toxisch wirkende, aber längere Zeit hindurch gegebene Dosen scheinen bei Thieren nicht abortiv zu wirken. Bei trächtigen Kaninchen wurde in einer anderen Versuchsreihe stets Abort beobachtet. Der Uebergang des Mittels von der Mutter in den Foetus erfolgt auch bei Menschen sicher. Von Menschen sind Fälle berichtet, in denen ein Zusammenhang zwischen Abort und Salicylwirkung nicht gut von der Hand gewiesen werden kann, wenngleich auch andere Momente, wie Fieber, für einen Abort vorhanden waren. Es handelte sich meist um an Gelenkrheumatismus Leidende. So erhielt eine im letzten Monate Schwangere, vier Tage lang je 10 g salicylsaures Natron. Am ersten Tage nach dem Aussetzen des Mittels wurden die Kindesbewegungen heftiger und nach 34 Stunden erfolgte eine Fehlgeburt. In einem anderen Falle erschien das gleiche Resultat bei einer Person, bei der vorher Schwangerschaft gar nicht erkennbar war, nach Aufnahme von 8 g des Salzes in zwei Dosen. Bei einer anderen Frau gab man, gerade weil man Abort fürchtete, nur 6 g in drei Dosen innerhalb 24 Stunden. Schon nach der zweiten Dosis, also nach 4 g, erfolgten Kolikschmerzen und Abort. Man sah ferner in einem Falle, $1^1/_4$ Stunden nach Verabfolgung von 3 g des salicylsauren Natrons

[1]) E. Israel, Centralbl. f. klin. Medicin, 1884, Bd. V., pag. 201.
[2]) Quincke, Berliner klin. Wochenschr., 1882, pag. 709.
[3]) Dubrisay, Annales d'hygiène publiq., 3. Série, 1881, Tom. V., pag. 435.
[4]) Schuchardt, Correspondenzbl. d. allg. ärztl. Vereins v. Thür., 1886, No. 7.

dieses Ereigniss eintreten, während es in einem andern erst 7 Tage nach dem Aussetzen der Salicylmedicaton erschien. Neuerdings haben sich die Nachrichten über einschlägige Fälle gehäuft. So wird mitgetheilt,[1]) dass bei zwei im zweiten resp. vierten Monate schwangeren Frauen, Tagesdosen von 3 g den Abort herbeiführten. Dass für das Zustandekommen einer solchen Wirkung, auch abgesehen von der Höhe der Dosis, besondere individuelle Umstände massgebend sein müssen, ist nicht zu bezweifeln, besonders angesichts der Thatsache, dass oft trotz grosser Salicyldosen bei Schwangeren z. B. nach Verbrauch von 4 g täglich zwei Wochen lang, kein Abort eintrat. Aehnliche Verhältnisse liegen bezüglich des Zustandekommens von Gebärmutterblutungen, oder des Auftretens von verstärkten und länger anhaltenden Menstruationsblutungen unter dem Einflusse von Salicylaten vor. So wird mitgetheilt, dass eine an Gelenkrheumatismus Leidende jedesmal wenn sie Natrium salicylicum nahm, Metrorrhagieen bekam, die nach dem Aussetzen des Mittels aufhörten. Bei einer anderen sah man am vierten Tage nach Verabfolgung des Präparates solche Blutungen erscheinen. In einer Beobachtungsreihe erschien in 6 von 14 Fällen jedesmal nach Salicylgebrauch (3 g täglich) Verstärkung bestehender oder Wiedereintritt der schon längst sistirten Blutung. In einem Falle trat tödtliche Blutung am fünften Tage post partum in Folge der Salicylsäure ein.[1]) Eine andere Dame bekam mit mathemathischer Genauigkeit nach der 2.—4. Salicyldosis Kreuzschmerzen, welche ihr Sitzen, Liegen wie Stehen gleichmässig erschwerten. Die Menstruation dauerte bis zur doppelten Zeit war ungemein reichlich und ging mit Schmerzen einher.[2])

Blutungen sind auch aus anderen Gefässbezirken zur Beobachtung gekommen. Unter 174 Kranken in Guy's Hospital constatirte man überhaupt in 6 pCt. Hämorrhagieen.[3]) Am häufigsten scheint Nasenblutung vorzukommen. In einer Beobachtungsreihe von 50 Fällen erschien es 7 Mal (14 pCt.). Dasselbe kann so stark werden, dass die Tamponade dadurch erforderlich wird. Die verabfolgten Dosen brauchen hierfür nicht, wie gemeint wurde,[3]) sehr gross gewesen zu sein. Neben der Epistaxis kommen bisweilen Ohrensausen, Kopfschmerzen und andere cerebrale Symptome vor. Oft scheint dies indess nicht einzutreten. In einem Berichte wird angegeben,[4]) dass in 30 pCt. aller mit Salicylsäure behandelten Fälle Nasenbluten erschien. Nur in einem Falle war dasselbe stark. Es waren einem 23jährigen Manne stündlich 0,6 g des Mittels gegeben worden. In der zwölften Stunde zeigte sich leichte Epistaxis. In der siebzehnten Stunde entstanden Ohrenklingen, starkes Nasenbluten, das die Tamponade erforderlich machte und Delirien melancholischer Natur. Die Körpertemperatur war erhöht, und Prostration machte sich bemerkbar. Es erfolgte Restitution. Auch Blutungen aus dem Munde, Schlunde, Magen und Darm sind beschrieben worden. Besonders im Abdominaltyphus ist die Gefahr der letzteren gross und deswegen von der Verabfolgung der Salicylate hierbei ganz Abstand zu nehmen.

---

[1]) Wacker, Centralbl. f. Gynäkologie, 1889, No. 39.
[2]) Linhart, Wiener medic. Presse, 1889, No. 49, pag. 1939.
[3]) Lauriston E. Shaw. The Lancet, 1889, I., 19. January, pag. 114.
[4]) Cardwell, Therapeutic Gazette, 1889, No. 6, pag. 427.

Störungen am Herzen, der Athmung und in der Körperwärme.

Die Veränderung des Pulses nach Salicylsäure ähnelt der durch Carbolsäure erzeugten. Sowohl nach Einführung in den Magen als nach äusserer Anwendung grosser und kleiner Dosen wurde sie beobachtet. Sie besteht in einer bisweilen ganz ausserordentlichen Erhöhung der Schläge. So beobachtete man nach 3,6 g in 12 Stunden eine Frequenz von 160,[1]) in einem anderen Falle einen unzählbaren Puls. Dabei kann er schwach, fadenförmig, dicrot, unregelmässig, und zeitweilig intermittirend[2]) sein. Dieses Verhalten kennzeichnet sich besonders deswegen als ein ganz abnormes, als man gewöhnlich nach Salicylsäure etwa 1—2 Stunden nach dem Einnehmen eine Verringerung der Pulszahl beobachtet, die 1—2 Stunden anhält um dann dem normalen Zustande wieder Platz zu machen.[3])

Im Anschluss hieran sind die Collapszustände zu erwähnen, die als Folge des Salicylgebrauches auftreten. Dieselben können verschiedene Grade aufweisen und mit Athmungsstörungen und Krämpfen verbunden sein. Die leichten Anfälle sind am häufigsten. Der Eintritt geschieht meist plötzlich. Das Gesicht wird dabei bleich, auch wohl cyanotisch und die Haut kühl. Bei einem Individuum wurde hierbei in zwei getrennten Anfällen ein systolisches Geräusch am Herzen wahrgenommen.[4]) Der ungewöhnliche, aber beobachtete Ausgang eines solchen Collapses ist der Tod.

Eigenthümlich sind die häufigen, seitens der Athmung vorkommenden Veränderungen, die wahrscheinlich ihren Grund in einer directen Erregung der Centralorgane der Respiration haben, und theilweise auch experimentell bei Thieren erzeugt werden können.[5]) Schon bald nach der ersten therapeutischen Empfehlung der Salicylsäure wurden sie beschrieben. Man beobachtete eine auffallende, sehr hochgradige mit Einziehung der untersten Rippen, innerer Unruhe und Angstgefühl einhergehende Dyspnoe. Die Athmung war schnaufend und stöhnend. Trachealrasseln begleitete, und Hustenparoxysmen unterbrachen sie. Zeitweilig wurde sie wieder normal. Auch den Cheyne-Stokes'schen Athemtypus beobachtete man hin und wieder hierbei. Diese Salicyldyspnoe entsteht nach mässigen wie nach grossen, aber häufiger und intensiver nach mehrmaligen wie einmaligen Dosen, sicherlich aber nur bei hierzu besonders prädisponirten Individuen. Bei einer Frau sah man nach einer sehr grossen Dosis (15 g) die Athmung, was das Gewöhnliche ist, nicht in der Frequenz erhöht, aber sie geschah so geräuschvoll, dass man es weit hörte. Die Kranke schnappte in halbsitzender Stellung nach Luft und stiess sie wieder ebenso gewaltsam aus. Der Zustand zeigte Aehnlichkeit mit dem Keuchen eines Hundes. Meist ist die subjective Empfindung des Erstickens vorhanden,[6]) doch kann dieselbe auch fehlen. Auch vereint mit Collaps wurde diese, unter Zuhülfenahme der accessorischen Athemmuskeln ablaufende, den

---

[1]) Goodhart, Brit. medic. Journ., 1880, 24. Jan., pag. 130.
[2]) Jones, The Lancet, 1877, 27. October, pag. 607.
[3]) Maragliano, Zeitschr. f. klin. Medicin, Bd. VIII., Heft 3, pag. 275.
[4]) London, Berliner klin. Wochenschr., 1883, No. 16, pag. 241.
[5]) Bochefontaine, Comptes rend. hebd. de la Société de Biologie, 1884, p. 414.
[6]) Weckerling, Deutsches Archiv f. klin. Medicin, 1877, Bd. 19, pag. 319.

ganzen Brustkasten in heftige Thätigkeit setzende Störung nach Verbrauch von 8 g salicylsauren Natrons in 4 Stunden gesehen.

Das Wesentliche dieser Athmungsstörung ist eine enorme, sonst selten in dieser Intensität vorkommende Vertiefung der Athmung, so dass die Verschiebung der unteren Lungengrenze 4—5 cm betragen kann. Sie hat die grösste Aehnlichkeit mit der das Coma diabeticum einleitenden Respirationsstörung.[1]) Diagnostisch zu verwerthen ist die Dauer, der Verlauf und die Coincidenz mit der Medication. Nach dem Aussetzen des Mittels schwinden die Symptome bald wieder. Doch können dieselben auch, wie es scheint, zu einem tödtlichen Ausgange führen.[2])

Von Bedeutung ist auch die paradoxe Temperatursteigerung, die, wie bei den meisten antipyretischen Mitteln, auch nach Salicylanwendung bisweilen unabhängig von der Höhe der Dosis entsteht. Dieselbe zeigt sich $^1/_2$—1 Stunde nach dem Einnehmen und wird gewöhnlich von einem, manchmal über eine Stunde anhaltenden[3]) Schüttelfrost eingeleitet. Diesem folgt starkes Hitzegefühl und Ansteigen der Körpertemperatur selbst bis auf 41° C. Auf dieser Höhe kann das Fieber bis zu zwei Tagen bestehen bleiben,[4]) um dann spontan zu verschwinden. In diesen Fällen fehlt, was mir auffiel, meistens die sonst nach Salicylsäure ziemlich regelmässig auftretende Schweisssecretion. Die Individuen, die einmal durch eine gewisse Dosis eine solche conträre Wirkung des fieberhemmenden Mittels aufweisen, erkranken jedesmal nach Verabfolgung desselben in ähnlicher Weise auch wenn die Dosis verringert wird. So trat in einem Falle zum ersten Male nach 6,5 g Salicylsäure das Fieber auf, während es später auch nach 1,5 und 1,0 g des salicylsauren Natrons erschien.[5]) Als sehr seltene Abweichung von diesem Verhalten ist anzuführen, dass Verringerung der Dose z. B von 1 g auf $^1/_2$ g diese Nebenwirkung nicht wieder auftreten liess. Selten ist das Salicylfieber mit Hautausschlägen,[5]) oder mit psychischer Erregung und Krämpfen vereint. Ob eine solche Hyperthermie an sich, wie angenommen wurde, zum Tode führen kann, möchte ich bezweifeln. Therapeutisch gegen dieselbe einzuschreiten ist überflüssig, da sie nach dem Aussetzen des Mittels spontan schwindet. Chinin setzte dieselbe in einem Falle herab.

Sprachstörungen in Gestalt von Schwerfälligkeit beim Sprechen, Stottern und Heiserkeit nach Gebrauch von Salicylsäure sind einmal beschrieben worden.[6])

Nebenwirkungen in Sinnesorganen und Nervensystem.

In mannigfacher Weise werden die Sinnesorgane durch Salicylsäure in Mitleidenschaft gezogen. Seitens der Augen beobachtet man Pupillenerweiterung und Strabismus divergens. Doch kommt auch Myosis vor. In einem solchen Falle erschien sie acht Stunden nach

---

[1]) Quincke, Berliner klin. Wochenschrift, 1882, No. 47, pag. 709.
[2]) Ogston, British medical Journal, 1883. Vol. I., pag. 869.
[3]) Baruch, Berliner klin. Wochenschrift 1883, No. 23.
[4]) Luermann, Berliner klin. Wochenschrift, 1876, pag. 477.
[5]) Erb, Berliner klin. Wochenschrift, 1884, No. 20, pag. 445.
[6]) Petersen, Deutsche medic. Wochenschrift, 1877, No. 2 u. 3, pag. 13 u. 29.

dem Beginn der Salicylatanwendung (1,2 g salicylsaures Natron zweistündlich) gleichzeitig mit Verlust der Pupillenreaction auf directen Lichtreiz. Das Mittel wurde ausgesetzt und der abnorme Zustand schwand nach 22 Stunden. Erneuter Gebrauch des Mittels liess ihn wieder eintreten, und zwar wie beim ersten Mal verbunden mit Störungen im Gehörorgane.[1]) Flimmern vor den Augen und Schwachsichtigkeit können für sich allein vorhanden sein. Die letztere kann selbst noch nach dem Aussetzen eine Zeit lang bestehen bleiben. Sie stellen die häufigste Nebenwirkung der Salicylsäure am Auge dar. Ophthalmoskopisch wurde bei einer Herabminderung der Sehschärfe eine Verengerung der Netzhautgefässe in ähnlicher, wenn auch geringerer Weise wie beim Chinin beobachtet.[2]) Bei einer Frau, die in 10 Stunden 8 g salicylsaures Natrium nahm, zeigte sich, als sie drei Stunden nach der letzten Dosis aus dem Schlafe erwachte, vollkommene Blindheit. Hier war der Augenhintergrund normal. Die Blindheit schwand nach 10 Stunden.[3])

Die am Gehörorgan auftretenden Nebenwirkungen sind schon von dem ersten Untersucher der physiologischen Eigenschaften der Salicylsäure beobachtet worden. Am häufigsten erscheint Ohrensausen, etwa in 54—60 pCt. aller Fälle. Die Individualität übt hierbei nicht nur in Bezug auf das Auftreten sondern auch auf die Stärke des Symptoms einen Einfluss aus. Solche subjectiven Geräusche schwinden meist aber nicht immer nach dem Aussetzen des Mittels. Es sind Fälle bekannt, in denen dieselben mehrere Jahre lang mit und ohne intermittirendem Charakter bestehen bleiben. Neben dem Ohrensausen kann Schwerhörigkeit resp. Taubheit bestehen. Die Kopfknochenleitung kann fehlen.

Versuche an Thieren ergaben, dass Fütterung mit grösseren Salicylsäuregaben starke Hyperämie in unmittelbarer Nähe des Trommelfelles, und Entzündung des letzteren in seiner oberen Partie hervorrufe. Die Paukenschleimhaut zeigte sich einseitig oder doppelseitig glanzlos und verschiedentlich mit Ecchymosen versehen. In mehreren Fällen fand sich auch nach Eröffnung des Labyrinths intensive Röthung an der inneren Fläche des Steigbügels und im Vestibulum, das mit einer röthlichen Flüssigkeit angefüllt war. Auch die Endo- und Perilymphe der Schnecke zeigte dieselbe röthliche Färbung.[4]) Selbst bei Menschen sind pathologische Veränderungen im Ohr mehrfach gefunden worden. Bei einem Manne, der durch Gebrauch von salicylsaurem Natron taub geworden war, fand sich die Schnecke gesund, aber in den Bogengängen der ganze perilymphatische Raum mit Bindegewebsbündeln von verschiedener Dicke erfüllt.[5]) Nach Tagesdosen von 7—10 g und einem Gesammtverbrauch von 60 bis 90 g Natriumsalicylat fanden sich Trübungen und Verdickungen des Trommelfells. Man hat somit wahrscheinlich — dies stimmt auch mit dem anderweitigen Verhalten der Salicylsäure überein, — die Ursache der beschriebenen Veränderungen in vasomotorischen

---

[1]) Gibson and Felkin, Practitionner, 1889, January, pag. 17.
[2]) Knapp, Wiener medic. Wochenschrift, 1881, pag. 1237.
[3]) Gatti, Gazetta di Ospitale, 1880, No. 4, pag. 129.
[4]) Kirchner, Berliner klin. Wochenschrift., 1881, pag. 726.
[5]) Bride, Monatsschrift f. Ohrenheilkunde, 1880, pag. 112.

Störungen zu suchen. Dieselben können sich nicht nur als kurzdauernde Hyperämie sondern auch als Gefässlähmung mit Stauung und Exsudation in den verschiedenen Gewebstheilen des Gehörorgans darstellen. Die Annahme, dass das Ohrensausen nicht Folge von Circulationsstörungen, sondern von directer Erregung von Hörnerven abhängt,[1]) scheint mir hiernach keine Berechtigung zu haben.

Aphasie wurde bei einem typhuskranken Kinde nach viermaliger Darreichung von je 0,5 g des salicylsauren Ammons beobachtet. In mannigfaltiger, bei den verschiedenen Individuen, der Art und der Intensität des Auftretens nach, sehr wechselnder Weise, kommen Störungen im Centralnervensystem durch Salicylsäure zu Stande. Allgemeines Schwächegefühl und die Empfindung einer tieferen Unbehaglichkeit gesellen sich zu anfallsweise auftretendem oder ununterbrochen anhaltendem Kopfschmerz, der localisirt in der Stirngegend oder über den ganzen Kopf verbreitet sein und sich als wirklicher reissender Schmerz, oder als Druck oder als Gefühl von Klopfen im Kopf darstellen kann. Sehr häufig ist auch Schwindel vorhanden. Unter 50 Fällen wurde er 14 Mal beobachtet. Hallucinationen des Gesichts und Gehörs kommen für sich allein ohne weitere Erregungszustände selten vor. Eingenommensein des Kopfes, Gedächtnissschwäche und eine auffallende Schläfrigkeit sind mehrfach erwähnt worden. Diese depressiven Erscheinungen können sich beim Hinzutreten anderer ähnlicher zu einem beängstigenden Bilde gestalten. So erschienen in einem Falle nach Verbrauch von 108 g in ca. 6 Wochen, nachdem schon früher 120 g in 22 Tagen ohne Nachtheil verbraucht waren, neben den ebengenannten Symptomen noch Unsicherheit in den Bewegungen, Tremor der Hände, Vernachlässigung der Haltung und Kleidung, eine theilnahmlose gleichgültige Stimmung, während die Intelligenz nicht gestört war. Ehe man an einen Zusammenhang dieses Zustandes mit der Salicylsäure dachte, war der Verdacht auf Dementia paralytica vorhanden, den sogar ein Specialist theilte. Nach dem Aussetzen des Mittels trat Restitution ein.

Die motorische Sphäre kann in noch stärkerer Weise wie in diesem Falle depressiv alterirt werden. So beobachtete man bei intactem Sehvermögen neben Unsicherheit in der Bewegung ein paretisches Hinüberhängen des Körpers nach einer Seite und Anstossen an Gegenstände,[2]) und in einem anderen Falle sogar eine transitorische Hemiplegie.

Bei einzelnen Menschen erscheinen local anästhetische Herde an verschiedenen Körperstellen, z. B. an den Füssen, am Gaumensegel und der Urethra. Während rein comatöse Zustände selten auftreten, sind Depressionszustände, auch gefolgt von heftiger psychischer Erregung, etwas nicht ungewöhnliches. So sah man bei einer anämischen, an acutem Gelenkrheumatismus leidenden Frau, die in 10 Tagen 18 g Natriumsalicylat verbraucht hatte, nachdem die eigentlichen Krankheitserscheinungen gewichen waren, plötzlich am elften Tage tiefe, geistige Depression eintreten, die am zwölften Tage in

[1]) Sée, L'Union médicale, 1877, No. 77.

[2]) Müller, Berliner klin. Wochenschrift, 1877, pag. 29.

eine ausserordentliche Aufregung überging. Dieselbe stellte sich als Delirium mit vorwiegend erotischem Charakter dar, war mit Hallucinationen des Gesichts und Gehörs verbunden und verschwand nach 3 Tagen auf Gebrauch von Bromkalium.[1]) Bei Diabetikern fand man einen bis an Stupor grenzenden Grad von Benommenheit des Sensoriums, Schwanken, Straucheln, Stürzen. Bei einem solchen Kranken entwickelte sich völlige Hemiparese.[2])

Primäre Erregungszustände ohne vorangegangenes depressives Stadium kommen bei Personen, die für Salicylsäure sehr empfindlich sind meist nach übermässigen Gaben derselben vor. Trinker und Diabetiker scheinen besonders hierfür prädisponirt zu sein. Auch Frauen neigen dazu. In manchen Fällen stellen sich dieselben als heiteres Delirium dar.[3]) Eine lärmende, wilde Fröhlichkeit erfasst die betreffenden Individuen, sie lachen, jubeln, singen, lassen aber an ihren weiteren Aeusserungen alsbald erkennen, dass sie unter dem Einflusse von Sinnestäuschungen stehen. Sie hören z. B. Engel musiciren, sehen fremde Leute und werden auch von Illusionen heimgesucht. Andere verfallen in Zustände, die einem leichten Fieberdelirium ähnlich sind. Sie träumen sehr lebhaft, sprechen im Schlafe mit ihren Traumbildern, spinnen dieselben auch wohl noch fort, wenn sie erwacht sind, bleiben den Tag über etwas benommen, wissen aber auch, dass sie nur phantasirt haben.[4]) Noch andere werden alsbald schlaflos, verworren, lassen Wahnvorstellungen erkennen, schelten und zanken,[5]) hören Geschrei und Toben, das Geräusch des Sensenschärfens, Singen und Klavierspielen. Einem Kranken schienen die Wandbilder körperlich zu werden und sich zu bewegen. Verfolgungsdelirien sind die Folgen solcher Sinnestäuschungen. Die Nahrung oder Medicamente werden verweigert, vielleicht veranlasst durch die Vorstellung, dass dieselben Gift enthalten. Hierbei kann ein sehr gesteigerter Bewegungsdrang bestehen, der sich in einer übermässigen Thätigkeit der Arme und Beine[6]) kundgiebt. Bei Wöchnerinnen kann ein solcher Zustand mit Puerperalmanie verwechselt werden. Mit Delirium tremens ist dieser Zustand häufiger verwechselt worden.[7]) In leichten Fällen schwinden die Erscheinungen nach dem Aussetzen des Mittels, während sie in schweren, trotz des Fortlassens, entweder noch einige Tage bestehen bleiben oder überhaupt nicht mehr weichen. Ausgänge in bleibende Geisteskrankeit sind berichtet. In einem derartigen Falle erfolgte der Tod in Melancholie.

An Stelle der psychischen können sich auch motorische Störungen herausbilden. So wurde von einem tonischen Krampf der Arme und Beine nach der Salicylmedication berichtet.[8]) Die Gelenke, die vorher normal waren, wurden steif, und Arme und Beine eine Stunde lang so gestreckt, dass sie nicht bewegt werden konnten, und

---

[1]) Bogdanoff, London medical Record. 1882 15. Nov., pag. 452.
[2]) Bartels. Deutsche medic. Wochenschr., 1878 No. 32 ff.
[3]) Diehl, Württemb. ärztl. Correspondenzblatt 1876, No. 5, pag. 33
[4]) Krueg, Wiener medic. Presse, 1886, No. 13, pag. 405.
[5]) Apolant, Berliner klin. Wochenschr., 1881, pag. 82.
[6]) Daly, Brit. medical Journ., 1878, 19. Jan., pag. 87.
[7]) Wagner, Wien. klin. Wochenschr, 1888, No. 38, pag. 778.
[8]) Leonhardi-Aster, Deutsche Zeitschr. f. pr. Medicin, 1876, pag. 367.

der Versuch einer Beugung die Kranke laut aufschreien liess. Auch der Rücken verhielt sich wie bei Tetanus. In einem anderen Falle entstand nach Verbrauch von 6 g in 3 Stunden ein eclamptischer Anfall mit $^1/_4$ stündiger Bewusstlosigkeit und einzelnen tetanischen Stössen. Nach der Resorption des Mittels von einer Wundhöhle aus sah man klonische Krämpfe neben Unbesinnlichkeit und anderen Störungen auftreten. Localisirte Zuckungen in den Gesichtsmuskeln erschienen nach kleinen Dosen von salicylsaurem Ammon bei einem an Typhus erkrankten Kinde. Die bei einem Diabetiker durch Salicylsäure neben anderen Symptomen zu Stande gekommene Hemiparese habe ich bereits erwähnt.

Prophylaxe und Therapie der Nebenwirkungen.

Wenn auch die bisher berichteten Nebenwirkungen für ihr Entstehen immer eine gewisse nur zum Theil erkennbare Disposition des Individuums voraussetzen, so lassen sich doch aus den vielen derartigen Vorkommnissen einige Schlüsse ziehen, die für die Prophylaxe der Nebenwirkungen von Bedeutung sein können. So würde bei Kindern wegen der Gefahr des Collapses von vornherein die grösste Vorsicht in Bezug auf die Verabfolgung von Salicylaten zu beachten sein. Bei nicht ganz unversehrten Nieren ist ebenfalls die Salicylmedication wegen der gehinderten Ausscheidung mit Gefahren verbunden. Es ist ein schlechter Rath, der ertheilt wurde, da wo eine Nephritis acuta den acuten Gelenkrheumatismus complicirt, dreist Natriumsalicylat zu verabfolgen, da dieses einmal angeblich einen günstigen Einfluss auf den Zustand der Nieren ausgeübt habe. Bestehende Gehirnstörungen, nervös disponirte Individuen, Alkoholismus sollten vielleicht als Contraindication für Salicylsäure, jedenfalls aber als Vorsicht erheischende Momente betrachtet werden. Vorhandene, schleichende Mittelohraffectionen exacerbiren sehr leicht durch Salicylsäure. Contraindicirt soll unter allen Umständen der Gebrauch des Mittels bei Abdominaltyphus mit Gehirnsymptomen sein. Sehr treffend ist dies schon bald nach der Einführung desselben begründet worden. Das Natriumsalicylat ist nicht geeignet die Schwere bestehender Cerebralerkrankung hierbei unwirksam zu machen. Während es die Haut abkühlt, legt es der Arbeit der Nervenapparate, des Herzens und der Lunge schwer zu beseitigende Hindernisse in den Weg. Ohrensausen, Schwerhörigkeit und Schwindelgefühl addiren sich zu den schon vorhandenen. Was ist die Folge? Der soeben noch leidlich sensoriell freie Kranke verfällt in Delirien oder Sopor, aus dem er nicht zu erwecken ist.[1]) Solche Verschlimmerungen des cerebralen Zustandes bei Abdominaltyphus sind öfter gesehen worden. Besondere Rücksichtnahme ist der Dosirung zu schenken. So grosse Dosen werden jetzt glücklicherweise nicht mehr verabfolgt wie zur Zeit der Einführung des Mittels. Trotzdem kommen unerwünschte Wirkungen durch unzweckmässige zu grosse Mengen noch immer vor. Kleine Dosen leisten auch bei dem acuten Gelenkrheumatismus was an Einwirkung verlangt wird und verringern die Möglichkeit von Nebenwirkungen besonders seitens der Sinnesorgane.[2])

Prophylaktisch suchte man einige der Salicylnebenwirkungen durch anderweitige medicamentale Zusätze zu dem Mittel zu bekämpfen. Um der Uebelkeit und dem Widerwillen vorzubeugen, soll man nicht concentrirte Natriumsalicylatlösung, sondern das verordnete Quantum in einer halben Tasse Wassers trinken lassen, da der eigenthümlich süsslich herbe Geschmack, welchen es verursacht, dadurch bedeutend abgeschwächt wird. Zusatz von Rum, Cognac oder etwas Chloroformwasser begegnet dem Erbrechen, ebenso

[1]) Stricker, Deutsche militärarztl. Zeitschr., Bd. 6, 1877, pag. 181.
[2]) Voltolini, Monatsschr. f. Ohrenheilkunde, 1882, No. 10.

Nachtrinkenlassen von viel Milch. Um die Hyperämie und Gefässlähmung im Gehörorgan zu verhindern wurde vorgeschlagen, Natriumsalicylat mit Secale cornutum oder pharmaceutischen Darstellungen desselben zu verabfolgen.[1]) Der Erfolg war der gewünschte. Unter 87 so behandelten Kranken (Gelenkrheumatismus, Puerperalfieber, Phthisis etc.) blieb in der überwiegend grösseren Zahl der Fälle (in 76 pCt.) jegliche Einwirkung der Salicylsäure auf das Gehör aus. Bei vier alten Leuten trat sie ein, bei den übrigen Kranken war sie abgeschwächt. Controlversuche bewiesen, dass in den Fällen, wo ein voller Einfluss des Mutterkorns fehlte, die Nebenwirkungen seitens des Gehörs nach gleich grossen Dosen reinen salicylsauren Natrons ungleich intensiver waren. Selbstverständlich dürfen die Secalepräparate bei nachweislicher oder vermutheter Schwangerschaft nicht verordnet werden. Auch gegen die Einwirkung der Salicylsäure auf den Uterus ist der gleichzeitige Gebrauch mit sichtbarem Nutzen angewandt worden.[2]) Für unzweckmässig halte ich die neben dem Salicylgebrauch empfohlenen subcutanen Injectionen von 0.4 g Ergotin täglich. Die Beulen, welche diese Injectionen machen, sind lieber durch innerliche Verabfolgung des Mittels zu vermeiden. Auch die Digitalis ist zur eventuell prophylaktischen Beseitigung des Ohrensausens und cerebraler Erscheinungen, aber nur auf Grund einer einzigen Beobachtung empfohlen worden. Hat das Gehörvermögen gelitten, so darf der Zustand sich nicht selbst überlassen bleiben, in der Hoffnung, dass er sich wieder von selbst bessern werde. Man wird in dem einen Falle veranlasst sein, antiphlogistisch durch Blutentziehung oder Anwendung von Jodtinctur, oder grauer Salbe in der Umgebung des Ohres zu verfahren, in einem anderen, wo es sich um chronische Schwellungszustände in der Paukenhöhle handelt, können günstige Resultate durch warme Kochsalz- und Salmiakdämpfe, die per tubas in die Paukenhöhle zu treiben sind, erzielt werden. Auch 2—3 proc. Lösungen der genannten Stoffe, oder 2proc. Lösung von Jodkalium oder Argentum nitricum dienen diesem Zwecke. Bei sehr lästigen Ohrgeräuschen mit verminderter Perceptionsfähigkeit des Nerv. acusticus für die Kopfknochenleitung, wo es sich also um eine Affection des nervösen Endapparates handelt, erzielt man durch den constanten Strom noch zuweilen Erfolge. Die Anwendung der Luftdouche und zeitweise Injectionen einer etwa 3proc. Chloralhydratlösung per tubam in die Paukenhöhle beseitigte in einem Falle die Schwerhörigkeit, liess aber das Ohrensausen bestehen.[3]) —

Oleum Gaultheriae. Das natürliche, durch Destillation von Gaultheria procumbens gewonnene ätherische Oel (Wintergreenöl) besteht im Wesentlichen aus Salicylsäuremethylester, das künstliche dagegen ganz aus diesem Stoffe, was bei der Dosirung des Präparates zu berücksichtigen ist. Dieses Mittel wird gegen Kolik, Amenorrhoe etc. in neuerer Zeit auch gegen acuten Gelenkrheumatismus zu 10—20 Tropfen zweistündlich in Emulsion oder Kapseln oder Milch in Benutzung gezogen. Die Wirkung ist eine ebenso prompte wie mit Natriumsalicylat, schliesst aber auch nicht Rückfälle aus. Der Geschmack des Oeles ist brennend, kratzig. Im Magen entsteht ein fast als Schmerz empfundenes Wärmegefühl. Während von einigen Beobachtern die Toleranz der Kranken für dieses Mittel gerühmt wird, sahen andere den Appetit in kurzer Zeit dadurch verloren geben und das Mittel auch sonst schlecht auf den Verdauungsapparat einwirken.[4]) Auch Nausea und Erbrechen ist nach grösseren Dosen als 0,6 g zweistündlich beobachtet worden. Besonders länger dauernde Anwendung soll gastritische Zustände schaffen. Dass auch entferntere, mit der Salicylsäure übereinstimmende Nebenwirkungen zu Stande kommen, kann bei der Zusammensetzung des Oeles nicht Wunder nehmen. Nach Einnahme

---

[1]) Schilling, Bayer. ärztl. Intelligenzblatt, 1883, No. 3, pag. 23.
[2]) Friedmann, Wiener medic. Presse, 1884, 20. Juli.
[3]) Schwabach, Deutsche medic. Wochenschr., 1884, No. 11.
[4]) Leubuscher, Correspondenzbl. d. allg. ärztl. Vereins in Thür., 1884, No. 10.

desselben wurde im Harn Salicylsäure nachgewiesen. Ohrensausen[1]) und Schwerhörigkeit, Eingenommensein des Sensoriums, Kopfschmerzen, eine dem Delirium tremens ähnliche Symptomengruppe und Muskelzittern wurden nach mässigen Mengen mehrfach beobachtet. Sehr grosse Dosen erzeugen cerebrale Symptome, wie sie nach grossen Salicylmengen oder bei besonders disponirten Individuen vorkommen, z. B. Schwindel, Schläfrigkeit, Delirium, Myosis, vertiefte Respiration, Hallucinationen des Gesichtes und Gehörs, Sehstörungen, Blindheit. Ein vereinzelt beobachtetes Symptom war eine linksseitige Hemiparesis.[2])

Bismutum salicylicum.

Man glaubte die Wismuthwirkung auf den Magen ev. den Darm, mit der antiseptischen der Salicylsäure durch dieses Präparat verbinden zu können. Dasselbe kommt als saures und basisches Salz in den Handel. Das saure Wismuthsalicylat ist wenig in Wasser löslich, und enthält ebenso wie das amorphe, in Wasser ganz unlösliche, basische Salz, je nach der Herkunft bis 20 pCt. freie Salicylsäure. In den Präparaten von Merck sind nur Spuren von freier Säure enthalten. Das saure Salz enthält theoretisch 48 pCt. Wismuthoxyd, das basische 74 pCt., meist aber das erstere nur ca. 40 pCt., das letztere 62—63 pCt. An die erste Empfehlung des Mittels gegen Abdominaltyphus schloss sich auf Grund theoretischer Ueberlegung meinerseits[3]) diejenige gegen Darmcatarrhe. Diese letztere hat dann mehrfach Beachtung gefunden.

Die Nebenwirkungen des Präparates sind diejenigen des Wismuths und der Salicylsäure. Sie erscheinen besonders bei sparsamer Ernährung und gleichzeitiger Obstruction.[4]) Unbehaglichkeit, belegte Zunge, unbestimmtes Wehgefühl im Magen und Bauche, Widerwillen gegen das Präparat sind die ersten und leichtesten Nebenwirkungen.[4]) Zu ihnen gesellt sich gern, wie dies auch nach äusserlicher Anwendung des basisch salpetersauren Wismuthoxyds beobachtet wurde, ein charakteristisches Aussehen der Zunge, die grau gefärbt, einen schwärzlichen Längsstrich in der Mitte aufweist. Bei Kindern wurde mehrstündlich 1 Thee- bis 1 Kinderlöffel voll einer Schüttelmixtur des basischen Salzes von 4—5 : 100 Wasser und etwas Glycerin verabfolgt. Gab man das Mittel in Pulverform, in Oblaten, so entstanden leicht Magenreizung und sogar kleine Blutungen.[5]) Unter 200 Fällen erschien zwei Mal ein leichter Ausschlag an Gesicht und Körper, der in jeder Hinsicht einem Salicylexanthem glich. Der Stuhlgang wird grauschwarz oder schwarz von Schwefelwismuth.

Mässige Dyspnoe sah man bei zwei Kranken, die 10 g von dem Mittel erhalten hatten. Dieselbe schwand nach dem Aussetzen. Ich bin davon überzeugt, dass auch anderweitige, vorzüglich der Salicylsäure zugehörige Nebenwirkungen bei weiterer Anwendung des Mittels sich zeigen werden. Der Gebrauch desselben ist genau zu überwachen, und auch jene Contraindication desselben, nämlich ectatische Zustände des Magens, ganz besonders aber die Pylorusstenose zu berücksichtigen.[4]) Leichte Nebenwirkungen seitens des Verdauungskanals schwinden nach einer Dosis Ricinusöl. —

Lithium salicylicum. Das salicylsaure Lithium hat einen höheren Procentgehalt an Salicylsäure wie das Natronsalz. Der acute Gelenkrheumatismus wird dadurch kaum anders als durch Natron salicylicum beeinflusst. Die Aufnahme von 4—5 g ruft Nebenwirkungen hervor, die zum grössten Theile denen der Salicylsäure ähnlich sind. Die bisweilen auftretenden Leibschmerzen und Diarrhoeen werden dem Lithium zugeschrieben. Man findet ferner: Kopfschmerzen, Schwindelgefühl und eine oft recht beträchtliche

---

[1]) Senator, Berliner klin. Wochenschr., 1885, pag. 2.
[2]) McL. Hamilton, New York medical Journal, 1875, pag. 602.
[3]) L. Lewin, Berliner klin. Wochenschr., 1884, pag. 707.
[4]) Solger, Deutsche medic. Wochenschr., 1886, No. 22, pag. 375.
[5]) Ehring, Archiv f. Kinderheilkunde, Bd. IX., 1887, pag. 90.

Schwerhörigkeit. Neigung zu Metrorrhagien soll dadurch nicht erzeugt werden. Häufigerer Gebrauch liesse bald mehr Nebenwirkungen erkennen.

Salicin.

Bereits zu Anfang unseres Jahrhunderts wurde Salicin bei Malaria-Intermittens, viel später auch gegen andere fieberhafte Affectionen in Benutzung gezogen. Hervorzuheben ist, dass hier, wie auch bei anderen Fiebermitteln die Grösse des Abfalls nicht immer im Verhältniss zur Menge des einverleibten Salicins steht. So können in manchen Fällen kleine Mengen ebenso wirksam und wirksamer als grössere Gaben in anderen Fällen sein. Für das Zustandekommen von Nebenwirkungen durch diesen Stoff kommt die Bildung von Salicylsäure unzweifelhaft in Frage. Die beobachteten Symptome decken sich im Wesentlichen mit den bei der Salicylsäure angegebenen. Dass in den zahlreichen älteren klinischen Versuchen mit Salicin im Gegensatze zur Neuzeit keine oder immer nur sehr geringfügige Nebenwirkungen zur Beobachtung kamen, lag an der niedrigen Dosirung, indem davon selten über 1,5 g als Einzeldosis verabfolgt wurde. Gesunde vertragen ausserordentlich viel von dem Mittel. Dies beweist ein Selbstversuch, bei welchem 96 g in 3 Tagen resp. 220 g in 3 Wochen ohne Nachtheil verbraucht wurden. Vereinzelt wurde über Trockenheit und Wundsein im Halse geklagt. Auch Schmerzen im Epigastrium, Uebelkeit und Erbrechen sah man nach mässigen Mengen auftreten.[1])

Bei Wechselfieber-Kranken beobachtete man Retardation der Darmentleerungen. Steigen die Mengen des Mittels, so fehlen bei manchen, sehr disponirten Personen auch nicht cerebrale Erscheinungen, wie Kopfschmerzen, besonders Stirnkopfschmerzen, Schwindel, Wüstsein im Kopfe und andere. Bei einem an acutem Gelenkrheumatismus Erkrankten traten nach Verbrauch einer Schüttelmixtur von 30 g auf 120 g Wasser in 14 Stunden starker Schweiss, fast vollkommene Taubheit und Paraesthesieen im Bereiche der Sinnesorgane auf. Der Patient klagte über starkes Summen im Kopf „als fahre eine Eisenbahn in demselben“, war sehr unruhig, liess sich nicht im Bette halten und gab verwirrte Antworten. Fünf Stunden später stellte sich Diarrhoe und darauf häufiges Erbrechen ein.[2]) Bei einigen an Diarrhoe leidenden Kranken zeigte sich nach dem Einnehmen von Salicin bald Tenesmus. Sehstörungen, Flimmern, Funkensehen, Nebel vor den Augen etc. kommen ebenfalls vor und können mit Kopfschmerzen, Schwindel etc. noch anhalten, selbst nachdem der Urin salicylfrei geworden ist.[3]) In einem Falle dauerten die Paraesthesieen des Gesichts 5 Tage. Zu Herzschwäche kann sich leichtes Delirium gesellen. Primäres Ansteigen der Temperatur nach Salicin, nach Dosen von 9 g ist mehrfach beobachtet worden. Nasenbluten wurde nach 6tägigem Gebrauch des Mittels zweimal festgestellt. Auch anders localisirte Blutungen können vorkommen. Der Puls wird bisweilen beschleunigt, klein und schwach befunden, während die Athmung beschleunigt und tiefer sein und nach grossen Dosen einen Typus annehmen kann, den ich bei der Salicylsäure geschildert habe.[4])

Von motorischen Störungen sind Muskelschwäche, Zittern, erhöhte Muskelerregbarkeit und leichte Krampferscheinungen mehrfach vorgekommen. Der Schweiss soll neutral oder alkalisch werden.[4])

Auch Collaps kommt vor. Bei einem an Typhus erkrankten Mädchen von 17 Jahren erschien ein solcher nach zwei Dosen von je 12 g in beträchtlicher Schwere und war kaum zu beseitigen. Aehnliches sah man auch bei einem zweiten Patienten.[3]) Nicht unmöglich ist es, dass in einem solchen

---

[1]) Greenhow, Brit. medic. Journ., 1880, 29. May, pag. 812.
[2]) Stricker, Deutsche militärärztl. Zeitschr., 1877, Jahrg. VI., pag. 21.
[3]) Buchwald, Ueb. Wirk. u. therap. Werth d. Salicins. Breslau 1878 pag. 27.
[4]) Ringer u. Bury Journ. of Anatomy and Physiol., 1877, Vol. XI., p. 590, 591.

Collapse der Tod erfolgen kann. In einem nicht näher beschriebenen Falle starb ein Kranker angeblich, nachdem ein Tag lang zweistündlich 3,0 g, am zweiten Tag zweistündlich 3,5 g Salicin genommen waren.

Salol.

Salol (C_6H_4 OH $COOC_6H_5$) enthält ca. 60 pCt. Salicylsäure und 40 pCt. Phenol. Ein reines Präparat darf nicht sauer reagiren (Salicylsäure) und eine alkoholische Lösung darf sich nicht auf Zusatz von Eisenchlorid färben. Im Magensafte unlöslich, soll das Mittel im Darm unter dem Einflusse des Pancreassaftes und der Galle in seine beiden Componenten zerlegt werden. Die Ausscheidung geht durch den Harn ziemlich langsam vor sich. Nach 12—24 Stunden nimmt dieser stets die Farbe des Carbolharns an. Er wird durch die ganze Menge olivengrün bis braunschwarz oder es zeigt nur die mit der Luft in Berührung gekommene Schicht eine solche Färbung. Auf Zusatz von Eisenchlorid tritt die bekannte violette Phenolreaction ein. Sie hält bisweilen auch nach Verabfolgung von kleinen Dosen (4 g) 2 bis 5 Tage nach dem Einverleiben der letzten Saloldosis an.[1]) Die angeblichen, der Salicylsäure überlegenen Wirkungen des Salols werden bestritten.

Noch grösser ist die Disharmonie in den Angaben bezüglich des Auftretens von Nebenwirkungen. Die grössten Dosen können ohne den geringsten unerwünschten Zufall gegeben werden — so wird von Jemand behauptet,[2]) der durch diesen Ausspruch bekundet, nicht viel Erfahrungen über die Wirkungsart von Stoffen wie das Salol zu besitzen. Es sollte diese „absolute Unschädlichkeit" dadurch bedingt sein, dass immer nur ein kleiner Theil des Mittels im Darm zerlegt wird, während der Rest unzersetzt mit dem Koth fortgeht. Die schon theoretisch betrachtet haltlose Behauptung absoluter Unschädlichkeit des Salols wird aber auch durch Mittheilungen aus der Praxis, nach denen es nur Nachtheile und kaum einen nennenswerthen Vortheil gegenüber den bisher üblichen Mitteln bietet,[3]) besonders aber durch folgenden Fall widerlegt.[4]) Eine an chronischem Gelenkrheumatismus leidende Frau nahm in drei Tagen 24 g, am dritten Tage 10 g. Danach trat unter allen Erscheinungen des Carbolismus stürmisches Erbrechen ein, Tage lang anhaltend, mit vollständiger Anorexie und einer gewissen Depression des Allgemeinbefindens, welche nicht anders als auf eine Carbolintoxikation bezogen werden konnte. Erst langsam, in Tagen, gingen die Störungen zurück und erholte sich die Patientin. Dabei bestand ein auffälliger Grad von Dysurie, von Druck und Drang auf die Blase bei reichlichem, stark phenolhaltigem Urin. Auch Harnverhaltung wurde neben tiefem Sopor bei einer an Gelenkrheumatismus Leidenden beobachtet.[5]) Dieselbe hatte 8 g Salol in 8 Stunden eingenommen. Der mit Katheter entleerte Harn enthielt neben geringen Spuren von Eiweiss, Phenol. Der Tod erfolgte nach

[1]) Georgi, Berliner klin. Wochenschr., 1887, No. 9, pag. 147.
[2]) Lombard, Recherches sur les propr. du Salol, Paris 1887, pag. 64, 68.
[3]) Wilhelm, Jahresber. d. Gesellsch. f. Nat.- u. Heilk., Dresden 1887. pag. 111.
[4]) Herrlich, Verh. d. Vereins f. innere Medicin, Berlin 1887, Jahrg. VI., p. 216.
[5]) Hesselbach, Untersuchungen über das Salol, Halle 1890.

viertägigem Sopor. Die Section ergab neben Anderem das Vorhandensein von Schrumpfniere. Die Epithelien in den gewundenen Kanälchen waren verfettet. Die degenerirten Epithelien erschienen theilweise von der Wandung losgelöst und im Lumen angehäuft. Auch kernlose Epithelzellen fand man. Die Glomeruli waren ebenfalls erkrankt. Von den geraden Harnkanälchen waren manche verödet, eng, manche stark erweitert, ihr Epithel fehlend, losgelöst oder verfettet.

Selbst eine viel kleinere Dosis, 0,9 g, soll bei einem an Magenbeschwerden Leidenden, nachdem Bewusstlosigkeit, Pupillenerweiterung, Unregelmässigkeit des Pulses, anhaltendes Erbrechen und Dunkelfärbung des Harns vorangegangen waren, nach 12 Tagen zum Tode Veranlassung gegeben haben.[1])

In einem anderen Falle nahm ein an Gelenkrheumatismus Leidender in 4 Tagen 22,5 g Salol. Am 5. Tage erschien Lumbalschmerz und spärliche Harnsecretion mit Abscheidung eines trüben, dunkelolivgrün, fast schwarz gefärbten, sehr viel Eiweiss, aber keine morphotischen Elemente enthaltenden Harns.[2]) Auch Blut kann im Harn sein.

Es verhält sich das Salol bezüglich der Nebenwirkungen wie viele andere, in diesem Werke abgehandelten Stoffe. Je grösser die Zahl der damit angestellten Versuche wird, umsomehr bewahrheitet sich auch hier die alte Erfahrung, dass die Toleranz für ein solches Mittel etwas durchaus Individuelles ist, und dass die Abstraction der bei 15 Kranken gemachten Beobachtungen nicht für den sechszehnten oder einen folgenden zuzutreffen braucht. Thatsächlich vertragen sehr viele Menschen das Salol ohne Nebenwirkungen. Schwere Schädigung des Säuglings wurde beobachtet, nachdem die Mutter in Folge äusserlichen Salolgebrauches Nebenwirkungen bekommen hatte.

Ein in Anwendung kommendes Salolmundwasser wird aus alkoholischen Lösungen durch Zusatz von Wasser hergestellt. Aus dieser milchartig aussehenden Flüssigkeit scheidet sich nach längerem Stehen das Salol in Krümchen und Klümpchen wieder aus, wodurch beim Gurgeln leicht Kehlkopf und Rachen irritirt werden kann.[3]) Gegen das Einnehmen des Medicaments zeigen vereinzelte Kranke Widerwillen. Andere nehmen es wegen seines nicht schlechten Geschmackes besonders gern. Magenstörungen kommen ebenfalls vor. Manche Gruppen von Kranken, z. B. die Rheumatismuspatienten blieben in einer Beobachtungsreihe davon frei, während angegriffene Typhuskranke mit schwerem Allgemeinleiden häufiger derartige Störungen erfuhren. Es wurden Appetitstörung,[4]) Magendruck, Vollsein, Uebelkeit, auch Erbrechen und nach Einnahme von 8 g Schmerzen in der Magengegend[3]) wahrgenommen.

Sehr reichliche Schweisssecretion, und paradoxe Temperatursteigerung kommt ebenfalls vor, letztere im ganzen selten und nicht viel häufiger wie bei der Antipyrinbehandlung. In einem Falle bekam ein Typhuskranker fast jedesmal bei eintretender oder nachlassender Salolwirkung Schüttelfröste. Die Temperatur schnellte unter dem Froste rapid in die Höhe. Ohrensausen, das manchmal längere Zeit

[1]) Chlapowski, The Lancet, 1891, 23. May, pag. 1167.
[2]) Josefowicz, London medical Recorder, 1888, pag. 443.
[3]) Georgi, Berliner klin. Wochenschrift, 1887, No. 9, pag. 150 u. 169.
[4]) Leopold, Zur Behandl. d. Diabetes mell. mit Salol, 1890, pag. 24.

anhielt, oft sich als wenig hochgradig darstellte, dagegen in einzelnen Fällen sehr stark war, sodass der Kranke nicht leise gesprochene Worte verstehen konnte, zeigte ebenfalls eine Uebereinstimmung mit der analogen Erscheinung nach Salicylsäure. Einzelne Kranke klagen ferner über ein Gefühl von aufsteigender Wärme, Hitze zum Kopf und Eingenommenheit desselben. Auch leichte, bald vorübergehende Störungen in der Herzaction wurden wahrgenommen.

Es war vorauszusehen, dass Salol auch Hautveränderungen zu Wege bringen werde. Bei einem Typhuskranken entstand nach Verordnung von 0,3 g Salol alle vier Stunden, am dritten Tage am Oberkörper bis zur zehnten Rippe ein juckendes, rothes, herpesartiges schmerzhaftes Exanthem,[1]) das in 3—4 Tagen schwand.

Auch der äusserliche Gebrauch des Salol kann die Haut am Orte der Anwendung selbst oder in weiterer Entfernung davon krank machen. So fand man nach Einblasung von gepulvertem Salol in die Nase in zwei Fällen ein Eczem an den Nasenlöchern und der Oberlippe. In einem dritten Falle dehnte es sich über einen grossen Theil des Gesichts aus. Das Gleiche rief eine 10 proc. Salol-Vaselinsalbe hervor.

Im Anschluss an eine nach äusserlichem Gebrauch von Salol entstehende Hautveränderung sah man eine Angina oedematosa sich bilden.[2])

Ob die Nebenwirkungen auf die hier angeführten beschränkt bleiben werden, ist fraglich. Nur eine sehr viel grössere Zahl von Versuchen an verschiedenen Individuen ist im Stande hierüber definitiven Entscheid zu geben.

Chinolin.

Unter den fieberwidrigen Stoffen kommt dem synthetisirbaren, flüssigen, krystallinische Salze bildenden, Chinolin (C_9H_7N) insofern eine besondere Bedeutung zu, als es den Ausgangspunkt für die Darstellung anderweitiger, mit ihm im engsten Zusammenhang stehender Basen, der sogenannten Chinolinbasen gegeben hat. Charakteristisch gegensätzliche Resultate wurden hiermit nicht nur in therapeutischer Beziehung, sondern auch, soweit Nebenwirkungen in Frage kommen, erhalten. Schreibt der Eine, dass „ihn die äusserst traurigen Erfahrungen und Resultate immer mehr und mehr deprimirt hätten, und er jetzt nicht mehr den Muth haben würde, einen erneuten Versuch damit anzustellen, dass er es geradezu für inhuman erachte, weiterhin mit diesem verbannungswürdigen Präparat zu experimentiren“,[3]) so berichtet der Andere auf Grund von 100 Fällen, die ausschliesslich keuchhustenkranke Kinder betrafen, dass weder Nebenwirkung noch Widerstreben gegen das Einnehmen, sondern ziemlich gute Heilerfolge nach der Anwendung folgten.[4]) Eine Vereinigung so verschiedenartiger Angabén ist unmöglich. Die Art der Krankheit, die Individualität und die Dosen sowie die Reinheit des Präparates haben zweifellos einen Einfluss auf die angedeuteten Gesichtspunkte — aber eine solche Divergenz in den Berichten lässt erkennen, dass das Subjective in der Beurtheilung seitens des Autors hierbei eine grosse Rolle spielt. Die vom Chinolinum tartaricum verabfolgten Dosen betrugen 0,2—1 g und mehr. Neben-

[1]) Church, New York Medical Record, 1888, 3. March., pag. 144.
[2]) Morel-Lavallée, Bull. Soc. franç. de dermat. et syphil., 1891, pag. 229.
[3]) Bodenhausen, Vers. über die Wirk. des Chinolins, 1882, pag 33.
[4]) Koch, Berliner klin. Wochenschrift, 1882, No. 13, pag. 198.

wirkungen wurden nach dem Gebrauch als subcutane Einspritzung. als Clysma und per os gefunden.

Eine besondere Empfindlichkeit scheinen Lungenschwindsüchtige für das Präparat zu haben. Ganz regelmässig zeigte sich bei ihnen die hauptsächlichste der beobachteten Nebenwirkungen, nämlich Magenreizung.[1])

Oertliche Einwirkungen nach Einbringung in das Unterhautbindegewebe treten in verschiedener Intensität bei den einzelnen Kranken auf. Nach Einspritzung einer erwärmten 10 proc. Lösung machten sich z. B. in einem Falle an der Einstichstelle keine Röthe, Hitze oder Schmerzen bemerkbar. Aber nach einigen Tagen stiess sich dort die Cutis in der Grösse eines Markstückes ab, nachdem sich vorher ein Abscess gebildet hatte. Bei einem anderen Kranken verursachte die Einspritzung sehr heftige, zum Schreien Anlass gebende Schmerzen, während es trotzdem nicht zu einer Abscedirung kam. Die Abscesse schwanken von Erbsen- bis Thalergrösse und zeigen im Allgemeinen eine geringe Neigung zum Heilen, so dass mehrere, bis über 9 Wochen die Wunden vorhanden sind. Auch die Pinselung diphtheritischer Flächen mit reinem, verdünntem Chinolin (10 pCt.) kann, wenn sie zu lange fortgesetzt wird, schwer heilende Geschwüre veranlassen.[2]) Als Ausdruck einer solchen reizenden, localen Einwirkung sind auch die gastrischen Störungen aufzufassen. die bei Fiebernden und nicht Fiebernden häufig auftreten. Empfindliche,[3]) auch schwindsüchtige Personen leiden in dieser Beziehung vielleicht mehr als andere. Es giebt aber auch viele Menschen, die nicht dadurch angegriffen werden. Uebelkeit, Aufstossen, Erbrechen und Appetitlosigkeit sind die wesentlichen hierher gehörigen Symptome. Ist Erbrechen einmal eingetreten, so lässt es sich in einzelnen Fällen trotz Einnehmen von Citronensäure, Eispillen und ähnlichen Antemeticis nicht stillen, in anderen mildern Eisstückchen den Zustand. Es liegen über Fälle Berichte vor, in denen das Erbrechen fast ausnahmslos bei einer Person nach jeder Dosis eintrat, und dadurch, wie erklärlich, eine unangenehme Schwäche hervorrief. Trotzdem wurde niemals dabei eigentlicher Collaps beobachtet, so dass es nicht angebracht erscheint von einer allgemeinen Intoxikation zu sprechen.

Zu den Magenstörungen können sich noch hinzugesellen: heftige, als kolikartige Einschnürungen und Gürtelgefühle bezeichnete Leibschmerzen sowie Durchfälle. Auch nach Chinolinklystieren wurden solche beobachtet. Kopfschmerzen, das Gefühl allgemeiner, über den ganzen Körper, zumal den Kopf verbreiteter Hitze, sowie Schwindelgefühl wurden in manchen Beobachtungsreihen häufig gesehen, ebenso gesteigerte Respirationsfrequenz, unregelmässiger, sehr schneller Puls und collapsartige Erscheinungen, wenn die Dosen des Mittels auf 2—3 g erhöht wurden.[4]) Bei einem Typhösen entstanden direct durch die Brechbewegungen veranlasst. Darmblutungen.

Kairin.

Das kristallinische salzsaure Salz des Oxychinolinäthyltetrahydrür wurde zur Fieberbekämpfung zu 0.25—1.0 stündlich gereicht. Durch Gewöhnung wird oft Schwächung oder Ausbleiben der Wirkung bedingt. Bisweilen kommt das Letztere auch ohne Gewöhnung, z. B. bei Pleuritis, vor. Bei Tuberkulösen wird nach Tagesdosen von 1—2 g ein gesteigerter Hustenreiz wahrgenommen. Nicht selten wird von den Kranken über ein heftiges, bald nach dem Einnehmen auftretendes kurzdauerndes Brennen oder einen Schmerz in der Nase geklagt, der in die Stirnhöhle übergreift.[5]) Bei Recurrenskranken wurde auch

---

[1]) Seiffert, Unters. über d. Wirkung einiger neuer Arzneimittel, 1883, p. 126.
[2]) Unruh, Jahresber. d. Gesellsch. f. Nat.- u. Heilk., 1882—1883, pag. 98.
[3]) Loewy, Wiener medic. Presse, 1881, No. 39—42.
[4]) B. Roeber, Correspondenzbl. f. schweiz. Aerzte, 1882, Bd. XII., pag. 244.
[5]) Filehne, Berliner klin. Wochenschr., 1883, No. 6, pag. 77.

Nasenbluten beobachtet.[1]) Brennen in den Augen, von dem vereinzelt berichtet wird, ist wohl auf denselben Grund zurückzuführen.

Seitens des Magen-Darmkanals kommen Trockenheit und Kratzen im Halse, Abnahme des Appetits und Uebelkeit, sowie Erbrechen vor. Während bei Recurrens-Kranken und auch bei Abdominaltyphus das Erbrechen als sehr häufig vorkommend bezeichnet wird, sahen andere Untersucher dasselbe bei verschiedenen anderweitigen Erkrankungen nur zu 3 resp. 6 pCt. der beobachteten Fälle erfolgen. Zwei Male (bei einem Pneumoniker und einem Tuberkulösen), die mit Kairin behandelt worden waren, wurden bei der Section Erosionen der Magenschleimhaut gefunden. Heftige Leibschmerzen werden als durch Kairin bedingt, angegeben. Als eine sehr häufige Nebenwirkung sind die beim Bannen resp. Wiederansteigen des Fiebers erscheinenden Schweisse und Fröste zu bezeichnen. Es kann auch Frost mit Schweiss abwechseln, der Schweiss aber auch nicht nur beim Fallen der Temperatur, sondern während der ganzen Dauer der Wirkung bestehen. Während die Neigung zu Frostanfällen bei einigen Kranken garnicht eintritt, kehren sie bei anderen trotz consequent gegebenen Dosen täglich wieder und dauern bisweilen $1\frac{1}{2}$ Stunden und mehr. Der Schüttelfrost fällt nicht immer mit dem Wiederansteigen der Temperatur zusammen, sondern erscheint sehr häufig auch dann, wenn die Temperatur constant geworden ist.

Die Erfahrung am Krankenbette ergab, dass grosse Dosen besonders leicht Herzschwäche und Cyanose und fast moribunde Zustände[2]) hervorzurufen vermögen. Nach einer zweiten Dosis von 0,75 g trat in einem Falle Herzschwäche auf, die durch Campher nicht mehr gebessert werden konnte und zum Tode führte. Bei einem anderen Menschen erschien nach Einnahme von 1,5 g Kairin in 3 Stunden, Blässe des Gesichts, während der Körper mit kaltem Schweisse bedeckt war und der Kranke sich so schwach fühlte, dass er kaum reden konnte. Hierbei kann Kleinheit, Weichheit und Verlangsamung des Pulses vorhanden sein. Den Collaps begleitet nicht selten Cyanose. Die letztere kommt jedoch auch für sich allein vor. Das Bild kann einen geradezu beängstigenden Eindruck machen. Bei Recurrenskranken, die unter langer Einwirkung des Kairin standen, wurde derartiges beobachtet. Das bleigraue Gesicht, die blauen Lippen, die kühle Haut, der kleine, leicht wegdrückbare Puls erinnern in ihrer Gesammtheit an das Stadium algidum der Cholera — nur contrastirt die Euphorie mit dem Bilde äusserster Prostration. Die Individualität, besonders aber die Art und die Stärke der zeitlichen Erkrankung werden hierbei von massgebender Bedeutung sein. Vereinzelt wurde Ohrensausen, Eingenommensein des Kopfes, Schwindel sowie Kopfschmerzen — letztere meist gleichzeitig mit dem Gefühl des Brennens an Stirn und Nase wahrgenommen. Leichte Delirien mit Hallucinationen begleiten bisweilen, namentlich die ersten grossen Dosen. Der nach Kairingebrauch gelassene Harn ist bei saurer Reaction dem Carbolharn ähnlich, nämlich grün, oder braunroth ohne jede Spur von grün gefärbt. Selten erscheint darin Eiweiss. Dasselbe ist aber schon $2\frac{1}{2}$ Stunden nach der Kairineinführung constatirt worden.

Während nach subcutaner Einspritzung von erwärmten 10—50 pCt. Lösungen nur leichte Schmerzhaftigkeit ohne weitere örtliche Folgen von italienischen Beobachtern gesehen wurden, erwiesen sich solche in Deutschland an Recurrens-Kranken vorgenommenen Injectionen in manchen Fällen als weniger harmlos. Einige Stunden nach der Einspritzung erschienen nicht unerhebliche Schmerzen und diese steigerten sich im Laufe des nächsten Tages noch ganz bedeutend. Unter jeder Einstichstelle infiltrirte sich das Unterhautfettgewebe zu einem harten, druckempfindlichen Buckel, dessen Dauer auf mehrere Wochen angenommen werden muss. In einem anderen Falle rief

[1]) Freymuth u. Poelchen, Deutsche med. Wochenschr., 1883, 4. Apr., p. 202.
[2]) Pribram, Prager medic. Wochenschr., 1883, No. 29.

die Injection des Kairin in die Glutaealmuskeln Nekrose mit Eiterung und Putrescenz hervor.

Antipyrin.

Unter den neueren synthetischen, fieberwidrigen Mitteln verdient und erlangte die ausgedehnteste Anwendung das Antipyrin. Nur seine guten Dienste, die es therapeutisch leistet, söhnen einigermaassen damit aus, dass es ein Patentpräparat ist. Die Frage, ob ihm Nebenwirkungen zukommen, wurde anfangs verneinend beantwortet. Mit dem steigenden Umfange des Gebrauches traten aber auch solche hervor. Die Verschiedenheit in den Angaben über die Schwere dieser Nebenwirkungen ist ganz ausserordentlich gross. Sie schwanken zwischen den beiden möglichen, äussersten Grenzen. Seiner Zusammensetzung nach ist Antipyrin, Phenyl-Dimethyl-Pyrazolon [NC_6H_5 $(CH_3)_2$. NC. CO. CH.]

Es bildet in Wasser leicht lösliche Krystalle. Wegen entstehender Umsetzungen soll Antipyrin nicht verordnet werden mit: Chloralhydrat (hierbei bilden sich Krystalle von Trichloraldehydphenyldimethylpyrazol, die unwirksam zu sein scheinen) auch nicht mit Extr. chinae, oder mit Natriumsalicylat, Spiritus aethero nitrosus, Gerbsäure, Carbolsäure, Sublimat, Jodtinctur, Amylnitrit u. a. m. Die Resorption geht schnell vor sich. Im Körper findet, verschiedenen Angaben nach, keine Zersetzung statt. Wenn ich aus eigener Wahrnehmung hierüber urtheilen darf, so möchte ich eine partielle Zersetzung annehmen. Mir ist mehrfach begegnet, dass nach dem Einnehmen von Antipyrin sich in der Nase ein eigenthümlicher Reizzustand entwickelte, welcher, nach der Geruchsempfindung, die gleichzeitig dadurch erregt wurde, zu urtheilen, nicht von dem Antipyrin als solchem erregt worden sein konnte. Dass aber auch unverändertes Antipyrin auf den gewöhnlichen Ausscheidungswegen den Körper verlässt, ist sichergestellt. Mit dem Harn wird es in $1^1/_2$—2 Tagen ausgeschieden. Es geht auch in die Milch über. Kinder, die eine antipyrinhaltige Milch aufnehmen, bekommen Durchfall. Vielleicht handelt es sich auch hier um vorhandene Zersetzungsproducte. Bei Thieren wird durch Antipyrin weder eine Verminderung, noch eine Vermehrung der Gesammtstickstoffausscheidung im Harn bewirkt, dagegen eine sehr starke Vermehrung der Harnsäureausscheidung erzeugt, welche im Mittel 65,2 pCt. über die normale und im Maximum über dass Doppelte der normalen Ausscheidung beträgt.[1]) Analoges ist bei Menschen bisher nicht erwiesen worden. Die Stickstoffmenge wurde besonders bei Fiebernden vermindert gefunden.[2]) Es handelt sich um eine Verminderung des Eiweisszerfalls.

Unter den Anomalien in der Heilwirkung nach Antipyrineinführung ist zuvörderst ein volles Fehlen der Wirkung hervorzuheben. So sah man bei Sonnenstich die Körperwärme trotz subcutaner Anwendung von 6 g Antipyrin sich nicht erniedrigen. Schwache Erfolge oder fehlende wurden auch bei eitriger Pericarditis und Pleuritis mit septischem Fieber, bei Endocarditis ulcerosa, oft bei Migräne, Neuralgia intercostalis und Ischias, bei Angina pectoris und anderen Krankheiten

¹) Kumagawa, Archiv f. pathol. Anatomie, Bd. 113, 1888, pag. 198.
²) Engel, Mitth. aus d. med. Klinik zu Würzb., 1886, Bd. II., pag. 23.

gesehen. Es ist kein Zweifel, dass abgesehen von der Individualität des Kranken und der Schwere seines Leidens, das letztere an und für sich verschieden auf dieses Mittel zu reagiren vermag. So wird angegeben, dass bei Pneumonie und Erysipelas nicht der schnelle und andauernde Effect erzielt wird, wie etwa bei Abdominaltyphus.[1]) Auch conträre Wirkungen werden berichtet. Statt eines schmerzstillenden wurde ein schmerzerregender Einfluss,[2]) statt Fieberminderung, wie noch weiter unten eingehender ausgeführt werden soll, Fiebererregung gesehen.

Selbst eine Gewöhnung an Antipyrin findet statt. Phthisikern, die auf Dosen von 3 g des Mittels anfangs mit einer Temperaturerniedrigung von 3—4° C. in 5 Stunden reagirten, zeigten später, als dieselben Dosen unter fast denselben Bedingungen gegeben wurden, eine solche nur um einige Zehntel Grade.[3]) Ebenso stumpft sich die schmerzstillende Wirkung ab. Es macht in dieser Beziehung keinen Unterschied, ob das Mittel direct in den Magen oder in das Unterhautzellgewebe gebracht wird. Diese Abschwächung in der Wirkung bedingt bereits gar nicht mehr selten, dass an Neuralgieen leidende Menschen allmählig bis zu recht hohen Tagesdosen aufsteigen müssen und aufsteigen um noch eine Wirkung zu erzielen. Beispiele von solchem Antipyrinismus sind schon mehrfach mitgetheilt. Das Antipyrin wird in den besseren Ständen vielfach nicht nur gebraucht sondern missbraucht. Wenn auch vorläufig nicht gut angenommen werden kann, dass Jemand ohne von Schmerzen gequält zu werden, das Mittel chronisch gebraucht, so ist doch darauf hinzuweisen, dass der Arzt die Pflicht hat, das „principiis obsta!“ auch jener erstgenannten Gruppe von Antipyrinconsumenten gegenüber zur Geltung zu bringen, da als Folge eines solchen Gebrauches, abgesehen von Störungen seitens des Magens, Erregtheit und Zittern der Hände und Zunge beobachtet worden ist. Soweit man von Toleranz in Bezug auf diesen Stoff reden kann, scheint sie Geisteskranken zuzukommen, da diese grosse Dosen ohne Beeinträchtigung vertragen können.[4])

Eigentliche Nebenwirkungen nach Antipyrin sind sehr häufig beschrieben worden. In manchen Beobachtungsreihen treten sie eigenthümlicher Weise gar nicht oder nur in geringfügiger Zahl hervor, z. B. unter 96 Fällen nur drei Mal. Die Gründe sind ebenso zahlreich wie diejenigen für die Nebenwirkungen selbst. Das Auftreten der letzteren ist keineswegs immer als Ersatz einer, bei solchen Personen nicht eintretenden normalen Antipyrinwirkung anzusehen. Es kommt dies vor, bildet aber nicht die Regel. In Frankreich hat man mehrfach die schlechte Beschaffenheit des Antipyrins für die Nebenwirkungen verantwortlich gemacht. Ich habe die Ueberzeugung, dass derartiges beim Bezuge aus der das Patent besitzenden Fabrik, die das grösste Interesse daran hat ein vollkommenes, tadelloses Präparat zu liefern, sich nicht wird nachweisen lassen. Freilich lässt sich dafür keine Gewähr leisten, was vielleicht hier und da ein unreeller Zwischenhändler mit dem Präparat vornimmt.

---

1) v. Noorden, Berliner klin. Wochenschr., 1884, No. 32, pag. 503.
2) Müller, Correspondenzbl. f. schweizer. Aerzte, 1888, pag. 681.
3) Tillmann, Antipyrin. Berlin 1884, pag. 18.
4) Maire et Combemale, Gaz. hebdom. de Médecine, 1887, pag. 838.

Eine zu hohe Dosirung des Mittels ist gewiss manchmal als Ursache von Nebenwirkungen anzusprechen. Indessen riefen auch kleine Dosen solche hervor, z. B. 0,25 g Heiserkeit[1]) und 0,4 g Collaps.[2]) Langes Krankenlager mit bedeutendem Verlust an Körpergewicht sah man dadurch bedingt werden. Kleine Dosen sind in einzelnen Fällen sogar angeschuldigt worden, den Tod herbeigeführt zu haben. So sollen zwei Gaben von 2 und 1 g bei einer nach Abort fiebernden Frau in drei Stunden gereicht, Collaps und 32 Stunden später den tödtlichen Ausgang durch Hervorrufen von schwerem Collaps bei erhaltenem Bewusstsein bedingt haben. Ist auch dieser Fall vielleicht als ein zweifelhafter anzusehen, so liegen doch andere vor, bei denen der Zusammenhang ein unmittelbarer ist, so dass an dem Medicament als Todesursache nicht gezweifelt werden kann. Gewöhnlich war es der Collaps, der vielleicht auf Grundlage einer besonderen individuellen Schwäche in den Tod hinüberführte. Dies geschah in einem Falle nach Verbrauch von 1,5 g bei einem Phthisiker, in einem anderen bei einem Pneumoniker, eine Stunde nach dem Einnehmen[3]) und in zwei anderen Fällen, in denen Angina pectoris vorhanden war, trat der Tod sehr bald nach Einnahme von je 1 g des Mittels ein.[2]) Ein 56 Jahr alter Pneumoniker, der ca. 2 g 6stündlich genommen, verfiel alsbald, die Kräfte nahmen ab, das Allgemeinbefinden verschlechterte sich, und nach Verlauf von einer Stunde erschien voller Collaps, der nicht zu bekämpfen war, und in Herzparalyse endete.[4]) Unter Convulsionen erfolgte der Tod zwei Mal nach Antipyringebrauch.[5]) Die Möglichkeit des Zusammenhanges mit dem letzteren wird durch die auch später als vorkommend erwiesenen schweren Krämpfe dargethan.

Eine grössere ätiologische Bedeutung für das Entstehen der Nebenwirkungen kommt der zeitlichen oder dauernden Individualität des Kranken zu. In ersterer Beziehung ist der Umstand zu erwähnen, den ich bereits in der Einleitung zu diesem Werke als ganz besonders wichtig bezeichnet habe, nämlich das Verhalten der Nieren. Eine mehr oder minder ausgesprochene Insufficienz dieses Organs, auf einfacher functioneller Störung, oder Verletzung mit verminderter Harnabsonderung beruhend, kann ein Anwachsen des Antipyrins im Körper bis zu bedenklicher Höhe veranlassen. Um so mehr ist dies zu befürchten, als das Antipyrin an und für sich die Eigenschaft besitzt die Harnabscheidung herabzusetzen. Die Körperstärke hat keinen Einfluss in Beziehung auf die Nebenwirkungen. Schon nach 0,6 g sah man solche bei einem kräftigen Mann auftreten,[6]) während schwache oft sehr viel mehr ohne Nebenwirkungen vertragen. Die Disposition dazu liefern sehr häufig die bestehenden Krankheiten. So würden hierher zu rechnen sein: Arteriosclerose, Angina pectoris, Abdominaltyphus in der Schwangerschaft, weil die nicht selten hier bestehende Nierenverfettung eine Behinderung der Antipyrinausscheidung bedingt, Abdominaltyphus, ferner die Menstruation und Herzschwäche resp. alle Zustände, die zu einer

[1]) Giquel, Gazette hebdomadaire de Médecine, 1888, pag. 183.
[2]) Rapin, Revue médic. de la Suisse romande, 1888, pag. 687.
[3]) Haffter, Correspondenzbl f. schweizer. Aerzte, 1888, No. 23, pag. 743 u. A.
[4]) Posadsky, Deutsche medic. Wochenschr., 1888, pag. 638.
[5]) E. Israel, Hospital-Tidende, Kjöbenhaven, 1884, 3. R., II., pag. 1129.
[6]) Hamaker, The Therapeutic Gazette, 1889, No. 12, pag. 1821.

solchen neigen. In Bezug hierauf ist z. B. daran zu erinnern, dass bei schwerer diphteritischer Infection vom Antipyrin Abstand zu nehmen ist wegen der hierbei drohenden Herzschwäche und nicht so seltenen myocarditischen Schädigung des Herzmuskels. Das gleiche gilt von heruntergekommenen, eine ausgesprochene Herzschwäche aufweisenden Personen. In der Kinderpraxis verlangt der Gebrauch des Mittels Vorsicht in der Dosirung und eine intelligente Ueberwachung der Kranken.[1]) Tuberkulöse zeigen auf die ersten Antipyrindosen fast durchgängig eine unangenehme Reaction. Es schwindet dieselbe freilich oft allmählig beim weiteren Gebrauch, indess scheint es auch vorzukommen, dass solche Tuberkulöse, die behufs Erzielung einer normalen oder geringeren Eigenwärme immer und immer wieder antipyrinisirt werden, in auffallend kürzerer Zeit sterben als andere.[2]) Besonders leicht tritt bei solchen Kranken beim Hervorrufen subnormaler Temperaturen Collaps auf. Ein solcher ist auch mehrfach bei Bronchopneumonie gesehen worden.

Bisweilen zeigen sich Nebenwirkungen — wie ich dies bei den Veränderungen an der Haut eingehender auseinander setzen werde — erst nach mehrfachem Gebrauch des Mittels. So sah ich an mir selbst, nachdem ich den Stoff mehrfach wegen Migräne genommen und nie die kleinste Unbequemlichkeit dadurch erfahren hatte, plötzlich nach dem Einnehmen von 0,5 g ein Exanthem erscheinen. Das Einnehmen geschah auf nüchternen Magen und es wurde Kaffee nachgetrunken. Auch das Gegentheil kommt vor, dass anfangs Nebenwirkungen entstehen, bei Wiederholung der Dosen nach einiger Zeit aber nicht mehr, und auch dass dieselben trotz Fortgebrauchs des Mittels schwinden. Sie entstehen in einzelnen Fällen schon nach 3—5 Minuten, in anderen erst nach fünf und noch mehr Stunden und halten von Stunden bis zu mehreren Tagen an.

Die Störungen im Allgemeinbefinden und der Ernährung können ganz gewaltig sein. Sie dauerten bei einer Frau, die 0,3 g Antipyrin genommen hatte, das erste Mal 26 Tage und schafften einen Gewichtsverlust des Körpers von 24 Pfund. Nachdem sie wieder 0,3 g Antipyrin genommen, wurde sie 16 Tage bettlägerig und verlor 6 Pfund und ein drittes Mal blieb sie 10 Tage an das Lager gebannt.

Die Nebenwirkungen an der Haut.

Die localen Nebenwirkungen des Antipyrin machten sich bisher nach zwei Richtungen bemerkbar. Bei der epivulnerären Benutzung gegen Unterschenkelgeschwüre beobachtete man nach dem Aufstreuen, wenn, was schnell geschieht, das Mittel sich im Wundsecret löst, einen heftigen, stechenden und brennenden Schmerz, der in seiner Stärke je nach der individuellen Sensibilität verschieden ist. Er dauert 5—15 Minuten und ist in den ersten Minuten so quälend, dass die Kranken ihre Schmerzen laut äussern. Eine entzündliche Reaction wird dabei nie gesehen.[3]) Die zweite Möglichkeit für das Entstehen von Nebenwirkungen bilden die subcutanen Injectionen. Die

[1]) Bungeroth. Charité-Annalen, 1886, Bd. XI., pag. 599.
[2]) Mahnert, Mittheil. d. Vereins d. Aerzte in Steiermark, 12. März 1888.
[3]) Bosse, Berliner klin. Wochenschr., 1886, pag. 550.

grosse Löslichkeit des Antipyrins in Wasser ermuthigte ganz besonders zu dieser Einführungsart. In dem grösseren Theil dieser Fälle kam es zu localen Veränderungen. Es liegen aber auch Berichte von besonders glücklichen Beobachtern vor, die niemals hierbei einen Zufall zu beklagen hatten. Das Gewöhnliche ist, dass nach Einspritzung einer 50 proc. Lösung an der Injectionsstelle, und von dort weiter ausstrahlend, Schmerzen entstehen. Diese sind meist ungemein heftig, so dass die Kranken die Zähne aufeinander beissen oder schreien. Bei Frauen kommt es in Folge der Heftigkeit des Schmerzes bisweilen zu Ohnmacht.[1]) Es scheint gleichgültig zu sein, ob eine erwärmte oder kalte Lösung eingespritzt wird. Der erste Schmerz hält bis zu 10 Minuten an. An der Einstichstelle entsteht nach mehreren Stunden eine entzündliche, schmerzende Anschwellung, die einige Tage als solche bestehen bleibt und sich dann allmählich zurückbildet.[2]) Auch das Hinzufügen von Cocain zu dem Antipyrin ändert wenig an diesem Verhalten. Als z. B. 0,25 g Antipyrin mit 0,005 g Cocain in die Schläfengegend injicirt wurde, entstand in der Injectionsgegend leichte Schwellung. Die Stelle war gegen Druck empfindlich, blieb 6—8 Tage geschwollen, und die Schwellung dehnte sich bis zu den unteren Augenlidern aus.[3]) Es kann aber auch Gewebszerfall an der Einstichstelle entstehen. So beobachtete man in einem Falle nach Einspritzung einer 50 proc. Antipyrinlösung gegen Brachialneuralgie Schwellung, und nach 2 Tagen leichte Fluctuation. Die Haut in der Umgebung der Injectionsstelle war handbreit blauroth verfärbt. Die Erscheinungen bildeten sich hier unter Anwendung der Kälte zurück. Es kommt ferner vor, dass aus der geschwollenen Stelle ein Abscess wird, der mehrere Wochen zur Heilung bedarf. Die Einstichstelle kann, wie dies bei einem Typhösen beobachtet wurde, gangränös werden.[4]) Nach subcutaner Einspritzung von Antipyrin gegen Ischias resp. Neuralgie der Zehen entstanden in zwei Fällen Gangrän, die sich ausdehnte und zum Verluste eines halben Fusses resp. des Beines führte.[5]) Es würde unter allen Umständen bei solchen Neuralgieen gerathen sein, die Einspritzungen zu unterlassen.

Demnächst beanspruchen die Hautausschläge, welche nach Verabfolgung des Antipyrins gar nicht selten auftreten, ein grosses Interesse. Ich halte dieselben jedoch, einer dahingehend geäusserten Ansicht gegenüber, nicht für besonders nachtheilig. Wohl kann das Brennen und Jucken lästig werden, indessen fällt die etwa dadurch veranlasste Erhöhung des Fiebers kaum ins Gewicht und für die Haut selbst haben sich diese Ausschläge, selbst wenn sie bei Typhus die Nates und den Rücken befielen, nicht als gefährlich erwiesen. Dieselben sind nach jeder Anwendungsart, der innerlichen, subcutanen und rectalen gesehen worden. Jedes Alter und jedes Geschlecht kann gleichmässig davon betroffen werden. So wurden unter 122 Kranken 6 Männer und 7 Frauen davon befallen.[6]) Der Ausschlag

---

[1]) Hess, Berliner klin. Wochenschr., 1888, pag. 793.
[2]) Erb, Aerztliche Mittheilungen aus Baden, 1884, No. 14, pag. 107.
[3]) Grandclément, La Semaine médicale, 1888, pag. 188.
[4]) Hays, New York Medical Record, 1887, Vol XXXII., pag. 486.
[5]) Verneuil, Bullet. de l'Académie de Médecine, 1891, pag. 602.
[6]) Welt, Deutsches Archiv f. klin. Medicin, 1885, Bd. 35, pag. 81.

erscheint nicht immer nach der ersten Dosis, meistens sogar erst nach mehreren bis zu 6 Tagen,[1]) ja selbst auch erst nach 12 Tagen der Darreichung. Danach scheint es, als wenn erst eine Sättigung des menschlichen Körpers mit dem Mittel zu Stande kommen müsse, um Hautausschläge entstehen zu lassen. Dem steht aber einmal die Erfahrung gegenüber, dass die letzteren auch nach ein- resp. zweimaliger kleiner Dose entstehen und andrerseits die Möglichkeit, dass verschieden, je nach der Individualität, also auch der zeitlichen Erkrankung das eingeführte Antipyrin bei den überhaupt hierzu disponirten Menschen unter allen Umständen die gleiche Bedingung erst schaffen muss, welche die Hauterkrankung veranlasst. Es erfordert dies bei dem einen Menschen sehr viel, bei dem anderen wenig von dem Mittel. Ob es sich hierbei um eine directe Einwirkung des letzteren auf die besonders vulnerable Haut oder um eine Einwirkung auf den vasomotorischen Apparat handelt, ist weder im einzelnen Falle noch allgemein zu erweisen. Dass Antipyrin an sich eine Erweiterung der Hautgefässe veranlasst, ist experimentell nachgewiesen. Damit allein ist aber für den vorliegenden Fall nur wenig erklärt.

In vielen Fällen verschwindet der Ausschlag trotz Weitergebrauches des Mittels. In anderen dehnt er sich hierbei immer mehr aus. Gewöhnlich geht er bald nach dem Aussetzen des Antipyrins fort. Es kommt jedoch auch vor, dass er trotz Fortlassen des letzteren nicht nur nicht schwindet, sondern sich sogar sehr ausbreitet.[2]) Schliesslich ist auch beobachtet worden, dass ein solcher Ausschlag, der nach dem Aussetzen des Mittels fortging, nach der erneuten Anwendung desselben nach einiger Zeit nicht wieder erschien. Die hohe einzelne und die gesammte verbrauchte hohe Menge des Antipyrin ist hier bedeutungslos. Man gab Menschen im Laufe einiger Zeit über 100 g davon, ohne dass sich irgend etwas derartiges zeigte. Die Anschauung ist deswegen irrig, dass Hauterkrankung nur bei Menschen sich zeige, welche Antipyrin lange und in grossen Dosen nehmen. Es kommt vielmehr auf die Beschaffenheit der Haut eventuell der Gefässe und der vasomotorischen Apparate an. Der Ausschlag entsteht bilateral symmetrisch, aber auch an einer Körperhälfte. Er kann sich über den ganzen Körper, oder auch nur über einzelne Theile z. B. auf Brust und Bauch[3]) oder untere Vorderarme und Hände, oder wie es bei mir der Fall war, nur linkerseits an den Wangen und an der ganzen Stirn verbreiten. Häufig zeigten die Extensorenflächen ein überwiegendes Befallensein, was vielleicht auf besondere Gefässanordnung zurückzuführen ist. Der Ausschlag ist bei den verschiedensten Krankheiten gesehen worden z. B. bei Tuberkulose, acutem Gelenkrheumatismus, Puerperalfieber, Migräne, so dass man eigentlich keinen Grund zu der Annahme hat, dass bestimmte Krankheiten eine besondere Disposition für sein Entstehen abgeben. Mir fiel indess doch bei der Bearbeitung der einschlägigen Literatur auf, wie ausserordentlich häufig er gerade bei Abdominaltyphus auftritt. So erschien unter 13 Fällen das Antipyrinexanthem 12 Mal bei Typhösen, in anderen Beobachtungsreihen ausschliesslich bei solchen. Die Form des Ausschlages ist gewöhnlich

[1]) Hesse, Ueber die Wirk. d. Antip. bei ac. Gelenkrheum., 1887. pag. 21.
[2]) Blomfield, The Practitioner, 1886, Vol. XXXVI., I., pag. 261.
[3]) Bielschowsky, Breslauer ärztliche Zeitschr., 1884, No. 16.

eingestaltig — das Gegentheil selten. Es kommt aber auch vor, dass nach erneutem Auftreten desselben bei einem Kranken die Form von der erstmaligen abweicht, so dass z. B. zuerst ein Erythem, und später eine Urticaria auftritt. Beobachtet wurde auch, dass, nachdem ein monomorpher Ausschlag sich herausgebildet, ein Nachschub eine andere Form wie die erste Affection hatte.

Neben dem Exanthem besteht, wahrscheinlich viel häufiger als es vermuthet wird, ein Enanthem. Dasselbe ist bisher nur ganz vereinzelt constatirt worden.[1]) Jucken kann dem Ausschlag vorangehen oder ihn begleiten. Das Gleiche gilt von Magenschmerzen und sonstigen Störungen dieses Organs. Fieber wird häufig vor und, wie auch Collaps, bei dem Exanthem gesehen, kann aber auch vollständig fehlen. Ebenso verhält sich die Störung des Allgemeinbefindens. Die Dauer dieser Nebenwirkung ist verschieden. Sie kann in einigen Minuten, in einem halben Tage, aber auch erst nach einer Woche oder nach 11 Tagen verschwinden. Die Heilung erfolgt gewöhnlich mit kleienförmiger Abschilferung, die manchmal tagelang währt. Bei mir beobachtete ich nur ein allmähliches Verblassen. Wie die folgenden Berichte lehren, handelt es sich nicht nur um Hyperämie, sondern auch um exsudative Vorgänge. In Bezug auf die Häufigkeit des Vorkommens der Ausschläge lässt sich nach dem vorhandenen Material kein sicherer Schluss ziehen. Man fand sie in 3—10—38 pCt. der Fälle.

Bei Frauen scheinen dieselben häufiger wie bei Männern zu sein. Die Ausschlagsformen sind folgende:

1. Erythem. Die rein hyperämische Form ist selten. Es treten bei ihr am Stamm, den Extremitäten und auch dem Gesicht verschiedengrosse, unregelmässige, juckende Flecke auf, die nicht selten so zusammenfliessen, dass sie grössere zusammenhängende Flächen bedecken. Sie bestehen meist nur wenige Stunden und schwinden ohne Schuppung. Ich beobachte solche bei mir selbst im Gesicht, besonders an dessen linker Hälfte und auf der Stirn. Die gewöhnliche Form ist die masernartige. Sie hat einen erythemato-papulösen Character. Hier findet also Exsudation statt. Wie bei Masern beobachtet man indess auch hier Mischformen der vorgenannten mit dieser Art. Es stehen kleine, unregelmässig begrenzte, rundliche und runde meist scharf berandete, seltener verwaschene, stecknadelkopf-, linsen- bis bohnengrosse, leicht röthliche oder tiefrothe, etwas erhabene Stippchen dicht beisammen, confluiren zu leicht über dem Hautniveau prominenten Plaques,[2]) die durch normale Hautbrücken mannigfach unterbrochen, eine rosaroth marmorirte, oder landkartenähnliche Zeichnung bilden. Die grösseren, meist unregelmässig begrenzten Flecke zeigen bisweilen heller gefärbte Partieen, bald in ihrer Mitte, bald an den Rändern.[3]) Manche Körpertheile, wie z. B. die Handflächen weisen in einigen Fällen eine ganz diffuse Röthe auf. Neben dem ziemlich constanten Jucken beobachtet man auch das Gefühl der Spannung. Das Jucken fehlte z. B. bei einem tuberkulösen Säufer,

[1]) Laborde, Bulletin de l'Académie de Médecine, 1888, T. XIX., pag. 242

[2]) Ernst, Centralbl. f. klin. Medicin, 1884. No. 28. pag. 521.

[3]) Alexander, Breslauer ärztliche Zeitschr., 1884, 26. Juli, No. 14

bei dem auch die Ausbreitung des Exanthems eine eigenthümliche war. Die Hauttemperatur wurde als erhöht bezeichnet.

Im Stadinm floritionis weicht das Exanthem dem Fingerdruck ohne Flecken zu hinterlassen. Dies ist die gewöhnliche Angabe. Es wird aber auch berichtet, dass die Röthe der Flecken auf Fingerdruck nicht überall vollständig schwindet, sondern eine gelbe Färbung zurückbleibt. Im Stadium restitutionis nimmt der Ausschlag fast immer den Charakter bräunlicher, dem Fingerdruck nicht weichender Pigmentflecke an. Ueber die Localisirung am Körper und deren Reihenfolge liegen verschiedene Angaben vor. In dem grösseren Theil aller Fälle begann der Ausschlag an den Extremitäten, und erreichte an deren Extensorenfläche seine grösste Intensität. So wurde mehrfach der Ausbruch des Exanthems zuerst an der Streckseite der Ellenbeuge und des Kniegelenks[1]) oder des letzteren allein constatirt, während später die Ausdehnung über die ganzen Extremitäten, Rumpf u. s. w. erfolgt. Auch der Unterarm oder die Füsse resp. die Beine können den Ausgangspunkt bilden. Die Beugeseiten der Extremitäten werden auffallend weniger befallen. In zweiter Linie wird meistens erst der Rumpf angegriffen. Auch hier ist für viele Fälle bemerkensmerth, dass der Rücken mehr als Bauch und Brust verändert ist. Doch ist ebenfalls das intensivste Befallensein von Brust, Bauch, Rücken und Glutäalgegend, oder das ausschliessliche von Brust und Bauch berichtet worden. Seltener beharrt das Exanthem auf dem Entstehungsort. Die Ausbreitung erfolgt bald schneller, bald langsamer über den Körper. Frei bleiben von diesem sehr oft: der behaarte Kopf, Hals, Handfläche und Fusssohle,[2]) sehr selten Brust, Leib und Rücken. Doch kommt es auch an den beiden letzteren und, wie andere und ich fanden, am Gesicht und dem Hals vor. Das Stadium floritionis kann verschieden lange, bis zu fünf Tagen währen. Nach dieser Zeit beginnt gewöhnlich das Abblassen. Da, wo früher ein Ausschlag, wie z. B. eine Roseola typhosa bestand, kommt er jetzt nicht mehr durch das Antipyrinexanthem zum Vorschein. Mehrere Tage gehen dann noch bis zum völligen Verschwundensein der ganzen Affection hin. Reste werden bisweilen noch am Ende der zweiten Woche gesehen. Nicht constant ist Abschuppung. Sie ist, wenn vorhanden, meist kleienförmig.

Die differentielle Diagnose zwischen diesem Antipyrinexanthem und Masern kann unter Umständen schwer werden. Der erste Anblick entscheidet nicht. Man meinte aus der Art der Verbreitung am Körper einen Schluss ziehen zu können.[3]) Dies ist sicherlich nicht möglich, da dieselbe sich der bei Masern vorkommenden analog verhalten kann. Einen Anhalt liefert nur die bei Masern constante Betheiligung der Schleimhäute und das Fieber. Ich hebe jedoch hervor, dass beide Symptome auch zufällig einmal bei dem Antipyrinexanthem sich vorfinden können, und dass für solche Fälle nur der Nachweis von Antipyrin im Harn entscheidet.

In seltneren Fällen besitzt der Ausschlag von vornherein ein scharlachartiges Gepräge, oder nimmt ein solches erst an, nach-

---

[1]) Paget, Brit. med. Journal, 1887, I., pag. 210 u. A.

[2]) Geier, Deutsche medic. Wochenschr., 1884, No. 45, pag. 730.

[3]) Dally, British medic. Journal, 1887, I., pag. 111.

dem das masernartige Exanthem einen bis zwei Tage lang bestanden hat.[1]) Derselbe kann mit Fieber eingeleitet werden und von Jucken begleitet sein. Die Verbreitung ist eine ähnliche wie sie die masernartige Eruption besitzt. Die Kranken sehen so roth wie ein gekochter Hummer aus. Das Allgemeinbefinden ist meist schlecht, besonders wenn sich Schwellung der vom Ausschlag befallenen oder davon frei gebliebenen Theile, wie der Augenlider und Lippen daran schliesst. Die Heilung geschieht gewöhnlich unter grossblättriger Abschuppung. Die Epidermis kann sich, wie dies an einer Typhösen gesehen wurde, am ganzen Körper in grossen Lamellen loslösen.

2. Urticaria. Uebergänge von der vorigen zu dieser Form sind mehrfach beschrieben worden. So entstand in einem Falle ein Exanthem mit scharlachartigem Charakter, nahm aber nach kurzem Bestehen das Aussehen eines Erythema urticatum an, indem die Flecke besonders an den Streckseiten der Handgelenke und Vorderarme confluirten und sich über die Haut emporhoben. Gleichzeitig bestand eine ähnliche Eruption am Gaumen. Die Dauer des Ausschlages betrug 11 Tage. Bei einem anderen Kranken bildeten sich zu einem scharlachartigen Ausschlage auf dem Gesichte, besonders an der Stirn leichte, urticariaähnliche Erhebungen.

Eine reine Urticaria fand sich bei verschiedenen Krankheiten vor. Unter 6 Fällen von Antipyrinexanthem war sie 2 Male.[2]) Typhöse stellen hierzu das grösste Contingent. Vielleicht muss auch zum Entstehen dieser Ausschlagsform eine besondere Prädisposition vorhanden sein. So bekam ein Typhuskranker regelmässig, wenn er am Nachmittage Antipyrin nahm, am anderen Morgen eine sehr starke Urticaria. Eine Dame wurde davon einseitig befallen, nachdem sie vorher Antipyrin mehrfach ohne Nebenwirkungen genommen hatte.[3])

Meistens verläuft die Affection mit Jucken. Dasselbe kann sich bis zur Unerträglichkeit steigern, so dass die Kranken sich die Haut zerfleischen.[4]) Die Verbreitung geht verschiedenartig vor sich. Entweder wird ein Körpertheil, wie z. B. das Gesicht oder die Gegend zwischen Lenden und Bauch[5]) befallen, oder der Ausschlag nimmt allmählich vorschreitend oder im ersten Ansturm, selbst schon zehn Minuten nach dem Einnehmen[6]) den ganzen Körper ein. Mannigfaltige Symptome, wie Magenschmerzen, Niesen, allgemeines Unbehagen, Angst gehen ihm bisweilen voran, oder begleiten ihn. Athmungs- und Herzstörungen sah man bei universeller Urticaria entstehen. Die Dosen, die zu ihrer Hervorrufung ausreichten, sind meist nur klein gewesen, z. B. 3 g in 2 Tagen,[7]) oder 3 Dosen von je 0,15 g, oder auch eine einzige von 0,25 g.[8]) Sie besteht verschieden lange, selten nur einige Minuten, oder ½ Stunde, meist einen halben bis zu mehreren Tagen. So traten bei einem an Typhus erkrankten

[1]) Spitz, Therap. Monatshefte, 1887, No. 9.
[2]) Cattani, Giorn. ital. dell. mal. ven. della pelle, 1886, XXVII., pag. 129.
[3]) Schwabe, Deutsche Medizinalzeitung, 1890, pag. 501.
[4]) Whitehouse, New York medic. Record, 1887, 3. Dec., pag. 706.
[5]) Allen Sturge, British medic. Journ., 1888, I., pag. 243.
[6]) Stack, The Lancet, 1888, II., 1. Dec., pag. 1112.
[7]) Mayet, Gazette hebdomadaire de Médecine, 1888, pag. 186.
[8]) Northrup, Medical News, 1889, 27. April, pag. 1461.

Mädchen, das täglich 2 g Antipyrin erhalten hatte, am neunten Tage an den Wangen und dem Kinn zahlreiche dunkelrothe Quaddeln von Linsengrösse auf, die auf Druck blasser wurden. Nach der zehnten Dosis fingen die Gesichtsknoten an zusammenzufliessen. Aehnliche, sich wie kleine Knoten anfühlende Quaddeln entstanden dann in der Lumbargegend, an der inneren Fläche der Vorderarme und Hände, an den Handrücken und dem oberen Drittheil der hinteren Fläche des Oberschenkels. In den nächsten Tagen erfolgten noch Nachschübe auf dem Fussrücken, während im Gesicht Rückbildung eintrat. Am 6. Tage verschwand die Urticaria mit Desquamation.[1]) Im Gesicht kann die Schwellung so stark werden, dass die Züge nicht mehr zu erkennen sind. In einem Falle überdauerte die Urticaria alle anderen gleichzeitig entstandenen Nebenwirkungen und hielt ca. 3 Wochen an. Nachdem sie geschwunden, bestand noch für mehrere Wochen Jucken.[2])

3. Eczem. Unter den Mischformen des Antipyrinexanthems sind auch vereinzelt eczematöse Schübe beobachtet worden. So sah man, dass bei der masernartigen Form an den Unterschenkeln ein Theil der Knötchen sehr deutlich den Haarbälgen entsprach, indem auf der Mitte des Knötchens ein Härchen aufsass. Viele dieser Knötchen an den unteren Extremitäten trugen im Centrum ein kleines Bläschen. Was in diesem Falle nicht erfolgte, nämlich ein Platzen der Bläschen, kam in anderen zu Stande. An das bereits berichtete, erst masern- dann scharlachartige, von grosslappiger Desquamation gefolgte Exanthem reihte sich ein Zustand, der darauf schliessen lässt, dass vorher ein Bläschenausschlag bestanden haben musste, nämlich eine nässende Fläche, welche sich mit dünnen Krusten bedeckte. In einem dritten Falle wandelte sich das bestehende gewöhnliche, sehr stark juckende Antipyrinexanthem, trotzdem das Mittel nicht mehr verabfolgt wurde, in ein den ganzen Körper einnehmendes crustöses Eczem um, das den Typhuskranken noch 4 Wochen nach der Reconvalescenz im Krankenhaus zurückhielt. Vielleicht gehört auch jener Fall hierher, bei dem nach subcutaner Injection von 0,5 g Antipyrin an 3 aufeinanderfolgenden Tagen gegen Ischias, ein in Gruppen stehendes papulöses Exanthem, und nach viertägiger Dauer desselben auf den Spitzen der Papeln Bläschen aufschossen. Daran schloss sich angeblich ein typischer Herpes Zoster. Ein Zweifel an dem Zusammenhang zwischen Exanthem und Eczem in diesem Falle kann kaum erhoben werden, da die Vertheilung beider über den Körper hin eine völlig analoge war und das letztere sich allmählich an die Stelle des ersteren setzte.

4. Miliaria alba. Unter diesem Namen werden von zwei Beobachtern blasige Ausschläge beschrieben. In dem einem Falle handelte es sich um einen Typhösen, der unter der Einwirkung des Antipyrin bei eintretender Entfieberung stets sehr schwitzte. Schon nach Verbrauch von im Ganzen 6 g Antipyrin trat bei ihm eine ganz ausserordentliche Entwicklung von Miliaria alba auf. Die einzelnen Bläschen hatten eine ganz ungewöhnliche Grösse, viele waren so gross wie ein Fünfpfennigstück, einzelne so gross wie ein Fingerglied.

---

[1]) Jozefowicz, London medical Record, 1887, 15. June, pag. 264.

[2]) Salinger, Americ. Journ. of medic. Scienc., 1890, May, Vol. XCIX., pag. 487.

Diese Blasen fanden sich am ganzen Rumpfe und den Extremitäten. Nach dem Platzen derselben schälte sich die Epidermis allmählich in grossen Fetzen ab. Auch in dem zweiten Falle wird von einer dichtgesäten Miliaria alba gesprochen.

5. Bullöser Ausschlag. Ich glaube nicht, dass die vorgenannte Form aufrecht zu erhalten ist, dass es sich also hier nicht um eine Folgeerscheinung der Schweissansammlung innerhalb des Schweissdrüsenausführungsganges handelt. Es liegt hier vielmehr meiner Ansicht nach ein bullöses Exanthem vor, wie es ja auch andere Medicamente, ohne Schweiss hervorzurufen, erzeugen. Gegen die erstere Annahme sprechen auch, neben Anderem, die Grössenverhältnisse der Blasen. In einem mehrfach bereits von mir erwähnten polymorphen Antipyrinexanthem erschienen neben anderen Ausschlagsformen schliesslich auch an einzelnen Stellen thalergrosse, flache Blasen mit serösem Inhalte, welche leicht platzten. Man ersieht daraus, dass jener selbige Reiz, der die Haut entzündet, eine seröse Infiltration in die oberen Schichten des Papillarkörpers, Schwellung der Epidermis und Talgdrüsen und Ansammlung von Flüssigkeit unter der ersteren veranlasst, unter besonderen Verhältnissen auch Bläschen und Blasenbildung hervorruft. Eine Mischform aus bullösem Exanthem und Urticaria ähnlichen Flecken, die ihrer Localisirung wegen interessant ist, beobachtete man bei einem Kranken bald nach dem Einnehmen. Es erschien Jucken in den Handflächen, Lippen, Fussohlen und Glans penis. Die Lippen schwollen an und bekamen grosse Blasen. Zwei solcher entstanden auch am harten Gaumen und zwischen den Zehen. Auf Sohlen und Handflächen fand sich ein tiefrother, scharf contourirter urticariaähnlicher Ausschlag, der 3—4 Tage lang juckte. Die Blasen trockneten in 4—8 Tagen ein. Die übrige Hautveränderung heilte unter Abschuppung ganz erst nach 3 Wochen.[1])

6. Purpura. Man sah diese Form sich aus einem masernartigen Erythem herausbilden. Nachdem ein solches bestanden und nach dem Aussetzen des Mittels verschwunden war, bewirkte die erneute Anwendung des Antipyrin, dass zahlreiche der früheren erhabenen Flecke besonders an den Extremitäten petechial wurden.[2]) Eine solche Purpura kann aber auch direct entstehen. Unter 13 Antipyrinexanthemen wurde sie drei Mal beobachtet. Sie tritt nach einigen wenigen Dosen oder erst nach länger dauernder Verabfolgung kleiner Mengen auf,[3]) und localisirte sich vorzugsweise an den Extremitäten und dem Rücken.[4]) Auch mit Jucken geht sie einher. So erschien bei einem Gichtkranken nach mehrmaligem Gebrauche ein urticariaähnliches Exanthem mit leicht blutigem Extravasat unter der Haut und lebhaftem Jucken. Nach dem Verschwinden desselben blieb eine 3 bis 4 Tage bleibende, braune Pigmentirung zurück.[5])

Vereint mit den Hautausschlägen, aber auch ohne sie, und häufig in Begleitung eines paradoxen Antipyrinfiebers, beobachtet man ziemlich häufig nach Antipyrinanwendung congestive Oedeme. Meistens

---

[1]) Veiel, Archiv f. Dermat. u. Syphil., 1891, Heft 1. pag. 33.

[2]) Bielschowski, Breslauer ärztl. Zeitschr., 1884, No. 16, pag. 193.

[3]) Grandclément, Lyon médical, 1889, XXI., pag. 414.

[4]) Strauss, Berliner klin. Wochenschr., 1885, No. 35, pag. 562.

[5]) Caravias, Recherches expér. et cliniques sur l'Antipyrine, Paris 1887, p. 82.

wurden das Gesicht oder der Hals oder auch ausserdem noch die Hände und der ganze übrige Körper[1]) betroffen. Durch die Schwellung der ersten Luftwege können Erstickungsanfälle bedingt werden und auch Blutungen auftreten.[2]) In einem Falle hatte eine Dame eine derartige Schwellung am ganzen Körper, einschliesslich der Schlundgegend erfahren, dass sie 6 Stunden mit Erstickungsgefahr zu kämpfen hatte. Dabei war die Haut roth, juckte nicht und sonderte sehr viel Schweiss ab. Bisweilen macht die Erkrankung den Eindruck, als wenn Jod genommen worden wäre. Die Oedeme der Conjunctivae und der Lider, welche bis zum Verschlusse der Augen führen können, die schnelle Anschwellung der Oberlippe, die das Doppelte ihres früheren Umfanges erreichen kann,[3]) das starke Augenthränen und die Secretion von Nasenschleim lassen in der That eine symptomatische Uebereinstimmung beider Zufälle erkennen.

Diese Oedeme bestehen entweder nur wenige Stunden, oder auch 1—2 Tage. In einem solchen länger andauernden Falle bestand ausser der Schwellung des Gesichtes und leichten Oedemen der Unterarme und Hände, das Gefühl des Brennens und Spannens am ganzen Körper, besonders aber im Gesicht.

In einem sehr bemerkenswerthen Falle folgten auf ein solches Oedem der Lippen und Zunge nach Einnehmen von 0,3 g Antipyrin Athemnoth, Krämpfe der Gesichts- und Kopfmuskulatur, Cyanose, Ausbruch einer Urticaria zwischen den Fingern und Zehen und 36stündiges Coma. Alsdann bildeten sich auf den Lippen, der Zunge, dem Pharynx Pseudomembranen unter Anstieg der Körperwärme. Bald entstanden zahlreiche Abscedirungen in den Wandungen der Mundhöhle mit reichlicher, übelriechender Absonderung. Es bestand das Leiden 26 Tage.[4])

Störungen in den Athmungsorganen.

Die Luftwege sind in manchen Fällen in ganz besonders unangenehmer Weise durch Antipyrin beeinflusst worden. Bei manchen Personen erscheinen auch nach dem Einnehmen kleiner Dosen: Brennen, Stechen oder lebhaftes Jucken am Zahnfleische, den Lippen, der Zunge, der Wange, am Schlund und der Nase — Empfindungen, die sich auch auf benachbarte Theile, wie Augen und Ohren, fortsetzen, zu fast unerträglicher Höhe anwachsen und sich mit Bohren im Kopf vereinen können. Die Zähne — die sich angeblich in einzelnen Fällen durch diese Medication schwärzen sollen und zwar um so mehr je weniger sie Schmelz besitzen[5]) — nehmen bisweilen an diesen Schmerzempfindungen Theil. So wird berichtet, dass ein an Gelenkrheumatismus Erkrankter 5 Minuten nach Verschlucken von 1 g Antipyrin plötzlich Zahnweh in allen Zähnen des Unterkiefers, reissende Schmerzen hinter beiden Ohren und im Ohre selbst empfunden habe. Dieser Zustand hielt das erste Mal 3—4 Stunden, bei Wiedereinführung von Antipyrin 12 Stunden an und verband sich mit Catarrh der Augen und

[1]) Jennings, The Lancet, 1888, 25. Febr., pag. 364.
[2]) Lépine, La Semaine médicale. 1889, No. 8, pag. 57.
[3]) Watkins, The Lancet, 1889, 2. Nov., pag. 903.
[4]) Drasche, Wiener klin. Wochenschrift, 1888, No. 29, pag. 594.
[5]) Galippe, The Lancet, 20. October 1888, pag. 795.

Nase.[1]) Zu den genannten schmerzhaften Zuständen gesellt sich gar nicht selten — bei einer an acutem Rheumatismus erkrankten Frau und einem an Kopfschmerzen leidenden Mädchen schon 3 Minuten nach der Zufuhr des Mittels — ein starker Niesanfall,[2]) der bis zu $^1/_4$ Stunde fast ohne Aufhören anhalten kann, von starker, schnupfenartiger Schleimabsonderung der Nase gefolgt ist, und auch eine Schwellung der Nasenschleimhaut erkennen lässt. Dabei wird gleichzeitig in einigen Fällen Schwellung, Congestionirung des Gesichts bis zur Unkenntlichkeit, hauptsächlich der oberen Lippen und Nasengegend,[3]) Augenthränen und Schwellung der Conjunctivae mit reichlicher Secretion derselben beobachtet.

Auch Speichelfluss kommt hierbei vor. Bei einer Frau, die neben Gesichtsschwellung Augenthränen und Speichelfluss nach 1 g Antipyrin bekam, zeigte sich Druck auf die Parotis und Submaxillaris sehr schmerzhaft.[4]) Damit und mit Schwellung der Zunge vereint, sah man bei einem Kranken, hier aber nach jeder Antipyrinanwendung, kleine weisse Flecke auf der Buccal- und Labialschleimhaut bis an die Fauces heranreichend, die das Kauen unmöglich machten und nach 24 Stunden durch kleine, ziemlich schnell heilende Geschwüre ersetzt wurden. In einem anderen Falle zeigte sich zuerst heftiges Niesen, nach Aufhören desselben Schwellung der unteren Augenlider. Uvula und Arcaden waren geröthet, stark ödematös und etwas durchscheinend, ebenso die Plicae ary-epiglotticae. Auch hier fanden sich an der Zunge, den Lippen und im Pharynx weisse Flecke. Es ist nicht zu bezweifeln, dass der ursächliche Zusammenhang zwischen dem Antipyrin und diesen Schleimhautveränderungen vorhanden war.

Zu den catarrhalischen und Schwellungserscheinungen — an den letzteren kann auch der weiche Gaumen und die Uvula theilnehmen — gesellen sich bisweilen Functionsstörungen des Kehlkopfes. Ein Gefühl von Constriction auf der Höhe der Glottis oder ein Stechen in der Gegend der Cartilago thyreoidea oder die Empfindung, als ob zahllose Nadeln am Halse stächen, leiten einen Husten oder auch ohne diesen die Veränderungen in der Stimme ein. Diese wird bei Einigen umschleiert, heiser, rauh, beschwerlich. Wenn der Kranke grössere Anstrengungen macht, um Töne hervorzubringen, so entweicht ein Schrei und die Stimme bleibt so heiser, wie sie war. Diese Störung kann an Stärke abnehmend 1—10—20 Stunden bestehen bleiben. Sie tritt an demselben Menschen bei jedesmaliger Antipyrinanwendung auf, jedoch etwas schwächer nach einer kleineren Dose als die erste war. An Stelle der Heiserkeit ist auch absolute Aphonie beobachtet worden, die nur 2 Stunden anhielt.

Das Allgemeinbefinden leidet selbstverständlich bei solchen Störungen. Schwindel und Kopfschmerzen begleiten dieselben häufig. Das Gefühl von Hämmern im Kopf war in einem Falle, in welchem 0,6 g Antipyrin wegen Migräne verabfolgt worden war, so stark, dass die Kranke wie rasend umherlief, laut schrie, und den Eindruck von acuter Dementia machte.

---

[1]) Brandenburg, Correspondenzbl. f. schweiz. Aerzte. 1888, pag. 611.
[2]) Taylor Robb, The Lancet 1888, 18. July, pag. 163, u. A.
[3]) Grognot, Bulletin général de Thérapeutique, 1888, T. CXV., pag. 134.
[4]) Berger, Therap. Monatshefte, 1889, April.

Für einen Theil der hierhergehörigen Fälle gehören zur Vervollständigung des soeben gezeichneten Bildes noch Respirationsstörungen, die in verschiedener Gestalt auftreten. Brustbeklemmung, Schmerzen in der Brust, mühsame, bis zur Dyspnoe sich steigernde, und mit dem Gefühl der Erstickung einhergehende Athmung vereinen sich mit den Reizerscheinungen der Nase, des Kehlkopfes u. s. w. und verdanken ihr Entstehen wahrscheinlich der gleichen anatomischen Veränderung, nämlich der Schwellung der Schleimhäute der Respirationswege. Athmungsstörungen können aber auch zu anderen Symptomengruppen gesellt erscheinen. Sie wurden z. B. als Vorläufer des Antipyrinexanthems, gesehen und können Andeutungen des Cheyne-Stockes'schen Typus aufweisen. Die stertoröse Athmung des Collapses wird später noch eingehender erwähnt werden. In einem Falle traten 5 Minuten nach Verbrauch von 0,5 g Antipyrin Druck auf der Brust mit Erstickungsgefühl auf, wobei die Respiration beschleunigt und mühsam wurde. Alsdann erschien ein Ausschlag.[1]) Bei einer hysterischen Frau war die Dyspnoe von Pulsarhythmie, Syncope und Urticaria begleitet. Die Störungen in den Luftwegen können sich noch schwerer gestalten. Bei einer an Supraorbitalneuralgie leidenden Frau traten 4 Stunden nach dem Einnehmen von 1 g Antipyrin ausser Erbrechen und Schüttelfrost, Fieber, und beim Athmen stechende Schmerzen in den Lungen ein. Ueber beiden Lungen wurde exquisit tympanitischer Schall nachgewiesen. Die Erscheinungen waren nach 3 Tagen bis auf ein Erythem des Oberkörpers geschwunden, konnten jedoch auf eine erneute Antipyrindosis wieder hervorgerufen werden.[2]) Eine Lungenentzündung, die angenommen wurde, kann hier wegen der ganzen Art des Verlaufes wohl ausgeschlossen werden. Schüttelfrost und Fieber sind als paradoxe Beeinflussungen der Körpertemperatur durch Einwirkung auf die der entsprechenden Centren anzusehen. Das Zustandekommen von Blutungen in den Luftwegen als seltnere Nebenwirkung des Antipyrins ist nach den vorhandenen Mittheilungen als sicher anzusehen. So erschien bei einer an Gelenkrheumatismus leidenden Frau bei wiederholter Verabfolgung des Antipyrins jedesmal Nasenbluten, begleitet von Uebelkeit und Herzklopfen.[3]) Bei Flecktyphuskranken wurde Nasenbluten, sowie Bronchialblutung beobachtet,[4]) und bei einem an Hämoptoë erkrankten Menschen trat, nachdem das Blut vollständig aus dem Sputum geschwunden war, im Schweissstadium der Antipyrinwirkung eine erneute Lungenblutung auf.

An der Brustdrüse wurde im Verein mit Schwellungserscheinungen im Gesicht und Respirationsbeschwerden, lebhafte Spannung wahrgenommen. Auch auf die Milchsecretion soll ein hemmender Einfluss bestehen, der bei weiterer Bestätigung Anlass zur vorsichtigsten Handhabung des Antipyrin bei Säugenden geben würde. Nach drei Tagesdosen von je 0,5 g sah man die Milch vollständig versiegen.

---

[1]) Wingrawe, The Lancet, 1889, 17. Aug., pag. 313.
[2]) Leitzmann, Berliner klin. Wochenschr., 1887, pag. 531.
[3]) Ruge, Antip. u. d. antip. Mittel, Berl. 1885, p. 28. — Nasenbl. sah auch Peter (cit. in Rev. méd. de la Suisse rom., 1888, T. VIII., p. 634) bei einer Typhösen auftreten.
[4]) Pribram, Wiener medic. Wochenschrift, 1886, No. 47.

Nebenwirkungen seitens des Digestions- und Urogenitalapparates.

In einer Beobachtungsreihe war Aufstossen sehr häufig. Magendrücken, Brennen im Magen und besonders Schmerzen erscheinen nicht selten nach innerlicher, oder auch subcutaner Anwendung des Antipyrin. Die letztere Art des Zustandekommens legt die Annahme nahe, dass das Antipyrin in den Magen hinein ausgeschieden wird und hier entweder als solches, oder — was mir wahrscheinlicher dünkt — durch ein Zersetzungsproduct derartige Wirkungen äussert. Für das Entstehen der letzteren ist ein leerer Magen nicht Bedingung, doch kann ein solcher wohl eine Disposition für Magenstörungen abgeben. Die Schmerzen halten meist nur 5—10 Minuten an, können aber so stark werden, dass, wie es in einem Falle geschah, der Kranke sich krümmt, niederwirft und schreit. Bisweilen bilden diese Schmerzen die Einleitung zu dem Antipyrinexanthem.

Häufiger zeigen sich Ekelgefühl,[1]) Uebelkeit, Brechreiz und Erbrechen. Man beobachtete das letztere[2]) bei 27 an Erysipelas Erkrankten 8 Mal = 29,4 pCt., bei 17 an Pneumonie Erkrankten 1 Mal = 5,8 pCt. und bei 43 an acutem Gelenkrheumatismus Erkrankten 3 = Mal 6,9 pCt.

Der Gebrauch des Antipyrin vom Rectum aus konnte in den beiden zuerst angeführten Gruppen diese Nebenwirkung nicht hintenanhalten. Auch dies würde nicht für eine reflectorische, sondern für eine directe Wirkung, durch das in den Magen ausgeschiedene Antipyrin sprechen. Andere Beobachter[3]) sahen hingegen bei rectaler Anwendung des Mittels Erbrechen seltener erscheinen. Frauen scheinen mehr davon befallen zu werden (50 pCt.) als Männer (8 pCt.). Ebenso sollen leicht erregbare Menschen häufiger als andere daran leiden. Auch bei Typhösen ist die Frequenz des Erbrechens erhöht. In Bezug auf die Schnelligkeit des Eintritts widersprechen sich die Angaben. Nach der einen erfolgt das Erbrechen erst wenn die Hauptmasse des Medicamentes zur Resorption und Wirkung gelangt ist, nach der anderen entsteht es meistens gleich nach dem Einnehmen, seltener 2—3 Stunden später. Es hält verschieden lange bis zu zwölfstündiger Dauer[3]) an. Bei Kindern ist dasselbe in vereinzelten Fällen so störend, dass man die Anwendung des Mittels aufgeben muss. Eine Abstumpfung dieser Empfindlickeit ist übrigens bei Erwachsenen öfter gesehen worden. Von einem hindernden Einfluss soll es sein, dass vor und nach Verabreichung des Mittels keine grösseren Flüssigkeitsmengen aufgenommen werden. Ganz vereinzelt ist auch Blutbrechen als Nebenwirkung angegeben worden. Seltener sind Leibschmerzen und Diarrhoen. Die letzteren stellten sich bei einer an acutem Gelenkrheumatismus erkrankten Frau jedesmal nach der Dosis von 4 g ein, hörten jedoch nach Anwendung von Opium und Wismuth leicht auf. Dass Säuglinge Durchfall bekommen, wenn die Mütter Antipyrin nehmen, ist bereits erwähnt worden. Darmblutung nach Antipyringebrauch wurde bei Flecktyphus-Kranken gesehen.

---

[1]) Lehnhartz, Charité-Annalen, 1885, Bd. X. pag. 274.
[2]) Steinacker, Medicin. Correspondenzblatt, 1886, Bd. LVI., pag. 82, 84, 87.
[3]) Mitchell, The Therapeutic Gazette, 1885, pag. 176.

Seitens des Urogenitalapparates kommt als häufigste Nebenwirkung die Verminderung der Harnsecretion vor. In manchen Beobachtungsreihen scheint dieselbe so constant zu sein, dass ein Autor den Ausspruch that: „L'antipyrine ferme le rein".[1]) Es wurde beobachtet, dass ein Kranker Antipyrin zu nehmen verweigerte, weil es ihn 2—3 Tage lang am Harnlassen hindere. Mehrfach wurde eine 24stündige Harnverhaltung gesehen, auch Ischurie und Blasenkrämpfe, letztere namentlich bei Phthisikern. Unfreiwilliger Harnabgang ist auch einmal durch das Mittel veranlasst worden.[2]) Der Harn wies in einem Falle, in welchem nach 1 g Antipyrin unter anderem auch Oedeme an verschiedenen Körperstellen aufgetreten waren, kleine Mengen von Eiweiss und Zucker auf. Dieselben waren 1 Tag lang nachweisbar. Häufigerer und stärkerer Eiweissgehalt wurde im Harn von Pneumonikern dargethan. Auch Peptonurie soll hierbei vorkommen. Bei einem Kranken zeigten sich nach Einnahmen von 3,6 g Antipyrin in 30 Stunden tiefdunkle Färbung des Harns und in ihm Eiweiss, rothe Blutkörperchen und zahlreiche hyaline Cylinder. Erst nach 2—3 Tagen schwanden diese Stoffe.[3])

Unangenehme Beeinflussungen der Schwangerschaft sind bisher nicht mitgetheilt worden. Ich zweifle jedoch nicht daran, dass sich auch solche im Laufe der Zeit noch ergeben werden. Dass eine Störung der Menstruation zu Stande kommen kann, wird durch folgende Beobachtung bewiesen. Eine an Dysmenorrhoe leidende Frau bekam 0,9 g Antipyrin. Alsbald hörte die Menstruation ganz auf, und es zeigten sich Frost, Gesichtscyanose, Kopfschmerzen und Syncope, die allmählich erst wieder schwanden.[4])

Mehrfacher Antipyringebrauch kann, wie schon erwähnt, die Milchsecretion zum Aufhören bringen.

Störungen am Auge und Ohr.

Im Vergleiche zum Chinin sind die an den Sinnesorganen durch Antipyrin hervorgerufenen Nebenwirkungen an Häufigkeit, Stärke und Mannigfaltigkeit auffallend gering. An den Augen kommen die bereits beschriebenen Reizzustände — Schwellung der Lider, Injection und Schwellung der Conjunctivae sowie Thränenfluss vor. Hierzu gesellt sich sehr selten, ganz kurzdauernde Amaurose. In einem Falle wurde eine Dame, die früher Antipyrin gut vertragen hatte, ca. 20 Minuten nach Einnahme von 1 g desselben nach der Mahlzeit vollkommen blind und blieb es eine volle halbe Stunde, um erst allmählich wieder ihr Augenlicht zurückzuerhalten. Diesem Zustande waren druckartige Schmerzen im Hinterkopfe, Ohrensausen, Schwindel und Angstgefühl sowie Herzklopfen vorangegangen. Die Untersuchung ergab ausgesprochene, starke Hyperämie des N. opticus mit leichter Verwischung der Papillencontur. Die Conjunctiva bulbi war hyperämisch und neben reichlicher Thränensecretion bestand etwas Exophthalmus. Bei einem Manne, erschien Schwachsichtigkeit erst nach mehrmonatlichem Gebrauch von Antipyrin. Ebenso selten sind bisher

[1]) Renaut, Gazette hebdom. de Médecine, 1887, pag. 134.
[2]) Müller, Centralbl. f. klin. Medecin, 1884, No. 36.
[3]) Biggs, New York Medic. Journ., 1891, Vol. LIII., No. 2.
[4]) Huchard, Revue génér. de Clinique et de Thérap., 1889, 14. Janvier.

Gehörsstörungen gewesen. Ohrensausen und „Summen im Kopfe“, sowie leichte Schwerhörigkeit sind die einzigen hierbei berichteten Nebenwirkungen.

Das Antipyrinfieber.

Dagegen ist Uebereinstimmung einiger bei der Entfieberung durch Antipyrin auftretenden Nebenwirkungen mit den entsprechenden Chinin-Symptomen vorhanden. Das Antipyrin ruft dieselben jedoch häufiger und in viel belästigenderer Weise als Chinin hervor. Es ist dies ein wesentlicher Grund, weswegen manche Aerzte sich nicht dem Gebrauche des Antipyrins zuwenden. Die Entfieberung geht sehr oft unter mehr oder minder starker Schweisssecretion vor sich, die 1—5 Stunden anhalten und einen Wechsel der Wäsche nothwendig machen kann. Meistens tritt sie innerhalb der ersten, selten erst im Laufe der zweiten Stunde ein. Beobachtet wurde, dass wenn mit dem Beginne des Temperaturabfalls Schweiss eintrat, sich Gesicht und Extremitäten, letztere namentlich an den Streckseiten stark cyanotisch färbten und kühl wurden. Es kam die Schweisssecretion nach einem Bericht bei an Erysipelas Erkrankten in 25,9 pCt., und bei Pneumonikern in 47,0 pCt. der Fälle vor.

Beim Wiederanstieg der Körperwärme, aber auch ohne diesen kann nur Frösteln[1]) oder ein kräftiger Schüttelfrost mit Zähneklappern durch Antipyrin veranlasst werden. Der letztere wurde unter 122 Kranken 6 Mal = 4,9 pCt. beobachtet. Die Dauer desselben schwankt von 10 Minuten bis zu 1/2 Stunde. Abschwächung dieser Wirkung scheint beim Fortgebrauch nicht vorzukommen, wohl aber ein Stärkerwerden. So bekam ein Kranker (Typhus), der anfänglich wiederholt nur leichtes Frösteln aufwies, im weiteren Verlaufe mehrfach ausgesprochene Schüttelfröste. Eine weitere unangenehme Nebenwirkung ist die durch Antipyrin bisweilen hervorgerufene Hypothermie. Dieselbe soll bei Phthisikern besonders drohend sein. Die tief subnormalen Temperaturen können auch schon durch kleine Antipyrindosen entstehen. Bei einer an Typhus erkrankten Schwangeren wurden zwei Dosen von je 0,5 g verabfolgt. Die Körperwärme sank nach 7 Stunden auf 35,5° C. und trotz Anwendung von excitirenden Mitteln und künstlicher Erwärmung noch weiter, bei gleichzeitigem Bestehen von Cyanose, bis auf 34,5° C.[3])

Als letzte hierhergehörige Erscheinung ist das Antipyrinfieber, jene paradoxe Temperatursteigerung zu erwähnen, die ihr Analogon bei anderen fieberwidrigen Mitteln findet. Ziemlich häufig ist dieses Fieber Vorläufer, aber auch noch Begleiter eines Antipyrinexanthems. Es vergesellschaftet sich auch mit anderen Nebenwirkungen und wird meistens von einer ziemlich beträchtlichen Pulsvermehrung begleitet. Bisher hat der acute Gelenkrheumatismus am häufigsten zum Entstehen desselben Anlass gegeben, sodann Tuberkulose und andere Krankheiten. Mehrfach erfolgte die Temperatursteigerung durch Antipyrin erst nach längerem Gebrauche desselben. So waren bei einem

---

[1]) May, Deutsche medic. Wochenschr., 1884, No. 27, pag. 369.

[2]) Dujardin Beaumetz, Bullet. et Mém. de la Soc. de Thérap., Séance du 28. Janv. 1885, pag. 18.

[3]) Lutaud, Journal de Médecine de Paris, 1887, pag. 824.

Gelenkrheumatiker 6 Tage lang täglich 5 g Antipyrin gegeben worden, als plötzlich ein Exanthem mit gleichzeitiger Erhöhung der Körperwärme auf 40° entstand. Auf dieser Höhe verharrte die Temperatur bis zum Verblassen des Exanthems.[1]) In einem anderen Falle[2]) nahm ein Phthisiker 10 Tage lang vom 7. August an 2—5 g Antipyrin mit gutem Erfolge. Dann wurde das Mittel ausgesetzt. Als am 30. August von Neuem 2 g genommen waren, stellte sich Schüttelfrost von zweistündiger Dauer und Fieber ein. Die Temperatur ging von 38,2 in der Frühe auf 40,8 um 11 Uhr Vormittags, fiel Nachmittags auf 40,3 und stieg Abends wieder auf 40,7° C. Puls 160, Respiration 20 in der Minute.

Etwas anders war der Verlauf bei einer an subacutem Gelenkrheumatismus Leidenden, die täglich eine Woche lang 2—4 g Antipyrin genommen hatte.[3]) Am achten Tage entstand ein Fieberanfall, der nicht erklärt werden konnte. Als nach 6 Tagen wieder Antipyrin gereicht wurde, entstanden 3 Minuten später Schmerzen auf der Brust, im Magen und Unterleib, Blässe des Gesichtes, Todesangst, kalter Schweiss, Erbrechen, am anderen Tage ein Exanthem und eine Körpertemperatur von 39,2°, Puls 120. Nach 1 Monat wurde wieder 1 g Antipyrin gereicht. Darauf stieg die Körperwärme wiederum von 37,4° um 10 Uhr auf 40,8° um 12 Uhr, um dann allmählich bis zum nächsten Morgen wieder abzusinken.

Auch bei einem Kinde, das an acutem Gelenkrheumatismus litt, ist eine solche conträre Antipyrinwirkung gesehen worden. Es erhielt täglich 0,75 g von dem Mittel. Der Einfluss auf die Schmerzen war ein guter. Aber jeder Dosis folgten Erbrechen, Schwindel, Bangigkeit, Hitzegefühl im Kopfe. Ein anderes Mal erschienen Schmerzen in der Brust, Frost und Collaps mit Verlust des Bewusstseins, und als die Medication noch einmal wiederholt wurde, traten dieselben Symptome neben stertoröser Athmung, Prominenz der Augäpfel und Gedunsensein des Gesichtes und einer Erhöhung der Körperwärme auf 40° ein. Dass auch an nicht fieberhaften Krankheiten Leidende solche Temperatursteigerungen erfahren können, beweist der bereits angeführte Fall einer Dame, die wegen Supraorbitalneuralgie Antipyrin erhielt und danach neben anderen Symptomen Schüttelfrost und eine Körpertemperatur von 39° aufwies. Die höchste Temperatur, die bisher das Antipyrin hervorrief, betrug 41,5° C. bei einem Phthisiker, der auch ein Exanthem aufwies.[4])

Bezüglich der Erklärungsversuche für diese Nebenwirkungen verweise ich auf das beim Chinin Gesagte. Die Annahme, dass dieselben „durch ptomainähnliche Zersetzungs- oder Ausscheidungsproducte veranlasst werden, die aus der chemischen Verbindung von im Blute kreisenden Stoffen mit dem eingeführten Arzneimittel resultiren“, ist als bisher unbegründet von der Hand zu weisen. Zu erwähnen ist im Anschluss hieran, dass beim Wiederanstieg der Temperatur ein Hinausschnellen über den früheren Stand vorkommen kann. Auch äusserlich wahrnehmbare, verschiedenartige Wärme-

---

[1]) Fraenkel, Deutsche medic. Wochenschr., 1886, No. 43.
[2]) Laache, Centralbl. f. klin. Medicin, 1886, pag. 545.
[3]) Bernoulli, Correspondenzbl. f. schweizer Aerzte, No. 12, pag. 357.
[4]) Fedeli, Racoglitore medico, 1885, No. 20, pag. 314.

zustände des Körpers kommen vor. So hatte eine Dame, die neben anderen Nebenwirkungen nach 1 g Antipyrin blind geworden war, starkes Hitzegefühl in der gesammten rechten, dagegen starkes Kälte- und Taubheitsgefühl in der linken Körperhälfte. Dieser subjectiven Empfindung entsprach eine durch Befühlen wahrnehmbare entsprechende Differenz in der Hautwärme.

Die Störungen am Herzen.

Als die unangenehmsten und unter Umständen folgenschwersten Nebenwirkungen sind die seitens des Herzens auftretenden anzusehen. Sie lieferten bisher ausschliesslich die bereits angeführten Todesfälle, die dem Gebrauche des Antipyrins zugeschrieben werden. Sie treten entweder bald nach dem Einnehmen oder 1—4 Stunden[1]) später auf. Als leichteste hierhergehörige Einwirkung ist das mehrfach beobachtete Herzklopfen anzusehen, das bei verschiedenen, auch fieberlosen Zuständen, sich bemerkbar machte.

Bedrohlicher ist der Collaps, für den, wie es scheint, Kinder und besonders Diphtheritiskranke, eine erhöhte Disposition besitzen. Es kommen bei ihnen wie auch bei Erwachsenen drei Grade desselben vor, und zwar: 1. Leichter Grad. Kühle der Haut bei gleichzeitigem Schweiss und erhöhte Pulsfrequenz. 2. Schwerer Grad. Unregelmässiger, langsamer Puls, eiskalte Extremitäten, subnormale Temperatur, weite, reactionslose Pupillen, Benommenheit des Sensoriums. 3. Sehr schwerer Grad. Herzschwäche, flatternder, unzählbarer Puls. Beim Durchmustern der einschlägigen Fälle in der Literatur erkennt man, dass mannigfache Combinationen von Symptomen gerade hierbei das Bild eines solchen Collapses zusammensetzen können, und dass es deswegen unmöglich ist, einheitliche symptomatologische Gruppirungen zu gestalten, oder bestimmte Veränderungen, z. B. die des Pulses als mehr oder minder gefährlich anzusprechen. So fand man z. B. bei einem an Typhus erkrankten Kinde, das 0,8 g Antipyrin in 4 Dosen alle 10 Minuten bekam, nach 5 Stunden: sehr starke Schweisse, kühle Haut, eisig kalte, blaue Lippen, kühles Zahnfleisch, kalte Wangenschleimhaut und ein Coma, aus dem ein Erwecken fast unmöglich war. Dabei bestand Pulsverminderung und bedeutende Schwäche des Herzschlages. Nach 2 Stunden erfolgte jedoch Wiederherstellung. In einem anderen Falle[2]) dagegen wies ein Typhuskranker, der an 2 Tagen je 4 g Antipyrin erhalten hatte, auch wohl Schweisse, Kälte und Cyanose des Gesichtes und der Glieder und Collaps auf, aber sein Puls war unzählbar und fadenförmig. Aehnlich erging es einer Dame, die nach Einnehmen von 1 g Antipyrin alsbald Erbrechen bekam und wie todt hinfiel. Ein Priester wurde geholt, um ihr die letzte Oelung zu geben. Die Lippen waren blau, Puls klein und beschleunigt. Die Cyanose nahm noch am nächsten Morgen zu. Nach 24 Stunden waren diese Symptome, einschliesslich eines Exanthems geschwunden.

Collaps kann auch erfolgen, ohne dass der Puls Veränderungen zeigt, wie dies bei einem Phthisiker der Fall war, der nach Ein-

[1]) Fairland, British med. Journ., 1886, II., pag 629.
[2]) Drasche, Wiener medic. Wochenschr., 1888, pag. 672.

nehmen von zwei Dosen von je 1 g subnormale Temperaturen, Uebelkeit, Erbrechen aufwies und collabirte. Hier ist als Ursache die Hypothermie anzuschuldigen, die mehrfach als Folge zu jäher Antipyrinwirkung, wahrscheinlich auf Grundlage einer besonderen zeitlichen oder angeborenen Disposition entstanden, solche Collapse hervorrief.[1]) Der gleiche Ausgang ist auch öfters mit gleichzeitig eintretender Hyperthermie, dem Antipyrinfieber, beobachtet worden, so dass Cyanose des Gesichtes, stertoröse Athmung, Verlust des Bewusstseins und eine Körpertemperatur von 40° vereint waren.

Erwähnt zu werden verdient, dass ohne Collaps auch hochgradige Cyanose mit Luftmangel, Herzklopfen und erhöhte Respirations- und Pulsfrequenz, sowie sehr vermehrte Pulsfrequenz mit Herzklopfen und ohne Cyanose vorkommen kann. Die Dosirung scheint bei dem Zustandekommen der vorgenannten Wirkungen wenig betheiligt zu sein, da solche von 0,5—1—1,8—4 g sie hervorgerufen haben. Die Restitution kann in einigen Stunden, aber auch erst nach 2—3 Tagen erfolgen.

Störungen im Centralnervensystem.

Die letzte Gruppe von Nebenwirkungen umfasst die das Centralnervensystem betreffenden. Mehrfach wurde Benommensein des Kopfes, leichter Stupor, eine geringe Somnolenz sowie Schlaffheit und allgemeine Apathie gefunden. Seltner ist Schlafsucht, sowie tiefer Sopor, in der Art, wie es der weiter unten erwähnte Bericht darthut. In einem Falle soll dadurch eine achtzehntägige Amnesie erzeugt worden sein.[2]) Schwindelgefühl zeigte sich einmal neben Erbrechen bei einer anämischen Person, kommt aber häufiger als Vorläufer von Collaps zur Beobachtung.

Auf die Schmerzempfindungen, die das Antipyrin bei einzelnen Individuen hervorruft, habe ich bereits hingewiesen. Dieselben können sich nur auf gewisse Regionen, wie Gesicht, Mund, Zähne, Nase, Brust u. s. w. erstrecken, oder als lancinirende den ganzen Körper befallen. Manche bezeichnen sie in leichtem Grade als eine Art von Reissen oder Nadelprickeln. Dazu gesellt sich bisweilen eine eigenthümliche Unruhe in den Beinen, Ziehen, Ameisenlaufen, mehr quälend als unangenehm, welche die Kranken nöthigen, die Glieder zu beugen, zu bewegen und sie nicht lange auf einem Flecke zu lassen. Zittern der Hände mit allgemeinem Uebelbefinden und Schwäche, sowie bald vorübergehende Krampferscheinungen in einzelnen Gliedern[3]) sind ganz vereinzelt mitgetheilt worden. So bekam eine an Nephritis leidende Frau nach ca. 6 g Antipyrin neben anderen schweren Symptomen, Krämpfe in der Muskulatur des Gesichts, Nackens und Kehlkopfs.

Wie ich bereits anführte, wurde es auf Grund von zwei Fällen bald nach dem ersten Gebrauche des Antipyrin für möglich erwiesen, dass Convulsionen dadurch hervorgerufen werden können. Der causale Zusammenhang konnte damals, zumal es sich um tödtliche Ausgänge handelte, nicht dargethan werden. Die Individualität der Menschen und ihre Reactionsfähigkeit auf Medicamente ist aber so

[1]) May, Deutsche medic. Wochenschr., 1884, No. 24, pag. 369.
[2]) Hardy, Bullet. de l'Académie de Médec., 1888, pag. 245.
[3]) Purdon, Brit. medical Journ., 1889, I., pag. 1345.

unendlich verschiedenartig, dass sich, falls hier wirklich eine solche unangenehme Nebenwirkung vorlag, im Verlaufe mehrjähriger Anwendung des Mittels eine Wiederholung derselben vorhersagen liess. Leichtere, derartige Krampfzustände wurden soeben erwähnt.

Es liegt aber auch der Bericht[1]) über eine Antipyrinepilepsie vor. Es handelte sich um einen an Keuchhusten leidenden, sonst gesunden Knaben, bei dem jede andere Möglichkeit für das Entstehen der nachbenannten Symptome sicher ausgeschlossen werden konnte. Er erhielt drei Wochen lang täglich 1,2 g Antipyrin je in 3 Dosen. Darauf zeigt sich wiederholtes Erbrechen, gefolgt von Somnolenz. Diese geht bald in tiefen Sopor über. Der Harn wird unwillkürlich gelassen. In diesem Zustande stellen sich motorische Reizerscheinungen stürmischer Art ein, gehäufte, epileptische Krampfanfälle, serienweise, theils complete mit allgemeinen Convulsionen, die in bestimmter Reihenfolge eintreten, theils incomplete mit partiellen, einseitigen Zuckungen und Muskelspannungen, Zähneknirschen, Jactation; eigenthümlicher Athemtypus — schnüffelnde Inspiration und längere Pausen nach Art des Cheyne-Stokes'schen Phänomens — Arhythmie der Herzthätigkeit, Pupillenerweiterung. Gleichzeitig entsteht ein maculöses Exanthem bei subnormaler Temperatur und verlangsamtem, gespanntem Puls. Am dritten Tage nach der Erkrankung begann sich das Bewusstsein aufzuhellen. Die Krämpfe klangen ab und kehrten vom vierten Tage an nicht wieder. Einige Tage hielt noch eine Ermüdung an, dann erfolgte volle Genesung. Während der ganzen Krankheit bestand Acetonurie.[1])

Auch Delirien sollen unter 27 Beobachtungen von Erysipelas einmal als Antipyrin-Nebenwirkung vorgekommen sein. Lähmungen erscheinen ebenfalls. Eine solche wurde bei einem Mädchen beobachtet, das 0,5 g Antipyrin einnahm und danach neben Athembeschwerden und Collaps eine Lähmung der linken Seite bekam. Selbst Erschlaffung der Schliessmuskeln von Anus und Blase kamen vor.

Manche der unangenehmen Symptome können sich als Nachwirkungen noch mehrere Wochen lang wiederholen.

Therapeutische Maassnahmen sind gegen die Nebenwirkungen durch Antipyrin nicht zu ergreifen. Die Collapszustände müssen symptomatisch, wie jeder andere derartige Zustand, mit warmen Einwicklungen, Frottirungen, reizenden Klystieren, innerlichen und subcutanen Analepticis (Tctr. Moschi etc.) bekämpft werden. Empfohlen wurde hierfür die Injection von 1 mg Morphin. Diese kleine Menge kann keinenfalls schaden — man kommt aber auch ohne sie zum Ziele. Die lästigen Schweisse kann man durch gleichzeitige Darreichung von 0,005 g Agaricin, oder 0,001 g Atropin in Pillenform 10—15 Minuten vor der Antipyrineinführung mindern. Man wird sich aber nur ganz ausnahmsweise dazu entschliessen, weil die häufigere Benutzung jener beiden Stoffe bedenkliche Wirkungen zeitigen kann. Auch gegen sonstige Nebenwirkungen des Antipyrin, zumal die Hautexantheme, ist Atropin als Antagonist zu ca. 1/2 mg empfohlen worden. Da diese aber spontan weichen, so liegt kein Grund für eine solche Therapie vor.

[1]) Tuczek, Berliner klinische Wochenschrift, 1889, No. 17, pag. 374.

Riechen an starkem Essig liess in einem Falle den Niesreiz augenblicklich aufhören.[1]) Die Mischung von Antipyrin mit Cocaïn um die subcutane Injection des ersteren schmerzlos zu machen, wird nur dann ihren Zweck erfüllen, wenn Cocain in zur localen Anästhesie genügender Menge eingeführt wird; alsdann liegt aber die Möglichkeit vor, entferntere Nebenwirkungen des Cocaïn entstehen zu sehen, welche unangenehmer als die localen des Antipyrin sind. —

Salipyrin. Dieses als Fiebermittel geprüfte kristallinische, herbsäuerlich schmeckende salicylsaure Antipyrin enthält 57,7 Theile Antipyrin und 42.3 Theile Salicylsäure. Man bedarf 6 g desselben, auf stündliche Zwischenräume vertheilt, um eine Erniedrigung der Körperwärme herbeizuführen. Doch ist diese Dosis wegen der Gefahr von Nebenwirkungen zu hoch normirt. Schon 3 g können alarmirende Symptome erzeugen. Die Entfieberung geht unter Schweiss vor sich. Gleichzeitig mit der Temperatur sinkt die Pulsfrequenz. Bisher sind schon manche unangenehme Nebenwirkungen dieses Stoffes gesehen worden. Seitens der Haut: Exantheme. Dasselbe dehnte sich in einem Falle[2]) über den ganzen Körper aus und hatte wesentlich ein papulöses, hier und da auch ein der Urticaria ähnliches Aussehen. Es verschwand nach 3—4 Tagen unter allmählicher Abblassung. Ferner entstand nach Einnehmen mehrerer Dosen von je 1 g Schweiss, mehrfaches Erbrechen und Mattigkeit. Diese Symptome schwanden in einem Falle bald, und als nach 5 Tagen wiederum in 12 Stunden 3 Dosen von je 1 g gegeben worden waren, traten neben einem Exanthem, auch ein: Unruhe, Stöhnen, Erbrechen, Sprach- und Bewusstlosigkeit. Die Pupillen reagirten nicht und waren erweitert. Urin und Stuhl gingen unwillkürlich ab. Im ersteren war Eiweiss und Zucker nachweisbar. Allmählich kehrte das Bewusstsein wieder. Als Nachwirkung blieben heftige Kopfschmerzen, Durst, Schlingbeschwerden und Trockenheit der Zunge zurück.[3])

Antifebrin.

Das lange bekannte Acetanilid oder Phenylacetamid ($C_6 H_5 NH . C_2 H_3 O$) trat seit dem Jahre 1887 in einen vielfach erfolgreichen Wettbewerb mit dem Antipyrin. Abgesehen von seiner Billigkeit, seiner Patentlosigkeit, befähigten es hierzu zum nicht geringsten Theile die Angabe, dass ihm unerwünschte Nebenwirkungen nicht in dem Umfange und der Häufigkeit zukämen wie dem Antipyrin. Das folgende wird hierfür im Wesentlichen die Bildung eines Urtheils gestatten.

Die Verbindung ist kristallinisch, sehr beständig, und schwer in Wasser löslich. Interesse erregt, in Bezug auf das Entstehen von Nebenwirkungen das Schicksal des Acetanilids im Körper. Unverändertes Acetanilid aus Harn von Menschen zu gewinnen, die das Mittel in gewöhnlichen Dosen eingenommen, gelingt nicht. Es wird vielmehr bei Menschen ein Theil desselben zu Acetylparaamidophenol oxydirt und als eine Aetherschwefelsäure ausgeschieden.[4]) Nicht festgestellt ist, ob daneben noch eine andere Schwefelsäure, etwa Paramidophenolätherschwefelsäure gebildet wird. Nur wenn ein Uebermaass von Acetanilid genommen wird, z. B. 30 g, dann erscheint auch die

---

[1]) Drasche, Wiener klin. Wochenschr., 1888, No. 29, pag. 593.
[2]) Guttmann, Berliner klin. Wochenschr., 1890, No. 37, pag. 837
[3]) Kollmann, Münchener med. Wochenschr., 1890, No. 47, pag. 831.
[4]) Mörner, Zeitschr. f. physiologische Chemie, 1889, Bd. XIII., pag. 12.

unveränderte Substanz im Harn, wie dies in einem Falle festgestellt wurde. Phenol oder Anilin wurden von mehreren Untersuchern auch bei sorgfältigster Nachforschung vermisst — die gegentheilige Angabe ist unrichtig, besonders wenn, wie dies neuerdings Jemand that, Eisenchlorid als Reagens benutzt wird, ohne dass es ein solches ist.

Unangenehme Wirkungen sind mehrfach dadurch hervorgerufen worden, dass von Laien ohne ärztliche Verordnung Antifebrin in zu grossen Dosen z. B. zu 4 g eingenommen wurden. Schuld daran ist, wie auch sonst, die häufig rücksichtslose Reclame von Händlern und Fabrikanten, denen die summa salus nur ihr Gelderwerb ist, und die vielleicht trotz besseren Wissens Dinge in Tageszeitungen für unschädlich anpreisen, die schwere Schädigung der Gesundheit hervorzurufen im Stande sind. Besitzt zufällig ein solcher Mensch den Doctortitel, so wird ihm der Zeitungsleser von Durchschnittsbildung unbedingt Glauben schenken. Zu rügen ist aber auch das Verfahren der Apotheker, die ohne ärztliche Verordnung derartige Präparate, so lange sie nicht in die Pharmacopoe aufgenommen sind, abgeben, obschon sie wissen müssen, dass sie nicht indifferent sind.

Die Dosirung soll für den Tag nicht mehr als 3 g betragen. Es wurde aber auch bis zu 6 g[1]) gereicht. Die Individualität spielt selbstverständlich auch hierbei eine Rolle, so dass bestimmte Grenzen schwer zu ziehen sind. Im Allgemeinen sollen kräftige Männer mehr brauchen um fieberwidrige Wirkungen zu erfahren als schwache Frauen.[2]) Einzeldosen von 0,25—0,5 g reichen meistens für die Herabsetzung abnorm hoher Körperwärme aus. Die Verabfolgung kann in abgetheilten Pulvern in Wasser aufgeschwemmt oder in Oblaten geschehen. Die gewöhnliche Wirkungsart besteht darin, dass etwa $\frac{1}{2}$ Stunde nach der Darreichung die Entfieberung beginnt, die Körpertemperatur nach 3—5 Stunden den tiefsten Stand erreicht und alsdann ein zuerst langsames, später rascheres Ansteigen erfolgt. Die ganze Periode mit Abfall und Wiederanstieg erfordert 3—12 Stunden.[2])

Von diesem Normalverhalten kommen nun in mannigfacher Weise Abweichungen vor, bis zu den schlimmsten, dem tödtlichen Ausgang. Die Schuld des Antifebrin an einem solchen scheint nach dem vorhandenen Material sichergestellt,[3]) wenn auch in einem derartigen Falle die übergrossen, aus Irrthum gereichten Mengen direct die Veranlassung dazu gegeben haben. Die Ursachen eines solchen, atypischen Verhaltens sind — sobald Fehler in der Verabfolgung auszuschliessen sind — der Individualität, d. h. der eigenthümlichen Anlage oder dem zeitigen Leiden des Betreffenden zuzuschreiben. Weder für die erste noch die zweite Gruppe ist eine Erklärung möglich — wir wissen ja leider noch so wenig Wesentliches vom gesunden und kranken Körper! Gerade deswegen ist es aber nothwendig, das vorhandene thatsächliche Material zu beherrschen. Ein Unterschied in der Einwirkung kann durch den fieberhaften oder fieberlosen Zustand bedingt sein. So beobachtet man im ersteren sehr oft Hautröthe, im letzteren fast nie.[4]) Fiebernde zeigen eine besondere Neigung zu Herz-

---

[1]) Riese, Deutsche medic. Wochenschr., 1886, No. 47, pag. 836.

[2]) Cahn u. Hepp, Berliner klin. Wochenschr., 1887, pag 4.

[3]) Hardy, Bulletin de l'Académie de Médecine, 1888, Tom. XIX., pag. 246.

[4]) Sécretan, Revue médic. de la Suisse romande, 1887, No. 6, pag. 305.

schwäche. Nebenwirkungen treten leicht bei Personen mit allgemeiner Körperschwäche ein. Bei Phthisikern scheint bei höheren Dosen leichter als bei anderen Menschen Collaps einzutreten. Frauen zeigten in manchen Beobachtungsreihen[1]) besonders leicht Cyanose. Von der längerdauernden Verabfolgung bei Blutarmen wird entschieden abgerathen; denn man kann auch im gesunden menschlichen Organismus bei lange dauernder Verabreichung (4—6 Wochen) von grösseren Tagesdosen (2—3,0 g) künstlich eine, der Anilincachexie ähnliche Blutarmuth erzeugen, indem die rothen Blutzellen bei intensiver Methämoglobinbildung ausgelaugt werden und der Farbstoffgehalt des Blutes successive sinkt.[2]) Bei Menschen, die chronisch dies Mittel in grossen Mengen gebrauchten, sind, wie in den folgenden Berichten zu finden ist, ebenfalls Zustände gesehen worden, die auf eine schwere Blutveränderung schliessen liessen.

Die Nebenwirkungen erscheinen entweder sehr bald nach der ersten Dosis, oder nach Stunden. In manchen Fällen rief erst die zweite oder mehrfache Dosis dieselben hervor. So nahm eine junge Dame morgens nüchtern einen Theelöffel voll Antifebrin und 10 Stunden später noch einen zweiten. Kurze Zeit nachher erfolgte die medicamentöse Erkrankung. Eine andere nahm in 4 Tagen 8 Mal 0,2 g des Mittels ohne Nachtheil. Eine Stunde nach der neunten Gabe erkrankte sie. Ausser Nebenwirkungen beobachtet man bei einzelnen Kranken und Krankheiten eine Unsicherheit in der Wirkung oder ein volles Versagen, für die eine Erklärung auch nicht vorhanden ist. Die angeborene Individualität, noch mehr aber jene, in der Einleitung zu diesem Werke hervorgehobene unübersehbare Verschiedenheit der, wenn auch mit gleichen Namen belegten Krankheitszustände besonders nach der chemischen Seite hin, sind vorzüglich als ätiologische Factoren anzusprechen. Die Höhe der Dosis kommt von der niedrigsten wirksamen aufwärts an kaum in Betracht. So erhielt man[3]) in einer Beobachtungsreihe von 85 Einzelfällen bei 26 Kranken (Typhus, Tuberculose) nach 0,25 g Temperaturerniedrigungen von 0,1—3,0° C., nach 0,5 g von 0,4—4° C., nach 1—2 g von 1—3° C. Bei Lungentuberculösen ist mehrfach eine auffallende individuelle Schwankung in Bezug auf die Wirkung des Medicamentes gesehen worden, derart, dass oft 0,25 g eine volle Apyrexie, dagegen 1 g eine wenig intensive Wirkung aufwies.

Aus einem anderen klinischen Material ergab sich, dass die grösste Abnahme der Körperwärme durch Antifebrin bei Abdominaltyphus zu Stande komme, dann folgt die croupöse Pneumonie, Pleuritis, chronische Pneumonie, Rheumatismus und zuletzt das Puerperalfieber.

Bei nicht frischen Fällen von acutem Gelenkrheumatismus versagte das Mittel meist vollständig. Bei 15 damit Behandelten fehlte 6 Mal der Heilerfolg.[4]) Ja meistens zeigte sich die antipyretische Wirkung erst nach einiger Zeit, am anderen Tag oder nach einigen Tagen. In einem solchen Fall vermochte das in genügender Stärke gegebene Mittel erst am fünften Tage die Temperatur auf die Norm

---

[1]) Bauer, The Therapeutic Gazette, 1887, pag 788.
[2]) Herczel, Centralbl. f. d. medic. Wissensch., 1887, No. 30, pag. 550.
[3]) Bernheim et Simon, Revue médicale de l'Est, 1888, No. 4, pag. 97.
[4]) Seiffert, Ueb. Antifebrin u. seine Anw. b. Gelenkrh., Berlin 1887, p. 25. 26.

herabzudrücken — und auch dieser Erfolg war nur vorübergehend. So wurde ferner trotz Antifebringebrauch in einem Falle Gelenkeiterung gesehen. Bei einem Pneumoniker trat einmal selbst nach einem Tagesverbrauch von 4,5 g täglich keine Wirkung ein.[1])

Dass es sich in solchen Fällen wahrscheinlich immer nur um eine fehlende Relation zwischen dem Medicament und der Krankheit handelt, während ein anderes Heilmittel dabei erfolgreich sein kann, beweisen 2 gut beobachtete Fälle von Erysipelas, in denen Antifebrin keine Wirkung, wohl aber Antipyrin eine solche hervorrief.[2])

Bei einem mit Nasendiphtherie und Scharlach behafteten Kinde sank die Körperwärme, trotz fast stündlichem Eingeben von 0,15 g Antifebrin meist gar nicht oder nach 1—2 Stunden um einige Decigrade. Dies kommt einer Wirkungslosigkeit gleich. Bei einem anderen schweren Scharlachfall wurden 0,2 g Antifebrin mit demselben Misserfolge gereicht. Malariakranke zeigen ein refractäres Verhalten gegenüber Antifebrin. Auch bezüglich der schmerzstillenden Wirkung des Antifebrin sind individuelle Verschiedenheiten gesehen worden. So schwinden bei einzelnen Tabischen die Schmerzen schnell, bei anderen wenig oder gar nicht.[3])

Wie bei so vielen Heilmitteln findet in gewissen Grenzen auch an das Antifebrin Gewöhnung statt,[4]) wenn es längere Zeit gebraucht wird. Es gielt dies besonders von der schmerzstillenden, weniger von der temperaturerniedrigenden Wirkung. Ausnahmen hiervon kommen selbstverständlich häufig genug vor. So verbrauchte ein Typhöser 11 Tage lang Antifebrin ohne jeglichen Verlust in der Wirkung, und ein an Neuralgie leidender Mann nahm in 12 Monaten 509 g ohne Schaden und ohne Abschwächung in der Schmerzstillung und wird das Mittel wahrscheinlich bis an sein Lebensende gebrauchen.[5]) In einem anderen Falle jedoch, in dem eine Nekrose der Tibia bestand, war Antifebrin, um Schlaf zu erzeugen, Monate hindurch genommen worden. Die Dosen betrugen zuletzt je einen Theelöffel. Insgesammt waren 1800 g Antifebrin verbraucht worden. Obschon Schlaf durch das Mittel jederzeit hervorgerufen werden konnte, hatte der chronische Gebrauch desselben wahrscheinlich tiefer gehende Störungen in der Oeconomie des Körpers resp. dem Blute erzeugt, wie dies das bleiche Aussehen von Lippen und Extremitäten bewiesen. Von einer cumulativen Wirkung kann nach den vorhandenen Mittheilungen nur insoweit die Rede sein, als in einigen Fällen[6]) bei besonders hierzu disponirten Menschen, erst nach längerem Gebrauche des Antifebrins ein Kleinerwerden des Pulses sowie einige andere Nebenwirkungen auftreten.

Störungen im Allgemeinbefinden, im Blute und am Herzen.

Als eine besonders für Fiebernde unangenehme Beigabe der Wirkung dieses Mittels ist zu betrachten, dass der Stickstoffstoffwechsel

[1]) Huber, Correspondenzblatt f. schweiz. Aerzte. 1887, pag. 2.
[2]) Sippel, Münchener medic. Wochenschr.. 1887, pag. 216.
[3]) Fischer, Münchener medic. Wochenschr.. 1887, 23.
[4]) Weill, Bullet. génér. de Thérapeut., 1887, Févr.. pag. 150.
[5]) Richter, Deutsche Medizinalzeitung, 1888, No. 68, pag. 814.
[6]) Lang, Wiener medic. Presse, 1887, pag. 768.

ausserordentlich stark dadurch angeregt wird. Bei Hunden rufen Tagesdosen von 4—5 g eine bedeutende Vermehrung des Eiweisszerfalles hervor, im Mittel 30,8—35,7 pCt., im Maximum 77,7—78,8 pCt. über den normalen Eiweissumsatz. Thiere, die Acetanilid in grösserer Menge erhalten haben, bekommen ein schmutzigbraunes Blut, in welchem der Methämoglobinstreifen sichtbar ist. Die Blutkörperchen wurden von einigen Beobachtern weder in Gestalt noch an Zahl verändert gefunden; ein anderer fand, dass sich dieselben unter dem Mikroskope nicht mehr in Geldrollenform anordneten; sie erschienen mehr kuglig, scharf begrenzt, in einzelnen Fällen blass, etwas granulirt, selten in „Schatten." Die Zahl schien nicht wesentlich alterirt. Bei Hunden, die mehrere Tage lang grössere Mengen Antifebrin erhielten, zeigten sich variable Mengen gelösten Blutfarbstoffs im Serum. Die entsprechenden Untersuchungen am Menschen haben andere Resultate ergeben. So wurde sicher bei 3 von 5 an Gelenkrheumatismus Leidenden, Tagesdosen von 2 g Antifebrin erhaltenden Frauen Methämoglobin im Blute nachgewiesen.[1]) Beim Schütteln des Blutes mit Luft verschwand der Methämoglobinstreifen nicht, als Beweis dafür, dass ein Theil des Blutfarbstoffs für den Respirationsprocess unbrauchbar geworden. Erst nach mehrtägigem Gebrauch, und nicht bei allen Individuen erscheint also dieses Product im Blute. Es bleibt darin auch nach dem Aussetzen des Antifebrins noch 1—2 Tage nachweisbar, jedoch nicht so lange wie die dasselbe meist begleitende Cyanose. Ein anderer Beobachter[2]) sah das gebildete Methämoglobin in wenigen Stunden wieder verschwinden, während noch Andere es überhaupt nicht fanden. Ich will hierbei bemerken, dass es guter Uebung im Spectroskopiren von Blut bedarf, um geringe Mengen von Methämoglobin nachzuweisen. Manche anderweitige Divergenzen in Bezug auf dieses oder andere Producte des Blutfarbstoffs, besonders das Hämatin, das aus dem Methämoglobin hervorgehen kann, erklären sich auf diese Weise. Anfänger im Untersuchen und auch solche, von denen man diese Kenntniss erwarten durfte, haben die positiven spectroskopischen Befunde Anderer geleugnet.

Die Untersuchung auf Methämoglobin hat für das erste Feststellen dieses Stoffes in so dicker Blutschicht zu geschehen, dass nur rothe Strahlen durchgelassen werden. Der im Roth erscheinende Absorptionsstreifen verschwindet auf Zusatz von Schwefelammonium. Meiner Ansicht nach ist eine einfache Methämoglobinämie nicht sonderlich zu fürchten. Mit dem Fortlassen des Mittels schwindet sie auch meist schnell. Längeres Bestehen beschwört aber die Gefahr einer Hämatinbildung im Blute herauf, da nachgewiesen wurde,[3]) dass schon die Einwirkung der Bluttemperatur ausreicht, um Methämoglobin in Hämatin überzuführen. Hämatin erleidet aber keine Rückbildung zu normalem Blutfarbstoff; die Functionen der rothen Blutkörperchen sind dann gestört oder aufgehoben und die mannigfaltigsten functionellen, meist schweren Störungen, wie Somnolenz, Bewusstlosigkeit, Athmungsstörungen sind die Folgen einer solchen Blutvergiftung.[4])

---

[1]) Müller, Deutsche medic. Wochenschr., 1887, No. 2, pag. 27.
[2]) Lépine, Revue de Médecine, 1887, T. VII., pag. 581.
[3]) L. Lewin u. Posner, Centralbl. f. d. medic. Wissensch., 1887, No. 20.
[4]) L. Lewin, Archiv f. experim. Pathologie u. Pharmakologie, 1889, Bd. XXV.

Ich führte bereits an, dass die Methämoglobinämie vielfach von einer, nicht mit Circulations- und Respirationsstörungen verbundenen **Cyanose** begleitet ist. Ich zweifele auch nicht daran, dass diese beiden Erscheinungen ursächlich zusammenhängen. Dass die Cyanose ohne spectroskopisch nachweisbare Methämoglobinämie bestehen kann, darf zugegeben werden. Man wolle aber bedenken, dass ein Blut methämoglobinhaltig sein kann, ohne dass das Spectroskop dies anzeigt, und dass, wenn Cyanose mit Methämoglobinämie bestanden hat, und die letztere alsdann, soweit dies nachgewiesen werden kann, schwindet, doch immer mindestens 1—2 Tage noch Methämoglobin in der Blutbahn vorhanden sein muss. Das Aussehen eines solchen Blutes verräth dieses, während ein gewöhnliches Spectroskop es wegen seiner Leistungsunfähigkeit negirt. Die Möglichkeit ist nicht von der Hand zu weisen, dass an dem Zustandekommen der Cyanose auch eine venöse Ueberfüllung betheiligt ist — doch immer nur in zweiter Reihe.

Bald nach dem Bekanntwerden dieser Antifebrinwirkung sprach ich die Vermuthung aus,[1]) dass sie möglicherweise auf einer Anilinwirkung beruhen könne. Es ist diese Frage mehrfach auch experimentell behandelt worden, ohne dass es jedoch eigentlich bis heute gelungen ist, sie im positiven Sinne unanfechtbar zu erledigen. Wahrscheinlich ist ein Zusammenhang im angedeuteten Sinne vorhanden. Individuell verschieden ist auch hierbei die Disposition für das Entstehen dieses Symptoms. Unterschiede in der Stärke desselben wurden z. B. bei Epileptikern beobachtet, die in ca. 2½ Monaten 100—167 g Antifebrin verbrauchten.[2]) Nase und Kinn verfärben sich bläulich, die Augen sind von blauen Ringen umgeben, auf der Höhe der Stirn erscheint ein blauer Streifen, auch die Endphalangen der Finger und gar nicht selten die Schleimhäute zeigten dieselbe bläuliche Färbung. Wie bei dem analogen Zustand nach Anilinaufnahme, weiss der Kranke nichts von seinem eigenthümlichen Aussehen, bevor er sich im Spiegel gesehen — so wenig oder gar nicht braucht dieser Zustand sich subjectiv bemerkbar zu machen. Bisweilen ist die Blaufärbung sehr intensiv — besonders, wenn die Dosen zu hoch waren. In einem derartigen Falle[3]) — es waren 6 g in 2 Dosen innerhalb 4 Stunden genommen worden — erschien das Gesicht bleich, Ohren, Lippen, Nasenspitze, Nägel dunkelblau, die Sclerae grauschwarz, die Zunge dunkelblaugrün. Nach Einnehmen von 2,5 g war dieses Blausein so stark, als wenn die hochgradigste Larynxstenose bestände. Die Haut war livid wie bei einem Sterbenden und die Extremitäten kühl. Nach Einnehmen von 30 g Acetanilid war der ganze Körper einschliesslich der Nägel und Schleimhäute blauschwarz geworden und blieb es 3 Tage. Danach stellte sich am Auge erkennbarer Icterus ein.[4]) Wo vorher Exantheme bestanden, da nehmen diese ebenfalls eine bläuliche Färbung an, wie dies z. B. bei Erysipelas beobachtet wurde.[5]) Die Cyanose kann von Stunden bis zu Tagen bestehen bleiben.

---

[1]) L. Lewin, Berliner klin. Wochenschr., 1887, No. 5.
[2]) Faure, Comptes rendus hebd. de la Société de Biologie, 1887, pag. 401.
[3]) Freund, Deutsche medic. Wochenschr., 1888, No. 41.
[4]) Hartge, Petersburger medic. Wochenschr., 1890, No. 8, pag. 69.
[5]) Widowitz, Wiener medic. Wochenschr., 1887, No. 17, pag. 529.

Ist in den eben gezeichneten Fällen die Cyanose ein für sich ohne anderweitige Störungen bestehendes Symptom, so kommen doch gar nicht selten auch solche vor, in denen sie sich mit wirklichem, verschieden starkem Collaps paart. Es ist selbstverständlich, dass solche Collapse besonders bei Fiebernden, Typhösen, Pneumonikern u. A. m. zu fürchten sind. Depression der Herzthätigkeit, Herabsetzung der kinetischen Energie dieses Organes sind Einwirkungen, die vielleicht mehr dem Mittel selbst als der Individualität der Kranken zuzuschreiben sind. Der Puls war in einer Beobachtungsreihe[1]) bei anämischen, lungenkranken Kindern immer klein, leicht wegdrückbar, fadenförmig. Die Nachwirkung auf das Herz dauerte 24—48 Stunden und darüber an. Die insufficiente Herzthätigkeit gab sich vornehmlich im Bereiche des Pulmonalkreislaufs kund, was bei der geringen Druckkraft des rechten Ventrikels unschwer zu erklären ist. Einer bedeutenden Vermehrung der Pulsfrequenz — selbst bis zu 160 Schlägen in der Minute — wird in einzelnen Mittheilungen ebenfalls gedacht.[2]) Ebenso wird ziemlich häufig von einer Arhythmie des Pulses berichtet, zu der sich Kleinheit oder Flattrigkeit hinzugesellte.

Schon beim Beginn des Schweissausbruches haben manche Kranke neben Cyanose ein Gefühl der Schwäche und des Abgeschlagenseins, etwa in der Art, als wenn ein Collaps drohte. Meist geht es ohne einen solchen vorüber; doch wurde er auch nach relativ kleinen Dosen, z. B. 3—4 Stunden nach einer zweiten Dosis von 0,5 g neben lang dauernder Nausea, in einem anderen nach ca. 0,4 g in 2 Dosen[3]) beobachtet. Die Prostration ist meist nicht gefahrdrohend.

Ohnmacht und Verlust des Bewusstseins kommen seltner vor, doch sind Fälle berichtet, in denen solche comatösen Zustände viele Stunden anhielten. Ein Kind, das 0,24 g erhalten hatte, wurde bald bewusstlos, die Pupillen reagirten nicht mehr, die Respiration war oberflächlich, der Puls beschleunigt und der ganze Körper tiefblau.[4]) Diesen Zustand kann der intensivste Schweiss begleiten, wie die folgende Beobachtung lehrt. Ein tuberkulöser junger Mann erhielt 0,6 g Antifebrin in Milch. Nach 15 Minuten war er über und über in Gluth; nach 30 Minuten erschien der ganze Körper roth und übermässig mit Schweiss bedeckt; nach 1 Stunde war die Körperwärme bedeutend gesunken, der Kranke klagte über Kälte und Frösteln, während allmählich die Röthe des Körpers schwand. Nach $2^1/_2$ Stunden war er bewusstlos, todtbleich, kalt, während der Schweiss fortdauerte. Dieser Zustand hielt mehrere Stunden an. Athmung und Herzthätigkeit waren schwach, der Puls unfühlbar. Es bedurfte des ganzen analeptischen Apparates (Alkoholica, Senfteige in der Herzgegend etc.), um Wiederherstellung herbeizuführen. Nach Einnehmen sehr grosser Dosen sah man die Collapszustände sich häufiger wiederholen und schliesslich erst nach einer Kochsalzinfusion dauernde Besserung eintreten.[5]) Dass auch Collaps, Verfall der Kräfte ohne Cyanose, be-

---

[1]) Lang, Wiener medic. Presse. 1887, pag. 769.
[2]) Armstrong, The Therapeutic Gazette, 1890, pag. 246.
[3]) Meyer, Allgem. medic. Centralzeitung, 1889, 20. April.
[4]) Marechaux, Deutsche medic Wochenschr., 1889 10. October, pag. 845.
[5]) Vierhuff, Petersburger medic. Wochenschr., 1890, No. 16, pag. 139.

sonders beim schnellen Fallen der Temperatur vielleicht gar unter die Norm vorkommen kann, braucht kaum erwähnt zu werden.

Beeinflussung der Körperwärme.

Die längstens eine Stunde nach der Zufuhr des Antifebrins eintretende Entfieberung geht meistens mit Schweiss vor sich. Derselbe erscheint sehr bald nach dem Einnehmen, bisweilen schon 5 Minuten später, kann von wenigen Minuten bis zu mehreren Stunden selbst tagelang anhalten und in allen Graden, von mässiger bis zu reichlichster Absonderung, die ein Durchnässen der Leib- und Bettwäsche veranlasst, auftreten. Bisweilen hört er, wie man bei einigen Typhuskranken beobachtete, nach einer zweiten Dosis des Medicamentes auf, um später wieder zu erscheinen. Durst begleitet ihn meistens. Kleine Atropinmengen sollen ihn beseitigen. Unangenehmer ist der in einer nicht unbedeutenden Zahl der Fälle gewöhnlich bei plötzlichem, aber auch bei langsamem Wiederanstieg des Fiebers erscheinende Frost resp. Schüttelfrost, der mit leichterem oder stärkerem Zittern am Körper resp. mit Zähneklappern einhergehen kann. Manchmal wird derselbe durch eine erneute kleine Dosis des Mittels coupirt.[1]) Es wurde auch bei Typhösen beobachtet, dass er nach mehrmaliger Anwendung ganz fortbleibt und sich dann gewöhnlich nicht wieder einstellt.[2]) Doch ist dies nicht die Regel, vielmehr kann man länger dauernden Frost bei Typhuskranken auch an mehreren aufeinanderfolgenden Tagen sehen.[3]) Typhöse scheinen besonders zu dieser Nebenwirkung zu neigen, und unter ihnen hauptsächlich das weibliche Geschlecht.[4])

Auf die Differenzirung, ob Frost oder Schüttelfrost, scheint die Höhe der Dosis keinen Einfluss zu haben. Auch andere Fieberkranke können davon betroffen werden. So hatten in einer Beobachtungsreihe von 30 Fiebernden, 3 Kranke, und zwar ein Typhöser, ein Pneumoniker und ein Phthisiker einen solchen Frost. Auch bei Variola wurde er gesehen.[5])

Hypothermie wird gar nicht selten beobachtet. Es sind nicht immer sehr heruntergekommene, elende Menschen, die auf mittlere Dosen schon ein solches Sinken der Körperwärme unter die Norm, bisweilen bis auf ca. 35° C. aufweisen. Bei einer Typhuskranken fiel die Körperwärme nach 0,25 g Antifebrin in 2 Stunden von 39,0° auf 35°, um nach Ablauf von 6 Stunden wieder auf 40,4° zu steigen. Die Pulszahl schwankte in gleicher Weise. Eigenthümlicherweise kam es bei dieser Patientin nicht zu einem Frost. Nach nur 0,5 g Antipyrin fiel übrigens bei derselben Person am drittfolgenden Tage die Körperwärme von 39,3 auf 36,4° C.

Eine eigentliche primäre Hyperthermie, eine eigentliche paradoxe Antifebrinwirkung ist bisher nur 1 Mal beschrieben worden. Ich zweifle jedoch nicht, dass derartiges noch häufiger beobachtet

---

[1]) Faust, Jahresber. d. Gesellsch. f Nat.- u. Heilk., Dresden 1886/87, pag. 112.
[2]) Grueneberg, Berliner klin. Wochenschr., 1886, pag. 850.
[3]) Guttmann, Berliner klin. Wochenschr., 1887, pag. 945.
[4]) Huber, Correspondenzbl. f. schweiz. Aerzte, 1887, pag. 7.
[5]) Haas, Wiener medic. Presse, 1887, pag. 1610.

werden wird, wenn die Aufmerksamkeit mehr auf diesen Punkt gelenkt wird.

In dem angegebenen Falle handelte es sich um zwei Typhuskranke. Bei dem einen erfolgte die paradoxe Temperatursteigerung nach 0,75 g, bei dem anderen nach 4maligem Einnehmen von 0,25 g. Auch eine secundäre Hyperthermie kommt vor. Nach einem subnormalen Stande kann die Temperatur bedeutend über ihren alten Stand hinaus schnellen.

Nebenwirkungen seitens des Centralnervensystems und der Sinnesorgane.

Man beobachtete in dieser Beziehung ein sehr ausgesprochenes Angstgefühl, Pochen in den Schläfen, tobende Kopfschmerzen, Schwindel[1]) und Eingenommensein des Kopfes. Besonders bei Typhösen zeigte sich mehrmals in der Zeit der tiefsten Temperaturerniedrigung ein gewisser Grad von Umneblung und cerebraler Betäubung. Die comatösen Zustände habe ich bereits vorher erwähnt. Bei einem Epileptiker, der 3 Mal täglich 0,5 g von dem Mittel nahm, erschienen neben Uebelkeit, Hallucinationen und Schwäche, Symptome, wie sie häufiger nach Salicylgebrauch gesehen werden. Mehrfach kamen Delirien und vereinzelt maniakalische Zustände vor.[2]) Von besonderem Interesse ist die hierhergehörige Selbstbeobachtung eines Arztes, der 4 Monate lang täglich Antifebrin wegen Kopfschmerzen nahm, und danach Abnahme des Gedächtnisses merkte. Das gleiche fand er auch bei einem Patienten. Nach dem Fortlassen des Mittels schwand dieses Symptom wieder.

Von motorischen Störungen kamen vor: Eine Art von Starre und Steifigkeit in Armen und Beinen und Schwanken im Gange. Einige Male werden auch Zittern und Krämpfe,[3]) klonische Zuckungen im Gesicht[4]) und den Extremitäten, sowie Zähneknirschen und Bewusstlosigkeit mitgetheilt. Sehr selten wurden bisher der Seh- und Gehörapparat als Sitz von Nebenwirkungen beobachtet. So fand man in einem Falle (unter 80) Thränenlaufen und ein Gefühl von Stechen in den Augen nach mehreren Dosen von 1 g. Bei einem anderen Kranken bestand Mydriasis neben Schwerhörigkeit.[5]) Letztere kann allein oder auch mit Ohrensausen gepaart vorkommen.[6]) Bemerkt wurde auch Trägheit der Pupillenreaction sowie Doppeltsehen.

Anderweitige Nebenwirkungen.

Von einem Beobachter[7]) werden auch Blutungen als Folge der Antifebrinanwendung beschrieben. Er fand wiederholtes Nasenbluten und bei Perimetritis profuse Uterinblutungen. Digestivstörungen verschiedenen Grades, Appetitverlust, ferner Nausea, die in mehreren Fällen eine ganze Nacht hindurch anhielt, und Erbrechen

[1]) Demiéville, Revue médic. de la Suisse romande, 1887, pag. 305, 307, 315.
[2]) Stein, Prager medic. Wochenschr., 1889, No. 48, pag. 559.
[3]) Biró, Pester medic. chirurg. Presse, 1887, No. 22, pag. 446.
[4]) Fürth, Wiener medic. Presse, 1889, No. 16.
[5]) Heinzelmann, Münchener medic. Wochenschr., 1887, pag. 37.
[6]) Sippel, Münchener medic. Wochenschr., 1887, No. 17, pag. 218.
[7]) Dulácska, Pester medic. chirurg. Presse, 1887, No. 22, pag. 444.

ist mehrfach als Folge der Antifebrinanwendung bei Kindern und Erwachsenen meist in Begleitung von Collaps, seltener mit Magenschmerzen beschrieben worden. Grosse Dosen scheinen besonders hierzu Anlass zu geben. Ebenso kommen, wenn auch selten, Durchfälle zur Beobachtung. Bei einem an Erysipelas erkrankten Kinde erschienen profuse Diarrhoeen.

Seitens der Niere ist eine Vermehrung der Harnsecretion als Begleiterin der Temperaturerniedrigung angegeben worden. Das Gegentheil hat sich aber als zutreffender herausgestellt. Eine solche deutliche Verminderung wurde z. B. mehrfach bei Typhuskranken beobachtet.[1])

Der Antifebrin-Harn ist vereinzelt als dunkelgefärbt oder chokoladenbraun bezeichnet worden.[2]) Er enthält selten Eiweiss und dann nur wenig, dagegen oft nicht unbedeutende Mengen Hydrobilirubin. Blutfarbstoff wurde, obschon dies möglich ist, bisher nicht in ihm aufgefunden. Das angebliche Vorkommen in einem Falle[3]) ist wohl auf vorhandenes Menstrualblut zurückzuführen.

Die Veränderungen an der Haut stehen den bisherigen Erfahrungen nach gegenüber den beim Antipyrin beobachteten an Zahl und Intensität weit zurück. Lästiges Hautjucken sah man nach 0,25 g auftreten. Häufiger wurde ein diffuses oder grossfleckiges, mit zackigen Rändern versehenes, $^1/_2$—1 Stunde nach dem Einnehmen erscheinendes Erythem beschrieben, das den ganzen Körper oder nur Theile desselben einnahm. Dasselbe ist nicht nur ein Begleiter sehr starken Schweisses und davon abhängig; denn man beobachtete auch bei Nichtfiebernden zuerst diese Hautröthe, auch wohl mit Hautschwellung einhergehend, und später erst erschien der Schweiss, andererseits auch ein Verschwinden der Hautröthe und Fortbestehen des Schweisses. Dieses Erythem ist als Arzneiexanthem aufzufassen.

Es entstehen ebenfalls Miliaria cristallina und rubra im Zusammenhange mit dem Schweissausbruch. Das Erythem kann auch stellenweis papulös prominiren. So traten bei einer 67jähr. typhuskranken Frau, die 2 Tage nach einander je 0,5 g Antifebrin erhalten hatte, in der dritten Krankheitswoche eine grosse Zahl dunkelrother, stecknadelkopf- bis kleinerbsengrosser, nirgends confluirender Flecke im Gesicht, besonders der Stirngegend, weniger auf der Brust und wieder reichlicher an den Vorderarmen und Händen auf. Dieselben erhoben sich papelartig, zumal im Gesicht und schwanden vollkommen auf Druck. Dieser Fall ist als ein nicht zweifelloser, vielleicht mit einem Schein von Berechtigung, bezeichnet worden. Indessen liegt noch ein anderer, ebenfalls bei einem Typhuskranken beobachteter vor,[4]) der die Möglichkeit des Entstehens eines solchen Ausschlages durch Antifebrin beweist. Hier entstand ein mittelgrosses, papulöses Exanthem über den ganzen Körper, verschwand unter Fortgebrauch des Mittels nach 2—3 Tagen, um dann wieder von Neuem aufzutreten. Ferner sah man[5]) bei einem an acutem Gelenkrheumatismus leidenden Mädchen nach 5maligem Gebrauch von 0,25 g Antifebrin an der Streck-

---

[1]) Mouisset, Lyon médical, 1886, pag. 309.
[2]) Salm, Neurologisches Centralblatt, 1887, No. 11, pag. 247.
[3]) Wolff, Deutsche Medizinalzeitung, 1890, pag. 535.
[4]) Eisenhart, Münchener medic. Wochenschr., 1887, No. 24, pag. 448.
[5]) Herrmann, Deutsche Medizinalzeitung, 1890, pag. 876.

seite der Ellenbogengelenke und an der Innenseite der Kniegelenke einen mit den vorherberichteten wohl übereinstimmenden, hier als urticariaähnlich bezeichneten Ausschlag entstehen, der sich aus stecknadelkopf- bis linsengrossen Flecken zusammensetzte. Die letzteren flossen nach einem Tage zum Theil zusammen. Der Ausschlag dehnte sich über die Extremitäten und den Rücken aus und verblasste erst 4 Tage nach dem Aussetzen des Mittels. Erneute Verabfolgung des letzteren liess ihn wieder entstehen. Die Flecke bildeten zumeist Ringe mit einer dunkler gefärbten wallartigen Randzone.

Eine besondere Therapie ist bei den durch Antifebrin hervorgerufenen Nebenwirkungen nicht einzuschlagen. Nur im Falle einer übermässigen Methämoglobinämie, die, wie ich glaube, dann auch zu einer gefahrdrohenderen Hämatinämie werden kann, ist eine ergiebige Venäsection und eventuell eine Infusion einer 0,6 proc. Kochsalzlösung vorzunehmen. Der Collaps muss durch die üblichen innerlichen und äusserlichen Excitantien bekämpft werden.

Exalgin.

Unter dem Namen Exalgin wird Orthomethylacetanilid verstanden ($C_6H_5.N.CH_3.C_2H_3O$). Die arzneilich in Cognac oder Rum verabfolgten Dosen schwanken zwischen 0,25 und 1 g. Kaninchen gehen nach 0,46 g desselben pro Kilo durch Respirationslähmung zu Grunde. Als fernere wesentliche Symptome sind klonische epileptiforme Krämpfe mit freien Intervallen, in welchen sich die Thiere ängstlich bewegen, sowie Speichelfluss zu bezeichnen. Eine gewisse Gewöhnung an die Giftwirkung dieses Stoffes ist insofern wahrzunehmen, als Thiere, die denselben schon erhielten, später grössere Dosen von ihm als anfangs vertragen, und auch Menschen, die anfangs einen Heilerfolg danach an sich sahen, diesen später gar nicht oder nur in sehr geringer Weise erfuhren, wenn man nicht mit den Dosen sehr stieg. Ein Versagen in der schmerzstillenden Wirkung fehlt auch hier nicht. So zeigten einem Beobachter[1]) unter 88 verschiedenen Kranken 67 vollen Erfolg, 21 keinen oder zweifelhaften.

Die bisher beim Menschen in relativ vereinzeltem Gebrauche beobachteten Nebenwirkungen scheinen im Wesentlichen denselben Charakter wie die ähnlich gebauten, bisher abgehandelten Stoffe zu tragen, und besonders nach Einnehmen bei leerem Magen zu erscheinen.

Im Zusammenhange mit Collaps erschienen: Uebelkeit, Erbrechen und Speichelfluss. Mehrfach entstand Gelbsucht. Die Harnmenge nimmt ab, der Zucker bei Diabetikern angeblich zu. Einen kleinen, aber in der Frequenz sehr erhöhten Puls sah man bei Cyanose und Collaps nach mehrtägigem Exalgingebrauche. Auch Intermittenz desselben kommt vor. Bei Thieren bildet sich nach Zufuhr dieses Mittels Methämoglobin im Blute, während das Blut selbst kaffeebraun verfärbt wird. Wahrscheinlich kommt bei Menschen unter besonderen äusseren und individuellen Umständen das Gleiche zu Stande, und ebenso liegt die Möglichkeit vor, dass sich ein weiteres Umwandlungsproduct des Blutfarbstoffs, das Hämatin, bilde, wie ich dies beim Acetanilid auseinandergesetzt habe. Auf eine solche Bildung von Methämoglobin deutet die bei Menschen beobachtete Cyanose hin. So wurden bei einem an Myelitis leidenden Mädchen, das 7 Tage lang drei Mal täglich 0,12 g Exalgin erhalten hatte, am siebenten Tage die Lippen und Wangen blau, der Puls klein und leicht wegdrückbar. Das Mittel wurde weitergebraucht, aber Brandy nebenher gegeben. Uebelkeit und Schwindel zeigten sich, die Cyanose nahm

[1]) Fraser Brit. medical Journal, 1890, 15. Febr., pag. 344.

zu. Am Nachmittag gesellte sich Erbrechen hinzu, die Nägel, Lippen, Wangen waren stark blau, schaumiger Speichel lief aus dem Munde, die Kranke delirirte und erkannte Niemand. Am Abend war sie wieder hergestellt. Unter anderen wurden dagegen auch subcutane Strychnineinspritzungen vorgenommen.[1])

Neben Collaps sind auch Athmungsstörungen beobachtet worden. Mit leichter Dyspnoe beginnend. wuchsen dieselben in einem Falle, in dem 0,18 g in zwei Malen genommen waren, bis zu einem schweren asthmatischen Anfall an, nachdem Schwindel und Unvermögen zu sprechen und sich zu bewegen vorangegangen waren. Cyanose fehlte. Der Zustand besserte sich, nachdem Erbrechen aufgetreten war. Als Begleitsymptom erschien auch starke Dysurie.[2]) Mehrfach sprangen die Kranken plötzlich mit einem lauten Schrei auf und wurden dys- oder apnoisch, rangen nach Athem und bekamen erweiterte Pupillen, rigide Glieder, Kräfteverfall und Herzpalpitationen.[3]) Auch Cheyne-Stokes'sche Athmung kam in Begleitung anderer schwerer Symptome vor.

Man berichtet ferner über ein Gefühl von Trunkenheit, Flimmern vor den Augen, heftige Kopfschmerzen, Ohrensausen und was besonders zu berücksichtigen ist, neben Schwindel und Verlust des Bewusstseins auch über convulsivische Zuckungen in den Gliedern, besonders in den Armen, die nach Exalgingebrauch zu Stande kamen. Diese Krämpfe sind den bei Thieren durch das Mittel zu erzeugenden ähnlich, kehren in Zwischenräumen von einigen Minuten bis $^1/_2$ Stunde wieder und können lange anhalten.

Aehnliche Erscheinungen, zu denen sich noch Rückenschmerzen gesellen, sah man bei einem an Muskelrheumatismus leidenden Manne nach Verbrauch von 0,6 g in 2 Tagen in Dosen von je 0,1 g.[5]) Taubsein über den ganzen Körper, ein Gefühl von Todsein in Fingern und Zehen, Zucken der Augenlider, fand man in einem Falle neben Oppressionsgefühl nach 2 Dosen von je 0,3 g, die in 8 Stunden verbraucht worden waren, auftreten. Erst nach erfolgtem Erbrechen besserte sich der Zustand, obwohl das Allgemeinbefinden noch länger schlecht war und die Taubheit in den Fingern und Zehen noch den ganzen nächsten Tag dauerte.[6])

Hautausschläge, die ebenfalls beobachtet wurden, schliessen nur vorläufig die Reihe der Nebenwirkungen des Exalgins.

Monobrmoacetanilid.

Die Vorstellung, dass die Einführung von Brom in das Acetanilid die schmerzstillende Wirkung desselben zu erhöhen befähigt sei, verschaffte dem Monobromacetanilid ($C_6H_4Br . NH\ C_2H_3O$) vereinzelte, therapeutische Anwendungen. Die Nebenwirkungen unterscheiden sich wenig von denen des Acetanilids, vielleicht, dass der Bromcomponent noch eine Erschwerung nach der Seite der Hautexantheme bedingt. Eine Frau, die 2 Pulver des Mittels, jedes 0,25 in $^1/_2$ Stunde genommen, zeigte Cyanose der Lippen ohne dass sie dadurch wesentlich belästigt wurde.

Energischer gestaltete sich die Einwirkung in zwei anderen Fällen. Ein 19jähriges Mädchen nahm um 11 Uhr Morgens 0,3 g Monobromacetanilid. Da die Kopfschmerzen, derentwegen sie das Mittel genommen, nicht nachgelassen hatten, nahm sie 8 Stunden später wieder 0,3 g, obschon ihre Gesichtsfarbe auffällig verändert geworden war. Um 10 Uhr Abends waren Lippen, Wangen und Finger cyanotisch, der Puls 120, klein, weich; die Kranke klagte über Kopfweh und ein Gefühl, als wenn sie sterben müsste. Um Mitternacht betrug die Pulsfrequenz 140. Es bestanden Ohrensausen und Zuckungen, wie

[1]) Bokenham and Jones, Brit. medical Journal, 1890, I., pag. 288.
[2]) Johnston, Brit. medical Journal, 1890, 3. Mai.
[3]) Hartley, The Lancet, 1891, 7. March., pag. 541.
[4]) Hepp, Le Progrès médical, 1889, No. 39, pag. 277.
[5]) Dyer Brit. medical Journal, 1890, 30. Aug., pag. 506.
[6]) Sample, Brit. medical Journal, 1890, II., pag. 85.

nach einem grossen Blutverlust. Als sie am anderen Morgen das Bett verlassen wollte, wurde sie ohnmächtig. Bald darauf erfolgte Restitution. Die Menstruation trat 10 Tage zu früh ein.[1]) Im zweiten Falle hatte eine 33jährige Frau Nachts 0.24 g Monobromacetanilid genommen und nach 1 Stunde die Dosis wiederholt. Am anderen Morgen war sie cyanotisch und schwach. Der Gang war taumelig. Auch dieser Zustand verlor sich bis zum Abend.[1])

Bei dem Gebrauche des Paramonobromacetanilid gegen Phthisis, Pneumonie etc. beobachtete man Kältegefühl, Kopfschmerzen und bei der letztgenannten Krankheit stärkere Cyanose.[2]) Es heisst nun aber dem Kranken mehr als zulässig ist zumuthen, gegen die Cyanose und ähnliche Nebenwirkungen. Inhalationen von Sauerstoff zu gebrauchen, und sich gegen die Kopfschmerzen und das Kältegefühl noch Morphiuminjectionen machen zu lassen. Bei solchen Forderungen wird wohl nicht allein der Kranke, sondern auch der Arzt das Mittel von vornherein zurückweisen. —

Benzanilid. Das Mittel ($C_6H_5NH\ COC_6H_5$) wirkt fieberwidrig in Tagesdosen von 0,1—0,6 g, scheint aber an verschiedenen Tagen ungleich zu wirken, insofern bald grosse Remissionen, bald nichts oder wenig von Wirkung eintritt. Individuelle Verhältnisse sind wahrscheinlich als Ursache hierfür anzusprechen. Andererseits kommt ihm eine cumulative Wirkung zu, vielleicht auf Grund einer langsamen Ausscheidung. Die Entfieberung erfolgt unter Schweiss. Derselbe dauert drei Stunden an. Zuerst werden von ihm die Handflächen, dann Gesicht und Rumpf befallen. Frost wurde bei Collaps beobachtet. Es stellte sich eine Eigenwärme von 35°, und 34,8° ein, ohne dass anderweitige bedrohliche Allgemeinerscheinungen sich zeigten. Cyanose wurde nicht beobachtet. Bei einer Kranken aber trat ein grossfleckiges Exanthem auf, das keine Aehnlichkeit mit dem Antipyrinexanthem zeigte. Es erschien an den Unterarmen, dem Halse und der unteren Gesichtshälfte und bestand aus 2 cm im Durchmesser haltenden Flecken, die hochroth, am Rande unregelmässig gestaltet waren. Auf Fingerdruck erblassten sie. Am anderen Morgen war der Ausschlag ohne Aussetzen des Mittels verschwunden.[3])

Phenacetin.

Der Aethyläther des acetylirten Paraamidophenols ($C_6H_4.OC_2H_5.NH.C_2H_3O$) ist kristallinisch, fast unlöslich in Wasser, etwas löslich in Glycerin, leicht in heissem Spiritus. Dem fieberwidrigen, aber nicht antiseptisch wirkenden Mittel wird nachgerühmt, dass es gegenüber den anderen neueren Fiebermitteln, verschwindend wenige Nebenwirkungen besitze. Wenn man indessen bedenkt wie lange Chinin gebraucht wird — es sind schon ca. 65 Jahre — dass Jahrzehnte hingingen, ehe nur ein kleiner Bruchtheil seiner Nebenwirkungen mitgetheilt wurde, und wie noch jährlich neue entdeckt werden, so wird man die bisher sehr beschränkte Anwendung des Phenacetins für die relativ geringe Kenntniss seiner Nebenwirkungen verantwortlich machen, aber nicht glauben, dass es nicht solche besässe, und dass deren Zahl sich nicht noch sehr erheblich vergrössern würde. Die ganze Structur desselben schliesst schon aus Analogiegründen die Nothwendigkeit dieser Annahme ein. Phenacetin ist für Thiere ein Gift. Nach kurzem Reizzustande folgt schnell Lähmung der Centralorgane, des Rückenmarks, Lähmung der Muskeln, Aufhören des Empfindungs- und Reflex-

[1]) Worthington, British medical Journal, 1890, 15. Febr., pag. 357.
[2]) Cattani, Ther. moderna, 1889. No. 10: Deutsche Medicinalzeit., 1889, p. 225.
[3]) E. Kahn, Jahrb. f. Kinderheilkunde, 1887, pag. 400.

vermögens.[1]) Menschen erhalten gewöhnlich 0,2—0,5—1 g pro dosi. Ueber 5 g täglich soll nicht davon gereicht werden. Die auf Grund einiger Versuche aufgestellte These, dass die Toleranz des menschlichen Organismus für Phenacetin ausserordentlich gross ist, hat selbstverständlich keinen didactischen Werth. Ein folgeloser Verbrauch von 53 g in 19 Tagen, oder 36 g in 12 Tagen beweist nur, dass diese betreffenden beiden Menschen es gut vertrugen, nicht aber, dass dies bei jedem Menschen der Fall sein wird. Es ist dies sogar mehr als zu bezweifeln.

Die Resorption geht in unverändertem Zustande vom Magen aus vor sich, obschon es nicht gelingt, durch verdünnte Säuren, oder Pepsinchlorwasserstoffsäure ausserhalb des Magens das Mittel zur Lösung zu bringen. Die Ausscheidung erfolgt, soviel bis jetzt bekannt ist, durch den Harn, aber nicht als unverändertes Phenacetin, sondern als Phenetidin. Bei der Besprechung der Harnveränderungen werde ich diesen Punkt noch genauer erörtern. Auch in die Milch gehen Acetphenetidin, oder Spaltungsproducte desselben, was für den therapeutischen Gebrauch von Wichtigkeit ist.

Mehrfach wurde beobachtet, dass an Phenacetin bei Fiebernden und Nichtfiebernden Gewöhnung stattfinden kann. Nicht nur eine Wirkungsabnahme oder ein Ausbleiben der fieberwidrigen Wirkung kann dadurch bedingt werden, sondern auch Nebenwirkungen, die einoder mehrmals auftreten, schwächer werden ev. ganz fortbleiben. In ersterer Beziehung ist z. B. zu erwähnen, dass während bei schmerzhaften Zuständen der Schmerz in den ersten Tagen schnell und sicher coupirt wird, in vielen Fällen dies später nur wenig und auf kurze Zeit geschieht.[2]) Für das Auftreten von Nebenwirkungen ist bisher, abgesehen von einer angeborenen Disposition, eine zeitliche, durch lange Krankheit und gleichwerthige Verhältnisse bedingte Körperschwäche angeschuldigt worden. Ein Versagen bei chronisch fieberhaften Kranken ist nicht selten, meistens auch auf Grundlage der Gewöhnung.

Der Temperaturabfall erfolgt im Laufe von 1—4 Stunden. Die Apyrexie dauert 3—5 Stunden. Alsdann beginnt der Wiederanstieg. Man kann es dahin bringen, dass die Kranken statt einer Febris continua eine Febris intermittens darbieten. Doch ist damit den Kranken wenig gedient, sie werden durch den häufigen Wechsel von Temperaturabfall und Anstieg beunruhigt.[3]) Auch die continuirliche Verabfolgung ist nicht von Erfolg gekrönt. Bei den meisten Fällen steigt auch während der fortgesetzten Darreichung die Körperwärme von Zeit zu Zeit wieder schroff und hoch an, und ausserdem tritt bald Angewöhnung ein, so dass man zu immer höheren Dosen schreiten muss, um überhaupt Apyrexie zu erzielen; schliesslich kommt man zu so hohen Tagesdosen, dass sie gefährlich werden.[3]) Sehr häufig zeigen sich bei der Entfieberung durch Phenacetin auch Schweisse. Sie sind meist stark, beginnen ca. $\frac{1}{2}$ Stunde nach dem Einnehmen und dauern 1—4 Stunden an. Werden sie unterdrückt, was übrigens weder durch Atropin noch Agaricin immer ganz gelingt, so erleidet

[1]) Mahnert, Deutsche medic. Wochenschr., 1888, pag. 1027.
[2]) Ott, Prager medic. Wochenschr., 1888, No. 40, pag. 432.
[3]) F. Müller, Verhandl. d. Ver. f. innere Medic., Jahrg. VIII., 1888/1889, p. 68.

der Temperaturabfall Einbusse.[1]) Der Wiederanstieg des Fiebers geht meist ohne Frost resp. Schüttelfrost vor sich. Doch wird ein solcher hier und da bei Kindern und Erwachsenen beobachtet. Ebenso kommt ein ausgesprochenes Kältegefühl bisweilen bei abnorm tiefer Erniedrigung der Körperwärme zu Stande. So sah man ein solches bei einem Phthisiker, der zweistündlich 0,3 g Phenacetin nehmen sollte. Die zweite Dosis wurde gereicht als die erste ihre Wirkung noch nicht ganz entfaltet hatte. Bei profusem Schweisse stellte sich Kältegefühl und Hypothermie ein. Im Rectum wurden 35° C. gemessen.[2]) Auch sonst ist unternormale Körperwärme mehrfach, fast immer bei Phthisikern gefunden worden.

Dass auch eine primäre Hyperthermie zu Stande kommen kann, dafür liegen ebenfalls, obschon a priori eine solche Einwirkung für möglich angesehen werden musste, praktische Erfahrungen vor. So stieg in einigen Fällen die Temperatur 2—3 Stunden nach dem Einnehmen immer erst um einige Zehntel.[3]) In einem anderen Falle — Pleuritis exsudativa — stieg 10 Minuten nach dem Einnehmen von 0,5 g die Eigenwärme um 0,3° C. an, obgleich sie vorher Neigung zum Sinken hatte. Auch bei nicht fieberhaften Zuständen kommt eine solche conträre Wirkung vor, wie man dies nach Eingeben von 1 g bei einem an Ischias Leidenden sah.

Von Interesse ist die Thatsache, dass Phenacetin, wie Thallin und die ähnlichen Stoffe, Cyanose mit und ohne Collaps hervorzurufen vermag. Schon in den ersten Versuchen an Thieren zeigte sich z. B. bei Hunden, welche grosse Dosen erhalten hatten, Cyanose der Schleimhäute. In einigen solcher Fälle enthielt das Blut Methämoglobin. Bei Menschen wurden diese Funde ebenfalls mehrmals gemacht. Vielleicht ist die Einwirkung des Phenacetins auf das Blut geringer als die des Antifebrins. In einem Falle von Lungentuberkulose und bei einem an Gesichtserysipelas Erkrankten, die continuirlich mit Phenacetin in Tagesdosen bis 6 und 8 g behandelt waren, zeigte sich deutliche Cyanose und Methämoglobinämie ohne Collaps. Beides verschwand schnell. Der gleiche Befund ergab sich bei einem Kinde.[4]) Schwerer wurde eine Frau getroffen, die 2 g Phenacetin in 3 Stunden verbrauchte. Während nach dem ersten Gramm vorzugsweise nervöse Symptome wie Schwindel und Zittern aufgetreten waren, erschienen nach dem drei Stunden später genommenen zweiten Gramm, intensives Kältegefühl, starke Cyanose der Finger, Hände, Nagelglieder, Lippen, Wangen, tiefblaue Färbung der Haut mit kaltem Schweisse, Angstgefühl und Dyspnoe. Vier Stunden nach dem Beginn dieser Verfärbung bestand sie noch. Auch die Schleimhäute, der Gaumen etc. waren cyanotisch. Der Puls war gut. Erst nach ca. 12 Stunden erfolgte Abnahme dieses Zustandes.[5])

Leidet der Puls bei solchen Zuständen, dann bietet der dadurch hervorgerufene Collapszustand im Vereine mit der Cyanose ein bedrohlicheres Bild und kann ziemlich lange anhalten. So hatte eine Frau 3 Dosen von Phenacetin, jede zu 0,45 g zweistündlich ver-

---

[1]) Hirschfelder, Deutsches Archiv f. klin Medicin, 1889, Bd. 44 pag. 485.
[2]) Kobler, Wiener medic. Wochenschr., 1887, No. 26, pag. 865.
[3]) Hoppe, Ueber die Wirkung des Acetphenetidin, Berlin 1887. pag. 20.
[4]) Tripold, Wiener klin. Wochenschr., 1889, No. 8, pag. 151 u. 178.
[5]) Lindmann, Therap. Monatsh., 1888, pag. 307.

braucht, als sie sich plötzlich so schlecht fühlte, dass der Arzt geholt wurde. Er fand sie im Collaps, mit starken Präcordialschmerzen, Dyspnoe, Lividität der mit kaltem Schweisse bedeckten Körperoberfläche besonders der Nägel, der Lippen, der Conjunctivae und in grosser Unruhe. Sie konnte weder liegen noch stehen und musste in halbliegender Stellung erhalten werden. Die Körpertemperatur betrug 38,4° C. Der Pulsschlag war weniger häufig als normal, klein, schwach. Die Pupillen erschienen leicht erweitert. Zehn Stunden etwa verblieb sie in diesem Zustande, während die Cyanose noch mehr als drei Tage anhielt. Die Reconvalescenz ging sehr langsam vor sich. Ueber eine Woche lang war die Frau unfähig sich im Hause zu beschäftigen.[1]) War auch in diesem Falle die Disposition für solche Nebenwirkungen des Phenacetins eine besonders ausgesprochene, so liegen doch auch andere Beobachtungen vor, aus denen ersichtlich ist, dass Collaps wenn auch in geringerem Grade nicht etwas ungewöhnliches ist, und beispielsweise in Verbindung mit Pulsschwäche schon nach 0,25 g auftreten kann.[2]) Auch bei Kindern ist ein solcher nach Einnehmen von 0,2—0,3 g neben Cyanose und Schüttelfrost gesehen worden. Hervorzuheben ist, dass auch ohne Cyanose Veränderungen des Pulses, Arhythmie desselben verbunden mit Aussetzen sowie Herzklopfen nach Phenacetin vorkommt. Es betrifft nicht nur Anämische, Geschwächte, oder Phthisiker, sondern auch andere Kranke.

Theils mit den vorgenannten Symptomen verbunden, theils allein kommen Nebenwirkungen seitens des Centralnervensystems zur Beobachtung, z. B. Eingenommensein des Kopfes, Kopfweh, Schwindelgefühl, Ohrensausen, ausgesprochene Abgeschlagenheit, Mattigkeit bei schwächlichen, anämischen Menschen, Flimmern vor den Augen und Zittern der Glieder. Ich zweifle nicht daran, dass eine ausgedehntere Anwendung hier und da Störungen des Intellectes sowie Erregungs- resp. Depressionszustände wird zu Stande kommen lassen.

Als locale Reizwirkung sind wohl die Nebenwirkungen aufzufassen, die bei manchen Menschen sich in den ersten Wegen zeigen, umsomehr als das Thierexperiment nach Phenacetingaben leichte Schwellung und Röthe der Magenschleimhaut ergab. Dahin gehören: Trockenheit und Kratzen im Halse, Aufstossen, Appetitlosigkeit, Uebelkeit, auch Magenschmerzen,[3]) Brechreiz, Erbrechen und Durchfall. Die Beschaffenheit des, bisweilen auffallend vermehrten in anderen Fällen sehr verminderten[4]) Harnes ist mehrfach, z. Th. mit widersprechenden Ergebnissen untersucht worden. Einige Beobachter bezeichnen die Harnfarbe als dunkel, dunkelgelb. Es wurde bereits erwähnt, dass mit dem Harn nur Phenetidin ausgeschieden wird, welches sich als Diazoverbindung durch Versetzen des Harns im Reagensglase mit einigen Tropfen Salzsäure und 1 pCt. Natriumnitritlösung, und Hinzufügen von alkalischer α-Naphtollösung nachweisen lässt. Es entsteht dabei eine schöne rothe Farbe, die beim Ansäuern violett wird. Statt α-Napthol kann auch Carbolsäure genommen werden, nur wird die Farbe dann gelb, beim Ansäuern roth. Auch die im Harn bisweilen auf-

[1]) Hollopeter, Medical News, 1890, II., Vol. VI., pag. 335.
[2]) Carslaw, Glasgow medical Journal, Vol. XXX., 1888, pag. 64
[3]) Gaife, Bulletin génér. de Thérap.. 1888, T. CXV., pag. 76.
[4]) Misrachi et Rifat, Bulletin génér. de Thérap., 1888, T. CXIV pag. 489.

tretende Eisenchloridreaction (tiefburgunderrothe Färbung) ist wohl zum Theil auf das Phenetidin zu beziehen. Es findet sich ferner im Harn eine Glycuronsäure- und Aetherschwefelsäureverbindung des Paramidophenols. Schliesslich konnte aus dem Harn einer mit grossen Dosen Phenacetin behandelten fiebernden Kranken ein kristallinischer rother Farbstoff dargestellt werden, der mit concentrirten Säuren violett wurde. Es fehlt ebenfalls nicht die Angabe, dass unverändertes Acetphenetidin sich im Harn vorfinde. Auch eine reducirende, linksdrehende Substanz soll sich — freilich nicht constant — darin zeigen. Vereinzelt wird Albuminurie beobachtet, seltener Gallenfarbstoff und Blut.[1]) Letzteres fand man bei einem an Pleuritis Leidenden. Doch wurden auch einige Chinindosen verabfolgt, so dass dieser Fall nicht ganz zweifelsfrei ist.

Seitens der Luftwege sah man als Nebenwirkung, abgesehen von anhaltendem Gähnen, auch dyspnoëtische Zustände. So stellte sich bei einer an Ovarialneuralgie leidenden Frau, nachdem sie mehrere Tage 1 g Phenacetin genommen, ein eigenthümliches Beklemmungsgefühl auf der Brust ein, das mit leichter Athemnoth einherging, aber nach einiger Zeit ohne weitere Störungen verschwand.[2]) Ausgesprochenere Dyspnoe mit Angstgefühl begleiteten, in den bereits erwähnten zwei Fällen, den cyanotischen, resp. Collapszustand.

Die Reihe der Nebenwirkungen schliessen die an der Haut ablaufenden. Ob die Eigenschaft des Mittels, eine vasomotorische Lähmung zu verursachen, an dem Zustandekommen derselben betheiligt ist, kann bestimmt in keinem Sinne beantwortet werden. Ihr Vorkommen ist sichergestellt. Die Hautexantheme kommen bei Fiebernden und Nichtfiebernden ein- und vielgestaltig, hauptsächlich an den Extremitäten vor. Im Laufe der Zeit werden wohl noch andere Formen gefunden werden. Bis jetzt erschienen:

1. Erythem. Es entstehen rothe, zusammenfliessende Flecke, welche Beissen und Brennen verursachen, am anderen Tage aber schon erblassen.

2. Erythema papulosum. Eine maculo-papulöse Mischform wurde bei einer Frau beobachtet, die mehrmals Abends 0,6 g, acht Tage später aber 1 g Phenacetin genommen hatte. Nach den erstgenannten Dosen fühlte sie nur Hitze im Gesicht, 2 Stunden nach der Dose von 1 g erschien verstärktes Hitzegefühl und der ganze Körper bedeckte sich mit rothen Flecken. Am anderen Morgen war sie leicht fieberhaft (38,6° C.). Die Flecke standen an Armen und Beinen sehr dicht, am Stamm spärlich; die meisten waren nicht über linsengross, zum Theil spitz erhaben. Das erhabene Centrum war bedeutend dunkler als der Rand. Einzelne waren auch ganz flach. Alle blassten unter dem Fingerdruck ab.[3]) Am folgenden Tage schwand das Exanthem.

Eine Uebergangsform vom Erythem zur Urticaria, ein Erythema urticatum wurde ebenfalls mitgetheilt. Eine Typhuskranke bekam während des Schweisses nach 0,5 g Phenacetin an den Schultern, Armen, Oberschenkeln eine bis handgrosse, nicht erhabene gleichmässige Röthung der Haut zunächst mit Jucken. Letzteres war am

[1]) Cattani, Gazetta medica Italiana-Lombard., 1888, No. 46, pag. 457.

[2]) Rumpf, Berliner klin. Wochenschr., 1888, pag. 459.

[3]) Valentin, Therap. Monatsh., 1888, pag. 330.

nächsten Tage geschwunden, während das Exanthem fortbestand. Nur auf einer grossen Zahl von Flecken hatte sich Urticaria entwickelt.

3. Urticaria. Eine solche wurde im reichsten Masse bei einer nervösen Dame durch 0,9 g Phenacetin im Gesicht und auf der Brust hervorgerufen.

4. Miliaria alba. Diese kam mehrfach in Begleitung übermässiger Schweissabsonderung zur Beobachtung.

5. Hautschwellungen. Nach dem einmaligen abendlichen Einnehmen von 2 g Phenacetin sah man bei einem an Ischias leidenden Manne am nächsten Morgen eine ödematöse Anschwellung beider unteren Augenlider. Nach weiterem Verbrauche von 3 g in 2 Dosen entstand eine ebensolche Schwellung der Augenlider, der Stirn, des Nasenrückens und der oberen Theile der Wangen, welche die grösste Aehnlichkeit mit den Gesichtsödemen bei Nephritis hatte. Ausserdem schwollen sämmtliche Finger an und zwar derart, dass es unmöglich war sie in den Gelenken zu biegen. Beim Betasten derselben fühlte man namentlich an den Seitenflächen eigenthühmliche Unebenheiten, wie wenn eine Menge Sandkörner unter der Epidermis verborgen lägen. Die Sensibilität war herabgesetzt. Der Kranke klagte über lästige Spannung im Gesicht und den Fingern.

Die gleichen Erscheinungen wiederholten sich später nach Gebrauch von vier Mal 0,5 g Phenacetin.[1])

Thallin.

Das Thallin, (Tetrahydroparachinanisol, $C_9H_{10}N.OCH_3$), das wie andere ähnliche Stoffe dem Antipyrin den Rang streitig machen wollte, hat sich nicht in der Therapie einzubürgern vermocht. Obwohl seine fieberwidrige Wirkung ausgezeichnet ist, kommen ihm doch einige wenige aber desto unangenehmere, belästigende Nebenwirkungen zu, die nicht so für sich allein, als in Verbindung mit der häufigen, umständlichen, den Kranken und das Krankenpersonal ermüdenden Art der Verabfolgung und der steten Beaufsichtigung der Wirkung den Gebrauch in der Privatpraxis sehr erschweren oder fast unmöglich machen. Das schwefelsaure Thallin ist krystallinisch und riecht cumarinähnlich. Die Lösung bräunt sich allmählich am Lichte. Sie wird in verdünntem Zustande durch Eisenchlorid tiefgrün gefärbt (daher Thallin von θάλλος, grüner Zweig). Diese Färbung geht nach einigen Stunden in tiefroth über. Resorption und Ausscheidung des Mittels erfolgt schnell. Schon nach ¼ Stunde ist es im Harn nachweisbar. Wahrscheinlich befindet es sich darin als gepaarte Schwefelsäure. Auch in den Schweiss, die Thränen und sogar den Samen soll das Thallin übergehen.

Die Gründe für das Zustandekommen von Nebenwirkungen sind, soweit nachweisbar, die gleichen wie bei anderen Arzneimitteln. Die Dosirung spielt hierbei eine wesentliche Rolle. Für die sogenannte progressive Thallinisation soll man mit 0,07—0,08 g

---

[1]) Oeffinger, Aerztl. Mittheilungen aus und für Baden, 1889, pag. 110.

stündlich beginnen und täglich um 0,01 g steigen, jedoch die stündliche Dosis von 0,2 g nicht überschreiten. Andere gaben continuirlich 0,03—0,05 g ½—1 stündlich. Bei Kindern jenseits 5 Jahren verabfolgte man vom schwefelsauren Salze 0,1 g, zwischen 2—5 Jahren 0,025—0,05 g 1—2 stündlich. Ein bedeutendes Ueberschreiten solcher Dosen kann zweifellos unangenehme Wirkungen seitens der verschiedensten Körperfunctionen zur Folge haben. Ich habe aber auch die Ueberzeugung, dass eine mehrwöchentliche Ueberfluthung des Organismus mit kleinen Dosen dieses Mittels vielleicht vielfache günstige symptomatische oder Heilerfolge zeitigen, gewiss aber ebenso oft Schädigung der Stoffwechselvorgänge im Blute und den Organen hervorrufen kann, die nicht so leicht zum Ausgleiche kommen als andere Nebenwirkungen. Es ist von vornherein zuzugeben, dass die individuelle Veranlagung auch hier nach der einen oder anderen Seite von Einfluss sein wird. Beobachtet man doch sogar bei Hunden von ungefähr gleichem Gewichte je nach der Individualität verschiedene Wirkung, derart, dass der eine nach 0,7 g kein auffälliges Symptom, der andere dagegen schon nach 0,2 g schwere Vergiftungserscheinungen erkennen lässt.[1]) Auch zeitliche Unterschiede in der Toleranz des Mittels bei demselben Kranken, z. B. Phthisikern kommen vor, so dass man nicht einmal sicher ist, ob eine hohe Dosis, die einmal vertragen wurde, immer vertragen wird. Kranke mit Herzfehlern und Nierenentzündung sollten von dem Gebrauche des Thallin ausgeschlossen werden. Der Bericht über einen direct dem Thallin zuzuschreibenden unter hochgradiger Entkräftung eingetretenen Todesfall eines Typhuskranken und die dabei vorgenommene Section lässt erkennen, dass solche Ausgänge sich ereignen können, wenn eine genügende Abfuhr des Thallins auf den gewöhnlichen Ausscheidungswegen, besonders durch die Nieren verhindert ist und vielleicht noch Herzhypertrophie besteht.

Auch in Hinsicht auf die therapeutische Wirksamkeit ist keine Constanz vorhanden. Es rührt dies zum Theil von der Höhe der Dosis, mehr noch von der Art und der Intensität der Krankheit, hauptsächlich aber von individuellen angeborenen oder zeitlichen Verhältnissen her. Die gleiche Dosis hat bisweilen selbst bei derselben Person und bei gleich hoher Körperwärme zu verschiedenen Zeiten verschieden starke Wirkung.[2])

Als eine besondere Unannehmlichkeit ist zu betrachten, dass das Thallin Nachwirkungen äussert, welche sich meistens seitens des Herzens in Form einer qualitativen und quantitativen Schwächung seiner Thätigkeit kundgeben.

Mehrfach wird hervorgehoben, dass im Allgemeinen die beste Beeinflussung des Fiebers bei Abdominaltyphus und bei Erkrankungen der Respirationsorgane zu Stande kommt, dass dagegen bei Erysipelas, Diphtheritis, Scharlach und Masern[3]) die Wirkung eine geringere sei. Auch ein volles Versagen selbst bei Typhus kommt vor. Man sah es in zwei solchen Fällen, sowie bei vier lentescirenden, in denen erst in der 5. oder 6. Woche thallinisirt wurde.[4])

---

[1]) Pisenti, Archives italiennes de Biologie, T. VII., 1886, pag. 137.
[2]) Riedinger, Ueber Thallin als Antipyreticum, München 1886, pag. 12
[3]) Steffen, Jahrbuch f Kinderheilkunde, 1886. Bd. XXV., pag. 29.
[4]) Ehrlich u. Laquer, Berliner klin. Wochenschr., 1885, No. 52, pag. 855.

Die bereits erwähnte Beeinträchtigung der Stoffwechselvorgänge findet auch im Experiment ihren Ausdruck. An gesunden Hunden beobachtete man nach Einführung grosser Thallindosen einen vermehrten Eiweisszerfall, welcher im Mittel 6,6 pCt., im Maximum 25,8 pCt. über die normale Ausscheidung beträgt. Auch für die schwefel- und phosphorhaltigen Organe ist Thallin als ein Gift anzusehen, insofern es deren Bestand erschüttert. Bei Menschen zeigte sich nach wochenlangem Thallingebrauch eine sehr langsam fortschreitende Reconvalescenz. Das Aussehen solcher Patienten war blass und schlecht. Die Ursache ist wohl in einer ungünstigen Beeinflussung der Gesammternährung ohne nachweisliche Schädigung bestimmter Organe zu suchen.[1]) Auf experimentellem Wege sind die Gründe dieser Wirkung mehrfach aufzuklären versucht worden. Als ein wichtiges Ergebniss ist die Herabsetzung der respiratorischen Capazität des Blutes anzusehen. Das Blut nimmt unter Thallineinfluss weniger Sauerstoff auf. In einem Falle sank die respiratorische Capazität von 23 auf 2,8.[2]) Methämoglobinämie entsteht beim directen Zusammenbringen von Thallinsulfatlösung mit Blut und auch bei Thieren wurde ein deletärer Einfluss auf den Blutfarbstoff constatirt. Nicht für unmöglich halte ich es, dass sich ähnliches auch bei thallinisirten Menschen, besonders dann, wenn Cyanose aufgetreten ist, findet. Bei Thieren wurde eine Abnahme des Oxyhämoglobins um ca. 7 pCt. beobachtet.[3]) Dadurch könnte die Annahme eine Erklärung finden, dass die verlängerte Anwendung des Thallins Anämie, und mit den vorgenannten Ergebnissen zusammengenommen, einen mehr oder minder ausgesprochenen nervösen Verfall hervorruft.

Nebenwirkungen nach äusserlichem Gebrauch sind kaum bisher beobachtet worden. Die selten vorgenommene subcutane Einspritzung von Thallin soll angeblich keine unangenehmen Folgen haben, und ebenso verursachten Einspritzungen von 2—2½ proc. Lösungen in die Urethra gegen Gonorrhoe nur in einzelnen Fällen leichte Reizerscheinungen. Solche Einspritzungen wurden vorgenommen, weil thallinhaltiges Nährmaterial die Entwicklung der Gonococcen vollständig verhindert und weil Culturen von Gonococcen, die einige Zeit mit Thallin in Berührung gewesen sind zu Grunde gehen.

Die mannigfaltigen, bei der Entfieberung sich abspielenden Vorgänge sind eingehender beschrieben worden. Zuvörderst ist hier der ½ bis ¼ Stunde nach Anwendung des Thallin eintretenden, mehr oder minder starken Schweissabsonderung zu gedenken. Bei sehr hoher Körperwärme erfolgte dieselbe in einer Anzahl von klinischen Beobachtungen gar nicht. Ihre Dauer beträgt ¼—1 Stunde. Sie scheint sehr von den jeweiligen individuellen Verhältnissen des Kranken und von der Hartnäckigkeit des Fiebers abzuhängen, weniger von der Grösse der verabfolgten Dosis. Manchmal tritt auf die grössten Gaben, namentlich bei acuten Krankheiten, gar kein Schweiss ein, manchmal aber schon auf kleinere Gaben und bei demselben Kranken. Bei Phthisikern dagegen zeigt sich auf grosse wie auf kleine Gaben in der Regel reichliche Schweisssecretion. Bisweilen lässt sich aus der

[1]) Ehrlich, Deutsche medic. Wochenschr., 1886, No. 48 u. 50, pag. 849, 889.
[2]) Brouardel, Bulletin de l'Académie de Médecine, Séance du 15. Oct. 1889.
[3]) Hénocque bei Eloy, L'Union médicale, 1886, No. 120, pag. 388.

Stärke der letzteren ein Schluss auf die Grösse der Temperaturabnahme ziehen. Bei sehr reichlicher Absonderung wurde ein stärkerer Abfall beobachtet, dabei war aber auch eher ein nachfolgender Frost zu befürchten, als wenn sie gering gewesen wäre. Doch war auch dieses Verhältniss nicht constant. Die Wirkung des Atropin gegen diese Schweisse scheint nach den vorhandenen Versuchen kaum von Bedeutung zu sein.

Das Aufhören der antipyretischen Wirkung des Thallin geschieht meist plötzlich, wahrscheinlich in Folge der schnellen Ausscheidung der wirksamen Substanz durch die Nieren.

Beim Wiederansteigen der Körpertemperatur wird sehr häufig Frost oder Schüttelfrost von 15 Minuten bis 1 Stunde Dauer, auch mit Zähneklappern und sehr elendem Allgemeinbefinden des Kranken[1]) gefunden. Dasselbe wurde bald als Ausdruck unzureichender, bald auch zu hoher Dosis angesprochen. Die Dosirung hat, wie ich glaube, ätiologisch nichts mit diesem Symptom zu thun. Ich sehe vielmehr darin nur in anderer Form, jene fast gesetzmässige, individuell freilich der Stärke nach sehr schwankende Reaction, welche, durch bestimmte, chemische Stoffe jäh und stark beeinflusste Organe in ihrem pathologischen Walten zeigen. Auf eine länger dauernde gewaltsame Erregung derselben folgt mit Nachlass des Reizes eine um so tiefere Depression und umgekehrt. Braucht doch z. B. nur daran erinnert zu werden, dass nach möglichster Niederhaltung der epileptischen Anfälle durch irgend welches Mittel beim Aussetzen desselben Zahl und Intensität der Anfälle meist enorm zunimmt, weit über jene Grenzen hinaus, die bislang inne gehalten waren. So kommt es auch aus demselben Grunde gar nicht selten in diesem Stadium der Thallinwirkung zu einem Hinausgehen der Körperwärme über ihren alten Stand. Eine solche Hyperthermie sah man bei Scharlach, Erysipelas,[2]) Pneumonie und Typhus.[3])

Es ist ferner hervorzuheben, dass auch Hypothermie sowie eine eigenthümliche Unregelmässigkeit im Temperaturverlauf, jede für sich allein oder mit einander vergesellschaftet vorkommen. So sah man bei einem phthisischen Kranken,[4]) der 1 g schwefelsaures Thallin in viertelstündigen Dosen von 0,25 erhalten hatte, eine Temperaturabnahme von 5,6° C.

In anderen Fällen erschienen Abends oder Morgens ausserordentlich leicht, anscheinend spontan, irreguläre Temperatursteigerungen von zackenförmigem Character.

Die unangenehmsten Nebenwirkungen auch des Thallin sind die seitens des Herzens zu Stande kommenden. Starkes Herzklopfen, Verminderung der Herzpulsationen und Herabsetzung des arteriellen Druckes[5]) um $^1/_3$—$^1/_2$ der Norm sind beschrieben worden.

Man hat das Thallin deswegen direct als ein Herzgift angesprochen, besonders aber weil Collaps dadurch nicht gar selten hervorgerufen wird, auch ohne dass jähe Temperaturveränderung eingetreten wäre. Selbst bei vorsichtiger Dosirung ist ein solcher in vielen Fällen schwer

---

[1]) Danziger, Ueber den Gebrauch von Thallin bei Phthisis, Berlin 1887, p. 31.
[2]) Demuth, Münchener medic. Wochenschr., 1886, No. 4, pag. 53.
[3]) Laquer, Ueber die therap. Wirk. des Thallins, Berlin 1885, pag. 13, 14, 15.
[4]) Jaccoud, Bullet. de l'Académie de Médec., 1885, T. XIV., pag. 1448.
[5]) Weinstein, Wiener medic. Blätter, 1886, No. 28, pag. 857.

zu vermeiden. Bei Phthisikern sah man ihn manchmal schon nach 0,25 g; ebenso kommt er bei Typhus, Pneumonie und anderen Krankheiten vor. Er erscheint bei ein- oder mehrmaliger und continuirlicher Thallinisation, bei Erwachsenen und Kindern[1]) und kann so hochgradig sein, dass nur durch intensivste Anwendung analeptischer Mittel Wiederherstellung ermöglicht werden kann. Ob für dieses leichte Eintreten von Collaps die Idiosynkrasie und Disposition des Kranken oder das Mittel an und für sich das Bestimmende ist, lässt sich nicht mit Sicherheit beantworten. Als Begleiterin des Collapses, häufiger noch allein, macht sich Cyanose bemerkbar. So zeigen Kinder dieselbe nicht selten bei der Entfieberung; dagegen ist Schüttelfrost und Cyanose bei schnellem Wiederanstieg der Temperatur in einer Beobachtungsreihe als sehr selten, in einer anderen als häufiger bezeichnet worden. Die Cyanose kann sehr ausgesprochen sein, die Wangen, die Schleimhäute und Nägel betroffen haben, und einen beängstigenden Eindruck machen.[2]) Bei einigen Erwachsenen, an Typhus Leidenden, sah man tagelang eine von der Höhe des Processes bis zur Entfieberung und Reconvalescenz bestehende auffallende Cyanose des Gesichtes. Auch noch lange nach der letzten Verabfolgung des Thallins beobachtet man Depression seitens der Herzkraft, subjective Schwäche, selbst Collaps, schwerere Resorption von Exsudaten und Aehnliches.

Seitens der Nieren wurde mehrfach Polyurie beobachtet. Dieselbe kann lange dauern. So schloss sie sich in zwei Fällen an die Typhusreconvalescenz an. Die 24stündige Harnmenge betrug 3000 bis 4000 ccm. Der Harn war eiweissfrei. In einem unter Thallinwirkung tödtlich verlaufenden Falle ergab die Section Vergrösserung der Nieren und hämorrhagische Infarcte in den Nierenpapillen — Veränderungen, die auch experimentell bei Thieren zu erzeugen sind. Ohne Polyurie wurde Eiweiss im Harn bisweilen bei Kindern und Erwachsenen gefunden. Unter 17 Kranken mit 141 Einzelgaben kam es einmal vor.[3]) Auch finden sich Harncylinder neben Eiweiss.[2]) Die sichtbaren Veränderungen des Harns, die fast immer vorhanden sind, beziehen sich auf dessen Farbe. Er nimmt nach Thallingebrauch eine dunklere Farbe an, doch verhalten sich die Harne je nach ihrer Concentration etwas verschieden, und zwar erscheinen die an Farbstoff reichen Harne meist gelbbraun bis dunkelbraun gefärbt und haben nicht selten einen Stich in Grüne.[4]) Nach längerer Darreichung sehr starker Gaben ist ihre Farbe olivengrün bis grünschwarz, ähnlich dem Karbolharne. Die an Farbstoff armen Urine nehmen nach Thallingebrauch eine gelbgrüne Farbe an. Beim Stehen ändert sich die Harnfarbe nicht. Etwa eine Stunde nach Einnahme des Mittels ist sie weniger dunkel als im später gelassenen Harn.

Mit Eisenchlorid färben sich die Thallinharne purpurroth; die grösste Intensität der Farbe tritt jedoch nicht sofort, sondern erst 2—3 Minuten nach dem Hinzufügen des Reagens ein. Die Farbe geht beim Stehen schon nach 3—4 Stunden in schwarzbraun über.[4]) Nach Einnahme von 0,2 g der Thallinsalze gelingt der Nachweis nach

---

[1]) Moncorvo. Arch. di patolog. inf., 1886, T. IV., pag. 197.
[2]) Demme, 23. medic. Jahresber. d. Jenner'schen Kinderspitals in Bern, 1885.
[3]) Welt, Deutsches Archiv f. klin. Medicin, Bd. XXXV., 1885, pag. 81.
[4]) v. Jaksch, Zeitschr. f. klin. Medicin, Bd. VIII, pag. 61.

$^3/_4$ Stunden. Die Reaction ist etwa nach 6 Stunden noch deutlich, nach 12 Stunden beendet. Die Dauer der Nachweisbarkeit vergrössert sich mit der Höhe der Dosis. Schüttelt man den Harn mit Aether, so geht in diesen eine Substanz über, die sich mit verdünnter Eisenchloridlösung intensiv dunkelgrün färbt. Die Farbe macht nach einer Stunde allmählich einem braunrothen Farbentone Platz. Statt Aether kann man auch Chloroform verwenden. Ist der Harn sehr reich an Thallin, so färbt sich der Aether nach dem Schütteln vor dem Eisenchloridzusatz schön rosenroth.[1]) Als eine ganz besondere Nebenwirkung sind die einige Male beobachteten leichteren und ausgedehnten hydrämischen Oedeme zu erwähnen. Dieselben wurden eigenthümlicherweise nicht auf entzündliche Veränderungen in den Nieren, sondern auf übermässige Wasseraufnahme in Folge einer dursterregenden Wirkung des Thallins und dadurch hervorgerufene Stauungserscheinungen bezogen. Kämen so die hydrämischen Oedeme zu Stande, dann würden sie wohl zu den täglichen Ercheinungen gehören. Ich glaube vielmehr, dass es Nierenveränderungen sind, wodurch dieselben bedingt werden.

Von nervösen Symptomen sind bei Nichtfiebernden und Fiebernden Kopfschmerzen, Schwindel und Ohrensausen vereinzelt beschrieben worden.

Auch der Verdauungskanal betheiligt sich an dem Zustandekommen von Nebenwirkungen. So musste in einem von 20 Typhusfällen nach 4tägiger Thallinisation wegen stets zunehmenden unüberwindlichen Ekels gegen das Medicament in jeder Form dasselbe ausgesetzt werden. Bei Nichtfiebernden kommt es bisweilen zu Schmerzen im Epigastrium.[2]) Häufiger sind Uebelkeit, Neigung zum Brechen, sowie Erbrechen selbst. Unter 17 Kranken mit 141 Einzelgaben beobachtete man es 10 Mal. Es tritt bald nach dem Einnehmen, eventuell bis 3 Stunden später auf und kann sehr lange anhalten. In zwei Fällen verband es sich mit starkem Icterus und Leberschwellung. Es war in einem derselben 22 Tage lang progressiv thallinisirt und zuletzt stündlich 0,3—0,4 g genommen worden — ein Vorgang, der wohl nie mehr Nachahmer finden wird.

Borborygmen, sowie Durchfälle mit Kolikschmerzen erschienen mehrfach bei Kindern und Erwachsenen. Von Hautexanthemen nach Thallingebrauch wird nicht berichtet. Nur einmal fand ich ohne nähere Beläge die Angabe, dass Thallin viel seltener einen Rash mache als Antipyrin.[3])

Pyrodin.

Im Jahre 1888 wurde ein Product unter dem Namen Pyrodin bekannt gemacht und untersucht,[4]) das sich später als ein Gemenge verschiedener Stoffe herausstellte, unter denen das Acetylphenylhydrazin (Hydracetin, $C_6H_5 . NH . C_2H_3O$) das eigentlich wirksame Princip darstellt. Dasselbe wirkt in reinem Zustande viermal so stark als das Pyrodin, und soll allein in dem Folgenden Gegenstand der Betrachtung sein. Es ist ein krystallinisches Pulver, das sich in Wasser und Alkohol löst. Die zu fieberwidrigen und schmerz-

[1]) Penzoldt, Münchener medic. Wochenschr., 1886, No. 39.
[2]) Karst, The Practitioner, 1886, I., pag. 258.
[3]) Johnson, The Lancet, 1886, II., pag. 386.
[4]) Dreschfeld, British medical Journal, 1888, II., pag. 831.

stillenden Zwecken verabfolgten Dosen betrugen bisher 0,1—0,3 grm. — letztere Menge in refracta dosi. Es ist indess sehr gerathen, nicht mehr maximal täglich als 0,1—0,15 g oder lieber noch gar nicht zu verabfolgen, da ein Mehr schwere Nebenwirkungen hervorzurufen im Stande ist. Die Resorption scheint sehr schnell vor sich zu gehen, da schon oft nach $^1/_4$ Stunde die erste Wirkung, der Schweiss, auftritt. Die Ausscheidung geht langsam vor sich, da noch nach 14 Tagen der Harn eine Dunkelfärbung besitzt. Ebenso ist darauf hinzuweisen, dass die Nachwirkung des Medicamentes nach der günstigen und ungünstigen Seite hin eine langdauernde ist. So besteht die fieberwidrige günstige Wirkung bei Lungentuberkulose mehrere Tage lang, selbst wenn der Gebrauch ausgesetzt ist.[1]) Ein Versagen der Wirkung wird aber auch hier beobachtet. Die fieberhafte Temperatur wird bisweilen entweder gar nicht oder nur in geringem Grade beeinflusst. Meist treten dann Nebenwirkungen an die Stelle der normalen Wirkung.

Es ist nicht überflüssig, darauf hinzuweisen, dass Hydracetin für Thiere ein schweres Gift darstellt.[2]) Die Vergiftungssymptome bestehen in starker Cyanose, Blaufärbung von Lippen, Zunge, Zahnfleisch, Brechreiz, Mattigkeit, Schwäche der hinteren Extremitäten und schliesslicher Lähmung derselben. Die Respiration wird verlangsamt, mühevoll. Die Harnmenge vermindert sich bis zum Nullpunkt. Der Harn enthält Blut, Gallenfarbstoff. Die Untersuchung der Niere ergiebt Vollgepfropftsein der Nierenkanälchen mit gleichmässig gelbhyalin aussehenden Hämoglobinschollen und geschrumpften Blutkörperchen. Während des Lebens verringert sich die Zahl der rothen Blutkörperchen. Es erscheint Methämoglobinämie.[3]) Nach 24 Stunden sind sie geschrumpft, sehen wie angenagt aus, während in ihrem Centrum glänzende Körnchen erscheinen. Schon 20 Stunden vor dem Tode findet sich keine auch nur annähernd normale Form derselben. Das Entstehen von Nebenwirkungen bei Menschen hängt den bisherigen Erfahrungen nach von der Individualität, mehr noch von der Dosirung und der Häufigkeit des Gebrauches, sowie von der wohl immer zu Stande kommenden Einwirkung der Substanz selbst auf das Blut ab. Sie kommen nach äusserlichem und innerlichem Gebrauche zu Stande.

Am bedeutungsvollsten ist eine eigenthümliche Anämie. Nach Einreibung einer 20 proc. Salbe aus Hydracetin gegen Psoriasis wurde eine derartige erhebliche Störung des Allgemeinbefindens der Kranken gesehen. Schon nach der 7.—10. Anwendung der Salbe fühlten sich die Kranken matt, bekamen eine fahle, wachsartig-blasse Gesichtsfarbe, so dass sie den Eindruck von Menschen machten, die soeben eine schwere Krankheit überstanden haben. Dabei kann die Körperschwäche so anwachsen, dass sogar die Bewegungsfähigkeit erschwert wird. Auch Icterus wurde hierbei beobachtet.[4]) Selbst eine nur 4malige Einreibung einer 20 proc. Salbe vermag einen solchen, noch mit anderen Symptomen, wie Cyanose und Erbrechen gepaarten Zustand hervorzurufen.[4]) Das Gleiche verursachte der innerliche Gebrauch des Mittels fast immer, wenn mehrmals täglich 0,1—0,2 g, 3—4 Tage lang gebraucht wurden. Ja in manchen Fällen entsteht die Anämie schon nach der ersten Dosis von 0.2 g, während sie in anderen, bei denen 7 Tage hintereinander täglich zwei Mal 0,1 g Hydracetin gegeben wurde, nicht besonders ausgesprochen gewesen zu sein scheint.[5]) Zwei Frauen, von denen jede ein Mal 0,5 g Hydracetin erhalten hatte, wurden nicht nur sehr anämisch, sondern auch ausgesprochen icterisch. Dieser Zustand hielt bei der einen 8 Tage lang an. Neben der Blässe der Haut und Schleimhäute zeigen sich: Schlaflosigkeit, Muskelunruhe und ähnliche Erscheinungen schwerer

---

[1]) G. Lemoine, La Semaine médicale, 1889, pag. 157.
[2]) Ziegler, Deutsches Archiv f. klin. Medicin, 1889, Bd. 45, pag. 366, 368.
[3]) Lépine, La Semaine médicale, 1888. pag. 481.
[4]) Oestreicher, Berliner klin. Wochenschr., 1889, No. 28, pag. 639, 728.
[5]) Guttmann, Berliner klin. Wochenschr., 1889, No. 20.

Anämie. Der Icterus geht ebenfalls mit grosser Prostration einher.[1]) Die Erholung von dieser Anämie findet nur sehr langsam statt, so dass Einzelne noch nach Wochen durch ihre Blässe von den übrigen Kranken abstechen. Die Untersuchung des Blutes bei einem Menschen, der sechs Mal 0,1 g erhalten hatte, ergab am neunten Tage eine geringe Faltenbildung an vielen Blutkörperchen und Verminderung ihrer Zahl. Bei einem kräftigen, an Gelenkrheumatismus erkrankten Mädchen sank der Hämoglobingehalt des Blutes von 95 pCt. auf 45 und 35 pCt. trotz Aussetzen des Mittels, und die Zahl der rothen Blutkörperchen von ca. 4 Millionen im Cubikmillimeter auf 2,800000, nachdem 0,5 g Pyrodin in 3 Tagen verbraucht worden waren. Erst nach vierwöchentlicher Pflege stieg der Hämoglobingehalt auf 85 pCt. und die Zahl der rothen Blutkörperchen auf 3,200000.[1]) Bei Thieren fand man im Blute Methämoglobin, bei Menschen bisher nicht. Im Zusammenhange mit Blutverdünnungen steht wahrscheinlich auch die mehrfach beobachtete Cyanose. Auch sie kann nach äusserlicher und innerlicher Anwendung des Hydracetin entstehen. Nach 0,25 g täglich wurde sie am Gesicht und den kühlen Extremitäten beobachtet, während die Pulsfrequenz und die Respiration gesunken waren. Daran vermag sich ein schwer zu bekämpfender Collaps anzuschliessen. Hierbei ist die Herabsetzung der Pulsfrequenz, die bei Fiebernden und Nichtfiebernden jedesmal, auch unabhängig von dem Sinken der Temperatur, beobachtet wird, sicherlich betheiligt. Grössere Dosen des Mittels vermehren anfangs die Pulsschläge, um sie dann an Zahl selbst bis zum Verschwinden herabzusetzen. Ebenso verhält sich die Athmung. Die Gesichtsfarbe ist subicterisch. Am Herzen werden anämische Geräusche wahrgenommen.

Der Harn wurde schon vom ersten oder zweiten Tage an auffallend hochgestellt befunden, färbte sich bei weiterer Anwendung eigenthümlich portweinroth, seltener bei Kranken, die grössere Dosen in mehreren Tagen erhalten haben, schwarzroth. Er wird auch als dunkelmahagonibraun mit einem Stich in's Grünliche bezeichnet. Trotz Aussetzens des Hydracetin hält eine solche Dunkelfärbung noch mehrere Tage an, und selbst nach 14 Tagen erschien der Harn in einem Falle noch hochgestellt. Hämoglobinurie und Hämaturie ist beobachtet worden. Manchesmal findet sich Eiweiss in Spuren, in grösserer Menge, wie es scheint nur bei längerem Einnehmen und bei Dunkelfärbung des Harns.

Garnicht selten werden einige der bisher erwähnten Nebenwirkungen von nervösen Störungen sowie solchen des Allgemeinbefindens begleitet. Schwäche, Mattigkeit und Apathie sieht man bei Phthisikern und anderen Kranken auftreten, meist gerade nachdem sie sich durch die ersten Dosen bedeutend erleichtert gefühlt haben. Auch Schwindelgefühl und selbst Delirien[2]) können sich nach längerem Gebrauche oder nach grossen Dosen von Hydracetin herausbilden. Ebenso kommt es bei manchen Kranken schon bei erstmaligem Gebrauche einer Tagesdosis von 0,1—0,2 g zu Schlaflosigkeit, die nach dem Aussetzen des Mittels wieder schwindet.

Auch Erbrechen fehlt nicht. Eine unangenehme Aussicht eröffnet eine Nebenwirkung des Hydracetin, die sich wahrscheinlich bei dessen öfterem Gebrauche auch häufiger und mehrgestaltig zeigen wird, nämlich eine Netzhautblutung. Wegen einer Psoriasis wurden in 4 Tagen ca. 30 g Hydracetin in Salbenform über den ganzen Körper verrieben. Nach einigen Tagen erschienen, wie bereits erwähnt, hochgradige Cyanose, Erbrechen und Fieber. Der Harn wurde mahagonibraun und eiweisshaltig. Am zehnten Tage der Erkrankung erschien heftiges Nasenbluten, und am elften klagte der Kranke über dunkle Wolken vor dem linken Auge. Die bisher beobachtete Cyanose war schon geschwunden. Die Sehschärfe war normal. Am linken

[1]) Renvers, Deutsche medic. Wochenschr., 1889, pag. 964.
[2]) Zerner, Centralbl. f. d. ges. Therapie, 1889, März, pag. 129.

Auge erkannte man zwei kleine Netzhautblutungen. Die eine (im umgekehrten Bilde) dicht unter dem Sehnerveneintritt, war streifenförmig. Die andere Blutung lag etwas oberhalb des blinden Fleckens und hatte eine birnenförmige Gestalt. Jede dieser Blutungen betrug etwa den vierten Theil des Umfanges der Papille. Nach vier Wochen waren die Blutungen verschwunden.[1])

Die bei der Entfieberung auftretenden Nebenwirkungen stimmen mit den bei anderen Fiebermitteln beobachteten überein. Die Entfieberung geht meist langsam im Verlaufe von ca. 6 Stunden vor sich. Bei Typhösen steigt die Körperwärme ebenso langsam wieder an. In anderen Fällen beginnt das Sinken derselben bereits nach $^1/_2$ Stunde, erreicht nach $2^1/_2$—3 Stunden ihren tiefsten Stand, steigt dann wieder an, um in 3—5 Stunden die alte Höhe gewonnen zu haben. Schweiss begleitet den Wärmeabfall. Er stellt sich 10—25 Minuten nach dem Einnehmen ein, beginnt gewöhnlich am Kopf und Hals und ist fast immer sehr reichlich. In einigen Fällen hört er mit dem erreichten Temperaturminimum auf, in anderen hat er bereits früher ein Ende. Bei Phthisikern wiederholt er sich gern noch einmal des Morgens stärker als gewöhnlich und schwächt dieselben sehr. Bei gleichzeitiger Anwendung von $^1/_2$ mg Atropin bleibt er meist aus. Frösteln und Schüttelfrost kommen bei der Entfieberung zur Beobachtung. Bei Typhus sah man subnormale Temperaturen von 35,8 und 35,3° C, ja in einem Falle sogar, vergesellschaftet mit Collaps, eine solche von 35°C. Ein Hydracetin-Fieber kam in dem oben mitgetheilten Falle, nach äusserlichem Gebrauche des Mittels zu Stande. Die Körpertemperatur stieg bis auf 40° C.

Hautausschläge wurden in einer Beobachtungsreihe von 33 Fällen zwei Mal festgestellt. 1. Ein masernartiges Exanthem erschien nach 0,2 g Hydracetin. 2. Urticaria. Dieselbe juckte stark, verschwand nach 3 Tagen, während noch nach 14 Tagen ihre Spuren in Form ausgedehnter Pigmentirung zu sehen waren.

Methacetin.

Für Kaninchen stellen 3 g des Paraacetanisidin (Paraoxymethylacetanilid C_6H_4 OCH_3 . NH C_2H_3O) ein tödtliches Gift dar. Die Thiere gehen unter Krämpfen zu Grunde. Ihr Harn zeigt reducirende Eigenschaften.

Bei fiebernden Kindern wurde durch Gaben von 0,15—0,2—0,3! g die Körperwärme in den meisten Fällen bis zur Norm gebracht. Die Erniedrigung erfolgt allmählich, bleibt verschieden lange eine bis mehrere Stunden bestehen, um dann nach und nach wieder einer Steigerung Platz zu machen. Fällt die Darreichung mit den physiologischen Tagesremissionen zusammen, so ist der Abfall etwas rascher und länger andauernd.[2]) In einem Falle sank die Körperwärme unter Prostration um 3,3° C.[3]) Bei Nichtfiebernden ändert sich durch Methacetin die Eigenwärme nicht. Erwachsene brauchen bei hohem Fieber 0.4—0,6 g zur Erzeugung einer genügenden Wirkung. Ein Fehlschlagen der Wirkung oder nur eine geringfügige wurde unter 30 Fällen viermal gesehen. Darunter befand sich ein an Erysipelas Leidender. Recht häufig erscheint bei Fiebernden nach $^1/_2$—1 Stunde Schweiss, der um so stärker ist, je schwächer und elender. das Individuum ist. Er soll an Mächtigkeit den durch ähnliche Antifebrilia erzeugten übertreffen.[4]) Einem Beobachter erschien es als ob bei Phthisikern nach Einnahme des Methacetins mehrere Tage hintereinander eine Neigung zu Schweissen blieb und insbesondere die Nachtschweisse bedeutender wurden.[3]) Schüttelfrost fehlte in einigen Beobachtungen,[5]) kam aber auch nach 0,4 g in $^1/_2$stündiger Dauer vor.

---

[1]) Gruenthal, Centralbl. f. Augenheilkunde, 1890, März, pag. 73.
[2]) Mahnert, Wiener klin. Wochenschr., 1889, No. 13, pag. 251.
[3]) Gogrewe, Beitr. zur arzneil. Wirkung des Methacetins, 1890, pag. 11.
[4]) Heinz, Berliner klin. Wochenschr., 1890, No. 11.
[5]) Seidler, Berliner klin. Wochenschr., 1890, No. 15, pag. 336.

In einem Falle kam es bei einem tuberkulösen Mädchen, 2 Stunden nach 0,2 g Methacetin zu Collaps, der 3 Stunden anhielt. Die Eigenwärme sank auf 35° C. Der Puls war klein. Schweiss und Cyanose gesellten sich ebenfalls hinzu. Nach 6 Stunden trat Wiederherstellung ein. Auch in Verbindung mit Schüttelfrost kommt Collaps vor. Im Harn von Menschen, die 0,2—0,3 g von dem Mittel erhalten haben, ist die Paramidophenolreaction auffindbar. An der Hand eines Typhuskranken entstand nach der Verabreichung des Methacetins zugleich mit dem Schweissausbruch am Rumpfe Schweissfriesel, die am folgenden Tage wieder schwand.

Nebenwirkungen bis auf den Schweiss können auch ganz fehlen.

Jodophenin. Dieses Jodderivat des Phenacetins ist eines der neueren Producte, welche von der geschäftigen chemischen Grossindustrie auf den ärztlichen Prüfungsmarkt geworfen und mit vielen schönen Worten begleitet werden. Die braunschwarzen Krystalle geben bei Berührung mit Wasser enorme Mengen von Jod ab. Deshalb ist die Wirkung wesentlich die einer Jodlösung. Solche Jodlösungen können wir aber aus den vorhandenen Jodpräparaten leicht darstellen und brauchen deswegen nicht theure, wenn auch neue, aber in der Grösse ihrer Jodabspaltung nicht genau zu bestimmende Patentpräparate.[1]) Auf der Haut verrieben, entsteht Braunfärbung und bei längerem Liegenlassen dieselben Reizerscheinungen wie bei reinen Jodlösungen. Innerlich aufgenommen, muss die Reizwirkung am Digestionstractus sich in gleicher Weise abspielen und die Gefahr von weiteren resorptiven, jäh erscheinenden Nebenwirkungen ist eine drohende.

Das Thiophendijodid macht an Wunnen Brennen, und kann resorptive Jodwirkungen erzeugen.

Orthin.

Als Orthin ist die Orthohydrazinparaoxybenzoësäure ($C_6H_3 . OH . N_2H_3 . COOH$) bezeichnet worden. Die Versuche[2]) mit demselben zeigten, dass in Dosen von 0,3—0,5 g, die Wirkung auffallend unzuverlässig ist. In manchen Fällen erfolgte nach 0,4 g eine so erhebliche Abnahme der Körperwärme, dass man den Muth verlor bei anderen Kranken mit solchen Dosen zu beginnen, während in anderen Fällen jede Wirkung vermisst wurde.

So erhielt ein Typhuskranker Mittags 0.4 g Orthin. Um 6 Uhr betrug die Rectaltemperatur 35,6°. Collaps trat ein. Sodann folgte heftiger Schüttelfrost. Die Körperwärme stieg bis 39,9°, um dann wieder auf 37,3° zu fallen. Am nächsten Tage um 2 Uhr zeigte sich ein erneuter Schüttelfrost und die alte Temperaturhöhe wurde wieder erreicht. Nochmals sank die Temperatur und stieg dann Abends 8 Uhr ohne Frost wieder an. Solche Schwankungen darf selbstverständlich kein in der ärztlichen Praxis zu verwerthendes Mittel veranlassen. Hierzu kommt nun noch, dass bisweilen Hyperthermie entsteht, obschon lebhafte Vergiftungssymptome vorhanden sind. So kommt es durchweg in allen Fällen zu gastrischen Störungen: Uebelkeit, Aufstossen, Erbrechen, Druck und Unbehagen in der Magengegend und zu häufigen Stuhlentleerungen. Dazu gesellen sich Allgemeinerscheinungen, wie Kopfschmerzen, Schwindel, Unruhe, Schlaflosigkeit, Müdigkeit und allgemeines Unbehagen. Uebelkeit und Erbrechen bleiben selbst dann nicht aus, wenn das Mittel per anum angewandt worden ist. Auch der Puls erleidet nicht Veränderungen, die der Abnahme der Körperwärme entsprechen.

Hydrochinon.

Das Paradioxybenzol ($C_6H_4[OH]_2$) liess bei seiner, eine Zeit lang erfolgten Anwendung als Antisepticum, Antigonorrhoicum und Fiebermittel einige Nebenwirkungen erkennen, die wesentlich von der Individualität, der Art der be-

[1]) Siebel, Deutsche Medizinalzeitung, 1891, pag. 527.

[2]) Unverricht, Deutsche medic. Wochenschrift, 1890, pag. 22.

stehenden Krankheit oder der Beschaffenheit des Präparates abzuhängen scheinen. In reinem Zustande kommt den Hydrochinonlösungen eine unbedeutende locale Reizwirkung zu. Sobald dieselben aber unter dem Einflusse von Licht und Luft braun geworden sind, erwerben sie eine stark ätzende Wirkung. Dies soll sich nach der Einspritzung von 1—2 proc. Lösungen in die Urethra besonders bemerkbar machen. Während im Allgemeinen hierbei kaum nennenswerthe und nur in einem Falle starke Schmerzempfindung wahrgenommen wurde,[1]) ist bei zersetzten Lösungen eine auch subjectiv zur Empfindung kommende Aetzwirkung das Gewöhnliche. Lösungen von 1—3 pCt. Hydrochinon, in den Conjunctivalsack eingeträufelt, bewirken eine rasch verschwindende und äusserst geringe Reizung.

Nach Einführung in den Magen wurden beobachtet: leichtes Aufstossen,[2]) selten Druck im Magen,[3]) Uebelkeit, die bei Kranken mit remittirendem Fieber (Phthisikern) fast immer fehlt,[2]) Erbrechen, das selten, z. B. in einer grossen Zahl von Fällen, nur bei vier Kranken öfters[4]) und dann nicht unmittelbar nach dem Einnehmen, sondern $\frac{1}{2}$—1 Stunde später auftrat.[3]) Das Erbrochene erschien meist, vielleicht durch Zersetzungsproducte des Hydrochinon, grünlich gefärbt. Auch die Stühle zeigen eine hell- oder dunkelgrüne Farbe. Das Harnlassen scheint oft häufiger vor sich zu gehen und die Harnmenge vermehrt zu sein. Der Harn erleidet fast immer eine Farbenveränderung. Die Intensität derselben ist verschieden je nach der Dosis des Hydrochinons und der Menge des Harns. Bei kleineren Dosen Hydrochinon und reichlicher Diurese zeigte sich im frisch gelassenen Harn eine blassgrünliche, bei grösseren Dosen und geringer Diurese eine bräunlich grüne Färbung von hoher Intensität. Nach 12—24stündigem Stehen werden die blassgrünen Harne etwas dunkler grünbraun, und die von vornherein grünbraunen nach der gleichen Zeit schon schwärzlich-grün. Mit der Dunkelfärbung tritt eine schwach alkalische Reaction ein. Bald nach dem Aussetzen des Mittels, nach Ablauf von 12—24 Stunden nimmt der Harn wieder seine normale Farbe an. Rauchende Salpetersäure, in vorsichtiger Weise unter den Harn geschichtet, lässt, besonders wenn dieser blassgrün ist, von oben nach unten eine violette, grüne, rothe und gelbe Schicht erkennen. Bei kleinen Kindern findet man, wenn der Harn eben erst entleert ist, Flecken von bläulicher Farbe in den Windeln. Nach kurzer Zeit werden die Flecke röthlich und dann schmutzigbraun. Sie lassen sich nicht durch einfaches Waschen beseitigen, sondern verlangen die Anwendung von Eau de Javelle. Auch nach kleinen Dosen sind in einigen Fällen Symptome von Collaps beobachtet worden. Hierfür scheint die Art der Krankheit von wesentlichem Einflusse zu sein. So wird bei Scharlach die Pulsfrequenz so gut wie gar nicht beeinflusst, während sie im Abdominaltyphus fast jedesmal in verschiedenem Grade verringert wird.[3]) Hierbei kann der Puls klein und weich werden. Blässe des Gesichts oder bläulicher Schimmer von Lippen und Wangen leiten den eigentlichen Collaps ein und begleiten ihn. Derselbe wurde zuweilen bei Kindern, mit dem Eintreten von Erbrechen, in einer Reihe von Typhusfällen dagegen nie beobachtet. Er soll durch Herabsetzung der Triebkraft des Herzens bedingt werden, was jedenfalls nicht den ausschliesslichen Grund darstellt. Mit dem Eintritt der Entfieberung, welche durch Hydrochinon eingeleitet wird, aber auch schon vorher oder erst nachher wird bald mehr oder minder reichlicher Schweiss beobachtet. Ebenso begleitet bei einigen Kranken Frost oder auch Schüttelfrost den Niedergang oder den Wiederanstieg der Temperatur. Von Gehirnerscheinungen kamen in einigen Fällen in zulässigen Dosen zur Beobachtung: Schwindel, Eingenommensein des Kopfes, Ohrensausen

---

[1]) Brieger, Archiv f. Anatomie u. Physiologie, 1879, pag. 68.
[2]) O. Seifert, Unters. üb. die Wirk. neuerer Arzneimittel, Würzb. 1883, p. 15.
[3]) Steffen, Jahrb. f. Kinderheilkunde, N. F., Bd. XVIII., 1882, pag. 82.
[4]) P. Seifert, Berliner klin. Wochenschr., 1884, No. 29, pag. 452.

und ganz vereinzelt lebhafte Delirien.[1]) Während der Temperaturabnahme zeigten sich bei Kindern Unruhe und leichte Zuckungen.

Resorcin.

Das Metadioxybenzol ($C_6H_4[OH]_2$) ist am ausgedehntesten von den drei Dihydroxylbenzolen bei Menschen versucht worden. Die beobachteten localen und entfernteren Nebenwirkungen sollten die Folge von Verunreinigungen des Mittels sein und beim Gebrauche chemisch reinen Resorcins, das sich übrigens beim Stehen an der Luft langsam verfärbt und zersetzt, nicht auftreten. Indessen sind für dieselben noch andere Umstände, z. B. die Verabfolgung des Mittels bei leerem oder vollem Magen u. A. m. in Betracht zu ziehen.

Salben mit Resorcin werden auf der Haut blau oder anfangs schmutziggrün, später braun- bis rabenschwarz. Diese „specifische Verfärbung" soll aus einer Verbindung des Resorcins mit Basen, die sich krankhafterweise in der Haut bilden, entstehen. Die Ursache des Blauwerdens wird von anderer Seite auf einen Gehalt der Hautausscheidungen an Ammoniak resp. kohlensaurem Ammoniak zurückgeführt. Diese Resorcinflecke lassen sich durch Wein- oder Citronensäure entfernen. An der Haut wurde nach Resorcingebrauch eine heftige Dermatitis beobachtet. Nach Einspritzung einer 2 proc. Resorcinlösung in das Unterhautzellgewebe erhält die anästhetisch werdende Einstichstelle einen braunen, erst allmählich heller werdenden Entzündungshof.[2]) Auf die Conjunctiva in Salbenform gebracht, ruft dasselbe Reizung bis zur Entzündung hervor. In der Harnröhre verursachen 2 proc. Lösungen heftige Schmerzen. Dies tritt jedoch nur in einem Theile der Fälle ein. So wurden in einer Versuchsreihe von 56 Kranken mit Gonorrhoe 3 proc. Lösungen nur in 7 Fällen nicht gut vertragen und schmerzten stark; in 2 Fällen entstand schmerzhafter Priapismus und in einem Falle schien diese Behandlung geradezu das Uebergreifen des gonorrhoischen Processes auf den Blasenhals provocirt zu haben. In allen übrigen 49 Fällen war dagegen nicht eine Spur von Reizung zu bemerken. Allmähliches Ansteigen in der Concentration soll jede Reizung vermeiden lassen.[3]) Die Einspritzung von 5 proc. Resorcinlösungen in die Blase bei zwei mit Blasencatarrh behafteten Menschen rief heftige Schmerzen hervor, so dass das Mittel ausgesetzt werden musste. Bei einem dritten Kranken, dessen Blase mit 600 ccm einer 5 proc. Lösung ausgespült wurde, traten heftige Schmerzen in der Blasengegend mit Harndrang auf. Am folgenden Tage war der Harn intensiv blutig gefärbt, enthielt Blutkörperchen, Eiterkörperchen und Blasenepithelien. Erst nach einigen Tagen schwanden die Schmerzen und der blutige Harn.[4]) Andere machten solche Ausspülungen, ohne dass Nebenwirkungen auftraten.

Der innerliche Gebrauch hat solche in reichem Maasse kennen gelehrt. Eine Abhängigkeit des Auftretens derselben von der Dosirung ist behauptet worden. Nach 0,5 g pro dosi $^1/_2$—1 stündlich bis zur

---

[1]) Rostoshinsky, The London medical Record, 1885, XIII., pag. 26.
[2]) Andeer, Einleitende Studien über das Resorcin, Würzburg 1880, pag. 39.
[3]) Letzel, Allgemeine medic. Centralzeitung, 1885, No. 66, pag. 1054.
[4]) Guttmann, Deutsche medic. Wochenschr., 1882, No. 4.

Gesammtmenge von 4 g fehlten Nebenwirkungen; sie stellten sich ein, als 1 g stündlich bis 5 g verabfolgt wurden.[1]) Indessen sind auch nach kleineren Dosen bei einigen Individuen schon Symptome der nachfolgenden Art zum Vorschein gekommen — während sie in manchen Versuchsreihen vollkommen fehlten. Bisweilen schon wenige Minuten nach dem Einnehmen zeigen sich Schwindel, Ohrensausen, Röthung des Gesichtes, vereinzelt auch ein rauschähnlicher Zustand.[2]) Alsdann kann die Sprache lallend, schwer verständlich werden. Delirien und Wahnvorstellungen gesellen sich hinzu, Hände oder Finger gerathen in convulsivisches Zittern; der anfangs beschleunigte, auch etwas unregelmässige Puls sinkt nach dem Temperaturabfall um mehr als $^1/_3$ seiner früheren Frequenz, kann auch im Stadium der tiefsten Temperaturerniedrigung klein, fadenförmig und fast unfühlbar werden, während die Respiration beschleunigt, und die Exspiration stöhnend wird.[2]) Die Erregungserscheinungen lassen nach dem meist reichlich eintretenden Schweissausbruch nach. Mit dem letzteren sinkt gewöhnlich die Körperwärme, bisweilen unter die Norm. Frostgefühl livide Färbung der Haut und Collaps können Begleiter dieses Wärmeabfalls sein. Häufiger verläuft der Wiederanstieg der Körpertemperatur die ihr früheres Maximum hierbei überschreiten kann, unter Frost, der sich zu einem lebhaften Schüttelfrost von $^1/_4$—$^1/_2$ stündiger Dauer steigert. Dass bei grossen Dosen der Collaps ein gefahrdrohender werden kann, beweist jener Fall, in welchem — freilich nach 8 g Resorcin — ein schweres Coma, mit Respirations- und Circulationsstörungen auftrat, nachdem vorher Schwindel und völlige Insensibilität erschienen waren.[3])

Der Harn nach Resorcingebrauch wird an der Luft rasch dunkelbraunschwarz. Nach dem Aussetzen des Mittels schwinden die geschilderten Symptome. Nur der Collaps würde die Anwendung von Excitantien erfordern.

Brenzcatechin. Das kristallinische, in Wasser leicht lösliche Orthodioxybenzol ($C_6H_4[OH]_2$) zersetzt sich in Lösungen nach einiger Zeit. Alkalische Lösungen lassen bald eine Farbenveränderung von grün bis schwarz erkennen. Das Brenzcatechin ist ein regelmässiger Bestandtheil des menschlichen Harns. Seine Quelle ist die Pflanzennahrung. Die im Pflanzenreiche weit verbreitete Protocatechusäure geht im Thierkörper theilweise in Brenzcatechin über. Die local reizenden Wirkungen des Mittels sind denen der Carbolsäure ähnlich aber schwächer. Von den drei Dihydroxylbenzolen (Hydrochinon, Resorcin, Brenzcatechin) kommen jedoch dem Brenzcatechin die stärksten localen und allgemeinen Wirkungen zu. Das Verhalten im menschlichen Körper ist bis jetzt nicht untersucht worden. In gewissen Dosen wirkt es bei Thieren auf das Rückenmark wie Phenol. Nur in solchen Mengen, die giftig wirken, entgeht es der Oxydation. Die letztere verhält sich auch verschieden, je nach der Art der Beibringung.[5]) Im Guajacol, dem Brenzcatechin-Methyläther kommt es zur Wirkung.

---

[1]) Jaenicke, Breslauer ärztl. Zeitschr., 1880, No. 20.
[2]) Lichtheim, Correspondenzbl. f. schweiz. Aerzte, 1880, No. 14.
[3]) Murrell, Medical Times and Gaz., 22. Oct., 1881.
[4]) Preuss, Zeitschr. f. physiol. Chemie, Bd. II., pag. 329.
[5]) Colasanti u. Moscatelli, Berichte der deutschen chem. Gesellsch., No. 7, Ref pag. 268

Acidum benzoicum.

Die fäulnisswidrige Eigenschaft der Benzoësäure und ihrer Salze sowie die erregende und expectorirende der ersteren haben häufiger deren arzneiliche Anwendung veranlasst. Das aus Siamharz dargestellte benzoësaure Natron soll eine kräftigere und bessere Wirkung haben als das mit künstlicher Säure bereitete. Die subcutane Anwendung der in Alkohol gelösten Benzoësäure — in Wasser löst sie sich erst im Verhältniss von 1 : 372 — ist sehr schmerzhaft.[1]) Lange erkannt ist die Eigenschaft derselben, in irgend einer Arzneiform mit der Schleimhaut der Nase in Berührung gebracht, Niesen zu erregen.

Die Inhalation von 2—5proc. und stärkeren Lösungen des benzoësauren Natrons ruft bei manchen Individuen Brennen und Kratzen im Halse sowie brennende Halsschmerzen und Hustenreiz, der im allgemeinen mässig ist, aber auch äusserst heftig und anhaltend sein kann, hervor. Vielleicht ist eine hierbei beobachtete Hämoptoe als Folge dieser Einwirkung anzusehen.[2]) Verschiedengradige Athembeschwerden können ebenfalls hierdurch entstehen. Nach übermässiger Inhalation kam es in einem Falle auch zu mässiger Conjunctivitis. Ferner wurde mehrfach bei dieser Form des Arzneigebrauches von einigen Beobachtern Uebelkeit meistens von Erbrechen gefolgt nach einzelnen oder mehrmaligen Sitzungen gefunden. Das Erbrochene enthielt in einem Falle Blutbeimischungen. Bei fortgesetztem Gebrauche dieser Einathmungen erschienen vereinzelt Kopfschmerzen, Durchfälle sowie Strangurie. Diese Nebenwirkungen können einige Tage anhalten und ein Gefühl hochgradiger Schwäche hinterlassen. Durch die locale Einwirkung der zerstäubten Benzoësäure und ihrer Salze können auch Excoriationen an Kinn und Wangen entstehen.

Reizerscheinungen seitens des Intestinaltractus machen sich in häufigerer Weise nach innerlicher Verabfolgung des benzoësauren Natrons bemerkbar. Solche Symptome können auch auftreten, wenn das Mittel subcutan oder im Klystier gebraucht wurde. Hierzu gesellen sich, zumal, wenn die Dosen etwas grösser waren, Schwere im Kopf sowie Ohrenklingen. Der Puls ist meistens unverändert.

Besonders beachtenswerth sind die bei hierzu veranlagten Individuen auftretenden Veränderungen an der Haut. Schon nach Einathmung des Dampfes von 4 g Friar's Balsam, einer Modification der amerikanischen Tctr. Benzoës composita, wurde eine fieberlose, juckende Purpura urticans beobachtet, die, auf dem Rumpf und den Armen confluent, mit Schwellung der Haut einherging, auf den Beinen mehr urticariaähnlich und discret an, bis Markstück grossen Stellen auftrat. Die diffuse Röthe am Rumpf verschwand auf Druck, um alsbald wieder zu kehren.[3]) Nach Eingabe von Benzoësäure in kleinen Dosen sah man einen maculo-papulösen Hautausschlag am vierten Tage entstehen. Die Haut des Rumpfes war mit blass rosenfarbenen, in Form und Ausdehnung unregelmässigen Flecken, und mit mohnsamen- bis hirsekorngrossen Knötchen bedeckt, die stellenweis einzelständig, oder zusammenfliessend erschienen, und der Haut da-

---

[1]) Rohde, Berliner klin. Wochenschr., 1871, pag. 116.
[2]) Fritsche, Berliner klin. Wochenschr., 1879, pag. 762.
[3]) Foy, The Lancet, 1874, Vol. I., 7. Febr., pag. 195.

durch ein gleichmässig erhöhtes Ansehen gaben. Die Haut in der Nachbarschaft der Papeln und Flecke war normal. In Folge des Fortgebrauches des Medicamentes verbreitete sich der Ausschlag über Gesicht, Hals, Arme und Beine mit Ausnahme der Oberschenkel. Vier Tage nach dem Aussetzen des Mittels schwanden die Flecke, nach 10 Tagen die Papeln.

Einen ganz analogen Ausschlag rief auch mehrfach das benzoësaure Natron hervor. Nach Verbrauch von etwa 5 g desselben in ca. 20 Stunden wurde bei einem Knaben eine diffuse, den Hals, Rumpf und die Oberarme bedeckende Röthe entdeckt. Die Grenzen des juckenden Ausschlages waren deutlich umschrieben. Längs seines Randes auf den Oberarmen waren zahlreiche rothe flache kleine Knötchen zu sehen und ebensolche auf den Handrücken. Er unterschied sich wegen seiner Gleichmässigkeit von der feingefleckten Scharlachröthe. Nach dem Aussetzen des Medicaments schwand das Exanthem bald ohne Desquamation. Nach einer erneuten Verabfolgung zum Zwecke der Sicherstellung der Diagnose auf ein Arzneiexanthem stellte sich dasselbe wieder ein, aber nicht wie das erste Mal diffus verbreitet, sondern in mehreren handgrossen Flecken.[1]) In einem anderen Falle verschwand ein ebensolcher Ausschlag mit geringer Desquamation.

Phenylurethan.

Dieses jetzt zu Reclamezwecken in Euphorin umgetaufte Product ($CO . OC_2H_5$ $NH[C_6H_5]$) ist ein kristallinisches, in Alkohol oder Gemischen von Alkohol und Wasser lösliches Pulver.

Zu 0,5 g soll es die Körperwärme um 1—3° herabsetzen und 9—12 Stunden lang auf dieser niedrigen Stufe erhalten. Die Entfieberung erfolgt unter Gefühl von Hitze und profusem Schweiss. Manchmal ist die Körperwärme bald nach dem Einnehmen erhöht, um dann erst zu sinken. Während der Apyrexie entsteht bei einigen Kranken Frösteln, in sehr wenigen Fällen Cyanose. Durch Verabfolgen des Mittels in Wein soll sich diese, ferner der Collaps und andere unangenehme Wirkungen vermeiden lassen. Angeblich soll Methämoglobinämie immer fehlen, was ich nicht glaube. Im Harn wurde nach Anilin oder Phenol vergeblich gesucht. Der Anstieg der Temperatur erfolgt plötzlich unter Frost, der verschieden lange anhalten kann. In Oblaten gereicht, verursacht Euphorin ein brennendes Gefühl im Magen sowie Erbrechen.[2]) Auf Wundflächen ruft es Schmerzen hervor. Eine neuere auf 24 Fällen basirende Beobachtung schreibt dem Mittel „Fehlen unangenehmer Nebenwirkungen" zu.[3])

Natrium parakresotinicum. Das als Antipyreticum und desinficirendes Heilmittel bei acuten Gastro-Intestinalcatarrhen des Kindesalters benutzte, bitterschmeckende parakresotinsaure Natrium wurde je nach dem Alter zu 0,1—1,5 mehrmals täglich bis zu einem täglichen Gesammtverbrauch von 0,5—4,5 g eingeführt.[4]) In vereinzelten Fällen bleibt die antipyretische Wirkung aus. Das Fieber sinkt unter Schweiss. Collaps mit Sinken der Körperwärme auf 36,5° C. entstand bei einem Phthisiker, der eine zu grosse Dose auf einmal eingenommen hatte. Mehrfach beobachtete man ein Erythema fugax nach Resorption des Mittels. Selten treten Erbrechen oder Diarrhoe ein.[4])

---

[1]) Hampeln, St. Petersburger med. Wochenschr., 1881, No. 3, pag. 21.
[2]) Sansoni, Deutsche Medizinalzeitung, 1890, pag. 659.
[3]) Adler, Wiener medic. Wochenschr., 1891, No. 17.
[4]) Demme, Bericht des Jennerschen Kinderspitals zu Bern, 1888.

Methylenblau. Chemisch reines Methylenblau wurde in Dosen von je 0,1 g in Kapseln eingehüllt, mehrmals täglich, in einer täglichen Gesammtmenge von 0,5—1,5 g gegen Wechselfieber sowie auch innerlich und subcutan zur Schmerzstillung verabfolgt.

Man beobachtete bisher als Nebenwirkungen: starke Schmerzen in der Nierengegend,[1]) spastische Blasenreizung, Strangurie, vermehrten Harndrang, sehr vereinzelt Albuminurie, häufig Blaufärbung des Harnes, auch des Speichels, Stuhldrang, Durchfälle und Blaufärbung der Fäcalien.[2]) Die Blaugrünfärbung des Harns erfolgt nach 2 Stunden, die Dunkelblaufärbung nach 4 Stunden.[3]) Bei manchen Menschen entstehen nach 1—2 wöchentlichem Gebrauch Brennen im Rachen und Schlund, Brechreizung, und von nervösen Symptomen: Drückender Schmerz in der Stirngegend und im Hinterkopf, Muskelzucken, Flimmern vor den Augen, Schwindel und leichte Delirien. Diese Symptome schwanden nach 2 Tagen. Der Stuhl- und Harndrang soll sich durch gleichzeitige Verabfolgung mit Magnesia usta, die Störungen im Magen durch Eingeben unmittelbar nach dem Essen vermeiden lassen. Als beobachtenswerth verweise ich auf die Aehnlichkeit mancher Nebenwirkungen des Indigo mit dem Methylenblau.

Piperin. Das Piperin findet sich unter Anderem im schwarzen, weissen und langen Pfeffer, ist kristallinisch, in Wasser fast unlöslich, in Alkohol löslich. Es wurde früher in Dosen von 0,3—0,5 g gegen Malaria in dem fieberfreien Intervall gereicht. Als Nebenwirkungen beobachtete man bisweilen ein brennendes Gefühl im Rachen, Magen, auch wohl Hitze im After und ganzen Unterleibe. Bei zwei Kranken wurden die Augen roth und die Lider, Nase, Lippen schwollen an. Vielleicht war das verwandte Präparat nicht rein. Schon im Alterthume wurde der Pfeffer als ein fieberwidriges Mittel gebraucht. „Horrores excutit ambientium febrium, potu, vel illitu.“ Bis in unsere Zeit hat er sich hierfür als Volksarzneimittel erhalten. Locale Reizwirkungen im Munde und Schlunde, Brennen und Schmerzen im Magen sind öfter, besonders nach dem Einnehmen der ganzen oder gepulverten Körner mit Spiritus beobachtet worden. Nach grossen Dosen kam es vereinzelt auch zu Brennen beim Harnlassen, Brennen in der Haut und „Urticaria evanida“ im Gesicht, Fieberschauer, heftigem Fieber, Besinnungslosigkeit nach vorheriger Excitation oder auch Zuckungen.

Gelatina. Der Leim wurde zu Anfang dieses Jahrhunderts als ein Mittel gegen Wechselfieber empfohlen und damals vielfach gebraucht. Dabei beobachtete man bei einigen Kranken Druck in der Magengegend, Durchfälle, Kopfschmerzen, die zuweilen mit Nasenbluten endeten und Hautausschläge. Die letzteren entstanden dann, wenn der Leim schlecht, schwärzlich war und einen unangenehmen Geschmack besass. Alle diejenigen, die von diesem Präparate nahmen, bekamen auf der Haut rothe Pusteln. Ich stelle diesen Ausschlag mit demjenigen in eine Reihe, der nach der Fleischvergiftung nicht selten sich herausbildet.

Eucalyptus globulus. Der Blaugummibaum steht seit lange in dem Rufe eine gewisse Assanirung von sumpfigem Boden bewirken zu können. Malaria wird an solchen Stellen seltener als sie früher war. Dieses führte dazu, Präparate dieses Baumes vorzugsweise als fieberwidrige und antiseptische Mittel zu verwenden. Das Eucalyptusöl erzeugt nicht selten Uebelkeit. Unter Eucalyptol ($C_{10}H_{18}O$) versteht man einen Körper, welcher zwischen 176 und 177° siedet und optisch inactiv ist. Was im Handel als Eucalyptolum purissimum vertrieben wird, ist meist Ol. Eucalypti rectificatum. In vielen Fällen wurde die berühmte malariawidrige Wirkung des Mittels vermisst. Das Gleiche

[1]) Althen, Münchener medic. Wochenschr., 1892, pag. 7.
[2]) P. Guttmann u. P. Ehrlich, Berliner klin. Wochenschr., 1891, No. 39.
[3]) Ehrlich u. Leppmann, Deutsche medic. Wochenschr., 1890, No. 23.

gilt von der Tinctur. Eucalyptol und Oleum Eucalypti e foliis können eingeathmet bei Menschen und Thieren Albuminurie hervorrufen, für deren Eintritt, wie es scheint, auch eine subjective Disposition erforderlich ist.

Sedum acre. Das reizende Princip des Mauerpfeffers ist bisher nicht isolirt worden. Dasselbe macht sich aber auch in therapeutischen Dosen, wie sie gegen Epilepsie, Wechselfieber, neuerdings auch gegen Diptheritis benutzt werden, bemerkbar. Hunde gehen durch 60—120 g des Saftes der Pflanze zu Grunde. Magenreizung oder Entzündung stellt einen constanten Sectionsbefund dar, während die Symptome während des Lebens neben solchen, die auf Magenreizung schliessen lassen, sich auch noch als cerebrale, wie Convulsionen darstellen. Das scharfe Princip, das auch auf der unverletzten Haut einwirkt, scheint durch energisches Austrocknen der Pflanze nicht verloren zu gehen, da selbst das so getrocknete Kraut, zu 0,9—3,6 g gereicht, Erbrechen und Durchfall hervorruft. Bei längerem Gebrauche desselben findet eine Abstumpfung der Reizempfindlichkeit statt. Die Magen- und Darmreizung kommt auch zu Stande nach Gebrauch der frischen Pflanze, sowie nach Einnehmen des mit Bier gekochten, oder des mit Wein aus der Pflanze ausgepressten Saftes.

Carbolsäure.

Die Carbolsäure, die sich in Wasser zu 5 pCt. löst, und mit 10 pCt. Wasser Acidum carbolic. liquefact. liefert, kommt auch mit Kresol und anderen Producten der aromatischen Reihe verunreinigt in den Handel. Wirken Licht und Luft auf sie ein, so färbt sie sich bräunlichroth. Zahlreiche Ursachen sind für diese Farbenveränderung angegeben worden. Vielleicht ist dieselbe der Bildung von Phenerythren zuzuschreiben und letztere wiederum von einem Metallgehalte der Carbolsäure bei gleichzeitiger Gegenwart von Ammon und Wasserstoffsuperoxyd abhängig. Es ist unwahrscheinlich aber nicht unmöglich, dass eine solche in der Farbe veränderte Säure Abweichungen von der normalen Wirkung aufweist. Hervorzuheben ist, dass eine rothgewordene, flüssige Carbolsäure durch Ausfrierenlassen wieder farblos gemacht werden kann.

Der Enthusiasmus, der in Folge der glücklichen Verwendung der Carbolsäure in der Chirurgie dem Mittel sowohl auf diesem als anderen specialistischen Gebieten entgegengebracht wurde, liess die Gefahren übersehen, die ein blindes Zutrauen zu solchen Stoffen stets im Gefolge haben muss und vor denen ich schon in der ersten Ausgabe dieses Werkes warnte. Manche Nebenwirkung und mancher rein antiseptische, aber darum doch nicht minder zu beklagende Tod in Folge der Carbolsäureanwendung kam zu Stande und wurde auf andere Ursachen geschoben, bis die kritische Beobachtung[1]) den wahren Grund erkennen liess — und selbst dann noch gab es Chirurgen und Geburtshelfer, die sich dieser Erkenntniss verschliessen zu müssen glaubten und offenbare Intoxikationssymptome, wie sie nach Uterusirrigationen auftraten, als „reflectorische“ durch die Einspritzung bedingte Symptome deuteten. Dass die Individualität bei dem Zustandekommen von manchen unerfreulichen, allgemeinen und localen Nebenwirkungen eine bedeutende, wenn auch nicht ausschliessliche Rolle spielt, wird durch vielfältige Beobachtungen sichergestellt. Die Reactionsfähigkeit

---

[1]) Küster, Berliner klin. Wochenschr., 1878, No. 18, pag. 260.

verschiedener Menschen auf das Mittel variirt sehr, sowohl nach Application an der Haut als innerlicher Beibringung. Es giebt auch eine Idiosynkrasie gegen dasselbe,[1]) die sich nach ein- oder jedesmaliger Anwendung selbst der schwächsten Lösung[2]) bemerkbar macht. Quantitäten des Mittels, welche bei unzähligen anderen Personen ohne Schaden gereicht werden, können bei solchen schon giftartig wirken. Ob auch das gleiche Individuum zu verschiedenen Zeiten auf Carbolsäure verschieden zu reagiren vermag, ist nach dem vorhandenen Material nicht ganz sicher zu beantworten. Die Angabe,[3]) die dafür zu sprechen scheint, dass nämlich bei Ovariotomirten oft keinerlei Symptome und erst 5—6 Tage später in Folge des ersten Verbandwechsels solche auftreten, lässt noch eine andere Erklärung zu, nämlich die, dass eine Cumulation der Substanz im Körper stattfindet, besonders dadurch, dass, wie dies auch hervorgehoben wurde,[3]) die Haut durch die Einwirkung des ersten Verbandes viel resorptionsfähiger geworden ist. Doch will ich nicht unerwähnt lassen, dass in einem Falle nach Carbolanwendung eine Hauteruption entstand, die nach dem Abheilen eine Toleranz gegen den erneuten Gebrauch des Mittels zurückliess.

Sicher ist, dass eine zarte Haut sehr zu localen Nebenwirkungen durch Carbolsäure Anlass giebt, und dass Kinder, namentlich Säuglinge, und ältliche, mit schlaffer Haut versehene Frauen, sowohl für örtliche als allgemeine abnorme Wirkungen, mehr als Männer disponirt erscheinen. Körperschwäche, Anämie, langwierige Eiterungen und vorhergegangenes Fieber, besonders septisches und pyämisches Wundfieber, begünstigen ebenfalls den Eintritt von Nebenwirkungen.[4]) Die unverschrte Haut resorbirt alle derartigen Stoffe, besonders wenn an ihr durch die Proceduren des Abseifens, Rasierens und Abschabens die Schweissdrüsen, welche wohl am meisten als Eingangspforten anzusehen sind, offengelegt werden,[5]) auch ohne dass der früher ja für unentbehrlich gehaltene und jetzt ganz verlassene, die Resorption mächtig fördernde Spray in Thätigkeit zu treten braucht. Besonders die Inguinal- und Axillargegend, wo sich sehr grosse Schweissdrüsen vorfinden, lassen beim Carbolverbande viel von der Säure in den Körper eintreten. Selbstverständlich wird die von der letzteren resorbirte Menge in gewissen Grenzen auch von der Grösse der mit ihr in Berührung gebrachten Haut- oder Schleimhautfläche abhängen. Indessen wurden Nebenwirkungen auch nach dem Verbinden von kleinen Wunden beobachtet. Entzündetes Gewebe disponirt zu einer reichlicheren Aufnahme des Verbandmittels. Die Einpinselung des Mittels bei Hautkrankheiten, wie Scabies, kann ebenso wie die Einbringung in seröse und Gelenkhöhlen, Abscesshöhlen, Fisteln, in das Rectum, den Uterus unangenehme Folgen haben. Eine bestimmte Scala der Gefährlichkeit je nach dem Resorptionsorte lässt sich nicht aufstellen. Klystiere gelten für gefährlicher als die innerliche Darreichung, oder die Anwendung an der Haut und auf eiternden Flächen. Doch ist

---

[1]) Zwaardemaker, Nederl. Tijdschr. f. Geneesk. Amsterdam, 1887, T. XXIII., pag. 41.

[2]) Lightfoot, Brit. medical Journal, 1870, I., 2. April, pag. 331.

[3]) Olshausen, Berliner klin. Wochenschr., 1878, pag. 261.

[4]) Küster, Archiv f. klin. Chirurgie, Bd. XXIII., pag. 117.

[5]) Langenbuch, Berliner klin. Wochenschr., 1878, pag. 412.

auch schon die Verabfolgung von 5 g per Clysma ohne jegliche Erscheinung und andererseits die Anwendung kleiner Mengen zu Umschlägen von schweren örtlichen-Veränderungen wie Brand und Befindensstörungen unangenehmerer Natur gefolgt gewesen. Vielleicht am besten werden Einathmungen von Carboldampf vertragen, obschon auch diese vereinzelt unangenehme Folgen hatten. Im Allgemeinen kann man annehmen, dass die abnormen entfernteren Wirkungen am stärksten nach Gebrauch von dünnen, Eiweiss nicht fällenden Carbollösungen, die örtlichen dagegen nach ätzenden, oberflächlich nekrotisirenden, resp. coagulirenden Concentrationen derselben auftreten. Durch die Coagulation, welche die letzteren hervorrufen, bauen sie sich selbst einen Wall gegen eine etwaige übermässige, weitere Penetration in die Gewebe hinein und gegen eine Resorption seitens der nunmehr zerstörten resorbirenden Apparate.

In jeder Arzneiform und in jedem der obengenannten Lösungsmittel vermag die Carbolsäure Nebenwirkungen zu erzeugen. Oelige Lösungen, die ja neueren Ansichten nach therapeutisch unwirksam sein sollen, scheinen solche, vielleicht wegen erschwerter Resorption langsamer, oft erst nach Wochen auftreten zu lassen. Doch ist auch ein Fall berichtet, in welchem schon nach dem dritten Umschlag einer 0,2 proc. Carbolöl-Kalkwasser-Mischung bei einem 6 Wochen alten Säugling schwere Symptome erschienen. Solche sind auch durch Verbände von Carbolwatte oder anderem trocknen mit Carbolsäure imprägnirten Verbandmaterial mehrfach zu Stande gekommen,[1]) und der interne Gebrauch des Mittels in Pillenform vermag Aehnliches hervorzurufen. Die Höhe der angewandten Dosen ist hierbei nicht von Ausschlag gebender Bedeutung. Das wirklich Resorbirte, und das oben erwähnte zeitliche oder angeborene individuelle Verhalten des Kranken sind maassgebend. Ich habe ferner die Ueberzeugung, die sich leider bei der Mangelhaftigkeit des vorhandenen thatsächlichen Materials nicht belegen lässt, dass, wie bei anderen Mitteln so auch hier die Natur der Krankheit, d. h. der Zustand der Gewebe oder der Functionsumfang der Organe bestimmend für den Ablauf der Wirkungsart der angewandten Carbolsäure ist. Der Eintritt der Nebenwirkungen kann alsbald nach dem Gebrauche, nach 2 oder 3 bis 7 Tagen und noch später erfolgen. Ein Versagen typischer, oder an demselben Individuum schon beobachteter Carbolwirkung kommt nicht selten vor. So fand man bei Kranken mit entzündlichen Gelenkaffectionen in der ersten Zeit in Folge von Carbolinjectionen Abnahme von Schmerz und Schwellung, während bei späteren Wiederholungen diese Therapie ganz im Stich liess. In anderen Fällen sah man von vornherein dadurch keinen Effect oder sogar locale Verschlimmerung.

Oertliche Nebenwirkungen.

Schon an der gesunden Haut des mit der Carbolsäure in Berührung kommenden Operateurs zeigten sich bisweilen, wenn eine Disposition dazu vorhanden ist, Parästhesieen, wie Kriebeln, Ameisenlaufen und Pelzigsein. Statt dessen wird auch wohl ein wirklicher

[1]) Simon, Revue mensuel des malad. de l'enf., 1887, Bd. V., pag. 119.

Pruritus beobachtet[1] — Jucken, Brennen, selbst Schmerzen, auch ohne dass die Haut krankhaft verändert erscheint. Subcutane Injectionen von 1—2 proc. Lösungen rufen im Allgemeinen keine Schmerzen hervor, nur am Thorax machen sich die Injectionsstellen besonders unangenehm bemerkbar.

Eine eigenthümliche schmutzige, gelbbräunliche Hautverfärbung, die zuerst im Gesichte sich zeigte und sich dann über den ganzen Körper erstreckte, wurde in Verbindung mit Allgemeinerscheinungen bei einem Säugling beobachtet, der Umschläge einer 0,2 proc. Carbolöllösung wegen grösserer Excoriationen erhalten hatte. Die Verfärbung erreichte am dritten Tage ihren Höhepunkt, worauf sie zunächst am Stamm, dann nach 9 Tagen am Gesicht und den Extremitäten allmählich schwand. Sehr bekannt ist die Eigenschaft der Carbolsäure, die Vernarbung der Wunden bei vielen Kranken zu verzögern. Die Weichtheile sehen durch die Verätzung wie gekocht aus.[2])

Die Hautexantheme, die beim Carbolverbande bisweilen entstehen, sind vielgestaltig. Sie traten in einer Beobachtungsreihe in 5 pCt. aller Fälle ein. Sie nehmen meistens ihren Ausgang von der Wunde und verbreiten sich über grössere oder kleinere Körpergebiete. Oft sind sie von Albuminurie, auch von Fieber, begleitet, und heilen mit oder ohne Desquamation. Man beobachtete:

1. Erytheme. Es entsteht ein hellscharlachrother Rash, der an den Wundrändern beginnt und sich über die nächsten und weiteren Flächen, z. B. von der Brust über den Leib und die Arme verbreitet,[3]) den Eindruck eines Scharlachausschlages macht und unter Desquamation verschwindet. Ein solches generalisirt nach einer Beschneidung auftretendes Erythem liess noch für mehrere Wochen die Neigung zur Bildung von Furunkeln zurück.[4])

2. Papulöse Hautexantheme sind unter der Bezeichnung Erythema multiforme,[5]) Erythema papulatum als Folgen des Carbolverbandes beschrieben worden. Auch auf sonst gesunder Haut kann z. B. beim längeren, mehrfachen Benetztwerden mit dem Mittel bei Operateuren, Assistenten, Wärtern etc. ein solcher Ausschlag entstehen. Eine Mischform von Erythema maculopapulatum mit Urticaria[6]) zeigte sich vorzüglich an den Beugeseiten der Extremitäten. An den Beinen beschränkte sich der Ausschlag auf die Haut der Innenfläche und die Wadenhaut. Fussrücken und Fusssohle waren ganz frei. Nebenher ging in diesem Falle noch eine diffuse Dermatitis am Rücken namentlich zwischen beiden Schulterblättern. Ausserdem bestand Fieber.

Interessant ist, dass auch nach innerlicher Einverleibung von Carbolsäure eine papulöse Eruption an den Armen und der vorderen oberen Region des Stammes nach voraufgegangenem heftigen Jucken beobachtet wurde.

---

[1]) Czerny, Wiener medic. Wochenschrift, 1882, No. 6.
[2]) Landerer, Trockenes Wundverfahren, Wiener Klinik, 1890, pag. 35.
[3]) Browne, British medical Journal, 1885, 10. Octob., pag. 692.
[4]) Dreyfous, La France médic., 1885, pag. 149.
[5]) Janovsky, Allgem. Wiener medic. Zeitung, 1880, No. 11, pag. 111.
[6]) Zeissl, Wiener medic. Wochenschr., 1880, No. 27, pag. 768.

3. Urticaria. Diese Form ist nicht besonders selten. Ich führe gleichzeitig als Beispiel, wie gerade bei Arzneiexanthemen in ihrem Verhalten oft übereinstimmende Mischformen häufig sind, folgende Fälle an:

Acht Tage nach der Verletzung und nach sechsmaligem Verbandwechsel, als die Wunde, die anfangs mit 5proc. Carbolsäure gründlich gewaschen, schon zum grössten Theil per primam geheilt war, schwoll der operirte rechte Unterschenkel an, und kleine, bald confluirende, platzende und ihr gelbes Serum entleerende Bläschen bildeten sich auf ihm. Am zehnten Tage hoben grosse Blasen die Epidermis empor. Fieber fehlte. Das Allgemeinbefinden war gut. Am elften Tage greift die Röthe über den Verband hinaus und der Umfang des Unterschenkels ist doppelt so gross als der des gesunden. Am zwölften Tage bedeckt sich die Haut des gesunden linken Oberschenkels, der Brust und des Gesichts mit hirsekorn- bis erbsengrossen Quaddeln, welche heftiges, nicht zu stillendes Jucken erregten und sich am nächsten Tage über den ganzen Körper verbreiteten. An den zuerst ergriffenen Theilen confluirten die Quaddeln und an verschiedenen Hautstellen waren zum Theil ausgebreitete, rothe Flächen mit eingestreuten Quaddeln vorhanden. Diese Form des Erythema urticatum ist auch sonst beobachtet worden. Am 17. Tage waren sowohl die Schwellung als auch die Ausschläge ohne Abschuppung verschwunden. Am 22. Tage trat der Tod nach plötzlichem Collaps ein.

In einem zweiten Falle, einer Fingerexarticulation, war ebenfalls mit 5proc. Carbolsäure gereinigt worden. Beim zweiten Verbande war die Haut, soweit der Verband reichte, roth, beim dritten die ganze Hand geschwollen und auf der stark gerötheten Haut viele Bläschen und Blasen. Am vierten Tage erschienen auf Gesicht, Brust, Armen zahlreiche kleine, rothe, heftig juckende, auf Druck sich entfärbende Quaddeln. Die Lippen und Augenlider schwollen an. Am nächsten Tage dehnte sich die Urticaria auf Rücken, Bauch und untere Extremitäten aus. Die Wunde war bereits geheilt. Die Quaddeln standen auf der sonst unveränderten Haut drei Tage lang und verschwanden dann plötzlich ohne Abschuppung.

In einem dritten Falle endlich war der Verlauf ein ähnlicher. Auch hier traten Schwellung und Bläschenbildung, aber erst 15 Tage später hirsekorngrosse, heftig juckende Quaddeln am ganzen Körper mit Ausnahme des Gesichtes auf. An einigen Stellen confluirten sie zu grösseren Plaques. Das Gesicht wurde einen Tag später befallen. Die Heilung ging ohne Abschuppung vor sich. Nach erneuter Carbolanwendung zeigte sich keine derartige Einwirkung.

4. Eczem. Schon in den vorgenannten Fällen sind primäre eczematöse Eruptionen erwähnt worden. Man beobachtet dieselben auch allein. Eine gewisse Idiosynkrasie gegen Carbolsäure lässt ein solches Eczem auch nur beim Operateur erscheinen.[1]) Dasselbe kommt unter Jucken, oft mit Oedem mancher Körpertheile, z. B. des Gesichtes verbunden. Auch grössere pemphigusartige Blasen können sich unter diesen Umständen auf erythematöser Basis bilden. Nach Entleerung ihres wässrigen Inhaltes ist die Epidermis

[1]) Köster, Deutsche Medizinalzeitung, 1886, No. 34, pag. 381.

in beträchtlicher Ausdehnung abgehoben. Schmerzen und Schwellung sowie Fieber sind Begleiter dieses Zustandes. Reichliche und langwierige Hauteiterung kann sich hieran schliessen. Solche, nicht selten vorkommende, eczematöse Hautulceration, braucht nicht, wie es geschehen ist, als carbolgeätzter Druckbrand der Haut, hervorgerufen durch ungleichmässige Vertheilung des Verbandmaterials, Jute, Watte etc. betrachtet zu werden. Sie kann vielmehr eine Folge der localen Carbolwirkung sein.

5. Dermatitis diffusa. Dieselbe entsteht gewöhnlich nur bei Weiteranwendung der Carbolsäure auf bereits dadurch erkrankter Haut — selten, wie in dem oben angegebenen Falle, gleichzeitig mit weiterer exanthematischer Erkrankung der Körperdecke. Die Haut wird durch reine Carbolsäure anfangs weiss, später bräunlichroth. Diese Färbung bleibt bisweilen zwei bis drei Monate bestehen.

6. Gangraen. Mehrfach ist trockne Gangrän von Haut, Wunden und Schleimhäuten nach Carbolanwendung gesehen werden. Soweit ich es habe verfolgen können, handelte es sich hier oft um den Gebrauch flüssiger, resp. kristallinischer oder concentrirter alkoholischer Lösungen von Carbolsäure. In drei Fällen [1]) war von Laien aus der Apotheke reine Carbolsäure gekauft worden; etwas Wasser wurde auf dieselbe gegossen und beim jedesmaligen Verbinden der Finger- resp. Zehwunde die Compresse unter Umschütteln der Flasche benetzt. So kam reine Carbolsäure in die Wunde. Die betreffenden Theile wurden ohne Schmerzen schwarz und kalt und so empfindungslos, dass man eine Nadel bis auf den Knochen stechen konnte. Die gangränösen Extremitätentheile lösten sich ab.

Auch das Hineinhalten eines Fingers in eine Carbolflasche führte zu dem gleichen Resultate,[2]) ebenso wie Gangrän eines Fingers nach Application carbolisirter Watte, welche sehr intensiv nach Carbolsäure roch und noch feucht war, erfolgte.[3]) In neuerer Zeit ist auch die Gangrän erzeugende Fähigkeit von sogar mässig starken 2—3 proc. aber länger gebrauchten Carbollösungen im Anschluss an entsprechende Beobachtungen angegeben worden.[4]) Besonders das Baden von Fingern oder Zehen in solchen Lösungen oder das häufige Umschlagen von damit getränkten Compressen soll zu einem derartigen Ausgang führen können. Die Mortification betraf in diesen Fällen nur Theile eines Fingers oder das ganze Glied. Voraufgegangene Circulationsstörungen in demselben scheinen eine wesentliche Prädisposition für das Entstehen dieser abnormen Wirkung zu liefern. Die Gangrän heilte in drei Beobachtungen unter beträchtlicher Gewebsschrumpfung.

Die Vorliebe für das Befallenwerden von Fingern und Zehen liegt vielleicht an der hierbei zu Stande kommenden circulären Einwirkung. Dass leichtere, oberflächliche Aetznekrosen an Schleim-

---

[1]) Tillaux, Bulletin génér. de Thérap., 1871, Vol. 81, pag. 275. — Brochin, Gazette des hôpitaux, 1871, No. 122, pag. 486.

[2]) Poncot, Bullet. génér. de Thérap., 1872, Vol. 83, pag. 68.

[3]) Rose, Verhandlung der Gesellschaft der Aerzte in Zürich, 19. Dec. 1874.

[4]) Monod, Terrier etc., Société de Chirurg. de Paris. Séances du 8. Mai et 15. Mai 1889. — Secheyron, Annales d'hygiène publ., 1886, II., pag. 155 u. viele A. — Auch Billroth beobachtete in einem Monate vier Fälle, in denen bei Kindern durch Carbolanwendung Fingerbrand auftrat.

häuten durch zu concentrirte Carbollösung entstehen können, ist wegen der Eiweiss fällenden Eigenschaft dieses Mittels leicht zu verstehen. Die letztere kommt durch 5 proc. Lösungen vollkommen zu Stande. Durch 3 proc. wird Eiweiss nur getrübt und durch 1 proc. intact gelassen. Solche Aetzungen mit Entzündung und Schwellung benachbarter Gebiete kommt nicht selten vor, wenn Laien concentrirte Carbollösungen in den Irrigator giessen und mit dem dann zur Verdünnung hinzugefügten Wasser nicht mischen. Es fliesst dann die concentrirte Lösung beispielsweise in die Vagina und kann hier die Gewebe empfindlich verändern.

Es wird angegeben, dass Carbolsäure, mit reinem Glycerin oder reinem Alkohol gemischt, keine Aetzwirkungen an der Haut erzeugt, und dass erst, wenn Wasser hinzugefügt wird, diese in der geschilderten Weise erfolgt. Die für die Operation der Hämorrhoiden und der Hydrocele von Amerika eingeführte Methode der Injectionen verflüssigter reiner Carbolsäure hat gewöhnlich keine unangenehmen localen Nebenwirkungen. Es geht dies aus 150 Beobachtungen über Hydrocelenoperation hervor, die als Resultat die warme Empfehlung dieses Verfahrens ergaben.[1]) Nur nach Anwendung zu grosser Dosen kommt es zur Vereiterung des Hodensackes.[1]) Es scheint aber auch hier eine gewisse unangenehme individuelle Disposition zu sein, die bisweilen unerwartete Wirkungen hervortreten lässt. In einem neuerdings mitgetheilten Falle trat mehrere Stunden nach Injection von 3,5 g 95 proc. Carbolsäure bei Hydrocele vaginalis dextra so bedeutende Schwellung und Schmerzhaftigkeit des Hodens ein, dass zur Radicaloperation geschritten werden musste, bei der auch der Hoden zum Opfer fiel. Ob hier die, wie mir scheint, nicht gesicherte Annahme einer bestehenden Hämophilie oder die Methode der Injection an dem Ausgang Schuld war, lässt sich schwer entscheiden. Ich würde rathen, in solchen Fällen wohl eine Entspannung der Geschwulst in irgend einer Weise herbeizuführen, aber im Uebrigen exspectativ zu verfahren.

Entferntere Nebenwirkungen.

Allgemeinerscheinungen als Nebenwirkungen des Carbolsäuregebrauchs können im verschiedensten Umfange und bei jeder Resorptionsart entstehen. Die intrauterine Irrigation mit 2—3 proc. Lösungen z. B. hat in dieser Beziehung viel Leid und Unglück geschaffen. Ein Theil der Nebenwirkungen ist unzweifelhaft cerebrospinalen Ursprungs. Für alle diesen gleichen Angriffspunkt anzunehmen, liegt kein Grund vor. Die in Folge der Aufnahme des Mittels von Wunden und Schleimhäuten aus auftretenden sind im Ganzen vielgestaltig, lassen aber doch in der Mehrzahl der Fälle entweder Collaps mit oder ohne Bewusstlosigkeit, Krämpfe und Fieber oder auch Störungen in der Magen- und Nierenfunction als wesentliche Symptome hervortreten. Prämonitorische Symptome, wie Kopfweh, Unruhe, Jactation, Schlaflosigkeit, Mattigkeit gehen den schwereren bisweilen vorauf, können aber auch fehlen. Die Prostration, die häufig besonders bei Kindern gesehen wird, ist meist hochgradig. Die Kranken liegen

[1]) Abbe, New York medical Journal, 1883, pag. 682.

bleichen Antlitzes mit kalter, von kaltem Schweiss bedeckter Haut da. Das Auge ist starr, unbeweglich, der Blick todesmatt, ängstlich; die Pupillen erscheinen weit[1]) und reagiren auf Licht träge oder gar nicht. Myosis ist mehrfach gesehen worden. Die Körpertemperatur sinkt ganz beträchtlich, während der Puls meist klein, weich, kaum fühlbar, auch flattrig, gewöhnlich aber sehr beschleunigt ist und bis zu 120, ja selbst 140 und 160 Schlägen[2]) in der Minute anwachsen kann. Die Athmung wurde als unregelmässig, oberflächlich, schwach,[3]) kaum wahrnehmbar, aussetzend, stertorös, dyspnoëtisch und sehr beschleunigt beobachtet. Vereinzelt bestand in diesem Zustande totale Anästhesie am Körper oder Anästhesie der Conjunctivae.[4]) In einem Falle wurde Hyperästhesie beobachtet.[1]) Der Collaps kann bald nach dem Carbolverbande auftreten, dauert 1—3 Stunden und noch länger an und kann unter der Einwirkung passender analeptischer Stoffe in Genesung oder in den Tod übergehen, der durch Lähmung des Athmungscentrums erfolgt.

Sehr häufig besteht bei dem Collaps Bewusstlosigkeit. Eine Puerpera erwachte erst nach 4 Tagen aus derselben und wies dann neben somatischen Störungen eine gewisse Schwäche des Gedächtnisses und eine lähmungsartige Schwäche eines Armes auf.[5]) In einem Falle erfolgte der Tod eines 7 Monate alten Kindes 20 Stunden nach dem Auflegen von Carbolsäure und Mandelöl auf eine oberflächliche Verbrennung am linken Arm und Bein. Nach 2 Stunden war das Kind in Stupor gefallen. Die Augen waren starr, die Pupillen verengt, die Pulszahl erhöht, die Athmung schwach und das Schlucken beschwerlich. Convulsionen gingen dem Tode voran.

Gar nicht selten kommt eine Vergesellschaftung anderweitiger Symptome mit motorischen Erregungszuständen vor. So war Luft durch eine 5 proc. Carbollösung getrieben und diese eingeathmet worden. Beide Male wurden dadurch die bei Menschen selten zu beobachtenden Carbolkrämpfe erzeugt.

In seltneren Fällen beschränken sich die Krämpfe auf gewisse Körpertheile, z. B. die Augenlider, die oberen oder unteren Extremitäten. Nach der Resorption des Mittels von der Haut aus traten bei dem schon erwähnten, jungen Kinde Convulsionen auf, die sich in 12 Stunden drei Male wiederholten und in Zuckungen der gesammten Muskulatur bestanden. In einem Falle[6]) erschienen anfangs leichte Zuckungen des ganzen Körpers, die langsam an Stärke zunahmen. Das Bewusstsein blieb erhalten. Später zeigten sich neue Anfälle, welche mit Bewusstlosigkeit und Zuckungen des Gesichtes und der Extremitäten einhergingen, und darauf folgten Schüttelkrämpfe des ganzen Körpers. Auch Contracturen wurden beobachtet. Bei einem anderen Kranken, wo die Resorption vom Peritoneum vor sich ging, zeigten sich tonische Krämpfe der Extremitäten. Neben motorischen kommen vereinzelt auch psychische Excitationszustände, viel-

---

1) Ozenne, Annales d'hygiène publ., 3. Sér., Tom. IV, 1880, pag. 236.
2) Bradford, Boston med. and surgical Journ., 1882, Vol. I., pag. 324.
3) Rheinstaedter, Deutsche medic. Wochenschr., 1878, No. 15, pag. 191.
4) D. Hamilton, Brit. med. Journ., 1878, I., 1. March., pag. 226.
5) White, New York med. Gazette, 1871, 15. April, pag. 274.
6) Treub, Centralblatt f. Chirurgie, 1881, No. 4, pag. 49.

leicht häufiger bei Potatoren und Frauen. So sah man nach der Einführung von mit Carbolsäure imprägnirten Wattetampons in die Vagina, Singultus, Uebelkeit, Frostschauer, Anasarca bei mangelhafter oder unterdrückter Harnsecretion sowie Delirien entstehen und schliesslich den Tod erfolgen, und leitet diese Erscheinungen von einer durch die Carbolsäure bedingten acuten Nephritis mit folgender Urämie ab.

Das bei Jodoformgebrauch beobachtete aseptische Fieber zeigt sich hin und wieder auch nach der Aufnahme von Carbolsäure. Es scheint diese gelegentlich fiebererzeugende Wirkung der antiseptisch wirkenden Mittel, obschon sie ja fast alle, wie auch die Carbolsäure [1]) die Körpertemperatur herabsetzen, ein Attribut dieser Gruppe von Stoffen zu sein. Ueber die Umstände, welche ein Hervortreten derselben veranlassen, sind wir nicht unterrichtet. Die Ursache ist wahrscheinlich in einer Einwirkung auf das cerebrale Wärmeregulationscentrum zu suchen. Exanthematische Veränderungen an der Haut können gleichzeitig bestehen, haben jedoch keinen ursächlichen Zusammenhang mit dem Fieber. Letzteres kann bis 40° C. und mehr betragen, und ist besonders bei dem Wechseln des Verbandes gesehen worden. Rückkehr zur Norm erfolgt beim Fortlassen der Carbolsäure.

Von leichteren Nebenwirkungen sind zu nennen: Kopfschmerz, der ungefähr 15 Minuten anhält, bei der jedesmaligen Carbolmedication wiederkehrt und bei manchen Personen in der Stirngegend, bei anderen im Hinterhaupte am intensivsten ist. Nach interner Aufnahme des Mittels in Pillenform wurden neben Schwere und Eingenommensein des Kopfes, Schwäche der Beine, Schwindel, Ringesehen, Ameisenlaufen und starke Schweisssecretion beobachtet. Auch nach Einbringung von dünnen Carbollösungen in das Rectum, den Uterus und die Vagina [2]) wurden Parästhesieen im Bereiche der Sinnesorgane, wie Ohrensausen, Flimmern vor den Augen mit Ohnmachtsanwandlungen wahrgenommen.

Die Affection der ersten Wege kann nach innerlicher oder äusserlicher Carbolanwendung auftreten. Im letzteren Falle findet sehr wahrscheinlich eine Ausscheidung des Mittels in den Intestinaltractus hinein statt. Ich erschliesse dies einmal aus der Analogie mit anderen Substanzen, sodann aus der Thatsache, dass Kranke, die Carbolinjectionen beispielsweise in den Pleuralsack erhielten, bisweilen nach jeder Injection einen, als süsslich bezeichneten Geschmack auf der Zunge ausser weiteren Nebenwirkungen haben. Welche Veränderungen hierbei im Intestinaltractus zu Stande kommen, ist nicht bekannt. Die Carbolsäure kommt in diesem Falle unter allen Umständen in zu verdünntem Zustande beispielsweise in den Magen, um gröbere Läsionen hervorrufen zu können. Es müsste sich demnach, wenn man nicht vorzieht, als Erklärung eine centrale Einwirkung anzunehmen, um leichtere Reizwirkungen handeln, die bei besonderer Disposition des Individuums reflectorisch eine oder die andere der folgenden Functionsstörungen herbeiführen. Man beobachtete: Verminderung [3]) oder völlige Aufhebung des Appetits, Speichelfluss, allein oder mit Anschwellen des Zahn-

[1]) Edelberg, Deutsche Zeitschr. f. Chirurgie, Bd. XIII., pag. 62 u. 99.
[2]) Löhlein, Berliner klin. Wochenschr., 1878, pag. 25.
[3]) Czerny, Wiener medic. Wochenschr., 1882, No. 6.

fleisches und der Lippen,[1]) Ekel, anhaltende Würg- und Brechbewegungen, quälendes Erbrechen, das paroxysmenweis auftreten und minutenlang anhalten kann und Dysphagie[2]) oder vollkommne Unfähigkeit zu schlucken. Auch nach Einführung kleiner Carbolmengen in den Magen wurde Nausea und Erbrechen constatirt und hierbei die Meinung ausgesprochen, dass diese Störungen bei anderer Art der Carbolanwendung verschwänden. Die vorstehenden Angaben zeigen jedoch, dass auch bei nicht primärer Berührung mit dem Magen dieselben aufzutreten vermögen.

Durchfälle sind mehrfach nach dem Carbolgebrauche gesehen worden. Auch von dem Auftreten eines Icterus, sechs Tage nach dem Beginn von Carbolinjectionen oder 18 Tage nach Anlegung eines Carbolverbandes wird berichtet.[3]) Vielleicht ist dieser auf einen, durch das auch von Wundflächen resorbirte und in den Darm ausgeschiedene Mittel hervorgerufenen Duodenalcatarrh zurückzuführen. Unwillkürliche Stuhlentleerung kommt nicht nur in der Bewusstlosigkeit des Collapses, sondern auch nach dem Erwachen aus derselben neben unwillkürlicher Harnentleerung vor.

Eine eigenthümliche Nebenwirkung, nämlich eine transitorische Amaurose wurde einmal nach Einspritzung einer Carbollösung in die Pleurahöhle beobachtet.[4]) Frühere Injectionen bei demselben Individuum hatten nur bald vorübergehende Benommenheit des Kopfes oder auch mehrstündigen Kopfschmerz hervorgerufen. Als die Injectionsmenge einmal erhöht wurde, stürzte der Kranke bewusstlos hin, athmete stertorös, hatte einen kleinen, wenig frequenten Puls und Würgebewegungen. Nach zwei Stunden trat Besinnung ein und nun bemerkte der Patient den Verlust des Sehvermögens auf beiden Augen. Die Pupillen waren fast vollkommen reactionslos. Die brechenden Augenmedien erwiesen sich normal, nur eine leichte Verschleierung der Grenzen der Sehnervenpapille in ihrer nächsten Umgebung, besonders am rechten Auge wurde wahrgenommen. Dieses gänzliche Aufgehobensein der Lichtempfindung bei nur unbedeutend von der Norm abweichendem Augenspiegelbefund des Augenhintergrundes und gleichmässig starker Erweiterung der reactionslosen Pupillen dauerte ungefähr 20 Stunden und verschwand dann ganz allmählich, so dass am vierten Tage nach dem Anfalle nur noch leichtes Eingenommensein des Kopfes und eine geringe Abgeschlagenheit der Glieder übrig blieb.

Seitens des Kehlkopfes wird häufiger leichter Hustenreiz wahrgenommen. Nur in einem Falle[5]) zeigte sich, nachdem ein Kropf exstirpirt und die vorher nur selten mit Carbolsäure besprengte Wunde mit einer 2 proc. Lösung gewaschen war, alsbald Verlust der Stimme, während sich im Laufe der nächsten zwei Stunden allmählich Dyspnoe entwickelte. Der Puls stieg auf 160, die Respiration auf 40. Nach 3 Tagen erfolgte der Tod durch Schluckpneumonie. Ob hier die Carbolsäure an der Recurrenslähmung und den Störungen Schuld

[1]) Aman, Jahresber. f. d. ges. Medicin, 1870, II., pag. 308.
[2]) Wallace, Brit. med. Journal, 1870, 30. April, pag. 442.
[3]) Landau, Deutsche medic. Wochenschr., 1891, pag. 753.
[4]) A. Nieden, Berliner klin. Wochenschr., 1882, No. 49, pag. 748.
[5]) Riedel, Centralbl. f. med. Wissenschaften, 1882, No. 34, pag. 609.

war, die einer Vagusaffection ähnlich sahen, ist als möglich zu beantworten, aber als nicht sicher zu erweisen.

Besondere Erwähnung verdient das Verhalten des Harns nach der Carbolaufnahme. Vielfach wurde angenommen, dass das Erscheinen des dunkel gefärbten Carbolharns ein sicheres Zeichen des Carbolismus darstelle. Dem ist nicht so, vielmehr ist diese Harnveränderung nur ein Symptom für den erfolgten Uebergang der Carbolsäure in das Blut, resp. deren weitere Umwandlung. Der dunkle Carbolharn enthält neben gefärbten Producten Hydrochinon als Hydrochinonschwefelsäure. Demnach geht eine nicht unerhebliche Menge von der dem Körper beigebrachten Carbolsäure durch Oxydation in Hydrochinon über. Dieses wird zu einem Theile schon im Organismus zu unbestimmbaren, gefärbten Producten weiter oxydirt, die in den Harn übergehen und ihn färben, zum grösseren Theile erscheint es im Harne als Hydrochinonschwefelsäure. Die bei manchen Carbolharnen erst beim Stehen eintretende Dunkelfärbung geschieht durch Spaltung der Hydrochinonschwefelsäure. Es erfolgt dies um so schneller, je alkalischer der Harn ist. Der Harn ist auch mehrfach eiweisshaltig, seltner eiter- oder hämoglobinhaltig befunden worden. Die Anschauung, dass diese Albuminurie nicht von der Carbolsäure herrühre, sondern eine Fieber-Albuminurie darstelle, ist zurückzuweisen, da es, wie ich meine, keinen gewebsreizenden Stoff giebt, der nicht Albuminurie zu erzeugen befähigt wäre, und zudem auch experimentell für die Carbolsäure diese Fähigkeit nachgewiesen wurde.[1]) Bei jungen Kindern und bei Leuten, die viel mit Carbolsäure zu thun haben, ohne gerade Wunden zu besitzen, kommen dumpfe Schmerzen in der Nierengegend, von leichteren oder schwereren Nierenreizungen oder Nierenentzündungen herrührend, vor. Eine solche Carbolnephritis ist auch an der Leiche, mehrfach besonders nach Einspritzungen in den puerperalen Uterus nachgewiesen worden.[2]) Bei einem an Gangrän des Unterschenkels Leidenden wurde Carbolsäure applicirt. Tags darauf erschien Carbolharn. Derselbe enthielt zahlreiche, meist mittelbreite Cylinder, die meisten hyalin, einzelne verfettet, wenige mit rothen Blutkörperchen oder Nierenepithel besetzt. Nach dem Tode ergab die mikroscopische Untersuchung der Nieren die Harnkanälchen weit, ihre Epithelien gross, weit ins Lumen vorspringend, stark verfettet, im Lumen zahlreiche Protoplasmakugeln, sowie zackig glänzende Massen. Nach intrauteriner Carbolanwendung beobachtete man in einem Falle Hämoglobinämie und Hämoglobinurie.[3])

Die Harnmenge schwankt oft nach Carbolaufnahme. Sie wurde sparsam und bis zur Anurie vermindert, in späteren Stadien vermehrt gefunden. Vereinzelt wurde eitriger Blasencatarrh beobachtet. Ebenso selten erschien bisher nach Ausspülung des Uterus mit Carbolsäure eine vorübergehende Blasenlähmung.[4])

---

[1]) Ferrand, Annal. d'hygiène publ., 2. Sér., Bd. 45, 1876, pag. 280, 498.
[2]) Wagner, Deutsches Archiv f. klin. Medicin, 1880, pag. 529.
[3]) Krukenberg, Zeitschr. f. Geburtshülfe, 1891, Bd. XXI., pag. 167.
[4]) Hoffmann, Gaz. des hôpitaux, 1884, pag. 780 u. A.

Die Therapie der Nebenwirkungen.

Die Massnahmen erheischen in erster Reihe ein Aussetzen des Gebrauchs und Beseitigen des Mittels von den Orten, an denen es sich, wenn auch in kleiner Menge noch finden sollte, durch Ausspülungen, Irrigationen, Waschungen. Die Verabfolgung von schwefelsaurem Natron, um die Carbolsäure in ungiftige Phenolschwefelsäure überzuführen, ist erfolglos, sobald ernstere Symptome sich herausgebildet haben, während leichtere auch ohne dies bald verschwinden. Die gesunkene Herzthätigkeit kann durch Moschus, Hautreize und ähnlich wirkende Substanzen zu heben gesucht werden. Das Erbrechen lässt durch Eisstückchen, kleine Mengen von Rad. Colombo, oder Trinken von kohlensäurehaltigen Wässern nach. In schweren Fällen wären Magenausspülungen mit reinem Wasser angezeigt. Besondere Beachtung verdient die Diurese. Unter allen Umständen ist eine möglichst reiche Harnentleerung herbeizuführen, um das Phenol- oder dessen Umwandlungsproducte aus dem Körper zu schaffen. Je ergiebiger dies bewerkstelligt wird, um so besser ist die Prognose für den Verlauf der Nebenwirkungen zu stellen. Selbstverständlich dürfen nur solche harntreibende Mittel gewählt werden, welche die Nieren nicht reizen. Am besten dürften sich hierfür die pflanzensauren, vorzugsweise die weinsauren Salze eignen. Um prophylaktisch die Einwirkung der Carbolsäure auf die Haut der Hände abzustumpfen, ist die Waschung der letzteren mit Borax und Seife, oder die Einreibung derselben mit Ung. emolliens, Waschen mit Spiritus saponatus, Abtrocknung und Waschen mit warmem Wasser empfohlen worden.

Trichlorphenol. Das kristallinische, kaum in Wasser lösliche, scharf riechende Trichlorphenol ($C_6H_2Cl_3OH$) soll stärker desinficirende Eigenschaften als die Carbolsäure besitzen. Schlechte Wunden werden angeblich schnell durch 1—5 proc. Lösungen gereinigt, und in 4—6 Tagen gute Granulationen erzeugt. Ebenso soll Erysipelas, das täglich ein Mal mit einer 5—10 proc. Lösung von Trichlorphenol bestrichen wird, in 2—6 Tagen weichen. Dabei soll es in Anwendung von Substanz nur schwach ätzende, in Lösungen aber gar keine reizenden Wirkungen äussern. Der letztere Satz ist keinenfalls richtig. Kaum hätte es zum Beweise hierfür jenes Falles bedurft, bei dem der Gebrauch einer 1—2 proc. Lösung gegen ein syphilitisches Ekthyma auf der Glans penis in wenigen Tagen Zerstörung eines bedeutenden Theiles der Glans herbeiführte.[1]) Bei exulcerirter primär syphilitischer Induration, gummösen Wunden der Haut und des Unterhautzellengewebes musste das Mittel wegen zu grosser Reizung aufgegeben werden. In der Umgebung der Wunden waren fast stets Entzündungserscheinungen sichtbar.[1])

Jodoform.

Die Erkenntniss und richtige Würdigung der unangenehmen Einwirkungen des Jodoforms (CHI_3) auf den menschlichen Körper brachte erst die neueste Zeit, obschon dasselbe 1837 durch gute Thierversuche als intensives Gift erkannt und bis 1857 als solches mehrfach bestätigt worden war. Selbst die frühzeitigen, schon anfangs der vierziger Jahre in Frankreich und England angestellten therapeutischen Versuche und

[1]) Tomaschewski, Centralblatt f. Chirurgie, 1883, No. 48, pag. 773.

dringenden Empfehlungen für manche der Indicationen, die in den letzten Jahren von „Wiederentdeckern" als neu angegeben wurden, haben wenig Aufklärung über eventuelle Gesundheitsbeschädigungen durch dieses Mittel gegeben. Nunmehr sind diese selbst und manche Momente die zu ihrer Entstehung Veranlassung geben können, gut beobachtet und gesichtet worden. Jede Gestalt, in der Jodoform zur Verwendung kommt, kann sie hervorrufen: Pillen, ölige oder ätherische Lösungen, Pulver, Dampf, Suppositorien, Stäbchen, Salben u. A. m. Ebenso fällt der Resorptionsort in dieser Beziehung wenig ins Gewicht — die zugänglichen Schleimhäute, Wundflächen, Fistelgänge, seröse Häute, ja auch eine nur geringfügig krankhaft veränderte Oberhaut gestatten dem Mittel den Eingang in den Körper. Die Häufigkeit seines Gebrauches ist ebenfalls fast ohne Bedeutung, da sowohl nach einmaligem als nach mehrmaligem Nebenwirkungen beobachtet wurden. Dass dies am häufigsten nach äusserlicher Anwendung der Fall ist, liegt nur an der relativen Seltenheit der internen Jodoformmedication. Bei der Behandlung von Syphilitikern damit vertrug es nur der siebente Theil ohne Nebenwirkungen, während $^3/_5$ schon nach einigen Dosen Unannehmlichkeiten davon hatten.[1]) Statistische Angaben bezüglich der Häufigkeit des Vorkommens der letzteren beim Wundverbande sind kaum vorhanden und die vorhandenen Zusammenstellungen[2]) sind nur als Paradigmata anzusehen. Hervorzuheben ist jedoch im Gegensatz zu anderseitiger Erfahrung die Mittheilung, dass unter 3000 stationären und ca. 4000 ambulanten Kranken noch nie in 4 Jahren unerwünschte Jodoformwirkungen gesehen wurden.[3])

Unter den Gründen die für das Entstehen von Nebenwirkungen, zumal den entfernteren verantwortlich gemacht wurden, halte ich die Verunreinigung des Präparates für nicht besonders werthig, obschon ich wie Andere die Bedeutung von unreinem Jodoform nicht unterschätze. So wird angegeben, dass eine wegen zu starker Verunreinigung (8 pCt.) auf der Leydener Klinik nicht angenommene, aber in einer anderen Stadt verkaufte und angewandte Partie Jodoform in fast der Hälfte der grösseren Operationen, zu denen es dort gebraucht wurde, ernstere Erscheinungen hervorgerufen habe. Ja es wird direct behauptet, dass alle Jodoformpräparate, welche derartiges bewirkten, folgende Reaction gezeigt hätten: Schüttelte man dieselben mit destillirtem Wasser und liess das Filtrat 24 Stunden mit einer zugesetzten Höllensteinlösung stehen, so zeigte sich ein schwarzer Niederschlag von reducirtem Silber, während reines Jodoform nur eine schwach grauweisse Trübung auf dem Boden des Reagirglases lieferte. Welcher Natur diese in Wasser löslichen Stoffe sind, ist bisher nicht zu bestimmen versucht worden. Nur einmal ist ein bestimmter Stoff, die Pikrinsäure als ein Fälschungsobject angeschuldigt worden. Wenn auch manche Symptome schädlicher Pikrinsäurewirkung mit denen des Jodoforms sich decken, so stimmen in den beschriebenen Fällen perverser Jodoformwirkung die Erscheinungen doch derart überein, dass nur dieses und nicht eine so plumpe, leicht zu erkennende Fälschung als Ursache herangezogen werden kann. Zu erwähnen ist ferner, dass

[1]) Mracek, Monatshefte f. prakt. Dermatologie, 1882, No. 3, pag. 68.
[2]) Cutler, Boston medic. and surgic. Journal, 1886. Vol. CXV., p. 73, 101, 110.
[3]) v. Mosetig-Moorhof, Centralbl. f. Chirurgie, 1882, No. 11, pag. 170.

Lösungen von Jodoform in Aether, Chloroform und Fetten sowie Jodoformcollodium sehr licht- und luftempfindlich sind, und sich durch Abscheidung von freiem Jod bräunlich färben. Eine solche zersetzte Lösung kann in der That locale Reizerscheinungen bewirken. Auch einige als geruchsmildernde Mittel dem Jodoform zugeführten Stoffe, wie ätherische Oele, Tonkabohne u. A. m. sollen, wenngleich dieser Nachweis nicht sicher geführt wurde, eine theilweise chemische Zersetzung des Jodoforms herbeiführen.[1]) Eine solche lässt sich in dem von manchen Aerzten als Streupulver für syphilitische Geschwüre verordneten Gemisch von Jodoform und Calomel darthun, sobald es dem Lichte ausgesetzt ist. Nie darf, wenn Jodoform im Körper ist, am Auge oder an anderen Schleimhäuten Calomel zur Verwendung kommen, weil sich ätzendes Jodquecksilber bildet.

Einen weiteren Anhalt zur Erklärung der Jodoformnebenwirkungen giebt für eine Reihe von Fällen die besonders früher geübte Dosirung des Mittels. Grosse Wundhöhlen, eröffnete Gelenke wurden mit 150—300 g desselben bis an den Rand ausgepackt. Man schüttete es löffelweise in seröse Höhlen hinein, ohne an seine von pharmakologischer Seite längst vielfältig begründete ausserordentliche Giftigkeit zu denken, die einerseits, was ich besonders betone, durch die Wirkung des Mittels als Ganzes, sodann durch die zweifellos an gewissen Körperstellen zu Stande kommende Jodabspaltung bedingt ist. Andererseits sind genügende Fälle vorhanden um erkennen zu lassen, dass auch schon geringfügige Dosen Nebenwirkungen intensiverer Natur hervorrufen können.

In manchen derselben lässt sich aber ein Moment darthun, das ebenso schwer wiegt wie die Höhe der Dosis. Es ist dies der zeitige Zustand der Nieren. Die Erfahrung tritt auch hier in ihr Recht, dass manche schädlichen Stoffe längere Zeit hindurch deswegen vertragen werden, weil entsprechend jeder neu aufgenommenen Menge eine dieser gleiche den Organismus durch die natürlichen Ausscheidungswege verlässt. Dieser Gleichgewichtszustand zwischen Einnahmen und Ausgaben, der es nie zu einer Ansammlung schädlicher Mengen im Körper kommen lässt, ist an die Integrität der Nieren gebunden. Demgemäss werden, wenn diese nicht normal arbeiten, auch kleine Mengen dann plötzlich schädlich wirken können, wenn eine genügende Anhäufung des Stoffes im Körper stattgefunden hat. Dies kann bei von vornherein Nierenkranken der Fall sein, aber auch dann wenn kurz vor oder mit dem Jodoform krankmachende Stoffe wie Carbolsäure oder Sublimat in den Körper aufgenommen wurden. Dies ist ein wesentlicher, nicht genug auch für andere Stoffe zu beherzigender Punkt.[2]) Von untergeordneter Bedeutung ist hierbei eine etwaige, durch Carbolsäure oder Sublimat zu Stande kommende Zersetzung des Jodoforms. Die erstere soll bei Körpertemperatur und Sauerstoffzutritt Jod aus Jodoform frei machen, das Sublimat aber Quecksilberbijodid und Jodchloroform bilden.

Neben der Behinderung der Ausscheidung, an der übrigens auch die Blase betheiligt sein kann, kommt noch die Grösse der Anwendungs-

[1]) Behring, Deutsche medic. Wochenschr., 1882, No. 11, pag. 148.
[2]) v. Mosetig-Moorhof, Centralbl. f. Chirurgie, 1882, No. 11, pag. 171.

fläche sicherlich in Betracht,[1]) obwohl auch durch Jodoformverband relativ kleiner Wunden Nebenwirkungen unangenehmer Natur hervorgerufen wurden.[2])

Durch eine besonders günstige Aufnahme des Mittels, z. B. von Markhöhlen, oder von grossen frischen Wundflächen mit ihren offenliegenden Gefässen und Lymphwegen aus, werden die Gefahren der Ansammlung im Körper direct heraufbeschworen. Um so drohender werden diese, wenn das Jodoform in der Wunde reichlich Fett als Lösungsmittel findet oder die Temperatur der Wundhöhle aus äusseren oder inneren Gründen hoch ist, so dass eine stärkere Verdampfung erfolgt. Das das Jodoform sich ziemlich stark verflüchtigt, geht aus directen Nachweisen hervor. Wird auch ein solcher Jodoformdampt an einer feuchten Wundfläche bald wieder seinen alten Aggregatzustand annehmen, so befähigt doch gerade der zeitweilige Dampfzustand, dass das Mittel in Gewebsspalten und die Anfänge der Lymphbahnen hineindringt und dadurch die Resorption räumlich und zeitlich so begünstigt, wie es das entsprechende Quantum der Substanz an sich nicht bewirkt hätte. Ich betone die Resorption des Jodoforms als Ganzes gegenüber anderen Angaben. Wohl werden kleine Mengen desselben in der Wunde selbst schon durch die Thätigkeit von Körperzellen oder Mikroorganismen und auch durch fertige Wundsecrete zerlegt — der weitaus grössere Theil wandelt als solcher in den Körper und verlässt denselben zum Theil nur als Jodalkaliverbindung, die sich auf die gewöhnliche Art nachweisen lässt. Ein nicht unbeträchtlicher Theil des Jods findet sich jedoch in organischer, nur durch Einäscherung des Harns nachweisbarer Bindung. Es ist ferner hervorzuheben, dass ein stärkerer, auf das Jodoform in der Wunde ausgeübter Druck z. B. durch Anlegen eines strammen Verbandes die Aufnahme des Mittels in frischen oder auch granulirenden Wunden begünstigt,[3]) und dass auch die Beschaffenheit des Jodoformpulvers nicht ganz ohne Einfluss auf Schnelligkeit und Massigkeit der Resorption desselben ist, insofern beides durch eine grössere Feinheit begünstigt wird.

Den bisher angeführten Umständen stehen an Werthigkeit für das Zustandekommen allgemeiner Nebenwirkungen die angeborenen oder nur zeitlich vorhandenen individuellen Verhältnisse gleich. Eine gute, kritisch gesichtete Sammelforschung giebt in dieser Beziehung einige Anhaltspunkte.[4]) Das Geschlecht scheint keine Unterschiede zu bedingen, obschon ein Prävaliren des weiblichen Geschlechts in dieser Beziehung einmal behauptet wurde.[5]) Unter 48 Fällen ereigneten sich 26 bei Männern, 22 bei Frauen. Dagegen ist das Lebensalter hierbei von Bedeutung. Von 47 Kranken kamen 15 auf die Zeit vor 35, und 32 auf die danach folgenden Jahre und zwar so, dass von 35—50 Jahren im Ganzen 10, nach dem 50. Lebensjahre dagegen 22 erkrankten. Am niedrigsten ist die Erkrankungsziffer bei Kindern. Trotz reichlichen Jodoformgebrauches bei Kindern

---

[1]) Beger, Deutsche Zeitschr. f. Chirurgie, 1882, XVI., pag. 190.
[2]) M. Schede, Centralbl. f. Chirurgie, 1882, No. 3, pag. 37.
[3]) Bum, Wiener medic Presse, 1882, No. 7 u. 8.
[4]) Koenig, Centralbl. f. Chir., 1882, No. 7, p. 101, No 8, p. 117, No. 17, p. 273.
[5]) Falkson, Archiv f. klin. Chirurgie, 1882, Bd. XXVIII., H. 1.

unter 10 Jahren sind aus dieser Zeit nur 3 Erkrankungen mitgetheilt. Ob die verringerte Leistungsfähigkeit aller Organe zumal des Herzens als prädisponirend für die Nebenwirkungen bei älteren Leuten angesehen werden kann, ist mit Bestimmtheit nicht anzugeben. Es ist indessen wahrscheinlich, dass proportional der Lebhaftigkeit des Blutkreislaufs auch der Umtrieb der im Blute enthaltenen fremdartigen Stoffe geschieht. Dementsprechend wird Jodoform bei älteren Leuten länger an solchen Stellen z. B. dem Gehirn verweilen können, wo eine Einwirkung sich alsbald durch drohende Symptome bemerkbar macht. Diesem Zustand an die Seite zu stellen sind von diesem Gesichtspunkte aus Erkrankungen des Herzens wie Myocarditis u. A. m. Es ist aber auch begreiflich, dass bei Menschen, die einen Locus minoris resistentiae besitzen, z. B. die Disposition zu Geisteskrankheiten, ein auf das Gehirn einwirkender Stoff wie Jodoform leichter krankmachend wirken wird wie unter normalen Verhältnissen, und dass sich der gleiche Vorgang bei einem durch gewisse äussere Einflüsse, wie Alcohol schon beeinflussten Gehirn auch bemerkbar machen wird. In einem Falle wurde dem bestehenden Icterus die Ursache für die Jodoformnebenwirkungen zugeschrieben und hervorgehoben, dass auch sonst eine veränderte Blutbeschaffenheit das disponirende Moment für den Jodoformismus abgiebt.

Der wesentliche Antheil, welchen vorhandene Nierenerkrankungen haben, ist bereits gekennzeichnet worden. Ob fettleibige Personen leichter auf Jodoform unangenehm reagiren wie magere, lässt sich aus dem vorhandenen Material nicht beantworten. Als letztes ist noch hinzuzufügen, dass, wie dies bei anderen Jodverbindungen constatirt worden ist, manche Menschen eine nicht zu bekämpfende Idiosyncrasie gegen Jodoform besitzen, d. h. bei der vorsichtigsten Anwendung und ohne dass sonst Momente anschuldbar wären, die zum Entstehen von Nebenwirkungen Anlass geben könnten, durch das Mittel erkranken. Gewiss sind auch hier greifbare Ursachen vorhanden, die nur leider unserer Erkenntniss nicht zugänglich sind. Sieht man doch sogar, dass Thiere derselben Gattung sich gegen gleiche Mengen Jodoform verschieden verhalten, derart, dass bei einer Gruppe die wiederholte Application des Mittels ganz ohne Erfolg blieb, welche bei einer anderen als einmalige Dosis den Tod herbeiführte.[1])

So verschiedenartig wie die oben geschilderten Verhältnisse, sind auch die Zeiten des Eintritts und die Arten des Verlaufes der Nebenwirkungen. Sie wurden an dem ersten bis vierzehnten, ja selbst 20. Tage nach dem Jodoformgebrauche gesehen. In einigen Fällen von so langer Frist war dasselbe sogar nur einmal angewandt worden. Oft erschienen die gefahrdrohendsten Symptome plötzlich ohne jegliche Vorboten — bisweilen wuchsen dieselben aus leichten Anfängen allmählich bis zur vollen Schwere an, um dann entweder in allmähliche Genesung oder, selbst wenn alles in der betreffenden Wunde noch erreichbare Jodoform so gründlich wie möglich herausgeschabt wurde, in dauerndes geistiges Siechthum oder den Tod überzugehen. Glücklicherweise verbleibt es meistens bei leichterem Kranksein, das nach dem Erkennen des ursächlichen Zusammenhanges bald beseitigt wird.

---

[1]) Hoepfl, Aerztliches Intelligenzblatt, München 1883, No. 7, pag. 68.

Gleich den Nebenwirkungen kann auch ein Fehlen von Wirkung eintreten. Dasselbe ist meist auf individuelle Ursachen zurückzuführen, selten ist eine unzweckmässige Anwendung daran Schuld. Wo dem Jodoform Gelegenheit gegeben wird, Gewebe zu berühren, da wird die von ihm erhoffte Wirkung nicht ganz vermisst werden. Die neuerdings aufgetauchte Meinung, dass die Wirkung des Jodoforms auf eine daraus entstehende Bildung von Ameisensäure zurückzuführen sei, und dass wenn der Organismus nicht genügend über Oxydationskraft zur Zerlegung der Verbindung in Ameisensäure und Jodwasserstoffsäure verfügt, die Wirkung ausbleibe, ist nichts als Meinung.

Nebenwirkungen an der Haut.

Solche entstehen nach innerlichem und äusserlichem Gebrauch des Jodoforms. Im Verlauf der Syphilisbehandlung mit Jodoformpillen wurde nach 10—34 Tagen eine Acne beobachtet. Bei einem Phthisiker erschienen nach 6wöchentlichem Gebrauch von Kapseln mit 0,06 g Jodoform und Kreosot anfangs an einem Knöchel, später über Fuss und Schenkel verstreut Purpuraflecke. Ebenso bildeten sich an dem anderen Fuss Petechien heraus.[1]) Ungleich häufiger sind die Veränderungen nach äusserlicher Anwendung des Mittels. Die Einspritzung von in Aether oder Ricinusöl oder Glycerin gelöstem oder suspendirtem Jodoform in das Unterhautzellgewebe verursacht bisweilen heftige Schmerzen, selten Infiltrationen an der Injectionsstelle und ganz vereinzelt in geringer Stärke eine Acne.[2]) Locale, sonst fast immer fehlende Reizung übt auch reines Jodoform bisweilen bei mit besonders leicht verletzbarer Haut versehenen Individuen aus.

Diese mit Ausschlägen einhergehenden Hautveränderungen treten, wie sich aus den vorhandenen Fällen nachweisen lässt, in dreifacher Weise auf:

1. Als mehr oder minder locale, die directe Anwendungsstelle des Jodoforms meistens überschreitende Erkrankung;

2. als eine Affection, die nicht nur örtlich, sondern alsbald oder nach einiger Zeit sich an ganz entfernten, mit dem Mittel direct nicht in Berührung gekommenen Körpertheilen bemerkbar macht, und

3. als ein ganz ausschliesslich und von vornherein nur entfernte Körpertheile oder den ganzen Körper einnehmendes Exanthem.

So wurde jedesmal nach der Anwendung von reinem Jodoform bei einer Mastdarmfistel starke Röthung und Eczem des ganzen Gesässes beobachtet, die ein Aussetzen des Mittels nothwendig machten.[3]) Bei einem Kranken erschien jedesmal nach dem Verbinden der Ellenbogengegend mit Jodoform ein Eczem, das sich über den ganzen Arm verbreitete. Auch anderweitig beobachtete nässende Eczeme liessen eine volle Aehnlichkeit mit dem durch graue Salbe hervorgerufenen erkennen.[4]) In anderen Fällen zeigte sich derartiges

---

[1]) Jennings, Journ. of cutan. and genito-urin. diseases. Vol. VI., No. 5, 1888.
[2]) J. Neumann, Wiener medic. Blätter, 1882, No. 18—22 u. 25.
[3]) Rydygier, Berliner klin. Wochenschr., 1883, No. 16, pag. 240.
[4]) Taylor, Vierteljahrschr. f. prakt. Dermatologie, 1887, pag. 383.

erst in der 2.—3. Woche der Jodoformanwendung. Neben der Röthung erschien hier noch Schwellung und Bläschenbildung ähnlich dem Carboleczem, ohne dass die Kranken dadurch belästigt wurden. Bildet sich ein solches Eczem, z. B. nach Gebrauch einer Jodoformsalbe im Gesicht heraus, so kann es auch mit Schwellung der Lippen und Oedem der Lider verbunden sein. Eine solche, erst 9 Tage nach der Jodoformanwendung entstehende Affection ging mit Fieber, unregelmässigem Puls und Delirien einher. Die Schwellung kann sich über grössere Flächen, z. B. Gesicht, Kopfhaut, Nacken erstrecken, wenn primär eines dieser Theile erkrankt war.[1]) Die linsengrossen, mit wasserheller Flüssigkeit gefüllten Bläschen führen in Folge von Aufkratzen, Scheuern etc., oder abhängig von der geringeren oder grösseren Dicke der Epithel- und Hornschichten entweder zum Nässen und bedecken sich mit Krusten oder zu mehr pustulösen und circumscript impetiginösen Zuständen.[2]) Auch roseolaähnliche, dunkelrothe, fleckige Ausschläge können in der Wundnähe entstehen, oder, wie dies am Gesicht beobachtet wurde, ein diffuses, Erysipelas faciei vortäuschendes Erythem sich nach jedesmaliger Jodoformanwendung herausbilden.[3])

Aber nicht nur an Schleimhäuten und Wunden sondern auch schon an ganz intacter Haut enstehen bei besonders dazu prädisponirten Individuen solche zur ersten Gruppe gehörige, immer nur local an der Berührungsstelle des Jodoforms mit der Haut oder in deren Umgebung aufschiessende, juckende Eczembläschen. Dieselben wachsen, gehen mit Schwellung der betreffenden Körpertheile einher, bedecken sich mit Krusten und schwinden nach einigen Wochen. Ja selbst furunkulöse Bildungen scheinen in solchen Fällen die Folge von Jodoformberührung zu sein, selbst wenn das Mittel in winzigster Menge auch nur an die Haut, z. B des Gesichts heranfliegt.[4])

Die zweite Gruppe liefert die meisten Fälle. Sehr oft wurde hier ein Uebergreifen von der ursprünglich mit Jodoform behandelten Stelle auf gesunde beobachtet. Meistens ist es die äussere Genitalgegend die den Ausgangspunkt liefert. So entstand nach dem Verbinden eines weichen Schankers mit Jodoform ein Erythem an den Schenkeln, im rechten Hypogastrium und der Lumbalgegend unter Temperaturerhöhung. In 3 Tagen verblasste es und verschwand unter Abschuppung.[5]) In einem anderen Falle entstand 24 Stunden nach dem Verbinden eines Bubo mit Jodoform ein aus stecknadelkopfgrossen rothen Flecken bestehendes Exanthem an der Bauchhaut, und am dritten Tage am linken Vorderarme. Beide bildeten sich zu einem diffusen Erythem heraus. Am vierten Tage erschien das Erythem in der Gesässgegend. — Bei einem an ulcerösem Syphilid Erkrankten zeigte sich an den Schenkeln ein Exanthem, das den deutlichen Typus eines Erythema iris besass. — Bei einem Knaben, der ein Geschwür am oberen Augenlide hatte, entstand jedesmal wenn dasselbe mit Jodoform in Berührung kam, nach 3—4 Stunden ein erysipelas-

[1]) Fifield, Boston medic. and surgic. Journal, Vol. CVI., No. 11, 1882, p. 250.
[2]) Neisser, Deutsche medic. Wochenschr., 1884, pag. 467.
[3]) Trousseau, L'Union médicale, 1887, 15. Décembre.
[4]) Fürst, Münchener medic. Wochenschr., 1886, No. 50, pag 909.
[5]) Janowsky, Viereljahrschr. f. Dermatol. u. Syphilis, 1884, Bd. XVI., pag. 495.

artiges Erythem.[1]) Nach Eröffnung eines Bubo bei einem anderen Kranken entstand als Jodoformwirkung unter Fieber ein Erythem mit kleinen, theilweis aus confluirenden, punktförmigen Efflorescenzen bestehendes Exanthem mit Ausläufern in die Hüftgegend und das Gesäss. Nach zwei Tagen sank das Fieber, während das Exanthem sich auf die Brust ausbreitete. Hämorrhagieen von Stecknadelkopfgrösse fanden in die erythematösen Theile statt. Derselbe Beobachter sah Purpuraflecke nach Verband eines Lupus am Oberschenkel mit Jodoform entstehen, die sich allmählich bis auf die Brust ausdehnten. Ein anderer Kranker, der an einem Hautgumma an der Wade litt, bekam nach Jodoformanwendung ein handflächengrosses Erythem am Thorax und Rücken, während die ursprünglich ergriffenen Stellen Blasen von ca. 1 cm Durchmesser von Pemphiguscharakter trugen. Nach 3 Tagen fielen sie zusammen, nach 5 trockneten sie ein und nach 13 fielen die Schorfe ab. Eine derartige Aufeinanderfolge verschiedener Ausschlagsformen sah man mehrfach, z. B. auch nach Erythem zu Bläschen und kleinvesiculösem Eczem.[2])

Bei einer Dame entstand 8 Stunden nach dem Aufstreuen von etwas Jodoform auf Papillome des Orificium, ein fieberloses Eczema rubrum, das sich über die Genitalien, die Nates, den Leib bis zum Nabel und die Oberschenkel verbreitete. Es verblasste in 4 Tagen.

Nach Verbinden eines phagedänischen Geschwürs am Penis mit Jodoform und innerlichem Gebrauche von Jodnatrium bekam ein Kranker Brennen an der Haut. Penis und Scrotum waren stark angeschwollen, infiltrirt und letzteres mit Bläschen bedeckt. An dem Bauche bis über den Nabel und den Oberschenkeln war ein hellrothes punktförmiges Erythem sichtbar, das juckte und dem Scharlach glich. Nach Aussetzen des Jodoforms und trotz Fortgebrauches des Jodnatrium verschwand die Affection nach sechs Tagen ganz.[3])

Als ferneres Beispiel der zweiten Gruppe führe ich den, einen Arzt betreffenden Fall an, der bei dem jedesmaligen Verbinden von Wunden mit Jodoform oder Einstäuben des letzteren in das Auge, selbst wenn die Hände durch Handschuhe von der Berührung mit dem Mittel abgeschlossen waren, schon nach wenigen Stunden fürchterliches Jucken über den ganzen Körper und darauf Anschwellung des Gesichtes und der Hände bis zum Ellenbogengelenk bekam. Es bildeten sich sodann an diesen Theilen Blasen, wie sie beim stärksten Pemphigus selten gesehen werden. Andere Male trat das Jucken an den vollkommen jodoformfreien Fingern schon nach 10 Minuten ein, und weiterhin bedeckten sich beide Hände, das Gesicht ja selbst die Haut hinter den Ohren mit rothen Punkten.[4]) Als primären Ort der Einwirkung nehme ich hierbei die zugänglichen Schleimhäute (Nase, Mund, Auge) an, die durch Verstäuben mit wenn auch noch so kleinen Mengen des Mittels in Berührung kamen.

Noch unterrichtender ist folgender hierhergehörige Fall.[5]) Einen Tag nach der Anwendung von Jodoform bei der Armwunde eines Kindes

---

[1]) Trousseau, Centralbl. f. prakt. Augenheilkunde, 1887, pag. 485.
[2]) Spaeth, Münchener medic. Wochenschr., 1888. pag. 40.
[3]) Cooper, British medical Journal, 1889. I., 15. June.
[4]) Köster, Deutsche Medizinalzeitung. 1886. No 34, pag. 381.
[5]) F. Treves, The Practitioner, 1886, II., Vol. XXXVII., pag. 271.

bildeten sich ca. 30, 2—3 Linien von einander stehende und in der Nähe der Wunde nicht zahlreicher vorhandene Bläschen am Vorderarme. Nach dem Fortlassen des Jodoforms heilten dieselben nach vorgängiger Umwandlung in Pusteln ab. Fünf resp. sechs Tage später erschien jedoch, ohne dass Jodoform weiter gebraucht war, an Arm, Schulter, Gesicht, Brust, beiden Halsseiten ein fleckiges Exanthem. Die unregelmässig runden Flecke bestanden aus kleiner als stecknadelkopfgrossen, auf gerötheter Basis stehenden, blässer als die umgebende Haut ausehenden Papeln. Nach ca. 24 Stunden verschwand die ganze Affection.

Die von der Applicationsstelle des Jodoforms entfernt auftretenden Dermatosen der dritten Gruppe entstehen ebenfalls bei jeder Form der Anwendung des Mittels (Pulver, Salben, Gaze, Lösung) meist nach längerer Zeit. Ihre Gestalt ist verschieden. Man beobachtete erythematöse Ausschläge an der Flexorenseite der Arme und der inneren Schenkelfläche, urticariaartige am Rumpf und den Extremitäten, papulöse, die wie die anderen nach dem Fortlassen des Mittels schnell schwanden, heftig juckende, masernähnliche, die unter kleienförmiger Abschuppung in ca. 8 Tagen aufhörten und bei Neuanwendung des Mittels wiederkehrten[1]) sowie kleinfleckige, über den ganzen Körper verbreitete Exantheme.

Ganz selten beobachtet man nach zu reichlicher Anwendung von Jodoform, besonders in den Weichtheilen, Jodoformabscesse. Es bildet sich eine circumscripte Anschwellung, die auf Druck schmerzhaft ist, über der sich die Haut röthet und die nicht deutlich fluctuirt; eine Incision befördert reines Jodoform, vermischt mit etwas schleimigem Secret zu Tage.

Nebenwirkungen an den Sinnesorganen, dem Centralnervensystem und anderen Organen.

Auch an den Augen können sich locale Veränderungen abspielen. Nach Einführung von Jodoform in den Magen sah man Catarrh der Conjunctiva entstehen, und in dem oben erwähnten Fall besonderer Idiosynkrasie gegen das Mittel entstand phlyctänuläre Conjunctivitis beiderseits, an welche sich wiederholte Vereiterungen Meibom'scher Drüsen an beiderseitigen Augenlidern anschlossen. Augenthränen ist seltener. Im Zusammenhange mit Nebenwirkungen seitens des Centralnervensystems ist bisweilen, hauptsächlich im soporösen Zustande, gewöhnlich Pupillenenge, aber auch das Gegentheil bei Reactionslosigkeit, und auch Strabismus,[2]) vorgekommen. Vereinzelt ist auch eine Jodoformamblyopie beobachtet worden. Ein Mädchen, an dem eine Hüftgelenksoperation vorgenommen worden war, und das einen Jodoformverband bekommen hatte, konnte Finger nur auf 10 resp. 6' zählen, so dass ihre Sehkraft auf etwa $^1/_{20}$—$^1/_{30}$ zu veranschlagen war. An jedem Auge war ein centrales Scotom (von 4—8° Radius) in der Mitte des sonst normalen Gesichtsfeldes. Ebenso war der Augengrund normal. Nach 8 Tagen erfolgte Restitution.[3])

---

[1]) Kuhlen, Deutsche Medizinalzeitung, 1882, pag. 202.
[2]) Elischer, Centralblatt f. Chirurgie, 1887, pag. 234.
[3]) Hirschberg, Centralblatt f. prakt. Augenheilkunde, 1885, pag. 93.

Die nunmehr zu erwähnenden perversen Jodoformwirkungen sind wesentlich centralen Ursprungs und treten je nach der, vielleicht auch von der Individualität abhängigen Schwere in verschiedener Gruppirung auf, so dass meistens nur generell übereinstimmende Krankheitsbilder beobachtet wurden.

Am häufigsten sind die allein oder als Vorläufer schwererer Erkrankung auftretenden Anomalieen der Selbstempfindung und Stimmung. Jene gegenstandslosen Gefühle, welche Geisteskrankkeiten so oft einleiten, wie Angst, Verstimmtheit, Weinerlichkeit, allgemeines Unbehagen und nicht zu bekämpfende Unruhe zeigen sich auch hier, ausserordentlich selten mit dem Gegentheil: Lachen, Singen, Ausgelassenheit abwechselnd, und können mit Schwindel, Kopfschmerzen, Steigerung der Körpertemperatur, Kleinheit und in manchen Fällen sehr bedeutender Vermehrung des Pulses und Schlaflosigkeit verbunden sein. Vereinzelt wurde als primäres Symptom eine Paraphrasie beobachtet.[1]) Die Pulsfrequenz kann aber auch bei relativ geringen oder fehlenden Störungen des Allgemeinbefindens plötzlich und jäh ansteigen und sogar die Grenze der Zählbarkeit erreichen, während die Körperwärme normal bleibt, und andererseits die Körperwärme für mehrere Tage 40° und darüber betragen und das Individuum sich in dieser Zeit dennoch nicht besonders unwohl fühlen. Die fieberlose Pulssteigerung soll bei älteren Personen als gefahrdrohend angesehen werden.

Der Grundcharakter der cerebralen Jodoformwirkung, die Melancholie, erhält sich in den meisten Fällen, in denen sie einmal aufgetreten ist. Sinnestäuschungen mannigfacher Art, Hallucinationen, Illusionen und Visionen gesellen sich dazu und der vorhandene Angstzustand artet in Verfolgungswahn und in Selbstmordabsichten aus. Meistens in der Nacht, seltener am Tage springen diese Kranken plötzlich aus dem Bett in der Absicht zu entfliehen, sich aus dem Fenster oder ins Wasser zu stürzen, versuchen die Verbände abzureissen, zerstören das Bettzeug, schwatzen anhaltend verwirrt, stampfen mit den Füssen, lärmen und toben und erkennen ihre Umgebung nicht. Dieser Zustand kann nach einigen Stunden oder Tagen, während deren ein mürrisches oder weinerliches Wesen vorherrscht, auch wohl noch verkehrte Antworten gegeben werden, ohne weitere Störung zu hinterlassen verschwinden. Die Erinnerung an den abnormen psychischen Zustand kann später vorhanden sein oder fehlen. Wir haben es in diesem Fällen mit einer typischen Melancholia transitoria zu thun, wie sie vielleicht in ähnlich abgerundeter Weise sonst nicht zu beobachten ist.

Vereinzelt sieht man jedoch auch die anfangs auftretenden leichten depressiven Stimmungen und Affecte an Stärke anwachsen, es bildet sich eine vollkommene Melancholia cum stupore heraus, die Kranken können nicht aus dem vollständigen Insichversunkensein und der scheinbar stumpfsinnigen Gleichgültigkeit aufgerüttelt werden, verweigern die Nahrung und gehen bald zu Grunde.

In einer anderen Gruppe von Fällen halten die Zustände angstvoller Erregtheit und Verwirrtheit auch am Tage entweder continuirlich oder paroxysmenweise an und können sich über Tage und

---

[1]) Wille u. Riedmann, Correspondenzbl. f. schw. Aerzte, No. 18, 1882, p. 609.

selbst Wochen erstrecken. Krämpfe, Cyanose und Respirationsbeschwerden treten vereinzelt dazu. Findet Entlastung des Körpers von dem Jodoform statt, indem entweder die Wunde gründlich von demselben entleert oder die Ausscheidung durch den Harn mächtig angeregt wird, so erfolgt noch oft allmähliche Restitution. Andernfalls dauern die tiefe Apathie, die Unempfindlichkeit gegen äussere Eindrücke, die Wahnvorstellungen und die intercurrenten oder allein im Vordergrund des Krankheitsbildes stehenden Tobsuchtsanfälle mit ihren ungeheuerlichen, der Angst entspringenden Bewegungsimpulsen immer länger an. Stundenlang schreien, schimpfen, toben die Kranken bei vollkommenem Verluste bewussten Vorstellens und Denkens. Das Gesicht ist geröthet, die Augen treten vor, glänzen eigenthümlich, der Blick ist starr. Die Temperatur kann normal sein. Die Remissionen, in denen vereinzelt das Bewusstsein wiederkehrt, sind sehr kurz oder fehlen und unter zunehmender Schwäche, oder schnell eintretendem Collaps, bisweilen unter Athemnoth erfolgt der Tod bald nach Tagen, bald nach Wochen. Uebrigens sind in neuerer Zeit schwerer Collaps[1]) und tiefer Schlaf auch bald nach der Einspritzung von Jodoformäther bei Kindern und Erwachsenen gesehen worden.

Vielleicht noch trauriger und erschütternder sind schliesslich die Fälle, die aus der sie umgebenden Geistesnacht nicht mehr erwachen, bei denen melancholische Verwirrtheit mit Sinnestäuschungen in Permanenz bleiben. Solche sind mehrfach mitgetheilt worden.[2]) Als besondere Erkrankungsform könnte noch diejenige erwähnt werden, die als hochgradiger Marasmus auftritt, oder sich unter dem Bilde acuter Meningitis darstellt,[3]) und neben hoher Pulsfrequenz, Erbrechen, Störungen des Sensoriums von einfacher Schwerbesinnlichkeit, dauernder Schlafsucht bis zum tiefen Coma, Contracturen einzelner Muskelgruppen, z. B. Flexionscontractur der oberen Extremitäten, Nackenstarre, Trismus, auch klonischen Krampf der mimischen Gesichtsmuskeln aufweist. Nicht unwahrscheinlich ist es schliesslich, dass auch bei vollkommen freiem Sensorium nach lange anhaltender hoher Körpertemperatur und hoher Pulsfrequenz bei vollkommen aseptischer Wunde, oder durch rasch zunehmenden Collaps nach Jodoformeinbringung in die Wunde der Tod erfolgen kann. Eigenthümliche Krampfsymptome zeigten sich bei einem Knaben, der an einem Retropharyngealabscess durch Wirbelcaries litt. Nach Eröffnung des Abscesses wurde ein Jodoformbougie in den Fistelgang und Jodoformgaze und Pulver für die Wunde gebraucht. Drei Tage später entstanden Kopfschmerzen und Uebelsein. Trotzdem legte man vier Tage später ein zweites Jodoformbougie ein. Danach bildeten sich Convulsionen heraus, die in Chorea übergingen. Nach dem Fortbringen des Jodoforms verschwanden die Zuckungen in 14 Tagen.

Dass auch nach interner Beibringung von Jodoform, z. B. in Pillen, Nebenwirkungen cerebraler Natur auftreten, die sich mit den vorstehend geschilderten decken, beweisen einige vorhandene Fälle.

---

[1]) Routier, La Semaine médicale. 1889, pag. 35.

[2]) Seeligmüller, Berliner klin. Wochenschr., 1882, No 19, pag. 288.

[3]) Schede, Centralbl. f. Chir., 1882, No. 3, pag. 37. — Cazin et Iscovesco sahen meningitische Jodoform-Nebenwirkungen bei Kindern: La France médicale, 1888, II., pag. 1637.

Eine an Gummiknoten leidende Kranke nahm in 80 Tagen 42,0 Jodoform in Pillen. Es trat nach Ablauf dieser Zeit Schwindel, Schwächegefühl und Doppelsehen ein. Diese Symptome hielten $2\frac{1}{2}$ Tage an. Trotz des Aussetzens der Pillen fing sie zu brechen an und verfiel in einen tiefen Schlaf, aus dem sie nur mit Mühe zu erwecken war. Mehrere Tage lang wechselte diese Schlafsucht mit Aufregungszuständen, Irrereden, Angstgefühl und Zuckungen der Gesichts- und Rumpfmuskeln. Erst am 12. Tage nach Beginn dieser Erscheinungen konnte sie allein stehen und eine kurze Strecke gehen.

Der zweite Fall betraf eine mit Rachengeschwüren behaftete Person, die innerhalb 7 Tagen 5 g Jodoform in Pillenform genommen hatte. Es trat Somnolenz ein, der Gang wurde schwerfällig, unsicher und es zeigten sich Kopfschmerzen an der ganzen Circumferenz des Schädels. Nach eintägigem Bestehen dieses Zustandes folgte ein 5 Tage lang anhaltender comatöser Zustand. Auf Hautreize reagirte sie jedoch prompt mit abwehrender Bewegung. Nahrungsmittel wurden geschluckt. Der Harn zeigte deutliche Jodreaction. Vierzehn Tage nach dem Auftreten der ersten Krankheitssymptome konnte die Patientin erst als geheilt betrachtet werden. Eine Verwechslung mit Hirnsyphilis ist in diesen Fällen ausgeschlossen, da bei Lues durch exspectatives Verfahren keine Besserung erzielt wird.

Zu den bedeutungslosen Nebenwirkungen ist der unangenehme Geruch des Jodoforms, den manche Kranken auf die Dauer nicht vertragen mögen, und worauf sie mit Kopfschmerzen reagiren, hervorzuheben. Fast alle Geruchsverbesserungsmittel (Tonkabohne, Ol. Neroli, Ol. Menthae, Ol. Caryophyllorum, Ol. Sassafrass, Moschus, Carbolsäure, Holzkohle, Campher, Menthol, Fenchelpulver, gebrannter Kaffee) leisten nicht das, was von ihnen verlangt wird. Unangenehmer als der Geruch ist der Geschmack nach Jodoform über den manche Kranke klagen. Dass sowohl der Geruch als der Geschmack durch eine directe Beeinflussung der diese Empfindung vermittelnden Nerven auch nach der Resorption des Mittels von beliebigen Körperstellen aus bedingt ist, geht aus den bei dem Gebrauche desselben zu subcutanen Einspritzungen gegen Syphilis beobachteten Erscheinungen hervor, und aus der Thatsache, dass sich im Speichel in solchen Fällen Jod, vielleicht auch noch als Jodoform fand. Katarrh des Pharynx, widerliches Aufstossen nach Jodoform, selten Salivation, ferner Appetitmangel, Brechreiz und mitunter Diarrhoen wurden bisweilen nach Jodoformeinführung in den Magen beobachtet.

Appetitlosigkeit und temporäres, sehr selten länger andauerndes Erbrechen kommt bei einigen Individuen auch nach dem Wundverbande mit Jodoform oder auch nach Einspritzung von Jodoformäther in Abscesse, oder bei eitriger Coxitis, Caries der Rippen und ähnlichen Zuständen zur Beobachtung. Der Widerwille gegen das Mittel kann bei diesen so stark sein, dass man zum Aussetzen desselben genöthigt ist. Der Widerwille gegen Speisen stellt sich manchmal schon einige Stunden nach dem ersten Jodoformverband ein und überdauert das Aussetzen desselben noch um mehrere Tage. Im Speichel lassen sich dann Jodverbindungen nachweisen. Der unangenehme Geschmack soll besonders stark auftreten, wenn ein silberner Löffel gebraucht wird, gar nicht oder wenig wenn Essgeräthe aus anderem Metall benutzt werden. Silbergegenstände mit Jodoform in Berührung gebracht entwickeln einen ekelhaften Geruch. Acetylen entsteht hierbei. Dieser

Geruch wurde auch als „signe de l'argent" zur Erkennung der Resorption von Jodoform von Wundflächen aus benutzt. Man solle ein mit dem Speichel der Kranken benetztes Silberstück mit einem Leinwandlappen reiben. Das Auftreten des Geruches beweise das Gesuchte. Nach Einspritzung von Jodoformäther sah man diesen bizarren Geschmack 8 Tage lang bestehen. Ich zweifle nicht daran, dass der in schlimmeren, besonders psychischen Erkrankungen durch Jodoform vielfach beobachtete Ekel vor Nahrung und die Nahrungsverweigerung einer secundären Ausscheidung des Mittels resp. von Jod in den Magen ihren Ursprung verdankt. Die dadurch im Magen hervorgerufenen rein subjectiven oder objectiven Veränderungen reflectiren dann auf das erkrankte Vorstellungsvermögen, schaffen, z. B. den Wahn, dass die Nahrung Gift enthalte und bewirken Enthaltung von derselben. Statt einfachen Erbrechens von Mageninhalt kann auch Blutbrechen und, damit verbunden, Epistaxis erfolgen.[1])

Erwähnenswerth ist auch der nach parenchymatöser Einspritzung einer Jodoformäther-Oellösung in weiche Kröpfe, abgesehen von localem Brennen oder nach dem Kopf oder Arm hin ausstrahlenden Schmerzen beobachtete, spastische, nicht zu bekämpfende Hustenanfall. Derselbe schwindet innerhalb einer Stunde.[2]) Bei der Behandlung von Halsabscessen mit der ätherischen Jodoformlösung wurden Erstickungserscheinungen durch Compression der Trachea beobachtet. Als Ursache ist wohl der Druck der in der Abscesshöhle sich entwickelnden Aetherdämpfe anzusehen. Durch die dadurch erzeugte Spannung wurden auch die heftigsten Schmerzen hervorgerufen. Ja selbst Aetherwirkungen, wie soporöser Schlaf, können auf diese Weise entstehen.

Zahlreiche weitere somatische Krankheitssymptome können sich zu den functionell cerebralen Störungen hinzugesellen. Harn und Koth werden bisweilen unwillkürlich entleert. Seltner ist Harnverhaltung, die bei einem Kinde nach Aufstreuen von Jodoform auf eine Präputialwunde gesehen wurde.[3]) Der Harn ist eiweisshaltig, auch mit zahlreichen körnigen Cylindern versehen,[4]) selten bluthaltig, und an Menge verringert, befunden worden. Zu den seltneren Erscheinungen gehören Icterus und starke Schweisse.

Nicht unerwähnt soll schliesslich noch bleiben, dass einige Chirurgen durch die Jodoformbehandlung eine Verschlechterung der Hospitalhygiene beobachteten und besonders das häufigere Auftreten von Erysipelas und Phlegmone auf diesen Umstand schoben.[5])

In Uebereinstimmung mit dem Befunde bei Thieren, die durch Jodoform vergiftet wurden, fand man auch bei der Section von Menschen, die dem Mittel erlagen, fettige Degeneration des Herzmuskels, der Leber und Nieren, theils noch im Beginn, im Uebergang aus trüber Schwellung, theils schon weiter vorgeschritten. Im Gehirn wurden entweder keine Veränderungen oder Oedem der Pia und chronische

[1]) Wolovski, Deutsche Medizinalzeitung, 1887, pag. 235.
[2]) v. Mosetig-Moorhof, Wiener medic. Presse, 1890, pag. 4.
[3]) Bronstein, Petersb. medic. Wochenschr., 1882, No. 15, pag. 129.
[4]) Kocher, Centralbl. f. Chirurgie, 1882, No. 15, pag. 234.
[5]) Görges-Kuester, Centralbl. f. Chirurgie, 1882, No. 10, pag. 153.

Leptomeningitis beobachtet. Acute Nephritis sowie Oedem der Lungen wurden ebenfalls als Befund angegeben.

Die prophylactische Therapie ergiebt sich aus den einleitenden Bemerkungen in unzweideutiger Weise. Die curative Behandlung der aufgetretenen Erscheinungen bedingt ein sofortiges Aufhören der Jodoformanwendung und ein energisches Ausräumen der gesammten Wunde von allem erreichbaren Jodoform. Auf Grund theoretischer Erörterungen, die ich aber nicht für concludent halte, wurde, um eine angebliche Alkalientziehung durch Jodoform zu paralysiren, die Verabfolgung von Kalium bicarbonicum in 10–15 proc. Lösung empfohlen.[1] Auch von dem für den gleichen Zweck gebrauchten Bromkalium ist wohl nicht viel zu erwarten. Die meistens in schwereren Fällen vorhandene Schlaflosigkeit wird, soweit dies aus den Mittheilungen darüber hervorgeht, wenig oder gar nicht von Morphium und Chloralhydrat beeinflusst. Die Verabfolgung des letzteren schliesst gerade mit Rücksicht auf die geschilderte Einwirkung des Jodoforms auf das Herz, eine ausserordentliche Gefahr in sich und ist geradezu contraindicirt. In verzweifelten Fällen kann die Kochsalzinfusion, die sich, zu 500 g injicirt, einmal als hülfreich erwiesen hat, angewandt werden. Die Hauterkrankungen durch Jodoform werden nach den bekannten dermatologischen Principien behandelt. Sie schwinden auch spontan nach dem Aussetzen des Mittels. Die Eczeme sollen eigenthümlicherweise durch Einnehmen kleiner Jodkaliumdosen schneller zurückgehen. Auch Eintauchen in kaltes Wasser gegen den starken Juckreiz oder Umschläge von 5 proc. essigsaurer Thonerde, Waschungen von 2 proc. Carbolspiritus und Gebrauch von Streupulver sind empfohlen worden.[2] Von der Ansicht ausgehend, dass die Jodoform-Dermatitis meistens die Folge des durch das Jucken bedingten Kratzens ist, wurde Cocain gegen dieselbe angewandt.[3] Der Kranke soll die betreffenden Hautstellen 2—3 Mal mit 10—15 proc. salzsaurer Cocainlösung einpinseln. Mit dem sofortigen Aufhören des Juckens schwindet angeblich auch die Dermatitis. Ist dieselbe jedoch einigermassen ausgebildet, so sistirt das Cocain wohl das Jucken, lässt aber die Hautaffection als solche unverändert. Heisse, nur einen Augenblick dauernde Bäder sollen die Jodoform-Dermatitis lindern.

Jodol.

Die vielfach betrübenden Nebenwirkungen des Jodoform gaben Anlass nach anderen festen organischen Jodverbindungen zu suchen, die sorgloser als jenes angewandt werden könnten. Eine solche sollte im Tetrajodpyrrol (C_4J_4NH) gefunden sein. Alle einigermassen concentrirten alkoholischen Jodollösungen sind schon von Anfang an mehr oder minder braun gefärbt, ebenso Mischungen des Jodols mit Fett oder Vaseline.[4] Die Resorption des Mittels von Wunden scheint etwas langsamer als die des Jodoforms vor sich zu gehen. Die Meinung, dass selbst bei vollständiger Ausfüllung grosser Höhlen mit Jodolpulver und Jodolgaze nur ganz geringe Mengen Jod aufgenommen werden, und in den meisten Fällen kein Jod im Harn nachweisbar ist, erscheint mir in Bezug auf die Fundamentalgesetze der Resorption in keiner

---

[1] Behring, Deutsche medic. Wochenschr., 1884, No. 5, pag. 68.
[2] Bockhart, Monatsschr. f. pr. Dermatologie, 1886, No. 1, pag. 10.
[3] Geyer, Pester medic.-chirurg. Presse, 1888, No. 31.
[4] Vulpius, Archiv d. Pharmacie, 1885, pag. 790.

Weise haltbar zu sein, zumal nach äusserer Anwendung des Mittels bei Thieren Jod sich bis 5 Wochen im Harn vorfand. Mit Wundsecret wird dadurch kein Schorf gebildet. Doch scheint eine leicht ätzende Wirkung stattzufinden, da die Wundfläche viele Stunden nach der Anwendung wie von einem leichten weisslichen Schleier bedeckt aussieht.[1]) Es ist nicht unmöglich, dass diese Wirkung durch das aus dem Präparat unter Einwirkung von Licht und Luft und anderen Einflüssen freiwerdende Jod bedingt wird. Die Dissociation des letzteren kann in der Wunde übrigens schon nach einem Tage so stark vor sich gegangen sein, dass dieselbe braun gefärbt wird.

Nach dem Einbringen in das Auge wurde eine stärkere locale Reizung als durch Jodoform erzielt.[2]) Abgesehen von dem Fehlen wesentlicher Erfolge beim therapeutischen Gebrauche des Mittels, das mehrfach beobachtet wurde, interessirt hauptsächlich die Frage, ob das Jodol frei von Nebenwirkungen ist. Ich habe schon früher darauf hingewiesen,[3]) dass die Wesenheit des Präparates es in sich schliesst, dass Neben- resp. Giftwirkungen dadurch erzeugt werden müssten, wenn die Bedingungen für eine reichliche Zerlegung desselben und Resorption des freiwerdenden Jods vorhanden wären. Am Thiere erwies sich dies als richtig. Ein analoger Symptomencomplex während des Lebens und der gleiche Sectionsbefund (Verfettung parenchymatöser innerer Organe) wie nach schwerer Jodoformeinwirkung, zeigte sich auch hier.

Besonders aber interessirt mich die Bestätigung meiner Voraussage beim Menschen.[4]) Einem 20jährigen Patienten mit Necrose des Schlüsselbeins wurde die Sequestrotomiewunde mit 5,0 Jodol bestreut. Am Abend desselben Tages stellte sich Schwindel ein; der Kranke wollte aus dem Bette springen und war nur mit Mühe daran zu hindern, dass er sich den Verband abriss. Am anderen Tage hatte er 39° Körperwärme, 136 kleine, unregelmässige Pulse, Erbrechen und Apathie. Im Harn fanden sich Spuren von Eiweiss und schwache Jodreaction. Trotzdem der Verband nun rasch gewechselt, sämmtliches Jodol aus der Wunde gespült und durch Wismuth ersetzt wurde, dauerten die Erscheinungen noch 4 Tage lang an und 14 Tage hindurch konnte noch Jod im Harn nachgewiesen werden. In einem bereits beim Jodoform erwähnten Falle eines Knaben, der nach Einbringung von Jodoform Convulsionen bekam, wurde nach vollständiger Beseitigung aller geschilderten Nebenwirkungen und nachdem einige weitere Wochen vergangen waren der Verband mit Jodol ausgeführt. Es erschienen die gleichen Convulsionen und der gleiche choreaartige Zustand wie nach Jodoform.[5]) Auffallend ist es, dass nach einem neueren Berichte bei Kindern 0,5—1,5 g täglich, ca. 2—3 Monate lang ohne jeden Schaden verabfolgt worden sind. Nur einmal kam bei einem Kinde eine leichte Acne des Gesichtes zur Beobachtung.[6])

Gleichzeitig mit Jodol darf nicht Calomel an einer Schleimhaut Verwendung finden, da das aus dem Jodol frei werdende Jod unter solchen Verhältnissen ätzendes Jodquecksilber bildet.

Jodtrichlorid. Dieses als Desinficiens und Antisepticum empfohlene 54.39 pCt. Jod enthaltende, pomeranzengelbe Präparat ist sehr flüchtig, riecht durchdringend stechend und reizt zu Husten und Thränen. Auch wässrige Lösungen geben freies Jod ab. Solche von 1 : 1000 vernichten in verhältnissmässig kurzer Zeit widerstandsfähige Bacillensporen. Jodtrichloridlösungen werden für den Wundverband als unschädlich gerühmt, weil nur wenig Jod dabei zur Resorption kommen kann, wenn man überflüssige Lösung schnell wieder aus der Wunde entfernt. Ich habe demgegenüber die Ansicht,

[1]) Mazzoni, Berliner klin. Wochenschr., 1885, No. 43, pag. 695.
[2]) Glaeser, Centralbl. f. Augenheilkunde, 1886, pag. 16.
[3]) L. Lewin, Deutsche Medizinalzeitung, 1886, No. 68.
[4]) Pallin, Centralbl. f. Chirurgie, 1887, No. 37, pag. 693.
[5]) Demme, 25. Jahresbericht des Jenner'schen Kinderspitals in Bern.
[6]) Cervesato, Berliner klin. Wochenschrift, 1889, Nr. 2, pag. 26.

dass bei einem Verbrauche von ca. 1000—1500 ccm. für eine Operation in den allermeisten Fällen, bei gewöhnlichem Vorgehen, so viel Jod aufgenommen wird, dass die maximale Joddosis von 0,2 g nicht nur erreicht, sondern überschritten wird, weil das Jod sich dauernd aus einer solchen Lösung abspaltet und besonders in grossen Hohlräumen leicht zur Resorption kommt. Verarbeitet schon der Organismus complexe unlösliche Jodverbindungen zu leicht löslichen, um wie viel leichter muss beim Jodtrichlorid Jod in das Blut gelangen! Nicht nur Beschleunigung des Pulses, sondern auch andere Jodnebenwirkungen werden sich kundgeben, falls das Mittel nur genügend ausgedehnt gebraucht werden sollte. Dass die Individualität des damit Behandelten in Bezug auf das Erscheinen von Nebenwirkungen wesentlich in Frage kommt, braucht nicht erst betont zu werden.

Herba Thymi.

Das Thymiankraut, das in älterer Zeit vielfach äusserlich und innerlich Verwendung fand, ruft, wenn es in Tisanen (10—15,0 : 1 Liter) genommen wird, schon nach 2—3 Tagen einen Widerwillen wegen des unangenehmen Nachgeschmacks hervor. Das Thymianöl wird, wie viele andere ätherische Oele, vielfach mit Terpentinöl verfälscht oder kommt bisweilen seines Thymolgehaltes beraubt in den Handel. Es wird theilweise durch Schweiss und Lungen ausgeschieden. Es wurde in der Neuzeit als ein die Chlorose und verwandte Zustände kräftig beeinflussendes Mittel gerühmt, und in mit Tolubalsam überzogenen Seifenpillen bis 0,8 g täglich verabfolgt.

Auf Schleimhäuten erzeugt das Oel Faltung, Contraction, Weisswerden und Zusammenballen des Schleims zu kleinen Klümpchen. Subjectiv wird je nach der Menge und der Concentration des verwandten Mittels Brennen und Hitze wahrgenommen. Nebenwirkungen kommen hierbei meist zur Beachtung, wenn die eben angegebene Dosis überschritten wurde, z. B. Aufstossen, Uebelkeit, Appetitverlust und Diarrhoen. Der Puls wird dann klein und fieberhaft. Bei Individuen, die vorher eine Bronchitis hatten, oder bei denen sonstwie die Respirationsschleimhaut schwach ist, entwickelt sich bisweilen nach dieser Medication ein trockener, beschwerlicher Husten und das Gefühl von Brennen im Schlunde. Die Expectoration wird mühsamer und seltener. Untersucht man in diesem Zustande den Kehlkopf mit dem Spiegel, so entdeckt man auf dessen Schleimhaut ein Exanthem, das dem durch grosse Terpentinöl-Dosen erzeugten ähnlich ist. Der Harn riecht nach Veilchen, aber fast immer schwächer als nach Einnehmen von Terpentinöl. Nachts kommt es häufig zu Erectionen ohne Pollutionen, und der Schlaf kann gestört werden. Die Haut weist in einigen Fällen nach Dosen, bis 0.8 g leichte Exantheme, scarlatinöse Roseola und auch rothe Papeln auf.

Thymol.

Das Thymol, das Stearopten des Thymianöls, wurde auf Grund seiner antiseptischen Eigenschaften,[1]) die wesentlich in dem Immunmachen eines geeigneten Nährbodens gegenüber der Invasion von pathogenen Pilzen bestehen, und die neuerdings eine exacte Bearbeitung gefunden haben, besonders aber mit Rücksicht auf das Fehlen von Nebenwirkungen beim Gebrauche von selbst concentrirten wässrigen Lösungen (1 : 1100) zum Wundverbande an Stelle anderer meist giftig wirkender Stoffe empfohlen. Wie es einerseits in der Fäulnissbehinderung die Carbol- und Salicylsäure bei Weitem übertrifft, besitzt es andererseits eine sehr viel geringere Giftigkeit als z. B. die Carbolsäure.

[1]) L. Lewin, Archiv f. path. Anatomie, 1875, Bd. 65.

Eine Verschlechterung der antiseptischen Wirkung tritt ein, wenn Thymol mit Salicylsäure und Borsäure gemischt verwandt wird. Ausserdem ist aber darauf hinzuweisen, dass im Handel verschiedenwerthige Thymolsorten vorkommen, die sich auch in ihrer antiseptischen Wirkung graduell von einander unterscheiden.

Die localen Wirkungen, welche reines Thymol auf Schleimhäuten und Wundflächen äussert, sind nicht auf seine, kaum nennenswerthe Fähigkeit Eiweiss zu fällen, zurückzuführen. Die concentrirte wässrige Lösung lässt eine solche Einwirkung vollkommen vermissen. Die schnell vorübergehende, mit keiner Reizung der Wundfläche verbundene, brennende Empfindung,[1]) welche auf Wunden nach Anwendung der letzteren entsteht, ist mit der gleichen Einwirkung der meisten ätherischen Oele in Parallele zu stellen. Dieselbe rührt wahrscheinlich von einer primären Reizung sensibler Nervenendigungen her. Die subcutane Einspritzung concentrirter öliger Lösungen ist selbstverständlich sehr schmerzhaft. Dagegen bewirkt die Einathmung wässriger und alcoholischer Lösungen (bei Keuchhusten etc.) keine nachtheiligen reizenden Nebenwirkungen an der Schleimhaut der Respirationsorgane.[2]) Ebenso fehlen jegliche Allgemeinerscheinungen nach dem Wundverbande mit Thymol. Die Zahl der damit behandelten chirurgischen Fälle ist eine so enorm grosse, dass diese Thatsache als eine sichere angesehen werden kann. Angegeben wurde, dass den Kranken der aromatische Geruch des Thymols bald zuwider wurde und dass viele über Kopfschmerzen klagen.[1]) Vereinzelt treten, jedoch bedeutend seltner als bei der Carbolbehandlung, bei Individuen mit zarter Haut Eczeme auf.[3])

Der innerliche Gebrauch des Thymols, der in den letzten Jahren auf Grund eingehender italienischer Arbeiten bedeutend zugenommen hat, und sich bei einer Dosirung bis zu 12 g in 24 Stunden auf die Vertreibung von Bandwürmern und von Anchylostoma duodenale, auf die „innere Antisepsis“ bei Gastro-Intestinalcatarrhen, der Cholera, und auf die Beseitigung von Fieber erstreckte, hat einige Nebenwirkungen kennen gelehrt. Die individuelle Empfindlichkeit für das Mittel ist verschieden.

Auf der Zunge und im Schlunde entsteht, wenn es nicht in Oblate oder Kapsel eingeführt gegeben wird, ein scharf kratzender Geschmack. In einer unzulänglichen Prüfung mit ganz kleinen Dosen an einigen Gesunden und Kranken wurde ausser unerträglichem Brennen in der Magengegend, Magendrücken, Magenschmerzen und Erbrechen mit Blutstreifen beobachtet. Demgegenüber wird angegeben,[4]) dass bei Dosen von mehreren Grammen brennendes Gefühl im Magen die Regel sei, ohne dass es indessen an Heftigkeit den Magenschmerzen nach dem inneren Gebrauch der Carbolsäure gleichkommt. Diese Empfindung geht auch schnell vorüber und der Magen functionirt bald wie vorher. Andere[5]) sahen niemals Epigastralgieen. Symptome von eigentlichem Magencatarrh oder Indigestion wurden

---

[1]) L. Lewin, Deutsche medic. Wochenschr., 1878, No. 15.
[2]) Curschmann, Berliner klin. Wochenschr., 1879, pag. 431.
[3]) Füller, Deutsche medic. Wochenschr., 1879, Jahrgang V., pag. 528.
[4]) Bälz, Archiv f. Heilkunde, Jahrgang 18, 1877, pag. 344.
[5]) Martini, Annali univers. di Medic. e Chirurg., Milano 1887, Vol. 279, p. 81.

nicht beobachtet. Dieses Ungestörtbleiben der Verdauung, das auch bei der künstlichen Digestion während des Vorhandenseins von Thymol constatirt wurde, konnte selbst nach mehrtägigem Gebrauch von 8 g bestätigt werden. Ganz vereinzelt trat Erbrechen auf, und nur ein mal wird von einer Verdauungsstörung berichtet.[1]) Durchfall erschien bei mehreren Kranken, so oft sie Thymol bekamen. In 14 unter 26 Fällen zeigte sich kürzere oder längere Zeit nach dem Einnehmen, meist nach 1/2—1 Stunde, bald von nur mässiger Intensität und auf einigen Stellen, namentlich auf Gesicht und Brust beschränkt, bald reichlich und über den ganzen Körper verbreitet, ein Schweissausbruch, dem lebhaftes Wärmegefühl vorausging. An Intensität blieb derselbe weit hinter dem durch Salicylsäure erzeugten zurück.

Der Harn zeigte wiederholt mässige Vermehrung, enthielt aber nicht Eiweiss oder Blut, war dunkel gefärbt, häufig trübe und dichroistisch. Beim Stehen wird er, wenn er anfangs bräunlichgelb war, rothbraun oder schwarzbraun. Es handelt sich nicht, wie angenommen wurde um vermehrte Indicanausscheidung. Neuerdings wird auch angegeben, dass nach Thymol in zu grossen innerlichen Dosen Nephritis entstehen kann.[2]) Die Harnentleerung kann nach hohen Dosen anfangs erschwert sein, und sich leichtes Brennen längs der Harnröhre während des Durchganges des Harns bemerkbar machen.

Die Kreislaufsorgane waren nur bei starken Temperaturabfällen — es kommen solche von 2—5° C. zu Stande — entweder gar nicht oder nur gering beeinflusst. Die Pulszahl sinkt dann, während die Kraft des Herzstosses, die Füllung der Arterien, die Beschaffenheit des Pulses keine Abweichung von der Norm aufweisen. Sehr grosse Einzeldosen vermögen wohl auch, proportional dem Sinken der Körpertemperatur den Blutdruck zu erniedrigen. Ein einziger Versuch bei einem Diabetiker soll die schädliche Einwirkung, die das Thymol mit einigen anderen Mitteln theilt „höhergradige Mehrung der Stickstoffabgabe hervorzurufen“ darthun.[3])

Ohrensausen wurde mehrfach danach beobachtet. Dasselbe ging meist mit einem Gefühl von Druck im Kopf, oder Hämmern in den Schläfen einher, oder stellte sich auch als eine Art von Rauschzustand dar. Andere vermissten solche Einwirkungen. Schwerhörigkeit, einige Male bis zur Taubheit gesteigert, zeigte sich nach grösseren Dosen. Drei Male wurden dadurch bei Typhuskranken cerebrale Erscheinungen hervorgerufen und zwar nur Delirien, die sich mit dem Abfallen des Fiebers verloren, Bewusstlosigkeit mit Delirien, gefolgt von einem comatösen Zustand mit Collaps und in einem Falle Delirien und Sopor. Es trat jedesmal bald völlige Erholung ohne Nachwehen ein.

Myrthol.

Unter Myrthol versteht man den Antheil des Myrthenöls, der zwischen 160—170° überdestillirt. Sowohl das Myrthenöl, als die gewöhnliche Myrthe wurden schon früher therapeutisch gebraucht. Besonders die Blätter und blauschwarzen Beeren der letzteren spielten bereits zur hippocratischen Zeit und später eine Rolle als Desodorans, Antisepticum, Antidiarrhoicum u. s. w.

---

[1]) Henry, Medical News, Semptemb. 3., 1887, pag. 262.
[2]) Leichtenstern, Naturforscherversamml. in Heidelb., 1889, 17.—23. Sept.
[3]) Fürbringer, Deutsches Archiv f. klin. Medicin, 1878, Bd. 21, pag. 487.

Das Myrthol fand Verwendung gegen mannigfache Erkrankungen der Luftwege und des Harnapparats in Kapseln, von denen jede 0,15 g enthielten. Die Tagesdosis kann bis auf 2 g steigen. Die Ausscheidung desselben findet, wie dies ja von allen ätherischen Oelen gilt, durch die Lungen statt. Die Ausathmungsluft besitzt nach grösseren Dosen den Myrthengeruch. Derselbe zeigt sich schon nach 10—20 Minuten und hält ca. 24—48 Stunden an.

Im Munde rufen einige Tropfen Myrthol das Gefühl von Wärme, gefolgt von Speichelfluss hervor. Grössere Mengen verursachen Anfstossen mit dem Geschmack des Mittels, Schwere im Magen und Verdauungsstörungen. Selbst Uebelkeit und Tympanites können die Folgen sein. Die Harnmenge ist meistens vermehrt. Der Harn nimmt Veilchengeruch und bisweilen eine violette Farbe an. Auf Zusatz von Salpetersäure entsteht in ihm ein Niederschlag, der kein Eiweiss, sondern ein Harz darstellt. Aus Gründen der Analogie mit ähnlichen Stoffen müsste sich, wie ich glaube, dieser Niederschlag in Aether lösen. Mit der Steigerung der Dosen verstärken sich die örtlichen und allgemeinen Nebenwirkungen. Bei 14 g beobachtete man allgemeines Unwohlsein, Kopfweh, Ermüdungsgefühl und Prostration. Von Bedeutung ist, dass zu hohe Dosen des Mittels, oder dessen Anwendung in acuten oder fieberhaften Erkrankungen der Luftwege die bestehenden Krankheitssymptome verschlimmern können. Der Husten wird stärker und häufiger, die schleimig-eitrige Secretion wird reichlicher, ja bei Phthisikern entstehen dadurch beunruhigende Blutungen.[1])

Kreosot.

Das aus Buchenholztheer dargestellte flüssige, wesentlich aus Kreosol ($C_8H_{10}O_2$) und Guajacol ($C_7H_8O_2$), bestehende Gemisch hat in den ca. fünfzig Jahren seines Bekanntseins eine wechselvolle therapeutische Verwendung gefunden. Die nach dem Gebrauche desselben zu beobachtenden Nebenwirkungen sind nicht zum geringsten Theile Ursache des zeitweiligen jähen Wechsels in seiner Anwendung gewesen. Die Neuzeit hat demselben wieder grössere Beachtung geschenkt und Indicationen für dasselbe aufgestellt, die sich mit den früher gegebenen vollkommen decken. Die vielfach bei Lungentuberkulose etc. erzielten Erfolge sind so hervorragend gewesen, dass die Werthigkeit des Mittels für manche Fälle seine Nebenwirkungen gering erscheinen lässt. Bei der Verwendung desselben ist besonders auf Reinheit zu sehen. Im Handel kommt ein Kreosot vor, das aus Fichtenholztheer dargestellt wird und Carbolsäure neben anderen fremdartigen Beimengungen enthält. Dass auch anderweitige unreine, aus Steinkohlentheer dargestellte sehr viel billigere Präparate als Kreosot verkauft werden, ist angegeben worden. Aber auch das aus Buchenholztheer gewonnene Präparat besitzt bei ungenügender Reinigung, wie schon Reichenbach besonders betonte, ein Product, das schon in geringfügiger Menge nur auf die Zunge gebracht, Erbrechen hervorruft.

Die Toleranz für das Mittel scheint wesentlich von der Individualität abzuhängen, insofern vereinzelt selbst Dosen bis 40 Tropfen keine, und andrerseits bisweilen 1—2 Tropfen schon unangenehme Nebenwirkungen hervorrufen. Einzeldosen von 0,05 g und Tagesdosen bis 0,5 g wurden relativ lange vertragen; Einzeldosen von 0,01 g riefen

[1]) Linarix, De l'emploi du Myrtol, Paris 1878, pag. 24 u. 32.

dagegen bei Anderen Symptome seitens des Magens und Darmes hervor, die zum Aussetzen des Mittels nöthigten. Aehnliches gilt von dem längeren Gebrauch des Kreosots. Manche gewöhnen sich nicht nur sehr schnell an den Geschmack, sondern auch an allmählich aufsteigende grössere Dosen derart, dass ihnen etwas fehlt, wenn diese Medication ausgesetzt wird[1]) und dieselbe mit oder ohne Pausen 1/4 bis 1 Jahr lang fortgesetzt werden konnte, während auch Fälle berichtet werden, in denen der etwas längere Gebrauch nicht nur Verschlimmerung bestehender Leiden, sondern unangenehme Zufälle brachte. Die Arzneiform scheint wenig Einfluss auf das Erscheinen der letzteren zu haben. Man beobachtete sie nach Einnehmen des Mittels in Kapseln mit Balsam Tolutanum, oder in Dragées, in Leberthran oder in Alkohol und Wasser[2]) gelöst. Für wichtig halte ich, was auch oft gefordert wurde, das Kreosot nur nach den Mahlzeiten zu geben. Als Zustände, die einen Gebrauch desselben contraindiciren, werden genannt: acute Fälle von Phthisis, Gefässerethismus, Zeichen von Plethora,[3]) Neigung zu Diarrhoen. Während der Menstruation soll dasselbe nicht gereicht werden.

Bezüglich der Häufigkeit von Heilerfolgen ist anzugeben, dass solche unter 400—500 Fällen 16—20 Mal. eintreten.[4]) Die localen Wirkungen des Kreosots hängen wesentlich von seiner Eiweiss fällenden Eigenschaft ab. Nach der Anwendung desselben in reinem Zustand bei Caries der Zähne kann, wenn bei nicht ganz vorsichtigem Vorgehen Zahnfleisch und Zunge damit berührt werden, eine schmerzhafte Stomatitis, selbst eine Stomatitis ulcerosa sowie Schwellung und Entzündung der Zunge eintreten. Ja in einem Falle soll sogar Gangrän der Mundschleimhaut und schliesslich der Tod durch Septicämie erfolgt sein. Kreosotwasser, das zu Mundspülungen benutzt wird, erzeugt neben Speichelfluss und brennendem Schmerze bisweilen Bläschen an der Mundschleimhaut. Auch auf Wundflächen treten die subjectiven und objectiven Erscheinungen der Aetzung in Gestalt von heftigem Brennen, 1/4—1/2 Stunde anhaltenden Schmerzen, Entzündung und Vergrösserung bestehender Geschwüre hervor. Einspritzungen von Kreosotwasser (1 proc.) in die Vagina brachten Nebenwirkungen an der Harnblase hervor, durch welche der Weitergebrauch verhindert wurde.

Die auch durch das Thierexperiment bestätigte Erfahrung, dass äusserliche reichliche Verwendung des Kreosots secundär Allgemeinerscheinungen bedingen kann, ist bei Menschen vielfach gemacht worden. Man beobachtete nach Verbänden und Umschlägen von Wunden, sowie nach Ausspülungen des Mundes wegen fauliger Geschwüre mit Kreosot: Schlaflosigkeit, leichtes Fieber, Schwindel und ein Gefühl der Berauschung,[5]) Zittern, Würgen und Herzpalpitationen.

Eigenthümlicherweise sind bei den vorgenommenen Kreosotinjectionen in erkrankte Lungen trotz einer Concentration bis zu 5 Kreosot auf 100 Mandelöl kaum nennenswerthe locale und keine

---

[1]) Sommerbrodt, Berliner klin. Wochenschrift, No. 15, 1887.

[2]) Bouchard et Gimbert, Bullet. génér. de Thérap., T. 93, 1877, 15. Octob., pag. 289.

[3]) Verbeek, Revue médic. chirurg., Juin 1852, pag. 349.

[4]) Fraentzel, Verhandl. d. Vereins f. innere Medicin, 1888, Jahrg. VII., p. 307.

[5]) Meisinger, Medic. Jahrbücher d. k. k. österr. Staates, 1834, Bd. XV., p. 553.

allgemeinen Symptome beobachtet wurden. Nur einmal entstand bei einem zu Hämoptoë geneigten Kranken eine leichte blutige Tinction des Auswurfs nach einer ambilateralen Injection in den zweiten Intercostalraum, die aber schon nach einigen Stunden schwand. Die Injectionen verursachen nur geringen Schmerz; die am wenigsten schmerzhaften sind die in der Fossa supraspinata vorgenommenen. Eine zu flach gemachte Injection kann Seitenstechen durch Pleurairritation verursachen. Dasselbe schwindet jedoch bald wieder.[1])

Nach der innerlichen Anwendung ruft das Kreosot bald mehr bald minder combinirt folgende Erscheinungen in den ersten Wegen hervor: Trockenheit im Munde, Brennen und Kratzen im Schlunde herab bis zum Magen,[2]) bei längerem Gebrauche auch nach Richardson einen weissen, membranartigen Belag der Zunge, von Einigen gering geachtetes, aber doch lästiges Aufstossen mit Kreosotgeschmack, das sich bei manchen Kranken erst nach 4—6 wöchentlichem Gebrauche des Mittels einstellt und zum zeitweiligen Aussetzen desselben nöthigt, Magendrücken und Magenschmerzen, Appetitlosigkeit, Würgen und Erbrechen, das hartnäckig werden kann und schliesslich Durchfälle, die plötzlich auftreten, bisweilen einen ruhrartigen Charakter annehmen, von Kolikschmerzen begleitet sein[3]) und auch Blut zu Tage fördern können. Diese Nebenwirkungen kommen nach Verabfolgung in Kapseln oder in anderer Form vor. Den im Kreosot vorkommenden Kresolen schreibt man dieselben mit Unrecht zu. Auch Guajacol kann derartiges erzeugen. Die Luftwege werden manchmal, vielleicht durch Fortleitung eines im Munde erzeugten entzündlichen Processes, vielleicht aber secundär durch Ausscheidung des Kreosots auf diese Theile entzündlich gereizt. Im Verlaufe eines solchen Processes soll es sogar, besonders wenn das Kreosot in Lösung gegeben wird, zu einer ulcerativen Laryngitis kommen.[4])

Weiterhin wurde, neben einer Vermehrung der Pulsfrequenz, seitens der Respirationsorgane beobachtet: Athembeschwerden bei missbräuchlich reichlicher Anwendung des Mittels, aber auch ohne eine solche, Verschlimmerung bestehender Dyspnoe, Vermehrung des Hustens[5]) und mehrfach das Auftreten von Blutstreifen im Auswurf und stärkere Hämoptoë. Ob die angeblich durch dieses Mittel veranlasste Neigung zu hydropischen Ansammlungen wirklich demselben zuzuschreiben ist, lasse ich dahingestellt.

Die Menstrualblutung wird während des Kreosotgebrauches reichlicher. In einigen Fällen zeigt sich Harndrang oder Strangurie. Die Harnmenge ist nach innerer Anwendung selten vermehrt, fast immer vermindert — nach subcutaner Anwendung kommt häufig Vermehrung vor. Der Harn erscheint vereinzelt, wahrscheinlich wenn ein carbolhaltiges Kreosot genommen wurde, dunkel gefärbt und soll auch manchesmal nach Kreosot riechen. Nach subcutaner Anwendung kommt bei manchen Menschen nach 6—48 Stunden, besonders dann,

---

[1]) Rosenbusch, Wiener medic. Presse, 1888, No. 24, pag. 866.
[2]) Czarnecki. Allg. medic. Centralzeitung, 1880, No. 44.
[3]) de la Harpe, Schweiz. Zeitschrift f. Natur u. Heilk., Heilbronn 1838, Bd. III., pag. 406 u. A.
[4]) Reuss, Journ. de Thérapeut., 1879, 16, pag. 601.
[5]) Franze, Heidelberger medic. Annal., Bd. VII., 1841, pag. 319.

wenn die Kranken sich ruhig verhalten, oder liegen, weniger bei vieler Bewegung dieser schwarze Harn. Bei einem Kranken sah man ihn, ohne dass inzwischen Kreosot gegeben war, drei Tage lang bestehen. Der Harn giebt auf Zusatz von Bromwasser einen Niederschlag und fault ebenso leicht wie ein normaler.

Seitens der Haut wurde eine stärkere Schweisssecretion und auch das Auftreten eines Exanthems beschrieben. Bei einer Dame entstand, gleichgültig in welcher Form das Mittel verordnet wurde, unter lebhaftem Jucken ein Ausschlag, der sich als Urticaria charakterisirte. Derselbe schwand nach dem Aussetzen des Medicamentes, um bei Wiederdarreichung von Neuem zu erscheinen.[1]) Auch von dem Auftreten einer Acne wird Mittheilung gemacht.

Am seltensten scheinen Störungen im Sensorium durch Kreosot zu entstehen. Vereinzelt wird von Mattigkeit, Abgeschlagenheit, auch wohl von Schwindel, Ohnmachten nach zu grossen und häufigen Dosen, anhaltenden Kopfschmerzen und Eingenommensein des Kopfes berichtet.

Auch subcutane Injectionen von Kreosot sind bei Phthisikern vorgenommen worden.[2]) Es kamen 4—12 g einer 20—30 proc. Lösung in Mandelöl zur Anwendung. Bei ganz hohen Gaben stellt sich nach einigen Tagen Dunkelwerden des Harns ein. Eine Ausscheidung von Kreosot in den Mund giebt sich bei dieser Anwendungsweise dadurch zu erkennen, dass $^1/_4$—1 Stunde nach der Injection Kreosotgeschmack von mehrstündiger Dauer auftritt. Nur einmal gab ein Kranker, der mehrere Tage hindurch ca. 2 g Kreosot auf diesem Wege erhalten hatte, an, dass er Erbrechen mit Kreosotgeschmack gehabt habe. Dass Kreosot hier wirklich die Ursache war, kann meiner Ansicht nach keinem Zweifel unterliegen, da das Kreosot nach subcutaner Beibringung auf die freie Fläche des Magens ausgeschieden wird. Dass diese Injectionen auch andere Nebenwirkungen im Gefolge haben, geht aus anderen Versuchen hervor, in denen nach einem primären Abfall der Eigenwärme ein Schüttelfrost und ein Hinaufschnellen der Körpertemperatur auf einen den alten Standpunkt überschreitenden Grad beobachtet wurde.[3]) Dieses Kreosotfieber ist mehrfach beobachtet worden.

Man begnügte sich in neuester Zeit mehrfach nicht mehr mit der Einspritzung verhältnissmässig kleiner Kreosotmengen, sondern führte vom Kreosotöl (1 : 14 Oel) täglich 30—70—150—220 g = 14 g Kreosot ein. Manche Kranke erhielten auf diese Weise bis 6 kg Kreosot. Auch hierbei beobachtete man den eigenthümlichen Geschmack im Munde, der je nach der Individualität verschieden lang und stark anhält. Manche tuberkulöse Kehlkopfleiden werden besser. Harndrang, häufiges Harnlassen und Vermehrung der Harnmenge werden beobachtet. Sehr selten stellen sich Nebenwirkungen seitens des Gehirns ein. Bisweilen nimmt man einen rauschähnlichen Zustand wahr.[4])

Die Therapie der gastrischen Nebenwirkungen hat neben dem Aussetzen des Mittels sich auf Verabfolgung demulgirender Getränke

---

[1]) Bernard, Gazette des hôpitaux, 1879, pag. 170.
[2]) Schetelig, Deutsche Medizinalzeitung, 1889, pag 185.
[3]) Friedmann, Deutsche Medizinalzeitung, 1889, pag. 769.
[4]) Burlureaux, Gazette hebdom. de Médec., 1891, pag. 281.

und, wenn nothwendig, antemetischer Mittel (Opium, Radix Colombo, kohlensäurehaltige Getränke) zu richten. Die localen Veränderungen im Munde weichen bald spontan oder einer antiphlogistischen resp. adstringirenden Behandlung.

Guajacol. An Stelle des Kreosots ist das Guajacol oder Brenzcatechin-Methytäther, einer seiner Bestandtheile und zwar, wie es scheint, der wirksame, therapeutisch empfohlen worden. Die Mittheilungen, die bisher darüber vorliegen, sind im Ganzen spärlich, so dass sich kein Urtheil über Vorzüge dieses Mittels bei Phthisis gewinnen lässt. Das Mittel ist jedoch keineswegs als ein harmloses anzusehen, da Brenzcatechin sich aus ihm abspaltet und dieses, wie bereits angegeben, von den drei Dihydroxylbenzolen das local und allgemein am stärksten einwirkende darstellt. Guajacol ist eine farblose, an der Luft sich färbende und dabei einen harzigen Niederschlag bildende, in minderwerthigen Handelsproducten nach Kreosot riechende Flüssigkeit. Dieselbe löst sich sehr wenig in Wasser, leicht in Alkokol und Aether. Es wurden bisher innerlich 0,05—0,2 g täglich nach der Mahlzeit in Wein, Zuckerwasser, Leberthran oder Brühe, auch in Pillen gereicht, Die Ausscheidung findet theilweise durch die Lungen statt. Der therapeutische Erfolg scheint nicht constant zu sein.[1]) Nebenwirkungen von der Art der beim Kreosot beobachteten, werden sich bei häufigerem Gebrauch des Mittels zeigen müssen.

Sogar die Einspritzung in das Unterhautzellgewebe in einmaligen Tagesmengen von 0,5—1,0 g wurde versucht.[2]) Meist klagen die Kranken über einen Augenblick anhaltendes Brennen unter der Haut. Nur einmal entstand in Folge eines unreinen Präparates eine ganz beschränkte Gangrän der Haut um den Stichkanal. In einzelnen Fällen blieben Härten zurück, die nach Tagen schwinden. Aus diesen Angaben schon ist ersichtlich, dass sich diese Methode nicht einbürgern wird. Die localen Wirknngen hängen eben nicht von einer Unreinheit des Präparates, sondern von dem Guajacol als solchem ab. Nach der Einführung in den Magen beobachtete man Magendrücken und Erbrechen, auch Durchfall.

Das benzoësaure Guajacol, das an Stelle des Guajacols empfohlen wurde, soll selbst bis zu 10 g ohne schädliche Nebenwirkungen vertragen werden.[3])

Naphtalin.

Der ersten therapeutischen Empfehlung des Naphtalin ($C_{10}H_8$) im Jahre 1842 als Wundverbandmittel, Anthelminticum etc. sind erst in den letzten Jahrzehnten weitere Versuche mit demselben in der gleichen Richtung gefolgt. Dem in heissem Alkohol, Aether und fetten Oelen leicht löslichen Mittel kommen im Ganzen nur unwesentliche Nebenwirkungen zu. Die nach Einführung in den Magen beobachteten sollen nur nach Gebrauch eines schlechten, graugefärbten Präparats, oder bei nichtgehöriger Dosirung und schlechter oder fehlender Individualisirung zu Stande kommen. Keratinirte Naphtalinpillen sollen keine Nebenwirkungen hervorrufen. Die Individualität scheint auch an den nach äusserlicher Anwendung dieses Stoffes beobachteten unbeabsichtigten Wirkungen Schuld zu sein. Denn während die ersten Empfehler desselben es als frei von solchen bezeichneten, wurde von Einigen angegeben, dass bisweilen Röthung der Haut in der Umgebung

---

[1]) Horner, Prager medic. Wochenschr., 1888, pag. 367.

[2]) Schetelig, Deutsche Medizinalzeitung, 1889, pag. 707.

[3]) Sahli, Correspondenzbl. f. schweiz. Aerzte, 1890, No. 16, pag. 505.

der Wunde und hin und wieder Eczem auftrat. Die Fälle, in denen sich geringe Reizerscheinungen zeigten, bildeten die Mehrzahl.[1] Auch von Reizung der Wunden selbst mit Neigung der Granulationen zur Blutung, vermehrter Secretion,[2] Brennen oder bis zu 2 Tage anhaltenden, vereinzelt unter dem Verbande auftretenden Schmerzen[3] wird berichtet. Die letzteren werden auch häufig als so excessiv geschildert, dass die Kranken das Mittel absolut nicht vertragen und einige sich deswegen sogar der Behandlung entzogen hätten. In anderen Beobachtungsreihen zeigten sich grössere Schmerzen nur ein Mal bei einem Lupuskranken. Die zu starke Wundreizung sollte auch möglicherweise Schuld an der verhältnissmässig grossen Zahl von unter Naphtalinbehandlung beobachteten accidentellen Wundkrankheiten, wie Lymphangitis und Erysipel sein. Dies ist von anderer Seite zurückgewiesen worden. Bei der Behandlung syphilitischer Geschwüre mit Naphtalin wurden ebenfalls mitunter Reizerscheinungen mit Röthung und Schwellung der Geschwürsumgebung sowie Anschwellung der benachbarten Drüsen,[4] und nach Einreibung einer 10 proc. Naphtalinsalbe gegen Scabies starke Reizeczeme beobachtet.

Der Geruch des Mittels ist vielen Kranken unangenehm und ruft Kopfschmerzen hervor. Nebenwirkungen auf entferntere Organe durch Resorption desselben von Wundflächen aus sind selten, aber mitgetheilt. So wurde Brennen beim Harnlassen[5] und durch Einstreuen in Wunden auch in drei Fällen in verschiedenartiger Gruppirung, Schüttelfrost, hohes Fieber, Appetitlosigkeit, Durst, Schwäche, Albuminurie mit Ausstossung von Cylindern, Aufregung, die an Manie grenzte, Trübung des Sensoriums, unwillkürlicher Abgang von Harn und Koth wahrgenommen. Schnell schwindende Albuminurie ohne Hämoglobin- oder Cylinderausscheidung wurde unter 60 Fällen auch ein Mal nach Einreibung des Naphtalin gegen Krätze gesehen.[6] Vereinzelt wird von einer angeblichen Verschlimmerung des Allgemeinbefindens und einer blassgelblichen Verfärbung der Haut bei Kindern nach innerlichem Naphtalingebrauch berichtet.[7] Nach Einathmung von viel Naphtalin beobachtete man — der Zusammenhang ist aber nicht sicher erwiesen — neben anderen Symptomen allgemeines Hautjucken ohne Exanthem, das auf den Innenflächen der Unterschenkel und an den Fussrücken entstand.[8]

Seitens des Intestinaltractus bewirkte Naphtalin Aufstossen mit Naphtalingeruch, in übergrossen Dosen (10 g täglich) Uebelkeit und Erbrechen, zu 2—3 g: Leibschmerzen, Durchfall und Tenesmus ani. Am constantesten scheint ein Reiz in den Harnwegen zu Stande zu kommen. Es zeigt sich meist nur ein leichteres, schon nach kurzer Zeit wieder vorübergehendes Brennen in der Harnröhre und beim Harnlassen, vereinzelt stechende Schmerzen.

---

[1] Rydygier, Berliner klin. Wochenschrift, 1883, No. 16, pag. 240.
[2] Hoeftmann, Centralbl. f. Chirurgie, 1882, No. 43, pag. 700.
[3] Hager, Centralbl. f. Chirurgie, 1882, No. 50.
[4] Fronmüller, Memorabilien, 1883, No. 5, pag. 257.
[5] Bonning, Ueber die Wundbehandlung mit Naphtalin, 1882, pag. 38.
[6] Fürbringer, Berliner klin. Wochenschr., 1882, No. 10.
[7] Pauli, Berliner klin. Wochenschr., 1885, No. 10.
[8] Evers, Berliner klin. Wochenschr., 1884, No. 37.

Seltner sind: Urindrang,[1]) der auch in der Nacht quälend auftretend beobachtet wurde, schnell oder erst nach 24 Stunden vorübergehende Schmerzen in der Blase, Harnleiter und Nierengegend[2]) und Strangurie. Letztere entsteht bei unvorsichtiger Anwendung des Mittels. Nach einem fünftägigen Gebrauch von Naphtalin wurde eine acute Nephritis beobachtet, die tödtlich endete.[3]) Als Begleiter des Brennens in der Harnröhre kam vereinzelt Schwellung des Präputiums, nachdem Röthung und Schwellung am Orificium externum urethrae vorangegangen waren, zur Beobachtung. Bei Mädchen wurden einige Male an der inneren Seite der grossen und der kleinen Labien oberflächliche kleine Erosionen beobachtet, die sich zugleich mit dem Auftreten der Verfärbung des Harns dunkelbraun färbten, jedoch nach dem Aussetzen des Mittels alsbald verschwanden.[4])

Die Farbe des nach Naphtalingebrauch gelassenen Harnes schwankt zwischen der normalen, einer dunkelrothen oder rothbraunen, dunkelgrünen und fast schwärzlichen. Die Dunkelfärbung beginnt gewöhnlich 5 Stunden nach der Verabreichung des Mittels und hält dann so lange an, als man z. B. bei Jleotyphus oder anderen Krankheiten das Mittel giebt. Zuweilen wird ein an der Oberfläche beginnendes und sich dann in die Tiefe fortsetzendes beträchtliches Nachdunkeln des normal gefärbten Harnes bei längerem Stehen beobachtet. Ist der Urin dunkel, so fällt auch eine spurenhafte bläulich-röthliche Färbung des Schaumes auf. Wovon es abhängt, dass von demselben Kranken der Harn zuweilen hell, zuweilen dunkel entleert wurde, konnte nicht ermittelt werden.[5]) Lässt man in ein Probirglas, das wenige Tropfen des auf Naphtalin zu untersuchenden hellen oder dunklen Harnes enthält, etwas concentrirte Schwefelsäure einfliessen, so wird anfangs der obenauf schwimmende Harn, später die ganze Flüssigkeit dunkelgrün gefärbt. Darauf hin geführte Untersuchungen machten es sehr wahrscheinlich, dass nach Naphtalingebrauch im Harn α- und β-Naphtachinon auftreten. Naphtalin selbst konnte im Harn nicht aufgefunden werden.[5]) Als Geruchscorrigens für Naphtalin ist der Zusatz einiger Tropfen Ol. Bergamottae auf 100 g empfohlen worden.

Ein, bis jetzt vielleicht nur theoretisches Interesse bieten die an Thieren nach Naphtalinanwendung beobachteten Veränderungen an der Linse. Führt man 1,5—2 g täglich einige Zeit hindurch ein, so entsteht eine Cataract.[6]) Angeblich beginnen die Augenstörungen mit Blutungen in die Chorioidea. Die Ablösung der Netzhaut und die Störungen im Glaskörper sind Folgen dieser Blutung.[7]) An der Retina findet man Kriställchen, die für Naphtalin,[8]) aber auch für Kalkphosphat gehalten werden.[7]) Die Trübung der Linse, die man ebenfalls findet, wird als eine Folgeerscheinung der Störungen der Gefässhaut, der Retina und des Glaskörpers angesprochen. Diese Cataracta entwickelt sich als eine ganz weiche, wie beim Diabetes. Im Beginn derselben erscheint unregelmässiger Astigmatismus, wahrscheinlich durch Anhäufung des Liquor Morgagni. Trotz des Aussetzens des Naphtalins führt

[1]) Schwarz, Archiv f. klin. Medicin, 1884, No. 50, pag. 793.
[2]) Lehmann, Berliner klin. Wochenschr., 1885, No. 8.
[3]) Schwimmer, Wiener medic. Wochenschr., 1889, No. 3—5 u. 8—9.
[4]) Widowitz, Jahrbuch f. Kinderheilkunde, 1887, Bd. 26, pag. 382.
[5]) Penzoldt, Archiv f. experim. Path. u. Pharmak, Bd XXI., Heft 1, p. 34.
[6]) Bouchard et Charrin, Compt. rend. de la Soc. de Biol., 1886, T. III., p. 614.
[7]) Kolinski, Bulletin génér. de Thérap., 1889, T. CXVII., pag. 329.
[8]) Curatulo, Il Morgagni, 1889, T. XXXI., pag. 105.

die Linse fort sich zu trüben, und trotz der mit der Zeit erfolgenden Resorption kehrt sie doch niemals zu ihrer vollen Transparenz zurück. Ebensowenig schwinden die Störungen des Glaskörpers und die übrigen. Es sei auch darauf hingewiesen, dass Thiere, die längere Zeit das Mittel bekommen, in ihrer allgemeinen Ernährung schwer geschädigt werden.

Aseptol. Das syrupöse Sulfocarbol, Acidum orthoxyphenylsulfurosum, [$C_6H_4(OH)(SO_2OH)$] fällt in concentrirten Lösungen Eiweiss. Diese Einwirkung scheint sich aber auch schon bei dünneren Lösungen bemerkbar zu machen. Zunge und Lippen empfinden nach Einnehmen der reinen Substanz Stechen und einen sehr ausgesprochenen zusammenziehenden Geschmack; die Schleimhaut wird blass und am andern Tage löst sich die oberflächliche Schicht der betreffenden Schleimhaut in grösseren oder kleineren Lamellen ab.

Thioresorcin. Dieser pulverförmige Stoff wurde als angeblich unschädliches Ersatzmittel des Jodoforms empfohlen. Nachdem derselbe bei einem Manne auf ein varicöses Geschwür des Beins längere Zeit aufgestreut worden war, empfand der Kranke Jucken am ganzen Körper. Danach entstand ein masernartiger Ausschlag im Gesicht mit Oedem der Lider ohne Röthe und ohne locale Wärmeerhöhung. Am nächsten Tag erschien Fieber. Nach Fortlassen des Mittels schwanden die genannten Symptome in 3 Tagen, kehrten aber auf erneute Anwendung wieder.[1])

Pyoktanin.

Von den Anilinfarbstoffen sollten namentlich die violetten eine bedeutende antibacterielle Kraft besitzen. Die unter dem Namen Pyoktanin in den Handel kommenden Präparate sind Gemische verschiedener Körper, violettfärbende Derivate des Rosanilins, die unter der Bezeichnung Methylviolett verkauft werden. Aethyl-Pyoktanin soll stärker wirken und absolut unschädlich sein. Die Angaben über die pilztödtende Eigenschaft dieser Körper gehen auseinander. Während einige Versucher sie nach Anwendung denkbar dünnster Lösungen eintreten sahen, bestreiten sie Andere. Man sah z. B. wohl entwicklungshemmende Eigenschaften, konnte aber eine Tödtung von Eitercoccen nicht feststellen.[2]) Aehnliche Unterschiede finden sich in den Resultaten der arzneilichen Anwendung in der Augenheilkunde, bei Gonorrhoe, in der kleinen Chirurgie u. s. w. Den besten stehen negative gegenüber.

Man bezeichnete Pyoktanin als ganz unzuverlässiges Mittel, dessen antiseptischer Werth für die ärztliche Praxis kaum nennenswerth sei. Wende man concentrirte Lösungen an, dann werde dadurch vielleicht mehr Erfolg, aber bedeutender Schaden gestiftet.[3]) Bei Augenkranken sah man vielfach nicht sonderlich Gutes. Weder Conjunctivalcatarrhe, croupöse Bindehautentzündung, scrophulöser Schwellungscatarrh, noch Hornhauterkrankungen, Hornhautgeschwüre, Iritis, frische und alte Fälle von Chorioiditis, Lideczem[4]) liessen sich vom Methylviolett beeinflussen. Dagegen liegt sogar der Verdacht vor, dass in einem Falle von Ulcus serpens und kleinem Hypopion, die angewandte Methylviolettlösung einen ungünstigen Ausgang bewirkte.[5]) Nachdem 4 Tage lang das Geschwür mit Methylviolett tingirt worden war, nahm der Process eine für diese Affection ganz ungewöhnliche Wendung. Während der oberflächliche Infiltrationsrand sich zurückgebildet und die eitrige Farbe verloren hatte, trat eine strahlenförmig von eben dieser Stelle aus in die Tiefe und zugleich nach der Hornhautperipherie hinziehende, interlamelläre Infiltration auf, nach 6 Tagen bildete sich ein Ringabscess und dann schmolz die

---

[1]) Amon, Münchener medic. Wochenschr., 1889, pag. 546.
[2]) Garré u. Troje, Münchener medic. Wochenschr., 1890, pag. 431.
[3]) Roswell Park, New York medic Journal, 1891, 15. August.
[4]) Braunschweig, Fortschritte der Medicin, 1890, No. 31.
[5]) Carl, Fortschritte der Medicin, No. 10, 1890.

Cornea ein. Solche Verschlimmerungen bestehender Augenkrankheiten und Hervorrufung von unangenehmen Nebenwirkungen sahen auch andere Beobachter. Es erwiesen sich entzündliche Zustände der Bindehaut, besonders solche mit reichlicher Secretion als ungeeignet für die Behandlung.

Als locale Nebenwirkungen des Pyoktanin beobachtete man auch häufig leichtes Brennen in den Augen, das in wenigen Augenblicken verschwand, bis zu heftigen Schmerzen, die selbst durch Cocain sich nur wenig dämpfen liessen. Auf normalen Bindehäuten bleibt eine geringe Reizung fast nie aus. Ein Tropfen einer Lösung von 1 : 1000 oder einmaliges Bestreichen mit dem Stift erzeugt häufig eine starke Ciliarinjection, die zum Aussetzen des Mittels nöthigte. Auch die Bindehaut der Lider reagirt darauf bisweilen mit tiefer Röthung und Schwellung. In drei Fällen von parenchymatöser Keratitis mit gesunden Conjunctiven trat eine Schwellung der Unterlider auf, es entwickelte sich eine heftige Conjunctivitis mit croupartigen Belägen. Aehnliche Auflagerungen auf der Bindehaut zeigten sich auch bei einigen Fällen von Trachom, sowie bei Schwellungscatarrh mit Phlyctänen. Diese Nebenwirkungen schwanden bald nach dem Aussetzen des Mittels.

Mehrere Patienten bekamen nach Auraninanwendung Xanthopsie, die oft bis zu einer halben Stunde anhielt.

Nach Einspritzung einer Lösung des Methylvioletts von 1 : 1000 Wasser in die Urethra gegen Gonorrhoe, die Wochen oder Tage alt war, beobachtete man bisweilen Abnahme, gewöhnlich eine merkliche Zunahme des Ausflusses und schon nach der zweiten Einspritzung einen bedeutenden Schmerz, starkes Brennen mit Verhärtung und Empfindlichkeit des Corpus cavernosum. Noch in einer Verdünnung von 1 : 2000 wurde Schmerz hervorgerufen.

Auch in bösartige Geschwülste hat man Injectionen von Methylviolett vorgenommen, und danach angeblich Heilung von Epithelialcarcinom beobachtet.[1]) Die einzuspritzende Menge soll nicht gross sein, weil der Farbstoff in die Blutbahn gelangen, in die Blutkörperchen dringen und damit deren Functionen und das Leben des betreffenden Menschen gefährden kann. Nach solchen parenchymatösen Einspritzungen (1 : 300 Wasser), die jeden zweiten bis fünften Tag wiederholt wurden und deren Dosis nicht 0,1 g überstieg, fand man als resorptive Nebenwirkungen, die auch nach innerlichem Gebrauche dieses Stoffes auftreten können:[2]) Nausea, Erbrechen, schwachen, langsamen Puls, Kopfschmerzen und allgemeines Unwohlsein. Sie können an demselben oder an dem der Injection folgenden Tage auftreten. Bisweilen steigt die Körperwärme. Die örtlichen Folgen bestehen in: 1. verschieden lang und verschieden stark auftretenden Schmerzen und sollen bei derber krebsiger Infiltration am stärksten sein. 2. Acutes, mit Röthe und Schmerzen auf Druck einhergehendes, oder subacut auftretendes Oedem. Das Fieber, das damit verbunden sein kann, wird als „aseptisches“ oder auch als „Resorptionsfieber“ angesprochen. 3. Necrotisirung des mit dem Mittel versehenen Gewebes mit Perforation der Haut, die beim Gebrauche concentrirterer Lösungen schneller vor sich geht. Die Fisteln, welche durch die Gewebsnecrose entstehen, lassen eine tiefblaue Flüssigkeit, aus gefärbter, zerstörter Geschwulstmasse bestehend, ausfliessen. 4. Necrotisirung des injicirten Gewebes mit folgender Resorption. Kleine harte Knötchen in der Haut, wie sie besonders beim disseminirten Krebs vorkommen, verschwinden, vielleicht auch nur scheinbar, wenn das Oedem stark ist. Nach wenigen Wochen erscheinen aber vielleicht noch mehr wieder.[2]) Die durch dieses Mittel an Fingern etc. hervorgerufenen Flecke lassen sich durch Salzsäure beseitigen.

---

[1]) Stilling, Wiener klin. Wochenschr., 1891, No. 11.
[2]) W Meyer, Deutsche Medizinalzeitung, 1891, pag. 670.

Chlor.

Das Chlorgas wurde früher äusserlich in Form eines Gasbades vielfach gegen Hautleiden, sowie gegen Leberaffectionen benutzt. Die Intensität der Einwirkung auf die Haut hängt von der Concentration des angewandten Gases ab. Mit Luft oder Wasserdampf verdünnt, erzeugt es Stechen, Brennen und Jucken, Schweiss und ein Gefühl von Hitze. In der Mehrzahl der Fälle zeigt sich auch bald ein aus sehr kleinen Knötchen oder Bläschen bestehender Hautausschlag, der unter kleienförmiger Abschuppung verschwindet, oder wenn das Gas in etwas concentrirterem Zustande einwirkte, mehrere Wochen persistirende rothe Flecke zurücklässt.

Die Einwirkung des reinen Chlors auf die Haut ist hiervon nur graduell verschieden. Jucken und Brennen gehen bald in Schmerz über, der dem durch Canthariden erzeugten ähnlich ist, die Haut röthet sich, schwillt an und erhält ein erysipelatöses Aussehen. Heilung erfolgt unter Abschuppung. Letztere tritt bisweilen auch auf, ohne dass ein Ausschlag erschienen war. Bei länger als $\frac{1}{2}$ Stunde dauernder Einwirkung des Gases können die entzündeten Theile in Eiterung übergehen.

Bei häufiger Wiederholung solcher localen Chlorgasbäder wurden vereinzelt neben einem Gefühl von Wundsein der Mundhöhle und einem sauren Geschmack, kleine Geschwüre im Munde und Schlunde beobachtet. Ich glaube nicht, dass diese Wirkungen als resorptive anzusehen sind, sondern dass sie durch eine directe locale Wirkung des beim Gebrauche in den Mund gelangten Gases, vielleicht auch durch eine Umwandlung desselben in Salzsäure entstehen.

Diese Wandlung des Chlors in Salzsäure geht auf eiternden Wunden und wahrscheinlich auch auf Schleimhäuten alsbald vor sich. Ja man nahm schon vor langer Zeit sogar an, dass die reinigende, desinficirende Wirkung des Chlors nicht dem Chlor als solchem, sondern der daraus in statu nascendi sich bildenden Salzsäure zukomme. Vielleicht kommt für die locale Wirkung des Chlorwassers auch die Chlorsäure in Frage, die sich, wie eine neuere Untersuchung darthat, im Chlorwasser unter dem Einflusse des Lichtes neben Salzsäure und Sauerstoff bildet.

Nicht selten sieht man nach innerlichem Gebrauche von Aqua Chlori, die schlecht, also zum Theil in Salzsäure übergegangen ist, analoge Einwirkungen im Munde, und als Ausdruck der Reizung der Magen- resp. Darmschleimhaut, Erbrechen und Durchfall auftreten. Letztere Symptome zeigen sich auch nach Aufnahme noch guten Chlorwassers dann, wenn von demselben zu viel oder in zu häufiger Aufeinanderfolge eingeführt wird. Zufuhr von Milch, verdünnter Eiweisslösung oder Gummischleim heben diese Irritationserscheinungen bald auf.

Werden grössere Mengen von Chlor eingeathmet, so treten Reizerscheinungen der Luftwege auf, die zu Schnupfen, Kratzen im Halse, Husten, Athembeschwerden, bronchitischen Erscheinungen und in manchen Fällen auch zu Blutauswurf oder croupöser Erkrankung führen können. Bei Personen, die an Erkrankungen der Respirationsorgane leiden, sind aus diesem Grunde, wenn überhaupt, Chlorräucherungen vorsichtig und nur mit dem sehr verdünnten Gase vorzunehmen.

Brom.

Gelangt concentrirter Bromdampf an die intacte Haut, so tritt Gelbfärbung der Epidermis und unter juckender Empfindung eine je nach der Vulnerabilität der Haut schwächere oder stärkere diffuse, unter Abschilferung verschwindende Entzündung oder ein leichtes bald vorübergehendes Erythem ein. Reines, flüssiges Brom ruft bei längerer Berührung mit der Haut ziemlich tief gehende Aetzung und Gewebszerstörung hervor. Diese local stark irritirenden Wirkungen des Broms kommen auf zugänglichen Schleimhäuten, wie der des Mundes, des Kehlkopfs zu einem subjectiv merkbaren Ausdruck.

Gelegenheit zu solchen Nebenwirkungen des Broms ist durch die in neuerer Zeit wieder vielfach beliebte äussere Anwendung dieses Mittels in Dampfform oder in wässriger (0,25 : 100) oder in Bromkaliumlösung (ana 0,25 bis 0,5 : 100 Wasser) gegen Croup und Diphtheritis gegeben. Bromdämpfe rufen, wenn sie einigermassen concentrirt aufgenommen werden, Salivation, verstärkte Secretion von Thränen und Nasenschleim, Oppressionsgefühl auf der Brust, Husten, Benommensein, Kopfweh und bisweilen auch Durchfälle hervor. Auch wenn 0,5—1 procentige Bromlösungen mit Pinsel auf die Mund- oder Rachenschleimhaut gebracht werden, treten solche Symptome auf. Durch Inhalation zerstäubten Bromwassers ist ausserdem die Gefahr einer Bronchitis gerade bei Kindern näher gerückt und statt dieser Methode besser die sehr lange bekannte anzuwenden, die darin besteht, ein Schwämmchen in eine Brom-Bromkaliumlösung (ana 0,25—0,5 : 150 Wasser) zu tauchen, dasselbe in ein dütenförmig gerolltes Stück Kartenpapier oder in einen ähnlich geformten Glascylinder zu legen, und durch diesen in den Mund gesteckten Apparat in- und exspiriren zu lassen. Die Lösung ist zu verdünnen, sobald sich stärkere Reizwirkungen bemerkbar machen.

Auch die innerliche Verabfolgung von Bromwasser, d. h. eine Lösung von Brom in Wasser und nicht die unter diesem Namen verkaufte wässrige Lösung verschiedener Bromsalze, oder das Eingeben in alkoholischer Lösung gegen Scrophulose, chronische Arthritis und Diphtheritis lässt Nebenwirkungen auftreten, deren Intensität nicht nur von der Concentration des Bromwassers, sondern auch ganz besonders von der Individualität abhängig sind. Kratzendes Gefühl im Rachen, vermehrte Speichelsecretion, Brechneigung, Druck in der Magengegend, Magenschmerzen, breiige oder diarrhoische, oft unter Kolikschmerzen erfolgende Stuhlentleerungen, Jucken, Ameisenlaufen in Händen und Füssen wurden schon nach mittelgrossen Tagesdosen (1—5 Tropfen in 60 g Gummilösung) gesehen; nach steigenden, länger fortgesetzten Dosen gesellen sich hierzu Brennen im Oesophagus, vermehrte Harnsecretion, convulsivische Zuckungen im Gesicht und den Extremitäten, eigenthümliche lancinirende Schmerzen in einzelnen Gelenken und ähnliche abnorme Sensationen in den Augenhöhlen und Fingern. Schwäche, sowie eine gewisse geistige Apathie. Sehr langer Gebrauch des Broms soll Drüsenschwund veranlassen können. Der Appetit wurde in den von Fournet berichteten Fällen nie gestört. Diese Erscheinungen schwinden bald nach dem Aussetzen des Mittels, oft schon nach 5 Minuten.

Acidum sulfurosum.

Die schweflige Säure wurde bis in die allerletzte Zeit hin auf Grund ihrer zweifellos vorhandenen desinficirenden Eigenschaften äusserlich und innerlich therapeutisch verwandt. Eine wässrige Lösung derselben (1 Vol. Wasser löst etwa 50 Vol. Gas auf) ist in der englischen und amerikanischen Pharmacopoe officinell. Sie verliert an Wirkungswerth, wenn sie nicht sorgfältig vor Luftzutritt geschützt wird. Sie geht dann in Schwefelsäure über. Wird das an und für sich irrespirable Gas bei der Desinfection von Wohnräumen, oder bei der Behandlung von Diphtheritis, Scarlatina mit Schwefelräucherungen eingeathmet, so erscheinen, abhängig von der Concentration des angewandten Mittels und von der Empfindlichkeit des Individuums in geringerer oder grösserer Intensität: Rauhigkeit und Kitzeln im Halse, trockner oft convulsivischer Husten, Reizung der Conjunctivae und Kopfweh. Gastrische Störungen sollen sich bisweilen nach wiederholter Aufnahme des Gases herausbilden. Dem gegenüber wird angegeben,[1]) dass die Furcht vor der irritirenden Wirkung der schwefligen Säure übertrieben sei, ja dass selbst an Pneumonie und Bronchitis leidende Personen häufig nicht nur Schwefelräucherungen vertragen, sondern auch dadurch bei suffocativen Anfällen Erleichterung bekommen. Es

[1]) Fergus, The Practitioner, 1887, Vol. XVIII., pag. 341.

beweist diese Angabe eben nur, dass manche Individuen nicht so unangenehm auf den Reiz des Gases reagiren wie andere.

Gelangt das Gas an die Haut, so kann diese in einen hyperämischen Zustand versetzt werden. Bei Scharlachkranken, die mit Gasbädern von schwefliger Säure behandelt wurden, beobachtete man während des Abheilens des Ausschlags die Entwicklung zahlreicher Frieselbläschen, wahrscheinlich als Ausdruck der vorhergegangenen localen Reizung durch das Gas.

Solche Irritation wird auch durch Lösungen der schwefligen Säure, welche äusserlich mit Schleimhäuten oder Wundflächen in Berührung gebracht werden, erzeugt. So rief in zwei Fällen von acuter Gonorrhoe die Einspritzung von verdünnter schwefliger Säure ($1\frac{1}{2}$ g gesättigter ter Lösung: 100 Wasser) nach wenigen Stunden eine heftige, schmerzhafte Anschwellung des Gliedes hervor. In zwei weiteren Fällen von Uterincatarrh, wo eine Mischung von $\frac{1}{2}$ g der gesättigten Lösung mit 100 g Wasser in die Scheide gespritzt wurde, trat 10 resp. 24 Stunden nach der Injection Blutung auf. Es ist wohl möglich, dass die Schwefelsäure, die in solchen Lösungen vorhanden ist, oder sich aus ihnen auf Schleimhäuten bildet, an der beschriebenen corrosiven Wirkung betheiligt ist, indessen ist doch der Einfluss der unveränderten schwefligen Säure in dieser Beziehung als bedeutender anzusehen. Bei der Verwendung einer concentrirteren Lösung des Gases (25 g der gesättigten Lösung auf 100 Wasser) im Gesicht, z. B. bei Sycosis, ist während des Einreibens der Lösung, etwa 2—3 Minuten, die Nase durch Comprimiren mit den Fingern zu schliessen und nur durch den Mund zu athmen, wobei kein Hustenreiz erfolgen soll.

Nach interner Verabfolgung mässig concentrirter wässriger Lösungen der schwefligen Säure (bei abnormen Gährungsvorgängen im Magen, Pyrosis, Abdominaltyphus etc.) werden nicht selten unangenehme Nebenwirkungen beobachtet, während manche Individuen das Mittel gut vertragen. Es zeigten sich Störungen in der Verdauung, und Aufstossen, Magendrücken, Erbrechen, profuse, diarrhoische, oft einer Therapie nicht zugängliche Stuhlentleerungen. Es ist nicht gerathen, die Säure längere Zeit hindurch auch in sehr kleinen Mengen zu geben, da die aus ihr entstehende Schwefelsäure in diesem Falle die Digestion leicht beeinträchtigt.

Schwefligsaure und Unterschwefligsaure Salze.

Diese Salze wurden einst als heilende und vorbeugende Mittel gegen Infectionskrankheiten empfohlen. Mehrere Untersucher glaubten erfolgreiche Resultate mit dieser Behandlungsmethode erzielt zu haben, während andere im Wesentlichen nur ein Fehlschlagen der gehegten Hoffnungen wahrnahmen. Selbst wenn man bei dem Gebrauche der unterschwefligsauren Salze darauf achtet, dass keine Säuren oder säuerliche diätetische Mittel genommen werden, um nicht die Präparate in schweflige Säure und Schwefel zerfallen zu lassen, selbst bei vollkommner Reinheit der Präparate und beim Fehlen jedes weiteren erkennbaren Grundes erzeugen sowohl diese als die schwefligsauren Verbindungen bei dem überwiegenden Theile der damit Behandelten Nebenwirkungen, die meist auf das dringendste Verlangen der Kranken bald zum Aussetzen des Mittels nöthigen. Demgegenüber ist als bemerkenswerth hervorzuheben, dass manche Kranke nicht nur nicht ohne unangenehme Erscheinungen diese Stoffe aufnehmen, sondern sogar für das eine oder andere derselben eine besondere Vorliebe zeigen.

Im Wesentlichen ist der Charakter der Nebenwirkungen aller dieser Verbindungen der gleiche. Es entstehen Reizwirkungen im Verdauungskanale. Nach dem Gebrauche der neutralen Salze zeigen sich, oft schon nach der ersten bis zweiten Gabe des zu 1—2 g genommenen Mittels vorwiegend Uebelkeit und Erbrechen, während nach Anwendung der sauren schwefligsauren Salze hauptsächlich Durchfälle erfolgen. Wöchnerinnen scheinen von diesen

Mitteln um so heftiger ergriffen zu werden, je höher der Grad des bestehenden Erkrankungszustandes, insbesondere des Fiebers ist. Nicht fiebernde und anderswie Erkrankte vertragen die schwefligsauren Salze in grösserer Menge und besser als beispielsweise fiebernde Wöchnerinnen. Es wurden folgende Symptome in weiterer oder engerer Combination beobachtet: Unangenehmer, pappiger Geschmack, Brennen im Schlunde und Halse, Uebelkeit, Aufstossen, Ekelgefühl, Brechneigung und Erbrechen. Letzteres riefen auch die unterschwefligsauren Salze hervor. In zwei Fällen blieb ein Magencatarrh als Folge der Anwendung zurück. Profuse, anhaltende Durchfälle traten 28 Male unter 57 Fällen auf, vereinzelt auch Kopfschmerzen nach Gebrauch von unterschwefligsaurem Natron und Collaps bei Diarrhoe nach Natriumsulfit.

Acidum hydrofluoricum.

Die Flusssäure, ein an der Luft rauchendes, durch Abkühlung leicht verdichtbares und in Wasser lösliches Gas ist in der Neuzeit mehrfach für den innerlichen und äusserlichen Gebrauch empfohlen worden. Dem Mittel kommen je nach der Concentration stärkere oder schwächere locale Wirkungen zu. Die Berührung concentrirter Lösungen oder des Gases selbst mit der gesunden Haut schafft anfangs Prickeln, dann klopfende, reissende, weit irradiirende Schmerzen und Entzündung der getroffenen Stelle mit Blasenbildung. Mehrfach sah man gleichzeitig mit diesen örtlichen auch allgemeine Wirkungen, wie Fieberfrost und Schlaflosigkeit erscheinen. Die Erfahrung, dass phthisische Arbeiter in Glasfabriken, in denen Fluorwasserstoffsäure verwandt wird, sich gut befinden, führte dazu, das Mittel als ein Antituberkulosum in Form der Inhalation zu benutzen. Gewöhnlich wird durch eine die Säure in Lösung haltende Kautschuckflasche ein Luftstrom getrieben, der dann in das Inhalationszimmer entweicht. Es kommen z. B. Lösungen von 15—30 pCt. Flusssäure auf 100 Theile Wasser, aber auch andere Concentrationsgrade, wie z. B. 2 g Säure auf 600 Liter Luft zur Verwendung.

Nebenwirkungen erscheinen nur oder hauptsächlich in der ersten Zeit des Gebrauches. Allmählich tritt Gewöhnung an die Reizwirkung ein. Frauen scheinen diese Behandlungsart schlechter zu vertragen als Männer. Bei manchen Kranken werden sie, wie behauptet wird, gänzlich vermisst. Demgegenüber ist darauf hinzuweisen, dass die von der Pariser Akademie eingesetzte Kommission keine Dosis aufzufinden vermochte, die von den Kranken ertragen würde. Die Zähne werden stumpf. Die zugänglichen Schleimhäute werden gereizt und es treten an ihnen brennende und stechende Schmerzen auf.[1]) Die Conjunctiven röthen sich und es erfolgt starker Thränenfluss.[2]) In der Nase brennt und juckt es.[3]) Es bildet sich ein mehrere Tage anhaltender Schnupfen heraus. Husten entsteht vielfach, hält auch bei manchen Kranken ziemlich lange an, während andere ihn nach einigen Sitzungen verlieren. Vereinzelt wird darüber geklagt, dass der Husten etwa 1 Stunde nach der Inhalation stärker wie zuvor auftrete. Man beobachtet ferner Brennen in der Brust und mitunter Blutstreifen im Auswurf. Letzteres Symptom erfordert ein Aussetzen des Mittels. Auch kamen wiederholte Nasenblutungen bei einzelnen Individuen, und bei einigen anderen kleine Lungenblutungen zur Beobachtung. In einer Beobachtungsreihe von 30 Fällen erschienen die letzteren drei Mal. Selten sind Kopfschmerzen während der Inhalation.

Wird auf diesem Wege ein Uebermaass der Säure aufgenommen, so kann es zu sehr unangenehmen, einen Tag und länger anhaltenden Symptomen kommen, wie: Uebelkeit und Erbrechen, Kopfschmerzen, Schwindel, allgemeine Schwäche, Ohrensausen, Sehstörungen, Brennen vom Munde bis zum

[1]) Polyák, Pester medic. chirurg. Presse, 1889, No. 5.
[2]) Maragliano, La Riforma medica, 1888, pag. 289.
[3]) Gager, Deutsche medic. Wochenschr., 1888, pag. 596.

Magen, Koliken und Durchfällen. Aehnliches kann nach innerlicher Aufnahme des Mittels eintreten.

Fluorammonium. — Fluornatrium. Das Fluorammonium wurde gegen Milzhypertrophie empfohlen, und von einer Lösung von 4 : 500 anfangs 0,3 : 30 Wasser drei Mal täglich nach der Mahlzeit, später mehr genommen. Nothwendig erscheint es, das Mittel nach der Mahlzeit nehmen zu lassen, weil sonst mancherlei Magen- und Darmbeschwerden beobachtet werden.[1]) So tritt meist zuerst Uebelkeit ein. Dieses Symptom fehlt, wenn erst eine gewisse Gewöhnung eingetreten ist. Darmreizung, Diarrhoe, oft auch, wie behauptet wird, ein stechender Schmerz in der Milz machen sich bemerkbar, während der Puls verlangsamt erscheint.

Auch das in Wasser schwer lösliche **Fluornatrium**, das gegen Epilepsie etc. bei Kindern in Verbindung mit doppeltkohlensaurem Natron gereicht wurde, erzeugt locale und entferntere unangenehme Nebenwirkungen, wenn die Dose von 0,015 überschritten wird. Es folgt sonst Erbrechen. Nach 0,25 g, die in Lösung in den Magen gebracht wurden, entstanden Magenschmerzen, Nausea, Salivation und Pruritus am ganzen Körper mit Ausnahme von Kopf und Hals.

Acidum boricum.

Den früheren Beobachtungen nach ist die Borsäure in ein oder mehrmaligen innerlichen medicinalen Gaben ein für den menschlichen Organismus indifferentes Mittel. Nach Einnehmen von 2—4 g zeigt sich jedoch bisweilen öfteres Drängen zum Urinlassen und vermehrte Harnausscheidung. Nach 8 g Borsäure, die in zwei Malen innerhalb einer Stunde eingenommen wurden, erfolgte 3/4 Stunden nach der zweiten Dosis Nausea und Erbrechen. Für mehrere Stunden blieb noch Druck und ein Gefühl der Völle im Magen zurück.

Diese auch anderweitig bestätigte, und experimentell zu erzeugende[2]) eigenartige, vielleicht durch das endosmotische Verhalten der Borsäure bedingte Reizwirkung auf den Magen, den Darm und die Harnwege zeigt sich auch dann, wenn Nahrungsmittel, denen zum Zwecke der Conservirung kleine Mengen Borsäure zugesetzt sind, längere Zeit hindurch genossen werden. So wurden z. B. Krankheitserscheinungen nach dem häufigeren Genusse mit Borsäure versetzter Milch beobachtet.

Die Assimilirung der aufgenommenen Nahrungsstoffe wird dadurch beeinträchtigt und wahrscheinlich auch eine vermehrte Abstossung von Darmepithelien oder verstärkte Abscheidung von Darmschleim veranlasst, die selbst dann noch fortdauert, wenn das Mittel nicht mehr verabfolgt wird.[3]) Aus diesem Grunde scheint mir die hin und wieder empfohlene prophylactische länger dauernde Verabfolgung der fäulnisswidrig wirkenden Borsäure bei herannahenden oder herrschenden Epidemien nicht nur unnütz, sondern sogar schädlich, insofern dadurch ein wenn auch leichter pathologischer Zustand im Intestinaltractus geschaffen wird, welcher pathogenen Organismen zu einer Wirkung verhelfen kann.

---

[1]) Lucas, The Practitioner, 1887, I., pag. 421.
[2]) Neumann, Archiv f. exper. Pathol. u. Pharmakol., Bd. XIV., pag. 149.
[3]) J. Forster, Archiv f. Hygiene, Bd. II.

Die äusserliche Anwendung, die von der Borsäure für antiseptische Zwecke, besonders zu Ausspülungen von Körperhöhlen gemacht wird, hat verschiedentlich Nebenwirkungen, ja selbst den Tod herbeigeführt, während in sehr vielen analogen Fällen nur günstige Einwirkungen beobachtet wurden. Die Individualität scheint hier eine bedeutende Rolle zu spielen, insofern sie sich auf ein langsameres oder schnelleres Ausscheidungsvermögen des Mittels bezieht. Von der Borsäure ist experimentell nachgewiesen worden, dass sie an und für sich langsam den Körper durch den Speichel und den Harn verlässt. Besteht nun irgend eine, wenn auch noch so leichte Behinderung der Elimination in normaler Zeit und für die genügende Menge, so wird die Anhäufung der Borsäure im Körper zu unerwünschten Wirkungen Anlass geben können. Solche wurden beobachtet nach Ausspülungen der Blase mit ca. 1 Liter einer 4 proc., des Magens mit 300 ccm einer 2,5 proc., der Pleurahöhle[1]) und des Rectums[2]) mit 4—5 proc. Borsäurelösungen. Bis auf den letzten Fall, in welchem selbst bei Berücksichtigung des Umstandes, dass nach Anwendung von Klystieren ein Theil der Injectionsmasse abfliesst, und so nur ein Theil der Substanz zur Wirkung kommt, dennoch unzulässig viel von dem Mittel eingespritzt wurde (täglich ca. 120 g Borsäure), liegen die hier gebrauchten Dosen in zulässigen Grenzen.

Von Seiten der ersten Wege zeigten sich: Reizung der Schleimhaut der Nase und des Pharynx, Coryza,[3]) belegte Zunge, Trockenheit im Munde, Schlingbeschwerden, Schmerzen im Epigastrium und Unterleib, Erbrechen in einem Falle schon $^1/_2$ Stunde nach beendigter Ausspülung, Empfindlichkeit des Bauches und Durchfall. Diese Symptome sprechen für eine Ausscheidung der Borsäure auf die freie Schleimhautfläche der ersten Wege. Das ebenfalls beobachtete unfreiwillige Harn- und Kothlassen hängt mit den gleichzeitig dabei beobachteten Gehirnstörungen zusammen. Als locale Reizwirkungen des unverändert ausgeschiedenen Mittels sind auch das beobachtete Blutharnen sowie der Tenesmus vesicalis anzusehen. Nebenher gehen Störungen des Allgemeinbefindens, wie Schlaflosigkeit, Hinfälligkeit, Muskelschwäche, Gefühl von Frost und Hitze und Kopfschmerzen. Nach einem Verbande mit pulverförmiger Borsäure zeigte sich neben häufig wiederholtem Erbrechen, einem Ausschlag und Kopfweh, plötzlich ein Delirium, mit Hallucinationen des Gesichts und Gefühls, nächtlichem Aufschrecken u. s. w. Dasselbe hielt 2 Tage an.[4]) Erneute Verabfolgung des Mittels liess den ganzen Symptomencomplex wieder eintreten. Auch Ausspülungen von Körperhöhlen rufen bisweilen Störungen im Gehirn hervor. Die Intelligenz und das Sehvermögen leiden. Die Sehschärfe sinkt um die Hälfte, und es besteht Doppeltsehen. Der Kranke kann anfangs noch einen Theil seines Bewusstseins besitzen, später seine Umgebung nicht mehr erkennen. Die Sprache wird unzusammenhängend, erschwert. Dieser Zustand wurde in einem Falle eine Woche lang beobachtet.

---

[1]) Molodenkow, Petersburger medic. Wochenschrift, No. 42, 1881.
[2]) Bruzelius, Schmidt's Jahrbücher, Bd. 197, 1883, pag. 17.
[3]) Spencer, Monatshefte f. pr. Dermat. 1888, p. 500.
[4]) Lemoine, Gazette médic. de Paris, 1890, 3. Mai, pag. 205.

War die resorbirte Menge sehr gross, so ist Collaps als Nebenwirkung drohend. Bei jener, nicht gerade überlegten Art der Behandlung einer vaginalen Leucorrhoe, bei der das obere Dritttheil der Vagina mit 40—50 g Borsäure ausgefüllt, Wattetampons vorgelegt und jeden zweiten oder dritten Tag nach Reinigung der Vagina mit warmem Wasser diese Procedur mehrfach wiederholt wird, beobachtete man[1]) in 5 Fällen schweren Collaps. Die Augen sanken ein, der Puls wurde schlecht, die Haut kühl, die Harnsecretion spärlich. Dabei bestand psychische Depression. In der Vagina wurde ein brennender, unerträglicher Schmerz empfunden. Aus ihr fand der Ausfluss einer corrodirenden, die Vulva entzündenden Flüssigkeit statt. Ja, in einem Falle kam es zur Abstossung nekrotischer Theile der Vaginalschleimhaut. Vereinzelt zeigten sich auch Athembeschwerden, Bronchitis, Singultus und Temperaturerhöhung, öfter eine erhöhte Pulsfrequenz oder ohne diese ausgesprochene Herzschwäche.

Häufig erscheinen, bald im frühen, bald nach längerem Gebrauch Hautausschläge. Sie bleiben ca. 4—6 Tage lang bestehen, und stellen sich als Erythem, Urticaria, Purpura, Dermatitis und Eczem[2]) dar. Diese Formen können für sich allein bestehen, oder wie es in einem Falle geschah, einander ablösen. Es kommt auch vor, dass die Ausschlagsform bei mehrmaliger Verabfolgung wechselt, so dass z. B. zum ersten Male ein Erythem, später eine leichte Purpura entsteht.

Das Erythem kann im Gesicht zuerst erscheinen und sich von hier auf den Stamm und die Extremitäten fortsetzen, oder anfangs rubeolaartig am Rumpf, oder in der Inguinalgegend, oder auch an verschiedenen Körperstellen gleichzeitig auftreten. Es wechselt in der Intensität der Röthe, in der Ausdehnung und Configuration. Während z. B. in einem Falle der Ausschlag am Gesicht, dem Halse, der Achselhöhle confluirend, an Brust, Armen, Bauch, Rücken, Gesäss, Beinen mehr disseminirt erschien, fehlte er ganz an den Volarseiten der Hände, sowie an den Füssen. Die Haut der behaarten Theile war von normaler Beschaffenheit. Während das Erythem — das vereinzelt auch als papulös beschrieben wird — noch theilweise besteht, können sich local z. B. an den Unterschenkeln stecknadelknopfgrosse Petechien herausbilden und ausserdem kurz darauf eine Urticaria die Haut befallen. Aber die Urticaria kann auch ebenso wie eine Purpura als einzige Hautaffection auftreten und das Erythem sich nur mit einer Purpura vergesellschaften. Die Dauer des Erythems betrug in einem Falle 12 Tage. Mit oder ohne Abschuppung kann dasselbe schwinden.

In neuerer Zeit ist vor der Borsäurebehandlung in Fällen mit enger und hochgelegener Perforation des Trommelfells, sowie bei acuten Mittelohreiterungen gewarnt worden,[3]) weil es die Retention des Eiters begünstigt, secundäre Periostitis am Warzenfortsatz und heftige Entzündung veranlasst. Andere Ohrenärzte stellen dies in Abrede. Es wird jedoch hervorgehoben,[4]) dass es allerdings seltene Ausnahme-

[1]) Welch, New York Medical Record, 1888, 3. Nov.
[2]) Fére et Lamy, N. Iconogr. de la Salpetrière, 1889, II., 305.
[3]) Schwartze, Die chirurg. Krankheiten des Ohres, Stuttgart 1885, pag. 203.
[4]) Bezold, Deutsche medic. Wochenschr., 1887, pag. 147.

fälle gäbe, in denen die Borsäure nicht vertragen wird Wo die Paukenhöhle weit offen vorliegt, sicht man hier und da der Insufflation jedesmal eine starke, seröse Secretion folgen, auch ziemlich heftige und andauernde Schmerzen sind in einigen Fällen regelmässig darauf eingetreten, das letztere mehrfach bei ausgedehnter Nekrose der Paukenhöhlenwandungen, ausnahmsweise aber auch bei einfacher chronischer Mittelohreiterung mit ausgedehntem Trommelfelldefect. Es ist ferner mit Recht darauf hingewiesen worden, dass die Aufblasung der Borsäure auf alte abgelagerte Secrete ungünstige Folgen haben kann.[1])

Noch unangenehmer ist die Reaction der Haut des äusseren Gehörganges, welche bei einzelnen Kranken zu beobachten ist. Nach ein- oder mehrmaliger Insufflation entsteht Schwellung und seröse Exsudation von den Gehörgangswänden. Manchmal entstehen einzelne runde, weisse Plaques, die sich unter dem Mikroskop aus junger aufgelockerter Epidermis zu erkennen geben. Diese Dermatitis kann weiter greifen und in Form eines acuten Eczems mit starker Schwellung allmählich die ganze Gesichtshälfte einnehmen Meist tritt diese Unverträglichkeit schon nach kurz dauernder Behandlung zu Tage, manchmal aber auch erst, nachdem das Medicament jahrelang ohne Erscheinungen vertragen wurde. Dass hier eine directe Abhängigkeit der Hautaffection von der Borsäure besteht, davon kann man sich dadurch sicher überzeugen, dass das Eczem oder mindestens die entzündlichen Erscheinungen im Gehörgange in solchen Fällen jedesmal von Neuem auftreten, so oft man wieder zur Borsäurebehandlung zurückkehrt. Es sind wahrscheinlich individuelle, nicht von der Krankheit abhängige Verhältnisse, welche diese eigenthümliche Reaction der Haut bedingen.

In den Fällen, in denen die Verabfolgung der Borsäure tödtlich wirkte, zeigte sich vor Eintritt des Todes Singultus, Sehstörungen oder unbewusster Abgang von Harn und Koth.

Diese Auseinandersetzungen legen die Verpflichtung nahe, auch in Form der Ausspülungen nicht mehr Borsäure als höchstens 10 g pro Tag zu verbrauchen, und nach jeder Ausspülung Nachspülungen mit gekochtem Wasser vorzunehmen.

Natrium biboracicum.

In ähnlicher Weise wie die Borsäure wird der Borax zu antiseptischen Zwecken innerlich und äusserlich gebraucht. Die Handelspräparate sind meist nicht chemisch rein, sondern enthalten Thonerdeverbindungen, Blei oder Soda Die vollkommene Unschädlichkeit des chemisch reinen Borax ist von mehreren Untersuchern angegeben worden. So soll die mit Borax bewerkstelligte Fleischconservirung niemals schädliche Wirkungen, ja es soll sogar die Assimilation des Fleisches durch den Boraxzusatz erleichtert werden.

Die Nebenwirkungen, die bei der internen Anwendung beobachtet wurden, bestehen wesentlich in Hautveränderungen. Nach Aufnahme grösserer Mengen von Borax während einiger Zeit entstand ein impetiginöser Hautausschlag (Impetigo figurata) zuerst am Oberschenkel, der immer weiter in grösseren Flächen um sich griff und

[1]) Hartmann, Die Krankheiten des Ohres, 1892, pag. 198.

sich mit Krusten bedeckte, die sich schuppenweise ablösten. Zwei Monate lang blieb der Ausschlag an einem Oberschenkel allein bestehen, dann zog er sich auf den Unterschenkel desselben Fusses herab und zuletzt auch noch auf den anderen Unterschenkel herüber, wo die Pusteln noch 6 Monate seit dem ersten Ausbruche, mit dicken Krusten zum Theil bedeckt und in ihrem Umkreis schmerzhaft entzündet standen, während am Oberschenkel der Process unter Zurücklassung dunkelrother Flecke abgelaufen war. Erst 8 Monate nach dem ersten Ausbruche war die Affection abgeheilt.

Die in England zeitweilig vorgenommene Behandlung der Epilepsie mit Borax hat ebenfalls als Nebenwirkung Hautaffectionen kennen gelehrt, die den Charakter der Psoriasis trugen.[1]) Dieselbe trat in zwei solchen Fällen nach achtmonatlichem resp. zweijährigem Gebrauche von anfangs 2,7 g, dann 3,6 g Borax auf. Das Gesicht blieb von dem Ausschlag verschont. Vorzugsweise wurden die Arme auf der Extensions- und Flexionsseite befallen, in geringerem Grade die Beine und der Rumpf. Die Flecken hatten einen Durchmesser bis ca. 3,7 cm. Die Uebereinstimmung derselben mit gewöhnlichen Psoriasisplaques war sehr gross, nur die Schuppen hatten ein anderes Aussehen wie bei Psoriasis. Der Gebrauch von Arsen beseitigt den Ausschlag sehr schnell, ja man soll sogar im Stande sein, bei gleichzeitigem Arsengebrauche den Borax weiter fortbrauchen lassen zu können.

Neuerdings wird hervorgehoben, dass Borax- und Borsäure - Ausschläge, wie auch andere Arzneiexantheme durch „intestinale Antisepsis“, d. h. durch Verabfolgung von Naphtol oder salicylsaurem Wismuth vermieden, oder wo sie entstanden sind, geheilt werden können, was, wie ich glaube, mehr als fraglich ist.

Kalium permanganicum.

Der innerliche Gebrauch des übermangansauren Kaliums wurde im Jahre 1853 inaugurirt. Man gab damals das Mittel gegen Diabetes, später auch noch mehrfach gegen Rheumatismus, Lungenbrand und Diphtheritis. In neuester Zeit wurde dasselbe wieder hervorgesucht und mit angeblichem, sehr gutem Erfolge gegen Amenorrhoe in Pillen und Lösung zu 0,06—0,12 g dreimal täglich, bis zu 0,12 g viermal täglich verabfolgt.

Wegen Entzündungsgefahr ist die Verordnung von Kalium permanganicum mit Extr. Millefolii oder Ferrum reductum zu unterlassen. Die innerliche Verwendung von Lösungen dieses Salzes ist deswegen unzweckmässig, weil beim Contact mit der Schleimhaut der ersten Wege, den Secreten und dem Mageninhalte eine mehr oder minder grosse Zerstörung desselben durch Reduction eintritt. Das Gleiche findet zum Theil schon in einer aus Pflanzentheilen bestehenden Pillenmasse statt, die mit übermangansaurem Kalium angestossen wird. Es ist deswegen vorgeschlagen worden, die Pillengrundlage aus Vaselin (2 Th.), Paraffin (1 Th.). Kaolin (3 Th.) darzustellen, welcher dann in geeigneter Weise die berechnete Menge von Kaliumpermanganat hinzugefügt wird.

---

[1]) R. Gowers, The Lancet, 1881, II., 24. September, pag. 546.

Die Pillen werden mit Kaolin bestreut oder mit einer alkoholischen Sandaraclösung überzogen. Aber wenn auch solche Pillen im Allgemeinen besser vertragen werden als Lösungen, so treten doch nach deren Gebrauche in manchen Fällen Nebenwirkungen auf.

Lösungen werden ungern genommen. Die Zunge erhält davon nach einiger Zeit einen braunen Belag. Oft treten Ekel, Uebelkeit und Erbrechen ein. Es kann keinem Zweifel unterliegen, dass die Individualität des Kranken hierbei von wesentlicher Bedeutung ist, insofern einige Individuen 0,2 g und mehr ohne Nebenwirkungen nehmen können.

Nach dem Pilleneinnehmen klagen die Kranken häufig über einen heftigen, anhaltenden Schmerz über dem oberen Theil des Sternums, als ob sich dort etwas befände, was nicht herunter gleiten könnte. Der Schmerz kann so stark sein, dass er zum Aussetzen des Mittels nöthigt. Aber der Schmerz wird nicht durch die Pille als solche hervorgerufen, da die gleiche Klage auch bisweilen nach Verschlucken von Lösungen des Kaliumpermanganats gehört wird. Der Schmerz wird als brennend bezeichnet, und war in einem Falle so stark, dass die betreffende Patientin sich jedesmal zu Bett legen musste. In einigen Fällen strahlte er in unerträglicher Weise vom Schlunde bis zum Magen aus, nachdem nur 0,12, ja auch nur 0,06 g des Mittels in Lösung eingeführt waren. Hierbei kam es auch zu Vermehrung und Schwäche des Pulses und ausgesprochenen anderweitigen Collapserscheinungen.[1]) Von besonderem Interesse ist die mehrfache Beobachtung, dass nach Kaliumpermanganatgebrauch Abort erfolgte, in einem Falle nach mehreren Dosen von 0,12 g, die in Kapseln genommen waren und anfangs Erbrechen hervorriefen, in einem anderen[2]) nach Einnehmen von je 0,12 g drei Mal täglich und Fortsetzen dieser Medication über einige Tage. In beiden Fällen handelte es sich um ein- resp. zweimonatliche Schwangerschaft, von der die Frauen nichts wussten.

Auch die äusserliche Anwendung dieser Substanz hat einige Inconvenienzen im Gefolge. Abgesehen davon, dass bei Berührung wässriger Lösungen des Permanganats mit Verbandmaterial eine Reduction des Salzes stattfindet — ein Uebelstand, dem durch Gebrauch von Asbest statt Leinwand oder Baumwolle abgeholfen werden sollte[3]) — vermag das Mittel in einigermassen concentrirtem Zustande (2 pCt.) auf Wunden und Schleimhäuten Aetzung zu erzeugen, die schmerzhaft ist und leicht zu Blutungen führt, welche die Vernarbung verhindern.[4]) In gesättigter (ca. 5 pCt.) Lösung ruft es auf impetiginös erkrankten Hautstellen ein brennend klopfendes Gefühl und Röthung hervor. Die geätzten Stellen bedecken sich mit einem schwarzen, dicht anliegenden Schorfe.

Hydrogenium peroxydatum.

Wasserstoffsuperoxyd stellt in concentrirter Lösung eine syrupartige Flüssigkeit dar, welche die Fähigkeit besitzt, die Haut zu verätzen. Es entstehen weisse Aetzplaques.

---

[1]) Bidwell, Boston medical and surgical Journ., Vol. CXV., 1886, II., p. 147.

[2]) Mann, The Therapeutic Gazette, 1887, pag. 356.

[3]) Réveil, Archives générales de Médecine, 1863, Vol. I., Janvier, pag. 5 et Février, pag. 152.

[4]) Blache, Bull. de l'Acad. impér. de Médec., T. XXVIII., 1862—1863, p. 823.

Die in den letzten Jahren vielfach hervorgehobene fäulnisswidrige, schlechte Wunden zur Granulation anregende Eigenschaft des Wasserstoffsuperoxyds hat zu dessen vereinzelter Anwendung für chirurgische Zwecke geführt. Der Gehalt des im Handel vorräthigen, gelösten Präparats an reinem Wasserstoffsuperoxyd schwankt von 2—10 pCt. Die unangenehmen localen und allgemeinen Wirkungen, die nach subcutaner Beibringung bei Thieren entstehen können, sind in zahlreichen Arbeiten dargelegt worden. Bei Hunden ist unter Anderem danach Glycosurie beobachtet worden. Neuerdings kam nun auch bei Menschen durch Anwendung von Wasserstoffsuperoxyd zu subcutanen Injectionen der Tod zu Stande. Um eine nach Rippenresection zurückgebliebene Fistel schneller heilen zu lassen, wurden, da diese Behandlung in 2 ähnlichen Fällen gute Resultate geliefert hatte, 6 subcutane Injectionen von je 8 ccm einer 3 proc. Lösung von Wasserstoffsuperoxyd verabfolgt. Nach der 7. Injection klagte der Kranke über Schmerzen und Schwächegefühl; der Puls setzte aus, die Respiration wurde mühsam, Tenesmus und Cyanose traten auf und nach 10 Minuten erfolgte der Tod. Wasserstoffsuperoxyd, das in Berührung mit thierischem Gewebe sich in Wasser und freien Sauerstoff spaltet, erzeugt im Unterhautzellgewebe ein Sauerstoffemphysem, und erleidet, wenn es in die Gefässbahn eingeführt wird, zu einem grossen Theile die analoge Zersetzung. Die Anschauung, dass gar kein Wasserstoffsuperoxyd innerhalb der lebenden Gefässwand zersetzt wird, ist nicht richtig. Im vorliegenden Falle ist der Tod sicherlich indirect durch Einführung des Mittels in den Blutstrom, direct durch Entwickelung von Sauerstoff und dadurch bewirkte Embolie zu Stande gekommen. Dafür spricht die Plötzlichkeit der Erscheinungen und die Art der Symptome. Dass bei der erst nach 48 Stunden vorgenommenen Section keine Luftblasen im Herzen und nur in der Vena hepatica wahrgenommen worden, beweist nichts gegen diese Annahme.

Kohle.

Holz- und Knochenkohle, denen die Fähigkeit zukommt, Fäulnissgase in sich aufzunehmen und wahrscheinlich auch chemisch zu verändern, manche giftige Salze in wässriger Lösung derart zu zerlegen, dass die Säure in das Filtrat geht, die Base in der Kohle bleibt, und andere Stoffe, wie arsenige Säure, Phosphor, Alkaloide überhaupt zurückzuhalten, sind seit dem Bekanntwerden dieser Eigenschaften in dauernder therapeutischer Anwendung gegen Zersetzungsvorgänge im Magen und Darm und deren Folgen, als Antidota und zu Pulververbänden für schlechte Wunden geblieben, während der frühere Gebrauch derselben als Geschwülste beseitigende Mittel längst aufgegeben ist.

Der äusserliche Gebrauch des Kohlenpulvers als Zahnreinigungsmittel ruft nach längerer Zeit nicht selten einen schwarzen Saum am Zahnfleische hervor, der seine Entstehung dem Eindringen kleiner Kohlenpartikel in dasselbe verdankt. Die mikrochemische Untersuchung an einem herausgezupften Stückchen des Saumes lässt diesen von dem ähnlich aussehenden Bleisaum unterscheiden, insofern die Kohlenpartikelchen in concentrirter Salpetersäure unlöslich sind, das Schwefelblei des Bleisaumes sich löst.

Bei der innerlichen Verabfolgung der Kohle als Pulver oder als Holzkohle-Biscuit für die angegebenen Indicationen sind einige unerwünschte Wirkungen beobachtet worden. Einer älteren Angabe nach macht die Kohle Fettleibigkeit und Verfettung der Leber. Letzteres ist indess auch nicht einmal bei Thieren nachgewiesen worden. Dagegen scheint dies Mittel in menschlichen Cadavern, die damit behandelt wurden, die Umwandlung von Muskeln in Adipocire herbeizuführen oder zu befördern. In Versuchen an Gesunden liess die Thierkohle Appetitmangel und Verdauungsbeschwerden als Wirkung

---

[1]) Laache, Norsk Magaz., 3. R., XV., 11. Forh., 3., 200; The Lancet, 1886, Vol. II., 9. Octob.

erkennen, und ähnliches wird auch von der therapeutischen Anwendung in kleinen Dosen (0.2 g) bei Kranken berichtet, wo sich alle Zeichen des Gastricismus einstellten. Es ist wahrscheinlich, dass hierbei die Fähigkeit der Kohle auch das Pepsin zu absorbiren und eine wirksame Verdauungsflüssigkeit unwirksam zu machen, in Thätigkeit trat. Auch Durchfälle kommen dadurch zu Stande. Bei Schwangeren soll das Mittel wegen einer starken Einwirkung auf den Uterus mit Vorsicht gegeben werden. Die Milchabsonderung stellte sich in einem Falle nach dem Abstillen unter Verabfolgung der Kohle wieder her. Eigenthümlich ist die Angabe, dass mehrfach bei Gesunden und Kranken durch Kohlegebrauch schmerzhafte Knoten in den Brüsten, Verhärtung und Anschwellung der Ohren- und Kieferdrüsen — Veränderungen, die mit dem Aussetzen des Mittels wieder von selbst verschwanden entstanden seien. Wenn auch experimentell nachgewiesen wurde, dass verfütterter, in Wasser suspendirter Kohlenstaub bis in das Blut der Mesenterialvenen, der Vena portae, der rechten Herzhälfte, der Leber und Milz gelangen kann, so ist doch — besonders noch in Anbetracht des baldigen Wiederverschwindens der angeführten Drüsenschwellungen — nicht an ein Hineingelangen von Kohle in diese Theile zu denken. Wahrscheinlich hatten diese Veränderungen andere Ursachen. Ausserdem wird noch über einen „kupfrigen" Ausschlag berichtet, der im Gesicht erschien und sich in einem Falle mit kleinen, erbsengrossen Furunkeln vergesellschaftete.

Carboneum sulfuratum.

Der in gewissen Zeiträumen immer wieder als Heilmittel für Gicht, Diarrhoeen, Infectionskrankheiten etc. empfohlene, und eine solche Empfehlung in mancher Beziehung gewiss auch verdienende Schwefelkohlenstoff kommt vielfach verunreinigt in den Handel, denn er enthält ausser höheren organischen Schwefelverbindungen stets Spuren von Schwefel und schwefliger Säure. Solche Beimengungen bedingen auch den unangenehmen, einen nicht unwesentlichen Behinderungsgrund für die therapeutische Anwendung darstellenden Geruch des Präparates. Der reine, frisch destillirte Schwefelkohlenstoff besitzt einen schwachen angenehmen Geruch. Die Einathmung des Dampfes ruft eine Reizwirkung auf der Bronchialschleimhaut hervor. Viel intensiver ist dieselbe jedoch, wenn reiner Schwefelkohlenstoff mit thierischen Geweben, z. B. der Haut, in Berührung kommt. Fast augenblicklich macht sich die Entzündungserregung bemerkbar. Es entsteht eine Hyperämie mit brennendem und beissendem Schmerz, der auf Anblasen von Luft an Intensität nachlässt,[1]) und wenn die Einwirkung des Mittels bei gehinderter Verdunstung weiter geht, selbst Blasenbildung. Die subcutane Injection macht mehr oder minder tief greifenden Brand. Innerlich ist der reine Schwefelkohlenstoff schon bald nach seiner Entdeckung gebraucht worden, indem man ihn zu 4—6 Tropfen in Zuckerwasser nehmen liess. Diese Form macht aber relativ heftige, locale Reizerscheinungen, etwas weniger die Verabfolgung in Milch, mit der sich das Mittel sehr gut mischt. Die Ausscheidung desselben geht zum Theil durch die Lungen vor sich.[2]) Die zweckmässigste Form der Darreichung scheint die der wässrigen Lösung zu sein. Einige Zeit nach dem Einnehmen einer solchen Lösung erscheint eigenartiges Prickeln in der Nase und lebhaftes Wärmegefühl im Magen. Bei dem Gebrauche des reinen Schwefelkohlenstoffs gegen gichtische und rheumatische Beschwerden in Dosen von 2—4 Tropfen traten starker Schweiss, vermehrte Diurese und Congestionen nach dem Kopfe ein. Nach 6 Tropfen erschienen sehr heftiges Kopfweh mit Schwindel.

Ob bei einer ausgedehnteren Anwendung dieses Mittels nicht auch einzelne jener schweren sensorischen und sensoriellen Störungen, wie Sehstörungen, Anästhesien etc. auftreten werden, die nach der Einwirkung desselben

[1]) Ckiandi-Bey, Compt. rend. de l'Acad. des Sciens., T. CXCIX., 1884, p. 509.
[2]) L. Lewin, Archiv f. pathol. Anatomie, Bd. 78, 1879.

auf Arbeiter im Gewerbebetriebe beobachtet wurden, lässt sich jetzt nicht bestimmt beantworten, ist aber wahrscheinlich. Als es früher mehrfach zur Herbeiführung von Inhalationsanästhesieen benutzt wurde, bewirkte es Uebelkeit und Erbrechen, grosse Unruhe, vermehrte Pulsfrequenz, Kopfschmerzen und Benommensein.

Es sei hier erwähnt, dass die Schwefelkohlenstoff-Amblyopie eine centrale ist. Das peripherische Gesichtsfeld ist unverändert.[1] In einem Falle fand sich eine concentrische Gesichtsfeldbeschränkung mässigen Grades.

Trotz der centralen Lage des Scotoms ist die laterale Hälfte desselben überall unverkennbar grösser als die mediale. Die Störung des Farbensinns ist nach Ausdehnung und Intensität hochgradig, nur ausnahmsweise normal, während der Raumsinn relativ weit weniger gelitten hat, worin ein gewisser Gegensatz zur Tabakamblyopie liegt. Die rothgrün empfindenden Elemente leiden mehr als die blaugelb empfindenden. Um die Scotome für Blau und Gelb findet sich eine Ringzone von wechselnder Breite, in welcher nur Rothgrünblindheit besteht, Blau und Gelb aber erkannt werden. In einem Falle nahm man im aufrechten Bilde im gelben Fleck eine Gruppe zarter, das Licht zurückstrahlender, weisser Stippchen von etwa maulbeerartiger Anordnung wahr.[2] Erfolglosigkeit der Behandlung sowie Besserung und Heilung unter Jodkalium und Schwitzen wurde beobachtet.

Saccharin.

Saccharin ist Benzoësäuresulfinid ($C_7H_5NSO_3$), ein nach bitteren Mandeln riechendes Pulver, das sich wenig in kaltem Wasser, etwas mehr in warmem löst. Eine Lösung von 1 : 70000 Wassers schmeckt noch süss. Das Mittel wirkt antiseptisch. Als Versüssungsmittel der Nahrung für Diabetiker, als antiseptisches Spülmittel für den Magen, die Blase und den Darm, als gährungswidrig und für ähnliche Zwecke empfahl man medicinisch dieses Produkt. Dasselbe wird ausserdem allgemein als Ersatz des Zuckers viel gebraucht. Das Handelsproduct enthält einen sehr hohen Procentgehalt an Parasulfaminbenzoësäure und Orthosulfobenzoësäure, jedenfalls aber kaum zur Hälfte wirklich reines Saccharin.[3] Die Parasulfaminbenzoësäure durchläuft den Thierkörper ohne eine Zersetzung zu erleiden und erscheint im Harn. Saccharin erscheint bereits nach $^1/_2$ Stunde im Harn, nach $2^1/_2$ Stunden nur noch in geringen Mengen, und nach 24 Stunden ist es ganz geschwunden.[4] Experimentell wurde dargethan,[5] aber auch bestritten,[4] dass die Umwandlung der Stärke durch das Ptyalin bei Gegenwart von Saccharinpulver gehemmt wird. Neutralisirt man das Saccharin oder verwendet dessen Natronsalz, dann geht die Zuckerbildung normal vor sich. Ebenso hindert das Saccharinpulver die künstliche Pepsinverdauung, angeblich weil das Pepsin in Folge seiner Eigenschaft an feinen Niederschlägen zu haften, durch das schwer lösliche, specifisch ziemlich leichte und sich daher nur langsam senkende Saccharinpulver mitgerissen wird, und erst in dem Grade, als letzteres zur Lösung kommt, seine Wirkung zur Geltung bringen kann.[5]

In entsprechender Weise wurde auch eine Behinderung der Stärkeumwandlung und Eiweissverdauung bei Menschen nach 0,5—1 g Saccharin beobachtet, so dass nach 6 Stunden die Verdauung noch nicht beendet war.[5] Die für diese unangenehme Nebenwirkung gegebene Erklärung kann nicht die allgemein zutreffende sein, weil sonst die Verdauungsstörungen nach Zufuhr unlöslicher, pulverförmiger Medicamente viel häufiger beobachtet worden wären, als es thatsächlich der Fall ist. Vielmehr sehe ich den Grund dieser Verdauungshemmung in einer cellularen Einwirkung des Saccharins auf den

[1]) Becker, Centralbl. f. Augenheilkunde, 1889, pag. 138.
[2]) Hirschberg, Centralbl. f. Augenheilkunde, 1889, pag. 269.
[3]) Salkowski, Archiv f. pathol. Anatomie, Bd. CX., H. 3; CXX., H. 2.
[4]) Jessen, Lehmann, Archiv f. Hygiene, 1890, Bd. X., pag. 64, 81.
[5]) Petschek u. Zerner, Centralbl. f. d. ges. Therapie, 1889, VI.

Magen. Ich glaube, dass jeder Stoff, der pilzliche ein- oder mehrzellige Lebewesen tödtet oder in ihrem Wachsthum oder ihrer Entwicklung schädigt, mit Auswahl und bei gewisser Dosirung auch einen Schädiger für menschliche Körperzellen, meistens aber für den Magen darstellen kann. Dass das Natronsalz des Saccharin scheinbar nicht schädlich ist. liegt in dessen schneller Resorption, während das Saccharin selbst durch langsame Lösung Zeit hat, eventuell Schädigung in genügender Breite hervorzurufen.

Saccharin ist kein Gewürz, sondern ein Medicament, wenn man schon eine solche Trennung vornehmen will. Es ist ein nicht zu duldender Unfug, dass in Deutschland neuerdings in Tageszeitungen „Saccharin-Gebäck, vorzüglich für Kinder“ und Saccharin zu culinarischen Zwecken angepriesen wird.

Bei Diabetikern wurde das Saccharin als Zuckerersatz zu 0,25—1,0 g verabfolgt. Bei einzelnen dieser Kranken wurden: nicht angenehmer Nachgeschmack, Magenschmerzen, Appetitverlust und Diarrhoe beobachtet.[1]) Ein Diabetiker bekam nach 12—15 Dosen Saccharin am fünften Tage eine so starke Uebelkeit, dass er den Gebrauch des Mittels aussetzen musste. Alles, was er zu sich nahm, schmeckte ihm, auch wenn kein Saccharin darin enthalten war, süss, selbst sein Pfeife.[2]) Die Empfehlung gegen Cystitis ist dann werthlos, wenn der Harn alkalisch ist. Diese Alkalescenz hebt die antiseptische Wirkung des Saccharin auf.[3])

Creolin. Unter diesem Namen kommt ein Geheimmittel in den Handel, das mit modernster Reclame angepriesen wird. Nachahmer dieses werthlosen Abfallpräparates scheinen ebenfalls noch dabei zu reüssiren. Es hat sich sogar Jemand zum Vertheidiger und Rühmer desselben aufgeworfen, und den dem Präparat gemachten Vorwurf in einer Weise von demselben abzuwenden gesucht, die, milde gesagt, den Stempel der Unwissenheit an der Stirn trägt. Ich habe keinen Anlass in diesem Werke Geheimmittel näher zu besprechen. So wie früher einmal die medicinischen Charlatane eingetheilt wurden in: 1. Charlatans scientifiques ou du haut parage; 2. Charlatans industriels ou de bas étage, so kann man auch heute die Geheimmittel klassificiren. Die Geheimmittel der zweiten Gruppe haben aus äusseren und inneren Gründen den Ehrgeiz in die erste Gruppe versetzt zu werden. Das Creolin wird nie dahin kommen. Ich übergehe dasselbe, indem ich nur noch hinzufüge, dass als Nebenwirkungen klonische Krämpfe, Collaps, Uebelkeit, Erbrechen, Appetitlosigkeit, Eczem und scarlatinöse Ausschläge mit Jucken und Brennen der Haut auch wohl mit Fieber, Beschleunigung und Kleinheit des Pulses, Verfärbung des Harns wie nach Carbolgebrauch und Albuminurie beobachtet wurden.

Oxychinaseptol (Diaphterin) ein neues Antisepticum, ein „relativ ungiftiger“ Körper ruft an Wunden bei manchen Menschen Brennen hervor. Ich glaube, dass eine weitere Anwendung auch phenolähnliche, resorptive Nebenwirkungen schaffen wird. —

Das **Agathin** (Salicyl α Methylphenylhydrazon), angeblich ein Antineuralgicum, kann Salicyl-Nebenwirkungen entstehen lassen.

---

[1]) Constatin Paul, La Semaine médicale, 1888, pag. 273

[2]) Hedley, British med. Journ., 1888, I., pag. 296.

[3]) Dougall, Glasgow medical Journal, 1888, pag. 292.

V. Diuretica. — Cardiaca.

Digitalis purpurea.

Der rothe Fingerhut gehört zu dem festesten Bestande der Arzneimittel und ist unentbehrlich. Obschon man die Pflanze seit dem 13. Jahrhundert kannte, sie gegen das Ende des 15. Jahrhunderts mit ihrem heutigen Namen belegte und gebrauchte, erkannte man eine ihrer wichtigen Fähigkeiten, einen stärkeren Wasserstrom durch die Nieren abzuführen, doch erst um die Mitte oder gegen Ende des 18. Jahrhunderts. Unserem Jahrhundert war es vorbehalten die Wirkung bei gewissen Herzkrankheiten sowie deren Mechanismus aufzuklären. Eine Fülle von einzelnen Thatsachen über die Eigenschaften dieser Pflanze und ihrer wirksamen Bestandtheile sind zu berücksichtigen, falls man sie arzneilich gebrauchen will. Unkenntniss derselben rächt sich! Die folgenden Zeilen sollen dieselben in ihrem ganzen Umfange kennen lehren.

Der rothe Fingerhut, eine zweijährige Pflanze, kommt kultivirt und wildwachsend vor. Die Blätter des ersteren sind im Gegensatz zu dem letzteren nicht behaart und werden nicht benutzt. Im Juni und Juli blüht die Pflanze und erreicht in dieser Zeit, besonders wenn sie einen sonnigen Standplatz hatte, in ihren Blättern den Höhepunkt ihrer Wirksamkeit. Dies gilt aber nur vom zweiten Vegetationsjahr. Blätter des ersten Vegetationsjahres sind, wenn auch nicht ganz unbrauchbar, so doch minderwerthig und deshalb auszuschliessen. Auszüge solcher Blätter gelatiniren stark, während die des zweiten Vegetationsjahres einen geringen Gehalt an Pectinstoffen haben und deswegen nicht gelatiniren. Nicht vollkommen wohl ausgebildete Blätter sind zu verwerfen. Früher liessen einige sehr sorgfältige Darsteller sogar die Mittelrippe des Blattes entfernen. Die Blätter werden erst in der Sonne, dann künstlich bei 40° C. getrocknet. Sie sollen dann vor Licht und Feuchtigkeit geschützt in ganzem Zustande, und nicht gepulvert vorräthig gehalten werden. Soviel soll nur gepulvert werden, als jedesmal gebraucht wird. Aufgüsse dürfen nicht aus dem ganzen Blatte, sondern nur aus dem Pulver bereitet werden. Blätter, die auch sehr sorgfältig aufbewahrt wurden, sind nach einem Jahre zu vernichten, da ihre Wirksamkeit dann geschwunden ist.

Auszüge eines guten Präparates schmecken widerlich bitter und besitzen einen eigenartigen, höchst charakteristischen Geruch. Fehlt dieser Geruch oder ist er nicht deutlich ausgesprochen, so ist auf Verwendung einer untauglichen Droge zu schliessen. Statt eines Infuses wird in Frankreich vielfach eine Maceration verordnet. Von den Bestandtheilen steht Digitonin dem Saponin nahe und besitzt keine, dagegen Digitaleïn und Digitalin ausgesprochene Digitaliswirkung und Digitoxin kann schon zu 0,002 g beim Menschen sehr intensive, fast lebensgefährliche Zufälle erzeugen. Digitoxin findet sich neben Digitalin und Digitaleïn in Tinct. Digitalis alcoholica, Pulv. fol. Digital., Pilul. Digital., und Acetum Digitalis und vorzugsweise im Digitaline von Nativelle. Dagegen gehen Digitalin und Digitaleïn über in ein Infus. Digitalis, Extr. Digital. aquos und fast nur Digitaleïn in eine Maceratio fol. Digitalis. Da das lösliche Digitaleïn durch Gerbsäure gefällt wird, so sind diese, sowie Pflanzenstoffe, welche die letztere enthalten, bei der Verordnung zu vermeiden. Unzweckmässig ist es, Morphin zugleich mit Digitalis zu verordnen. Der Anwendung von Klystieren in Fällen der Intoleranz bei Einführung in den Magen steht nichts im Wege. Der Gebrauch der reinen Bestandtheile der Digitalis hat sich bisher in Deutschland nicht einzubürgern vermocht. Ich gab soeben an, dass die käuflichen Digitaline keine einheitlichen Stoffe darstellen. Wahrscheinlich sind sogar die Präparate derselben Fabrik nicht immer gleich. Man kann daher auch nicht immer eine gleich starke Wirkung erwarten. Gegenüber der Ansicht, dass amorphe Digitaline zu verwerfen sind, weil sie z. B. nicht diuretisch wirken, und nur kristallinische Präparate so wie ein Digitalis-Infus oder eine Digitalis-Maceration gut sind, wird neuerdings behauptet, dass auch ein amorphes Präparat gebrauchsfähig sei, wenn es ganz in Chloroform löslich ist.

Wirkungsart, Wirkungsbreite und Contraindicationen.

Die Digitalis ist ein zweischneidiges Schwert. Unheil kann sie in der Hand des Unerfahrenen, Segen in der des Kundigen schaffen. Sie kann das wild schlagende Herz beruhigen und die vorhandene Unruhe in's Ungemessene steigern, Asystolie hervorrufen und beseitigen. Ausschliesslich wird als arzneiliche Wirkung ihr sogenanntes erstes Stadium gewünscht, das wesentlich in einer Verminderung der Pulszahl und in einer Verstärkung der Spannung und Grösse der Einzelpulse besteht. Klappenfehler der Aorta und Mitralis, Schwächezustände des linken Herzens ohne Klappenfehler, Angina pectoris, einige acut fieberhafte Krankheiten können, wenn die Digitalis unter Berücksichtigung der in Frage kommenden Cautelen benutzt wird, fruchtbringende Indicationen darstellen. Selbstverständlich soll sie bei Herzklappenfehlern nur im Stadium der Compensationsstörung gereicht werden, wenn die Herzthätigkeit beschleunigt, unregelmässig wird, die Spannung der Radialarterie sinkt, die Diurese stockt und Dyspnoë erscheint. Durch die verlangsamte Herzthätigkeit überwindet das Herz leichter die Hinderung im Kreislauf. Die Verlängerung der Diastole des Ventrikels gestattet z. B. bei der Mitralstenose eine bessere Entleerung des Blutes aus dem linken Vorhof und eine bessere Ernährung des Herzmuskels, der sein Blut ja in der Diastole erhält. Die Lungenvenen werden bei Mitralfehlern vom Blut entlastet und dadurch eine bessere Respiration und Abnahme der Cyanose und des secundären Bronchialcatarrhs herbeigeführt. Die von einer Verengerung des Arterienlumens wahrscheinlich ganz unabhängige Steigerung des Blutdruckes vermehrt die Harnabsonderung. Hat der erstere eine normale Höhe, so bewirkt die Digitalis gewöhnlich keine Aenderung in der Grösse der Diurese.

Von Bedeutung ist die Thatsache, dass die Wirkung der Digitalis auf das Herz, wie schon die älteren Aerzte wussten, erst nach 12 bis 24 Stunden, sehr häufig erst nach 36—48 Stunden und bisweilen sogar erst am dritten Tage nach der Verordnung voll eintritt. Auch nach Einnahme von Digitalin erscheint das Maximum der Wirkung 4 bis 6 Stunden später, hält aber den ganzen Tag über an. Bei längerem Gebrauche fällt das Maximum der Wirkung auf den 10.—14. Tag und kann nach dem Aufhören der Arzneieinnahme sich noch stark vermehren. Die Erniedrigung der Körperwärme tritt 36—60 Stunden nach Beginn der Anwendung des Mittels ein.[1]) Es findet eine besonders langsame Resorption und wahrscheinlich auch eine ebenso verlangsamte Ausscheidung statt. Dadurch ist aber die Möglichkeit für eine cumulative Wirkung gegeben. Nicht ausgeschlossen ist es, dass an letzterer auch die langsam entstehende und langsam wieder schwindende chemische Veränderung der von der Digitalis getroffenen Organe Schuld ist oder Theil hat. Zahlreiche Beobachtungen am Krankenbette lehrten, dass bisweilen nach der Anwendung kleiner Dosen dieses Mittels Erscheinungen auftreten, welche so heftig sind, dass man den Eindruck erhält, als ob auf einmal eine viel grössere Dosis wie die angewandte zur Wirkung gekommen wäre. Der Puls zeigt nach wiederholten kleinen Dosen auf einmal eine viel grössere Verlangsamung, als man von der gegebenen Dosis erwarten würde, oder ist unregelmässig, klein und beschleunigt, oder es treten Schwindel, Uebelkeit, Erbrechen, Krämpfe, Schlaflosigkeit, die eine heftige Affection des centralen Nervensystems bekunden, auf.

Die Thatsachen, welche auf eine cumulative Wirkung hinweisen, wurden auch experimentell erwiesen und sind folgende: Der letale Effect sehr kleiner, gleichbleibender Dosen einige Mal hintereinander angewendet. Der letale Effect einer sonst nicht tödtlichen Dosis, wenn vorher während längerer Zeit kleinere Dosen angewendet sind. Das Auftreten einer Nachwirkung. Das Auftreten der stärksten Wirkung auf das Herz erst nach der Darreichung mehrerer gleich grosser Dosen in grösseren oder kleineren Zwischenräumen. Das Auftreten von unangenehmen Erscheinungen nach lange fortgesetzter Darreichung einer Dosis, welche beim normalen Thier sich als vollkommen unschädlich erweist.

Andrerseits kann fraglos auch eine Gewöhnung, aber hauptsächlich nur seitens des Nervensystems an dieses Mittel stattfinden. So theilten schon ältere Beobachter mit, dass Benommensein, Schwindel, Schwere des Kopfes und Verdunkelung des Gesichts sich bald von selbst verlieren, auch wenn die Dosen fortgesetzt, ja selbst gesteigert werden, und führten dies auf eine Angewöhnung zurück.[2]) In anderen Fällen beobachtete man nervöse Symptome, liess diese vorübergehen und verabfolgte wieder Digitalis, ohne dass das Gleiche wiederkehrte. Auch an Thieren lässt sich ein solcher Einfluss darthun. In viel ge-

[1]) Traube, Beiträge zur Pathol. u. Physiologie, Bd. 2, Abth. 1, pag. 204.
[2]) Comte, Neue Samml. auserles. Abh. f. prakt. Aerzte, 1823, Bd. VII., p. 337.

ringerem Umfange findet man eine Gewöhnung des Herzens an Digitalis.

Es geht aus diesen Auseinandersetzungen mit Bezug auf die arzneiliche Anwendung der Digitalis hervor, dass es rathsamer ist, das Mittel in grösseren Zwischenräumen und in kleinen Dosen als umgekehrt zu verabfolgen. Auch der Rath ist empfehlenswerth, dasselbe nur 3—4 Tage lang in ansteigender Dosis zu reichen.[1]) Zeigt sich in den ersten 2 Tagen des Gebrauchs nicht deutlich die erwartete Wirkung am Herzen, so ist besondere Vorsicht in Bezug auf die weitere Anwendung geboten. Die Anschauungen über die Höhe der Einzeldosis resp. die in einem Turnus zu verabfolgenden Mengen sind sehr getheilt. Das Zweckmässigste scheint zu sein, täglich nur kurze Zeit hindurch etwa 0,15—0,4 g zu verabfolgen, z. B. am 1. Tage eine 12stündige Maceration von 0,4 g Folia Digitalis : 300 Wasser, am folgenden Tag 0,3 g, dann 0,2 und am 4. Tag 0,1 g in je 3 bis 6 Einzelgaben.[1]) Andere geben den Rath grosse Dosen schnell hintereinander zu verabfolgen und dann einzuhalten. Es ist wohl möglich, dass trotz des Aufhörens dann sehr unangenehme, wenn auch nicht lebensgefährliche Nachwirkungen auftreten. Dass alle bisherigen klinischen und experimentellen Erhebungen gegen eine Therapie sprechen, bei der, wie man es gegen Pneumonie empfahl,[2]) 4—8, ja selbst 6 bis 12 g Digitalis in 24 Stunden oder auch nur 2—3 Tage lang je ein Infus von 4—6 : 200 halbstündlich 1 Esslöffel, eventuell hiervon morgens und abends 1 Flasche voll verbraucht werden, soll nach dem Gesagten nicht nochmals erörtert werden. Selbst wenn, wie behauptet wird, die Erfolge bei der Lungenentzündung dadurch glänzend werden, lassen Theorie und ältere Erfahrung eine solche Methode, wenigstens für Deutsche, nicht wünschenswerth erscheinen. Es ist zwar richtig, dass bei Entzündungen kräftiger Individuen auf der Höhe der Krankheit z. B. bei der Pneumonie eine grössere Quantität der Digitalis erforderlich ist, um überhaupt eine Wirkung zu erlangen.[3]) Aber man sah auch nach Gebrauch von 6—7 g in 48—60 Stunden keine Vermehrung der Diurese und einen oft stark ausgesprochenen Collaps auftreten. Gegen das Ende fieberhafter Krankheiten reichen übrigens kleine Mengen für die Pulserniedrigung aus. Im Uebrigen fand man nach Verbrauch von 3—4 g Digitalis täglich bei Pneumonie Zunahme der Hinfälligkeit, Pulsarhythmie etc. ohne Einwirkung auf die Krankheit.[4])

Bisweilen versagt die Digitalis ganz oder theilweis, oder schafft sogar Verschlimmerung. Sehr selten ist ein solches refractäres Verhalten angeboren, kommt aber vor. Meist sind es bestimmte Krankheitszustände, die derartiges eintreten lassen. Broussais gab schon an, dass, wenn die gastrische Reizung durch Digitalis sehr stark ist, dann eine beruhigende Wirkung auf das Herz nicht oder doch nur in geringem Umfange zu Stande kommt. Andere versicherten, dass, wenn eigenthümliche Schmerzempfindungen an den Augen, Leibschmerzen u. A. m. auftreten, keine Pulsverlangsamung eintritt. Bei sehr bedeutender Gefässspannung und consecutiver Hypertrophie des linken

[1]) Huchard, Quand et comment doit-on préscrire la Digitale? Paris 1888.
[2]) Petrescu, Internat. medic. Congress zu Berlin, 1890.
[3]) Traube, Beiträge zur Pathologie u. Physiologie, Bd. II., pag. 910.
[4]) Loewenthal, Centralbl. f. d. ges. Therapie, 1891, No. XI, pag. 643, 644.

Ventrikels, wie sie in gewissen Fällen von Arteriosclerose gefunden werden, macht die Digitalis nach Traube Verschlimmerung der Beschwerden. Für Sclerose der Coronararterien kommt die Digitalis nur dann in Frage, wenn eine merkliche Dilatation des Herzens vorliegt. Bei solchen Kranken, bei denen die Pulsbeschleunigung nicht ausgeprägt ist, oder bei denen sogar starke Arhythmie herrscht, entstehen nur ungünstige Wirkungen.[1])

Keine Wirkung erzielt man damit bei Palpitationen reflectorischer Natur bei Uterusleiden, Dyspepsie, Nicotinismus, Alkoholismus, bei nervösen Tachycardieen, sowie in denen bei Vagusparese, die als Folge der Compression des Vagus durch Drüsenpakete, bei Keuchhusten, chronischer Bronchitis etc. auftreten. Bei Erkrankung des rechten Herzens, Hypertrophie und Dilatation des rechten Ventrikels, abhängig von Lungenkrankheiten ist die Wirkung der Digitalis unsicher. Ein Hinderniss für die Wirkung stellen hochgradiger Hydrops der Körperhöhlen oder starke Anasarca der Extremitäten dar. Daher soll zuvor durch Punction, Scarification, Blutentziehung oder Purgantia eine Entlastung des Körpers herbeigeführt werden. Bei Hypersystolie, wie sie namentlich bei Insufficienz der Aorta eintritt, kann Digitalis Verschlimmerung erzeugen. Ist bei Angina pectoris mit diesem Medicament ein Nutzen erzielt worden, so darf es nicht viel länger verabfolgt werden, weil wegen der Blutdrucksteigerung leicht eine Wiederkehr der Anfälle erzielt wird.

Bei totaler Herzmuskeldegeneration ist Schädigung von der Digitalis zu erwarten. Doch sei auch erwähnt, dass bei acuten Formen gestörter Herzmuskelernährung grosse, schnell einverleibte Dosen von Digitalis anempfohlen werden. Bei Bronchitis mit heftigen Congestionen sah man nach Digitalisgebrauch Beängstigungen und erschwertes Athmen auftreten.[2]) Nutzlos, ja meist sogar schädlich wirkt sie bei acut verlaufender Lungentuberkulose.

In Bezug auf die Lungenentzündung kann durch Digitalis eine Minderung der Körperwärme und eine stärkere Füllung der Arterien erwartet und in Folge der letzteren Wirkung vielleicht eine Begünstigung des Lungenkreislaufs erzielt werden.[3]) Die Erfahrung lehrte, dass mit dem Auftreten des antipyretischen Einflusses auch häufig unangenehme Wirkungen zu Stande kommen. Bei Kranken mit noch kräftiger Herzthätigkeit schaffen diese keine grossen Nachtheile, besonders wenn Erbrechen eintritt. Dagegen ist die grösste Vorsicht bei der Anwendung in solchen Fällen geboten, bei welchen bereits ein gewisser Grad von Herzschwäche besteht. Um so weniger ist das Mittel als Antipyreticum indicirt, je höher die Pulszahl ist. Die drohende Herzparalyse wird durch dasselbe bei der Pneumonie nicht verhütet, sondern scheint eher dadurch befördert zu werden.[4]) Die Insufficienz der Niere gebietet Vorsicht für den Gebrauch der Digitalis.

Nebenwirkungen entstehen bei der Digitalis-Therapie nicht selten. Am häufigsten sind Symptome seitens des Magens. Es giebt

---

[1]) Rosenbach, Real-Encyclopädie der ges. Heilkunde, Bd. IX., pag. 412.

[2]) Schroeder van der Kolk, Observ. anatomico-pathologic. etc., Amstel. 1826, Fasc. I., pag. 148.

[3]) Schmiedeberg, Grundriss der Arzneimittellehre, 1888, pag. 129.

[4]) Liebermeister, Handb. d. Pathol. u. Therapie des Fiebers, 1875, pag. 642.

Individuen, die eine auffallende Intoleranz für dieselbe zeigen. In solchen Fällen ist es rathsam, nicht durch Beharrlichkeit einen Nutzen erzwingen zu wollen, der, wenn überhaupt erhältlich, sehr theuer erkauft werden kann.

So ist die Meinung ausgesprochen worden, dass einzelne, unerwartet eintretende Todesfälle im Verlaufe der Behandlung von Entzündungskrankheiten mit starken Digitalisaufgüssen den letzteren zur Last zu legen sind.[1]) Aehnliches kommt sicherlich auch bei anderen Krankheiten vor. Ein an Herzhypertrophie Leidender nahm eine Zeit lang Digitalis. Er fühlte sich danach wieder wohl, die Krankheitssymptome waren gewichen, als er plötzlich beim Verlassen des Zimmers todt umfiel. Aehnlich erging es einem Phthisiker, der, nachdem das Medicament bereits ausgesetzt war, wie vom Blitz getroffen, todt niederstürzte als er die Treppe herabging.[2]) Einen langsameren Verlauf bis zum schliesslichen Tode nahm jener Fall, in dem, nicht vom Berichterstatter, wegen Sehnervenatrophie drei Mal täglich 10 Tropfen ätherische Digitalistinctur zu nehmen verordnet wurden „bis Gelb- und Grünsehen“ erfolge. Der Kranke starb schon vorher, nachdem auch der letzte Rest von Sehvermögen geschwunden war.[3])

Nebenwirkungen an der Haut.

Digitalin von Homolle auf eine Vesicatorwunde gebracht, ruft eine starke Entzündung mit nachfolgendem Sphacelus der obersten Berührungszone hervor. Die subcutane Einspritzung von Digitalin macht nach Stunden oder Tagen bei einigen Kranken Abscesse, bei anderen Entzündung und verbreitete Phlegmone, die lange Zeit zum Verheilen in Anspruch nehmen.[4]) Bisweilen treten nur Schmerzen auf.[5]) Vom Digitoxin rufen sehr kleine Mengen, selbst noch $^1/_{20}$ mg an dem Anwendungsorte phlegmonöse Entzündung mit darauf folgender Vereiterung hervor. Diese Eiterung kommt bei völliger Abwesenheit von Microorganismen zu Stande.[6])

Schweisse entstehen bisweilen nach innerlichem Digitalisgebrauche. Die Haut fühlt sich bei Einzelnen auch wohl brennend heiss an. Sehr selten kommen Hautausschläge nach Digitalis vor. Wegen ihrer Seltenheit sind sie früher wahrscheinlich übersehen worden. Aus dem Jahre 1851 wird dieses Exanthems als „erythematöser Plaques“ zuerst ewähnt. Später wurden genauere Beschreibungen geliefert. Es handelt sich entweder um ein Erythem oder eine erysipelasartige Dermatitis, ein papulöses Exanthem oder angeblich eine Urticaria. Auch Mischformen kommen vor.

In einem Falle von Pericarditis und Pleuritis erhielt ein Patient vom vierten bis zum sechsten Krankheitstage 3,75 g Digitalis im Infus. Vier Tage nach der letzten Digitalismedication erschien bei normaler Temperatur eine erysipelatoide Gesichtsaffection, die nach weiteren fünf Tagen zu einer starken, fetzenartigen Desquamation

---

[1]) Durosiez, Annales d'hygiène, 1864, Juillet, pag. 80.
[2]) Joret, Archives génér. de Médec., 1834, T. XXXIV., pag. 405.
[3]) Hauber, Münchener medic. Wochenschr., 1890, 21. Oct., pag. 727.
[4]) Witkowski, Deutsches Archiv f. klin. Medicin, 1876, Bd. 17, pag. 313.
[5]) Gubler, Journ. de Thérap., 1878, pag. 194.
[6]) Kaufmann, Archiv f. exper. Pathol. u. Pharmakol., 1889, Bd. 25, pag. 397.

führte. In einem zweiten Falle von Pleuropneumonie wurden in fünf Tagen 4,08 g Digitalis als Infus verbraucht. Vier Tage nach der letzten Digitalisdose bekam der bisher fieberfreie Patient eine neue Fieberexacerbation und am fünften erschien am Rumpfe, an den Supinationsflächen der Vorderarme und am Rücken der Hände ein papulöses Exanthem, bestehend in ziemlich stark prominirenden, carmoisinrothen, wegdrückbaren, rundlichen Flecken, die meist zu grösseren, über dem Niveau der Haut confluirenden Plaques sich vereinigten. Am folgenden Tage begann im Gesicht die Abschuppung in ziemlich grossen Fetzen, während auf den Oberarmen und dem Halse neue Eruptionen zu beobachten waren. Nach weiteren vier Tagen war das Exanthem fast vollständig verschwunden und erst später im Verlaufe einer neu aufgetretenen typhoiden Affection ging eine Abschuppung der Haut auch am Rumpfe und den Extremitäten in grösseren Fetzen vor sich.[1]) Ein analoges, über den ganzen Körper verbreitetes Exanthem fand sich auch bei einem jungen Manne, welcher gegen Endocarditis längere Zeit Digitalis genommen hatte. Als derselbe Kranke nach einem Jahre wieder das Mittel gebrauchte trat das gleiche Exanthem in gleicher Intensität auf.[2])

In einem weiteren Falle, in welchem ein Digitalisinfus mit Kaliumacetat „for partial suppression of the urine" (?) genommen war, entstanden erst scharlachartige Flecke, dann angeblich eine Urticaria in breiten prominenten Plaques, die stark juckten und mit Fieber, Oedem des Gesichts, der Lider, einherging, in 2—3 Tagen schwand, aber eine langdauernde Schuppung in grossen Fetzen hinterliess. Es folgte ferner Alopecie des Hauptes und Abstossung der Finger- und Zehennägel.[3])

Auch über ein maculo-papulöses Exanthem wird berichtet.

Es ist vielleicht für das Verständniss des Zustandekommens dieser Affection nicht unwesentlich darauf hinzuweisen, dass sowohl Digitalissalbe (Extr. Digitalis 1, Ung. Cerei 9), in noch höherem Grade aber eine mit Schmalz aus frischen Digitalisblättern bereitete Salbe, auf die intacte Haut mehrmals eingerieben, leichtere Entzündung und Eruption eines papulösen Exanthems hervorrufen kann. Auf der von der Epidermis befreiten Haut werden jedoch stärkere Entzündungen veranlasst. Hiernach wäre es denkbar, dass beim Vorhandensein einer gewissen individuellen Disposition die Ansammlung einer grösseren Menge der wirksamen Digitalisprincipe in der Blutbahn die gleiche irritative Einwirkung auf die Haut, wie die äussere Application des Mittels hervorzubringen vermag. Es spricht hierfür der Umstand, dass in den Traube'schen Fällen erst nach beendeter Digitalisverabfolgung das Exanthem ausbrach, entsprechend dem langen Verharren der Digitalisbestandtheile nach langsamer Aufnahme.

Nach Einspritzung von Digitalin in das Unterhautzellgewebe fand man bei Thier und Mensch Fieber. Es besteht in der Deutung dieser Nebenwirkung eine Divergenz, insofern nach der einen Anschauung nur die örtliche Entzündung, die nach einer derartigen Bei-

[1]) Traube, Beiträge zur Pathol. u. Physiol., Bd. II., 1. Abth., p. 130, 156, 164.
[2]) Schuchardt, Handb. d. Arzneimittellehre, 1858, pag. 553.
[3]) Morrow, Drug Eruptions, pag. 119.

bringung entsteht, Ursache ist, nach der anderen dem Digitalin Fieber als eine seltenere Allgemeinwirkung zukommt. Das erstere scheint das Richtige zu sein. Freilich soll nach älteren Angaben auch der innerliche Gebrauch der Digitalis ein sogenanntes Entzündungsfieber hervorrufen. Experimentell liess sich derartiges aber nicht beweisen.

Störungen seitens des Magens, Darms und der Nieren.

Der Geschmack von Aufgüssen der Digitalis ist immer unangenehm. Corrigentien für denselben giebt es nicht. Am allerwenigsten leistet aber in dieser Beziehung etwas der noch immer so häufig gedankenlos zur Abrundung des Receptes verordnete Syrup. Im Allgemeinen werden die Aufgüsse am schlechtesten vertragen.

Man beobachtet als Nebenwirkungen: lebhaften Durst, Trockenheit im Munde und Belegtsein der Zunge, anhaltend bitteren Geschmack, sehr selten Schwellung von Zunge und Lippen. Dieses letztere Symptom ist als Aequivalent eines Ausschlages anzusprechen. Bisweilen kommt Speichelfluss vor. Unter 57 Fällen sah man ihn 1 Mal auftreten. Bei manchen Kranken hält er lange an und liefert einen zähen, dickflüssigen Speichel. Epigastrischer Schmerz oder Schwere, lebhaftes Wärmegefühl im Magen und meist nicht bald weichende Nausea sind häufig. Die letztere kam 28 Mal bei 57 Kranken vor, und 13 Mal darunter folgte Erbrechen. Bei einem Kranken erschien dasselbe 12 Mal in 24 Stunden. In manchen Fällen tritt es überhaupt erst nach längerer Zeit, z. B. nach 20—30 Stunden ein. Gewöhnlich werden grüne Massen herausbefördert. Früher schrieb man diesem Erbrechen heilsame Wirkungen zu. Manche Beobachter gaben dagegen an, dass die Digitaliswirkung mit ihm zugleich schwände. Vielleicht wird mit dem Erbrochenen oft der grössere Theil der Digitalis entleert und deshalb eine scheinbare Wirkungslosigkeit hervorgerufen. Mit dem Erbrechen können sich Angstzustände und Collaps verbinden. Einer älteren Angabe nach, sollen Ekel und Erbrechen bei Individuen, die sich zerstreuen und viel Bewegung machen, sehr selten auftreten. Häufig verursacht die Digitalis Appetitstörungen.

Als Begleiter der Störungen im Magen kommen auch solche im Darm vor. Boerhaave leitete dieselben von einer Entzündung ab. In einer Beobachtungsreihe kamen Kolik in ca. 14 pCt., Durchfall in ca. 10 pCt. und Verstopfung in ca. 3 pCt. der Fälle vor. In der Harnabsonderung erscheinen gelegentlich ebenfalls Störungen, z. B. Drang zum Harnlassen, oder auch eine vielstündige Harnverhaltung und darauf eine schmerzvolle Harnentleerung, oder endlich unwillkürlicher Harnabgang. Mehrfache Beobachtungen sprechen dafür, dass die Geschlechtsthätigkeit durch Digitalis in einzelnen Fällen abnimmt. Man hat sogar darauf einen therapeutischen Gebrauch als Antaphrodisiacum basiren wollen. Die Dosen müssten hierzu so hoch gegriffen werden, dass Störungen seitens des Herzens unausbleiblich wären. Angeblich sollen, wenn die diuretische Wirkung sehr energisch ist, auch übermässige Erectionen bei Einzelnen zu Stande kommen. Auch auf den Foetus kann die Digitalis wirken. Ist eine solche

Wirkung einmal eingeleitet, dann birgt sie wegen ihrer langen Dauer auch genügend Gefahren für das Angriffsobject.

Nebenwirkungen am Herzen, der Athmung und den Sinnesorganen.

Am Herzen kann ein unzweckmässiger Gebrauch der Digitalis ein systolisches Blasegeräusch an der Spitze hervorrufen. Besonders zu beachten ist ein Unregelmässigwerden des Pulses. Mit den ersten Anzeichen dieser Nebenwirkung ist das Medicament fortzulassen. Gelegentlich erscheint Hemisystolie. Neben der Arhythmie kann er sich als klein, fadenförmig, kaum fühlbar und beschleunigt darstellen. Bisweilen beobachtet man einen Pulsus bigeminus. Gelegentlich kommen starke Herzpalpitationen und starke, besonders quälende Präcordialangst vor. Bei der Lungenentzündung wird durch dieses Mittel die drohende Herzlähmung gefördert. Ohnmacht erscheint in etwa 3 pCt. der Fälle, wenn grössere Dosen verabfolgt werden. Seltner kommt Collaps mit Singultus, Pupillenerweiterung und Stupor vor. Das Gleiche gilt von der Aphonie, sowie von Athmungsstörungen. Ausnahmsweise erscheint auch wohl einmal Hämoptoë danach.

An der Bindehaut der Augen beobachtete man vereinzelt eine icterische Verfärbung. Die Pupillenweite ist nicht constant. Erweiterung sowie Verengerung und Ungleichheit entstehen danach. Letztere beobachtete man, freilich bei einem mit Sehnervenatrophie behafteten Menschen, der zuviel Digitalis erhalten hatte. Druck und Flimmern vor den Augen und Doppeltsehen kommen ebenfalls vor.

Eine eingehendere Untersuchung haben bisher die Sehstörungen nach Digitalis leider nicht gefunden. Dieser Hinweis wird vielleicht hierzu Anlass geben. Es wäre wichtig, zu erfahren, ob es sich hier um neuritische Veränderungen oder eine Ischämie des Augenhintergrundes handelt. Schon zu Anfang dieses Jahrhunderts berichtete man über Verdunkelung des Gesichtes, die nach sehr grossen Dosen so stark wurde, dass Objecte überhaupt nicht mehr erkannt werden konnten. Andere Kranken klagten über Nebligsehen, oder über Flecken vor den Augen. Sehr selten scheint Digitalis-Amaurose vorzukommen. Bei einem scharlachkranken Knaben hielt dieselbe nur 10 Minuten an. Schnelles Schwinden des Sehvermögens an einem mit Sehnervenatrophie behafteten, aber auf einem Auge noch leidlich sehenden Menschen, der zu viel Digitalis erhalten hatte, beobachtete man ebenfalls.

Vielleicht ist an solchen Störungen des Sehvermögens das Digitoxin der Digitalis Schuld. Nach Einnehmen von 2 mg dieses Stoffes entstand bei einem Gesunden neben anderen schweren Symptomen eine auffallende Schwachsichtigkeit, so dass die Gesichtszüge von Menschen verschwommen und undeutlich erschienen und der Erkrankte, um die Personen zu erkennen, sich nur an die Stimme halten konnte. Alle Gegenstände schienen ohne Begrenzung ineinander überzugehen, so dass nur aus den bald dunkleren, bald helleren, grösseren oder kleineren Feldern im Gesichtskreise die bekannten Dinge erschlossen werden konnten. Diese Sehstörung hielt über 5 Tage an.[1])

[1]) Knapp, Archiv f. exper. Pathol. u. Pharmakol., Bd. III., pag. 291.

Was mich in der Annahme, dass das Digitoxin an dem Zustandekommen der Augenaffection wesentlich betheiligt sei, bestärkt, ist ein Begleitsymptom in dem letzteren Fall, das ebenfalls schon vor sehr langer Zeit gefunden wurde, nämlich Gelbsehen. Es zeigten sich einer Kranken alle Gegenstände verschleiert mit gelbem Farbenton. Ebenso sah ein an Herzhypertrophie Leidender, der Digitalis in normaler Dosis aufgenommen hatte, alle Gegenstände gelb und hatte ausserdem die Empfindung, als lägen ihm immer Haare vor den Augen, Nach Digitoxineinführung waren dem Betreffenden mehrere Tage lang, correspondirend mit der Schwachsichtigkeit, die ganze Aussenwelt, namentlich die helleren Objecte in schwach gelblichem Lichte erschienen. Ganz vereinzelt wird aus früherer Zeit auch berichtet, dass ein Kranker nach Digitalis Alles, wie mit Schnee bedeckt, gesehen habe.

Ich will noch hervorheben, dass es sich in keinem dieser Fälle etwa um Collapswirkungen gehandelt haben kann.

Nebenwirkungen seitens des Centralnervensystems.

Schwindelgefühl sowie Schwere des Kopfes und Kopfschmerzen sind verhältnissmässig häufig. Manche Kranke haben eine eigenthümliche Empfindung im Kopfe, als würden die Augen nach innen gezogen. Auch Benommenheit sowie in weiterer Entwicklung dieses Zustandes, selbst trotz Fortsetzen des Mittels, Lethargie, Bewusstlosigkeit, und Verlust der Thätigkeit der Sinnesorgane kommen vor. In anderen Fällen ist der Grundzug dieser Störungen die Erregung neben Störungen der Intelligenz. Ein Knabe, der Digitalis erhalten und danach Krämpfe bekommen hatte, sass am anderen Morgen mit verstörtem Gesichte, weit geöffneten Augen, stierem Blicke und stark erweiterten Pupillen im Bett, antwortete auf an ihn gerichtete Fragen ganz unpassend, sprach häufig, grösstentheils ein- und dieselbe Sache oftmals wiederholend, sehr hastig und mit schwacher Stimme. Daran schlossen sich zuckende Bewegungen der Glieder und der Gesichtsmuskeln. Hallucinationen sah man unter 57 Kranken 4 Mal (ca. 7 pCt.) auftreten. Meistens sind es Hallucinationen des Gesichts. Schwinden des Gedächtnisses kommt bei längerem Digitalisgebrauche vor. Dasselbe kehrt bald nach dem Aussetzen wieder und schwindet nach erneuter Verabfolgung. Gelegentlich entstehen auch Delirien, die direct auf den Digitalisgebrauch als Ursache zurückgeführt werden können. Man fand sie z. B. bei einem Pneumoniker, ohne dass die Entzündungserscheinungen gesteigert waren. Aussetzen des Mittels liess die Delirien alsbald schwinden.

Zu anderen Nebenwirkungen können sich Störungen in der Empfindung hinzugesellen. Man beobachtet Stechen und contusive Schmerzen in den Gliedern, Supraorbitalneuralgie, oder spannende Schmerzen in anderen Gebieten des Trigeminus.

Bei dem mehrfach erwähnten Kranken, der für kurze Zeit amaurotisch wurde, stellten sich auch Störungen in der Bewegung ein, convulsivische Zuckungen an verschiedenen Körpertheilen, die an Intensität zusehends wuchsen und nach einiger Zeit in allgemeine tonische und damit abwechselnd klonische Krämpfe übergingen.

Ueber Nachwirkungen der Digitalis ist bereits das Nothwendige gesagt worden. Noch lange nach dem Aussetzen können gastrische oder cardiale Wirkungen sich bemerkbar machen. Das Thierexperiment liefert in dieser Beziehung die gleichen Resultate, wie der Arzneigebrauch beim Menschen. Vor Allem ist eine unzweckmässige Dosirung als Grund anzusprechen. Deswegen sollen auch alle jenen kleinlebigen Eintagserfahrungen historisch ungebildeter Publicisten unberücksichtigt bleiben, die versuchen an feststehenden Normen in dieser Beziehung etwas zu ändern. Nicht immer widersteht der menschliche Körper solchen Eingriffen, für die ein Kurpfuscher hart bestraft wird, der Arzt, vorerst nur die moralische, sicherlich aber, wenn Unheil gestiftet wird, auch die strafrechtliche Verantwortung zu tragen hat.

Eine eigentliche Therapie der Digitalis-Nebenwirkung giebt es nicht. Gegen den Ekel wurde der Zusatz von vegetabilischen Säuren als von Nutzen empfohlen. Uebermässige Digitaliswirkung auf das Herz sollte durch die Serpentaria virginica bekämpft werden können. Es wäre diese alte Angabe wohl der Prüfung werth.

Strophantus.

Die Strophantussamen, die den Ausgangspunkt aller medicinisch gebrauchter Strophantus-Präparate darstellen, stammen von Strophantus hispidus und Kombé, sind leicht, lanzettlich mit grünlich-gelb schimmernden Haaren versehen, am oberen Ende zugespitzt und durch eine Granne mit Federkrone ausgezeichnet. Aus ihnen stellt man, nachdem sie entfettet wurden, eine Tinctur (1 : 10) dar, die zu höchstens 0,5 g pro dosi und 2 g pro die bei Erwachsenen, bei Kindern wegen der Möglichkeit der Lähmung des Herzmuskels nicht mehr als zu 4—5 Mal täglich 3 Tropfen gereicht werden darf. Ueber den oder die wirksamen Bestandtheile ist bis jetzt wenig völlig Sicheres bekannt. Das Strophantin, das auch arzneilich vereinzelt zu 0,0003 g innerlich oder subcutan zu 0,0005—0,00075 g gebraucht wurde, soll in einer amorphen und kristallinischen Form vorkommen, die letztere aber nur mikroskopisch zu erkennen sein. Es ist zweifellos, dass die Samen, die in den Handel kommen, nicht einen gleichmässigen Gehalt an wirksamen Bestandtheilen besitzen. Es sollen solche mit 2—50% Strophantin vorkommen. Dass auch schon Fälscherkunststücke an dieser neuen Droge vorgenommen werden, kann nicht verwundern. Es ist dies ja leider eine der schlimmsten Krankheiten, an der wir in der Therapie leiden. Man zieht die Samen mit Alkohol zuvor aus, so dass sie fast werthlos werden.

Strophantus soll wie Digitalis die Energie der Herzsystole und den Blutdruck erhöhen und dadurch eine Mehrung der Harnabsonderung und Minderung von pathologischen Wasseransammlungen im Körper herbeiführen und auch sonst der Digitalis ähnlich auf das Herz wirken. Bezüglich der Beeinflussung von Krankheiten sind die Meinungen indess getheilt. Meistens hift Digitalis noch da, wo Strophantus versagt. Functionelle Herzkrankheiten aus Ueberanstrengung, Alkohol- oder Tabakmissbrauch, die als Symptome Herzklopfen, Pulsbeschleunigung,

Athembeschwerden und Oedeme haben, werden gebessert.[1]) Bei der Behandlung der Erkrankungen des Herzmuskels welcher Art immer soll die Wirkung dieses Mittels die beste von allen anderen der Pharmacopoe sein. In Fällen vorgeschrittenster Degeneration ist dagegen ein Misserfolg damit zu verzeichnen[2]). Mässig oder auch ganz fehlend ist die Wirkung bei Klappenfehlern. Unter 12 solchen, meist das Ostium venosum sinistrum und Insufficienz der Aortenklappen betreffenden Fällen waren 8 auf Strophantus reactionslos. Auch andere Beobachter fanden bei hochgradiger Stenose des venösen oder arteriellen Ostiums keine Besserung der quälenden Symptome.[3]) Ein Einfluss auf Arteriosclerose und chronische Nephritis mit Asthma cardiale wurde bei einigen solcher Kranker ebenfalls vermisst, ja bei ersterer eher eine Verschlimmerung wahrgenommen.[1]) Andere Beobachter fanden gerade in Fällen von Dilatation und Hypertrophie der Ventrikel ohne Klappenfehler, aber mit Structurveränderungen des Herzfleisches günstige Wirkungen in Bezug auf die Pulsspannung, Diurese und Athembeschwerden.[4]) Bei rein renalem Hydrops beziehungsweise bei echtem Morbus Brightii ist die Wirkung des Strophantus fast Null.[5]) Es scheint als zutreffender Grundsatz aufgestellt werden zu können, dass da, wo keine Wirkung auf die Diurese eintritt, auch keine Besserung der Athembeschwerden Herzkranker erfolgt. Im Allgemeinen sprechen kritische Beobachtungen für keine sonderlich bedeutende und sichere Wirkung des Mittels in den hierhergehörigen Krankheiten. Unter 120 solcher Fälle waren es nur etwa 30, in denen das Medicament in unzweideutiger Weise gewirkt hat. Die Resultate schwanken meist so, dass eine bestimmte Indicationsstellung sich nicht ermöglichen lässt. Herzklappenfehler, Myocarditis, Fettherz, Schrumpfniere etc. trotzen und gehorchen in völlig gesetzlosem Hin- und Herschwanken dem Mittel. In einer Reihe von Fällen, in denen die Tinctura Strophanti eine deutliche Wirkung auf Blutdruck und Diurese äusserte, machte sich, namentlich bei Klappenfehlern, trotz Fortgebrauch des Mittels allmählich ein Nachlassen dieser Wirkung bemerkbar, was auf eine schliessliche Abstumpfung der Empfänglichkeit des Organismus gegen das Medicament schliessen lässt. Andere bekommen ohne oder nach voraufgegangener Wirkung eine auch wohl hochgradige Verschlimmerung ihrer Leiden. Es kann diese nicht ohne Zwang auf eine Cumulation bezogen werden, da sie bei 2 Kranken nach Einnehmen von 10 Tropfen einer dünnen Tinctur (1:20) vorkam. Der allgemeinen Annahme nach kommt der Strophantus keine cumulative Wirkung zu. Freilich ist dafür nicht als Beweis anzusehen, wenn ein Mensch ca. 20 g Tinctur in 20 Tagen ohne Nachtheil verbraucht, da einzelne Menschen, denen man es zumuthet, noch sehr viele grössere Dosen sogar von Digitalis und anderen heroischen Mitteln vertragen.

Die Nebenwirkungen, die bisher berichtet wurden, stellen meiner Ansicht nach nur einen Theil der bei einer ausgedehnten Anwendung überhaupt möglichen dar. Anfangs wurden solche ganz in Abrede ge-

---

[1]) Fraenkel, Verhandl. d. Vereins f. inn. Medicin zu Berlin, 1888, pag. 286.
[2]) Hochhaus, Deutsche medic. Wochenschrift, 1887, No. 42 u. 43.
[3]) Haas, Deutsches Archiv f. klin. Medicin, 1888, Bd. 43, pag. 353.
[4]) Zerner u. Loew, Wiener medic. Wochenschr., 1887, No. 37, pag. 1206.
[5]) Fürbringer, Verhandl. d. Vereins f. inn. Medicin, 1888, pag. 297.

stellt. Sie scheinen nur bei einem mässigen Bruchtheil der Kranken aufzutreten. Die Kranken sind nach Strophantuseinführung nicht weniger zu überwachen als bei der Digitalis-Therapie. Unter 120 Kranken sind drei plötzlich auftretende Todesfälle beobachtet worden, ohne dass die Section Anhaltspunkte für die Ursache gab. Darunter waren zwei Menschen mit Mitralstenose und der dritte mit Myocarditis behaftet. Auch aus dem Auslande wurden solche Folgen mitgetheilt.

Wird Strophantin zu 1—2 mg in das Unterhautzellgewebe gebracht, so entsteht alsbald brennender Schmerz am Injectionsorte, der 4—8 Stunden anhält. Dazu gesellt sich Röthung und ziemlich starke Schwellung der die Stelle umgebenden Haut in grosser Ausdehnung.[1]) An diese örtlichen Symptome können sich noch entferntere, wie Kopfschmerzen, Ohrensausen, Brechreiz und Erbrechen anschliessen. Tropft man Strophantin auf die Hornhaut, so entstehen Reizung und Schmerzen. Wässerige Auszüge des alkoholischen oder ätherischen Extracts der Samen bewirken Thränen, Ciliarinjection und Interferenzerscheinungen. Die Kerzenflamme zeigt regenbogenfarbige Ringe, und auf der Cornea entsteht ein zarter Hauch.[2]) Gelegentlich findet man nach Einnehmen der Tinctur eine leichte Röthung des Gesichts, sowie Pulsiren der Gefässe an den Schläfen.

Am häufigsten wird der Magen-Darmkanal von dem Mittel unangenehm getroffen. Eine Ausscheidung in den Magen scheint auch nach subcutaner Einspritzung vorzukommen. Man beobachtet bei sehr leicht oder wenig reizbaren Menschen, mehr bei Frauen[3]) als bei Männern: Ekel, Uebelkeit, Würgen, Erbrechen, dyspeptische Beschwerden und Diarrhoe, gewöhnlich ohne Kolikschmerzen. Magen- und Darmstörungen, wie sie in vorgerückten Stadien der Klappenfehler oft zu beobachten sind, können bei dieser Therapie eine Verschlimmerung erfahren.[4]) Die Möglichkeit von Darmblutungen bei vorhandenen geschwürigen Darmveränderungen liegt vor.

Die Harnabsonderung soll ansteigen. Es wurde bereits erwähnt, dass diese Wirkung bisweilen ausbleibt. Nach Anwendung von Strophantin wird überhaupt eine geringere Menge von Harn geliefert als nach Tinct. Strophanti. Ob bei schweren Nierenerkrankungen durch die letztere gelegentlich Blutharn erzeugt werden kann, lässt sich nach den vorhandenen Angaben nicht bestimmt behaupten. Von Interesse ist es aber, dass bisweilen die Diurese noch lange nach dem Aussetzen des Mittels als Nachwirkung bedeutend vermehrt ist.

Collaps und asphyctische Symptome wurden vereinzelt beobachtet. Ohrensausen und Kopfschmerzen sah man nach innerlicher und subcutaner Einführung von Strophantin und Tinct. Strophanti.

Scilla.

Die Scilla maritima war im ägyptischen, griechischen und römischen Alterthum als Diureticum hoch geehrt. Ihr, dem Typhonsauge,

[1]) Rosenbusch, Berliner klin. Wochenschr., 1888, No. 7, pag. 128.
[2]) Steinach, Wiener klin. Wochenschr., 1888, No. 21 u. 22, pag. 431 u. 461.
[3]) Pope, The Lancet, 1889, 13. April, pag. 739.
[4]) Terray, Wiener medic. Presse, 1888, pag. 1739.

zu Ehren, soll sogar in Pelusium ein Tempel errichtet worden sein. Einige Pharmakopoeen lassen die rothen Zwiebelschaalen der rothen Varietät nicht zu, andere bevorzugen diese und noch andere lassen zwischen der weissen und rothen die Wahl. Die rothe Abart wirkt stärker als die weisse, die äusseren Schaalen wahrscheinlich mehr wie die inneren, die im Sommer gesammelte Droge mehr als die im Herbst erhaltene. Das ätherische Oel der frischen Meerzwiebel geht beim Trocknen verloren. Das nicht kristallinische, in Wasser schwer lösliche Scillain (Scillitoxin) und Scillipikrin bleiben, das erstere jedoch keinenfalls unbegrenzt lange. Nur dieses besitzt der Digitalis ähnliche Wirkungen. Vorzugsweise macht sich die diuretische Wirkung bemerkbar. Dieselbe soll älteren Angaben nach auch zu Stande kommen, wenn man eine Salbe aus etwa 4 g Bulbus Scillae in die Regio lumbaris einreiben lässt. Die Resorption geht auch von Wundflächen aus vor sich. Eine Ausscheidung scheint bei dieser Art der Aufnahme in den Magen und Darm stattzufinden.

Die diuretische Wirkung bleibt aus, wenn Ekel und Erbrechen eintreten. Sie erschöpft sich durch Gewöhnung des Organismus nach einiger Zeit. Einzelne Todesfälle sollen durch Scillapräparate vorgekommen sein. Dieselben halten keine Kritik aus. Dies gilt auch von der neueren Angabe, wonach von 4 Kindern, die eine Hustenmixtur aus Syr. Scillae, Vinum Ipecacuanhae und Syr. Violarum erhalten hatten, 2 starben.[1]) Aeltere Aerzte gebrauchten die Scilla nicht bei entzündlichen Zuständen.

Die Scilla erzeugt auf der Haut Röthung. Als sie noch endermatisch gebraucht wurde, sah man danach meistens Schmerzen entstehen. Bei den soeben erwähnten Kindern, die das angegebene Gemisch erhalten hatten, traten Schmerzen in den Beinen, Lähmungssymptome und auch Convulsionen ein. Die gewöhnlichen Nebenwirkungen sind anderer Art. Man beobachtet Kratzen und Brennen im Halse, Ekel, Uebelkeit, Erbrechen, Magenschmerzen, auch wässerige Stuhlentleerungen mit kolikartigen Leibschmerzen. Bei einer Frau, die Scilla in Substanz gegen Helminthen genommen hatte, ging der Harn mit Schmerzen tropfenweis und blutig ab. Aussetzen des Mittels liess diese Symptome schwinden. Wahrscheinlich bestanden in diesem Falle schon vorher Nierenveränderungen. Auch Unregelmässigkeit des Pulses, Abnahme der Pulszahl, Cyanose und Erschwerung der Athmung sind ganz vereinzelt beobachtet worden.

Theobrominum natro-salicylicum.

Theobromin ist Dimethylexanthin ($C_7H_8N_4O_2$). Diuretin ($C_7H_7N_4O_2Na \cdot C_6H_4OHCOONa$) ist die Doppelverbindung des Theobrominnatrium mit Natriumsalicylat, und enthält ca. 50pCt. reines Theobromin. Es ist ein bitter schmeckendes Pulver, das in der Hälfte seines Gewichtes heissen Wassers löslich ist; man verordnete es als harntreibendes Mittel zu 0,5—1 g pro dosi und bis 5 g pro die. Die käuflichen Präparate scheinen sowohl nach ihrem Theobromingehalt wie ihrer Löslichkeit nicht gleichwerthig zu sein. Die Wirkung soll sich unmittelbar auf das Nierenepithel, aber auch auf den Herzapparat erstrecken. Das Mittel geht in den Harn über.[2]) Bei bestehenden

[1]) Trumann, The Lancet, 1886, II., pag. 390, 437.
[2]) Hoffmann, Archiv f. experim. Pathologie, 1890, Bd. 28, pag. 5.

Nierenerkrankungen fehlt die Wirkung und bei Kranken mit ausgesprochenen, vorgeschrittenen organischen Herzfehlern ist das Mittel bedenklich. Der Werth des, mit vieler Reclame in die Welt gesetzten, Präparates scheint ein im Ganzen nur mässiger zu sein, keinenfalls aber grösser als derjenige anderer guter harntreibender Mittel, z. B. einer Petersiliensuppe zu sein. In einer Untersuchungsreihe fand sich z. B. in der Mehrzahl der Fälle keine Aenderung der Harnmenge.[1]) Das gerühmte Freisein von Nebenwirkungen hat sich nicht bewahrheitet. Man beobachtete bei manchen Kranken Widerwillen vor dem Geschmacke, Uebelkeit, die lange anhalten kann,[2]) Appetitverlust, Erbrechen,[3]) Durchfall, Ohrensausen, Kopfschmerzen, Somnolenz und Schwindel. Ein ausgedehnterer Gebrauch wird wahrscheinlich noch manches Andere in dieser Beziehung kennen lehren.

Colchicum autumnale.

Die Herbstzeitlose liefert weissliche Samen, die beim Trocknen braun werden. Unreife Samen werden gelblich. Dieselben sollen nicht über ein Jahr alt sein, weil sie sonst ihre Wirkung ganz oder theilweis einbüssen. Samen, die jünger wie ein Jahr sind, fühlen sich beim Drücken in der Hand klebrig an. Die wirksamen Principe, die Colchicine — es giebt zwei kristallinische, die bei ihrer Spaltung Methylalkohol und Colchiceïn liefern — sitzen in der Samenschaale, gehen aber in weingeistige Auszüge über. Der grösste Theil der bisherigen Versuche sind mit dem als Colchicin käuflichen Gemenge verschiedener Colchicumbestandtheile angestellt. Die Wirkung eines reinen Colchicins, des Methoxycolchicins, ist qualitativ identisch mit derjenigen des Gemenges, quantitativ aber minderwerthiger gefunden worden. Vielleicht wird es sich, wenn einmal die reinen Bestandtheile arzneilich gebraucht werden sollten mit ihnen, bezüglich der Nebenwirkungen ähnlich verhalten. Denn Colchicumpräparate werden aus der Therapie wohl nicht schwinden, obschon wir auf den vorhandenen pharmakologischen Ergebnissen Indicationen nicht aufbauen können. Colchicin — ich bezeichne in Folgendem damit das unreine Präparat — ist neuerdings bei Randgeschwüren der Cornea gichtischer Natur, Iritis u. s. w. innerlich in Pillen zu 0,002—0,004 g täglich mit Erfolg gebraucht worden. Bei Hydrops, und vor Allem bei Gicht kann ein gutes Colchicumpräparat bedeutenden Nutzen leisten.

Manche Menschen besitzen eine bemerkenswerthe Toleranz für Colchicum. Bisweilen mag hierbei freilich ein schlechtes Präparat in Frage kommen. In einem Falle äusserten anfangs 60 g, dann auch 120 und 180 g Vinum seminum Colchici weder Wirkung noch Nebenwirkungen. Erst 240 g riefen einige dünne Stühle hervor. Cumulative Wirkungen lassen sich bisweilen erkennen. So erschienen bei einer Frau erst am 4. Tage des reichlichen Colchicumgebrauches Nebenwirkungen als Ausdruck der Cumulation. Nichtbeachtung dieser Erfahrung kann sehr unangenehme Folgen haben, besonders, wenn die Dosen gesteigert werden. Ein Todesfall, der auf diese Weise zu

---

[1]) Drozdovsky, Deutsche Medizinalzeitung, 1891, pag. 1182.

[2]) Siefart, Ueber die therap. Wirk. d. Diuretin, Berlin 1891, pag. 20.

[3]) Fürbringer, Verein f. innere Medicin zu Berlin, 1890, Sitz. vom 10. März.

Stande kam, ist gewiss nicht der überhaupt einzige. Begünstigt wird eine solche Cumulation, wenn die Nieren nicht normal secretorisch arbeiten.

Die, früher bei Gelenkrheumatismus vorgenommene, subcutane Einspritzung von Colchicin schafft an der Injectionsstelle lebhaftes, gewöhnlich nur $1/2$ Stunde, manchmal aber auch länger anhaltendes Brennen und Jucken. In einem Drittheil aller Fälle einer Beobachtungsreihe entstand eine lebhafte, locale Hautentzündung mit mässiger Geschwulst und Empfindlichkeit gegen Druck. Es ist deswegen gerathen, solche Einspritzungen nicht an entzündeteten Stellen vorzunehmen.[1])

Seitens des Verdauungskanals kommen als Nebenwirkungen nach kurzem oder erst mehrtägigem Gebrauche vor: selten Speichelfluss, oder eine lähmungsartige Erstarrung oder Schwellung der Zunge mit Entzündung der Papillen, häufiger Kratzen und Brennen im Halse, grosser Durst, Aufstossen, Brennen und Druck im Magen, Magenkrampf, Uebelkeit[2]) und Erbrechen. Letzteres kann in schweren Fällen 1 bis 4 Tage anhalten und sich mit Prostration verbinden. Beachtet man die flüchtige Nausea oder das Erbrechen nicht und reicht das Medicament weiter, dann folgen verhängnissvolle Allgemeinstörungen. Durchfälle bilden sich, ebenso wie die Nebenwirkungen am Magen, leicht durch örtliche Reizung des Darmes aus. Dieselben können sehr zahlreich sein und mit Leibschmerzen oder auch quälendem Tenesmus einhergehen. Die Harnabsonderung leidet ebenfalls nicht selten. Bisweilen entsteht Schwierigkeit in der Harnentleerung, Harnverhaltung und Brennen beim Harnlassen. Da auch nach subcutaner Beibringung von Colchicin derartiges beobachtet wurde, so erschliesse ich daraus eine Ausscheidung des Mittels durch die Nieren.

Besonders zu fürchten ist der Collaps, der nach Colchicin auftreten kann. Die Kranken klagen über einen beängstigenden Druck in der Magengrube, der Puls wird klein, arhythmisch, auch stark gespannt, die Stimme schwach, das Gesicht bleich, die Augen fallen ein, abwechselnd tritt das Gefühl von Leere im Kopfe, auch von Frost und Hitze ein und Athembeschwerden sowie Ohnmacht mit oder ohne Störung des Bewusstseins können sich dazu gesellen. In einem tödtlich abgelaufenen Falle waren Eingenommensein des Kopfes, Kopfschmerzen, Schwindel, Schlaflosigkeit und Delirien vorhanden.

Als Nachwirkung nach dem arzneilichen Gebrauch fand man in einem bemerkenswerthen Falle noch längere Zeit anhaltend Ekel, Erbrechen und Durchfälle.

Convallaria majalis.

Der Wurzelstock, die Beeren, Blüthen und Blätter der Maiblume wurden wahrscheinlich schon im 16. Jahrhundert, sicherlich aber im 18. Jahrhundert, von Aerzten und noch mehr von Laien als Niesmittel und besonders gegen Wassersuchten benutzt. Das darin vorkommende, der Digitalis ähnlich wirkende Princip, das Glycosid Convallamarin, ist leicht zersetzlich. Vielleicht ist hierin die Ursache der sich durchaus widersprechenden Urtheile über den arzneilichen Werth der Droge zu suchen. Denn den Lobpreisungen stehen

---

[1]) Heyfelder, Berliner klin. Wochenschr., 1877, No. 15, pag. 197.

[2]) Eudes, Bulletin génér. de Thérapeut., 1871, T. LXXX., pag. 271.

absolut negative Ergebnisse gegenüber. Die letzteren erhielt ein Untersucher z. B. 17 Mal unter 21 Fällen. So ausserordentlich grosse Verschiedenheiten können nicht nur durch die Individualität der Kranken bedingt sein, und andererseits sind die beobachteten Erfolge von zuverlässigen Aerzten erhalten worden. Deshalb ist die Beschaffenheit der Droge in erster Reihe für Misserfolge verantwortlich zu machen. So wurden z. B. häufig die Blüthen mit Stengeln benutzt. Da diese aber $^2/_3$ des Gewichts mancher käuflicher Präparate ausmachen, so ist von einer normalen Dosis solcher nicht diejenige Wirkung zu erwarten, die stengellose Blüthen ausüben.[1]) Es ist ferner sehr wohl möglich, dass die Herkunft der Droge auf ihre Wirkung von Einfluss sein kann. Es ist aber auch wahrscheinlich, dass die Convallaria an sich gegenüber der Digitalis minderwerthig ist, obschon die Wirkungsrichtung die gleiche ist. Die Diurese wird gesteigert, und die bei Klappenfehlern gestörte Herzthätigkeit geregelt. Aufgüsse von 10:200 Wasser sollen derartiges veranlassen, eine cumulative Wirkung aber fehlen. Als Contraindicationen werden Magen-, Darmcatarrh, acute Leber-, Nieren-, Milzerkrankung und fettige Degeneration des Herzmuskels bezeichnet.[2]) Der Gebrauch soll nicht länger als 8—10 Tage fortgesetzt werden, weil die Herzkraft dann nicht mehr gesteigert wird, sondern im Gegentheil Herzschwäche eintritt.[3])

Als Nebenwirkungen fand man nach Einnehmen der Tinctur Uebelkeit, und bisweilen auch nach anderen Präparaten Flatulenz und Durchfälle. Nach 5 Tropfen einer Tctr. convallariae wurde bei einem Manne mit unregelmässiger Herzthätigkeit fast unmittelbar nach dem jedesmaligen Einnehmen der Puls an der Radialis beinahe unfühlbar. Der Kranke klagte über ein Gefühl von Druck über dem Sternum, Uebelkeit, Kälte der unteren Gliedmassen, Schwindel und hochgradiges Schwächegefühl. Diese Symptome hielten jedesmal fast 2 Stunden an. Nach innerlicher oder subcutaner Beibringung von Convallamarin sah man den vorher noch ziemlich regelmässigen Puls vollständig irregulär werden. Ein anderer Beobachter fand bei Kranken nach Einführung von Convallamarin, wenn die Dosen auf 0,035—0,04 g stiegen: Salivation, Nausea und Erbrechen.[4])

Das Convallamarin besitzt keine Einwirkung auf Puls, Athmung und Harnabsonderung, ruft aber zu 0,006—0,012 g, 3 Mal täglich gereicht, nach einigen Tagen Nausea, Gastralgie und Diarrhoe hervor.[4])

Adonis vernalis.

Das Kraut von Adonis vernalis und aestivalis wird gelegentlich noch arzneilich gebraucht. Beide enthalten ein Glycosid Adonidin, das leicht in Alkohol, wenig in Wasser löslich ist. Infuse der Droge, (1—12 g : 150 Wasser) schmecken bitter. Herzkrankheiten, Insufficienz der Aorta und Mitralis u. A. m. sollen durch dieselben im Sinne der Digitalis beeinflusst werden. Vom Adonidin wurden 0,006—0,05 g mehrmals täglich gereicht. Versagen kommt innerhalb des Bereiches der eben angedeuteten Indicationen oft vor. Die Gründe liegen zum Theil in dem individuellen Krankheitszustande, zum Theil in der oft unzulänglichen Wirkung des Mittels, dessen langsamer Resorption und dessen Zubereitungen. Es sollten nur gute alkoholische Tincturen resp. Fluidextracte und keine Aufgüsse gebraucht werden, da in diese nur sehr wenig von dem wirksamen Princip geht. Als Contraindication gilt unter Anderem Herzhypertrophie.

Die Nebenwirkungen machen sich besonders seitens des Verdauungskanals bemerkbar. Nach Gebrauch von hohen Dosen (0,2 g) des Adonidin entstand reichliches Erbrechen und Diarrhoe. Die Kranke klagte über scharfen

[1]) Falkenheim, Deutsches Archiv f. klin. Medicin, Bd. 36, pag. 92.
[2]) Troitzky, Wratsch, 1881, No. 15, 1882, No. 14.
[3]) Desplats, Journ. des sciences médic. de Lille, 1882, 20. Oct.
[4]) Nathanson, Wratsch, 1887, No. 1—4, pag. 1.

Geschmack und einen nauseosen Zustand, der noch 12 Stunden nach dem Erbrechen anhielt.[1]) Nach kleinen Dosen fehlten diese Wirkungen. Auch der Gebrauch von Infusen schafft Uebelkeit, Erbrechen[2]) und Durchfall, häufiger vielleicht noch als dies bei der Digitalis der Fall ist. Seltener ist die Verdauung gestört.

Spartium scoparium.

Der bereits im Alterthum, besonders als Diureticum bei Hydropsieen gebrauchte Besenginster enthält neben dem kristallinischen Scoparin, dem von früher her harntreibende Wirkungen zugeschrieben werden, das flüssige, durchdringend riechende Alkaloid Sparteïn. Die wässrige Lösung des schwefelsauren Salzes muss farblos sein und neutrale Reaction haben. Verlangsamung der Herzthätigkeit und Steigerung des Blutdrucks sind Wirkungen, die man vom schwefelsauren Sparteïn häufig sah. Nur in kleinen Gaben: 0,015—0,05 pro dosi und 0,1 pro die, erzeugt es diese, verstärkt die Herzkraft und regulirt die Herzthätigkeit. Die harntreibende Wirkung ist gering, aber sehr bedeutend nach Einführung von Spartium scoparium (15 g Stipites mit 1 Pfd. Wasser zur Hälfte eingekocht, davon stündlich 2 Esslöffel). Als Indicationen wurden Klappenfehler etc. und functionelle Herzstörungen, sowie Stenocardie bezeichnet.

Es ist darauf hinzuweisen, dass Erfolge ziemlich oft vermisst werden, weder der Blutdruck erhöht, noch die Harnabsonderung vermehrt ist, und die subjectiven Beschwerden Herzkranker keine Besserung erfahren. In anderen Fällen erscheint eine Wirkung schon nach $^3/_4$—1 Stunde und dauert oft über 24 Stunden. Cumulative Wirkungen kommen dem Mittel angeblich nicht zu. Als Nebenwirkungen kommen vor: Verminderung des Appetits,[3]) nicht starke Uebelkeit,[4]) Erbrechen und Durchfall nach grossen Dosen von Spartium scoparium. Schon in alter Zeit gab man an: „Spartii flores et semina purgant per superiora vehementer.“

Gelegentlich erscheinen Herzklopfen, oder auch narkotische Nebenwirkungen, wie Schlummer, ferner Schwindel und Kopfschmerzen.

Helleborus. In der Wurzel von Helleborus niger findet sich ein Glycosid Helleboreïn, das ein mit günstigem Erfolge im Sinne der Digitaliswirkung verwendbares Herzmittel darstellt. Die Arhythmie der Herzthätigkeit wird dadurch vermindert, die Pulsfrequenz vermindert, die Harnmenge vermehrt. Die Dosen betragen 0,01 g. Solcher werden täglich 4—10 gegeben. Bei Thieren fand man auch eine local anästhetische Wirkung. Dem Mittel kommt, wie der Digitalis, eine cumulative Wirkung zu. Alles, was ich in dieser Beziehung dort auseinandersetzte, hat auch für Helleboreïn Geltung. Als Nebenwirkungen beobachtete man bisher Appetitlosigkeit und Durchfälle, welche ein Aussetzen erforderlich machten.[5]) Es ist mit Bestimmtheit anzunehmen, dass ein häufigerer Gebrauch noch andere, zumal seitens des Herzens, erscheinen lassen wird.

Apocynum cannabinum. Der amerikanische Hanf lieferte lange Zeit hindurch seine kriechende, oft gewundene Wurzel als Medicament. Sie enthält das harzartige, in Wasser fast unlösliche Apocynin, das am Frosch systolischen Herzstillstand macht und das Apocyneïn, ein mit dem Digitaleïn in seinen Eigenschaften übereinstimmendes Glycosid. Früher häufig gegen Ascites gebraucht (8 g der Wurzel: 1,5 Liter Wasser bis auf 1 Liter eingekocht), ist die Droge jetzt fast ganz vernachlässigt. Als Begleiterscheinung der harntreiben-

[1]) Durand, Bullet. génér. de Thérapeut., 1886, T. CX., pag. 63.
[2]) Bubnoff, Deutsche Archiv f. klin. Medicin, Bd. 33, Heft 3 u. 4.
[3]) Leo, Zeitschr. f. klin. Medicin, Bd. XII., Heft 1 u. 2.
[4]) Voigt, Wiener medic. Blätter, 1886, No. 25—27.
[5]) Falkenheim, Deutsches Archiv f. klin. Medicin, Bd. 36, pag. 94.

den Wirkung beobachtete man bisher Ekel auch Erbrechen und stärkere Schweissabsonderung.

Genista tinctoria. Der Färberginster, der bisher nur unzureichend untersucht ist, wurde 1813 gegen Hundswuth empfohlen. Dabei sah man Nebenwirkungen auftreten. Ein Knabe, der das Mittel 7 Tage lang im Decoct genommen hatte, bekam, nachdem Fieber vorangegangen war, einen Ausschlag, welcher von den Füssen bis zum Ellenbogen in scharfer Abgrenzung reichte. Derselbe bestand aus rundlichen, dunkelrothen, kaum über die Haut erhabenen, zusammenfliessenden Flecken, juckte sehr, behielt anfangs Scharlachröthe, blich dann aus und schwand in 24 Stunden.

Sambucus nigra. Im Hollunder findet sich ein ätherisches Oel sowie Harz. Die Beeren, sowie die Bastrinde wurden früher viel gegen Wassersuchten gebraucht. Die frischen Blüthen und die Beeren sowie Roob Sambuci rufen leicht Ekel, Uebelkeit, Erbrechen und Durchfall hervor. Der Harn, der danach gelassen wird, ist manchmal, einer alten Angabe nach, schwärzlich.

Asparagus. Der auch als Diureticum benutzte Spargel soll einer alten Angabe nach, die freilich auf gute Begründung nicht geprüft werden kann, wenn Missbrauch mit ihm getrieben wird, Diabetes mellitus sowie Blutharn erzeugen können. Aus neuester Zeit wird angegeben, dass nach Genuss eines Spargels, der an einem dunklen und feuchten Orte aufbewahrt war, bei einem Arzte Purpura auftrat. Nach Vermeidung der Schädlichkeit verschwand die Krankheit, um sofort wiederzukehren, nachdem wiederum von dem Spargel etwas aufgenommen worden war.[1]) Nach seiner Aufnahme findet sich im Harn Methylmercaptan.

Ononis spinosa. Die holzige Wurzel der Hauhechel wurde schon im römischen und griechischen Alterthum gegen Harnbeschwerden, Hydropsieen etc. verwandt. Grössere Mengen schaffen Appetitverlust. Schon aus älterer Zeit wird als Nebenwirkung der in Wein gekochten Wurzel Incontinentia urinae berichtet. Unaufhörlich ergoss sich in einem Falle der Harnstrom. Dabei war der Leib aufgetrieben und es bestanden Schmerzen im Hypogastrium. Auch Diarrhoe kann dadurch gelegentlich hervorgerufen werden.

Folia Bucco. Die von Barosmaarten herstammenden Blätter, wurden zu 0,5—2 g mehrmals täglich gegen Catarrh der Blase und Harnröhre verabfolgt. Die Blätter enthalten ein dem Thymol in Geschmack und Geruch ähnliches Oel, das als Diosmacampher bezeichnet wurde. Aufgüsse der Droge erzeugen bisweilen Wärmegefühl oder auch leichte Schmerzen in der Nierengegend und Schweisse. Der Harn riecht nach Bucco.

Juniperus communis. Die vielgebrauchten Wachholderbeeren enthalten in kleinen Mengen ein ätherisches Oel, das leicht unter dem Einflusse der Luft verharzt und sehr häufig, wie so manches andere ätherische Oel, von Fälschern mit Terpentinöl verfälscht wird. Nach Gebrauch der Droge beobachtete man Harndrang und wenn die Dosen zu hoch gegriffen wurden auch Blutharnen mit Schmerzen in der Nierengegend.[2]) Während der Menstruation dürfen Wachholderbeeren wegen Erregung zu profuser Blutungen nicht genommen werden. Das Oel soll auch, einer alten Angabe nach, Krämpfe hervorrufen können.

Arbutus Uva Ursi.

Die Blätter der Bärentraube werden häufig mit ähnlich aussehenden, z. B. den Preisselbeerblättern, verfälscht. Die letzteren sind leicht

---

[1]) G. Lewin, Deutsche Medizinalzeitung, 1891, pag. 1142.
[2]) Hulderich Pelargus, 5. u. 6. medicin. Jahrg., Leipzig 1732, pag. 86.

an den braunen Punkten auf ihrer Unterseite zu erkennen. Die medicinische Verwendung der Bärentraubenblätter reicht nur etwa bis zur Mitte des 18. Jahrhunderts zurück. Bei ihrer Einführung wurden sie hauptsächlich als steinauflösendes Mittel gerühmt. Heute gelten sie als ein schätzbares Diureticum und als ein Besserungsmittel für Cystitis. Sie enthalten als wirksamsten Bestandtheil das leicht in Wasser lösliche, bittere Glycosid Arbutin. Es wird zum Theil als solches durch den Harn ausgeschieden und verleiht diesem Linksdrehung,[1]) zum Theil erleidet es im Körper, wahrscheinlich in Leber, Niere, Lunge eine Zersetzung derart, dass sich Hydrochinon und Zucker bildet. Das Hydrochinon wird zum Theil schon im Körper zu unbestimmbaren, gefärbten Produkten weiter oxydirt, die in den Harn übergehen und ihn dunkler färben, ein anderer wird als Hydrochinon resp. Hydrochinonschwefelsäure entleert. Das Vorhandensein von Hydrochinon im Harn nach Arbutin oder Aufnehmen eines Decoctes der Blätter ist direct bei Thieren und Menschen von mir und Anderen erwiesen. Ein einziger Untersucher konnte es nicht finden. Er hätte besser untersuchen müssen. Der nach dem Genusse von Folia Uvae Ursi gelassene oft grünlich oder braun gefärbte Harn, bleibt im offenen Gefäss wochenlang frisch; später gelassener, kein Hydrochinon enthaltender Harn fault. Hydrochinon wirkt fäulnisswidrig.

Auf Grund dieser Spaltung empfahl ich statt der sehr schlecht schmeckenden Decocte der Bärentraubenblätter das Arbutin in Dosen von 0,2—0,5 g. Ein Beobachter der es in einem Falle von Cystitis gebrauchte und keinen Erfolg — also 100 pCt. Misserfolg hatte — verwirft das Mittel. Andere hatten Erfolge. Man wird sich an die letzteren halten müssen. Bei der Darstellung der Decocte (20—30: 150 Wasser) ist darauf zu achten, dass die Blätter, da sie eine sehr dicke Cuticula haben, fein geschnitten, 10 Minuten lang mit etwas Alkohol angefeuchtet stehen und dann erst zu einem Decoct verarbeitet werden. Individuen, die eine Idiosynkrasie gegen Gerbsäure haben, und danach unangenehme Störungen in der Athmung bekommen, können dies auch durch das in Abkochungen der Bärentraubenblätter enthaltene Tannin erleiden.[2]) Es scheint aber auch eine besondere Empfindlichkeit gegen die Blätter selbst zu bestehen. Nach der mir gemachten Mittheilung eines meiner Zuhörer musste derselbe den Gebrauch des Präparates unterbrechen, weil er jedesmal danach eine stark juckende Urticaria bekam. In früherer Zeit benutzte man die Droge auch gelegentlich gegen Phthisis. Aber die Dyspnoe, der Husten und die Brustschmerzen wurden oft dadurch vermehrt.

Oleum Terebinthinae.

An der Luft nimmt das Terpentinöl Sauerstoff auf, wird gelb, verharzt und gewinnt dann eine saure Reaction. Die Resorption desselben geht von der intacten Haut, dem Unterhautzellgewebe, den Schleimhäuten vor sich, die Ausscheidung durch den Harn, die Luftwege und die Haut. Ein Theil des Mittels findet sich im Harn un-

---

[1]) L. Lewin, Archiv f. pathol. Anatomie, 1883, Bd. XCII., H. 3

[2]) Williamson, The Practitioner, 1886, July.

verändert, ein anderer ist darin wahrscheinlich mit Glycuronsäure gepaart. Oft werden Dosen auch bei Kindern verabfolgt, z. B. 4—12 g und noch mehr, die ganz unzulässig sind, deren Anwendung aber leider, wenn nicht eine bessere Einsicht den Verordnenden zuwächst, nicht gehindert werden kann. Die individuelle Empfindlichkeit für das Mittel schwankt nicht nur bei Menschen, sondern auch bei Thieren. Beide bekommen z. B. nach Inhalation des Oels Albuminurie. Subjective Disposition scheint dabei aber auch eine grosse Rolle zu spielen. So erklärt es sich, dass einzelne Kaninchen schon nach kurz dauernder Inhalation Albuminurie zeigten, während andere, selbst nachdem sie mehrere Stunden hindurch Ol. Terebinth., eingeathmet hatten, durchaus eiweissfreien Harn secernirten. Das Alter der Thiere schien keinen Einfluss auf das Zustandekommen der Albuminurie zu haben. Von Bedeutung war dagegen die Temperatur, bei welcher die Oele inhalirt wurden. Die im Sommer angestellten Experimente ergaben mit grösserer Sicherheit Albuminurie, als die im October, und von den letzteren führten wieder diejenigen zu einem relativ reichlicheren Eiweissharn, welche bei stark erhöhter Zimmertemperatur ausgeführt wurden.[1])

Bei sehr kranken Nieren und kranker Blase, bei Dyspepsie, sowie bei Kindern unter 5 Jahren sollte Terpentinöl nicht oder doch nur in sehr kleinen Dosen gegeben werden.

Nebenwirkungen an der Haut.

Bringt man Terpentinöl längere Zeit mit der Haut in Berührung, so tritt Wärmegefühl, an manchen Körperstellen wie den Hoden unerträgliches Brennen und auch objectiv sichtbare Reizung und Entzündung der damit berührten Fläche ein. Schon die Reinigung der Haut mittelst Aufreibung von Terpentinöl zur Beseitigung von Heftpflasterresten schafft eine sehr geröthete, heisse, brennende Haut in der Umgebung der Wunde, so dass man an eingetretene Erysipelas denken könnte. Dass hierbei auch exanthematische Veränderungen auftreten, soll sogleich im Zusammenhang geschildert werden.

Es ist selbstverständlich, dass auf Schleimhäuten die Reizwirkung eine noch energischere ist. Als man bei einer Nasenblutung für die Tamponade als Stypticum Terpentinöl benutzte, entstand eine so heftige ätzungsartige Einwirkung, dass die Spuren davon erst nach 2 Wochen völlig schwanden. Die subcutane Einspritzung schafft Entzündung und Eiterung.

Am besten verfolgt sind die Veränderungen, die nach Einbringung von Terpentinöl in Geschwülste entstehen. Man beobachtet hierbei eine Entzündung, die der erysipelatösen (Erysipelas migrans) auffallend ähnlich ist und sich durch Röthung und Schwellung der Hautbedeckung in grosser Ausdehnung, sowie durch phlegmonöse Entzündung der tieferen (je nach der Tiefe der Injection verschiedenen) Gewebsschichten bis zur Eiterung kund giebt Warum aber in einigen Fällen Eiterung eintritt, in anderen nicht, ist bisher nicht zu ergründen gewesen. Die Verschiedenheit der Individuen und der betreffenden

[1]) Sternberg, Ueber d. Einwirkung von Oleum Terebinth. auf Niere u. Harn, Göttingen 1884.

Gewebe und Körpergegenden kommt hierbei wahrscheinlich in Betracht. In der Umgegend der Injectionsstelle findet sich eine ausgedehnte Verfärbung durch Blutfarbstoffderivate, von Schwarzblau bis Gelb. Die örtlichen Entzündungssymptome dauern bis zu ihrem Ablauf etwa 8 Tage. Dabei entstehen regelmässig auch Allgemeinstörungen Der Körper zeigt ausnahmslos eine hochgradige Reaction auf die Einverleibung dieses Stoffes, welche unter ausgesprochenen Fieberbewegungen verläuft. Es handelt sich hierbei um ein Resorptionsfieber vom örtlichen Entzündungsheerde aus. Dabei kann der Puls frequent, die Zunge belegt sein und Kopfschmerzen sowie Abgeschlagenheit bestehen.

Die rein exanthematischen Veränderungen der Haut entstehen meist polymorph an einem Individuum, sowohl nach äusserlichem als innerlichem Gebrauche des Mittels. Die Anwendungsform desselben ist hierbei gleichgiltig. Man beobachtet folgende Ausschläge:

1. Erythem. Nach Einreiben von Terpentinöl bilden sich bei manchen Menschen unter Zunahme des Wärmegefühls und Jucken Flecke, die bei energischer Einwirkung auch ein scharlachähnliches Aussehen erhalten können. Nach dem Aussetzen des Mittels schwinden sie wieder schnell. Ebenso kann der Terpentindampf, der z. B. zu Dampfbädern Verwendung findet, derartiges erzeugen. Nach innerlicher Aufnahme entsteht bisweilen unter Jucken ein scharlachähnliches, weinrothes Erythem, das sich mit Vorliebe auf dem Gesicht und den oberen Theilen des Stammes in unregelmässigen Flecken ausbreitet,[1]) aber auch den ganzen Körper einnehmen kann.[2])

2 Papulöser Ausschlag. Ein Mann bekam nach Verbrauch von ca. 12 g Terpentinöl in 9 Tagen gegen Gonorrhoe starkes Jucken und einen Tag später unter Jucken einen Ausschlag, der aus kleinen, zugespitzten Papeln mit hellrother Farbe bestand. Sie bedeckten den ganzen Körper ausser Kopf und Gesicht und waren an den unteren Körpertheilen mehr wie an den oberen ausgesprochen. Nach 4 Tagen entstanden nach erneutem Gebrauch des Mittels unter Oedem wieder Papeln, zugleich aber auch kleine, rothe, leicht erhabene Flecken, besonders auf Leib und Oberschenkeln.[3])

3. Urticaria. Eine solche sah man vereinzelt über den ganzen Körper sich ausbilden. Nach Gebrauch einer Harzseife (verseiftes Colophonium) entstand in einem Falle ebenfalls eine Urticaria.[4])

4. Vesiculöser Ausschlag. Diese Form ist lange bekannt. Sie sieht gewöhnlich dem Eczem ähnlich und scheint sich nur nach örtlicher, directer Einwirkung des Terpentinöls an besonders disponirter Haut herauszubilden. Die Bläschen können indess auch über die Einreibungsstelle hinaus vorrücken. Vielleicht handelt es sich hierbei um eine resorptive Wirkung. Als Beispiel mag folgender Fall dienen. Eine Frau machte sich wegen rheumatischer Beschwerden Einreibungen auf den Beinen. Danach trat nicht einmal Hautröthe auf. Nach einigen Tagen jedoch klagte sie über Brennen an den Fingern. Dasselbe wurde hervorgerufen durch kleine, harte, runde transparente Bläschen, die besonders an den seitlichen Flächen der Fingerwurzeln

---

[1]) Berenguier, Des érupt. provoq. par l'ingest. des médic., Paris 1874.
[2]) Brochin, Gazette des hôpitaux, 1879, 1. Févr, pag. 99.
[3]) Feiber, Medical News, 1889, 19. Oct., pag. 437.
[4]) Zeissl, Wiener medic. Wochenschr., 1863, Bd. XIII., pag. 116.

ihren Sitz und auch im weiteren Verlaufe ihre stärkste Ausbildung hatten. Die Hauterkrankung nahm an Stärke und Ausdehnung zu und Flecke kamen zu den Bläschen. Die Conjunctiven rötheten sich. Auf der Höhe des Leidens war folgender Befund: Es bestand ein polymorphes Exanthem am ganzen Körper mit Ausnahme des Gesichts, der Hohlhand und Fusssohlen. An Händen und Füssen herrschten hauptsächlich Bläschen, am Stamm und den obersten Theilen der Gliedmassen Flecke. Am Vorderarm und Bein fanden sich aber auch ein maculöses Erythem und einige Bläschengruppen. Auf dem Bauche war der Ausschlag deutlicher als an der Brust und am Rücken confluirender als auf dem Bauche. An den Beugen waren die Flecke mehr plaquesartig ausgedehnt. An den Fingern und den grossen Zehen war die Haut in eine, durch die vielen gedrängt stehenden Blasen genarbt aussehende Fläche übergegangen unter der die Erythemfarbe kaum durchdrang. Der Juckreiz war an den mit Bläschen bestandenen Stellen am stärksten. Es fanden sich indess trotz seiner Heftigkeit keine aufgekratzten Bläschen, wahrscheinlich weil deren Bekleidung sehr widerstandsfähig war. Die Acme des Ausschlages betrug zwei Tage. Am vierten Tage begann er zu verblassen, nach zehn Tagen war er verschwunden. In grossen Fetzen löste sich die Epidermis an einzelnen Stellen, besonders an den Fingern, ab. Hier waren die erkrankten Theile auch feucht. Bräunliche Pigmentflecke blieben da, wo Flecke gestanden hatten, zurück. Es ist besonders hervorzuheben, dass der Juckreiz den Ausschlag überdauern kann.

5. Bullöser Ausschlag. Er entsteht nur auf Grundlage einer ganz besonderen individuellen Empfindlichkeit bei örtlicher Berührung mit dem Oel. Doch kann auch hierbei eine Weiterausdehnung auf entferntere Körperstellen z. B. nach Benetzung der Hände auf die Genitalien, Beine etc. erfolgen. Es bildet sich zuerst eine Röthe, darauf Blasen, welche sich spontan öffnen und eitern. Heilung erfolgt in 10 bis 12 Tagen.[1]) Bei einer Frau, die Terpentinöl berührte, entstand über den ganzen Körper ein eigenthümlicher pustulöser Ausschlag.

Lymphangitis kann sich zu den schwereren Formen der Hautausschläge, z. B. zu Phlyctänen, hinzugesellen.[2])

Resorptive Nebenwirkungen an inneren Organen.

Nach äusserlichem Gebrauche des Terpentinöls, z. B. behufs Vertreibung der Krätze, beobachtete man Stomatitis und intensiven Speichelfluss. Diese Symptome kommen wahrscheinlich bei besonderer Disposition durch eine directe Reizung der Mundschleimhaut resp. der Speicheldrüsen durch das mit der Exspirationsluft ausgeschiedene oder mit der Aussenluft eingeathmete Mittel zu Stande. Manche Kranke klagen über Trockenheit im Munde, Brennen im Schlunde. Vereinzelt kommt es zu einer fleckigen Röthe oder sogar zu Blasenbildung im Munde. Brennen und Schmerzen in der Magengegend, auch Dyspepsie[3]) und Erbrechen werden ebenfalls beobachtet. Letzteres tritt bei Kindern entweder bald nach dem Einnehmen oder erst nach einigen Stunden

---

[1]) Köster, Deutsche Medizinalzeitung, 1886, pag. 826.
[2]) Morel-Lavallée, Annal. de Derm. et de Syph., 1891, 3. Sér., T. II., p. 598.
[3]) Crocker, The Practitioner, 1886, pag. 176.

ein. Bei der Section solcher Kinder, die wegen Diphtheritis 5 g mehrmals erhalten hatten, fand sich im Magen trübe Schwellung der Schleimhaut und zahlreiche Ecchymosen in derselben. Es handelte sich um eine Gastritis catarrhalis oder haemorrhagica.[1]) Durchfälle, Kolikschmerzen und Meteorismus stellen sich seltner ein.

Bei manchen der Kranken, die Terpentinöl in grossen oder kleinen Mengen nehmen, oder solchen Menschen, die es einathmen, entsteht Reizung der Harnwege. Man nahm früher an, dass hierfür eine Idiosynkrasie massgebend sein müsse. Es entstehen Druckgefühl oder Schmerzen in der Lumbargegend und dem Hypogastrium. Bisweilen wird nur an einer Seite ein nach dem Becken und bis in den entsprechenden Oberschenkel ausstrahlender Schmerz wahrgenommen [2]) Derselbe kann bis zu 30 Stunden anhalten, und sich mit Strangurie oder Hämaturie verbinden. Der Kranke fühlt das Bedürfniss alle 2—3 Minuten zu uriniren, entleert aber immer nur unter brennenden Schmerzen beim Herausfliessen etwas blutig gefärbte, schleimige Flüssigkeit. Werden grosse Mengen des Oels z. B gegen Bandwurm genommen, dann können die genannten Symptome mehrere Tage anhalten und auch Schmerzen in der Blase sich dazugesellen. Vorübergehender, leichter Eiweissgehalt des nach Veilchen riechenden Harnes wurde ebenfalls beobachtet. Der im Harn auftretende Eiweisskörper ist am sichersten durch die Panum'sche Reaction nachweisbar. Der Harn nach Aufnahme von Terpentinöl reducirt sehr häufig alkalische Kupferoxydlösung und dreht auch wohl die Polarisationsebne nach rechts. Ich kann bestimmt sagen, dass, soweit meine Thierversuche in dieser Beziehung Aufschluss geben konnten, sich die reducirende Substanz nicht als Zucker erwies. Die Harnröhrenschleimhaut röthet sich. Bisweilen entsteht eine wirkliche Urethritis Auch über Kitzeln in der Harnröhre und schmerzhafte Erectionen wird geklagt.

Von anderweitigen Störungen sind hervorzuheben: Fieberhitze, ein harter, häufiger Puls, bisweilen ein Exanthem an der Kehlkopfschleimhaut, Congestionen nach dem Kopfe, Kopfschmerzen, Schwindel, Benommensein, Angst, Beklemmung, sowie ein rauschartiger Zustand. Grössere Dosen können auch Mattigkeit und Schlafsucht hervorrufen.

Oleum Pini silvestris, Pumilionis und strobilorum Pini. Die Nebenwirkungen dieser, noch hier und da arzneilich dem gewöhnlichen Terpentinöl vorgezogenen Oele sind mit denen des Terpentinöls identisch. Einreibung von Oleum strobilorum Pini z. B. gegen Neuralgieen rief an der Einreibungsstelle kleine rothe dichtstehende, an der Basis der Haare befindliche Papeln hervor, die zwischen sich noch normale Haut liessen. Die Einathmung z. B. bei Keuchhusten kann Reizung der Nasenschleimhaut sowie Blutungen erzeugen. In den Magen gebracht, entstanden: Aufstossen, Würgen, Brennen im Halse und ein mehrstündiger rauschähnlicher Zustand mit nachfolgendem Uebelsein, Appetitlosigkeit und Kopfschmerzen.[3])

Terpinhydrat. Aus Terpentinöl entsteht bei Berührung mit Wasser oder besser noch bei Gegenwart von Alkohol das in heissem Wasser und Alkohol lösliche Terpinhydrat. Dem Magen gegenüber verhält sich dieser Stoff nach den bisherigen Angaben fast indifferent. Nur vereinzelt sah man Nausea ent-

---

[1]) Bungeroth, Charité-Annalen, 1886, 11. Jahrgang, pag. 587.
[2]) Harvey, Brit. medic. Journ., 1887, I., pag. 210.
[3]) Ray, Studien üb. Pharm. des Ol. Pini aether., 1868, pag. 89 ff.

stehen. Dasselbe sollte hauptsächlich zu diuretischen und expectorirenden Zwecken gegen Keuchhusten u. a. m. an Stelle des Terpentinöls in Dosen von 0,2—0,4 g Verwendung finden. Verabfolgt man bei Morbus Brightii mehr wie 0,8 g, so kann man dadurch Hämaturie erzeugen. Bei gesunden Nieren werden auch 1,5 g vertragen.[1])

Balsamum Copaivae.

Dieser, schon um die Mitte des 17. Jahrhunderts als ein für „Gonorrhoea venerea" nützlich gehaltener Harzsaft verschiedener Copaifera-Arten enthält ca. 50 pCt Copaivaöl, die harzartige Copaivasäure und ein Harz. Verfälschungen werden in weitem Umfange damit vorgenommen und dadurch eine Heilwirkung vereitelt. Hauptsächlich dient hierzu der Gurjunbalsam, von Dipterocarpus costatus. Im Harn finden sich die Bestandtheile des Copaivbalsams als gepaarte Glycuronsäuren wieder. Diese hindern die Fäulniss des Harns. Wahrscheinlich üben sie auch noch eine directe adstringirende Wirkung auf die Schleimhaut der Blase und der Harnröhre aus. Der harzreiche, dickflüssige Maracaibo-Balsam wirkt energischer als der dünnflüssige von Para ein. Auch in die Milch gehen Bestandtheile des Balsams.

Wie die Wirkungen, so hängen theilweise auch die Nebenwirkungen von der Beschaffenheit des Präparates, zum Theil aber auch von dem zeitlichen Zustande oder angeborenen Eigenthümlichkeiten des Individuums ab. Es giebt eine sehr selten vorkommende, besonders ausgesprochene Idiosynkrasie für diesen Stoff, die den Kranken für mehrere Tage auf das Lager werfen kann. Ein Mann, der ein Copaivbalsam-Klystier erhalten hatte, bekam danach Tenesmus, Schmerzen im Leibe, Koliken, Brechneigung und Erbrechen, Blässe des Gesichts und Athmungsstörungen. In der folgenden Nacht machte sich ein Angstzustand, stärkere, eigenthümliche Dyspnoe und in den nächsten Tagen kurze anfallsweise, aber ganz unregelmässig eintretende Krampfanfälle bemerkbar. Bald waren es fibrilläre Muskelzuckungen, bald convulsivische Contracturen der Handmuskeln, theils in Flexion, theils in Extension. Manchmal verlor er auch das Bewusstsein, die Glieder erschlafften, der Puls wurde fast unfühlbar, die Pupillen erweitert, Schaum stand vor dem Munde und die Kiefer waren krampfartig auf einander gepresst. Erst ganz allmählich nach vielen Tagen, trat, nachdem alle erdenklichen „ableitenden Mittel" in Anwendung gekommen waren, Besserung ein. Manche Menschen vertragen aber davon ausserordentlich grosse Dosen. So wird von einem Manne berichtet, der an 12 Abenden je 30 g Balsam als Klystier ohne Nachtheil nahm.

Hautausschläge.

Nach dem Gebrauche des Balsams treten meist schon nach dem ersten Tage, selten nach dem achten, gewöhnlich plötzlich, aber nur bei gewissen Personen Hautveränderungen auf, die zuerst von Montègre (1817) beschrieben wurden. Dieselben stellen gewissermaassen

---

[1]) Lépine, Revue de Médecine, 1885, pag. 638.

den Typus der sogen. balsamischen Eruptionen dar. Früher schrieb man ihnen eine teleologische Bedeutung zu. Mit ihrem Auftreten sah man häufig Gonorrhoe schwinden, mit ihrem Fortgehen wieder kommen. Sie erscheinen häufiger bei Frauen als bei Männern. Nicht immer erkrankt Jemand, der einen solchen Ausschlag acquirirte, wiederum daran, wenn er nach dem Verschwinden wieder Copaivbalsam gebraucht. Indess sind doch auch Fälle mitgetheilt, in denen bei häufigerer Wiederholung immer sogar dieselbe Form des Ausschlages, z. B. eine Urticaria wiederkehrte.

Ueber die letzte Ursache dieses Exanthems ist ebensowenig wie über andere Genaueres bekannt. Ich vertrete die Anschauung, dass es sich hier um eine örtliche Wirkung der in die Haut gelangten flüchtigen Terpene des Copaivbalsams handelt. Wahrscheinlich sind es nicht Additionsproducte, die anzuschuldigen sind. Die Haut bildet für solche flüchtigen Terpene bei geeigneter Disposition des Kranken eine Ausgangspforte und dadurch können die Drüsen und andere Gebilde in ihr eine Entwicklungsstätte für entzündliche Vorgänge abgeben. Sehr häufig riecht die Haut nach Copaivgebrauch eigenthümlich. Diese riechenden Producte sind es, die vielleicht nicht immer aber doch meistens Hautausschläge hervorrufen. Mit Vorliebe erscheinen dieselben auf der inneren Fläche der Ober- und Unterextremitäten, besonders den Handrücken, den Handgelenken, Knieen, und um die Malleolen herum, ferner auf dem Bauch, der Brust, seltener dem Gesicht und der Stirn, aber auch universell. In 6—12 Stunden ist die Entwicklung derselben meist beendet. Jucken und Brennen begleitet dieselbe. Fieber kann vorhanden sein, aber auch fehlen. Dasselbe gilt von Oedemen. Nicht selten findet man Schwellung der Augenlider, des Gesichts, der Arme und Hände. Wird das Medicament nach dem Auftreten des Hautausschlages ausgesetzt, so kann dieses in 1—2 Tagen ohne Abschuppung oder mit nur kleienförmiger Schilferung verschwinden. In einzelnen Fällen dauert die Rückbildung 1—3 Wochen, und bei einem Kranken soll dieselbe angeblich erst nach 2 Jahren zu Stande gekommen sein. Bisweilen entsteht da, wo Röthung war, nach dem Abheilen eine braungelbe Farbe wie bei Leberflecken. Noch nach 4 Wochen war dieselbe bei einem Kranken besonders bei Kälte sichtbar. Lässt man den Balsam trotz Ausschlages fortgebrauchen, so schwindet der letztere in sehr seltenen Fällen. Gewöhnlich findet jedoch dann eine grössere Ausbreitung in die Fläche und Tiefe statt.

1. Erythem. Diese Ausschlagsform sieht meist wie eine Roseola oder wie Masern, selten scharlachartig aus. Sie hat ihren Sitz vorzugsweise an den Gelenken. Die Flecke sind linsen- bis bohnengross, blassroth, blassblauroth oder dunkler rosenroth, unregelmässig aber scharf umschrieben, sehr selten verwischt, bisweilen in der Mitte leicht erhaben. Zwischen ihnen findet sich noch gesunde Haut. Oft fliessen sie traubenartig zusammen und geben der Haut dadurch ein getigertes Aussehen. Sie sind wegdrückbar, erscheinen aber nach dem Fortlassen des Druckes wieder. Ist die Form scharlachartig, dann nimmt gewöhnlich die ganze Hautdecke an der Erkrankung Theil und Fieber begleitet den Zustand. Die Untersuchung eines Hautstückes, das erythematös erkrankt war, ergab ein normales Stratum papillare,

dagegen eine kleinzellige Infiltration in der Umgebung der Blutgefässe, Talgdrüsen, Haarfollikel und Schweissdrüsen.[1])

2. Papulöser Ausschlag. Häufig entsteht anfangs nur ein fleckiger Ausschlag, der beim Fortgebrauch papulös wird. Es kommen aber auch Mischformen von Flecken und Knötchen und letztere allein vor. Mitunter bietet die Erkrankung das Bild eines papulösen Syphilids dar, unterscheidet sich aber von diesem durch das plötzliche Entstehen, das Jucken, ferner durch das Auftreten an den genannten Prädilectionsstellen, durch einen eigenthümlichen Geruch der Haut und besonders durch das Verschwinden nach dem Aussetzen des Mittels.

3. Urticaria. Es giebt auch Fälle, in denen neben Flecken noch Quaddeln an der Haut des ganzen Körpers oder nur einzelner Theile, zumal der Brust und des Bauches sichtbar werden. Sowohl der Balsam als nur das Copaivöl können derartiges hervorrufen. Bei einem Kranken vergesellschafteten sich die auch im Gesicht erschienenen grossen rothen Quaddeln mit Fieber, schwanden nach jedesmaligem Aussetzen und stellten sich bei Wiedergebrauch wieder ein.[2]) In einem anderen Falle schwand die Urticaria indess trotz Fortgebrauches des Mittels.

4. Erythema multiforme. Wenig begründet ist die Annahme, dass Copaivbalsam auch diese Hautveränderung erzeugen kann. Hier scheint eine Verwechslung vorzuliegen.

5. Vesiculärer Ausschlag. Eczemartig gestaltet sich bisweilen bei Kranken, nach Copaiv- und Cubebengebrauch der Hautausschlag. Es schiessen auf mehr oder minder gerötheter heisser auch geschwollener Haut, vorzugsweise an den Gelenken zahllose, stecknadelkopfgrosse mit durchsichtiger Flüssigkeit gefüllte Bläschen auf.

6. Bullöser Ausschlag. Mehrfach sind pemphigusartige Blasen durch die gleiche Ursache veranlasst worden. Ob es sich in solchen Fällen eigentlich um eine Urticaria gehandelt habe und die dieser zu Grunde liegende seröse Infiltration der Epidermoidalschichten nur eine Steigerung bis zur Blasenbildung erfuhr, ist aus dem vorhandenen Material nicht zu entscheiden und auch belanglos. Die Blasen können vereinzelt stehen, aber auch zusammenfliessen. Die Heilung erfolgt unter Desquamation und kann mehrere Wochen in Anspruch nehmen.

7. Petechien. Mit oder ohne Erythem treten, was schon vor mehr als 60 Jahren berichtet wurde, bisweilen Blutflecke auf.

Nebenwirkungen seitens der inneren Organe.

Der üble Geschmack, den der Balsam besitzt, macht sich auch nach Anwendung von Emulsionen desselben als Clysma bemerkbar. Zuweilen schwellen und schmerzen der Mund und die Lippen, sehr selten ist Glossitis. Menschen mit schwacher Verdauung und solche, die schon öfter Copaivbalsam gebraucht haben, scheinen leichter wie

[1]) Neumann, Deutsche medic. Wochenschr., 1888, 7. Juni, pag. 471.

[2]) Römhild, Medic. Zeit. d. Vereins f. Heilkunde, 1836, 5. Jahrg., pag. 181.

Andere: lästiges Aufstossen, Magendrücken, Uebelkeit, Erbrechen und Koliken zu bekommen. Die letzteren sowie Durchfall können auch nach Anwendung in Klystierform auftreten. Tenesmus ist selten.[1]) Dagegen entsteht leicht eine Anschwellung von Hämorrhoidalknoten sowie unerträgliches Brennen, wenn bei Anwendung solcher Klystiere etwas davon an den Sphincter kommt. Der Widerwille gegen den Balsam soll durch Zusatz von Spirit. aetheris nitros. und Aqua Menthae bekämpft werden können.

Dem Copaivaharze ist eine stärkere Einwirkung auf Intestinaltractus und Niere als dem Oele zususchreiben.

Seitens des Harnapparates beobachtet man nach Einführung des Balsams, des Harzes und Oeles gelegentlich häufigen Harndrang und Schmerzen beim Harnlassen, selten Harnverhaltung und Brennen und Druck in der Gegend der Prostata. Vielleicht entsteht aus dieser Ursache auch wohl einmal Prostatitis. Manche Kranke fühlen in der fossa navicularis Brennen, Kitzeln und Jucken. Dasselbe kann mehrere Stunden anhalten.[2]) Der Harn liefert gewöhnlich auf Zusatz von Salpetersäure Trübung oder einen weissen Niederschlag, die sich beim Erhitzen wieder lösen. Auch Alkohol und Aether lösen die Abscheidung auf. Ausser dieser, dem Harzgehalt des Harns entstammenden Veränderung findet sich bisweilen auch noch Eiweiss im Harn. Ebenso kann Aufnahme des Copaivharzes Albuminurie machen, die einige Tage anhält. Nimmt ein Kranker Copaivöl innerlich auf, so färbt sich der danach gelassene Harn nach Hinzufügen von Salzsäure, besonders wenn er erwärmt wird, rosenroth resp. purpurroth. Spectroskopisch nimmt man in dieser Farbstofflösung drei deutliche Absorptionsstreifen wahr, nämlich einen schmalen verwaschenen im Orange, einen breiteren im Grün, und einen breiten verwaschenen im Blau. Durch Amylalkohol oder Alkohol und Chloroform lässt sich der rothe Farbstoff ausziehen. Er tritt nicht nach Einnehmen von Copaivharz, wohl aber nach Copaivbalsam auf.[3]) Die Ursache der Färbung ist das Terpen $C_{20}H_{32}$,[4]) da man schon vor langer Zeit durch Einwirkung von Salzsäure auf dieses Terpen dieselbe Farbenveränderung erzielte. Dass der Harn auch blutig werden kann, ist vor ca. 100 Jahren bekannt gewesen. Man nahm damals an, dass die Blutung der erkrankten Urethralschleimhaut entstammte. Langer Gebrauch und hohe Dosen können diese Nebenwirkung erzeugen und auch nach beendeter Kur eine, mehrere Wochen noch anhaltende Schwäche in den Geschlechtstheilen und Mangel an Geschlechtslust als Nachwirkung zurücklassen.

Das Fieber als Begleiter eines Ausschlages habe ich bereits erwähnt. Nach Aufnahme des Harzes beobachtete man Schüttelfrost, auch ohne Exanthem, aber in Begleitung anderer Störungen seitens des Digestionstractus und der Nieren. Gelegentlich röthen sich auch die Conjunctivae. Grosse Dosen des Balsams rufen bisweilen Lähmung mit Convulsionen und tetanischen Erscheinungen hervor. In leichteren Fällen entsteht Zittern, Schwäche der Arme und der

[1]) Heyfelder, Medic. Annalen, 1837, Bd. 3, pag. 573.
[2]) Gutherz, Deutsche Klinik, 1852, No. 34, pag. 386.
[3]) Quincke, Archiv f. exper. Path. u. Pharmak., 1883, Bd. 17, pag. 273.
[4]) Le Nobel, Centralbl. f. d. medic. Wissensch., 1884, No. 2, pag. 17.

Gesichtsmuskeln, Verminderung des Gemeingefühls, häufig auch Kopfschmerzen, seltner Schlaflosigkeit.

Balsamum Gurjun. Diesen Balsam liefern verschiedene Bäume aus der Familie der Dipterocarpeen. Er wurde 1838 zuerst als Ersatz des Copaivbalsams empfohlen, hat sich hierfür wenig Eingang zu verschaffen gewusst, dient aber in weitem Umfange als Verfälschungsmittel desselben. Auch gegen Lepra sollte sich dieser Balsam hilfreich erweisen. Man verordnete 2—6 g, die mit der Mahlzeit einzunehmen sind, als höchste Tagesdosis. Sonst entsteht leicht Druck im Epigastrium,[1]) Appetitverlust, Brechneigung und Erbrechen, Koliken und Diarrhoeen. Frauen sind auch bei zweckmässiger Aufnahme des Mittels solchen Störungen leichter als Männer ausgesetzt. Bei einigen Leprakranken entstand juckendes Gefühl in der Fossa navicularis der Urethra beim Gebrauche dieses Mittels und Frauen bekamen eine schmerzhaftere und stärkere Menstruation. Der Harn, der danach gelassen wird, enthält Harze, die auf Salpetersäurezusatz ausfallen, aber in Alkohol und Aether löslich sind.

Cubebae.

Die gestielten Früchte von Cubeba officinalis enthalten ein ätherisches Oel (Cubebén) und Cubebensäure. Sie waren den arabischen Aerzten bereits bekannt, fanden aber erst zu Beginn der neueren Zeit in Deutschland Eingang. Die Zahl der Indicationen für dieses Pfeffergewächs hat im Laufe der Zeit bedeutend abgenommen. Der Gebrauch beschränkt sich heute wesentlich auf Cystitis, gonorrhoische Zustände der Urethra, catarrhalische Erkrankungen des Kehlkopfs und Diphtheritis. Ich erwähne gerade die letzteren besonders, weil ein, hauptsächlich in Schlesien als antidiphtheritisches Geheimmittel angewandtes Medicament meinen Untersuchungen nach neben Crotonöl wahrscheinlich Cubebenöl enthält und ein anderes, unter dem Namen Bronchialpastillen vertriebenes fast ausschliesslich aus Cubeben besteht. Die Stiele der Cubeben sind werthlos, werden aber oft genug mit den Cubeben zu Pulver vermahlen. Die Ursachen der beobachteten Nebenwirkungen liegen zum Theil in der Individualität der Kranken, sehr oft aber auch in unzweckmässiger Dosirung.

Störungen an der Haut und Schleimhäuten.

Mit oder ohne Ausschlag vermag Schwellung der Haut einzutreten. Dieselbe kann z. B. am Gesicht und an den Händen so stark werden, dass die Züge des ersteren nicht zu erkennen sind, und die Finger nicht gebogen werden können. Bei einer Dame meiner Bekanntschaft, die wegen Aphonie wenige der erwähnten Bronchialpastillen eingenommen hatte, erschien eine so starke Schwellung der Zunge, dass Schlucken unmöglich wurde. Die Zunge fühlte sich bretthart an.

Die Ausschläge wurden, wie viele andere Arzneiexantheme früher für kritisch gehalten. Sie zeigen sich nur in verhältnissmässig wenigen verschiedenen Formen, kommen aber häufig bei demselben Individuum polymorph vor. Dem Ausbruche kann anhaltendes hohes Fieber vor-

[1]) Deval, Étude sur le Baume Gurjun, Paris 1877, pag. 44.

angehen und dieses, sowie Nebenwirkungen seitens des Sensoriums den Zustand begleiten. Bei einem an Gonorrhoe leidenden Manne zeigten sich z. B. durch „Cumulativdosen“ von 15, 19 und 27 g Symptome, die den bei Variola beobachteten bis zur beginnenden Rückbildung des Ausschlages zum Verwechseln ähnlich waren. Es bestanden Kopf-, Kreuz- und Gliederschmerzen, der Kranke war leicht benommen, klagte über Druckgefühl im Magen, hatte Erbrechen und wurde von einem starken Schüttelfrost befallen, dem grosse Hitze folgte. Die Körperwärme betrug am Abend 39,9° C. Die morgendlichen Remissionen des Fiebers waren nur gering. Als der Ausschlag begann, sank dasselbe steil ab.[1]) Fieber kann aber auch ohne Exanthem, und das letztere ohne das erstere bestehen.

Individuell verschieden ist der Zeitpunkt des Auftretens des Exanthems. Bei Manchen schafft dasselbe schon ein ein- oder zweimaliger Gebrauch, bei Anderen erst ein mehrtägiger. Es können alle Körpertheile davon befallen werden. Hals, Rumpf, innere Fläche der Oberschenkel, Vorderarme, Handrücken u. A. m. Bisweilen ist der Bauch am stärksten heimgesucht. Auch die Mund- und Rachenschleimhaut kann exanthematisch erkranken. Meistens entsteht bei den individuell hierzu veranlagten Menschen jedesmal nach Cubebengebrauch diejenige Ausschlagsform, die sich zuerst zeigte. Jucken begleitet den Zustand gewöhnlich. Nach 3—4 Tagen verschwindet derselbe. Das Exanthem verblasst in der Reihenfolge seines Entstehens.

1. Fleckenausschläge. Dieselben sehen meist der Rubeola ähnlich und brechen unter Fieber hervor. Nach Einnehmen von Copaivbalsam und Cubeben entstanden in einem Falle nach 6 Tagen unter Jucken und Brennen am Kopfe und im Halse zahlreiche, weinfarbene Flecke ohne Fieber aber mit mehreren Nachschüben, nachdem die ersten Ausschlagsgruppen bereits abgeheilt waren.

2. Papulöser Ausschlag. Die Knötchen sind hirsekorn- bis stecknadelkopfgross, vereinigen sich aber auch wohl an manchen Körperstellen, um grössere Erhebungen über die Haut zu bilden. Sie erscheinen gewöhnlich ohne Fieber, sind tiefroth gefärbt, derb und stehen bald ganz vereinzelt, bald in dicht gedrängten Gruppen am Kopf, Stamm und Gliedmassen. Sie verschwinden in 2—5 Tagen unter leichter, kleienförmiger Abschuppung. Seltener ist es, dass nach dem Knötchenausschlag noch ein fleckiger entsteht. In einem solchen Falle war der letztere masernartig und hatte zuletzt durch Confluiren ein scharlachähnliches Aussehen.

3. Urticaria. Eine reine Urticaria erscheint nur ganz ausnahmsweise. Meist entstehen Mischformen z. B. von Quaddeln und Knötchen. Eine Frau, die zwei Mal täglich einen kleinen Theelöffel voll Cubeben nahm, bekam bald Fieber mit Stechen und Brennen im ganzen Körper, ziehende Empfindungen in den Augen und Taubsein in Händen und Füssen. Am dritten Tage, nachdem 5 Dosen im Ganzen genommen waren, röthete sich die Haut des ganzen Körpers und am vierten erschien ein Ausschlag, der an einigen Stellen einer Urticaria, an anderen mehr einem Lichen in seinem papulösen Stadium glich, nur war die Umgegend der Basis der Knötchen viel mehr entzündet.

---

[1]) Weiss, Wiener medic. Presse, 1884, No. 23.

Schwellung an verschiedenen Körpertheilen begleitete diesen Zustand. Erst nach 15 Tagen war wieder der normale Zustand eingetreten.

4. Vesiculöser Ausschlag. Diese Hautveränderung ist nur vereinzelt beobachtet worden.

Nebenwirkungen seitens innerer Organe.

Man beobachtet häufig in wechselnder Combination: Brennen im Schlund, Anschwellung und bei Fieber auch Trockenheit der Zunge. Aufstossen, Brennen und Drücken in der Magengegend oder um den Nabel herum, Verdauungsstörungen, Ekel, Uebelkeit, selten wirkliches Erbrechen, dünnflüssige, reichliche Stuhlgänge mit oder ohne Tenesmus, welche direct nöthigen das Mittel auszusetzen. Nur ausnahmsweise kommt Verstopfung vor. Diese Zufälle scheinen aber im Ganzen seltener als beim Copaivbalsam aufzutreten. Eine bereits bestehende Nierenentzündung wird leicht durch Cubeben gesteigert. Die Harnmenge nimmt nach mässigen Mengen in Folge örtlicher Nierenreizung zu. Der Harn wird dunkler. Bisweilen entsteht Brennen und Jucken in der Eichel wie am After.

Angeblich haben Menschen, die mit grösseren Dosen von Cubeben behandelt wurden, eine Zeit lang nach der Cur eine gewisse Schwäche im Sexualsystem.

Catarrhalische Erkrankung der Nasenschleimhaut und der Conjunctiva gehört, besonders wenn die Haut erkrankt ist, nicht zu den Seltenheiten. Vereinzelt sah man auch eine beschleunigte und mühsame Respiration, sowie Schwäche des Pulses.

Zu einer bedrohlichen Höhe können die Nebenwirkungen seitens des Centralnervensystems anwachsen. Nicht nur Kopfschmerzen, Schwindel, Angstzustände,[1] sondern sogar Delirien können, wenn Fieber vorhanden ist, sich einstellen. Ein Mann, der Abends 15 g Cubeben gegen Gonorrhoe genommen hatte, wurde 12 Stunden später bewusstlos, hatte ein rothes, geschwollenes Gesicht, dunkelrothe Lippen, eine trockne braune Zunge und Schaum vor dem Munde. Die Augen waren geröthet, die Pupillen verengt, die Haut feucht, warm, die Füsse kalt. Der Kranke konnte aufgerüttelt werden, versank aber alsbald wieder in Coma. Mannigfacher Eingriffe bedurfte es um Restitution zu schaffen.

In der Bewusstlosigkeit können auch Krampfbewegungen bei partieller Lähmung auftreten. Häufig klagen Kranke über Kreuz- und Gliederschmerzen, Stechen in einzelnen Körpertheilen oder im ganzen Körper.

Oleum Santali.

Aus dem Holze von Santalum album gewinnt man ein blassgelbes Oel. Dasselbe wird sehr viel verfälscht, zumal mit Cedernöl, Copaivbalsam u. A. m. In Dosen von 1—2 g täglich, die am zweckmässigsten in Emulsion und nicht auf leeren Magen zu reichen sind, kommt diesem Mittel, wie vielen anderen Balsamen und ätherischen Oelen die Fähigkeit zu, den Blaseninhalt vor Zersetzung zu bewahren, vielleicht auch die gonorrhoisch erkrankte Urethralschleimhaut im Kampfe gegen die pilzliche Schädlichkeit durch einen stärkeren Antrieb zur Neubildung functionsfähiger Zellgruppen zu stärken.

---

[1]) Broughton, London medic. Gazette, Vol. I., pag. 800.

Als Nebenwirkung treten bei manchen Kranken auf Grund einer individuellen Disposition Hautausschläge auf. Man beobachtete eine Roseola. In einem der betreffenden Fälle waren aber auch einige Tropfen Terpentinöl gegeben werden.[1])

Häufiger scheint ein Erythema urticatum zu sein, das seinen Sitz an Händen, Armen, Rücken, Brust und auch am ganzen Körper haben kann. Dasselbe geht mit sehr starkem, besonders in der frischen Luft wie Nadelstiche schmerzendem Jucken einher. Es besteht nach dem Aussetzen etwa 1—2 Tage und schwindet unter Schweiss und Schälung der Haut. Das gleiche Exanthem fand sich auch an der Schleimhaut der Zunge, des Pharynx und der Conjunctiva.[2])

Seitens des Magen-Darmkanals kommen vor: Starkes Durstgefühl, Ructus,[3]) Druck und Brennen im Magen, Dyspepsie und Durchfall.[3]) Nach Tagesgaben von 6—8 g beobachtete man mehr oder weniger heftigen Schmerz in der Lendengegend bald nach dem Einnehmen. Derselbe kann so anwachsen, dass das Mittel ausgesetzt werden muss. Ein Beobachter fand das Präparat, das diese Nebenwirkungen hervorrief, mit Cedernöl verfälscht und hält dieses für die schuldige Ursache. Es ist zweifellos, dass auch reines Oel derartiges, wenn auch vielleicht nicht in so bedeutendem Grade veranlassen kann. Das Harnlassen kann schmerzhaft werden, und selbst Hämaturie entstehen. Der Harn enthält stets einen harzartigen Körper, welcher sich wie eine schwache Säure verhält und durch Natriumphosphat in Lösung gehalten wird. Dieser Stoff kann dem Harn durch Ausschütteln mit Aether entzogen werden, nach dessen Verdunsten er als brauner Rückstand bleibt. Dieser giebt mit concentrirter Schwefelsäure die gleiche, von Gelb in Braun und Roth übergehende Farbenreihe wie Sandelöl.

Auch die Conjunctiva kann exanthematisch erkranken. Nach Verschwinden des Ausschlages stellen sich Augenthränen und stechender Schmerz in derselben ein.

Tartarus boraxatus

Der als Diureticum viel verordnete Boraxweinstein spaltet wahrscheinlich im Körper Borax ab, nachdem sein anderer Component die Umwandlung in das entsprechende kohlensaure Salz erlitten hat.

Nebenwirkungen des Borax auch seitens der Haut sind wie in dem entsprechenden Artikel mitgetheilt wurde, öfter beobachtet worden. Vom Boraxweinstein liegt nur ein Bericht vor.[4]) Ein mit pleuritischem Exsudat behafteter Mann erhielt von einer Lösung des Tartarus boraxatus 25:150, zweistündlich 1 Esslöffel. Während des Gebrauches entstand ein stark juckender Ausschlag am Körper mit Ausnahme von Hals und Gesicht. Er bestand aus kleinen zahlreichen Knötchen, die durch dazwischenliegende gesunde Haut von einander getrennt waren. In den nächsten Tagen nahm das Exanthem an Ausdehnung zu. Die Knötchen wurden dunkler roth. Weiterhin schwollen alle Finger an, so dass Beugung unmöglich wurde. Nach 5 Tagen trat, nachdem die Knötchen an Vorderarmen und Waden zusammengeflossen waren, eine ausgedehnte tiefdunkle Röthe auf, welche dem Fingerdruck nur theilweis wich und stellenweis hämorrhagischen Charakter

---

[1]) Linhart, Wiener medic. Presse, 1887, pag. 1071.
[2]) Jullien, Traité prat. des maladies vénér., 1886, Paris, pag 68.
[3]) Letzel, Allgem. medic. Centralzeitung, 1886, No. 76 u. 78.
[4]) Alexander, Vierteljahrschr. f. Dermat. u. Syphilis, 1884, Bd. XVI., p. 110.

trug. Am 6. Tage waren allerorten die Papeln zusammengeflossen. Die Röthe an den Unterschenkeln und Füssen war noch intensiver und in grösserer Ausdehnung; auch am Halse zeigte sich das Exanthem hämorrhagisch. Das Gesicht blieb noch frei. Die Haut der Hohlhand wurde eigenthümlich gelb, trocken, spröde. Druck und Bewegung waren schmerzhaft, die Fussrücken dunkelroth, ödematös. Am 7 Tage erschien leichtes Fieber und im Gesicht zeigten sich einzelne Flecke. Nach Aussetzen des Mittels ging die Heilung der Hauterkrankung unter grossfetziger Abhäutung an den Fingern und den sonstigen befallenen Theilen vor sich. Vom linken Fusse fiel die Epidermis ganz wie ein Pantoffel ab. Noch mehrere Wochen dauerte die Abschuppung. Nur an den Augenlidern bestand Nässen. Der Kranke hatte drei Wochen vor dem Beginn des geschilderten Ausschlages auch Digitalis bekommen. Ich halte es für ausgeschlossen, selbst wenn man die Nachwirkung dieses Mittels in Betracht zieht, dass es die Ursache dieser Hautveränderungen darstellt.

Kalium aceticum. Diese schwach alkalisch reagirende, an der Luft schnell zerfliessende Masse, die so sehr häufig mit gutem Erfolge als Diureticum ohne jede Nebenwirkung gegeben wird, ruft gelegentlich, besonders wenn die Dosen hoch und das Mittel nicht genügend verdünnt genommen wird, Magenstörung und Nierenreizung bis zur Hämaturie hervor.

Kalium nitrcium.

Sowohl der Kali- wie der Natronsalpeter haben einen nur eng begrenzten Werth als Diuretica. Der Mechanismus ihrer diuretischen Wirkung ist bis jetzt noch nicht klargelegt. Angeblich sollen sie das Blut durch ihre Einwirkung auf die rothen Blutkörperchen verflüssigen, den Kreislauf beschleunigen und vielleicht osmotische Processe begünstigen. Ein Theil der salpetersauren Verbindung geht im menschlichen Körper in die entsprechende salpetrigsaure über. Die Einwirkung dieser auf das Blut habe ich bereits erwähnt. Der arzneiliche Gebrauch schafft bisweilen bei jeder Art von Anwendung, auch wenn die Klystierform gewählt worden war, als Störungen im Magen- und Darmkanal: Verdauungsstörungen, auch Magenkrampf, schmerzhaftes Erbrechen, reissende Darmschmerzen und wässrige Durchfälle. Zu solchen Symptomen gesellten sich in einem Falle, in dem ein Klystier aus Kamillenthee und 8 g Salpeter gereicht worden war, noch Kleinheit und Schwäche des Pulses, sowie Kälte der Glieder hinzu und der Kranke starb nach 18 Stunden.

Nitroglycerin.

Der flüssige Salpetersäureäther des Glycerins ($C_3H_5[NO_3]^3$) löst sich leicht in absolutem Alkohol. Er wurde gegen Neuralgieen, Epilepsie etc., Herzkrankheiten, Angina pectoris und später auch gegen Schrumpfniere in Tabletten oder Pillen zu 0,0005—0,001—0,002 g, oder in Lösung (20 Tropfen einer 1proc. alkoholischen Lösung : 200 Wasser, davon 3mal täglich einen Esslöffel oder eine 1proc. alkoholische Lösung tropfenweis) und sogar auch subcutan gegen Herzschwäche in 1 proc. Lösung gereicht. Es ist sicher, dass im menschlichen Körper eine Umwandlung in eine salpetrigsaure Verbindung stattfindet. Die meisten Nebenwirkungen sind aus dieser Umwandlung zu erklären. Die Individualität des Kranken spielt freilich auch hierbei eine wesentliche Rolle. Die Empfindlichkeit für das Mittel schwankt ganz bedeutend. Andrerseits scheint auch bei manchen Krankheiten, wie z. B. bei chronisch-parenchymatöser Nephritis schnell Toleranz für das Mittel erworben zu werden, so dass nach wenigen Monaten auch gewagte Dosen ohne schädlichen Einfluss vertragen werden können, wenn mit sehr wenig, z. B.

0,05 g einer 1 proc. Lösung begonnen wird. Ein Kranker, der mit dieser Dosis begann, konnte nach wenigen Monaten bereits ca. 0,1 g reinen Nitroglycerins in 24 Stunden ohne mehr Wirkung wie nach der Anfangsdosis und ohne Nebenwirkungen vertragen.[1]) Bei Anderen zeigen sich Nebenwirkungen trotz mehrtägigen Gebrauchs.

Man giebt an, dass je enger die Radialarterie, um so schneller sie sich erweitert und um so weniger Nebenwirkungen das Mittel hat. Je enger der Puls bei gespannter Arterienwand ist. um so weniger wirkt das Nitroglycerin auf ihn, und je weicher die Arterie bei schwachem Puls ist, um so grösser sind die Nebenwirkungen und um so leichter werden übermässige Allgemeinwirkungen im Organismus hervorgerufen.[2])

Es findet häufig starker Blutandrang nach dem Kopfe statt. Die Temporalarterien klopfen, die sichtbaren Blutgefässe erweitern sich, das Gesicht wird roth, turgescent und die Augen glänzen. Darauf folgt Blässe der bisher gerötheten Theile. Diese Hyperämie kann aber auch fehlen und nach einigen Dosen Ohnmacht mit Collaps eintreten. Eine asthmatische Frau, die mehrere Tage lang grössere Mengen von Nitroglycerin genommen und danach Nebenwirkungen bekommen hatte, auf die sie vorher nicht hingewiesen worden war, wies schliesslich eine grosse Prostration auf. Das Gesicht war bleich, die Haut klammig mit kaltem Schweiss bedeckt. Die Athmung ging langsam vor sich und war beengt, der Puls langsam, gespannt, unregelmässig aussetzend, und zwar anfangs jeden dritten, dann jeden 20ten bis 50ten Schlag. Der Herzschlag setzte für 1—2 Sec. ganz aus, um hierauf seine Thätigkeit wie zuvor fortzusetzen. Am Herzen hörte man ein lautes, blasendes mit der Ventrikelsystole synchronisches und den zweiten Herzton verdeckendes Geräusch. Die Kranke klagte über Herzschmerzen. Die Pupillen waren erweitert. Der Harn war knapp, dunkel, bluthaltig und wurde anscheinend mit Schmerzen und Tenesmus des Blasenhalses entleert.[3])

Hierzu gesellte sich das Symptom. das am häufigsten als Nebenwirkung des Nitroglycerins, manchmal bald nach dem Einnehmen oder erst nach 2 bis 3 Stunden auftritt, nämlich Kopfschmerzen, die gewöhnlich Stirnkopfschmerzen sind. Manche Kranken klagen über eine bandartige Constriction in der Stirn und Benommensein. Das Kopfweh ist bei Trinkern stärker und andauernder als bei Anderen. Es vergeht schneller, wenn der Kranke ruhig auf einem Stuhle sitzt. Alles, was Blutandrang nach dem Kopfe verursacht, steigert sie. Auch Schwindelgefühl stellt sich nicht selten ein. Dasselbe kann so stark werden, dass der Kranke dadurch genöthigt wird, sich hinzulegen. Nur ausnahmsweise macht sich die Neigung zu Delirien, sowie besonders auffällige Schwäche in den Gliedern bemerkbar.

Manche Kranke bekommen erweiterte Pupillen, Lichtscheu,[4]) und vereinzelt wird auch von Gesichtsverlust[5]) sowie Ohrensausen berichtet. Mit manchem der vorgenannten Symptome kann sich ferner Appetitlosigkeit, Nausea und Erbrechen verbinden.

Spiritus Aetheris nitrosi. Die aldehydführende Lösung von Salpetrigsäure-Aethyläther kann in Dosen, die weit über den arzneilichen (ca. 20—30 Tropfen mehrmals täglich) liegen, tödtlich wirken. Ausser Erbrechen und Durchfall erscheinen Athmungsstörungen. Nach ca. 4 g entstanden bei einem Knaben Würgen, Erbrechen und mehrstündige Kolikschmerzen. Das Einathmen der Dämpfe ruft Kopfweh und Betäubung. Schwindel und Cyanose hervor.

Fuchsin. Das arsenfreie Anilinroth ist zur Verminderung von Eiweiss bei Morbus Brightii und als Antihydropicum in Tagesdosen bis 0,25—0,5 und

---

1) Stewart, Medical News, 1889, 26. Jan., pag. 102.
2) Trussewitsch, Petersburger medic. Wochenschr., 1887, pag. 2.
3) Stoughton, The Therapeutic Gazette, 1887, pag. 459.
4) Korczynski, Wiener medic. Wochenschr., 1882, No. 6.
5) Farquhar, The Therapeutic Gazette, 1882, pag. 288.

selbst 1 g benutzt worden. Erfolge und vollkommene Misserfolge werden von den einzelnen Untersuchern berichtet. Vorzugsweise macht sich bei längerem Gebrauche eine Färbung der Schleimhäute des Verdauungskanals, der Lippen- und Mundschleimhaut bemerkbar. Das Blutplasma färbt sich ebenso wie die Nierenepithelien und der Harn. Letzterer wird rosenroth. Umso leichter soll diese Färbung zu Stande kommen, je weniger vorgerückt die Nierenstörungen sind. In einzelnen Fällen soll das Zahnfleisch anschwellen.

Meloë majalis und proscarabaeus. Der Maiwurm wurde früher nicht selten gegen Syphilis, Fieber etc. gebraucht. Derselbe enthält wahrscheinlich Cantharidin oder sicherlich einen diesem sehr nahestehenden Stoff. Die Nebenwirkungen, die danach beobachtet wurden, bestanden in: Erbrechen, Schneiden im Unterleib, Diarrhoe, Strangurie mit Blutharnen. Die Harnmenge nimmt anfangs zu, um später zu sinken. Bisweilen entstehen Anurie, sowie Schmerzen in der Harnblase, Schneiden und Brennen in der Harnröhre.[1] Nach Genuss eines halben Meloë proscarabaeus klagte ein Knabe, neben heftigem Trieb zum Harnlassen über einen so grossen Schmerz, dass er fast ohnmächtig wurde.

Blatta orientalis. Die gepulverte Küchenschabe wurde 1867 als Antihydropicum in Dosen von 0,3—1 g in Pulverform oder als Tinctur verwandt. Sehr wahrscheinlich beruht die harntreibende Wirkung auf einem geringen Cantharidingehalt des Präparates. Häufig beobachtet man nach der Resorption desselben reichlichen Schweiss, gelegentlich auch Störungen in den Magenfunctionen. Bestehende Durchfälle werden verstärkt.

---

[1] Selle, Neue Beitr. zur Natur- u. Arzneiwissensch., 1782, Bd. 1, pag. 11 u. 12.

VI. Diaphoretica.

Pilocarpin.

Die Blätter von Pilocarpus pennatifolius (Folia Jaborandi) besitzen unter Anderem das Alkaloid Pilocarpin, das einzige der bisher benutzten wirksamen Principe der Droge. Das salzsaure Salz bildet Kristalle. Viele Handelspräparate enthalten das amorphe, dem Atropin ähnlich wirkende, wahrscheinlich schon in der Rohdroge vorkommende, aber gut aus Pilocarpin darstellbare Jaborin. Eine dritte Base, das Pilocarpidin, wirkt auf Thiere wie Pilocarpin, nur beträchtlich schwächer. Ein Umwandlungsproduct dieses Stoffes, das Jaboridin, wirkt ebenfalls schwach atropinartig. Beim Stehen an der Luft scheinen Pilocarpinlösungen ihre typische Wirkung zu verlieren. Die letztere, die auch den Jaborandiblättern (Aufgüsse von 4—5 g : 150 Wasser) zukommt, und, je nach dem Alter, nach subcutaner Einführung von 0,005—0,01—0,02 g Pilocarpinhydrochlorat deutlich hervortritt, besteht in dem bald darauf sich zeigenden Schweisse. Derselbe erscheint gewöhnlich zuerst auf der Bauch- und Brusthaut, später im Gesicht, dann an den unteren und oberen Gliedmassen und hält ca. 2—4 Stunden an. Ebenso lange dauert die gleichzeitig oder noch etwas früher sich einstellende Absonderung eines fadenziehenden Speichels. Der Gewichtsverlust nach dem Schweisse kann 750 g bis über 2 kg betragen.[1]) Die Indicationen sind jetzt bestimmter wie früher. Syphilis, Keuchhusten, Diphtheritis, Erkältungskrankheiten, Alopecie werden nicht oder sehr wenig von dem Mittel in ihrem Verlaufe beeinflusst, besser Oedema glottidis, Larynxcroup, Hydrops, und am besten Blutergüsse in die vordere Augenkammer, Glaskörpertrübungen und Retinitis. Versagen der Wirkung kommt auch hier in nicht grösserer Breite als bei anderen wirkungsvollen Arzneimitteln vor.

Die Empfänglichkeit der einzelnen Individuen für das Mittel ist sehr verschieden und scheint selbst zeitlich bei ein- und demselben Menschen zu wechseln.[2]) Sehr häufig fehlt die Schweissabsonderung, besonders bei Scharlachnephritis und Urämie. Dafür tritt dann Collaps ein.[3]) Dasselbe Vorkommniss beobachtet man bisweilen bei Morbus

---

[1]) Riegel, Berliner klin. Wochenschr., 1875, No. 46.
[2]) Demme, Wiener medic. Wochenschr., 1881, No. 32, pag. 922.
[3]) v. Jaksch, Real-Encyclopädie der ges. Heilkunde, Bd. XXII., pag. 95.

Brightii und anderen Krankeiten. Die subcutane Anwendung des Pilocarpins wird bevorzugt. Bei jeder Art der Einführung soll jedoch darauf gesehen werden, dass der Magen nicht leer ist. Mehrfach hat bei normaler Dosirung Pilocarpin Menschen getödtet. Besonders da, wo die durch das Mittel veranlasste starke Absonderung von Schleim in den Luftwegen nicht durch Expectoration beseitigt werden kann, wie bei Eclampsie, bei Pleuritis und Diphteritis der Kinder, ist ein Tod durch Lungenödem drohend. Dyspnoe, Cyanose, Kräfteverfall leiten denselben ein.

Nebenwirkungen kommen vor, wenn Speichel- und Schweissabsonderung vermehrt sind, oder sich in normalen Grenzen halten. Grosse Vorsicht ist in der Anwendung des Mittels da geboten, wo die Herzthätigkeit irgendwie unangenehm beeinflusst ist. Leicht stellt sich hier eine Arhythmie oder eine Hemmung derselben ein. Flüssigkeitsansammlung in der Lunge ist ebenfalls eine Contraindication. Dasselbe gilt von einer bestehenden Neigung zu Schwächezuständen. So sind z. B. alle zum Kräfteverfall neigenden Kinder von dieser Therapie auszuschliessen. Nicht immer wird durch die Anwendung bei Eclampsie Schaden gestiftet. Es giebt sogar solche Fälle, in denen durch dieses Mittel dabei Nutzen geleistet wurde. Am besten nimmt man dann vom Pilocarpin Abstand, wo eine grosse Zahl von Anfällen Schlag auf Schlag erfolgt, oder kurz vorher erfolgt sind, die Nervencentra schon allzusehr erschöpft sind, das Bewusstsein schon seit Stunden geschwunden ist und Cyanose besteht. Schwangeren soll Pilocarpin aus später zu erörternden Gründen nicht gereicht werden. Als Contraindication gelten auch Magengeschwüre sowie Ileotyphus, weil durch die starke Erweiterung, welche die Gefässe unter Pilocarpinanwendung erleiden, Blutungen herbeigeführt werden können.[1]) Bisweilen kommt es vor, dass nach Verringern mittlerer medicinaler Dosen die anfänglich erschienenen Nebenwirkungen ausbleiben.

Die Nebenwirkungen an der Haut sind nicht sehr mannigfaltig. Nach einem ca. 16 Monate lang fortgesetzten Gebrauch von mehrmals täglich 1 g des Fluidextraktes von Jaborandi bei einer 77jährigen Frau mit weissem Haar wurden anfangs die Augenbrauen, dann das Haar stellenweis dunkler. Bei einer anderen Frau gingen nach längerem subcutanem Gebrauche des Mittels die hellblonden Haare allmählich in Kastanienbraun, später fast in Schwarz über.[2]) Die Schweissabsonderung ist bei einigen Kranken mässig, Andere sind dadurch wie in Schweiss gebadet. Bei Gelähmten findet sich mehr Schweiss auf der gelähmten als gesunden Seite. Selten kommen hiervon Ausnahmen vor. Eine eigenthümliche Nebenwirkung besteht in der allgemeinen Entzündung der Schweissdrüsen nach lang fortgesetztem innerlichem Gebrauch des Alkaloids. Die Drüsen liessen sich in einem solchen Falle als kleine cystenartige Körperchen in der Haut fühlen. Die Schweissabsonderung war anhaltend gesteigert. In einem ausgeschnittenen Knötchen fanden sich zahlreiche Ausführungsgänge von Schweissdrüsen. Nach dem Aussetzen des Mittels schwanden die Veränderungen schnell.[3]) Bisweilen ist die Schweiss-

---

[1]) Ohms, Petersburger medic. Wochenschr., 1878, No. 6, pag. 50.
[2]) Prentiss, Verhandl. d. X. intern. Congress, Bd. IV., Abth. 13, pag. 24.
[3]) Rasori, Gazetta medica di Roma, 1881, VII., pag. 245.

absonderung von ausgesprochener Congestion der Haut begleitet. Das Gesicht und die Ohren röthen sich vorzugsweise. Die Röthung kann sich aber auch über den ganzen Körper ausdehnen. Selten nimmt der Zustand das Aussehen einer Dermatitis diffusa an.

Unangenehmer und zu fürchten sind die Störungen seitens des Herzens und der Athmung. Der Puls wird meistens kurze Zeit nach dem Einnehmen voller, frequenter und weicher, später tritt nicht selten Kleinheit desselben bei verminderter Herzkraft unter Gesichtsblässe und subjectivem Kältegefühl und Frösteln ein. Mit der Abnahme des systolischen Impulses erscheint eine Zunahme der Herzpulsationen, in manchen Fällen um 30—40 Schläge in der Minute und auch wohl Arhythmie. So stieg die Pulszahl z. B. bei einem Augenkranken nach 0,01 g Pilocarpinhydrochlorat bis auf 130.[1]) Der Blutdruck kann sinken. Bisweilen ist die lähmende Einwirkung auf die Herzthätigkeit so beträchtlich, dass man eine unheilbare Herzlähmung befürchten muss. Bei Kindern mit Scharlach und Diphtheritis sah man nach grösseren, über 2—3 Wochen fortgesetzten Dosen die Energie der Herzthätigkeit abnehmen. Das Herz arbeitete unregelmässig und zog sich flattrig zusammen, die Eigenwärme sank und es stellte sich Collaps mit vorübergehendem Verlust des Bewusstseins ein. Auch das Eintreten endocarditischer Symptome wird erwähnt. Nach Einspritzung von 2 Spritzen von je 0,01 g bei einem Augenleidenden trat eine am Gesicht beginnende und sich dann über den ganzen Körper ausdehnende Röthung ein. Darauf erschienen plötzlich eine 10 Minuten anhaltende Herzbeklemmung, starker Druck in der Herzgegend, der etwa 2 Stunden dauerte, mit bedeutenden Athembeschwerden, so dass der Kranke nur unter tiefem Athemholen sprechen konnte. Er hatte das Gefühl, als wenn die Brust mit Flüssigkeit gefüllt wäre. Darauf folgten Magenkrämpfe und Collaps mit vermehrter Pulszahl.[2]) Dieser Collaps wird sowohl während als nach dem Stadium vermehrter Drüsenthätigkeit und auch bei kräftigen Menschen beobachtet. Ihm ist bei der Pilocarpinanwendung die grösste Aufmerksamkeit zu zollen, da er plötzlich eintreten und zum Tode führen kann. Er wird bisweilen von Cyanose begleitet. Doch entsteht diese auch ohne Collaps in Begleitung von Krämpfen und anderweitigen Störungen. Man glaubte den Collaps durch allmähliches Steigen der Dosis verhindern zu können.[3]) Diese Meinung ist irrig. Vielleicht tritt er durch diese Vorsicht seltener ein. Sicher vermeiden lässt er sich nicht.

Vereinzelt kommt es zu Gähnanfällen, die von Schluchzen begleitet werden. Unter 40 Fällen, die mit Jaborandi-Aufgüssen behandelt wurden, kam ein solcher Singultus 6 Mal vor.[4]) Die Schleimhaut des Respirationsapparates sondert mehr als sonst ab. Bei Bronchitis fand man ebenfalls eine Vermehrung der Schleimabsonderung, aber zugleich Steigerung von Husten und Athemnoth. Bei einem mit Scharlach und Diphtheritis erkrankten Kinde, das 0,005 g Pilocarpin erhalten hatte, kamen heftige Hustenanfälle zu Stande, durch die blutige Sputa herausbefördert wurden. Bronchitis und catarrhalische Pneumonie

---

1) Wicherkiewicz, Wiener medic. Presse, 1889, pag. 302.
2) Fuhrmann, Wiener medic. Wochenschr., 1890, No. 34.
3) Curschmann, Berliner klin. Wochenschr., 1878, No. 25.
4) Sakowski, Wiener medic. Presse, 1875, pag. 1074.

wurden bei einem scharlachkranken Kinde als directe Folge des Pilocarpingebrauchs bezeichnet.

Dass acutes Lungenödem hierdurch mehrfach, besonders bei Kindern und bei Eclamptischen hervorgerufen wurde, habe ich bereits erwähnt. Die mangelnde Expectoration der durch das Alkaloid hervorgerufenen Schleimmassen und das Hineingelangen in die Lungen sind als Ursache anzusprechen. Die Expectoration kann nicht vor sich gehen, weil in Folge der Eclampsie Bewusstlosigkeit und Verlust der Reflexthätigkeit bestehen. Begünstigt wird das Lungenödem durch die schwache Herzthätigkeit und die zurückgesunkene, den Kehlkopf verschliessende Zunge. Die Erstickungssymptome sind gewöhnlich sehr heftig. Die Athmung erfolgt bei starker Cyanose stossweise. An der ganzen vorderen Thoraxhälfte werden laute Rasselgeräusche und fortgeleitetes Trachealrasseln wahrgenommen.[1]) Grosse Mengen schaumiger Sputa können sich entleeren. Solche Fälle gestatten noch eine günstige Prognose. Besteht keine Expectoration, so ist die Lebensgefahr drohend. Durch 0,0006 g Atropin wurde bei einer solchen Eclamptischen das Leben erhalten.[2]) Ich zweifle daran, dass dieser Erfolg zuversichtlich erwartet werden kann, wenn schon viel Flüssigkeit in der Lunge ist.

Nach subcutaner Einspritzung von 0,2 g Pilocarpinhydrochlorat beobachtete man bei einem Urämischen als eigenthümliche Nebenwirkung nach vorgängiger Diaphorese am folgenden Morgen faustdicke Anschwellung der Submaxillardrüsen, desgleichen Schwellung der Parotiden und Tonsillen bei Abwesenheit von Fieber. Unter Atropinbehandlung verloren sich diese Symptome im Laufe eines Tages. Die Menge des abgesonderten Speichels schwankt je nach der Individualität des Kranken.[3]) Der Speichel ist zäh, fadenziehend und oft so dick wie Eiereiweiss. Bei nicht an Albuminurie Leidenden soll er einen besonders hohen Eiweissgehalt aufweisen.

Während der Pilocarpinwirkung fehlt der Appetit. Nach Einnehmen von Jaborandi-Aufgüssen beobachtete man auch Aufstossen und manchmal mehrstündigen Magendruck oder Magenschmerz. Mit letzterem vereint oder ohne ihn entsteht ziemlich häufig nur längerdauernde Uebelkeit oder Erbrechen unmittelbar oder $^1/_2$—1 Stunde nach jeder Art des Pilocarpingebrauches. Dem letzteren geht meistens Uebelkeit voraus. Es ist äusserst quälend und anstrengend für den Kranken, hält lange an und kann leicht zu schwerem Collaps führen. Das Häufigkeitsverhältniss des Erbrechens stellt sich bei Weibern auf 1 : 5, bei Männern nur auf 1 : 10. Ueberhaupt erscheint dasselbe etwa in 10 pCt. der Fälle.[4]) Bisweilen ist es von Collaps gefolgt. Man leitete die Nausea und das Erbrechen davon ab, dass von dem sich immer wieder erneuernden Speichel kleine Quantitäten verschluckt und dadurch die sehr sensible Schleimhaut des Gaumens, des Rachens etc. gereizt wird.[5]) Indessen kommen diese Nebenwirkungen auch da vor, wo der Speichel ausgeworfen wird. Bei einem

---

[1]) Welponer, Wiener medic. Wochenschr., 1879, No. 52, pag. 1357.
[2]) Lohrisch, Berliner klin. Wochenschr., 1875, No. 18.
[3]) Lösch, Deutsches Archiv f klin. Medicin, Bd. XXI., pag. 258.
[4]) Saenger, Archiv f. Gynäkologie, Bd. XIV., pag. 412.
[5]) Bardenhewer, Ueber die therapeut. Wirkung d. Jaborandi, Bonn 1875.

Augenkranken erschienen, nachdem sich die bereits oben erwähnten Herzstörungen eingestellt hatten, sehr schmerzhafte Magenkrämpfe. Der Kranke hatte das Gefühl als würde ihm der Magen umgewendet. Daran schloss sich Erbrechen. Bisweilen stellen sich auch Koliken und Durchfälle, Tenesmus und selbst Incontinentia ani ein.

Das Allgemeinbefinden leidet bei manchen Kranken ganz bedeutend bei dieser Behandlung, und es kann selbst da, wo es sich nur um Augenkrankheiten handelt, leicht Verfall der Kräfte eintreten.[1]) Schon dies allein sollte davon abhalten, Pilocarpin als milchtreibendes Mittel zu reichen, zumal ihm diese Eigenschaft auf Grund von Versuchen an Ziegen abgesprochen wird.[2])

Häufig erscheint auch, etwa in 40 pCt. der Fälle, als Nebenwirkung Harndrang. Derselbe tritt so plötzlich auf und ist so heftig, dass die Kranken ihm gar nicht widerstehen können. So bildet sich manchmal eine Incontinentia urinae neben einer solchen des Anus. Der Harndrang kann auch mit einem brennenden Gefühl in der Harnröhre, resp. in der Eichel verbunden sein. Gelegentlich kommen Dysurie[3]) und ein eigenthümlicher Schmerz in der Lendengegend, der die Kranken zu lauten Schmerzensäusserungen nöthigt. Ein eigenthümliches Gefühl, als ob die Blase gefüllt und die Harnentleerung gehemmt sei, das sich während der Schweiss- und Speichelabsonderung einstellt, verlor sich bei häufigerer Anwendung des Mittels. Nicht wenige Kranke bekommen nach Pilocarpineinspritzungen Albuminurie.

In mehrfacher Beziehung wichtig ist die Frage, ob Pilocarpin ein wehenerzeugendes Mittel ist. Unabsichtlich ist zweifellos mehrfach Frühgeburt bei Hydropischen dadurch erzeugt worden, ohne dass etwa eine zu grosse Dosis für dieses Ereigniss angeschuldigt werden könnte. In der Absicht gebraucht, die Wehen vorzeitig anzuregen, hat es sehr oft, selbst in übermässig grossen Dosen, vollkommen versagt. Dies ereignet sich ja aber auch bei Mitteln, die als Ecbolica arzneilich gut beleumundet sind und viel gebraucht werden. Der Uterus verschiedener Frauen ist sehr verschieden erregbar und aus diesem Verhalten erklären sich gerade bei einem an sich nur schwach wehenerregenden Mittel die schwankenden Ergebnisse. Gerade deswegen liegt aber auch die Nothwendigkeit vor, das Mittel bei Schwangeren nicht zu verwenden. Gelegentlich klagen die Kranken über Schmerzen in den Geschlechtstheilen.

Beachtung verdienen noch die Nebenwirkungen am Auge. Die Pupillen verengen sich und reagiren in manchen Fällen sehr träge auf Lichtreiz. Es entsteht Augenstarre. Auch über Augenflimmern und Thränen wird berichtet. Die Kranken geben an, schlechter zu sehen, weil es ihnen wie ein Schleier oder Nebel vor den Augen läge. Diese Sehstörung ist bei manchen Menschen, ohne dass die Thränenmenge vermehrt ist, bei vollkommen normaler Sehweite und Sehschärfe so stark, dass sie grosse Druckschrift, $^1/_2$ Fuss vom Auge entfernt nicht zu lesen vermögen. Bei einem mit Bleikolik behafteten Mann entstand Dunkelsehen.[4]) Vielleicht ist hieran das Blei

---

[1]) Schmidt-Rimpler, Real-Encyclopädie der ges. Heilk., Bd. 15, pag. 34.
[2]) Hammerbacher, Archiv f. Physiologie, Bd. 33, pag. 228.
[3]) Federschmidt, Zur Wirk. des Pilocarpin. muriat., Erlangen 1877.
[4]) Fronmüller, Memorabilien, 1882, No. 5.

wesentlicher als das Pilocarpin betheiligt gewesen. Auch Verkleinerung der Sehweite kommt vor.

Nur ein Beobachter fand an den Augenmedien Veränderungen. In 4 Fällen von Netzhautablösung und einem von Chorioiditis mit consecutiver Netzhautablösung zeigte sich unter den entsprechenden subjectiven Symptomen kürzere oder längere Zeit nach beendeter Kur Trübung der bis dahin völlig intacten Linsen, die, rasch fortschreitend, zu Cataract führte. Experimentell liess sich der gleiche Erfolg an einem augenkranken Pferde erzielen.[1]) Ich glaube, dass die gewaltige Verschiebung der Wasservertheilung in den Geweben, die durch Pilocarpin hervorgerufen wird, als Ursache dieser Nebenwirkung anzusprechen ist, und ich halte diese Cataracte nicht für Folgen der in diesen Fällen vorhanden gewesenen Augenleiden.

Seitens des Ohres kommt Sausen und Summen, sowie Empfindung des Druckes vor.

Manche Kranke klagen über Spannung und Druck in Stirn und Schläfe oder allgemeine Kopfschmerzen, Schwindel und lassen auch eine Art von Betäubung, nervöse Verstimmung und Reizbarkeit erkennen. Vereinzelt wird von urämischen Symptomen berichtet. Bei einem scharlachkranken Kinde beobachtete man plötzliches Benommensein und Convulsionen von 24stündiger Dauer. In einem Falle entstanden Nackenmuskelkrämpfe, die sich alle 10 Minuten wiederholten. Auch Zittern kommt vor.

Arneilich können manche Nebenwirkungen durch Atropin oder bromwasserstoffsaures Homatropin beeinflusst werden. Beide werden am besten subcutan (0,01 : 10 Wasser) verwandt, und vom ersteren allmählich ein Theilstrich der 10theiligen Spritze nach dem anderen bis zur ersten sichtbaren Wirkung, von letzterem mehrmals der Inhalt einer ganzen Spritze eingespritzt. Dem Collaps wird man vielleicht durch vorgängiges Darreichen von Excitantien (Cognak und anderen) vorbeugen können, eingetretenen in derselben Weise bekämpfen müssen.

Rhododendron chrysanthum. Aufgüsse dieser Pflanze (8 : 150) wurden als stark schweisstreibende arzneilich verwandt. Dabei entsteht Jucken in der Haut. Grössere Dosen erzeugen fast immer Ekel, häufig Erbrechen und Durchfall. Einige Kranken klagten über Kopfschmerzen.

[1]) Landesberg, Klin. Monatsbl. f. Augenheilk., 1882, Bd. 20, pag. 48.

VII. Expectorantia.

Ammonium chloratum.

Der als Expectorans, gegen Prostatitis und manche andere Krankheiten beliebte Salmiak ruft im Ganzen selten Nebenwirkungen hervor. Die Toleranz dafür ist meist vorhanden, auch wenn grössere Dosen verabreicht werden. Indessen kommen doch auch Nebenwirkungen vor. Die Zunge belegt sich und nach längerem Gebrauche sollen sich auch scorbutähnliche Veränderungen am Zahnfleische bilden. Die Verdauung leidet. Im Magen entsteht ein lästiges, brennendes Gefühl. Häufig findet sich Stuhlverstopfung wegen Atonie des Darms, aber bisweilen auch das Gegentheil: Kolik und Durchfälle neben Ekel und Erbrechen. Lang anhaltender Gebrauch kann Abmagerung erzeugen. Vereinzelt wird von einer starken Schweissvermehrung berichtet. Der Schweiss roch urinös.

Liquor Ammonii anisatus. Die anisölhaltige Ammoniakflüssigkeit wurde als Excitans zu Einspritzungen in das Unterhautzellgewebe benutzt. Dabei sah man bisweilen kleine Abcesse entstehen,[1]) die wohl wesentlich dem Ammoniakgehalt (ca. 10 pCt.) des Mittels ihr Entstehen verdanken. Grössere, oder nicht mit Gummi eingehüllte Mengen rufen im Munde und Magen Reizwirkungen hervor.

Chlornatrium. In der Volksmedicin wird vom Kochsalz vielfach zur Stillung von Lungenblutungen Gebrauch gemacht. Da die Dosen meist hoch gegriffen und 1—2 Esslöffel davon eingeführt werden, so entsteht gewöhnlich starke gastrische Reizung, wahrscheinlich durch Wasserentziehung, Magendrücken, Erbrechen u. A. m. Der Missbrauch der Salzlösungen in der Behandlung der Rhinitis lässt die Schleimhaut stark schwellen und schafft dadurch mancherlei subjective unangenehme Symptome.

Kalium chloricum.

Das in Wasser lösliche chlorsaure Kalium ($KClO_3$) wurde vor nunmehr 35—40 Jahren von Frankreich aus gegen mancherlei Erkrankungen wie Stomatitis mercurialis, zu Gurgelungen und innerem Gebrauche bei Diphtheritis empfohlen. Die Verwendung gegen Cystitis

---

[1]) Zülzer, Berliner klin. Wochenschr., 1871, pag. 9.

kam im letzten Jahrzehnt als Indication hinzu. Nur in der ersten Zeit seines Gebrauches galt das Mittel als unschuldig. Man führte 10—20, ja selbst bis 46 g täglich ohne wesentliche Benachtheiligung des Kranken ein. Höchstens verstärkte Diurese, sowie Druck und Schmerz in der Nierengegend kamen zur Beobachtung. Später fand man, dass das Mittel nach Art der Kalisalze bei Thieren giftig wirke. Auch bei Menschen wurde schon vor mehr als 30 Jahren die eventuell tödtende Wirkung des chlorsauren Kaliums erkannt, als ein Mensch statt Magnesium sulfuricum, Kalium chloricum eingenommen hatte. Aus der practisch ärztlichen Erfahrung heraus wurde nunmehr, unter Mittheilung von Beobachtungen, dringender auf die Gefahren hingewiesen, die durch Verabfolgung zu grosser Dosen dieses Salzes entstehen könnten.[1]) Es häuften sich bald, zumal Thierversuche darthaten dass das chlorsaure Kalium ein Blutgift darstelle, Mittheilungen über unangenehme Nebenwirkungen, ja selbst tödtliche Ausgänge nach Gebrauch dieses Mittels. Nicht alle diese Berichte halten hinsichtlich des Zutreffens der Diagnose eine Kritik aus, insofern dem Mittel zugesprochen wurde, was der Diphtheritis, gegen die es gebraucht wurde, zugehörte. Man stellte die Forderung auf, das chlorsaure Kalium aus der Therapie, besonders des Kindes ganz zu bannen. Es ist mit Recht dem nicht Folge geleistet worden; denn ginge man mit allen Mitteln, die entweder in unzweckmässigen Mengen angewandt, schädliche Wirkungen äussern, oder in den gebräuchlichen Dosen verordnet ab und an unangenehme Nebenwirkungen entstehen lassen, in der gleichen Weise vor, so würde der Arzneimittelschatz wohl bald mehr als uns lieb wäre, zusammenschrumpfen. An die Stelle dieser leichten Abschaffungsmethode ist eine zweckmässige Feststellung der geeigneten Dosen für die verschiedenen Altersstufen und eine möglichst genaue Feststellung der körperlichen Verhältnisse, die vielleicht eine Prädisposition für das Zustandekommen unliebsamer Wirkungen abgeben, zu setzen.

Das Salz wird zum weitaus grössten Theile unverändert und schnell aus dem Körper ausgeschieden. Die Nieren und die Speicheldrüsen sind die wesentlichen, Milch, Thränen und Nasenschleim schwächere Ausscheidungsstätten Schon 5 Minuten nach der Einnahme ist es im Speichel, nach 10 Minuten im Harn zu finden. Die Elimination hält 36 Stunden an. Im Blute bildet es aus Oxyhämoglobin Methämoglobin. Ausserhalb des Körpers wies ich sehr oft nach, dass nach 24 stündiger Berührung des Mittels mit Blut auch Hämatin entsteht. Da experimentell festgestellt wurde,[2]) dass aus Methämoglobin Hämatin entsteht, so ist dieses Hämatin als ein secundäres Bildungsproduct anzusehen. So fand ich auch[2]) in einem Falle von Selbstvergiftung durch chlorsaures Kalium im Blute Methämoglobin, im Harn Hämatin. Bei einem Menschen zeigten sich während des Lebens $^1/_4$—$^1/_3$ der rothen Blutkörperchen im递Haupttheil des Stromas vollständig entfärbt, und die Reste des farbigen Inhaltes in Form kleiner, meist rundlicher, hämoglobingefärbter Kügelchen und Körnchen im Stroma und im Serum Die weissen Blutkörperchen waren

[1]) Jacobi, The medical Record, 1879, pag. 112.
[2]) L. Lewin u. Posner, Centralblatt f. d. medic. Wissensch., 1887, pag. 354.

vermehrt.[1]) Durch Gegenwart von viel Kohlensäure, sowie saurer Phosphate und durch Abnahme der Alkalescenz des Blutes wird die Blutzersetzung beschleunigt.[2]) Diese, bedingt durch die Abgabe von Sauerstoff seitens des Salzes an das Blut, wird als Ursache der unangenehmen Wirkungen angesehen, aber auch geleugnet.[3])

Bei der Anwendung als Heilmittel kommen folgende Erfahrungsthatsachen in Betracht, die für das Zustandekommen von Nebenwirkungen Bedeutung haben. Kinder werden mehr und leichter wie Erwachsene ergriffen. Nach kleinen Dosen fehlen Nebenwirkungen fast immer. Selbst grössere, bis 3 g für Kinder und bis 8 g täglich für Erwachsene werden gut vertragen, wenn nicht eine unbekannte, zeitliche, körperliche Disposition vorhanden ist, die Schädigung veranlasst. Es wäre sonst nicht zu verstehen, dass ein guter Beobachter sagen konnte: „Jamais je n'ai observé de malaises procurés par ce remède; il passe même tellement inaperçu, que malgré une attentive observation je ne saurais en signaler les effets physiologiques". Als eine solche Disposition sehe ich den zeitigen Zustand der Nieren an. Da das chlorsaure Kalium nur relativ langsam ausgeschieden wird, so kann, wenn die Nieren, wegen bestehender, auch nur leichter Alteration nicht normal in Thätigkeit sind, eine cumulative Wirkung durch das zurückgehaltene Mittel zu Stande kommen. Leere des Magens schafft ein sehr schnelles Uebertreten des Mittels in das Blut, so dass unangenehme Wirkungen durch dieses übermässige Eindringen viel leichter bedingt werden, als wenn immer nur kleine Mengen aufgenommen werden. Diesem Umstande ungefähr gleichwerthig käme die schnelle Aufeinanderfolge einzelner stärkerer Gaben des Salzes.[4])

Meinen Blutversuchen mit chlorsaurem Kalium entnehme ich den Schluss, dass eine höhere Bluttemperatur wie sie im Fieber besteht, viel leichter das Oxyhämoglobin unter dem Einflusse dieses Salzes sich umwandeln lässt als ein normal warmes Blut. Es ist schliesslich auch darauf hinzuweisen, dass vielleicht eine grössere Wasserarmuth des Blutes die Veränderung des letzteren durch chlorsaures Kalium leichter zu Stande kommen lässt. Als Anhaltspunkt für diese Annahme ist das Verhalten der Kaninchen gegen dieses Mittel heranzuziehen. Für gewöhnlich gelingt es nicht, bei diesen die Blutvergiftung zu erzeugen. Dickt man aber ihr Blut durch wasserentziehende Stoffe ein, und erhöht so den Salz-, Eiweiss- und Globulingehalt, oder begünstigt man auch durch geeignete Eingriffe den Uebertritt von Gallenbestandtheilen in das Blut, so erlangt man das leicht, was früher schwer oder gar nicht hervorzurufen war.[5])

Unangenehme Wirkungen des chlorsauren Kalis können sich einige Stunden nach dem Einnehmen bemerkbar machen, erscheinen aber meist erst nach längerem Gebrauche, wenn eine gewisse Sättigung des Körpers damit erfolgt ist. Den Tod sah man nach

[1]) Riess, Berliner klin. Wochenschr., 1882, pag. 786.
[2]) v. Mering, Das chlorsaure Kalium, Berlin 1885.
[3]) Stockvis, Archiv f. exper. Pathol. u. Pharmakol., Bd. 21, 1886, pag. 169
[4]) Bohn, Deutsche medic. Wochenschr., 1883, No. 33, pag. 485.
[5]) A. Falck, Archiv f. d. ges. Physiologie, Bd. XLV., Separatabdr.

Ueberdosen, aber auch z. B. nach mehrtägigen Dosen von je 5 g[1]) schon nach 6—8 Stunden oder 2—7 Tagen eintreten.

Häufig wird der Magen und Darm in Mitleidenschaft gezogen. Durst, Magenschmerzen, sowie Würgen und anhaltendes, galliges oder blutiges Erbrechen, Foetor ex ore, Leibschmerzen, Meteorismus,[2]) Diarrhoe, Darmblutung zeigen sich. Statt der Diarrhoe kann Obstipation bestehen. Selten erscheint Nasenbluten. Dagegen sind Schmerzen in der Nieren- und Blasengegend häufiger. Zu ihnen kommt als ein pathognostisches Symptom Abnahme der Harnmenge bis zur Anurie, die 1—2 Tage anhalten kann. Auch Harndrang, ohne dass es gelang, auch nur einen Tropfen Harn herauszupressen, wurde beobachtet. Vereinzelt soll auch Polyurie vorgekommen sein. Für möglich halte ich dies nur in einem sehr leichten Falle, in dem keine Blutveränderung vorhanden ist, weil, wenn diese einmal entstanden ist, die Nieren bald unwegsam werden.

In den meisten Fällen ist der Harn verändert. Er enthält Eiweiss, Cylinder, Blut, Methämoglobin, resp. Hämatin. Sehr selten ist er normal. Man beobachtete dieses eigenthümliche Verhalten in einem Falle, in welchem selbst Collapserscheinungen, Leber- und Milzschwellung vorhanden waren.[3]) Bei der Section eines Falles fand sich blutiger Blaseninhalt, während sonst sehr oft die graden und gewundenen Harnkanälchen mit intensiv rothbraunen, aus Fragmenten der rothen Blutkörperchen sich zusammensetzenden Massen erfüllt waren.

Quälende Erectionen zeigten sich hierbei bisher nur einmal als Nebenwirkung.

Bedeutungsvoll sind die Allgemeinerscheinungen. Icterische Hautfärbung folgt meistens einem leichenhaft blassen Aussehen. Die Haut ist kühl. Auch Cyanose der Nägel von Fingern und Zehen, Lippen, Mund, Rachen kann erscheinen. Die Kranken bieten das Bild eines von asphyktischer Cholera Befallenen. Die Stimme ist klanglos, die Athmung ohne subjective Beängstigung schwer, die Exspiration wohl auch stöhnend. Als ein Zeichen von böser Vorbedeutung ist hierbei eintretender Singultus anzusehen. Allgemeine Mattigkeit, Apathie, Kopfweh, Schwindel, Schlaflosigkeit, Unruhe, abwechselnde Empfindung von Frost und Hitze ohne nachweisbares Fieber, ein kleiner, schneller Puls, vereinen sich mit einem oder dem anderen der vorgenannten Symptome. In sehr schweren Fällen erscheinen Sopor, selten Trismus, Zuckungen, Delirien. Der Tod erfolgt im Coma.

Hautveränderungen können durch chlorsaures Kalium nicht nur bei gleichzeitig bestehender, schwerer Allgemeinerkrankung, sondern auch als wesentlich einziges Symptom auftreten. Man beobachtete:

1. Erythem. Bei einem später durch das Mittel zu Grunde gegangenen Manne entstanden 7 Tage nach dem ersten Einnehmen übergrosser Dosen des Mittels linsengrosse, nicht erhabene Flecke, die auf Fingerdruck etwas blasser wurden, anfangs nur auf den Armen und der Stirn, später über den ganzen Körper, besonders auf dem Rücken

[1]) Billroth, Wiener medic. Blätter, 1880, No. 40.
[2]) Abeking-Hofmeier, Deutsche medic. Wochenschr., No. 38—40, pag. 517.
[3]) Leichtenstern, Deutsche medic. Wochenschr., 1884, No. 20, pag. 305.

und an den Nates ausgebreitet waren und eine kupferrothe Farbe annahmen. Nach viertägigem Bestehen confluirten die Flecke an einigen Stellen, z. B. an den Nates. Einzelne von ihnen zeigten ein hämorrhagisches Centrum.

2. Erythema exsudativum. Ein Syphilitiker nahm mehrtägig mehrmals 0,3 g chlorsaures Kalium. Nach 4 Tagen erschien an Hals und Rumpf, besonders am oberen Theil des Rückens ein feurigrother, erythemato-papulärer Hautausschlag. Derselbe schwand nach dem Aussetzen in zwei Tagen. Als 6 Wochen später wieder chlorsaures Kalium eingenommen wurde, entstanden an Hals und Rumpf und auch an den Beinen leicht erhobene erythematöse Flecke, die nach 48 Stunden wieder schwanden. Jedesmal war das Einnehmen des Mittels von einem solchen Ausschlag gefolgt.[1])

3. Purpura. Bei einem Knaben, der bereits icterische Hautfärbung als Wirkung des chlorsauren Kaliums aufwies, erschienen namentlich an den Extremitäten linsengrosse Blutextravasate in Form von Flecken und Knoten. Es erfolgte später der Tod. Unter den, von stellenweisem Oedem begleiteten Hämorrhagieen fanden sich in einem anderen Falle solche bis zu Handtellergrösse.

Durch eine unzweckmässige Verordnung kann das chlorsaure Kalium ebenfalls unerwünschte Nebenwirkungen veranlassen. So soll einem Berichte nach ein Kind zu Grunde gegangen sein, dem chlorsaures Kalium und Jodeisen zusammen verabfolgt wurde. Hierbei bildet sich freies Jod.[2]) Dass behufs Vermeidung von Explosionen das chlorsaure Kalium nicht mit organischen Massen in Verreibung oder zu Einreibungen (Zahnpulver) verordnet wird, braucht kaum hervorgehoben zu werden. Neuerdings wird von einer Explosion berichtet, die durch comprimirte Tabletten dieser Substanz in der Tasche des Kranken, der sie bei sich trug, erfolgte. Er trug Brandwunden davon. Untersagt werden Mischungen mit Holzkohle, Tannin, Catechu Ferrum lacticum und unterphosphorigsaurem Kalk, Ferrum sesquichloratum und Glycerin.

Wiederherstellung ist selbst bei sehr gefahrdrohenden Symptomen möglich. Gegen das Erbrechen sind Eisstückchen, Senfteige in die Magengrube, kleine Mengen von Opiaten, Kreosot, oder Pulv. rad. Colombo (0,3—0,5 g) zu verabfolgen. Diuretica (Liquor Kalii acetici, Tartarus boraxatus) sollen die Nieren wegsam halten und das Kaliumchlorat schneller ausscheiden helfen. Auch die Speichelsecretion kann durch kleine Dosen von Pilocarpin angeregt werden. Ist die Blutveränderung eingetreten, so scheue man sich nicht, eine Venäsection zu machen und eventuell auch eine 0,6 proc. Kochsalzlösung zu infundiren. In die Nierengegend sind Schröpfköpfe zu setzen, und als Excitans Moschustinctur zur subcutanen Einspritzung zu gebrauchen.

Natriumnitrit. Salpetrigsaures Kalium und Natrium kommen sehr oft verunreinigt in den Handel. Sie sind mehrfach arzneilich z. B. gegen Epilepsie, Asthma u. A. m. in Dosen von 0,05—0,1—0,3 g häufig täglich empfohlen worden. Im Wesentlichen resultiren die Nebenwirkungen, die man hierbei

[1]) Stellwagon, The Medical Record, 1883, II., pag. 65.
[2]) Bulletin général de Thérapeutique, 1888, T. CXV., pag. 372.

beobachtete, aus der Eigenschaft der Nitrite den rothen Blutfarbstoff zu verändern. Leicht bildet sich unter diesem Einflusse, in ähnlicher Weise wie ich dies bei dem Acetanilid darstellte, Methämoglobinämie. Mit der Grösse der specifischen Energie, unter der dies vor sich geht, wachsen auch die Begleitsymptome und finden dadurch verschiedene Gestaltung. Es ist nicht sicher erwiesen, ob hierbei eine Oxydation des salpetrigsauren Salzes zu Stande kommt. Kalt- und Warmblüter reagiren in gleich starker Weise auf diese Mittel. Der grössere Theil der Kranken nimmt sie ungern, oder weigert sich dieselben nach den ersten Dosen fortzugebrauchen. Einem Experimentator erklärten dies 17 von 18 Kranken.[1])

Man beobachtet danach häufig: allgemeines Unbehagen, leichte Röthe des Gesichts begleitet von angenehmem Wärmegefühl und Gefühl des Vollseins im Kopfe, Pulsiren der Temporalarterien, Klopfen und Schlagen im ganzen Körper und Druck auf den Scheitel. Auch Herzbeklemmung, Unregelmässigkeit, Flattrigkeit und vermehrte Schnelligkeit der Herzschläge, Aufstossen, Uebelkeit, Erbrechen und selten Diarrhoe kommen vor. Die Harnmenge ist meistens vermehrt. Die Methämoglobinbildung giebt sich durch jene, von der respiratorischen oder circulatorischen Cyanose sehr leicht zu unterscheidende Blaufärbung des Gesichts, der Lippen, Hände etc. zu erkennen. Dazu können sich Schwindel und Kopfschmerzen gesellen. Eine Frau bekam 10 Minuten nach der ersten Dosis Zittern und fiel um. Dann erschien reichlicher Schweiss. Ihr Gesicht und ihr Kopf schienen ihr geschwollen zu sein. Eine andere hatte die Empfindung als sollte ihr Kopf auseinandergehen. Hypnotische Symptome wurden immer vermisst.

Stibium sulfuratum aurantiacum.

Der Goldschwefel, fünffach Schwefelantimon, ist ein bronzegelbes geruch- und geschmackloses Pulver, das keinen schwefligen Geruch und nicht saure Reaction besitzen darf. Er ist immer noch mit Recht als Expectorans zu 0,01—0,06 g viel gebraucht. Da er in Wasser und verdünnten Säuren unlöslich ist, so wird er vom Magen aus nicht resorbirt. Vielmehr gelangt er durch die alkalischen Darmsäfte zur Lösung[2]) und vermag, wie die praktische Erfahrung lehrte, alsdann auch wohl eine weitergehende Antimonwirkung, Erbrechen und Diarrhoe hervorzurufen. Die Intensität dieser Nebenwirkung hängt von der Menge des im Darme gelösten Mittels ab. Die letztere schwankt aber je nach der Füllung des Magens, insofern bei gefülltem Magen der lockere Goldschwefel mit Mageninhalt in den Darm und von hier mit den Fäces fortgeführt werden kann. Demnach werden die Nebenwirkungen am stärksten bei wenig gefülltem Magen eintreten. Daher kommt bisweilen auch nach 0,3—0,6 g kein Erbrechen zu Stande. —

Das **antimonsaure Kalium (Kalium stibicum)** (weisses Spiessglanzoxyd) wurde früher in Tagesdosen bis zu 5 g und mehr verabfolgt. In 2 Fällen sah man danach Delirien erscheinen, die auf Verringern der Dosen schwanden.

Stibium sulfuratum rubeum. Das rothbraune, zum grössten Theil aus Antimontrisulfid und 6—8 pCt. Antimontrioxyd bestehende, in Wasser unlösliche Karthäuser-Pulver (Kermes minerale) wurde früher sehr häufig als Expectorans besonders bei entzündlichen Brustkrankheiten zu 0,01—0,06 g gebraucht. Leicht ruft dieses Mittel Uebelkeit und Erbrechen hervor. Das letztere sah

[1]) S. Ringer and Murrell, The Lancet, 1883, II., pag. 766.
[2]) L. Lewin, Archiv f. pathol. Anatomie, Bd. 74.

man als ein kritisches Symptom an. Auch Koliken und Durchfälle können entstehen. Nach Anwendung eines Saftes mit Kermes bei Pneumonie fanden sich auf der Zunge und im Rachen Pusteln.

Schwefelwasserstoff.

In ziemlich umfangreicher Weise wird von diesem Gase arzneilicher Gebrauch gemacht. Besonders Erkrankungen der Luftwege, Bronchitis, Emphysem, auch Lungentuberkulose, Quecksilber- und Bleivergiftung, Hautleiden u. A. m. stellen Indicationen hierfür dar. Für die Syphilis ist es weder ein Palliativnoch ein Heilmittel, vermag vielmehr nur einen Theil des während oder vor der Schwefelkur aufgenommenen Quecksilbers zu binden. Die unerwünschten Wirkungen dieses Gases zu kennen hat in mancherlei Beziehung einen Werth. Man braucht nicht so weit zu gehen, dass man, wie es geschah, die nervösen Symptome der Hypochonder von dem aus dem Darm resorbirten Schwefelwasserstoff ableitete. Man entfernt sich aber nicht viel von der Wahrheit, wenn man Symptome, wie Kopfschmerzen, Benommensein u. A. m., von denen sonst gesunde Menschen gelegentlich von Unregelmässigkeiten in der Darmentleerung befallen werden, hauptsächlich von resorbirtem Schwefelwasserstoff ableitet. Man wendet denselben arzneilich zu Einathmungen, zur Einbringung in das Rectum, zu Trinkkuren in Wasser gelöst, oder zu Bädern an. Meist entwickelt man ihn aus einem Schwefelalkali durch Zusatz einer Säure. Eine Contraindication für Schwefelbäder stellen fieberhafte und entzündliche Krankheiten dar. Zu Congestionen neigende Menschen und solche mit ausgedehnten pleuritischen Exsudaten oder Hydrops sollen dieselben gleichfalls nicht gebrauchen. Fluor albus scrophulöser oder chlorotischer Personen wird dadurch nicht gebessert sondern häufig verschlimmert.

Die Gasklystiere bei Lungentuberkulose liefern anfangs eine auffallende Besserung subjectiver Symptome, aber nicht mehr nach 8—10 Tagen. Die Einbringung in das Rectum hat sehr vorsichtig zu geschehen. Nur wenig von dem Gas darf in sehr verdünntem Zustande eingeführt werden, weil grössere Mengen leicht Schaden stiften können, gegen den Hülfe schwer zu bringen ist.[1]) Wohl giebt es, besonders durch Angewöhnung in Folge häufigen Gebrauches dieses Gases, eine gewisse enge Toleranz dafür. Aber unter allen Umständen ist die Möglichkeit des Entstehens von unangenehmen Nebenwirkungen auch von der Mastdarmschleimhaut aus gegeben.

An der Haut beobachtet man nach Trinkkuren von Schwefelwasserstoffwasser, z. B. nach Aufnahme von Eaux-Bonnes, Exantheme. Häufiger kommt dies nach Bädern in warmen Schwefelquellen z. B. in Nenndorf, Schinznach, seltner in Weilbach vor.[2]) Man beobachtet dunkelrothe Flecke oder eine diffuse, scharlachartige Röthe am Unterleib, der Brust, den Schenkeln und zuletzt an den Gliedmassen. Am häufigsten sind papulöse Ausschläge. Einen frieselähnlichen sah man bei einer Dame mit sehr feiner empfindlicher Haut. Setzt man solche Bäder ½—1 Stunde lang fort, so schwindet die entstandene Röthe nicht. Es treten vielmehr hier und da Bläschen unter leichten Fieberbewegungen, Mattigkeit und Appetitlosigkeit ein. Die Finger- und Zehennägel, besonders unebene, gefurchte und verdickte, sowie verdickte Epidermisstellen werden bräunlich verfärbt.

Gasinhalationen rufen im Munde und Schlunde Trockenheit und einen eigenthümlichen Metallgeschmack hervor.

Schwefelquellen, die reich an schwefelsaurem Kalk sind, manchmal auch andere, verursachen Drücken im Magen und häufiger Aufstossen. Appetitlosigkeit sieht man z. B. nach dem Trinken des Wassers von Cauterets, aber auch nach anderen Quellen entstehen. Bringt man das Gas in den Mastdarm, so entsteht nicht selten trotz langsamer Zufuhr Erbrechen. Auch Koliken und

---

[1]) Peyron, Comptes rend. et Mém. de la Soc. de Biologie, 1886, T. III, p. 515.
[2]) Stifft, Die physiol. u. therap. Wirk. des Schwefelwasserstoffes, 1886, pag. 63.

Durchfälle[1]) kommen nach dieser Art der Anwendung vor. Während der Trinkkuren mit Schwefelwässern werden die Stühle grün bis dunkelolivgrün oder fast schwarz. Mehrfach beobachtet man danach Hämorrhoidalblutungen, wo sie vorher nicht bestanden hatten. Die Herzthätigkeit wird nach Trinken von kaltem Schwefelwasser verlangsamt. Bei Chlorotischen verursacht das Wasser von Weilbach Herzklopfen.

Die Gasinhalationen erregen Kitzeln und Kratzen in der Nase. Schwefelwässer erzeugen Verlangsamung der Athmung, bei Chlorotischen bisweilen Athemnoth. Die Wässer von Eaux Bonnes und Cauterets stehen in dem Rufe bei Lungenkranken Hämoptoe zu machen. Bei Lungentuberkulose mit erethischem Charakter und starker Fieberbewegung scheint die Gefahr besonders drohend zu sein. Bei Chlorotischen soll das Wasser von Weilbach die Neigung zu solcher Blutung steigern. Der bestehende Husten verschlimmert sich meistens.

Nach Gasinhalationen brennen und thränen die Augen. Auch Benommensein, Kopfschmerzen, auffällige Schlafneigung und selbst schwerere cerebrale Symptome kommen zumal nach Aufnahme grösserer Mengen des Gases vor. Chlorotische erfahren eine Steigerung der Schlaflosigkeit.

Radix Senegae.

Diese, ursprünglich von den Seneka-Indianern gegen Schlangenbiss gebrauchte, 1735 gegen Pleuritis und Pneumonie empfohlene und seit jener Zeit ziemlich umfangreich als Expectorans verwandte, aber leider auch viel verfälschte Droge enthält jenen, im Pflanzenreiche nicht seltenen, mit Wasser schäumenden Stoff Saponin. Neuerdings stellte man aus der Pflanze auch ein Toxin, das Sapotoxin, neben der Quillajasäure dar.[2]) Beide besitzen die Eigenschaft, lebende Zellen zu tödten, werden aber angeblich vom Magen-Darmkanal nicht in das Blut aufgenommen.

Die ältere Literatur enthält vereinzelt Angaben über die, nach dem Gebrauche der Pflanze auftretenden Nebenwirkungen. Dosen von 1—1,5 g rufen Brennen und Kratzen im Munde und Halse, Räuspern und vermehrten Speichelfluss hervor. In einem Falle entstand nach dem Einnehmen eines Decoctes von 30 g : 240 Wasser eine Veränderung an der Mund- und Rachenschleimhaut, als wären sie verbrannt. Kaum 14 Tage reichten hin, um den normalen Zustand herzustellen. Auch Magendrücken, Ekel, Erbrechen, Durchfall, kolikartige Schmerzen und gelegentlich auch vermehrte Harnabsonderung sowie die Empfindung von Brennen und Wärme in der Urethra und bisweilen wirkliche Ischurie kommen vor. Eine besondere Idiosynkrasie schafft auch wohl gelegentlich Lidschwellung.

Cortex Quillajae. Statt der Senega wurde die Rinde der Quillaja Saponaria im Decoct (5—5 : 150,0) als Expectorans empfohlen. Es wurde bereits erwähnt, dass die Quillajasäure ein Protoplasmagift ist. Ein wässriges Decoct schäumt stark. Nebenwirkungen können in demselben Umfange wie nach der Senega auftreten. Das Pulver reizt alle zugänglichen Schleimhäute. Niesen, Husten, Augenthränen entstehen bei Berührung der entsprechenden Schleimhäute. Gegen Rhinitis catarrhalis empfahl man die gepulverte Rinde staubförmig in die Nase einzubringen. Dabei findet anfangs eine sehr vermehrte Absonderung

---

[1]) Féréol, Bulletin de la Soc. de Thérap., 1886, pag. 213.
[2]) Kobert, Archiv f. Pathol. u. Pharmakologie, 1887, Bd. 23, pag. 233.

statt. Leicht kann die Reizwirkung zu weit gehen. Gelegentlich entsteht auch Erbrechen und Durchfall. In einem Falle erzeugte ein Quillajainfus: Frostschauer, kalten Schweiss, Zittern, Kleinheit des Pulses, Präcordialangst, Ohnmacht, Harndrang. In drei Tagen erfolgte Wiederherstellung.[1])

Die Rinde von **Monnina polystachia** schäumt wie Seifenwurzel. Gekaut entsteht eine übermässige Speichelabsonderung. Auch der Nasenschleim wird reichlich abgesondert.

Camphersäure.

Die Tetrahydroäthylbenzoldicarbonsäure, ist in Wasser sehr schwer, leicht in Alkohol löslich. Sie schmeckt säuerlich, adstringirend. Nach dem Einnehmen auch kleiner Dosen bleibt ein unangenehmer Geschmack zurück. Die Schweisse der Phthisiker sollten dadurch beseitigt, Angina, Laryngitis und ferner Cystitis, letztere durch Ausspülungen und innerlichen Gebrauch, gebessert werden. Man benutzte auch Inhalationen von 1—4 proc. alkoholischen oder 1—2 proc. alkalischen Lösungen, die aber leicht schimmeln. Innerlich werden mehrmals täglich 0,5—1 g gereicht. Die Ausscheidung des Mittels aus dem Körper geht ziemlich schnell vor sich.[2]) Es giebt bei manchen Menschen dafür eine ausserordentliche Toleranz, so dass z. B. in 4 Wochen 50 g vertragen wurden.[3]) Als Nebenwirkungen beobachtete man Reizung der Magenschleimhaut, Erbrechen[3]) und ferner Schmerzen in der Nierengegend bei an Pyelitis oder Cystitis Leidenden. Bald nach dem Aussetzen schwinden diese Schmerzen.

Bei zwei mit Cystitis behafteten Kranken stellte sich nach der Blasenausspülung leichte Schwellung der Glans penis ein. Dieselbe verging, nachdem das Mittel einige Tage fortgelassen war.[4])

Myrrha.

Der an der Luft erhärtende Saft von Balsamea Myrrha kommt in verschieden grossen und sehr verschieden guten Stücken in den Handel. Das Präparat wird verfälscht und besonders zu Tincturen oft ganz minderwerthige Waaren benutzt. Vorsicht ist bei dem längeren Gebrauche des Mittels nothwendig. Die wirksamen Bestandtheile werden zum Theil durch die Nieren ausgeschieden und können hier auf Grund individueller, besonderer Reizbarkeit, vielleicht auch, weil die Droge unrein ist, unangenehme Symptome hervorrufen. So liegt aus alter Zeit eine Mittheilung vor, nach welcher ein Mann, in der Meinung, die Krätze durch innerlichen Gebrauch des Mittels vertreiben zu können, acht Tage lang dasselbe nahm und dadurch Dysurie und Blutharnen bekam. Nach dem Aussetzen trat Besserung ein. Auch Durchfälle können dadurch hervorgerufen werden. Die mit Recht beliebte äusserliche Verwendung der Myrrhentinctur gegen Stomatitis lehrt bisweilen kennen, dass dieses Präparat auch aus untergeordneter, d. h. fremde Harze enthaltender, Droge hergestellt wird. Statt einer Heilwirkung tritt starke Reizung des Zahnfleisches ein.

Benzoë. Die ihrer chemischen Zusammensetzung nach verschiedenartigen Benzoëarten (Siam- und Sumatra-Benzoë) werden arzneilich nur noch selten benutzt. Wenn Siam-Benzoë verbrennt, enthalten die Dämpfe Benzoësäure,

---

[1]) Lesellier, Bullet génér. de Thérap., 1884, 15. avril, pag. 330.
[2]) Bohland, Deutsches Archiv f. klin. Medicin, Bd. 47, Heft 3 u. 4.
[3]) Niesel, Deutsche medic. Wochenschr., 1888, pag. 818
[4]) Hartleib, Wiener medic. Presse, 1890, pag. 286.

welche die zugänglichen Schleimhäute intensiv reizt. Besonders macht sich ein heftiger Husten bemerkbar. Gelegentlich beobachtete man nach solchen Einathmungen Petechien.

Gummi Ammoniacum. Der aus den Stengeln von Dorema Ammoniacum ausgeflossene, eingetrocknete Milchsaft enthält ein ätherisches Oel und Harz und wurde früher innerlich zu 0,5—2,0 g in Pillen oder Emulsion, als Expectorans bei Bronchialcatarrhen, Rheumatismus etc. gebraucht. Neigung zu Hämoptoe, Fieber, sowie Magenkrankheiten sah man früher als Contraindicationen für den Gebrauch an. Mehrfach wurden nach der Anwendung dieses Stoffes Sehstörungen beobachtet. Abends wurde eine Trübung und Verdunkelung des Sehens, die beinahe bis zur Blindheit ging, wahrgenommen. Andere Kranke hatten glaucomatöse Zufälle, sahen Strahlen und Funken, und ein brennendes Licht von glänzenden Farbenringen umgeben, oder nahmen die Gegenstände wie durch einen dichten Nebel, oder wie durch einen dichten Staub wahr.

Galbanum, das Harz persischer Ferulaarten rief nach Anwendung von 0,3 bis 0,5 g pro dosi ähnliches hervor.

Eugenia Chekan. Die Blätter der amerikanischen Eugenia chekan, werden ebenso wie der Saft der Aeste in ihrer Heimath zu Heilzwecken gebraucht. Als Träger der Wirksamkeit ist ein zu etwa 1 pCt. in den Blättern enthaltenes ätherisches Oel anzusehen. Ein Extractum fluidum der Blätter wurde zu 4—12 g mehrmals täglich bei Husten und anderweitigen Kehlkopf- und Bronchialaffectionen verabfolgt. Als Nebenwirkungen beobachtete man vereinzelt: Verschlimmerung des Hustens, Magenweh, Erbrechen,[1]) Nausea, Verstopfung.

Inula Helenium. Die zu dem ältesten Arzneischatze gehörende Wurzel des Alant, besitzt den Alantkampfer (Helenin) und das Kohlehydrat Inulin. Sowohl die Droge (Aufgüsse von 8—15 : 150 Wasser) als der Kampfer werden bei chronischen Bronchialcatarrhen, als expectorirendes und hustenmilderndes Mittel gebraucht. Das Mittel hat ganz vereinzelt einen eitrigen Hautausschlag erzeugt. Grosse Dosen rufen Leibschmerzen, Uebelkeit, Erbrechen und Durchfall hervor.

Cochlearia officinalis. Das blühende Kraut und die langgestielten Blätter des Löffelkrautes finden arzneiliche Verwendung. Das zerquetschte Kraut riecht senfartig. Beim Trocknen verliert es Geruch, Geschmack und Wirkung. Bei der Destillation erhält man 0,25—0,5 p. M. Butyl-Isosulfocyanat. Der aus dem blühenden Kraute hergestellte, gegen Mundentzündungen, Scorbut gebrauchte farblose Spiritus Cochleariae muss sorgfältig verschlossen aufbewahrt und alljährlich neu angefertigt werden. Bei dem Gebrauche des Krautes sah man Hautausschläge entstehen.

Pyridin.

Diese flüssige Base riecht unangenehm und verändert sich gewöhnlich nach einiger Zeit am Lichte. Man sprach die Vermuthung aus, dass das eigentlich wirksame Princip bei allen jenen zahlreichen gegen Asthma empfohlenen Cigarren und Cigarretten das Pyridin sei, welches bei der Verkohlung dieser Mittel entstände. Man empfahl es daher gegen Asthma. Man giesst 4—5 g auf einen Teller und athmet das sich verflüchtigende Mittel 20 bis 30 Minuten lang drei Mal täglich ein. Auch innerlich wurde es zu 6 bis 10 Tropfen und mehr gegen Herzkrankheiten verabfolgt. Bei Kranken mit Herzschwäche, Asthma cardiale, kleinem unregelmässigem Pulse und stärkeren Stauungserscheinungen soll nach practischen Erfahrungen das Mittel mit Vorsicht gereicht werden. An Nebenwirkungen fand man bisher:

[1]) Gottheil, The Therapeutic Gazette, 1883, pag. 497.

lästiges Druckgefühl im Magen und der Brust, Uebelkeit und Erbrechen, auch Durchfall, Kopfschmerzen, andauernder Schwindel, Müdigkeit nach der Resorption und vereinzelt Zittern der Glieder, sowie lähmungsartige Schwäche.

Lobelia inflata.

Arzneilich gebraucht wird das zur Blüthezeit der Pflanze abgeschnittene, getrocknete und meist in Ziegelsteinform gepresste Kraut und eine daraus bereitete Tinctur. Die Pflanze wirkt verschieden stark, je nach dem Boden, auf dem sie wächst. Die grösste Wirksamkeit erlangt sie auf feuchtem, thonigen Boden. Dieselbe ist durch das dickflüssige, an Lobeliasäure gebundene Alkaloid Lobelin bedingt. Es ist dieses nicht mit dem gleichnamigen Resinoid, das amerikanische Eklektiker gebrauchen, zu verwechseln. Asthma und Keuchhusten geben die hauptsächlichen Indicationen für den Gebrauch der Pflanze und ihrer Auszüge ab. Als Brechmittel wirkt es zu heftig ein. Experimente ergaben, dass das salzsaure Salz der Base starke Erregung des Athmungs- und Brechcentrums veranlasse, die Herzthätigkeit verlangsame, aber die Leistungsfähigkeit der Athemmuskeln deutlich steigere.[1])

Nach Gebrauch der Tinctur an Kranken sah man als Nebenwirkungen Prickeln in allen möglichen Körpertheilen, Trockenheit im Schlunde, Ekel, heftiges Erbrechen mit vermehrter Schweissabsonderung auftreten. Auch Präparate der Lobelia delessa riefen stärkere Schweissabsonderung hervor. Zuweilen entstehen Kolikschmerzen und Durchfall. Nach Gebrauch der Lobelia syphilitica waren in älteren Versuchen gerade die beiden letztgenannten Symptome bemerkenswerth. Es ist ferner die Angabe hervorzuheben, dass die Lobelia Uteruscontractionen, wie Secale cornutum hervorrufen könne. Ist Erbrechen erfolgt, so stellen sich gelegentlich auch Schwindel, Kopfschmerzen und Gliederzittern ein.

Neuerdings empfiehlt man das Alkaloid Lobelin gegen Asthma. Angeblich besässe es nicht die ihm zugeschriebenen unangenehmen Wirkungen und würde von Erwachsenen zu ca. 0,05, von Kindern zu 0,01 vertragen. Ja selbst subcutan liesse es sich ohne Reizwirkung injiciren. Letzteres ist nicht wahr.

Aspidosperma Quebracho.

Die Rinde dieser Pflanze (Quebracho blanco) enthält mehrere Alkaloide, von denen das Aspidospermin und Quebrachin näher bekannt geworden sind. Angeblich soll das Holz von Loxopterygium Lor. (Quebracho colorado) analog wirken. Es ist dies so lange als unwahrscheinlich anzusehen, als diese letztere, technisch als Gerbmaterial benutzte Droge chemisch besser als bisher untersucht worden ist. Die Alkaloide sind arzneilich nicht für die Zwecke zu gebrauchen, für welche pharmaceutische Zurichtungen von Aspidosperma Quebracho verwerthet werden. Vereinzelt wandte man jedoch das salzsaure Quebrachin und das schwefelsaure Aspidospermin innerlich zu 0,05—0,1 g pro dosi an.[2]) Respiratorische Dyspnoe sollte durch eine filtrirte, wässrige Lösung des eingeengten alkoholischen Rindenauszuges (10 Rinde : 100 Alkohol) be-

---

[1]) Dreser, Archiv f. exper. Pathol. u. Pharmak., 1889, Bd. 26, pag. 237.
[2]) Maragliano, Centralbl. f. d. medic. Wissensch., 1883, pag. 771.

hoben, Asthma bronchiale, die Athemnoth der Emphysematiker etc. günstig beeinflusst werden. Aber auch innerhalb dieser Breite und bei Anwendung guter Präparate ist die Zahl der Fehlerfolge bisher so gross gewesen, dass das Mittel kaum noch Verwendung findet.

In manchen Fällen besteht nach mehrmaligem Einnehmen des Medicamentes vielleicht zum Theil wegen des bitteren Geschmackes ein solcher Widerwille gegen dasselbe,[1]) dass der weitere Gebrauch eingestellt werden muss.[2]) Auch der bisweilen eintretende, copiöse Speichelfluss macht den Fortgebrauch unmöglich. Störungen in der Magenthätigkeit kommen nach Gebrauch der obengenannten Alkaloide und des alkoholisch-wässrigen Extractes vor. Man beobachtete Uebelkeit[3]) und Erbrechen. Berichtet wird auch von Gesichtsröthe, Kopfschmerzen, Hitzegefühl im Kopf, leichtem Schweiss auf der Stirn, Schwindel und leichtem Benommensein, Umneblung des Sensoriums und Neigung zur Schläfrigkeit.

Grindelia robusta. Blätter und Stengel dieser Pflanze werden gegen asthmatische Anfälle und Arhythmie des Herzens benutzt. Am häufigsten verwendet man die daraus dargestellten Fluidextracte. Diese letzteren werden nicht selten schlecht vertragen. Schon nach Dosen von 15—20 Tropfen entsteht Brennen im Magen und oft Durchfall. Nicht unwahrscheinlich ist es, dass die Beschaffenheit des Präparates diese Nebenwirkungen bedingt. Bei einer Prüfung von 10, den verschiedensten Quellen entnommenen Präparaten, ergab sich eine Verschiedenheit derselben untereinander und gegenüber dem amerikanischen Fluidextracte, nicht nur in der Zusammensetzung sondern auch in der Wirkung. Die letztere ist bei dem amerikanischen Präparat die beste. Statt Grindelia robusta kommen zuweilen auch Grindelia inuloides, squarrosa und hirsutula in den Handel.

Euphorbia pilulifera. Das wirksame Princip dieser Droge ist in Wasser und verdünntem Alkohol löslich. Man empfahl Decocte von 15 g : 2 Liter Wasser und 50 g Alkohol gegen Asthma, chronische Bronchitis etc. Wie alle Wolfsmilchspecies reizt auch diese den Magen-Darmkanal und ruft dadurch die entsprechenden Symptome hervor.

Gegen die Grippe ist **Eupatorium perfoliatum**, der „durchwachsene Wasserhanf“ im Infus (30 g der Blätter: $^1/_2$ Liter Wasser, 1 Tasse alle $^1/_2$ Stunde) benutzt worden. Nach einigen Dosen sah man beträchtliche Nausea und bisweilen auch Erbrechen auftreten. Nach etwa 6—7 Stunden entstehen flüssige Stuhlentleerungen. Auch reichliche Schweissabsonderung kommt vor.

---

[1]) Laquer, Breslauer ärztl. Zeitschr., 1879, No. 24, pag. 245.
[2]) McCreery, The Therapeutic Gazette, 1881, pag. 473
[3]) Smith, The Therapeutic Gazette, 1881, pag. 475.

VIII. Emetica.

Aus der Art, wie die Brechmittel ihre Wirkung entfalten und verlaufen lassen, ergeben sich nothwendig die folgenden Contraindicationen für ihren Gebrauch: 1. Alle krankhaften Zustände, in welchen die Gefässe nicht ihre normale Weite und Elasticität besitzen (Aneurysmen, Arteriosclerose). Es kann hierbei leicht zu Gefässzerreissungen kommen. 2. Die Gravidität, weil die Wirkung der Bauchpresse Abortus veranlassen kann. 3. Durch Krankheiten oder schlechte Ernährung geschwächte Personen. Es ruft bei solchen das Erbrechen schnell Collaps hervor, der seinerseits einen letalen Ausgang herbeizuführen vermag. 4. Entzündungen derjenigen Organe, welche durch die Contractionen des Zwerchfells, respective der Bauchmusculatur direct oder indirect getroffen werden (Peritoneum, Magen, Därme, Leber, Nieren). Mit Vorsicht anzuwenden sind ferner die Brechmittel bei bestehenden Hernien, sowie bei Menschen mit „apoplectischem Habitus". Ausserdem muss bei der Verordnung von Brechmitteln auf die den einzelnen von ihnen noch speciell zukommenden localen Wirkungen Bedacht genommen werden.

Sehr häufig ist in früherer Zeit, als man auch mit diesen Mitteln Missbrauch trieb, vor den möglichen, schlechten Folgen gewarnt worden. Man hatte hierbei hauptsächlich die Antimonverbindungen im Auge. Für diese besteht die Warnung auch jetzt noch zu Recht. Die gefürchtete Syncope und ihre Folgen ereignen sich danach auch heute noch nicht selten. Eine nicht ungewöhnliche Nebenwirkung stellt der Durchfall dar. Verstopfung wird nur ausnahmsweise dadurch erzeugt.

Apomorphinum hydrochloricum.

In neutralen Lösungen erfolgt, in sauren unterbleibt eine Grünfärbung und später Blauschwarzfärbung des Apomorphinhydrochlorats. Dispensirung in gefärbten Gläsern ändert an diesen Verhältnissen nichts. Ein Präparat des salzsauren Salzes, das mit 100 Theilen Wasser eine smaragdgrüne Lösung giebt, ist zu verwerfen. Die Lösung des Mittels in überschüssiger Natronlauge färbt sich an der Luft bald purpurroth und allmählich schwarz. Die Wirksamkeit der gefärbten Lösungen besteht noch, ist aber geringer als die einer ungefärbten. Zum Theil ist diese Veränderung des Präparates wohl daran Schuld, dass die ärztliche Praxis das Mittel als Brechmittel oder für andere Indicationen nicht in dem Umfange benutzt, wie das Mittel es verdiente. Es giebt aber zur Beseitigung dieses Uebelstandes einen zuverlässigen Ausweg, nämlich die Selbstdispensirung, soweit es sich um die Benutzung als Brechmittel handelt. Gute, comprimirte Tabletten können allermeist an ihrer Oberfläche grün werden, sind aber im Uebrigen unverändert. Jahrelang kann man derartige Präparate in vorzüglicher Güte halten. Dieses Urtheil habe ich mir bisher aber nur von amerikanischen Präparaten gebildet. Hält der Praktiker sich solche comprimirte Tabletten, so wird er jederzeit in der Lage sein, ein ganz brauchbares Präparat anwenden und schnell Hülfe leisten zu können.

Man nahm früher an, dass dem Apomorphin keine Nebenwirkungen zukämen. Weder diese noch die neuere Behauptung, dass dasselbe ein gefährliches Mittel darstelle, ist richtig. Es erzeugt bisweilen Nebenwirkungen, aber sicherlich sehr viel seltener als dies bei anderen Alkaloiden vorkommt. Urtheilt man ohne jede Kritik und schreibt den Tod einer Frau, die 150 g Campherliniment getrunken und dann ca. 0,004 g Apomorphin erhalten hatte, dem Apomorphin zu,[1]) dann könnte man auch für jeden anderen Vergiftungstod, der trotz Amorphinanwendung zu Stande kam, dieses Mittel als Ursache anschuldigen. Bei allen Thieren, die erbrechen können, und bei Menschen ist die individuelle Empfänglichkeit für die brechenerregende Wirkung verschieden. Ich habe es oft in meinen Vorlesungen beobachtet, dass manche Katzen, obschon ihnen bis 0,4 g nacheinander gegeben wurde, doch nicht erbrachen, und sich trotz leichter krampfartiger Zuckungen wieder ganz erholten. Aehnliche Erfahrungen macht man mit Tauben, bei denen die Initialerscheinungen der Brechwirkung nie fehlen, die endliche Kropfentleerung aber auf Grund einer individuellen Eigenthümlichkeit fehlen kann, selbst wenn man den Kropf vorher mit Erbsen gut gefüllt und ein gutes Präparat angewandt hat.

Aehnliches findet man gelegentlich auch bei Menschen, gleichgültig, ob das Mittel in das Unterhautgewebe oder den Magen eingebracht worden ist. In jedem Alter kommt eine solche Widerstandsfähigkeit gegen dasselbe vor. Säuglinge können sie wie grössere Kinder oder Erwachsene besitzen. Es ist weise, in solchen Fällen eine Wirkung nicht erzwingen zu wollen, weil leicht als Ersatz der Brechwirkung unangenehmere nervöse Symptome auftreten. Es kommt aber auch Toleranz für das Mittel vor, obschon die Brechwirkung erfolgt. Ein Arzt gewann am Tage nach einem Krankenbesuch die Ueberzeugung, dass er seinem Kranken durch einen Schreibfehler 0,2 g Apomorphin statt 0,02 g verordnet hatte. Er ging nicht wieder hin, erfuhr aber nach $1\frac{1}{2}$ Jahren von dem Kranken, den er wegen seines sonstigen Leidens längst für todt gehalten hatte, dass er wohl unangenehme Symptome nach dem Mittel bekommen, sie aber gut überstanden habe.

---

[1]) British medical Journ., 1889, I., pag. 168.

Wesentlich sind es Störungen am Respirations- und Circulationsapparat, die zur Beobachtung kommen. Manche Kranke bekommen schon nach Dosen von 0,01 g Uebelkeit, und während das Erbrechen ausbleibt, wird die Athmung unregelmässig oder sistirt ganz. Dabei besteht unaussprechliche Angst. Als in einem solchen Falle noch eine zweite Dosis des Mittels verabfolgt wurde, stellte sich ein Collaps von 30—35 Minuten Dauer ein. Während dieser Zeit wurde die Athmung selten, stertorös, das Gesicht livid, der Puls unregelmässig und schwach.[1]) Sinapismen und subcutane Aethereinspritzungen brachten den Kranken wieder zu sich. Die Prostration ging in einem anderen Falle, in dem 2 Mal je 0,006 g verabfolgt worden waren, mit Bewusstlosigkeit einher, und hielt ca. 24 Stunden an.

Bei dem oben erwähnten Kranken, der 0,2 g erhalten hatte, folgte eine Ohnmacht der anderen. Dazu gesellten sich Athmungsbeschwerden bis zum Erstickungsgefühl. Im höchsten Stadium der Beklemmung erfolgte eine reichliche Expectoration und damit Genesung. Nach 0,008 g einer acht Wochen alten Lösung, die subcutan injicirt wurde, entstand Schwindel; der Kranke brach zusammen und zeigte ebenfalls die vorgenannten Symptome. Besserung erfolgte, als Erbrechen durch Schlundkitzeln hervorgerufen wurde.

Apomorphinlösungen (2 proc.) erzeugen in das Auge geträufelt Anästhesie der Conjunctiva und Cornea. Die Einbringung verursacht Schmerzen und Conjunctivalreizung. Die Pupille erweitert sich und fast gleichzeitig tritt leichtes Unwohlsein und Uebelkeit auf. Die Conjunctiva, besonders des unteren Lides wird durch Verminderung der Secretion xerotisch. Auch nach subcutaner Anwendung kommt Pupillenerweiterung neben Schwindel vor.

Cuprum sulfuricum.

Das in Wasser lösliche schwefelsaure Kupfer besitzt die Fähigkeit, mit flüssigem Eiweiss einen Niederschlag von Kupferalbuminat zu bilden, das in verdünnten Säuren und Alkalien löslich ist. Seine adstringirende und brechenerregende Eigenschaft beruht wesentlich hierauf. Es geht in den Speichel und die Milch über. Die Resorption desselben vollzieht sich auch von Wunden oder Schleimhäuten. Es ist möglich, dass auf diese Weise auch nicht beabsichtigte Wirkungen entstehen.

Die unvorsichtige Touchirung der Augenbindehaut mit dem Mittel kann leicht eine zu tief gehende Zerstörung und damit auch die Möglichkeit unangenehmer Narbenbildung und deren Folgen schaffen. Nach Touchirung der Conjunctiva sah man vereinzelt Erbrechen auftreten. Die länger dauernde Infusion von 1 proc. Lösungen bei chronisch eitriger Entzündung der Paukenhöhle ruft Schmerzen und subacute Entzündung mit Verschwellung des Gehörganges hervor. Das Gleiche erzeugen solche Lösungen von Cuprum sulfo-carbolicum.[2])

Die hypodermatische Beibringung von schwefelsaurem Kupfer bedingt Schwellung und heftige örtliche Entzündung und

[1]) Pécholier, Boston medic. and surgic. Journ., 1883, Vol. CVIII., I., pag. 333.
[2]) Schwartze, Die chirurg. Krankheiten des Ohres, 1885, pag. 197.

Eiterung. Bei dem innerlichen Gebrauche des Mittels folgt dem Erbrechen nicht selten Diarrhoe und ziemlich häufig Kolik.

Zincum sulfuricum. Die Nebenwirkungen, die bisher nach dem Gebrauche des in Wasser leicht löslichen Zinksulfats gesehen wurden, stimmen im Grossen und Ganzen mit denen des Kupfersulfats überein. Eiweiss wird dadurch gefällt. Der Niederschlag ist in verdünnten Säuren und Alkalien löslich. Unzweckmässige Anwendung an der Conjunctiva kann eine böse Aetzung und deren Folgen zu Wege bringen. Grosse Dosen reizen oder ätzen den Magen. Bisweilen wird durch solche überhaupt kein Erbrechen, wohl aber Durchfall, Kolikschmerzen und Collaps hervorgerufen.

Radix Ipecacuanhae.

Die Brech- oder Ruhrwurzel enthält als wirksamen Bestandtheil das zu 0,005—0,01 g Erbrechen erzeugende Alkaloid Emetin, ein tertiäres Diamin. Verfälschungen mit anderen Wurzeln, die ebenfalls als Ipecacuanha bezeichnet werden, aber wie z. B. Jonidium Ipecacuanha kein Emetin enthalten, kommen leider sehr häufig vor. Das Emetin brennt auf den Lippen und der Zunge. Diese Empfindung kann mehrere Stunden anhalten. Sie hat ihren Grund in der Eigenschaft desselben, die Gewebe, besonders Schleimhaut- und Wundflächen, in verschieden starkem Masse zu reizen. Manche Personen bedürfen selbst von einer guten Ipecacuanha zur Erzielung einer Brechwirkung grosser Dosen, andere nur kleiner. Selbst nach 2,4 g sah man den Erfolg ausbleiben. Es ist dies ganz von der Individualität der Kranken abhängig. Indessen kann auch die variable Beschaffenheit der Ipecacuanha selbst Unterschiede in der Dosirung nothwendig machen, insofern frischere Wurzeln wirksamer sind als ältere, und auch der Ursprung der Pflanze hierbei von wesentlicher Bedeutung ist.

Ein Ausbleiben der Brechwirkung beobachtete man auch nach sehr grossen Dosen des Mittels bei Pneumonie. Es giebt ferner eine ausgesprochene Idiosynkrasie gegen Ipecacuanha. Die geringsten Mengen des Staubes der gepulverten Wurzel ja selbst der Geruch von Infusen der Droge wird von gewissen Menschen nicht vertragen. Es giebt z. B. Pharmaceuten, die durch die geringsten Mengen von Ipecacuanha Schwellung des Gesichts etc. bekommen.

Eine Emetinsalbe, auf die Haut eingerieben, ruft nach einiger Zeit brennende und juckende Pusteln hervor, die bald, ohne zu eitern oder Narben zu hinterlassen, verheilen. Diese entzündungserregende Eigenschaft macht sich auch an Geweben bemerkbar, die nicht primär mit dem Mittel in Berührung kommen, sondern nach der Resorption desselben davon getroffen werden.

In analoger Weise wie das wenig angewandte Emetin wirkt das Ipecacuanhapulver. Mit Fett zu einer Salbe verrieben (1:2 Fett) und auf die äussere Haut gebracht, entsteht anfangs Hyperämie und bei weiterer Einwirkung Papelbildung. Es zeigt sich zuerst unter Brennen eine diffuse Röthe, auf der sich kleine Erhabenheiten bilden. Die Zahl und die Grösse der letzteren nehmen unter heftigem Jucken zu, während die Haut zwischen ihnen ein normales Aussehen wiedergewinnen kann. Sie sind zuletzt ziemlich gross, geröthet, stehen von einander getrennt und sind durch Fingerdruck zum Verschwinden zu bringen. Nach Aufhören der Einreibung bedarf die Eruption einiger Zeit — 1 bis 2 Wochen — um sich ohne Abschuppung und ohne Narbenbildung zurück zu verwandeln. Das Jucken hält bis zum vollständigen Verschwinden an. Es kann aber eine Ipecacuanhasalbe auch ähnliche, mit einer Delle versehene Pusteln erzeugen, wie Brechweinstein, mit dem Unterschiede, dass die ersteren ohne Narbenbildung verheilen. Die letztere erfolgt unter lebhaftem Jucken und Schmerzgefühl. Dass hierbei auch eine Resorption stattfindet, wird durch die auf diese Weise nicht selten zu Stande kommende Nausea und die Veränderung der Pulsfrequenz bewiesen.

Die Reizwirkung der Ipecacuanha macht sich jedoch besonders dann in unangenehmer Weise bemerkbar, wenn dieselbe als feines Pulver oder Staub auf die zugänglichen Schleimhäute gelangt. Die Conjunctiva wird hyperämisch und schwillt an. An der Cornea kam es in einem Falle zur Bildung breiter Geschwüre.[1]) Ja, es kann sogar ohne so schwere örtliche Veränderungen, wie man schon vor 60 Jahren wusste, eine vorübergehende Störung im Sehvermögen hierdurch bedingt werden. Auch die Schleimhaut der Respirationsorgane wird durch den eingeathmeten Ipecacuanhastaub in Entzündung versetzt. Bei einigen besonders reizempfänglichen Individuen entstehen dadurch asthmatische Erscheinungen, vielleicht bedingt durch eine schnell sich ausbildende Bronchitis. Die Respiration wird mühsam, es tritt ein Gefühl von Oppression in der Brust und von Zusammengeschnürtsein im Schlunde, sowie convulsivischer Husten ein, und nach einiger Zeit können merkliche dyspnoëtische, resp. suffocatorische Anfälle mit livider Verfärbung des Gesichtes etc. erscheinen. Die letztgenannten Symptome treten besonders dann ein, wenn in der Schleimhaut der Respirationsorgane bereits pathologische Veränderungen vor der Einathmung des Staubes bestanden haben. In leichteren Fällen macht sich nur die Localwirkung des Medicamentes durch Speichelfluss, Brennen im Schlunde, ein Gefühl von Schwere und Enge in der Brust und Husten, und die resorptive Allgemeinwirkung als Uebelkeit, allgemeines Frösteln u. s. w. bemerkbar. Die Gelegenheit für das Zustandekommen der genannten Erscheinungen bietet sich ziemlich häufig bei den Personen, welche Ipecacuanha pulvern oder dispensiren.

Das Erbrechen erfolgt bei Erwachsenen nach Dosen von 0,2 bis 1,0 g. Je schneller dasselbe eintritt, umsoweniger werden Allgemeinerscheinungen beobachtet. Dieselben bestehen für gewöhnlich nur in einem Gefühle von Unbehagen in den Präcordien, Gähnen, Frösteln, Speichelfluss, Schweiss und ab und zu auch in Kopfschmerz und Schwindel. Durchfälle treten sehr selten gleichzeitig mit dem Erbrechen ein. Bleibt jedoch das Erbrechen, vielleicht wegen individueller Ursachen aus, so beobachtet man ab und zu unangenehmere Nebenwirkungen, vorzüglich Eintreten von Darmentleerungen, die unter Tenesmus erfolgen. Die entleerten Massen sind meistens schleimig oder galligschleimig und öfters mit Blut vermischt. Die häufigere, innerliche Verabfolgung kleiner Dosen von Ipecacuanha

[1]) Piedallu, Lyon médical, 1891, 29. Mars.

erzeugt auch leicht in Folge der localen Einwirkung auf die Magenschleimhaut Appetitverlust. Die Section ergab als Folge des Gebrauches dieses Medicamentes bisweilen Erosionen im Magen und Darm. Grosse, bei Pneumonie gereichte Dosen können Husten und Dyspnoe anwachsen lassen.

Tartarus stibiatus.

Die jetzt noch gebräuchlichen Antimonialien haben, sobald sie im Körper in den gelösten Zustand überzugehen vermögen, fast die gleiche Einwirkung auf denselben, insbesondere das Erregen von Uebelkeit und Erbrechen, Symptome, die in früheren Jahrhunderten als eine unliebsame Nebenwirkung aufgefasst wurden. Das kristallinische weinsaure Antimonylkalium kann als Prototyp für die übrigen Antimonialien gelten. Es ist in Wasser (15 Th.) löslich. Ist dies nicht der Fall, dann enthält es Weinstein oder Weinstein-Brechweinstein. Die Resorption des Brechweinsteins erfolgt von allen Körperstellen, mitunter selbst von der unverletzten Epidermis aus. Ueber die Form, in welcher das Mittel im Körper seine Wirkung entfaltet, wissen wir nichts Genaues. Die Ausscheidung geht durch den Harn, die Galle, den Koth und auch durch die Milch vor sich. Selbst nach subcutaner, intravenöser oder epidermatischer Anwendung des Mittels findet eine Ausscheidung desselben in den Magen und wahrscheinlich auch in den Darm statt. Es ist bei der genannten Anwendungsweise fast die ganze Menge des eingeführten Antimons im Erbrochenen nachgewiesen worden. Von elementaren Einwirkungen des Brechweinsteins ist nur seine die Muskelerregbarkeit langsam vernichtende Eigenschaft bekannt. Dieselbe ist nicht auf das Kalium, sondern auf das Antimon zurückzuführen. Eiweiss wird durch Tartarus stibiatus nur gefällt, wenn er freie Säure enthält.

Die folgenden Mittheilungen werden darthun, dass der Brechweinstein das schlechteste aller Brechmittel ist. Auch die grosse Rolle, die er einst bei Entzündungskrankheiten, besonders bei der Lungenentzündung nach zuvor ausgeführtem Aderlass spielte, ist längst ausgespielt und die neueren Versuche ihn für diese Krankheit wieder, wenn auch in infinitesimalen Dosen zu verwenden, sind ohne weitere Folge geblieben. Man hatte früher behauptet, dass Pneumoniker eine besondere Toleranz für das Mittel besässen. Eine solche ist aber nicht erwiesen. Wo sie beobachtet wurde, da war es nicht der Krankheitszustand des Individuums, sondern eine angeborene Eigenthümlichkeit des letzeren, die grosse Dosen ohne augenblicklich erkennbaren, vielleicht aber auch überhaupt ohne jeden Schaden vertragen liess. Solcher Thatsachen sind ja viele in diesem Werke verzeichnet. Andrerseits können solche Eigenthümlichkeiten auch bestimmend für den Umfang der Nebenwirkungen sein. Diese können leicht sein, oder lebensgefährlich werden. Es bedarf zu ihrem Entstehen nicht, wie man früher annahm, einer Sättigung des Körpers, da schon sehr wenige Dosen sie hervorzurufen vermögen. In manchen Fällen entstehen sie erst nach längerem Gebrauche. So sah man z. B. Ausschläge nach 14 Tagen sich bilden. Nicht sehr selten sind

Todesfälle durch den Brechweinstein veranlasst worden. Schon die ältere Medicin liefert hierüber Berichte.[1]) Man behauptete früher, dass das Mittel besonders nach Gemüthsaufregungen als Brechmittel gereicht, leicht tödtlich wirke. Die Gefahr liegt einerseits darin, dass die Entleerungen *ανω καὶ κατω* zu Stande kommen und besonders die Hypercatharsis Collaps hervorrufen kann, andrerseits leidet der Herzmuskel leicht und Herzlähmung ist das Endglied dieser Einwirkung. Kinder und Erwachsene sah man auf diese Weise zu Grunde gehen.

Als hauptsächliche Contraindicationen für den Gebrauch sind hohes Alter, Plethora, Lungentuberkulose und, soweit der Brechweinstein als Brechmittel in Frage kommt, alle jene Umstände anzusprechen, die überhaupt Brechmittel contraindiciren. Die Therapie verlöre nichts, wenn man dieses Mittel überhaupt für den innerlichen Gebrauch verbannte. Jede seiner Wirkungen liesse sich gleich gut und gefahrloser durch andere Stoffe ersetzen.

Nebenwirkungen an Haut und Schleimhäuten.

Die bisweilen in gefahrdrohenden Zuständen vorgenommene subcutane Einspritzung des Brechweinsteins ruft ganz besonders heftige Schmerzen hervor, welche eine nachfolgende Morphiumeinführung nothwendig machen. Die örtlichen Veränderungen decken sich mit den weiter unten anzuführenden. Reibt man Brechweinstein in Lösung oder Salbenform auf die unversehrte Haut ein, so entsteht eine pustulöse Entzündung mit folgender Vereiterung der Hautfollikel. Es treten zuerst an der Einreibungsstelle unter reissenden Schmerzen, meist auch von Fieber und Oedem begleitet, den Mündungen der Follikel entsprechend kleine Knötchen auf, die sich bald vergrössern, Bläschen werden und einen eitrigen Inhalt, sowie einen Entzündungshof erhalten. Bei weiterer Einwirkung des Mittels auf diese, den Variolapusteln gleichenden Efflorescenzen, (Ecthyma antimoniale) kommt es zu tiefen, kraterförmigen Geschwüren, die leicht gangränesciren, häufig mit Knochen-Exfoliationen einhergehen und dann grosse Defecte darstellen. Dieselben verheilen jedoch nach dem Aussetzen des Reizmittels bald unter lebhafter Granulationsbildung und hinterlassen weisse Narben, während von den kleineren Pusteln nur dunkelroth gefärbte Flecke übrig bleiben. Die Gewebszerstörungen können ganz ausserordentlich umfangreich sein. Nach Einreibung von Unguentum Tartari stibiati über den Scheitel perforirten bei einigen Kranken, denen man wegen ihrer Geistesstörung diese Therapie angedeihen liess, beide Lamellen der Scheitelknochen in Folge bald auftretender Necrose. Bei einem 2jährigen scrophulösen Kinde, das an Augenentzündung litt, wurde die Pockensalbe auf den Kopf eingerieben. Es traten keine Pusteln auf. Dafür entwickelte sich eine Geschwulst über dem ganzen Hinterhaupt, welche bei fortgesetzter Einreibung sehr schmerzhaft wurde und sich hart anfühlte. An der Grenze dieser Geschwulst bildete sich an einzelnen Stellen ein eiternder Rand, während die übrige, das ganze Hinterhaupt bedeckende Geschwulst in trocknen

[1]) Hellwigii, Observ. physico-medic., ed. Schroeck, 1680, pag. 413.

Brand überging, der bis auf den Knochen reichte. Nach einiger Zeit fiel die brandige Kopfschwarte ab. Von der Oberhaut bis auf den Knochen waren die Weichtheile in eine schwärzliche, übelriechende Masse verwandelt, welche auf der obersten Knochenplatte sehr fest aufsass und deren oberste Lamelle zur Ablösung brachte. In ähnlicher Weise sah man Caries des Brustbeins, der Dornfortsätze der Rückenwirbel und der Schienbeine und im Anschlusse daran, besonders bei Kindern, den Tod eintreten.

Eine eigenthümliche Folge der Einreibung dieses Mittels auf die Brust gegen Bronchialcatarrh wird ebenfalls aus älterer Zeit berichtet. Man setzte diese Therapie fort, nachdem bereits Pusteln erschienen waren. Es enstand ein knorpelartiges Gebilde, das in Ausdehnung und Form der ausgestreckten Hand eines Mannes glich, und von der Mitte des Brustbeins seitwärts bis zu den Rippenknorpeln ging, mit welchen es fest verwachsen zu sein schien. Die Oberfläche hatte einen glänzenden Schein. Kleine Gefässe waren durch die oberflächliche Decke hindurch sichtbar. Das Gebilde war dicht, fest, knorpelartig. Es konnte gedrückt und gerieben werden, ohne Schmerzen zu erregen, juckte aber sehr bei Erhitzung. Wie solche Wirkungen des Brechweinsteins, die auch anderen löslichen Antimonverbindungen zukommen, entstehen, ist bis auf das Antimonchlorür, das wahrscheinlich durch Wasserentziehung wirkt, nicht erklärlich, da die Antimonialien in dieser Beziehung weder mit den, Eiweiss coagulirenden, Mineralsäuren noch mit anderen Eiweiss verändernden Aetzsubstanzen in eine Reihe gestellt werden können. Nichtsdestoweniger glaube ich, dass auch hier die Eiweisszerstörung als ein Product chemischer Wechselwirkung mit dem Antimon anzusehen ist, und die beobachteten entzündlichen Veränderungen an den Gefässen wohl primär entstehen, aber denselben Grund haben.

Ausser den beschriebenen, directen giebt es noch resorptive Hautveränderungen nach äusserlicher Anwendung des Brechweinsteins, die durch eine im Blute circulirende Antimonverbindung hervorgerufen werden. Sie entstehen an Stellen, die primär gar nicht mit dem Mittel in Berührung gekommen waren. Diejenigen, die annehmen, dass in solchen Fällen stets eine Verschleppung von der ursprünglichen Einreibungsstelle stattgefunden hat, sind im Irrthum. Wohl kann auch diese Ursache bisweilen die richtige sein, aber auch ebenso oft die Resorption von der Einreibungsstelle aus gewirkt haben. So ist es durch vielfältige Beobachtungen festgestellt worden, dass nicht selten nach der Einreibung an der Brust, oder zwischen den Schulterblättern Pusteln, besonders an den Genitalien, am Mons veneris, den äusseren Flächen der grossen Labien, Hoden, Eichel, Penis, Weichen, und den inneren Schenkelflächen entstehen können. Nach der Einreibung an der Wirbelsäule fand man Pusteln am Anus. Am beweisendsten ist der Versuch, den man früher einmal bei einem Geisteskranken anstellte. Am Kopfe wurde ihm Pockensalbe eingerieben und die Weiterverbreitung durch die Hände durch Anlegung einer Zwangsjacke verhindert. Dennoch entstanden an den Genitalien Pusteln. Bisweilen bilden sich die letzteren erst, wenn die primär an der Einreibungsstelle entstandenen vollkommen verheilt sind.

Ein weiterer Beweis für die Möglichkeit der Entstehung solcher Pusteln durch Resorption liegt in der Thatsache, dass auch nach innerlichem Gebrauche von Tartarus stibiatus erythematöse, vesiculöse resp. pustulöse Ausschläge gleichfalls mit Vorliebe an den eben genannten Körperstellen, aber auch an anderen entstehen. Nach Verbrauch von 2 Mal je 0,3 g bildete sich in einem Falle ein vom Kopfe bis zu den Füssen reichender, der Rubeola ähnlicher Ausschlag unter leichtem Jucken. Die Zwischenräume zwischen den Flecken, die leicht hervorsprangen, waren rosig. Im Halse bestand Kratzen. Nach 48 Stunden schwand Alles.[1]) Mehrere andere Beobachter beschrieben ähnliche Fleckenausschläge.

Häufiger sind pustulöse Ausschläge. Ein Pneumoniker, der in 36 Stunden 0,6 g Brechweinstein verbraucht hatte, bekam ca. 24 Stunden nach der letzten Dosis einen Ausschlag, als wären die ergriffenen Stellen mit Autenrieth'scher Salbe eingerieben worden. Es entstanden erst an der inneren Fläche des rechten Unterarms, dann auf dem ganzen Rücken Knötchen und Bläschen, welche sich rasch vergrösserten, sich nach 2 Tagen reichlich mit Eiter füllten und Ecthymapusteln ähnlich sahen, an der Peripherie stark geröthet waren und sehr schmerzten. Nach Ablauf weniger Tage bildeten sich trockne Krusten.

Nebenwirkungen seitens des Allgemeinbefindens und des Magen-Darmkanals.

Die Allgemeinwirkungen, die der Brechweinstein beim Menschen hervorruft, sind durch Beobachtungen am Krankenbette festgestellt worden. In grösseren Dosen erregt er ein Gefühl der Unbehaglichkeit, Aufgetriebensein der Magen-, besonders aber der Lebergegend, Zusammenlaufen des Speichels im Munde, Gesichtsblässe, Flimmern vor den Augen, Müdigkeit, allgemeines Frösteln, worauf dann Erbrechen folgt. Als Zeichen der Saturation des Körpers mit Antimon werden angegeben: Im Munde, auf der Zunge und im Schlunde ein Gefühl von schmerzhafter Spannung, die mit einem sehr deutlich wahrnehmbaren metallischen Geschmack verbunden ist. Der letztere ist mit dem nach Quecksilber vorkommenden verglichen worden. Aber auch schon nach sehr wenigen Dosen kann die Mundhöhle Veränderungen erleiden, deren Eintritt keiner „Saturation" des Körpers mit dem Mittel, sondern einer besonderen Empfindlichkeit gegen dasselbe ihren Ursprung verdankt. An den Zähnen nimmt man das Gefühl von Stumpfsein wahr, die Lippen schwellen an und sind excoriirt, ebenso der weiche Gaumen und die so veränderten Gebilde schmerzen lebhaft. Es besteht Speichelfluss. Dazu kann sich eine aphthöse Entzündung an den Lippen und im Munde bilden. Hier sowie im Schlunde, dem Oesophagus, dem Kehlkopf entstehen Bläschen und Pusteln, besonders, wenn das Mittel in Lösung genommen war. Schlucken und Athmen ist behindert. Die Bläschen platzen bald und hinterlassen kleine Geschwüre. Der Kranke fiebert. Auch nächtliches Irrereden ist in Folge dieses Zustandes beobachtet worden. Laennec

---

[1]) **Danis**, Bullet. génér. de Thérap., 1867, T. LXXIII., pag. 35.

fasste diese Symptome als secundäre auf, Andere betonten das rein locale Zustandekommen dieser Affection durch den in flüssiger Form eingeführten Brechweinstein, da bei Verordnung desselben in Pillenform dieselbe nicht beobachtet werde. Ich halte die erstere Erklärung für die meisten derartigen Fälle für zutreffender, schon mit Rücksicht darauf, dass auch resorptive Hautausschläge ähnlicher Natur zu Stande kommen. Gelegentlich erzeugt das Mittel auch Blutbrechen und Hyperemesis.

Seine Verwendung bei Menschen, die irgend welche, wenn auch noch so geringfügige anatomische Veränderungen im Magen-Darmkanal besitzen, ist zu unterlassen, da sowohl nach äusserlicher wie innerlicher Anwendung desselben stets eine entzündliche Reizung, ja unter begünstigenden Umständen selbst tiefere Schleimhautverletzungen im Magen und Darm zu Stande kommen. Das Gleiche kann sich nach seiner äusserlichen Anwendung ereignen, da nach der Resorption eine Ausscheidung des Metalls in den Magen und Darm zu Stande kommt. Das Erbrochene enthält bei jeder Art der Einführung Brechweinstein. Mit dem Erbrechen können schon gallig-schleimige Stuhlentleerungen unter kolikartigen Schmerzen einhergehen oder später folgen. Nach 0,01—0,02 g sah man die Symptome einer Antimon-Cholera entstehen.

Viele Sectionen haben die im Magen und Darm hierbei entstandenen Veränderungen klargelegt. Bei einem Pneumoniker, der grosse Gaben Brechweinstein erhalten hatte und gestorben war, fanden sich vom Munde bis zur Cardia grosse, in der Mitte vertiefte Pusteln. Bei einem anderen, ebenso erkrankten Manne waren um die Mündung des Oesophagus herum, an der Magenschleimhaut nebst vielen kleineren 5—6 grössere (höchstens bohnengrosse), scharf ausgeschnittene, mit einem breiigen Exsudat bedeckte Substanzverluste und ebenso wieder am Anfang des Duodenum. Ein älterer Bericht giebt schon Kunde von einem „Sphacelus", der sich im Magen danach gefunden habe. Drei Kranke, denen eine sehr starke Brechweinsteinsalbe in den Unterleib eingerieben war, wiesen bei der Section an der inneren Fläche des Peritoneum kleine, pockenartige Pusteln auf. Die Follikel des unteren Ileums sind nicht selten bis zur Hirsekorngrösse angeschwollen, und hier und da sammt der darunter liegenden Schleimhaut zu einer blassen, trocknen, breiigen Masse zerfallen. Ein ähnlicher Gewebszerfall findet sich auch an den Falten. Geschwüre erscheinen vorzugsweise im Ileum und entwickeln sich in den solitären Follikeln und Peyer'schen Plaques, zahlreich, in Gruppen zusammengedrängt, ohne zusammenzufliessen, linsengross und sind seicht. Es sind Schleimhautgeschwüre, deren Ränder nicht geschwollen, scharf, nur mit einem gelblichen, dünnen Schorfe eingesäumt sind. Die Basis ist glatt, ohne Eiter.

Die allgemeinen Ernährungsstörungen, die nach dem Gebrauche von resorbirbaren Antimonialien eintreten, sind als directe Folge des Appetitverlustes und der dadurch verringerten Nahrungsaufnahme anzusprechen.

Auf das Verhalten der Nieren resp. des Harns ist bisher wenig geachtet worden. Ich bin überzeugt, dass bei genauer Untersuchung sich auch hier Veränderungen werden finden lassen, die einer Nierenreizung ihren Ursprung verdanken.

Anderweitige Nebenwirkungen.

Gefährlicher als die bisher berichteten sind die Symptome seitens des Herzens. Als leichteste sind Herzklopfen und Präcordialangst anzusehen. Es kommen Collapszustände vor, die direct in den Tod übergehen. Die Individualität spielt unter den ursächlichen Momenten eine Rolle. Es werden drei Fälle berichtet, in denen nach 1—3maligen kleinen Dosen des Brechweinsteins neben Erbrechen, Delirien eine derartige Prostration der Kräfte eintrat, dass nur durch energische Anwendung von Stimulantien das Leben gerettet werden konnte.[1]) Andere Kranke bekommen einen sehr kleinen Puls und allgemeine Cyanose.[2]) Das Gesicht verfällt. Unter Zunahme der Prostration und Kälte der Extremitäten erfolgt der Tod. Der Eintritt des letzteren kann sich auch mit Asphyxie verbinden.[3]) Ferner entsteht bisweilen Brennen in der Brust, trockner Husten, Rauhigkeit der Stimme und dauernde Aphonie. Auch von Hämoptysis wird berichtet. Schwindel, Zuckungen, Krämpfe kommen bei Collaps und mit Dyspnoe auch Sprachlosigkeit[4]) vereint vor.

Aus alter Zeit wird berichtet, dass ein Mann nach einem Brechmittel aus Tartarus stibiatus blind geworden sei. Auch Taubheit soll auf diese Weise entstanden sein.

Als Nachwirkung beobachtete man noch am nächsten Tage allgemeine Mattigkeit und selbst Schwäche des Pulses.

Therapie der Nebenwirkungen.

Prophylactisch soll nach jedem Einnehmen von Brechweinstein der Mund mit lauwarmem Wasser ausgespült werden. Die leichteren Formen des Antimonexanthems bedürfen keines Eingriffes. Umfangreichere Ulcerationen werden nach den allgemeinen Regeln der Wundbehandlung verbunden. Die gastrischen Störungen erfordern, besonders wenn Druck und Schmerz in der Magengegend vorhanden sind und zwischen dem Auftreten dieser Erscheinungen und der Verabfolgung des Antimons nur kurze Zeit liegt, eine Behandlung. Man kann zu diesem Zwecke Ausspülungen des Magens vornehmen und der Spülflüssigkeit Opiate oder andere narkotische Substanzen in geringen Mengen zusetzen. Ist Hyperemesis vorhanden, so sind vegetabilische Adstringentien, Tannin, Chinadecoct etc. zu reichen, da dann ein Vorhandensein von Antimon im Magen wahrscheinlich ist und dieses mit den genannten Mitteln schwer resp. unlösliche Verbindungen eingeht.

Calotropis gigantea. Dieser, auch als Asclepias gigantea bezeichnete, in Südasien und Westindien heimische Strauch, liefert eine Wurzel, die als

[1]) Falot, L'Union médicale, 1852, pag. 245.
[2]) Beau, Bulletin génér. de Thérap., 1856, Sept.
[3]) Driver, Mecklenburg. Beitr. z. Medicin u. Chirurgie, Bd. 1, Heft 2, pag. 93.
[4]) Lambert, Casper's Wochenschr., 1841, No. 18.

„Mudar“ bezeichnet wird. Eine andere „Mudar“ stammt von Calotropis procera. Die Mudarwurzel wirkt brechenerregend. Der Milchsaft ruft diese Wirkung hervor. Derselbe kann in grossen Mengen — man hat ihn zum Kindermord in Indien benutzt — den Tod veranlassen. Als Brechmittel und Expectorans gegen Syphilis, Hautkrankheiten u. s. w. wurde die Wurzel resp. deren Abkochungen verwandt. Langer Gebrauch macht Magenentzündung.

Cerium oxalicum. Das oxalsaure Cerium stellt ein körniges, geruch- und geschmackloses Pulver dar, das in Wasser unlöslich ist. Zu 0,3—0,5 g ist dasselbe gegen Erbrechen der Schwangeren sowie gegen chronischen Husten empfohlen worden. Als Nebenwirkung sah man danach übermässige Trockenheit des Mundes auftreten. Ausgedehntere Anwendung würde sicherlich noch andere Reizwirkungen seitens des Magen-Darmkanals und des Urogenitalapparates kennen lehren. Auch das Entstehen nervöser Symptome ist möglich.

IX. Abortiva. — Emmenagoga.

Secale cornutum.

Die wirksamen Bestandtheile des Schlauchpilzes, Claviceps purpurea, sind trotz zahlreicher daraufhin gerichteter Untersuchungen bisher nicht rein gewonnen worden. Nicht unwahrscheinlich ist es, dass dies an der leichten Zersetzlichkeit des Pilzkörpers liegt, in welchem sich auch während seiner Ruheperiode lebhafte chemische Vorgänge abspielen. Weder Sclerotinsäure, Ergotin, Ergotinin, Ecbolin, Cornutin, Sphacelinsäure, noch viele andere namenbelegte Stoffe sind gutem, frischem Mutterkorn in seiner arzneilichen Wirkung auch nur nahegekommen. Derselbe Vorwurf trifft viele galenische Präparate, die aus Mutterkorn hergestellt werden. Selbst Fluidextracte verlieren nach einiger Zeit an Wirksamkeit. Die letztere ist bei frischer Droge fast immer bis auf den Einfluss, den der individuelle Zustand des Kranken ausübt, gleich. Aber auch beim Stehen in ungepulvertem Zustande zersetzt sich das Präparat. Die Forderung, die eigenthümlicher Weise nicht von der deutschen Pharmacopoe gestellt wurde, die Droge jährlich zu erneuern, muss auch ohne dies erfüllt werden. Eine andere, die man schon vor ca. 50 Jahren stellte, Secale cornutum nicht gepulvert vorräthig zu halten, ist jetzt erst obligatorisch geworden. Dasselbe muss für jeden Bedarf erst zerkleinert und nur in grob gepulvertem Zustande abgegeben werden.

Schädliche und nützliche Wirkungen dieses Productes sind seit Jahrhunderten bekannt. Zeitweilig wurde der Gebrauch desselben von Regierungen, wie z. B. 1724 von der französischen, 1778 in Hannover verboten, weil es auch in Fällen benutzt wurde, in denen es, wie bei Querlagen nur Unheil stiften könnte. In Frankreich wurde es erst 1824 wieder zugelassen. Auch heute gehen noch die Ansichten über die Indicationen und Contraindicationen, besonders für geburtshülfliche Zwecke auseinander.

Während die Einen das Mittel sogar subcutan immer verabfolgen, wenn grosse Wehenschwäche in der Austreibungsperiode herrscht, der Muttermund vollständig verstrichen ist, und der Kopf tief steht, geben Andere es innerlich zur Wehenerzeugung auch in der ersten Hälfte der Geburt — selbstverständlich wenn keinerlei Geburtshinderniss besteht. Eine dritte Gruppe von Sachverständigen nimmt überhaupt vom

Mutterkorn wegen zu unsicheren Nutzens und zu grosser Gefahren während des Geburtsactes — hauptsächlich wegen der Möglichkeit des Entstehens von Krampfwehen oder Tetanus uteri — Abstand und lässt dasselbe erst nach Ausstossung der Placenta zu. In den ersten Tagen des Wochenbetts gebraucht, bilde es eine gute prophylaktische Maassregel gegen Subinvolution. Um Blutungen zu stillen, Myome zu verkleinern, Aneurysmen und Mastdarmvorfall zu beseitigen, ist dasselbe mit sehr häufigem Erfolge gebraucht worden. Sehr viel unsicherer oder kaum zu erwarten ist der letztere bei der allgemeinen Paralyse, wo die vorhandenen Congestivzustände dadurch beseitigt werden sollten, bei Tabes dorsualis, wo es, wie bei Abdominaltyphus, geradezu unheilvoll werden kann, bei Myelitis und Landry'scher Paralyse, sowie als Ersatzmittel der Digitalis.

Ein Versagen der Wirkung kommt auch in Bezug auf die Erregung der Wehen vor. Während sich meistens die Zahl der letzteren bei normalem Charakter und geringerer Kraft beträchtlich vermehrt, gelingt es in manchen Fällen nicht, dies zu erreichen.[1]) Die Schuld kann an dem Individuum, dem Präparat und der Dosis liegen. Es ist zweifellos, dass die Erregbarkeit der Wehencentren bei dem einen Weibe grösser wie bei dem anderen ist, so dass die gleiche Reizgrösse hier eine Wehe auslöst und dort versagt. Die Präparate waren bisher aber auch überwiegend unzuverlässig. Es ist möglich, dass die Verwendung sorgfältig hergestellter Fluidextracte oder der frisch gepulverten Droge hieran bessern wird. Die Dosis darf nicht zu klein gegriffen werden. Allgemeine Normen liessen sich in Bezug hierauf bisher bei der Inconstanz der Präparate nicht aufstellen.

Nebenwirkungen können alle pharmaceutischen Herstellungen aus der Droge veranlassen. Man sah sie auch nach jener Lösung der Tinct. Secalis cornuti und Natrium phosphoricum in Wasser (Mixtura exhilarans) auftreten. Doch macht die Art der Anwendung bei manchen Personen in dieser Beziehung Unterschiede. Bei einer Dame, die an Blutungen aus dem Uterus litt, entstanden sie z. B. nach subcutaner Einspritzung, aber nicht nach Gebrauch von Suppositorien und Pillen. Sie erscheinen meistens bald nach der begonnenen Resorption, oft erst nach längerem Gebrauche und in manchen Fällen als Nachwirkung erst Wochen, ja selbst noch 1—2 Monate nach dem Aussetzen des Mittels, so dass man vor langer Zeit vom Mutterkorn sagte: „Lente Secale cornutum suam saevitiam exercet." Zeitige Herzschwäche oder bestehende Herzkrankheiten sollten den Gebrauch der Droge contraindiciren.

Oertliche und resorptive Nebenwirkungen an der Haut.

Spritzt man wässrige oder alkoholische Lösungen des Mutterkornextractes unter die Haut, so bildet sich häufig eine schmerzhafte, knotige Infiltration[2]) oder eine phlegmonöse Entzündung an der Einstichstelle und deren Umgebung. Die empfindlichen Hautknoten können viele Wochen bestehen bleiben und noch nach Monaten Residuen erkennen lassen. Auch tiefes Einstechen der Nadel, sowie gründliches

[1]) Graefe, Centralbl. f. Gynäkologie, 1886, pag. 530.

[2]) Hildebrandt, Berliner klin. Wochenschr., 1872, pag. 298.

Verstreichen der eingespritzten Flüssigkeit verhinderte diese unangenehme Nebenwirkung nicht. In manchen Fällen kommt es zu Abscessbildung. Ein Beobachter[1]) fand nach 14 Einspritzungen 11 Abscesse. Man hat vielfach nach den Gründen geforscht, weswegen gerade hierbei so häufig die Haut verändert wird. Mit Sicherheit ist es bisher nicht erkannt worden. In erster Reihe ist die pilzliche Unreinheit des verwandten Präparates „vorwiegend" angeschuldigt worden. Man behauptete:[2]) Ergotin, unvermischt, in pilzfreiem Glase dispensirt, zersetzt sich selbst bei längerem Aufbewahren nicht; mit nicht sterilisirtem Wasser verdünnt, erfolgt eine mehr oder weniger rasche, durch das Aussehen nicht erkennbare Zersetzung. Dieselbe ist besonders durch die Wirkung der gewöhnlichen Fäulnissbacterien bedingt. Solche Ergotinlösungen rufen, unter die Haut gespritzt, Entzündungserscheinungen hervor. Antiseptische Zusätze, wie sie gewöhnlich angewandt werden, vermögen höchstens die Zersetzung in geringem Grade zu verzögern. Glas, Spritze und Wasser müssen also bacterienfrei sein. Selbst wenn diese Sätze richtig wären, was bestritten wird, so sieht man die ganz bedeutende Schwierigkeit, wenn nicht Unmöglichkeit ein, solche Lösungen in Hinblick auf die Ubiquität der angeschuldigten Mikroorganismen, welche Ergotin zersetzen, trotz mehrfachen Oeffnens der Flasche in gutem Zustande längere Zeit zu erhalten. Ein häufigeres Aufkochen würde sicherlich einen vollen Wirkungsverlust bedingen. Es wurde später vorgeschlagen, die Einspritzungen tief in die Glutäalmuskeln vorzunehmen, das Mutterkornextract aber mit Soda zu neutralisiren und zu filtriren und mit Wasser so zu verdünnen, dass nur eine 5—10 proc. Lösung resultirt.[3]) Die angeschuldigte Verletzung von sensiblen Nervenästchen durch die Nadel oder gar die Einspritzung in die Cutis[4]) können freilich Schmerzen und Knoten veranlassen, die letztere gehört aber doch eigentlich zu den technischen Kunstfehlern. Dieselben werden wahrscheinlich nur in einem verschwindend kleinen Bruchtheil der bisher mitgetheilten örtlichen Veränderungen zu Stande gekommen sein. Ob die mehrfach empfohlene,[5]) aber unbequeme und doch nur für relativ wenige Fälle passende Methode der Einspritzung in die Muttermundslippen harmlos und schmerzlos ist, müsste noch durch sehr viele weitere Versuche erhärtet werden. Zugegeben muss werden, dass das stark entwickelte Lymphgefässsystem des Uterus ein Medicament leicht aufzunehmen und fortzuleiten vermag.

Als resorptive Veränderungen sind die nach grossen Dosen beobachteten Schwellungen an der Haut der Gliedmassen und des Leibes anzusprechen. Auch am Gesicht und den Augenlidern kommt dieselbe vor. In einem solchen Falle bestand gerade die Menstruation. Es ist nicht bekannt, ob sie vielleicht eine besondere Disposition für diese Nebenwirkung abgiebt. Ein Erythem sah man nach innerlichem Gebrauche des Fluidextractes von Secale cornutum entstehen. Sehr selten bilden sich Petechien.

---

[1]) Féréol, Gazette hebdom. de Médecine, 1879, No. 3, pag. 41.

[2]) Engelmann, Deutsche medic. Wochenschr., 1886, No. 39.

[3]) Bumm, Centralblatt f. Gynäkologie, 1887, No. 8, pag. 441.

[4]) Lilienfeld, Centralblatt f. Gynäkologie, 1887, No. 48, pag. 775.

[5]) Delore, Gaz. hebdom. de Médecine, 1887, pag. 783. — Schücking, Centralblatt f. Gynäkologie, 1888, pag. 114.

Die unangenehmste, mehrfach beobachtete Hautveränderung ist der Brand einzelner Körpertheile. Es besteht die Annahme, dass sich derselbe durch eine Gefässverengerung, eventuell durch eine hyaline Thrombose bildet. Eigenthümlich ist hierbei die Dauer der Gefässcontraction, wie man sie sonst ja nicht zu sehen gewohnt ist. Ich halte es nicht für ausgeschlossen, dass der Brand durch Eiweisszerfallproducte des menschlichen Leibes direct veranlasst wird, zu deren Entstehung das Mutterkorn den Antrieb giebt.

Die Möglichkeit der Gangränescenz ist auch noch lange nach dem Aussetzen des Mittels gegeben. Einbringung desselben in den Magen oder in das Unterhautzellgewebe kann diese Nebenwirkung in gleicher Weise schaffen. Sowohl die Gliedmassen als auch der Rumpf, sowie innere Organe, z. B. die Lungen, sind bisher davon betroffen worden. Bei Einigen war die verbrauchte Menge des Mutterkorns nur klein, bei Anderen beträchtlich, ehe sich der Brand einstellte. Eine Frau bekam ihn an den Fingerspitzen, nachdem sie einige Gramme Ergotin eingenommen hatte. Eine andere hatte 80—100 Einspritzungen des Extractes erhalten, als sich nach ca. 7 Monaten — 1½ Monate nach dem Fortlassen des Mittels — Eingeschlafensein und ein vesiculöser Ausschlag an dem kleinen Finger der rechten Hand einstellte. Allmählich nahm die erkrankte Fläche das Bild einer Verbrennung an und Schmerzen stellten sich ein. Nach und nach erfolgte erst Heilung.[1])

Bisweilen verläuft dieser örtliche Brand unter dem Bilde multipler Abscessbildungen. An Fingern und Zehen sah man solche bei einer Dame nach Ergotineinspritzungen entstehen und erst nach Abstossung von zwei Nägeln enden.[2]) Nicht immer findet Begrenzung der Erkrankung statt. Nachdem eine Frau zur Wehenanregung circa 0,8 g Mutterkornpulver erhalten hatte, bekam sie Kopfschmerzen, Fieber und brennende Hitze in dem rechten Bein. Wenige Tage später zeigte sich an der rechten grossen Zehe ein rother Fleck, der bald brandig wurde. Die Gangrän setzte sich auf den Fuss, dann auch auf den Unterschenkel fort und führte den Tod der Kranken herbei. Ein Knabe, der wegen Incontinentia urinae täglich 0,2 g Secale cornutum 2 Monate lang erhalten hatte, bekam nach dem Aussetzen des Mittels Fieber und foetiden Auswurf. Die Section ergab Lungenbrand. Angeblich soll in einem Falle unter Ergotingebrauch sogar eine Uterusgeschwulst brandig geworden sein.

Nebenwirkungen am Magen-Darmkanal und dem Genitalapparat.

Vereinzelt kam Schwellung der Lippen neben einer solchen des Schlundes und der Augenlider vor, häufiger Parästhesieen an den Mundorganen, z. B. das Gefühl des Holzigseins an Lippen, Zunge und Wangenschleimhaut,[3]) oder bis zum Oesophagus ausstrahlende Schmerzen und Brennen an der Zunge sowie Kratzen im Halse. Solche Empfindungen können sich mit den heftigsten Schlingbeschwerden ver-

---

1) Gönner, Correspondenzblatt f. schweiz. Aerzte, 1886, pag. 332.
2) Burckhard, Centralblatt f. Gynäkologie, 1886, pag. 564.
3) Debierre, Bulletin génér. de Thérap., 1884, 30. Janv., pag. 52 et 418.

gesellschaften, so dass selbst das Essen unmöglich wird. Mehrfach beobachtete man auch Speichelfluss. In einem Falle hielt er Monate lang an und trotzte selbst einer groben Atropinzufuhr, die im Anfang eine geringe Besserung erzielt hatte. Manche Kranke klagen über ein Gefühl von Trockenheit im Munde. Es kommen ferner vor: Belegtsein der Zunge, Ekel, Aufstossen, Appetitlosigkeit, Uebelkeit und Erbrechen, das bisweilen sehr heftig wird, sowie Diarrhoe und Leibschmerzen.

Die Milchabsonderung wird im Puerperium gehemmt oder sie versiegt, wenn während desselben Mutterkorn gereicht wird.[1]) Manche Frauen klagen nach Ergotingebrauch über intermittirende ziehende Schmerzen im Unterleibe und Kreuze. Meist erscheinen sie 2—3 Stunden nach der Zufuhr des Mittels.

Dass Krampfzustände der Gebärmutter mit langdauernder Einschliessung des Kindes durch diese Therapie veranlasst werden können, geht aus sehr vielen diesbezüglichen Beobachtungen hervor. Einmal kam nach sehr starken Dosen des Mutterkorns, die bei einem Abort verabfolgt worden waren, eine Ausstülpung eines grossen Theils des Uterus durch das Orificium uteri externum nach aussen zu Stande. Zerreissung des Uterus ereignete sich häufiger. So wurde z. B. einer Erstgebärenden, die schon 8 Stunden lang Wehen hatte, bei der der Muttermund fast ganz verstrichen und die Blase gesprungen war, 1 g Secale cornutum gegeben. Die Uteruscontractionen verdoppelten sich, aber der schon vorliegende Kopf ging zurück, die Wehen hörten dann plötzlich auf und ein allgemeines Krankheitsgefühl, Schwäche, Brechneigung, Kleinheit des Pulses, Empfindlichkeit des Leibes stellten sich ein. Rechts und links fühlte man in letzterem Geschwülste. Links war die Zerreissung erfolgt. Nur noch 3 Tage nach der Extraction des Kindes lebte die Mutter.[2])

Die Frage, ob dem Kinde durch den Gebrauch dieses Mittels Schaden erwachsen könne, ist bisher sehr verschieden beantwortet worden. Während heute vielfach angenommen wird, dass dies nicht der Fall sei, und wo Todtgeburt oder Scheintod mit der Verabfolgung von Mutterkorn zusammenfalle, diese Zustände auf andere Ursachen zurückzuführen seien, so liegen doch so sicher beglaubigte Fälle vor, in denen das Mutterkorn den Kindern Schaden zufügte, dass es eben nur einer guten Literaturkenntniss bedarf, um den Zusammenhang zuzugeben. Bisweilen scheint die Höhe der Dosis von Einfluss zu sein. So sah man nach Verabfolgung von 1,5 g nach $^{1}/_{2}$ Stunde Tetanus Uteri eintreten und die Kinder todt geboren werden, während kleinere Dosen gut vertragen wurden.[3]) Ebenso spielt hierbei die individuelle Reizempfänglichkeit des Uterus eine Rolle. Die Häufigkeit unglücklicher Zufälle ist freilich bisher auch nicht annähernd zu schätzen gewesen, da der Negirung Uebertreibungen gegenüberstehen. So wurde vor einem halben Jahrhundert behauptet, dass unter den angegebenen Verhältnissen 1 von 5 Kindern durch Compression der Nabelschnur in Folge der andauernden Contraction

---

[1]) Pinzoni, Bolletino delle scienze med. di Bologna, 1889, Ser. 6, Vol. 20.
[2]) Delmas, Bulletin génér. de Thérapeut., 1842, T. XXII., pag. 328.
[3]) Cederskiöld, Rust's u. Casper's Repertorium, Bd 21, pag. 367.

des Uterus stürbe, während ein Theil der geborenen Kinder bleich oder livid aussähe, eine schwache Nabelschnurpulsation und einen fast unmerklichen Herzschlag sowie beschwerliches Athmen besässen.[1]) Andere Beobachter geben an, dass von 177 Kindern 17 durch den directen oder indirecten Einfluss des Mutterkorns gestorben und 18 scheintodt geboren oder gar von 30 Kindern 10 auf diese Weise umgekommen wären. Die geborenen Kinder sollen bald abmagern, eine welke Haut bekommen und dann unter Convulsionen sterben. Die Wahrheit ist, dass die Möglichkeit eines unangenehmen Zwischenfalls stets vorhanden ist, aber ganz besonders wächst, wenn das Mutterkorn unrichtig gebraucht wird.

Anderweitige Nebenwirkungen.

Häufig wurde ein Ansteigen der Pulszahl beobachtet, während der Puls selbst klein oder auch unregelmässig[2]) befunden wurde. Tritt Collaps ein, so sinkt die Pulszahl, der Puls wird kaum fühlbar oder schwindet zeitweilig ganz, die Pupillen erweitern sich, die Haut wird kühl, cyanotisch,[3]) und bedeckt sich mit kaltem Schweiss, das Bewusstsein schwindet und die Körperwärme sinkt beträchtlich. Ohne Collaps wurde gelegentlich Erhöhung der Körperwärme festgestellt. Ist Durchfall eingetreten, so fehlt der Schweissausbruch. Bei einem Typhuskranken schloss sich an den Mutterkorngebrauch Nasenbluten. Auch anhaltendes Gähnen sowie quälender Singultus wurden beobachtet. Es kommen ferner meist in Begleitung von anderweitigen Symptomen vor: Zeitweiliger Verlust der Sprache, Brustbeklemmung, Präcordialangst, Luftmangel, Herzklopfen und Dyspnoe besonders bei Bewegungen, sowie bohrende Schmerzen in der Brust.

Seitens des Sehapparates stellen sich bei manchen Menschen ein: Schwellung der Lider, Pupillenerweiterung, Flimmern vor den Augen und Funkensehen, sowie Herabsetzung des Sehvermögens. Die letztere scheint auch ohne Collaps, wobei eine Verdunkelung des Gesichtes ja etwas nicht Ungewöhnliches ist, vorzukommen und würde somit den medicamentösen Amblyopieen zuzurechnen sein.

Ganz unwahrscheinlich ist es dagegen, dass der arzneiliche Gebrauch des Mutterkorns Cataract erzeugen kann.

Das Centralnervensystem dient nicht selten als Angriffspunkt für unerwünschte Wirkungen. Kopfschmerzen, localisirt oder im ganzen Kopf Benommensein, Schwindel und auch wohl Gesichtstäuschungen stellen sich ein. Eine Dame, die wegen Uterinblutungen täglich 0,3 g Mutterkornextract subcutan erhielt, bekam jedesmal ca. 30—40 Minuten nach der Einspritzung Gähnen, Brechbewegungen, Luftmangel, Kleinheit des Pulses und sprach irre. Vielleicht ist in diesem Falle das Irrreden als Collapswirkung aufzufassen. Es ist aber auch ohne Collaps beobachtet worden. Dieser Zustand hielt 1—2 Stunden an.[4]) In mannigfacher Weise leidet die Empfindung. Nach jeder Art der Anwendung beobachtete man bei manchen Kranken Kriebeln,

[1]) Blariau, Gazette médic. de Paris, 1838, pag. 150.
[2]) Hulme, Medical News, 1887, 5. Nov., pag. 539.
[3]) Chassagne, Gazette médic. de Paris, 1884, No. 16—20
[4]) Philippi, Nach einer schriftlichen Mittheilung.

Ameisenkriechen, Eingeschlafensein oder Jucken an Gliedern und Rumpf. Bisweilen beschränken sich diese Zustände nur auf einzelne Körpertheile, ergreifen aber auch den ganzen Körper. Ganz vereinzelt entsteht allgemeine Hautanästhesie. Vielfältig können die Bewegungsstörungen sein. Allgemeine Abgeschlagenheit, unsicherer, taumelnder Gang, und selbst vollständiger Verlust der willkürlichen Bewegung und der Sprache kommen vor. Ein an Ataxie und Oculomotoriuslähmung leidender Mann bekam mit 0,25 g Ergotin beginnend und täglich um 0,05 g steigend, schliesslich 1 g des Mittels täglich. Die letzte Dosis war nur zwei Tage genommen worden, als vollständige Lähmung aller vier Gliedmassen und Verlust der Stimme eintrat. Die Sensibilität hatte abgenommen. Durch Aussetzen des Mittels erfolgte allmählich Besserung, aber die ursprüngliche Tabes hatte sich verschlimmert.[1]) Nach Einspritzung des Extracts beobachtete man auch krampfhafte Contractionen an den Beugern der oberen und unteren Gliedmassen. In einem Falle waren dieselben mit Bewusstlosigkeit, Rollen der Augäpfel und Verschwinden des Pulses verbunden. Bei einem anderen Kranken glichen die Krämpfe epileptiformen Anfällen, die von Contraction der Flexoren gefolgt waren. Die Finger waren krallenartig zusammengezogen.

Ergotinin. Das leicht zersetzbare, in Wasser schwer, in Alkohol leicht lösliche Alkaloid Ergotinin, das sich höchstens bis zu 0,1 pCt. im Mutterkorn findet, wurde auf Grund von einigen Thierversuchen als ein ganz werthloses Präparat angesprochen.[2]) Demgegenüber betont der Entdecker[3]) desselben, dass das als ein wirksames Princip des Mutterkorns angesprochene Alkaloid Cornutin nichts anderes als zersetztes Ergotinin sei. Setzt man eine angesäuerte Ergotininlösung der Einwirkung der athmosphärischen Luft aus, so färbt sich die Flüssigkeit mit der Zeit, besonders in der Wärme und liefert die für Cornutin angegebene Reaction. Arzneilich sind manche gute Erfolge mit diesem, freilich theuren Präparate nach subcutaner Einspritzung in Dosen von $\frac{1}{2}$—5 mill. in 24 Stunden besonders gegen Blutungen erzielt worden. Die Einspritzung verursacht in seltenen Fällen eine etwas ausgedehntere Röthung und anhaltendere brennende Empfindung an der Einstichstelle.[4]) Von entfernteren Nebenwirkungen sah man bisher: Nausea, Erbrechen und sehr schmerzhafte Koliken.[5]) Nach Einführung in das Unterhautgewebe der Brust gegen Hämoptoe entstand bei einer Frau alsbald Syncope. Sie sah wie eine Todte aus und der Radialpuls wurde unfühlbar. Nachdem dieser Zufall vorübergegangen war, blieb die Blutung aus.[6])

Cornutin. Diese nicht chemisch rein dargestellte Base des Secale cornutum sollte, in der zweiten Geburtsperiode angewandt, ohne Gefahren gute wehenerregende Erfolge haben. Man gebrauchte dieselbe bei 46 Geburten. Unter diesen war ein entschiedener Erfolg in 16 Fällen (34,7 pCt.), wahrscheinlicher Erfolg in 13 Fällen (28,2 pCt.), zweifelhafter Erfolg in 8 Fällen (17,3 pCt.) und kein Erfolg in 9 Fällen (19,5 pCt.).

In einigen Fällen wurden die Wehen als äusserst schmerzhaft bezeichnet, in anderen nahmen sie einen vollständig krampfartigen Charakter an. Weniger

---

[1]) Grasset, Le Progrès médical, 1883, 17. Mars, pag. 201.
[2]) Kobert, Archiv f. exper. Pathol. u. Pharmak., Bd. 18, pag. 376.
[3]) Tanret, Journ. de Pharmacie et de Chimie, Sér. 3, T. XI., pag. 309.
[4]) Eulenburg, Deutsche medicin. Wochenschr., 1883, No. 44.
[5]) Dujardin-Beaumetz, Société de Thérap., Séance du 24. Févr. 1878.
[6]) Cochrane, The Lancet, 1888, 21. Jan., pag. 118.

harmlos gestaltet sich aber diese Substanz für die Kinder. Während sonst in der betreffenden Geburtsanstalt unter 335 Geburten nur 8 Kinder scheintodt geboren wurden, von denen nur eins nicht wieder zum Leben gebracht werden konnte, wurde in den erwähnten 46 Fällen 6 Mal Scheintod und darunter 2 Mal Tod beobachtet. Es ist zweifellos, dass diese traurigen Ausgänge dem Cornutin zuzuschreiben sind.[1]) Vor dem Mittel wird gewarnt.[2]) Gegen Blutungen wurde es in letzter Zeit in einigen Fällen zu 0,01 g täglich angewandt.

Sclerotinsäure. Dieser aus dem Mutterkorn abgeschiedene Körper ist schwach sauer, farb- und geruchlos. In Lösungen zersetzt er sich sehr schnell. Er wurde für das wehenbefördernde Princip gehalten, und als solcher oder als Natronsalz verwandt. Klinische Versuche ergaben eine zufriedenstellende, blutstillende Wirkung nach Gebrauch von 0,05—0,1—0,6 g in Form von Einspritzungen. An Nebenwirkungen ragen über alle anderen die örtlichen Reizerscheinungen hervor, die besonders stark nach concentrirten Lösungen auftreten. Bei fast der Hälfte der damit behandelten Kranken entstand Brennen an der Einstichstelle, bei vielen anderen, besonders geschwächten Kranken, Röthung und Entzündung und in 10 pCt. Abscedirung. Diese letzteren Veränderungen können mit Schüttelfrost und Erhöhung der Körperwärme einhergehen.[3])

Hamamelis virginica.

Der Strauch, der als „Hexen-Hasel" (Pound's Extract), in Nord-Amerika vorkommt und sich mit dem Aberglauben verknüpft, insofern er eine Art Wünschelruthe darstellt, wird auch arzneilich gebraucht. Die Blätter finden innerlich als Decoct oder in alkoholischen Auszügen zu 1—3 g gegen Blutungen sogar erfolgreich gegen die Epistaxis von Hämophilen, gegen Varicen, sowie als Adstringens für catarrhalische Erkrankungen der Schleimhäute und Hautkrankheiten Verwendung. Negerinnen sollen die Droge zum künstlichen Abort gebrauchen. Weder über den oder die wirksamen Bestandtheile, noch über den arzneilichen Werth der Pflanze, noch endlich über die Nebenwirkungen lässt sich aus dem vorliegenden Material ein Schluss ziehen. Die letzteren werden fast von Allen, welche die Droge gebrauchten, geleugnet. Nur ein Beobachter sah solche und hält seine Angaben trotz Widerspruchs aufrecht. Er stellte als absolute Contraindicationen für den Gebrauch des Mittels auf: tiefe Anämie, Chlorose, Aortenfehler und alle sonstigen Zustände, welche einen langsamen oder intermittirenden Puls bedingen.[4])

Er beobachtete nach grösseren Dosen des Fluidextractes, wenn z. B. 24 Tropfen täglich einer Tinctur von 1 : 20 Alkohol genommen waren: Anfängliche Congestionen nach dem Kopfe, mit Purpurfarbe des Gesichtes, dann allgemeines Kältegefühl. Das letztere erstreckte sich in einzelnen Fällen vorzugsweise auf bestimmte Körpertheile z. B. einen Arm oder die Beine. Dabei kann sich die Neigung zur Syncope bemerkbar machen. Der Puls wird klein, langsam, unregelmässig, aussetzend, aber auch bisweilen beschleunigt. Die Kranken klagen über Herzklopfen und allgemeine Schwäche, oder so grosse, auch nach dem Aussetzen in einem Falle noch anhaltende Schwäche in den Beinen, dass die Fortbewegung dadurch erschwert wurde. Insensibilität oder Ameisenlaufen können sich hinzugesellen. Mehrfach fand sich Schwindel. Die Gegenstände schienen zu tanzen. Auch anhaltendes Gähnen und vermehrte Secretion der Nasenschleimhaut sowie der Conjunctiva kommen vor. In fast allen diesen Fällen entstanden Sehstörungen. Entweder verloren die Kranken

[1]) Erhard, Centralblatt f. Gynäkologie, 1886, pag. 309.
[2]) Graefe, Centralblatt f. Gynäkologie, 1886, pag. 529.
[3]) Stumpf, Archiv f. klin. Medicin, 1879, Bd. 26, pag 416.
[4]) Campardon, Bulletin et Mémoires de la Société de Thérap., 1884, Séance du 26 Nov., pag. 173 et du 14. Oct. 1885

plötzlich für 20 Minuten das Sehvermögen, oder die Gegenstände bezogen sich mit einem Schleier, oder der Kranke musste sich anstrengen, um die Dinge an ihrem Platze wahrzunehmen. Vereinen können sich die Störungen des Gesichts mit einer Art geistiger Stumpfheit.

Hydrastis canadensis.

Seit 1847 findet sich die Wurzel der Hydrastis canadensis (canadisches Wasserkraut) im Handel. Es ist wichtig, darauf hinzuweisen, dass Verfälschungen der Droge mit Cypripedium, Senega, Collinsonia, Jeffersonia, Serpentaria vorgenommen werden, und dass diese fremden Zumischungen die Hälfte des Gewichts der Droge ausmachen können. Besonders zu achten ist auf die Wurzel von Stylophorum diphyllum, die im frischen Zustande einen goldgelben Saft besitzt. Sie wird schon als „Extra large golden Seal" im Handel angetroffen. Als wirksame Bestandtheile finden sich in der Hydrastis: 1. Das Alkaloid Hydrastin. Dasselbe ist nicht mit einer resinösen, ebenfalls mit dem Namen Hydrastin belegten unreinen Substanz zu verwechseln. Ein Oxydationsproduct des Hydrastins ist das arzneilich verwandte, angeblich von Nebenwirkungen freie Hydrastinin. 2. Das Berberin. In grossen Dosen macht dies Alkaloid Durchfall.

Arzneilich werden meistens Pillen (0,15—0,3 täglich), oder das Extract Hydrastis fluidum zu 0,3—1 g pro dosi und 3 g pro die gebraucht. Dasselbe fluorescirt in dünnen Lösungen durch seinen Gehalt an Hydrastin. Steht es lange, so scheiden sich die beiden Alkaloide in Krusten ab. Das Präparat kann dadurch unwirksam werden. Die wesentlichen Indicationen betreffen die Blutstillung bei Blutungen der Gebärmutter, Beeinflussung von Uterusmyomen und Beseitigung von Menstruationsstörungen. Anderweitige Anzeigen sind bedeutungslos. Der Gebrauch beruht auf der Eigenschaft des Mittels Contractionen der Gefässe aller Unterleibsorgane also auch des Uterus zu erzeugen. Bei Thieren wies man auch dadurch hervorgerufene Contractionen des Uterus nach. Bei Menschen sollen ein Mal dadurch Wehen erzeugt worden sein. Ein Versagen der blutstillenden Wirkung kommt vor. Man beobachtet auch, dass im Beginn des Gebrauches vollkommener Stillstand oder beträchtliche Abnahme der Blutung für eine kurze Dauer eintritt, dann aber dieselbe vermehrt wird. In Fällen von häufig auftretenden Menorrhagieen können die Menses durch das Mittel auf 10—12 Tage hin verschoben werden, der Grad der Blutung bei der darauf folgenden Menstruation ist aber gewöhnlich viel stärker wie früher.[1])

Nebenwirkungen treten besonders nach grossen Dosen auf. Sie sollen denen des Chinins ähnlich werden können. Die Literatur weist in dieser Beziehung nur wenig Positives auf. Man beobachtet bisweilen: Magendrücken und Abnahme des Appetits, während gewöhnlich die Dyspepsie, welche die Uterusleiden begleitet, abnimmt oder dadurch gehoben wird. Dass Hydrastis keine wehenerzeugenden Eigenschaften besitzt, ist bereits erwähnt worden.[2]) Man hat es Schwangeren ohne jeden Nachtheil verabfolgt. Die gegentheilige Beobachtung, die hierüber vorliegt, muss aber bemerkt werden, da sie auf Grund einer besonderen individuellen Reizempfänglichkeit der Gebärmutter sich vielleicht öfter noch ereignen kann. Bei einer Kranken stellte sich nach längerem Gebrauche Aufregung ein. Zwei andere fühlten sich deprimirt und hatten Hallucinationen bei schwachem und häufigem Pulse. Ja, in einem dieser Fälle erschienen für kurze Zeit sogar Delirien mit Bewusstlosigkeit.[3])

---

[1]) Jermans, Ueber Hydrastis Canadensis, Berlin 1886, pag. 30.
[2]) Schatz, Berliner klin. Wochenschr., 1886, pag 301.
[3]) Mendes de Leon, Archiv f. Gynäkologie, 1885, Heft 1.

Crocus.

Die getrockneten Narben von Crocus sativus wurden früher als Emmenagogum vielfach zu 0,5—1,0 g verabfolgt. Nach älteren Angaben sollen Harn und Koth nach dem Gebrauch der Droge gelb gefärbt werden. Das erstere wurde nach Einführung von Polychroit, dem gelben Farbstoff des Safrans, vermisst. Bisweilen entstehen nach Crocus congestive Zustände des Uterus, Blutungen aus diesem Organe, die angeblich sogar tödtlich verlaufen können und Abort. Bestritten wurde die sehr alte Mittheilung, dass eine Schwangere, die sehr lange Crocus genommen hatte, zwei gelb gefärbte Mädchen geboren habe, und dass experimentell sich ähnliches von einer trächtigen Hündin habe erweisen lassen. So unwahrscheinlich die Angabe auch klingt, so wäre eine Nachprüfung doch wohl der Mühe werth. Nach grössereren Dosen der Droge erschien in einem Falle Blindheit und ausser dieser: Blässe, Kopfweh, sowie heitere Delirien. Die letzteren sind mehrfach in der Gestalt krampfhaften, anhaltenden Lachens gesehen, aber auch von neueren Autoren als Fabeln angesprochen worden. Das gelegentliche Auftreten eines eigenthümlichen Orgasmus ist sichergestellt.

Summitates Sabinae.

Die jungen Zweigspitzen von Juniperus Sabina sollen nur in frischem Zustande gebraucht werden. Ihr Pulver ist dann dunkelgrün. Altes, braunes Sabinapulver enthält wenig oder gar kein ätherisches Oel mehr. Das letztere bedingt die Wirkung. Es ist deswegen erforderlich, dass der Vorrath an dieser Droge jährlich erneuert und die Droge selbst sehr sorgfältig aufbewahrt wird. Die äussere Anwendung des Sadebaumpulvers zur Wegätzung von Condylomen und Geschwülsten, wie z. B. Carcinom, bewirkt ab und zu so unerträgliche Schmerzen, dass das Mittel in Folge dessen ausgesetzt werden muss. Noch intensiver wirkt das Sabinaöl, das auf der Haut neben subjectiven Schmerzempfindungen Blasen hervorrufen kann. Nach dem inneren Gebrauche kleiner und mittelgrosser Dosen von Sabina (0,3—0,8 g) als Emmenagogum beobachtet man nicht selten Störungen in der Verdauung, mitunter auch Erbrechen und Durchfall, Drang zum Harnlassen, Entleerung blutigen Harns und reichlicheren Blutabgang zur Zeit der Menstruation. Bei schwangeren Frauen können zu grosse, oder längere Zeit fortgebrauchte kleinere Dosen Abort veranlassen.

Thuja occidentalis. Der viel angepflanzte Lebensbaum wirkt wesentlich durch ein in seinen grünen Theilen enthaltenes ätherisches Oel. Grosse Mengen des wässrigen Aufgusses werden zu verbrecherischem Abort gebraucht und können bei der Mutter Gastroënteritis und ev. den Tod erzeugen. Die Tinctura Thujae [1 Th. Kraut: 5 Th. Spirit.) wurde früher sehr häufig gegen Condylome gebraucht. Die Umgebung des Condyloms wird aber selbst nach Anwendung von Verdünnungen der Tinctur stark gereizt, so dass man dieselben aussetzen muss. Man beobachtet starke Röthe, Anschwellung und Excoriation in der Umgebung des Anwendungsgebietes. Schmerzen begleiten diesen Zustand.

Die Raute, **Ruta graveolens**, enthält als einen wesentlichen Bestandtheil das im Handel meist verfälscht vorkommende, ätherische Rautenöl. Das Glycosid Rutin scheint nicht die auffälligen Wirkungen dieser Pflanze zu bedingen. Im Alterthum hielt man die wildwachsende für besser als die Gartenraute. Man gebrauchte die Pflanze für die verschiedenartigsten Zwecke, z. B. äusserlich als schmerzstillendes Mittel und Hydrops, auch als Alexipharmakon. Das frische Kraut erregt auf der Haut Brennen, Röthe, Schwellung, Entzündung und selbst Blasenbildung. Grössere, innerlich gereichte Dosen lassen die den Schlund, den Magen und Darm örtlich reizenden, und auf das Centralnervensystem gerichteten Wirkungen des Rautenöls deutlich hervortreten. Man beobachtet narkotische Symptome, wie Schwindel, Schläfrigkeit und selbst Stupor. Die Pupille verengt sich und das Sehvermögen nimmt ab. Auch Blutharnen wurde beobachtet. Die Raute sollte auch Störungen im Zeugungsvermögen veranlassen.

Seit Alters her steht die Pflanze in dem Rufe Abort hervorzurufen. „*κινεῖ δὲ καταμήνια τὰ δὲ ἔμβρυά φθείρει.*“ Für diesen Zweck wird sie gelegentlich auch heute noch vom Volke benutzt, meist mit dem Erfolge, dass auch die Mutter schwer, wenn nicht gär tödtlich getroffen wird.

Oleum Pulegii. Das Flohkraut, Mentha Pulegium, wurde früher vielfach arzneilich verwandt. Die frische Pflanze hat einen beissend gewürzhaften, bitterlichen Geschmack. Ihr wirksamer Bestandtheil ist ein ätherisches Oel, das gegen Menstruationsstörungen Verwendung gefunden hat. Dabei kam einmal ein ziemlich schwerer Collaps zur Beobachtung.

Kalium sulfuricum. Diese in Wasser leicht lösliche Substanz wird gegen Menstruationsstörungen, hier und da auch zur Hervorrufung von Abort benutzt. Als unangenehme Folgen grösserer Mengen des Salzes sind neben schmerzhaftem Brennen im Schlunde, Erbrechen und Diarrhoeen, Collaps mit Kleinheit des Pulses, lähmungsartige Schwäche der Beine und Convulsionen beobachtet worden.

X. Anthelmintica.

Flores Cinae. — Santonin.

Die Zittwerblüthen, fälschlicherweise Wurmsamen genannt, enthalten neben dem widerlich riechenden ätherischen Oel das Santonin, das Anhydrid der Santoninsäure, farblose Krystalle, die in fetten Oelen und Alkohol löslich sind, die man mit Borsäure, auch mit Strychnin verfälscht gefunden hat. Die Resorption des Santonins geht, wie auf experimentellem Wege nachgewiesen wurde,[1]) theilweis schon im Magen vor sich. Die einzig rationelle Verwendung ist deshalb die ölige Lösung des Mittels, wodurch die Aufnahme im Magen verhindert wird.[1]) Die von mir betonte Möglichkeit, dass ein Theil des vom Magen und Darm aus resorbirten Santonins nicht durch die Nieren, sondern wieder in den Darm ausgeschieden wird, ist auch später experimentell erwiesen worden.[2]) Das Schicksal dieses Stoffes im Körper ist bisher nicht mit Sicherheit erkannt. Wahrscheinlich findet eine moleculare Umwandlung im Körper statt. Das Umwandlungsproduct wird von Mialhe für ein Oxydationsproduct mit den Eigenschaften einer schwachen Säure gehalten. Die Ausscheidung desselben kann selbst nach Dosen von nur 0,2—0,4 g 2—3 Tage lang nach der Einnahme im Harn nachgewiesen werden. Die Empfindlichkeit der Menschen. Kinder und Erwachsener, für diese Substanz ist sehr verschieden. Es giebt solche, die bis auf ganz unbedeutende Nebenwirkungen grosse, weit über die maximale Grenze reichende Dosen vertragen und andere, die nach kleinen Mengen schwere Störungen aufweisen. Doch will ich nicht unterlassen, hervorzuheben, dass diese extremen Verhältnisse selten sind. Es mag bisweilen nur eine ungenaue Dosirung sein, die sich vorzugsweise in den Pastillen findet, wodurch die Annahme einer Idiosynkrasie oder Toleranz veranlasst wird. Schon nach 0,06 g Santonin sah man bei Kindern, nach 0,24 g bei Erwachsenen sehr unangenehme Nebenwirkungen und angeblich nach 0,12 g, in zwei Malen genommen, den Tod eintreten. Flores Cinae zu noch nicht 10 g genommen, tödteten ein Kind nach

---

[1]) L. Lewin u. D. Caspari, Berliner klin. Wochenschr., 1883, No. 12

[2]) Neumann, Der forensisch-chemische Nachweis des Santonins, Dorpat 1883.

2 Tagen. Die Nebenwirkungen erscheinen meist nicht lange, selten 5—10 Stunden nach der Einführung und können wegen der langsamen Ausscheidung 2—3 Tage anhalten. Häufigere Einführung bedingt deswegen leicht cumulative Wirkungen und damit Gefahr. Der tödtliche Ausgang kann in 12—24 Stunden erfolgen. Bisweilen lassen die bedrohlichen Symptome ganz nach, so dass man Grund hat, die Gefahr für beseitigt zu halten. Plötzliche Rückfälle rufen dieselben dann wieder hervor.

Schwellung und Oedem der Haut, z. B. des Gesichts ist mehrfach beobachtet worden. Auch die Lippen können anschwellen.[1]) Dieser Zustand kann sich mit einem Exanthem verbinden. Ein Kind, das wegen Helminthiasis 0,18 g Santonin erhielt, erbrach sich kurze Zeit nach dem Einnehmen, und hierauf entstand über den ganzen Körper eine Urticaria, die jedoch bald wieder verschwand. Als wiederum 0,18 g verabfolgt wurden, trat abermals allgemeine Urticaria ein, und die ganze Haut, besonders an den Augen, der Nase, den Lippen, schwoll dermassen ödematös an, dass das Gesicht vollkommen unkenntlich wurde. Hierbei bestand Speichelfluss. Das Sensorium war frei. Nach einem warmen Bade verschwanden sämmtliche Symptome innerhalb einer Stunde.[2])

Als zweite Ausschlagsform kommen Bläschen vor. Bei mehreren Kranken entstanden dieselben, stecknadelkopfgross am Rumpf und den Gliedern, confluirten nicht, schrumpften allmählich ein und schwanden endlich unter leichter Exfoliation.

Hallucinationen des Geschmacks sind selten. Bei einem Kinde zeigten sich, nachdem schlimmere Nebenwirkungen bereits abgelaufen waren, neben allgemeiner Schwäche und Gelbfärbung Speichelfluss, und kleine Ulcerationen am Zahnfleisch, den Lippen und der Zunge. Chlorsaures Kalium schaffte Besserung.[3]) Vielleicht lag in diesem Falle eine Verunreinigung des Mittels vor. Man beobachtete ferner: Magenschmerzen, Aufstossen, Uebelkeit und Erbrechen. Hierzu können sich Kollern im Leibe, Auftreibung und Empfindlichkeit des letzteren, Koliken und mehrtägige wässrige Stuhlentleerungen,[4]) bisweilen von rother Farbe gesellen. Unwillkürliche Stuhlentleerung kommt bei Krämpfen vor. Sehr häufiger Gebrauch kann allgemeine Körperschwäche herbeiführen. Mannigfache Beschwerden begleiten die Harnentleerung: Schwierigkeit beim Harnlassen, trotz starken Harndranges,[5]) auch absolute Harnverhaltung,[6]) Blasenkrampf und Jucken in der Urethra.

Nach Einnahme des Santonins in irgend einer Form und in kleinen Dosen, 0,2 g und mehr, erscheint nach 2—3 Stunden der gelassene Harn gelb, als wenn ihm Curcuma oder Chrysophansäure zugesetzt wäre. Weisses Papier oder Leinwand in denselben getaucht, zeigen, nach dem Trocknen gelbe Flecke. Der zuverlässigste Nach-

[1]) Duclaux, Journ. de Thérap., 1878, T. V., pag. 850.
[2]) Sieveking, Brit. medic. Journal, 1871, Vol II., pag. 166.
[3]) Andant, Bulletin génér. de Thérap., 1872, T. LXXXII., pag. 78.
[4]) O. Blinn, Therapeutic Gazette, 1887, pag. 497.
[5]) Labbée, Journ. de Thérapeutique, 1878, T. V., pag. 850.
[6]) Laure, Journal de Médecine de Paris, 1887, 21. Août.

weis von Santoninharn beruht auf dessen, von mir nachgewiesenen Eigenschaft, die Polarisationsebne nach links abzulenken, was ein nach Rhabarber gelassener Harn nicht thut. Fügt man zu solchem Harne Alkalien, wie Natronlauge, Ammoniak, kohlensaures Alkali etc. hinzu, so färbt er sich kirschroth. Fault Santoninharn, so bedingt das hierbei auftretende kohlensaure Ammoniak eine Rothfärbung desselben, die unter Umständen, z. B. beim Vorhandensein von Blasenkatarrh, Verwechslungen mit Blutharn hervorrufen kann. Die Entleerung rothen Harns ist beobachtet worden.

Die Unterscheidung des Santonin- vom Rhabarberharn, der ebenfalls auf Zusatz von Natronlage roth wird, kann auch noch so geschehen, dass man den Harn mit der Hälfte seines Volumens Aether schüttelt. Die Chrysophansäure des Rhabarberharns geht in den Aether über, der Santoninfarbstoff nicht. Die Chrysophansäure lässt sich in dem Aetherauszug leicht mit Natronlauge nachweisen.[1]) Die rothe Farbe des alkalischen Santoninharns soll nach 30 bis 36 Stunden verschwinden; die des alkalisirten Rharbarberharns beständig sein und ferner die erstere durch reducirende Mittel (Zinkstaub, Natriumamalgam) nicht verändert werden, die letztere verschwinden.[2]) Der rothe Farbstoff des Santoninharns lässt sich mit Amylalkohol ausschütteln, aber nicht der des Rhabarberharns. Der erstere zeigt in wässriger oder amylalkoholischer Lösung einen breiten Absorptionsstreifen bei E, der des Rhabarberharns nicht.[3])

Fast so constant wie die Veränderungen des Harns treten schon nach kleinen Mengen von Santonin oder Zittwerblüthen Störungen des Gesichtssinnes auf, die sich hauptsächlich als Gelbsehen darstellen und mehrere Stunden anhalten können. Vor dem eigentlichen Gelbsehen bei grösseren Santoningaben erscheint eine violette Färbung des Gesichtsfeldes, die um so intensiver ist, je dunkler die angesehenen Gegenstände sind. Wirklich gelb erscheinen alle helleren oder grell beleuchteten Gegenstände, Fenster, Papier u. s. w. Roth und Blau erscheinen oft in den Complementärfarben Orange und Grün, so dass carmoisinrothe Zeuge fahl, krapprothe bronzefarben und der Himmel und blau gefärbte Stoffe grün aussehen. Indessen ist dies nicht immer der Fall, und man beobachtet auch, dass nach Santoningenuss Roth als Violett erscheint, oder helle und dunkle Gegenstände von einer Person für Orange, von der anderen für Grün gehalten werden.[4]) Bei manchen Menschen hat die Höhe der Santonindosis Einfluss auf die Qualität des Sehens. Das Phänomen stammt nicht von einer Färbung der Augenmedien durch das Umwandlungsproduct des Santonins her, wie man früher nach Analogie der Wirkung des Gallenfarbstoffes bei Icterus annahm.

Reines Santonin ist weiss und wird durch Sonnenlicht gelb. In Organen, wo es dem letzteren nicht ausgesetzt ist, sollte es weiss bleiben, im Auge aber gelb werden. Gelbgewordenes Santonin sollte weder das Sehen noch den Harn beeinflussen, unverändertes dies bewirken. Diese Annahme ist durchaus irrthümlich. Das Gleiche gilt von der Hypothese, dass die Macula lutea eine Vermehrung ihres gelben Pigmentes durch Santonin erfahre und dadurch Gelbsehen ein-

---

[1]) Penzoldt, Sitzungsber. d. physik. med. Gesellsch. z. Erlangen, 1884, 28. Juli.
[2]) Munk, Archiv f. pathol. Anatomie, 1878, pag. 136.
[3]) G. Hoppe-Seyler, Berliner klin. Wochenschr., 1886, pag. 436.
[4]) Rose, Archiv f. pathol. Anatomie, Bd. XVI., pag. 233 u. Bd. XVIII., pag. 15.

trete. Mit grösster Wahrscheinlichkeit rührt dieses Symptom von einer Einwirkung des Mittels auf die Netzhaut her.[1]) Dieselbe könnte direct durch sehr kleine, nicht nachweisbare Mengen des an die Licht empfindenden Theile herangelangenden Santonins veranlasst werden.

Als Begleiterscheinungen kommen vor: vermehrter Thränenfluss, Brennen und Druckgefühl im Auge, Flimmern und sehr häufig Pupillenerweiterung. Die letztere kann ungleich und so ausgesprochen sein, dass die Iris kaum noch erkennbar ist.[2]) Die Reaction der Pupillen auf directes Licht war bei gleichzeitigem Bestehen von Krämpfen in einem Falle aufgehoben.[3]) Ausnahmsweise zeigt sich Myosis. Früher leugnete man das Vorkommen von Accomodationsstörungen und Amblyopie. Diese, sowie Amaurose sind aber mehrfach beobachtet worden. Bei einem 6 Monate alten Kinde entstand nach 0,3 g Santonin eine 2½ Monate dauernde Blindheit, worauf das Sehen sich wieder einstellte. Ein 5jähriges Kind, das durch Santonin Krämpfe bekommen hatte, konnte danach mehrere Tage lang nicht sehen. Auch bei einer Frau war die Sehkraft geschädigt (almost destroyed), nachdem sie Santonin eingenommen hatte. Das Sehvermögen erschien wieder, als energische Darmentleerung herbeigeführt war. Doch noch eine Woche lang sah die Kranke alle Gegenstände tiefgrün.

Der Puls wurde im tiefen Santonin-Coma sehr schnell, und unregelmässig, in einem anderen Falle aber verlangsamt befunden. Manche Kranke sehen blass oder leicht icterisch, oder an Lippen und Ohren blau[4]) aus, klagen über Frösteln und haben einen kalten, auch wohl mit kaltem Schweisse bedeckten Körper.[4]) Die Eigenwärme ist bisweilen gesunken. Wie der Puls, so kann auch die Athmung beschleunigt, beschwerlich, keuchend, abgesetzt, stertorös, rasselnd oder krampfhaft werden. Einmal wurde Zittern der Stimme beobachtet. Ein an Lungentuberkulose leidendes Mädchen nahm 0,05 g Santonin ein. Nach 3 Stunden konnte sie auf alle Fragen, deren Sinn sie wohl verstand nur das Wort „mais“ erwiedern, während ihr das Vermögen, irgend ein anderes Wort auszusprechen, vollkommen verloren gegangen war. Allmählich schwand diese mit Gelbsehen vergesellschaftete Aphasie.[5])

Recht häufig erscheinen Störungen seitens des Centralnervensystems, voran solche der Bewegung. Krämpfe wurden zuerst bei Menschen, dann auch bei Thieren festgestellt.[6]) Dieselben können in allen Stärkegraden von leichtem, convulsivischem Zucken der Gesichtsmuskeln und Finger, krampfhaftem Verdrehen und Rollen der Augen bis zu schweren paroxysmenweis auftretenden klonischen und tonischen Krämpfen der Gesichts- und besonders der Kiefermuskeln, sowie der Muskeln des Rumpfes und der Gliedmassen vorhanden sein, indem sie allmählich an Ausdehnung zunehmen oder jäh grosse Muskelgruppen ergreifen. Sie sind gewöhnlich mit tiefer Bewusstlosigkeit verbunden

[1]) Martini, Comptes rend. de l'Académie des Sciences, T. XVII., pag. 259.
[2]) Chipperfield, Madras quart. Journ. of med. Sciences, 1862, Vol. V., p. 448.
[3]) Lohrmann, Württemb. medic. Correspondenzbl., 1860, Bd. 30, pag. 20.
[4]) Spengler, Deutsche Klinik, 1850, No. 46, pag. 507.
[5]) Dunoyer. Gazette hebdom. de Médecine, 1884, pag. 645.
[6]) Krauss, Ueber die Wirkungen des Santonins, Tübingen 1869, pag. 37.

und halten mehrere Stunden an, um dann langsam zu schwinden und tiefem Schlafe Platz zu machen. Eine Vorstellung von der Heftigkeit, die dieselben erlangen können, giebt folgende Schilderung. Ein $2\frac{1}{2}$ Jahr alter Knabe hatte einen Theelöffel voll Flor. Cinae erhalten. Nach 10 Minuten stellten sich Erbrechen nebst allgemeinen Krämpfen ein Sie bestanden in Verdrehungen der Glieder nach allen Richtungen, wobei nur Zehen und Finger frei blieben. Kopf und Rumpf wurden bald rückwärts, bald vor-, bald seitwärts geworfen; von Zeit zu Zeit kamen Erschütterungen durch den ganzen Körper, mit Stampfen der Füsse und Stossen mit dem Kopfe nach hinten und oben; vorzugsweise wurden die Stösse in der Oberbauchgegend und Brust von der aufgelegten Hand gefühlt. Die Augäpfel waren bald convulsivisch nach oben gewandt, bald starr nach aussen gerichtet, die Pupillen weit und reizlos. Die Zunge war zuweilen cylindrisch zusammengezogen, krampfhaft zwischen den Lippen hindurchgedrängt.[1]) In anderen Fällen bestand Trismus mit Schaum vor dem Munde, Tetanus und Opisthotonus. Congestionen nach dem Kopfe können bei den Krämpfen vorhanden sein. Bei manchen Individuen bewirkt das Santonin eine allgemeine Unruhe. In einem solchen Falle lief die Kranke in grosser Erregung im Zimmer umher, gab an, dass das Bett mit ihr tanze, erzählte Scherze, und lachte laut. Dazu können sich gesellen oder auch allein bestehen: Hallucinationen des Geruchs, seltner des Geschmacks und Gefühls, Schwindel und Kopfschmerzen. Auch ausgesprochene Delirien kommen vor. In einem Falle nahm man ein eigenthümliches Rückwärtslaufen wahr. Statt der Erregung oder auf diese folgend beobachtete man auch Prostration oder tiefes Coma. Oppressionsgefühl kann dieselben einleiten. Die Kranken können nicht Hände und Füsse bewegen, haben aber für eine gewisse Zeit noch einen Bruchtheil ihres Bewusstseins behalten, so dass sie, aufgerüttelt, Fragen richtig beantworten. Der Puls wird klein oder unfühlbar, die feuchtkalte Haut nimmt die bereits angegebenen Farbenveränderungen an, bisweilen wird sie sogar gegen Stiche unempfindlich, die Augen sinken ein und das Bewusstsein schwindet ganz.

Entleerende, besonders Essigklystiere, allein oder in Verbindung mit Baldrian, haben sich in solchen Fällen hülfreich erwiesen. Will man Brechmittel anwenden, so ist das Apomorphin angezeigt, weil es auch bei Trismus zur Resorption und zur Wirkung gebracht werden kann. Für die Wirksamkeit der Niere muss durch starke Kaffeeaufgüsse oder diuretisch wirkende pflanzensaure Alkalien (Kalium aceticum, Tartarus boraxatus und andere) gesorgt werden.

Artemisia Absinthium.

Der Wermuth enthält neben dem dunkelgrünen ätherischen Oel, noch den kristallinischen Bitterstoff Absynthiin. Er diente im Alterthum unter Anderem als wurmwidriges, magenstärkendes Mittel. Beide Indicationen werden auch heute noch, wenngleich seltner, anerkannt. Grössere Gaben der Herba Absinthii im Aufguss oder in Pulverform vermehren Harn und Schweiss, können aber auch Magenschmerzen, Uebelkeit und Erbrechen hervorrufen. Selten und bei Missbrauch entstehen Congestionen, Kopfschmerzen, Schwindel, Ideenverwirrung und Betäubung. Nach Einnehmen eines concentrirten Aufgusses ge-

[1]) Noack, Jahrb. f. d. ges. Medicin, Bd. 88, pag. 19.

sellte sich in einem Falle zu Schwindel, Zittern und Schwäche noch ein ziehender Schmerz im Hypogastrium, constanter Harndrang und eine brennende Empfindung an der Glans penis hinzu. Solche narkotischen Symptome können mehrere Tage anhalten und gefährlich werden. Säugenden soll kein Wermuth gegeben werden, da der Bitterstoff und wahrscheinlich auch das Oel in die Milch übergehen und den Säugling schädigen können. Zweifelhaft ist es, ob der Missbrauch des Mittels Augenentzündungen zeitigen kann. Als noch streitig muss auch die Frage angesehen werden, ob die angenommenen schädlichen Wirkungen des Absynthliqueurs — epileptischer Alkoholismus — dem Gehalt desselben an Absynthöl zuzuschreiben seien.

Das Absynthiin soll Schwindel und Betäubung erregen können. Grössere Dosen bringen reichlichere Darmentleerungen ohne diarrhoischen Charakter zu Stande.

Helmintochortos officinalis. Wurmmoos oder besser Wurmtang (Mousse de Corse) enthält neben vielen anderen vorzugsweise diese kleine fadenförmige, ästige Meeresalge, die sich an den Küsten des mittelländischen Meeres findet. Kinder erhalten davon 2—4—10 g in Pulver oder Abkochung gegen Spulwürmer. Nach 7—12tägigem Gebrauche der Abkochung sah man die Harnmenge zunehmen und wenn die Darmentleerungen sich nicht vermehrten, Ekel, Leibschmerzen, Schwindel entstehen. Die Stühle sollen nach einiger Zeit eigenthümlich schwarz werden, oder zähe, dicke, schleimige Massen mit grünen Flecken bilden. Vielleicht ist es gerade dieses Gelatinöswerden des Darminhaltes, wodurch Spulwürmer mit fortgerissen werden.

Spigelia anthelmintica. Von der wurmtreibenden Spiegelie wird die Wurzel und das Kraut gebraucht. Auf den Antillen, wo sie „Brinvilliers“ nach der Giftmischerin Marquise von Brinvillière heisst, wurden der ausgepresste Saft der Pflanze oder die gepulverten Blätter als Wurmmittel benutzt. Man nimmt täglich für Kinder bis 1 g, für Erwachsene bis 4 g des gepulverten Krautes. Es wird behauptet, dass es am besten sei, das Mittel Abends beim Zubettgehen einnehmen zu lassen und das Licht aus dem Zimmer zu entfernen. Unterliesse man dies, so erschienen zwei Nebenwirkungen: 1. Oedem des Gesichts und 2. eine Art von soporösem Zustand, welcher mehrtägige oder kürzer dauernde amblyopische oder amaurotische Sehstörungen mit sich bringe. Sind die Dosen zu hoch gegriffen, dann können auch convulsivische Symptome, Erbrechen, Athembeschwerden und Störungen in der Herzthätigkeit auftreten.

Filix mas.

Die älteste medicinische Literatur kennt die wurmwidrige Eigenschaft des Farnkrautes. Grössere Bedeutung erlangte die Droge erst seit der Mitte des vorigen Jahrhunderts, als Louis XIV. der Wittwe Nuffer resp. Pouteau ein daraus bereitetes Geheimmittel für 18000 Livres abkaufte. Seit 1825 wird das ätherische Extract gebraucht. Man benutzt von Aspidium Filix mas den ungeschälten Stamm sammt Blattresten, befreit von Wurzeln und Spreuschuppen. Die Pflanze scheint je nach dem Standorte verschieden stark zu wirken. In der Gegend von Cherbourg in der Normandie gesammelte Exemplare wirkten z. B. sehr viel schwächer als solche aus den Vogesen oder vom Jura.[1]) Die Einsammlung muss im Mai und October stattfinden. Zu diesen Zeiten ist die Wirksamkeit am grössten. Die Droge, die im Bruch nicht mehr grünlich sondern braun oder zimmtfarben ist, oder ein

[1]) Bérenger-Féraud, Bulletin génér. de Thérap, 1886, T. CX, pag 481.

bräunliches Wurzelpulver sind zu verwerfen. Die Aufbewahrung hat in gut verschlossenen Gefässen, Erneuerung jedes Jahr zu geschehen. Der wirksame Bestandtheil ist die Filixsäure. In reinem Zustande erwies sich dieselbe bei Thieren als wirkungslos, während die rohe Säure, d. h. das Präparat, welches dem alkalischen Wurzelextract durch Fällung mit Säuren entzogen wurde, wie gutes Farnkrautextract wirkt. Es giebt also eine wirksame und unwirksame Modification der Säure.[1]) Schon früher wurde ähnliches dargethan.[2]) In praktischer Beziehung hat dieselbe aber keine Bedeutung.

Die jetzt gebräuchlichen Dosen des ätherischen Extractes sind bedeutend gegen früher erhöht worden. Vielleicht ist dies der Grund des häufigeren Vorkommens unangenehmer Nebenwirkungen. Kritik im Gebrauche der grösseren Mengen dieses Medicamentes wäre trotzdem angebracht, ist aber leider nicht immer geübt worden. Wenn man Kindern von 2 oder 5 Jahren 8 resp. 10 g des Extracts verabfolgt, so hat man die Verantwortung für die Folgen einer solchen Therapie zu tragen. Ich glaube nicht, dass als Entlastung angegeben werden kann, dass man auch einmal einem Erwachsenen selbst 32 g davon gegeben, ohne dass er erkrankte. Wahrscheinlich war das damals verabfolgte Extract so schlecht, dass sich weniger als 8 g wirksamen Präparates in diesen 32 g fanden oder der Betreffende hat durch eine besonders glückliche Fügung das schädliche Uebermaass mit dem Kothe ausgeschieden.

Mehrfache Todesfälle ereigneten sich in den letzten Jahren durch Anwendung dieses Mittels auch nach relativ kleinen Mengen bei Kindern und Erwachsenen. Einer der letzteren fiel einem Druckfehler zum Opfer. Sein Arzt hatte einen, wahrscheinlich in seinem Taschencompendium befindlichen, Druckfehler nicht erkannt und zwei Mal ca. 22 g des Extracts verabfolgt. Sowohl in diesem als einem anderen Falle trat der Tod unter choleraartigen Symptomen ein. Ein anderer Kranker erlag, nachdem er 15 g Extract nach dem Frühstück und 12 g 2 Stunden später genommen hatte, unter Trismus und Tetanus.[3]) Ob es Krankheitszustände giebt, die eine besondere Disposition für eine unerwartete, resp. tödtliche Wirkung der Farnwurzel abgeben, lässt sich nicht mit Sicherheit beantworten. Man nahm eine solche an, als ein an Tuberkulose Leidender nach dem Einnehmen von 7,5 g des Extractes gestorben war. Schwangeren dies Mittel zu geben, halte ich für durchaus contraindicirt. Ich glaube, dass dadurch Abort herbeigeführt werden kann.

Von Störungen des Allgemeinbefindens ist die Steigerung der Eigenwärme anzuführen. Bis zu 39,9° C. sah man dieselbe sich erheben.[4]) Das Gesicht kann den Ausdruck des Verfallenseins annehmen, aber auch wirklich icterisch aussehen.[5]) Mehrfach beobachtete man Schweisse und, auch erst nach 2—3 Tagen Collaps. Der Puls wurde unfühlbar, die Athmung oberflächlich, 6—8 Mal in der Minute. Der Kranke machte den Eindruck eines Sterbenden. Auf

---

[1]) Poulson, Archiv f. experim. Pathol. u. Pharmakol., Bd. 29, 1891, pag. 1.
[2]) Rulle, Ein Beitrag zur Kenntniss einiger Bandwurmmittel, Dorpat 1867.
[3]) Eich, Deutsche medic. Wochenschr., 1891, No. 32.
[4]) Schlier, Münchener medic. Wochenschr., 1890, p. 553.
[5]) Cobbold, The Lancet, 1882, II., pag. 683. — Schlier, l. c.

Reize wurde nicht mehr reagirt. Quälender war das, bei einem Kranken 48 Stunden lang ununterbrochen anhaltende Schluchzen und Aufstossen, das mit Erstickungsangst in Folge beständiger, krampfhafter Zwerchfellbewegungen einherging. Er klagte über ein Gefühl als wenn ihm ein Körper die Luftröhre zusammendrücke. Auch Dyspnoe wurde neben anderen Nebenwirkungen beobachtet.

Ein besonderes Interesse erregen die auch bei diesem Mittel auftretenden Sehstörungen. Zwei Tage nach dem Einnehmen klagte eine Kranke, dass ihr finster vor den Augen sei. Die Pupillen waren mittelweit ohne Reaction auf Lichteinfall. Die Cornea konnte berührt werden, ohne dass Lidreflex eintrat. Die Augäpfel wurden beständig langsam in der Horizontalebene hin- und herbewegt. Noch am vierten Tage bestand vollkommene Amaurose. Der Augenhintergrund war normal. Am 5. Tage konnte Licht und Schatten unterschieden werden, und die Pupillenreaction kehrte wieder. Am 6. Tage konnten Finger in der Nähe gezählt werden. In einem anderen Falle erschienen die Sehstörungen nach einem Gesammtverbrauch von je 17 g Extr. Filicis und Extr. Granati. Es ist nicht unmöglich, dass das letztere, wenn es eine gute Beschaffenheit hatte, zum Zustandekommen dieser Störungen beitrug. Nach gastroënteritischen Symptomen und Ohnmachten war 30stündiger Sopor aufgetreten. Beim Erwachen aus dem letzteren Zustande war die Kranke am linken Auge erblindet. Am nächsten Tage, dem dritten der Erkrankung, ergab die Untersuchung eine hochgradige Erweiterung der Pupille des linken Auges. Lichtreize brachten nicht die geringste Veränderung hervor. Es war keine Spur von Lichtempfindung vorhanden. Der Augenspiegelbefund war negativ. Die Pupille des rechten Auges reagirte auf Licht, doch war auch hier die Sehschärfe herabgesetzt. Die sofort eingeleitete Dunkelkur hatte den Erfolg, dass die Lichtempfindung am linken Auge sich in 48 Stunden wieder einstellte. In 14 Tagen war die Sehkraft auf beiden Augen wieder normal. Nur ein leichter Lichtnebel blieb zurück.[1]) In einem neueren Falle, der tödtlich endete, waren angeblich nur 4,5 gr des Extracts genommen worden. Die Amaurose neben Pupillenstarre zeigte sich wenige Stunden nach dem Einnehmen neben anderen Symptomen.[2])

Noch über zwei hierhergehörige Fälle, Bergarbeiter betreffend, die an Anchylostoma litten, wird, leider nicht ausführlich, berichtet. Der eine wurde auf beiden, der andere auf einem Auge blind, nachdem sie Extr. Filicis maris aethereum eingenommen.[3]) Ein Irrthum ist es, dem Aether hierbei eine Rolle zuzuschreiben. Kopfschmerzen, Schwindel, der mehrere Tage anhalten kann, Zittern[2]) und Benommensein werden ebenfalls beobachtet, letzteres in allen Abstufungen bis zur vollen Unbesinnlichkeit. Die Somnolenz kann 20—30 Stunden anhalten und so tief sein, dass nur die energischsten, lange fortgesetzten künstlichen Wiederbelebungsversuche Besserung zu verschaffen vermögen. In einem Falle waren auch diese Bemühungen nutzlos. In der Somnolenz erschien plötzlich Trismus und dieser ging in den

---

[1]) Bayer, Prager medic. Wochenschr., 1880, pag. 440.
[2]) Paltauf, Prager medic. Wochenschr., 1892, No. 5 u. 6.
[3]) Maj, Gazetta med. Ital.-Lombardia, 1881, Ser. VIII., T. III., No. 37, p. 361.

Tod über.[1]) So oft bis jetzt über allgemeine, oder auf einzelne Körpertheile beschränkte Krämpfe in Folge dieser Medication berichtet wurde, erschienen sie in Begleitung von Syncope resp. Somnolenz. In einem Falle machten sie den Eindruck einer beginnenden Epilepsie. Tetanus und Trismus mit tödtlichem Ausgange stellte sich bei einem Kranken nach Verbrauch von 27 g des Extracts ein.

Recht häufig sind die Störungen seitens des Magen-Darmkanals. Heftiges, lang anhaltendes Aufstossen und Schluchzen, Durst, Uebelkeit, Erbrechen, Magenschmerzen, Koliken und Durchfälle kommen vor. Es können diese Symptome in Verbindung mit Collaps einen choleraartigen Zustand vortäuschen.[2]) Die Section solcher Fälle ergab: Hyperämie des Magens, in seinen hinteren Theilen blutige Imbibition ohne Blutaustritte, aber auch Ecchymosen unter der Schleimhaut und auf ihr kleine Extravasate. Aehnliche Befunde lieferte der Darm, der besonders in seinem unteren Theile eine hyperämische, stark gelockerte Schleimhaut aufwies. Gelegentlich erscheint auch unwillkürliche Entleerung von Harn. Den letzteren fand man mehrfach eiweisshaltig, in einem Falle aber frei von Formelementen. Nach einer unzulässig hohen Dosis kommen indess auch cylindrische Abgüsse der Nierencanälchen[3]) zum Vorschein. Diese Veränderung, sowie die Albuminurie hielten 12 Stunden an.

Cortex Granati.

„Radix decocta succum remittit, qui tineas necat" giebt schon Plinius an, und auch Dioscorides, und Spätere rühmen diese Wirkung. Wir gebrauchen jetzt die Stammrinde von Punica Granatum zu 50—60 g, meist als Macerationsdecoct. Um eine sichere Wirkung zu erzielen und Erbrechen zu verhindern, hat man geglaubt, Dosen von 300—400 g in der gleichen Weise zurichten, und die erhaltene Flüssigkeit den Bandwurmkranken mittelst Sonde in den Magen bringen zu müssen. Ich betrachte die Anwendung dieser, glücklicherweise kaum noch verwandten, Methode als einen Kunstfehler, insofern die, durch die besonders stark gerbsäurehaltige Flüssigkeit, hervorgerufene, auch experimentell nachweisbare,[4]) Gerbung des Magens und deren Folgen einen schwer gut zu machenden Schaden darstellt, und die erwünschten Ziele damit doch nicht erreicht werden, selbst wenn man vorher oder gleichzeitig den Magen cocainisirt.[5]) Ich kenne drei Todesfälle, die durch diese Manipulation zu Stande kamen.

Die gute Wirkung der Granatrinde hängt von dem Alter des Präparates ab. Nur die frische Wurzel enthält genügend Pelletierin und bringt einen Heilerfolg. Bei Anwendung einer guten Droge sind die erforderlichen Dosen geringer und da die Wirkung schnell erfolgt, auch die Nebenwirkungen seltner und von kurzer Dauer. Merkwürdigerweise wird in der deutschen Pharmakopoe, in der ja manche medi-

---

[1]) Hofmann, Wiener klin. Wochenschr., 1890, No. 26, pag. 493.
[2]) Dardel, Revue médic. de la Suisse romande, 1886, T. VI., pag. 449.
[3]) Menche, Zeitschr. f. klin. Medicin, 1883, pag. 171.
[4]) Kamnitzer, Ueber die Wirkung der Granatwurzelrinde, Berlin 1883.
[5]) Bettelheim, Centralblatt f. klin. Medicin, 1887, pag. 857.

cinisch wichtige Ermahnungen fehlen, weder auf die Nothwendigkeit des Frischseins der Rinde noch auf Erneuerung nach einem gewissen Zeitraum hingewiesen.

Als Nebenwirkungen der Granatrinde findet man, besonders wenn das Mittel in zu kurzen Zwischenräumen eingenommen wird, am häufigsten Uebelkeit und Erbrechen. Vereinzelt kommt auch Blutbrechen vor.[1]) Zu den Magenstörungen gesellen sich bisweilen Leibschmerzen und Durchfälle. In Folge des erregten übermässigen Erbrechens, seltner ohne dieses entsteht auch Collaps. Dieser kann einen gefahrdrohenden Character annehmen, wenn die Hyperemesis lange andauert. Man beobachtete ferner: Schwindel, Betäubung, ein Gefühl von Mattigkeit oder zeitweiliges Zittern und gelegentlich auch einen kurzdauernden, rauschähnlichen Zustand.

Pelletierin.

Die Granatrinde enthält vier Alkaloide. von denen nur das Pelletierin gebraucht wird. Isopelletierin wird nicht als Bandwurmmittel benutzt und Pseudo- sowie Methylpelletierin wirken nicht bandwurmtreibend. Das flüssige, in Wasser lösliche Pelletierin bildet Salze, von denen das schwefelsaure zu 0,3—0,5 g bei Erwachsenen, bei Kindern in entsprechend kleinerer Dosis benutzt wird. Auch eine Mischung von Pelletierin mit Gerbsäure (Pelletierintannat) ist zu 0,5—1 g im Gebrauch. Absolut zuverlässig ist auch dieses Präparat nicht in seiner Wirkung. Es liegt dies wesentlich an der Individualität der Kranken, seltner an der schlechten Beschaffenheit des benutzten Präparates. Man behauptet, dass andere als die von Tanret dargestellten Salze unwirksames Pseudo- resp. Methylpelletierin besitzen. Unter 20 Fällen erhielt man 7 ganze Erfolge, 7 wahrscheinliche, 4 zweifelhafte und 2 negative. Das Pelletierintannat soll bessere Symptome liefern. Beide Präparate rufen häufig, 10 Minuten bis $\frac{1}{2}$ Stunde nach dem Einnehmen, Nebenwirkungen hervor und lassen sie mehrere Stunden, aber auch mehrere Tage bestehen. Oertliche Veränderungen nach der Einspritzung des Pelletierinsulfats wurden bisher nicht beobachtet. Als resorptive Nebenwirkung fand man beträchtliche Schweissabsonderung.

Seitens des Magen-Darmkanals kommen vor: Brennen, Reissen und ein Gefühl von Aufblähung in der Magengend oder Schmerzen zwischen den Schultern, Uebelkeit, Würgen und Erbrechen, letzteres besonders bei Frauen.[2]) Liegen mit geschlossenen Augen soll dasselbe verhindern. Gesellen sich zu dem Erbrechen noch Koliken, Borborygmen, anhaltende, selbst mehrtägige Diarrhoen und Herzschwäche, so kann das Bild ein choleraartiges werden. Nicht selten erscheint auch nach Pelletierintannat eine allgemeine Prostration[3]) mit Kälte der Haut und Ausbruch kalten Schweisses auf Kopf und Gesicht. Der Puls kann beinahe unfühlbar werden. Bisweilen vermindert er sich um 30 Schläge in der Minute,[4]) nimmt aber bei manchen Menschen gleichzeitig mit der Erhöhung der Eigenwärme zu. Die Athmung wird schnell und flach.[3]) Die Harnmenge wird geringer. Der Harn soll einen eigenthümlichen, unangenehmen Geruch annehmen.

Zu den häufigsten Nebenwirkungen gehören die am Auge in einigen Stunden ablaufenden. Abgesehen von einer mehr oder minder starken Injection der Augen, Gefühl von Schwere in den Augenlidern, Verengerung, seltner

---

[1]) Forget, Bulletin génér. de Therapeut., 1838, T. XIV., pag. 269.

[2]) Bétancés, Bulletin général de Thérap., 1880, T. IC., pag. 464.

[3]) Landis, University Medic. Magazin, Philad. 1888—1889, I., pag. 639.

[4]) Rochemure, Étude de Physiol. et de Thérap. sur les sels de Pelletiérine, 1879, pag. 76.

Erweiterung der Pupillen, Photophobie[1]) und Diplopie tritt Schwächung des Sehvermögens auf. Die Kranken klagen, dass sich ihnen Nebelstreifen oder vollständiger Nebel vor die Augen lagere. Die Gegenstände verschwimmen in einander, so dass ein Unterscheiden zur Unmöglichkeit wird. Auf 20 cm Entfernung konnte ein solcher Kranker nicht lesen und nach wiederholter Beibringung des Mittels wurde er fast blind. Ein Anderer sah auf weisser Wand rothe Strahlen.[1])

Vielleicht noch häufiger ist das Schwindelgefühl, von dem die Kranken befallen werden. Alles tanzt und dreht sich mit ihnen, so dass sie sich aus Angst niederstürzen und nicht zu erheben wagen. Dazu kommt Schwere des Kopfes. frontaler oder universeller Kopfschmerz, mehrstündige Betäubung oder Somnolenz. In den Fingern, Zehen oder am ganzen Körper besteht Ameisenlaufen und bisweilen machen sich auch Schmerzen in den Waden, Gelenken und sonst im Körper bemerkbar. Es kommen ferner bei manchen Kranken vor: theilweises oder allgemeines Zittern des Körpers, Zähneklappern, seltner Krämpfe einzelner Muskelgruppen. Besonders hervorzuheben ist noch die nach Aufnahme des Mittels in den Magen beobachtete, selbst mehrtägige Schwäche oder ausgesprochene Parese der unteren Gliedmassen. Dieselbe kann so stark werden, dass die Kranken sich kaum bewegen können.

Flores Koso.

Aus den nach der Blüthezeit gesammelten, weiblichen Blüthen der Hagenia abessinica sind vor dem Gebrauche die Stiele zu entfernen. Mit ihnen ist die Droge minderwerthig. Der wirksame Bestandtheil ist das kristallinische Kosin. Die Thatsache, dass die Droge im Lichte verdirbt, Geruch und Wirkung fortgehen, die Farbe der Blüthen braun wird, erheischt die sorgfältigste Aufbewahrung, die aber leider von der Pharmacopoe nicht angeordnet wird. Als wurmtreibende Dosis werden 16—24 g gebraucht. Es giebt Menschen, die Kosoblüthen schlecht vertragen. Die Bitterkeit und der eigenthümliche Geschmack der Droge bleiben im Munde, wenngleich man eine Stunde und länger gurgelt. Es entstehen Speichelfluss, gelegentlich auch Magendrücken und wenn der Magen nicht in Ordnung ist, lebhafte Schmerzen, Uebelkeit mit leichtem Schaudern und ziemlich häufig Erbrechen. In manchen Fällen wird das letztere durch Citronensäure vermieden. Zu den genannten Störungen können sich hinzugesellen, aber auch allein auftreten: Kolikschmerzen und Borborygmen, Stuhldrang und Diarrhoe. In Abessinien beobachtete man nach häufigerem, unvorsichtigem Gebrauch Prolapsus ani. Angeblich soll auch Collaps, sogar mit tödtlichem Ausgange dadurch bewirkt werden können. Neigung zu Ohnmachten, Kopfschmerzen, welche den ganzen Tag und oft noch den folgenden und zweitfolgenden andauerten, sowie schmerzhafte Steifheit und allgemeine Abgeschlagenheit kommen bisweilen nach solchen Bandwurmkuren vor.

Kamala. Der von den Früchten von Mallotus philippensis abgeriebene Ueberzug besteht aus kugeligen Drüsen. Das Pulver hat eine rothe Farbe. Wenn dieselbe mit Grau gemischt ist, dann ist die Kamala unrein, d. h. sie enthält Büschelhaare. Kamala soll nach dem Einäschern nur 6 pCt. Rückstand hinterlassen. Blätter und Stengel soll die Droge nicht besitzen. Ich

[1]) Bérenger-Féraud, Bullet. génér. de Thérap., 1879, T. IIIC., pag. 8.

erwähne die letztere hier weniger ihrer Nebenwirkungen wegen — da bisher nur Durchfälle als solche angegeben worden — als vielmehr der vielfältigen Verfälschungen wegen, denen sie ausgesetzt ist. Sie wird absichtlich mit Sand und Eisenoxyd versetzt. Man findet sie mit 20—30, ja selbst 40 und 48,9 pCt. Aschenrückstand, und nach der Reinigung weist sie immer noch einen Gehalt von 12 pCt. auf und kommt mit diesem in den Handel.

Statt der echten Kamala wird unter diesem Namen eine ähnliche Droge „Wors", oder „Worrus" oder „Warras" geführt, die in Ostindien als Farbe und Schminke benutzt wird, und die Blattdrüsen von Flemingia congesta oder rhodocarpa darstellt.

Tanacetum vulgare. Der Rainfarn besitzt ein an der Luft bald braun werdendes ätherisches Oel, das aus einem Terpen $C_{10}H_{16}$ und dem Tanacetylhydrür einer isomeren Modification des Camphers zusammengesetzt ist. Die Pflanze (Kraut, Blüthen und Samen, letztere zu $\frac{1}{2}$—2 g im Aufguss, Pulver oder Latwerge) wurde schon von Camerarius als wurmtreibend gerühmt. Von dieser Eigenschaft macht man noch hier und da Gebrauch, neben der schon seit lange benutzten, die Menstruation anzuregen. Das Oel wird zu verbrecherischem Abort verwandt. Grössere Gaben der Pflanze können Uebelkeit, Erbrechen und Diarrhoe veranlassen. Die Harnmenge wird beträchtlich vermehrt. Zu grosse Dosen des Oeles rufen Krämpfe und Bewusstlosigkeit hervor. Auch einen pustulösen Ausschlag sah man entstehen.

Pikrinsäure.

Neben mancher anderen Krankheit wurden ohne sonderlichen Erfolg Wechselfieber und Wurmkrankheiten mit Pikrinsäure oder deren Salzen behandelt. Die Resorption findet von Schleimhäuten, Wundflächen und der intacten Haut aus statt, die bei längerer Berührung mit dem Mittel entzündet wird. Die Ausscheidung geht hauptsächlich durch den Harn vor sich. Ein Theil der Pikrinsäure scheint sich im Körper zu verändern. Die Menge der gepaarten Schwefelsäure im Harne ist darnach etwas vermehrt. Bei Kindern und schwächlichen Personen,[1]) besonders aber bei Nierenleidenden ist das Mittel nur mit grösster Vorsicht zu gebrauchen.

An resorptiven Nebenwirkungen beobachtete man an der Haut: Jucken, ein an einzelnen Körpertheilen oder über den ganzen Körper verbreitetes Erythem,[2]) ferner nach pikrinsaurem Ammoniak eine persistirende Urticaria, auch Eczem[3]) und einen pustulösen Ausschlag. Nicht lange nach der Aufnahme klagen viele Kranke über Brennen und Schmerzen in der Regio epigastrica, Appetitlosigkeit neben grosser Mattigkeit, Erbrechen und Durchfall.

Die constanteste Nebenwirkung ist der durch Pikrinsäure erzeugte künstliche Icterus. Nach jeder Art der Verabfolgung, auch der Einspritzung in den Mastdarm und der Auftragung auf eine Wundfläche kann derselbe entstehen. Dosen von 0,3—1 g rufen ihn innerhalb 24 Stunden hervor. Er bleibt in manchen Fällen 7 Tage und vereinzelt auch wohl noch länger bestehen. Die Haut und die Conjunctiva sind gelb gefärbt. Der Harn nimmt eine Orange- oder Rothfärbung an. In ihm lassen sich mit Sicherheit selbst Spuren von Pikrinsäure dadurch nachweisen, dass man weisses Wollengarn in dem mit Schwefelsäure leicht angesäuerten Harne liegen lässt. Nach 24 Stunden besitzt dasselbe eine intensiv goldgelbe Farbe.

Die Harnentleerung ist meist mit Beschwerden verknüpft. Dieselben können so anwachsen, dass deshalb das Mittel ausgesetzt werden muss.[4]) Man

---

[1]) Erb, Die Pikrinsäure, Würzburg 1865, pag. 85.
[2]) Chéron, Journal de Thérapeut., 1880, pag. 182.
[3]) Grange, Des érupt. eczémat. par l'acide picrique, Paris 1877.
[4]) Mosler, Helminthologische Studien, 1864, pag. 40.

beobachtete: Schmerzen oder Druck in der Nierengegend, Dysurie, Strangurie, aber auch Harnverminderung bis zur Anurie. Selten und nur nach langem Gebrauche sehr grosser Mengen entsteht Albuminurie. Gelegentlich erscheinen auch Pulsbeschleunigung, Fieberbewegung, Kopfschmerzen und lang anhaltende Somnolenz.

Oleum Chaberti. Das durch Destillation einer Mischung von 12 Theilen Oleum Terebinthinae und 4 Theilen Oleum animale foetidum erhaltene, übelriechende Product wurde früher als Bandwurmmittel (morgens und abends zu je 1—2 Theelöffel bis etwa 100—200 g verbraucht sind) benutzt. Uebelkeit und Durchfälle wurden dadurch häufig veranlasst. Ebenso beobachtete man gelegentlich lästiges Harnbrennen sowie Schwindel.

Melia Azedarach. Alle Theile dieses Baumes schmecken bitter. Thiere (Vögel, Kühe, Hunde) fressen das Fleisch der Früchte ohne Nachtheil. Die innere Wurzelrinde (Cortex Azedarach) sowie die Früchte wirken gut wurmtreibend. Ascariden und Bandwürmer werden z. B. durch einen Aufguss der Wurzelrinde von 3—7 g : 150,0 Wasser getödtet. Grössere Mengen der trockenen Steinfrüchte können Ekel, Erbrechen, Durchfall, Schwindel, Sopor, Athembeschwerden und Zuckungen mit Zähneknirschen erregen.

Balsamum Peruvianum.

Der durch Anschwelen der Rinde von Toluifera Pereirae gewonnene, scharf, kratzend, bitterlich schmeckende Harzsaft enthält als wirksame Bestandtheile Zimmtsäure-Benzylester (Cinnameïn), Benzoesäure-Benzylester, Zimmtsäure-Cinnamylester (Styracin) und Zimmtsäure. Er ist eines der beliebtesten Fälschungsobjecte. Hauptsächlich in einer Stadt Deutschlands, die im Geheimmittelhandel und in der Ausbeutung nur in der Medicin noch anzubringender, sonst wohl werthloser Producte die Führung seit lange hat, wird der Balsam künstlich hergestellt und von dort aus auch abgesetzt. Ja, es wird sogar vom Continent aus gefälschter Perubalsam nach London gesandt und dort zur Auction gebracht. Vielleicht ist man sicher, unverfälschte Waare zu erhalten, wenn die Quelle im Inlande, von welcher der Balsam bezogen wurde, ganz zuverlässig ist und der Händler ihn direct aus den Docks in London gekauft hat. Gurjunbalsam, Colophonium, Terpentin, Ricinusöl, ungekannte saure Harze und andere Stoffe dienen zur Verfälschung. Es ist begreiflich, dass ein verfälschter oder gar künstlich hergestellter Perubalsam, nicht wie reiner wirken kann.

Nach Resorption von Bestandtheilen des Balsams tritt im Harn Hippursäure auf. Gleichzeitig erscheint in demselben bei Thieren ein harzartiger Körper, der auf Zusatz von Säuren ausfällt. Lässt man, wie ich feststellte, Thiere, denen Perubalsam in das Unterhautzellgewebe eingespritzt wurde, durch Müller'sche Ventile athmen, so nimmt man in der Exspirationsflasche den Geruch nach Perubalsam wahr.

Die örtlichen Nebenwirkungen dieses Stoffes sind gut gekannt. Man strich ihn früher gegen scrophulöse Augenentzündung mit Blepharospasmus mehrmals täglich in den äusseren Augenwinkel ein. Sogleich entstehen heftige, beissende Schmerzen, Thränenträufeln und Unvermögen die Augen zu öffnen. Dieser Zustand kann je nach der individuellen Empfindlichkeit $^1/_4$—2 Stunden anhalten, um einem brennenden Gefühl im Knochen oberhalb des oberen Lides Platz zu machen.

Die Einspritzung des Balsams gegen Tuberkulose der Lungen, Knochen u s. w. bedingt meistens örtliche, schmerzhafte Schwellung um die Injectionsstelle. Noch lange, nachdem durch Umschläge die Schwellung beseitigt ist, bleibt die betreffende Stelle druckempfindlich. Die Injection einer Emulsion aus dem Balsam in erkrankte Drüsen bedingte in einem Falle Abscedirung derselben. Bisweilen entstehen bei der epidermatischen Anwendung des Mittels Veränderungen, die entweder auf eine besondere, individuelle Empfindlichkeit für dasselbe oder auf Verfälschungen zurückzuführen sind. Den ersteren Umstand kann ich anschuldigen, soweit es die Beobachtung an einem meiner Kinder betrifft. Dieses erhielt, als einige Tage nach der Geburt der Nabelrest nicht normal verheilen wollte, zwei Mal ein wenig reinen Perubalsams auf die Wundstelle gestrichen. Danach entstand unter leichter Fieberbewegung Schwellung der nächsten und weiteren Umgebung und auf der rothen, geschwollenen Basis erhoben sich sehr viele kleine wasserhelle Bläschen, die nach ca. 2 Tagen eintrockneten, nur an einigen wenigen Stellen platzten und den Inhalt auf der Haut zu Krusten eintrocknen liessen. Als Beweis für die individuelle Idiosynkrasie in diesem Falle kann ich anführen, dass nur dieses meiner Kinder auch auf jedes Fett, Pflaster und jede Pomade, die an seine Haut gebracht werden, in ähnlicher Weise reagirt. Wenig umfangreiche, eczematöse Veränderungen kommen aber auch in Folge des Gehaltes des Balsams an fremden, sauren Harzen, z. B. nach der Einreibung gegen Krätze vor. Es kann dies Veranlassung geben, eine Krätze für noch vorhanden anzusehen, nachdem die Krätzmilben längst getödtet sind.

Oedem ohne Ausschlag wurde am Gesicht und an den Gliedmassen, auch nach Einreibung an den letzteren gegen Krätze beobachtet.

Eine Urticaria sah man nach einer einmaligen Einreibung von Perubalsam entstehen. Nachdem der Beobachter[1]) an sich selbst auf Armen, Schultern und Brust wegen Scabies ca. 8 g Balsam am Abend eingerieben hatte, trat Hitze und Unbehaglichkeit, sowie ein von einem Hustenanfalle gefolgtes, brennendes Gefühl in den Lungen ein. Am anderen Morgen zeigten sich am inneren Umfange des Kniegelenks und an den Schultern stark juckende, geröthete Hautstellen. Im Laufe des Tages verschwand das Jucken, kehrte dagegen Abends wieder. Es ging von dicht gedrängt stehenden Quaddeln aus, welche an den Oberschenkeln, den Bauchseiten, Oberarmen und Schultern ihren Sitz hatten. Gleichzeitig bestand Frieren und Uebelkeit, ohne dass die Temperatur erhöht war. Erst nach weiteren zwei Tagen, nachdem Fetteinreibungen zeitweilig mit Erfolg gegen die localen und allgemeinen Erscheinungen angewandt wurden, und nachdem die Urticaria stossweise auch Gesicht, Hals, Rücken, Vorderarme, Unterschenkel und Fussrücken befallen hatte, befreite sich der Betreffende durch ein Bad, sowie Ablegen des in den vier Tagen beibehaltenen wollenen Unterhemdes von derselben. Die erwähnte Congestion zur Lunge kann

[1]) Mögling, Berliner klin. Wochenschr., 1880, pag. 557.

entweder durch Aufnahme des Mittels in dieselbe eingetreten sein oder ist, da der Kranke lange an Bronchitis und Hämoptoë litt, als der Ausdruck einer schädlichen Einwirkung auf einen „locus minoris resistentiae“ anzusehen.

Das erste Zeichen dafür, dass Perubalsam in grösserer Menge in den Blutkreislauf gelangt ist, wird in einer bräunlichen Verfärbung des Harns erblickt. Ich erwähnte bereits, dass ein solcher Harn im Thierexperiment auf Zusatz von Säuren, auch ohne dass Eiweiss vorhanden ist, einen Niederschlag liefert. Bei Menschen wurde mehrfach Eiweiss nach Gebrauch von Perubalsam gefunden. Bei einem 24 jährigen Manne, der ihn wegen Krätze einrieb, entstand Oedem des Gesichtes und der Gliedmassen und im Harn erschienen Blut, Eiweiss, granulirte Cylinder sowie zahlreiche verfettete Nierenepithelien. Nach dem Aussetzen des Mittels schwanden diese Symptome bald, um noch zwei Male nach probeweiser Anwendung des Mittels wieder aufzutreten. Diese desquamative Nephritis wird nicht mit Unrecht in diesem Falle als eine Folge individueller, unangenehmer Disposition angesprochen.[1]) Auch nach Gebrauch von Perubalsam-Gaze gegen Localtuberkulose fand sich 4 Mal unter 28 Kranken Eiweiss im Harn, während in zwei anderen Fällen Cystitis und Pyelitis sich einstellten. Der Harn enthielt massenhaft Eiweiss und Epithelien aus der Blase und dem Nierenbecken.[2]) Dadurch ist unter allen Umständen das Vorkommen von Reizung der Harnwege nach Gebrauch dieses Mittels erwiesen, und die Nothwendigkeit einer Ueberwachung des Harns bei solchen Kuren vorhanden. Dass von anderen Kranken auch bis zu 53 oder 80 g des Balsams in 11 resp. 24 Tagen verbraucht werden können, ohne dass der Harn verändert ist,[3]) schliesst das eben auseinandergesetzte selbstverständlich nicht aus. Doch will ich gern zugeben, dass ein verfälschter Balsam leichter in dieser Beziehung Schaden stiften kann als ein guter. Ein reiner Balsam ruft Nierenerkrankungen nur bei besonders veranlagten Menschen hervor.

Styrax.

Die als Styrax bezeichnete, klebrige, in Alkohol und Olivenöl lösliche Masse enthält Zimmtsäureverbindungen als wirksame Componenten. Bei Krätzkranken, die mit Styraxsalben behandelt wurden, beobachtete man bisweilen (7,1 pCt.) Albuminurie. Eine verhältnissmässig grosse Menge Eiweiss trat hierbei schnell auf, um auch schnell wieder zu verschwinden. Man nahm an, dass die durch die Haut zur Resorption gelangenden, ziemlich grossen Mengen balsamischer Stoffe Ursache dieser Albuminurie seien. Der Durchgang von Stoffen mit höherem Atomgewichte durch die Capillarwandungen der Niere solle dieselbe für verschieden lange Zeit auch für Eiweiss passirbar machen. Da zweifellos nach der Resorption von Styrax im Harn ein durch Säuren fällbares Harz erscheint, so würden die obigen Beobachtungen in Bezug auf die Qualität des erhaltenen Niederschlages als Eiweiss einer genauen Nachprüfung bedürfen. Nach dem innerlichen Gebrauche des Styrax gegen Leucorrhoe und Blenorrhoe in Syrup- oder Pillenform sah man bei einigen Individuen Verstopfung, bei anderen Durchfälle auftreten.

---

1) Litten, Charité-Annalen, 1882, Bd. VII, pag. 187.
2) Vamossy, Wiener medic. Presse, 1889, No. 17, pag. 734.
3) Bräutigam u. Nowack, Centralbl. f. klin. Medicin, 1890, XI., No. 7.

Oleum Petrae.

Diese irrisirende Flüssigkeit hat einen nach ihrer Zusammensetzung wechselnden Siedepunkt. Gewöhnliches Petroleum siedet bei 90° C. Seine äusserliche Anwendung gegen Epizoen kann in ganz kurzer Zeit eine Entzündung der Haut bedingen. Die Individualität hat auf die Stärke und Ausdehnung derselben einen Einfluss. Doch ist, wie ich nachweisen konnte,[1] die Zusammensetzung des Präparates ebenfalls bedeutungsvoll. Je höher siedende Kohlenwasserstoffe das Petroleum enthält, um so leichter kann durch sie Hautreizung veranlasst werden. So zeigen gerade jene Arbeiter, die in den Petroleum-Raffinerien mit den hoch siedenden schmierigen Rückständen zu thun haben, am ausgedehntesten acne- und andersartige Hautveränderungen.[1])

Nach der arzneilichen Anwendung beobachtete man mehrfach am Unterleibe, den Schenkeln und theilweise auch an den Beinen einen Ausbruch von gruppenweis zusammenstehenden Bläschen, die sich auf entzündeter Basis befanden und frei von Induration waren. Trotz Aussetzen des Mittels entstanden acht Tage lang täglich neue Nachschübe von Bläschen. Am neunten Tage folgte einer erneuten Einreibung kein weiterer Ausbruch mehr, so dass die Annahme einer erfolgten Gewöhnung Berechtigung hat. Eine solche wird ja auch bei anderen Hautreizmitteln beobachtet. Bei manchen Personen treten nach Petroleumeinreibungen mehr Allgemeinerscheinungen in den Vordergrund, während die örtlichen sich meist auf Jucken beschränken. Man beobachtet: Schwindelgefühl, Stirnkopfschmerz, Erscheinungen leichter Trunkenheit, Uebelkeit und Erbrechen. Diese Symptome sind auf die aus dem Petroleum resorbirten leicht flüchtigen Kohlenwasserstoffe zurückzuführen.

---

[1]) L. Lewin, Archiv f. pathologische Anatomie, 1888, Bd. CXII.

XI. Cathartica.

Die früher im Uebermaass verordneten Abführmittel liessen die mannigfaltigen Nachtheile, die sich aus einem solchen Missbrauche ergeben mussten, klar erkennen. Ein stattliches Register stellen z. B. die schon von Mesuë angeführten dar. Er handelt in 5 Capiteln ab: C. I. De febribus quae accidunt post purgationes; C. II. De dolore capitis qui accidit post purgationes; C. III. De vertigine quae accidit post purgationes; C. IV. De debililate visus post purgationes; C. V. De debilitate stomachi post purgationes.

Es ist zweifellos, dass gewohnheitsmässig vorgenommene Abführ-Kuren solche Symptome hervorzurufen im Stande sind, und man begreift es, dass schon frühzeitig auch von Caelius Aurelianus und Anderen Warnungen in dieser Beziehung laut wurden. Reiht doch sogar Fr. Hoffmann diese Kuren etwas zu drastisch unter die „Mordmittel“ ein!

Bei dem, gegenüber früher, sehr mässigen Gebrauch, den man jetzt von Abführmitteln macht, können sich acut folgende Nebenwirkungen in wechselnder Combination einstellen: Störungen der Magenfunctionen, Hypercatharsis, die in früherer Zeit nicht selten zum Tode geführt haben soll, und Collaps in allen seinen Abstufungen. Die chronische, tägliche Aufnahme von Abführmitteln, die leider bei vielen Menschen, wie sie meinen, eine Nothwendigkeit geworden ist, kann, wenn gewisse Drastica, wie Aloë, genommen werden, Hämorrhoidalzustände herbeiführen. Chronischer Icterus, Jucken, Röthung und Schwellung an den Genitalien bei Frauen und in Folge des Drängens bei Stuhlverstopfung auch wohl Senkung der Gebärmutter werden ebenfalls als Nachtheile angegeben.[1]) Dass der unaufhörliche Gebrauch solcher Mittel geeignet ist, Frauen und Mädchen hochgradig nervös zu machen, leuchtet ebenfalls ein.[1]) Giebt es doch Frauen, die 30—40 Jahre lang den Gebrauch von Abführmitteln fortsetzten und dadurch schliesslich an allgemeiner Verstimmtheit, häufiger Uebelkeit und Erbrechen leiden![2])

Angeblich sollen Drastica auch eine secundäre Spinalparalyse zu Wege bringen können. Erfahrungsgemäss findet an fast alle Abführ-

[1]) Gehrmann, Berliner medic. Gesellschaft, Sitzung vom 20. Oct. 1886.

[2]) Lomer, Centralblatt f. Gynäkologie, 1891, No. 46.

mittel Gewöhnung statt. Es giebt aber Menschen, bei denen selbst Drastica wirkungslos bleiben, und solche, bei denen die am leichtesten einwirkenden Abführmittel schwere, nur aus einer eigenthümlichen Disposition erklärbare Nebenwirkungen entstehen lassen. So wurde z. B. von einem Manne berichtet, der nach einem Esslöffel voll Honig jedesmal anschwoll.

Contraindicationen für die Darreichung der Abführmittel bilden leicht blutende Hämorrhoidalknoten, allgemeine Körperschwäche, acute Entzündung des keine harte Kothmassen enthaltenden Darmes, Peritonitis, Menstruation und soweit stärker wirkende Stoffe in Frage kommen auch die Gravidität. Im letzteren Falle sollen Clystiere die medicamentösen Abführmittel ersetzen. Die Heilung der Angewöhnung kann nur durch volle Entziehung aller Laxantien erfolgen. Es kann selbst 10 und mehr Tage dauern, ehe der Darm seine selbständige Function wieder aufnimmt.

Manna.

Manna kommt in verschiedener Güte in den Handel. Der am Stamm von Fraxinus Ornus oder an Fremdkörpern, die man in die Baumwunde gesteckt hat, eingetrocknete Saft wird als Manna cannulata, der von der Erde aufgelesene, verunreinigte, zersetzte, fast an Werthlosigkeit grenzende, als Manna Calabrina oder Geracina bezeichnet. Dieses schlechte Präparat war bisher in den Apotheken zu führen erlaubt. Nach dem neuen Arzneibuche nicht mehr. Wo werden die Vorräthe davon bleiben? Von ganz werthlosen anderweitigen Producten, die auch noch im Handel vorkommen, kann ich hier absehen. Bisweilen beobachtet man, dass durch Manna Blähungen erzeugt werden, welche die Kinder zum Schreien veranlassen. Auch Leibschmerzen und Kollern im Leibe kommt danach vor. Ob die Abführwirkung so stark werden kann, dass durch Hypercatharsis der Tod bei einem Erwachsenen herbeigeführt wird, lässt sich nur nach einem, dies bejahenden älteren, eine Frau betreffenden Falle beantworten.

Pulpa Tamarindorum macht bei manchen Menschen Leibweh.

Tartarus depuratus. Der in kaltem Wasser sehr schwer, in siedendem leicht lösliche Weinstein (Cremor tartari) verursacht einen alkalischen Harn. Chronischer Gebrauch kann Appetitlosigkeit, Verdauungsbeschwerden, Magenschmerzen und Koliken herbeiführen. Ausnahmsweise beobachtete man danach Präcordialangst. Der Gebrauch des Mittels als Zahnpulver greift die Zähne nach einiger Zeit an und ist deshalb zu verwerfen.

Schlechter als Tartarus depuratus schmeckt das seltner gebrauchte **Kalium tartaricum**. Es zersetzt sich dies leicht mit Säuren.

Magnesium sulfuricum. Natrium sulfuricum. Sowohl Bitter- als Glaubersalz haben einen unangenehmen Geschmack. Zur Correction des ersteren sollen etwa 30 g Wasser und 10 g Kaffee einige Minuten gekocht werden. Das Glaubersalz schmeckt etwas besser, wenn man seine Lösungen mit verdünnter Schwefelsäure versetzt. Beide Salze, vorzugsweise aber das Glaubersalz rufen nicht selten Uebelkeit, Ekel, auch wohl Erbrechen, Kollern im Leibe und bei längerer Verabreichung Verdauungsstörungen hervor.

Radix Rhei.

Die Rhabarberwurzel soll die geschälten Wurzelstöcke von Rheumarten Hochasiens, vorzüglich von Rheum palmatum, darstellen. Die bisher angestellten Culturversuche in anderen Ländern haben, wenn man von einem in England ausgeführten mit Rheum officinale, der angeblich gelungen sein soll, absieht, zu keinem Resultat geführt. Mährischer Rhabarber wird nach Russland exportirt, um von dort als chinesischer Rhabarber in europäische Staaten und vielleicht in seine Heimath zurückzuwandern. Alle diese Sorten sind bedeutend minderwerthig oder werthlos, wandern aber leider auch in die Leiber der Menschen! Sind sie gepulvert, so ist ein Erkennen ihrer Beschaffenheit kaum möglich. Der Rhabarber enthält das saure Glycosid Cathartinsäure oder einen diesem ähnlichen Stoff, der die Abführwirkung bedingt, ferner die kristallinische Chrysophansäure, welcher die Gelbfärbung von Harn und Koth zuzuschreiben ist, und die Rhabarbergerbsäure, die den Appetit anregt, die Verdauung hebt und diarrhoische Darmentleerungen beseitigt, wenn Rhabarber in kleinen Mengen gereicht wird.

Hysterische Frauen vertragen häufig den Rhabarber schlecht. An diese Droge kann Gewöhnung eintreten. Man kennt diese Verhältnisse genauer weil es Rhabarberesser giebt. Es müssen nicht nur immer grössere Dosen zur Hervorrufung einer Abführwirkung gebraucht werden, sondern es bildet sich auch eine Neigung zu Verstopfung, eine Atonie des Darmes. Fieberhafte Zustände sollen den Gebrauch des Rhaberbers contraindiciren. Der wirksame Bestandtheil desselben geht in die Milch über, so dass Säuglinge purgiren, wenn die Nährende Rhabarber genommen hat. Die Milch färbt sich gelb. Auch der Schweiss wurde von einem älteren Beobachter gelblich befunden. Im Harne ist diese Gelbfärbung ausgesprochen. Auf Zusatz von Natronlauge wird er kirschroth. Die Unterscheidung dieses Harns von dem nach Santonin gelassenen ist bereits bei dem letzteren Stoff erörtert worden. Längerer Gebrauch des Rhabarbers soll bisweilen Schwindel erzeugen können.

Neuerdings beobachtete man danach auch Hautausschläge. Ein gegen dieses Mittel mit Idiosynkrasie behafteter Mensch bekam jedesmal auch nach kleinen Mengen, nachdem ein Schüttelfrost vorangegangen war, einen Ausschlag, der aus einer Mischung eines grossen, fleckigen Exanthems mit einem schweren Pemphigus bestand und sich besonders an den Ellenbeugen, den Händen und Füssen, sowie am Hoden und Penis fand. Derselbe gab zu starken Blutungen des Penis Anlass. Das Epithel der Mundschleimhaut, Zunge und Lippe löste sich ebenfalls ab.[1])

Aus alter Zeit wird berichtet, dass das Extractum panchymagogum (Extr. Rhei compositum) gelegentlich Priapismus hervorgerufen habe.

---

[1]) Litten, Deutsche Medizinalzeitung, 1889, pag. 157. — Goldenberg, New York med. Journ., 1889, pag. 652.

Oleum Ricini.

Das Oel besitzt ein höheres specifisches Gewicht als irgend ein anderes fettes Oel. Es besteht aus den Glyceriden der Ricinol- und Ricinisolsäure.

In den Ricinussamen findet sich auch ein zu der Gruppe der ungeformten Fermente gehörender Eiweisskörper, der eine eigenthümliche Wirkung auf Blut ausübt. Die Magen- und Darmschleimhaut ist nach Aufnahme dieses Körpers bei Thieren blutroth verfärbt, die Darmcapillaren verstopft. So erklären sich jene unangenehmen Einwirkungen, die mehrfach nach Aufnahme der Ricinussamen zu Abführzwecken beobachtet wurden.

Bei manchen Personen besteht ein unüberwindlicher Widerwille gegen das Ricinusöl, und wenn es trotzdem eingenommen wird, tritt häufig Ekel und Erbrechen ein. Das letztere erfolgt besonders dann, wenn das Oel nicht mehr frisch ist und sich in demselben schon freie Fettsäuren gebildet haben. Um den schlechten, eigenthümlich fettigen Geschmack des Ricinusöls zu verdecken und so dasselbe leichter einnehmbar zu machen, sind zahlreiche Vehikel, wie Wein, Branntwein, Milch, Kaffee angegeben worden. Man empfahl auch für diesen Zweck, das Ricinusöl durch Aufstreuen von Zucker (1 : 3) oder Pulv. Liquiritiae compos. (1 : 2) in einen dicken knetbaren Teig zu bringen und diesem Zimmetpulver oder ein anderes Corrigens hinzuzusetzen.

Nach Eingeben der Ricinolsäure wurde mehr Ekel und Aufstossen als nach Ricinusöl beobachtet. Grössere Dosen (ca. 9 g) riefen constant Ekel und Erbrechen hervor.[1])

Selten bilden sich Veränderungen an der Haut nach Ricinusöl. Nach wiederholtem Gebrauch entstand in einem Falle ein juckender, mit Röthe an Händen und der Kniebeuge einhergehender Ausschlag. Häufigere Anwendung schafft auch wohl Appetitverlust, Verdauungsschwäche, Pulsverlangsamung und angeblich, wenngleich selten, leichtes Fieber. In neuerer Zeit wurden einige Fälle mitgetheilt, in denen der Gebrauch des Ricinusöls auf Grund einer besonderen Empfindlichkeit zu Collaps führte.

Folia Sennae.

Es giebt hauptsächlich drei Handelspräparate dieser Fiederblättchen verschiedener Cassiaarten. Die alexandrinische Senna ist gewöhnlich mit Blättern von Solenostemma Arghel, und Stielen sowie Schoten von Cassia acutifolia verunreinigt. Dieselbe sollte, obschon die Pharmacopoe dies nicht verlangt, gereinigt werden. Die indische Senna aus Tinnevelly ist meist frei von fremden Beimengungen. Die Folia Sennae parva, ein direct nicht verbotenes Präparat, bestehen zum Theil aus undefinirbaren Pflanzentheilen. Das wirksame Princip der Senna ist die z. Th. an Kalk oder Magnesia gebundene Cathartinsäure.

Die Senna ist contraindicirt bei acutem Magencatarrh, entzündlichen Zuständen des Darmkanals und Neigung zu Uterinblutun-

[1]) Gram, Archiv f. exper. Pathol. u. Pharmakol., 1890, Bd. 28, pag. 151.

gen. Infuse der indischen Senna schmecken wegen ihrer schleimigen Beschaffenheit schlechter als solche der alexandrinischen. An Nebenwirkungen beobachtet man bisweilen Ekel, Erbrechen und Kolikschmerzen, auch wohl Frösteln. Ist die Abführwirkung gegen Abend beendet, dann ist meist der Schlaf unruhig. Der Harn wird nach Senna-Aufnahme wie der Rhabarberharn gelb.

Glycerin.

Seit vielen Jahren ist Glycerin für die verschiedenartigsten Zwecke äusserlich und innerlich gebraucht worden. Was hierbei an Nebenwirkungen zur Beobachtung kam, ist entweder auf die Unreinheit des Präparates oder auf dessen Eigenschaft, bei hoher Concentration Schleimhäute und Wundflächen zu reizen, zurückzuführen. Ich glaube nicht, dass als Ursache dieser Reizwirkung die wasserentziehende Fähigkeit des Glycerins anzusprechen ist, da ähnlich wirkende Stoffe derartiges nicht erzeugen. Reines Glycerin verursacht auf Wunden, Schleimhäuten und im Unterhautzellgewebe mehr oder minder starkes Brennen. Bei sehr starker Concentration soll heftige Entzündung entstehen können. In Frankreich, wo die Untersuchungen über die Vortheile der Anwendung des Glycerins als Verbandmaterial für Wunden, gegen Hautkrankheiten u. s. w. ihren Ausgang nahmen, vermochte dasselbe hierfür wegen der eben angegebenen localen Reizwirkungen keinen festen Fuss zu fassen. Es ergab sich, dass der Glycerinverband Stechen und Jucken, Brennen, heftige Irritation und schliesslich Schmerzen hervorrufe, welche die Kranken diese Verbandart verweigern lasse. Auch die Vernarbung, die anfangs gut vor sich ginge, lasse später zu wünschen übrig. Es wurde indessen als Grund die Unreinheit des benutzten Glycerins angeschuldigt. Diese durch mehr oder minder concentrirtes Glycerin hervortretenden örtlichen Reizerscheinungen kommen fast nie vor, wenn Glycerin in kleinen Mengen zu Salben hinzugefügt wird. Die gegentheilige Behauptung interessirter Salbenfabrikanten ist unwahr.

Einspritzungen von Glycerin oder dessen höher concentrirten Lösungen in die Vagina vermehren die Secretion derselben, wenn die Absonderung in ihr nicht reichlich war. Die äusserliche Anwendung des Glycerins nahm in der Neuzeit insofern einen erneuten Aufschwung, als dasselbe — nachdem das als Geheimmittel verkaufte „Oidtmann'sche Purgativ" sich als wesentlich aus Glycerin bestehend erwiesen hatte — in Gestalt von Klystieren und Suppositorien zur schnellen Darmentleerung gebraucht wurde. Die Methode ist nicht neu. Sie wurde schon vor mehr als 30 Jahren gegen die Verstopfung gebraucht, welche sich häufig nach Dysenterie einstellt, und später ganz allgemein Glycerin, freilich in grösseren Mengen mit Wasser verdünnt, zu entleerenden Klystieren benutzt, was der Pharmakologie Unkundige, aber doch darüber Schreibende nicht wissen. Die heute gebräuchlichen Dosen betragen meist 1—3 g. Es wurden aber auch bei Erwachsenen 4—8, bei Kindern 2—4 g verabfolgt. Der Stuhlgang erfolgt in 2—3—15 Minuten. Statt des Glycerins ist eine 20—35 pCt. Glycerin enthaltende Seife als Suppositorium benutzt worden.

Ich bin der Ansicht, dass diese Abführwirkung durch eine directe Reizung der nervösen Darmgebilde zu Stande kommt, insofern Glycerin sehr schnell die oberflächlichen Schichten imbibirt, in denen diese Elemente sich finden. Dieses Penetrationsvermögen des Glycerins ist ein besonders grosses und findet sein Analogon nur in den Aetzalkalien. Dass auch ein Versagen der Abführwirkung hierbei vorkommt, kann mit Rücksicht auf die mannigfaltigen individuellen Verhältnisse, die hierbei obwalten, nicht Wunder nehmen. Ein Beobachter sah ein Versagen in 16 pCt. der Fälle, ein anderer[1]) in mehr als 30 pCt. bei Dickdarmatonie. Bei habitueller Verstopfung wurde das Versagen mehrfach beobachtet. Erwähnt zu werden verdient, dass in jenen Fällen, in welchen die Einspritzung wirkungslos bleibt, es auch daran liegen kann, dass sich keine Kothmassen im Rectum vorfinden. In diesem Falle ist eine solche Einspritzung immer erfolglos.[2]) Zu bemerken ist, dass Glycerinzäpfchen nicht so gut wie reines Glycerin wirkt. Die Fehlerfolge sind dabei grösser.

Von Nebenwirkungen wäre das Brennen zu erwähnen, das in manchen Fällen in verschieden starker Weise sich bemerkbar macht.[3]) Bisweilen erscheint es bald nach der Beibringung des Mittels, bald nach erfolgter Stuhlentleerung. Vereinzelt kommen auch Kollern oder ziehende Schmerzen im Leibe vor. Bei Hämorrhoidariern kommt es vor, dass das in den Mastdarm gebrachte Glycerin in unangenehmer Weise die Turgescenz der inneren Hämorrhoiden erhöht.[4]) Ulceröse Processe im Mastdarm und acute Processe in seiner Umgebung (Prostatitis, Parametritis, Cystitis) lassen seine Anwendung nicht räthlich erscheinen.

Mannigfache Wandlungen hat der innerliche Gebrauch des Glycerins bisher erfahren. Die einige Zeit lang bestehende Anschauung, dass dasselbe bei Diabetikern nützlich sei, wurde aufgegeben. Das Gleiche gilt von seiner Anwendung als Nahrungsstoff. Mit Unrecht glaubte man, es eine Zeit lang dem Eiweiss gleichstellen zu können. Abgesehen von dem Unwerthe zeigen sich hierbei nicht selten Nebenwirkungen. Das Experiment selbst, lässt bei Hunden ähnliches erkennen.[5]) Es treten Durchfälle auf. Erfolgen dieselben bei Menschen, so hilft dagegen wohl auch nicht die vorgeschlagene Verabfolgung in Verbindung mit Alkohol und ätherischen Oelen. Bei einem Diabetiker, der in Folge des Anpreisens von Glycerin in populären Schriften grosse Mengen davon per os und per anum genommen hatte, stellten sich nach 14 tägigem Gebrauche Nebenwirkungen seitens des Magens und Darms ein. Der Zustand war der Cholera nostras ähnlich. Der Mann war verfallen, hatte Erbrechen und schmerzhafte Durchfälle und klagte über krankhafte Schmerzen in den Waden. Nach Aufhören des Gebrauches besserte sich der Zustand.[6]) Man braucht nicht, wie dies geschehen ist, so weit zu gehen und anzunehmen, dass die vorgenannten Symptome durch das oft im Handelsglycerin

---

[1]) Niesel, Deutsche medic. Wochenschr., 1889, pag. 407.
[2]) Subbotic, Centralbl. f. Gynakologie, 1888, Bd. XII., pag. 434.
[3]) Reisinger, Prager medic. Wochenschr., 1888, pag. 209.
[4]) Lépine, La Semaine médicale, 1889, pag. 33.
[5]) L. Lewin, Zeitschrift f. Biologie, 1879, Bd. XV pag. 249.
[6]) Jaroschi, Wiener medic. Presse, 1889, pag. 33.

enthaltene Arsenik zu Stande gekommen seien. Reizungen wie concentrirtes Glycerin sie setzt, sind sehr wohl im Stande eine solche Gruppe von Krankheitserscheinungen hervorzurufen. Bei der Anwendung grösserer Dosen 40—60 g täglich gegen Tuberkulose, beobachtete man alkoholartige Wirkungen, Aufregung, Schwatzhaftigkeit und Schlaflosigkeit. Auch Erhöhung der Eigenwärme kommt vor. Beträgt dieselbe 0,5° C. und mehr, so muss die Dose vermindert werden.

Sulfur.

Arzneilich verwendbar sind nur der durch Waschen mit ammoniakalischem Wasser gereinigte (Sulfur depuratum) und der durch Fällen aus Schwefelalkali gewonnene (Lac sulfuris) Schwefel. Die Flores sulfuris wirken bei gleicher Gabe nicht so stark wie die Schwefelmilch, sind aber gerade wegen der Milde ihrer Wirkung der letzteren vorzuziehen. Im Darm wird aus dem Schwefel, Schwefelalkali. Dieses kann den Darm reizen und wird durch die immer vorhandene Kohlensäure in Schwefelwasserstoff und kohlensaures Salz zerlegt. Das Gas wird zum Theil durch Ructus nach oben, zum Theil per anum und zu weiteren Theilen durch die Lungen und die Haut entleert. Die Haut und die ausgeathmete Luft riechen nach Schwefelwasserstoff. Somit ist die Wirkung des Schwefels eine combinirte des Schwefelalkalis und des Schwefelwasserstoffs. Die Nebenwirkungen, welche durch diese beiden Körper gelegentlich erzeugt werden, müssen somit auch dem Schwefel zukommen. Als Contraindicationen für den innerlichen Gebrauch des Mittels sind unter Anderem Schwangerschaft und Menstruation anzusehen.

An der Haut kommen nach dem Einnehmen von Schwefel gelegentlich eine Acne oder ein Miliaria ähnlicher Ausschlag, sehr selten Geschwüre und carbunkelähnliche Bildungen vor. Ja sogar ein Gurgelwasser mit Schwefel (!) soll nach jedesmaligem Gebrauch einen scharlachartigen Rash über den ganzen Körper, besonders Brust und Hals haben entstehen lassen. Auch von einer Dunkelfärbung der Haut wird berichtet. Diese ist jedoch wohl auf andere Gründe zurückzuführen. Alkalische Schwefelsalben oder Schwefelseifen erregen nicht selten an besonders reizbarer Haut ein Eczem, das bald nach dem Aussetzen des Mittels wieder schwindet. Nicht so häufig sind grössere Blasen die von einem Entzündungshof umgeben sind und Schmerzen erzeug n. Belästigend ist auch der Geruch solcher Salben nach Schwefelwasserstoff.

Verdauungsbeschwerden werden selten durch das Mittel veranlasst. Dagegen erscheinen nach grossen, lange gebrauchten Dosen bisweilen blutige Stuhlgänge, und auch Dysurie. Bei manchen Individuen entsteht nach äusserlichem Schwefelgebrauch Reizung der Augen.

Störungen im Centralnervensystem sind als Schwefelwasserstoffwirkung aufzufassen. Sie können sich auch nach langer, äusserlicher Anwendung bilden. Man beobachtet: Kopfschmerzen, Schwindelanfälle und krampfartige Symptome. In einem Falle entstand ein Gefühl von Spannung im Nacken, das zeitweilig so stark war, dass der

Kopf förmlich nach hinten gezogen wurde. Auch Ohnmacht ähnliche Zustände können hervorgerufen werden. Als man noch gegen Krätze innerlich Schwefel in grossen Dosen gab, beobachtete man bisweilen neben Fieber Delirien.

Rhamnus Frangula.

Die Faulbaumrinde (Rhabarbarum proletariorum) wirkt durch die in ihr enthaltene Frangulasäure. Nur eine abgelagerte, etwa 2 Jahre alte Rinde ist arzneilich verwerthbar. In frischem Zustande erregt sie Uebelkeit. Erbrechen, Kollern im Leibe, Kolikschmerzen und selbst blutige Stuhlgänge, während die alte Rinde nur gelegentlich Erbrechen hervorruft. Die Harnmenge wird durch Abkochungen der Rinde vermehrt.

Rhamnus cathartica. Die Kreuzdornbeeren enthalten als abführendes Princip das Rhamnocathartin. Manche Menschen verhalten sich dem Mittel gegenüber refractär. Andere weisen als Nebenwirkungen auf: Trockenheit des Mundes und Schlundes, anhaltenden Durst, bisweilen auch Uebelkeit. Die Harnmenge ist meist danach vermehrt.

Rhamnus Purshiana, auch als Cascara Sagrada bezeichnet, ist als Abführmittel im Gebrauch. Man stellt daraus ein Fluidextract dar, das bei hartnäckiger Obstipation oft versagt. Die Droge wird gelegentlich mit Aloe verfälscht.

Manche Menschen zeigen für diese Droge Intoleranz. Es scheint dieses Rhamnus mit Rhamnus Frangula die Eigenschaft zu theilen, dass die Rinde in frischem Zustande weit mehr Nebenwirkungen äussert, als wenn sie abgelagert ist. Von letzteren sind anzuführen: Uebelkeit, Erbrechen, Leibweh, das sich bisweilen als brennende Schmerzen darstellt, und choleraartige, auch mit Blut vermischte Stühle.

Baptisin, das Resinoid aus der Wurzel von Baptisia tinctoria durch Fällen des alkoholischen Auszuges mit Wasser gewonnen, führt zu 0,1--0,3 g ab, macht aber nicht selten Koliken. Es ist dieses Resinoid nicht mit dem Glycosid Baptisin zu verwechseln, das sich bei Thieren als unwirksam erwiesen hat. Das Glycosid Baptin führt schwach ab.

Evonymin. Das aus Rinde und Zweigen von Evonymus atropurpureus dargestellte Resinoid führt zu 0,1—0,4 g ab, macht aber nicht selten Nausea, Kratzen im Halse und ziemlich heftige Leibschmerzen.

Juglans cinerea hat in der Rinde ein abführendes Princip. Was unter dem Namen **Juglandin** in den Handel kommt, ist aber ein Resinoid. Man verabfolgte dasselbe zu 0,1—0,3 g. Die dadurch erzeugte Darmreizung kann über das gewünschte Maass hinausgehen und dann Koliken und selbst mit Blut gemischte Stühle herbeiführen.

Phytolacca decandra. Die gemeine Kermesbeere enthält in ihrem Kraut und den Beeren einen, Würgen und Brechdurchfall erregenden Stoff. In der Wurzel findet sich ein in Wasser lösliches Alkaloid Phytolaccin. Früher wurde ein stickstofffreies Phytolaccin dargestellt. Das von Amerika aus importirte Phytolaccin ist keines der beiden letztgenannten Stoffe, sondern ein Resinoid. Es führt zu 0,1—0,2 g ab. Höhere Dosen können Erbrechen und daran sich anschliessend, allgemeine Depression, seltner Convulsionen erzeugen.[1])

Jatropha Curcas. Die Samen dieser Euphorbiacee (Semina Ricini majoris) liefern ein farbloses Oel (Oleum infernale), das zu 15 Tropfen purgirend wirkt. Die Samen können Ekel, Uebelkeit, Brennen im Schlund und Magen, Erbrechen und Durchfall erzeugen.

---

[1]) Desnos, La Semaine médicale, 1885, pag. 418.

Euphorbia Lathyris liefern die Springkörner (Semina Cataputiae minoris). Sie führen zu 5—7 Stück, das darin enthaltene Oel zu 15—25 Tropfen ab. Neben dieser Wirkung beobachtete man nicht selten noch Erbrechen, sowie Ohnmachten. Waren die Dosen zu hoch gegriffen, so kann ein cholera-artiges Stadium algidum der Gastroënteritis mit kalten Schweissen, Ohnmacht, kleinem, arhythmischem Puls entstehen und darauf ein Stadium der Excitation mit Schwindel, Delirien und Zuckungen folgen.

Herba Gratiolae, das früher viel als Abführmittel verwandte Gottesgnadenkraut, bewirkt, wie aus den zahlreich hierüber vorhandenen älteren Mittheilungen hervorgeht, schon nach 0,5—1 g als Pulver oder im Decoct statt der Abführwirkung Ekel und Erbrechen oder neben demselben noch Speichelfluss, Brennen in den Harnwegen, Appetitverlust und, wie man bei Frauen beobachtete, in Clystierform angewandt, nymphomanische Zufälle. Wahrscheinlich hat das Alter der Droge und ihr Gehalt an Gratiosolin, dem wirksamen Principe der Gratiola, auf das Zustandekommen der genannten Erscheinungen Einfluss. Die Milch säugender Frauen erhält dadurch abführende Wirkungen.

Scammonium. Der wirksame Bestandtheil dieses eingedickten Milchsaftes aus Convolvulus Scammonia ist das Glycosid Jalapin. Dasselbe, in wässrigen Alkalien und Galle löslich, ruft zu 0,1—0,2 g in wenigen Stunden flüssige Entleerungen hervor. Das Jalapin aus Scammonium soll etwas schwächer als das aus Jalape wirken. Französisches Scammonium ist der eingedickte Milchsaft von Cynanchum monspeliacum.

Als Nebenwirkungen erscheinen nach 0,3—1 g Scammonium in refracta dosi gewöhnlich Leibschneiden, nicht selten auch Erbrechen. Es ist hervorzuheben, dass Jalapin in die Milch übergeht. Ein dreimonatlicher Säugling erkrankte plötzlich an Brechdurchfall. Das Gesicht wurde greisenhaft, die Haut kalt, der Leib schmerzhaft, der Puls häufig und fadenförmig. Zwei Tage später trat der Tod ein. Bei der Mutter war auf das wahrscheinlich in grösserer Dosis eingenommene Scammonium kein Stuhlgang erfolgt.

Jalape.

Die Wurzelknollen von Ipomoea Purga enthalten ein kratzend schmeckendes Harz (Resina Jalapae), welches das Glycosid Convolvulin besitzt. Betrügerischerweise kommen im Handel Knollen vor, denen ein Theil oder das gesammte Harz entzogen ist. Für den arzneilichen Gebrauch gelten Entzündungen des Magens und Darms als Contraindicationen. Die gepulverte Jalapenwurzel soll vermöge der feineren Vertheilung des darin wirkenden Harzes grössere Wirkungen erzeugen als die der verabreichten Dosis entsprechende Menge chemisch reinen Convolvulins.

Als Ausdruck der Reizwirkung der Jalape und des Harzes zeigt sich ab und zu Nausea. Auch Erbrechen kann auftreten. Grosse, öfters gereichte Dosen vermögen catarrhalische Entzündung der Magen-Darmschleimhaut zu Wege zu bringen. Leibschmerzen und Kollern sowie Blähungen begleiten oft die Abführwirkung. Schon im vergangenen Jahrhundert gab man an: „Resina quae elicitur ex gialappa, convulsivae colicae et paresis non infrequens est productrix."

Elaterium. Dieser Milchsaft der Früchte von Ecbalium elaterium hat einen, je nach der Jahreszeit, in der die Droge gesammelt ist, schwankenden Gehalt an Elaterin. Dieses Verhalten erklärt die scheinbaren Widersprüche der Beobachter über die Höhe der wirksamen Elateriumdosen. Der Tod eines Menschen soll eintreten können, wenn 0,6 g des frischen Saftes überschritten werden. Vom Elaterin wird angegeben, dass 0,01 g den Tod einer Frau zu Wege gebracht haben. Vom Elaterium genügen 0,02—0,05 g um wässrige, durch directe Darmreizung entstehende Stuhlgänge zu erzeugen. Auch auf anderen Schleimhäuten, ja selbst auf der intacten Haut kann das Elaterium bei directer Berührung entzündungserregend wirken. So ist bekannt, dass bei der Bereitung desselben die Arbeiter oft von Hautentzündungen befallen werden und dass bei zufälliger Berührung des Saftes mit einer der zugänglichen Schleimhäute Entzündungen derselben entstehen können. Nach Anwendung medicinaler Dosen sind: anhaltende Nausea, Erbrechen, Magenschmerzen, kolikartige Schmerzen, Kollern im Leibe sowie Kopfschmerzen und ein fieberhafter Puls beobachtet worden. Während aber ein Theil der Beobachter diese Nebenwirkungen entweder auf die schlechte Beschaffenheit des Präparates oder auf nicht individualisirte, zu grosse Dosen zurückführt, schreibt ein anderer Theil dem Mittel als solchem die angegebenen Begleitsymptome zu.

Aloë.

Sehr zahlreich und verschieden bewerthet sind die Handelspräparate dieses eingekochten Blattsaftes. Auch die schlechten finden ein Unterkommen. Aus verschiedenen Angaben geht hervor, dass die Droge schon im römischen Alterthum verfälscht wurde. Der wirksame Bestandtheil derselben ist das krystallinische Aloin. Das Triacetylaloïn aus Barbados-Aloïn dargestellt, wirkt sehr abführend und schmeckt nicht bitter.[1])

Als Contraindicationen für den Gebrauch der Aloë gelten Entzündungen der unteren Darmabschnitte. Früher contraindicirte auch Fieber. Auf die Menge und die Zahl der Entleerungen hat die Constitution grösseren Einfluss als die Höhe der Dosis. Bisweilen sieht man nach 0,03 g Aloë 6 Entleerungen mit Tenesmus, während bei anderen Menschen diese Wirkung auch nicht durch 1 g erzielt wird. Angeblich soll eine grössere Gallenmenge die Wirkung verstärken.

An Nebenwirkungen kommen vor: Trockenheit im Munde und Durst, Wärme und Druck in der Magengegend sowie häufiges Aufstossen, Druck und Spannung im rechten Hypochondrium, Kneifen oder mässige Leibschmerzen. Letztere will man auch nach Resorption von Aloïn von der Bauchhaut aus beobachtet haben. Wenn wiederholte Entleerungen erfolgt sind, dann kommt auch Stuhlzwang vor.

Experimentell wurden bei Thieren durch Aloïn im Magen zerstreute Ecchymosen und im unteren Mastdarm auf der Höhe der Falten Exulcerationen hervorgerufen.[2])

Der nach Aloë entleerte Koth hat einen specifisch fauligen Gestank. Nur nach übermässigen Dosen ist er bluthaltig. Werden Aloëpräparate lange Zeit gebraucht, so entstehen in Folge des anhaltenden Congestionszustandes im Colon descendens und Rectum Erweiterungen der Hämorrhoidalvenen, die sich mit der Zeit zu wirklichen Hämorrhoidalknoten ausbilden können und zu Blutungen Anlass geben. „Aperit aloë ora venarum ani et vulvae.“ Ob dies jedoch in dem Umfange stattfindet, wie Fallopia angiebt, dass nämlich von 100

---

[1]) Meyer, Archiv f. exper. Pathol. u. Pharmak., Bd. 28, 1891, pag. 186.
[2]) Kohn, Berliner klin. Wochenschrift, 1882, No. 5, pag. 68.

Menschen, die sich andauernd der Aloë als Purgans bedienen, 90 von Hämorrhoiden ergriffen werden, ist wegen der mannigfaltigen anderen z. Theil uncontrolirbaren Verhältnisse, die zur Entstehung dieses Leidens beitragen, zu bezweifeln. Hervorzuheben ist jedoch, dass viele andere Beobachter die Meinung des Fallopia theilten. Eine gewisse Prädisposition für das Zustandekommen der genannten Wirkungen zeigen alte, schwache und jugendliche Individuen.

Die Harnabsonderung wird durch Aloë vermehrt. Es ist eine alte Regel, dass wer Anlage zum Schwerharnen hat, Aloë meiden muss, weil die Harnbeschwerden dadurch sehr anwachsen können. In einem Falle entstand durch häufigen Aloëgebrauch Hämaturie, die nach dem Fortlassen des Mittels schwand. Auf experimentellem Wege kann man durch Aloin Blutungen in der Niere, verschiedengradige Reizzustände und auch Verkalkung erzeugen.[1]) Gelegentlich entstehen auch durch Aloë Congestivzustände anderer Unterleibsorgane, z. B. des Uterus. Schon vorhandene Blutungen dieses Organs können in bedrohlicher Weise gesteigert werden. Grössere Gaben der Aloë sollen auch Abort herbeiführen können. Die Frauen klagen unter diesen Umständen über Schmerzen in der Nierengegend und dem Uterus und über ein Gefühl von Schwere im Becken.

Podophyllin.

Das aus dem alkoholischen Extracte der Wurzel von Podophyllum peltatum mit Wasser abgeschiedene Podophyllin stellt ein Gemenge verschiedener Stoffe dar. Es wirkt in ihm das Podophyllotoxin. Podophyllin soll, um nicht unwirksam zu werden, nicht mit Seife in Pillenform gegeben werden. Die abführende Dosis für Erwachsene beträgt 0,05—0,1 g. Dadurch erfolgt nach 8—10 Stunden Entleerung. Nach 0,3 g sah man den Tod einer Frau eintreten. Dieselbe hatte die schlimmsten Stadien der Einwirkung dieses Stoffes bereits überstanden, war wieder aufgestanden und erlag dann nach 2 Stunden einem Rückfalle.

Das auf die zugänglichen Schleimhäute gelangte, pulverförmige Podophyllin ruft Entzündung hervor. So können die Augen sich röthen; die Umgebung derselben sich gelblich roth ohne sonderliche Schwellung verfärben, und auch in allmählichem Fortschreiten der übrige Körper an dieser Veränderung theilnehmen. Dazu gesellen sich Schmerzen. Die Conjunctiva ist geröthet. Es besteht Lichtscheu. Der Kranke wird schlaflos.[2]) Kalte Umschläge sowie Einträuflungen von Atropinlösung können Besserung schaffen.

Nach innerlichem Gebrauche sah man an Nebenwirkungen auftreten: Speichelvermehrung, Nausea, Erbrechen, Leibschmerzen und übermässigen, kaum zu stillenden Durchfall. Im Harn können sich Eiweiss und Blutkörperchen finden. Unangenehmer als die bisher genannten Nebenwirkungen ist der mehrfach beobachtete Collaps. Bisweilen entsteht anfangs Congestion des Gesichts und Kopfes, während danach der Körper kalt wird, sich mit Schweiss bedeckt, Frö-

---

[1]) Neuburger, Archiv f. experim. Pathol. u. Pharmak., 1890, Bd. 27, pag. 39.

[2]) Webster, Gazette hebdom. de Médecine, 1877, pag. 830.

steln neben allgemeiner Erschöpfung erscheinen, der Puls klein und an Zahl vermehrt ist und Palpitationen sich dazugesellen.

Die Respiration wurde in dem tödtlich verlaufenden Falle stöhnend. Man beobachtete ferner: Kopfschmerzen, Schwindel, grosse Mattigkeit (bei Kindern, die erbrochen hatten) sowie Schlafsucht.

Fructus Colocynthidis.

Als Nebenwirkungen kommen vor: Trockenheit und Brennen im Schlunde und unlöschbarer Durst. Der Appetit leidet nach häufigerer Verabfolgung. Auch Magenschmerzen stellen sich bisweilen ein, und illustriren das Wort des Dioscorides „Colocynthis inimica stomacho admodum". Die Entleerungen erfolgen, besonders bei bestehenden Reizzuständen des Darmes unter heftigen, reissenden Schmerzen und Tenesmus. Der Leib kann dabei aufgetrieben sein. Zu grosse Dosen sind geeignet eine tödtliche Dysenterie zu veranlassen. Dem Stuhlgang kann Blut zugemischt sein. Solche Darmblutungen werden schon in den ältesten Schriften erwähnt und noch im vergangenen Jahrhundert durch Hoffmann bestätigt: „Colocynthiaca vasa aperiendo sanguinem sive per alvum, sive etiam per alias vias praesertim si importunius data fuerint, effundunt". Ja, selbst die Einreibung von 1 Theil der Coloquinthentinctur mit 3 Theilen Ricinusöl auf den Unterleib rief heftige Leibschmerzen und blutig schäumenden Durchfall hervor. Die Harnabsonderung ist anfangs vermehrt. Waren die Dosen gross, so folgt auf die Vermehrung eine Verminderung derselben bis zur Anurie. Den Puls fand man nach grossen Gaben klein, beschleunigt, gespannt. Wenn Collaps erfolgt, so geht er mit Aussetzen des Pulses, Kälte der Extremitäten, Gesichtsverdunkelung, Schwerhörigkeit, Schwindel und selbst Irrereden einher.

Gutti. Bei manchen Personen rufen 0,1—0,2 g dieses Gummiharzes Erbrechen, Leibschmerzen und Hypercatharsis hervor. Die Harnmenge wird vermehrt. An der Hornhaut erzeugt Gutti eine heftige Keratitis.

Morison's Pillen. Diese, unter Anderem Coloquinthen und Gummigutt enthaltenden Pillen riefen in einem Falle eine plötzliche Abnahme des Sehvermögens hervor, welche in 2 Tagen so überhand nahm, dass der Kranke selbst den grossen Druck auf dem Titelblatt eines Buches nicht zu erkennen vermochte. An dem Auge nahm man eine geringe Pupillenerweiterung und Trägheit der Iris wahr. Es ist bemerkenswerth, dass der Kranke, der schon häufiger die Pillen ohne Schaden benutzt hatte, diese Nebenwirkung bekam als dieselben keine Abführwirkung äusserten.

Oleum Crotonis.

Es giebt Individuen, die 4—6 Tropfen dieses Oeles aus Croton Tiglium ohne Wirkung nehmen können, während Andere schon nach 1 Tropfen heftigen Durchfall bekommen. Meistens klagen die ersteren dann über ein Gefühl von Schwere in der Oberbauchgegend oder Spannen in der Magengegend.

Das Crotonöl bedingt neben seiner drastischen Abführwirkung sehr häufig, aber bei verschiedenen Individuen ungleichmässig stark, einen kratzenden, brennenden Geschmack im Munde, auch wohl starken

Speichelfluss, Brennen und Trockenheit des Schlundes, die oft bis zu mehreren Stunden anhalten können, Aufstossen, Uebelkeit, Würgen, Erbrechen und kolikartige Schmerzen in den verschiedenen Theilen des Unterleibes, an den Bauchdecken, Schmerzen im Rücken, der Lendengegend, an den Schultern, im Kreuz, den Beinen und der Brust. Nicht unwahrscheinlich ist es, dass auch die Nieren dadurch verändert werden und als sichtbarer Ausdruck dieser Veränderung Albuminurie eintritt. Die Athmung kann beengt und schmerzhaft werden und Husten mit Auswurf, und selbst leichte Hämoptoë und Fieber sich dazu gesellen. Mehrfach beobachtete man Herzklopfen neben den Athmungsstörungen besonders wenn die drastische Wirkung ausblieb. Manche Kranke klagen über Schwindel und Kopfschmerzen. Bei sehr schwerer Einwirkung kommt es auch wohl zu allgemeinem Kräfteverfall.

Bemerkenswerth ist es, dass nach innerlicher Aufnahme des Mittels ein scharlachähnlicher Ausschlag entstehen kann.

Die örtliche Einwirkung des Oeles lässt dessen Entzündung erregende Fähigkeiten allenthalben erkennen. So veranlasst die Einathmung der Dämpfe Heiserkeit. An den Lippen und den Augenlidern entsteht Schwellung und selbst Bläschenbildung. Als derivirendes Mittel auf die äussere Haut gebracht, zeigt sich nach einiger Zeit unter Jucken und Brennen sowie leichtem Fieber ein Erythem und auf dieser entzündeten, bisweilen auch geschwollenen Basis, bald alleinstehend, bald confluirend zahlreiche, hart anzufühlende weisse oder dunkelrothe Bläschen mit serösem Inhalte, der nach 1—2 Tagen eitrig wird, oder es zeigt sich sofort eine grosse Zahl von eitrigen, mit einer nicht typischen, aber doch erkennbaren leichten Delle versehenen Pusteln, die nach 24 Stunden schon Krusten oder ausnahmsweise Geschwüre bilden. Bisweilen sieht die Veränderung an Gesicht, Nacken und Brust einem Erysipelas bullosum ähnlich. Die Entzündung beschränkt sich nicht auf die eingeriebene Stelle, sondern geht mehr oder weniger weit über sie hinaus. Sie charakterisirt sich durch eine hellere Röthe und sehr lebhaftes, selbst schmerzendes Jucken. Bisweilen ist Fieber vorhanden.

Nicht selten treten auch weit von der Einreibungsstelle entfernt Hautveränderungen auf, die vielleicht einer zufälligen Uebertragung ihre Entstehung verdanken, wahrscheinlicher aber als resorptives Leiden aufzufassen sind. Man sah solche am häufigsten am Hoden und am Gesicht erscheinen, gleichgültig wo die Einreibung geschah. Nach Anwendung an den Schenkeln erkrankten die Haut der Arme, oder auch des ganzen Körpers. Die Rückbildung der genannten Hautaffectionen geht nach dem Aussetzen des Mittels in 3—8 Tagen unter leichter Abschuppung vor sich. Es bleibt nur eine schwache Gelbfärbung der betreffenden Hautstellen zurück. Manchmal sind indessen die dauernden Spuren auch auffälliger. Man sollte deshalb, soweit sichtbare Theile in Frage kommen, mit dem Mittel bei Frauen vorsichtig sein.

Gelangt etwas Crotonöl an die Conjunctiva, so entstehen heftige Schmerzen, starke Entzündung des Auges und der betreffenden Antlitzseite, Ohrensausen und Schwindel. Die endermatische Beibringung des Oeles bedingt Phlegmone und Eiterung.

XII. Stomachica. — Alcalina.

Das Feststehendste in Bezug auf die verdauungsbefördernden Bittermittel, die zumeist die Gruppe der „Stomachica“ bilden, ist nicht der Entscheid über die Frage, ob sie die von ihnen verlangte Wirkung bei Kranken haben oder nicht, sondern die Thatsache, dass ein übermässiger, also auch übermässig langer Gebrauch derselben die Verdauung stört. Man hat neuerdings behauptet, dass ein mehrwöchentlicher Gebrauch von bitteren Infusen keine Functionsveränderungen weder im gesunden noch kranken Magen erzeugt. Dem stelle ich die gegentheiligen, besser begründeten Erfahrungen vieler Aerzte gegenüber, so weit es sich um einen Missbrauch solcher Stoffe handelt. Schon Werlhof[1]) weist, vielleicht etwas zu schwarz malend, hierauf hin: „Sed et nimio amaricantium horum usu fermentum stomachi adeo debilitatum esse memini ut nonnulli appetitum amiserint, cibos non concoxerint, mortem hinc potius quam sanitatem acceleraint, malique et infausti remedii saevas dederint poenas.“

Manche dieser Stoffe könnten, da sie meist nicht mehr gut dem Kranken geliefert werden, aus den Pharmacopoeen fortbleiben. Die pepsinhaltigen Alkoholpräparate sind unnütz und vielleicht auch schlecht.[2])

Die alte Regel ist bei der Verordnung der Bittermittel zu befolgen, dieselben kurz, d. h. etwa $^1/_4$ Stunde vor der Mahlzeit nehmen zu lassen.

Quassia amara.

Seltner als Quassiaholz hat der darin zu 0,2 pCt. befindliche, kristallinische Bitterstoff, Quassiin, Verwendung gefunden. Zu 0,005—0,01 g regt er die Thätigkeit der Speicheldrüsen und Nieren stark an. Reicht man mehr als 0,012 g, so können Brennen im Schlunde, Uebelkeit und Erbrechen, sowie Kopfschmerzen auftreten. Doch giebt es auch Menschen, die das Dreifache der genannten Dosis ohne jede Benachtheiligung ertragen.

---

[1]) Werlhofii, Opera medica, 1775, Pars II., pag. 346.

[2]) Gluzinski, Archiv f. klin. Medicin, 1886, Bd. 39, pag. 405.

Abkochungen von Quassia (5—10:150 Wasser) rufen leicht Magendrücken, Uebelkeit und Brechneigung hervor. Vereinzelt beobachtete man danach heftige, wehenartige Schmerzen im Uterus.[1]) Behauptet und sehr bestritten wurde auch das Vorkommen von Amblyopie und Amaurose in Folge des längeren Gebrauchs dieser Droge. Bei Kindern und schwächlichen Personen kommen Kopfweh, Schwindel und Betäubung vor. Bei reizbaren Frauen beobachtete man auch unwillkürliche Muskelbewegungen.

Cnicus benedictus. Die Blätter und blühenden Zweige der Spinnendistel werden, seit die Droge durch Arnold von Villanova (1350) zu Ansehen gebracht wurde, noch immer arzneilich als Bitter- und in der Volksmedicin auch als Fiebermittel benutzt. Der darin befindliche Bitterstoff Cnicin ruft in kleinen Menge (0,1—0,3 g) Hitze und Brennen im Schlunde und Oesophagus, Erbrechen, Kolik, Durchfall und manchmal einen 2—3 Stunden dauernden febrilen Zustand hervor. Diese Symptome schwinden in 2—3 Stunden. Grössere Dosen von Aufgüssen der Pflanze bewirken bisweilen ebenfalls Erbrechen und Durchfall.

Radix Colombo. Die Wurzel von Jateorrhiza Calumba wird nicht selten mit sogenannter amerikanischer Colombo, die von Frasera carolinensis stammt verfälscht. Nach Einnehmen von Abkochungen der Colombo (10—15:150) können sich Uebelkeit, Erbrechen und Schmerzen im Epigastrium einstellen. Grössere Dosen sollen gelegentlich auch Bewusstlosigkeit hervorrufen.

Cortex Cascarillae stammt von der Euphorbiacee Croton Eluteria. An der Wirkung betheiligt ist neben dem Bitterstoff Cascarillin das Cascarillöl. Manche Personen bekommen auch nach kleinen Mengen des Pulvers, wie Husemann beobachtete, Uebelkeit und Erbrechen. Bei Anderen tritt höchst lästige Beunruhigung, zeitweilige Schlaflosigkeit oder doch durch schreckhafte Träume gestörter Schlaf, Muskelzittern und Zucken auf.

Achillea Millefolium.

Das blühende Kraut der Schafgarbe ist seit Jahrtausenden im Gebrauch. Jetzt findet es nur noch bei Menstruationsstörungen, Menstrualkolik und hin und wieder gegen Lungenblutungen im Aufguss zu 15—30 g : 150 Wasser Verwendung. Es wirken in ihm, so lange es frisch ist, der Bitterstoff Achilleïn und ein ätherisches Oel. Nach Gebrauch von Infusen wurden einige Male Ausschläge beobachtet. Dieselben erstreckten sich über den ganzen Körper und stellten unerträglich juckende, kleine, bis erbsengrosse, bald eitrig werdende Bläschen dar, die nach einigen Tagen eintrockneten. Grosse Gaben der Droge können Schwindel und Betäubung entstehen lassen.

Nux moschata.

In den von den arabischen Aerzten erst ausgedehnt arzneilich verwandten Muskatnüssen, den Samenkernen von Myristica fragrans, ist als wirksamer Bestandtheil ein ätherisches Oel, das Muskatnussöl enthalten. Das aus den Samenmänteln bereitete ätherische Oel wird als Oleum Macidis bezeichnet. Als Muskatnüsse werden auch die nichtriechenden Samenkerne anderer Myristicaarten verkauft. Das Macisöl wird sehr häufig verfälscht. Manche der unangenehmen Nebenwirkungen, die bisher nach dem Gebrauche dieser Stoffe als Stomachica gesehen wurden, ist wohl solchen Fälschungen oder Substitutionen zuzuschreiben.

Manche Menschen haben eine besondere Idiosynkrasie gegen die Muskatpräparate, so dass auch kleine Mengen Schaden stiften können. Auf einer

---

[1]) Sousa Refoios, Compt. rend. de la Société de Biologie, 1884, pag. 3.

solchen beruht, wenn die Beobachtung richtig war, das Auftreten von blutigem Schweiss bei einer Frau, die auch nach anderen aromatischen Substanzen dieses Leiden bekam.[1]) Uebermässige Schweissabsonderung, sowie Röthung und Schwellung des Gesichtes wurden in der Neuzeit nach grösseren Mengen der Muskatnuss beobachtet.[2]) Auch Magenreizung, Leibschmerzen, Harndrang, Herzklopfen nach sehr kleinen Mengen, Niesen und Ohnmachtsanwandlungen kommen vor.

Häufiger als die genannten sind die Nebenwirkungen seitens des Centralnervensystems. So sah man nach Einnehmen von Macispulver Sopor mit Bewegungs- und Gefühlsverlust auftreten. Die Muskatnuss erzeugte nicht selten: Kopfschmerzen, Schwindel, Stupor, Geistesstörung und ein dem alkoholischen ähnliches Delirium. Das Sensorium kann aber frei sein, und doch eigenthümliche Krämpfe, z. B. Vorwärtsbeugen des Körpers und beissende Bewegungen nach den umstehenden Personen eintreten. Gleichzeitig mit cerebralen Symptomen entstand in einem Falle Verlust des Sehvermögens und der Sprache für 2 Tage.

Cardamomum. Die auch zu arzneilichen Zwecken gebrauchten Samen von Elettaria Cardamomum enthalten ein ätherisches Oel. Dieses ist wohl die Ursache sehr vereinzelt vorkommender Nebenwirkungen. Nur eine individuelle Eigenthümlichkeit kann solche entstehen lassen, da die Menge des mit dem Samen aufgenommenen Oeles an sich zu gering ist um Störungen zu veranlassen. Eine Frau bekam danach Uebelkeit, Erbrechen und heftige, krampfhafte Zusammenschnürung der Harnblase. Eine andere zeigte Geistesverwirrung, die mit lauten Phantasieen unter fieberhafter Bewegung und Ohnmacht einherging und einige Stunden anhielt.

Lupulin. Seit Anfang dieses Jahrhunderts werden die Drüsen des Fruchtstandes vom Hopfen, arzneilich zu 0,3—0,5 g pro dosi, hauptsächlich zur Herabsetzung des übermässig gesteigerten Geschlechtstriebes gebraucht. Es findet sich darin ein an der Wirkung wesentlich betheiligtes ätherisches Oel und die stickstofffreie Hopfenbittersäure. Lupulin soll nicht älter als 1 Jahr sein. Den Käsegeruch alten Lupulins leitet man von der aus Valerol entstehenden Baldriansäure her. Die individuelle Empfänglichkeit der Menschen für diese Droge ist sehr verschieden. Manche vertragen sehr hohe Dosen ohne jede Nebenwirkung, andere bekommen schon nach 1—2 g Schwere des Kopfes und der Glieder, Müdigkeit oder Brennen im Epigastrium, Appetitmangel, Uebelkeit, Erbrechen und Sinken der Pulsfrequenz. Nicht selten mag die schlechte Beschaffenheit der Droge an diesen Nebenwirkungen Schuld sein.

Orexin.

Das die zugänglichen Schleimhäute heftig reizende salzsaure Salz des Phenyldihydrochinazolin ist als Stomachicum zu 0,3—0,5 g zwei Mal täglich, in Pillen mit viel Flüssigkeit zu nehmen, empfohlen worden, ohne dass es dem ersten Untersucher möglich war zu einer Theorie der Wirkung zu gelangen. Angeblich soll es das Erscheinen freier Salzsäure im Magen beschleunigen.[3]) Die Erfolge, die mit diesem Mittel erzielt wurden, erscheinen mir sehr viel geringer zu sein, als die mit anderen Stomachicis erhaltenen. Unter 22 Kranken war 5 Mal ein Erfolg.[4]) Andere Beobachter vermissten einen solchen überhaupt in den meisten Fällen, und besonders bei Phthisikern, Herzkranken, Marastischen und bei Parametritis. Doch sind auch gute Resultate erhalten worden, für deren Erklärung die vielleicht erregte, und gerade bei dieser Gruppe von Medicamenten sehr in Frage kommende Suggestion in's Feld geführt worden ist.

---

[1]) Paullinus, Nucis moschatae descriptio, Francof. 1704, pag. 74.
[2]) Gillespie, Philadelphia Medic. Times, 1887, 6. Aug.
[3]) Kronfeld, Wiener klin. Wochenschr., 1891, pag. 45, 65.
[4]) Schmitt, Compt. rend. de la Soc. de Biologie, 1890, Sér. IX., 2, pag. 524.

Als sehr unangenehm müssen die diesem Mittel zukommenden Nebenwirkungen bezeichnet werden. Sind die Orexin-Pillen nicht mit Gelatine bezogen, so rufen sie heftiges Brennen hervor. Zerbissene Pillen schmerzen sehr im Munde. Auch im Oesophagus und Magen wird das Brennen und ein Aetzgefühl wahrgenommen; oft entstehen heftige Magenschmerzen und statt der ὄρεξις, der Esslust, als einziger Erfolg, Erbrechen, das zum Aussetzen nöthigt. Zu diesen Symptomen kann sich noch Durchfall hinzugesellen. Wie die Mundschleimhaut, so erfährt auch die Nasenschleimhaut und die Conjunctiva eine Reizung. Vereinzelt beobachtete man Gesichtsröthe. Auch Ohrensausen und Schwindel,[1]) bisweilen erst einige Stunden nach dem Einnehmen, kommen vor.

Natrium bicarbonicum. — Kalium carbonicum.

Die gewohnheitsmässige Aufnahme des Bullrichsalzes führt in Folge der stetigen Neutralisation eines Theiles des Magensaftes sehr häufig nach einer gewissen Zeit zu Verdauungsstörungen. Der Appetit nimmt ab, die Betreffenden werden hinfällig und muskelschwach. Auch scorbutähnliche Zustände sollen sich entwickeln können. Es ist ferner nicht unwahrscheinlich, dass die häufige Entwicklung von Kohlensäure im Magen zu einer wahrnehmbaren Dilatation desselben führen kann. Der Harn wird alkalisch. Diese Reaction kann bei alten Leuten lange vorhalten.

Langer Gebrauch der Pottasche schafft Störungen im Magen und Darmkanal, die auf eine behinderte oder verminderte Assimilation hindeuten. Man nahm früher an, dass diese einen besonderen Charakter trügen, was nicht der Fall ist. Es ist eine „alkalische Dyspepsie" wie man sie nach zu langer Einführung aller Alkalien findet.

Magnesium carbonicum, Magnesium ustum. — Calcium carbonicum. — Lithium carbonicum.

Das kohlensaure Magnesium und die gebrannte Magnesia werden viel als säuretilgende und antidotarisch wirkende Mittel gebraucht. Der Harn wird oft danach alkalisch gefunden, wenn kleine, nicht abführend wirkende Dosen gereicht werden. Häufiger ist die Beobachtung gemacht worden, das nach längerem Gebrauche dieser Verbindungen Concremente im Darm entstanden. Aus älterer und neuerer Zeit liegen diesbezügliche Berichte vor. So sah man steinharte Klumpen sich nach Aufnahme von kohlensaurem Magnesium bilden.[2]) Eine Dame, die in mehreren Jahren 9—10 Pfund Magnesia usta verbraucht hatte, fühlte Schmerzen in der linken Seite über den Schamtheilen, die mit einer bemerkbaren Geschwulst zusammenzuhängen schienen. Sie war verstopft, hatte oft krampfhafte Schmerzen in den Eingeweiden und grosse Empfindlichkeit des Magens. Sie entleerte schliesslich mit den Stuhlgängen unter Schmerzen in der Geschwulst eine grosse Menge sandiger Massen, die sich als Magnesia erwiesen. Nach Aufnahme

[1]) Podgorski, Deutsche Medizinalzeitung, 1890, pag. 681.
[2]) Stewart, Philadelphia med. Times, 1889, 15. Mai.

von Magnesia mit Eisen bildete sich bei einem Kranken ein sehr grosses Concrement im Rectum.[1])

Es lässt sich im Anschlusse hieran anführen, dass Aehnliches auch nach langem Gebrauch, des aus Vichywasser hergestellten Salzgemisches (doppelt kohlensaures Natron, doppelt kohlensaure Magnesia u. A. m.) beobachtet wurde. Eine Frau liess bei der Untersuchung in ihrem Becken scybalöse Massen erkennen. Sie hatte in 5 Jahren für 250 Frcs. von dem Vichysalze in Lösung verbraucht. Die Defäcation war sehr schmerzhaft. Durch Eingehen mit einer stumpfen Cürette in den Darm gelang es, ein apfelsinengrosses, sehr hartes Concrement hervorzuziehen, das aussen eine Lage trockner Fäcalien mit Salzen gemischt, innen eine weisse steinige Salzmasse enthielt.[2])

Nach jedesmaliger Aufnahme von kohlensaurem Kalk in der Form der Krebssteine sah man bei einer Frau Gebärmutterblutung entstehen.

Grössere Mengen von Lithium carbonicum rufen leicht Magencatarrh hervor.

Aqua Calcariae.

Diese, durch Filtration des gelöschten, und mit Wasser angerührten Aetzkalks entstehende, stark alkalisch reagirende Flüssigkeit kann, wenn sie in concentrirter Form zu Gurgelungen bei Angina benutzt wird, Epithelablösungen im Munde, Wundsein der Zunge und des Pharynx erzeugen. Die Einspritzung in die Urethra bei Blenorrhagieen ruft bisweilen einen mehr oder minder lebhaften Schmerz hervor, der durch Einspritzungen von kaltem Wasser besänftigt werden muss. Der fortgesetzte innerliche Gebrauch des Kalkwassers führt nicht selten wegen der andauernden Neutralisation der Magensäure zu Verdauungsstörungen und Appetitverlust; auch Erbrechen ist danach beobachtet worden. Die Harnsecretion erfährt durch dieses Mittel eine Steigerung, der Stuhlgang wird meist verlangsamt, in seltenen Fällen entsteht Diarrhoe. Auch ein Hautausschlag ist nach Kalkwasser beobachtet worden. Unter Jucken entstanden grosse, mit rothem Rande versehene Flecke.

Calcium saccharatum. Die Verbindung des Rohrzuckers mit Kalk ist gegen chronische Durchfälle, als Tonicum für den Magen, sowie gegen Carbolvergiftung empfohlen worden. Der Zuckerkalk darf nicht auf nüchternen Magen gegeben werden, da er sonst Nausea erregt. Seltner entsteht danach Durchfall.

---

[1]) Hutchinson bei Treves, Intestinal obstruction, London 1884, pag. 339.
[2]) Loviot, Brit. med. Journ., 1890, 21. June, pag. 1439.

XIII. Adstringentia.

Acida.

Die verdünnten unorganischen Säuren, wie Schwefelsäure, Salzsäure, Phosphorsäure, Salpetersäure und die Fruchtsäuren, wie Citronensäure, Weinsäure etc. bewirken nicht selten, wenn sie eine Zeit lang fortgegeben werden, durch Einwirkung auf die Stoffwechselvorgänge, durch die Entziehung von Alkali, sowie auch durch directe Beeinflussung der Magenschleimhaut, Störungen in der Verdauung. Der Appetit nimmt ab, die Zunge wird belegt, die Zähne leiden, und es entsteht Magendrücken, Aufstossen und ab und zu stellt sich auch Speichelfluss sowie Durchfall ein. Beim anhaltenden Gebrauche der verdünnten Salpetersäure sollen häufig auch Gaumen und Zunge wund werden, das Zahnfleisch leicht bluten und die Zähne sich lockern — Erscheinungen, die als locale Wirkung aufzufassen sind.

Acidum aceticum.

Die längerdauernde Aufnahme von, Essigsäure enthaltenden Flüssigkeiten, wie sie noch immer hin und wieder z. B. zur Beseitigung von Fettleibigkeit geübt wird, ruft Magenschmerzen, Sodbrennen, Kolikschmerzen, Durchfall, Schädigung der Herzthätigkeit, Anämie und allgemeine Schwäche hervor. Auf Grund einer besonderen Empfindlichkeit entstehen in sehr seltenen Fällen nach Gebrauch von Essig Blutungen.

Zur Zerstörung von Neubildungen, Einbringung in cariöse Knochen, hat man Essigsäure, früher auch mehrfach die Villat'sche Flüssigkeit verwandt. Trotz des erhobenen Widerspruches, muss es als richtig anerkannt werden, dass dadurch schlimme Nebenwirkungen, selbst mit tödtlichem Verlaufe, entstehen können. Bald nach der Einspritzung machen sich Schmerzen bemerkbar. Das Gesicht wird blass oder cyanotisch und unter Frostschauern sinkt die Körperwärme, selbst bis auf 34° C. Der Puls wird klein und beschleunigt. Es können sich ferner Uebelkeit, Erbrechen, Durchfall und Somnolenz hinzugesellen. Ja selbst die Verwendung concentrirter Essigsäure in Mischung mit Gummi arabicum als Paste bei Krebs kann unangenehme Folgen haben. In einem Falle zeigten sich 8 Stunden nach dem Auflegen einer solchen Paste heftige Unruhe, grosse Angst, Nervenzufälle und daran schloss sich der Tod.

Acidum pyrolignosum, der Holzessig, der in seiner desinficirenden Kraft etwa einer 5 proc. Carbolsäurelösung gleichkommt, kann in zu concentrirter Lösung auf Schleimhäuten, z. B. der Vagina, des Uterus energische Reizwirkungen hervorrufen. Bei der Behandlung des Grindes damit können neben Schmerzen eine Dermatitis und Abscesse entstehen.[1])

Acidum citricum. Die Citronensäure ruft bisweilen auf Grund einer besonderen Empfindlichkeit heftiges Erbrechen hervor, dem längerdauerndes Kopfweh folgt.

Acidum hydrochloricum.

Verdünnte Salzsäure (0,1 pCt.) ist mehrfach zu Einspritzungen in Carcinome, z. B. der Brustdrüse verwandt worden. Sechs Tage nach einer solchen Einwirkung entstand bei einer Frau Fieber, das drei Monate anhielt, Morgens remittirte und Abends exacerbirte. Dasselbe wurde als ein Resorptionsfieber aufgefasst, zu dem die in der Geschwulst entstandenen Zerfallsmassen Anlass gegeben haben sollten. Zwei Wochen nach der dritten Einspritzung (2 bis 5 Spritzen einer 0,1 proc. Lösung) stellten sich die Menses, die mehrere Monate fortgeblieben waren, wieder reichlich ein.[2])

Der früher geübte, übermässige Gebrauch der Säure gegen Fieber rief nach dem Verschwinden des letzteren hartnäckige Unterleibsbeschwerden, Kopfschmerzen und Gehörsstörungen hervor.

Acidum phosphoricum. Die Phosphorsäure kann ausser den allen Säuren beim längeren Gebrauch zukommenden und bereits erörterten Nebenwirkungen gelegentlich auch Magenkrampf hervorrufen. In einem Falle entstand während ihres Gebrauches ein pemphigusartiger Hautausschlag. Fortlassen derselben liess ihn aufhören, Wiedergebrauch wieder erscheinen.

Acidum nitricum.

Der nur selten veranlasste innerliche Gebrauch der Salpetersäure kann die bei der allgemeinen Besprechung der Säuren aufgezählten unangenehmen Folgen haben. Bei der längerdauernden Verwendung von $^1/_2$—1 stündigen Fussbädern mit Königswasser (3 Theile Salzsäure, 1 Theil Salpetersäure) gegen Icterus und Leberentzündung sah man ausser Röthung und nachfolgender Abschuppung, wie nach langem innerlichem Gebrauch Speichelfluss und Kolikschmerzen entstehen. Häufiger sind Nebenwirkungen nach der äusserlichen Anwendung concentrirter, oder rauchender Salpetersäure als Aetzmittel. Bei nicht gehörigem Schutze der gesunden Umgebung wird diese ebenfalls in den Bereich der Gewebszerstörung hineingezogen. Unter Umständen kann die letztere bis zur Gangrän führen. Bei einem 10 jährigen Kinde wurde zur Beseitigung einer Warze am Finger, die Spitze dieses mit einer in Salpetersäure getauchten Compresse umgeben. Die Schmerzen wurden bald unerträglich. Der Finger wurde nach einer Stunde gelb, schwärzlich, unempfindlich, eine Demarkationslinie zeigte sich, der entsprechend die Fingerspitze sich nach einigen Wochen ablöste.

---

[1]) Cadet de Gassicourt, Bullet. et Mém. de la Soc. de Thérap., 1885, p. 162.
[2]) Heine, Archiv f. Chirurgie, Bd. 15, pag. 85.

Der nach Aetzung von Schleimhäuten z. B. der Uterusschleimhaut entstehende Schorf stösst sich zwischen dem 6. und 9. Tage ab und hinterlässt eine reine, lange zur Heilung brauchende Wunde. Manche Frauen nehmen gar keinen Schmerz wahr. Die Mehrzahl derselben empfindet im Augenblicke der Berührung des Mittels ein schwaches Brennen, und nur einzelne einen starken, wenige Minuten anhaltenden Schmerz. Eigentliche Uterinkoliken, wie sie nach Gebrauch anderer Aetzmittel nicht selten sind, kommen nicht vor. In einigen wenigen Fällen besteht eine, mehrere Tage lang anhaltende, Druckempfindlichkeit des Uterus und seiner Nachbarschaft oder eine mässige Menorrhagie. Als Contraindication für die Vornahme solcher Aetzungen ist die nahe bevorstehende Menstruation und ein entzündeter Zustand der Sexualorgane anzusehen.[1] Es sind auch Fälle mitgetheilt, in denen nach solchen Aetzungen Aetzverschluss des Uterus auftrat, welcher stumpfe oder blutige Trennung erforderte. Der Annahme, dass die Folgen der geschilderten Einwirkung Sterilität erzeugen könne, wird widersprochen.

Nach mehrmaliger Einreibung einer verdünnten Salpetersäure zeigte die Haut eine diffuse Röthe, auf welcher anfangs vereinzelte, den bei der Gänsehaut vorkommenden ähnliche, Erhebungen sich einfanden. Bei weiterer Einreibung gingen dieselben in Pusteln über, und nach kurzem Bestehen bildeten sich aus diesen kleinen oberflächliche, runde Geschwüre. Im bräunlichen Mittelpunkt eines jeden stand ein Haar. Um diese braune Zone fand sich eine weisse, pseudomembranös aussehende. Auf diese folgte eine rothe, entzündete Aureola. Die Affection schwand bald unter Abschuppung.

Acidum tannicum.

Das Tannin des Handels variirt sehr in seiner Beschaffenheit. Es sollen Präparate vorkommen, deren Gehalt an reiner Gerbsäure zwischen 54 und 89 pCt. schwankt, und die sich auch bezüglich ihrer Löslichkeit, des specifischen Gewichtes und der Feuchtigkeitsmenge wesentlich von einander unterscheiden. In einigen guten Handelssorten konnte ich 3,5 pCt. Zucker nachweisen.[2] Es ist begreiflich, dass auch die therapeutische Wirkung des Tannins sich entsprechend verschieden gestalten wird.

Wird dasselbe in den Mund in Substanz eingeführt, so tritt reichliche Speichelsecretion ein, während nach Einführung concentrirter Lösungen (2 : 120) die Mundschleimhaut vorwiegend stärker zu secerniren scheint.

Die localen Störungen in der Mundhöhle können bei besonderer Disposition in mehr als Zusammenziehen und Brennen bestehen. In einem Falle trat unmittelbar nach dem Einpinseln einer Tanninlösung 1 : 15 in die Rachenwand eine Schwellung der Schleimhäute und Oedem des weichen Gaumens und der Uvula auf. Zu den grössten Seltenheiten gehört es aber, dass, wie es in diesem Falle geschah, an die localen, sich allgemeine Symptome anschliessen. Athemnoth und

[1] Braun, Wiener medic. Presse, 1879, pag. 1461.
[2] L. Lewin, Virchow's Archiv, Bd. 81, 1880.

Benommensein begleiteten ein unter Jucken auftretendes, über den ganzen Körper verbreitetes, besonders an den Armen hervortretendes Urticariaexanthem. Nach 24 Stunden waren alle Erscheinungen geschwunden.[1]) Einspritzungen einer Gerbsäurelösung (1:300) in die Nase schafften bei einem andern Manne Kopfschmerzen neben Verstopfung sowie Hypersecretion der Nase und eine Urticaria.[2]) Auch Erytheme kommen vor.

In einem Falle von ganz besonderer Idiosynkrasie gegen Tannin,[3]) die bei jeder Art der Einverleibung in den Körper (Klystier, Einathmung, Salbe) sich bemerkbar machte, bestanden die Symptome vorwiegend in beschwerlichem, bis zu schwerer Dyspnoe gesteigertem Athmen, das gewöhnlich durch Uebelkeit und Erbrechen eingeleitet wurde und bisweilen mit einem erythematösen Ausschlag auf dem Gesicht und Nacken verbunden war. Während eines solchen, meist 4 Stunden dauernden Anfalles, war auch das Sensorium getrübt, so dass die betreffende Frau später nicht die Erinnerung an die Einzelheiten des Anfalls besass. Die Idiosynkrasie erstreckte sich nicht nur auf reines Tannin, sondern auf alle gerbstoffhaltigen Materialien einschliesslich der Theeaufgüsse. Dagegen rief Gallussäure dieselbe nicht hervor. Ein ähnliches Vorkommniss ereignete sich bei einem Manne nach Insufflation von Gerbsäure und Bepinselung des Rachens mit einer 10 proc. Tanninlösung. Sofort stellten sich Würgbewegungen, Husten und vermehrte Secretabsonderung ein. Es fand sich ein hochgradiges Oedem der Uvula und des weichen Gaumens, eine dunkelrothe Schwellung des Rachens und der Kehlkopfschleimhaut; daneben bestanden Schluckbeschwerden und mässige Dyspnoe. Eispillen und Eisumschläge brachten die Erscheinungen wieder schnell zum Schwinden. Erneute Tanninverabfolgung hatte dieselben unangenehmen Folgen.[4])

Die seitens des Nahrungskanals auftretenden Nebenwirkungen beruhen im Wesentlichen auf der Eigenschaft dieser sowie anderer Gerbsäuren Eiweiss zu fällen. Ist der Magen leer, so wird naturgemäss die Mucosa des Magens in diesem Sinne verschieden stark je nach der eingeführten Menge in Mitleidenschaft gezogen werden. Das gleiche findet nach Einführung grosser Tanninmengen bei vollem Magen statt. Aber auch hierbei spielt sogar die Individualität eine Rolle, insofern bei dem Einen nach mehrtägiger Aufnahme von 0,6 g nur geringfügige Nausea und Appetitlosigkeit, bei dem Andern nach 0,3 g Schneiden in den Dünndärmen, Drang zum Stuhl ohne Befriedigung und nach 0,7 g Steigerung der habituellen Hämorrhoidalcongestionen sich bemerkbar macht. Steigen die Dosen noch mehr an, so können Magendrücken, auch Magenschmerzen, vermehrter Durst, anhaltendes Erbrechen, Leibschmerzen, hartnäckige Verstopfung, die nicht auf einer Hemmung der Peristaltik beruht und sich bis zu den Symptomen des Ileus zu steigern vermag, bei fehlender oder geringfügiger Auftreibung des Unterleibes die Folgen darstellen. Kommt später Stuhlgang zu Stande, so können die entleerten Massen Blut und Eiter enthalten, herrührend von der Abstossung des durch das Tannin nekrotisirten Darmepithels und der darauf entstehenden reactiven Entzün-

---

1) Lange, Deutsche medic. Wochenschr., 1890, pag. 11.
2) Schramm, Deutsche medic. Wochenschr., 1890, No. 12, pag. 250.
3) Williamson, The Practitioner, Vol. XXXVII., 1886, pag. 37.
4) Jürgensmeyer, Deutsche medic. Wochenschr., 1890, No. 34, pag. 779.

dung.[1]) Diesen Zustand sah man mit allgemeiner Mattigkeit und Fieber einhergehen. Die Verstopfung kann bei einigen Individuen auch durch kleine Dosen erfolgen und selbst bis zu acht Tagen anhalten.

Nach häufigen Einspritzungen von Tanninlösungen in die Vagina sollen sich hier, wenn nicht Ausspülungen zur Fortbringung des sich bildenden Tanninalbuminats gemacht werden, förmliche feste Schichten an der Schleimhaut bilden, die Brennen und andere Symptome hervorrufen, und eine Verstopfung durch wurstförmige Concretionen veranlassen. Dieselben können angeblich eine Hernia vaginalis vortäuschen. Bisweilen zeigten sich bei Frauen in der Uteringegend nach kurzdauerndem Tanningebrauch eine Empfindung von Brennen und ein Druck in der Blasengegend, die nicht länger als zwei Tage anhielten. Bei einer Kranken mit Menorrhagie traten nach einer grösseren Tannindosis in gelöster Form heftige wehenartige und kolikähnliche Schmerzen ein.

In dem oft etwas verminderten Harn findet sich Tannin in kleinen Mengen, wahrscheinlich neben Gallussäure.[2]) Derselbe dunkelt beim Stehen an der Luft.

Um die Toleranz für Gerbsäure auch in längerem Gebrauche, besonders seitens des Magens herbeizuführen, wurde empfohlen,[2]) dasselbe als Alkalitannat oder Tanninalbuminat oder gelöstes Tanninalbuminat, also Formen, durch welche die Magenschleimhaut nicht mehr angegriffen werden kann, zu reichen (Acid. tannici 1—3,0 Aq. dest. 150, Natr. bicarb. q. s. ad react. alcalin. oder: Acid. tannici 1—3,0, Aq. dest. 150, Album. ovi. M. D. S.). Diese Formen werden im Vergleiche zur reinen Gerbsäure gut vertragen und die Verdauung wird auch bei längerem Gebrauch auf diese Weise nicht gestört.[3]) Doch sollen auch Individuen vorkommen, die nach dem Gebrauche des Alkalitannats Magen- resp Darmstörungen aufweisen.[4]) Ich glaube, dass dies durch nicht genau neutralisirte Lösungen verursacht worden ist.

Coto. Paracoto. Die Abkunft dieser Drogen ist nicht genau gekannt. Die Cotorinde kam aus Neu-Granada, war aber später nicht mehr erhältlich. Dafür erhielt man die aus Bolivia stammende Paracotorinde. Die Cotorinde enthält das kristallinische, schwer in Wasser lösliche Glycosid Cotoin. Die arzneilichen Dosen betragen 0,15—0,2 g. Der Staub desselben verursacht Niesen und Husten. Das kristallinische Paracotoin wird in alkoholischer Lösung nicht durch Eisenchlorid gefärbt.

Das Cotoin ist contraindicirt bei hyperämischen Zuständen des Darms und Neigung zu Darmblutungen.[5]) Man beobachtete bisher bei der ersten Verabfolgung gegen Diarrhoeen als Nebenwirkungen: Erbrechen Schwindel, Kopfschmerzen, allgemeine Schwäche, Blässe des Gesichts und Schweisse.

Radix Ratanhiae. Die Wurzel von Krameria triandria ist ein gutes Adstringens und Stypticum. Sowohl nach dem Gebrauche des Extractes als der Tinctur entsteht bei gewissen Individuen, selbst wenn mit der letzteren nur das Zahnfleisch bepinselt wird, Uebelkeit und Erbrechen, die nach jedesmaligem Gebrauche wiederkehren. Manche Kranke haben deswegen einen unüberwindlichen Widerwillen gegen das Mittel.

---

[1]) Rollett, Wiener medic. Wochenschr., 1865, No. 97, pag. 1745.
[2]) L. Lewin, Deutsche medic. Wochenschr., 1882, No 6 und l. c.
[3]) Hiller, Verhandl. d. Vereins f. inn. Medicin zu Berlin, 1883, pag. 175.
[4]) Briese, Archiv f. klin. Medicin, Bd. 33, Heft 2, pag. 220.
[5]) Albertoni, Archiv f. experim. Pathol. u. Pharmakol., Bd. 17, pag. 301.

Folia Salviae. Die als Volksarzneimittel beliebten Salbeiblätter, die hin und wieder auch innerlich im Aufguss als adstringirendes Mittel verordnet werden, können, wenn die Droge sehr frisch ist, also vorzugsweise viel Salbeiöl enthält, unangenehme Erscheinungen hervorrufen. Man beobachtete, nachdem ein Infus davon kalt aufgenommen war, reichlichen, mehrere Stunden anhaltenden Schweiss, bitteren Geschmack, ein Gefühl von Trockenheit im Munde und Schlunde, anhaltende Obstipation und vermehrte Pulsfrequenz. Diese Erscheinungen stellen eine combinirte Wirkung des Tannin- und ätherischen Oelgehaltes der Pflanze dar.

Urtica urens. Die Blätter der Brennnessel scheinen schon im römischen Alterthum als blutstillendes Mittel in Benutzung gewesen zu sein. Man liess Decocte von 30—40 g auf 4—5 Tassen Wasser darstellen, oder begoss die grüne Nessel mit etwas Wasser, zerstampfte sie und liess den Saft durch Leinwand gehen. Davon wurden 60—120 g eingegeben. Häufig tritt danach Magenreizung mit schmerzhaftem Gefühl ein. Bei einer Frau, die ein Decoct von ca. 60 g : 2 Tassen Wasser nahm, entstand bald Brennen und Jucken der Haut des Gesichts, der Arme, Schultern und der Brust. Lippen, Nase Ohren, und Augenlider waren angeschwollen, die letzteren so stark, dass sie nicht geöffnet werden konnten. Die ödematöse Schwellung setzte sich bis zum Nabel fort. Die geschwollenen Theile waren mit kleinen, einen serösen Inhalt besitzenden Bläschen bedeckt. Die Sprache war erschwert. Die Harnabsonderung blieb mehrere Tage aus. Erst nach 6 Tagen endete die Hautaffection durch Abschuppung.

Canella alba. Tincturen der Droge fanden bei Metrorrhagieen und Menorrhagieen Verwendung. Dabei beobachtete man nach 2 g Wärme im Epigastrium und eine vorübergehende, allgemeine, nicht unangenehme Aufregung. Zu 2—10 g ruft die Tinctur lebhafte Hitze im Epigastrium, stärkere, nervöse Aufregung, Verringerung der Harnmenge und Schweisse hervor.

Argentum nitricum.

Das salpetersaure Silberoxyd wurde bereits im 8. Jahrhundert von Geber dargestellt. Sein arzneiliches Ansehen wechselte sehr. Das Wort des Boerhaave: „Si intra corpus datur, venenum est escharoticum praestantissimum, ideoque nunquam interne datum“ hat ihm viel geschadet. Nichts destoweniger wurde und wird es noch fast überreichlich innerlich und äusserlich gebraucht.

Viele der beobachteten Nebenwirkungen des Höllensteins entstehen nur bei gewissen Personen, andere ereignen sich immer und liegen in den Eigenschaften des Stoffes selbst.

Oertliche Nebenwirkungen.

Die äusserliche Anwendung des Höllensteins an der Haut und den Schleimhäuten beruht wesentlich auf seiner Fähigkeit, Eiweiss zu fällen. Das sich bildende Silberalbuminat ist in Chloralkalien löslich. Diese Veränderung läuft am lebenden Gewebe, z. B. wenn das Silbernitrat lange auf die äussere Haut einwirkt, anfangs unter Wärmeempfindung, später, wenn unter der Epidermis gelegene Theile in der angegebenen Weise chemisch verändert werden, unter Schmerzen ab. Es bildet sich ein Schorf oder eine Blase. Das freigelegte Corium schmerzt. Unter dem Schorfe entsteht eine neue Epidermis. Die Narbe ist gewöhnlich glatt und eben. Wird eine Höllensteinsalbe

(4—12 g : 30 g Fett) auf ein, an Tumor albus erkranktes, Gelenk gebracht, so entstehen unter Schmerzen 12—15 Stunden nach der ersten meist aber erst nach der zweiten Einreibung, kleine zugespitzte, in der Mitte einen schwarzen Fleck tragende, einen kleinen rothen Hof besitzende, und bald eitrigen Inhalt bekommende Bläschen. Schneller spielen sich die ersten örtlichen Wirkungen ab, wenn z. B. zur Bekämpfung von Neuralgieen eine feuchte Aetzung vorgenommen wird. Nach 12 Stunden findet sich Exsudation unter dem Schorf. Nach 24 Stunden ist der Papillarkörper stark geschwollen und geröthet. Entsprechend heftiger gestalten sich die Symptome an Schleimhäuten. Die Aetzung der Augenbindehaut bedingt fast immer starken, ca. 1 Stunde anhaltenden Schmerz, bedeutende Thränenabsonderung und Lichtscheu. Die grausame Einspritzung von 2—5 proc. Lösungen in die Urethra behufs sogenannter abortiver Behandlung der Gonorrhoe ruft weniger schmerzhafte Empfindung während und bald nach der Vornahme derselben als später hervor. Jede, besonders aber die erste Harnentleerung nach der Aetzung ist von unerträglichen Schmerzensqualen begleitet. Der entleerte Harn enthält gewöhnlich Blut, das aus den angeätzten Schleimhautgefässen stammt. Wohl 60 pCt. aller so behandelten Kranken erlangen durch diese Methode als Nachkrankheit eine Strictur.

Die Harnblase verträgt auch kleine Mengen, selbst einer nur ½ proc. Höllensteinlösung meist schlecht. Es tritt heftiges, mehrstündiges Brennen und Harndrang ein. Bei Cystitis tuberculosa sah man durch solche Einspritzungen Blutungen entstehen. Die intrathoracale Einbringung von Silbernitrat in Lungencavernen bedingt mehrstündige starke Schmerzen. Dasselbe tritt ein, wenn nach Einspritzung solcher Lösungen (1 : 30—1 : 10) in das Ohr bei veralteten Eiterungen der Paukenschleimhaut nicht alsbald Kochsalzlösung zur Bindung überschüssigen Silbers nachfolgt. Auch wenn der Höllenstein durch die Tube in den Schlund gedrungen ist, muss Salzwasser durch die Nase gespritzt werden um das brennende Gefühl im Nasenrachenraum zu beseitigen.[1]) Die subcutane Einspritzung z. B. gegen Ischias (0,1 : 1 Wasser) hinter dem Trochanter rief anfangs heftiges Brennen, dann nach 2—4 Tagen Entwicklung von Abscessen hervor. Auch verdünntere Lösungen, z. B. 1 : 30 Wasser, an der Schulter gegen Neuralgie eingespritzt, bewirkte einen bis in die Fingerspitzen ausstrahlenden, mehrstündigen Schmerz, zweitägiges Fieber und einen umschriebenen Abscess, der am 7. Tage aufbrach.

Die dem Lichte ausgesetzten, mit Höllenstein behandelten, Gewebe färben sich schwarz oder braun. Diese Flecke lassen sich, was aber wegen der grossen Gefahr einer Vergiftung zu verwerfen ist, durch sofortiges Waschen mit Kaliumcyanid beseitigen. Es empfiehlt sich als besser hierfür, entweder das Waschen mit folgender Mischung: Jod 2, Jodkalium 10, Wasser 100, Ammoniak 1, oder das Betupfen mit einer Kupferchloridlösung und Abwaschen des Silberchlorids mit Natriumhyposulfit. Schleimhäute, wie z. B. die Conjunctiva färben sich nach häufigen Touchirungen mit Höllenstein ebenfalls bläulich oder beinahe schwarz. Bei Photographen sah man mehrfach Argyrie

[1]) Schwartze, Die chirurgischen Krankheiten des Ohres, 1885, pag. 199.

der Conjunctiva, welche sich auf die Carunkeln und die halbmondförmige Falte beschränkte. Nach einer, ein Jahr hindurch fortgesetzten Einspritzung gegen Gonorrhoe (0,1 : 120) erschien die Urethra fast schwarz. Gegen das äussere Ende der Harnröhre zu nahm die Färbung zu, während an einer Stelle weissliche Narben erkennbar waren.[1])

Eine Schwarzfärbung der Haut kann auch erfolgen, wenn Silbernitrat als Cosmeticum und dann Schwefelbäder gebraucht werden. Es entsteht in der Haut Schwefelsilber.

Die Argyrie.

Durch resorbirtes Silbernitrat können sich nach einiger Zeit die Haut sowie Schleimhäute und innere Organe des Kranken theilweis oder in ihrer ganzen Ausdehnung durch Ablagerung von Silber dunkel färben. Solche Menschen können ein negerartiges Aussehen bekommen, und durch die Verzweiflung darüber in den Tod getrieben werden. Seit dem Ende des vergangenen Jahrhunderts kennt man diesen Zustand.

Ein Prediger war von einem Arzte lange mit Silbernitrat innerlich behandelt worden, bis er so schwarz wurde, dass sich die damalige Königin von Schweden, die den Sachverhalt nicht kannte, beim Anblicke dieses Mannes wunderte, dass man einen Neger habe zum Feldprediger machen können. Das Zustandekommen dieses Zustandes wird auch noch heute beobachtet, da der Höllenstein in der Behandlung der Epilepsie, der Tabes dorsualis und ähnlicher chronischer Krankheiten in langen Zeiträumen dem Organismus einverleibt wird. Wären die dadurch erzielten Erfolge sehr gross, so würde man keinen Grund haben sich von dieser Behandlungsweise zu trennen. Man würde es dem Glücke des Kranken überlassen, ob er von diesem unangenehmen Zufall betroffen oder verschont bliebe, und würde sich vielleicht nur nach jener Angabe richten, dass als durchschnittliche Gesammtmenge, nach welcher die Argyrie beobachtet wurde, 30 g anzusehen seien. Die Voraussetzung ist aber nicht zutreffend. Die Erfolge sind sehr gering und die Gefahr des Schwarzwerdens, auch wenn man weit unter einem Gesammtverbrauch von 30 g bleibt, wahrscheinlich auch schon bei 15 g gross. Obschon der Arzt optima fide diese Therapie einschlägt, ist er doch aus den angegebenen Gründen, soweit eine langdauernde Einführung grosser Silbermengen in Frage kommt, für die Folgen verantwortlich. Während bei anderen Nebenwirkungen sehr häufig ein baldiger Ausgleich erfolgt, so bleibt diese bis zum Tode bestehen trotz Gebrauchs von Jodsalzen oder heisser Bäder, und beeinträchtigt die Lebensfreudigkeit der davon Befallenen in hohem Grade. Die Verfärbung kann die ganze Hautdecke gleichmässig befallen oder auch an einzelnen Stellen, wie im Gesicht, besonders vorherrschen. Selbst Nägel und Haare erleiden mitunter Farbenveränderungen. Man sah Lippen, Zahnfleisch, Zunge, weichen Gaumen, Sclera, Conjunctiva und sogar eine vom inneren Augenwinkel bis zur Cornea verlaufende Pinguecula, ferner den Nasenrachenraum, den Kehlkopf, die Membrana tympani, und die Schleim-

[1]) Grünfeld, Sitzung der Gesellschaft der Wiener Aerzte, 1887. 11 Nov.

haut der Nymphen und des Scheideneinganges als resorptive Nebenwirkung schwarz werden. Narben der Wange, der Nase, des Arms, auch Schleimhautnarben z. B. der Urethra fand man hierbei unverändert. Das Silber gelangt nicht in die Epidermis, sondern nur in die Hautdrüsen. Doch wird vereinzelt auch von dem Gegentheil berichtet. Nicht zutreffend ist aber die dogmatische, viel nachgeschriebene Behauptung, dass Narben, die vor dem Höllensteingebrauch vorhanden waren, pigmentirt würden, in der Argyrie erworbene aber frei blieben.

Gelegentlich gehen der Argyrie Oedeme voraus. Die Haut nimmt meist ein eigenthümliches cachektisches Aussehen an. Die Färbung kann verschieden stark, und schiefergrau, stahlgrau, bleistiftähnlich, leicht braun oder blauschwarz sein. Man beobachtete auch an einem Menschen ein schwarzgefleckte̦s Gesicht, stahlgraue Haut, während die übrigen Körpertheile schiefrig aussahen.[1]) An Hautstellen mit dünner Hornschicht ist die Färbung gewöhnlich dunkler, heller im entgegengesetzten Falle. In der Kälte wird die Farbe dunkler als in der Wärme.

Die mannigfaltigsten Resorptionsorte können dem Silber in genügender Menge Einlass geben, um eine Argyrie zu erzeugen.

Man sah derartiges nach jahrelanger Touchirung der Papillae circumvallatae eintreten, die der Betreffende, ein Laie, für Condylome hielt. Als Aetzmittel für den Schlund jahrelang gebraucht, entstand in einem Falle eine Verfärbung des Gesichtes, des Halses, der oberen Bauchhälfte sowie eine blaugraue Färbung des Schlundes. Ein anderer Kranker, der ebenfalls solche Touchirungen an sich selbst 8 Jahre lang vornahm, wurde am ganzen Körper blau. Nach Touchirung des Kehlkopfes und Inhalation von 10 proc. Höllensteinlösung entstand an Gesicht, Händen, Unterarm, Lippen, sichtbaren Schleimhäuten, Nägeln, Stimmbändern Blaufärbung.[2]) Auch von der intacten äusseren Haut aus kann derartiges zu Stande kommen. Eine Frau, die um ihr Haar dunkel zu färben, dasselbe $2^1/_2$ Jahre lang alle 14 Tage mit einer „Höllenstein enthaltenden Pomade" eingerieben hatte, bekam Argyrie. Ein Anderer gebrauchte, um seinen Bart zu färben, eine starke Höllensteinlösung. Die Wangen färbten sich dadurch graublau bis schwärzlich. Auch die Schleimhaut der Nase und des Rachens war in ähnlicher Weise verändert und der ganze Zustand von allgemeinen Krankheitssymptomen begleitet.[3])

Die Gewebsveränderungen sind vielfach einer mikroskopischen Untersuchung unterworfen worden. So untersuchte man[4]) ein Stück der Conjunctiva eines Mannes, dem eine Lösung von Höllenstein zu Umschlägen auf das Auge verschrieben war und der dieselbe irrthümlich vier Monate fortgebraucht hatte. Die Conjunctiva hatte in Folge dessen ein intensiv bläuliches, fast schwarzes Aussehen bekommen. Es war eine Aufnahme des Silbers in die Substanz erfolgt, „so zwar, dass an der Oberfläche das Bindegewebe eine leicht gelbbraune Farbe besass, in der Tiefe aber nur in den feinen elastischen Fasern oder Körperchen des Bindegewebes die Ablage-

---

[1]) Vvedensky, London medic. Recorder, 1888, pag. 122.
[2]) Onody, Pester medic. chirurg. Presse, 1889, No. 3, pag. 49.
[3]) Bresgen, Berliner klin. Wochenschr., 1872, pag. 72.
[4]) Virchow, Cellularpathologie, 1871, pag. 250.

rung stattgefunden hatte". Die eigentliche Grund- oder Intercellularsubstanz war frei geblieben.

Bei der Untersuchung der Haut zeigte sich das Silber am dichtesten im Corpus papillare angehäuft. Einzelne Körner waren auch in den übrigen Lagen der Cutis, dichter an der Aussenwandung der Haarbälge und Talgdrüsen, namentlich an der Wandung der Schweissfollikel. Der Panniculus adiposus zeigte reichlichen Silbergehalt. Die Epithelialelemente — Rete Malphigi — und die Auskleidungen der Wurzelscheiden waren frei.[1])

Bei einem Manne, der wegen Epilepsie Argentum nitricum in grösseren Dosen erhalten hatte, constatirte man[2]) bei der Section zwischen Pylorus und Cardia ein Geschwür. Das Duodenum und Jejunum waren mit zahlreichen kleinen schwarzen Körperchen wie übersät, welche entlang den Furchen der Falten am dichtesten neben einander gedrängt, sich als dunkle, streifige Pigmentirung der Schleimhaut markirten. Im Duodenum bildeten sie runde, etwa groschengrosse Flecke, die in der Mitte am dunkelsten, zur Peripherie hin heller wurden. Die Darmzotten enthielten Gruppen von tiefschwarzen Körpern, die sich in Cyankalium leicht lösten. Angeblich lösen sich aber auch gewisse Pigmente des Darms in Cyankalium. Bei einem Tabiker, der in einem Jahre 5672 Pillen mit 34,032 g Argentum nitricum genommen hatte, war die Nierenoberfläche grau mit zahlreichen, den Malpighi'schen Körperchen entsprechenden, dunklen Flecken und die Schleimhaut des Nierenbeckens stellenweise graublau. In einem anderen Präparate zeigte sich an den Malpighi'schen Knäueln, wo die Transsudation der Flüssigkeit geschieht, eine schwarzblaue Färbung der ganzen Gefässhaut, welche sich auf diesen Punkt beschränkte und in ähnlicher, obwohl schwächerer Weise nur wieder in der Zwischensubstanz der Markkanälchen auftrat. In der ganzen Niere waren also ausser denjenigen Theilen, welche den eigentlichen Ort der Absonderung ausmachen, nur diejenigen verändert, welche der letzten Capillarauflösung in der Marksubstanz entsprechen. Eine neuere Untersuchung von solchen geschwärzten Glomeruli einer argyrotischen Niere ergab, dass hier das Silber sich innerhalb der die Malpighi'schen Schleifen umhüllenden Endothelzellen befindet und nicht als Wandauskleidung der Gefässschlingen wie angenommen wurde.[3]) In manchen anderen Geweben, z. B. den Gehirnhäuten, der Leber, dem Mesenterium mit Drüsen, den Darmzotten, den Gefässwänden, dem Herzen, den weissen Blutkörperchen, ist noch eine Einlagerung von Silber gefunden worden. Am meisten soll sich im Knochenmark finden.[4])

Ich stehe bezüglich der Anschauung über das Entstehen der Argyrie auf dem Standpunkte derer, welche nur eine Aufnahme gelöster Silbersalze im Magen-Darmkanal oder von anderen resorbirenden Flächen für wahrscheinlich, vielleicht auch für allein möglich halten, und daher die Argyrie auf chemischem Wege durch Reduction des Silbernitrats an den betreffenden Stellen erklären. Für die Nieren wurde nachgewiesen, dass weder Vas afferens noch deferens der Glomeruli reducirtes Silber enthielten, somit letzteres in Form einer gelösten Verbindung eingedrungen und erst in jenen Zellen reducirt sein musste.

Die Unterscheidung der Argyrie von der Bronzekrankheit kann bei Unkenntniss der Ursache Schwierigkeiten bereiten. Bei der Bronzekrankheit schwankt die Färbung zwischen Bronze und Schwarz, während sie bei der Argyrie meist schiefergrau, mit einem

---

[1]) Neumann, Sitzungsber. d. Gesellschaft Wiener Aerzte, 1878, 1. März.
[2]) Frommann, Archiv f. pathol. Anatomie, Bd. XVII.
[3]) Loew, Archiv f. d. ges. Physiologie, Bd. 34, pag. 602.
[4]) Krysinski, Bulletin génér. de Thérap., 1886, T. CXI., pag. 284.

Stich ins Röthliche ist. Wäscht man die Haut bei der letzteren Krankheit mit einer Jodlösung, so zeigt sich angeblich im Gegensatze zu dem Morbus Addisonii eine deutliche Farbenveränderung. Ich lege auf diese Angaben wenig Werth. Sobald die Zweifel nicht anders gelöst werden können, muss das Pigment mikroskopisch und mikrochemisch untersucht werden.

Anhangsweise sei noch erwähnt, dass in einem Falle nach längerem innerlichem Gebrauche des Silbernitrats ein papulöses Exanthem der äusseren Haut entstand.

Anderweitige Nebenwirkungen.

Nach längerem Gebrauche des Höllenstein sah man mehrfach eine Stomatitis ohne Speichelfluss entstehen. Das Zahnfleisch war dunkelroth, geschwollen und zeigte am Zahnrande einen violetten Saum. Die Schneidezähne waren schiefrig verfärbt und die Mundschleimhaut besonders für Wärme empfindlich. Als Begleiter der Argyrie zeigen sich in einigen Fällen Gastritis. Nach gewöhnlicher, arzneilicher Einführung des Silbernitrats beobachtet man bisweilen Druck im Magen, Appetitverminderung, nach grösseren Dosen Erbrechen und selten Diarrhoen und Koliken oder gar Darmblutungen. Bei Argyrie kommt vereinzelt auch Darmcatarrh vor. Zu häufige oder zu starke Aetzung des Uterus kann Aetzverschluss desselben zur Folge haben, welcher blutige oder stumpfe Trennung nothwendig macht.

Mehrfach wurde nach innerlichem Silbergebrauch Herzklopfen und Irregularität des Herzens beobachtet. Zweifelhaft ist es, ob Ascites bei Argyrie entstehen kann. Nach längerem Silbergebrauch stellt sich Albuminurie ein.[1])

Bei einem Manne, der partielle Argyrie in Folge des Gebrauches eines silberhaltigen Haarfärbemittels bekommen hatte, zeigten sich ausserdem: Allgemeine Abgeschlagenheit, Eingenommensein des Kopfes mit Gedächtnissschwäche, Schmerzen im Hinterkopfe, Gesichtsschwäche, Ohrensausen und leichte Schwerhörigkeit. Die Gehörsstörungen neben Eingenommensein des Kopfes sind mehrfach auch ohne Argyrie bei Männern und Frauen beobachtet worden, die Höllenstein zu cosmetischen Zwecken benutzten. Mit dem Aussetzen des Mittels schwanden diese Nebenwirkungen, um beim Wiedergebrauche von Neuem zu erscheinen.

Plumbum aceticum. — Liquor Plumbi subacetici.

Bei der unter Umständen verderblichen Wirkung des essigsauren Bleioxyds, sowie der meisten anderen Bleiverbindungen, und bei der ausgedehnten inneren und äusseren Anwendung derselben in relativ grossen Dosen ist es auffallend, dass nicht häufiger, als es wirklich der Fall ist, schädliche Nebenwirkungen danach beobachtet werden. Es ist jedoch darauf aufmerksam zu machen, dass in den Fällen von Saturnismus, die in Folge von technischem Gebrauche oder durch Einführung von Nahrungs- und Genussmitteln zu Stande kommen, die

[1]) Lionville, Gazette médic. de Paris, T. XXXIX., pag. 563.

Bleieinfuhr meistens ganz unverhältnissmässig länger vor sich ging, als es selbst bei der häufigsten Anwendung des Mittels zu therapeutischen Zwecken geschieht, und dass die grösste Zahl der functionellen Störungen in der Bleikrankheit durch ganz allmähliche Ablagerung kleinster Bleimengen in den Organen und deren spätere cumulative Wirkung hervorgerufen wird. Nichtsdestoweniger ist das Blei ein insidiöses Metall, vor dessen zu ausgedehnter therapeutischer Anwendung sehr häufig gewarnt worden ist. Reicht man essigsaures Blei, wie es geschehen ist, zu 7,8 g in 14 Tagen und nach einem Monate noch einmal in dem gleichen Zeitraum ca. 9 g, so dass der Kranke Saturnismus bekommt und zu Grunde geht, so müsste der betreffende Arzt dafür die volle Verantwortung tragen.

Die Aufnahme von Bleiverbindungen in den menschlichen Organismus geht von den einzelnen Resorptionsflächen verschieden schnell und vollständig vor sich. Die in Wasser löslichen Verbindungen werden von allen Schleimhäuten aus resorbirt und in das Blut übergeführt. Im Intestinaltractus gelangen auch metallisches Blei sowie einige, in Wasser unlösliche Salze desselben, wenn auch in geringer Menge zur Lösung. Lösliche oder bereits gelöste Bleisalze unterliegen auch der Resorption von der Haut aus in ziemlich beträchtlichem Maasse, aber es gehören hierfür, entsprechend der untergeordneten Stellung, welche die äussere Haut unter allen Resorptionsorganen einnimmt, concentrirte, lange Zeit angewandte Bleilösungen oder Bleisalben, die mit Borstenpinsel eingerieben werden, um diesen Erfolg bei Thieren hervorzurufen.[1]) Immerhin ist es möglich, dass auch bei dem längeren arzneilichen oder cosmetischen Gebrauch löslicher, die Hautdecke, wenn auch leicht chemisch verändernder Bleiverbindungen, ein Eindringen in die Haut event. ein Uebergang des Metalls in die Blutbahn zu Standé kommt. Die Ausscheidung des Bleis aus dem Körper findet durch Harn und Koth, wahrscheinlich auch durch die Milch und bei häufiger Zufuhr auch durch die Haut statt. Nach Anwendung auf Wunden wird im Munde ein süsslich styptischer Geschmack wahrgenommen, wahrscheinlich durch dorthin ausgeschiedenes Blei. Eiweiss oder eiweissartige Substanzen werden durch lösliche Bleisalze in Bleialbuminate umgewandelt, die sich in verdünnten Säuren, sowie in einem Ueberschusse von Eiweiss lösen.

Jede längere oder kürzere Anwendung von Bleisalzen kann nicht nur örtliche sondern auch allgemeine Störungen hervorrufen. Es sind zuerst die Fälle zu erwähnen, in denen längere oder kürzere Zeit andauernde Verfärbung der Haut durch Bleipräparate zu Stande kam. So wird berichtet, dass eine Dame, die auf ärztliche Anordnung Bleiwasser als adstringirendes Augenwasser, und entsprechend der Verordnung eines anderen Arztes Schwefelbäder gegen Rheumatismus gebrauchte, eine Schwarzfärbung der Augenränder bekam, die sich bis über die Backenknochen fortsetzte und erst nach 6 Tagen durch Waschungen mit aromatischen Pflanzenwässern gehoben wurde. In einem anderen Falle schwand die Schwarzfärbung trotz Anwendung aller erdenklichen sauren, alkalischen und alkoholischen Waschmittel erst nach 30 Monaten. Bisweilen entsteht ein sich verbreitendes, vesicu-

[1]) L. Lewin u. O. Rosenthal, Deutsche Medizinalzeitung, 1883, No. 12.

läres Eczem nach Verwendung von Bleiwasser zu Umschlägen, z. B. in der Inguinalgegend.

Nach innerlicher Einführung von Bleicarbonat sah man Petechien und nach Bleiacetat in sehr seltenen Fällen ein Erythem entstehen. Schwellung der Gelenke wurden bei einem Kranken beobachtet, der innerlich mit Bleiacetat gegen Diarrhoe behandelt wurde.[1]) Nach dreitägiger Anwendung von Bleiwasserumschlägen bei Entzündung der Brust traten bei einer Frau brennende Schmerzen und Hartwerden der Brust, bald nachher Druck unter dem Brustbein, Trockenheit des Mundes, Fieber und Anschwellung der Halsdrüsen ein.

Nach Umschlägen mit Bleiwasser bei einer Contusion bildete sich bei einem Manne neben Koliken und Verstopfung ein schwarzer Bleisaum am Zahnfleisch.[2]) Gleiches ruft bisweilen der unvorsichtige innerliche Gebrauch von Bleisalzen hervor.

Ein Mann, der wegen Hämaturie 4 Tage lang morgens und abends 0,06 grm. Plumbum aceticum nahm, bekam Appetitlosigkeit, Schmerzen im Magen und Verstopfung. In einem anderen Falle entstanden nach dem dreitägigen Gebrauche von je 0,24 g Kolikanfälle, die mehrere Monate anhielten. Bei Phthisikern, die früher viel mit Bleiacetat behandelt wurden, stellten sich schnell Leibschmerzen ein, selbst wenn dem Medicament Opium hinzugefügt wurde. Ja, manche dieser Kranken sind so empfindlich für dieses Mittel, dass sie nach einer einzigen Dosis einen Bleisaum, Constipation und Koliken bekommen.[3]) Dieselben Nebenwirkungen können sich auch nach äusserlichem Gebrauche von Bleiverbindungen bilden, sei es, dass Bleiwasserumschläge oder Verwendung von Goulard'schem Wasser gegen Contusionen gemacht oder Bleipflaster auf entzündliche Körperstellen aufgelegt werden oder Bleiweiss auf Schweissfüsse, Wunden oder einen Schanker gestreut oder in Salben aufgebracht wird. Im letzteren Falle erschien die Kolik neben nervösen Symptomen nach 40 Stunden.

Leichtere oder schwerere Nephritis saturnina kann sich ebenfalls herausbilden. Bei einem Kranken, der Bleizucker eingenommen hatte, schwollen unter Schmerzen die Hoden an. Die geschlechtliche Potenz ging für einige Zeit gänzlich verloren. Die alten Aerzte rühmten die Eigenschaft dieser Substanz, den Geschlechtstrieb herunterzusetzen. Nach Bleiwasserumschlägen sah man bei einem jungen Mädchen neben nervösen Symptomen die gerade vorhandene Menstruation fortbleiben und erst nach Fortlassen des Mittels wiederkehren. Vaginismus entstand nach Gebrauch bleihaltiger Schminke in einem Falle neben anderen Symptomen.

Auch an den Augen können Nebenwirkungen entstehen. Nach dem Gebrauche eines bleihaltigen Haarfärbemittels (Poudre d'Italie) zeigte sich eine Ophthalmie an einem Auge mit Lichtscheu, Schmerzen, Thränenfluss, Funkensehen und zuletzt entstand ein Hornhautgeschwür. Viel häufiger sind die durch Bleiwasserumschläge am Auge hervorgerufenen Veränderungen. Man weiss seit 50 Jahren, dass das gelöste basisch essigsaure Bleioxyd (Liquor Plumbi subacetici), welches das Bleiwasser liefert, oder die Aqua Goulardi auf gesunder, mehr

[1]) Brunton, La Semaine médic., 1888, pag. 178.
[2]) Lutton, Bullet. génér. de Thérap., 1867, T. LXXII., pag. 186.
[3]) van Hove, Annal. et Bull. de la Soc. de Médec. de Gand, 1889, Mai, p. 152.

aber noch auf kranker, geschwüriger Hornhaut grauweisse Bleialbuminatniederschläge erzeugt, welche mitunter breite, milchartig, körnig und rauh aussehende Bänder darstellen, ziemlich fest haften und eine undurchsichtige Trübung bilden. Dieselben lösen sich meist nach langer Zeit unter Zurücklassung von hartnäckigen Hornhautgeschwüren, die das Sehvermögen sehr beeinträchtigen. Werden sie durch Abschaben entfernt, so kann darauf eine sehr starke Reaction folgen.[1]) In neuerer Zeit hat man dagegen die lange fortgesetzte Einträuflung mit Natrium aceticum (0,3 100) vorgenommen. Solche Auflagerungen oder Incrustationen kommen auch nach Anwendung von Bleiwasser an den Palpebralrändern bei ulceröser Blepharitis vor. Es ist unter allen Umständen geboten bei Verordnungen von Bleiwasser an die hier geschilderte Möglichkeit zu denken, dieselben auf einen kurzen Zeitraum zu beschränken oder besser bei Hornhautgeschwüren ganz zu unterlassen.

Eine Amaurosis saturnina ist bisher, soweit ich die Literatur kenne, nach arzneilichem Gebrauche von Bleiverbindungen nicht beobachtet worden. Die Möglichkeit des Entstehens ist aber bei einer geeigneten Individualität durchaus vorhanden. Es sei darauf hingewiesen, dass eine solche, bei chronischem Saturnismus wohl entstehende Amaurosis ohne und mit Veränderungen im Auge einhergehen kann. Man beobachtet: 1. Fälle mit entweder ganz normalem oder nahezu normalem Spiegelbefund, 2. chronische Amblyopien mit den ausgesprochenen Symptomen der retrobulbären Neuritis, 3. Amblyopien mit dem Befunde hochgradiger Papillitis, 4. Fälle in denen die Sehstörung mit einer Retinitis albuminurica einhergeht.[2]) Die acute, doppelseitige Erblindung tritt gewöhnlich gegen Ende eines Anfalles von Bleikolik oder nach einem epileptischen Anfalle auf. Während die Erscheinungen der letzten schwinden, stellen sich binnen wenigen Stunden ein rascher Verfall des Sehvermögens, eventuell bis zum Mangel quantitativer Lichtempfindung ein. Die Pupillen sind dabei weit und reactionslos. Das Bewusstsein kann ungetrübt oder gestört sein. Dabei kann ferner Lähmung der äusseren Augenmuskeln, Asthenopie, Accomodationsbeschränkung, Einengung der Farbengrenzen und Herabsetzung des Lichtsinnes bestehen. In einem Falle von Amblyopia saturnina mit Papillitis fand man hyaline Degeneration der Opticus-, Retinal- und Chorioidealgefässe. Die Papillitis giebt eine ungünstige Prognose, doch kamen auch hier Heilungen vor. Bei schnellem Eintritt der Sehstörung ist die Prognose relativ günstig, bei langsamer Entwicklung sehr ungünstig. Saturnine Hemianopsie sah man bestehen bleiben. In 2 Fällen, die auf die angegebene Weise entstanden waren, wurde mit dem Augenspiegel weisse Atrophie des Sehnerven und Verengerung der Gefässe nachgewiesen.

Nach Einspritzung des Bleiessigs (1 : 20 Wasser) in das Ohr bei chronisch eitriger Entzündung der Paukenhöhle kann sich Aehnliches wie am Auge ereignen. Es entstehen weisse Niederschläge von Bleialbuminat, welche Reizung der Gewebe, Retention des Secrets[3]) und sogar fest mit dem gelockerten Gewebe verbundene, scheinbar organisirte, Membranen darstellen können. Es ist ein Irrthum, wenn

---

[1]) Reuss, Real-Encyclopädie der ges. Heilkunde, Bd. IX., pag. 593.
[2]) Bergmeister, Wiener medic. Blätter, 1886, pag. 169.
[3]) Schwartze, Die chirurg. Krankh. d. Ohres, 1885, pag. 196.

man glaubt, dass dieses Vorkommniss sich durch Verwendung ganz frischer Bleilösungen vermeiden lässt. Der Niederschlag stellt eben Bleialbuminat dar, das sich auf Grund chemischer Wahlverwandschaft des Bleies zu Eiweiss bildet. Die aus alten, kohlensaures Blei enthaltenden Lösungen ins Ohr gelangenden Fremdkörper kann leicht durch Nachspülen entfernt werden. Er ist in keine chemische Verbindung eingetreten.

Nach Aufnahme von 3 Dosen Plumbum aceticum zu je 0,03 g seitens eines phthisischen Anstreichers beobachtete man mehrmaliges Erbrechen, hochgradigen Collaps mit kalten Schweissen, Kleinheit und erhöhte Frequenz des Pulses, Kälte der Hände und Füsse, Benommensein des Sensoriums, erschwerte Athmung und Druckempfindlichkeit des Epigastriums. Am nächsten Tage hatten die Symptome an Schwere nachgelassen. Dyspnoe bestand fort. Schmerzen und ein Gefühl von Wundsein im Halse erklärten sich durch eine nachweisbare Röthe der Rachen-, Gaumen und Wangenschleimhaut. An einzelnen Stellen waren diese Organe weisslich gefärbt; gerade so als ob sie oberflächlich gegerbt worden wären. Es bestand Foetor ex ore. Aehnliche Symptome: Magenschmerzen, Collaps, Cheyne-Stokes'sche Athmung, Benommensein etc. traten später auch nach 2 Dosen Bleiacetat von je 0,03 g Bleizucker ein. Als von einem anderen Phthisiker zur Stillung einer Lungenblutung in 5 Tagen 7 g Plumbum aceticum verbraucht waren, zeigten sich am achten Tage neben den bereits erwähnten Symptomen asthmatische Anfälle von $^1/_2$—1stündiger Dauer, die sich während 12 Tagen häufig am Tage und in der Nacht wiederholten. Die höchst qualvollen Anfälle wurden durch fortwährenden Harndrang gesteigert.[1]) Nach äusserlicher Anwendung von Bleiglätte sah man Engbrüstigkeit und Ohnmacht entstehen.

Jedes in den Körper, auf irgend welcher Bahn eingedrungene lösliche Bleipräparat kann ferner nach kürzerer oder längerer Zeit Nebenwirkungen seitens des Centralnervensystems veranlassen. Die Individualität des Kranken ist sehr an dem Zustandekommen derselben betheiligt. So sah man nach Anwendung von Bleiwasser auf ein Geschwür Steifigkeit des Halses neben süsslich styptischem Geschmack im Munde, und nach äusserlichem Gebrauche von Bleiwasser, Bleiweiss und nach innerem des Bleizuckers: allgemeine Schwäche, Schwindel, Zittern der Muskeln und Parese oder Lähmung, auch wohl begrenzte oder allgemeine Zuckungen der oberen oder unteren oder aller Gliedmassen oder auch Unvermögen den Kopf und den Mund zu bewegen, entstehen. Diese Lähmungen schwinden meistens nach einigen Wochen oder längstens Monaten. Selten leidet die Sensibilität in umfangreicher Weise. Mehrfach sah man auch das Allgemeinbefinden nach äusserlicher oder innerlicher Bleianwendung leiden. Nachdem z. B. mehrere Tage lang Umschläge von Bleiwasser gegen Feigwarzen gemacht worden waren, entstand Fieber, Hitze, Beklemmung und Unruhe. Aussetzen des Bleiwassers sowie Abführmittel beseitigten die Symptome.

Für die Therapie der nach Blei auftretenden Nebenwirkungen kommt in erster Reihe die Anregung der Diurese, behufs schnellerer

[1]) Brieger, Charité-Annalen, 1879, Bd. VI., pag 151.

Ausscheidung des Metalls und Anregung der Darmperistaltik für denselben Zweck in Frage. Durch Einführung von Jodkalium soll das Blei schneller den Körper verlassen. Es scheint aber durch längeren Gebrauch dieses Mittels gelegentlich eine Verschlimmerung des bestehenden Uebels veranlasst werden zu können. Man nannte diesen Zustand Jodoplumbismus. Mehrmals beobachtete man danach: Frostgefühl, Fieber mit hoher Pulszahl, Nausea, Zunahme der Kolikschmerzen, Empfindlichkeit in der Leber- und Milzgegend, Conjunctivitis, Schnupfen, Pustelausschlag auf einer Schulter und im Gesicht und Prostration.[1])

Bismutum subnitricum.

Das Mittel kann bei jeder Art seiner Anwendung Störungen der Gesundheit hervorrufen. Diese Erkenntniss ist das Resultat langer Erfahrungen, und trotzdem bestritten worden. Man hielt vielfach noch bis in die neuere Zeit hinein das Magisterium Bismuti für eine unschädliche Substanz, die von Wundflächen aus nicht resorbirt würde, und die man auch theelöffelweise ohne jede Unbequemlichkeit für den Kranken einführen könne. Die Verschiedenheit in den Ansichten suchte man dadurch zu überbrücken, dass man für diejenigen Fälle, in denen Nebenwirkungen auftreten, eine Unreinheit des Präparates, speciell dessen Arsen- oder Bleigehalt (1—10 ‰) annahm. Diese Mengen reichen aber nicht aus, um Störungen im Organismus zu bewirken. Ja, es ist sogar ein so geringer Bleigehalt geradezu als erforderlich angesehen worden, da gerade hierdurch das Präparat seine heilsame Wirksamkeit gegen Diarrhoeen entfalte. Auch der Arsengehalt des Wismuthsubnitrats ist meist nicht gross genug — im Höchstmaasse wurden 0,02 pCt. gefunden — um die nachfolgend zu nennenden Symptome herbeizuführen. Hierzu kommt, dass weder Blei noch Arsen Symptome wie Wismuth hervorrufen.

Die Ursachen der Nebenwirkungen liegen theilweise in einer abnormen Empfindlichkeit des Kranken für dieses Mittel, oder in der Eigenart des letzteren, bisweilen auch in einer unrichtigen Anwendung. Das Vorhandensein grösserer Mengen von Säure im Magen kann aus dem basischen Wismuthnitrat das corrodirende, neutrale Salz, resp., wenn sich dieses mit Wasser umsetzt, das saure Salz in grösseren Quantitäten entstehen lassen. Das neutrale und saure Salz sind aber intensive, Gastroënteritis hervorrufende Gifte. Der gleiche Vorgang würde sich natürlich abspielen, wenn man das basische Salz zugleich mit sauren Mitteln verabfolgt, oder wenn der Patient saure Substanzen nach dem Einnehmen des Mittels einführt. Dass sich überall da, wo Schwefelwasserstoff auf Wismuth einwirken kann, schwarzes Schwefelwismuth auf und in den Geweben bilden und einlagern kann, ist selbstverständlich.

Meist sind es grössere Dosen, welche Nebenwirkungen hervorrufen, obschon auch solche sehr oft ohne jeden Nachtheil genommen werden. Den Tod sah man in einem Falle nach Verschlucken von

[1]) Thomson, Brit. med. Journ., 1871, I., pag 362.

ca 7,5 g Magisterium Bismuti eintreten. Der Sectionsbefund sprach durchaus für die Richtigkeit der Todesursache.

Bald nach dem Einnehmen entstanden: Brennen im Schlunde, Erbrechen, widerlicher Metallgeschmack und Dysphagie, später Kälte der Haut, Aussetzen des Pulses, am dritten Tage: Singultus und Dyspnoe, Schwellung von Händen und Gesicht, am vierten: Spannung und Auftreibung des Unterleibes, Schwellung der Zunge, am 5. und 6. Tage: Speichelfluss und Delirien und am 9. der Tod. Man fand den Kehlkopf, Kehldeckel, die Mandeln, das Zäpfchen und den Schlund schwarz gefärbt. Damals hielt man dies für Brand. Es ist wohl möglich, dass dies eine falsche Deutung darstellte, und es sich nur um eine Schwarzfärbung durch Schwefelwismuth gehandelt hat. Aber mit Rücksicht auf einen neueren Fall, in dem, ein freilich begrenzter Brand, nämlich der Uvula, zu Stande kam, und mit Rücksicht auf die Thierexperimente, die in dieser Beziehung positive Resultate ergaben, muss man die Möglichkeit des Zustandekommens von Gangrän, vielleicht durch Druck, des in die Gewebe eingelagerten Schwefelwismuths zugeben.

Diesem ausnahmsweis bösartigen Verlauf stehen Nebenwirkungen gegenüber, von denen eine Rückkehr zur Norm fast immer möglich ist. Der widerlich knoblauchartige Geruch, welcher nach dem Einnehmen von Bismutum subnitricum zuweilen auftritt, ist auf eine geringe Verunreinigung des Präparates mit Tellur zurückzuführen. Nach dem Einnehmen von 0,015 g Tellurdioxyd trat sofort der widerliche Athem auf; bald darauf hatten auch der Schweiss und der Urin den Knoblauchgeruch, welcher im Urin 382 Stunden, im Schweis 452 Stunden, in den Fäces 79 Tage anhielt. Der widerliche Geruch des Athems zeigte sich noch nach 237 Tagen. Es ist dieser Geruch als physiologisches Reagens auf Tellur zu benutzen; denn noch 0,0000005 g rufen denselben hervor. Die Verbindung, welche hier entsteht, ist wahrscheinlich eine Aethylverbindung des Tellurs.

Seit lange kennt man die bisweilen sich zeigende Eigenschaft dieser Wismuthverbindung, nach Einführung in den Magen Speichelfluss, mit Aufwulstung der inneren Backenfläche, sowie Entzündung des Zahnfleisches und der Zunge mit Excoriationen, begleitet von Kopfschmerzen und Fieber hervorzurufen. Unsere Zeit lehrte kennen, dass auch von Wundflächen eine so reichliche Resorption von Wismuth stattfinden kann, dass eine acute Stomatitis mit starker Schwellung des Zahnfleisches, der Zunge und des Rachens und Lockerung des Zahnfleischrandes sowie Schwarzfärbung einiger oder aller Theile der Mund- und Rachenhöhle auftreten kann. Mitunter nehmen diese Veränderungen ein croupöses oder croupös-diphtheritisches Aussehen an. Nachdem auf eine grosse Brandwunde des Rückens ca. 14 Tage lang alle 2 Tage viel Wismuthsubnitrat aufgestreut worden war, klagte die Kranke über Schlingbeschwerden und Schmerzen längs des Oesophagus. Am Gaumensegel zeigte sich eine weisse, wenig adhärente Membran, die mit ähnlichen Membranen auf den Mandeln und dem Zäpfchen in Verbindung stand. Nach zwei weiteren Tagen verbreiteten sich die Veränderungen weiter. Die umgebende Schleimhaut war schwarz. Das Zahnfleisch des Unterkiefers zeigte eine dunkelbraune Verfärbung. Auch die Unterlippe war schwarz gefleckt und auf diesem Fleck fand sich eine Pseudomembran. Nach 20 Tagen wurde das Gaumensegel brandig. In grösserer Zahl erschienen nunmehr im Munde, unter der Zunge, schwarze Flecken. Die Zähne lockerten sich. Jetzt erst hörte man mit dem „antiseptischen Verbande“ auf. Trotzdem sich zu den geschilderten Symptomen noch Erbrechen und Durchfall hinzugesellten, erfolgte Wiederherstellung.[1]) Auch bei Thieren rief man durch Wismutheinführung Ulceration oder Schorfbildung, diphtheritische Plaques besonders an Zahnfleisch und Oberlippe bei Diarrhoeen, Magenblutung und doppelseitige Hornhauttrübung hervor.

Als fernere Symptome kommen nach dem arzneilichen innerlichen und äusserlichen Gebrauch des Magisterium Bismuti vor: Nausea, Erbrechen, Darmcatarrh mit Leibschmerzen und ermattende Durchfälle, seltener Verstopfung. In einem zur Obduction gelangten Falle fand man Schwefelwismuth entlang den Lymphgefässen der Darmwand abgelagert. Anhaltender Gebrauch des Mittels kann solide, concrementartige Massen im Magen und Darm entstehen lassen. Bei einer Frau fand sich ca. $^1/_2$ Kilo Wismuthsubnitrat mit Schleim vermischt neben krebsigen Geschwüren im Magen vor.[2]) In einem anderen Falle enthielt der Darm grosse, harte, schwarze Massen von Wismuthsubnitrat und Schwefelwismuth, welche ihn blokirten. Zu den Störungen im Magen-Darmkanal können sich noch Hitzegefühl, Kopfschmerzen, Schwindel und allgemeine Mattigkeit hinzugesellen. Nach derResorption des Wismuths von Wundflächen wurde bei einem Kranken auch eine leichte desquamative Nephritis mit Ausscheidung von Eiweiss und körnigen Cylindern im Harn beobachtet. Im dunklen Harn fand sich Wismuth. Die Harnabsonderung kann fast bis zur Anurie vermindert sein. Auch Aussetzen des Pulses und Störungen der Athmung kommen, wie oben mitgetheilt wurde, vor.

Nach Einspritzung des Magisterium Bismuti in Schüttelmixtur gegen Gonorrhoe kann bald das Harnlassen mühevoll werden und Schmerzen in der Gegend des Anus auftreten. Sondirt man, so fühlt man in irgend einem Theile der Harnröhre, z. B. der Pars prostatica einen Widerstand. Genauere Untersuchung lässt dann das Vorhandensein von harten Concretionen erkennen.

Alumen.

Die schwefelsaure Kali-Thonerde ruft nach häufigerer innerlicher Anwendung bei einigen Menschen Nebenwirkungen seitens des Magen-Darmkanals hervor. Esslust und Verdauung werden gestört. Ein chronischer Magencatarrh, Abmagerung und Schwäche schliessen sich hieran. Grosse Dosen veranlassen Speichelfluss, Erbrechen sowie Magen- und Leibschmerzen bei Diarrhoe. Diese Wirkung rührt von einer directen Reizung der Magen-Darmschleimhaut durch das Mittel her und ist abhängig von dem Füllungsgrade des Magens. Denn wenn die eingeführten Alaunmengen im Magen nicht genug Eiweiss oder eiweissartige Substanzen finden, die sie fällen können, so wird in geringerem oder höherem Maasse die Schleimhaut dieses Organs von dem Mittel afficirt. Es ist aber besonders darauf hinzuweisen,

---

[1]) Dalché, Annal. d'hygiène publ., 1886, II., pag. 358.

[2]) Papini, Rivista clinica di Bologna, 1881, 2. Ser., T. XI., Mai, pag. 287.

dass nur grosse Dosen es sind, welchen die angeführten Nebenwirkungen zukommen. Sie äussern keine adstringirenden, sondern nur reizende Einwirkungen.

Diese Thatsache kann auch als Ursache der so häufigen Fehlerfolge in dem äusserlichen Gebrauche des Mittels für Secretionsbeschränkung auf catarrhalisch erkrankten Schleimhäuten angesehen werden. Je höher die verwandten Dosen sind und je länger der Gebrauch des Alauns fortgesetzt wird, um so sicherer ist der Fehlerfolg. Mehrfach fand man auch, dass der längere Gebrauch desselben bei Personen mit empfindlichen Bronchien Husten hervorrief.

Nicht unmöglich scheint es zu sein, dass grössere Dosen von Alaun Abort erzeugen können. Eine Frau, die aus Versehen statt eines Stückes Zucker ein Stück Alaun genommen hatte, abortirte nach einer Stunde. Der Foetus sah buchstäblich wie gegerbt aus. Vorsicht ist deshalb bei Schwangeren jedenfalls geboten.

Wird das **Aluminium acetico-tartaricum** in Pulverform auf die Schleimhaut der Nase oder des Larynx gebracht, so sieht dieselbe bereits nach $1/2$ Minute weiss, weissgrau, wie verätzt aus. Bald entsteht ein intensiver seröser Ausfluss aus der Nase, der mehrere Stunden andauert. Bei einer Wiederholung der Insufflation entwickelt sich binnen 48 Stunden ein Eczem der Oberlippe. Nach dieser Zeit beginnen sich kleine Aetzschorfe abzustossen, bisweilen mit leichten capillären Blutungen. Nach 5—7 Tagen ist die Wirkung des Mittels und die dadurch hervorgerufene Veränderung vollständig vorbei.

XIV. Dermatica.

Pix liquida.

Der Holztheer stellt ein buntes Gemenge aromatischer Substanzen, Benzolen, Phenolen, Kresolen dar. Noch immer wird er trotz der zahlreichen, dafür empfohlenen Surrogate, äusserlich und innerlich gegen verschiedene Hautkrankheiten, und innerlich auch zur Bekämpfung von catarrhalischen Erkrankungen der Luftwege und der Blase benutzt. Die Nebenwirkungen hängen in der Stärke ihres Auftretens von der Individualität des Kranken ab. Sowohl die Haut als innere Organe können sich jedoch, freilich in nicht sehr weiten Grenzen, an das Mittel gewöhnen, so dass es anfangs schlecht, später besser vertragen wird.

Die Nebenwirkungen an der Haut beruhen auf einer entzündlichen Reizung des intacten, in noch höherem Grade des kranken Gewebes. Es lässt sich nicht mit Bestimmtheit angeben, welchem der Bestandtheile dieses Gemisches dieselben zuzuertheilen sind. In Folge dieser örtlichen Reizung kommt es zu einer Acne, die sich in der Form von rothen, kugligen, in der Mitte durch einen schwarzen Punkt oder ein Haar gekennzeichneten Knoten darstellt, und so lange dauert als der Einfluss des Theer's vorhanden ist. Die einmal entwickelte Theeracne bildet sich sehr langsam zurück, so dass sie im Durchschnitt einen Zeitraum von 2—4 Wochen zu ihrer Involution braucht, aber dann ohne Hinterlassung von Narben oder Pigmentflecken schwindet. Die von Hebra modificirte Wilkinson'sche Theerschwefelsalbe (Sulf. ven., Pic. liquid., $\overline{aa}$ 180, Cret. alb. 120, Sapon. domest., Axiung. porc. $\overline{aa}$ 500,0) gegen Krätze bringt gleichfalls entweder durch Verschleppung auf gesunde Theile, oder schon durch die bei manchen Personen bestehende, übergrosse Empfindlichkeit gegen Salben, Eczeme hervor. Diese letztere Form der Hauterkrankung entsteht auch nach Einreibungen mit gewöhnlichem Theer, und bildet sich, wie die Acne nur langsam zurück. Die Haut kann ödematös anschwellen. Meist bewirkt die Theeraufnahme nach 24—48 Stunden eine reichliche Transspiration.

Resorptive Nebenwirkungen können sich nach jeder Art der Theeraufnahme bilden. Ausser der Individualität kommt hierfür noch besonders die Grösse der eingepinselten Fläche, eventuell der sonstwie resorbirten Dosis in Frage. Man beobachtet: Appetitlosigkeit, Uebelkeit, Brechneigung und Erbrechen, Durchfälle mit Leibschmerzen. Dazu gesellt sich bisweilen Fieber, Kopfschmerzen oder Benommensein und Schwindelgefühl. Das Harnlassen geht dann wohl unter Schmerzen vor sich. Auch Ischurie und Strangurie kommen vor. Ein Mann, der zur Vertreibung eines Eczema squamosum an den Streckseiten sämmtlicher Gliedmassen an drei Tagen je eine Theereinpinselung mittelst Borstenpinsels erhalten hatte, bekam nicht nur viele der bisher genannten Nebenwirkungen, sondern auch wässrige Ergüsse der Haut, Schmerzen in der Nierengegend, Albuminurie, alsdann Anasarca und Lungenoedem. Das letztere wurde beseitigt. Doch hielten die übrigen Symptome, die sich in ihrer Gesammtheit als ein mit Magencatarrh complicirter Morbus Brightii darstellten, noch relativ lange an. Die Oedeme und das Eiweiss schwanden erst allmählich.[1])

Die Albuminurie ist ein, besonders bei Kindern, nicht selten vorkommendes Ereigniss, auch wenn Verdünnungen z. B. von 1 Theer auf 10 Vaselin genommen werden.[2]) Der Harn riecht theerartig und sieht oft dunkelschwarzbraun aus. Hydrochinon oder Carbolsäure, die mit dem Theer eingeführt werden, bewirken diese Veränderung.

Oleum Juniperi empyreumaticum.

Nach dem Aufbringen von Oleum Cadinum auf leidende Haut bemerkte man bei selbst nur mässiger Entzündung eine ziemlich bedeutende Schwellung und Röthung unter lebhaften Schmerzen, bald darauf aber Hervortreten der Haarbälge in Gestalt hanfkorngrosser Knoten über die Haut, eine Affection, die sich also als identisch mit der Theeracne erweist.

Bazin beobachtete bei Kranken, die wegen Psoriasis Cadelöl-Einreibungen erhielten, einzelne, oder in Gruppen stehende, wenig confluirende, harte, ziemlich grosse, mit einem Hof versehene Papeln, besonders an den Körperstellen mit gut entwickeltem Haarwuchs. Sie sitzen in der Haut mit einer breiten knotigen Basis und laufen nach oben spitz zu, manchmal in einem Bläschen endigend. An der Spitze befindet sich stets ein schwarzes von einem Haar herrührendes Pünktchen. Zur Vereiterung dieser Efflorescenzen kommt es fast nie, und selbst beim Kratzen eitert nur die Spitze der Papel. Sitz der Affection sind die Haarbälge. Bazin bezeichnet dieselbe als Cadel-Sykosis (Sycosis cadique).

In manchen Fällen setzt sich die Anschwellung und Entzündung von der ursprünglichen Einreibungsstelle aus über grössere Körperbezirke fort, und kann dann das Bild einer mit Erisypelas verbundenen Dermatitis darbieten; ja, es können selbst die Lymphgefässe und consensuell auch die Lymphdrüsen an dem Entzündungsprocesse theilnehmen. Bei der zuerst geschilderten leichteren Form genügen hydropathische Umschläge und reizmildernde Salben neben dem Aussetzen des Mittels um die Affection zum Schwinden zu bringen. Zur Linderung der Schmerzen bei der weit ausgedehnten, dermatischen Form empfiehlt es sich, warme Vollbäder mit $\frac{1}{2}$—1 stündigem Aufenthalte in denselben, sowie innerlich kleine Mengen von Opiaten zu reichen.

Eine Nebenwirkung von mehr untergeordneter Bedeutung ist die durch das Cadelöl entstehende, schwer zu beseitigende Braunfärbung der Haut. Um dieselbe zu verhindern kann man das Oel in Seifenform geben: (Butyr. Cacao 12,0. Ol. Cadini 9,0, Ol. Lini, Liq. Ammonii caust. ana 4,0.) Hiervon werden 5—10 g eingerieben. Diese Seife lässt sich leicht mit Wasser abwaschen.

---

[1]) Kirchheim, Berliner klin. Wochenschr., 1872, No. 19, pag. 224.
[2]) Jacubasch, Charité-Annalen, 1881, VI. Jahrgang, pag. 514.

Ichthyol. Ich würde dieses Reclamepräparat nicht erwähnt haben, wenn es nicht wäre, um zu zeigen, dass auch danach allerlei Nebenwirkungen vorkommen können. So entstanden bei einer Frau nach Gebrauch einer 50 proc. Ichthyol-Salbe gegen arthritische Knieschmerzen erst Hautröthe, dann Schwellung und Weiterschreiten der Hautröthe auf andere Körperstellen. An den Beinen war die äussere Fläche des Kniegelenks, sowie des unteren Theils des Oberschenkels und des oberen Theils des Unterschenkels von einem ununterbrochenen, 12—15 cm breiten Streifen eines Erythema papulosum eingenommen. Auch die Haut beider Arme und der Brust erkrankte in ähnlicher Weise. An beiden Wangen und Ohren fand sich ein starkes Erythem von fast braunrother Färbung, dasselbe war mit Schwellung verbunden.[1]) Hyperhidrosis, Miliaria-Ausschläge und Blasenbildung, die angeblich nur oberflächliche Retentionserscheinungen und nicht Infiltrationsprocesse darstellen, wurden oft beobachtet.

Anthrakokali. Das Steinkohlenkali (feinstes Steinkohlenpulver mit schmelzendem Kali gemischt) wurde zu 0,1—0,5 g gegen Hautausschläge empfohlen. Später erwies sich diese Therapie als wenig erfolgreich. Bei Hautkranken erregte dasselbe beschleunigten, vollen Puls, nach mehreren Tagen allgemeine Schweisse, Gefühl von Brennen in der Haut und wohl auch neue, juckende Ausschlagsformen. Man beobachtete Urticaria, erysipelatöse Hautröthe, oder auch ein pustulöses Exanthem. Bisweilen entstehen Reizung des Intestinaltractus, sowie Kopfschmerzen.

Sapo Kalinus ist seit Langem in Form von Einreibungen gegen chronische Lymphdrüsenschwellung, Pericarditis, acute Peritonitis mit eitrigem Exsudat u. A. m. empfohlen worden. Manche Menschen bekommen dadurch eine entzündete Haut oder Eczeme, und vertragen das Mittel überhaupt so schlecht, dass die Anwendung nur in grösseren Pausen erfolgen kann.[2]) Reizerscheinungen, besonders an kranker Haut, kommen auch nach Gebrauch fester Seife vor, nicht nur, wenn dieselbe freies Alkali hat, sondern auch bei neutraler Beschaffenheit.

Kalium sulfuratum.

Sowohl die Schwefelleber als andere Verbindungen des Schwefels mit Alkalien oder alkalischen Erden üben als solche örtliche Wirkungen und nach ihrer durch die Kohlensäure der Gewebe oder anderweitige Säuren des Körpers veranlassten Zersetzung durch den entstehenden Schwefelwasserstoff auch entferntere Wirkungen aus. Manche Menschen sind gegen diese Mittel ganz besonders empfindlich.

Nach dem Einnehmen von 0,1—0,2 g erscheinen bei Einigen Uebelkeit und Erbrechen, während Andere auch 1 g ohne Nebenwirkungen vertragen. Nachdem einem Kinde mehrere Dosen von 0,36 g Schwefelleber gegen Keuchhusten gereicht worden waren, entstand ein fieberhafter Zustand, brennende Hitze, unstillbarer Durst, peinigende Kopfschmerzen und leises Irrereden. Bei einem anderen Kinde verband sich das Fieber mit Erbrechen.

Die äussere Anwendung der Schwefelalkalien, meistens des Schwefelkaliums, in Form von Salben, Waschungen und Bädern, kann bei einzelnen, besonders dazu disponirten Personen nicht selten zu Hautreizungen Veranlassung geben, deren Intensität in geradem Verhältnisse zu der Menge des angewandten Salzes steht. Es bilden sich nach Bazin auf geröthetер Basis unter lebhaften Schmerzen kleine, confluirende Bläschen, die sich mit eitrigem oder serösem Inhalte füllen, und von einem, ihren Durchmesser 2—3 mal übertreffenden Hof umgeben sind. Die Affection verschwindet in einigen Tagen. Aber auch ernstere Erscheinungen können sich nach Schwefelkalium-Einreibungen bemerkbar machen. So sah man nach vier bis fünf Einreibungen

[1]) Werner, Württemb. Correspondenzblatt. 1888, Bd. 58, pag. 180.
[2]) Dornblüth, Deutsche medic. Wochenschr., 1884, No. 33, pag. 535.

einer Lösung von 4 g Schwefelkalium auf 30 g Wasser in der Lumbargegend eine heftige Phlegmone mit Pustel- oder Abscessbildung entstehen. Eigenthümlicherweise wurde die Schenkel-, sowie die Gesässhaut, auf die das Mittel in gleicher Weise gelangt war, nur in sehr geringem Grade von der Entzündung betroffen.

Arnica montana.

Arzneilich werden die Flores Arnicae sine receptaculis, von Kelch und Blüthenboden befreite Blüthen benutzt. Die Wirkungen bauen sich wesentlich auf dem Gehalt an ätherischem Arnicaöl und dem darin enthaltenen Arnicacampher auf. Alte Blüthen werden missfarbig, geruchlos und wirkungslos. Daher giebt es schlechte Präparate im Handel. Der Widerspruch vieler Aerzte gegen die Anwendung des Mittels hat dasselbe nicht aus der Gunst des Volkes verdrängen können. Man benutzt es äusserlich, obschon es für „das unnützeste medicinische Ding" [1]) erklärt worden ist, als das beste Mittel für Blutergüsse in die Haut, gleichgiltig ob sie constitutionellen oder traumatischen Ursprungs sind,[2]) gegen Quetschungen u. A. m. Bedingung für einen solchen Gebrauch ist, dass die Oberhaut gesund ist. Diese Indicationen, sowie auch der innerliche Gebrauch gegen Blutergüsse in das Unterhautzellgewebe oder die Muskeln, gegen Morbus maculosus u. s. w. sind schon vor 100 Jahren aufgestellt worden. Nur die aus Blüthen bereitete Arnicatinctur wirkt stark entzündungserregend. Die Wurzeltinctur wirkt nicht so. Man meinte deshalb, dass gewisse, in den Blüthen sich immer findende Insekten (Atherix maculatus), die mitverarbeitet würden, Ursache der hautverändernden Eigenschaft der Arnica seien. Es ist zweifellos, dass diese Insecten auch entzündungserregend wirken, aber ebenso sicher, dass die Arnicablüthen an sich das Gleiche thun.

Kleine, in den Kreislauf aufgenommene Mengen der Arnicatinctur verlangsamen, grosse beschleunigen die Herzthätigkeit. Es kommt vor, dass Menschen die Tinctur mehrfach ohne Schaden anwenden, dann aber doch einmal Nebenwirkungen danach bekommen.

Bringt man die Tinctur auf eine empfindliche Haut, so entsteht, je nach der Beschaffenheit des Präparates Jucken oder Brennen und nach einiger Zeit Röthung und Schwellung besonders im Gesicht, so dass die Augen nicht geöffnet werden können, und ferner Dysphagie durch Schwellung des Halses. Ein Mann wandte bei einer Luxation seines rechten Armes Arnicatinctur unverdünnt an. Bald nach der Einreibung empfand er an der betreffenden Stelle ein sehr schmerzhaftes, brennendes Gefühl, dem heftige Entzündung und Schwellung der Haut folgten. Auch die linke Hand, die Arnica eingerieben hatte, war roth und entzündet. Hierzu gesellte sich Fieber, so dass der Kranke acht Tage das Bett hüten musste. Bei seiner Frau trat nach Einreibung derselben Tinctur keine derartige Reaction ein. Bisweilen schwellen in solchen Fällen auch die Lymphdrüsen an.

Manche Menschen bekommen nach Arnica auf einem ödematösen Hauterythem miliare bis linsengrosse, eiterhaltige Bläschen und selbst ausgebildete Bullae. Diese Veränderungen haben entsprechende Allgemeinerscheinungen im Gefolge. Als Beispiel, wie der Verlauf einer solchen Veränderung sich gestaltet, sei Folgendes angeführt. Es machte Jemand zweimal Umschläge mit Arnicatinctur auf eine durch Stoss am Schienbein veranlasste Excoriation. Die bestehende Röthe nahm bald zu. Es entstanden Phlyctänen von Fünfmarkstückgrösse, die von kleinen, dunkelrothen Erhabenheiten umgeben waren. Trotzdem wurden die Umschläge noch zweimal wiederholt. Als sich das gesunde Bein mit dem kranken im Bett berührte, erkrankte auch dieses mit einem Ausschlag. Schmerzen raubten dem Kranken den Schlaf. Auch im

---

[1]) Kaposi, Realencyclopädie der ges. Heilkunde, Bd. V., pag. 579.
[2]) Unna, Deutsche Medizinalzeitung, 1885, pag. 13.

Gesicht erschienen, vielleicht durch Uebertragung, Bläschen. Die Hände blieben aber frei. Der Ausschlag ähnelte einem Eczema rubrum. Erst nach 14 Tagen war es verschwunden. Ist ein solches Eczem durch Arnica entstanden, dann wird leicht an irgend einer entfernteren Stelle, z. B. dem Gesicht oder Nacken, die dem Druck, einer Reibung, der Hitze ausgesetzt ist, reflectorisch — „sympathisch" — ebenfalls ein Eczem entstehen. In seltenen Fällen gehen die örtlichen Veränderungen bis zu oberflächlicher Gangrän. Ein Kranker, der mehrfach gegen ein Eczem Arnicatinctur angewandt hatte, sah sehr bald das ursprüngliche, eng begrenzte Leiden sich weiter ausdehnen. Die Haut wurde roth, schmerzhaft, geschwollen und bedeckte sich mit Papeln, Blasen und Pusteln. Nach 10—12 Tagen bestanden diese Veränderungen noch und dazu hatten sich Stellen mit je einem oberflächlichen, centralen, blauschwarzen, bis bohnengrossen Brandschorf gesellt. Da wo dieselben schwanden, entstanden Ulcerationen.[1]

Arnica-Aufgüsse (0,3—1:120 Wasser), die in den Magen eingeführt werden, erzeugen Brennen und Kratzen im Munde und auch wohl Dysphagie. Die letztere erschien in einem Falle sogar nach Aufbringen von Arnicatinctur auf eine Contusion. Man beobachtet ferner bisweilen: Auftreibung des Magens, oder Magenschmerzen, Ekel, Aufstossen, Leibschneiden und ab und zu auch Tenesmus und Diarrhoe. Der Harn kann eine icterische Färbung annehmen. In manchen Fällen zeigen sich: drückender Kopfschmerz, Benommenheit, Schwindel und unruhiger Schlaf. Grosse Dosen lassen neben gastroïntestinalen Nebenwirkungen noch Collaps mit fadigem Puls und Kopfweh selbst mehrere Tage anhalten. Auch eine gleichzeitige Erschwerung der Athmung und Schwere im Kopfe kommen vor. Bei einem Manne, der gegen Influenza 0,18 g Pulv. rad. Arnicae genommen hatte, erschienen nach 8 Minuten starkes Herzklopfen, allgemeine Kälte des Körpers, Angst und Schwindelgefühl.[2] Die beiden letztgenannten Symptome sind häufiger beobachtet worden.[3] Ganz vereinzelt wird von Tetanus berichtet.

Acidum pyrogallicum.

Das Pyrogallol nimmt in Lösung an der Luft begierig Sauerstoff auf und färbt sich allmählich braun bis braunschwarz. Gegen mancherlei Hautkrankheiten, wie z. B. Psoriasis, ist dasselbe in 5—10proc. Salbe empfohlen worden. Um die Wäsche vor Färbung zu bewahren wird bei ausgedehnterer Einreibung ein Flanellgewand angezogen. Die caustische Wirkung erstreckt sich nicht nur auf das erkrankte, sondern auch auf gesunde Gewebe.

Die äusserliche Anwendung von Salben, Pflastermull etc. kann resorptive Nebenwirkungen entstehen lassen. Gerathen erscheint es deswegen, nicht mehr als höchstens 5 g täglich verschmieren zu lassen. Sie erscheinen nicht bei jedem Kranken. Man kann viele behandeln, ohne sie anzutreffen. Wenn sie aber auftreten, so geschieht es stets mehr oder minder plötzlich. Kopfweh macht meistens den Anfang. Für die unter Umständen bösartige Wirkung der Pyrogallussäure ist oft der folgende Fall angeführt worden. Bei einem mit Psoriasis behafteten Manne wurde zum Vergleiche die rechte obere und untere Extremität und der Rücken mit Unguentum Rhei (Extr. Rhei spirit. als 20proc. Salbe), die linke Seite und die Brust mit Pyrogallussalbe energisch eingerieben, dann noch einmal mit einer dünnen Schicht Salbe überstrichen, der ganze Körper schliesslich mit Gummipapier bedeckt und letzteres durch Bindentouren befestigt. Einige Stunden nach dieser Operation stellten sich Schüttelfrost, Diarrhoe, Erbrechen ein und hielten drei Tage bis zu dem unter Collaps erfolgenden Tode an. Der Harn zeigte Blutfarbstoffgehalt. Die Section ergab als Todesursache Blutzersetzung, Nephritis

---

[1] Secheyron, Annales d'hyg. publ., 1886, 3. Sér., II., pag. 158.
[2] Hahnemann, Journ. f. prakt. Arzneikunde, 1797, Bd. 5, Heft 1, pag. 9.
[3] Collins, Die Heilkräfte der Wohlverleih, Breslau 1777, pag. 63.

haemoglobinica und eine disseminirte Fettentartung des Herzmuskels.[1]) Unzweifelhaft ist jedoch in diesem Falle der grösste Theil der beobachteten Symptome durch die gehinderte Körperperspiration zu Stande gekommen, da der Effect einer so ausgedehnten Einreibung der Wirkung des Firnissens gleichkommen muss. Im Uebrigen verkenne ich keineswegs die unangenehmen, experimentell und klinisch festgestellten Nebenwirkungen der Pyrogallussäure. Nur den bösen Verlauf dieses Falles halte ich nicht für beweisend.

Die Haut wird an der Einreibungsstelle braun resp. schwarz. Gelegentlich vermisst man diese Färbung. Seifenbäder verstärken dieselbe. Erscheint ein Erythem, dann muss das Mittel ausgesetzt werden. Innerhalb eines Tages findet Rückkehr zur Norm unter Schuppung statt.[2]) Auch Blasenbildung kann auf der entzündeten Haut zu Stande kommen. Bisweilen bleibt nach Abstossung der schwarzen Masse eine geschwürige Fläche zurück. Nach Aufbringung von Pyrogallol-Lösungen (1 : 10—20 Wasser) auf Schanker entsteht besonders starke Schmerzhaftigkeit, vereinzelt auch ausgedehntes Erythem oder Phlegmone. Die z. B. bei Lupus zurückbleibenden Narben werden als glatt, weiss und geschmeidig bezeichnet.

Als resorptive Nebenwirkungen kommen vor: Gastroënteritische Reizung, Erbrechen, Durchfall[3]) und Strangurie. Der Harn wird schwarz, grünlich schimmernd und soll bei schwerer Einwirkung Blut oder Hämoglobin enthalten können.

Auch Frostschauer, Erhöhung und späteres Sinken der Körperwärme, Verminderung der rothen Blutkörperchen, Kleinheit des Pulses und Erhöhung der Pulszahl, eine eigenthümliche, blassgelbe oder grüngelbe Verfärbung der Haut, verfallenes Aussehen,[3]) allgemeine Schwäche und schnell sich steigernde Prostration sowie Kopfweh wurden beobachtet.

Chrysarobin.

Thierversuche lehrten, dass nach Einführung des Chrysarobins im Harn Chrysophansäure neben unverändertem Chrysarobin erscheinen.[4]) Reibt man das Chrysarobin auf psoriatische Stellen ein, so tritt je nach der Vulnerabilität der Haut bei einigen Personen früher, bei anderen später Entzündung an dem Orte der Anwendung auf, die sich auch auf die gesunde Haut, häufig unter bedeutender Schwellung, in grosser Ausdehnung fortsetzen kann. Manche Individuen scheinen hierzu besonders disponirt zu sein, und dann nehmen diese Entzündungen an Heftigkeit sowie an örtlicher und zeitlicher Ausdehnung ausserordentlich zu. Eine besondere Reizbarkeit scheinen das Gesicht und die Genitalien für die Chrysarobinsalbe zu besitzen. Schlaf und voller Magen sollen die Wirkung des Chrysarobins modificiren. Bei einigen Menschen äussert es keine unangenehmen Wirkungen. Folgende Ausschlagsformen beobachtete man:[5])

1. Diffuse, entzündliche Röthung und Schwellung der Haut. Bei manchen Personen erscheint die Entzündung als verschieden breiter Halo um jeden Psoriasis-Plaque schon nach 4—6, bei anderen nach 8—15 Einpinselungen. Hört man mit dem Einpinseln auf, so endet diese Röthe nach 10—14 Tagen mit Abstossung der Epidermis. Oft jedoch breiten sich Entzündung, Schwellung, Oedeme, besonders im Gesicht, trotz der Sistirung weiter aus und bewirken Schmerzen, Fieber, Schlaflosigkeit, Drüsenanschwellung u. s. w. — kurz die auch sonst nach einer Dermatitis diffusa zu beobachtenden Allgemeinerscheinungen.

---

[1]) Neisser, Zeitschr. f. klin. Medicin, Bd. I., Heft 1.
[2]) Jarisch, Centralblatt f. d. ges. Therapie, 1883, Bd. I., pag. 18.
[3]) Besnier, Annales de Dermatol. et de Syphiligr., 1882, No. 12.
[4]) L. Lewin u. Rosenthal, Archiv f. path. Anat., 1881, Bd. LXXXV., p. 118.
[5]) Kaposi, Wiener medic. Wochenschr., 1878, No. 44.

2. Stecknadelknopfgrosse, rothbraune, derbe Knötchen, von denen einzelne auch Bläschen und Pusteln tragen. Sie entsprechen den Follikelmündungen. Der Kranke empfindet lästiges Jucken und Brennen.

3. Schmerzhafte Furunkel.

Zur Linderung der Schmerzen und der Entzündung sind Kaltwasserumschläge empfohlen worden. Prophylaktisch schützt man die Umgebung der kranken Stelle durch Heftpflaster. Andere glauben, durch allmähliche Steigerung mit dem Chrysarobingehalte der Salben diese Nachtheile vermeiden zu können. Im Gesicht und an der behaarten Kopfhaut soll das Chrysarobin gar nicht, und an den Genitalien nur unter sorgfältiger Isolirung der Hautfalte angewendet werden. Man setzt es aus, sobald Höfe um die Psoriasis-Plaques entstehen. Gegen die geschilderten Hautveränderungen sind prophylaktisch und curativ auch Schwefelbäder empfohlen worden. Die Mischung des Chrysarobins mit Collodium (1:10) macht nicht, wie man annahm, immer die Verbreitung der Entzündung auf gesunde Theile unmöglich. Auch hierbei treten, vereinzelt sogar energische Reizzustände auf. So kann auf diese Weise eine Psoriasis nummularis zu einer diffusen Psoriasis werden. Dagegen soll die Methode, Chrysarobin mit Gelatine zu verwenden, die schädlichen Nebenwirkungen vermeiden lassen. Bei Zimmertemperatur ist eine solche 5—15 proc. Chrysarobingelatine eine teigig-weiche Substanz, die, in einem Gefässe in heisses Wasser gestellt, sich verflüssigt und in diesem Zustande aufgetragen werden kann. Auf der Haut erstarrt sie dann alsbald wieder. Die Braunfärbung gesunder Hautparticen soll sich durch Bestreichen derselben mit Collodium verhindern lassen.

Als Begleiterscheinung der genannten entzündlichen Nebenwirkungen zeigt sich fast immer eine Verfärbung der mit dem Mittel in Berührung kommenden Hautgewebe. Die normale Haut, sowie die Nägel gewinnen ein rothbraunes oder violettbraunes Aussehen und die Haare werden goldgelb, grünlich schillernd verfärbt. Kommt Seife auf die so in ihrer normalen Farbe veränderten Theile, so geht die rothbraune Farbe in Folge der Einwirkung des Kali auf das Chrysarobin in dunkelviolett über. Am stärksten ist diese Farbenumwandlung an dem entzündlichen Hofe, der sich um die Psoriasis-Plaques bildet. Ebenso wie die Haut wird auch die Leibwäsche mehr oder minder purpurbraun oder violett gefleckt, und diese Flecke sind schwer austilgbar.

Erwähnenswerth ist ferner eine nach äusserlicher Anwendung des Chrysarobins beobachtete Conjunctivitis, die sogar zu Stande kam, ohne dass Chrysarobin im Gesicht verwandt wurde. Bei 4—5 pCt. der mit Chrysarobin behandelten Hautkranken (Chrysarobin 10, Chloroform 90, Gutta percha 10) fand man [1]) meist nach 12—24 Stunden erst auf einem Auge, sodann einige Stunden später auch auf dem anderen eine Entzündung. Der Kranke fühlt anfangs lebhaftes Brennen, Stechen und ein unangenehmes Gefühl der Schwere am Auge, der Schmerz nimmt allmählich zu, es entsteht Blepharospasmus, Thränenfluss, bisweilen auch ein leichter Grad von Photophobie, die Conjunctiva bulbi und Conjunctiva palpebrarum, besonders die des unteren Augenlides ist stark injicirt, die Conjunctiva des oberen Lides kann aber auch ganz intact sein; die Cornea fand sich nicht verändert, doch wurden in Deutschland früher schon neben einer solchen Conjunctivitis, Cornealgeschwüre beobachtet. Die acute Periode dieser Affection dauert 3—4 Tage; die Injection der Conjunctiva hält länger an. Erst nach 8—10 Tagen sind auch ohne Behandlung die Augen wieder normal. Zu einer Secretion der Conjunctiva kommt es nicht. An dem später ergriffenen Auge sind die Entzündungserscheinungen etwas geringer und von kürzerer Dauer, wie am primär erkrankten.

---

[1]) Trousseau, Annales de Dermatol. et Syphil., II. Sér., Tome VII., pag. 275.

Eine Behandlung ist nicht nothwendig, da die Affection spontan verschwindet. Abkürzen kann man den Process durch continuirliche Anwendung von Compressen, die in warme 4 proc. Borsäurelösungen getaucht sind.

Die Frage, ob diese Conjunctivitis als resorptive Wirkung anzusehen ist, oder in Folge von Uebertragung seitens der mit dem Mittel versehenen Finger zu Stande kommt, wird im ersteren Sinne beantwortet, vorwiegend deshalb, weil kleine Mengen obiger Lösung, die in das Auge gebracht werden, schleimig-eitrige oder eitrige Entzündung hervorrufen, dieses aber bei der „Chrysarobinconjunctivitis" nie der Fall ist, weil man ferner bei den Kranken eine Uebertragung mit den Fingern sicher ausschliessen zu können glaubte und weil die Affection öfters bei jeder neuen Application des Chrysarobins auftritt und immer doppelseitig ist. Diese Annahme ist als zutreffend anzusehen, zumal ich die Resorption von der Haut aus sicher nachwies. Indessen würde in diesem Falle auch zu bedenken sein, ob nicht auch nach Verdunsten des Chloroforms kleinste Chrysarobinpartikelchen staubförmig sich losgelöst haben und in das Auge gelangten. Kommt Chrysarobin z. B. in Salbenform in den Conjunctivalsack, so erkrankt die Bindehaut catarrhalisch. Dazu können sich Chemosis, ja selbst Geschwüre an der Cornea gesellen.[1])

Die innere Anwendung des Chrysarobins hat ebenfalls, auf der entzündungserregenden Eigenschaft dieses Mittels basirende, Nebenwirkungen zur Folge. Bei Kindern wurden 0,01 g, bei Erwachsenen 0,03 g Chrysarobin in Schüttelmixtur oder in Pillen verabfolgt. Man beobachtete nach diesen Dosen seltner, wohl aber nach grösseren: gastrische Störungen, Appetitlosigkeit, Magenschmerzen, Erbrechen, Durchfälle, Herzklopfen mit Präcordialangst, Schwindel und abwechselnd Frost und Hitze. Erbrechen und Durchfall können 2—3 Tage anhalten. Steigt man mit der Dosis bis etwa 0,18 g, so ist es möglich, dass — ein solcher Fall ist mitgetheilt worden — ausser den bisher erwähnten Symptomen noch Blasenreizung, Urinverhaltung und Hämaturie, sowie starker Tenesmus auftreten. Die reizende Einwirkung auf die Nieren durch das, der Oxydation im Körper entgehende und unverändert ausgeschiedene, Chrysarobin konnte mit Sicherheit an Thieren dargethan werden. Es zeigte sich Blut im Harn nach Einführung von ca. 0,1 g und Albuminurie nach Einreiben des Mittels in die Haut. Der innerliche Gebrauch desselben erheischt also Vorsicht. In gewissen Grenzen scheint Gewöhnung an das Mittel einzutreten, derart, dass trotz Auftretens gastrischer Erscheinungen beim Fortgebrauche, ja selbst beim energischen Steigen der Tagesdosis die anfänglichen Nebenwirkungen verschwinden. Mansche Menschen sollen Dosen von 1 g und mehr vertragen und besonders kleine Kinder Toleranz für dieses Mittel aufweisen.

Die subcutane Einspritzung von Chrysarobin ruft Schmerzen, Entzündung und Abscesse an der Injectionsstelle hervor.

Naphtol.

Von der Haut aus findet eine Aufnahme des Mittels statt. In den Harn geht es über. Die Wäsche wird durch Berührung mit Naphtol nach einiger Zeit rosaroth gefärbt. Diese Flecke sind durch heisses Wasser und Seife auswaschbar. Bei längerer Berührung des Naphtols mit der Haut, die zu eczematöser Eruption geneigt ist, treten rothe, discrete Knötchen auf, die nach Beseitigung des Mittels eintrocknen und abschilfern.[2]) Bei anderen entzündlichen Zuständen zeigte sich nach 6—8maliger Einpinselung einer Naphtollösung diffuse Röthung der Haut, welche quaddelförmig vorsprang und mit der Applicationsstelle genau scharf begrenzt war. Nach öfterer Anwendung von 10—15 proc. Salbe klagen die Kranken über das Gefühl von bald mässigem bald stärkerem Brennen, das eine Viertel- bis eine ganze Stunde anhält.

---

[1]) Hebra, Wiener medic. Presse, 1879, 26. October, pag. 1370.

[2]) Kaposi, Wiener medic. Wochenschr., 1881, No. 22, pag. 609.

Die alkoholischen Lösungen wirken schon auf die gesunde, und entsprechend stärker auf die kranke Haut ein als fettige.

Neben der schmerzerregenden Wirkung wurde auch die Bildung von Blasen bei einem Psoriasiskranken beobachtet.

Das Mittel ist wie andere ähnliche, local reizende, bei bestehenden Nierenleiden mit Vorsicht anzuwenden. Bei Thieren kommt dadurch eine Hämoglobinurie in Folge von Blutdissolution zu Stande.[1]) Eine Anhäufung des Naphtols im Körper in Folge einer bestehenden Nephritis würde diese giftige Wirkung natürlich begünstigen. Gewöhnlich wird der Harn der mit dem Mittel behandelten Kranken nach 12—30 Stunden trüb, olivgrün oder gelb röthlich.

Als unangenehme entferntere Nebenwirkungen wurden bei einem mit Prurigo behafteten Knaben nach Naphtolapplication beobachtet: blutiger Urin, die Symptome eines acuten Morbus Brightii, Ischurie, Erbrechen und Bewusstlosigkeit. Darauf folgten noch mehrere Tage hindurch eklamptische Anfälle mit halbseitigen Zuckungen. Nach der Genesung wurden Einpinselungen mit 5 proc. Naphtollösung vier Wochen lang gemacht, ohne dass Eiweiss im Harn erschien. Nach Verbrauch von 15 g Naphtol gegen Krätze entstanden bei einem Manne ein universelles acutes Eczem und nach 14 Tagen eine acute Nephritis. Das erstere brach unter Frösteln am ganzen Körper mit Ausnahme des Kopfes hervor und erschien der Variola sehr ähnlich. Einzelne der zahlreichen, von rothen Höfen umgebenen Pusteln zeigten Dellenbildung. Der Harn enthielt Eiweiss.

Der **Naphtolcampher** (1 Theil Naphtol und 2 Th. Campher) ruft auf Wunden leichtes Brennen oder Schmerz und zuweilen auf der gesunden Haut juckende Erytheme hervor. Nach Einspritzung von jedesmal 0,15 g in Lungencavernen klagten einige Kranke über Schmerzen, die längs des Armes empfunden wurden, oder über hartnäckigen Husten, oder es entstand ein leichter oder schwerer Blutauswurf.

Anthrarobin. Dieses Reductionsproduct des Alizarins, ein in Wasser unlösliches Pulver, wurde für die Behandlung von Hautkrankheiten empfohlen, weil es frei von Nebenwirkungen sein sollte. Eine kurze Erfahrung ergab in dieser Beziehung Folgendes: In zwei Untersuchungsreihen bei 12 resp. 25 an Psoriasis Leidenden war der Erfolg durchaus unbefriedigend. Die Leib- und Bettwäsche wird dadurch dauernd ruinirt. Sie wird dunkelviolettroth. Nägel und Haare färben sich roth. Nach Gebrauch einer 10—20proc. Salbe, sowie von spirituösen Lösungen am Kopfe, klagten manche Kranke über heftiges, oft mehrstündiges Brennen. Bei einem Manne mit Mycosis tonsurans colli stiess sich nach Benutzung einer spirituösen Lösung die Epidermis, wie nach dem Gebrauch eines Vesicans ab.[2]) Nach ca. siebentägigem Gebrauche einer 20proc. Salbe entstand in einem Falle eine diffuse Dermatitis.[3])

Aristol. Die schon in ihrem Namen die höchste Ueberlegenheit tragende und dafür sehr theure, patentirte Substanz hat bisher nur getheilten Beifall gefunden. Sie ist Dithymol-Dijodid. Sie soll in Salbenform (10pCt.), Lösungen oder als Streupulver in der Dermatologie, für Ohren-, Nasen-, Kehlkopfkrankheiten als Antisepticum Verwendung finden.

Dieser „beste Stoff" leistet aber nicht das, was wir vom Jodoform an Gutem zu sehen gewöhnt sind. Bei Psoriasis ist die Wirkung viel langsamer als nach Pyrogallol und in schweren Fällen ganz ungenügend.[4]) Die Reinigung von Geschwürsflächen trat nicht ein. Der Process ging weiter. Auch bei Intertrigo, Ozaena syphilitica, Lupus, Bubo inguinalis war kein Erfolg. Bei der

[1]) Neisser, Centralbl. f. d. medic. Wissenschaft, 1881, No. 30.
[2]) Köbner, Dermatol. Vereinig., Berlin 1888, Juli.
[3]) Bronson, The Therapeutic Gazette, 1889, pag. 31.
[4]) Weissblum, Archiv f. Dermat. u. Syphil., 1891, No. 1, pag. 29.

letzteren Affection musste das Mittel nach 4 Tagen ausgesetzt werden, weil der Zustand stärker wirkende Stoffe erheischte. Bei Ohrenkrankheiten sind Erfolge nicht zu verzeichnen. Bei acuten Mittelohreiterungen wagte man es nicht anzuwenden wegen der Gefahr der Concrementbildung mit Verlegung der Perforationsöffnung und Verhalten des Eiters. Bei chronischen Mittelohreiterungen bewährte es sich nicht. Oft klagten die Kranken über heftige Schmerzen im Gehörgang. Nur in 8 von 49 Fällen trat Beseitigung der Eiterung ein. In 10 Fällen entstand eine erhebliche Steigerung der Eiterung.[1]) Die Erfolge bei Nasenkrankheiten waren gut. Bisweilen entstanden bei diesem Gebrauche Kopfschmerzen. Es braucht kaum hervorgehoben zu werden, dass eine Zerlegung des Aristols im Körper zu Stande kommt. Ist auch das Thymol in Bezug auf Nebenwirkungen nicht zu fürchten, so kann doch das freiwerdende Jod solche in dem Umfange erzeugen, wie es bei diesem Kapitel geschildert wurde.

Dermatol. Das seit ca. 50 Jahren bekannte gallussaure Wismuth, ein in Wasser unlösliches Pulver, wurde unter dem obigen Namen in die Praxis einzuführen versucht. Dass dieser Wismuthverbindung nicht die, beim Bismutum subnitricum nachzulesenden Nachtheile aller anderen fehlen können, ist von vornherein als sicher anzunehmen. Eine kurze Weile gebraucht, werden sich dieselben noch offenbaren. Bis jetzt beobachtete man in einem Falle nach Verbrauch von 20—30 g in 10—12 Tagen auf Unterschenkelgeschwüren keinerlei Besserung, dafür aber Schwindelgefühl und Hautjucken. In einem zweiten Falle streute man einer Frau 15 g des Pulvers auf ein grosses Unterschenkelgeschwür. Nach 3 Tagen bestand grosse Schmerzhaftigkeit, Erhöhung der Körperwärme auf 39°, Kopfschmerzen, Müdigkeit in allen Gliedern, Appetitlosigkeit und ein über den ganzen Körper verbreiteter Ausschlag. An dem Fusse fanden sich linsen-, ca. $1^1/_2$ cm grosse, mit Serum gefüllte Bläschen oder Blasen. Aussetzen des Mittels schaffte Besserung.[2])

Hydroxylaminum hydrochloricum.

Das salzsaure Hydroxylamin ist ein starkes Reductionsmittel. Man empfahl und gebrauchte dasselbe gegen Psoriasis etc. in Salbenform (1—2 : 1000) oder Lösungen (0,1—1—2 pCt. in Spir. vini oder Spiritus vini und Glycerin 2—5 Mal täglich anzuwenden). Die Resorption des Mittels könnte unangenehme Folgen haben. Das Experiment ergab über dasselbe Folgendes:[3]) Die spectroskopisch erkennbare Einwirkung des Hydroxylamin auf todtes Blut besteht in der Bildung von Methämoglobin neben Hämatin. Die Menge des Hämatins scheint, wenn man aus der Intensität der nach der Reduction auftretenden Streifen einen Schluss ziehen sollte, nur geringfügig zu sein. Dieselben Befunde liefert das Thierexperiment.[3]) Dass auch die morphologische Beschaffenheit der rothen Blutkörperchen hierbei leidet, lässt sich leicht zeigen. An einem frisch dem Finger entnommenen Blutstropfen, dem etwas von einer dünnen Hydroxylaminlösung zugesetzt wird, sieht man eine zusehends stärker werdende Granulirung innerhalb der rothen Blutzellen; der Farbstoff drängt sich bald hier und da in denselben zusammen und nach weiterer Zeit werden zahlreiche rothe Blutzellen farbstofffrei gefunden. Die Forschung nach den Ursachen dieser Wirkungen des Hydroxylamins hat ergeben, dass das letztere im Körper salpetrige Säure liefert. Vielleicht verläuft der Vorgang in folgender Weise:[3])

$$2(NH_3O) + O_4 = 2HNO_2 + 2H_2O.$$

Da es aber auf experimentellem Wege nicht gelingt, in so kurzer Zeit und in so eingreifender Mächtigkeit durch eingeführte salpetrige Säure die

[1]) Bürkner, Berliner klin. Wochenschr., 1891, No. 26, pag. 648.
[2]) Weismüller, Berliner klin. Wochenschr., 1891, pag. 1201.
[3]) L. Lewin, Archiv f. exper. Pathol. u. Pharmak., Bd. 25, 1889.

vermittelst Hydroxylamin erzeugbare Blutvergiftung hervorzurufen, so ist der Schluss gestattet, dass es der Status nascendi der Säure aus dem Hydroxylamin ist, der für die zeitliche und quantitative Wirkungsdifferenz verantwortlich gemacht werden muss.[1])

Der arzneiliche Gebrauch des Mittels hat fast ganz aufgehört, was im Interesse der Kranken von vornherein zu wünschen war. Dasselbe hat wenige oder keine Erfolge geliefert und oft geschadet, da es langwierige Eczeme, Dermatitis, bei Herpes tonsurans Entzündung und Eiterung der Kopfhaut, bei Psoriasis Schmerzen und Blasen erzeugte. In einem Falle entstand nach Resorption desselben von Psoriasisplaques aus starke Albuminurie, die nach dem Aussetzen des Mittels schwand.[2])

Europhen. Zu der bereits mehrfach charakterisirten Gruppe von „geschützten“ Medicamenten gehört auch das Kresoljodid, ein in Wasser unlösliches Pulver, das bei Berührung mit feuchten Geweben Jod abspaltet. Wird eine 5–10proc. Salbe, z. B. bei Ulcus cruris, gebraucht, so entsteht häufig so heftige Reizung der Wundränder, dass eine andere Art der Anwendung gebraucht werden muss. Die subcutane Einspritzung einer 1,5proc. öligen Lösung in grösseren Mengen veranlasst Kopf- und Leibschmerzen.

---

1) L. Lewin, l. c.
2) Fabry, Archiv f. Dermatol. u. Syphil., 1889, No. 2, pag. 204.

XV. Epispastica. — Caustica.

Unberührt von jenen zahlreichen, medicinischen Anschauungen und Systemen, die im Laufe von mehr als zwei Jahrtausenden einander ablösten, blieb die arzneiliche Anwendung hautröthender oder blasenziehender Mittel als eherner Bestand arzneilichen Thuns.

Wer humoralpathologisch dachte, brauchte sie wie der solidarpathologisch Denkende. Für die Erklärung dieses Festhaltens ist der häufig beobachtete Nutzen dieser Stoffe heranzuziehen. Selbstverständlich erwuchsen auch ihnen Feinde. Diese wurden zu solchen durch Nichterfolge der Vesicantien, oder durch den Nachtheil, den sie gelegentlich hervorriefen. Aber giebt es denn absolut Werthvolles in der Therapie? Die rechte Wahl, das Maass und die Art des Gebrauches sind am meisten für die Grösse des relativen Werthes bestimmend. Die derivatorische oder revulsive Heilmethode, wodurch tief oder entfernt gelegene Entzündung abgeleitet, Granulationsbildung oder Suppuration angeregt, schmerzhafte Nervenleiden, Ischias, Intercostalneuralgie gemildert, und Wiederbelebung bei Scheintod herbeigeführt werden kann, ist, wenngleich nicht in ihren Leistungen ganz erklärt, so doch physiologisch durch manche bemerkenswerthe Thatsache gestützt. Sowohl die örtliche Hyperämie als die, zweifellos zu Stande kommende, reflectorische Wirkung auf manche Organe, wie z. B. auf die kleinsten und grösseren Gefässe, auf das Herz, das Athmungscentrum müssen zur Deutung der verschiedenen Einwirkungen herangezogen werden. Viele der Vorwürfe, die den Vesicantien im Allgemeinen gemacht werden, sind von unangenehmen Folgen abgeleitet worden, welche die Canthariden zu Wege brachten. Diesen ist wirklich viel Uebles nachzusagen. Aber nur verschwindend wenig von ihren Untugenden findet sich bei anderen Vesicantien.

Nierenleiden erheischen Vorsicht in dem Gebrauche dieser Mittel, wenn sie gar dieselben nicht ganz ausschliessen. Für frische entzündliche Affectionen mit hohem Fieber, wie Pneumonie, Pleuritis, Bronchitis der Kinder gilt das Gleiche. Auch Gicht, Erysipelas und Phlegmone werden von manchen Beurtheilern hierher gerechnet. Doch ist hervorzuheben, dass der Gebrauch von sogenannten fliegenden Vesicatoren, die gewechselt werden und nicht bis zur vollen Ausbildung einer Blase liegen bleiben, auch bei den vorgenannten Krankheiten von

Einigen geübt wird. Man gestattet z. B. im Gegensatz zu den bleibenden Vesicatoren die fliegenden bei Pneumonie, wenn die Entzündung über der Höhe ist, weil dadurch die Resolution der Hepatisation der Lunge begünstigt wird. Es kommt, besonders an der Brust vor, dass die durch ein solches Mittel geröthete, und blasig veränderte Hautfläche geschwürig wird, dass die Geschwüre keine Neigung zum Verheilen zeigen wollen, Erysipelas hinzutritt oder Brand erscheint. Mehrfach bedingten solche Zufälle den Tod des Individuums. Kinder, Greise und cachektische Menschen scheinen diesem Ausgange am meisten ausgesetzt zu sein. Gelegentlich erscheinen auch Hautausschläge nach Vesicatorien, die sich vom Anwendungsorte aus über den ganzen Körper verbreiten können. Alle jene Fälle sind aber als nicht hierhergehörig auszuscheiden, in denen Medicamente, wie z. B. Morphin auf die blasigen Stellen gestreut wurden, da hierdurch ebenfalls gelegentlich Arzneiexantheme erzeugt werden.

Sinapis.

Die in den Senfsamen enthaltenen Eiweisskörper Myrosin und das myronsaure Kalium liefern mit Wasser Allylsenföl. Dieses Oleum Sinapis soll, soweit es arzneilich gebraucht wird, aus Senfsamen und nicht synthetisch hergestellt werden. Nichtsdestoweniger wird auch das letztere zu Arzneizwecken verkauft. Senfsamen werden durch längeres Aufbewahren feucht und dadurch schlecht. Die ganz hervorragende antiseptische conservirende Eigenschaft der Senfsamen, d. h. des ätherischen Senföls erkannte man auf experimentellem Wege bereits vor mehr als 100 Jahren.

Bei besonderer Empfindlichkeit entstehen, wenn ein Senfteig lange liegt, eine erysipelatöse Entzündung, auch wohl hartnäckige Geschwüre und ganz ausnahmsweise selbst Brand. Bisweilen kommt dadurch ein universelles Eczem zu Stande, das Monate, ja angeblich sogar Jahre lang anhalten kann.[1]) Auch ein pustulöser Ausschlag soll auf diese Weise erzeugt werden können. Das ätherische Senföl ruft bald Blasen und weitergehende Veränderungen bis zum Brand hervor, wenn es längere Zeit mit der Haut in Berührung bleibt. Grosse Senfteige bedingen bisweilen Albuminurie auf Grund einer durch sie veranlassten Nephritis. Auch Blasenreizung oder Blasenentzündung kommen vor. Der Gebrauch allgemeiner Senfbäder schafft bald nach dem Beginn Kältegefühl und Schauern am Leib, dem Rücken, den Gliedern, dann Zittern, Zähneklappern und ein Gefühl eisiger Kälte. Diese Symptome sind um so ausgesprochener, je mehr die Wärme des Wassers unter 30° sinkt. Grössere, innerlich genommene Dosen von Senf rufen Brennen und Stechen in den ersten Wegen, Erbrechen und Durchfall hervor. Auch das fette Oel der Samen soll das letztere veranlassen.

Capsicum annuum. Wird spanischer Pfeffer oder die daraus bereitete Tinctur auf die Haut gebracht, so ruft der wirksame Bestandtheil. das Capsicol, Röthe und bei längerem Liegen Blasen hervor. Auf Schleimhäuten macht sich neben der Reizung Schmerzempfindung bemerkbar. Grössere, innerlich

[1]) Kaposi, Real-Encyclop. d. ges. Heilkunde, Bd. V., pag. 579.

z. B. gegen Blutungen oder Delirium tremens gereichte Mengen erzeugen Erbrechen, Durchfall, Benommensein und Schwindel. Nach Capsicumpulver wurde Dysurie beobachtet.[1]) Auch starke Vermehrung von Schweiss und Harn kommen vor.

Daphne Mezereum. Die Rinde des Seidelbastes wird nur noch selten, in frischem Zustande, oder in Wasser geweicht, als blasenziehendes Mittel benutzt. Nach dem Platzen der Blasen können Geschwüre zurückbleiben. Diese sind schmerzhaft, heilen nur äusserst langsam, und haben an ihrer Peripherie oft noch einen pustulösen Ausschlag. Nach dem Auftreten der entzündlichen Symptome können durch Resorption schwere Fernwirkungen und selbst der Tod eintreten. In einem solchen Falle zeigten sich nach Einreiben an den Wangen, Geschwulst des ganzen Gesichts, sodann ein Erysipelas bullosum, schmerzhaftes Niesen, Delirien, Kopfschmerzen, Trockenheit des Schlundes, Hustenreiz und Fieber. Auch Nierenreizung und Bluthannen soll dadurch entstehen können. Der länger dauernde innerliche Gebrauch kann unerträgliches Jucken über den ganzen Körper und Ausschläge veranlassen. In den ersten Wegen entstehen Reizsymptome.

Die Baccae Coccognidii, die Früchte von Daphne Gnidium, die schon in ältesten medicinischen Zeiten gebraucht wurden, rufen in grösseren Dosen gastroënteritische Symptome neben Collaps hervor.

Thapsia Garganica.

Die bei äusserlicher Anwendung dieser Droge vorkommenden Nebenwirkungen kannte man schon im Alterthum gut. Sonst wäre Galen nicht im Stande gewesen, die Simulation jenes Sclaven zu entlarven, der, um von einer Reise mit seinem Herrn entbunden zu werden, durch Auflegen von Thapsia sich eine künstliche Kniegeschwulst verschafft hatte. In Frankreich benutzt man den alkoholischen Auszug der Wurzelrinde zur Darstellung von Klebtaffeten und Pflastern. Auch die Wurzelrinde von Thapsia Silphium wird verwendet.

Nach Gebrauch eines solchen Pflasters auf der Brust bildet sich bei manchen Menschen ein Eczem, das, vielleicht durch Uebertragung des entzündungserregenden Princips mit den Händen, oder durch Verbreitung desselben in den Lymphbahnen der Haut auch an entfernteren Körperstellen, z. B. am Gesicht, sich einstellen kann. In anderen Fällen erscheinen neben Bläschen auch tiefe Eiterungen, welche den Variola-Narben ähnliche Narben hinterlassen. Besonders scrophulöse und „lymphatische" Menschen sollen dazu neigen.

Als resorptive Nebenwirkung sah man bei ganz fieberlosen Menschen gelegentlich Fieber auftreten. Nach Auflegen eines Thapsiapflasters von 10 qcm auf die Brust entstand bei einer Dame plötzlich 10—15 Stunden später acute Cystitis, dumpfer, nach den Genitalien ausstrahlender Schmerz im Hypogastrium, Jucken, Blasen-Tenesmus, heftiger Schmerz nach Entleerung einiger Harntropfen und Tenesmus des Rectums. Nach Fortlassen des Pflasters schwanden diese Symptome.

Ranunculus acris, bulbosus, sceleratus, flammula.

Diese „Hahnenfüsse" enthalten wahrscheinlich sämmtlich ein flüchtiges, leicht zersetzliches, sich vielleicht in Anemonin und Anemonsäure umwandelndes Oel.

Je nach der Dauer der Berührung und der Güte der Pflanze kann man 4 Stadien der Einwirkung an der Haut unterscheiden: 1. Röthe mit lebhaftem Jucken, 12—48 Stunden nach der Anwendung beginnend und 3 bis 4 Tage anhaltend. Es folgt leichte Abschuppung. 2. Ausser Röthe erscheint Schwellung in 10—15 Stunden und hält 5—6 Tage an. Auf der

[1]) Délioux de Savignac, Bullet. génér. de Thérap., T. XC., pag. 222.

entzündeten Basis schiessen Blasen auf, die später zusammenfliessen und eintrocknen. 3. Die Entzündung ist heftiger. Nach 6—8 Stunden findet sich bereits eine grosse Blase mit gelblichem Inhalte. Sie ist von kleinen Phlyctänen und einem rothen Hof umgeben. Die Blase platzt und entleert 3—4 Tage lang reichlich Serum. Bisweilen bilden sich noch im Umkreis der entzündeten Haut sehr schmerzhafte Furunkel. 4. Es erscheinen Phlyctänen und oberflächliche, bei schwachen Individuen auch tief gehende Gewebszerstörung.

Dass die einzelnen Stadien in einander relativ schnell übergehen können, beweist folgendes Vorkommniss. Eine Frau, die sich wegen Gliederschmerzen die Unterschenkel mit einer Abkochung von Ranunculus acris abends gewaschen und diese dann als Umschlag darauf hatte liegen lassen, bekam in der Nacht Schmerzen. Trotzdem der Umschlag entfernt und das Bein abgewaschen wurde, sahen am nächsten Morgen beide Füsse bis zu den Knien wie verbrannt aus, waren heiss, roth und stellenweis mit Blasen bedeckt. Am 3. Tage wurden mehrere Stellen brandig. Es bedarf kaum der Erwähnung, dass Allgemeinerscheinungen mit diesem Zustande verbunden sein können. So beobachtete man: Betäubung, Schwindel, Schwere im Kopfe, Ohnmachten beim Aufrichten und kleinen, schnellen Puls.

Faba Anacardii.

Die als Elephantenlaus benannte Bohne enthält Cardol, das als ein unter Umständen den Canthariden vorzuziehendes Vesicans empfohlen worden ist. Das aus Anacardia occidentalia (Cassuvium pomiferum) dargestellte Cardol wird Cardoleum vesicans, das aus Semecarpus Anacardium gewonnene, Cardoleum pruriens genannt. Beide sind wegen ihrer Eigenschaft, Dermatitis, selbst Erysipelas zu erzeugen, nicht verwendbar. Nach der Application beider findet meist keine begrenzte Wirkung statt, insofern weitgreifende entzündliche Oedeme, sowie an entfernteren Körperstellen, z. B. dem Gesichte, Eczeme entstehen können. Die Anacardium-Bohne findet im Volke vielfach Verwendung und giebt in Folge dessen zu typischen Hauterkrankungen Veranlassung. So fand E. Schwerin bei einer Frau, die sich wegen Zahnschmerzen und Reissen im Gesicht eine halbe Bohne in das Ohr gesteckt hatte, ein Erysipel von enormer Ausdehnung. Das Gesicht war aufgedunsen, die Augenlider beiderseits serös infiltrirt, Ohr, Wange, vordere Halsgegend bis zur Clavicula geschwollen und geröthet. Der äussere Gehörgang, die Ohrmuschel und die angrenzenden Hautpartien zeigten blasige Abhebungen. Die Heilung erfolgte in einigen Tagen. In einem anderen Falle war wegen Brustschmerzen eine Anacardium-Bohne der Länge nach durchbohrt auf einen Faden gezogen und so um den Hals gehängt worden, dass die Bohne dem Manubrium sterni auflag. Zwei Tage darauf hatte sich ein Erysipel entwickelt, das die ganze vordere Brustwand, die Mammae und die Schultergegend bis zum Unterkiefer hinauf einnahm und zahlreiche Blasenbildungen aufwies. Es kann sich auch auf diese Weise ein universelles, mehrere Wochen dauerndes Eczem bilden. Der innerliche Gebrauch des Cardol zu 0,1 g erzeugt heftige Koliken.

Euphorbium.

Der Milchsaft verschiedener Wolfsmilcharten z. B. von Euphorbia resinifera ruft an der Haut Anätzung und Gewebszerstörung hervor. Das Bestreichen geschlossener Lider mit dem Milchsafte von Euphorbia Esula verursachte nach einem ältern Berichte heftige Augenentzündung und Verlust des Gesichts. Eine Frau, die wegen einer Warze am äusseren Augenwinkel eine Einreibung mit dem Safte von Euphorbia vulgaris vornahm und der etwas davon in das Auge gelangte, empfand nach 2 Stunden reissende, stechende und ausstrahlende Schmerzen in der Warze. Die Lider schwollen an, Kopfschmerzen und innerliche Augenschmerzen gesellten sich hinzu. Nach 18 Stunden schwoll auch die Schläfengegend an und wurde roth und heiss. Die geschwollenen oberen Lider hingen über den unteren Augenhöhlenrand herab und waren unbeweglich. Dabei bestanden Funkensehen, Lichtscheu und mattes Aussehen der Cornea. Nach 5 Tagen trat Wiederherstellung ein. Nach Aufschmieren des gleichen Saftes auf das Gesicht entstand in einem anderen Falle Erysipelas bullosum.

Grössere, innerlich aufgenommene Mengen von Euphorbium können Reizungen in Magen, Darm und Niere hervorrufen. Ziegen, welche giftige Euphorbiaarten fressen, können dadurch eine schädliche, gastroënteritische Symptome erzeugende Milch bekommen.

Rhus Toxicodendron.

Die, einen Milchsaft enthaltenden Blätter des Giftsumach besitzen die Eigenschaft die Haut entzündlich zu verändern. Auch die Emanationen der lebenden Pflanze rufen Aehnliches, wie man annimmt, heftiger im Sommer wie im Winter hervor. Es scheint indessen die individuelle Empfindlichkeit hierfür in weitesten Grenzen zu wechseln. Es giebt Menschen, die gegen diese Einwirkung unempfindlich sind. Meist besteht bei den Empfindlichen eine Periode der Incubation von Stunden- bis zu Tagedauer ehe die Hautveränderung kommt. Die Natur des wirksamen Principes ist bisher nicht erkannt worden. Es ist sehr wahrscheinlich flüchtig und mit der Toxicodendronsäure identisch.

Die örtliche Wirkung tritt beim Berühren der Blätter des Giftsumachs am intensivsten auf, doch soll auch ein von der Pflanze, besonders im Dunklen geliefertes Gas Entzündung hervorrufen können. Der in allen Theilen dieser Pflanze vorhandene Milchsaft, der an der Luft schwarz wird und auch die Haut so echt schwarz färbt, dass nur nach Loslösung der Epidermis die Färbung verschwindet, hat bei Menschen öfters locale Entzündung erzeugt.

Gewöhnlich treten die ersten Entzündungserscheinungen nicht vor 24 Stunden nach der Berührung der Sumachblätter ein, oft erst nach 3 Tagen und noch später. Dieselben beschränken sich nicht auf den Ort der Application des Giftes, sondern erstrecken sich auf weit entferntere Körpertheile, häufig und mit Vorliebe sogar auf das Scrotum. Die Haut wird roth, die Hände, Vorderarme und das Gesicht schwellen an, werden ödematös und heiss und Jucken und Brennen treten hinzu; es erscheinen sodann unter heftigem Jucken miliare Bläschen in grosser Zahl, aus welchen sich der seröse oder selbst eiterige Inhalt entleeren, und als gelbliche, gummiartige leicht zu einer Kruste eintrocknende Materie, die entzündete Fläche bedecken kann. Fünf bis zehn Tage nach dem Beginn dieser Einwirkung vermindert sich die Geschwulst, die Flüssigkeitsabsonderung hört auf und es erfolgt Desquamation gewöhnlich in grösseren Fetzen. Während dieser Periode ist der erkrankte Theil gegen Berührung ziemlich unempfindlich. Ein solches acutes Eczem kann, wenn es sich auf grössere Hautgebiete erstreckt, mit allgemeinen Störungen einhergehen. So beobachtet man grosse Schwäche und Prostration.[1]) Nach dem Waschen der durch Berühren von Giftsumach entstandenen Pusteln mit Alkohol und Wasser wurde der Betreffende pulslos und fiel besinnungslos nieder, machte dann Brechversuche, hatte Schaum vor dem Munde und besserte sich nur ganz allmählich.

Bemerkenswerth ist es, dass nach dem arzneilichen, innerlichen Gebrauche normaler Dosen der Tinctur von Rhus Toxicodendron ebenfalls Ausschläge von erysipelatöser, bläschen- oder pustelartiger Beschaffenheit auftreten können. Bei Gelähmten sollen Jucken und Prickeln, auch leichte Zuckungen die Rückkehr der Empfindung anzeigen. Auch kleine, öfter verabfolgte Mengen rufen bei empfindlichen Menschen Schmerzen, gastroënteritische Sym-

[1]) Brown, Brit. med. Journ., 1889, 14. Dec., pag. 1333.

ptome oder grosse Entkräftung, Schwindel, Betäubung, Delirien, Anästhesie und lähmungsartige Zustände hervor.

Cantharides.

Sehr oft sind die spanischen Fliegen für weitere Indicationen eine kurze Zeit hindurch benutzt worden, um dann wieder in ihr eigentliches Leistungsgebiet als Vesicans zurückgewiesen zu werden. Ihr wirksamer Bestandtheil, das in Fett lösliche Cantharidin, verhält sich in Bezug auf seinen arzneilichen Werth ebenso. In Pflasterform benutzte man die spanischen Fliegen als Gegenreize bei gewissen Formen der Schwindsucht,[1]) Lungenentzündung, Neuralgieen u. s. w. Die Aufnahme des wirksamen Bestandtheiles derselben in das Blut findet von der Haut aus leicht statt. Ausgeschieden wird derselbe in den Magen, Darm und durch die Nieren. Die Glomeruli und das Epithel der Harnkanälchen betheiligen sich an der Ausscheidung. Die Contraindicationen für den Gebrauch decken sich mit den bei dem Capitel „Vesicantia“ besprochenen.

Jede Anwendungsart der Canthariden und jedes aus ihnen dargestellte Präparat kann Nebenwirkungen erzeugen. Die Dauer und Stärke derselben steht meistens in einem geraden Verhältnisse zur Grösse der Dosis, Grösse des Pflasters und Verweilens desselben auf der Haut. So wird z. B. häufig ein Pflaster von 12 × 12 cm vertragen, während ein solches von 15 × 15 Schaden stiftet. Indessen ändert eine besondere individuelle Empfindlichkeit für das Mittel dieses Verhalten bedeutend ab. Die Erfahrung lehrte ferner, dass leichte Nebenwirkungen leicht schwinden, dagegen schwere lange bestehen. Todesfälle, die durch Canthariden-Gebrauch entstanden sind, verzeichnet die Literatur reichlich. Die Wirkungsart der spanischen Fliegen ist bis zu einem gewissen Grade erkannt worden. Alle mit Blutgefässen versehenen thierischen Gewebe werden durch dieselben, beziehungsweise durch das Cantharidin in Entzündung versetzt. Dieselbe ist um so stärker, je entzündeter, mehr mit Gefässen versehen, und wärmer der Wirkungsort ist. An der Gewebsveränderung nehmen auch die Capillarwände Theil. Sie erleiden eine Ernährungsstörung und werden für Blut durchgängiger.

Vielfältig sind die örtlichen Nebenwirkungen des Mittels. Einspritzung der Tinctur ruft Schmerzen, Röthung, Schwellung und nach 2—4 Tagen einen Abscess hervor. Aehnliches verursachen in verschiedenen Intensitätsgrenzen die ebenso angewandten cantharidinsauren Salze. Man beobachtete danach sehr heftige Schmerzen, die bei einigen Kranken sogar über 24 Stunden anhielten.

Nach Auflegen eines Pflasters mit Canthariden entsteht vermehrtes Wärmegefühl, Brennen, Röthung, Entzündung und Ausschwitzung zwischen Epidermis und Corium in 8—12 Stunden. Es wird angegeben, was auch leicht erklärlich ist, dass bei robusten, vollsaftigen Individuen diese Einwirkung stärker als bei schwächlichen abläuft. Sehr kleine Mengen Cantharidin rufen diese Wirkung in sehr viel kürzerer Zeit — auf der Haut in 2—4 Stunden, auf Schleimhäuten in 15 Mi-

---

[1]) Sidney Ringer, Handbuch der Therapie, 1877, pag. 355.

nuten — hervor. Gelangen Spuren dieses Stoffes in das Auge, so können an der Conjunctiva Bläschen und weiterhin Verlust des Sehvermögens für einige Tage entstehen.

Es giebt Menschen, bei denen fast jedes Pflaster wie ein Zugpflaster wirkt. Bei solchen erregt Cantharidenpflaster meist sehr ausgebreitetes Erysipel mit Fieber. Man beobachtet ferner: papulöse Ausschläge oder ein Eczem, das sich von der nächsten Umgebung des Anwendungsortes über den ganzen Körper ausdehnen und jahrelang bestehen kann,[1]) seltener Ecthymapusteln, die sich über den Körper verbreiten. Bisweilen entstehen nach Berstung der grossen Blase, zumal bei jungen und alten, geschwächten, auch an Morbus Brightii Leidenden, Geschwüre. Manchmal ist Brand bei dieser Therapie erzeugt worden. Man nahm früher an, dass diese Gefahr bei Menschen, die acute Exantheme überstanden haben oder noch an solchen leiden, wie bei Greisen, besonders gross sei. Man sah z. B. 24 Stunden nach Auflegen eines solchen Pflasters auf die Wade Brand erscheinen. Bei Kindern kann dieses Leiden direct den Tod veranlassen. In einem Falle gebrauchte man auf einer durchgelegenen Stelle ein Cantharidenpflaster. Es entstanden: ausgesprochener Wundbrand, Fieber, Delirien und später gangränöse „Aphten" im Munde und Schlunde. Auch nach Einspritzung von cantharidinsaurem Kali beobachtete man Fieber neben örtlichen Veränderungen.[2])

Veränderungen in den ersten Wegen sowie im Urogenitalapparat kann jede Art der Anwendung erzeugen. Man beobachtet neben brennendem Geschmack, starkem Durst, Trockenheit, Entzündung und wohl auch Blasenbildung im Munde, gelegentlich Speichelfluss und Schwellung der Speicheldrüsen, brennenden Schmerz im Schlunde und der Speiseröhre, sowie Schlingbeschwerden, Magenkrampf,[3]) Uebelkeit und Erbrechen. Das Erbrechen kann, wie man dies nach Gebrauch von zwei grossen Pflastern wegen rechtsseitiger Pleuritis beobachtete, anfangs schleimig, dann aber blutig werden.[4]) Schmerzhaftigkeit des Leibes, Durchfall mit schleimigen und auch blutigen Entleerungen kommen nach grossen Dosen der Canthariden vor.

Fieber, Abnahme des Körpergewichts, Druck in der Brust und blutige Streifen im Auswurf, auch wirkliche Hämoptoë sah man nach Einspritzung eines cantharidinsauren Salzes entstehen.

Am häufigsten sind die seitens der Nieren auftretenden Veränderungen durchforscht worden. Von leichter Nierencongestion bis zu einer schweren Nephritis diffusa mit Betheiligung aller Nierenelemente kommen alle Stadien zur Beobachtung. Die Kranken klagen über unerträgliche, auch einen paroxysmalen Charakter tragende Schmerzen in der Nierengegend. Manchmal ist der Schmerz gleichmässig stark und hat z. B. alle 5 Minuten Exacerbationen. Es entsteht häufig Harndrang, auch Ischurie, die so stark sein kann, dass der Harn mittelst Catheters entleert werden muss. Die Entleerung des Harns ist bisweilen mit ungeheuren Schmerzen verbunden. Durchschnittlich entstehen die Harnbeschwerden 6—12 Stunden nach der

[1]) Fonssagrives, Gazette hebdomad. de Médecine, 1869, pag. 129.
[2]) Rosenbach, Deutsche medic. Wochenschr., 1891, No. 5.
[3]) Bressler, The Therapeutic Gazette, 1890, pag. 450.
[4]) Lautré, Gazette des hôpitaux, 1884, pag. 1024.

Einführung und halten 12—24 Stunden, aber auch länger an. Nach Einspritzung von cantharidinsaurem Kalium in sehr kleinen Mengen sah man Anurie und Blasentenesmus erscheinen.[1])

Für das Auftreten von Störungen in der Harnblase wird eine besondere Empfindlichkeit der letzteren für das sie durchströmende Mittel in Anspruch genommen, da manche Menschen grosse Vesicatoren ohne derartige Einwirkung vertragen, andere, besonders neuropathische, nach kleinen schon Cystitis bekommen. Das Wesentliche hierfür ist jedoch eine genügende Resorption von der Haut aus. Die Beschaffenheit des angewandten Mittels ist auch von Bedeutung. Die Häufigkeit der Blasenstörungen ist aus diesem Grunde als verschieden gross, z. B. von $^1/_2$—$^1/_{11}$ der behandelten Fälle bezeichnet worden, während starke, zu Klagen Anlass gebende Beschwerden noch seltner vorkommen. Als solche sind hervorzuheben: ein fixer Schmerz in der Blase, dumpfer Schmerz und ein Gefühl von Schwere im Mittelfleisch, sowie nach dem Unterleibe ausstrahlende Schmerzen. Bei zwei, mit Canthariden behandelten Menschen fand man grosse Ecchymosen auf der Blasenschleimhaut sowie zahlreiche Phlyctänen mit Erhebungen des Epithels und Auftreibung des submucösen Zellgewebes. Auch acute Prostatitis sowie Neuralgie der Prostata, d. h. abnorme Schmerzhaftigkeit ohne nachweisbare Grundlage wurden ebenfalls beobachtet. Häufig kommt ein brennendes Gefühl oder Hitze in der Harnröhre vor. Jucken in der Eichel geht oft dem Harndrang voraus. Angeblich soll auch nach Auflegen eines Fliegenpflasters auf die Brust ein Urethralcatarrh, und nach einer abermaligen Anwendung des Mittels ein stark eitriger Substanzverlust, der sich bis über die Corona glandis erstreckte, entstanden sein. Gelinde oder schmerzhafte und häufige Erectionen oder Kitzel mit wollüstiger Wärme in der Harnröhre, unaufhörlicher Trieb zum Beischlafe sind nach jeder Art des Cantharidengebrauchs gesehen worden. Aus alter Zeit wird auch von Brand des Penis berichtet, der dadurch entstanden sein soll.

Seit lange ist die Thatsache bekannt, dass Albuminurie eine Folge dieser Therapie sein kann. Sie entsteht nicht nur da, wo Harndrang oder Schmerzen bestehen, sondern auch wenn diese fehlen. Pflaster, die auf Wunden, z. B. nur Schröpfwunden liegen, lassen in Folge besserer Resorption des Cantharidins diese Nebenwirkung leichter entstehen. Unter 35 Kranken war 19 Mal Eiweiss vorhanden. Schmerzen beim Harnlassen hatten von diesen 35 Kranken 15 Männer und nur 8 von diesen Albuminurie. Bei den Frauen fiel Schmerzempfindung und Albuminurie stets zusammen. Selbstverständlich ruft das cantharidinsaure Salz das Gleiche hervor. Man beobachtete nach Einspritzung sehr kleiner Mengen neben zahlreichen hyalinen und Fibrincylindern, Epithelien aus den Nierenbecken und der Blase sowie Albuminurie. Hämaturie kommt ebenfalls vor. Bisweilen sieht, auch nach Auflegen von Pflastern, der unter Schmerzen gelassene Harn wie reines Blut aus.

Die beste Hülfe für solche Zustände wird die Verabfolgung gummöser und schleimiger Mittel sein. Campher, auch zu den Pflastern gesetzt, heilt und verhütet nicht diese Zufälle. Hülfreich erwies sich auch die Anregung der Diurese durch Thees mit Natrium bicarboni-

---

[1]) Guttmann, Deutsche Medizinalzeitung, 1891, pag. 320.

cum. Das Trinkenlassen alkalischer Wässer, z. B. von Vichy, während des Ziehens des Blasenpflasters verhütet nicht die Cystitis. Schwangere Frauen können durch grosse Dosen von Canthariden abortiren. In seltenen Fällen veranlassen die letzteren Collaps. Die Stimme wird schwach, zitternd, das Athmen mühsam, die Pulszahl sinkt.

Das Cantharidenpflaster bereitet bisweilen förmliche Schmerzenskrisen an den verschiedensten Körpertheilen. Nach Auflegen von zwei derselben gegen Pleuritis entstanden erst heftige Schmerzen in Brust, Kopf, Leib, alsdann für 9 Stunden leichte convulsivische Zuckungen, Delirien heiterer Natur, Singen, Schreien. Noch eine Woche lang bestand Abgeschlagensein und geistige Störung. Bei einem Epileptiker sah man nach einigen innerlich genommenen Tropfen der Cantharidentinctur neben Reizerscheinungen im Intestinaltractus: klonische und tonische Zuckungen sowie Delirien auftreten. Es wird auch angegeben, dass sich durch Gebrauch der Canthariden secundäre Spinallähmung vielleicht von der gereizten Blase oder Niere oder den Geschlechtsorganen aus entwickeln kann.

Papain. Dieser mit verdauenden Eigenschaften für Eiweiss versehene Körper, kommt oft in schlechter Beschaffenheit in den Handel. Auch gute Präparate werden schlecht, wenn sie lange stehen. Man empfahl Papainlösungen (5 proc. resp. 2 proc.) zur Pinselung bei Croup und Diphtheritis und zur Einspritzung in Geschwülste. Im letzteren Falle entstehen heftige Schmerzen, örtliche Entzündung und Schüttelfrost mit nachfolgendem Fieber, das vielleicht als Resorptionsfieber aufzufassen ist. Thiere vertragen auch grosse Mengen vom Magen aus, sterben aber durch kleine (0,05—0,1), subcutan beigebrachte.

Abrus precatorius.

Die Jequirity-Samen enthalten einen Eiweisskörper, der in sehr kleinen Mengen Entzündung erzeugt. Wenn man mit einer 1—5 proc., filtrirten, 3 bis 24 stündigen Maceration der gemahlenen Samen 1—2 Mal die Bindehaut der umgestülpten Augenlider mit einem Schwamme einreibt, so treten nach circa 3 Stunden die ersten Entzündungserscheinungen am Auge auf. Die Augenlider sind verklebt, geschwollen, heiss und bei Druck empfindlich. Die Conjunctiva tarsi bedeckt sich mit einer graugelblichen Haut, welche bisweilen brückenförmig von der umgeschlagenen Falte des unteren Sackes ausgeht, um sich auf den Tarsalrand des oberen Augenlides auszubreiten, und so vollkommen die Lidspalte verschliessen kann. Der Sack erscheint dunkelroth mit einem graugelblichen Schleier bedeckt, während die Conjunctiva bulbi in einem gelbröthlichen Wulst erhoben ist. Die Kranken sind unruhig, klagen über Kopfschmerzen und Schlaflosigkeit und zeigen vereinzelt Erhöhung der Körpertemperatur. Bisweilen schwellen die vor dem Ohre gelegenen Lymphdrüsen an und es entwickelt sich ein reichlicher Schnupfen. Die Höhe des Processes ist, nach einer einmaligen Application des Mittels, nach circa 16 Stunden erreicht und erhält sich einen Tag lang. Am fünften bis sechsten Tage erlangen die Bildung der Häute an der Conjunctiva tarsi und der Schnupfen ihr Ende. Sobald sich die Häute lösen, tritt eine reichliche Absonderung von Eiter ein. Bis zum vollkommenen Normalwerden der Bindehaut vergehen aber circa 2—3 Wochen. Gewöhnlich sollen 3 proc., 3—4 Stunden alte Infusionen und nur bei sehr narbiger Conjunctiva oder sehr ergiebiger Degeneration derselben 5 proc. Aufgüsse verwendet werden. Die Conjunctiva bulbi und die Cornea sollen von dem Mittel verschont bleiben, dagegen die Conjunctiva palpebrarum und die Uebergangsfalte gut berührt werden. Eine einmalige Waschung genügt. Hat man mit dieser bei sehr narbiger Conjunctiva nur eine sehr unvollständige Entzündung erzielt, so soll frühestens nach 48 Stunden dieselbe erneuert werden. Erst nach 2—3 Wochen ist event. die Waschung zu wiederholen.[1])

Mit Purulenz behaftete Augen sollen nicht mit Jequirity behandelt werden. In solchen Fällen ruft das Mittel dann nicht eine Ophthalmia jequirityca hervor, sondern steigert nur die bestehende Purulenz. Auf einer trockenen Conjunctiva wird dadurch jedesmal die charakteristische croupös-diphtheroide Ophthalmie erzeugt. Man soll sich deswegen, da, wo man den Verdacht auf chronische Ophthalmia purulenta hat, vor dem Gebrauche der Jequirity hüten, und dieselbe nur in Fällen von trockenen Granulationen oder solchen, die man durch vorhergegangene Cauterisation in diesen Zustand versetzt hat, anwenden. Sicherlich verwendbar ist das Mittel bei inveterirtem, dichtem Pannus mit vorgeschrittener Narbenbildung der Conjunctiva. Seine Wirkung bei Trachom ist oft wohlthätig, aber weder gleichmässig noch controlirbar. Bei zu häufiger oder sonst unzweckmässiger Anwendung kann auch die Hornhaut von der Entzündung befallen werden. Eitrige Geschwüre, die zu unaufhellbaren Narben und zu bleibenden Sehstörungen führten, wurden beobachtet, ebenso soll es vereinzelt zu Entzündungen des ganzen Auges gekommen sein. Man bestreitet, dass eine einzige Waschung dies erzeugen könne.

Nicht wenig zahlreich sind die absoluten Gegner dieses Mittels. So wird auf Grund der, in etwa 50 klinisch und poliklinisch behandelten Fällen erlangten Resultate behauptet, dass die ophthalmologische Literatur eine so dreiste, unberechtigte Reclame nicht aufzuweisen hat; denn neben wenigen auffallend schnellen Besserungen steht keine einzige Heilung, einige Verschlimmerungen, schwere Erkrankungen der Cornea und, um dem Erfolge die Krone aufzusetzen, eine necrotische Abstossung der ganzen Cornea am fünften Tage, und zwar war für dieses Auge nur eine $1\frac{1}{2}$ proc. Maceration — aber 3 Mal an einem Tage — in Anwendung gezogen worden. Und auf Grund der Beobachtung dieser gleichen 50 Fälle hält man wegen der Gefahren, die dem Mittel anhaften, den Gebrauch desselben in jedem Falle für absolut unerlaubt, besonders da, wo es sich noch um sehende Augen handelt.[2])

Knapp sah zweimal Diphtherie der Conjunctiva eintreten. Einer von diesen Fällen endete noch glücklich mit Hinterlassung schwacher Trübungen der Hornhaut aber guter Sehschärfe, der andere mit dem Verluste beider Augen (Phthisis bulbi), welche vor der Behandlung eine Sehschärfe von $^5/_{200}$ gehabt hatten. Man beobachtete ferner Dacryocystitis allein und begleitet von Periostitis der Nasen- und Thränenbeine, ausgedehnte Infiltration der Hornhaut, Symblepharon, Exophthalmus, acuten Glaucomanfall, Lidabscess oder Hypertrophie der oberen Lider, Erythema facici, Erysipelas.

Man injicirte auch Jequirity-Aufgüsse bei chronisch granulöser Metritis (1,5 g eines Aufgusses von 1 : 100) und wusch dann noch das Collum uteri mit einem in die Lösung getauchten Schwamm. Nach 12 Stunden erschienen starke Uterus-Schmerzen und Fieber mit Frösteln. Vier Tage lang bestand das Fieber und stieg bis 39,2° C. Am Abend des fünften Tages betrug die Körperwärme 38° C. Dann trat ein normaler Zustand ein. Die Schmerzen hielten an und das Harnlassen wurde beschwerlich und schmerzhaft. Erst nach einer Woche konnte die Kranke das Bett verlassen. Durch die Vagina entleerten sich Schleim und membranöse Fetzen.

Acidum chromicum.

Die Chromsäure fällt Eiweiss. Ihre Resorption geht von der Haut, Wunden und Schleimhäuten vor sich. Die Ausscheidung geschieht durch die Nieren; vielleicht gelangt auch ein geringer Theil durch die Luftwege zur Absonderung. Jede Art ihrer Anwendung kann, wenn sich dieselbe häufiger

[1]) de Wecker, Arch. f. Augenheilk., 1885, Bd. XIV., H. 1, p. 95 u. H. 3, p. 279.
[2]) Vossius, Berliner klin. Wochenschr., 1884, No. 17.

wiederholt, unangenehme Wirkungen zeitigen. Das Gleiche gilt auch für den Gebrauch des Mittels gegen Fussschweisse. Man hat gemeint, dass der letztere unbedenklich sei, und empfohlen mit Verbandwatte, die in eine 5—10 proc. Chromsäurelösung getaucht wird, die schweissigen Stellen zu bestreichen. Ich halte diese Therapie für bedenklich, da sowohl von solchen macerirten Hautstellen als von Wunden aus eine reichliche Aufnahme von Chromsäure in das Blut zu Stande kommen kann und damit die Möglichkeit von Nierenveränderungen gegeben ist. Unangenehme Folgen werden nicht vermieden, wenn vorher z. B. die Nasenhöhle mit Natrium carbonicum ausgespült wird. Manche Zustände, wie schwere Formen von Glossitis mit Ulceration verschlimmern sich durch Chromsäurebehandlung. Todesfälle in Folge des Gebrauchs dieses Stoffes sind mehrfach beobachtet worden. So starb eine Frau, bei der zur Beseitigung von papillomatösen Wucherungen der Nymphen im Ganzen 3 g Chromsäure in Lösung verbraucht worden waren, nach 27 Stunden.

Die örtlichen Nebenwirkungen können vielgestaltig sein. Die Anwendung nach Zahnextractionen veranlasst bisweilen lang dauernde Geschwüre. Auch der Gebrauch bei wunden, schweissigen Füssen kann derartiges hervorrufen. Die Aetzung durch Chromsäure ist schwer begrenzbar. In der Nase blieb der Aetzschorf in einem Falle $3^1/_2$ Monate.[1]) Durch die Aetzung in der Nase entstehen bisweilen Congestionen nach dem Auge und Schmerzen,[2]) Brennen im Halse nach Aetzung der Mandeln.

Das Kalium bichromicum vermag tiefgehende Geschwüre und auch papulöse, vesiculäre und pustulöse Eruptionen hervorzurufen. Nicht nur dadurch, dass beim Aetzen in der Mund- und Rachenhöhle kleine Mengen in den Magen gelangen, sondern auch auf resorptivem Wege von anderen Körperstellen aus können Durstgefühl, Schmerzen im Epigastrium, Uebelkeit, Erbrechen, Schmerzen im Hypochondrium und Durchfall[3]) entstehen. In einem zur Section gekommenen Falle fand sich eine Muskatnussleber. Die Harnabsonderung kann für viele Stunden dadurch unterdrückt werden. Die Nieren leiden vielleicht am tiefsten unter diesem Mittel. Bei voller Einwirkung entsteht eine parenchymatöse Entzündung derselben. In den Harnkanälchen finden sich Rundzellen, in den Kapseln der Glomeruli Exsudat. Die Epithelien der gewundenen Harnkanälchen erkranken in entsprechender Weise. Allein, oder in Verbindung mit anderen Nebenwirkungen sah man Collaps erfolgen. Eine ausgesprochene Todesfurcht, Blässe des Gesichts, Kälte der Gliedmassen, Ruhelosigkeit leiteten denselben ein. Der Puls wird klein, die Pupillen sind leicht contrahirt, und auch Taubheit kommt bei Collaps vor.

Acidum lacticum.

Wird die Gährungsmilchsäure in concentrirtem Zustande auf fungöse Granulationen etc. gebracht, so verwandelt sie diese in einen schwärzlichen Brei. Das pathologische Zellenlager sammt seinem Stroma und seinen Gefässen wird aufgelöst und zerstört.[4]) Gesunde Haut bleibt angeblich von dem Mittel unberührt, wenn auch deren Epidermis erweicht und abstreifbar erscheint, weil die biologische Energie ihrer Formelemente eine ganz verschiedene von jener des kranken Gewebes sein dürfte und daher der chemischen Einwirkung mehr Widerstand zu leisten vermag.[4]) Ich halte diese Annahme für nicht ganz richtig. Gesundes Gewebe wird gleich krankem bei genügend langer Einwirkung zerstört. Ein Unterschied ist nur in Bezug auf die Zeit zu constatiren, innerhalb deren die Zerstörung vor sich geht. Die Säure dringt in krankes Ge-

---

[1]) Neumann, Petersburger medic. Wochenschr., 1886, No. 3.
[2]) Bresgen, Deutsche Medizinalzeitung, 1886, No. 7.
[3]) Fowler, Brit. med. Journ., 1889, 18. May, pag. 113.
[4]) v. Mosettig-Moorhof, Centralblatt f. Chirurgie, 1885, pag. 194.

webe leichter als in gesundes ein. Hat sie sich in letzterem einmal den Weg gebahnt, dann zerfällt das Gewebe in gleicher Weise.

Man brachte die Milchsäure in 10—80 proc. Lösung auch in den Kehlkopf, um tuberkulöse Veränderungen zu beseitigen. Die von vereinzelten Beobachtern gesehenen guten Resultate haben keine Bestätigung gefunden. Bei grossen Infiltrationen erwies sich das Mittel als unwirksam. Von 50 Kranken bekamen 25—30 Rückfälle, und nur 3 blieben 1—2 Jahre davon verschont. In einer anderen Beobachtungsreihe erzielte man unter 24 Kranken nur ein Mal ein scheinbares Resultat, 10 Mal überhaupt keinen Erfolg und 13 Male Verschlimmerung. Einige Kranke sträubten sich gegen die Einpinselung. Unangenehme subjective Empfindungen entstehen und gehen bald wieder vorüber, wenn 50 proc. Lösungen verwandt werden. Bei einer höheren Concentration sind die Erscheinungen, wie: Glottiskrampf, Gefühl von Brennen und Trockenheit, Husten, ziemlich stürmisch und können bald schwinden oder bis zu 6 Stunden anhalten. Würgen und Erbrechen kommt ebenfalls hierbei vor.

Innerlich verwandte man schon im Jahre 1852 Milchsäure in 2 proc. Lösung gegen Diarrhoe. Jetzt werden auch die Diarrhoeen der Phthisiker u. A. m. damit behandelt. Zu den störendsten Nebenwirkungen, die hierbei vorkommen, gehören diejenigen seitens des Digestionstractus: das Aufstossen, das Kollern im Leibe, die Uebelkeit, das Erbrechen und der Durchfall.[1] Erbrechen stellt sich besonders nach grösseren Dosen ein, aber kleinere rufen die übrigen Symtome hervor und erregen dadurch Abneigung gegen das Mittel. Die Länge des Zeitraums zwischen der letzten Mahlzeit und der Darreichung der Milchsäure kommt hierbei nicht in Betracht. In einzelnen Fällen erschienen eigenthümliche rheumatoide Gelenkschmerzen.[2] Es ist nicht unmöglich, dass nach Einathmung von Milchsäure gegen Croup, sich in Folge localer tieferer Einwirkungen des Mittels eine Pneumonie entwickelt.

Acidum formicicum. Die Ameisensäure ruft bald nach Berührung mit der Haut Schmerzen, Entzündung, bisweilen auch Schorfbildung hervor.

Acidum trichloraceticum. Unmittelbar nach der Berührung der Trichloressigsäure mit der Nasen- oder Mundschleimhaut, entsteht au diesen Geweben ein trockner, elfenbeinweisser, glatter, fest anhaftender Schorf, der sich in einer Beobachtungsreihe in 37 Fällen am 2.—4., in 90 Fällen am 4.—6., und nur in 2 Fällen später als am 6. Tage abstiess. In der Umgebung der Aetzung soll keine entzündliche Reaction eintreten. Trotz vorhergegangener Cocainisirung entsteht mässiges Brennen oder einige Zeit nach der Einpinselung Schmerzen. Einige Kranke klagten über Reissen in den Zähnen. Manchmal stellte sich, nach Verätzung der mittleren oder unteren Muschel, Thränen der Augen und Niesen ein.[3] In 2 von 56 Fällen entstanden Kopfschmerzen als Nachwirkung.

Zincum chloratum.

Das Chlorzink benutzte man schon vor mehr als 50 Jahren unter Anderem bei scrophulösen Drüsenleiden. Neuerdings empfahl man es zur Sclerosirung tuberkulösen Gewebes. Es sollte dadurch eine fibroide Transformation der Gewebe hervorgerufen werden. Es ätzt und zerstört die mit ihm in Berührung kommenden weichen Gewebe. Der Aetzschorf ist weich. Subjectiv wird dabei Kriebeln, Brennen, vermehrte Wärme oder auch brennender und stechender Schmerz em-

---

[1] v. Bötticher, Berliner klin. Wochenschr., 1877, No. 37, pag. 537.
[2] Senator, Berliner klin. Wochenschr., 1876, pag. 427.
[3] Ehrmann, Münchener medic. Wochenschr., 1890, No. 9, pag. 159.

pfunden. Unruhe, Frost und Hitze halten bisweilen so lange an, bis die Zerstörung des organischen Gebildes erfolgt ist. Nach Anwendung einer Chlorzinkpaste bei Krebsgeschwülsten sah man manchmal Fieber für 2—3 Tage auftreten.[1] Auf Varicen in Salbenform eingerieben (0,6 : 4 Fett), entstand am 3. Tage Hautröthe. Fortsetzung der Einreibung schafft Eiterpusteln.

Die subcutane Einspritzung von mehreren Tropfen einer 10 proc. Lösung ruft Schmerzen, Schwellung, ein ziemlich hartes, auf Fingerdruck wenig Eindruck machendes Oedem hervor. Die Haut wird zuweilen weich und erhält ein eigenthümliches leuchtendes Aussehen. Auch kleine rothe Flecke können an ihr erscheinen. Bisweilen werden blutige, subcutane Infiltrationen und selbst grössere Blutergüsse einige Tage nach der Injection sichtbar.

Wird die Einspritzung bei Gelenktuberkulose in die Gelenke gemacht, — was vermieden werden muss — dann entsteht einfache oder eitrige Gelenkentzündung.

Aetzung des Uterus ruft nicht selten Schmerzen hervor. Mehrfach wurde auch durch Section solcher Individuen festgestellt, dass häufige Chlorzinkätzungen, z. B. bei mit Metritis versehenen Frauen, den Cervicalkanal zum Verschluss bringen können.[2] Ja, nicht nur Stenose und narbige Atresie des Collum uteri, sondern sogar ein vollkommenes Verschwinden der Gebärmutterhöhle kann auftreten, wenn, wie es vorkam, in zu ergiebiger Weise die Uterusschleimhaut mit dem Chlorzinkstift geätzt wurde.[3]

Kali causticum.

Das Aetzkali ätzt, d. h. vernichtet lebendes und todtes eiweissartiges Gewebe durch Colliquation, gleichgültig ob es als geschmolzene Masse oder in concentrirter Lösung, als Kalilauge, mit demselben in Berührung kommt. Um so schneller geht dies vor sich, je höher die Temperatur des Anwendungsortes ist. Die Ausdehnung der Aetzung in die Tiefe wird so kaum von einem anderen Aetzmittel erreicht. Sie kann leicht weiter als beabsichtigt gehen und damit Schaden stiften. Es ist dies einer der wichtigeren Unterschiede der basischen Aetzstoffe von anderen. Auch die Umgebung der zu ätzenden Stelle muss sorgfältig durch Heftpflaster oder Charpie geschützt werden. Nicht immer genügt jedoch ein solcher Schutz. Früher wandte man dieses Mittel auch an den weiblichen Geschlechtstheilen an. Es entstanden dadurch unbeabsichtigte Verletzungen der Vagina und theilweiser Verschluss des Cervicalkanals. Solche Vorkommnisse, wie Narbenbildung, Stenosen und Atresieen des Ostium externum und internum uteri und selbst cystöse Entartung in Folge von Verschluss der Drüsenmündung sind auch nach Missbrauch anderer Aetzmittel beobachtet worden. In ungeschickten Händen kann aber gerade durch Aetzalkalien grössere Gefahr heraufbeschworen werden. Die Vernarbung solcher Aetzstellen dauert lange. Sie kann an dem grösseren Theil derselben beendet sein, während kleinere Heerde noch geschwürig sind und stark alkalisch reagiren. Fortkriechend kann sich vom Genitalkanal die Wirkung der Lauge auf den Uterus und weiter erstrecken.

Wiener Aetzpaste. Die Mischung von 4 Th. Aetzkalk mit 5 Th. Aetzkali kann unangenehme Folgen zu Wege bringen. Nach der mehrstelligen Anwendung derselben gegen Geschwülste in der Nacken-, unteren Achsel- und

---

[1]) Steinthal, Berliner klin. Wochenschr., 1887, pag. 759.
[2]) Routier, Gazette des hôpit., 1890, pag. 1097.
[3]) Pozzi, Gazette des hôpit., 1890, pag. 1097.

Inguinalgegend, sah man nach 36 Stunden um jeden Aetzschorf eine Entzündung entstehen, die mit Fieber von zweitägiger Dauer einherging. Am 7. Tage nach der Aetzung starb der Kranke an Trismus und Tetanus. Aehnliche Symptome, besonders Fieber, erzeugt auch die Landolfi'sche Aetzpaste.

Collodium.

Dieser Stoff ist mehrfach angeschuldigt worden unangenehme Nebenwirkungen hervorgerufen zu haben. Einem an Variola leidenden Manne wurde das Gesicht mit Collodium bestrichen um die Narbenbildung zu vermeiden. Das Eruptionsstadium wurde dadurch wohl verzögert, dafür bildete sich unter dem Collodium eine sehr schmerzhafte Eiterung, wie man sie gewöhnlich nach Verbrennungen antrifft. Man nahm irriger Weise an, dass dies den nach fünf Tagen erfolgenden Tod veranlasst habe. Tritt nach Auftragen von Jodcollodium auf einen kranken Finger Brand ein, so braucht nicht das Collodium diesen durch Constriction veranlasst zu haben, sondern es liegt viel näher dem Jod eine solche Wirkung bei besonders dafür empfindlichen Individuen zuzuertheilen.

Fette. — Oele. — Pflaster. — Vaselin.

Auch ohne dass die einzelnen hierhergehörigen Stoffe verfälscht oder verdorben sind, erzeugen sie nicht selten nur auf Grund einer besonderen individuellen Empfindlichkeit Nebenwirkungen. Dass viele von ihnen verfälscht werden, oder verdorben in den Handel kommen, ist bekannt genug. Wird doch sogar Schweinefett in umfangreicher Weise mit Baumwollensamenöl verfälscht, so dass von 77 darauf hin untersuchten Proben nur 34 normal waren! Sehr häufig werden aber schlechte, hierhergehörige Stoffe gebraucht, ohne dass eine Nebenwirkung auftritt, so dass die hervorgehobene Schädigung der Haut durch ranzig gewordene Fette wohl für einzelne Fälle und unter bestimmten Verhältnissen Geltung hat, aber nicht ausschliesst, dass die dafür als besser angepriesenen Präparate das Gleiche bei gewissen Menschen hervorrufen. Einige solcher Beispiele sollen in Folgendem angeführt werden.

Nach Einreibung von Mohnöl bei scrophulösen Individuen, sah man fast unmittelbar nach der ersten Einreibung einen den Rötheln ähnlichen Ausschlag entstehen, der einige Stunden anhielt. Fett- oder Wachssalben riefen, gleichgültig, ob dieselben frisch oder alt waren, bei einem Manne ein heftiges Hauterythem mit Papeln hervor. Das Wollfett, das am langsamsten von allen Fetten in die Haut eindringt,[1] erzeugt vermöge seiner Klebrigkeit minimale Hautzerreissungen, wie sie auch Honig, Syrup und ähnliche klebrige Massen bedingen.[1] Dasselbe veranlasste in einigen Fällen von acutem und subacutem Eczem Reizung.[2]

Das Vaselin ruft, obschon es nicht ranzig wird, und auch wenn es ein gutes Präparat darstellt, bisweilen Hautreizung hervor. Es sei auch hierbei hervorgehoben, dass sehr geringwerthige Präparate in den Handel kommen. So sah man nach Einreibung an einem Beingeschwür, am anderen Morgen, im Umkreis desselben ein schweres Eczem entstehen, das sich beim Fortgebrauch des Mittels über das

---

[1]) Aubert, Congrès intern. de Dermat. et de Syphil., 1889, 5.—10. Août.

[2]) Stelwagon, Journ. of cut. and vener. diseases, 1887, Vol. IV., No. 10.

ganze Bein fortsetzte. Auch an Gesicht und Händen kommt Aehnliches vor. Ergänzend füge ich hinzu, dass der innerliche Gebrauch des Vaselin bei 3 Kindern, die je $1/2$ Theelöffel davon mit Zucker gegen Erkältung genommen hatten, Schmerzen in den Knieen, Krämpfe in den unteren Gliedmassen und Erbrechen veranlasste.

Nicht selten rufen Pflaster Hautveränderungen hervor. Eines meiner Kinder, dessen Idiosynkrasie für Perubalsam ich bereits erwähnte, bekam nach Anlegen eines schmalen Streifens von Emplastrum Cerussae an ein Ohr, ein schweres Eczem, mit enormer Schwellung des Ohres, das als eine unförmige Masse vom Kopfe abhing. Schwellung und erysipelatöse Röthe setzten sich bis zum inneren Gehörgange fort. Vier Jahre später bekam dieses Kind plötzlich ein, die Stirn- und Schläfengegend sowie den vorderen Theil der Kopfhaut einnehmendes vesiculäres Eczem auf stark gerötheter Basis. Es ergab sich, dass die vorderen Kopfhaare mit Pomade, behufs Festliegens bestrichen worden waren. Ueberall wo sie die Haut berührt hatten, entstand das Eczem.

Auch nach Anwendung von Emplastr. diachylon compositum kommt Eczem vor.[1])

Weisse Bläschen oder Pusteln sah man sogar nach längerem äusserlichem Gebrauch von Leinsamen entstehen.

---

[1]) Kaposi, Real-Encyclopädie d. ges. Heilk., Bd. V., pag. 579.

Sach-Register.

Die fett gedruckten Zahlen geben die Ueberschriften der Hauptartikel über die betreffenden Mittel an. Beim Aufsuchen eines Präparates sind auch die Synonyma desselben zu berücksichtigen.

A.

Abführmittel 714.
Abortiva **687**.
Abrin 770.
Abrus precatorius **770**.
Absynthiin 703.
Abstinenzsymptome 23.
Acetal **179**.
Acetanilid 537.
Aceton **106**.
Acetylphenylhydrazin 559.
Achillea Millefolium **728**.
Acida **732**.
Acidum aceticum **732**.
— arsenicosum **414**.
— benzoicum **507**.
— boricum **612**.
— carbolicum 570.
— chromicum **771**.
— citricum **733**.
— formicicum **773**.
— hydrochloricum **733**, 55, 608, 352.
— hydrofluoricum **611**.
— hyperosmicum **269**.
— lacticum **772**.
— nitricum **733**.
— nitricum fumans 733.
— orthoxyphenylsulfurosum 606.
— picricum 709.
— phosphoricum **733**.
— pyrogallicum **755**.
— pyrolignosum **733**.
— sulfurosum **600**.
Acidum tannicum 734.
— trichloraceticum **773**.
Acokanthera Ouabaïo 212 u. Nachtrag.
Aconitin **232**.
Aconitum Napellus **232**.
Adonidin 638.
Adonis vernalis **638**.
Adstringentia **732**.
Aether **76**, 593.
— bromatus 92.
Aethersucht 88.
Aethoxycaffein **210**.
Aethylbromid 92.
Aethylchlorid **273**.
Aethylenbromid 95.
Aethylenchlorid **103**.
Aethylidenchlorid **103**.
Aethylidendiäthylsulfon **756**.
Aethylnitrat **106**.
Aethylnitrit **105**.
Aetzkali 774.
Aetzpaste, Wiener 774.
Affecte, Einfluss auf die Narkose 50.
Agaricin **231**.
Agathin **621**.
Alaninquecksilber 380.
Alantkampher 672.
Alaun 749.
Alcalina **726**.
Aldehyd 105.
Algen in Arzneien 31.
Alkohol **274**, 25.
Alkoholismus 47, 276.
Aloë **723**, 28.
Aloin 723, 326.
Alter, Einfluss auf Resorption 19.
Alterantia **308**.
Alumen **749**.
Aluminium acetico - tartaricum **750**.
Aluminiumchlorid 330.
Ameisensäure 773.
Ammoniacum 672.
Ammoniak **290**.
Ammonium chloratum **663**.
— picricum 709.
Amylen **100**.
Amylenhydrat **177**.
Amylnitrit **241**.
Anacardium-Bohne 765.
Analeptica 274.
Anemone pratensis **211**.
— Pulsatilla **211**.
Anilin **444**.
Anilinfarbstoffe 606.
Anis, Idiosynkrasie gegen 6.
Anthelmintica **698**.
Anthrakokali **753**.
Anthrarobin **759**.
Antifebrilia **451**.
Antifebrin **537**.
Antimonchlorür 682.
Antimonsaures Kalium 668.
Antimonverbindungen 680.
Antipyrin **516**.
Antiseptica **451**.
Apocynum cannabinum **639**.
Apomorphinum hydrochloricum **675**.

Aqua amygdalarum amararum **212**.
— Calcariae **731**.
— Chlori 608.
— Goulardi 744.
— Plumbi 743 ff.
Arbutus Uva Ursi **640**.
Argentum nitricum **737**, 34.
Argyrie 739.
Aristol **759**.
Arnica montana **754**.
Arsen 414.
Arsenicismus 416.
Artemisia Absinthium **702**.
— vulgaris **210**.
Arzneiexantheme im Allgemeinen 35.
Arzneiformen, Darstellung von 31.
Arzneiwirkung, Angriffspunkte der 1.
Asa foetida **210**.
Asclepias gigantea 685.
Aseptol **606**.
Asparagus 640.
Astragalus 22.
Aspidosperma Quebracho **673**.
Atropin **213**, 7, 16, 28, 35.
Atropinum sulfuricum 31.
Auranin 607.
Auripigment 414, 421, 423.
Auro-Natrium chloratum **437**, 25.
Aurum chloratum **437**.
Ausscheidung von Arzneistoffen 17.
Azedarach 710.

B.

Baccae Coccognidii 764.
Baldriansäure 729.
Baldrian 208.
Balsamum Cannabis indicae **187**.
— Copaivae **646**.
— Gurjun **650**, 646.
— Peruvianum **710**, 6.
Baptin 721.
Baptisin **721**.
Barium chloratum **439**, 25.
— jodatum 439.
Beifuss 210.
Belladonna **213**, 7, 28.
Benzanilid **549**.
Benzoë **671**.
Benzoësäure 671, 567, 37.
Berberin 695.
Benzol **107**.
Besenginster 639.
Bewegung, Einfluss auf Arzneiwirkung 16.
Bilsenkraut 222.
Bismutum salicylicum **509**.
— subnitricum **747**, 13, 326.
Bittermandelwasser 212.
Bittersalz 715.
Blatta orientalis **660**.
Blaugummibaum 569.
Blausäure 212.
Blei 326, 17, 282.
Bleiacetat 742.
Bleiessig 742.
Bleiwasser **743**, **744**.
Bleiweiss **744**, 746.
Borax 615.
Boraxweinstein 653.
Borsäure 612.
Brandy **274**.
Brausepulver 272.
Brechmittel **675**.
Brechweinstein 680, 1, 2, 19.
Brechwurzel 678.
Brennnessel 737.
Brenzcatechin 566.
Brom **608**.
Bromacne 195
Bromäthyl **92**.
Bromäthylen **95**.
Bromcampher 210.
Bromismus **203**.
Bromammonium, vide Bromkalium.
Bromkalium **188**, 406, 31.
Bromnatrium, vide Bromkalium.
Bromoform **102**.
Brucin **296**.
Bucco 640.
Bulbus Scillae 634.
Bullrichsalz 730.
Butylchloralhydrat **177**.

C.

Cadelöl 752.
Cadmium sulfuricum 440.
Calabarbohne 304, 6.
Calcium carbonicum **730**.
— saccharatum **731**.
Calomel **343**, 14, 17, 318, 319, 324, 326, 331.
Calotropis gigantea **685**.
Camphora **290**.
— monobromata **210**.
Camphersäure **671**.
Canella alba **737**.
Cannabinon **186**.
Cannabinum tannicum **186**.
Cannabis indica **181**, 28.
— Missbrauch 183.
Cantharides **767**.
Cantharidin 767.
Capsicum annuum **763**.
Carbo **618**.
Carbolsäure **570**, 10.
Carboneum sulfuratum **019**.
Cardamomum **729**.
Cardiaca **622**.
Cardol 765.
Carica Papaya 770.
Carissa Schimperi 212 und Nachtrag.
Cascara Sagrada 721.
Cascarille 728.
Cathartica **714**.
Cathartinsäure 716, **717**.
Caustica **762**.
Cerium oxalicum 686.
Chabertisches Oel 710.
Chelerythrin 441.
Chelidonium majus **441**.
Chinidin **487**, 452.
Chinin und seine Salze **451**, 12, **14**, **17**, 31.
Chininum ferrocitricum 452.
Chinoidin **491**.
Chinolin **513**.
Chinolinum tartaricum 513.
Chlor **608**
Chloralformamid 173.
Chloralhydrat **156**.
Chloralismus 170
Chloralum (Aluminiumchlorid) 330.
Chlorbarium 439, 25.
Chlorkalium 207.
Chlorkohlenoxyd 54.
Chlornatrium **663**, 21.
Chlorkohlenstoff **104**.
Chlormethyl **272**.
Chloroform **45**, 2, 33.
Chloroformsucht 67.
Chlorsaures Kalium 663.
Chromsäure 771.
Chrysanilindinitrat **213**.
Chrysarobin **756**.
Chrysophansäure 716, 756.
Cinchonidin **490**, 453.
Cinchonin **489**, 482, 452.
Citronensäure 733.
Cnicin 728.
Cnicus benedictus **728**.
Cocaïn **243**.
Cocaïnismus 260
Cochlearia officinalis **072**
Codeïn **142**.
Coffeïn **287**.
Coffeïnismus 288.
Colchicin 637.
Colchicum autumnale **036**
Collodium 775.

Coloquinthen 725.
Conchinin 487.
Coniinum hydrobrom. 238.
Conium maculatum **238**.
Constitution 8.
Convallamarin 637, 636.
Convallaria majalis **637**.
Copaivabalsam 646.
Copaivaöl 646.
Copaivasäure 646.
Cornutin **693**.
Cortex Azedarach 710.
— Cascarillae **728**.
Chinae 461.
— Coto 736.
— Frangulae 721.
Granati **706**.
— Mezerei **764**.
— Quebracho 673.
— Quillajae **670**.
Coto **736**.
Creolin **621**.
Cremor tartari 715.
Crocus **696**.
Croton Eluteria 728.
Crotonöl 725.
Cubebae **650**.
Cumulation 20.
Cuprum sulfuricum **677**.
Curare **239**, 11, 17, 21, 26.
Curarin 239.
Cynanchum monspeliacum 722.
Cyangold 437.
Cyanquecksilber 375.
Cytisus Laburnum **212**.

D.

Daphne Mezereum **764**.
Datura Stramonium **226**.
Delirium tremens 285.
Dermatica **751**.
Dermatol **760**.
Dévadára-Oel 330.
Diäthylacetal **179**.
Diaphoretica **657**.
Diaphterin 621
Digitaleïn 623.
Digitalin 623, 627.
Digitalis purpurea **622**, 28.
Digitonin 623
Digitoxin 623, 627, 630.
Dimethyläthylcarbinol 177.
Dipsomanie 285.
Disposition für Nebenwirkungen 13.
Dithymol-Dijodid 759.
Diuretica **622**.
Diuretin 635.
Duboisin **227**, 219.
Düfte, Schädlichkeit der 6.

E.

Eisenverbindungen **430**
Elaterin 722
Elaterium **722**, 28.
Emetica **675**.
Emetin 678.
Emmenagoga **687**
Emplastra 775.
Emplastrum Belladonnae 216
— Cerussae 775
— diachylon comp. 775
Ephedrin 230.
Epispastica **762**
Erdbeeren 6.
Ergotinin **693**
Ernährung, Einfluss auf Arzneiwirkung 16.
Eryodictyon glutinosum 486.
Erythrophlaeïn **267**
Essig 732.
Essigsäure 732.
Eucalyptol 569
Eucalyptus globulus **569**.
Eucalyptusöl 569.
Eugenia Chekan **672**.
Eupatorium perfoliatum **674**.
Euphorbia Lathyris **722**.
— pilulifera **674**.
Euphorbium **765**.
Euphorin 568.
Europhen **761**.
Evonymin **721**.
Exalgin **547**.
Expectorantia **663**.
Extractum Aconiti 233.
— Belladonnae 216, 218.
— Cannabis indicae 181.
— Fabae Calabaricae 305.
— Filicis 704.
— Hydrastis canad. 695.
— Hyoscyami 222
— panchymagogum 716.
— Rhei 716.
— Taraxaci 29.

F.

Faba Anacardii **765**.
— Calabarica **304**
Färberginster 640
Farbstoffe 1.
Farnwurzel 703.
Faulbaum 721.
Ferrum et salia ejus **430**.
Ferrum citricum 435.
— sesquichloratum 432 u. ff.
— sulfuricum 434.
Fette **775**.
Filix mas **703**.
Fingerhut, rother 622.
Flemingia congesta 709.
— rhodocarpa 709.
Flores Cinae **698**, 29.
— Koso **708**.
Fluorammonium **612**.
Fluornatrium **612**.
Flusssäure 611.
Folia Bucco 640.
— Chekan 672.
— Digitalis 622.
— Jaborandi 657
— Salviae **737**.
— Sennae **717**.
— Stramonii 226.
— Uvae Ursi 640.
Frasera carolinensis 728
Friar's Balsam 567.
Fructus Colocynthidis **725**.
— Juniperi 640.
— Rhamni 721.
— Sabadillae 235.
Fuchsin **655**.

G.

Galle 1.
Galbanum **672**.
Gallussäure 736.
Gelatine **569**
Gelsemin 230.
Gelsemium sempervirens **230**.
Genista tinctoria **640**.
Gerbsäure 734.
Gesunde, Arzneiprüfungen an 4.
Gewöhnung 20.
Giftsumach 766.
Goldchlorid 437.
— Chlornatrium 437.
Gottesgnadenkraut 722.
Glaubersalz 715.
Glutinpeptonsublimat, salzsaures **374**.
Glycerin **718**.
Glycocollquecksilber **380**.
Granatrinde 706, 29.
Gratiola 722.
Graue Salbe 335.
Grindelia robusta 674.
Guajacol **603**, 566, 599, 601.
Guajacum **441**.
Guarana 289.
Gummi Ammoniacum **672**.
Gurjun-Balsam 650.

Gutti **725**.
Gymnema silvestre 486.

H.

Hahnenfuss 764.
Hamamelis virginica 694.
Hanf, indischer 181.
Hauhechel 640.
Haya-Gift 267.
Helleboreïn 639.
Helleborus **639**.
Helmintochortos officinalis **703**.
Hellmuth'sche Salbe 421.
Herba Absinthii 702.
— Chelidonii **441**.
— Cochleariae 672.
— Conii 238.
— Gratiolae **722**.
— Lobeliae 673.
— Millefolii 728.
— Nicotianae **296**.
— Spigeliae 703.
— Thymi **596**.
Herbstzeitlose 636.
Höllenstein 737.
Holzessig 733.
Holztheer 751.
Homatropinum hydrobromicum **228**, 3.
Hollunder 640.
Hopfen 729.
Hundeholzbaum 207.
Hydracetin 559.
Hydrargyria 337.
Hydrargyrum vide, auch Quecksilber, Calomel, Sublimat etc.
— alaninatum **380**.
— amidato-bichloratum **355**.
— benzoicum **379**.
— bichloratum **357**.
— bichloratum carbamidatum **379**.
— bijodatum **355**.
— carbolicum **376**.
— cum Creta **332**.
— cyanatum **375**.
— formamidatum **379**.
— glycocholatum 380.
— jodatum **355**.
— nitricum oxydulatum **356**
— oleïnicum **333**.
— oxydatum flavum **353**, 326.
— oxydatum rubrum **353**.
— oxydulatum nigrum **354**.
— salicylicum **377**
— sozojodolicum **380**
— succinimidatum **380**.
— sulfuratum rubrum **357**.
Hydrargyrum sulfuricum oxydatum basicum 354.
— tannicum oxydulatum **376**.
— thymolo-aceticum **378**.
Hydrastinin 695.
Hydrastis canadensis **695**.
Hydrochinon **563**.
Hydrogenium peroxydatum **617**.
Hydroxylaminum hydrochloricum **760**.
Hyoscinum hydrobromicum **224**, 222.
Hyoscyamin **223**.
Hyoscyamus niger **222**, 29.
Hypnon **180**.

I.

Ichthyol **753**.
Idiosynkrasie, Allgemeines über, 6, 13.
Indigo **211**, 569.
Inhalations-Anästhetica **39**.
Inula Helenium **672**.
Ipecacuanha 678.
Isobutylchlorid **107**.
Isobutylnitrit 242.
Ivresse jodique 387, 412.

J.

Jaborandi 657.
Jaborin 657.
Jalape **722**.
Jalapin 722.
Jamaica Dogwood 207.
Jatropha Curcas **721**.
Jequirity 770, 21.
Jod **380**, 5, 9, 19.
Jodammonium 395
Jodarsen 415, 422, 423.
Jodbarium 439.
Jodeisen 434, 435.
Jodjodkalium und Jodjodnatrium vid. Jod.
Jodkalium **392**, 15, 747.
Jodnatrium 395.
Jodoform **581**, 345.
Jodol **594**
Jodophenin **563**.
Jodoplumbismus 747.
Jodquecksilber 310, 318, 341, 351, 352, 355.
Jodstärke 391.
Jodtrichlorid **595**.
Jonidium Ipecacuanha 678.
Juglandin, **721**.
Juglans cinerea **721**.
Juniperus communis **640**.

K.

Kaffetrinker 289.
Kairin **514**.
Kalium aceticum **654**.
— bichromicum 772.
— bromatum **188**, 406, 31.
— carbonicum **730**.
— causticum **774**
— chloratum **207**.
— chloricum **663**.
— jodatum **392**, 15, 747.
— nitricum **654**.
— permanganicum **616**.
Kalium stibicum **668**.
— sulfuratum **753**.
— sulfuricum **697**.
— tartaricum 715.
— telluricum **232**.
Kalkwasser 731.
Kamala **708**
Kampher 290.
Karthäuser Pulver 668.
Kawa **267**.
Kermesbeere 721.
Kermes minerale 668.
Kerosolen **107**.
Klima, Einfluss auf Arzneiwirkung 25.
Kochsalz 663.
Kohle **618**.
Kohlensäure **271**.
Kokkelskörner 307.
Kola 289.
Kosso 708.
Krankheit, Begriff der 2
— Einfluss auf das Ertragen von Medicamenten 19.
Krebse, Idiosynkrasie gegen 6.
Kreosot **599**.
Kresotinsäure 492.
Kreuzdornbeeren 721.
Küchenschabe 666.
Kupfersulfat 677.

L.

Lachgas 100.
Lac sulfuris 720.
Lactucarium **188**.
Landolfi'sche Paste 775.
Läusesamen 285.
Latschenöl 645.
Laudanum 109.
Laxantia 714.
Lebensbaum 696.
Leberthran **442**.
Leim 569.
Leinsamen 775.
Lignum Guajaci 441.
— Quassiae 727.
— Santali 652.

Lignum Sassafras 441.
Limatura ferri 434.
Liquor Ammonii caustici **290**.
— Ammonii anisatus **663**.
ferri sesquichlorati 432 u. ff.
— Hollandicus 103.
— Plumbi subacetici **742**.
— van Swieten 360.
Lithargyrum 746.
Lithium carbonicum 730.
— salicylicum **509**.
Lobelia inflata, syphylitica, delessa **673**.
Locokrankheit 22.
Löffelkraut 672.
Lugol'sche Lösung 388.
Lupulin **729**.

M.

Macis **728**.
Magisterium Bismuti 747.
Magnesium carbonicum **730**.
— sulfuricum **715**.
— ustum **730**.
Maiblume **637**.
Maiwurm 666.
Manna **715**.
Mauerpfeffer 570.
Meerzwiebel 634.
Melia Azedarach **710**.
Meloë majalis und proscarabaeus **666**.
Methylenblau **569**.
Mentha Pulegii 697.
Mercurius solubilis Hahnemannii 354.
Mercuronitrat 356.
Methacetin **562**.
Methylal **176**.
Methylchlorid **272**.
Methylchloroform **99**.
Methylen 96.
Methylenäther **104**.
Methylenbichlorid **96**, 99.
Methylendimethyläther 176.
Methylenjodid 105.
Methyljodid **105**.
Methylviolett 606.
Mezereum **764**.
Milchsäure 772.
Mohnöl 775.
Mohnsyrup 110.
Monnina polystachia **671**.
Monobromacetanilid **548**.
Morison's Pillen **725**.
Morphin **116**, 6, 30, 159.
Morphinismus **127**.
Morrhuin **442**.
Morson's Aconitin 233.
Moschus **307**.
Mudar 686
Muskatnuss 728.
Mutterkorn 687
Myrrha **671**.
Myrthenöl 598.
Myrthol **598**.

N.

Nachwirkung **18** u. bei den einzelnen Stoffen.
Naphtalin **603**.
Naphtol **758**.
Naphtolcampher **759**.
Narceïn **143**
Narcissus pseudonarcissus **212**.
Narcotin **143**.
Natrium benzoicum 567, 568.
— biboracicum **615**.
— bicarbonicum **730**.
— bromatum vid. Kalium bromatum
— nitricum 654.
— nitrosum **667**.
— parakresotinicum **568**.
— salicylicum 492.
— sulfurosum 611.
— sulfuricum **715**.
Nebenwirkung., Allgemeines über 3 u. ff
Nervina excitantia **274**.
Nervina narcotica **39**.
Nicotin **296**.
Nicotinismus 297.
Nieswurz 235.
Nitroglycerin **654**.
Nux moschata **728**.
Nux vomica 31.

O.

Oele **775**.
Oleum Absinthii 703.
— Cadinum 752.
— Chaberti **710**.
— cinereum **333**, 313, 365.
— Copaivae **646**.
— Crotonis **725**
— Eucalypti 569, 570.
— Gaultheriae **508**.
— Hydrargyri vid. Oleum cinereum.
— jecoris aselli **442**.
— infernale 721.
— Juniperi empyreumaticum **752**.
— Macidis 728.
— Petrae **713**.
— Pini silvestris **645**.
— Pulegii **697**.
Oleum Pumilionis 645.
— Ricini **717**.
— Santali **652**.
— Sassafras 441.
— Sinapis 763.
— strobilorum Pini **645**.
— Tanaceti 709.
— Terebinthinae **641**.
— Thymi 596.
Ononis spinosa **640**.
Opium **107**, 1. 24, 33, 831.
Opiophagie **127**.
Orexin **729**.
Orthin **563**.
Orthokresotinsäure **492**.
Orthomethylacetanilid 547.
Osmiumsäure 269.
Ouabain **212** u. Nachtrag.
Oxychinaseptol **621**.

P.

Papain **770**.
Paraacetanisidin 562.
Paracoto **736**.
Parakresotinsäure 492.
Parakresotinsaures Natrium **568**.
Paraldehyd **143**.
Paramonobromacetanilid 548.
Pasta Guarana 289.
Pelleticrin **707**.
Pental **106** u. Nachtrag.
Pepsinwirkung, Beeinflussung der 1, 727.
Peptonquecksilber **373**.
Perubalsam 710.
Petroleum **713**.
Pflaster **775**.
Pfeffer 569.
Pfeffer, spanischer 763.
Pharynxhydrargyrose 316.
Phenacetin **549**.
Phenol 570.
Phenolquecksilber 376.
Phenylacetamid **537**.
Phenyldihydrochinazolin 729.
Phenylurethan **568**.
Phosgen 52, 54.
Phosphin 213.
Phosphor **436**.
Phosphorsäure **733**.
Physostigmin **304**, 19.
Phytolacca decandra **721**.
Phytolaccin 721.
Pikrinsäure **709**.
Pikrotoxin **307**.
Pilocarpin **657**, 6, 31.
Pilze in Medicamenten 31.
Piperin **569**.

Piper methysticum **269**.
Pix liquida **751**.
Piscidia erythrina 207.
Platinum chloratum **438**.
Plenck'sche Lösung 360.
Plumbum aceticum **742**.
Pockensalbe 681.
Podophyllin **724**.
Podophyllotoxin 724.
Polyporus officinalis 231.
Pomade 775.
Pomeranzen, Idiosynkrasie gegen 6.
Portwein 274.
Pottasche 730.
Pounds Extract 694.
Präcipitat, weisses 355.
Propylamin 239.
Pseudoephedrin **229**.
Pyoktanin **606**.
Pyridin **672**.
Pyrodin **559**.
Pyrogallol 755

Q.

Quassia amara 727.
Quassiin 727.
Quebracho 673.
Quecksilberverbindungen, allgemeine Betrachtungen über **308**, 25.
— vide auch Hydrargyrum, Calomel etc.
Quecksilberalbuminat **372**.
Quecksilberbenzoat 379.
Quecksilberchlorid-Chlornatrium **372**.
Quecksilberchlorid-Harnstoff 379.
Quecksilbercyanat 375.
Quecksilberdampf **332**.
Quecksilberjodid u. -jodür 356.
Quecksilber, metallisches **331**, 340.
Quecksilberöl 333.
Quecksilberoleat 333.
Quecksilberoxyd, gelbes 353, 318, 326.
Quecksilberoxyd, rothes 353.
Quecksilberoxydulnitrat 356.
Quecksilberoxydultannat 376.
Quecksilberpeptonat **373**.
Quecksilberflaster **332**.
Quecksilberpflastermull **332**.
Quecksilbersalicylat 377.
Quecksilberseife **333**.
Quillajasäure **271**, 18.
Quillaja Saponaria 670.

R.

Race, Einfluss auf Arzneiwirkung 25.
Radix Belladonnae 216.
— Colombo **728**.
— Helenii **672**.
— Hellebori 639.
— Ipecacuanhae **678**.
— Ratanhiae 736
— Rhei **716**.
— Sarsaparillae **440**, 1.
— Senegae **670**.
— Valerianae 208.
Rainfarn 709.
Ranunculus acris, sceleratus, bulbosus flammula **764**
Ratanhia 736.
Raute 696.
Regulation, Störung der 16.
Reizbarkeit cutane, vasomotorische 36.
Resina Jalapae 722
Resorcin **565**.
Resorption 18
Rhabarbarum proletariorum 721.
Rhabarber 716
Rhamnus cathartica **721**
Rhamnus Frangula **721**.
Rhamnus Purshiana **721**.
Rheum 716.
Rhizoma Filicis 708
— Veratri **235**.
Rhododendron chrysanthum **662**.
Rhus Toxicodendron **766**
Ricinolsäure 717.
Ricinusöl 717.
Roncegno, Quellwasser von 417.
Ruhe, Einfluss auf Arzneiwirkung 16.
Ruhrwurzel 678.
Ruta graveolens **696**.

S.

Sabina **696**.
Saccharin **620**.
Sadebaum 696.
Säuren 732, 1
Salbei **737**.
Salicin **510**.
Salicylsäure **492**, 36.
Salicylsäuremethylester 508.
Salipyrin **537**.
Salmiak 663.
Salol **511**.
Salpeter 654.
Salpetersäure 733.
— rauchende 733.
Salpetrigsaures Kalium 667.
Salvia officinalis 737.
Salzsäure 733, 55, 608, 352.
Sambucus nigra **640**
Sandelholzöl 652.
Santonin **698**, 29.
Sapo kalinus **753**.
— mercurialis **333**.
Saponin **271**.
Sapotoxin **271**, 18.
Sarsaparilla 440, 1.
Sassafras **441**.
Scammonium **722**.
Schafgarbe 728.
Schierling 238.
Schlafgas 102.
Schmierseife **753**.
Schöllkraut 441.
Schwefel 720.
Schwefelalkalien 753.
Schwefelbäder 669.
Schwefelkohlenstoff **619**.
Schwefelleber 753.
Schwefelwasserstoff **660**, 720.
Schweflige Säure 609.
Schwefligsaure Salze **610**.
Scilla **634**.
Sclerotinsäure **694**.
Secale cornutum **687**, 29.
Sedum acre **570**.
Seife 753.
Semen Cataputiae minoris 722.
— Colchici 636.
— Myristicae 728.
— Ricini majoris 721
— Strophanti 632
Senf 763
Sennesblätter 717.
Silbernitrat 739.
Silberoxyd, salpetersaures 737
Sinapis **763**.
Smilacin 440.
Solanin **229**.
Solanum Carolinense 229.
— Dulcamara **229**.
— tuberosum 229.
Solutio Fowleri 415, 30, 31.
— Plenckii 360.
Spanische Fliegen **767**.
Spargel 640.
Sparteïn 639, 29.
Spartium scoparium **639**.
Spiessglanzoxyd 668.
Spigelia anthelmintica **703**.
Spinnendistel 728.
Spiritus, vide Alkohol.
— aetheris nitrosi **655**.
— Cochleariae 672
Springkörner 722.
Stahlwässer 435.
Stannum chloratum **209**.

Stechapfel 226.
Steinkohlenkali 753.
Sterilisirung von Medicamenten 31.
Stibium sulfuratum aurantiacum 668
— — rubeum 668.
Stickstoffoxydul 100.
Stomachica 727.
Strontiansalze 440.
Strophantin 632.
Strophantus 632.
Strychnin 292, 7, 16, 31.
Strychnos nux vomica 292.
Styrax 712.
Sublimat 357, 310, 314, 318, 325, 327, 343, 349, bei Opiophagen 132.
Sulfocarbol 606.
Sulfonal 147.
Sulfonalismus 155.
Sulfur 720
— auratum 668, 14.
Summitates Sabinae 690.

T.

Tabak 296.
Tanacetum vulgare 709.
Tanacetylhydrür 709.
Tannenzapfenöl 645.
Tannin 734.
Tartarus boraxatus 653.
— depuratus 715.
— stibiatus 680.
Tellurdioxyd 748, 232.
Temperamente 9.
Terpinhydrat 645.
Tetrahydroparachinanisol 554.
Tetrajodpyrrol 594.
Tetronal 155.
Thalleiochin 464, 452.
Thallin 554.
Thapsia Garganica 764.
Silphium 764.
Thee 736.
— Missbrauch 289.
Theer 751.
Theobrominum natro-salicylicum 635.
Thiophendijodid 563.
Thioresorcin 606.
Thymiankraut 596.
Thymianöl 596.
Thymol 596.
Thymolquecksilber 378.
Thuja occidentalis 696.
Ticunagift 16.
Tinctura Aconiti 283.
— Arnicae 755.
— Benzoës composita 567.
— Canellae 737.
— Cantharidum 767.
— Capsici 763.
— Jodi 9, 12 u. vide Jod.
— Lobeliae 678.
— Myrrhae 671.
— Opii 31 u vide Opium.
— Pulsatillae 211.
— Strophanti 632.
— Thujae 696.
— Toxicodendri 766.
Toleranz für Arzneien 19.
Triacetylaloin 723.
Triäthylcarbinol 181.
Trichloressigsäure 773.
Trichlorphenol 581.
Trimethylamin 239.
Trional 155
Tubera Aconiti 282.
— Jalapae 722.
Tuberkulin 441, 5.
Tuberkulocidin 447.
Turpethum minerale 354.

U.

Uebermangansaures Kalium 616.
Ueberosmiumsäure 269.
Unguentum Belladonnae 216.
— cinereum 335, 310, 318.
— Hydrargyri, vide Ung. cinereum.
— Tartari stibiati 681.
Unterschwefligsaure Salze 610
Urethan 175.
Urtica urens 737.

V.

Valeriana 208.
Vaselin 775.
Verantwortlichkeit f. Nebenwirkungen 38, 45.
Veratrin 235.
Veratrum album 235.
Vererbung der Empfindlichkeit für Nebenwirkungen 12.
Verfälschung von Arzneimitteln 30.
Vichy-Wasser 731.
Villat'sche Flüssigkeit 732.

W.

Wachholderbeeren 640.
Wachssalbe 775.
Wärme, Einfluss auf Arzneiwirkung 25.
Wasserhanf, durchwachsener 674.
Wasserstoffsuperoxyd 617.
Weinstein 715.
Wermuth 702.
Wiener Aetzpaste 774.
Wilkinson'sche Salbe 751.
Wintergreenöl 508.
Wismuth, basisch salpetersaures, vide Bismutum subnitricum.
Wismuthsalicylat 509.
Wismuthsubnitrat 747.
Wohlverleih 754.
Wolfsmilchsaft 765.
Wollfett 775.

Z.

Zimmt, Idiosynkrasie gegen 6.
Zincum chloratum 773.
— sulfuricum 678.
Zinkacetat 209.
Zinkchlorid 773.
Zinkdyskrasie 209.
Zinkoxyd 209.
Zinnchlorür 209.
Zinnober 357.
Zittwerblüthen 698.
Zuckerkalk 731.

Berichtigungen und Zusätze.

Seite 28, Zeile 20 von oben lies: ungiftig sein soll.

41, Zeile 15 von unten lies: Aus den angegebenen Gründen.

50, Anmerkung 2: Noch ein zweiter Todesfall hat sich mit dem Chloroform Pictet in Berlin kürzlich ereignet.

107, Zeile 2 von oben: Nach Beendigung dieses Werkes hat sich die Vorhersage der vorigen Zeile schon bewahrheitet. Unter 219 Fällen kam 1 Todesfall mit Pental vor. Ausserdem sah man beängstigende Symptome wie z. B. Collaps und Cyanose auftreten.

212, Zeile 15 von oben lies: nicht anders wirkt als Carissa Schimperi und Acokanthera Deflersii

461, Zeile 11 von oben lies: Chinadecoct.

599, Zeile 4 von unten lies: bis 300 Tropfen.